소아정신의학 3판

Korean Textbook of Child Psychiatry

총괄편집인 · 대표저자 홍강의

3판

소아·정신의학

KOREAN TEXTBOOK OF CHILD PSYCHIATRY

총괄편집인 · 대표저자 **홍강의**

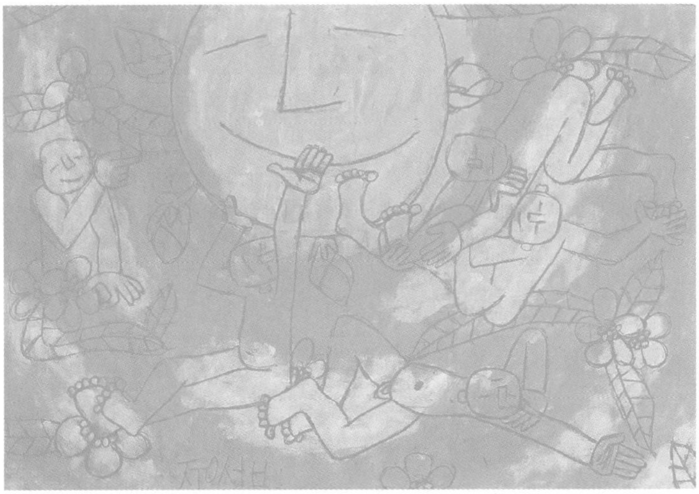

학지사

집필진 명단

■ 총괄편집인/대표저자

홍강의 Hong Kang-E Michael
서울대학교 의과대학 명예교수

■ 감수편집위원

안동현 Ahn Dong-hyun
한양대학교 명예교수, 동심아동연구소(대표)

이영식 Lee Youngsik
중앙대학교 의과대학 명예교수, 온세병원 원장

곽영숙 Kwack Young Sook
제주대학교 의과대학 명예교수, 국립정신건강센터 센터장

노경선 Noh Kyung Sun
연세대학교 의과대학 외래교수

■ 실행편집위원

송동호 Song Dong-Ho
연세대학교 의과대학 명예교수, 연세소울정신과의원

신민섭 Shin Min-Sup
서울대학교 의과대학 명예교수, 고려대학교 심리학부 특임교수

반건호 Bahn Geon Ho
경희대학교병원 정신건강의학과

권용실 Kweon Yong-Sil
가톨릭대학교 의정부성모병원 정신건강의학과

김봉석 Kim Bongseog
인제대학교 상계백병원 정신건강의학과

정유숙 Joung Yoo-Sook
성균관대학교 의과대학 삼성서울병원 정신건강의학과

김붕년 Kim Bung-Nyun
서울대학교병원 정신건강의학과

■ 간사

이 정 Lee Jung
서울대학교병원 통합케어센터

■ 집필진

강나리 Kang Nari 55장
제주대학교병원 정신건강의학과

강윤형 Kang YunHyong 54장
닥터스정신건강의학과의원

곽영숙 Kwack Young Sook 55장
제주대학교 의과대학 명예교수, 국립정신건강센터 센터장

구영진 Koo Youngjin 65장
마인드닥터주니어정신건강의학과의원

권미경 Kwon Mi-kyung 59장
서울대학교병원 소아간호과

권용실 Kweon Yong-Sil 35장
가톨릭대학교 의정부성모병원 정신건강의학과

김경미 Kim Gyung-Mee 21장
인제대학교 해운대백병원 정신건강의학과

김계현 Kim Kay-Hyon 61장
서울대학교 사범대학 교육학과 명예교수

김봉석 Kim Bongseog 10장
인제대학교 상계백병원 정신건강의학과

김붕년 Kim Bung-Nyun 3, 44장
서울대학교병원 정신건강의학과

김예니 Kim Yeni 44장
동국대학교 일산병원 정신건강의학과

김은주 Kim Eunjoo 36장
강남세브란스병원 정신건강의학과

김은지 Kim Eun Ji 37장
마음토닥정신건강의학과의원, 사단법인 마음건강센터

김의정 Kim Eui-Jung 20장
이대목동병원 정신건강의학과

김재원 Kim Jae-Won 15장
서울대학교병원 정신건강의학과

김지훈 Kim Ji-Hoon 25장
양산부산대학교병원 정신건강의학과

김현수 Kim Hyun-soo 57장
한양대학교 아동심리치료학과 교수

김형모 Kim Hyung Mo 58장
경기대학교 사회복지학과 교수

김효원 Kim Hyo-Won 39장
울산의대 서울아산병원 정신건강의학과

남 민 Nam Min 13장
서울특별시어린이병원 정신건강의학과

노경선 Noh Kyung Sun 28장
연세대학교 의과대학 외래교수

문진수 Moon Jin Soo 56장
서울대학교 의과대학 소아과학교실

박민현 Park Min-Hyeon 47장
가톨릭대학교 은평성모병원 정신건강의학과

박수빈 Park Subin 3장
국립정신건강센터 정신건강연구소

박은진 Park Eunjin 48장
인제대학교 일산백병원 정신건강의학과(전), 지니정신건강의학과

박준성 Park June-sung 46장
두드림 정신건강의학과

박태원 Park Tae Won 12장
전북대학교병원 정신건강의학과

반건호 Bahn Geon Ho 4, 43장
경희대학교병원 정신건강의학과

방수영 Bhang Soo-Young 26장
노원을지대학교병원 정신건강의학과

배승민 Bae Seung Min 19장
가천대학교 길병원 정신건강의학과

손정우 Son Jung-Woo 22장
충북대학교병원 정신건강의학과

송동호 Song Dong-Ho 64장
연세대학교 의과대학 명예교수, 연세소울정신과의원

송승하 Song Seungha 9장
서울대학교병원 행동발달증진센터

신동원 Shin Dong Won 23장
성균관대학교 의과대학 강북삼성병원 정신건강의학과

신민섭 Shin Min-Sup 40장
서울대학교 의과대학 명예교수, 고려대학교 심리학부 특임교수

신원철 Shin Won-Cheol 49장
연세소울 정신건강의학과의원

신윤미 Shin Yunmi 51장
아주대학교병원 정신건강의학과

신찬영 Shin Chan Young 8장
건국대학교 의과대학 약리학교실

심세훈 Shim Se-hoon 16장
순천향대학교천안병원 정신건강의학과

안동현 Ahn Dong-hyun 6, 63장
한양대학교 명예교수, 동심아동연구소(대표)

안재은 Ahn Jaeun 52장
국민건강보험 일산병원 정신건강의학과

양수진 Yang Su-Jin 34장
국립정신건강센터 정신건강사업부

오윤혜 Oh Yunhye 7장
한림대학교 성심병원 정신건강의학과

유한익 Yoo Hanik 11, 48장
서울우리아이정신건강의학과의원

유희정 Yoo Hee Jeong 8장
분당서울대학교병원 정신건강의학과

윤선아 Yoon Sun-Ah 60장
서울대학교병원 소아정신과

이 정 Lee Jung 53장
서울대학교병원 통합케어센터

이문수 Lee Moon-soo 18장
고려대학교 의과대학 정신건강의학교실

이소영 Lee Soyoung 14장
순천향대학교 부천병원 정신건강의학과

이소현 Lee SoHyun 60장
이화여자대학교 특수교육과

이소희 Lee So Hee 32장
국립중앙의료원 정신건강의학과

이정한 Lee Junghan 28장
연세대학교 세브란스병원 소아청소년정신과

이주연 Lee Ju-Yeon 9장
전남대학교병원 정신건강의학과

이철순 Lee Cheol-soon 17장
경상국립대학교 의과대학 정신건강의학과

임숙빈 Im Sookbin 59장
을지대학교 간호대학 석좌교수

임태식 Lim Tae-shik 66장
임태식 신경정신과

장형윤 Chang Hyoungyoon 30장
아주대학교병원 정신건강의학과

정경운 Jhung Kyungun 53장
가톨릭관동대학교 국제성모병원 정신건강의학과

정동선 Chung Dong-Sun 31장
W정신건강의학과의원

정선주 Chung Sun Ju 45장
정선주 정신건강의학과의원

정운선 Chung Un Sun 29장
경북대학교 어린이병원 소아청소년정신건강의학과

정유숙 Joung Yoo-Sook 38장
성균관대학교 의과대학 삼성서울병원 정신건강의학과

정재석 Jung Jaesuk 11장
서울아이정신건강의학과의원

천근아 Cheon Keun-Ah 52장
연세대학교 세브란스병원 소아정신과

최지욱 Choi Jeewook 41장
가톨릭대학교 대전성모병원 정신건강의학과

최태영 Choi Tae Young 33장
대구가톨릭대학교병원 정신건강의학과

한덕현 Han Doug Hyun 27장
중앙대학교병원 정신건강의학과

홍강의 Hong Kang-E Michael 1, 2, 5, 66장
서울대학교 의과대학 명예교수

홍민하 Hong Minha 24장
명지병원 정신건강의학과

홍순범 Hong Soon-Beom 50장
서울대학교병원 정신건강의학과

홍현주 Hong Hyun Ju 42장
한림대학교 의과대학 정신건강의학과

황매향 Hwang Mae-Hyang 61장
경인교육대학교 교육학과 교수

황준원 Hwang Jun-Won 62, 65장
강원대학교병원 정신건강의학과

발간사: 총괄편집인의 변

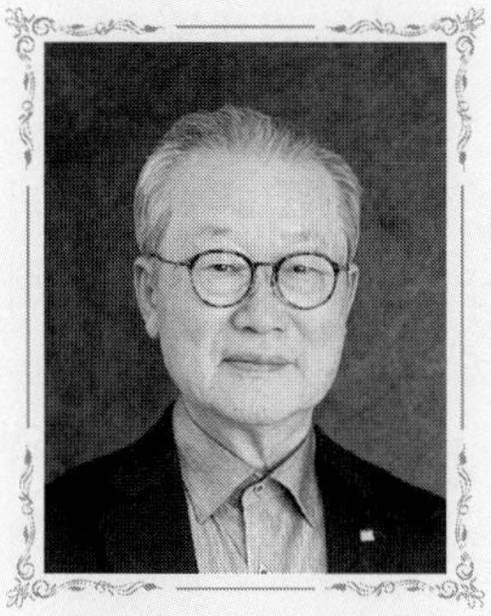

홍강의(총괄편집인)

본 소아정신의학 3판은 2005년 초판, 2014년 2판에 이어 소아정신의학의 최신 발전상state of art을 반영하여 저술하였다. 초판은 5부 46장으로 36명의 집필진이 참여하였고, 2판은 6부 57장으로 73명의 집필진이 참여하였다. 3판은 7부 66장으로 73명의 집필진이 참여하였고 양적 팽창은 물론, 내용 면에서 소아정신의학 관련 주요정보를 빠짐없이 포함시키려 노력하였다.

교과서의 내용과 집필진의 변화는 한국 소아청소년정신의학의 발전사와 궤를 같이 한다. 우리나라 소아정신의학은 1980년에 서울대학병원에 소아정신과 클리닉, 소아청소년정신분과가 개설되고 이듬해 소아정신의학연구회, 1983년에 소아청소년정신의학회가 창립되면서 시작되었다. 이후 20여 년이 지나면서 한국 소아청소년정신과 교과서의 필요성을 절감하게 되었고, 2000년도 초 30여 명의 소아정신과전문의와 인접분야 전문가들이 전공분야를 맡아 정리하여 초판을 발간하였다. 그 후 2013년 DSM-5 출간을 계기로 우리나라의 소아정신과 진료 및 연구경험을 토대로 'DSM-5에 준하여 새롭게 쓴' 소아정신의학 교과서 2판을 출간하였다. 2판에서 편집인 수와 집필진이 배가된 이유는 경험 많은 교수와 미래 소아정신의학 기대주인 젊은 교수를 공동저자로 묶어 우리나라 소아정신의학의 발전을 진작시키고자 함이었다.

소아정신의학의 국내도입 후 50여 년이 지난 오늘날, 일반인들의 아동정신건강에 대한 인식과 진료수용성은 크게 향상되었다. 소아청소년정신과 전임의 수련을 담당하는 기관이 24개소이며, 소아정신분과전문의 수도 360여 명에 달한다. 이제 우리나라 소아정신의학이 임상적으로 상당한 수준에 도달하였고, 분야별 임상/연구 권위자들이 참여한 이번 3판이야말로 우리나라 소아정신의학의 진면목을 보여 주는 진정한 의미의 한국 소아정신의학 교과서라고 할 수 있겠다.

본 교과서의 기획, 집필, 편집에 몇 가지 원칙을 설정하고 지키도록 노력하였다.

첫째, 아동의 행동 및 정신병리를 이해하기 위해서는 인간 행동의 세 가지 주요 기능인 사고, 감정 및 행동발달을 우선 이해하여야 한다. 이들 세 요소가 통합되어 자기가 처해 있는 환경에 잘 적응adaptation할 때, 정신적으로 건강하다고 할 수 있다. 정상발달이 이루어지지 않거나 왜곡되거나 변칙적인 발달을 보였을 때 행동상, 정서상, 사고상의 문제가 나타난다. 따라서 아동문제를 다루는 전문가는 정상행동과 정상발달과정을 자세히 잘 알아야 한다.

둘째, 인간을 신체와 정신, 감성과 이성, 인지-정서-행동요소가 함께 존재하는 생물학적-심리적-사회문화적 통합체로 보듯이, 아동정신건강과 문제도 전인적-통합적 시각으로 보고 접근해야 한다. 정신건강문제는 이들 내면적 요소들의 균형과 협력이 제대로 이루어지지 못했거나, 상황적 원인 때문에 그중 어떤 요소가 기능하지 못하거나 과활성화될 때 발생한다. 따라서 어떤 문제가 발생했을 때 그 문제만을 치료한다기보다는 다른 요소들도 살피고 아동 전체를 진료의 대상으로 해야 한다.

전인적-통합적 접근 외 발달적 시각holistic-integrated-developmental perspective을 강조하고 싶다. 발달적 시각에 따르면, 한 사람의 문제에 대해 어느 발달단계의 어떤 발달과업이 무슨 이유에서 성취되지 못하였는가를 발견하는 것이 진단과정이고, 그 발달과업을 현 시점에서라도 성취하려면 부모와 치료자가 무엇을 하여야 하는가를 찾아내고 수행하는 것이 치료적 개입이라고 할 수 있다. 치료개입의 궁극적 목표는 아동이 실패한 발달과제를 치료적 개입을 통해 최대한 성공적으로 달성하게 도와줌으로써 정상 발달 궤도에 올려놓는 것이다.

발달적 시각과 접근은 기존 이론들을 배제하지 않고 포용적이며, 발달에 관한 새로운 지식과 정보를 발달적 시각의 틀 안에 갈등 없이 수용할 수 있다는 장점이 있다. 따라서 통합적-발달적 시각과 접근이 아동정신건강 관련 전문가들의 공통분모, 공통언어가 되기를 간절히 기대한다.

셋째, 치료적 개입에서 가장 중요한 역할은 부모와 가정이다. 따라서 치료전문가의 첫째 임무는 부모와 가정을 도와서 문제아동이 정상발달을 할 수 있도록 지도하고 상담하는 것이다. 물론 문제가 심각한 경우 각 분야 전문가가 직접 개입해야 하는 경우도 있다. 다학제적 팀 접근을 해야 하는 경우도 많이 생기는데, 이때 공통언어로 발달적 접근을 사용하면 의사소통도 편리하고 효율적 치료결과를 기대할 수 있다.

본 교과서 3판은 7부 66장으로 구성되었고 그 내용을 요약하면 다음과 같다.

제1부 아동의 발달과 정신병리(1~5장)에서는 정신건강, 정신병리의 개념, 발달적 시각과 접근, 신경생물학적 이해와 환경-경험적 이해, 발달단계별 정상발달과 정신병리의 통합적 이해의 요약에 대하여 다루었다. 제2부 소아정신장애(6~27장)에서는 자폐스펙트럼장애, ADHD, 불안장애 등 DSM-5-TR과 ICD-11에 포함된 22개의 공식 소아정신장애의 진단과 치료에 대하여 자세히 기술하였다. 제3부 심리사회적 문제(28~37장)에서는 공식 진단명은 아니지만 아동의 발달과 정신병리와 밀접히 관련된 우리사회의 문제들(양육의 혼란, 아동 학대, 성 학대, 이혼과 재혼, 다문화/이주민 가정, 등교거부, 학교폭력, 자살과 자해, 디지털 환경, 재난 등)과 아동정신건강과의 관계를 논하였다. 제4부 평가와 진단(38~42장)에서는 진료실, 다양한 아동 돕기 활동 현장에서 아동의 발달/심리/의학적 평가와 생태 · 환경 평가의 수행과 해석에 대하여 살펴보았다. 제5부 치료와 예방(43~52장)에서는 치료계획, 약물치료, 정신치료, 인지행동치료, 집단치료, 부모교육/상담, 가족치료, 환경치료, 예방과 조기개입, 새롭게 등장하는 치료기술에 대한 내용을 상세하게

다루었다. **제6부 소아정신과 관련 전문분야와의 협업**(53~63장)에서는 병원/학교/지역사회와의 자문 · 연계, 소아청소년과, 아동임상심리, 아동복지, 아동정신간호, 특수교육, 아동교육심리와의 협업을 어떻게 할 것인가와 소아 법정신의학, 아동정신장애와 관련한 정책을 포함하여 다각적인 측면에서 상세하게 소개하고자 하였다. **제7부 소아정신의학의 과거 · 현재 · 미래**(64~66장)에서는 소아정신의학의 수련, 소아정신의학 의료윤리에 대하여 다루었고 마지막으로 국제 및 한국 소아정신의학의 역사를 살펴보고 미래를 전망해 보았다.

편집위원들과 집필진은 수십 차례 대면/비대면 회의를 통해 합당한 의료정보의 정수를 빠뜨리지 않고 담아, 본 교과서 3판을 **교과서다운 교과서**로 만들기 위해 총력을 기울였고, 외국의 어떤 소아정신의학 교과서보다 짜임새 있고 광범위하여 목표한 바를 거의 다 이루었다고 자평하고 싶다.

그럼에도 불구하고, 총괄편집인의 입장에서는 작지만 크게 느껴지는 아쉬움이 남는다. 한국의학은 전반적으로 서구의학을 받아들였다고 할 수 있는데 소아정신의학도 예외가 아니다. 신체질환과는 달리, 인간의 행동, 정신현상 및 정신장애는 **문화적 요소**와 매우 밀접한 관계가 있는데, 이질적 서구문화에서 개발된 정신의학이 우리나라에 도입된 후 현재까지 얼마나 적합하고 효과적이었는지 검증하는 작업이 부족했다는 점이다. 지난 70여 년간 우리나라는 급속한 산업화, 도시화, 민주화, 자본주의화가 진행되었다. 이제 우리나라는 경제대국의 반열에 들어섰고, 서구 기준으로도 '선진국'이 되었다. 초고속 서구화 과정에서 한국인의 삶과 가치관은 개인-자유주의를 토대로 하는 서양문화적으로 많이 바뀌었고, 유교/불교/도교의 가르침에 기반을 둔 우리-집단주의적 동양적 전통문화는 무시되거나 별로 중요하지 않은 이등가치관이 되고 있다는 느낌이다. 현재 우리나라는 표면상으로나 내면적으로나 **동서양문화 충돌과 갈등**, **가치관의 혼란**이 진행되고 있고 이러한 가치관의 갈등과 혼란은 우리 사회의 양육, 교육, 인생 목표 설정과 대인관계 등에 결정적 영향력을 미치고 있다. 이는 정신적 갈등이나 문제행동과 연계될 수밖에 없다. 이에 관한 각성과 연구의 필요성은 초판, 2판 발간사에서도 언급한 바 있으나 실제 임상과 연구에서 충분히 다루어지지 않는 것 같아 안타깝다. 소아정신과 영역에서 전통-현대, 동양-서양 문화의 차이점과 공통점을 고려한 문화정신의학이 반영된 한국적 소아정신의학 교과서를 후배들이 출간해 내기를 간절히 기대해 본다.

본 교과서 출간을 위해 힘써 주신 분들이 많다. 초판부터 편집인으로 활동하였고 정년퇴임한 안동현, 이영식, 곽영숙, 노경선 교수는 '감수편집위원critical reviewer'으로 집필과 편집의 감수를 맡아 주셨다. 현재 한국 소아정신의학을 이끄는 주역들인 송동호, 신민섭, 반건호, 권용실, 김봉석, 정유숙, 김붕년 교수가 '실행편집위원'으로 각 부의 책임편집을 맡아 주었다. 원고를 집필한 73명의 저자는 집필 분야의 연구 및 임상경험이 풍부한 현역교수나 주요기관과 개원가에서 활동하시는 분들이다. 소아청소년과 문진수 교수, 아동임상심리 김현수 교수, 아동교육심리 황매향 · 김계현 교수, 아동복지 김형모 교수, 특수교육 이소현 교수와 윤선아 박사, 아동정신간호 임숙빈 교수와 권미경 선생은 아동 관련 인접분야 전문가들로서 소아정신과와 어떻게 협업할 것인가를 제시하였다.

편집위원과 집필진의 열정과 희생적 헌신에 고마움을 금할 길 없다. 아울러 모든 편집과 집필 활동의 조율과 소통을 맡아 수고하신 간사 이정 교수께 특별 감사를 표하고 싶다. 또한 본 교과서의 출간을 맡아 주신 학지사 김진환 대표, 최임배 부사장, 모든 내용 편집을 꼼꼼히 챙겨 준 김진영 차장에게도 감사한다. 학지사는 본 교과서를 교과서다운 교과서로 만드는 데 크게 기여하였다.

끝으로 소아정신과를 이용해 주신 모든 아동과 청소년 그리고 그들의 부모님들께 고마운 마음을 전하고 싶다. 이분들이야 말로 소아정신과의 존재 이유이자 소아정신의학도를 끊임없이 가르쳐 주는 큰 스승이기 때문이다. 부모들을 포함하여 본 교과서가 출간되기까지 애써 주신 모든 분은 본 교과서 표지의 그림 '해와 아이들'(이중섭 작)처럼 따뜻한 햇살을 비추어 아이들을 밝게 자랄 수 있게 하는 해님의 역할을 훌륭히 수행한 것이라 생각한다.

나는 나 자신이 큰 행운아라고 생각한다. 소아정신의학이라는 중요한 세부전공 분야가 우리나라에 도입되고 정착하는 데 처음부터 주역할을 담당하였고, 훌륭한 후배 소아정신의학도와 임상의를 길러 내는 수련프로그램 개발을 이끌었으며, 한국 소아정신의학 교과서의 초판, 2판, 3판의 총괄편집인으로 봉사할 수 있었음은 나에게는 더할 나위 없는 기쁨이요 영광이었다. 이 과정에서 도와주신 모든 분께 진정으로 감사드린다.

2023년 11월

총괄편집인 홍강의

차례

제3부 ··· 심리사회적 문제 책임편집: 송동호
Psychosocial Issues

제1부

아동의 발달과 정신병리

개요

제1부는 총론으로서 본 교과서의 바탕을 담고 있다. 제1부의 제목 '아동의 발달과 정신병리'는 이 책의 전개를 압축한 표현이며, 소아정신의학을 대하는 홍강의 총괄편집인의 철학이다. 소아정신의학의 목표는 당연히 정신병리 치유 및 회복이지만, 정상발달에 대한 기틀이 다져지지 않으면 '치유 및 회복'이 쉽지 않기 때문이다.

제1장에서는 아동의 건강한 정신과 병리상태에 대해 정의하였고, 정상발달과 이상발달을 이해하는 데 도움이 될 만한 다양한 영역의 기존 이론을 소개하였다. 제2장에서는 발달 개념의 핵심인 정서, 양육, 애착 등에 대하여 통합 관점에서 기술하였다. 특히 발달과 놀이의 관계를 강조하였다. 제3장에서는 발달 이론 중 특히 정상 뇌 발달의 신경생물학에 대하여 자세히 기술하였고, 주요 소아정신장애와 관련된 뇌영상 연구 결과와 미래 방향을 제시하였다.

제4장은 아동의 주 생활 영역인 가정, 부모, 학교, 또래관계의 영향을 알아보았다. COVID-19 팬데믹을 포함한 사회문화 및 역사적 흐름에 대해서도 간단히 언급하였다. 제5장 발달단계별 정상발달과 정신병리는 이 교과서가 타 교과서들과 차별화되는 독특한 내용을 담았다. 발달단계별로 정상발달과제 및 해당 기간에 정신병리가 발생하게 되는 기전을 상세하게 설명하였다. 특히 태아기 정신건강에 대한 내용은 다른 교과서에서는 찾아보기 힘들다. 2판에서는 총론에서 다뤘던 진단분류체계와 역사를 이번 3판에서는 제2부 및 제7부로 각각 배치하였다.

총론은 소아정신의학 전공자가 아닌 일반인들에게도 아동의 발달을 이해하는 데 도움이 되는 내용이며, 소아정신의학 입문자 및 인접분야 전공자들이 총론만 읽어도 소아발달과 관련 정신병리에 대해 이해할 수 있도록 구성하였다.

제1부 책임편집 반건호

제1장

소아정신의학

아동기 정신건강과 정신병리의 이해

Understanding Child Mental Health and Psychopathology

홍강의

정신건강의 개념

인간의 구성요소는 크게 **신체**soma와 **정신**psyche이라고 할 수 있다. 신체는 외모, 활동, 감각, 호흡과 소화 같은 생리현상 등 관찰가능한 것이고, 정신은 언어, 지각, 사고, 의지, 행동, 나아가 사상, 예술, 문학 등 신체 현상으로 설명할 수 없는 부분이다. 일상이나 종교계에서도 '몸과 마음' '육체와 영혼' 등 인간을 양면적 · 대극적 존재로 보았다.

그러나 근대 의학과 신경뇌과학의 발전, 정신분석이론, 인지이론, 학습이론 등 근대 심리학의 출현은 인간의 신체와 정신활동, 그 내용과 둘 간의 관계에 대한 이해를 획기적으로 발전시켰다. 우선 뇌신경과학의 발전은 뇌가 어떻게 인간행동의 중추적 기능을 발휘하는지, 뇌에 이상이 생기면 어떤 뇌신경계질환과 정신활동의 이상이 생기는지를 규명하였다. 특히 근대 심리학의 급진전과 정신의학의 발전은 정신현상이 단순하고 비과학적 현상이 아니라, 인간 내면에 **심리적 구조**와 **기능**이 있어서 이들이 우리의 **생각, 감정, 행동**을 일으키고 조절한다는 것을 밝혀 왔다.

우리가 정신건강을 논하는 데 있어서 중요한 관심사는 정신현상의 주요 표지인 인간의 생각과 감정과 행동이 어떻게 생성되고 조절되며 어떤 의미를 가지고 대인관계에서 어떤 역할을 하는가? **대인관계**는 어떻게 형성되며 인간의 행동과 생각과 감정에 어떤 영향을 미치는가? 행동은 생각과 감정의 표현이면서 또한 생각과 감정에 영향을 끼치는 기능이 있는데, 이들 행동은 어떻게 조직화되며 발달되고 이용되는가? 생각, 감정, 행동의 이상은 어떻게 생기는가 등이다.

인간행동의 세 가지 주요 기능인 생각, 감정, 행동이 정상적이고 잘 통합되어서 자기가 처해 있는 환경에 잘 **적응**adaptation할 때, 그 사람은 정신적으로 건강하다고 할 수 있다. 정신이 건강하다면 자기의 감정이나 행동, 생각을 그가 처한 환경에 맞추어서 필요한 일들을 해 나가고 문제를 해결함으로써 **생존**해 나갈 수 있고 **자기생활**에 **만족**할 수 있는 사람이다(그림 1-1).

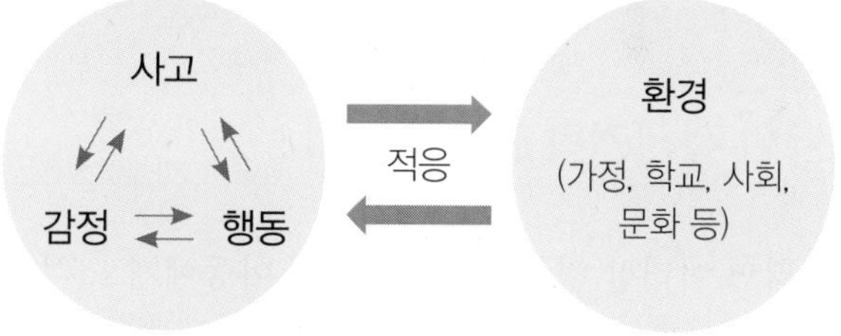

그림 1-1 인간행동과 환경의 관계(상호작용)

Freud는 사람이 **사랑할 수 있고, 놀이할 수 있고, 일할 수 있으면 정신이** 건강하다고 갈파하였다. 이것은 어떤 사람이 원만한 대인관계를 가지며, 놀이라든가 취미활동을 통해 적당한 휴식을 취할 수 있고, 일상생활에서 자기에게 주어진 임무나 직업을 수행해 나갈 수 있다면 정신이 건강하다는 말이다. 정신적으로 건강한 사람은 우선 자신에 대한 가치나 자신감이 있고, 자기의 충동을 조절할 줄 알며, 문제가 일어날 때 적절히 해결할 수 있는 능력이 있고, 그가 처한 사회에서 효과적으로 자기의 역할을 수행하며, 원하는 바를 성취해 나가는 능력이 있는 상태로 볼 수 있다. 이런 정신건강의 상태는 공통적으로 **만족**과 **즐거움**과 **행복감**이 따르게 마련이다.

'정신적으로 건강하지 않다'는 것은 이상과 같은 정신건강 상태에서 크게 벗어나거나 이상이 생긴 상태를 말하는데 환각, 망상 등 현실에 맞지 않는 생각의 문제가 심각할 때 **정신증**psychosis이라 하고, 불안, 공포, 우울 등 감정 상태에 지속적인 이상이 있을 때 **정서장애**emotional disorder, 행동과 감정 통제가 잘 안 되고 자신이나 남에게 해가 되는 행동문제가 있을 때 **행동장애**behavioral disorder라 부르며, 이들을 정신장애의 기본적 종류라 할 수 있다.

정신건강을 평가할 때는 항상 **신체적인 요소**, **심리적인 요소**, 그리고 **사회–문화적인 요소**를 함께 고려하여야 한다. 왜냐하면 인간의 행동이나 감정, 사고도 신체적인 기초, 생물학적인 현상과 밀접히 관계가 있으며 심리적인 구조도 주위 환경과의 **경험**을 통해 탄생되는데, 이 심리적 구조는 감정과 행동, 생각을 통제한다. 또한 신체적인 발달이나 심리적인 발달은 항상 그가 처해 있는 환경, 즉 사회에의 적응을 목적으로 하므로 이 세 가지 면을 반드시 함께 고려하여야 한다. 말하자면 **인간은 신체적 · 심리적 · 사회–문화적 요소들이 통합된 존재**Bio-psycho-sociocultural being로 이해되어야 한다.

아동의 정신건강과 정신병리

그러면 이러한 정신건강의 개념이 아동에게도 적용이 될 것인가? 어린이, 특히 유아에 있어서는 이러한 복잡한 정신건강의 개념이 직접적으로 적용되기는 어렵다. 더구나 이들은 정신과 신체가 미분화된 상태이므로 이들을 구별하기는 상당히 힘들다. 유아나 아동의 정신건강은 나이와 성(性), 그가 처한 발달단계에 따라서 달리 이해하여야 한다. 아동기는 정신건강에 필요한 여러 가지 능력을 기르는 시기이므로 성인의 정신건강에 필요한 여건을 모두 충족치 못할 것이다. 따라서 그가 처한 발달단계를 고려하여 **그 발달단계에 맞는 발달**을 하고 있는 아동은 정신적으로 건강하다고 할 수 있다. 즉, 신체적으로, 행동적으로, 정서적으로 자기가 처한 발달단계에 맞는, 대부분의 또래가 보이는 행동을 보이고 또 계속적인 발전을 방해할 다른 요소가 없으며, 발달할 능력을 가지고 있다면 이를 정신적으로 건강한 아동이라고 할 수 있다. 따라서 정신적으로 건강치 않은 어린이란 그 나이와 성, 발달단계에 맞지 않는 생각, 행동, 감정을 보이고 그 단계에 적합한 발달과제를 이루지 못하고, 발달이 **정지**arrest 또는 **지연**delay되거나 **왜곡**deviation되는 경우라고 할 수 있다.

정상과 비정상

발달이나 정신건강을 논함에 있어서 어떤 특정한 행동이나 상황이 정상이냐 비정상이냐를 자주 논하게 되는데, 그렇다면 정상이 무엇이고 비정상이 무엇인가를 정의해 볼 필요가 있다. 일반적으로 정상이란 다음의 몇 가지 의미로 사용된다(Offer & Sabshin, 1974).

첫째, 질병이나 병적 상태가 없는 상태이다. 비교적 소극적 정의이면서 비정상적 상태가 없는 상태를 이야기하므로 정상이 무엇이냐에 대한 적극적 대답을 주지 못한다.

둘째, 정상이란 가장 이상적인 상태를 말한다. 세계보건기구(WHO)는 건강을 '단순히 질병이 없는 상태가 아니고 인간의 신체적 · 정신적 · 사회적 안녕의 상태'라고 정의한 바 있다. 발달과 관련하여 정의한다면, 발달이 모든 분야에서 골고루 잘 이루어지고 있고 조화적이고 통합적인 과정을 밟고 있다면 정상이라고 할 것이다.

셋째, 통계학적인 정의로서 2 표준편차 안에 속하는 행동이나 특성은 정상이라 하고 그 밖에 있다면 비정상이라고 간주하는 것이다. 좀 더 평범한 정의로서는 그 문화권에서 받아들일 수 있는, 보통 내지 **규범**norm이라고 생각하는 행동 밖의, 질적으로나 양적으로 다른 행동을 비정상적이라고 할 수 있다. 그러나 정상이냐 비정상이냐를 사회–문화적 개념으로만 정의한다면 그 문화적 표준이 자주 변하기 때문에 타당성의 문제가 있다.

넷째, **발달적 시각**에 의한 정의가 있다. 어떤 행동이 그 자체는 정상, 비정상을 따질 수 없고 그것이 언제, 얼마나 나타나는가에 따라서 정상이냐 비정상이냐를 가름할 수 있다는 것이다. 예를 들면, 2~3세의 유아가 보이는 생떼가 가끔 일어나는 것은 이 시기의 아동의 발달과 행동 특성상 정상적이라고 할 수 있으나 생떼가 매우 자주 일어나거나, 학령기에도 자주 일어난다면 그것은 분명 비정상적이라고 할 수 있다. 따라서 정상이냐 비정상이냐를 따지는 데 있어서 질과 양뿐 아니라 그 행동이 일어나는 발달적 시기의 적절성이 중요한 고려점이 된다.

다섯째, 발달 자체가 정상이냐 아니냐를 판단하는 방법이다. 특정 발달단계의 잘 알려진 행동 특성이 제때에 나타나면서 여러 영역의 발달이 조화롭고 통합적으로 잘 진행된다면 정상이라고 할 수 있고, 그렇지 않고 발달이 정상적 궤도에서 벗어나 일탈이 이루어지거나 어떤 특정한 발달단계에 고정되는 경우, 또는 특정 영역의 발달이 안 일어나면 이를 비정상발달이라고 보고, 이로 인해 나타나는 행동들은 비정상행동이라고 할 수 있다.

정신장애의 정의와 존재 여부

정신장애mental disorder는 정상과 질적으로 틀리거나 양적으로 정도가 지나친 증상들로 구성된 **증후군** 내지 **증상의 복합체**라고 할 수 있다. 특히 최근에는 정신질환의 분류와 진단이 원인에 바탕을 두고 하는 것이 아니라, 특정한 증상들이 일정한 기간 내에 몇 개 이상 보이면 특정 장애라고 하자는 임상가, 전문가, 학자들 간의 약속이므로 한두 가지 증상이 일시적으로 나타난다고 해서 정신장애 진단을 내릴 수 없다.

한두 가지의 특정한 증상은 아동들이 자라나는 과정에서 일시적으로 일어날 수 있고, 임상적으로 별 의미가 없는 수가 많다. 실제 부모설문 조사에 의하면(홍강의, 홍경자, 1985), 30% 이상의 아동들이 여러 가지 공포, 불안, 악몽, 과잉운동, 분노, 발작, 손가락 빨기, 손톱 물어뜯기 등을 보이는데 이 중 한두 증상을 가졌다고 해서 정신장애를 가졌다 할 수 없다. 그 아동의 나이, 발달단계, 처해 있는 환경들을 고려하여 그것이 정상이냐 혹은 발달을 저해할 만큼 정신병리적으로 유의한 문제인가를 판단하여야 한다.

서울시 아동청소년 학생을 대상으로 잘 수행된 역학조사에 의하면, 조사 대상의 26%에서 정신장애가 의심되고, 분명한 정신장애를 가진 아동청소년은 10%에 달한다(김붕년, 2006). 최근 서울, 경기도, 대구, 제주 지역의 초, 중, 고등학생 총 4,057명을 대상으로 DISC를 사용하여 진행된 역학조사에서 주요 소아정신장애의 1년 유병률은 적대적 반항장애 5.7%, 특정 공포증 5.3%, 주의력결핍과잉행동장애 3.1%, 틱장애 2.6%, 분리불안장애 2.3% 순으로 높은 유병률을 보였다(김붕년, 2018). 외국 문헌에서도 모든 정신장애의 약 반 이상이 14세 이전에, 75%가 25세 이전에 시작되었다는 보고이다(Kessler et al., 2005).

어떤 행동이 정상이냐 아니냐를 결정하는 데는 다음 몇 가지 점을 고려해야 한다(Rutter, 1974).

① 그 행동이 그 나이와 성에 적합한가(sex)
② 특정한 행동이 얼마나 오래 계속되었는가(duration)
③ 아동이 그 생애의 어느 시점에 있는가(developmental stage)
④ 생활변화와 스트레스로 인한 일시적 증상인가 (life change, stress)
⑤ 그가 살고 있는 사회–문화적 배경에 적합한 것인가 (social-cultural background)
⑥ 문제의 빈도, 정도와 종류(frequency, severity, quality)
⑦ 어떤 행동이 본인이나 혹은 주위 사람에게 장해를 끼치는지 아닌지(degree of impairment)
⑧ 증상의 의미와 기능(meanings and functions)

어떤 문제행동이나 증상은 몇 가지 기능을 가지고 있다.

① 문제행동과 증상은 그 아동이 무엇인가 잘못되어 있다는 표시signal일 수 있다.
② 문제행동과 증상은 의사나 전문가를 찾도록 한다 (a cry for help).
③ 문제행동과 증상은 아동이 견디기 어려운 환경에 처해 있고, 이 가정이나 환경에 도움이 필요하다는 알림일 수 있다.
④ 문제행동과 증상은 그 아동의 입장에서는 최선의 문제해결방법일 수 있다 .
⑤ 문제행동과 증상은 그 주위의 사람들, 예컨대 부모나 학교 선생 혹은 친척들에게 큰 불편과 귀찮음을 초래하고 있음을 시사할 수 있다.

따라서 아동이 전문가에게 의뢰되어 왔을 때는 의뢰자의 입장과 그 동기를 살펴야 하겠고, 무엇 때문에 그리고 왜 바로 이 시점에 아동을 의뢰하여야 했는가를 살펴봄은 상당히 중요한 일이다.

아동의 발달과 정신병리를 이해하는 데 도움이 되는 이론적 관점

아동의 행동 및 정신발달을 이해하기 위해서는 정상적인 성격 형성, 사고, 감정 및 행동의 발달을 우선 이해하여야 한다. 정상적인 발달이 이루어지지 않거나 왜곡되거나 변칙적인 발달을 보였을 때 행동상, 정서상, 사고상의 문제가 나타나기 때문이다. 정상발달과 이상발달을 이해하고 관찰하는 데는 여러 가지 이론적 틀이 있는데, 이들 중 중요한 학설을 간략하게 살펴본다.

1. 생물학적 이론biological theory

생물학적 이론은 발달의 기전과 정신병리의 원인을 생물학적 결함이나 생물학적 기능상의 문제로 보는 것이다. 과거에는 '기질적 원인'organic etiology, 또는 신체적/의학적 원인론으로 불렸고 '기능적 · 심리적 원인론'에 대응하는 이론으로 인식되었다. 최근에는 기질적이냐 기능적이냐의 흑백논리보다 발달과 정신병리의 기저에는 반드시 생물학적 요소가 관여한다는 전제하에 정신병리의 원인인자로서의 역할과 병리현상에 초점을 맞추고 있다. 생물학적 이론은 새로운 유전학, 분자생물학molecular biology, 뇌 영상학brain imaging, 발달적 신경생물학developmental neurobiology의 등장으로 지난 50여 년간 획기적인 발전을 하였으며, 많은 정신장애의 발생기전의 규명과 약물치료개발에 큰 공헌을 하고 있다(자세한 내용은 이 책의 제3장 참조).

1) 성숙이론maturation theory

아동은 출생 시 생물학적 기초로부터 출발하는데 이런 생물학적 성숙의 기저에는 **유전요소**가 담겨 있고, 유전의 계획에 의하여 신체적 · 생리적 성장과 행동발달이 비교적 질서 있게 순서적으로 이루어진다고 보는 학설이다(Thelen & Adolph, 1992). 주로 Gesell(1945)과 그 후계자들에 의하여 주장된 학설로서 아동의 발달을 태아기부터 자세히 관찰하여 모든 아동이 비교적 정확한 시간표에 따라 자라남을 관찰하였다. 단세포에서 빠르게 분열하여 배아가 되고, 이것이 태아가 되며, 태아는 질서정연하게 여러 가지 몸의 구조가 생겨나고, 출생 당시에는 기본적 신체 구조를 모두 갖춘 신생아로 태어난다. 출생 후의 발달도 태아기처럼 질서정연하게 단계적으로 진행된다. 먼저 중추신경계가 급성장하고, 이에 따라 행동의 발달도 순서적으로 일어나서 7~8개월이 되면 앉고, 9~10개월이 되면 서고, 12개월 정도에서 걷는 능력이 생긴다.

이렇게 행동 능력들은 신경계의 성장과 함께 발달하며, 신경계의 성숙은 유전인자에 의해서 조절된다. 따라서 행동은 이런 생물학적 중추신경계의 발달에 따라서 펼쳐지며unfolding, 교육이나 연습의 효과도 이에 맞추어서 실행되어야지, 성숙이 이루어지기 이전의 교육이나 연습은 별 효과를 못 본다는 것이다. 성숙에 관련되는 요소들은 유전적 요소가 큰 비중을 차지하며, 생리적 · 생물학적 기초에 의한 중추신경계의 발달과 신체적 발달에 중점을 두고 이 성숙과정에 문제였으면 행동이나 정서 발달에 문제가 생기는 것으로 간주하는 이론이라고 하겠다. 환경요인보다는 생물학적 요인에 중점을 두어 아동의 발달을 이해하려는 모델이다.

2) 뇌-신경학적 요인brain-neurological factors

인간의 사고, 감정, 행동 등 모든 정신활동은 뇌의 조절과 통제하에 이루어진다. 따라서 뇌-중추신경계의 구조적 · 기능적 이상을 정신장애나 발달문제의 원인 요소로 생각하는 것은 당연하다. 실제적으로 조산, 뇌의 손상, 뇌조직을 파괴하는 뇌-신경계 질환들은 다양한 신경과적-정신과적 장애와 증상을 일으키는 것을 쉽게 관찰할 수 있다.

최근 컴퓨터 단층촬영술CT, 자기공명촬영술MRI, 기능성 자기공명술fMRI, 양전자방출단층촬영술PET 등의 뇌영상 기술의 획기적인 발전은 뇌의 구조적 이상뿐 아니라 해부학적 구조의 이상과 뇌기능 이상과의 관계를 시각적으로 보여 주고 있다. 결과적으로 특정 정신장애에서 뇌의 어떤 구조에 어떤 뇌전달물질의 이상이 문제되는가가 많이 밝혀지고 있다. 그러나 복잡한 뇌의 구조와 작용기전 중 극히 일부분만 알려졌고, '뇌의 신비와 비밀'을 충분히 알아내기까지는 아직도 요원하다. 놀랄 만한 많은 연구결과에도 불구하고 모르는 것이 더 많을 뿐 아니라, 구조적 원인만으로 전부를 설명할 수 없다는 것도 많은 학자가 공감하고 있다.

3) 생화학-신경전달물질biochemistry-neurotransmitter

뇌의 정상적 기능을 위해서는 신호전달체계가 잘 형성되어 있어야 하며, 궁극적으로는 신호전달을 직접적으로 매개하는 **신경전달물질**이 정상적으로 제 기능을 해야 한다. **전달체계**나 전달물질작용에 이상이 있으면 뇌 기능, 즉 감정, 사고, 행동 조절에 이상이 온다는 가설로, 여러 가지 정신장애, 특히 조현병, 우울장애의 정신병리를 훌륭하게 설명하고 있다. 단순화하여 예시하면 조현병에서는 뇌의 신경세포와 세포를 연결하는 **시냅스 열구**synaptic cleft 내에 신경전달물질이 과도하게 분비되어 사고장애나 환각, 망상 등 부적절하고 과잉한 정신현상이 일어나는 것이라 할 수 있다. 반면, 신경전달물질이 모자라면 우울장애에서처럼 정신현상이 저조해진다. 이런 연구결과에 기초하여 그동안 효과적 **향정신약물**이 성공적으로 개발되었다. 신경전달물질의 예로는 노르에피네프린norepinephrine, 세로토닌serotonin, 아세틸콜린acetylcholine, GABA 등이 있다(이 책의 제3장 참조).

4) 유전학-분자생물학genetic-molecular biology

분자생물학의 발전은 뇌기능에 대한 자세한 정보를 제공하고, 특정 질환의 발현과 관계되는 특정 유전인자를 찾아내고 있을 뿐만 아니라, 특정 장애를 치료하는 신약 개발도 유도하고 있다. 과거 연구에서처럼 어떤 정신장애가 유전성이 있느냐 없느냐의 차원을 넘어, 이제는 특정 행동 양상이나 성격적 특성의 유전성과 연관성을 연구하는 **행동유전학**도 등장하였다. 환경이 유전인자의 표현에 얼마나, 어떻게 영향을 미치는가도 유전학적 방법으로 연구할 수 있게 되었다. 이와 같은 분자생물학과 유전학의 발전은 정신장애의 원인과 정신병리를 이해하는 데 있어서 **생물학적 요인**의 역할과 중요성을 밝히는 동시에 **환경요인**의 중요성과 역할 및 두 요소 간의 **상호작용**에 대한 새로운 정보를 제공하고 있다(Coyle, 1999). 유전성은 인간의 대부분의 행동과 모든 종류의 정신장애와 어느 정도 관련되는데, 소아정신영역에서 유전성이 높은 장애(60~90%)는 자폐성장애, 양극성장애, ADHD, 반사회적 품행장애 등이고, 우울장애, 불안장애는 유전성이 중간쯤(20~50%) 되는 것으로 알려져 있다(Rutter, 2002).

5) 발달적 신경생물학developmental neurobiology

최근 뇌와 중추신경계의 신경조직학적 연구가 체계적으로 이루어져 발달연령에 따라 뇌의 구조 형성, 신경세포 간의 연결망 구축, 세포의 흥망성쇠가 많이 밝혀지고 있다. 중추신경세포는 처음에는 필요 이상의 많은 **뇌세포**를 **증식**proliferation하고, 이들이 **분화**differentiation되어 특정 기능을 습득하며, 최종 영역에 안착할 때까지 일정한 **이동**migration을 하는데, 이러한 과정에서 상당수의 신경세포는 **세포자멸사**apoptosis하여 영구히 사라진다. 한편, 개개의 신경세포는 많은 **수상돌기**를 만들어arborization 다른 여러 신경세포와의 **연결**을 시도하며 **신경전달체계**를 구축하려 한다. 이 과정에서 쓸모없는 가지나 과다하게 많이 생긴 가지들은 **가지치기**pruning를 통해 다듬어진다. 이러한 복잡한 세포의 발달과 행동에 이상이 있으면 뇌의 미세한 연결 조직이나 기능에 문제가 생기는 것으로 정신병리의 일부를 이해할 수 있다.

한편, 신경전달물질의 생성과 조절도 발달적 연구방법으로 연구함으로써 이미 알려진 정신병리를 부분적으로 신경전달물질의 발달실패 내지 이상발달로 설명할 수 있게 되었다.

2. 정신분석이론psychoanalytic theory

정신분석은 Freud(1900, 1966)와 후계자들이 **인간 내면 심리의 존재, 기능, 구조**를 소상하게 밝히고, 이들이 인간의 성격 형성과 의식적-무의식적 사고, 행동, 감정에 어떤 영향을 어떻게 미치는가에 대한 획기적이고 강력한 이론이다(Crain, 1980). 19세기 말에 유럽에서 태동하여 제1차 세계대전 이후 정신분석가들이 대거 미국으로 이주하면서 전성기를 이루었다. 20세기 중반까지만 해도 전 세계 정신의학과 심리학계를 풍미하여 정신의학, 심리학은 물론 인문, 문화, 예술 등 사회 전역에 걸쳐 막강한 영향을 행사하였다. 그러나 20세기 후반부터 자체 이론의 한계점과 정신분석의 효과에 대한 과잉기대가 현실화되고, 생물정신의학, 학습이론이 상대적으로 급발전하면서 그 영향력과 임상적 적용이 많이 약해졌다. 하지만 정신분석이론은 아직도 인간심리와 정신문제의 이해와 치료에 빼놓을 수 없는 주요 이론이며, 아동의 심리발달과 소아정신의학의 기초·필수항목이라 하겠다.

정신분석이론과 그 임상 적용은 매우 광범위하고 다양하여서 이 장에서 자세한 논의는 불가능 내지 부적절하다. 이

장에서는 흔한 오해, 예를 들면 정신분석하면 정신성적 발달psychosexual development이 전부인 양 생각하는 것 등을 줄이고 정신분석의 여러 측면을 간략히 소개하고자 한다.

1) 마음의 지정학적 측면topographical aspect

정신분석이론에 의하면 인간정신을 **무의식**의 세계와 **의식**의 세계로 크게 나눈다. 의식의 세계는 극히 일부분을 차지하고 깨어 있을 때의 현실 검증, 문제해결, 임무 실행을 담당하는데, 의식적인 생각과 감정, 행동은 무의식의 영향을 받는다. 무의식은 인간의 본능적인 면과 과거의 경험, 억압된 관념, 감정 등으로 이루어진다. 무의식 속에 감추어진 여러 가지 본능적 요소와 억압된 감정, 비밀스런 바람은 그들의 목적을 이루기 위해 의식구조에 압력을 가하며, 의식세계는 이들을 적절히 다루는 성격 구조와 실행 능력이 개발되어야 한다. 따라서 어떤 사람의 정서와 행동을 이해하려면 그 사람의 무의식을 알아야 하며, 무의식을 알아내는 가장 좋은 방법은 **자유연상**free association과 **꿈의 해석**interpretation of dream이라고 주장한다(Freud, 1900).

2) 마음의 구조적 측면structural aspect

성격은 그 구조상 **원초아**id와 **자아**ego 및 **초자아**superego의 세 가지로 나누고, 자아는 주로 의식의 세계에 속하며, 원초아의 대부분과 초자아의 일부는 무의식에 속한다. 인간의 행동과 사고는 이러한 원초아, 자아 및 초자아의 상호 견제에 의해서 결정되는 것으로 보았다. 원초아는 본능적인 욕구를 관장하며 인간활동을 위한 에너지, 즉 리비도libido를 방출하는 원천이 되고 본능적 쾌락의 충족을 끊임없이 추구하고 고통은 회피하려 한다(**쾌락원칙**pleasure principle). 자아는 원초아의 요구를 어떻게 만족시키고 동시에 현실을 파악하고 현실에 부여된 제약과 조건에 합당하게 행동하느냐를 모색하고 계획한다(**현실원칙**reality principle). 또한 자아는 초자아가 요구하는 가치나 도덕관 그리고 명령을 받아들여 원초아와 초자아의 중간에서 이를 처리하여야 한다. 초자아는 어렸을 때부터 경험한 부모의 제약이나 사회적 가치관, 도덕 등이 내재화한 것으로, 자신의 행동의 옳고 그름과 가치관 그리고 부모가 바라는 이상적인 자아상 등이 복합적으로 작용하여 **양심**의 일부를 이룬다. 이 초자아를 통하여 행동이 잘못되었을 때 **죄책감**guilt을 느끼거나 **부끄러움**shame을 느끼는 감정이 유발된다.

따라서 성격 형성은 이 세 가지 형태의 구조가 어떻게 형성이 되고 조화를 이루어서 자아가 원초아의 욕구와 초자아의 제약이나 지향하는 바를 받아들여 현실에 맞고 자신도 만족할 만한 협상안을 마련하여 행동으로 밀고 나가는 능력을 기르는, 즉 적응을 할 수 있는 힘을 기르는 과정이라고 할 수 있다.

자아나 초자아의 발달에 이상이 있을 때 세 가지 구성요소 간에 갈등이 생기고, 이로 인하여 자아는 원초아와 초자아의 요구를 잘 해소하지 못할 때 정서·행동 문제를 갖게 된다. 자아가 원초아와 초자아로부터 오는 요구를 충족시켜 주는 데는 억압, 대치 등 여러 가지 **방어기제**defence mechanism를 사용하여 자신에게 일어나는 갈등과 불안감을 다룬다. 이런 방어기제에 어떤 결함이 있거나 혹은 비정상적으로 많이 사용하였을 때 불안감과 내적 갈등은 해소되지 않고 정서-행동문제, 즉 신경증neurosis이 유발된다고 본다.

3) 정신-성 발달psychosexual development

Freud의 이론 중에 가장 획기적인 이론의 하나는 정신성적 발달이다. 과거에는 사춘기에 나타나거나 성인기에 시작되는 것으로 생각한 인간의 성욕이 유아기부터 시작되며, 유아기에 시작된 성적 발육이 심리발달과 함께 어떻게 단계적으로 일어나는지를 기술하였다. Freud는 인간의 성적 에너지를 리비도libido라 하고, 리비도가 각 발달단계마다 특정한 신체 부위에 우세하게 작용한다고 주장함으로써 그 신체 부위에 따라서 발달단계를 명명하였다.

구강기oral stage: 출생부터 생후 1년 동안을 가리키고, 이때 정신적 에너지는 입술과 구강 주변 영역에 초점이 맞춰져 있는데, 이 부위가 먹고, 마시고, 빠는 구강적 쾌락과 관련이 크고, 이런 행위의 좌절이 발달에 큰 영향을 주는 것이라고 주장하였다. 구강적 행위의 의미는 어머니와 영아 간의 관계를 말해 주는데 모아 관계에 있어서 구강적 행위, 즉 먹고 빠는 행위의 중요성을 강조한 것이라고 하겠다. 이 발달단계의 중심적 주제는 구강기적 만족과 대인관계에 있어서의 의존성이라고 할 수 있다.

항문기anal stage: 2세부터 3세까지의 시기로서 걸음마가 시작되며, 이때 배설의 보유와 방출에 정신적 에너지가 초점을 맞춘다. 유아는 자기주장을 내세우고 부정적이며, 배변훈련을 통하여 부모와의 힘겨루기를 하게 된다. 배변훈련과 부모와의 힘겨룸과 갈등을 통하여 깨끗함과 더러움, 해야 될 일과 하지 않아야 될 일을 배우고, 부모의 통제를 받아들여 궁극적으로 자기통제 능력을 습득한다.

남근기phallic stage: 4세부터 6세까지를 일컬으며, 남녀의 구별과 성기 자체에 대한 관심과 쾌락이 초점이 된다. 이 시기의 유아는 부모와 삼각 관계적 갈등을 갖게 되는데, 반대 성의 부모에게 매력을 느끼고 그 부모를 소유하고자 하는 비밀스런 욕망을 가짐으로써 같은 성의 부모와 경쟁적 관계에 놓이게 된다는 것이다. 즉, 남아의 경우는 어머니에 대하여 아버지와 경쟁적 관계를 가지며 이를 오이디푸스 콤플렉스Oedipus complex라 하고, 여아의 경우는 아버지에 대하여 어머니와 경쟁적 관계를 가지게 되며, 이를 엘렉트라 콤플렉스Electra complex라고 한다. 이러한 콤플렉스는 남아가 아버지를 흉내 내고 닮으려 함으로써, 여아가 어머니를 흉내 내고 동일시하면서 여성의 역할과 여성다움을 배우는데, 궁극적으로 근친상간 금기라는 인류의 보편적 금기에 따라 반대 성의 부모에 대한 성적 욕망을 포기함으로써 갈등이 해소된다. 오이디푸스 콤플렉스는 남자 아동이 남자다워지고, 여자 아동이 여자다워지면서 성에 대한 긍정적 개념과 부부관계가 바람직함을 습득하고 장차 커서 부모와 같이 좋은 사람을 만나 결혼하겠다는 결혼의 동기로 남게 된다.

잠복기latency: 7세부터 12세까지의 사춘기 전 아동기를 말하며, 이 시기에 들어서면 성적인 관심과 공격적 충동이 억제되는 것으로 보여 잠복기라 지칭하였으나 실제적으로는 지속적으로 성에 대한 관심은 높고 지적인 측면에서 이에 대한 탐구를 계속하는 경향이 있다. '남자들끼리' '여자들끼리' 모여 각각 다른 취미활동이나 단체활동에 가담함으로써 자신의 성-정체성을 키워 나가는 시기다.

생식기genital stage: 사춘기와 청소년기에 이르면 성인과 같은 생식기에 들어간다고 할 수 있으며 정신분석이론에서는 정신성적발달의 마지막 단계로 본다. 이 시기에 인생에 대한 관심이 커지고 직접적인 성적 욕구의 만족을 추구하며 성인기의 성관계를 준비하는 마지막 단계이다.

이러한 정신성적 발달이론은 가장 전형적 **발달이론**으로서 구강기의 갈등과 해소되지 않은 문제는 이후 아동기나 성인기에 지속적으로 영향을 미쳐, 의존적이거나 성격적 불안정성으로 남기도 한다. 항문기적인 갈등, 즉 공격성이나 배설의 축출과 보유의 갈등도 성격 형성에 많은 영향을 미쳐서 강박성격과 고집, 완벽주의 등의 성격 특성과 관계된다. 오이디푸스 콤플렉스의 지속과 문제성은 각종 신경증, 특히 불안과 히스테리 등의 정신병리를 일으킨다고 주장한다.

4) 정신-사회적 발달psychosocial development

Erikson(1963)은 정신성적 이론을 좀 더 확대하여 정신성적 발달 형태가 사회-환경과 어떤 관계를 가지며, 사회적인 여건이 어떻게 정신성적 발달에 영향을 미치는가에 관한 정신사회적 발달이론을 주창하였다.

① 구강기는 어머니와의 충분한 애정관계를 통하여 **기본적 신뢰**basic trust가 이루어지는 시기로서 그렇지 못하면 어머니나 후일의 인간관계에 불신mistrust이 강하게 작용한다.

② 항문기는 독립심과 **자율성**autonomy이 수립되는 시기로서 대소변 훈련과 부모와의 힘겨루기 속에서 자아개념이 형성되고, 자신도 하나의 독립된 자율적 인간이라는 기본적 자율성을 성취하는 것이 중요한 발달과업이다. 이것이 이루어지지 않을 때 수치심shame과 자신의 능력에 대한 회의doubt를 갖게 된다.

③ 남근기, 오이디푸스 콤플렉스Oedipal complex 시기를 아동들이 부모와 그가 접한 문화권에서 자신이 해야 될 사회적 역할이나 성적 역할, 앞으로의 인생 설계를 이루며 그 속에서 자신이 생을 주도하겠다는 의지를 기르는 **주도성**initiative의 시기로 보았다. 이 시기의 해소되지 않은 오이디푸스 콤플렉스는 죄책감guilt과 불안을 일으키며 청소년기와 성인기의 여러 가지 대인관계 문제, 특히 남녀관계의 문제를 야기한다.

④ 학령기, 즉 잠복기latency에는 아동들이 열심히 배우고 놀며 친구와 사귐으로써 자신이 근면하면 성취할 수 있다. 생산할 수 있다는 **근면성**industry과 생산성을 이루게 되고, 이 발달과업이 제대로 이루어지지 않으면 열등의식inferiority에 빠지게 된다.

⑤ 청소년 시기가 되면 청소년의 관심사는 자신이 부모로부터 독립하여 자아를 정립하고 사회로 나아가서 해야 할 자신의 역할을 계획하면서 자신의 정체가 무엇인가 하는 **자아정체성**ego-identity 수립이 초점이 된다. Erikson은 인간의 발달이 청소년기에 끝나는 것이

아니라 일생 동안 계속되는 과정으로 보았다.

⑥ **초기 성인기**에는 자신이 좋아하는 사람과 가깝게 지낼 수 있는 **친밀감**intimacy을 가지고 결혼할 상대자를 고르며 직업을 선택하는 발달과업이 있다. 친밀한 관계를 맺지 못하면 소외감isolation에 빠지게 된다.

⑦ **중년기**에 이르면 자신의 후세나 후배를 양성하고 발전할 수 있도록 도와준다. 이를 **생성성**generativity이라고 하며, 이 후세 양성이나 의미 있는 업적을 이루지 못한다면 정체stagnation되는 것이고, 이 시기의 발달과제 수행에 실패하는 것이라고 할 수 있다.

⑧ **노년기**에 이르러서는 자신의 삶을 돌아보고 죽음을 준비하며 자신의 삶의 **통합성**integration을 성취하는 단계로서 자신의 삶에 대해 후회와 실망만이 있다면 자신의 삶에 대한 절망despair에 빠지게 된다.

이와 같이 Erikson은 인간의 생애 전체를 발달과정으로 보았고, 이상의 8단계로 나누어 기술하였다. 정신성적 발달을 좀 더 넓은 사회적인 영역으로 개념을 확장하였다. 특히 대인관계에서 이루어야 할 과업과 인생 주기마다 일어날 수 있는 심리사회적 위기와 문제를 이해하고 치료적 방향을 제시하는 데 크게 도움이 되는 학설이라 하겠다.

3. 인지이론cognitive theory

Piaget는 아동의 사고 그리고 문제해결 능력, 즉 인지발달은 질적으로 성인과 매우 다르며, 일련의 단계적 발달과정을 거쳐서 변모함을 자신의 세 딸을 면밀히 관찰 · 기술함으로써 증명하였다(Ginsburg & Opper, 1969). 단세포가 증식하여 좀 더 복잡해지고 분화되는 생물학적 발달과 같이 인간이 세상을 보는 관점이나 사고방식, 정보 처리하는 능력 등 인지발달도 단순한 데서 시작하여 더욱 복잡하게 분화되어 간다는 것이다.

Piaget는 인지발달을 다음의 4단계로 나누었다.

1단계: **감각운동기**sensorimotor stage(출생~1/2세)
2단계: **전조작기**preoperational stage(3~6세)
3단계: **구체적 조작기**concrete operation(7~11세)
4단계: **형식적 조작기**formal operation(12세 이후)

이들 단계는 순서가 일정하고 어느 것도 생략될 수 없으며 한 단계에서 다음 단계로 넘어가려면 그 단계의 인지능력의 충분한 발달이 이루어져야 한다. 사람은 청소년기에 이르러 형식적 조작기가 되어서야 추상적 사고와 가설적 사고, 연역적 추론이 가능하게 된다. 그런데 모든 사람이 다 형식적 조작기에 이르는 것은 아니며, 상당수의 사람은 구체적 조작기에 머물러 있게 된다.

Piaget는 인지발달의 발달기제로서 **동화**와 **조정**을 제시하였다. 영아가 세상에 태어나 경험하는 모든 경험 하나하나는 **도식**schema이 되며 새로운 도식을 얻으면 영아는 이를 되풀이하려는 성향need to function이 있고, 또한 새로운 사물과 경험을 접하면 이미 습득한 도식에 맞추려 하는데 이를 **동화**assimilation라 한다. 이 동화과정을 통하여 새로운 경험이 자기 마음대로 되지 않고 그 도식에 맞지 않으면 자신에게 있는 도식들을 바꾸어 새로운 자극에 맞추어 나가려는 **조정**acomodation과정을 거친다. 결국 이런 동화와 조정이 반복되면서 **균형**equilibrium을 이룰 때 현실과 조화를 이룬다는 것을 터득하게 된다(Ginsburg & Opper, 1969). 일단 새로 습득된 도식은 되풀이하는 경향이 있고 이를 중심으로 세상을 이해하려고 하는데 이것을 **자아중심성**ego-centrism이라고 할 수 있으며, 동화가 먹혀 들어가는 한 그는 그 단계의 사고와 세계에 자아중심적으로 머물게 된다. 그러나 동화로 이해할 수 없는 현실과의 접촉이 일어나면 조정이 이루어지고, 조정을 통하여 자아중심성은 파괴되며, 또 새로운 한 차원 높은 단계의 발달수준에 도달한다. 새로운 발달수준에 이르면 다시 한 번 세상을 새로운 시각대로 동화하는 자기중심성을 되풀이하게 된다. 따라서 발달은 자기중심성을 포기하고 새로운 세계를 받아들이고 그 세계가 다시 한 번 중심이 되었다가 **탈중심화**decentering함으로써 세상을 보는 시각이 자꾸 넓어지는 것이라고 할 수 있다(Breger, 1974).

Piaget의 이론을 일견하면 정신병리의 발생기전이나 이해에 별로 도움이 되지 않는 것으로 보이나, 모든 발달이 인지적 뒷받침이 없이 일어날 수 없고 만일 인지적 뒷받침이 되지 않는다면 인지와 신체, 정서, 행동의 불균형을 일으킨다는 점에서 정신병리의 이해에 도움이 되는 또 하나의 시각을 제공한다고 할 수 있다. 예를 들면, 고등학생이 인지적으로 형식적 조작기에 도달해야 인생관을 논할 수 있고 자아정체성을 생각할 수 있겠으나, 만약 아직도 구체적 조작기에 머물러 있다면 인생에 대한 개념적인 이해와 철학적 사유가 가능하지 않으므로 대인관계와 사회생활이 제한적이거나 지장을 초래할 수 있다.

한편, Piaget의 수제자인 Kohlberg(1963)는 Piaget 이론에 근거를 두고 **도덕적 사고**moral reasoning에 관한 연구를 수행함으로써 도덕적인 판단과 사고가 일생을 통하여 6단계로 발달하는 것으로 기술하였다.

제Ⅰ수준: 전인습 수준	제1단계: 복종과 벌 기준
	제2단계: 순박한 이기적 기준
제Ⅱ수준: 인습 수준	제3단계: 착한 소년 기준
	제4단계: 권위와 사회질서 유지 기준
제Ⅲ수준: 후인습 수준	제5단계: 계약적 준법 기준
	제6단계: 양심과 원칙 기준

도덕사고 발달이론에 의하면 사람들의 도덕발달 수준은 차이가 많은데 일반적으로 4단계나 5단계에 많고 6단계에 다다른 사람은 극히 적은 것으로 조사되었다(Kohlberg & Gilligan, 1971). 도덕적 사고의 발달수준은 우리가 흔히 보는 비행 청소년의 행동을 이해하는 데 도움이 된다. 이들의 도덕발달 수준이 제2단계나 제1단계에 머물러 있는 것으로 보이며, 그렇기 때문에 벌을 받지 않는 한, 잡히지 않는 한, 자기 이기적인 방향으로 비행을 저지르면서도 남에게 해를 끼치는 데 대한 죄책감은 별로 없는 것을 이해할 수 있다.

4. 학습이론learning theory

학습이론은 **행동주의**behaviorism나 **사회학습이론**social learning theory이라고도 하는데, 엄밀한 의미에서 발달이론이라고 할 수 없으나 아동기나 성인기를 불구하고 인간의 행동이 외부 환경에 의하여 어떻게 강화 또는 소거되는가, 인간의 행동이 어떻게 형성되고 쇠퇴되는가를 설명하는 훌륭한 이론적 틀을 제공하고 있다(Crain, 1980). 정신분석이론이 인간의 내면의 세계, 행동의 동기에 치중하였다면 Watson(1930)을 위시하여 행동주의-학습이론 학자들은 인간이 관찰할 수 있는 행동들이 환경과의 관계에서 어떻게 변하는가를 연구하였다. 인간의 발달, 특히 아동기의 발달은 학습이 계속되는 연속적 과정이라고 할 수 있으며 인지적 성장과 더불어 주위 환경과의 상호 교환을 통하여 새로운 것을 배우고, 이익이 되는 행동은 증가하고 도움이 되지 않는 행동은 쇠퇴하는 과정을 학습이론은 잘 설명하고 있다.

학습이론에서 중요한 네 가지 학습과정을 살펴보면 다음과 같다.

1) 고전적 조건형성classic conditioning

고전적 조건형성은 Pavlov의 실험에서 보여 준 학습모델이다. Pavlov는 음식을 보면 침을 흘리는 개에게 음식을 줄 때마다 종을 울림으로써 반복적으로 음식과 종울림이 연계되었을 때 음식을 주지 않은 상태에서 벨소리를 들었을 때도 개가 침을 흘리고 위액이 분비되는 것을 실험적으로 증명한 것이다. 여기서 벨 자극은 중성적이었던 것인데 이것이 음식과 같이 제시됨으로써 음식과 동등한 효과를 내도록 조건화된 것이다. 이러한 종류의 학습은 인간에게서도 아동기에 많이 일어날 것으로 추정되는데, 이를 실험적으로 증명한 것이 Watson과 Rayner의 유명한 '꼬마 앨버트'Little Albert 실험이다. 11개월의 꼬마 앨버트는 하얀 쥐를 무서워하지 않았는데, 쥐를 보여 주면서 쇠막대기를 쳐서 커다란 소리를 같이 제공하였을 때 꼬마 앨버트는 공포반응을 보였다. 여러 번 쥐와 큰 소리를 짝을 지어 제공함으로써 앨버트는 전에 쥐를 무서워하지 않던 것이 소리가 나지 않아도 쥐만 보면 울고 피하게 된 것이다. 공포가 고전적 조건형성을 통해 학습되었다고 할 수 있다.

2) 조작적 조건형성operant conditioning

조작적 조건형성은 Thorndike(1905)와 Skinner(1953) 그리고 그 후 이들의 학파에 의하여 개발된 학습이론으로서 행동주의 접근에서 가장 널리 적용되는 이론이다. 이것은 동물이나 사람의 행동이 환경과의 접촉에서 오는 결과에 의하여 어떤 행동이 증가될 수도 있고, 줄어들 수도 있다는 것이다. 아동이 어떤 행동을 하였을 때 부모의 칭찬이 따르거나 상을 받게 되면 그 행동은 증가하고, 부모의 반응이 별로 없거나 오히려 꾸중을 듣는 경우 감소할 가능성이 높다. 어떤 행동을 하니까 부모가 관심을 쏟는다면 그런 행동이 나쁜 행동이라도 증가할 가능성이 있다. 한편, 부모나 선생의 입장에서는 특정한 행동을 만들기shaping

위하여 특정한 행동을 물질적 · 사회적 **보상**으로 **강화**할 수 있고, 처벌이나 무관심을 통하여 **소거**할 수도 있으므로 아동의 자녀교육과 학습의 한 방법으로 중요한 기능을 갖게 되었다. 또한 이러한 방법은 특히 문제행동의 원인 분석과 치료방법에 널리 사용하게 되었고, 정신치료나 일반적인 방법으로 반응이 없던 문제아동이나 정신병 환자들이 효과적으로 행동에 변화를 가져올 수 있게 되었다.

3) 관찰학습observational learning

관찰학습 또는 **모델링**은 Bandura(1977)와 그 동료들에 의하여 주창되어 왔는데, 아동들은 주위의 어른이나 동료들의 행동을 관찰하고 모방하며 모델링함으로써 많은 것을 배운다는 것이다. 예를 들어, 아동은 다른 사람의 공격, 협동, 협조 행동을 봄으로써 배우게 되고 이러한 관찰학습이 문제행동의 획득과 또는 그 치료에 매우 유용함을 보여 주었다. 특히 Bandura는 공격적인 행동이 관찰을 통한 학습으로 이루어진다는 것을 실험적으로도 보여 주었다. Bandura(1965)는 보보인형에 공격 행동을 하는 5분짜리 영화를 아이들에게 보여 주었다. 이 아이들을 세 집단으로 나누어 한 집단은 공격적인 행동이 보상받는 것을 보여 주고, 다른 한 집단은 처벌받는 것, 그리고 세 번째 집단은 공격적인 행동만을 보여 주었다. 이들 세 집단은 모두 높은 공격 행동의 모방을 보였지만, 처벌받는 것을 본 아이들은 공격적 행동이 보상받는 것을 본 집단보다 훨씬 적었다. 따라서 모방적 학습은 다 같이 일어나지만 그 정도가 환경적인 보상이 있느냐 없느냐에 따라 달라짐을 증명한 것이다. 현대사회에 문제가 되고 있는 인터넷 게임과 TV의 폭력적인 장면이 얼마나 악영향을 미치는가에 대한 시사점을 제공하고 있다. 관찰학습은 생각보다 단순하지 않고 다른 여러 중간 매개변인에 의하여 모방의 정도가 달라진다.

4) 인지적 요소cognitive factor

아동이 어떤 행동을 배우고 모방하는 과정에 있어서 인지과정과 **인지적 틀**이 매우 중요하다는 것이 발견되었다. 만약 사건을 항상 부정적으로 생각하거나, 주위 환경으로부터의 단서를 왜곡하거나, 사건의 원인을 잘못 귀인하는 경우, 인지과정에 문제가 있다는 것이다. 최근 우울증의 치료에서 많이 사용되고 있는 **인지-행동치료**(Beck, 1993)는 우울증 환자는 자신이나 미래 그리고 사회에 대하여 부정적인 생각의 틀을 갖고 있기 때문이라고 생각하며, 이들을 교정함으로써 좋은 효과를 얻었다. Kendall(1991)은 이러한 인지-행동주의적 관점에서 행동과 정서, 인지, 사회적인 요인들을 통합하여야 한다고 강조하고 있고, 인지적 내용, 인지적 과정, 인지적 생성물, 인지적 구조를 분석함으로써 아동의 행동발달, 문제행동의 유발과 유지를 이해할 수 있고 치료에 응용할 수 있다고 주장하고 있다.

5. 동물행태학과 애착이론ethology and attachment theory

동물행태학etholgy은 동물의 행동을 자연환경에서, 진화론적인 맥락에서 관찰 연구하는 학문이다. 이런 동물행태학적 연구방법을 인간에게 적용하여 인간의 행동을 관찰 기술하고 그 동기와 목적을 살펴보는 것을 **인간행태학**human ethology이라고 한다. 동물행태학의 시조는 Darwin(1859)이다. 'Darwin의 진화론' 하면 신체적 구조의 진화를 연상하게 되는데, 실은 적자생존이나 생존경쟁과 같은 용어가 말해 주듯이 진화론은 인간을 포함한 모든 동물의 **생존전략**과 **행동의 진화**에도 적용된다. 예를 들어, 인간의 지능이 타 동물에 비하여 매우 발달한 것도 생존에 도움이 되며 신체적 열세를 이겨 나갈 수 있는 강점으로 발전된 것이다. 모든 동물의 행동은 개체의 생존과 적응을 위하여, 궁극적으로는 종족의 생존을 위하여 오랜 동안의 진화를 통한 개체의 유전 프로그램으로 전수된다는 것이다.

현대에 와서 Darwin의 진화론에 기본을 두고 동물의 행동을 연구하여 이를 인간행동의 이해에 적용하려고 한 분들이 Lorenz(1965)와 Tinbergen(1951)이다. 이들은 동물들을 자연환경 속에서 관찰 및 연구함으로써 동물의 본능적 행동의 중요성을 발견하였으며, 본능적 행동은 특수한 행동과 유발인자에 의하여 일어난다. 특히 사회적인 본능이라고 할 수 있는 어미와의 유대는 **각인현상**imprinting에서 잘 나타나고 있다. 오리가 어미를 따라 다니는 추종행동은 **결정적 시기**critical period 안에 어미에게 노출되었을 때 일어나는 현상으로 일생 동안 지속되는 것이다. 조류뿐 아니라 인류와 진화론적으로 가까운 침팬지, 고릴라 등 원숭이류에 관한 연구는 모자애착, 공격성, 성행동 등의 이해에 큰 도움을 주었으며, 인간행동과의 유사성을 잘 증명해 주고 있다.

원래 정신분석가였던 Bowlby(1969)는 동물행태학 이론에 관심을 두고 이를 인간행동, 특히 모아관계 애착행동에 적용하여 최근 큰 영향을 미치고 있는 **애착이론**attachment theory을 제시하였다. Bowlby(1969)에 따르면 애착은 유전적으로 인간 영아에게 주어진 행동체계로서 최소한의 어머니와의 접촉을 통하여 본능적으로 쉽게 이루어지는 사회적-정감적 유대관계이다. 애착은 자신의 신체적 생존뿐만 아니라 애착을 통한 어머니와의 풍부한 상호작용은 신체 · 언어 · 행동 · 정서 발달을 촉진시키고, 발달에 없어서는 안 되는 필수적 행동양식이라고 할 수 있다. 아기의 울음과 웃음과 애교와 피부 접촉 같은 행동은 어머니로 하여금 아기를 돌보는 행위를 유발하며, 강렬한 모아 상호작용은 정서적 유대를 일으켜 서로 떨어지기 싫어하고 근접성proximity을 유지하려는 **애착행동**으로 나타난다.

모아 상호 접촉의 결과로 이루어진 애착은 애착의 질에 따라 **안정된 애착**과 **불안정 애착**으로 나눌 수 있고, 애착의 유형은 아동기와 청소년기는 물론 성인기까지의 발달에 상당한 영향을 주며, 대인관계와 사회성문제, 다양한 정신병리 현상을 일으킨다.

모아 간의 애착의 형성은 이후 이루어질 언어 · 정서 · 행동발달의 기초를 이룬다. 왜냐하면 애착이 안정되게 이루어지면 유아는 더 잘 놀고, 탐색을 많이 하며, 궁극적으로 부모에게서 잘 떨어질 수 있게 되기 때문이다. 애착의 형성을 위해서는 어머니와의 피부 접촉을 포함하여 밀착된 신체적 · 언어적 · 감성적 상호 교환이 필요하며, 어머니의 예민하고 애정에 찬 자극과 보살핌이 절대적이다. 만약 어머니의 이러한 노력이 결여되었거나 또는 태어날 때부터의 생물학적 요인 때문에 어머니와의 애착관계가 이루어지지 않을 때는 발달에 심각한 이상이 올 수 있다. 전자의 경우 비기질적 발육부전, 혹은 반응성 애착장애reactive attachment disorder가, 후자의 경우 자폐성장애가 초래될 수 있다(Rutter, 1974).

이상과 같이 동물행태학적 이론과 그 연구방법은 인간의 행동에도 중요한 통찰을 제공해 주며, 적어도 인간의 행동 중 생물학적 · 본능적 행동 측면과 영유아기 발달의 이해에 중요한 정보를 제공하고 있다(Breger, 1974; 반건호, 2008).

6. 생태학적 체계론적 접근ecological-systems approach

초기 아동의 발달은 주로 부모와의 관계, 가족 내에서 이루어지는 것 같지만, 가정이 속한 지역사회와 사회 전체와의 관계를 고려한다면 아동은 가족체계, 이웃, 지역사회, 학교, 그리고 사회 전체와 밀접히 상호 교류를 해 가면서 자란다고 할 수 있다(Bronfenbrenner, 1989). 또한 그가 몸담고 있는 환경의 여건과 변화의 영향도 피할 수 없다. 따라서 그들의 발달과 행동의 흥망성쇠는 그가 속한 체계와 환경에 의하여 영향을 받으며 또한 영향을 주기도 한다는 것이 체계론적, 생태학적 관점systems-ecological theory이다.

이 관점에서 보면 아동의 부적응 행동은 부부불화 등 가족체계의 역기능의 표현으로서 나타날 수 있고, 아동의 특정한 장애나 문제행동도 부부관계에 영향을 미치기도 한다는 것이다. 따라서 아동도 한 체계의 일원으로서 혹은 하위체계로서 차지하는 기능과 역할이 있는데, 이러한 하위체계는 다른 가족이나 사회환경과 밀접히 관계를 가지고 영향을 받는다. 가장 전형적인 예로서는 부부관계에 문제가 있을 때 그 자녀 중에 한 사람이 희생양scapegoat이 되는 경우를 들 수가 있다. 가족체계가 그 기능을 잘 발휘할 때 아동은 정상적으로 잘 발달할 수 있으며, 가족체계의 기능이 역기능적이고 결손이 있을 때 아동에게 문제행동이 생긴다는 것은 잘 알려져 있다.

학교도 가정과 마찬가지로 학령기 아동에 있어서는 매우 중요한 체계이며, 학교교육체계가 어떻게 기능을 발휘하는가에 따라서 아동발달에 큰 영향을 미친다. 학교가 정서적 · 행동적인 측면까지도 고려하면서 교육하는가 아니면 지적인 암기 위주의 교육에만 치중하는가에 따라 아동의 정서행동 발달에 지대한 영향을 미칠 것이다.

가정의 양육 스타일이나 문제 성향은 그가 속한 **사회와 문화의 특성**과 관련이 많다. 예를 들어, 과거 유교가 사회생활의 지표가 되던 이조시대에는 유교의 가르침에 따르는 자녀교육이 철저히 실행되었다. 그러나 급격히 변화되고 있는 현대사회에서 서구적 양육방법과 가치관을 받아들임으로써 부모들은 혼돈을 겪고 있고 양육방법에 일관성을 가지기 힘들어진다. 특정한 **사회**에 그 문화 특유증후군culture bound syndrome이 존재하는 것은 특정한 사회의 특성과 밀접히 관련되어 특이한 정서 행동문제가 유발된다는 것을 말해 준다. 현대사회에 있어서 **주거환경의 변화**와 **환경오염, 경제 및 정치적 체계의 변화**는 거시적 관점에서 사회 구성원 모두의 행동과 정서에 변화와 적응을 요구하며, 급격히 진행되고 있는 **지구촌화**globalization는 동서문화의 차이점은 줄어드는 것 같으나 **가치관의 혼동**을 수반하여 정서-행동문제를 가질 위험성이 높아졌다고 할 수 있다.

7. 통합적 발달적 시각integrative developmental perspective

이상에서 발달과 정신병리를 함께 설명해 줄 수 있는 중요한 이론들을 살펴보았는데, 모두 다 그 나름대로 장단점이 있고 어떤 이론도 전체적으로 오류이거나 그렇다고 완벽하지도 않다는 것도 분명하다. 본 저자는 이들 이론들이 그 나름대로 충분한 근거에서 이루어진 훌륭한 이론체계이지만, 각 이론은 복잡한 인간행동의 특정 측면에 초점을 맞추어 이를 설명하려는 노력으로서 인간의 **다면적인 심리, 성격, 행동** 중 일부만이 부각되고 설명된 것이라고 생각한다. 예를 들어, 정통 **의학적-생물학적 접근**은 정신장애를 질병모형에 준하여 진단하고 치료하는 데에는 적합할지 모르지만 수많은 심리적 장애의 이해와 치료에는 한계가 있다.

순수 생물학적 접근의 맹점에 반동으로 발전한 **정신분석이론**은 인간행동의 숨은 동기, 내면심리의 구조와 갈등, 무의식과 의식, 심리적 역동에 의한 정신현상 및 그 문제성과 갈등의 이해에 큰 도움이 되나, 정신성적 발달과 내면적 갈등 세계, 심리의 부정적인 측면에 몰입하는 경향이 있었다. 반면 인간의 인지적인 측면, 실제적 대인관계, 현실 사회 여건과의 관계를 경시하는 경향이 있었다.

행동수정이론은 인간행동이 그 결과에 의해 어떻게 강화-소멸되며 외부로부터의 되먹임feedback을 통하여 어떻게 조성되고 유지되는가에 대한 훌륭한 설명은 되지만, 인간이 가지고 있는 내면적인 감정과 생각을 경시하는 경향이 있다.

인지적 접근은 인간이 사물이나 사건을 어떻게 보느냐와 행동의 조절에 있어서 인지의 중요성이 강조되고 또 그릇된 인지가 일으키는 정서행동상의 문제나 이를 교정하는 데 있어서 인지의 재구성이 얼마나 중요한가를 이야기해 주지만 인지가 너무 강조됨으로써 감정이나 인간의 본능적 욕구에 대한 고려가 경시된 점이 있다.

동물행태학은 인간의 행동을 진화론이라는 거시적 안목으로 보려는 노력과 본능적 요소, 동물적 유산이 인간행동을 만드는 데 얼마나 중요한 역할을 하는가를 일깨워 주지만, 타 동물과 현격한 차이를 보이는 인간의 인지-심리세계와 문화예술에 대한 욕구 등 차원 높은 인간행동에 대한 통찰에는 과묵한 편이다.

이상 간단히 소개한 인간행동과 정신현상에 대한 학파 간의 주장과 의견 대립은 인간행동과 발달과정이 다면적이고 복잡하며 때로는 서로 반대처럼 보이나 선의의 논쟁일 때가 많고 어느 학파도 독선적으로 옳다고 주장하는 것은 맞지 않다. 물론 이러한 이론들을 절충하자는 **절충식 접근**eclectic approach도 있지만 절충식 접근은 잘못하면 피상적이 될 수 있고, 잘못하면 여러 가지 이론을 마치 요리백과사전을 참조하는 식의 결과를 낼 수가 있다.

특히 임상에서는 한 학파에 집착하지 않고 이론의 장단점을 고려하고 여러 가지 이론을 수용하면서 인간행동의 복잡한 문제를 이해하는 틀로서 인간의 행동문제를 발달과정상 파생된 것으로 보는 **전인적-통합적-발달적 시각**Holistic integrative developmental perspective(Achenbach, 1978; 홍강의, 1980; Wenar, 1990)을 강력히 권장한다.

전인적-통합적-발달적 시각을 요약하면, 발달은 단계적으로 이루어진다. 각 단계마다 주어진 발달과제가 있어서 이 발달과제가 이루어져야만 그 다음의 발달단계로 넘어갈 수 있다는 원칙이 있다. 발달과정은 신체, 인지, 정서, 대인관계, 언어발달 등으로 세분하여 생각할 수 있으나, 인간의 문제가 특정한 영역에만 국한되는 것은 드물고, 연관되어 일어나기 때문에 정서, 행동, 인지 등을 전인적이고 통합적으로 보려는 노력이 필요하다.

발달적 시각에 의하면, 각 발달단계에는 환경적으로 적합한 자극과 경험이 필요하다. 환경요건에 결함이 있으면 그 발달시기의 발달과제가 성취되지 않아서 생긴 발달문제임을 이해할 수 있다. 따라서 치료개입을 계획하는 데 있어서도 성취되지 않은 발달과제를 이루기 위하여 무엇을 어떻게 하여야 할지가 분명해진다. 또한 발달적 시각은 발달에 관한 새로운 지식과 정보를 발달학적 이론의 틀 안에 갈등 없이 수용할 수 있다는 장점이 있다.

이 책에서는 특정 이론에 얽매이지 않고 필요할 때엔 다양한 이론을 응용할 것이나 주로 발달적 시각과 발달적 이론의 틀을 사용하여 정상발달과 정신병리를 기술하고 치료 개입방법을 논할 것이다. 이 목적을 위하여 다음 장에서 발달적 시각의 주요 개념과 중요한 영역의 발달을 자세히 살펴본다.

참고문헌

김봉년(2006). School-based diagnodtic epidemiologic study using DISC in Seoul, 2005. 서울시 소아청소년광역정신보건센터 2005년 사업보고서.

김봉년(2018). 아동 · 청소년의 정신장애 유병률 및 위험요인 연구-초, 중, 고등학교 대상 학교중심연구-. 보건복지부 정신건강기술개발사업단.

반건호(2008). The past, present, and future of attachment theory. *Journal of the Korean Medical Association, 51*(4), 357-362.

홍강의, 홍경자(1985). 국민학교 아동의 행동문제연구(I) 부모설문에 의한 역학적 조사. 정신의학보, 9, 48-63.

Achenbach, T. M. (1982). *Developmental psychopathology (Chapter 1).* New York: John Wiley and Sons, Inc.

Bandura, A. (1965). Influence of model's reinforcement contingencies on the acquisition of imitative responses. *Journal of Personality and social Psychology, 1*, 589-595.

Bandura, A. (1977). *Social learning theory*. Englewood Cliffs, N. J.: Prentice-Hall.

Beck, A. T. (1993). Cognitive therapy: Past, present, and future. *Journal of Consulting and Clinical Psychology. 61*, 194-198.

Bowlby, J. (1969). *Attachment and loss. Vol 1: Attachment* (2nd ed.). New York: Basic Books, (Published 1983).

Bowlby, J. (1973). *Attachment and loss. Vol 2: Separation*. New York: Basic Books.

Breger, L. (1974). *From instinct to identity*. Englewood Cliffs, New Jersey: Prentice-Hall. (홍강의, 이영식 역. 인간발달의 통합적 이해. 이화여자대학교 출판부, 1998.)

Bronfenbrenner, U. (1989). Ecological systems theory. In R. Vasta (Ed.), *Annals of child development* (Vol. 6: Six theories of child development: Revised formulations and current issues). London: JAI Press.

Coyle, J. T. (1999). The neuroscience revolution and psychiatry. In S. Weissman, M. Sabshin, & H. Eist (Eds.), *Psychiatry in the new Millennium*. Washington D.C.: American Psychiatric Press.

Crain, W. C. (1980). *Theories of development: Concepts and application*. Prentice Hall.

Darwin, C. (1895). *The origin of species*. New York: Modern Library.

Erikson, E. H. (1950). *Childhood and society* (2nd ed.). New York: W. W. Norton & Co., Inc.

Erikson, E. H. (1959). *Identity and the life cycle: Psychological issues* (Vol. I, No. 1). New York: International Universities Press.

Erikson, E. H. (1963). *Childhood and society*. Norton: New York.

Erikson, E. H. (1968). *Identity, youth, and crisis*. Norton: New York.

Freud, S. (1900). The interpretation of dreams in *Standard edition of the complete psychological works of Sigmund Freud* (Vol. 4). London: Hogarth Press, 1953.

Freud, S. (1966). Three essays on the theory of sexuality. In *Standard Edition of the Complete Psychological Works of Sigmund Freud* (Vol. 7). London: Hogarth Press.

Gesell, A. (1945). *The embryology of behavior*. New York: Harper & Row.

Gesell, A. (1952). *Infant development: The embryology of early human behavior*. Westport, Conn.: Greenwood Press.

Gesell, A., & Amatruda, C. S. (1974). *Developmental diagnosis*. New York: Harper & Row.

Ginsburg, H., & Opper, S. (1969). *Piaget's theory of intellectual development: An introduction*. Englewood Cliffs, NJ: Prentice-Hall.

Hong, K. M., & Greenberg, L. M. (1980). Developmental approach to teaching and practicing child psychotherapy. *Psychiatry Bulletin, 4*, 202-210.

Kendall, P. C. (1993). Cognitive-behavioral therapies with youth: Guiding theory, current status, and emerging developments. *Journal of Consulting and Clinical Psychology, 61*, 235-247.

Kessler, R. C. et al. (2005). Lifetime prevalence and age-of-onset distributions of DSM-IV disorders in the National Comorbidity Survey Replication. *Arch Gen Psychiatry, 62*(6), 593-602.

Kohlberg, L. (1963). The development of children's orientations toward a moral order: I. Sequence in the development of moral thought. *Vita Humana, 6*, 11-33.

Kohlberg, L., & Gilligan, C. (1971). The adolescent as philosopher. *Daedalus, 100*, 1051-1086.

Lorenz, K. (1965). *Evolution and modification of behavior*. Chicago: University of Chicago Press.

Offer, D., & Sabshin, M. (1974). *Normality: Theoretical and clinical concepts of mental health*. New York: Basic Books.

Piaget, J. (1936). *The origins of intelligence in children* (M. Cook, trans.). New York: International Universities Press.

Piaget, J. (1952). *The origins of intelligence in children*. New York: International Universities Press.

Rutter, M. (1974). *Helping troubled children*. Plenum Press.

Rutter, M. (2002). The interplay of nature, nurture, and developmental influences. *Archives of General Psychiatry, 59*(11), 996-1000.

Skinner, B. F. (1953). *Science and human behavior*. New York: Macmillan.

Thelen, E., & Adolph, K. E. (1992). Arnold L. Gessell: The paradox of nature and nuture. *Developmental Psychology, 28*, 368-380.

Tinbergen, N. (1951). *The study of instinct*. Oxford: Clarendon Press.

Watson, J. B. (1930). *Behaviorism*. New York: Norton.

Wenar, C. (1990). *Developmental psychopathology*. New York: McGrow-Hill.

White, R. W. (1963). Competence and the psychosexual stages of development. In M. R. Jones (Ed.), *Nebraska symposium on motivation*. Lincoln: University of Nebraska Press.

제2장

소아정신의학

아동 정신건강의 발달적 시각과 접근

Developmental Perspective and Approach

홍강의

발달의 개념

발달development은 아동이 생존에 필요한 기능을 습득하고 그가 처해 있는 환경에 맞추어 나가는 적응adaptation의 연속이라고 할 수 있다. 아동의 발달문제나 정신장애는 개념적으로 아동이 성장 · 발달상에 일어나는 제반 변화에 대한 적응이 어렵거나 실패함으로써 발달이 지연delay, 정지arrest 내지 왜곡deviation되는 것을 의미한다. 발달은 단순한 세포의 증가 또는 중추신경계 같은 생체기관들의 성숙만을 의미한다기보다 날 때부터 주어진 신체적 · 생물학적 요인과 그 개체가 처해 있는 환경으로부터의 경험, 두 요인이 상호작용하여 얻어지는 인지–심리–행동의 기능적 구조화functional organization라고 정의할 수 있다.

발달 = 유전 · 생물학적 요인 + 환경 · 경험적 요인

따라서 발달을 논할 때 항상 생물학적 요인과 경험적 요인을 포함해야 하며, 그 원인을 밝힐 때도 이 두 가지 요인이 동시에 작용함을 인정하고 두 요인 간의 상호관계를 이해하는 것은 진단과 치료에 필수조건이다(Rutter, 2002). 생물학적 요인이란 유전, 신체적 장애, 기본적 기질temperament, 뇌–중추신경계의 발달 등 개인요인을 말하며, 경험적 요인이란 육아 경험, 부모와의 관계, 가족의 크기, 학교 경험, 경제적 · 사회적 여건, 문화적 전통과 관습 등 환경요인을 의미한다.

1. 발달의 특성

1) 발달은 지속적인 분화–통합과정이다.

분화differentiation는 단순한 것에서 복잡한 것으로 진행되며, 미분화된 것에서 분화가 이루어지고, 일반적인 것에서 특수한 방향으로 이루어진다. 분화가 많이 진행되면 분화된 영역들이 조직화organization되고, 이들은 체계적으로 다시 통합integration되어야 한다. 따라서 발달은 분화와 통합의 평형이라고 볼 수 있다. 발달은 생물학적, 심리적, 사회 · 문화적 변인 간의 상호작용, 상호 교류의 결과이다. 발달은 신체적 발달, 인지적 발달, 심리적 발달, 행동적 발달로 나누어 관찰할 수 있고, 이들은 따로 일정한 순서에 따라 진행되고 서로 영향을 주며 통합적으로 이루어진다(Breger, 1974).

2) 발달은 반복되는 동화와 조정의 과정이다.

발달은 동화와 조정, 그리고 이들의 균형assimilation-accommodation equilibrium이라고 할 수 있다(Ginsburg & Opper, 1969). 유아는 이미 가지고 있는 도식을 통하여 새로운 사물을 동화하려 하고, 동화가 성공하는 한 동화과정은 되풀이되나(자아중심성egocentrism), 새로운 현실을 접하여 좌절과 실패에 봉착하였을 때는 자신이 가지고 있는 도식을 변화시켜(탈자기중심decentering) 새로운 사물에 접근하는 조정과정을 갖게 된다. 동화와 조정이 되풀이되면서 아동의 능력과 시각이 확장되는 것이 발달이라고 할 수 있다.

3) 발달은 단계적으로 이루어진다.

각 발달단계developmental stage는 빼놓을 수 없으며 한 방향으로 진행된다(Crain, 1980).

각 발달단계는 질적으로 다른 행동 유형을 보이며, 이는 한 단계에서 다음 단계로의 이행은 질적인 변모transformation가 있음을 의미한다.

4) 각 단계마다 아동이 이루어야 할 발달과업developmental task이 있고 이 발달과업을 달성하기 위해서는 그 단계에 적절한 부모, 가족, 환경의 자극과 경험이 필요하다(그림 2-1).

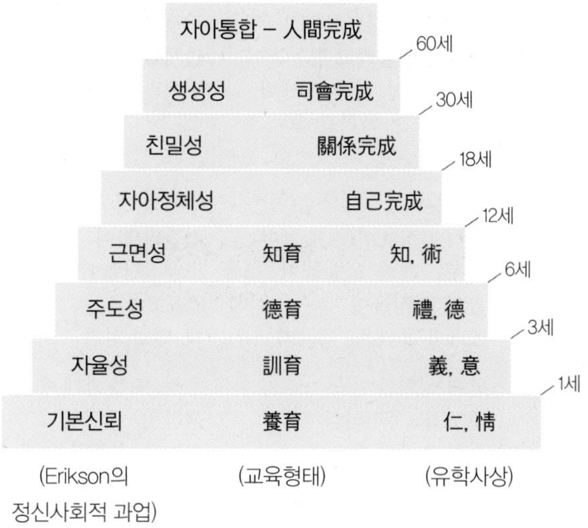

그림 2-1 인간의 발달단계와 발달과업의 동서통합

5) 한 단계의 발달과업이 성공적으로 이루어져야 다음 단계의 발달로 발전할 수 있다.

즉, 한 단계의 발달과업이 이루어지지 않으면 다음 단계로의 이행이 어려워질 뿐 아니라 다음 단계 발달과업의 성취에 지장을 초래한다. 이는 발달이상이나 정서 · 행동 문제로 나타나며 이것이 정신병리의 발생기전이라 할 수 있다.

6) 정신병리가 발달의 이상이나 발달과업의 실패에서 발생한다고 보는 시각을 발달적 정신병리developmental psychopathology라 한다(Sroufe & Rutter, 1984).

발달적인 입장에서 아동의 정신병리는 아동이 특정한 발달단계에 적합한 경험 부족, 신체적 · 정신적 상처로 인해 그 단계의 발달과업의 성취가 곤란해져 성취가 지연, 정지 혹은 퇴행함으로써 그 이후의 발달이 이루어지지 않아 일어난다고 본다. 즉, 발달이 정지arrest되거나 일탈deviation되거나 혹은 퇴행regression될 때 정서 · 행동 문제를 갖는다고 할 수 있다. 이러한 정신병리와 정상발달 간에는 연속성이 있으며, 대부분의 경우 정신병리는 정상적 행동 및 정서와 질적으로 다르다기보다는 양적으로 과잉 내지 과소한 상태라고 할 수 있다.

발달적 시각에 따르면, 한 사람의 문제에 대해 어느 발달단계의 어느 발달과업이 무슨 이유에서 성취되지 못하였는가를 발견하는 것이 진단과정이고, 그 발달과업을 이 시점에서라도 성취하려면 부모와 치료자는 무엇을 하여야 하는가를 찾아내고 수행하는 것이 치료라고 할 수 있다(Breger, 1974; Achenbach, 1982; Wenar, 1990).

2. 행동발달 이정표와 각 단계의 행동특성(표 2-1)

1) 발달 이정표developmental milestone: 발달의 이해는 이론에서 출발하는 것보다 직접 관찰과 통계에 의해 어떤 행동이 어느 시기에 일어나는가, 즉 행동발달 이정표와 행동특성, 구체적 행동에 대한 상세한 정보를 숙지하여야 한다. 행동발달은 편의상 대운동gross motor, 섬세운동fine motor, 인지 · 언어cognition, language, 사회 · 정서적 행동socio-emotional behavior 발달로 나누어 열거하였다.

2) 단계별 발달과제

3) 각 단계마다 관찰되는 놀이의 형태를 잘 알아야 하며 표 2-1에 제시된 이정표적 행동과 놀이가 어떤 발달과업을 성취하기 위한 것인지 개념화하는 데 도움이 되고, 놀이형태와 내용의 관찰결과는 그 아동의 발달단계가 어디에 와 있는가와 정서행동 문제의 진단적 이해에 도움이 된다.

4) 표 2-1에 포함한 몇 가지 주요 발달이론은 특정 행동이 왜, 무엇을 위하여, 어떻게 일어나는지를 설명하고 발달과업과 발달현상을 개념화하는 데 도움이 된다. 유의해야 할 것은 이론은 이론이지 사실이 아니라는 점이다. 그리고 다양한 여러 가지 이론은 일반적으로 복잡한 발달의 한두 측면을 이해하고 설명하는 데 유용하나, 특정 이론으로 발달 전부를 설명할 수 없다.

5) 다음으로는 발달단계마다 그 과제를 수립하기 위해서 꼭 필요한 환경요인과 경험을 열거하였다.

6) 마지막으로 각 발달단계의 과제 수행이 실패하였을 때 일어나는 관련 문제행동과 정신병리를 열거하였다.

표 2-1 발달단계별 행동특성 · 발달과업 · 정신병리(홍강의, 2004)

발달단계(연령)		영아기(0~12개월)	걸음마기(12개월~4세)	학령전기(4~7세)	학령기(7~12세)
행동 발달 이정표와 행동특성	대운동	뒤집기-기기-서기	혼자 걷고, 뛰고, 던지고, 차기 대소변 가림	한쪽 발로 뛰기-줄넘기 가위질	구기운동(야구, 축구 등) 자전거 타기
	섬세운동	장난감 잡고 흔들기 연필로 긁적거리기	동그라미(2세), 십자가(3세) 토막 6개 쌓기(2세)	4각형(4세), 다이아몬드(6세) 사람그림(4세: 3부분, 5세: 6부분)	다양한 그림 모형 제작
	인지 · 언어	옹알이(3~4개월) 숨은 물건 찾기(8개월) 말뜻 이해(손가락으로 가리킴), 합동 주시	말 시작-단어 이해하고 '엄마, 아빠' 등 돌 전후 첫 단어 2세 말: 2~3단어 문장, 200단어	언어의 급성장-의지대로 이야기, 말장난 상상, 공상	공부, 운동, 게임, 지적 · 신체적 기술 연마 글 쓰고 읽기
	사회 · 정서적 행동	눈 맞춤(1개월), 사회성 미소(2~8) 분리불안-외인불안, 낯가림 (6~8) 모와의 애착(6~12) 모 눈치 봄, 공감력	자기주장-부정적 태도 모와의 힘겨루기 안 되면 생떼, 공격 행동 능동적으로 주위 탐색	아버지-어머니 관계 관찰 성에 관심, 성역할 모방 또래와 어울리고 협동놀이 공포-귀신, 괴물, 도깨비 전통, 습관, 가치관 습득	이타심, 배려 질서의식 단체행동 스포츠 또래관계
놀이 형태와 내용		단독 놀이 감각운동 놀이 모와의 신체접촉 놀이 도리도리, 잼잼, 짝짜꿍 까꿍	평행놀이 숙달, 탐험놀이 반복 · 모방 놀이 토막 쌓기, 자동차 놀이 손발-신체 협응놀이	협동놀이 극적 가상놀이(~체 놀이) 부부 · 가족 모방놀이, 소꿉놀이, 상징놀이 또래와 몸싸움-뒹굴기	경쟁적 게임 컴퓨터 놀이 또래집단놀이 스포츠 책, 만화 읽기
발달 과제		모와의 애착 형성 기본적 신뢰감, 안정감 모가 안전기지 신체, 중추신경계 성숙 仁, 情	공격성, 충동의 통제 자율성-개체성 자기주장-자아통제 자아의 분리-개별화 義, 意	남녀 성역할 학습 주도성-목적의식 사회적 역할 학습 전통 · 문화적 가치관 습득 禮, 德	우정, 또래 관계 수립 생산성-근면성 효능감, 자존감 기초 학습능력 습득 知, 術
정신성 발달 정신사회 발달 자아발달 인지발달 도덕성 발달	Freud Erikson Loevinger Piaget Kohlberg	구강기 기본적 신뢰 대 불신 전사회기-공생기- 감각운동기 벌과 복종 지향	항문기 자율성 대 수치심. 의혹 충동기-자기 방어기- 선입적 사고기 이기적 보상지향	오이디푸스기(남근기) 주도성 대 죄책감 순종기 직관적 사고기 '착한 아이' 지향	잠복기 근면성 대 열등감 양심기 구체적 조작기 권위, 질서 지향
필요한 환경요인/경험		충분한 영양 건강 증진, 질환 예방 충분한 신체 접촉 애정에 찬 상호작용 자신 있고 민감하게 주시 영아의 욕구에 반응 재미있고 풍부한 자극과 놀이	다양한 탐색놀이와 운동 풍부한 언어 자극 일관성 있는 행동의 통제 욕구 충족의 지연 · 포기 훈련 옳고 그름, 깨끗함과 더러움, 할 일과 안 할 일 가르침 개체성의 존중, 자기주장의 적절한 수용, 대소변 훈련	부모의 남녀관계 모델링 성차와 성에 대한 교육 또래관계 장려 다양한 사회활동 경험 다양한 문화교육 활동 전통, 습관, 예절 교육 문화적 가치관 형성	또래집단활동 학교생활 적응-교사 지적 호기심의 충족과 배움의 즐거움 경험 자신감, 효능감 경험 다양한 신체활동/운동 스포츠, 게임
교육형태		養育	訓育	德育	知育
관련 문제행동 정신병리		수유장애, 수면장애 '모성결핍', 발육부진 아동 학대와 방임 자폐스펙트럼장애 지적장애 뇌손상	과잉보호, 과잉통제 이식증, 반추 심한 생떼/공격성 적대적 반항장애 반응성 애착장애 자폐스펙트럼장애 전체발달 지연 언어발달 지연	분리불안, 공포증 유뇨증(오줌싸개) 유분증(똥싸개) 악몽, 야경증 주의력결핍 과잉행동장애 발달성 언어장애 비사회화 공격성 자위행위 '문화결핍증'	열등의식, 낮은 자존감 학습부진, 특수학습장애 불안장애, 우울장애 신체화장애, 강박장애 틱장애, 품행장애 반항장애, 학교폭력 등교 거부증 아동기 조현병

3. 발달의 개인별 차이

아동은 그들의 행동이나 감정의 조절 능력과 표현이 다 다르게 마련이다. 대개 이러한 성격과 행동의 차이가 자라나는 환경의 차이 때문이라고 생각하기 쉬우나, 아동은 날 때부터 달라서 기르기 쉬운 아동이 있는 반면 기르기 어려운 아동이 있고, 순한 아동이 있는 반면 자주 울고 보채는 아동이 있다. 이런 **기질**temperament의 개인차는 태어날 때부터 있으며, 기질의 개인차가 환경과 어떻게 상호작용하여 발달이 진행되는가를 이해하는 것은 대단히 중요한 일이다. 어렸을 때부터 순하고 기르기 쉬운 아동은 부모에게 기쁨이 되고 기르는 과정에 어려움이 없기 때문에 부모와 아동 간의 관계가 원만할 수 있다. 반면 태어날 때부터 보채고 울고 다루기 힘든 아동은 부모와의 관계가 원만하지 못할 가능성이 높다. 따라서 이러한 개인차가 어떻게 생기며, 또 그것이 어떻게 성장·발달에 영향을 미치는가를 살펴보기로 한다.

1) 성별gender

남아와 여아가 신체적인 발달이 틀림은 잘 알려진 사실이지만 이러한 성차가 심리발달과 사회성 발달에 어떻게, 어떤 영향을 미치는가에 대해서는 아직도 여러 가지 이론이 있다. 우선 남녀 간에는 신체 성장의 발달 속도에 차이가 있는데, 일반적으로는 여아가 남아보다 빨리 성장한다. 여아는 남아에 비해 발달상 낳자마자 2주가 빠르고, 학교생활을 시작할 정도면 1년, 그리고 사춘기에 다다랐을 때는 신체 성장에 있어서 1~2년 앞선다.

분만 당시에 얻게 되는 합병증만 보더라도 남아가 여아보다 훨씬 많으며, 아동기에 전염병으로 죽는 비율도 남아가 높고, 방사선이나 기타 독물에 의한 성장의 저해도 남아가 더 많이 받는다. 평균수명도 남자가 짧은 것은 잘 알려진 사실이다. 아동기에 남아가 행동적·신체적 문제가 많은 것이 사회적으로 남자에 대한 기대와 책임이 크기 때문이라고 생각한 적도 있었으나, 이런 환경요인 이전에 이미 생리적·신체적인 면에서도 남아가 여아보다 취약성이 높은 것으로 나타났다. 말하자면 생물학적으로 남자는 여자보다 약하다. 아기를 수태할 당시에 남녀의 비는 125:100인데, 분만 당시에는 남녀의 비가 105~106:100이고, 일반인에 있어서 남녀의 비율은 거의 100:100이거나 남자가 적다는 것을 보더라도 남자가 실제적으로 태중이나 분만 당시 혹은 아동기에 많이 도태된다는 것을 알 수 있다. 정신과 문제를 보면 여아보다 남아가 훨씬 문제를 많이 가지며, 정서·행동 문제로 소아정신과나 아동상담소를 찾는 남녀의 비율은 전 세계를 통틀어 거의 2:1 내지 그 이상이다.

정확히 왜 이런 현저한 차이가 나는가는 잘 알려지지 않았으나, 첫째, 남아가 생물학적으로나 심리적으로나 취약성이 높다는 설이 있고, 남아가 여아보다 부모와의 결별에 따른 상처가 더 클 뿐 아니라 환경 변화나 스트레스의 영향을 더 많이 받기 때문이라고 본다.

둘째, 남아의 기질이 여아와 달라서 이것이 부모와의 관계에 영향을 미쳐 문제를 더 많이 일으킨다는 가정이 있을 수 있다. 예를 들어, 여아는 좀 더 민감하고 부모에 대한 반응이 좋은 반면에, 남아는 자기주장이 많고 다루기 힘들며 활동량이 많고 공격성이 높기 때문에 어머니와의 관계가 나빠질 수 있다는 것이다. 분명 유전적으로 혹은 호르몬에 의하여 남자는 좀 더 공격성을 많이 가진 존재로 태어나는데, 이것이 행동의 유형에 영향을 미치고 따라서 부모와의 관계에 영향을 미친다는 것이다.

셋째, 일반적으로 거의 모든 문화에서 남자와 여자에 대한 태도가 틀리다. 어느 특정 문화권이나 오랫동안 내려오던 전통적 여성상과 남성상이 있고, 가정과 사회에서는 이를 양육과 사회활동에서 관습적으로 반영되는 경향이 있었다. 전통적 양육과 교육 및 사회활동에서 남아선호, 남존여비 사상, 여성에 대한 편견 등으로 인한 남녀 불평등이 관습적으로 실행되었었다. 그러나 지난 반세기 동안 활발히 진행된 여권신장, 양성평등운동에 힘입어 남녀 불평등과 편견은 많이 지양되고 있다. 분명한 것은 인격의 완성, 자유, 권리, 교육, 자아실현 등의 영역에서는 양성평등이 절대적이라 할 수 있다.

2) 기본 기질temperament

아동은 날 때부터 기본적인 성정이나 기질에 차이가 있는데, 이것은 단순히 표면적 행동뿐만 아니라 그들의 생리적 현상에 있어서도 크게 다름을 알 수 있다. 행동적인 면으로는 Chess와 Thomas(1977)가 30여 년간의 뉴욕의 장기 연구결과로 밝힌 바로서 유아는 날 때부터 그들의 기본 기질이 다르며 이런 기본 기질은 아홉 가지 측면에서 구분할 수 있다는 것이다. 기질을 평가하는 아홉 가지 측면은 ① 활동 수준activity level ② 주기성rhythmicity ③ 접근/도피approach or withdrawal ④ 적응성adaptability ⑤ 반응의 강도intensity of reaction ⑥ 반응의 역치threshold of responsiveness ⑦ 기분의 질quality of mood ⑧ 주의산만도distractability ⑨ 주의집중 기간 및 지속성attention span and persistence이다. 이런 기질의 차이는 어머니와의 관계에 영향을 미쳐서 적당하고 원만한 모자관계가 성립되는가, 아니면 힘들고 만족스럽지 못한 모자관계가 성립되는가를 결정하는 중요한 요소가 된다.

실제적으로 Chess와 Thomas(1977)의 장기 추적조사에 따르면, 나서부터 힘든 기질이어서 활동 수준이 높고 주기성이 결여되고 적응 능력이 없고 새로운 자극에 대해 심한 부정적 반응을 보이는 아동은 기르기 힘들고 다루기 힘든데, 이들이 커서 문제아가 될 가능성이 높다는 것이다. 즉, 이러한 측면에서 보면 문제가 되는 모자관계가 있을 때 혹은 문제행동을 보이는 아동이 있을 때 그 원인이 무조건 부모의 잘못이라고 할 수 없다는 것인데, 문제행동을 갖게 된 것이 오히려 아동의 어려운 기질 때문일 가능성이 높기 때문이다. 이러한 기본 기질은 몇 년이 지나도 비교적 일관성 있게 지속되는 경향이 있다.

그들의 연구는 또한 기질적으로 힘든 아동이라도 아동의 기질에 적합한 양육이 주어졌을 때 문제성이 발생하지 않으나, 그와 맞지 않은 양육방법이 사용되었을 때 정서·행동 문제를 갖는 경우가 많음을 보여 주었다. 이러한 현상을 **합치도**goodness of fit라 하는데, 기질적으로 기르기 힘든 아이difficult child라도 참을성 있고 유능한 어머니가 아이에게 맞는 양육을 한다면 행동문제가 생기지 않는다는 것이다. Graham과 Stevenson(1987)의 연구에서도 어렸을 때 심히 불규칙적인 수면습관, 대변습관, 식사습관의 문제를 갖고 있고 행동상 융통성이 없는 아이, 변화에 적응이 어려운 아이는 나중에 문제를 일으킬 확률이 높다고 하였다.

이러한 기질의 차이가 어떻게 시작되었는지는 명확하지 않지만 이를 단순히 '선천성'이라고, 유전에 의한 것이라고도 할 수 없으며, 결국 생물학적인 요인과 태아기 환경과 신생아기 경험의 상호작용에 따른 것으로 보아야 할 것이다. 아동의 특성은 어머니를 비롯하여 주위 사람들에게 각기 다른 행동을 유발한다. 매우 불규칙적이고 잘 자지도 않고 잘 먹지 않고 잘 우는 아이difficult child는 그 어머니가 아이를 기르는 데 힘들고 아이 자신도 굉장히 피곤할 것이다. 반면에 잘 적응하고 규칙적이고 기르기 쉬운 아이easy child는 부모의 입장에서 보아도 기분 좋고 편하고 좀 더 사랑스러울 것이다. 말하자면 아이는 단순히 수동적으로 부모의 사랑을 받기보다는 무언가 부모의 행동에 영향을 끼치고, 부모의 감정을 자극하며, 부모가 보람을 느끼거나 보람을 느끼지 못하게 하는 중요한 요인으로 작용한다.

3) 뇌손상, 만성적 신체질환

개인차를 일으키는 또 하나의 요소로서 아동이 만성적으로 어떤 신체적인 결함이나 질환을 가지고 있는지 없는지가 중요하다. **만성적 신체문제**(예: 기관지 천식이나 당뇨병, 선천성 심장질환, 선천성 신체 결함)를 가진 아동은 정상아보다 정서·행동 문제를 좀 더 많이 가지는 경향이 있고 학습에 지장이 있을 수 있다. 물론 이러한 결함이 직접적으로 행동의 문제를 초래한다기보다는 신체적인 질병과 결함이 중요한 생활 경험을 못하게 하고, 정상적인 활동에 참여하지 못하게 함으로써 문제가 발생한다고 할 수 있다. 또 결함에 대한 열등의식으로 인하여 자신이 남보다 못하고 다르다는 자기평가 때문에 더욱 위축되기 때문일 수 있다. 그리고 아동의 신체 결함에 대한 부모의 태도가 어떠냐에 따라 상당한 영향을 받는다.

뇌손상을 가진 아동은 정서적·교육적인 면에서 불리한 입장에 있어서 행동문제도 더 많을 수 있다. 뇌손상 아동이 가지는 문제성은 뇌손상 자체에서 올 수 있는데, 뇌손상의 정도, 그리고 뇌전증이 있느냐 없느냐, 뇌손상 부위·종류에 따라서 큰 차이를 보인다.

일반적으로 만성적 신체질환이나 결함을 가진 아동은 일반아동보다 2배의 정신과적 문제(12%)를, 뇌손상 아동은 3배 이상의 정신과적 문제(20%)를 갖는다는 보고가 있다(Rutter, 1976).

4) 유전성

어떤 행동적 특성이나 정신장애, 행동문제가 유전이 되는가에 대하여 많은 관심이 있어 왔다. 특정한 정신장애, 행동문제가 유전되는가에 대한 해답은 일반적으로 '아니다'라고 할 수 있다. 물론 지적장애 중에 극소수는 직접적으로 유전과 관계가 있으나, 대다수의 정신장애와 정서·행동 문제는 전적으로 유전적이라고 할 수 없다. 그렇다고 해서 유전적인 요인이 발달에 전혀 관계가 없거나 중요하지 않은 것은 아니다. 말하자면 유전적인 영향은 어떤 문제성을 직접적으로 유전시킨다기보다는 개인적인 차이와 지능, 행동 양상, 그리고 어떤 성격적 요인에 영향을 줌으로써 행동문제 발생에 간접적인 영향을 미친다고 할 수 있다.

5) 환경

이상에서 발달의 개인차에 대한 유전, 성별, 기질, 뇌손상 여부 등 주로 생물학적 요인을 살펴보았는데, 발달이 생물학적 가능성과 환경과의 상호작용의 결과임을 상기하면 즉시 명확해지는 것은 환경도 개인차를 일으키는 큰 변수라는 점이다. 즉, 보통의, 정상의 생물학적 여건, 같은 조건하에서도 환경에 결함이나 문제가 있을 때 발달이 크게 달라질 수 있고 이로 인하여 발달의 개인차가 발생할 수 있다. 환경이란 매우 광범위하고 부모와 가정, 학교, 사회-경제적 여건, 지리-입지적 여건, 종교와 전통 등 발달하고 있는 아동 개체를 둘러싼 모든 요소가 다 포함된다.

개체가 갖고 태어난 생물학적 요인과 환경의 차이에서 비롯된 이 개인차가 정상 범위를 넘지 않는다면 '성격 차이'나 '개성', 능력의 차이라고 지칭될 것이나, 그 차이가 심하여 정상 범위를 넘거나 질적으로 다르고 일탈된 것이면 '성격장애' '발달장애' '발달이상' '정서 · 행동 문제' 등으로 불릴 것이다.

인간의 사회적 본능과 기본 정서의 발달

'인간은 사회적 동물'이라는 고대 격언이 말해 주듯이, 인간이 보이는 희로애락의 여러 가지 감정은 유아가 부모와 관계를 맺는 데서 시작되며, 부모와의 관계 경험이 나중에 대인관계에서 어떤 형태로 변모되고 어떻게 조절되느냐에 따라 달라진다. 이러한 감정은 인간의 기본적 · 사회적 본능의 충족 및 조절과 밀접히 관계되어 표현되고 발달한다고 볼 수 있는데 이를 살펴보면 다음과 같다.

1. 애착attachment

애정情, affection은 유아와 그 어머니 사이에 맺어지는 애착의 관계에서 시작하는데, 여기서 발생되는 사랑의 감정, 애정의 감정은 일생을 통하여 존재하고 여러 형태로 펼쳐진다. 이러한 애정에 대한 욕구야말로 모든 인간행동의 저변에 깔려 있는 사회성의 가장 강력한 동기가 된다.

애정의 정서는 인간이 다른 어느 동물보다도 장기간의 의존적인 관계, 즉 오랜 유아기를 갖는 것과 관계있다. 이것은 유아가 성인의 도움이 없이는 생존할 수 없는 무기력한 상태helpless가 오래 계속되기 때문이며, 유아는 이러한 무기력 상태 때문에 어머니와의 길고도 지속적인 밀접한 유대관계가 필요하게 된다. 애정관계에 있어서 가장 중요한 동기는 인간이 정서적으로나 감정적으로 즐겁고 쾌락적인 경험을 추구하는 데서 온다고 하였는데(Freud, 1963), 이러한 즐겁고 쾌락적인 경험이란 어렸을 때는 다분히 감각적이고 신체적이다. 예를 들어, 어머니와의 피부 접촉, 어머니의 포옹, 젖을 빠는 것 등이다. 실제적으로 어머니와의 신체적 접촉이 얼마나 중요한가는 Harlow(1958)의 원숭이 실험에서도 증명되었다. 어미 원숭이와의 접촉이 없이 격리되어 자라는 원숭이는 생존할 수 없거나 혹은 생존하더라도 같은 동료 원숭이와의 관계가 이루어지지 않고 쾌락을 느끼지 못한다는 것이 증명되었다.

생후 한두 살까지의 부모와의 관계는 다분히 감각적인 관계이지만, 지능이 발달되고 아동기를 지나 성인기가 되면 애정의 관계와 성적인 관계는 단순한 감각적인 면보다는 그에 따른 경험과 기억, 가치관 등에 의해 즐겁고 만족스럽게 느끼느냐, 아니면 죄책감이나 공포감을 갖게 되느냐가 결정된다.

2. 공포fear와 불안anxiety

인간에게 있어서 공포의 시작은 유아가 자신의 환경에서 새로운 것과 변화에 민감한 데서 비롯된다. 즉, 유아는 어려서부터 새로운 것에 대하여 흥미를 가지며 이를 관찰하고 배우려고 한다. 그러나 새로움이 너무 강하면 두려움과 공포 반응을 일으킬 수 있다. 어느 정도 알고 있는 일이거나 이해할 수 있는 환경의 변화나 새로운 것은 흥미와 관심을 가지고 대할 수 있으나, 잘 모르는 것이거나 경험이 없었던, 자기가 감당할 수 없는 새로운 환경이나 변화는 공포 반응을 자아내게 마련이다. **공포**는 실제적인 대상이나 새로운 환경에 대한 반응인 반면, **불안**은 다분히 내적인 것이며 내적인 욕망, 생각, 공상, 자기 경험으로 인하여 생기는 것이므로 반드시 외적인 공포 자극이 없을 때도 가능하다.

인간에게 가장 기본적이고 흔한 불안은 **분리불안**separation anxiety이다. 분리불안은 일단 어머니와의 애착관계가 성립되었을 때 유아 자신이 자신의 생존을 위하여 모자관계가 중요함을 느끼고 이를 유지하려는 동기 때문에 생긴다. 분리불안은 가장 일차적이고 가장 중요한 대인관계 불안이라고 할 수 있으며, 의존하지 않으면 생존할 수 없는 유아가 어머니한테서 떨어질까, 버림받을까 하는 불안의 형태이다. 유아가 자라면서 불안의 형태도 좀 더 복잡해지고 상징적인 요소를 띠며 이것이 성격 속에 내재화된다. 유아기에 모에게서 떨어지면 어쩌나 하는 실질적인 분리불안은 부모에게서 버림받으면 어쩌나 하는 **유기불안**fear of rejection/abandonment으로 이어지고, 다음에는 부모의 사랑, 애정, 혹은 인정을 받지 못할까 하는 심리적인 불안의 형태로 바뀌게 된다. 이것이 좀 더 넓어지면 어머니뿐만 아니라 아버지, 가정, 그리고 또래나 자기가 속해 있는 사회단체의 인정을 받느냐 받지 못하느냐 하는 불안으로 변할 수 있다. 이러한 불안은 인간의 단체성과 그에 합치하려는 노력의 동기가 된다. 이것은 일상적인 훈육방법에서도 알 수 있는데, 흔히들 부모는 바람직하지 못한 행동을 하는 유아나 아동에게 '사랑을 하지 않을 거야' 혹은 '버리겠다'는 위협을 함으로써 아동의 행동을 조절한다. 이렇게 분리불안은 부모를 실제적으로 잃지 않을까 하는 공포로부터 부모의 인정을 받지 못할까 하는 공포, 그가 속한 사회단체에서 인정받지 못하면 어쩌나, 따돌림을 받거나 떨어져 나가면 어쩌나 하는 공포로 점차 확대되고 일반화되며, 결국 이러한 불안은 그가 속한 사회의 표준이나 규칙을 위반하게 되었을 때 죄책감과 불안으로 진전된다.

3. 공격성aggression

공격성도 인간에게 있어서 **본능적** 요소를 가지고 있다. 수렵-채집사회의 원시 인간들은 수렵을 주업으로 하였으며, 식량으로서의 동물 사냥이 정기적으로 일어났고, 이에 공격성의 본능은 자연스러운 것이었다. 인간의 사회구조가 농경사회로 변하면서 수렵사회에서 일어났던 동물 살상이나 부족 간의 싸움은 이제 다른 형태의 돌파구를 찾게 되었고, 이것이 종족 간의 싸움, 종족 내의 갈등과 타살, 전쟁 등의 형태로 나타나게 되었다고 볼 수 있다(Lorenz, 1966). 따라서 인간의 본능적 공격성이 적절히 조절되고 돌파구를 찾아 건설적으로 이용되는 것을 가르치는 것이 양육의 중요한 부분이 된다.

공격성은 대인관계와 사회생활에서 야기되는 좌절과 분노 때문에 이차적으로 발생하기도 하는데, 한 인간에게서 **본능적 일차적 공격성과 반응적 이차적 공격성**이 어떻게 복합적으로 처리되는가를 살펴보는 것은 매우 중요하다.

공격성은 파괴적인 요소를 지니고 있지만 인간의 생존을 보장하는 건설적이고 필요한 요소이기도 하다. 적당한 공격성은 **사회적 경쟁**이라든가 **성취 의욕**으로 변모할 수 있고 자기의 원하는 바와 신념을 주장하고 밀고 나가는 **자기주장**과 **추진력**으로 발전할 수 있다. 공격성은 또한 인간에 있어서는 환상 속에서 처리되는 경우가 많은데, 아동의 꿈과 환상에 이러한 공격적인 환상이 많고 공격성을 상징적으로 나타내는 활동이 인간이 공격성을 조절하는 방법이기도 하다. 예를 들어, 아이들의 총싸움, 칼싸움, 전쟁놀이 등에서 공격적인 요소가 관찰되고, 현대인의 여러 가지 경기와 **경쟁적 운동**이 인기가 있는 것은 이러한 활동이 사회적으로 받아들일 수 있는 공격성 충족의 방법이기 때문이다. 애정, 공포, 불안과 같이 공격성도 대인관계에서 일어나며, 불만, 좌절로 인한 분노 감정 표현과 자기주장의 가장 중요한 형태일 것이다. 공격성을 어떻게 사회적으로 적절한 방향으로 이끌어 주고, 또 공격성의 표현이나 그 처리를 어떻게 하느냐를 가르치는 것은 양육의 매우 중요한 과제가 된다.

4. 성sexuality의 발달

인간에게 있어서 성은 애정, 공격성과 함께 인간의 생존과 종족 보존을 위한 필수불가결의 행동요인일 뿐만 아니라 남녀관계 형성과 유지에 영향을 주는, 삶에 활력소가 되는 거대한 힘이다. 인간의 생명은 난자와 정자의 생물학적 결합으로부터 시작되는데, 성이 없으면 인류가 존재할 수도 없고 계속될 수도 없으며, 유전자의 대물림은 물론 인간 특유의 문화적 유산의 전수도 불가능하다. 여기에서는 성의 발달에 관여하는 세 가지 요인과 발달과정을 살펴본다.

1) 인간 성의 특징

인간의 성은 본능적 행동이라는 점에서 동물의 성과 공통점이 있지만 그동안의 진화과정을 통하여 동물과 다른 인간 특유의 기능을 갖게 되었다(홍강의, 1989). 인간의 성이 동물의 성과 다른 점은 첫째, 인간이 직립하기 때문에 오는 여러 가지 변화이다. 인간이 직립하기 때문에 얼굴이나 유방이 성신호가 되었고, 또한 안면과 안면을 맞대고 성교를 할 수 있게 되었다. 이것은 인간의 성이 감정의 교류와 애정 표현의 기능을 갖고 있음을 의미한다.

둘째, 인간에게서는 몸에 털이 없어졌고 대신에 피부가 성신호로서, 성자극으로서의 기능을 갖게 되었다.

셋째, 인간이 타 동물과 가장 다른 점은 여성에게서 발정기가 없어졌다는 점이다. 따라서 여성은 항시 남성을 수용할 수 있고 계속적인 성행위가 가능하다. 이 특성은 인간에 있어서 성행위가 단순히 생식 수단 이상의 기능을 가졌음을 의미한다. 인간에게 있어서 성은 애정의 표현이며, 두 사람의 관계를 지속적으로 유지할 수 있게 하는 방법이며, 한 쌍의 남녀관계가 오래 지속됨으로써 가장 긴 아동기를 가진 2세의 양육과 교육을 가능하게 한 것이라는 동물행동학적 해석을 할 수 있다.

넷째, 성은 쾌락의 가장 중요한 원천인데, 본래 쾌락은 생물학적으로 생존에 필요 불가결한 본능에 수반되는 보상으로 볼 수 있다. 인간의 성의 경우 생식과 쾌락을 분리할 수 있으며, 또한 남성뿐 아니라 여성도 극치감을 경험한다는 것이 동물의 성과 크게 다른 점이라고 할 수 있다. 더구나 효과적인 피임약과 피임방법의 개발은 이러한 인간 성행동의 변화를 가속화하였다.

2) 발달적-학습적 요인

고등동물일수록 성의 발달에는 학습과 경험적 요인이 크게 작용하며, 장기간의 아동기를 거쳐야 성인으로 변모하는 인간에 있어서는 더욱 그렇다. 또한 성의 발달은 유아기와 아동기의 다른 행동발달과 더불어 점진적이고 단계적으로 이루어지며 다른 분야의 발달이 원만히 이루어져야 성의 발달도 잘 이루어질 수 있다. 따라서 다른 분야의 발달에 이상이 있을 때 성발달에도 지장을 초래한다는 것은 잘 알려진 사실이다.

영아는 생후 1년 내에 어머니와의 애착을 수립하는데 어머니와의 피부 접촉, 키스, 포옹 등 신체적인 밀착 경험이 주된 행동 양상이다. 이러한 모와의 피부 접촉과 포옹, 키스, 쓰다듬음 등은 유아에게 편안함, 안정감과 쾌감을 제공한다. 이러한 경험이야말로 일생 동안 잊지 못하는, 그렇기 때문에 반복하고 싶은 체험이며, 이것이 성인의 성행위 중 전희의 매우 중요한 레퍼토리임을 알 수 있다. 따라서 생후 1~2년간의 어머니와의 애착과 이에 따르는 정서적인 안정감과 기본 신뢰감, 어머니와의 밀착 경험을 통하여 얻은 쾌감은 성행위의 동기가 된다. 또한 이 시기에 '나는 남자male' '나는 여자female'라는 성 정체성gender identity이 형성된다.

걸음마기(1~3세)에 아동은 어머니로부터 떨어져 보고 재결합하는 실험을 통하여 독립심과 자율성이 생기며, 또한 이 시기에 공격성의 통제를 배움으로써 자기절제, 자기통제 능력이 키워진다. 이 시기에 획득되는 자기통제 능력은 추후에 발달하게 될 청소년기의 성충동이나 성인기의 성행동의 적절한 통제와 충족을 가능하게 만들어 준다. 더구나 성행동에 있어서 공격성의 적절한 통제와 표현은 남녀관계와 성행위에 중요한 실행요소가 된다. 부드러움과 상호 협조를 요구하는 성관계에서 공격성은 절제되어야 한다. 만일 자기통제와 공격성의 조절에 이상이 있으면 남녀관계와 성행동이 충동적이고, 문란한 성 행각에 빠질 수 있고 성폭력을 초래할 수도 있다. 이러한 의미에서 걸음마기의 자기통제력의 원만한 획득과 타인의 인격 존중은 추후 성행동과 남녀 성관계에 있어서 필요 불가결한 요소가 된다.

학령전기(4~6세)에 남아는 아버지, 여아는 어머니를 닮아 가면서 인간 특유의 성역할gender role을 학습한다. 즉, 남아는 남성적인 행동과 남성다움을, 여아는 여성적인 행동과 여자다움을 배우는데, 이것은 문화권에 따라 매우 다양할 수 있다. 이 시기에 부모의 부부관계를 관찰함으로써 성에 대한 기본적인 태도와 성 가치관이 형성된다. 따라서 부모의 성관계가 원만한가 아닌가가 성역할과 성 가치관이 긍정적이냐 부정적이냐를 결정하며, 성과 남녀관계와 관련된 불안이나 죄책감이 이 시기에 발생한다.

학령기(7~12세)가 되면 아동이 표면적으로는 성에 대해 무관심한 듯 보여 정신분석이론에서는 이 시기를 잠복기latency라 칭하였다. 그러나 실제적으로는 학령전기에 비해 외면적으로는 줄어든 것 같지만 성에 대한 관심은 계속되며, 지적 연구의 대상으로 성이 흥밋거리가 되기도 하고,

'남자끼리' '여자끼리' 등 성행동에 또래 및 단체성을 추가하게 된다.

3) 사회-문화적 요인

어떤 사회이든 성에 대하여는 금기사항이 많고, 성은 문화와 가치관에 큰 영향을 받는다.

아동이 속한 문화권이 성에 대해 얼마나 개방적이냐 폐쇄적이냐, 얼마나 허용적이냐 억압적이냐, 얼마나 죄악시되느냐 신성시되느냐는 아동이 청소년기를 거쳐 성인기에 이르는 동안 성에 대한 기본적 태도와 성 가치관의 형성에 지대한 영향을 미친다.

또한 성은 사회구조와 정치체제하에 다양한 방법으로 이용되어 왔다. 봉건적 사회에서는 성이 중매결혼과 생식의 도구로서 쓰였으며, 근대사회에 들어와서는 성이 낭만적 사랑과 연애결혼의 레퍼토리가 되었고 부부 중심의 핵가족화에 중요한 역할을 하였다. 그리고 산업사회에 들어서면서는 성이 감각적 쾌락 추구의 방편이자 가치관의 우상이 되어 버렸다(조한혜정, 1994). 특히 최근의 여성해방운동 같은 성과 직접적인 관련이 있는 사회운동은 성에 대한 고정관념을 깨고 성의 기능과 의미를 새롭게 인식하는 계기가 되고 있다. 과거 남존여비의 불평등한 편견에서 벗어나 남녀관계도 능력 위주의 경쟁적 관계가 됨에 따라 특히 남성이 큰 위협을 느끼고 있고, 현대의 아동은 자신의 성역할과 남녀관계 정립에 대해 한동안 혼돈과 불확실성을 경험할 것으로 보인다. 그러나 결국 양성평등과 적절하고 공정한 역할 분담, 인격 완성과 교육, 사회활동에서의 동등한 권리 존중은 반드시 이루어져야 할 시대적 과제일 것이다.

4) 인간 성의 기능과 목적

이상에서 인간 성의 본질적 특성을 살펴보았는데, 이로써 유출할 수 있는 인간 성의 기본적 기능과 목적은 ① 인간의 성도 다른 동물과 같이 생식과 종족 보존 목적이 있다. ② 인간에게 있어서 성은 남녀 간의 애착관계를 유지하는 중요한 방법이다. ③ 인간의 성은 애정과 사랑의 표현방법이다. ④ 성은 즐거움, 쾌락의 원천이다(홍강의, 2000).

결론적으로 인간에 있어서 성은 다른 어느 동물보다도 **사회성**을 띠며, 남녀의 지속적인 성적 관계는 부부 유대의 기초를 이루면서 가정을 이루는 데 중요한 동기가 된다. 인간에게 있어서 성숙한 성역할과 성관계가 가능하기까지는 상당한 시간이 걸리며, 유아가 성인이 되는 동안에 여러 가지 남녀관계와 성행동을 학습하고 경험함으로써 건강한 성이 발달할 수 있다.

5. 호기심, 놀이, 인간의 지능

인간은 가장 호기심이 많은 동물이다. 유아가 주위 환경에 대하여 얼마나 흥미를 가지고 탐색을 하느냐는 새로운 환경에 대한 호기심과 공포가 어떤 평형을 이루느냐에 따라서 결정된다. 어느 정도 새로운 환경은 호기심을 유발하여 유아는 환경을 탐험하고 만져 보고 그에 숙달하려고 놀이를 하게 된다. 대신에 너무 새롭고 예기치 않았던 상황은 공포를 자아내고, 유아는 놀이 대신 어머니나 자기에게 가까운 사람에게로 도망가게 된다. 유아는 사회성을 가진 놀이뿐 아니라 사회성과 관계없는 기계적인 놀이도 하게 되는데, 이것은 유아의 감각운동 발달을 도와주는 데 목적이 있다. 이러한 기계적 · 물리적 놀이는 인간의 인지발달에 중요한 기초가 되고, 나아가서 이것은 연장을 사용하는 인간의 특징적인 능력으로 변한다. **사회적 놀이**social play는 인간의 대인관계에서 빚어지는 여러 가지 면을 연습 및 습관화하고, 애정적 욕구와 공격성, 성적인 욕구를 어떻게 받아들이고 처리하느냐를 배우는 중요한 기능을 가지고 있다. 더구나 인간의 경우 언어의 발달이 인간의 단순한 감각적 · 물리적 영역뿐 아니라 복잡한 사회적인 역할이나 대인관계를 실제 상황에 매이지 않고 상징적 상상의 세계 속에서 실험하고 숙달할 수 있는 유일한 존재로서 변모케 한다.

유아는 우선 직접적으로 자기 주위의 환경을 관찰하고 탐색하다가 어머니에게서 어느 정도 떨어질 수 있게 되면 점점 더 넓은 사회, 세계, 우주로 뻗어 가는 능력이 생긴다. 이러한 능력은 인간의 지능발달과 비례하는데, 지능발달의 기초는 인간의 왕성한 호기심이라 할 수 있다. 인간 지능의 우월성과 복잡성은 인간의 뇌가 다른 어느 동물보다도 큰 것으로도 알 수 있다. 인간이 석기 **연장**tool을 사용한 것은 10만 년 전으로 알려져 있다. 그리고 인간은 6만 년 전부터 불을 마음대로 사용하게 되었으며, 1만 년 전부터는 농경사회로 변하여 농경에 필요한 기구를 만들고 이를 사용하여 왔다. 현대사회의 급격한 기계문명과 우주과학, 첨단과학의 발달은 이렇게 인간이 주위 환경을 탐험하고 배우고 그 이치를 알려는 호기심의 산물일 뿐만 아니라, 인간이 실험을 하고 발명을 좋아하는 경향이 있었기 때문이다. 유아나 아동의 호기심과 그 주위에 대한 흥미, 환경의 현상을 이해하고 정복하려는 인간의 욕망은 본능적인 요소를 띠고, 인간은 무엇인가 자기의 힘으로 일을 성취하고 정복하고 싶은 생래적 성향, 즉 **유능감**competence 욕망이 있는 것으로 보고 있다(White, 1963). 또 인간은 자기가 배운 것을 사용하려 하고, 새로운 것을 배우고, 그것이 자기 것이 될 때까지 계속적으로 되풀이하는 경향이 있는데, 이 때문에 지능은 날로 발달한다고 할 수 있다.

사회적 놀이는 어떤 면에서는 대물놀이에 비하여 더 중요하다고 할 수 있다. 미소를 띠고 옹알이를 하며 깔깔 웃는 등의 유아 행동은 어머니와의 관계를 돈독하고 재미있게 하고, 자기 자신의 행동과 표정, 소리, 언어 등을 통하여 어머니와의 관계를 잘 유지해 나갈 수 있게 하며, 대인관계를 습득하는 데 중요한 준비 작업이라고 할 수 있다. 아동이 좀 더 커서는 어른과 자기보다 나이 많은 또래의 행동을 모방하고 되풀이함으로써 사회적인 활동과 역할을 배운다. 남자가 하는 총놀이, 칼놀이, 자동차 몰기 등, 여자가 하는 인형놀이, 소꿉장난 등의 놀이는 자기가 관찰한 바를 되풀이하는 의미와 앞으로 자기가 해야 할 사회적 역할을 미리 연습해 보는 의미가 있다. 이를 통하여 아동은 성인의 사회적 역할을 준비하고 또한 대인관계에 있어서 사회적 능력과 기술을 개발하게 되는데, 이로써 대인관계가 풍부하고 재미있고 즐거운 관계로 발전하면서 원만한 대인관계를 이루는 기술이 생긴다. 더구나 이러한 사회적 놀이는 언어가 생기고 상상력이 생길 때는 좀 더 상징적 내용을 가지게 되며(**상징놀이**), 인간에게 있는 특유한 지적인 상징적 능력이 오락이나 예술활동, 사회적 활동 등으로 변모된다. 말하자면 아동이 하는 놀이와 장난은 이차적인 성향이 아니고 일종의 일차적인 사회적 본능이라고 볼 수 있다.

인간의 기본적 갈등

인간의 본능적 행동 양상(애정, 공격성, 성적 욕구, 호기심)은 불안, 공포, 분노, 즐거움 같은 강력한 감정을 수반하며, 대인관계에서 이들 욕구가 어떻게 충족되고 포기되는가에 따라 충족감, 만족감이나 갈등이 일어나게 된다. 인간의 기본적인 갈등은 첫째, 의존과 독립, 둘째, 공격성과 그 통제, 셋째, 쾌락의 추구와 포기의 세 가지로 나눌 수 있다. 이 세 가지 기본적 갈등은 유아기부터 어른에 이르는 일생 동안의 중요한 과제이며 단순히 아동에 국한된 문제가 아니다. 말하자면 이러한 세 가지 갈등의 요소는 각 발달단계마다 문제가 되며, 각 단계마다 이들이 어떻게 처리되고 성공적으로 다루어지느냐에 따라서 인간이 느끼는 감정과 유능감은 달라진다고 할 수 있다.

1. 의존과 독립 dependency vs independence

인간은 만물의 영장이라고 하지만 유아는 다른 어떤 동물보다도 가장 의존적이며 도움이 없이는 생존할 수 없는 존재다. 또한 어머니나 다른 성인에게 의존하는 시기가 상당 기간 동안 길게 연장된다. 실은 인간이 장기간 의존해야 하기 때문에 사랑과 애착의 관계가 필요해지며 또한 이런 의존성 때문에 사람들 사이에 미묘한 상호관계가 이루어진다. 의존하고 있는 어머니에게서 분리될까, 버림받을까 하는 불안은 강력하고 괴로운 감정을 일으키고, 애정을 충분히 받고 의존 욕구가 충족될 때 강한 쾌락과 안정감, 행복감 등을 느낄 수 있다. 그러나 유아는 자라면서 주위 환경에 유혹과 호기심을 느끼고, 어머니에게서 점점 독립해 나가며, 새롭고 신기한 주위 환경을 알아보려는 동기가 생긴다. 이것이 인간의 지능발달을 도와주고, 그 상황을 흥미롭게 한다고 할 수 있다. 어머니와의 의존관계와 안정된 생활에 안주하지 않고 거기에서 벗어나려는 욕망도 생기게 된다. 즉, 자기의 의존성을 어느 정도 유지하면서 좀 더 어머니와 떨어져서 독립적으로 행동하려는 성향, 즉 독립과 의존의 두 가지 반대 성향은 일생을 통하여 적당한 평형의 관계를 이루어야 한다. 유아가 부모와의 의존관계에서 벗어나지 못하면 세상을 탐험할 수 없고 새로운 대인관계도 맺을 수 없게 되는데, 충분한 애착관계와 안정성이 수립되면 자연히 세상을 탐험할 흥미와 능력을 가지게 된다. 또 청소년기나 성인기가 되면 이러한 의존관계가 부모와 자기와의 관계에서 부부와의 관계, 자기와 자식 간의 관계 등으로 변형되는 과정을 걷게 된다. 이러한 변형 속에서 어떻게 의존성을 유지하면서 자기 자신의 독립성을 유지하느냐는 인간의 기본적인 과제이자 갈등으로 일생 지속된다.

2. 공격성과 그 통제aggression and it's control

그것이 일차적이든 이차적이든 간에 유아가 공격성을 어떻게 통제하느냐를 배우는 것은 걸음마기부터 계속되는 인간 갈등의 원천이자 과제다. 자기가 원하는 것이 이루어지지 않을 때, 자기와 부모 그리고 동료에게 느끼는 공격성과 분노를 어떻게 통제하느냐를 배우는 것은 인간이 사회생활을 하는 데 있어서 없어서는 안 될 요소이자 **사회화**socialization의 핵심이 된다. 한편, 이런 공격성은 자기의 의지력과 활동력이 될 수도 있다. 두세 살짜리의 자기주장과 부정적인 태도는 나중에 자기가 원하는 바를 밀고 나가고 새로운 분야를 개척해 나가는 **건설적 공격성**으로 변할 수 있다. 반면 자기 자신의 욕망을 충족하지 못하였을 때 일어나는 분노의 감정을 제대로 통제하지 못하면 분노 발작이 일어나고, 다양한 행동문제와 비행, 심지어는 살인까지도 일으키는 **파괴적 공격성**으로 변모될 수 있다.

유아기에 공격성의 조절을 배우기 위해서는 우선 부모로부터 **적당량의 통제 경험**이 필수적이다. 부모의 통제가 지나치고 너무 억제적이면 적절한 공격성을 갖추지 못한 사람이 되어 살아가는 데 있어서 추진력이 없고, 자기주장을 못하며, 생활력이 모자란 사람이 될 수 있다. 반면 부모로부터 적당량의 통제를 받은 경험이 부족하면 지나치게 공격적이고 반사회적인 행동을 보이는 사람으로 성장할 수 있다. 공격성의 과잉통제나 부족은 결국 원만한 사회생활을 할 수 없게 한다. 이렇게 공격성의 적절한 조절과 통제는 인간에게 있어서 또 하나의 기본적 갈등요인이 된다.

3. 쾌락pleasure의 추구와 포기

인간은 쾌락 추구적이고 매우 성적인 존재이다. 자신의 감각적 · 성적 흥미와 욕망을 어떻게 충족하고 그 쾌락을 언제 얼마나 포기하느냐는 항상 인간의 큰 과제이자 기본적 갈등의 하나다. 그가 속해 있는 사회와 문화권에 따라서 규율과 규칙이 얼마나 엄하고 허용적인가가 다르게 마련인데, 부모가 유아나 아동이 원하는 바, 흔히 감각적 성적 쾌락의 추구를 어느 정도 허용해 주고 어느 정도 금하느냐는 양육의 큰 과제이다. 정도의 차이는 있어도 어느 사회건 무조건의 쾌락 추구는 허용하지 않을 것이고 개인적인 욕망에 한계를 두는 것이 공통점이라고 할 수 있다. 따라서 아동은 그들의 욕망을 어느 정도 충족하고 어느 정도 포기하여야 하는가를 배워야 하며 이것이 성격 형성에 큰 비중을 차지한다.

근친상간 금기는 이러한 갈등이 모든 사회에 존재함을 보여 준다. 아동은 부, 모, 형제, 자매와 매우 가까이 지내므로 감각적 · 성적인 호기심과 욕구가 생길 수 있는데, 이들은 다양한 사회적 제약, 금기의 형태로 조정된다. 근친상간금기는 이런 성적 호기심과 욕망이 가정 내에서 일어나는 것을 막고 궁극적으로는 가정 밖의 사람들과의 관계로 이끌어 주는 하나의 방편이라고 볼 수 있다. 성적인 욕구를 누구를 대상으로 하고 어느 정도 충족하고 언제 어떻게 포기해야 되는가를 배우는 것은 일생을 통하여 큰 과제이며 갈등이다. 어렸을 때의 자위행위라든가 자기 몸에 대한 태도, 성에 대한 태도, 그것에 대한 관심을 사회적인 제약이나 금기에 따라 어떻게 조절하는가를 습득하는 것은 일생을 통하여 지속되는 인간의 중요한 과제다. 이에 따라 애정관계가 즐겁고 만족한 것으로 느끼느냐, 아니면 그 반대로 죄책감이나 공포를 일으키는 것으로 느끼느냐가 결정된다.

애착과 애착행동의 발달

세상에 태어난 후 첫 발달단계인 영아기의 가장 중요한 발달과업은 애착attachment의 형성이며, 애착은 모든 대인관계와 사회성의 기초가 되므로 이를 자세히 살펴볼 필요가 있다.

1. 애착의 기능

애착은 어떤 한 사람이 다른 사람과 정서적 유대관계를 갖는 것을 말한다. 어머니와의 애착은 모든 대인관계의 시작이다. 애착이 이루어진 아동은 어머니를 **안전기지**secure base로 삼고 이를 거점으로 하여 세상을 탐색하며, 곤란을 겪을 때나 당황할 때 돌아와 위로를 구하고 칭찬받고 용기를 북돋워 주기를 바란다. 애착은 애착행동과 구별하여 써야 되는데, **애착**은 어떤 사람과 가까이 있고 싶어 하고 접촉하고 싶어 하는 정서적 유대관계를 얘기하고, **애착행동**attachment behavior은 애착을 이룬 사람과 최대한 가까워지고 접촉할 수 있게 만들어 주는 여러 가지 행동을 통틀어서 얘기한다. 애착행동으로는 운다든가 웃는다든가social smile 어머니한테 매달리는 것 등이 있는데, 이것들은 영아가 어머니와 가까이 있고 떨어지지 않으려는 행동들이다. 이 애착행동을 통하여 영아는 어른을 자기 주위에 머무르게 하고 그 결과 필요한 보살핌과 애정을 받게 된다. 영아는 대개 두세 달이 되면 사람들의 얼굴을 보고 웃게 되는데, 영아가 어머니의 눈을 마주 보면서 웃고, 또 어머니에게 포근히 안김으로써 어머니도 기분이 좋아지고 더 안고 싶은 마음이 생긴다. 또한 영아가 울면 어머니는 영아에게 달려가 문제를 해결해 주고 보살펴 준다. 이때 어머니가 어떻게 반응을 보이느냐가 중요한데, 어머니도 영아를 보고 밝은 웃음과 미소를 띠고 영아와 얘기를 하고 과장된 소리와 표정을 지어 영아를 즐겁게 해 주는 행동을 보이면 영아와 어머니의 관계는 매우 가까워진다. 특히 이러한 상호 교류는 젖을 먹일 때 더 분명한데, 영아와 어머니는 말로써가 아니라 본다든지 만진다든지 미소를 짓는 등의 방법으로 번갈아 가며 반응을 보이고 '말 없는 대화'가 이루어진다. 신생아기에는 어머니가 주로 영아가 보내는 신호에 민감하게 응하며 또 영아가 미소 반응을 보이도록 유도한다. 이러한 모자관계에 있어서의 민감성sensitivity, 정동의 공유affective sharing, 상호성reciprocity, 동시성synchrony은 모자간 애착을 공고화하는 데 결정적인 역할을 한다.

2. 애착의 형성과정

그렇다면 영아의 어머니에 대한 애착은 언제 어떻게 이루어지는가? 애착의 관계는 상당히 서서히 이루어지는데, 생후 수개월이 걸리며 6개월 내지 7개월이 되면 비교적 분명한 애착이 생겼음을 알 수 있다. 영아는 생후 수개월까지는 자기를 보살피는 사람이면 누구에게나 웃음을 띠고 좋아하는 행동을 보이나, 6개월 정도 되면 엄마나 특정한 한두 사람에게만 가까워지려 하고 그 사람에게만 유대관계를 보이게 된다. 이것이 진정한 의미의 애착이 될 것이다. 이 시기가 되면 엄마 이외의 사람에게는 공포 반응을 보이는 외인불안(낯가림)stranger anxiety, 외인공포를 보일 수 있고, 대략 8~12개월 사이에는 분명한 외인불안을 관찰할 수 있다. 외인불안은 모르는 사람이 자기에게 가까이 오거나 자기를 안으려고 할 때에 더 심하며, 공포에 싸이거나 불안해하며 어머니에게 달려드는 행동을 보인다. 즉, 모르는 사람이 나타남으로써 영아의 애착행동은 급격히 증가한다. 애착은 영아가 어머니에게 의존해야만 생존할 수 있고 어머니가 젖을 주고 자기를 보살피기 때문에 생기는 이차적 현상이라기보다는 이미 영아나 동물의 새끼들이 자기의 생존을 위하여 유전적으로 계획된 하나의 본능적 행동 양상이라고 보는 것이 Bowlby(1969)의 견해다. 이런 애착이 반드시 젖을 주거나 먹이를 주기 때문에 이차적으로 일어나는 것이 아니고, 일차적으로 생존과 성장, 발달에 필요하다는 것은 Harlow(1958)의 실험이나 기타 동물행태학에서 동물의 새끼들이 어떻게 애착을 형성하는가를 관찰함으로써 알 수 있었다.

3. 애착의 발달단계

애착의 발달단계는 다음의 4단계로 나눈다.

제1단계(0~3개월) **사람에 대한 비선택적 반응**: 처음 2~3개월의 영아는 사람에 대한 반응을 보이기 시작하나 비선택적으로 아무에게나 같은 반응을 보이고 특히 얼굴 모습을 보았을 때 미소를 띠며 안기기를 원한다.

제2단계(3~6개월) **낯익은 사람에게 초점 맞추기**: 낯익은 사람을 보면 미소를 띠고 낯선 사람을 보면 무서워하며 어머니나 낯익은 사람과는 옹알이를 하고 피부 접촉을 추구한다.

제3단계(6개월~2세) **능동적 접근**: 6개월부터 아기는 특정한 애착대상, 주로 어머니에게 달라붙고 어머니와 같이 있으려 하고 떠나면 울고(분리불안separation anxiety), 어머니와 다른 사람을 구별하여 무서워한다(낯가림stranger anxiety).

제4단계(2~3세~아동기 말까지) **동반자 행동**goal-corrected partnership: 2~3세부터 어머니와 아동은 동반자적 관계를 가지고 자신에게 필요한 목적 달성을 위하여 어머니와 같이 협력하는 관계가 된다.

4. 애착의 분류

Ainsworth(1973)와 Ainsworth 등(1978)은 유아의 애착행동을 ① **안정적 애착**, ② **양가적/저항적 애착**, ③ **회피적 애착**의 세 가지 형태로 나누었다. 애착의 형태 분류는 낯선 상황 시험strange situation procedure에 의하여 낯선 곳에서 부모로부터 잠시 동안 격리되었다가 다시 부모와 재결합할 때 보이는 행동을 가지고 판단하였다. 후에 제4의 형태, 즉 **비구조화된 애착**disorganized attachment이 추가되었다(Main & Solomon, 1990).

① **안정적 애착**secure attachment: 유아는 자신의 어머니를 안전기지로 사용하며 어머니와 떨어지면 싫어하고 무서워하고 당황하지만 어머니와 재결합할 때는 어머니를 환영하고 어머니에게 매달리며, 어머니가 위로해 주고 도닥거려 주면 만족하고 다시 놀이를 하거나 주위 탐색을 재개하는 경우이다. 다른 말로 유아가 재결합 시 어머니에 대하여 긍정적인 반응을 보이고 다시 확신을 가지고 자기의 활동에 돌아가는 경우이다.

② **양가적/저항적 애착**ambivalent/resistant attachment: 유아는 부모와 격리했다가 재결합할 때 어머니를 반기는 듯하지만 어머니가 위로하고 달래려고 하면 화내거나 밀쳐 버리는 행동을 보이고, 쉽게 위로받지 못하며 감정적으로 불안정한 상태를 보이는 경우이다.

③ **회피적 애착**avoidant attachment: 유아는 어머니가 돌아왔을 때 어머니와 접촉을 별로 원하지도 않고 울지도 않으며 낯선 사람이 다가올 때도 크게 당황하지 않는 경우이다.

④ **비구조화/혼란성 애착**disorganized/disoriented attachment: 이상의 세 가지 애착형에 분류할 수 없는 경우로서 유아가 어머니와의 재회 시 일관성 없고 혼란스러운 행동을 보인다.

Ainsworth와 동료들(1978)이 56명의 1세 아이들을 관찰한 결과, 그중 37명이 안정 애착을 이룬 아이들이었고, 8명은 양가적 애착아였으며, 11명은 회피적 애착아였다. 양가적 애착군과 회피적 애착군은 **불안정 애착**insecure attachment을 이룬 아동이라고 했는데, Sroufe(1983)는 불안정 애착을 이룬 아동은 후에 문제를 해결하려 할 때 쉽게 좌절하고 포기하는 것을 관찰하였다.

5. 애착을 이루기 위한 요건

그렇다면 안정 애착을 이루는 데 요건은 무엇인가? 우선 유아는 태어나서부터 기본적 기질이 다를 수 있는데, 불안정 애착을 이룬 유아는 일반적으로 날 때부터 기질적으로 다루기 어렵고 불규칙한 아이일 가능성이 많다. 그러나 Ainsworth와 동료들(1978)에 따르면 더 중요한 것은 어머니가 어떤 행동을 보여 주느냐와 밀접한 관계가 있다. 어머니와 **자주, 장시간, 재미있게 상호 교환**을 나눈 유아가 기계적이고 필요한 접촉만을 받는 유아보다 훨씬 안전하게 애착을 이룬다. 불안정 애착을 이룬 유아의 어머니는 유아를 안아 주지만 단시간 동안 안아 주며 기저귀를 간다든가 우유를 주는 것 등 꼭 필요한 접촉만을 하는 경우가 많다. 안정 애착을 이루느냐 불안정 애착을 이루느냐의 중요한 결정인자는 어머니와 유아 간의 **상호 교환의 질**이라고 할 수 있다. 안정적 애착을 이룬 유아의 어머니는 불안정 애착을 이룬 유아의 어머니에 비해 좀 더 긍정적이며, 조화롭고, 민감하게 아기에게 반응을 보인다(Isabella, 1993). 불안정 애착을 보이는 유아의 상당수는 학대와 방임을 경험하였거나 적어도 애정 없이 부당 취급을 받은 경우다(Ciccheti, 1987).

6. 애착의 임상적 함의

불안정 애착을 이루는 중요한 원인 중의 하나는 어머니 자신이 자식을 기르는 데 있어서 자신이 없거나 자신의 정신적 문제 때문에 불안한 경우인데, 유아를 돌보고 양육하는 데 있어서 일관성이 없거나 긴장과 불안이 개입되면 불안한 애착을 이루게 된다고 볼 수 있다. 임상적으로 이러한 애착에 관한 구분은 중요한 의미를 가질 수 있는데, 불안정 애착을 이룬 유아가 안정 애착을 이룬 유아보다 훨씬 정서·행동 문제를 가질 확률이 높다는 것이고, 또 불안증이나 우울, 외톨이 성향, 공포증 등의 신경증이나 발달장애, 기타 대인관계에서 장해가 많다는 것이다(반건호, 2008).

부모의 양육방법과 발달

부모의 양육 태도와 방법에는 부모 자신이 자라 온 경험, 교육, 사회-경제적 계층, 문화와 전통 등 여러 가지 요인이 관여한다. 우선 여기서는 아동 양육과 발달의 관계를 세 가지 차원에서 살펴본다. 첫째는 애정의 유무와 정도이고,

둘째는 통제와 요구 차원이며, 셋째는 모델링 차원이다.

1. 애정(양육) 차원

자녀의 보살핌에 애정이 충분해야 신체적으로나 정서적, 행동적으로 잘 발달하며 부모와 자녀 간에 애착이 잘 형성된다. 애정에 찬 부모는 자녀의 정서 상태나 신체적 상태에 민감하게 반응하고 도와주기에 자녀가 안락감과 신뢰감을 구축할 수 있다. 어머니의 자녀 욕구에 대한 **민감성**sensitivity, **반응성**responsiveness, **상호성**interaction은 애착의 정상적인 발달과 그 안정성에 관여함으로써 어머니와 아동 간의 관계의 질에 지대한 영향을 미친다(임숙빈, 1997). 어머니 보살핌의 질과 내용에 따라 안정적 애착secure attachment이냐 불안정 애착insecure attachment이냐가 결정되는데(Ainsworth et al., 1978), 안정적 애착이 형성되어야 모아관계는 협조적이고 발달 촉진적인 힘을 갖게 된다. 추후에 이러한 애정적인 관계는 훈육의 방법으로 이용되기도 하는데 훈육의 한 기법으로 애정 지향적 방법을 사용할 수 있다. 예를 들어, 칭찬과 관심 표명에 있어 '부모의 지시대로 하면 좀 더 사랑을 받을 것이다'라는 암시와 또 '말을 듣지 않으면 애정을 철회하겠다'는 위협만으로도 대다수의 자녀는 부모의 지시와 요구에 응한다.

그렇다면 중요한 것은 어머니와 자식 간의 **애착의 질**이라고 할 수가 있다. Main 등(1985)은 성인이 자신의 애착경험에 대하여 어떠한 마음 상태를 가지고 있는가를 면담을 통해 연구하는 **성인애착면담**adult attachment interview을 개발하고, 이 방법에 따라 어른을 네 가지 유형(안전/자율형, 무관심형, 집착형, 미해소/비조직화형)으로 나누고 아동 애착 유형과의 관계를 연구하였다(표 2-2). 이상의 결과는 성인들이 아동기의 애착경험에 따라 자신의 과거와 부모와의 관계를 매우 다르게 인식하고 있다는 것을 알 수 있었고, 이러한 애착 경험은 아동기에 이미 알려진 애착 형태와 관련이 있는 것으로 보인다. 즉, Ainsworth가 제시한 안정적 애착, 회피적 애착, 양가적/저항적 애착, 비조직화/혼란성 애착 중 어떤 애착 형태를 경험했느냐에 따라서 성인의 애착 상태 유형이 달라진다고 볼 수 있다. 즉, 아동기에 안정 애착을 경험하였다면 안정/자율형이 될 가능성이 높고, 아동기에 회피적 애착을 가졌다면 무관심형, 저항적/양가적 애착을 가졌다면 집착형, 그리고 비조직화/혼돈형 애착을 가졌다면 미해소/비조직화형이 될 수 있다는 것이다(Main, 1996; Main & Goldwyn, 1984). 또한 부모의 과거 애착에 대한 마음의 상태에 따라서 그들이 기르는 유아의 애착 형태가 결정되는 것으로 조사되었다(Fongay et al., 1991; Steele et al., 1996). 따라서 어머니의 양육 태도를 점검할 때 어머니나 아버지가 과거 자신들의 부모와 어떠한 애착 경험과 기억을 가졌고, 그에 대한 인식이 어떤가를 점검함으로써 자녀에게 미칠 영향을 판단할 수 있을 것이다.

표 2-2 유아기 애착과 성인 애착과의 관계(Main et al., 1985)

성인애착면담에 따른 성인 애착상태 분류	낯선 상황행동에 따른 아동 애착분류
1. 안정/자율형Secure/Autonomous Type(F) 자신의 애착경험에 대하여 일관성이 있고 객관적이며 적절한 기술을 할 수가 있었으며 애착을 중요시하고 가치 있는 것으로 기술	안정 애착Secure(B)
2. 무관심형Dismissing Type(Ds) 애착 관련 경험이나 관계에 대하여 자신은 무관한 듯한 태도를 보이며 앞뒤가 맞지 않고 자신의 양육경험에 대하여 '좋았다, 우리 엄마는 정상이었다' 등 정상적인 것으로 둘러댐idealizing/normalizing	회피 애착Avoidant(A)
3. 집착형Preoccupied Type(E) 과거의 애착관계나 경험에 대하여 집착해 있고 애착에 대하여 말할 때 화를 내거나 수동적이거나 공포에 싸이는 면을 보임. 과거 애착경험에 대하여 장황하게 늘어놓기도 하나 앞뒤가 잘 맞지 않고 불분명한 때가 많음	저항/양가 애착Resistant(C)
4. 미해소/비조직화형Unresolved/Disorganized(U) 자신의 애착경험 상실 그리고 학대 등에 대한 얘기를 하면서 매우 감정적이 되기도 하고 비현실적인 생각에 빠지기도 하며 침묵과 회한 섞인 말을 많이 함	비조직화/혼돈형 애착Disorganized/Disoriented(D)

2. 통제(훈육) 차원

훈육과 관련된 부모의 태도에 있어서 도움이 되는 개념은 Maccoby와 Martin(1983)이 제시한 **통제**와 **수용**의 두 변인에 따른 분류이다. 그들에 따르면, 부모의 양육 행동 유형은 얼마나 아동을 통제하고 요구가 많으냐와 얼마나 아동의 상태와 그들의 요구를 배려하고 수용하느냐에 따라서 다음의 네 가지 양육 태도로 분류한다.

① **권위 있는**authoritative **부모**는 성숙한 행동의 표준을 설정해 주고 아동이 따라 줄 것을 기대하는데, 자녀에게 관심이 많고 일관성이 있고 애정적이며 자녀의 말에 귀를 기울이고 의사를 존중해 주는 입장이다. 따라서 그들의 아동은 안정적이며 쾌활하고 호기심이 많고 자기통제 능력과 자기신뢰를 가진 아동이 될 가능성이 높다.

② **권위주의적**authoritarian **부모**는 권력 지향적이어서 요구가 많고 통제적이며 무조건의 복종과 규율의 준수를 강요한다. 훈육은 처벌적인 때가 많고, 따라서 아동은 처벌을 두려워하며 공격적이 되고 비협동적이 될 가능성이 높다. 자기존중감과 자신감이 결여되고 부모에 대한 분노의 감정과 불만을 가지며 자신을 불행하게 여긴다.

③ **익애적–허용적**indulgent-permissive **부모**는 무조건 들어주고 통제나 제한을 두지 않으므로 아동은 자기중심적이고 자기통제력이 부족하고 의존적이고 이기적이며 책임감이 없다. 가벼울 경우는 버릇이 없음부터 심한 경우는 품행장애나 비행으로 이어질 수 있다.

④ **방임적**neglectful **부모**는 그 정도에 따라 여러 가지 결과를 초래한다. 신체적인 방임과 정서적 방임이 심하면 아동은 신체적인 성장과 발육이 저해되기도 하고 애착의 결여나 반응성 애착장애, 심각한 사회성의 문제, 지능발달의 문제 등이 생긴다. 심각하지 않은 경우라도 애정의 결핍을 경험한 아동은 만성 우울감과 버려진 느낌을 성격적으로 갖게 되며, 대인관계에 있어서 사회적인 기술의 결핍을 초래한다(Steinberg et al., 1994).

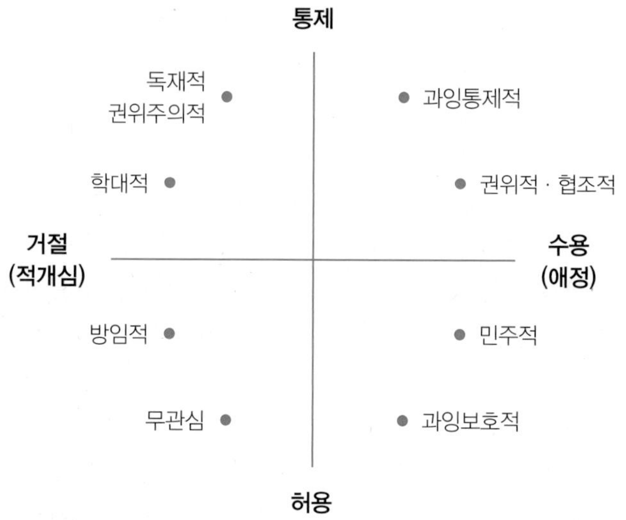

그림 2-2 양육과 훈육 차원에 따른 부모 양육 유형(Schaefer, 1959에서 재구성)

3. 모델링(덕육) 차원

양육의 중요한 또 하나의 측면은 부모의 모델링modeling이라고 할 수 있다. 양육이 단순히 언어적인 지시나 강요, 훈육만으로 이루어지는 것이 아니고 아동은 학령전기나 학령기에 이르면 부모의 행동을 관찰하고 부모의 생에 대한 태도를 모방하게 된다. 부모의 부부관계, 성 가치관, 이웃과의 관계, 돈에 대한 태도, 사회 참여도 등 여러 가지 실제적인 부모의 행동을 관찰하고 학습하는 것은 대인관계와 사회생활에 필요한 **예의와 범절**, **전통과 관습** 등의 덕목을 습득하는 강력한 방법이라고 할 수 있다. 따라서 부모의 열성적이고 풍부한 심리–사회적 경험의 공급과 행동적 모델링은 **생의 목표 수립과 가치관 형성**에 결정적 역할을 한다. 특히 부부관계와 관련해 부모의 성에 대한 태도와 표현은 성역할과 성 가치관 형성에 결정적인 영향을 준다. 부모의 태도가 부정적이고 회피적이거나 이중적/위선적이라면 자녀의 성 가치관과 성에 대한 태도도 부정적 또는 양가적이거나 죄책감과 불안, 공포, 혐오감 등으로 얼룩질 가능성이 높다.

이러한 양육의 방법에 대한 연구를 검토할 때는 몇 가지 고려할 점이 있다. 첫째, 가정에서 부모는 분명 아이들보다 힘이 있으며 부모가 믿고 있는 방법으로 아동을 양육하려 한다. 그러나 부모의 양육 방식은 부분적으로는 자녀의 특성과 행동에 대한 반응일 수 있다는 점이다. 예를 들어,

주의력결핍 과잉행동장애를 가진 아동은 어려서부터 기르기 힘들고 과잉활동적이고 충동적이어서 부모가 부정적인 감정을 갖기 쉽고, 대화나 가벼운 훈육방법보다는 신체적인 벌을 사용할 가능성이 높다. 둘째, 효과적인 양육방법은 아동 각자의 요구 수준과 발달단계를 고려하여야 한다. 예를 들어, 영유아기에는 약간은 강압적이고 권위적 방법이 효과적일 수 있고 또 그래야 하겠지만, 자녀에게 지적인 능력과 자기통제 능력이 좀 더 생기면 대화와 스스로의 결정을 돕는 방향으로 바꾸어야 할 것이다. 셋째, 양육방법은 부모가 속한 사회 · 경제적 계층과 교육 정도에 상당한 영향을 받으며 문화적-전통적 가치관이 중요하므로 이를 고려하여 분석하고 지도하여야 한다.

놀이와 발달

1. 놀이의 정의와 개념

영어의 play는 논다는 의미의 동사로도 사용되고 '놀이'라는 명사로도 사용된다. 그러나 우리말의 '놀이'와 '논다'는 그 용도에 있어서 다소간의 차이가 있는 듯하다. '놀이'라는 말은 영어의 'play'가 지니는 의미를 비교적 그대로 반영해 준다고 생각이 되나, '논다'라는 말은 오히려 할 일을 제대로 하지 않고 놀기만 한다거나 시간을 허비하는 등 killing time or wasting time의 부정적 의미가 더 강한 듯하다. 이것은 사회의 요구가 높아져서 무엇이든지 생산적인 일을 하지 않으면 나쁜 것으로 받아들인다거나 또는 기독교적 가치관의 도입으로 일과 성찰에 대한 직업윤리work-ethic가 새롭게 확립된 것 때문일 수 있겠다. 어쨌든 '놀이'는 이론적으로나 실제 임상적인 면에서나 아주 중요하며, 아동의 정상 발달과정에서나 아동과의 관계 형성, 치료적 개입에서도 필수적 요소라고 볼 수 있다. Woltman(1955)은 '놀이'란 아동의 정신세계의 일부분을 이루며, 대화의 방법이며, 놀이를 통하여 세상을 이해하고 외적 현실을 검토하고 받아들이며 숙지하게 된다고 정의한 바 있다.

2. 놀이의 특성

놀이의 가장 큰 특성은 다음과 같다.

① 놀이는 자발적으로 일어난다spontaneity. 놀이는 누가 억지로 명령이나 강제로 시켜서가 아니고, 가르쳐서 되는 것도 아니다. 스스로 자연스럽게 일어난다.
② 놀이는 능동적이며 주도권이 아동 자신에게 있다.
③ 놀이는 반복적이다. 놀이는 숙달mastery을 위해서이든 새로운 것을 기능하고자 하는 욕구need to function 때문이든 간에 반복적으로 일어나며, 자신의 해소되지 않은 어떤 문제성을 해결해 보려고 반복하는 것일 수 있다repetition-compulsion.
④ 놀이가 이루어지는 상황은 안전하며, 긴장과 위험성이 없어야 한다. 절박하고 걱정이 많은 상황에서는 놀이가 일어나지 않는다.
⑤ 놀이는 재미가 있다. 흥미를 느낄 수 있기 때문에 시키지 않아도 끊임없이 계속되고 반복된다.

3. 놀이가 일어나게 되는 동기

놀이는 그 내용으로 보아 **모방놀이**imitative play가 많다. 즉, 주변에서 일어나는 사건에 대해 모방하거나 혹은 자신이 경험한 것을 끊임없이 실험하고 되풀이하며, 새로운 사실에 부딪혔을 때 유발되는 **호기심**을 충족하기 위하여 놀이가 일어난다. 처음에는 무섭게 느끼지만 새로운 것에 호기심이 생기고, **탐험**을 함으로써 흥미가 생기고, 친숙해질 수 있게 된다. 언어의 발달이 충분하지 못한 아동에게는 놀이가 아동의 해결되지 않은 **갈등**을 **표현**해 주고 그것을 해결할 수 있는 방법이기도 하다. 또한 놀이는 긴장이 없는 상황에 있으면서 자신을 보호해 주는 보호자가 곁에 있다는 확신이 있어야 일어날 수 있다. 물론 나이가 들면 어머니상이 내재화되었기 때문에 바로 곁에 없더라도 놀이가 일어날 수 있지만, 아주 어린 경우에는 부모가 바로 곁에 있어야 놀이가 일어날 수 있다. 이것은 어머니에 대한 애착과 놀이가 아주 밀접한 관계에 있다는 것을 말해 준다.

4. 발달과정으로서의 놀이

놀이는 나이 또는 발달단계에 따라 그 양상이 달라지는데, 그 이유는 각 발달단계에 따라서 이루어져야 할 발달과업을 도와주는 것이 놀이이기 때문이다.

1) 영아기의 놀이

태어날 때부터 인간은 자신이 할 수 있는 범위 내에서 호기심을 가지고 자신을 둘러싸고 있는 세상을 탐험한다. 처음에는 움직일 수 있는 능력이 제한되어 있기 때문에 주로 눈을 통하여 탐험하며, 운동능력이 발달됨에 따라 손으로 만진다거나 입을 통하여 자신의 호기심을 충족한다. 차츰 어머니를 알아보고 미소 짓고 옹알이를 시작하게 되면 어머니와의 신체 접촉 등으로 아주 재미있게 관계를 맺기 시작한다. 아기는 소리를 내고, 웃고, 만지는 행동을 통해 어머니와 논다. 조금 커서 하는 '도리도리' '잼잼' '짝짜꿍' '곤지곤지' 등의 전통 놀이는 **섬세운동** 발달을 도와주는 기능이 있다. 이것은 바로 이 시기에 발달되어야 할 과제이기 때문에 어머니가 재미있게 유도하여 아기는 쉽게 배울 수 있다. **까꿍**peakaboo**놀이**는 어머니가 아기의 시야에서 일시적으로 사라졌다가 다시 나타나면 아기가 좋아하는 놀이다. 6~10개월 된 영아에게 특히 재미있는 놀이인데, 이 시기에는 **대상 영속성**object permanence의 개념이 발달되기 시작한다. 이러한 놀이를 통하여 한참 애착을 이루고 있는 어머니가 눈앞에서 사라져도 어딘가에 있다는 개념이 싹트며, 그것은 어머니와의 분리에 수반되는 분리불안을 이겨 나가는 데 도움이 된다(Piaget, 1951).

2) 걸음마기의 놀이

이 시기가 되면 운동할 수 있는 능력이 급격히 발달되어 걷고 뛰고, 손이 자유로워지기 때문에 모든 사물을 **탐색**exploration하고 만져 보는 놀이가 시작된다. 모든 것을 숙지mastery하려는 욕망으로 가득 차 있다. 서 있다가 주저앉고 하는 과정을 되풀이함으로써 자신의 능력을 시험하고 숙달한다. 어머니에게 자기를 쫓아오라고 유도하고chasing game 어머니가 쫓아오면 아주 재미있어 한다. 처음에는 토막을 무너뜨리는 일에 흥미를 느끼다가, 숙지하게 되면 쌓는 놀이를 즐긴다. 봉제완구, 담요 등에 대한 **애착**transitional object이 생기는 것도 이 시기이며, **응석**, **골**, **생떼**temper tantrum 등이 놀이적으로 일어나는 것도 이 시기이다. 어머니가 이러한 응석, 골 등을 어느 정도 받아 주며, 아동의 일시적 퇴행 과정이 재미있게 일어난다. 이것은 자신이 성장을 하지만 자신의 의존 욕구가 얼마나 받아들여지는가를 시험해 보는 과정이기도 하다(Bruner, 1972). 어머니에게 다가가고 떨어지고 하는 놀이도 이 시기의 발달과업인 **분리-개별화**separation-individuation의 성취에 도움을 준다. 공상이나 환상이 어느 정도 복잡해지기 시작하는 나이이기 때문에 상상fantasy으로부터 야기되는 불안을 해소하기 위한 방법으로 놀이가 시행되기도 한다. 그러나 아직도 놀이의 전반적인 형태는 변화가 적고, 반복적이며 진정한 의미의 구성은 결여된 상태이다.

3) 학령전기의 놀이

이 시기에는 감각운동 기술perceptual-motor skill 및 언어의 발달과 함께 놀이도 그만큼 다양해진다. 이 시기 놀이의 중요한 변화는 첫째, 놀이가 훨씬 더 놀이적playful이 되며 자신 이 하는 모든 것을 거의 **놀이화**할 수 있다. 둘째, 어른의 행동을 모방하면서 **역할놀이**role play가 가능해진다. 셋째, 놀이 중에 아동은 자제력을 잃고 함께 노는 다른 아동에게 실제로 화를 내기도 하지만, 자신들이 하고 있는 놀이가 현실이 아닌 그냥 놀이라는 인식을 어느 정도 갖게 된다. 넷째, 언어의 발달, 사고의 발달과 함께 **상상놀이**imaginative play, **언어놀이**language play 등이 나타나고, 놀이가 점차 사회성을 띠고 협동할 수 있는 방향으로 발전된다. 또한 자신이 보고 경험한 것을 극적으로 표현하는 소꿉장난, 의사놀이 등 **극놀이**dramatic play가 발달되는 것도 바로 이 시기이다.

4) 학령기의 놀이

이 시기의 놀이는 전형적으로 **협조적-경쟁적 게임**이다. 오목, 장기, 바둑 등이 그 예가 된다. 서로 팀을 만들어 경기를 하고 규칙을 만들고 그것을 지킬 줄 안다. 이를 통해 어떻게 경쟁을 하며 협동하는가를 숙지한다. 또래와 어울려서 집단으로 놀고 흙, 종이, 나무, 플라스틱 모델로 비행기, 차, 배 등을 만들면서 미래의 자신의 활동이나 직업에 대하여 능동적으로 연습하게 된다. 놀이에 시간의 개념이 처음 도입되는 시기라고도 볼 수 있다. 또한 신체적 발달을 돕는 놀이가 운동이나 게임의 형태로 나타나는데, 여아의 고무줄놀이, 남아의 구슬치기, 등타기, 무릎싸움 등이 그 예가 될 것이다. 최근에는 **컴퓨터 게임**에 몰두하는 것도 사회의 시대적 변화에 맞추어 현실이 요구하는 기술을 습득하고 미래에 할 일을 준비하는 것이라 할 수 있다.

5) 성인에서의 놀이

아동에서 나타나는 이러한 놀이는 성인에서도 대인관계나 부부관계에서 변형된 형태로 나타난다. 즉, 사회적-정서적 놀이는 놀리는 것, 농담, 교태, 사랑놀이의 형태로 나타나며, 감각-쾌락 놀이는 음악, 예술을 즐기는 형태로 나타난다. 기술놀이는 테니스, 골프 등 운동을 즐기는 형태로 나타나며, 극놀이는 실제 연극에 참여, 관람하는 형태로 재현된다. 다시 말하면, 아동기에 나타났던 놀이는 비록 다소간 형태와 내용이 달라지긴 하지만 일생 동안 반복되어 나타난다. 따라서 놀이는 아동기뿐 아니라 성인기의 생활도 즐겁게 해 준다.

5. 놀이의 분류

놀이는 그 기준에 따라서 여러 종류의 분류가 가능하다. 놀이의 사회성 또는 놀이의 대상이 무엇인가, 놀이의 내용이 무엇인가, 또는 그 과정이 어떠한가에 따라 인위적인 분류를 할 수 있다.

1) 놀이의 사회성에 따른 분류

① **단독놀이**solitary play: 1세 전후의 영유아에게서 많이 볼 수 있는 놀이의 형태로, 곁에 장난감 또는 물건을 가지고 재미있게 혼자 노는 놀이의 형태이다.
② **평행놀이**parallel play: 단독놀이에서 조금 발전된 단계로, 2~3명의 아동이 함께 노는 것 같지만 각자가 따로 놀고 상호작용은 없는 상태이다.
③ **연합놀이**associative play: 다른 아동과 좀 더 친근하게 보이고, 둘이나 세 아동이 놀이를 함께한다. 예를 들면, 함께 전화 · 요리 · 모래밭 놀이를 함께하지만 상호교환이 없고 말을 어느 정도 주고받으나 서로 연결이 이루어지지 않는다.
④ **협동놀이**cooperative play: 대개 3세 이후, 학령전기 아동에게서 볼 수 있는 놀이의 형태이다. 서로 역할을 정하고 그 역할에 따라서 놀이를 한다. 서로 협동하고, 상호 관계가 충분히 이루어지는 형태의 놀이이다.

2) 놀이의 대상에 따른 분류

놀이의 대상이 무엇인가에 따라 그 대상이 자기 자신의 신체 부분일 때 **자기놀이**self-play, 장난감일 때는 **대물놀이**object play, 언어 자체일 때는 **언어놀이**language play, 사람을 대상으로 하거나 사회성을 띨 때는 대인 또는 **사회성 놀이**social play라고 분류할 수 있다.

3) 놀이의 목적에 따른 분류

놀이는 일어나는 과정에 따라 아동이 주변에서 관찰하는 것을 모방하는 **모방놀이**imitative play, 호기심이 발동되어 새로운 것을 탐색하기 위하여 일어나는 **탐색놀이**exploratory play, 새로운 것을 반복하여 숙지하기 위하여 일어나는 **숙달놀이**mastery play, 닥친 문제를 해결하기 위한 **문제해결 놀이**problem solving play, 해결되지 않은 무의식적인 갈등이 표현되는 **상징놀이**symbolic play로 분류하기도 한다.

4) 놀이의 내용에 따른 분류

놀이의 내용에 따라서는 다음 네 가지로 분류할 수 있다.

① **사회성-정서놀이**social-affective play: 엄마와 처음 시작되는 놀이 형태이다. 이러한 놀이는 어른이 아이를 어르거나 간지럽게 함으로써 유발된다. 이 놀이는 어른의 이러한 행동에 대하여 아이들이 재미있다는 반응을 보일 때 더욱 강화된다. 처음에는 어른에 의하여 시작되지만, 시간이 지나면 아이들이 먼저 어른에게 미소를 짓는다거나 소리를 낸다거나 하여 놀이를 유도하기도 한다. 이처럼 사회관계를 실험하고 배우면서 즐거움이 따르는 놀이다.
② **감각-쾌감놀이**sense-pleasure play: 비사회적 자극이나 장난감에 의해서도 즐거운 놀이가 일어난다. 자신의 관심을 끌게 되는 색깔, 움직임, 소리, 리듬, 냄새 등의 자극에 의하여 즐거움이 야기된다. 나중에 사물의 특성이나 자신의 몸에 대하여 분명히 구별하는 능력이 생기게 되면 자신의 미적 경험을 조절할 수 있게 된다. 물, 모래, 진흙 등을 가지고 하는 놀이나 자위행위, 몸 흔들기, 긁적거리기, 음악 듣기 등의 놀이가 이에 속한다고 할 수 있다.

③ **기술놀이**skill play: 운동능력 발달과 함께 조작하는 능력이 향상되면 새로이 발달된 능력을 끊임없이 반복하게 되는 놀이다. 인형을 계속 춤추게 만든다거나, 우유병의 꼭지를 뺐다 끼웠다 반복한다거나, 물건을 이리저리 특별한 목적 없이 옮기기도 한다. 물론 기술놀이에도 감각적 쾌감의 요소는 다분히 있다. 왜냐하면 그러한 반복되는 놀이가 자신에게 꼭 필요한 어떤 능력을 길러 준다는 의미가 있다기보다는 단지 자신이 그렇게 할 수 있는 능력이 있다는 사실을 더 즐거워하기 때문이다.

④ **극놀이**dramatic play: 이 놀이는 걸음마 후기 내지 학령전기가 되어야 나타난다. 일상생활에서 일어나는 일을 모방하고 재현한다. 처음에는 간헐적이며 단순한 내용으로 시작되다가 차츰 지속적이며 복잡한 내용으로 발전된다. 극놀이는 가족 내의 중요한 인물, 즉 부모의 행동과 역할을 모방 · 연출하는 것이 많은데 이를 통하여 동일화가 이루어진다는 점에서 중요하다.

⑤ **공식 게임**formal games: 학령전기를 지나면 나타나는 놀이의 형태다. 처음에는 의례적인 놀이ritualistic play로 나타나다가 점차 발전되면서 **경쟁놀이**competitive play로 이행된다. 바둑, 장기, 컴퓨터 게임 등이 해당된다.

6. 놀이의 기능

놀이의 기능을 요약하면 다음 일곱 가지로 나눌 수 있다.

① 자신을 둘러싸고 있는 환경을 배우고, 탐험하여 적응할 수 있는 능력을 길러 준다.

② 문제해결 능력을 기르고 실험할 수 있는 기회가 된다.

③ 성인이 되었을 때의 사회적 역할(부모, 남녀, 직장 등)에 대한 준비와 연습이다.

④ 의존성dependency, 공격성aggression, 애정affection 등의 본능적인 욕구나 바람을 표현하고 직접적으로 또는 간접적으로 어떻게 충족하는가를 배운다.

⑤ 과거에 수동적으로 당하였던 일에 대해서 능동적으로 극복해 나가는 방법이다. 예를 들면, 병원에 다녀온 아동이 의사놀이를 통하여 자신이 경험한 불안을 해소한다.

⑥ 자신의 공상, 상상fantasy 또는 갈등conflict을 상징적으로symbolic 표현하는 방법이다.

⑦ 그 사회가 지니고 있는 공통적인 가치를 배우고 전수하는 방법이다.

7. 진화론적 맥락에서 본 놀이

놀이는 인간에게만 나타나는 특징적인 것이 아니라 모든 동물에서 볼 수 있는 행위이다. 모든 동물이 새로운 상황에 처하였을 때에 그것을 숙지하고 탐험하는 것이 자신들의 생존과 직접적인 관련이 있기 때문에 놀이가 발달하게 된 것이다. 예를 들어, 병아리를 관찰해 보면 '쪼는 놀이'로 많은 시간을 보낸다. 반드시 먹기 위한 목적이 아닌 경우에도 계속 부리로 쪼는 시늉을 한다. 이것은 이러한 행동을 반복함으로써 자신이 먹을 수 있는 것과 먹을 수 없는 것을 구별하는 능력을 기르는 중요한 행위라고 볼 수 있다. 호랑이나 사자, 곰 등의 새끼도 많은 시간을 놀이로 보낸다. **물어뜯는 체하는 놀이**mock biting를 하지만 상처 낼 정도로 물어뜯지는 않는다. 어렸을 때부터 이런 놀이가 재미있게 이루어지는데, 이러한 놀이가 필요한 것은 놀이에서 흉내 내고 있는 행위가 어른이 되면 곧바로 자신들의 생존에 필수적인 행동으로 연결되기 때문이다. 고릴라나 침팬지에 이르면 놀이는 점점 더 다양해지고 복잡해진다. 언어를 사용하는 놀이는 볼 수 없지만 기구를 사용하는 놀이가 관찰되며 씨름놀이, 문제해결 놀이도 볼 수 있다. 비사회적 놀이로는 나무를 타는 연습, 음식을 찾는 연습 등이 있는데 앞으로 환경에 적응하여 살아가는 데 필요한 능력을 기르는 것이다.

현존하는 미개 인간 사회에서의 놀이를 보면 모방의 요소가 많다. 아버지의 행동을 그대로 모방하며, 항상 자연 속에서 생활하기 때문에 자연이 놀이의 대상이 된다. 어른과 아이들이 함께 어울려 놀며 2~3명씩 나뭇가지에 올라가서 떨어지거나 동물을 쫓아가서 막대기를 던지며 노는데, 이런 놀이는 누가 가르치는 것이 아니라 자연발생적으로 일어난다. 이러한 놀이도 역시 자신들이 커서 해야 될 일과 직접적으로 연결된다.

현대사회에 들어서는 핵가족화와 형제자매 수의 감소로 가족과의 친밀한 접촉이 줄어들고 아버지의 일하는 장소와 가정이 떨어져 있어 아버지의 직업적 행동을 관찰하고 모방할 기회가 별로 없다. 따라서 놀이가 대인관계와 관련된 것보다는 그 대상이 물질, 기계, 전자기기 등이 되는 것으로, 이러한 변화는 현대인의 사회성과 사회적 기술 개발에 위기를 가져오고 있다고 볼 수 있다.

인간이 다른 동물에 비하여 유아기가 특히 긴 것은 인간이 출현하기까지의 진화과정이 오래 걸렸기 때문이다. 인간은 진화의 최상위에 있고 그만큼 발달된 상태를 유지하기 위해서는 많이 배워야 된다는 것을 의미하며, 배울 것이 많다는 것은 놀이가 그만큼 많아야 된다는 것을 의미한다. 즉, 놀이는 개인이 인류의 종족발생과정phylogenetic process을 반복하고 실험함으로써 진화적 성취를 습득하는 기능이 있다고 할 수 있다(Huizinga, 1955).

8. 놀이의 의미

그렇다면 과연 놀이가 인간의 성장·발달에 어떤 의미를 가지는가에 대한 이차적 내지는 삼차적인 해석을 시도해 보는 것도 놀이의 본질을 이해하는 데 도움이 될 것이다. Erikson(1950)은 놀이는 **아동의 소우주**microsphere라 표현하였다. 자기 주위의 이해하기 힘든 엄청난 현실과 사회macro-sphere로부터 일시적으로 철퇴하여 자기가 다룰 수 있는 작은 장난감과 자신의 상상을 통하여 현실에서 일어나는 여러 가지 사건과 이에 따른 자신의 감정, 갈등, 혼란 등을 정리하는 방법이다. 놀이는 이렇게 **자신만의 세계**이므로 현실의 노예가 되지 않고 좀 더 자유롭게 실험하고 창조적일 수 있다(Breger, 1974). 놀이를 통해 아동은 **현실과 환상, 의식과 무의식 및 감정 사이의 의미 있는 연결을 시도**한다. 놀이는 경험과 언어의 부족으로 인하여 얻게 되는 좌절, 실망, 패배감을 보상할 수 있는 유일한 방법이며, 현실에서는 실험할 수 없는 사회적 딜레마를 풀어 보려는 시도의 장이 된다. 놀이는 부모가 가르쳐서 혹은 강요에 따라 일어나는 것이 아니고 거의 사회적 본능이라 할 만큼 **주위 환경을 배우고 익히고 해결하는 아동의 자연스러운 활동**이다. 놀이는 근본적으로 이러한 사회적 본능과 호기심의 결과인데, 만물의 영장이라 자칭하는 인간의 모든 과학적인 지식도 실은 일상생활과 자연에서 일어나는 놀이적 활동에서 출발한다 해도 과장이 아니다. Lorenz(1971)는 아동기의 호기심에 찬 놀이가 과학자의 연구 활동에도 이어지며, 놀이와 학문적 연구는 근본적으로는 동일하다고까지 주장하였다.

이렇게 보면 놀이는 인간의 지성과 감성 및 대인관계 발달 모두에 없어서는 안 될 활동이며 인간을 가장 인간답게 해 주는 요소일 것이다. 그렇기에 시인 Schiller는 "인간은 놀이를 할 때에만 가장 완벽하게 인간적이다."라고 말했을 것이다.

9. 놀이의 임상적 응용

놀이가 아동발달의 전반에 걸쳐 중요한 기능과 의미를 가진다면 아동의 정서·행동 문제를 다루는 임상현장에서도 빼놓을 수 없는 활동이 될 것이다. 놀이의 임상적인 유용성은 다음의 몇 가지로 요약될 수 있다(Amster, 1943; O'Connor, 1991).

① 놀이는 **병력을 보충**해 주는 자료로서 소아 정신질환의 **진단**을 명확하게 해 주고, 아동의 **정신병리에 대한 이해**를 하는 데 도움이 된다. 놀이를 통하여 아동이 다른 사람을 어떻게 지각하고, 어떻게 그들과 관계를 맺고 있는가, 공격성을 표현하는 방법이 어떤 것인가, 바라는 바가 무엇인가, 억압되고 있는 부분이 어떤 것인가 등을 알 수 있고, 아동의 행동과 사고의 내용, 감정의 표현을 이해함으로써 아동의 문제점을 파악할 수 있다.

② 놀이를 통하여 아동과의 **치료적 관계 형성**working relationship이 촉진될 수 있다. 아동은 언어발달이 미숙하기 때문에 자신의 생각이나 감정을 말로 적절하게 표현하지 못하는 경우가 많다. 또한 나이가 어느 정도 들어 표현할 수 있는 능력이 있는 경우에도 저항을 가지고 있는 경우가 많은데, 이럴 때에 놀이를 통하여 치료자와 쉽게 관계를 맺을 수 있다.

③ 놀이관찰을 통하여 아동이 일상생활에서 무슨 **갈등**이 있는가 알 수 있으며 불안감에 대한 **방어기제**를 파악할 수 있다. 아동의 반복되는 특정 놀이나 왜곡된 놀이방법은 그 아동의 불안의 원인과 **대처방법**을 파악하고 놀이치료를 통하여 **치료 기회**를 제공하고, 새롭게 자신을 다루는 방법을 가르쳐 줄 수 있는 **교정적 경험**corrective emotional experience의 장이 될 수 있다.

④ 놀이를 통하여 의식적인 내용이 말로 표현되는 것을 도와줄 수 있다. 아동이 면담 중 특정 내용과 문제에

대하여 반응을 보이지 않을 때가 있는데, 이때에 놀이를 통하여 그러한 내용과 문제에 동반되는 감정을 표현할 수 있도록 도와준다.

⑤ 놀이를 통하여 **무의식적인 내용의 상징적인 표현**을 도와주며, 이에 동반되는 긴장과 불안을 완화해 줄 수 있다.

⑥ 놀이를 통하여 아동의 일상생활에서 행할 수 있는 **일에 대한 능력을 강화**해 주고 **흥미**를 갖게 해 줄 수 있다. 이것은 놀이와 일할 수 있는 능력이 밀접한 관계를 맺고 있기 때문에 더욱더 중요하다. 노는 방법을 통하여 일상생활에서 문제성이 야기될 때에 스스로 다룰 수 있는 방법을 가르쳐 준다고 할 수 있다.

이상에서 볼 수 있는 바와 같이 **놀이는 진단 및 치료적인 가치**가 있다. 놀이를 통하여 아동의 사고와 감정의 상태를 포괄적으로 파악할 수 있기 때문에 진단적 가치가 있으며, 아동의 문제점, 정신적인 갈등이 놀이를 통하여 표현되고 재경험될 수 있기 때문에 치료적인 가치가 있다(O'Connor, 1991).

결론적으로 놀이는 다양한 형태와 내용으로 나타나며 인간의 성장·발달과 현실생활에서 여러 가지 기능과 의미를 가진다. 따라서 놀이는 아동을 다루는 모든 사람, 즉 부모, 교육자는 물론 장애아나 문제아를 다루는 아동 전문가가 반드시 알아야 할 인간의 활동이다.

참고문헌

임숙빈(2000). 전반적 발달장애아동을 위한 모아 애착 증진 프로그램의 효과. 대한간호학회지, 30(5), 1133-1144.

임숙빈, 이소우, 홍강의(2000). 자폐아동을 위한 모아애착증진프로그램의 효과. 소아청소년정신의학, 11(2), 198-208.

조한혜정(1994). 탈식민지 시대 지식인의 글 읽기와 삶 읽기 3: 하노이에서 신촌까지. 서울: 또 하나의 문화.

홍강의(1989). 동물행동학적 안목으로 본 인간의 성. 한국임상성학회, 1, 37-48.

홍강의(2000). 인간의 성: 그 본질과 기능. 대한의사협회지, 43(2), 103-106.

Achenbach, T. M. (1982). *Developmental psychopathology* (2nd ed.). New York: John Wiley and Sons.

Ainsworth, M. D. S. (1973). The development of infant-mother attachment. In B. M. Caldwell & H. Ricciuti (Eds.), *Review of child development research* (Vol. 3, pp. 1-94). Chicago: University of Chicago Press.

Ainsworth, M. D. S., Blehar, M. C., Waters, E., & Wall, S. (1978). *Patterns of attachment: A psychological study of the strange situation*. Hillsdale, NJ: Erlbaum.

Amster, F. (1943). Differential uses of play in treatment of young children. *American Journal of Orthopsychiat, 13*, 62-68.

Bowlby, J. (1969/1983). *Attachment and loss, Vol. 1: Attachment*. New York: Basic Books.

Bowlby, J. (1973). *Attachment and loss, Vol. 2: Separation*. New York: Basic Books.

Breger, L. (1974). Play, fantasy, and dreams. In L. Breger (Ed.), *From instinct to identity: The development of personality* (pp. 161-191). Prentice Hall, NJ: Prentice-Hall.

Bruner, J. S. (1972). Nature and uses of immaturity. *American Psychologist, 27*(8), 687-708.

Chess, S., & Thomas, A. (1977). Temperamental individuality from childhood to adolescence. *Journal of the American Academy of Child Psychiatry, 16*, 218-226.

Cicchetti, D. (1987). Developmental psychopathology in infancy: Illustration from the study of maltreated youngsters. *Journal of Consulting and Clinical Psychology, 55*, 837-845.

Crain, W. C. (1980). *Theories of development: Concepts and applications*. Englewood Cliffs, NJ: Prentice-Hall.

Erikson, E. (1950). *Toys and reasons. In Childhood and society*. New York: W.W. Norton.

Erikson, E. (1952). Play and actuality. In *Play and development*. New York: W.W. Norton.

Fonagy, P., Steele, H., & Steele, M. (1991). Maternal representations of attachment during pregnancy predict the organization of infant-mother attachment at one year of age. *Child Development, 62*, 891-905.

Freud, S. (1963). Introductory lectures on psychoanalysis (1916-1917). In J. Strachey (Ed., & Trans.), *Standard edition of the complete psychological works of Sigmund Freud* (Vol. 15 and 16). London: Hogarth Press.

Ginsburg. H., & Opper, S. (1969). *Piaget's theory of intellectual development*. Englewood Cliffs, NJ: Prentice-Hall.

Graham, P., & Stevenson, J. (1987). Temperament and psychiatric disorders: The genetic contribution to behavior in childhood. *Australian and New Zealand Journal of Psychiatry, 21*, 267-274.

Harlow, H. F. (1958). The nature of love. *American Psychologist, 13*, 673-685.

Huizinga, J. (1955). Play and contest as civilizing functions. In *Homo ludens: A study of the play element in culture*. Boston: The Beacon Press.

Isabella, R. A. (1993). Origins of attachment: Maternal interactive behavior across the first year. *Child Development, 64*, 605-621.

Lorenz, K. (1966). *On aggression*. New York: Harcourt Brace Jovanovich.

Lorenz, K. (1971). Psychology and phylogeny. In *Studies in animal and human behaviour* (R. Martin Trans., Vol. 2, pp. 196-245).

Cambridge, MA: Harvard University. (original work published in 1954)

Maccoby, E. E. (1992). The role of parents in the socialization of children: An historic overview. *Developmental Psychology, 28*, 1006-1017.

Maccoby, E. E., & Martin, J. A. (1983). Socialization in the context of the family: Parnet-child interaction. In P. H. Mussen (Ed.), *Handbook of child psychology* (Vol. 4, pp. 1-101). New York: Wiley.

Main, M. (1996). Introduction to the special section on attachment and psychopathology: II, Overview of the field of attachment. *Journal of Consulting and Clinical Psychology, 64*, 237-243.

Main, M., & Goldwyn, R. (1984). Predicting rejection of her infant from mother's representation of her own experience: Implications for the abused-abusing intergenerational cycle. *International Journal of Child Abuse and Neglect, 8*, 203-217.

Main M., & Solomon, J. (1986). Discovery of an insecure disorganized/disoriented attachment pattern. In T. B. Brazelton & M. W. Yogman (Eds.), *Afftective development in infancy* (pp. 95-124). Ablex, NJ: Norwood.

Main, M., & Solomon, J. (1990). Procedures for identifying infants as disorganized/disoriented during the Ainsworth strange situation. In M. T. Greenberg, D. Cicchetti, & E. M. Cummings (Eds.), *Attachment in the preschool years: Theory, research, and intervention* (pp. 121-160). Chicago: University of Chicago Press.

Main, M., Kaplan, K., & Cassidy, J. (1985). Security in infancy, childhood, and adulthood: A move to the level of representation. In I. Bretherton & E. Waters (Eds.), *Growing points in attachment theory and research* (pp. 66-104). [Monographs of the Society for Research in Child Development]. Chicago: University of Chicago Press.

O'Connor, K. J. (1991). *The play therapy primer*. New York: John Wiley & Sons.

Piaget, J. (1951/1972). Mastery play. In *Play, dreams and imitation in childhood*. London: Routledge & Kegan Paul.

Piaget, J. (1974). *The origins of intelligence in children* (M. Cook Trans.). New York: International Universities Press. (original work published in 1936)

Piaget, J., & Inhelder, B. (1969). *The psychology of the child*. New York: Basic Books.

Rutter, M. (1976). *Helping troubled children*. New York: Plenum Press.

Rutter, M. (2002). The interplay of nature, nurture and developmental influences. *Archives of General Psychiatry, 59*(11), 996-1000.

Schaefer, E. S. (1959). A circumplex model for maternal behaviors. *Journal of Abnormal and Social Psychology, 59*, 226-235.

Sroufe, L. A. (1983). Infant-caregiver attachment and patterns of adaptation in preschool: The roots of maladaptation and competence. In M. Perlmutter (Ed.), *Minnesota symposium in child psychology* (Vol. 16, pp. 41-83). Hillsdale, NJ: Erlbaum.

Sroufe, L. A., & Rutter, M. (1984). Domains of developmental psychopathology. *Child Development Vol. 55*, pp. 17-29

Steele, H., Steele, M., & Fonagy, P. (1996). Associations among attachment classifications of mothers, fathers, and infants: Evidence for a relationship-specific perspective. *Child Development, 2*, 541-555.

Steinberg, L., Lamborn, S. D., Darling, N., Mounts, N. S., & Dornbusch, S. M. (1994). Over-time changes in adjustment and competence among adolescents from authoriative, authoritarian, indulgent, and neglectful families. *Child Development, 65*, 754-770.

Stone, L. J., & Church, J. (1968). *Childhood and adolescence*. New York: Random House.

Wenar, C. (1990). *Developmental psychopathology*. New York: Mc-Grow-Hill.

White, R. W. (1963). Competence and the psychosexual stages of development. In M. R. Jones (Ed.), *Nebraska symposium on motivation* (pp. 97-141). Lincoln: University of Nebraska Press.

Woltman, A. G. (1955). Concepts of play therapy techniques. *American Journal of Orthopsychiatry, 25*, 771-783.

제3장

소아정신의학

발달과 정신병리의 신경생물학적 요인

Neurobiological Factors in Development and Psychopathology

김붕년 · 박수빈

중추신경계의 발달

고전적인 발생학embriology에서는 해부학적인 형태의 발달과 분화하는 세포들의 조직학적인 변화에 대한 지식을 제공하고 있으나, 이 같은 접근방식으로는 발달과정의 개시와 유지를 매개하는 기전에 대해서는 알기 어렵다. 1980년대 이후 활발해진 분자생물학적 접근은 개체발생ontogenesis과정에서 일어나는 다양한 기전에 대한 이해의 폭을 넓히는 데 있어서 큰 역할을 한다. 이 장에서는 중추신경계의 발달과정에서 일어나는 해부학적 변화와 세포, 그리고 분자 차원에서의 변화를 서술하고, 이러한 변화과정에서의 결함이 소아정신과 질병과의 관련을 알아본다.

1. 중추신경계의 육안적 발생과 분화

1) 초기 발생과 분화

인간에서 신경판neural plate은 태생 16일에 생기고, 가운데 신경고랑neural groove이 깊어지면서 신경관neural tube이 닫힌다. 이 같은 신경관의 형성은 태생 22일에서 시작하여 상하로 지퍼처럼 진행되어 태생 4주 사이에 전후 신경공neuro-pore이 완전히 닫힌다.

2) 뇌 반구의 영역별 발달

태생 4주 말이 되면 신경관에서 전뇌prosencephalon, 중뇌mesencephalon, 후뇌rhombencephalon가 구분된다. 5주가 되면 교굴곡pontine flexure이 생겨나고 소뇌가 형성되며, 6주가 되면 대뇌 반구가 양쪽으로 돌출한다. 한편, 안쪽으로는 뇌실하 층subventricular zone이 측부에서부터 두터워지면서 신경절 융기ganglionic eminence를 형성한다. 전뇌는 종뇌telencephalon와 간뇌diencephalon로 나누어지며 맥락총choroid plexus이 형성된다. 7주에 들어서면 종뇌-간뇌간 고랑sulcus이 현저해지면서 뇌실간 공interventricular foramen이 형성된다. 8주에는 간뇌에서 시상하부hypothalamus가 분화되며, 곧이어 시상상부epithalamus, 복측 시상ventral thalamus, 배측 시상dorsal thalmus의 순서로 발달된다.

3) 뇌회와 뇌구의 발달

태생 9주부터 만삭에 이르기까지의 가장 현저한 육안적 변화로는 뇌회cerebral convolution와 뇌구cerebral sulci의 발달을 들 수 있다. 외층으로 이동한 신경모세포가 피질판cortical plate을 형성한 후, 그 부위에 수상돌기 등 세포가 분화함으로써 뇌의 용적이 팽창한다. 이후 팽창된 뇌용적과 한정된 두개내강의 상관관계에 따라 뇌열fissure을 중심으로 하여 일차성 뇌회와 뇌구가, 그 후에 시간이 지나면서 이차성 뇌회 및 뇌구가 생겨난다.

4) 뇌실의 형성

뇌실은 대뇌 및 소뇌의 발달과 밀접한 관련을 가지고 형성된다. 뇌실대ventricular zone에서 가장 뇌실과 밀접한 한 층의 상피세포가 뇌실막세포ependymal cell가 되고, 이것이 전

뇌실계를 피복한다. 태생 5주경에 신경관이 완전히 닫히는 것과 동시에 뇌실이 발달한다. 뇌실계와 지주막하강 subarachnoid space의 연결 시기에 대해서는 아직 확실히 알려진 바가 없으나 대략 태생 2개월 말에서 4개월 사이로 추정된다.

2. 중추신경계의 조직학적 분화

1) 신경원의 발생시기와 발생장소

인간의 대뇌에 존재하는 모든 신경원neuron은 출생 전에 생긴다. 인간에서 최초의 피질신경원은 태생 40일경에 만들어지지만, 대개의 신경원 생성은 태생 125일까지 지속된다. 따라서 인간을 포함한 영장류는 출생 시 혹은 그 후까지 피질 형성이 이루어지는 다른 포유류와 달리, 임신기간의 중반기에 피질신경원의 거의 모든 요소가 형성된다. 신피질neocortex을 형성하는 모든 신경원은 뇌실 주변의 증식대proliferative zone에서 생성된다. 태아에서 이 영역은 전구세포 들이 비동기적asynchronously으로 분열하고 있는 가중층상피pseudostratified epithelium로 이루어져 있다. 피실 형성 초기의 뇌실대에는 신경세포와 신경교세포glial cell의 모세포가 함께 존재한다.

2) 신경세포의 이동

1970년대에 와서야 감수분열 후 세포들이 방사성 교세포radial glial cell를 따라서 이동하게 된다는 사실이 밝혀졌다(Rakic, 1972). 최근의 연구결과, 한 가지 이상의 표층 분자군이 신경세포의 이동에 필요한 인식recognition과 유착adhesion 과정에 관여한다는 사실이 입증되었다. 신경원이 촘촘하게 밀집된 조직 사이를 이동할 때 세포의 핵주위질perikarya의 전위displacement가 일어나는데, 이때 이동하는 방향의 신경세포체와 돌기에서 전압 그리고 배위자ligand 조절 이온 채널이 칼슘 이온의 유입을 조절하게 되며, 이는 세포의 이동에 필수적인 골격과 수축성 단백질의 중합반응polymerization을 촉발하게 된다. 이동 중인 세포와 최종 목적지에 도달한 세포 간에는 표면 수용체/이온 채널 복합체의 구성이 상이하다는 사실이 알려졌는데, 이는 신경세포의 이동이 세포 간 인식, 차별적 유착, 세포막 신호 전달, 세포질 내 구조의 변화를 포함하는 다양한 발달적 사건을 포함한다는 사실을 시사한다. 이러한 신경원 이동의 분자적 기전에 대한 이해는 아동기 뇌전증, 지적장애, 조현병, 발달적 난독증developmental dyslexia의 병리기전과 관련 있다.

3) 이행성 판하대transient subplate zone의 발달

발달 중인 종뇌의 벽은 여러 개의 세포대, 즉 뇌실대 ventriclular zone: VZ, 중간대intermediate zone: IZ, 판하대subplate: SP, 피질 판cortical plate: CP, 모서리대 marginal zone: MZ로 구분된다(그림 3-1).

판하대는 초기에 형성된 판하 신경원으로 이루어져 있으며, 이들은 이후에 퇴행되어 성인의 대뇌에서는 뇌전증 세포interstitial cell로 남는다. 아직까지 판하대의 기능에 대해서는 잘 알려져 있지 않으나, 초기에 제안된 가설에 따르면 판하대가 피질로 들어오는 신경섬유들의 일종의 '대기실' 역할을 하는 것으로 추정된다. 이후의 자기영상법, 전자현미경법, 조직화학적 연구들을 통해 여기에서 관찰되는 축삭들이 뇌간, 전뇌, 시상뿐 아니라 양측 반구로부터

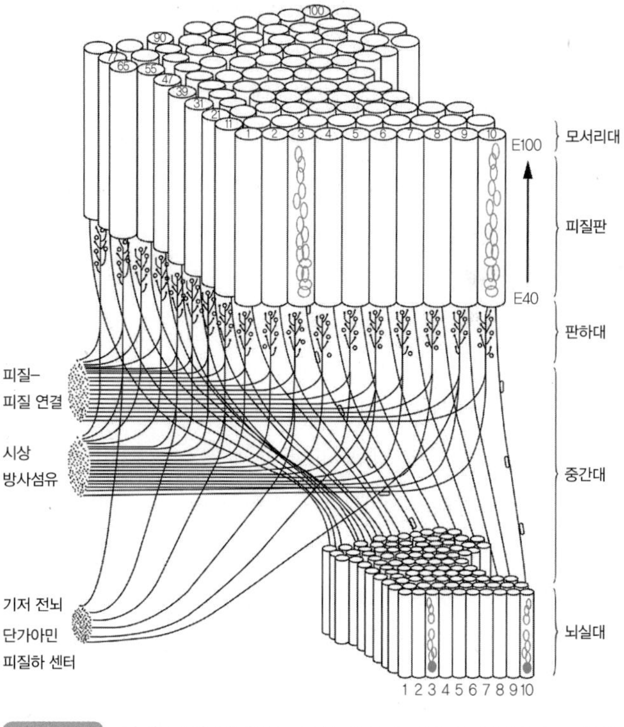

그림 3-1 발달 중인 대뇌에서 뇌실 증식대로부터 피질판로의 신경세포의 이동과정. 뇌실대를 떠난 신경원은 처음으로 중간대에 도달하며, 그다음 간질세포로 구성된 판하대에 도달하여 기저 전뇌, 단가아민 피질하 센터로부터의 구심성 신경섬유와 시상 방사섬유, 동측 그리고 이측의 피질–피질 연결로부터의 구심성 신경섬유를 기다리게 된다. 피질판에 들어간 후 각 신경원은 이미 도달한 신경원들을 거쳐서 피질판과 모서리대 사이에 위치하게 된다(Lewis, 1996, p. 16).

들어오는 것들이며, 관하대가 퇴행된 후에야 이들 섬유계가 피질로 들어간다는 사실을 알게 되었다. 비정상적으로 큰 판하대 신경원의 잔해들은 이중 피질double cortex과 같은 이소성 병변을 형성할 수 있으며, 이는 아동에서 난치성 경련의 원인이 될 수도 있다. 또한 신경세포 이동의 장해로 인해 관하대에 비정상적인 세포군이 남게 되는 것이 조현병의 원인이라는 가설도 있다(Akbarian et al., 1993).

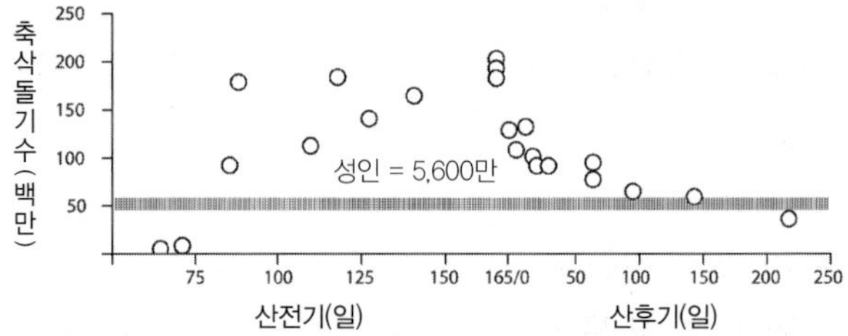

그림 3-2 **산전/산후 발달시기에 따른 뇌량의 축삭 수 변화.** 빗금 친 부분은 성년원숭이에서의 평균 뇌량 축삭의 수임(Lewis, 1996, p. 20)

4) 신경세포의 표현형phenotype 결정

태아의 종뇌에 존재하는 다양한 신경전달물질과 그 수용체들은 시냅스가 형성되기 전에 나타난다. 예를 들면, α-아드레날린α-adrenergic 수용체는 뇌실과 뇌실하 영역에서 피질 세포의 증식과 동시에 임신중기까지 활발하게 생성되며, β-수용체는 이들 영역에서 증식이 종료되고 피질 형성이 완료된 후에야 나타난다. 이러한 발달순서로부터 α1 수용체는 세포 증식을 촉진하는 반면, β수용체는 억제 기능을 갖는 것은 아닌가 추정된다. GABA와 GABAA 수용체는 이동하는 신경세포들이 최종목적지에 도달하기 이전에 발현된다. 연구결과, 이러한 신호전달물질이 차별적 세포사망에 관여하며, 따라서 영역과 층에 특정한 국소 회로의 밀도에 영향을 미칠 것으로 시사된다. 위와 같은 결과를 종합해 볼 때, 피질 신경원의 형태와 연결 패턴은 여러 신경활성물질의 영향을 받아 최종 단계에 이르기 전 이미 특성화된다.

5) 신경원 및 시냅스의 과잉생성과 제거

대부분의 척추동물에서 발달과정 중의 신경원과 축삭 연결의 수는 성인의 뇌에 비해 많은 것으로 알려졌다. 세포의 제거는 대개 임신기간 중 후반부에 이루어지며, 이때 피질 표층에서 처음보다 약 35~40%가, 피질 심층에서는 25% 이하의 신경원이 소실된다. 층에 따라서 신경세포의 사망률이 차이가 나는 이유에 대해서 현재까지는 잘 알려져 있지 않지만, 결과적으로 표면에 위치하는 피질-피질 시스템의 국소적인 회로가 깊게 위치한 피질-피질하 시스템에 비해 더 많이 소실된다. 이러한 대규모의 신경원의 제거 후에는 축삭의 제거과정이 뒤따른다. 대부분의 축삭은 생후 첫 3주 내에 약 800만/일 또는 50/초의 속도로 제거된다. 예를 들면, 뇌량callosum의 축삭들은 사춘기경에 성인의 수준에 이르기까지 평균 50만/일 또는 5/초의 속도로 감소된다(그림 3-2).

한편, 발달 중인 척추동물의 뇌에서 시냅스의 밀도와 총수는 성인의 뇌에 비해 많다. 영장류의 대뇌피질에서 목표구조로의 정확한 시냅스 연결성의 패턴은 과도생성과 순차적인 제거과정을 통해 이루어진다. 갓 태어난 원숭이에서 시냅스 밀도와 총수는 대략 성인과 동일하나, 첫 2~3개월 동안 시냅스 밀도는 성인 수준의 약 40% 이상 증가한다. 이러한 고밀도 상태는 청소년기까지 지속되다가 성적 성숙이 이루어짐과 동시에 감소된다. 시냅스의 제거는 대개 수상돌기 극spine의 비대칭적 접합부에서 이루어지며, 수상돌기체나 세포체에서의 시냅스의 수는 상대적으로 일정한 수준을 유지한다. 운동성, 체성감각성, 시각, 전두엽, 변연 피질에서의 시냅스 형성에 대한 양적 분석 결과 시냅스 형성의 기본적인 과정, 특히 상승과정ascending phase은 모든 부위에서 거의 동시에 일어나며, 이러한 시냅스 형성의 시간 경과는 뇌대사의 변화와 거의 동시에 나타난다. 최근 인간에서 PET을 사용하여 대사활성도를 측정한 결과 출생 후 대사활성도 역시 전두엽, 운동, 체성감각, 시피질에서 동시에 증가되는 것으로 나타났으며, 이로부터 원숭이와 인간에서 여러 피질 영역의 성숙이 동시에 일어남을 알 수 있다. 마카크Macaque 원숭이의 뇌에 대한 생화학적 연구결과 도파민dopamine, 노르아드레날린noradrenaline, 세로토닌serotonine의 수준은 출생 후 첫 2개월 이내에 빠르게 증가하고, 5개월이 되면 성인의 수준에 도달한다. 최근의 주요 신경전달물질 수용체에 대한 연구에서도 이들의 최대 밀도 역시, 출생 후 2~4개월 이내에 이루어지며 수용체 밀도의 증가 곡선 역시 모든 영역에서의 시냅스 형성과 유사하다. 하지만 수용체 밀도의 감소는 시냅스 수의 감소보다 조금 빠르게 일어난다. 이 같은 결과는 생후 초기의 시냅스 생성과 유지, 생화학적인 성숙이 모든 피질에 공통적인 내적 신호에 따라 결정됨을 시사한다.

초기의 광범위한 투사로부터 특정 영역 간의 투사로 변경되는 과정을 설명하기 위해 경쟁적 상호작용competitive interaction이라는 가설이 제기되었다. 이 가설에 따르면, 선택적이며 활성 의존적인 경쟁을 통해 여러 개의 시냅스 중에서 부적합하고 덜 사용되는 것들이 우선적으로 제거된다. 이러한 과정이 생후 발달과정에서 감각자극과 연관되어 일어날 때, 이를 Hebbian 기전 또는 시냅스 안정synaptic stabilization이라고 부른다. 일단 대뇌피질의 시냅스 수와 밀도가 성인 수준에 이르게 된 후에는 나머지 기간 동안 이 수와 밀도가 비교적 안정되게 유지된다. 따라서 청소년기까지의 기술의 획득이나 지적 능력의 형성이 시냅스의 형성과 소멸에서 매우 중요하며, 그 이후의 학습이나 기억은 이미 존재하는 시냅스의 강도 변화만을 일으킨다.

6) 인간에서의 피질 형성과정

(1) 1단계: 피질판의 초기 형성(6~10주)

7주경부터 감수분열 후 세포들이 뇌실대로부터 중간대와 모서리대의 접합 부위로 이동한다. 이 시기의 중반에는 이미 피질판의 상하에서 시냅스들이 관찰된다.

(2) 2단계: 피질판의 일차적 응축condensation(10~11주)

이 시기에는 피질판의 두께가 두꺼워지고 더 빽빽해지며 신경섬유가 풍부한 부분인 중간대와 분명한 경계가 생긴다.

(3) 3단계: 피질판의 이중 층화(11~13주)

2단계에서 일정하고 치밀한 형태의 피질판이 비교적 크고 넓게 분포한 달걀형 핵을 가진 세포들로 이루어진 내측 영역과보다 촘촘히 위치하며 양극성 핵을 가진 세포로 이루어진 외측 영역으로 나뉜다. 이러한 이질성heterogeneity은 깊게 위치한 신경원들이 보다 초기에 피질판에 도달했기 때문에 더욱 성숙된 반면에 표면에 위치하는 세포들은 새로운 미성숙한 세포들이기 때문이다. 이 시기는 또한 세포가 별로 없고, 섬유가 풍부한 판하층이 등장하는 시기이다.

(4) 4단계: 피질판의 이차적 응축(13~15주)

뇌실대는 점차 얇아지고 뇌실하 영역이 비교적 넓게 남아 있는 시기이다. 이 시기에 피질판은 다시 동질적으로 보이며 마치 2단계의 피질판이 두꺼워진 것 같은 양상을 갖는다. 그 이유는 피질에 있는 대부분의 젊은 세포가 분화하면서 커지게 되고 피질판으로 들어오게 되는 새로운 미성숙 세포들은 상대적으로 적기 때문인데, 이로써 전반적으로 동일한 양상을 띤다. 이 시기의 후반에는 피질판 밑에 큰 세포들이 쌓이게 되고 판하층이 더 넓어지게 된다.

(5) 5단계: 지속적인 피질 성숙기(16주~생후 시기)

형태학적 정보만으로는 16주 이후에 얼마나 오랫동안 신경원들이 이동하는지 알기 어렵다. 하지만 5개월이 지나면 뇌실대에서 증식하는 신경원의 조상세포들을 거의 찾아보기 어렵다. 따라서 인간의 신피질의 거의 모든 신경원은 임신 중반기까지 생성되는 것으로 추정된다. 분만시기가 가까워 오면 판하층이 사라지고, 중간대는 수초화가 일어나 백질로 변하게 되며, 판하층의 잔재들은 뇌전증세포로 남는다. 모든 피질세포가 최종 위치에 도달하게 되면 이후 오랜 시간을 두고 세포의 분화와 시냅스 형성이 이루어지며, 생후 2년이 되어서야 최대점에 도달한다.

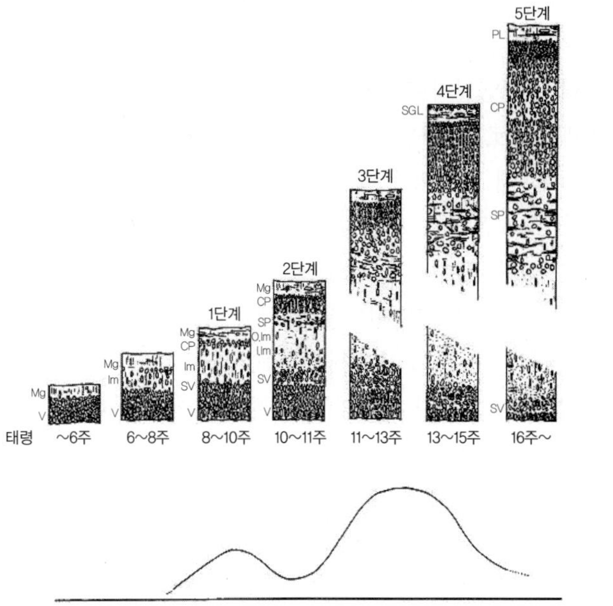

그림 3-3 **태령gestational age에 따른 피질의 발달과정(하부의 곡선은 신피질로의 신경세포 이동 곡선임).** CP: 피질판, Im: 중간대, I. Im: 내측 중간 뇌실대, O. Im: 외측 중간 내실대. Mg: 변연대, SGL: 연막하 과립층, SV: 뇌실하대, V: 뇌실대(Sidman & Rakic, 1992: Lewis, 1996, p. 26에서 재인용)

3. 중추신경계의 발달과 정신질환과의 연관성

최근까지 피질 기형의 분류는 부검상의 형태에 따라 이루어졌지만 발달 신경생물학의 발달과 함께 새로운 해석이 가능해졌다. 예를 들어, 방사형단위가설에 따르면 피질 기형은 다음의 두 가지 범주 내에 속하게 될 것이다. 첫 번째는 피질의 방사형단위의 개수가 감소되었으나 각 개체발생주 내의 신경원 개수는 상대적으로 정상인 경우이다. 이러한 종류의 결함은 첫 6주 이전 증식단위가 형성되는 시기의 문제로 인해 발생할 것으로 추정된다. 정상보다는 적은 수일지라도 증식단위의 수가 결정되면, 각 단위는 정상 또는 더 많은 수의 신경원을 만든다. 더 많은 수의 신경원이 만들어지는 경우 감소된 뇌 수포 내에 신경원들이 비좁게 위치하게 될 것이며, 결국 피질의 두께는 정상이거나 더 두꺼워질지는 몰라도 결과적으로 좁은 영역을 갖게 되고 백질 내에 거대한 신경 전위ectopia를 갖게 될 수도 있다. 실제 이런 형태의 기형의 예로 활택뇌증滑澤腦症, lissencephly과 경뇌회증硬腦回症, pachygyria이 있다(Volpe, 1987).

두 번째는 초기의 방사형단위의 형성에는 문제가 없으나, 개체발생주 내의 세포 수가 감소된 경우이다. 이런 종류의 결함은 6주 이후에 정상적으로 증식단위의 보충이 완료된 후에 내부적 유전 또는 외부적 방사선 노출이나 바이러스 감염인자에 의해 세포 증식이 저해되어 발생한다. 결과적으로 개체발생주 내의 신경원의 수가 적어질 것이며, 따라서 피질의 두께는 얇아지게 된다. 개체발생주 내의 세포 수 감소는 세포사망이나 이동의 장해로 인해 발생할 수 있다. 후자의 경우 어떤 세포들은 백질 내에 전위로 생존할 수도 있을 것이며 이런 예를 다형소회뇌polymicrogyric brain의 경우에서 찾아볼 수 있다(Volpe, 1987). 위와 같은 두 범주는 실제 대부분의 경우 혼합되어 나타나며, 여러 실험적/신경병리학적 연구결과, 각 단계증진단위의 형성, 개체발생주의 형성, 세포 구축적 영역의 형성은 다양한 내부적 또는 외부적인 요인에 의해 영향을 받을 수 있음이 밝혀졌다.

청소년기에 발현되는 정신질환과 관련되어 주목되고 있는 것은 시냅스의 과잉생성과 제거과정의 이상이다. 조현병을 포함한 주요 정신증이 청소년 후기에 발현된다는 사실은 잘 알려져 있으며 조현병 환자의 사후부검 소견과 자기공명영상 소견에서 발병 이전부터 존재하는 형태학적 이상, 예를 들어 뇌실 확장이 보고되고 있다. 최근 들어 조현병의 원인으로 시냅스 형성과 관련된 가설이 제시되고 있다. Feinberg(1982)는 조현병이 '청소년기의 시냅스 제거 프로그램의 실패'로 발생한다고 주장하였다. 하지만 현재로서는 이를 뒷받침할 수 있는 체계적인 정보가 부족한 상황이며 과도한 제거excess pruning 또는 반대로 정상적인 제거기 전의 장해 중 하나일 것이라는 추정에 그칠 뿐이다. 최근 조현병의 기전으로서 과도한 제거의 가능성에 대한 보다 직접적인 증거로서 생존하는 환자에서의 비침습적 연구결과, 약물을 사용하지 않은 환자의 뇌에서 과도한 수상돌기와 축삭의 제거 패턴이 관찰되었다. 하지만 이러한 보고와는 반대로 정상군에 비해 조현병 환자의 전전두피질prefrontal cortex에서 단위부피당 고밀도의 신경원이 관찰된다는 보고도 있고 조현병 환자의 전전두피질의 시냅토피신synaptophysin에서 표식 정도가 감소된다는 보고도 있다. 이러한 결과는 모두 이 질환이 신경발달론적 관점에서 장애를 가지고 있다는 점을 시사한다. 결론적으로 시냅스 형성의 정상적인 과정과 기전에 대한 지식 및 시냅스 안정과 교대에 영향을 주는 다양한 내부적, 외부적 요인에 대한 이해는 대뇌피질과 인지기능에 손상을 입히는 다양한 질환의 원인을 규명하는 데 있어서 매우 중요한 토대가 된다.

신경발달의 유전적 조절

인간의 염색체에는 10만 개가량의 유전자가 위치하고 있으며 그중 1/3 이상이 중추신경계에 국한되어 발현한다. 이러한 약 3만 개의 유전자에 의해 생성되는 단백질은 발달과정에 따라 발현이 조절된다. 즉, 어떤 것은 초기 발달과정에서 중요한 역할을 하게 되며, 일부는 성숙한 신경원에서 신경전달물질이나 수용체가 요구하는 경우에만 발현되고, 또 다른 종류의 유전자는 일생에 거쳐 발현이 지속된다. 따라서 유전적인 정보의 발현과정에서 일어나는 장해는 중추신경계의 발달에 영향을 미친다. 최근 20년간 생물학적인 요소와 환경적인 요인이 어떻게 뇌의 발달에 영향을 주는가에 대한 연구가 활발하게 이루어졌다. 유전학 발달과 함께 취약 X 증후군fragile X syndrome과 같은 단일유전자 질환뿐 아니라, 난독증dyslexia 같은 보다 복잡한 표현형 발생과 연관된 분자생물학적 기전에 대해 정확하게 이해할 수 있게 되었다.

이 장에서는 기본 분자유전학 이론의 소개와 더불어, 발생과정에서 관여하는 유전적인 조절기전을 알아보고 이러한 유전과정 이상이 어떠한 문제를 초래할 수 있는지 소개한다.

1. 분자유전학적 이론

1) 분자 수준에서의 유전정보의 전달

유전자 또는 유전요인에 대해서는 1865년 Mendel이 최초로 가정하였지만, 1900년대 초반에 이르기까지 그 정체에 대해서는 잘 알려지지 않았다. Watson과 Crick(1953)이 DNA의 분자구조에 대한 가설을 규명하였고, 그 가설로부터 유전정보 전달과정의 세 가지 주요 단계를 정의한 분자유전학의 센트럴도그마central dogma가 도출되었다. 그 첫 번째 단계는 복제replication로서, 어버이 DNA를 복사하여 어버이 DNA의 뉴클레오타이드nucleotide 배열과 완전히 동일한 배열을 가진 딸 DNA를 만들어 내는 단계이다. 두 번째 단계는 전사transcription로서, DNA에 있는 유전 메시지의 어떤 부분이 리보핵산RNA으로 다시 기록되는 과정이다. 세 번째 단계는 번역translation으로서, RNA가 암호로 담고 있는 유전정보가 리보솜ribosome에 의해 20문자의 알파벳으로 된 단백질 구조로 번역되는 단계이다(그림 3-4).

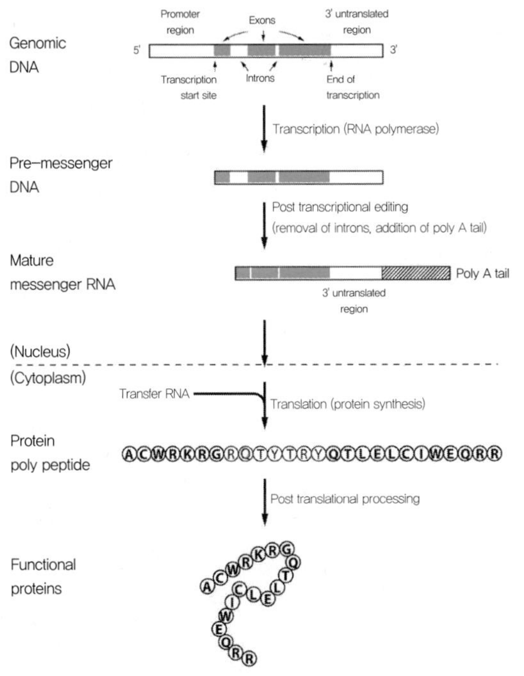

그림 3-4 유전정보의 전달과정(Lewis, 1996, p. 4)

2) 염색체와 유전자의 구조

인간의 세포핵에는 DNA가 촘촘히 감겨져서 형성된 23쌍의 염색체가 있으며, 여기에 유전정보가 저장되어 있다. Watson과 Crick(1953)은 DNA가 두 개의 긴 사슬이 나선형으로 꼬여서 이루어진 것을 확인하였다. 각 사슬은 무수히 많은 뉴클레오티드라는 구조단위들이 연결되어 이루어지며, 이 뉴클레오티드의 선형적인 배열순서에 따라 유전 정보가 결정된다. 뉴클레오티드는 세 가지 성분, 즉 함질소 염기nitogenous base, 펜토스pentose, 인산phosphate으로 구성된다. 함질소 염기는 두 종류의 모체 화합물인 퓨린purine이나 피리미딘pyrimidine 유도체인데, DNA에는 퓨린 염기로 아데닌adenine: A과 구아닌guanine: G이, 피리미딘으로는 시토신cytosine: C과 티민thymine: T이 있다. DNA의 이중나선 각각의

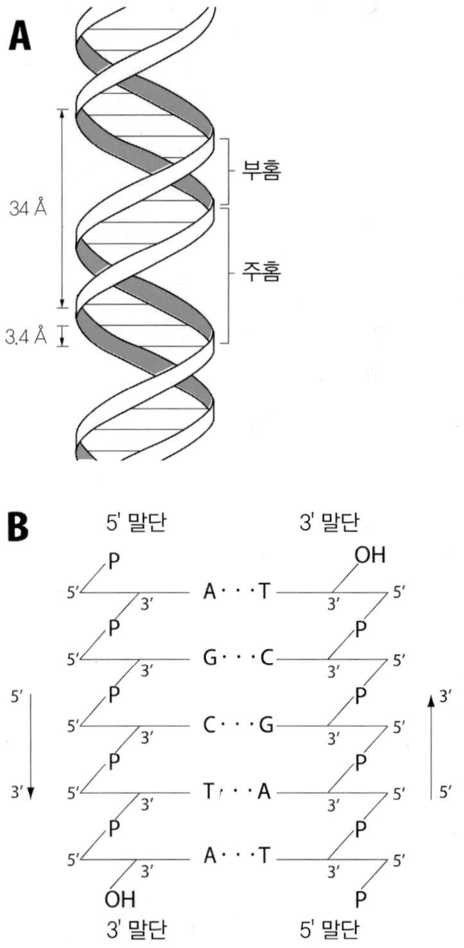

그림 3-5 DNA 이중나선 구조형[A]과 뉴클레오티드 사슬의 상보적인 염기배열[B](Lewis, 1996, p. 3)

뉴클레오티드 사슬의 염기배열은 상보적인 배열을 하고 있는데, 이러한 특징으로 인하여 DNA는 자가복제가 가능하며, 자신과 염기서열이 일치되는 전령RNA$_{\text{messenger RNA: mRNA}}$을 만드는 전사과정이 가능하다(그림 3-5). 어떠한 생리적 기능을 갖고 있는 분자(대부분은 단백질)를 합성하는 데 필요한 정보를 갖고 있는 DNA의 부분을 유전자$_{\text{gene}}$라고 부른다. 즉, mRNA를 형성할 수 있는 DNA의 특정 부위를 유전자라고 부를 수 있는데, 인간에서는 염색체의 약 1%만이 mRNA를 전사하는 부위이고(엑손$_{\text{exon}}$), 나머지 부위는 mRNA로 해독되지 않는 부위(인트론$_{\text{intron}}$)로 유전자 간에 또는 한 유전자 안에 끼어 있는 형태이다.

3) DNA, RNA, 단백질 간의 정보 전달

DNA 안에 저장되어 있는 유전정보는 대부분 단백질 생성을 통해서 세포의 기능, 예를 들어서 발달단계에 따른 세포의 변화, 외부 자극에 대한 항상성 유지 및 적응 반응 등을 유발한다. 그러나 DNA가 이중나선형이라고 하는 상당히 고정되어 있는 구조를 지니기 때문에, 외부 자극에 대해 정보를 전달하고 또 반응하기에 부적절하다. 따라서 DNA를 하나의 골격으로 해서 전사를 통해 mRNA를 만들고, 이 mRNA가 세포질로 나와서 단백질을 생성하는 번역과정을 통해 세포의 기능을 조절한다.

4) 유전자 기능의 조절

발달의 일정 시기에 어떤 특정한 조직에서는 서로 다르거나 또는 중복되는 유전자들이 활성화된다. 어떤 유전자는 자발적으로 발현되는 반면에 어떤 것은 환경적 요인에 반응하여 발현된다. 유전자 기능의 조절은 유전자의 발현과정 전반에 걸쳐 일어난다.

(1) 전사인자$_{\text{tscriptional factors}}$

전사는 mRNA를 생성하기 위한 복잡한 사건을 말한다. 전사과정은 크게 3단계, 즉 mRNA 생성의 시작, mRNA 사슬의 확장, mRNA 사슬 확장의 종결로 나눌 수 있다. mRNA 생성의 시작단계는 신경전달물질, 호르몬, 약물, 성장인자 등 다양한 외부의 자극이 영향을 미칠 수 있기 때문에 3단계 중 가장 중요하다. 전사가 시작되기 위해서는 두 가지의 전제조건이 이루어져야 한다. 첫 번째로는 RNA 중합효소$_{\text{polymerase}}$가 여러 가지 단백질과 함께 복합체를 형성해서 TATA box라고 불리는 부위에 결합해야 한다. 두 번째로는 RNA 중합효소의 전사속도와 효율성을 조절하는 전사인자가 유전자의 조절 부위$_{\text{cis-regulatory element}}$에 결합해야 한다(그림 3-6). 유전자 조절 부위 중 전사 시작 부위에서 가까운 부위를 촉진자$_{\text{promoter}}$, 먼 부위를 증강인자$_{\text{enhancer}}$라고 부른다. 전사인자들이 결합하게 되는 DNA 부위의 예로 호메오박스$_{\text{homobox}}$ 유전자들은 나선 대 나선$_{\text{helix-turn-helix}}$ 연결구조의 폴리펩티드를 위한 180개의 뉴클레오티드로 구성된 DNA 서열을 포함하고 있다. 다른 전사인자들은 DNA에 결합하는 아연집게$_{\text{zinc fingers}}$ 또는 류신지퍼$_{\text{leucine zippers}}$로 알려진 독특한 삼차원 구조를 갖고 있다. 전사인자들은 인산화에 의해 활성화되면 이합체나 다합체를 형성하여, 특정 조절 부위에 결합하여 RNA 중합효소의 활성을 촉진 또는 억제하는 역할을 한다. 여러 개의 DNA 결합 단백질, 또는 일정 유전자를 조절하는 데 기여하는 전사요인이 밝혀졌으며, 대표적인 전사인자로는 CREB$_{\text{cAMP response element binding protein}}$와 SRF$_{\text{serum response factor}}$가 있다. CREB의 경우 신체 전반에 걸쳐 발현되기 때문에, 이 유전자의 돌연변이는 많은 기관에 영향을 주어 복잡한 기형이 발생할 수 있다. CREB 연관 단백질에 대한 유전자 내의 돌연변이로 인해 발생하는 루빈스타인-테이비$_{\text{Rubinstein-Taybi}}$ 증후군이 최근에 발견되었는데(Petrij et al., 1995) 이 질환은 상염색체-열성 양식으로 유전되며 보호기관에 수용된 지적장애인의 약 1/300에서 관찰된다. 임상 증상은 지적장애뿐 아니라 뇌량$_{\text{corpus callosum}}$ 무발생증, 심장, 피부, 골

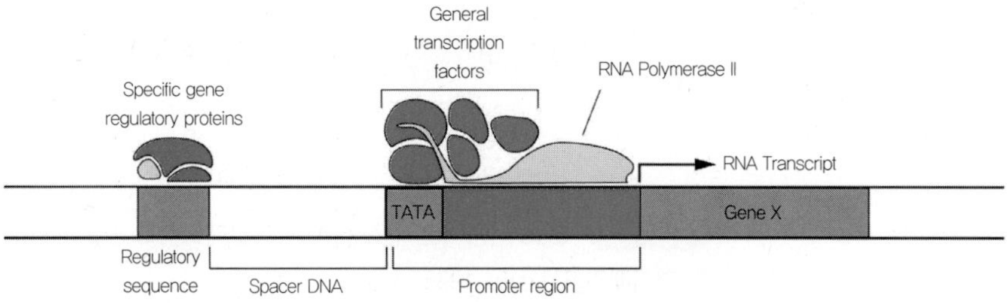

그림 3-6 전사과정의 조절: 전사인자와 RNA 중합효소 II의 작용기전 (Leckman & Lombroso, 1988)

격계의 기형을 포함한다. CREB가 정상적인 발달과 성장에 있어서 필수적인 많은 단백질의 발현에 요구되는 전사인자라는 점을 고려할 때, 이것의 결합이 다양한 선천성 장해를 일으킨다는 것은 자명한 일이다.

(2) 짜깁기splicing

전사된 RNAheteronuclear RNA: hnRNA는 핵으로부터 빠져나오기 전에 인트론이 제거되고 엑손끼리 연결되어 mRNA를 형성한다. 짜깁기의 방법에 의해 동일한 유전자에 의해서도 서로 다른 단백질이 생성될 수 있다. 동일한 유전자에서 어떤 단백질이 생성되는지를 결정하는 것은 세포 종류 그리고 발달단계에 따라서 결정된다.

(3) 번역인자translation factors

성숙한 mRNA는 리보솜에 의해 단백질로 번역되는 복잡한 단계를 거치게 되며, 이 중 일부는 조절기전의 영향을 받는다. 세포질로 들어간 mRNA의 안정성은 얼마나 많은 단백질이 리보솜에 의해 합성될 것인가를 결정하는 중요한 조건이 된다. 또한 3' 말단의 해독되지 않은 영역의 일부 염기서열은 mRNA의 퇴화속도에 영향을 주기도 한다. 단백질의 합성을 위해서 리보솜은 mRNA의 번역 부위를 찾아서 결합하며, 이후 mRNA의 분자를 따라 이동하면서, 전달RNAtransfer RNA: tRNA가 mRNA의 특정 코돈codon을 인식하고 결합하도록 돕는다. tRNA에 의해서 이동한 아미노산은 폴리펩티드 사슬을 형성하여 단백질이 된다. 리보솜이 mRNA의 끝을 알리는 위치에 도달하게 되면, mRNA와 단백질은 리보솜에서 분리되면서 번역 과정이 종결된다.

(4) 번역 후 과정post-translational processing

생성된 단백질은 번역 후에도 수정을 거친다. 예를 들면, 두 개의 시스테인cystein 잔기residue 내에서 서로 떨어져 있는 두 개의 황화수소기군sulfhydryl group 간에 공유 결합이 일어나기도 하고, NH2 말단 아미노산의 아세틸화acetylation, 프롤린prolin과 라이신lysine의 수산화hydroxylation, 또는 세린serin, 타이로신tyrosine, 스레노밍threnomin의 인산화 등이 일어난다. 당단백질은 세린이나 스레노밍의 자유 수소기군free hydroxyl group에 다양한 당성분이 첨가됨으로써 생성된다. 폴리펩티드 호르몬이나 신경펩타이드는 흔히 전구 단백질을 특정 위치에서 분할함으로써 생성된다. 예를 들어, 프로디노르핀prodynorphin 분자의 분할은 다양한 디노르핀dynorphin 성분, α-, β-네오엔도르핀neoendorphin, 류엔케팔린leuenkephalin을 생성한다. 프로디노르핀 분자는 조직에 따라 상이한 수정과정을 거치게 되어, 뇌하수체 전엽에서 발견되는 디노르핀과 신경중간엽neurointermediate lobe에서 발견되는 것과는 다른 형태를 갖는다.

2. 유전자와 신경계의 생성과 유지

발달과정은 모든 생물체에서 유전적인 발현에 의해 이루어진다. 유전자에는 수정란의 일부분이 발달된 중추신경계로 분화되는 전 과정에 필요한 모든 정보가 포함되어 있어야 한다. 신경계의 형태 발생은 세포 분화, 이동, 성장, 신경 연결성, 세포사망으로 대변되는 5개의 주요 과정을 포함하며, 이러한 과정은 유전적인 인자에 의해 조절된다. 중추신경계의 발달과정을 이해하기 위해서는 ① 인간의 유전자에 입력되어 있는 중추신경계 발달과 연관된 정보, ② 이러한 유전적 정보가 형태 발생을 조절하는 기전, ③ 유전자의 생성물들이 태아의 중추신경계의 분화된 세포들에 각자의 기능적 특성을 부여하는 기전에 대한 지식이 요구된다. 아직까지는 이러한 질문에 대한 답은 거의 대부분 밝혀지지 않았다.

1) 공간적 분화와 세포계열의 결정

난자발생oogenesis 중 어머니에 의해 생성된 RNA는 태아 발생 초기에 필요한 생합성과정의 기초를 제공한다. 이는 수정란이 생성되는 순간, 이미 공간적으로 상이한 각 세포계열의 발달을 결정하는 프로그램이 내재되어 있다는 것을 의미한다. 수천 개의 mRNA가 난자발생과정 중 생성되고, 어떤 종에서는 이 같은 모체의 유전자 세트가 개체발생 중 활성화되는 게놈좌genome loci의 대부분을 구성한다. 모체의 mRNA는 포배기blastula까지 존재하고, 이후에는 접합체 전사물zygotic transcript로 대치되는데, 이 중 일부는 모체의 유전자 세트에 포함되지 않는 새로운 유전자들이다. 예를 들면, 초기 세포분열에서는 사이클린cyclin 단백질이 보편적인 감수분열의 유발인자trigger로 작용하지만, 접합체로의 변경 후에 일어나는 후기의 세포분열은 다른 유발 단백질에 의존한다.

이 시점에서 활성화되는 유전자군으로 분절segmentation

과 항상성homeotic 유전자가 있다. 이들 유전자는 신체분절의 개수와 극성polarity, 세포분절의 정체성과 서열을 결정하는 기능이 있다. 발달 중인 포유류에서 이 같은 유전자들의 정확한 기능에 대해서는 아직 완전히 밝혀지지 않았지만, 이들 유전자 중 일부는 복제와 발산에 관련된 다유 전자 군집multigene cluster 내에 존재한다. 이들 군집 내에서 염색체들은 발달하는 태아의 발현 영역에 상응하는 상대적인 위치를 갖는다. 이들 유전자의 대부분은 고전적인 나선 대 나선연결 구조를 갖는 DNA 결합 단백질을 생성하며 이는 다양한 세포 표현형을 결정하는 작동 유전자effector gene들의 차별적 발현을 조절하는 전사인자 기능이 있다. 최근 수십 년 동안, 발달 중인 뇌 영역에 특정한 전사인자들의 발현 패턴을 발견하였다(그림 3-7). 예를 들면, 뇌피질에서 주로 발현되는 전사인자로 Emx-1과 2가 있으며, 기저핵basal ganglia에서는 Dlx-1과 2가 발견되었다(Anderson et al., 1997). 전사인자들의 종류는 그들의 DNA 결합 부위의 아미노산 서열에 기반을 두고 분류되는데, 여기에는 호메오도메인homeodomain, 나선 대 나선연결 구조, T-박스T-box가 있다. 아직까지는 이들 전사인자에 의해 조절되는 유전자에 대해 잘 알려지지 않았지만, 돌연변이를 일으킨 쥐knock out mice를 이용하여 이들의 특정 뇌 영역에서의 발달조절 기능에 대한 연구가 진행 중이다. 이 같은 방법을 사용하여 호메오박스 유전자의 기능을 연구한 결과, 서로 다른 종류의 호메오박스 유전자가 뇌 영역에 따라 발현되며, 이들 영역의 발달에서 중요한 역할을 하는 것으로 알려졌다. 예를 들면, Hox 유전자의 돌연변이는 후뇌hindbrain의 발달을 저해하여 뇌신경 형성의 장해를 초래하고, 엔그레일드Engrailed 유전자의 돌연변이는 소뇌와 중뇌midbrain의 발생에, Dlx 유전자의 돌연변이는 기저핵의 분화에 그리고 Emx와 Otx 유전자의 돌연변이는 피질 발생에 결함을 초래한다. 호메오박스 유전자는 뇌 영역의 정체성을 규정짓는 것부터 시작하여, 이들 영역에 있는 특정 세포형태와 축삭돌기의 분화에 이르기까지 광범위한 과정을 조절한다. Emx-2 유전자의 돌연변이는 해마의 치상핵dentate gyrus을, Emx-1 유전자의 돌연변이는 일차적으로 뇌량을 감소시키며, 인간에서 Emx-2 유전자의 돌연변이는 열두기형裂頭奇形, schizocephaly이라는 대뇌피질의 기형 발생에 관여한다. 따라서 이들 유전자는 뇌 발달에 필수적이며, 이들이 없거나 돌연변이가 일어나면 특정한 세포 형태나 뇌회로의 이상을 초래한다. 이들 조절 단백질의 활성에 있어서 미세한 결함이 신경정신질환과 연관될 가능성이 있다.

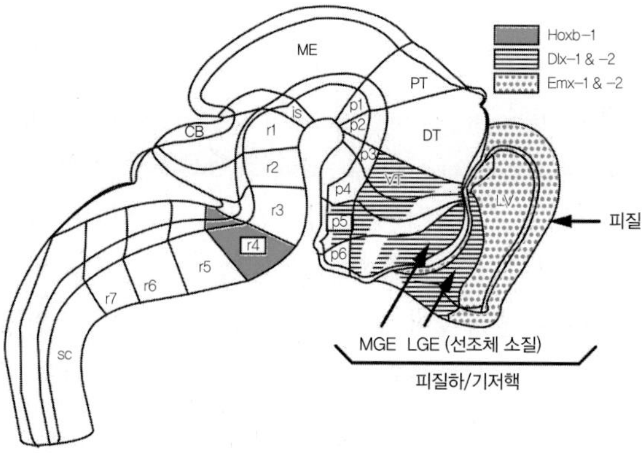

그림 3-7 **발달 중인 태아의 뇌에서 Hoxb-1, Dlx-1, Dlx-2, Emx-1, Emx-2의 주요 발현 영역.** CB: 소뇌, DT: 등 시상, is: 지협, LGE: 측면 신경절 예하, LV: 측면 심실, MGE: 중간 신경절 예하, ME: 중뇌, p1-6: prosomeric 재분할, PT: pretectum, r1-7: rhombomeric 재분할, SC: 척수, 등골, VT: 복부 시상(Rubenstein, 1998)

2) 신경세포의 이동

태아의 신경계 발달은 일부 신경세포군의 이동migration 현상으로 이루어진다. 신경능선neural crest세포는 말초 신경계(자율신경과 감각신경절, 교세포, 부신수질 세포)를 형성하기 위해 이동하며, 뇌실대에서 형성된 신경세포들은 피질층으로 방사형 이동을 한다. 이러한 이동과정을 매개하는 인자는 유전적인 방향선호도inherent directional preferences, 화학주성chemotaxis, 차별적 부착differential adhesion 등의 기능을 갖는다. 이동과정에 필요한 물질들의 발현은 유전적 조절에 의해 일어나며, 이들 분자의 유전적인 구조와 기능의 결함은 비정상적인 이동 형태를 초래한다(Rakic & Sidman, 1973).

3) 신경원의 생존, 연결도neural connectivity와 성장인자

발달 중인 신경세포는 긴 세포 돌기를 통해 멀리 떨어져 있는 수백 개의 다른 신경세포들과 연결된다. 이들 신경세포 간의 연결은 신경계의 기능적 통합성을 유지하는 데 있어서 결정적인 역할을 한다. 이들 세포 돌기들은 초기에 성장 추체錐體, growth cone라고 불리는 세포 외 일부 영역의 국소적인 확장과 퇴축 과정을 통하여 형성된다. 물리적인 요인, 차별적 부착, 전자장, 영양성營養性 물질trophic substances의 농도차와 같은 다양한 외부적인 신호가 이들 신경-신경세포 연결의 형성, 유지, 소멸을 조절한다.

일단 시냅스가 형성되면 두 신경원의 생존은 밀접한 상호작용의 유지에 의존하게 되며 목표 영역은 오직 제한된 수의 신경세포들만을 지지할 수 있으므로, '여분의' 신경세포들은 소실된다. 시냅스의 발달과 장기적인 신경원의 생존은 목표 신경세포들에 의해 분비되는 영양 인자$_{\text{trophic factor}}$에 의해 매개되며, 이는 특수한 수용체에 결합하여 주위의 시냅스에 신호를 전달한다. 신경계 내에서 가장 광범위하게 연구된 것으로는 신경영양인자계$_{\text{neurotropins family}}$가 있다. 약 50년 전 Rita Levi-Montalcini와 Stanley Cohen이 신경성장인자$_{\text{Nerve Growth Factor: NGF}}$를 추출하여 동정하였으며, 이후 BDNF$_{\text{Brain-Derived Neurotrophic Factor}}$, 뉴로트로핀-3$_{\text{neurotrophin: NT-3}}$, NT-4가 추가되어 총 네 가지 종류의 신경성장인자가 중추신경계 내의 세포의 성장과 발달에 영향을 준다. 시냅스 형성 초기부터 NGF 유전자의 전사율과 목표 영역에서의 NGF의 양이 현저하게 증가되며, 감각 신경원에서도 NGF에 대한 세포 표면 수용체가 신속하게 등장하게 된다. 신경영양인자가 신경원의 성장에 영향을 주는 기전은 다음과 같다. 우선, 신경원은 생존을 위해 영양인자가 필요하며, 이를 위해 경쟁한다. 실험결과, NGF를 조직 배양이나 중추신경계에 직접 주입했을 때 신경원의 수뿐 아니라 그들의 축삭과 수상돌기의 수가 모두 극적으로 증가한다는 것이 관찰되었으며, NGF에 결합하여 활성화를 저해하는 항체를 주입하였을 때에는 반대의 효과가 나타나 세포사망에 이른다. 신경영양 가설$_{\text{neutrophic hypothesis}}$에 따르면, 이들 인자는 신경원에서 분비되어 주위 신경세포의 돌기로 확산되며, 일단 이들이 주위 시냅스 표면의 수용체에 결합하게 되면 신호전달계가 작동되어 신경원의 성장과 생존을 촉진한다. 이와 같이 성장하는 축삭돌기를 받아들이는 신경원에서 영양인자가 분비되어 시냅스를 생성시키는 것을 역행적 신호전달$_{\text{retrograde signalling}}$이라고 부르는데 최근 연구에서는 영양인자들이 성장하는 축삭돌기에서도 분비되어 반대로 목표 신경원으로 확산될 수 있음이 밝혀졌다.

앞서 언급된 4개의 신경영양인자는 타이로신인산화효소 수용체$_{\text{Trktyrosine kinase receptor: Trk}}$ A, B, C의 3개의 수용체에 결합한다(NGF는 TrkA, BDNF와 NT-3은 TrkB 에, NT-4는 TrkC와 TrkB에 결합한다). 이들 수용체는 신호전달물질과 결합하는 세포 외 부분과 신호를 세포질 내의 단백질로 전달하는 역할을 하는 세포 내 부분으로 이루어진다. 성장인자$_{\text{growth factor}}$가 수용체에 결합하게 되면, 두 개의 수용체 분자들이 결합하여 이합체$_{\text{dimer}}$를 형성하게 되며, 단백질 활성효소$_{\text{protein kinase}}$로 구성된 수용체 부분이 활성화되어 세포 내의 여러 단백질의 인산화를 일으킨다. 이러한 세포 내 단백질의 인산화는 성장인자뿐 아니라, 호르몬, 신경전달물질이 그 생물학적 효과를 일으키는 가장 중요한 기전으로 간주되고 있다. 성장인자로 인해 촉매된 신호전달과정은 세포질 내의 전사인자를 인산화하며, 이들은 핵 내로 들어가 특정한 유전자의 촉진자에 결합하여 전사를 개시한다(그림 3-8). 이와 같은 방식으로, 외부의 신호는 유전자 발현을 변화시킬 수 있으며, 이들 신호에 반응하여 새로운 단백질 합성이 가능해진다.

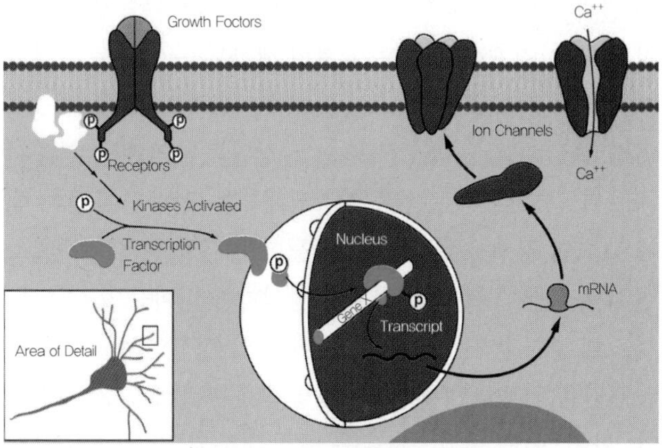

그림 3-8 **성장인자와 세포 내 신호전달체계.** 성장인자는 신경원 외부로부터의 신호를 세포 내로 전달한다. 성장인자의 2개의 분자는 타이로신 활성효소 수용체와 결합한 후 이 수용체를 인산화한다. 인산화된 상태에서 수용체는 다른 신호 단백질을 활성화하고, 이러한 경로에서 전사인자들이 인산화되어 핵 내로 들어가게 되고 신경원이 필요로 하는 유전자의 전사를 개시하게 된다. 이 그림에서 mRNA는 세포질 내로 유출되어 이온 채널을 형성하는 단백질로 번역되며, 이러한 이온 채널의 생성은 제2차 전령인 칼슘의 세포 내 유입을 증가시키게 된다 (Vaccarino & Lombroso, 1998)

4) 계획된 세포사망, 세포자멸사

중추신경계의 발달과정에서 생성된 신경원과 교세포 중 반 수 이상은 어느 시점에서 사망한다. 이러한 세포들의 제거는 계획된 세포사망$_{\text{programmed cell death}}$ 또는 세포자멸사$_{\text{apoptosis}}$라고 불리는 단계적인 세포의 자살로 이루어진다. 최근 이러한 현상이 다수의 신호전달체제에 의해 조절되는 유전적인 과정이라는 점이 밝혀지면서 주목을 받았다. 세포자멸사는 신체 내의 모든 세포 형태에서 관찰되며, 식물로부터 인간에 이르기까지 광범위한 종에서 일어나는 현상이다. 또한 이는 대뇌피질의 발달에 있어서 결정적인 인자이다.

신경계에 존재하는 최종적인 세포의 수는 신경생성과 신경사망에 의한 발달적 변화의 합으로 계산된다. 최근 연구에 따르면, 신경세포가 새롭게 생성되고 시냅스 연결이 활발하게 이루어지는 과정 중에서도 광범위한 세포사망이 이루어진다. 세포자멸사에 따른 세포사망은 비동기적asynchronous이며, 세포 생성기간 중에도 일어나기 때문에 어느 정도의 세포자멸사가 중추신경계의 발달과정에서 일어나는가를 평가하기란 쉽지 않다. 그러나 사망과정의 세포에 정위치in situ로 표지를 붙이는 방법을 사용하여 알아본 결과, 적어도 반수 이상의 세포가 사망하는 것으로 추정된다. 신경계에서 세포가 과잉 생산되는 이유는 신경원간에 보다 정확한 연결이 이루어지도록 하기 위함이다. 시냅스 형성과정 중 과도한 수의 신경원들은 생존을 위해서 제한된 양으로 목표세포에서 생성되는 성장인자들에 대해 고도의 경쟁을 한다. 신경원들이 적절한 형태의 시냅스 연결을 이룬 후에야 이 같은 성장인자를 받아들일 수 있는 것으로 알려졌다. 따라서 충분한 양의 성장인자를 획득한 신경원은 번성하게 되지만, 그렇지 못한 신경원은 사망한다. 한편, 어떤 성장인자들은 세포 내부의 '자살' 프로그램을 억제하는 역할을 한다. 이러한 인자들을 충분히 유지하지 못하는 경우, 세포의 자살 유전자들이 발현된다. 일단 유전자 발현이 시작되면 세포사망은 24~48시간 내에 완료되며, 이 같은 방식으로 충분한 시냅스 연결이 이루어진 세포들만이 살아남는다.

외부적인 신호와 내부적인 조건이 모두 세포자멸사를 유도하는 것으로 알려졌다. 국소적인 환경의 변화는 이미 자신의 기능을 다하고 더 이상 필요하지 않은 세포들에서 세포자멸사를 유도하는 신호들을 내린다. 예를 들면, 발달 중인 곤충이나 척추동물의 신경계에서 초기에 생성된 많은 신경원이 선구자적인 축삭경로를 생성한 후에 세포자멸사로 인해 소멸된다. 포유류의 대뇌피질에서 피질판 밑에 위치한 판하대는 피질판이 완전히 층화될 때까지 일시적으로 구심성 시상 축삭들과의 시냅스를 유지한다. 시상 축삭이 판하대를 지나 피질로 들어갈 정도로 성장하게 되면, 판하대의 신경원들은 그들의 일시적인 시상과의 시냅스를 소실하게 되고 세포자멸사를 거친다. 발달 중인 대뇌피질의 증식대proliferative zone에서도 광범위한 세포사망이 일어나는 것으로 알려졌다. 이 영역에서의 세포사망은 세포분열 또는 분화상의 오류로 인해 일어나는 것으로 추정된다.

일단 세포자멸사 프로그램이 가동되기 시작하면 세포막의 이중지방층이 재배열되고, 세포골격계의 변형이 일어나고, 핵 내의 염색체의 농축 등 조직학적인 변화가 일어난다. 세포자멸사 동안에 활성화되는 수많은 유전자가 동정되고 있는데, 이 중에서 시스테인cystein 단백분해효소protease 계열에 속하는 카스파제caspases는 특정한 아미노산 서열에서 기질을 분해시켜서 세포주기와 DNA 복구를 조절하는 세포 단백질을 활성화하는 역할을 한다. 이러한 계열의 구성원들은 인터루킨-1β 전환효소interleukin-1β converting enzyme: ICE와 유사성을 가지고 있다. ICE 계열의 효소들은 비활성 상태의 전구단백질로 합성되어 있어 활성화된 분절을 방출하기 위해서 스스로 분해되어야 한다. 어떤 카스파제는 동일 계열의 다른 효소를 활성화한다. 신호에 반응하여 활성화된 수많은 단백분해효소가 생성된다. 세포자멸사가 일어나면 세포의 염색질이 분해되고, 건강한 세포에서 볼 수 있는 DNA 복구 기전이 억제된다. DNA를 분절하는 효소는 CADcaspase-activated DNase라고 하는데, 건강한 세

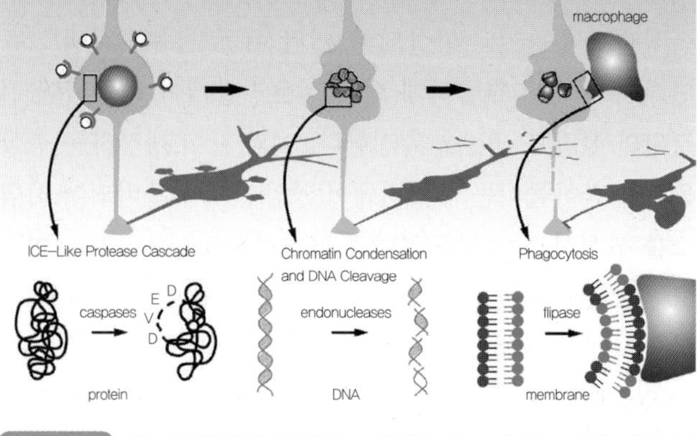

그림 3-9 세포자멸사에 관여하는 다양한 세포 내외의 사건. 세포 내의 ICE-유사 단백분해효소가 활성화되면, 이는 다른 단백분해효소와 단백질을 활성화하게 된다. 이들 효소는 DNA를 해체하고 세포골격을 변형하며, 세포 외부의 변화를 유도하여 사망하는 세포가 신속하게 식작용에 의해 제거되도록 한다. ICE: 인터루킨 1B 전환효소(Naegele & Lombroso, 1998).

포에서는 이 효소를 억제하기 위한 ICAD_{inhibitor of CAD}라는 유전자가 존재한다(Enari et al., 1998). 일단 DNA의 손상이 일어나면 세포는 더 이상 통합성integrity을 유지할 수 없게 되며, 세포조각들이 세포 외 공간으로 방출되는 것을 방지하기 위해서 세포 내용물은 막으로 둘러싸인 아폽토시스 소체apoptotic body 내로 재포장되어 대식세포macrophage에 의해 제거된다. 이러한 대식세포의 활동은 독성 세포물질들이 주위의 건강한 세포들에 손상을 입히거나 염증반응을 일으키는 것을 방지한다(그림 3-9).

5) 후성적·환경적 인자의 역할

신경계의 발달은 유전적인 영향뿐 아니라 후성적後性的, epigenetic 또는 환경적 인자들에 의해 조절된다. 발달의 각 단계에서 유기체의 미소환경microenvironment과 거대환경macroenvironment은 결정적인 역할을 한다. 유전자의 발현은 세포핵 내의 미소환경 내에서 존재하는 전사인자들에 의존한다고 말할 수 있고, 이는 유전자가 발달 중인 환경에 영향을 주고, 발달적 환경 역시 유전자에게 영향을 주기 때문에 유전적 그리고 후성적 영향의 상대적인 기여도를 알아내기란 어려운 일이다. 거대환경 수준에서의 감각 정보의 조작은 피질의 세포 구축적 구조와 기능을 변경시킬 수 있다. 이러한 외부적인 사건들은 미소환경 역시 변화시키고, 신경원의 성장과 생존을 위협하는 내부적 사건으로 번역되는데, 이는 발달 중인 신경계가 외부 환경에 대해 정교한 예민성을 가짐을 시사한다.

3. 아동기에 발병하는 정신과 질환과의 연관성

지난 10년간 신경학 및 신경정신의학 질환의 연구에서 분자유전학의 적용은 눈부시게 발전하였다. 수많은 상염색체-우성, 상염색체-열성 그리고 X-연관 열성 유전 질환의 염색체 좌가 RFLPrestriction fragment length polymorphism을 통하여 발견되었다. Duchenne 근위축증Duchenne's muscular dystrophy과 같은 경우에는 비정상적인 유전자가 복제되었으며 결함을 초래하는 단백질이 동정되기도 하였다. 이러한 분자유전학의 발달로 인해 획득한 또 하나의 발견은 정신지체의 두 번째로 흔한 원인으로, 남자 750~1,000명 중 1명과 여자 500~750명 중 1명에서 발견되는 것으로 알려진 취약 X 증후군이다. 취약 X 증후군은 한 세대로부터 다른 세대로 X-연관 질환으로 유전된다. 이러한 X-연관 유전은 다음과 같은 두 가지 이유로 인해 매우 비전형적이라고 할 수 있을 것이다. 첫째, 비정상적인 유전자를 가진 남성 중 대략 20%가 지적장애를 갖지 않는다. 이러한 '유전적으로 정상인 남자'들은 비정상적인 유전자를 딸에게 전달하게 되며, 비정상적 유전자를 보유한 딸이 아들을 출산하면, 취약 X 증후군에 대한 위험도가 높아진다. 질환의 심각도가 세대에 거쳐 증가되는 것을 '표현촉진anticipation' 현상이라고 부르는데, 이는 이환된 FMR-1 유전자에서 발견되는 분자적 결함과 연관된다. FMR-1 유전자는 삼자반복triplet repeat과 CpG섬CpG islands의 메틸화 측면에서 결함을 갖고 있는데, '삼자반복'이란 CGGcytosine-guanine-guanine의 반복적인 서열을 말하는 것으로 이환된 사람에서 극적으로 연장된다(Fu et al., 1991). 취약 X 증후군에 걸리지 않은 사람들의 (CGG)n 반복 개수는 6~54개에 이르며 가장 흔한 반복 횟수는 29회로 알려졌다. 이 같은 CGG 반복서열이 극단적으로 연장된 곳이 취약 X 증후군의 돌연변이 위치로 알려졌다. 이 유전자를 갖지만 정상표현형을 갖는 다른 가족 구성원은 정상인과 취약 X 증후군에 이환된 사람의 중간에 위치하는 CGG 반복서열의 수(54~200개)를 갖게 되며, 이러한 수준의 반복을 '초기변이premutation'라고 부르는데 초기변이로부터 완전변이full mutation로의 변화를 표현촉진 현상으로 설명한다. 취약 X 증후군 남성에게는 200~1,000개의 CGG 반복 외에도, CpG '섬'의 비정상적인 메틸화methylation를 발견할 수 있다. CpG 섬의 메틸화는 FMR-1 mRNA의 발현소실과 연관되는데, 취약 X 증후군 환자에서 발견되는 CGG 반복서열에 있어서 극단적인 변형이 메틸화를 유도하고, 이는 다시 FMR-1 mRNA의 발현을 하향 조절하여 취약 X 증후군 남성에서 관찰되는 삭제 돌연변이null mutation로 이끌게 된다. 취약 X 증후군의 유전에 있어서 두 번째의 비전형적인 특색은 보인자 여성의 임상상과 연관된다. 그들 중 1/3 이상은 어느 정도의 정신적 장애를 갖게 되며 이와 같은 다양한 임상상은 발달 초기 뇌의 특정 세포계열에서 나타나는 CGG 삼자반복의 길이와 섞임증mosaicism의 정도에 따라 결정된다. 발달 중 FMR-1 유전자의 발현 패턴에 대한 연구를 통해 취약 X 증후군의 병변이 기저 전뇌basal forebrain(알츠하이머병에서 이환된 것과 동일한 영역), 해마(단기기억과 정보의 순차적 처리와 연관된 영역)라는 사실이 밝혀졌다. 이 같은 발달신경생물학적 연구결과들은 임상적/현상학적 연구결과(취약 X 증후군 환자에서 발견되는 인지, 언어, 언어적 문제들과 주의력결핍 과잉행동장애와 같은 동반 정신병리)와 일치한다. 취약 X 증후군에 대한 연구결과(특정 염기서열의 삼자반복으로 이루어진 불안정한 DNA 조각의 개수가 세대를 이어 가면서 연장된다는 사실)는 다른 유전질환의 분자적 기반에 대한 이론적 토대를 제공하고 있는데, 그중 한 예는 CAG 반복으로 인한 헌팅턴씨병이다.

전반적 발달장애pervasive developmental disoder의 하나인 레트장애Rett disorder의 경우 특정 유전자의 돌연변이에 의해 발생한다는 분명한 증거가 제시되었는데, 해당 유전자는 MECP2Methyl-CpG binding protein 2 gene로 전체 레트장애 환아의 80%를 설명해 준다(Zappella et al., 2003). 이 유전자의 역할은 유전자를 염색체 내에 위치시키고, 구조화하는 데 도움을 준다. 향후 전반적 발달장애의 유전적 원인에 대한 집중적인 연구가 진행될 것으로 기대되며, 원인규명에 기여할 것으로 기대된다.

가족적으로 발생하는 조울증과 조현병 원인 유전자의 염색체 내 위치에 대해서는 아직까지 분명히 밝혀지지 않았지만, 분자생물학적 발전과 함께 곧 베일을 벗게 될 것이라는 낙관론이 거론되고 있다. 이러한 접근은 투렛장애, 강박장애의 일부 형태, 주의력결핍 과잉행동장애, 가족적 난독증, 자폐스펙트럼장애를 포함한 전반적 발달장애의 원인에 대해 중요한 정보를 제공할 것이다.

또한 유전학과 발달신경생물학적 연구들은 비정형적 자폐증, 산전 약물 노출의 부작용, 지속적인 정신사회적 스트레스의 영향, 성별에 따른 정신병리적 예후의 차이 등에 대한 이해를 넓혀 줄 수 있을 것이다. 모체의 풍진이나 페닐케톤뇨증, 뇌염과 산전 문제들과 연관된 자폐증의 경우, 사회적 인지발달에 결정적인 신경회로의 연결에서 일종의 변형이 일어났을 가능성이 있다. 원숭이의 배아안구제거 모델을 사용하여 연구한 결과, 어떤 자폐스펙트럼장애의 경우 피질 내 일부 세포구축적 영역의 재조직reoragnization과 표면의 이차적 변화가 관찰된 바 있다. 출산 전에 코카인과 같은 약물에 노출된 경우 특정 축삭의 과도성장과 생존을 조절하는 도파민과 다른 신경전달물질의 수준이 변화될 수 있는데, 이는 성숙한 뇌에서 활성화되는 많은 신경전달물질이 각 축삭의 발달, 가소성, 생존에서 중요한 역할을 하기 때문이다.

소아청소년정신의학에서의 뇌영상 연구

정신과 영역에서 신경영상학의 발전은 '발달하는 뇌developing brain' 이해의 새로운 장을 열어 주었다. 아동 · 청소년 대상의 신경영상학적 연구의 발표 수가 최근 급격히 증가하고 있는데, 이와 같은 현상에는 과거 성인 분야에서의 다양한 연구성과 축적과 더불어 영상학 분야의 기술 발달이 일조하고 있다. 또한 여러 정신질환에 있어서 신경발달론적인 개념이 확립됨에 따라서 아동부터 성인까지의 종적인 발달 연구들이 활발하게 진행되고 있다. 기술적인 발전과 더불어 아동 대상군에 대한 뇌영상학 검사 시행의 안전성 문제가 점차 해결되면서 미래 아동 신경영상학의 전망은 밝다.

아동 · 청소년 정신장애의 신경영상학 연구는 성인 정신장애의 신경영상학과 비교하여 여러 가지 까다로운 문제점을 지니고 있는데, 가장 중요한 점은 발달상 변화이다. 발달과정에 있는 정상적 뇌에 대한 기능해부학적 이해가 없이는 우리가 관찰하는 어떤 것도 정상적인 변화인지 혹은 비정상적인 변화인지 알 수 없고, 따라서 아동 · 청소년 신경영상학의 모든 결과는 발달상 변화라는 커다란 맥락 안에서만 해석이 가능하다. Castellanos 등(1996)은 주의력결핍 과잉행동장애ADHD 아동의 경우 정상적인 아동이 발달적으로 보이는 미상핵caudate nucleus의 부피 감소와 정상적인 비대칭성이 소실되어 있음을 보고하였는데, 이러한 소견은 ADHD 아동에 있어서 우측 전두엽–선조체frontostriatal 시스템의 정상적인 발달로부터의 이탈을 시사하였다. 이러한 발견은 정상적인 뇌 발달에 대한 지식이 없이는 불가능하였을 것이다.

본 장에서는 자기공명영상Magnetic Resonance Imaging: MRI, 확산텐서영상Diffusion Tensor Imaging: DTI 등을 통하여 밝혀진 정상적인 뇌의 발달과 아동 · 청소년 정신장애 중 자폐스펙트럼장애와 ADHD의 구조적인 뇌 변화에 대하여 정리하고, 단일광자방출 전산화 단층촬영술Single-Photon Emission Computed Tomography: SPECT, 양자방출 전산화 단층촬영술Positron Emission Tomography: PET, 자기공명분광영상Magnetic Resonance Spectroscopy: MRS, 기능성 자기공명영상functional MRI: fMRI, 자기뇌파Magnetoencephalography: MEG 등의 기능적인 신경영상 기술을 이용한 아동 · 청소년 연구 소견 또한 살펴보고자 하며,

최근 10년 사이에 급성장하고 있는 뇌영상을 통한 기계학습 및 인공지능 연구에 대해서 정리하고자 한다.

1. 구조적인 신경 영상 연구

1) 자기공명영상

정신과 영역에서 뇌영상술이 사용되기 시작한 것은 1970년대 중반에 CT가 개발되면서부터이다. 정신질환에서 CT상 이상소견이 처음 보고된 것은 Johnstone 등(1976)이 Lancet에 조현병의 뇌구조 이상을 보고한 것이었다. 지금까지 보고된 조현병의 뇌구조 이상인 뇌실 확장 소견은 현재까지 생물정신의학 연구에서 가장 일관되게 확인되는 결과이다. 1980년대 들어서 뇌영상술이 본격적으로 각광을 받기 시작하였고 가장 주목할 만한 것은 MRI이다. MRI의 경우 방사선 조사가 없이도 매우 뛰어난 해상력을 지니고 있어서 아동들의 신경영상 촬영에 탁월한 장점을 지니고 있다. 이러한 장점과 더불어 같은 아동에서 시간을 두고 반복 촬영이 가능하도록 함으로써 뇌 발달 연구에 획기적으로 기여하였다. 한걸음 나아가 핵자기 공명기술의 발달로 뒤에서 언급될 생리현상을 밝히는 기능적인 신경영상 연구 검사로도 응용이 확대되었다.

(1) MRI를 통해 관찰한 정상적인 뇌의 발달

전반적으로 5세 이후에는 전체 뇌용적이 유의미한 증가를 보이지 않는다. 이러한 뇌 전체 용적의 상대적인 안정성은 뇌회로의 증가와 감소가 동시에 일어나 균형을 이루는 현상을 반영하고 있다. 뇌의 각 영역에는 서로 다른 시기에 서로 다른 속도로 여러 가지 발달상 변화가 발생한다. 백질$_{\text{white matter}}$은 아동기에서 성인기까지 상당한 양적 증가가 있다. 이러한 변화는 지속적인 축삭돌기$_{\text{axon}}$의 수초화$_{\text{myelination}}$와 연관이 있을 것으로 생각된다. 이러한 수초화는 뇌의 아래 부위에서 위로, 뒤에서 앞으로 진행되는 방향성을 지니며, 수초화의 상당 부분이 태아기부터 출생 후 2세까지 진행되지만 일부는 일생 내내 진행된다(Durston et al., 2001).

회백질$_{\text{gray matter}}$은 연령이 높아짐에 따라 전반적으로 부피가 감소한다. 종적인 연구들의 결과에 따르면, 회백질은 아동기 동안 증가하다가 성인기 들어서기 전에 감소한다. 신경세포의 증식과 선택적인 신경세포의 죽음은 대부분 태아기 때 일어나지만 아동기와 사춘기 때까지도 관찰이 가능하다. 신경세포의 죽음은 신경교세포의 죽음에도 영향을 미치는 것으로 생각되며, 이러한 일련의 변화가 회백질의 감소에 기여한다. 기저핵$_{\text{basal ganglia}}$은 부피의 감소를 보이는데, 이러한 감소는 주로 두부$_{\text{head}}$에서 관찰이 된다. 기저핵과는 달리 해마$_{\text{hippocampus}}$, 편도$_{\text{amygdala}}$ 등의 측두엽의 구조는 부피가 증가한다.

성별에 따른 변화를 보면 남아의 뇌가 여아의 뇌보다 약 10% 크다. 대부분의 구조가 대략 유사한 경향으로 10%의 차이를 보이는데, 여아에서 미상핵만은 비율에 맞지 않게 크고, 편도는 비율보다 과도하게 작은 것으로 관찰되었다. 이러한 각 구조 간의 비율의 특이점은 성호르몬에 따른 것이 아닌가 생각되지만 확실히 증명된 바는 없다. 실제 영장류 연구결과, 해마에는 남성 호르몬$_{\text{androgen}}$ 수용체가 주로 존재하고, 편도에는 여성 호르몬$_{\text{estrogen}}$ 수용체가 존재하는 것으로 알려졌다. 하지만 염색체, 환경에 의한 영향을 배제할 수 없다. 여성에서 작은 것으로 알려진 편도가 여성에서 많은 질환인 우울증과 연관이 있는 것으로 보고되고, 남성에서 작은 것으로 알려진 미상핵이 ADHD나 투렛장애처럼 남성에서 많은 질환과 연관성이 높다는 보고는 흥미롭다.

성장 초기의 경험은 뇌 발달에 영향을 주어 이후 행동 및 정신건강문제에 대한 위험도의 개인차로 이어진다. 유전-환경 상호작용은 DNA 분자 및 염색질 기능의 변화를 통해, 특히 어린 시절에 뇌 구조 및 기능의 발달에 영향을 미친다(Meaney, 2010). MRI를 이용하여 뇌 부피를 보고한 연구들에 대한 메타분석에 따르면, 저체중/조산이 아동기 및 청소년기에 뇌 부피 감소 및 그에 따른 일반 인지 기능 감소와 관련 있다(de Kieviet et al., 2012)

(2) 아동 · 청소년 정신장애 영역의 MRI

① 발달장애/자폐스펙트럼장애

자폐스펙트럼장애의 경우 신경영상학적 소견이 상충된다. 이는 어른과 아동을 한 연구에서 같은 군으로 설정하여 분석하거나 연령이나 성별에 대하여 충분히 보정하지 않았기 때문으로 생각된다. 최근까지 이루어진 연구를 종합하면, 자폐스펙트럼장애 환아에서 피질 표면적과 두께, 피질 접힘, 뇌 편측화, 전전두 및 측두피질, 소뇌, 뇌량 편도체, 꼬리핵의 회색질 부피에서의 연령 관련 변화가 보고되었다.

자폐스펙트럼장애를 대상으로 한 복셀 기반 연구들의 메타분석 결과는 연령 관련 대뇌 비대, 특히 전전두피질의 회색질 과성장 소견이 두드러진다(DeRamus & Kana, 2015; Liu et al., 2017). 종적 뇌영상 연구들은 자폐스펙트럼장애에서 연령 관련 해부학적 변화 및 비정형 신경발달 경로를 시사하였다(van Rooij et al., 2018; Courchesne et al., 2011; Carper & Courchesne, 2005). 즉, 자폐는 영유아기 동안 뇌가 과성장하며, 이후 청소년기부터 성인기 동안 가속화된 감소율을 보여 성인이 되어서는 뇌 부피가 정상인과 유사한 범위에 들어오거나 감소되는 것으로 관찰되었다. 또한 2~5세 연령군에 대한 연구에서 정상군과 자폐군 간에 커다란 차이를 보고하였다. 자폐스펙트럼장애 아동의 임상 증상이 정상 아동과 비교하였을 때 이 시기에 가장 구분되는 양상을 보이는 것과 일치하는 소견이어서 매우 흥미롭다고 할 수 있다. 따라서 성인기 자폐스펙트럼장애 연구결과는 병인보다는 질환이 진행된 이후의 결과를 시사하므로, 태어나서부터 두 돌까지 기간에 대한 연구가 병인 규명을 위해 필요하다.

자폐스펙트럼장애의 MRI 연구는 소뇌(D'Mello et al., 2015; Pierce & Courchesne, 2001; Foster et al., 2015), 뇌량(Wolff et al., 2015; Haar et al., 2016; Nordahl et al., 2015), 편도체(Schumann et al., 2009), 꼬리핵(Foster et al., 2015; Qiu et al., 2016)의 이상을 보여 주었다. 자폐스펙트럼장애 아동에서 편도체 비대가 보고되었으며, 이는 사회적 및 의사소통 결함의 중증도와 유의미한 상관관계를 보였다(Schumann et al., 2009). 많은 연구에서 피질-선조체 회로의 꼬리핵의 비대 및 꼬리엽의 비대가 ASD 아동의 반복 행동과 상관관계가 있음을 시사한다(Qiu et al., 2016; Wang et al., 2014). 또한 자폐스펙트럼장애 영아를 대상으로 한 종적 연구에서 총 뇌 부피에 비해 불균형하게 큰 정중시상 뇌량이 관찰되었다(Wolff et al., 2015), 대조적으로, 아동 및 성인 자폐스펙트럼장애를 대상으로 한 연구에서는 정상군에 비해 뇌량 부피가 감소되어 있는 것으로 관찰되었다(Haar et al., 2016; Nordahl et al., 2015). 이러한 뇌량의 비정형 발달경로는 자폐스펙트럼장애에서 연령 관련 해부학적 이상 이론에 들어맞는다.

② 주의력결핍 과잉행동장애

주된 구조 이상의 관심 영역은 전전두엽prefrontal lobe과 기저핵이었다. 기저핵과 전전두엽은 상호 밀접한 연관이 있다고 알려져 있으며, 기능적 상호작용을 하고 있고, 기저핵은 ADHD와 관련이 깊은 도파민이 주된 신경물질로서 관여하는 영역이기도 하다. 최근까지 이루어진 연구를 종합하면, ADHD의 MRI 연구에서 가장 일관되게 나타나는 소견은 총 뇌 부피 및 피질하 구조의 부피 감소이다.

ADHD군에서 대조군에 비해 총 뇌 및 회색질 부피 감소가 일관되게 나타났다(Valera et al., 2007; Nakao et al., 2011; Greven et al., 2015; Hoogman et al., 2017). 일부 연구에서 아동 및 성인에서 백색질 부피의 감소가 보고되었으나(Valera et al., 2007), ADHD 아동 및 성인에서 대조군에 비해 기저핵 부피 감소는 일관적으로 보고되었는데(Valera et al., 2007; Nakao et al., 2011; Norman et al., 2016; Ellison-Wright, 2008), 특히 우렌즈핵(조가비핵 및 창백핵) 및 꼬리핵에서 차이가 있었다. 4세부터 63세까지의 ADHD 연구 참여자 1,713명 및 대조군 1,529명을 포함한, 현재까지 가장 큰 데이터 세트에서, Hoogman 등(2017)은 효과 크기는 작았으나(d=−0.19~0.10), ADHD 군의 양측 측중격핵, 편도체, 꼬리핵, 해마 및 조가비핵이 상당히 더 부피가 작은 것을 발견하였다. 가장 큰 효과 크기는 편도체(d=0.19)에서 발견되었으며, 이는 ADHD의 감정 조절 어려움과 관련을 시사한다.

연령이 증가함에 따라 ADHD군과 대조군 간의 뇌 부피 차이가 감소하는 경향이 있거나 성인에서 더 이상 유의한 차이를 보이지 않았다(Nakao et al., 2011; Greven et al., 2015; Hoogman et al., 2017). 피질두께와 관련해서 종적 연구들은 ADHD군 및 대조군에서 유사한 피질 성숙 단계를 보여 주었으나, ADHD군은 더 더디게 최대 피질 두께에 도달했으며, 이러한 피질 발달지연은 외측 전전두피질lateral prefrontal cortex에서 가장 두드러졌다(Shaw et al., 2007). 그럼에도 불구하고, 성인기에도 이상이 지속된다는 단면 연구 결과들도 다수 있다.

경과에 따라 ADHD 아동을 구분하여 시행한 연구를 소개하면, 36명의 ADHD 환아를 경과가 좋은 18명과 경과가 좋지 않은 18명으로 나누고 정상군 36명과 2년 단위로 MRI 촬영을 하여 비교하였을 때 ADHD 아동에 있어서 위쪽 소뇌의 충부superior cerebellar vermis 부위의 진행되지 않는 용적 감소가 지속적으로 관찰되었으며, 이러한 용적의 감소는 임상적인 코스에 영향을 받지 않았다. 임상적으로 경과가 좋지 않은 환아는 양쪽 아래 뒤쪽 소뇌엽에서 진행되는 용적의 감소가 관찰되었으며, 이 부위의 용적 감소는 청소년기까지 진행되었다. 결론적으로 위쪽 소뇌 충부superior cerebellar vermis의 용적 감소는 ADHD 질환의 임상양상과 관계없이 존재하며 고정된 변화라면 뒤쪽 아래 소뇌엽inferior posterior cerebellar lobe의 용적 감소는 보다 가소적이고 상태 특정 표지자state-specific marker로서 임상적인 치료의 목표 가능성을 시사하였다(Mackie et al., 2007). 또 다른 연구를 소개하면, 163명의 ADHD 아동을 대상으로 한 추적 연구 결과, ADHD 아동에서 대뇌피질이 전반적으로 얇아져 있었고 그중에서도 중앙 위쪽 전전두엽medial superior prefrontal 영역과 중앙 앞쪽precentral 영역이 특히 두께의 감소를 보였다. 특히 임상적으로 경과가 좋지 않은 환아의 경우 좌측 중앙 전전두엽 피질left medial prefrontal cortex에서 고정된 두께의 감소를 관찰할 수 있었고, 우측 두정엽의 경우 임상적으로 증상이 완화되면서 두께가 정상군에 가까워지는 양상을 보였다(Shaw et al., 2006). 위와 같은 연구들은 정상군과 비정상군의 차이에 대한 연구를 넘어서서 비정상군 내에서 임상적인 경과 등에 따른 차이를 비교하였기에, 신경영상학이 인간 행동에 대한 이해를 넓혀 임상에 좀 더 가까워지는 한 단계의 도약이라고 말할 수 있겠다.

2) 확산텐서영상

MRI의 기술이 한 단계 앞으로 나아간 것이 확산텐서영상Diffusion Tensor Imaging: DTI이다. MRI가 탁월한 해상력을 자랑하지만, 1세 이하 영아의 경우 전통적인 MRI로는 수초화가 진행되고 있는 백질을 주변의 회백질로부터 구분하는 것이 매우 어려운 일이다. DTI 방법은 조직 내에 삼차원적인 물의 움직임에 대하여 민감성이 증가하도록 기존의 MRI를 변형한 것으로, 회백질과 다르게 백질에서 축삭들이 일정한 방향으로 배열되어 있어 물분자들이 일정한 방향으로 확산되는 비등방성anisotropy, 방향성 등의 성질을 이용하여 기존의 영상으로 알기 어려운 뇌의 백질의 특성을 나타낼 수 있는 영상이다.

DTI는 두 가지 성질을 측정한다. 하나는 물 확산의 전반적인 양overall diffusion을 측정하고, 다른 하나는 물 확산의 비등방성 또는 방향성anisotropy, directionality을 측정한다. 이 두 가지 성질을 계산하여 각각의 화적소voxel에 넣으면 서로 다른 조직 간의 물 확산의 차이를 알 수 있게 된다. 확산량이 전반적으로 높은 것은 CSF의 경우인데, 그 이외에 뇌조직에서 이러한 소견을 보이면 이는 미숙하고 발달이 잘 되지 않은 구조적으로 허술한 백질을 시사한다. 방향성이 높은 경우는 아주 잘 조직화되고 수초화가 잘 진행된 백질을 시사한다. 이렇게 DTI는 안전하고 비침습적이며, fMRI 수준의 협조가 필요하지 않다.

(1) DTI를 통해 관찰한 정상적인 뇌의 발달

DTI를 이용하여 정상 뇌 발달을 관찰한 연구들은 다음과 같이 일관된 결과를 보인다. Sakuma 등(1991)은 백질의 방향성이 나이가 증가함에 따라 증가하였다. 또한 만삭으로 태어난 영아보다 조산한 태아에서 백질의 방향성이 더 증가한다. 아동·청소년기 동안 나이가 증가할수록 방향성anisotropy은 증가하고 전체적인 확산overall diffusion은 감소하는 소견을 보인다. 이러한 소견은 방향성의 증가와 확산의 감소가 보다 성숙된 백질bundle을 반영한다는 것을 지지한다. 이러한 성숙은 진행되고 있는 수초화와 축삭돌기의 가지치기pruning와 연관이 있을 것으로 보인다. 이러한 변화는 신경세포 간의 의사소통의 효율성을 증가시키고 건강한 인지적·행동적 발달의 기질로서 작용할 것이다.

아직 남아 있는 의문점은 이러한 변화가 언제 가장 많이 이루어지느냐 하는 것이다. 성인이 되어서도 이러한 변화가 지속적으로 진행될까 하는 것이다. 아동·청소년에서 임상적으로 DTI의 활용을 발전시키기 위해서는 정상규준 마련이 시급하다. 이러한 노력의 일환으로 Hermoye 등(2006)이 30명의 아동에서 DTI 자료를 조사한 결과, 방향성 발생은 3단계에 거쳐서 이루어졌다. 첫 12개월에 가장 빠른 변화가 일어나고, 다음 해부터 천천히 변화가 이루어지며, 2세 이후에는 상대적으로 안정화되는 것으로 나타났다. 이러한 결과는 기존의 보고와 일맥상통하는 것이다.

(2) 아동·청소년 정신장애 영역의 DTI

① 발달장애/자폐스펙트럼장애

자폐스펙트럼장애에서 복셀 기반 MRI 연구와 마찬가지로 DTI에서도 연령에 따른 백질연결성 변화를 보인다. 종적 DTI 연구들에 의하면, 자폐스펙트럼장애 영아에서는 대조군에 비해 FA 증가 및 섬유로fiber tract 부피 증가가(Wolf et al., 2012), 자폐스펙트럼장애 아동에서는 FA 감소가 나타났다(Wolf et al., 2012; Sundaram et al., 2008; Langen et al., 2012). 이러한 결과는 축삭돌기의 가소성(초기의 과도하게 얇은 축삭돌기와 이후의 불충분한 축삭돌기 정제)이 자폐스텍트럼장애 발생과 관련됨을 시사한다. 자폐스펙트럼장애 유아에 대한 종적 연구는 전두피질과 편도체를 연결하는 갈고리 섬유다발 등 전두엽 백색질로에서 축삭돌기의 과연결성을 보고하였다(Hazlett et al., 2017).

② 주의력결핍 과잉행동장애

지난 몇 년간, ADHD에서 DTI 연구의 수는 점차 증가하였다. Aoki 등(2018)에 의한 메타분석에서 14개 복셀 기반 분석 및 13개 트랙 기반 공간 통계학 연구결과를 종합했다. 복셀 기반 메타분석은 ADHD군에서 띠다발cingulum, 뇌량corpus callosum 및 좌하 전두후두 다발left inferior fronto-occipital fasciculus을 포함한 여섯 개의 군집에서의 FA 증가 및 감소를 보고하였다. 반면에 트랙 기반 연구는 정상발달군에 비해 ADHD군에서 뇌량 협부isthmus 및 후체부posterior midbody, 우하 전두후두 다발right inferior fronto-occipital fasciculus, 좌하 세로다발left inferior longitudinal fasciculus 및 우상 세로 다발right superior longitudinal fasciculus에서의 FA 감소를 보고했다.

2. 기능적인 신경영상 연구

우리 뇌의 기능적인 측면을 영상화하는 방법으로는 fMRI, MRS, QEEG/MEG, PET/SPECT 등이 있다. fMRI는 뇌를 구성하는 물질과 주입되는 조영물질 그리고 여기에 가해지는 자기장 간에 발생하는 자기 감수성magnetic susceptibility의 차이를 영상화하는 MRI 영상 획득의 기본 원칙에 급속 MRIfast MRI 기법을 접목한 것이다. 이를 통해 뇌혈류, 온도 등을 측정하고 기능변화를 삼차원 영상으로 정확히 영상화하여, 뇌의 기능적 지도functional map를 작성할 수도 있다. 정량화 뇌파QEEG와 자기도MEG는 최근의 기능적 뇌영상의 발달에도 불구하고 현재까지도 가장 우수한 시간분해능temporal resolution을 가지고 있어, 짧은 시간에 많은 유의미한 변화를 보이는 뇌 기능 평가에 있어 유리하다. 이 중 뇌파는 시간분해능이 뛰어나고 다른 뇌영상 검사에 비해 저렴하다는 장점이 있으나, 공간분해능이 상대적으로 낮고 신호 대 잡음비signal-to-noise ratio가 좋지 않다는 단점을 가지고 있다.

PET와 SPECT는 기술적인 원칙이나 적용 범위, 사용방법 등이 아주 유사하지만, 사용하는 동위원소의 종류가 다르다. 또한 PET는 두 개의 광자를 감지하는 데에 반해 SPECT는 단일 광자만을 감지한다. 두 방법 모두 방사성 동위원소를 사용하여, 혈류를 따라 조직으로 간 동위원소에서 발산하는 광자를 감지하여 기관 내의 혈류분포를 알아보는 방법을 사용한다. 즉, 생리적으로 합당한 방사능 동위원소를 혈액 내로 주입하고, 감지기를 통해 방출되는 광전자를 여러 방향에서 계수화하고, 이를 대형 컴퓨터가 삼차원 영상으로 재구성하여 영상화하는 과정을 밟게 된다. 최근에는 MRI와 같은 구조영상을 SPECT, PET 등과 함께 사용하여, 해상력의 보정과 정확한 뇌 부위를 결정짓는 연구방법을 많이 사용한다. MRI, PET, SPECT를 함께 시행하는 연구는 한 환자의 구조-기능 영상을 함께 촬영한 뒤 이를 삼차원적으로 재구성하여 겹치게 하는 방법superimposed method으로 부족한 기능 영상의 해상도를 획기적으로 높일 수 있어 백질부, 기저핵의 작은 핵들nuclei도 국재화할 수 있다.

아동・청소년기의 연구에 있어서 여러 가지 인지 및 정서 발달과정의 이상에서 생긴 질환에 대한 기능적 연구가 중요하다. 하지만 성인을 대상으로 하는 인지 및 정서에 관한 fMRI, MRS, QEEG/MEG, PET/SPECT 등의 기능적인 신경영상 연구는 매우 활발한 데 비하여, 소아정신과 영역에서는 매우 제한적으로 이루어지고 있는 것이 사실이다. 몇 가지 이유가 있지만, 가장 큰 문제는 연구 윤리다. 미국 등 북미 지역에서는 최근까지도 연구 윤리상 소아정신과 환자에 대한 PET와 SPECT 적용을 꺼리고 있다. 방사선에 노출 가능성 때문이다. 그러나 유럽 지역과 아시아의 발전된 국가들에서는 아동 환자와 아동 정상 대조군에서도 적용이 가능한 상황이 되었으며, SPECT의 경우 흉부 X선 1장을 촬영하는 정도의 방사선에만 노출된다는 안전론을 펼치고 있어 1개월 이상의 간격이 있는 경우에는 재촬영도 인정한다. 그러므로 아동 대상 연구는 유럽 지역의 연구들이 주류를 이루고 있었다. 그러나 소아정신질환에서 신경화학적 기전을 밝히는 데 있어서 PET의 유용성, 발달학적 차이 때문에 성인의 연구결과를 아동에게 그대로 적용할 수 없다는 점, 정상 신경생물학적 발달 연구를 위해서는 정상아동 대상 연구가 필수 불가결하다는 점 등을 근거로, 기관윤리위원회의 신중한 위험-이익 평가에 근거하여 북미 지역에서도 아동 연령의 환자들에 대한 연구가 점차 증가하고 있다.

이러한 방사선 노출의 문제와 관련성이 적은 fMRI의 경우에도 통상적인 MRI와 달리 조영물질을 투여해야 하고, 인지적인 수행을 하는 fMRI는 단순 구조물에 대한 영상을 획득하기 위한 MRI보다 아동이 협소하고 답답한 공간에서 지내야 하는 시간이 길어진다. 따라서 아동이 이러한 경험을 하게 되면 심리적인 발달에 부정적인 영향을 미칠 수 있다는 주장도 있어서 연구에 커다란 제한점이 된다. 또한 아동은 이러한 영상 촬영 동안 비협조적인 경우가 많고 과제의 수행 역시 아동의 당시 상태에 따라 기복이 심하다. 따라서 탈락률이 매우 높은 연구가 종종 있다. 아동들에 대한 수면 유도는 그 자체로도 윤리적 문제가 될 수 있고, 여러 과제를 수행하거나 대사 관찰에 있어 간섭변수로 작용하게 될 수 있다. 또한 정상 아동에 대한 자료가 부족하여 이렇게 어렵게 얻은 결과를 해석하는 것도 어려운 실정이다. 정상 아동에 대한 자료를 얻기 위한 연구의 경우, 윤리 문제가 질환군에 대한 연구보다 더 엄격하여 현실적인 연구 설계와 실행에 매우 심각한 고려 요소가 되고 있다. 따라서 아동을 대상으로 한 연구에서는 임상시험심사위원회의 승인을 거치는 것이 매우 중요한 과정이다. 아동이 이해할 만한 동의서를 개발하고, 또한 아동이 의사를 솔직히 밝힐 수 있는 분위기를 조성하는 것도 매우 중요한 일이다. 아동이 공포감이나 불안감을 느끼지 않도록 배려하는 연구환경도 중요하다.

1) 발달장애/자폐스펙트럼장애

Resting fMRI 연구에서 자폐스펙트럼장애 환자는 정상발달군에 비해 여러 뇌 영역 및 네트워크[Silence Network (SN), Default Mode Network(DMN), Executive Control Network(ECN) 및 등쪽 주의력 네트워크]에서 저연결성 및 과연결성 패턴을 보였다. 기능적 연결성 패턴이 자폐스펙트럼장애 발병 이전에 진단을 예측하는 데에 가치가 있다는 보고도 있다(Li et al., 2021).

과제를 수행하는 동안 대뇌포도당 대사를 측정한 18F-플루오로데옥시글루코스$_{\text{18F-FDG}}$ PET 연구는 대조군에 비해 자폐스펙트럼장애 환자의 편도체, 전두 전운동 및 시야 영역 및 두정엽에서 과제 의존성 포도당 대사 감소를 보여주었는데(Mitelman et al., 2018), 이는 인지 과제 동안에 이 영역들의 활성이 저하됨을 나타낸다(Dichter, 2012). 반면에 해마, 후두 피질, 후대상 피질 및 기저핵에서 포도당 대사의 증가가 관찰되었는데(Pfefferbaum et al., 2011), 이는 자폐스펙트럼장애 환자에서 Default Mode Network의 비효율성을 나타내는 것일 수 있다. 그 밖에 아동에 대한 방사선 노출이라는 어려움을 극복하면서도 뇌의 기능적인 측면을 관찰할 수 있다는 면에서 MEG가 각광을 받고 있으며 연구도 활발히 진행되고 있다.

2) 주의력결핍 과잉행동장애

최근 출판된 과제 기반 fMRI 연구의 메타분석 결과는 ADHD에서 도파민 특이적인 뇌기능 이상을 뒷받침한다. 주의력 과제를 수행하는 동안 ADHD 아동에서 대조군에 비해 후두엽, 두정엽, 측두엽 부위 및 전두기저핵 네트워크에서 활성도가 감소하였다(Cortese et al., 2012; Han et al., 2013; McCarthy et al., 2014). Resting fMRI 연구는 ADHD가 뇌 부위 각각의 이상이라기보다 신경 네트워크 전체의 이상이라는 것을 강조하며, 주로 디폴트, 인지적 통제 및 주의력 네트워크의 상호작용을 탐구해 왔다. ADHD에서 default mode network$_{\text{DMN}}$의 전후 결절 간에 동시성$_{\text{synchrony}}$ 감소, DMN과 인지적 통제 및 주의력 네트워크 간에 역상관관계의 감소 등이 보고되었다(Posner et al., 2014; Castellanos & Aoki, 2016). 보상 관련 및 편도체 관련 회로의 비정상 기능적 연결성 역시 관찰되었다(Castellanos & Aoki, 2016; Hulvershorn et al., 2014).

덴마크에서는 소수의 ADHD 환아군과 대조군에 대한 Xe133-SPECT 연구가 있었는데, 이를 통해 환아군에서 전두엽, 두정엽, 기저핵 등의 혈류 감소가 보고된 바 있으며, 이 연구에서 혈류량 감소는 ADHD의 치료제인 메틸페니데이트$_{\text{methylphenidate}}$ 투약 하루 만에 교정되었다(Lou et al., 1984). 국내에서 진행된 연구들을 살펴보면, Tc-99m-HMPAO-SPECT 연구에서는 우측 전전두엽, 우측 측두엽, 양측 안와전두엽, 양측 소뇌피질의 이상이 기저시에 발견되었으며, 메틸페니데이트에 의한 치료 전후 비교에서 환아군에서 전두엽, 꼬리핵, 시상, 측두엽의 혈류가 증가되었다(Kim et al., 2002; Cho et al., 2007). 두 달간 메틸페니데이트 투약 후 ADHD 환아의 우측 꼬리핵 및 창백핵에서

도파민 운반체의 밀도가 감소했다는 결과도 있다(Akay et al., 2018).

일부 F18-FDG-PET 연구에서 전두엽 및 기저핵의 포도당 대사가 감소된 소견을 재현하려고 하였으나 정상 대조군과 차이가 없다는 결과도 있다. H2O-PET을 이용한 활성화 연구에서는 작업기억 과제에서 정상 대조군이 좌측 상부 측두회 및 우측 측부 전두회가 활성화되는 반면, ADHD 환아는 쐐기앞소엽precuneus과 좌측 두정엽이 활성화되며 덜 국소화되는 양상이 관찰된 바 있다. 하지만 최근까지 이루어진 대부분의 연구는 성인 ADHD에서 이루어진 연구로서 일부 연구만이 청소년 대상이었다. ADHD에서도 안전성과 시간해상도temporal resolution, 회로의 연결성connectivity이 우수한 MEG가 각광을 받고 있다.

3. 신경영상 기반 딥러닝과 기계학습을 통한 연구의 현재와 미래

딥러닝Deep Learning: DL은 인지 기능을 수행하기 위해 인간의 신경망 구조를 모델로 한 인공 신경망ANN을 사용한다. 두 가지 주요 단계가 있는데, 첫 번째(훈련) 단계는 가용한 데이터를 학습하여 원하는 작업(예: 분류, 진단, 예측 등)을 수행하기 위한 최적의 알고리즘을 획득하는 것이고, 두 번째(테스트) 단계에서는 훈련된 모델이 새로 관찰된 데이터를 정확하게 구별할 수 있는지를 평가한다.

신경영상 분야에서는 DL을 이용한 분류의 일반화에 대한 관심이 높아지고 있으며, 이 기술은 정신의학에서 환자군과 정상군을 구분하는 진단 모델, 고위험군에서 질병이 발생할 위험도를 예측하는 모델, 치료에 대한 반응을 예측하는 모델 등으로 주로 사용된다[12]. 자폐스펙트럼장애나 ADHD와 같은 신경발달장애의 신경영상 기반 DL에 대한 연구는 주로 자기공명영상MRI, 기능적 MRIfMRI 및 기능적 근적외선 분광법fNIRS을 이용하여 수행되고 있으며, 대부분의 연구는 DL 알고리즘을 통한 진단 정확도 평가에 초점을 맞추고 있고, 이를 통한 진단적 가치를 갖는 주요 질환별 핵심 뇌영상 바이오마커를 개발하고 있는 과정에 있다. 국내에서는 ADHD군과 정상군을 의미 있게 구별할 수 있는 다중 모드 신경영상 및 유전 데이터를 사용하는 기계학습 알고리즘(Yoo 등), ASD군과 정상군을 90% 이상 신뢰도로 구별할 수 있는 다종 뇌영상 기법 통합 알고리즘(Kim 등), ASD 증상 심각도 예측이 가능한 기능적 네트워크를 활용한 기계학습 알고리즘(Kwon 등) 등을 개발하였다. 하지만 뇌영상과 DL의 결합은 여전히 개선이 필요한 분야이다.

첫 번째 문제는 과적합overfitting 문제이다. 과적합은 다양한 유형의 데이터에 발생하는 과도한 일반화로 인해 적절한 알고리즘을 형성하지 못하는 문제를 말한다. 이는 특히 데이터 세트가 작을 때, 정확도를 과대평가하게 만드는 문제를 발생한다. 분석해야 하는 요구가 많을수록 과적합을 방지하기 위해 더 많은 훈련 데이터가 필요하다. 따라서 많은 DL 연구에서 주성분 분석이나 요인 분석과 같은 차원 축소 기법을 적용할 필요가 있다.

두 번째 문제는 DL을 사용할 때 데이터 세트가 클수록 알고리즘이 더 정확해져서 전체 데이터 세트에 표준화되지 못한 다양한 방법(예: 이미징 도구, 사이트 등)으로 획득한 영상이 포함되어 부정확성을 높일 수 있다는 것이다. 이 문제에 대한 잠재적인 해결책으로 '취약한 AI'라는 분야가 연구되고 있다.

세 번째 문제는 정신과 진단분류의 문제이다. 정신장애의 진단은 관찰된 증상 및 징후를 기반으로 하므로 DL을 통한 예측에 오히려 방해가 될 수 있다. DL을 통해 얻은 결과의 정확도를 평가하기 위한 기준도 현재 진단분류와의 일치도를 따르는 문제가 있어, 정신질환의 이질성을 극복하기 위해 노력하고 있다. 진단이 아닌 공유 증상과 관련된 뇌 회로를 감지하고 정신질환의 병리 생리 및 원인에 대한 의미 있는 결과를 도출할 수 있도록 하는 방법을 활용하는 것이 대안이 될 수 있다.

DL을 뇌영상 분석에 적용하는 연구는 지난 10년 동안 주로 수행되었으며 아직 초기 단계라고 볼 수 있으나, 놀라운 변화와 발전이 있는 것도 사실이다. 뇌 전체 영역 또는 특정 뇌 영역을 대상으로 하는 등 많은 연구방법이 있으며 각 연구는 다양한 인공 신경망Artificial Neural Network: ANN을 활용하고 있고, 기술 발전이 급속도로 이루어지고 있다. 앞으로는 위에서 언급한 한계를 극복한 DL을 통해 환자군과 정상군을 구분하는 데 그치지 않고, 다양한 정신질환 감별진단과 공존질환 확인에 필요한 바이오마커 발굴에도 기여할 것이다. 이는 신경발달장애가 있는 소아청소년의 정밀의료, 즉 각 환자의 예후 예측과 치료 효과 규명 연구로 발전할 것을 기대한다.

참고문헌

Akay, A. P., Kaya, G. Ç., & Kose, S. et al. (2018). Genetic imaging study with [Tc-99m] TRODAT-1 SPECT in adolescents with ADHD using OROS-methylphenidate. *Prog Neuropsychopharmacol Biol Psychiatry*, 30(86), 294-300.

Akbarian, S., Bunney, W. E., Jr., Potkin, S. G., Wigal, S. B., Hagman, J. O., Sandman, C. A., & Jones, E. G. (1993). Altered distribution of nicotinamide-adenine dinucleotide phosphatediaphorase cells in frontal lobe of schizophrenics implies disturbances of cortical development. *Archives of General Psychiatry, 50*, 169-177.

Almeida, L., Ricardo-Garcell, J., Prado, H. et al. (2010). Reduced right frontal cortical thickness in children, adolescents and adults with ADHD and its correlation to clinical variables: A cross-sectional study. *J Psychiatr Res, 44*, 1214-1223.

Ambrosino, S., de Zeeuw, P., Wierenga, L. M., van Dijk, S., & Durston, S. (2017). What can cortical development in attentiondeficit/hyperactivity disorder teach us about the early developmental mechanisms involved? *Cereb Cortex, 27*, 4624-4634.

Anderson, D. M., Maraskovsky, E., Billingsley, W. L., Dougall, W. C., Tometsko, M. E., & Roux, E. R. et al. (1997). A homologue of the TNF receptor and its ligand enhance T-cell growth and dendritic-cell function. *Nature, 390*, 175-179.

Aoki, Y., Cortese, S., & Castellanos, F. X. (2018). Diffusion tensor imaging studies of attention-deficit/hyperactivity disorder: Meta-analyses and reflections on head motion. *J Child Psychol Psychiatry, 59*, 193-202.

Cannon, T. D., Mednick, S. A., Parnas, J., Schulsinger, F., Praestholm, J., & Vestergaard, A. (1993). Developmental brain abnormalities in the offspring of schizophrenic mothers. I: Contributions of genetic and perinatal factors. *Archives of General Psychiatry, 50*(7), 551-564.

Carper, R. A., & Courchesne, E. (2005). Localized enlargement of the frontal cortex in early autism. Biol Psychiatry, 57, 126-133.

Castellanos F. X., & Aoki, Y. (2016). Intrinsic functional connectivity in attention-deficit/hyperactivity disorder: A science in development. Biol Psychiatry Cogn Neurosci Neuroimaging, 1, 253-261.

Castellanos, F. X., Lee, P. P., Sharp, W., Jeffries, N. O., Greenstein, D. K., Clasen, L. S., & Rapoport, J. L. (2002). Developmental trajectories of brain volume abnormalities in children and adolescents with attention-deficit/hyperactivity disorder. *The Journal of the American Medical Association, 288*(14), 1740-1748.

Cho, S. C., Hwang, J. W., Kim, B. N., Lee, H. Y., Kim, H. W., Lee, J. S., & Lee, D. S. (2007). The relationship between regional cerebral blood flow and response to methylphenidate in children with attention-deficit hyperactivity disorder: Comparison between non-responders to methylphenidate and responders. *Journal of Psychiatric Research, 41*(6), 459-465.

Cortese, S., Kelly, C., & Chabernaud, C. et al. (2012). Toward systems neuroscience of ADHD: A meta-analysis of 55 fMRI Studies. *Am J Psychiatry, 169*, 1038-1055.

Courchesne, E., Campbell, K., & Solso, S. (2011). Brain growth across the life span in autism: Age-specific changes in anatomical pathology. *Brain Res, 1380*, 138-145.

Courchesne, E., Chisum, H. J., Townsend, J., Cowles, A., Covington, J., Egaas, B., & Press, G. A. (2000). Normal brain development and aging: Quantitative analysis at in Vivo MR imaging in healthy volunteers. *Radiology, 216*(3), 672-682.

D'Mello, A. M., Crocetti, D., Mostofsky, S. H., & Stoodley, C. J. (2015). Cerebellar gray matter and lobular volumes correlate with core autism symptoms. *Neuroimage Clin, 7*, 631-639.

de Kieviet, J. F., Zoetebier, L., van Elburg, R. M., Vermeulen, R. J., & Oosterlaan, J. (2012). Brain development of very preterm and very low-birthweight children in childhood and adolescence: A meta-analysis. *Dev Med Child Neurol, 54*, 313-323.

DeRamus, T. P., & Kana, R. K. (2015). Anatomical likelihood estimation meta-analysis of grey and white matter anomalies in autism spectrum disorders. *Neuroimage Clin, 7*, 525-536.

Dichter, G. S. (2012). Functional magnetic resonance imaging of autism spectrum disorders. *Dialogues Clin Neurosci, 14*, 319-351.

Durston, S., Hulshoff Pol, H. E., Casey, B. J., Giedd, J. N., Buitelaar J. K., & van Engeland, H. (2001). Anatomical MRI of the developing human brain: What have we learned? *Journal of the American Academy of Child and Adolescent Psychiatry, 40*(9), 1012-1020.

Ellison-Wright, I., Ellison-Wright, Z., & Bullmore, E. (2008). Structural brain change in attention deficit hyperactivity disorder identified by meta-analysis. *BMC Psychiatry, 8*, 51.

Enari, M., Sakahira, H., Yokoyama, H., Okawa, K., Iwamatsu, A., & Nagata, S. (1998). A caspase-activated DNase that degrades DNA during apoptosis, and its inhibitor ICAD. *Nature, 391*, 43-50.

Feinberg, I. (1982). Schizophrenia and late maturational brain changes in man. *Psychopharmacol Bull, 18*, 29-31.

Foster, N. E., Doyle-Thomas, K. A., Tryfon, A., Ouimet, T., Anagnostou, E., & Evans, A. C. et al. (2015). Structural gray matter differences during childhood development in autism spectrum disorder: A multimetric approach. *Pediatr Neurol, 53*, 350-359.

Fu, Y. H., Kuhl, D. P., Pizzuti, A., Pieretti, M., Sutcliffe, J. S., Richards, S., Verkerk, A. J., Holden, J. J., Fenwick, R. G., Jr., & Warren, S. T. et al. (1991). Variation of the CGG repeat at the fragile X site results in genetic instability: *Resolution of the Sherman paradox. Cell, 67*, 1047-1058.

Gaffney, G. R., Kuperman, S., Tsai, L. Y., & Minchin, S. (1988). Morphological evidence for brainstem involvement in infantile autism. *Biological Psychiatry, 24*(5), 578-586.

Gelfand, M. J. (2006). Q & A: Perspective on pediatric nuclear medicine: An interview with Michael J. Gelfand. *Journal of Nuclear Medicine, 47*(4), 22N-23N.

Greven, C. U., Bralten, J., Mennes, M. et al. (2015). Developmentally stable whole-brain volume reductions and developmentally sensitive caudate and putamen volume alterations in those with attention-deficit/hyperactivity disorder and their unaffected siblings. *JAMA Psychiatry, 72*, 490-499.

Haar, S., Berman, S., Behrmann, M., & Dinstein, I. (2016). Anatomical abnormalities in Autism?. *Cereb Cortex, 26*, 1440-1452.

Hart, H., Radua, J., Nakao, T., Mataix-Cols, D., & Rubia, K. (2013). Metaanalysis of functional magnetic resonance imaging studies of inhibition and attention in attention-deficit/hyperactivity disorder: Exploring task-specific, stimulant medication, and age effects. *JAMA Psychiatry, 70*, 185-198.

Hazlett, H. C., Poe, M., Gerig, G., Smith, R. G., Provenzale, J., Ross, A., & Piven, J. (2005). Magnetic resonance imaging and head circumference study of brain size in autism: Birth through age 2 years. *Archives of General Psychiatry, 62*(12), 1366-1376.

Hermoye, L., Saint-Martin, C., & Cosnard, G. et al. (2006). Pediatric diffusion tensor imaging: Normal database and observation of the white matter maturation in early childhood. *NeuroImage, 29*, 493-504.

Hoogman, M., Bralten, J., & Hibar, D. P. et al. (2017). Subcortical brain volume differences in participants with attention deficit hyperactivity disorder in children and adults: A cross-sectional mega-analysis. *Lancet Psychiatry, 4*, 310-319.

Hulvershorn, L. A., Mennes, M., & Castellanos, F. X. et al. (2014). Abnormal amygdala functional connectivity associated with emotional lability in children with attention-deficit/hyperactivity disorder. *J Am Acad Child Adolesc Psychiatry, 53*, 351-361.

Johnstone, E. C., Crow, T. J., Frith, C. D.. Husband, F. J., & Kreel. L. (1976). Cerebral ventricular size and cognitive impairment in chronic schizophrenia. *Lancet, 2*(7992), 924-926.

Kim, B. N., Lee, J. S., Cho, S. C., & Lee, D. S. (2001). Methylphenidate increased regional cerebral blood flow in subjects with attention deficit/hyperactivity disorder. *Yonsei Medical Journal, 42*(1), 19-29.

Kim, B. N., Lee, J. S., Shin, M. S., Cho, S. C., & Lee, D. S. (2002). Regional cerebral perfusion abnormalities in attention deficit/hyperactivity disorder: Statistical parametric apping analysis. *European Archives of Psychiatry and Clinical Neuroscience, 252*(5), 219-225.

Kim, J. I., Bang, S., Yang, J. J., Kwon, H., Kim, S. H., Kim, M. J., Lee, H. J., Lee, J. M., & Kim, B. N. (2023). Classification of preschoolers with low-functioning autism spectrum disorder using multimodal MRI data. *J Autism Dev Disord, 5*(1), 25-37.

Kircher, T. T., Rapp, A., Grodd, W., Buchkremer, G., Weiskopf, N., Lutzenberger, W., & Mathiak, K. (2004). Mismatch negativity responses in schizophrenia: A combined fMRI and whole-head MEG study. *American Journal of Psychiatry, 161*(2), 294-304.

Kleiman, M. D., Neff, S., & Rosman, N. P. (1992). The brain in infantile autism: Are posterior fossa structures abnormal? *Neurology, 42*(4), 753-760.

Kwon, H., Kim, J. I., Son, S. Y., Jang, Y. H., Kim, B. N., Lee, H. J., & Lee, J. M. (2022). Sparse hierarchical representation learning on functional brain networks for prediction of autism severity levels. *Front Neurosci, 7*(16), 935431.

Langen, M., Leemans, A., Johnston, P., Ecker, C., Daly, E., & Murphy, C. M. et al. (2012). Fronto-striatal circuitry and inhibitory control in autism: Findings from diffusion tensor imaging tractography. *Cortex, 48*, 183-193.

Leckman, J. F., & Lombroso, P. J. (1988). Development of the cerebral cortex IV: Transcription factors. *Journal of the American Academy of Child & adolescent psychiatry, 37*, 451-452.

Lewis, M. (1996). *Child and adolescent psychiatry-comprehensive textbook* (2nd ed.). Baltimore: Wiliams & Wilkins.

Li, X., Zhang, K., He, X., Zhou, J., Jin, C., Shen, L., Gao, Y., Tian, M., & Zhang, H. (2021). Structural, functional, and molecular imaging of autism spectrum disorder. *Neurosci Bull, 37*(7), 1051-1071.

Liu, J., Yao, L., Zhang, W., Xiao, Y., Liu, L., & Gao, X. et al. (2017). Gray matter abnormalities in pediatric autism spectrum disorder: A meta-analysis with signed differential mapping. *Eur Child Adolesc Psychiatry, 26*, 933-945.

Lou, H. C., Henriksen, L., & Bruhn, P. (1984). Focal cerebral hypoperfusion in children with dysphasia and/or attention deficit disorder. *Archives of neurology, 41*(8), 825-829.

Mackie, S., Shaw, P., Lenroot, R., Pierson, R., Greenstein, D. K., Nugent, T. F., & Rapoport, J. L. (2007). Cerebellar development and clinical outcome in attention deficit hyperactivity disorder. *American Journal of Psychiatry, 164*(4), 647-655.

McCarthy, H., Skokauskas, N., & Frodl, T. (2014). Identifying a consistent pattern of neural function in attention deficit hyperactivity disorder: A meta-analysis. *Psychol Med, 44*, 869-880.

Meaney, M. (2010). Epigenetics and the biological definition of gene x environment interactions. *Child Dev, 81*, 41-79.

Mitelman, S. A., Bralet, M. C., Mehmet Haznedar, M., Hollander, E., Shihabuddin, L., & Hazlett, E. A. et al. (2018). Positron emission tomography assessment of cerebral glucose metabolic rates in autism spectrum disorder and schizophrenia. *Brain Imaging Behav, 12*, 532-546.

Munson, S., Eshel, N., & Ernst, M. (2006). Ethics of PET research in children. In M. Charron (Ed.), *Pediatric PET imaging*. Springer, New York, NY. https://doi.org/10.1007/0-387-34641-4_7

Naegele, J., & Lombroso, P. J. (1998). Development of the cerebral cortex: VIII. Apoptosis: Neuronal Hari-Kari. *Journal of the American Academy of Child and Adolescent Psychiatry, 37*(5), 890-892.

Nagy, Z., Westerberg, H., Skare, S., Andersson, J. L., Lilja, A., Flodmark, O., & Klingberg, T. (2003). Preterm children have disturbances of white matter at 11 years of age as shown by diffusion tensor imaging. *Pediatric Research, 54*(5), 672-679.

Nakao, T., Radua, J., Rubia, K., & Mataix-Cols, D. (2011). Gray matter volume abnormalities in ADHD: Voxel-based meta-analysis exploring the effects of age and stimulant medication. *Am J Psychiatry, 168*, 1154-1163.

Nopoulos, P., Berg, S., Castellenos, F. X., Delgado, A., Andreasen, N. C., & Rapoport, J. L. (2000). Developmental brain anomalies in children with attention-deficit hyperactivity disorder. *Journal of Child Neurology, 15*(2), 102-108.

Nordahl, C. W., Iosif, A. M., Young, G. S., Perry, L. M., Dougherty, R., & Lee, A. et al. (2015). Sex differences in the corpus callosum in preschool-aged children with autism spectrum disorder. *Mol Autism, 6*, 26.

Norman, L., Carlisi, C., & Lukito, S. et al. (2016). Structural and functional brain abnormalities in attention-deficit/hyperactivity disorder and obsessive-compulsive disorder. *JAMA Psychiatry, 73*, 815-825.

Petrij, F., Giles, R. H., Dauwerse, H. G., Saris, J. J., Hennekam, R. C., Masuno, M., Tommerup, N., van Ommen, G. J., Goodman, R. H., & Peters, D. J. et al. (1995). Rubinstein-Taybi syndrome caused by mutations in the transcriptional co-activator CBP. *Nature, 376*(6538), 348-351.

Pfefferbaum, A., Chanraud, S., Pitel, A. L., Müller-Oehring, E., Shankaranarayanan, A., & Alsop, D. C. et al. (2011). Cerebral blood flow in posterior cortical nodes of the default mode network decreases with task engagement but remains higher than in most brain regions. *Cereb Cortex, 21*, 233-244.

Pierce, K., & Courchesne, E. (2001). Evidence for a cerebellar role in reduced exploration and stereotyped behavior in autism. *Biol Psychiatry, 49*, 655-664.

Posner, J., Park, C., & Wang, Z. (2014). Connecting the dots: A review of resting connectivity MRI studies in attentiondeficit/hyperactivity disorder. *Neuropsychol Rev, 24*, 3-15.

Qiu, T., Chang, C., Li, Y., Qian, L., Xiao, C. Y., & Xiao, T. et al. (2016). Two years changes in the development of caudate nucleus are involved in restricted repetitive behaviors in 2-5-year-old children with autism spectrum disorder. *Dev Cogn Neurosci, 19*, 137-143.

Rakic, P. (1972). Mode of cell migration to the superficial layers of fetal monkey neocortex. *Journal of Comparative Neurology, 146*, 335-345.

Rakie, P., & Sidman, R. L. (1973). Organization of cerebellar cortex secondary to deficit of granule cells in "Weaver" mutant mice. *Journal of Comparative Neurology, 152*, 133-162.

Rubesntein, J. L. R. (1998). Development of the cerebral cortex: V. Transcription factors and brain development. *Journal of the American Academy of Child and Adolescent Psychiatry, 37*(5), 561-562.

Sakuma, H., Nomura, Y., Takeda, K., Tagami, T., Nakagawa, T., Tamagawa, Y., & Tsukamoto, T. (1991). Adult and neonatal human brain: Diffusional anisotropy and myelination with diffusion-weighted MR imaging. *Radiology, 180*(1), 229-233.

Schumann, C. M., Barnes, C. C., Lord, C., & Courchesne, E. (2009). Amygdala enlargement in toddlers with autism related to severity of social and communication impairments. *Biol Psychiatry, 66*, 942-949.

Shaw, P., Eckstrand, K., & Sharp, W. et al. (2007). Attention-deficit/hyperactivity disorder is characterized by a delay in cortical maturation. *Proc Natl Acad Sci USA, 104*, 19649-19654.

Shaw, P., Lerch, J., Greenstein, D., Sharp, W., Clasen, L., Evans, A., & Rapoport, J. (2006). Longitudinal mapping of cortical thickness and clinical outcome in children and adolescents with attention-deficit/hyperactivity disorder. *Archives of General Psychiatry, 63*(5), 540-549.

Silk, T. J., Beare, R., & Malpas, C. et al. (2016). Cortical morphometry in attention deficit/hyperactivity disorder: Contribution of thickness and surface area to volume. *Cortex, 82*, 1-10.

Sundaram, S. K., Kumar, A., Makki, M. I., Behen, M. E., Chugani, H. T., & Chugani, D. C. (2008). Diffusion tensor imaging of frontal lobe in autism spectrum disorder. *Cereb Cortex, 18*, 2659-2665.

Thompson, P. M., Giedd, J. N., Woods, R. P., MacDonald, D., Evans, A. C., & Toga, A. W. (2000). Growth patterns in the developing brain detected by using continuum mechanical tensor maps. *Nature, 404*(6774), 190-193.

Vaccarino, F., & Lombroso, P. J. (1998). Development of the cerebral cortex: VII. Growth factors: II. *Journal of the American Academy of Child and Adolescent Psychiatry, 37*(5), 789-790.

Valera, E. M., Faraone, S. V., Murray, K. E., &Seidman, L. J. (2007). Metaanalysis of structural imaging findings in attention-deficit/hyperactivity disorder. *Biol Psychiatry, 61*, 1361-1369.

van Rooij, D., Anagnostou, E., Arango, C., Auzias, G., Behrmann, M., & Busatto, G. F. et al. (2018). Cortical and subcortical brain morphometry differences between patients with autism spectrum disorder and healthy individuals across the lifespan: Results from the ENIGMA ASD working group. *Am J Psychiatry, 175*, 359-369.

Volpe, J. J. (1987). *Neurology of the Newborn*. Philadelphia: W. B. Saunders.

Wang, S. S., Kloth, A. D., & Badura, A. (2014). The cerebellum, sensitive periods, and autism. *Neuron, 83*, 518-532.

Watson, J. D., & Crick, F. H. C. (1953). Molecular structure of nucleic acids: A structure for deoxyribose nucleic acid. *Nature, 171*(4356), 737-738.

Wolff, J. J., Gerig, G., Lewis, J. D., Soda, T., Styner, M. A., & Vachet, C. et al. (2015). Altered corpus callosum morphology associated with autism over the first 2 years of life. *Brain, 138*, 2046-2058.

Zappella, M., Meloni, I., Longo, I., Canitano, R., Hayek, G., Rosaia, L., Mari, F., & Renieri, A. (2003). Study of MECP2 gene in Rett syndrome variants and autistic girls. *American Journal of Medical Genetics, 119B*(1), 102-107.

제4장

소아정신의학

발달과 정신병리의 환경 및 경험 요인

Environmental and Experiential Factors in Development and Psychopathology

반건호

서론

아이의 성장 발달은 유전자를 포함한 생물학적 요인은 물론 가족, 학교, 사회문화 요인과 상호작용을 통해 진행된다. 이렇게 다양한 요소가 건강한 발달에 필수적이지만, 정신병리 발생의 원인으로 작용하기도 한다. 이번 장에서는 아동의 발달과 정신병리를 심층적, 포괄적으로 이해하고, 진단 및 치료 계획을 세우는 데 필요한 환경·경험 요소에 대해 검토한다.

첫째, 가정

영유아는 물론 모든 인간에게 가장 중요한 환경은 가정이다. 가정은 단순히 몇 사람이 모인 집단이 아니고, 정신사회적 기본 단위로 분류하기도 한다. 가정을 개체 정체성의 모태로 볼 때, 개체는 가정에 대한 소속감과 개체 자체로 존재하는 분리감, 이 두 가지 감정이 평형을 이루고 있다. 각 구성원은 이러한 평형을 유지하면서 가족으로부터 필요한 협조와 정서적 도움을 받는 동시에 가정 내에서나 가정을 떠나서 하나의 개체로 사회생활을 영위해 나간다(홍강의, 2014).

따라서 가족 구성원에게 정신건강 문제가 있다면 가족 전체 문제의 표현일 수 있다. 가정의 문제 때문에 개인의 신체·정신·행동 문제가 유발되는 경우가 흔할 뿐 아니라, 문제해결을 위해 한 개인만을 도와주는 것만으로는 별 의미가 없고 도움이 되지 않는 경우가 많다.

1. 가정의 역할과 기능

1) 애정의 주 공급처

인간은 먹는 것만으로 살아갈 수 없고, 인간이면 누구나 애정의 욕구가 있다. 인간의 교육적 혹은 사회적 희망과 욕구는 가정 이외의 사회활동에서도 충족할 수 있겠지만, 애정의 욕구는 주로 가정 내에서 가족 구성원과의 친밀한 관계를 통해 충족된다. 그렇기 때문에 가정 내의 조화 여부가 자녀의 정서문제와 직접 관계가 있고, 가정 내에서 겪었던 그리고 현재 겪고 있는 경험이 각 구성원의 정신건강에 중요하다.

2) 성 욕구 충족과 출산

가정은 부부의 성적 욕구를 충족하고 생식을 통하여 2세를 생산하고 길러 낸다. 모든 사회에서 결혼한 부부간의 성관계는 자연스럽고 합법적인 것으로 인정되며, 가정 내 성생활은 보호되고 존중된다. 부부간 성관계의 자연스러운 결과인 자녀 출산은 부모의 입장에서는 대를 이을 후손을 확보하는 것이며, 더 넓게 보면 종족 보존 기능 수행이다.

3) 아동 보호, 양육, 및 사회화

한 아동이 부모의 진실한 애정관계의 산물이라면 그 아

동은 부모의 애정표현으로서 축복받고 존중받고 보호될 것이다. 어떤 사회에서나 가정은 가장 좋은 양육 장소이다. 양육은 신체적 보살핌뿐 아니라 넓게는 교육, 그리고 사회화 과정을 모두 포함한다. 인간이 일생을 살아가는 데 필요한 기본 지식과 언어, 대인관계 기술의 습득은 모두 가정에서 시작된다. 인간은 가장 진화한 고등동물로서 성인기를 위한 기초교육과 사회화는 장기간에 걸쳐 서서히 이루어지기 때문에 포유동물 중 아동기가 가장 길 수밖에 없다. 이렇게 길고 어렵고 배울 것이 많기 때문에 부모는 협동적으로 자녀를 양육해야 한다.

4) 의식주 및 물질 공급

가정은 의식주와 기타 개인에게 필요한 물질적 욕구를 충족하는 사회의 경제단위이다. 전통적으로 가정의 경제적 책임은 아버지가 지고 어머니는 집안일과 육아를 맡는 상호 보완적 역할 분담이 대부분이었으나, 현대사회에서는 부모 모두 일하는 경우가 많아졌고 경제나 양육을 공동으로 책임지는 형태로 바뀌고 있다. 어떤 형태이든 중요한 것은 자녀가 독립할 수 있을 때까지 사회생활에 필요한 능력과 자질을 배우는 데 전념하도록 가정이 경제적 지원을 담당한다는 점이다.

5) 휴식처이자 안전기지

가정은 가족 구성원이 언제나 안심하고 필요한 휴식을 취할 수 있는 최상의 쉼터safe heaven이자 정서적 지지의 일차 공급처이다. 가족은 신체적으로 피곤하고 지칠 때는 물론이고, 정신적 스트레스나 상처를 받았을 때 돌아와 충분히 쉬며 피로를 풀고 위로와 격려로 상처를 치유하는 기능이 있다. 스트레스는 신체 및 정신 질환의 원인요소로 작용하는 것으로 알려져 있는데, 가정이 피로와 스트레스를 풀어 준다는 것은 가정이 스트레스의 완충작용을 함으로써 질병 예방 기능도 있음을 의미한다. 가정은 사람들의 생활과 활동의 중심지로서 안전기지secure base 역할을 한다. 즉, 가정은 사람들이 충분히 쉬고 먹고 난 후 학교나 직장에 나가 배우고 일하며, 다시 돌아와 필요한 에너지를 공급받는 곳이다.

6) 문화 적응과 전승

가정은 개인이 속한 사회나 문화권의 가치관이나 습성, 관습 등을 전해 주고 그에 적응하도록 돕는 역할을 한다. 대인관계를 맺는 기술과 기본 사회성, 습관, 관습 등은 공식 교육 이전에 가정 내에서 배우게 되며, 이러한 문화적 활동이나 가치관이 대대로 전해지는 중요한 방편이다.

2. 가정 관련 위험요인

가정은 양육에 필요한 역할과 기능이 있으나, 발달과 양육의 장애물이 될 수도 있다. 다양한 위험요인 중 대표적인 요인 몇 가지를 소개한다.

1) 가정폭력

가정폭력은 부부간 폭력행동이 있고, 아동에 대한 직접적 신체 또는 학대가 있을 수 있다. 어떤 유형이든 아동에게는 '안 좋은 경험Adverse Childhood Experiences: ACE'이며, 정서 및 행동 문제 발생의 원인이 될 가능성이 높다. 가정폭력이 아동 발달에 중요한 이유에 대해서는 최근 많은 ACE 연구에서 어린 시절에 외상을 포함한 불행한 경험이 성장과정은 물론, 인생 전반에 걸쳐 영향을 미칠 수 있음을 증명하였다(Soares et al., 2021). 어린 시절의 외상 경험이나 가족의 역기능 등은 성인이 되서 직업을 선택할 때도 영향을 미친다(Bryce et al., 2023).

2) 빈곤

빈곤층 자녀는 여러 가지 불리한 입장에서 자라고, 이로 인하여 사회문화적 자극과 교육의 기회도 결핍된다(McLoyd, 1998). 가난한 가정은 사회적으로 고립되기 쉽고 양육에 필요한 도움이 부족할 뿐 아니라, 정서적 지지를 받을 만한 이웃과 친척으로부터 단절되는 경향도 있다. 교육 자극의 부족과 훈육의 부적절성, 공격적 훈육방법 노출 등으로 인하여 빈곤층 아동은 지능이 낮고, 공격적이고, 반사회적 행동이 많으며, 여러 가지 행동문제를 나타내는 경향이 있다. 빈곤은 개별 가정의 문제이기도 하지만, 사회환경 위험요소로도 많은 연구자료가 있다(홍강의, 2014). 이렇듯 어린 시절의 빈곤과 불리한 예후 사이의 관련성을 설명하는 기전 중 하나로 억제 조절inhibition control 기능의 손상을 들 수 있다(Taylor & Barch, 2022). 억제 조절이 힘든 아이들은 외현화 및 내현화 행동문제를 일으킬 가능성이 많고, 학습성취도 저하를 보일 수 있다. 정상 발달 중인 아동을 대상으로 한 뇌영상 연구에서 극빈곤층 아동의 학습 성취도 지연과 대뇌 전두엽 및 측두엽의 성숙도 지연 관련성을 보고하였다(Hair et al., 2015).

3) 부모의 정신과적 문제

부모가 정신과적 문제가 있을 경우 자녀는 정서행동문제를 가질 가능성이 높다(홍강의, 2014). 일반적으로 부모가 불안이나 우울 등이 있을 경우, 자녀는 정서문제를 가질 가능성이 높다. 부모가 성격장애가 있는 경우, 자녀는 행동문제를 갖는 경향이 있다. 이런 경향이 초래되는데 기여하는 몇 가지 요인을 고려할 수 있다. 첫째, 유전적 요인, 둘째, 부모가 정신과적 문제가 있을 때 이차적으로 가족에 미치는 영향, 셋째, 자녀의 부모 모방과 동일시, 넷째, 부모의 정신과적 문제로 인한 부부의 원만하지 못한 결혼관계 및 가정불화 등이 자녀의 정신건강을 해칠 수 있다.

부모의 물질남용문제는 환경적 위험요인이기도 하지만, 특히 여성의 물질남용은 태어날 2세의 신체 및 정신 건강에 심각한 영향을 미칠 수 있으며, 이는 아이에게 평생 지속되는 문제를 남길 수 있다. 예를 들면, 태아알코올증후군의 경우 신체 발달지연은 물론 과잉행동문제나 지적 기능 저하를 초래한다(Domeij et al., 2018).

정신과적 문제 중 신생아기와 영아기에 어머니의 산후우울증은 특히 중요하다. 산후우울증이란 임신 중 혹은 출산 후 4주 이내에 주로 나타나는 우울증을 말한다. 우울증 진단을 받을 만큼 증상이 심하지 않지만, 출산 후 일시적 무력함, 피로감, 걱정, 울음, 생각하기가 어려움, 수면장애 등이 나타나는 산후우울감postpartum blue과 감별해야 한다. 산후우울감은 50~70%의 산모에서 나타나지만, 산후우울증은 3~6%에서 나타난다. 어머니의 산후우울증은 일시적으로 나타나고 회복되는 산후우울감과 달리 산모의 정서적 · 신체적 기능을 유의하게 저하시킬 뿐 아니라, 자녀의 인지발달, 모자관계, 부부관계에 악영향을 미칠 수 있다는 점에서 임상적으로 주의 깊게 다루어져야 한다(김용구 등, 2008).

3. 부모의 역할

가정의 역할 중 특히 중심 구성원인 부모의 역할은 다음과 같다.

1) 정서적 유대관계와 애정 공급

아동이 부모와 정서적 유대관계를 갖는 것은 아동 발달, 특히 사회성 발달의 기초가 되는 첫 단계이다. 유아는 생후 첫 2~3년간 매우 밀착된 애착관계를 경험하는데, 이러한 초기의 정서적 유대관계는 나중에 대인관계의 유형을 결정하는 기초가 된다. 일반적으로 유아는 자기와 가장 강렬하고 지속적인 접촉을 하는 어른과 유대관계를 맺는데, 전통사회에서는 대개 어머니였다. 그러나 아버지, 외조부모나 보모 등도 상황에 따라 애착 형성 대상이 될 수 있다(홍강의, 2014).

최근 부모 둘 다 일하는 가정이 늘면서 애착 대상이 어머니라는 표현은 상징적이 되었다. 우리나라의 경우 15세 이상 경제활동인구 중 여성의 고용률은 점차 늘고 있으며, 2015년 50.1%를 달성한 뒤 과반수 이상의 여성이 직업을 갖게 되었다(통계청, 2020). 이는 아이가 어머니와 떨어져 지내는 시간이 길어짐을 의미한다. 이런 경우 아동에게 정서행동문제가 늘어나는 것은 아닌가 하는 논란이 있다. 엄밀히 말하면 어머니가 직업이 있다고 해서 아동이 자라면서 정서행동 문제가 더 많아진다는 확실한 근거는 없고, 어머니의 직업 여부 자체가 아동 발달에 미치는 영향력은 비교적 크지 않다는 주장도 있다(Siegel, 1984). 일본에서 직장을 다니는 어머니의 자녀들과 전업주부 가정의 자녀들을 임신 시점부터 출생 후 12년간 추적한 결과, 어머니의 취업 여부는 아동의 애착 발달에 부정적 영향을 미치지 않았다(Sugawara, 2005).

아마도 가장 중요한 매개요인은 어머니가 일을 하면서도 아동과 얼마나 좋은 애착관계를 맺느냐이다. 직장에서 귀가 후 육아에 소홀하다면 아동의 정서행동문제 발생 가능성이 높아질 수도 있겠으나, 저녁 시간을 할애하여 아동과 질적으로 양호한 돌봄이 가능하다면 반드시 문제 가능성이 높아진다고 할 수는 없다. 어머니가 육아를 위해 직장을 그만둔다고 해서 자녀에게 도움이 된다는 보장도 없다. 오랫동안 직장생활을 통해 어머니 자신의 생활에 보람을 느끼고 살고 있다면, 아이 때문에 경력 단절이 생기는 것에 대해 불만이 생길 수 있고 간접적으로 자녀에게 부정적 영향을 미칠 수 있기 때문이다. 중요한 것은 직장생활을 하더라도 아동이 어머니와 계속적이고 최소한의 만족스러운 모자관계를 계속한다면 큰 문제가 되지 않는다. 어머니 직업의 부정적 영향과는 반대로 직업이 있는 어머니의 자녀, 특히 딸은 학업에서나 성역할에서 더 긍정적이라는 보고도 있다(Siegel, 1984).

2) 안전기지

아동은 부모의 사랑에 대한 확신으로 새로운 상황이나 긴장된 상황에서 불안을 덜 수 있고 안심할 수 있다. 부모는 아동의 안전기지로서 역할을 하며, 그에 따라 아동은 새로운 세계와 주위 환경 탐색에 나설 수 있다. 부모와의 유대관계가 안전한 기지라는 것은 두세 살짜리 꼬마들이 부모 곁에 있을 때는 잘 놀고 뛰어다니지만, 그렇지 못할 때는 무서워하고 놀지 않으려고 하는 것을 보면 알 수 있다. 어머니와의 관계가 만족스럽고 안전할수록 아이는 어머니와 떨어져서 세상을 탐험할 수 있는 능력이 생긴다. 부모에 대한 확신이 없는 아동일수록 부모에게 더 매달리고 주변 탐색을 싫어한다. 아동이 불안하고 불편한 시기에 부모가 얼마나 중요한지는 아동이 병에 걸리거나 병원에 입원했을 때, 혹은 낯선 환경에 처했을 때 행동을 보아도 명확하다. 이런 상황일수록 아동은 어머니에게 더 매달리고, 어머니와 있으면 불안이 줄어든다.

3) 행동과 태도 모델

아동은 다른 사람의 행동을 모방하고 되풀이함으로써 배운다. 가장 많이 동일시하는 대상은 부모일 것이다. 사소한 일에서도 거의 무의식적으로 부모와 가정 내 행동 양상과 태도를 이상화하고 답습한다. 아동은 행동 특징, 언어 특징, 걸음걸이, 다른 사람을 대하는 태도 등 많은 것을 부모로부터 배운다. 부모가 모델이 된다는 것은 행동뿐 아니라 문제해결 방식을 배운다는 점에서도 의미가 있다. 예를 들어, 큰 좌절이나 문제 상황에서 소리를 지르고 폭력을 행사하는 부모, 고민과 걱정이 있을 때 머리가 아프다고 누워 버리는 부모, 문제를 전면 회피하는 부모가 있을 수 있는데, 이러한 문제 접근방법을 자녀들도 그대로 배울 가능성이 높다(홍강의, 2014).

대인관계도 부모의 인간관계를 관찰하고 따라함으로써 배우게 된다. 특히 부부관계를 관찰함으로써 가장 가까운 남녀관계가 어떤 식으로 이루어지는지를 배운다. 즉, 부모의 부부관계를 관찰함으로써 장차 자신의 부부관계 모델을 형성한다. 따사롭고 상호 보완적이며 존중하는 부부라면 아동도 향후 그와 비슷한 관계를 갖게 될 것이지만, 부부관계가 좋지 않아서 서로 싸우고 무시하며 혼외 성관계를 갖는다면 자녀도 장차 그러한 남녀관계를 가질 가능성이 높다.

부모가 자녀를 가르칠 때 말로 하는 것과 행동으로 보여주는 것이 있다. 이때 부모의 언행이 일치하면 아동은 이런 상황에서 부모의 지시를 잘 따를 것이다. 부모의 언행이 다를 경우 자녀는 부모에 대한 불신과 저항을 가질 수 있다. 예를 들어, 자녀에게는 정직을 강조하면서 부모는 거짓을 말하고 남을 속이는 행동을 보였을 때, 자녀에게는 자기억제를 요구하면서 부모 자신이 화났을 때는 참지 못하고 아이를 때리는 등 심한 공격적 행동을 보였을 때, 사랑한다고 말하면서도 표정이나 행동 속에서는 자녀를 미워하거나 관심 없는 태도를 보였을 때, 아동은 그것을 어떻게 받아들여야 할지 의문과 혼동에 빠지기 쉽다. 사실 부모 가르침 중에서 가장 중요한 것은 말보다는 행동이며, 자녀는 행동적인 것을 좀 더 중요시하고 그에 반응한다. 또한 부모의 행동을 통해서 배운 바나 부모의 지시에 따라서 얻게 된 행동 규범은 아동의 이상형이나 초자아의 일부로서 장차 그들의 행동을 이끄는 중요한 요소가 된다.

4) 생활 경험 공급

자녀가 일생을 살아가는 데 있어서 필요한 경험의 가장 중요한 원천은 부모이다. 생활에 적응해 나갈 수 있는 능력, 즉 지능은 유전적 요소 외의 경험을 통해 발전한다. 장난감을 만진다거나 놀이를 한다든가, 혹은 적극적으로 일을 수행함으로써 배울 수 있다. 따라서 부모가 주위 환경을 어떻게 만들어 주고, 장난감이나 놀이 기회를 어느 정도 제공해 주며, 얼마만큼 놀아 주고 상호 교환을 이루었느냐에 따라 아동의 지능 발달이 촉진되거나 지체될 수 있다. 부모의 태도 여하에 따라서 집 안에서뿐 아니라 집 밖에서 또래 아동과 어떻게 놀고, 어떤 경험을 하느냐가 결정된다. 집이라는 한정된 공간에서만 생활하는 아동은 또래와의 사회성과 인간관계 형성에 문제가 생길 뿐 아니라, 필요한 경험 부족으로 소위 문화실조증cultural deprivation이 올 수 있다. 여러 종류의 경험을 풍부히 하는 대신 한두 가지의 활동이나 기술 습득에만 집착한다면 아동의 지적 발달은 매우 협소해질 것이다. 생활 경험을 제공하는 데 있어 단순히 사실만을 제공하는 부모가 있는 반면, 사물이나 문제에 대해 생각하고 그 문제를 해결할 수 있는 태도와 능력을 키워 주는 부모도 있다. 후자의 경우가 문제해결 능력과 학구적 능력 향상에 훨씬 도움이 될 것이다(홍강의, 2014).

특히 다양한 생활 경험은 단순히 지식 습득뿐 아니라 정서사회성 발달에 상당히 중요하다. 어머니에게만 매달리는 또는 집에만 있으려고 하는 아동은 사회성이 부족할 뿐 아니라, 장차 학교에 입학한다든가 부모와 떨어져야 할 상황에서 문제가 드러난다. 이런 사회성 부족과 정서적 독립의 결함은 또래와 놀이하기도 힘들게 하고, 스스로 문제해결을 하는 데 지장을 초래한다. 따라서 가능한 한 여러 가지 상황에서 여러 가지 문제를 스스로 해결하고 상황에 적응하는 경험을 할 수 있도록 기회를 제공해야 한다.

5) 훈육 및 행동 조성

훈육$_{\text{discipline}}$이란 부모가 아동의 어떤 행동을 선택적으로 강화하거나 혹은 단념하게 함으로써 아동의 행동을 만들어 주는 역할을 말한다(홍강의, 2014). 적어도 유아기에는 부모의 선택적 반응에 따라 아이가 어떤 행동을 할 것인지 아닌지가 결정된다. 부모의 직접 지시에 의한 것일 수도 있고, 부모로부터 '착한 아이' '좋은 아이'라는 칭찬을 들으려고 하는 것일 수도 있다. 또는 체벌이나 벌을 피하기 위하여 특정 행동을 하지 않게 되는 경우도 있다. 궁극적으로 아이가 사회적으로 긍정 평가를 받을 만한 행동$_{\text{prosocial behavior}}$을 키워 나가도록 만들어 주는 것이 좋은 훈육이라 할 수 있다. 여러 가지 이론이 있겠으나 Baumrind(1966)의 권위형 훈육$_{\text{authoritative}}$ 방법 중 부모 자녀 간 토론과 절충을 통한 의견 조율이 바람직한 방법 중 하나일 것이다.

부모 간에 자녀가 어떻게 행동해야 할 것인가에 대한 의견 차이가 생길 수 있으며, 가정적으로는 물론 국가별, 문화적으로도 차이가 있다. 예를 들면, 어떤 부모는 자녀가 무조건 순종해야 한다고 생각하는 반면, 어떤 가정에서는 자녀가 자기주장을 하고 독립적이기를 바란다. 이렇듯 부모의 태도는 자녀의 행동 방식에 영향을 줄 뿐 아니라, 성격 형성에 큰 영향을 주며 자녀의 정서 행동 특징을 결정짓는 중요한 요소가 된다.

훈육방법과 관련해 가장 큰 논란은 벌에 관한 것이다. 야단을 친다든가, 체벌을 한다든가, 혹은 혼자 있게 한다든가 하는 방법이 있다. 얼마나 심하게 벌을 주는 것이 적절한가에 대한 논란이 있으나, 벌의 정도보다는 벌을 주는 방법과 횟수가 정서문제와 관련이 있다. 체벌을 자주 받는 아동은 공격성과 비행이 많고, 잦은 체벌은 부모에 대한 적개심을 유발한다. 효과적으로 벌을 훈육에 이용하기 위해서는 두 가지 조건이 있다. 첫째, 아동과 부모의 관계가 애정이 풍부한 관계여야 하고, 둘째, 일관성 있는 훈육이어야 한다. 부모 간 훈육 태도에 차이가 많으면, 예를 들어 아버지는 엄하고 어머니는 너무 허용적일 때, 아동의 입장에서는 혼동이 올 수 있고 훈육에 일관성이 없어진다. 또한 훈육의 방법이 일정치 않아서 같은 행동이라도 어떤 경우에는 심하게 벌을 주고, 어떤 경우에는 전혀 관심을 보이지 않는 것은 훈육에 상당한 문제를 초래한다. 어떤 부모는 아동의 행동을 통제하지 못하고 오히려 아동이 부모를 통제하는 경우가 있는데, 이렇게 되면 아동의 성격 형성과 자기행동 조절에 큰 문제가 초래된다. 과거 '사랑의 매'라는 표현도 있었으나, 상당수 연구에서 체벌이나 신체학대가 아동 발달에 부정적 예후를 초래한다는 결과를 보고하였다(Durrant & Ensom, 2017). 그에 따라 많은 나라에서 아동학대 방지 관련 법안이나 조례를 제정하고 있다.

문제아의 부모 중에는 정상아의 부모에 비하여 언제, 어떻게, 어떤 행동에 대하여 벌을 줄 것인가, 행동 조절에 어느 정도 관여할 것인가를 잘 모르는 경우가 많고, 아동이 나쁜 행동을 보일 때는 벌을 주지만 좋은 행동을 할 때는 칭찬도 없이 무관심한 경향이 있다.

아동이 부모의 관심을 받기 위하여 문제행동을 하는 경우가 있는데, 이때 부모가 무조건 벌을 주고 잔소리를 한다면 부정적이기는 하지만 원하는 관심을 받는 결과가 되므로 오히려 문제행동이 늘거나 지속될 수 있다. 이런 경우 그런 행동을 무시해.버리는 게 더 나을 수도 있다. 나쁜 행동을 보일 때는 무시하고, 오히려 좋은 행동을 보이고 정상 행동을 할 때 관심을 더 주고 칭찬을 해 주는 것이 효과적인 행동 통제방법이다.

6) 의사소통학습

가정은 아동이 정상적이고 모범적인 행동이 무엇인가를 배우는 장소이자 의사소통방법을 배우는 곳이다. 한 아동이 부모와 형제자매와의 관계를 통하여 자기 생각과 감정을 표현하고 조절해 나가는 것은 장차 대인관계에 필요한 사회성과 자기 감정 표현, 자기 태도 등을 시험하고 배우는 기회를 갖는 것이다. 가정에서 배운 대화와 감정 표현방법, 효과적 의사전달방법은 아동이 자라서 다른 사람과 얼마나 의사소통을 잘할 것인지를 결정짓는 요소이다. 부모가 엇갈린 의사전달을 하거나 불투명한 의사소통을 한다면 아동도 그 뜻을 알지 못하고, 아동의 의사소통방법도 부모의 그것과 비슷하게 될 수 있다.

4. 부모 태도와 자녀 정신건강

사람의 태도는 감정, 생각, 행동 등 모든 것이 복합적으로 관련된 대인 및 대물 관계, 그리고 생에 대한 기본적 방향을 말한다. 자녀 양육과 자녀 행동 및 삶에 대한 부모의 태도는 아동의 성격 형성에 영향을 미치며, 일부 부모의 병적이거나 건전하지 못한 태도로 인하여 아동에게 행동장애와 정서장애를 일으킬 수 있다. 부모의 태도 중 아동 발달에 건강하지 못한 영향을 미치는 몇 가지 유형은 다음과 같다.

1) 무관심과 애정 결핍

부모가 자식에 대한 애정을 느끼지 못하고 아동 양육에 무관심하거나 혹은 자신의 문제, 환경적 이유로 아동과 접촉을 못하여 결과적으로 양육에 태만하거나 소홀한 경우 아동 발달에 큰 영향을 미친다. 영아기 아동의 경우 발달 전체가 정지되어서 신체발달뿐 아니라 지적발달도 저하된다. 감정적으로 분화가 이루어지지 않고 경험이 부족하므로 Harlow의 격리된 원숭이처럼 절망과 실의 속에서 자기만의 세계에서 사는 슬픈 존재가 된다. 부모가 소홀하게 양육한 경우 나이가 들면서 만성적 우울에 빠질 가능성이 많다. 시설과 인력이 부족한 고아원이나 수용소에서 자란 아동은 성격적으로 메마르고 우울하며 대인관계가 부적절할 수 있다. 특히 시설에서 생활한 기간, 즉 부모 애정 박탈 기간과 뇌발달 간의 관련성에 대한 궁금증이 생길 수 있다. 그와 관련된 자료는 차우세스쿠 독재 정권 붕괴 후 루마니아 고아원에 수용되었다가 유복한 가정에 입양된 아이들의 장기 추적연구에서 찾아볼 수 있다(Mackes et al., 2020). 이들 아동이 성인이 될 때까지 추적한 뇌 MRI 검사에서 다른 입양아들에 비해 특정 뇌 부위의 용적에 차이가 있었다.

2) 거부적 태도

부모 중에는 자녀의 보살핌을 소홀히 하거나 게을리하기보다는 좀 더 적극적으로 아이를 미워하고 거부하는 경우가 있다. 아이가 태어나지 않았기를 바라기도 한다. 자녀는 부모로부터 환영받지 못하는 존재이며, 심지어 신체적 혹은 정신적 학대 대상이 되기도 한다. 현대사회에서 성의 개방이나 이혼율 및 재혼율의 증가 그리고 자녀에 대한 자기희생 경시 풍조는 부모의 성숙도는 오히려 낮아지게 만들고, 결과적으로 아동학대의 원인이 되기도 한다.

아동을 학대하고 거부하는 부모는 일반적으로 불안정하고 미성숙한 성격인 경우가 많다. 어머니 자신도 어릴 때 별로 애정을 느끼지 못했거나 부모에게 버림받은 경우도 많다. 따라서 부부의 결혼관계도 좋지 못하고 대인관계도 상당한 문제를 안고 있다. 이런 상황에서 자녀를 갖게 되면 어머니 자신도 미성숙해서 임신과 출산을 받아들이기 어렵고 큰 부담이 된다.

부모에게 버림받거나 증오의 대상이 된 아동은 자신감이 없고 우울한 성격을 가질 뿐 아니라, 동시에 부모에 대한 증오심과 적개심이 많아서 부모와 관계가 좋지 않다. 대인관계에서도 남을 불신하고 공격성을 보인다. 또한 성인이 되고 결혼을 하고 자녀를 가질 때, 자녀에게 자기를 학대한 부모처럼 학대 행동을 보임으로써 같은 문제가 대를 이어 되풀이될 가능성이 높다.

3) 과잉보호

과잉보호란 아동이 유아기를 넘어 어느 정도 독립 행동을 할 수 있는 나이에 도달했음에도 지속적으로 자녀를 아기처럼 도와주고 감싸 주고 보호해 주는 행동을 말한다. 일반적으로 어떤 행동의 제약이나 조절 없이 원하는 대로 모든 행동을 받아 주는 태도이다.

과잉보호의 원인은 다양한데, 자녀 양육에 대한 오해, 즉 자녀를 사랑하는 일이 무조건 허용하고 들어주는 것이라고 생각하는 데에서 비롯된다. 외동, 막내, 몸이 약한 아이, 조산아, 심각한 만성질환을 앓는 아이 등 아이 쪽의 요인도 생각할 수 있다. 부모 쪽의 요인 중에는 자신의 불행한 아동기 때문에 자식만은 원하는 대로 해 주고 싶다는 태도, 부부 불화로 배우자에 대한 기대는 포기하고 자식에게만 집착하는 경우도 있다. 현대사회에서 과잉보호의 주 원인 중 하나는 핵가족화와 자녀 수의 현저한 감소를 꼽을 수 있다.

과잉보호 결과, 아동은 자기충동 조절을 배우지 못하고

자기중심적이 된다. 남을 생각하지 못하고 자기 행동을 억제하지 못하는 버릇없는 아동, 더 나아가서는 행동문제를 가진 아동이 된다. 이런 아동은 자기 행동의 한계를 모르고 남과 마찰이 심하며, 대인관계에서 갈등을 빚을 소지가 많다. 결과적으로 독립심과 자신감이 결여되고, 부모와 공생적으로 가까운 관계를 유지하면서 정서와 행동 발달 진행이 지연된다.

4) 과잉통제

부모 중에는 아동의 행동을 일거수일투족 통제하고 부모가 원하는 방향으로만 끌고 가려는 경우가 있다. 아이에게는 절대적 통제가 필요하다고 생각하는 편견 때문일 수도 있고, 이상적인 자녀로 키우려는 부모의 욕심이나 강박 성격이 원인일 수 있다.

지나친 통제 속에서 자란 아동은 부모의 요구와 통제에 응하지 않을 수 없어서 겉으로는 착한 아이, 말 잘 듣는 아이로 보이지만, 점차 생활과 공부에 재미를 느끼지 못하고 활기가 없으며 수동적으로 생활한다. 동시에 아이의 마음 속 깊은 곳에 부모에 대한 분노와 적개심이 자라면서 나이가 들면 간접적이고 수동 공격적인 방법을 통해 분노를 나타낸다. 청소년기가 되면 직접 부모에게 반항하고, 부모나 권위자에게 억눌렸던 분노를 표출한다.

과잉통제형 부모는 상당수가 자신이 완벽성을 추구하는 강박 성격의 소유자로서 자녀에게도 그것을 요구하는 경우가 많다. 부모 자신도 그렇지만 과잉통제 속에서 자란 아동은 인생에 대한 여유를 갖지 못하고, 즐거움을 모르며, 우울하고, 타인에 대한 증오심을 갖는 경우가 많다. 틱 장애 아동에서 흔히 관찰된다.

5) 유혹하는 부모

부모 중에는 알게 모르게 자녀를 자식으로서가 아니라 자기와 동등한 입장에 있는 어른으로 취급하는 경우가 있다. 특히 부모가 반대 성의 자녀에게 이런 태도를 취하고 가까워지는 경우, 자녀는 심한 부담을 느낄 수 있다. 명확한 성적 관계는 아니지만 어머니가 남편에게서 받지 못하는 애정을 아들로부터 받으려 하거나 다분히 성적인 요소가 내포된 경우, 반대로 아버지가 아내와의 관계에서 만족을 얻지 못하고 딸을 정도 이상으로 귀여워하고 성적인 요소가 가미된다면 딸 역시 상당한 심리적 부담을 갖게 된다. 이러한 요소는 근친상간 금기에 해당되므로 자연히 죄책감이 따르게 마련이다. 이러한 부모의 태도는 자녀들이 훗날 남녀관계에 대한 불안과 죄책감을 갖게 하는 원인이 되고, 실제로 이런 아이는 자라서 경계성 성격장애 같은 특성을 나타낼 가능성이 있다.

6) 미성숙하고 아이 같은 태도

부모 자신이 성숙하지 못하여 어린아이처럼 행동하고 자식과의 관계에서 부모 역할보다는 마치 형제처럼 싸우고 경쟁하는 경우가 있다. 결과적으로 부모로서의 책임을 이행하지 못하게 된다. 경우에 따라서는 자녀가 부모 역할을 대신해야 하며, 그러다 보면 아이 자신은 필요한 애정 충족이 미흡하고 적합한 행동 통제 역시 부족할 수 있다. 부모의 미성숙하고 일관되지 못한 양육으로 인하여 건강한 행동 기준을 배우지 못하고 사회성이 결여되면 대인관계문제 발생 가능성이 높아진다.

둘째, 조기 보육과 학교

출생 후 어머니 혹은 주 양육자와 지내던 아이는 어린이집이나 유치원에 다니게 되면서 집 이외의 외부 활동과 또래관계 훈련을 시작한다. 걸음마기 유아는 또래의 존재를 인식하고 또래에 관심을 보이지만, 같이 놀 줄은 모르며, 그저 같이 있는 것을 즐기는 경향이 있다. 유치원에 다닐 나이가 되면 서로 협동적으로 놀이를 할 수도 있고, 같은 목적을 위한 활동에 참여하기도 한다. 또래와 싸우기도 하고, 양보하기도 하는 경험을 통하여 사회화socialization가 일어나고, 자기 외에 다른 이의 의견도 존중해야 한다는 것을 익힌다. 따라서 또래와의 접촉을 통해 대인관계의 기술과 능력이 향상된다(Hartup, 1996).

1. 취학 전 보육과 교육

1961년 우리나라 정부는 다자녀로 인한 부모의 경제활동 제약 및 노동시간의 감소를 줄이고자 대한가족계획협회를 출범시켰다. 그리하여 1970년 가구당 자녀 수 4.5명에서 1984년 출산율을 1.74로 낮추는 데 성공하였다. 문제는 출산율이 계속 낮아져서 2021년에는 가임여성 1명당

0.81까지 떨어졌다. 정부는 1991년에 「영유아보육법」을 제정하여 출산율을 높이기 위한 다양한 지원을 시작하였으나 출산율은 계속 낮아졌다. 자녀 수 감소와 영유아 보육지원이 미친 영향은 하루 종일 주 양육자와 집에서 생활하는 대신, 어린이집에 가는 아이들의 수가 늘고 그 연령은 점점 낮아졌다는 점이다(반건호 등, 2013).

우리나라 학부모들의 자녀 교육비 부담이 낮은 출산율 이유 중 하나라고 판단한 정부는 지원을 늘리는 방법으로 2013년부터 무상보육정책을 시행하였다(반건호 등, 2013). 그 결과 출생율은 낮아지지만 어린이집 재원 아동 수는 아래 표에서 보듯이 최근 10년 새 증가하였다(표 4-1). 특히 3세 미만 아이의 수는 인구 감소를 감안하면 엄청난 증가 추세이다. 이는 어머니나 주 양육자를 떠나 생활하는 아이의 연령이 빠르게 낮아지고 있음을 의미한다. 어머니와의 애착 발달을 위해 만 3세까지는 가정 보육을 추천한다는 'three-year-old myth' 또는 'critical period' 이론과 배치되는 상황이다(Sugawara, 2005). 빠르게 변하는 영유아의 생활환경 변화가 아동 발달 및 또래관계 발달에 어떤 영향을 끼칠 것인가에 대한 연구가 시급하다.

표 4-1 어린이집 및 유치원 수 및 원생 수 변화

기관별/연도별	2002년	2012년	2022년
어린이집 수*	22,147	42,527	33,246
원생 수	800,991	1,184,716	1,487,361
3세 미만 원생 수	206,494	870,284	674,077
유치원 수	7,029	8,538	8,562
원생 수	524,297	613,749	552,812

*어린이집 수와 자료는 2021년 기준.

2. 학교

학령기에 이른 아동에게 학교는 가장 중요한 환경이다. 학교는 우선 하루 4~8시간을 보내야 하는 새로운 생활의 장이다. 교사와 또래 학생과의 새로운 인간관계, 그리고 학교라는 물리적 환경과 다양한 활동으로 짜인 새로운 시공간적 구조가 아동으로 하여금 또 하나의 적응과 발달의 도약을 요구한다. 아동은 학교에 들어오기 전까지 부모 보호 아래서 비교적 자유롭게 배움과 대인관계를 이루었으나 이제는 나뿐만 아니라 다른 사람과 자기가 속한 단체, '우리 반' '우리 학교'를 생각해야 하고, 규칙과 규율을 지키며 시간표에 따라 규칙적으로 움직여야 한다(홍강의, 2014).

초등학교 초기까지만 해도 자기에게 가장 중요한 사람이 누구냐고 물어본다면 거의 모든 아동은 부모나 가까운 가족이라고 대답한다. 초등학교 중기부터는 친구가 중요해지며, 친구를 사귀고 친구들에게 받아들여지는 것이 자신의 평가와 자아상에 지대한 영향을 미친다(Brownell, 1986). 초등학교 시기에 단체 행동과 단체성 그리고 우정관계를 경험하는 것이 중요한 발달과업임을 고려한다면 또래에게 인정받는 것이 얼마나 중요한지 알 수 있다. 친구를 사귀고 적절한 경쟁을 경험하는 것은 대인관계와 성격 발달에 매우 중요한 발달요인이다(Cosaro & Eder, 1990). 이를 통해 단체의 일원으로서 역할과 책무를 깨닫고 협조하는 태도가 생긴다.

학교는 이 시기 아동의 왕성한 지적 호기심 충족과 지식이나 기술 연마라는 과제를 달성하는 장소이다. 공부와 일에 대한 보람과 자신감, 그리고 올바른 태도와 근면성을 습득하는 곳이기도 하다. 학교, 교사, 학부모가 해야 할 임무는 초등학생이 단순한 지식 축적과 기술 습득 차원에 머물지 않고, 이를 통하여 자기도 할 수 있다는 자신감과 효능감sense of efficacy, 유능감sense of competence을 갖게 됨으로써 공부에 대한 취미와 보람을 느끼도록 하는 것이다. 따라서 학교 분위기, 학습과정, 교사 태도가 매우 중요하며, 이것이 학생들에게 학구적이고 긍적적인 사회활동에 관심을 갖게 만드는 결정적 요인이 되며, 장래 사회활동에 계속 영향을 미친다(Rutter, 1983). 그렇기 때문에 학업 성적 위주, 암기 위주의 교육방법이 문제가 될 수도 있다. 모든 학교가 전인교육을 내세우고 있지만 실제로는 암기 위주, 지식 제공 및 습득 차원에서 교육이 이루어지고, 신체발달, 친구관계 및 대인관계를 포함한 사회성 기술 개발은 등한시하여 지식은 많지만 사회성 발달에 있어서는 문제가 생길 수 있다. 여러 가지 이유로 친구로부터 소외되는 학생은 학교생활에도 심각한 문제가 일어날 수 있다. 특히 초등학교 입학 전 생활에서는 크게 문제되지 않았던 발달상 문제, 예를 들면 경계선 지능borderline intellectual functioning, 읽기, 쓰기, 산술장애 같은 특정학습장애specific learning disorders는 입학 후에 분명해진다. 그로 인해 학습에 지장 초래는 물론, 자신감 저하와 따돌림으로 인해 학교생활에 문제가 생길 가능성이 높아진다.

학교를 잘 다니려면 우선 자상하게 자신을 돌봐 주던 부모에게서 떨어져서 몇 시간씩 독립적으로 지낼 수 있는 자아 능력 개발이 필요하고, 부모 없이 학교생활을 해 나갈 수 있는 능력과 문제에 봉착하였을 때 문제를 해결할 수 있는 자신감도 있어야 한다. 교사를 권위자로서 받아들이고 믿고 그 지시를 따르며 좋은 관계를 가지면 공부에 대한 동기가 높아지고 교사에게 잘 보이기 위해서라도 열심히 공부하는 성향을 갖게 된다(Birch & Ladd, 1998). 이는 집에서 부모가 원하는 바대로 일을 해내는 것과 같은 현상이라고 볼 수 있다. 초등학교 고학년이 되어 점차 스스로 지식 충족과 경쟁요소, 그리고 장래 성취를 위한 근면성이 수립되면서 저학년 시절의 '착한 아이'를 지향하는 태도는 줄어든다.

초등학교 시기는 그 이전에 발생한 정서 및 행동 문제가 분명하게 나타나서 학교생활 및 또래관계에 문제를 일으키는 시기인데, 그것을 조기에 발견하여 원만한 학교 적응이 이루어지도록 적절한 도움을 주는 것은 아동기 이후의 성공적 발달과 정서 및 행동 장애 예방에 필수적이다. 말하자면 학교는 입학 이전에 시작된 여러 가지 발달문제를 발견하고, 치료와 교정을 제공하는 좋은 기회가 될 수 있다(Howlin, 1994).

셋째, 사회문화 요인

가정과 학교는 더 큰 환경, 즉 사회, 더 나아가 문화권이라는 비물리적 환경에 속한다. 가정과 학교는 이 사회문화적 여건에 지대한 영향을 주고받는 상호작용의 관계이다. 가정이 사회에서 어느 계층에 속하느냐, 즉, 사회경제적 지위에 따라 환경조건, 사회활동 참여, 가치관, 직업, 사회진출 기회 등에서 차이가 생길 수 있다(홍강의, 2014).

사회계층에 따라 부모의 역할과 양육방식이 다르게 마련이며, 사회계층보다 더 중요한 것은 사회조직의 안정성일 것이다. 이는 정신건강문제에 영향을 미칠 수 있다. 어느 사회이든 공유하는 가치관과 신념, 전통, 관습 등이 있는데, 이들이 문화라는 거대한 맥락을 형성한다. 문화적 가치관이 부모의 행동과 역할, 그리고 아동의 사회화 방향 설정에 영향을 미치고, 인생의 목표와 양육방법을 설정하는 데 지침이 된다.

1. 사회문화적 변천

사회조직이나 문화는 정도의 차이는 있지만 변하게 마련이다. 21세기 들어 우리나라는 물론 세계 각국은 지구촌화globalization를 피할 수 없다. 그로 인하여 해당 국가의 전통문화와 수입문화 간 충돌이 초래되면서 문화적 가치의 혼동과 갈등은 불가피하다. 이와 더불어 WHO가 아시아, 아프리카, 북남미, 유럽 14개 국가에서 시행한 연구에 따르면, 국가별 소득 차이에 상관없이 정신장애 유병률은 24%에 달한다. 세계은행 자료에 따르면, 2030년에 이르면 질병으로 인한 손실 중 정신장애 및 신경계장애가 차지하는 비율은 14.4%에 달할 것이다(Boland & Verduin, 2022). 이렇듯 사회문화적 현상과 정신건강은 밀접하게 관련되므로 앞으로 이러한 문명과 문명, 문화와 문화의 충돌이 어떻게 해소되고 정리되는가가 지구촌 모든 국가의 주요 과제가 되었다.

우리나라 역시 20세기 초반부터 급격한 정치, 경제, 사회적 변화를 겪었다. 일본의 식민 통치, 제2차 세계대전, 8·15 해방, 6·25 동란으로 이어지는 격랑의 반세기를 보내고, 20세기 후반부터 급속도의 산업화, 민주화, 대도시화, 초고속 정보 기술Information Technology: IT 수용을 통해 괄목할 만한 발전 속도를 보이고 있다(홍강의, 2014). 서구에서 수백 년에 걸쳐 진행된 근대화, 현대화를 단기간 내에 압축하여 성취한 것이다. 이로 인하여 한국인의 인생관과 가치관이 크게 바뀌었고, 동서 가치관의 혼란스러운 공존 상태를 면할 수 없었다. 우리나라의 급격한 사회문화적 변화는 득과 실, 즉 긍정적이고 환영할 만한 결과와 부정적이고 징벌적 결과를 동시에 초래하였다. 긍정적인 것은 생활수준과 건강 향상, 물질적 풍요가 대표적이다. 부정적인 것은 가족제도 붕괴, 경쟁 및 성취 중심주의, 황금만능주의, 정신적 빈곤, 내재적 가치관 결여, 더불어 불안, 우울, 성폭력, 공격성 등 각종 정신건강문제의 급격한 증가를 들 수 있다. 정신건강문제의 급등은 아동 양육 목표와 방법의 혼란과 인생 가치관의 혼란, 심리 행동 규범의 불안정과 혼란에서 온다. 이러한 정신건강문제는 서구 사회를 모방하거나 수입하여 생긴 것이라기보다는 사회 구조 전반과 기능의 서구화가 초래한 총체적 생태환경의 변화에 적응하려는 과정의 파생물이라고 할 수 있다(그림 4-1).

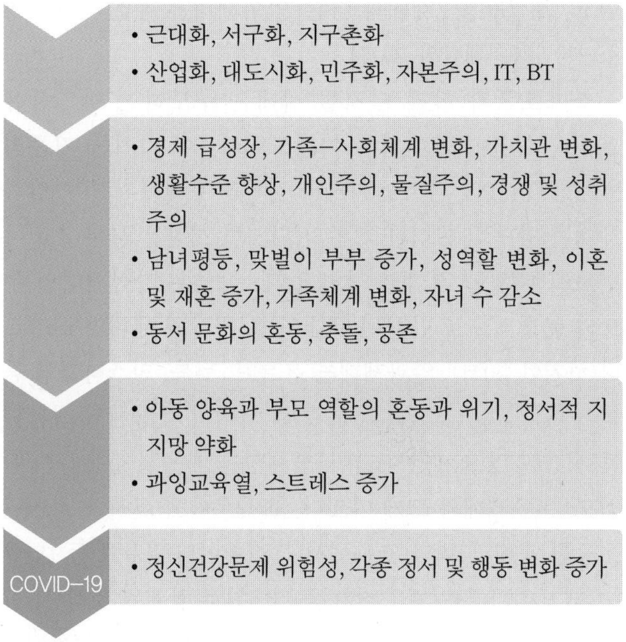

그림 4-1 20~21세기 한국의 급격한 사회 변화와 아동의 정신건강

*IT: intelligence technology, BT: biotechnology

우리 사회 변화 중 특히 의학과 심리학 분야는 지난 반세기 동안 서구 의학과 서구 심리학을 여과 없이 수용하였다(Hong, 2006). 동서양 문화는 제각기 장단점을 가지고 있으며 일견 크게 다른 것 같지만, 놀랍게도 20세기 후반을 지나며 개인이든, 국가이든 양쪽 문화요소를 모두 지니게 되었다(표 4-2). 이쪽저쪽의 선택이 아니고 지구촌화 현상이라고 볼 수 있을 것이다. 하지만 이에 따르는 문화 및 가치관의 변천과 정신건강문제를 생각해 볼 필요가 있다. 개인이나 국가 내에서 문화적 충돌과 혼란이 일어나고 그로 인해 정신건강문제가 증가하고 있다. 큰 변천이나 개혁, 그 목적과 결과를 논할 때 변화 전의 모습을 우선 파악하여야 한다. 그러나 우리는 전통문화를 과연 얼마나 알고 있는가? 앞으로 정신건강 전문가로서 국민의 정신건강과 그 문제를 이해하고 돕기 위해서 우리 안에 각인된 전통문화의 가치관과 인생관을 재발견하고, 서양문화와 비교 분석하여 두 문화 사이의 가치관을 통합하고 임상적 함의를 도출하기 위해 노력해야 한다(이 책의 66장 참조). 그렇게 함으로써 의료현장에서 만나는 아이들과 그 가족들에게 적절한 도움을 제공할 수 있을 것이다(Hong, 2020).

표 4-2 동북아시아와 서양문화의 가치관 및 인생관

가치 및 인생관/동서양	동북아시아 '전통'	서양 '현대'
사회 특성	집합주의, 가족중심, '우리' 관계 중심, 사회적 책임 상호 의존, 상호 연계, 정(情) 자기통제, 화합	개인주의, 개인중심, 'Me' 성취 위주, 공정 경쟁 독립성, 자율성, 자아정체성 자기주장, 개성
인생 목표	인격 통합, 자기완성 인간성, 전인성, 덕(德)	자아실현, 업적 합리성, 과학성, 정의
사회구조	전체주의, 충, 효 권위, 위계질서 예의범절, 체면	민주주의, 자유, 평등 법, 인권 타인 존중, 소유, 죄의식
가치관의 기반	유가, 불가, 도가	유태교, 기독교

2. COVID-19 범유행과 소아정신건강

사회문화적 변천 외에 아동의 정신건강에 영향을 미치는 요인 중 대규모 전염성 질환의 창궐을 들 수 있다. 역사상 수많은 생명을 앗아간 결핵, 흑사병, 콜레라, 스페인독감 등 수많은 전염병 사례가 있었으나, 2019년 12월 중국 우한에서 시작되서 이 책을 준비하고 있는 2023년 현재까지 지속되고 있는 COVID-19에 대하여 간략히 언급할 필요가 있다. 국지적이라기보다는 전 세계를 강타하였고, 남녀노소는 물론 휴교령과 원격수업을 통해 모든 아이의 발달과 생활에 지대한 영향을 미치는 환경 경험요인이기 때문이다(Bahn, 2020). 만 3년 이상 지속되고 있으므로 범유행 이후 나타날 수 있는 아이들의 정신건강, 사회문화적 변화에 대해서는 예측이 어렵다.

1) COVID-19 범유행이 소아 발달과 정신건강에 미치는 영향

범유행으로 인한 학교 폐쇄는 대부분 아이들의 일상생활 조절에 부정적 영향을 미쳤으며, 폐쇄 기간 동안 신체 및 정신 건강이 악화되었다는 보고가 많다. 신체건강 중 소아비만, 비알코올성 지방간질환(Kim et al., 2021), 비타민 D 결핍(Kang et al., 2021) 증가는 COVID-19 대책 중 신체활동 참여를 강조하는 이유이다. 특히 COVID-19로 확진된 아동의 예후에 대한 자료가 전무한 상태이므로 이들 아동에 대한 주의와 관심이 필요하다(Filippatos et al.,

2022).

정신건강이나 학습 관련 문제가 발생되는 이유로는 대면 수업의 기회 축소, 또래관계 상호작용 기회의 감소, 디지털 기기 노출 증가, 신체활동 위축 등을 들 수 있다. 정신건강이 더 취약해진 이유 중에는 정부 및 관계 기관 정책상 고위험군 노인이나 COVID-19에 감염된 환자군에 관심과 지원이 집중될 수밖에 없는 현실적 이유도 있다(Lemkow-Tovías et al., 2022). 정신건강문제는 연령대별로 차이가 있다(Schmidt et al., 2021). 6세 이하 집단에서는 적대적 반항행동이 가장 많았고, 정서문제와 불안이 많았다. 7~10세군에서는 공격성, 불안 및 우울, 위축과 우울 순이었다. 11~19세군은 불안과 우울 같은 정서문제가 가장 많고, 위축과 우울, 공격성문제 순이었다.

2) COVID-19 범유행에 대한 소아 정신건강 대책

아이가 어릴수록 판단력이 충분치 않아서 부모 반응으로 상황을 판단하므로 부모는 자녀들 앞에서 범유행과 관련하여 걱정이나 불안을 자제해야 한다. 스트레스 노출 시 가족은 보호인자이며, 정신건강에 긍정적 영향을 준다. 가족이 함께 보내는 시간이 많고, 함께 문제를 해결하는 것은 가족의 결속력을 높이고, 자기효율성을 높이고, 사회적 지지 효과도 높일 수 있다(Schmidt et al., 2021). 학생들의 범유행 피해를 줄일 수 있는 방법 중 많은 연구에서 공통적으로 강조하는 것은 신체활동 및 야외활동의 참여를 늘리고, 스마트폰이나 태블릿 같은 스크린 노출은 줄이자는 것이다(Rosen et al., 2021). 범유행이 장기화되면서 경제위기와 정신사회적 문제가 확산되다 보니 상대적으로 아동발달과 소아 정신건강에 대해 눈을 돌리기 어려워질 수 있다(Solerdelcoll et al., 2021). 아이들의 즉각적인 정신건강 문제 외에도 장기적으로 사회경제적 후유증을 낳을 수 있다는 점을 명심하고, 관계 기관이 협조하여 아동 보호, 교육, 정신건강 서비스를 소홀히 하지 말아야 한다.

3. 디지털 시대와 정신건강

1993년 IBM사는 '사이먼'이라는 스마트폰을 판매하였다. 이후 스마트폰은 급속도로 진화하였고, 2009년 우리나라 삼성전자는 안드로이드 체계의 스마트폰 '갤럭시'를 출시하였다. 1990~2010년 사이에 태어난 젊은이들은 자신들을 Z세대라고 하여 이전 세대와 선을 긋고 있다. 2011년 이후 출생한 아이들은 날 때부터 스마트폰과 함께 생활하였고, 자신들을 Z세대와 다른 '알파세대'로 부른다(한국청소년상담복지개발원, 2021).

스마트폰과 함께 디지털 시대를 주도하는 발명품은 2010년 4월에 발매된 아이패드이다. 이 기기는 기존의 MP3, PDA, PC, 디지털 카메라 시장을 무력화시켰다. 알파세대는 당연히 이러한 기존의 디지털 시장은 물론이고 아날로그 매체를 경험한 적이 없다. 이들은 기성세대인 부모와 문화적으로 단절된 세대이며, 청장년 세대와도 다르다(하지현, 2021). 알파세대는 유튜브, 틱톡, 인스타그램 등의 SNSsocial networking service를 통해 사이버 세상에서 생활하는 시간이 많고, 1인 미디어 등 세상을 배우고 소통하는 방식도 기존 세대와 크게 다르다. 교육부에서 실시한 2019년 초등학생 장래 희망 조사에서 크리에이터(유튜브 등 1인방송, 웹진 작가 혹은 웹툰 작가 등)가 3위로 집계된 것 역시 이들 세대의 생활을 반영하는 것이라고 할 수 있다(최원준 등, 2021).

오늘날 어린이집이나 초등학교에 입학하는 아이들이 순수한 알파세대이며, 이들에게 기존 교육철학이나 교수법은 갈등의 소지가 크다. 학생을 위해서는 모바일 환경에 익숙한 학생의 특성에 맞는 교육환경 개선, 교사를 위해서는 디지털 세대에 대한 교사 인식 전환 및 교육 지원, 학부모를 위해서는 디지털 세대의 특성을 이해하기 위한 세대 간 문화이해 교육이 시급하다(이성회 등, 2016).

아동정신건강 전문가들의 입장은 어떠한가? 무엇을 어떻게 준비할 것인가? 진정한 딜레마는 연구의 속도가 사회와 디지털 기술의 실제 변화 속도를 따라가지 못한다는 사실에서 출발한다(Yoo, 2021). 따라서 향후 아동 정신의학 연구는 행동의 형태로 관찰되는 최종 결과뿐 아니라, 디지털 데이터의 세계가 인간의 뇌, 인지 및 감정의 발달을 어떻게 변화시키는가에 초점을 맞출 필요가 있다. 아직 효과에 대한 논란이 있기는 하지만 임상현장에 적용되고 있는 디지털 치료법(Kim et al., 2022)과 COVID-19 시기에 활용이 확산되고 있는 원격치료(Carretier et al., 2022)에 대해 관심을 기울여야 한다. 전문가로서 이러한 문제에 대한 연구뿐 아니라, 세대 간 차이를 넘어설 수 있는 새로운 제3의 시각이 필요하다.

참고문헌

김용구, 허지원, 김계현, 오강섭, 신용철(2008). 한국판 Edinburgh Postnatal Depression Scale의 임상적 적용. 신경정신의학, 47(1), 36-44.

반건호, 홍민하, 이연정, 곽영숙, 정유숙, 이소영, 김봉석, 손석한, 정운선, 양재원, 방수영, 황준원, 오소영, 한재현, 이종원(2013). 영유아 보육이 아동의 정신건강에 미치는 영향: 국내 영유아보육 정책의 실태와 전망. 소아청소년정신의학, 24(1), 3-12.

이성회, 양희준, 황지원, 김수철, 서희주(2016). 디지털 세대의 학생문화연구. 한국교육개발원 연구보고 RR-2016-06.

최원준, 김천기, 이동성(2021). 유튜브(Youtube) 크리에이터 초등학교 교사들의 정체성과 역할 구성에 대한 생애사 연구. 교육문화연구, 27(3), 219-243.

통계청(2020). 2020 통계로 보는 여성의 삶. https://kostat.go.kr > portal > korea > kor_nw. file:///C:/Users/user/Downloads/2020%20%ED%86%B5%EA%B3%84%EB%A1%9C%20%EB%B3%B4%EB%8A%94%20%EC%97%AC%EC%84%B1%EC%9D%98%20%EC%82%B6%20(2).pdf

하지현(2021). 청소년 문화. 대한소아청소년정신의학회. 청소년 발달과 정신의학(2판) (pp. 42-55). 서울: 군자출판사.

한국청소년상담복지개발원(2021). 코로나시대 Z세대 청소년의 대인관계. 청소년상담 이슈페이퍼, 2021, Vol 4. https://www.kyci.or.kr/fileup/issuepaper/IssuePaper_2021%EB%85%84%204%ED%98%B8.pdf

홍강의(2014). 발달과 정신병리의 환경경험적 요인. DSM-5에 준하여 새롭게 쓴 소아정신의학(pp. 62-75). 서울: 학지사.

Bahn, G. H. (2020). Coronavirus disease 2019, school closures, and children's mental health. *J Korean Acad Child Adolesc Psychiatry, 31*(2), 74-79.

Baumrind, D. (1966). Effects of authoritative parental control on child behavior. *Child Development, 37*, 887-907.

Birch, S. H., & Ladd, G. W. (1998). Children's interpersonal behavior and the teacher-child relationship. *Developmental Psychology, 34*, 934-946.

Boland, R. J., & Verduin, M. L. (2022). *Kaplan & Sadock's synopsis* (12th ed.). Philadelphia: Wolters Kluwer.

Brownell, C. A. (1986). Convergent developments: Cognitive developmental correlates of growth in infant/toddler peer skills. *Child Development, 57*, 275-286.

Bryce, I., Pye, D., Beccaria, G., McIlveen, P., & Preez, J. D. (2023). A systematic literature review of the career choice of helping professionals who have experienced cumulative harm as a result of adverse childhood experiences. *Trauma Violence Abuse, 24*(1), 72-85.

Carretier, E., Bastide, M., Lachal, J., & Moro, M. R. (2022). Evaluation of the rapid implementation of telehealth during the COVID-19 pandemic: A qualitative study among adolescents and their parents. *Eur Child Adolesc Psychiatry, 12*, 1-11.

Casaro, W. A., & Eder, D. (1990). Children's peer cultures. *Annual Review of Sociology, 16*, 197-220.

Domeij, H., Fahlström, G., Bertilsson, G., Hultcrantz, M., Munthe-Kaas, H., Gordh, C. N., & Helgesson, G. (2018). Experiences of living with fetal alcohol spectrum disorders: A systematic review and synthesis of qualitative data. *Dev Med Child Neurol, 60*(8), 741-752.

Durrant, J. E., & Ensom, R. (2017). Twenty-five years of physical punishment research: What have we learned? *J Korean Acad Child Adolesc Psychiatry, 28*(1), 20-24.

Filippatos, F., Tatsi, E., & Michos, A. (2022). Post-COVID-19 syndrome in children. *Exp Ther Med, 24*(4), 609.

Hair, N. L., Hanson, J. L., Wolfe, B. L., & Pollak, S. D. (2015). Association of child poverty, brain development, and academic achievement. *JAMA Pediatr, 169*(9), 822-829.

Hartup, W. W. (1996). The company they keep: Friendships and their developmental significance. *Child Development, 67*, 1-13.

Hong, K. M. (2006). Impacts of rapid social and family changes on the mental health of children in Korea. *Psychiatry Investigation, 3*(1), 6-25.

Hong, K. M. (2020). Clinical implications of the east-west cultural differences in asian countries: Does it really matter? (Plenary, IACAPAP 2020). https://www.youtube.com/watch?v=XlMY9jrj3IA.

Howlin, P. (1994). Special education treatment. In M. Rutter, E. Taylor, & L. Hersov (Eds.), *Child and adolescent psychiatry: Modern approaches* (pp. 1071-1088). Cambridge, MA: Blackwell Scientific.

Kang, H., Jeong, D., Suh, B., & Ahn, M. B. (2021). The impact of the Coronavirus disease-2019 pandemic on childhood obesity and vitamin D status. *J Korean Med Sci, 36*(3), e21.

Kim, E. S., Kwon, Y., Choe, Y. H., & Kim, M. J. (2021). COVID-19 related school closing aggravate obesity and glucose intolerance in pediatric patients with obesity. *Sci Rep, 11*(1), 14284.

Kim, S., Lee, H., Lee, H., Kim, G., & Song, J. (2022). Adjuvant therapy for attention in children with ADHD using game-type digital therapy. *Int J Environ Res Public Health, 19*(22), 14982.

Lemkow-Tovías, G., Lemkow, L., Cash-Gibson, L., Teixidó-Compañó, E., & Benach, J. (2022). Impact of COVID-19 inequalities on children: An intersectional analysis. Sociol Health Illn, 2022 Oct 1;10.1111/1467-9566.13557.

Mackes, N. K., Golm, D., Sarkar, S., Kumsta, R., Rutter, M., Fairchild, G., Mehta, M. A., & Sonuga-Barke E. J. S., ERA Young Adult Follow-up team. (2020). Early childhood deprivation is associated with alterations in adult brain structure despite subsequent environmental enrichment. *Proc Natl Acad Sci U S A, 117*(1), 641-649.

McLoyd, V. C. (1998). Socioeconomic disadvantage and child development. *American Psychologist, 53*, 185-204.

Rosen, M., Rodman, A., Kasparek, S., Mayes, M., Freeman, M., & Langua, L. et al. (2021). Promoting youth mental health during COVID-19 pandemic: A longitudinal study. *PLoS ONE, 16*(8), e0255294.

Rutter, M. (1983). School effects on pupils progress: Research findings and policy implications. *Child development, 54*, 1-29.

Schmidt, S. J., Barblan, L. P., Lory, I., & Landolt, M. A. (2021). Age-related effects of the COVID-19 pandemic on mental health of children and adolescents. *Eur J Psychotraumatol, 12*, 1901407.

Siegel, A. E. (1984). Working mothers and their children. *Journal of the American Academy of Child Psychiatry, 23*(4), 486-488.

Soares, S., Rocha, V., Kelly-Irving, M., Stringhini, S., & Fraga, S. (2021). Adverse childhood events and health biomarkers: A systematic review. *Front Public Health, Aug 19*, 9:649825.

Solerdelcoll, M., Arango, A., & Sugranyes, G. (2021) Calling for the integration of children's mental health and protection into COVID-19 responses (Engl Ed.). *Rev Psiquiatr Salud Ment, 14*(2), 113-116.

Sugawara, M. (2005). Maternal employment and child development in Japan: A twelve-year longitudinal study. In D. W. Shwalb, J. Nakazawa, & B. J. Shwalb (Eds.), *Applied developmental psychology: Theory, practice, and research from Japan* (pp. 225-240). IAP Information Age Publishing.

Taylor, R. L., & Barch, D. M. (2022). Inhibitory control within the context of early life poverty and implications for outcomes. *Neurosci Biobehav Rev, 140*, 104778.

Yoo, H. J. (2021). Evolution of digital natives and the new role of research. *J Korean Acad Child Adolesc Psychiatry, 32*(4), 127-128.

제 5 장

소아정신의학

발달단계별 정상발달과 정신병리 (요약)

Normal Development and Childhood Psychopathology at Each Developmental Stage (An Integrated Synopsis)

홍강의

앞선 총론 성격의 1~4장에서 논의한 인간행동, 사고, 감정의 발달과 그 문제점을 이해하고 도와주는 데 있어서 기본 방향과 원칙으로 **전인적, 통합적, 발달적, 생태학적, 체계적 접근**(holistic, integrative, developmental, ecological, systems approach)을 강력히 권장하였다. 이 장에서는 권장하는 원칙과 방향에 준하여 아동이 각 발달단계마다 무엇이 어떻게 발달하는가, 그 단계의 발달과제는 무엇인가, 발달과제 성취에 필요한 환경 여건과 체험해야 할 경험은 무엇인가, 이들이 잘못되었을 때 어떤 종류의 발달상의 문제들이 일어나는가 통합적, 발달적으로 요약 기술한다.

태아기의 발달과 정신병리

1. 태아기의 정상발달

생명의 시작은 남성의 정자와 여성의 난자가 결합하는 과정인 **수정**의 순간부터 시작된다. 정자나 난자는 모두 23개의 **염색체**를 가지고 있는데, 염색체는 발달과 행동을 조절하는 유전인자를 가지고 있다. 23개 염색체 중 하나는 성염색체로서 **X염색체**와 **Y염색체**가 있다. 난자는 모두 X염색체를 갖고 있으나 정자의 반은 X염색체, 반은 Y염색체를 갖고 있다. 수정될 당시 X염색체를 가진 정자와 난자가 결합되면 성염색체가 XX가 되어 여성 태아가 되고, Y염색체를 가진 정자와 난자가 결합되면 성염색체가 XY가 되어 남성 태아가 된다. 정상인은 22쌍의 **체염색체**와 한 쌍의 **성염색체**를 갖는다. 22쌍의 체염색체는 여러 가지 유전적 정보를 전달하며, 성염색체는 성의 분화와 성 기능 발달에 필요한 유전인자를 전달한다.

수정란은 수정 후 2주일 이내에 모의 자궁벽에 부착해서 모태로부터 영양 공급을 받기 시작하며 **태반**이 형성된다. 수정 후 약 3주에서 8주 사이는 **배아**embryo라고 하며, 이 기간 중에 급속도의 성장을 보여서 많은 신체기관의 발달이 시작된다. **태아**fetus라 부르는 8주 이후부터 40주까지는 이미 배아기에 시작된 기관이나 신체적인 구조가 점점 더 커지고 좀 더 정교하게 되며, 5~6개월이 되면 기관과 기관이 연결되며, 7개월 이후가 되면 태아가 태반에 의존하지 않아도 생존이 가능할 만큼 발달이 진전된다.

태아는 태아기부터 조금씩 움직이기 시작하여 7~8주가 되면 전체적인 반사운동을 보이는데, 꿈틀거리는 동작은 임신 7~8개월 중에 가장 빈번하게 느껴지고 커 갈수록 줄어든다. 태아의 운동은 자신의 반사적인 운동이기도 하지만, 외부로부터의 자극, 예컨대 큰 소리나 공포나 불안, 우울 등 어머니의 정서적인 상태에 영향을 받아서 태아도 과잉 또는 과소 활동을 보인다.

2. 필요한 환경과 경험요인

태아기는 세포분열이 가장 빠르고 왕성하며 신체의 구조와 주요 장기가 형성되는 시기이므로 우선 충분하고 균형 있는 영양 공급이 절대적이다. 둘째, 태아는 질병이나 외상으로부터 보호받아야 한다. 셋째, 임부의 정서적 안정이 필요하다. 소위 태교胎教는 그 자체가 태아에 직접적인 영향을 미친다기보다 이를 시행하는 임부의 마음의 안정이나 행동의 절제가 따르므로 태중환경도 안전하고 안정된 환경이 될 가능성이 높다.

3. 발달의 방해 · 위험 요인

태아기에 외상에 의한 이상이 생기면 발달에 광범위한 지장을 초래할 수 있다. 태아기는 일생 중 가장 활발히 성장하는 시기이기에 이때 외상을 입게 되면 가장 왕성하게 성장하는 부위가 가장 많이 타격을 받고, 조그마한 외상에도 그 상처가 크기 때문이다. 태아기가 정신병리와 밀접한 관계가 있는 것은 태아기에서 출생 후 1~2년까지 중추신경계통, 즉 뇌의 발달이 가장 활발하기 때문이다.

태아가 자라는 어머니의 자궁이란 환경은 비교적 안정되고 잘 보호된 상태이기는 하나, 그럼에도 불구하고 태아의 발달에 나쁜 영향과 위협을 주는 요인이 많다. 따라서 선천적인 신체적 기형아나 지적장애아 출산은 **주산기 사고**perinatal casualty와 밀접한 관련이 있으며, 이때 생기는 문제성은 신체 발육뿐 아니라 정신발달 등 발달 전반에 심각한 영향을 미친다.

1) 임부의 질환

임부가 알게 모르게 걸리는 질환은 태아의 발달에 큰 영향을 미친다. 예를 들면, **풍진**german measle은 임부에게는 별로 큰 문제가 되지 않는 감기 같은 증상으로 나타나지만, 태아에게는 큰 영향을 미쳐서 풍진 바이러스가 임신 초반 3개월 내에 태반에 들어가 태아가 감염되면 청각장애, 심장기형, 백내장, 정신지체 등 여러 가지 심각한 문제를 일으킨다. 유아자폐증도 풍진을 앓았던 어머니가 낳은 아이들에게 훨씬 더 많은 것으로 알려져 있다. 풍진을 앓았던 어머니가 낳은 아이들이 모두 이런 기형을 갖는 것은 아니며 그중 일부에 지나지 않지만 심각한 문제성을 가지므로 임신 첫 3개월 동안에는 특히 주의해야 한다. 어머니의 **매독**은 태아의 1/4에서 감염이 되는데, 이것이 유산의 원인이 되기도 하며, 만일 태어난다 해도 정신지체나 기타 신체적인 기형을 갖게 된다. 따라서 임부는 임신 전에 매독이 없다는 것을 확인해야 하고 치료를 받아야 하는데, 임신 중이라도 초기에 발견하여 치료하면 태아가 보호되는 것으로 알려져 있다. 그 외의 많은 질환이 태아에게 영향을 미친다.

2) 약물 복용과 음독

임신 중 약물을 사용하게 되면 태아에게 나쁜 영향을 미칠 수 있다. 과거에 임신 중 **수면제**의 일종인 탈리도마이드를 복용한 산모에서 출산한 아동이 팔이 일부 없거나 짧거나, 뇌손상 등의 신체적 장애를 초래하였다는 것은 유명한 사례이다. 그 이외에도 여러 가지 약물이 신체적인 기형이나 뇌의 발달에 이상을 초래할 수 있다. 수면제나 **신경안정제**, 기타 모든 약물은 태아에게 이상을 초래할 가능성이 있으므로 삼가는 것이 좋다. 우리나라에서는 특히 임신을 돕기 위한 **보약**을 많이 복용하는데, 이 역시 태아에게 악영향을 미칠 가능성이 있으므로 삼가는 것이 좋다. 또한 임신 중에 사용되는 **호르몬제** 등은 성의 발달에 영향을 미치므로 삼가는 것이 좋다.

3) 흡연

흡연을 많이 하는 임부에게서 난 아이들은 태어났을 당시 무게가 적은 것으로 알려져 있다. 흡연도 신체적 이상을 초래할 수 있고 특히 뇌발달에 미세한 이상을 일으켜, 어떤 외형적 이상이 없이 태어나도 나중에 미세 뇌손상으로 인해 과잉운동이나 학습장애 등이 초래된다는 보고도 있다. 동물 실험에서 임신 기간 중 니코틴에 노출된 새끼쥐는 외형적으로 정상으로 보이나 자라서 미로학습에서 뒤떨어진다는 보고가 있다.

4) 음주

임신 중 술을 많이 마신 어머니에게서 난 아이들은 정신지체나 신체적인 기형을 가진 아이들이 많은 것으로 알려져 있다. 음주의 영향을 받고 태어나는 경우를 **태아알코올 증후군**fetal alcohol syndrome이라고 부른다. 또 음주로 인해 출산 시 무게가 적은 아이가 태어날 경우가 많고, 또 태어나서도 반응이 느리고 발달도 늦어지는 경향이 있다.

5) 방사선 노출

임부가 방사선에 장기간, 여러 번 노출될 경우에는 유산의 가능성이 높고 또 태아가 신체적 결함을 가질 가능성이 높다.

6) 영양결핍

임부의 영양상태는 매우 중요한데, 영양실조나 부족은 주로 태아의 중추신경계 발달에 나쁜 영향을 미치기 때문이다. 영양결핍은 뇌세포와 이를 지지하는 여러 가지 형태 구조에 큰 문제가 된다. 또한 출산 시 몸무게도 적다. 영양의 부족은 특히 임신 마지막 3달에 큰 영향을 미치고, 이로 인해 출산 후 태아가 죽을 가능성이 많으며, 살아도 지적 능력 발달에 큰 영향을 미친다.

7) 임부의 정서적 상태와 스트레스

태아는 또한 임신 중 임부의 정서적 상태, 태어날 아기에 대한 부모의 기대와 바람, 원하는 아기인지 여부, 정신질환 등의 영향을 받는 것으로 알려져 있다(Mayes, 1995). 임부의 정서적 상태는 내분비 조절에 영향을 미치고 이것이 태아에게 영향을 주는 것이라고 할 수 있다. 임부가 심한 스트레스와 정서적 불안 속에 있는 경우 태아의 심박동과 운동량이 증가하고, 이것이 오래 계속될 경우 태아의 운동이 지속적으로 심해지는 경향이 있다. 임부가 지속적으로 **긴장**하고 **불안**할 경우 임신 중이나 분만 시에 여러 가지 합병증이 일어나며, 태어난 아기는 자주 울고 신경질적이며 행동상 다루기 힘든 경우가 많다. 특히 어머니 자신이 정신적·정서적 장애를 가지고 있는 경우나 임신에 대하여 부정적인 생각을 가진 경우에는 정상 임부에 비해서 입덧이 심하고, **주산기 합병증**이 많으며, **자연유산**이나 **난산**을 하기 쉽다.

8) 임부의 나이

35세 이후에 첫 아기를 가진 임부에게는 여러 가지 위험성이 따른다. 우선 분만이 길고 힘들어지며 사산할 경우가 많고, 정신지체아를 낳는 경우가 젊은 임부보다 훨씬 많은 것으로 알려져 있다. 예를 들어, 지적장애의 일종인 **다운증후군**Down syndrome은 초산부의 나이가 20~30세일 경우 1,000명 중에 1명이나, 40세 이상이 되면 100명 중에 1명, 45세일 경우에는 45명 중에 1명으로 알려져 있다. 또한 **10대 임신**의 경우에도 분만 시의 합병증이나 사산이 많고, 나이가 어리면 어릴수록 주산기문제의 위험성은 더 높아진다.

4. 태아기와 출산기의 신체발달 이상과 정신병리

1) 염색체 이상

정상발달에서 기술한 바와 같이 정상적인 세포는 **23쌍**, 즉 **46개의 염색체**를 갖고 있다. 그런데 가끔 염색체가 하나 더 첨가되거나 모자라는 경우, 염색체 수의 이상이 초래되고, 이것이 정신지체의 원인이 된다. 예를 들어, 정상적인 사람이 46개의 염색체를 가지고 있으나 정신지체의 가장 흔한 원인 중의 하나인 **다운증후군**Down syndrome은 47개의 염색체를 가지고 있다. 대개 21번째의 염색체가 3개가 되는 경우가 많다. **클라인펠터증후군**Kleinfelter syndrome은 성염색체에 X가 하나 더 많아서 XXY가 되어 성발달에 문제가 생긴다. 또는 정상 여성의 성염색체는 XX이나 **터너증후군**Turner syndrome에서는 X염색체 하나가 없어 전체 염색체 수가 45개가 된다. 이런 증후를 가진 여성은 외모가 정상 여성과 다르며 또 사춘기가 되어 2차 성징이 발달하는 데 문제가 있다. 기타 **염색체 이상**으로는 염색체 일부가 결손되는 것deletion, 염색체 일부가 다른 염색체에 붙는 것translocation, 염색체 일부가 거꾸로 붙는 것inversion 등이 있는데, 이들은 발달상 여러 가지 이상을 초래한다.

2) 유전인자 이상

염색체의 수나 형태의 이상이라기보다 염색체 내의 유전인자에 문제가 있거나 특정 유전인자가 결핍되어 문제를 일으키는 현상이 있다. 예를 들어, **페닐케톤뇨증**phenylketonuria은 유전인자의 이상으로 페닐알라닌이라는 아미노산 대사에 필요한 효소가 선천적으로 결핍되어 대사가 이루어지지 못하며, 이로 인해 생기는 물질phenylketon이 뇌의 발달을 방해하여 지적장애가 되는 경우다.

3) 뇌손상과 기형

앞서 기술한 약물, 방사선 노출, 환경오염 등 여러 가지 원인으로 태아는 발달에 영향을 받아 신체적 기형이나 특히 뇌발달 미숙 내지 이상을 초래하여 정신지체로 태어날 수 있다.

4) 출산 시 위험

출산과정은 합병증이 없이 이루어지는 것이 보통이다. 그러나 분만과정 중에 중한 문제가 야기될 수 있는데, 우선 출산과정이 오래 지속되면 산소 부족으로 영아가 낳자마자 숨을 못 쉬거나 **뇌손상**을 입을 수 있다. 산소 공급의 부족이나 기타 출산과정 중에 얻게 되는 뇌의 손상은 특히 운동신경에 영향을 주어서 운동신경계의 발달에 지장을 초래할 수 있는데, 이를 **뇌성마비**cerebral palsy라 한다. 이들은 자라면서 운동과 언어 발달, 기타 지능발달에 지장을 초래하는 경우가 많다. 물론 경한 산소결핍은 신체적인 마비나 기타 신경계의 손상이 눈에 띄지 않겠지만 이들은 발육이 늦을 수도 있으며 **미소뇌기능장애**, **발달의 지연** 내지 여러 가지 정서와 행동 문제를 가질 수 있다.

5) 조산과 미숙아preterm delivery & premature baby

조산은 달수가 차지 않고 나오거나 혹은 몸무게가 정상보다 훨씬 적을 경우를 얘기한다. 출생 시 몸무게가 2,000그램 이하이면 **저출생체중아**, 1,500그램 이하이면 **극소저출생체중아**라고 한다. 심한 조산아는 생존하지 못하고 죽는 경우가 많으며, 몸무게가 적을수록 상당 기간을 보육기 속에서 자라야 한다. 조산아는 신체적 발달이나 정신적 발달에 여러 가지 위험성을 가지며, 정신지체나 뇌손상, 정서 · 행동상의 문제 또는 학습의 문제 등을 가질 확률이 높다. 조산으로 출산되는 경우 처음부터 어머니와 격리될 수 있고, 여러 가지 의학적 문제로 인해 모아의 접촉 기회가 줄어들어 모자관계에 이상이 야기되기 때문이다. 모든 조산아가 지능저하나 행동문제를 꼭 갖는 것은 아니며, 조산아로 태어나서 어떠한 환경에 처하느냐가 상당히 중요하다. 조산아로 태어나도 충분한 자극과 적절한 양육, 철저한 건강관리를 받게 되면 지능적으로 떨어질 확률이 훨씬 줄어든다.

영아기의 발달과 정신병리

1. 영아기(0~1세)의 정상발달

신생아는 태어나서 수 주간 동안 자신에게 필요한 영양의 공급, 외부로부터의 자극과 위험 등을 스스로 대처하지 못하므로 어머니에게 의존하게 마련이다. 영아의 행동은 주로 생물학적 욕구나 내적인 생리적 변화에 따라 결정되며, 이때 영아는 자신과 타인, 자기 내부와 외부의 구별이 불분명하여 희미한 상태라고 할 수 있다. 그러나 자신에게 일어나는 배고픔 같은 생물학적 욕구가 어머니에 의해 반복해서 충족되고, 외부로부터의 여러 가지 자극을 통해 점차 자기와 자기외부를 인식하기 시작하면서 점차 자기를 보살피는 어떤 존재가 있다는 것을 느끼게 된다. 또 어머니의 보살핌이 계속될수록 자기를 보살피는 어머니에 대하여 긍정적인 반응을 보이게 되는데, 이것이 2~3개월 때 나타나는 **사회성 미소**social smile이다. 2~3개월 된 영아는 어머니나 사람들을 보고 **옹알이** 소리cooing를 낸다거나 미소를 지음으로써 긍정적인 반응을 보이는데, 이것이 타인에게 보이는 최초의 **사회성 반응**이라고 할 수 있다. 이때 영아가 이러한 사회성을 띤 웃음을 어머니에게만 보이는 것은 아니고 아무에게나 비슷한 반응을 보이는 경향이 있으나, 5~6개월부터는 자기를 보살피는 특정한 한두 사람에게만 선택적 반응을 보이기 시작한다. 즉, 어머니나 자기를 주로 돌보는 사람의 얼굴을 알아보게 된다. 그리고 6~7개월이 되면 **어머니에게 분명한 긍정적 반응**을 보이고 어머니에게 매달리며, 어머니와 다른 사람을 구별할 줄 알아 모르는 사람은 무서워하게 된다. 이를 **낯가림, 외인불안**stranger anxiety이라 한다. 이때쯤 되면 어머니로부터 떨어지는 것을 싫어하고 떨어지면 울고 소리를 내며 어머니가 자신으로부터 떠나지 못하게 하는 행동을 보이는데, 이를 **분리불안**separation anxiety이라고 한다. 또 7~8개월이 되어 영아가 길 수 있게 되면 어머니의 옆으로 다가가고, 어머니 곁에 머물러 있고, 어머니와의 거리를 좁히고 가능한 한 오랫동안 어머니와 같이 있으려 한다. 이러한 행동은 모자간에 강렬한 **애착**attachment이 생겼음을 의미한다.

신생아나 영아의 **울음**은 중요한 기능을 가지고 있다. 울음은 영아가 어떤 신체적 불편이 있음을 표현하는 방법이기도 하고, 모와의 중요한 의사전달이자 **애착행동**attachment behavior이기도 하다. 영아가 울 때는 배고프거나, 몸이 불편하거나, 춥다는 등의 신호이기 때문에 부모가 즉시 이를 살펴 고쳐 주는 것이 중요하다. 또한 영아가 울면 어머니가 달려오고 신체적 불편을 해소해 줄 뿐만 아니라 같이 놀아 주기에 모자관계는 더욱 가까워진다. 아기가 운다고 무조건 받아들여야 되는가에 대하여 의문을 가지는 부모가 있으나, 적어도 처음 1년까지 신생아나 영아가 울 때, 어머니는 즉각적인 반응을 보이고 어떤 문제성이 있는가를 살펴보아야 한다. 우는 것을 너무 받아 주면 영아가 버릇이 없어진다고 생각할 필요는 없다. 적어도 영아기에는 부모가 민감하고 즉각적인 반응을 보일 필요가 있고, 이것이 영아와 어머니 간의 관계 형성, 즉 애착 형성에 도움이 된다. 공포 반응과 울음은 둘 다 애착 행동이다. 영아는 모르는 사람이 나타났을 때 울고 무서워함으로써 어머니 곁에 있게 하고 또 어머니가 떠나려 할 때 울고 따라감으로써 어머니를 자신과 가까이 머물게 한다. 웃음도 일종의 애착 행위로서 긍정적으로 웃고 재롱을 떨면서 어머니를 자기 곁에 오래 머물게 한다. 이런 애착 행동을 통하여 어머니와의 애착이 이루어지고, 애착을 통하여 영아는 어머니와 매우 밀착된 관계를 이루게 되고, 어머니는 항상 영아를 도와주며 위험에서 구해 주고 영아에게 필요한 영양을 공급해 준다. 이러한 어머니로부터의 보살핌, 보호, 애정적 접촉, 놀이 등을 통하여 영아는 **기본적 신뢰감**과 **기본적 안정감**을 얻게 된다. 따라서 이 시기의 영아의 관심사는 주로 자신이 의존하고 있는 어머니나 특정한 성인과의 관계에 있다. 영아는 어머니와 함께 대부분의 시간을 보내려 하고, 놀이는 주로 **어머니와의 신체 접촉, 소리 내기, 옹알이** 등이다. 어머니 이외에는 주위 환경에 있는 물체의 단편적인 속성들을 관찰하는 다분히 감각과 운동 기능과 관련된 단독놀이가 주가 된다.

2. 영아기의 발달과업

이 시기에 중요한 발달과업은 어머니와의 사회적 유대, 즉 **애착**attachment을 이루는 것이다. 애착이란 특정한 사람과의 애정에 찬 관계 수립을 의미하며 생물학적이고 진화적인 현상으로서 영아의 생존에 절대적인 기초가 된다. 애착은 신체적 발달이나 심리적, 성격 발달 모두에 영향을 끼친다. 애착을 통하여 영아는 충분한 영양공급과 충분한 자극을 받으며, 어머니로부터의 애정에 찬 보살핌을 통하여 '엄마만 있으면 무서워할 것도, 걱정할 것도 없다' '엄마는 필요하면 나를 보호해 준다'는 **기본적 신뢰감**basic trust과 **기본적 안정감**basic security을 얻게 된다. 이런 기본적 신뢰감은 성격의 가장 중요한 기초를 이루고 모든 사회성 발달의 첫걸음이 된다. 기본적인 신뢰와 기본적인 안정감, 사회적 유대를 경험하지 못한다면 다른 사람과 인간관계를 맺는 데 여러 가지 문제를 가질 가능성이 높다.

3. 영아기에 필요한 환경요소

1) 충분한 영양과 질환으로부터의 보호

충분한 영양의 공급은 태아기뿐만 아니라 영아기, 특히 생후 1~2년에 결정적으로 중요하다. 이것은 이 시기에 신체 발육이 왕성할 뿐 아니라 뇌세포와 뇌세포를 연결하는 보조적인 신경 구조들이 많이 만들어지는데, 충분한 영양이 없을 경우 이 발달과정이 심한 방해를 받기 때문이다. 또한 이 시기에는 전염병이나 기타 성장 · 발달을 저해하는 모든 질환으로부터 보호받아야 한다. 특히 뇌막염이나 뇌염 등은 뇌손상을 초래하여 다양한 뇌기능장애, 심하면 지적장애가 될 수 있다.

2) 애정에 찬 풍부한 자극

영양 공급이나 기계적인 보호만으로는 영아의 지적 발달과 사회성 발달이 이루어지지 않는다. 어머니의 민감하고 애정에 찬 반응과 재미있는 자극이 필요하고, 이것이 영아의 신체-인지-사회성 발달에 필수적이다. Bowlby(1951)는 어렸을 때부터 고아원에서 자란 아동을 연구함으로써 환경이 영아의 발달에 어떤 영향을 미치는가를 보고한 바 있다. 어렸을 때 어른에게 안기거나 함께 놀지 못한 경우, 혼자서 지내고 별로 할 일도 없고 놀지도 않았을 경우, 영아는 주위의 자극에 별로 반응을 보이지 않고 언어발달, 신체발달, 운동발달 등에 지연이 있을 뿐만 아니라 사람들과의 애착관계가 형성되지 않는 것을 볼 수 있다(Spitz, 1945).

부모나 환경이 얼마나 중요한가는 동물 실험에서도 볼 수 있는데 특정한 자극을 주지 않은 상태에서 동물을 길렀을 때 그 결과가 어떤가를 보는 방법이다. Harlow 등(1958)이 레서스원숭이를 격리하여 기르면서 사회성이 어떻게 발달하는가를 관찰한 실험은 유명하다. 새끼 원숭이를 80일 이내 격리하여 길렀을 경우에는 일시적으로 문제는 있었으나 결국에는 회복하였지만, 6개월 이상 완전히 격리하여 길렀을 경우에는 사회성 발달에서 영구적으로 문제가 되었다. Harlow 등의 실험은 어미와의 접촉과 형제 혹은 또래와의 접촉이 정신-사회성 발달에 반드시 필요하다는 것을 보여 준다.

영아기에 부모와의 접촉이 결핍되거나 사람과의 접촉이 없을 경우 나중에 사회성이나 대인관계에 문제를 가질 수 있음은 임상적으로도 관찰되는 사실이다. Spitz(1945)는 고아원이나 수용소의 아동이 집에서 자란 아동에 비해서 병에 잘 걸리고 빨리 죽으며, 자라더라도 신체적으로 왜소하고 정서적인 문제가 있고 저능아가 많음을 보고한 바 있다. 두 시설을 비교하였는데, 하나는 교도소 부속시설로서 수용된 비행청소년 자신이 그 자녀들을 기르는 곳으로 아기와 놀 기회가 많은 반면, 다른 시설은 어머니와의 신체 접촉이 전혀 없었고 여러 보모가 보살피는 곳이었다. 1년 후 그들의 지적·신체적 발달을 조사한 결과, 놀랍게도 교도소 부속시설에서 어머니의 보살핌을 받은 아동은 시설이 불충분한데도 거의 정상적인 발달을 보였으나, 부모 없이 여러 보모의 보살핌을 받은 아동은 시설과 직원은 더 좋았으나 신체적·지적 발달이 훨씬 떨어짐을 발견하였다. 또 다른 연구에서는 여러 가지 자극, 즉 운동, 놀이, 감각적인 자극 등이 풍부한 수용소에서 자란 아동은 지능의 저하를 보이지 않았으나 이러한 자극이 심히 결핍된 수용소에서 자란 아동은 지능발달이나 모든 발달 면에서 늦어짐을 보고한 바 있다.

정상적인 가정에서도 부모나 기타 아동을 돌보는 사람의 태도가 많이 다를 수 있다. 예를 들어, 어떤 부모는 신생아와도 많은 이야기를 나누는 반면, 어떤 부모는 전혀 말을 하지 않는다. 또한 어떤 어머니는 아기를 많이 안아 주는 반면, 어떤 어머니는 별로 안아 주지 않는다. 이러한 양육방법은 문화에 따라서도 다르다. 서양에서는 일반적으로 교육을 많이 받은 어머니일수록 영아와 이야기를 많이, 자주 하며, 동양에서는 영아를 다독거리고 안정시키려는 경향이 있다(Cauhdil & Schooler, 1973). 이러한 문화적 차이는 아동의 발달에 영향을 미치는 것이 분명하다. 부모가 이야기를 많이 해 주는 아기는 비교적 소리를 많이 내는 경향이 있고 또 언어의 발달이 빠르다. 어렸을 때부터 안아 주고, 쳐다보면서 이야기해 주고, 놀아 주는 등의 사회성 있는 자극을 많이 받은 영아는 지능적·인지적 발달이 빠르며 신체적·감각적 발달도 앞서고 자기 환경을 좀 더 많이 탐색하는 것을 관찰할 수 있다.

이상의 연구결과를 보면 우리나라의 **전통육아**가 영아 발달에 매우 적절하고 특히 애착 형성을 촉진함을 알 수 있다. 우리나라 아기는 태어나서부터 어머니 품에서 길러지고, 잠도 같이 자고, 등에 업고 활동하는 등 신체 접촉을 지속적으로 충분히 제공한다. 영아의 신체-운동 발달에 필요한 놀이(도리도리, 짝짜꿍, 잼잼, 곤지곤지 등)를 어머니가 재미있고 정성을 다해 해 줌으로써 어머니는 영아의 신체-운동 발달을 도울 뿐 아니라 둘의 관계를 더욱 가깝게 하고 궁극적으로 애착 형성을 도와준다(김광호 외, 2012).

4. 영아기 발달의 방해·위험 요인

1) 영아기의 부모와의 결별과 사별

부모와의 일시적 격리나 장기적 격리 혹은 사별이 단기적 혹은 장기적 문제를 일으키는 것은 잘 알려져 있다. 경우에 따라 이러한 경험은 지속적인 정서행동 문제로 발전한다.

(1) 급성 분리반응separation reaction

어머니와 애착이 생긴 영아가 어머니로부터 갑자기 떨어졌을 때 보이는 반응은 다음 세 단계로 구분된다(Bowlby, 1969).

① **항의, 저항의 단계**protest stage: 영아는 모와 떨어지게 되면 울고 소리를 지르고 또 공포에 싸여 모에게 매달린다. 이런 행동을 통하여 모가 떠나는 것에 항의를 하고 모가 마음을 바꾸어 같이 있어 주기를 요구하는 것이다.

② **절망의 단계**despair stage: 그러나 모와의 격리가 계속되면 며칠 이내에 두 번째의 단계, 즉 절망의 단계에 빠진다. 이때 영아는 위축되어 불쌍하고 불행해 보이고 가끔 울기도 하며, 모가 떠난 곳을 바라보기도 하고 절망과 우울 상태에 빠진다. 밥도 잘 먹지 않고, 제대로 못 자며, 손가락을 빤다거나 몸을 흔드는 등의 좀 더 영아기적인 상태로 퇴행하는 경우가 많다.

③ **단념의 단계**detachment stage: 이런 상태가 더 오래 계속되면 세 번째 단계, 즉 포기하고 무관한 듯한 상태가 된다. 영아는 엄마 또는 사람들에 대한 관심이 없어진 것처럼 보이고, 힘이 없고 슬픔 속에 포기한 듯한 상태에 빠진다. 이때 모가 돌아오면 일시적으로 모에게 매달리고 모를 놓지 않고 따라다니며, 그동안에 받지 못한 모의 애정을 더 받으려는 듯 행동한다. 그러나 어떤 영아는 모가 돌아왔을 때 모를 무시하고 쳐다보지 않거나 거부하는 듯한 태도를 취하기도 한다.

이러한 모와의 분리반응은 6~7개월부터 시작되며 2~3세까지 심하다. 분리반응은 우선 모와의 애착관계가 이미 이루어졌음을 의미하는 것으로 이런 관계가 일시적으로 끊어졌을 때 일어나는 현상이다. 심한 분리반응을 보이는 아동 중에는 가정불화 같은 이유로 부모와 안정성 있는 정서관계를 갖지 못한 경우가 많다. 급성 분리반응은 분리가 오래 지속되지 않고 모가 다시 돌아와 다시 보살펴 주면 그 자체가 큰 문제를 일으키지 않는다. 말하자면 가끔 있을 수 있는 부모와의 분리 경험 자체가 어떤 정서적 문제성을 일으키는 것이 아니고, 다만 분리 경험이 여러 번 되풀이되거나 분리된 후 모를 대신하여 제대로 보살펴 준 사람이 없었던 경우에 정신적 상처로 경험될 수 있다. 아동에게는 모와의 분리 그 자체가 상당한 스트레스이고, 특히 분리 이전 부모와의 관계가 원만하지 않고 안정되지 않은 아동일수록 더욱 힘들다. 또 한 가지 중요한 사실은 영아는 모뿐 아니라 가족 전체로부터 분리되어 새로운 환경에 처했을 때 그 문제성이 더 심각하다는 것이다. 영아가 좀 더 크면 분리가 실제로 일어나지 않아도 분리를 위협하거나 시사만 해도 불안반응을 보일 수 있다. 우리나라 어머니들은 '도망가겠다' '죽어 버리겠다' '보내 버릴 거야' 등의 위협을 자주 하는데, 이것은 아동에게 큰 분리불안을 불러올 수 있다.

(2) 분리 경험에 따르는 장기적 문제성

그렇다면 문제는 격리 경험이 아동이 컸을 때 정신적·정서적 문제를 일으키느냐 하는 점이다. 여러 가지 연구결과에 따르면, 부모와 여러 번 떨어져서 격리를 경험한 아동은 후에 정서적·행동적 문제를 일으킬 가능성이 높아진다. 말하자면 단 한 번의 격리 경험은 심각한 정신적·정서적 문제를 일으킬 가능성이 적으나, 장기간, 여러 번 부모와 격리, 재결합의 경험을 한 아동은 나중에 정서-행동 문제를 많이 갖게 된다. 또 다른 문제는 격리되었을 당시에 누가 돌보아 주었느냐 하는 점이다. 부모에게서 동시에 격리를 경험한 아동일수록 문제가 좀 더 심각하며, 격리되었을 때 누가, 어떻게 보살펴 주었느냐는 후에 아동이 정서적·행동적 후유증을 가질 것이냐를 결정한다고 할 수 있다.

(3) Harlow 실험을 통해 본 애착 현상과 모아 분리의 문제점

Harlow 등(1958)은 레서스원숭이가 여러 가지 환경에서 어떻게 자라나는가를 실험한 바 있다. Harlow는 새끼 원숭이가 태어나자마자 어미로부터 분리시키고 그들이 여러 가지 환경에서 어떻게 자라는지 관찰하였다. 우선 완전 분리하여 다른 원숭이와 접촉이 없이 기르는 실험에서는 대부분의 새끼 원숭이들이 먹을 것이 충분히 있는데도 사망하는 것을 발견하였다. 그리고 살아남더라도 놀지 않고 혼자서 쭈그리고 앉아 몸을 흔들고 자기 몸을 물어뜯는 절망적인 상태에 빠지는 것을 발견하였다.

또 그들은 새끼 원숭이에게 **가짜 어미 실험**을 하였는데, 철사줄로 만든 가짜 어미에게 젖꼭지를 달아 우유가 나오도록 하였고, 또 다른 가짜 어미는 보드라운 천으로 싸서 만들었다. 그런데 새끼 원숭이는 먹이를 공급하는 철사줄로 만든 가짜 어미보다는 부드럽고 달라붙을 수 있는 천으로 만든 가짜 어미를 더 좋아하는 것으로 나타났다. 이로써 새끼 원숭이에게는 영양공급 못지않게 **접촉 욕구**contact need가 있으며 이러한 신체 접촉이 정서적·행동적으로 더 안정되게 한다는 것을 발견하였다. 이렇게 어려서 어미 혹은 동료 원숭이와 접촉이 없이 지낸 원숭이는 나중에 커서 다른 원숭이와 관계를 맺지 못하고, 같이 놀지도 못하고, 공격을 받았을 때 자기를 방어하지 못하였다. 성적인 것에도 흥미가 없고 교미하기가 힘들었으며, 이들이 자신의 새끼를 가졌을 경우 새끼를 낳아도 그들을 보살피는 능력이 결여됨을 발견하였다. 이들은 홀로 지내거나 몸을 흔든다든가 자기 몸을 자극하는 반복적 행동만을 되풀이하는 경향이 있었다. 분리의 기간이 길면 길수록 이러한 사회성에 끼친 악영향이 영구적이 되는 경향이 있었고, 짧으면 짧을수록 사회성 문제는 적었다.

Harlow는 또한 격리해서 기른 원숭이를 동료 원숭이들과 같이 놀게 함으로써 격리로 인한 여러 가지 문제성을 상당히 줄일 수가 있었는데, 이는 동료와의 접촉과 놀이가 사회성을 기르는 데 얼마나 중요한가를 증명한 것이다. Suomi 등(1973)은 어미 원숭이의 보살핌을 받고 자라던 새끼 원숭이를 어미 원숭이로부터 격리함으로써 일종의 우울을 유발할 수 있었다. 어미와의 애착이 이루어졌던 새끼 원숭이는 격리되자마자 항의하고 난동을 부렸으며, 격렬하게 어미와 접촉하려 하고 소리를 질렀다. 이런

행동이 48시간 계속되었으며, 그 이후 소리 내기나 활동이 줄어들고 가만히 앉아서 놀이를 전혀 하지 않고 우울에 빠졌다. 이때 어미 원숭이와 재결합하면 다시 그들의 놀이가 증가되고 정상적인 활동으로 회복되었다. 또한 Suomi 등(1973)은 같이 자란 형제 원숭이들을 분리한 다음 그 영향을 측정하였다. 동료 혹은 형제 원숭이로부터 분리될 때에도 어미에서 분리될 때 보이는 격리반응을 보였으며, 이것이 되풀이되면서 더욱더 퇴행 행동을 많이 보이고 놀이라든가 환경을 탐색하는 행동이 줄어들고 정상적인 행동적 성숙을 보이지 않았다. McKinney 등(1973)은 사춘기에 다다른 원숭이를 서로 격리하였을 때 심한 우울이나 격리반응을 보이지는 않았지만 전체적으로 활동이 느려지고 다른 원숭이와 같이 앉아 있으면서도 정상적인 원숭이보다 사회성 있는 관계를 잘 맺지 못함을 발견하였다. 또한 Hinde(1974)는 어미 원숭이와의 반복된 격리 경험이 단 한 번의 격리 경험보다 훨씬 큰 악영향을 미침을 발견하였다. 그리고 격리를 할 때 새끼 원숭이를 격리할 때와 어미 원숭이를 다른 데로 옮겼을 때를 비교하였는데, 나중에 재결합하였을 당시 어미 원숭이를 다른 곳으로 옮겼던 경우에 더 문제성이 많음을 발견하였다.

5. 영아기의 정신건강 문제

1) 모성결핍maternal deprivation

모성결핍은 공식 진단명은 아니지만 영아의 발달에 절대적으로 필요한 어머니나 그 대리인의 보살핌mothering을 충분히 받지 못한 경우를 지칭한다. 모성결핍은 과거 부모로부터 완전히 격리 수용되는, 시설이 좋지 않은 고아원에서 많이 관찰되었다. Spitz(1945)는 고아원이나 수용소의 아동이 집에서 기른 아동에 비해 병에 잘 걸리고 빨리 죽으며 자라더라도 신장이 작고 체중도 가벼우며 정서적으로 불안정하고 저능아가 많음을 관찰하였다. 그 후 Bowlby(1951)는 모성이 영아의 성장·발달에 필수조건임을 밝혔고 모성결핍의 중대한 문제점을 지적하였다. Rutter(1972)는 모성결핍에 따른 증상은 다양하고 하나의 증후군이 아니며, 단순히 어머니를 잃었다고 해서 오는 것이 아니고 모성의 보살핌이 없거나 혹은 왜곡되었을 때 오는 것이라고 결론 내렸다.

모성결핍의 결과로는 다음의 몇 가지를 고려할 수 있다.

① **발달지연**developmental retardation: 나이와는 관계없이 부모의 보살핌이 오랫동안 결핍되었을 경우, 영아는 발달이 중지되어 언어발달, 신체발달, 사회성발달이 모두 지연을 보이게 되는데, 이는 모성으로부터의 자극 결핍에서 온다고 할 수 있다. 물론 모성의 보살핌이 다시 시작되면 그 결핍이 매우 오래 지속된 것이 아니라면 회복할 수 있다.

② **지능의 장해**intellectual impairment: 어머니의 보살핌이 없는 수용소나 고아원에서 지내거나 혹은 자기 집이라도 어머니가 아기와 별로 놀지도 않고 등한시하는 경우, 영아는 지능의 저하를 보일 수 있다. 이는 단순히 어머니가 없어서라기보다는 어머니와의 상호 교환, 언어 자극이 부족해서이다.

③ **성장 중단**failure to thrive, **왜소증**dwarfism: 장기간 심한 모성결핍을 경험한 아동은 체중이 늘지 않거나 키가 왜소해진다. 이는 단순한 모성결핍보다는 이로 인해 일어나는 영양 섭취의 저하에 따른 것이라고 할 수 있다.

④ **모성결핍의 후유증**으로서의 정신병리: 청소년비행delinquency, 반사회적 성격antisocial personality, 무정동적 정신병질affectless psychopath 등은 모성결핍과 밀접하게 관련되어 있고, 영아기에 경험한 모성결핍이 청소년기와 성인기가 되어서 나타나는 장기적 후유증이라고 하겠다. 그러나 비행이나 반사회적 성격은 단순한 모성결핍에서 온다기보다 가정불화로 인한 부모의 무차별 공격성, 무력행사, 잦은 싸움과 더 관계가 있다. 무정동적 정신병질은 영아기에 그를 보살피는 어른이 자주 바뀌어 애착을 경험하지 못한 사람에게 일어나는, 말하자면 애착 형성의 실패에서 오는 것이라고 할 수 있다. 이들은 법을 지키지 못하고 죄책감이 결여되며 남과는 어떠한 정서적 관계도 이룰 수 없는 것이 특징으로 살인, 강도까지도 죄책감 없이 해낼 수 있는 부류다.

2) 모자관계의 이상

이 시기에 가장 흔한 발달상 혹은 행동상의 문제는 경증 내지 중증의 모자관계 이상이라고 할 수 있다. 모자관계의 이상disturbed mother-infant relation은 신체질환이 없는데도 발생하는 수유상의 문제나 수면장애 그리고 극심한 외인불안

(낯가림)과 분리 불안 등으로 나타난다. 그 원인으로서 어떤 문제를 갖고 있는 영아 자신 또는 주위 환경요인을 들 수 있으나, 대부분의 경우는 둘 다 원인이 된다.

영아 자신이 원인이 되는 경우로는 날 때부터 기질적으로 기르기 힘든 영아가 있다. 예를 들어, 주기적으로 잘 먹지 않고 잘 자지도 않으며 조그만 환경의 변화에도 심하게 반응하는 다루기 힘든 기질을 가진 경우다. 또 신체적 결함, 뇌손상, 선천적 기형, 정신지체를 가진 영아는 그들이 가지고 있는 문제뿐 아니라 이에 적응하는 어머니의 태도와 감정의 문제 때문에 모자간의 관계에 이상이 생길 수 있다.

환경적인 요인으로는 ① 부모의 정서적인 상태가 불안정하거나, ② 정신질환을 가지고 있거나, ③ 과거에 자녀를 잃었기 때문에 이 아동에 대한 불안이 크거나, ④ 어머니 자신이 미숙하고 어머니로서의 역할에 대해 불안하여 아동을 어떻게 기를지 모르거나, ⑤ 결혼관계의 불화로 인해 정서 불안정이 있는 경우 등이 있다. 따라서 자주 불안하고 칭얼대며 잠을 못 자고 급식상의 문제가 있는 영아에서 기질적 원인을 찾을 수 없는 경우, 모자관계와 부모 간의 관계를 반드시 평가해 보아야 한다.

3) 아동 학대와 방임child abuse and neglect

부모가 무슨 이유에서든지 신생아에 대한 애착이 일어나지 않고 신생아를 의식적으로나 무의식적으로 귀찮게 여기며, 육아를 기피하거나 **방임**, 심지어는 **구타 · 학대**하여 타살까지 일어나는 경우를 말한다. 아동 학대는 1960년대부터 미국과 서구에서 가장 큰 사회문제로 등장하였으며 우리나라도 아동 학대와 유기, 방임이 심각한 문제로 조사되고 있다(안동현, 홍강의, 1987). 아동 학대의 원인으로는 여러 가지가 있지만, 공통적으로는 학대를 하는 부모 자신이 어렸을 때 학대를 받아 온 사람인 경우가 많다. 육아 지식과 능력이 부족하며 주위로부터의 스트레스가 심하고 결혼문제, 자신의 정서적인 불안정, 의존 욕구 등으로 인하여 자녀를 도움이 필요한 연약한 존재로 보지 못하고 오히려 자신에게 귀찮은 존재로 생각하기 때문에 일어나는 현상이라 할 수 있다. 부모의 학대나 방임과 관련하여 생기는 심각한 장애는 **반응성 애착장애**reactive attachment disorder이다. 이 장애를 가진 아동은 부모의 보살핌이 부족하여 어머니와의 애착이 잘 이루어지지 않아 혼자 지내고, 언어나 기타 발달이 늦고 삶과의 접촉을 피하여 자폐 아동처럼 보인다(이 책의 19장 참조). 아동 학대는 특히 신체질환, 신체적 기형아, 조산아의 경우에 많은 것으로 보아 이러한 핸디캡을 가진 아동이 태어났을 때 부모의 적응을 도와주는 것은 그 예방이 될 것이다. 치료에서 중요한 것은 학대를 받은 유아를 치료하는 것뿐만 아니라 학대를 하는 부모의 정신장애, 부부관계, 사회적인 적응을 도와주는 것이다.

4) 뇌손상brain damage

물리적 타격, 약물 복용, 감염, 영양부족 등으로 인하여 중추신경에 손상을 입는 것은 발달에 큰 영향을 미친다. 특히 태아기와 생후 1~2년 사이는 뇌 신경계가 급성장하는 시기이므로 뇌손상을 입기 쉽다.

① 뇌성마비cerebral palsy: 뇌성마비는 분만 시 입은 뇌손상으로 인하여 신체적인 마비가 와서 운동에 지장이 있는 상태이다. 반에서 지능이 정상보다 낮다.

② 경련성 질환(뇌전증epilepsy): 5세 이전에 보이는 뇌전증은 임신이나 출생 당시 입은 뇌의 상처 때문일 경우가 많다.

③ 기타 뇌기능 장해: 마비나 뇌전증이 없어 외모로는 이상이 없으나 뇌파나 기타 정밀한 신경검사상 뇌에 이상을 갖고 있는 아동이 상당수 있다. 이들은 신체적 성장은 정상으로 보일 수 있으나 언어발달이나 섬세운동발달, 판단력 등에 이상을 보이고, 커서 학습장애를 갖는 경우가 많다. 행동적으로 충동적이고 과잉운동의 경향이 있고 주의 산만하며 판단 능력과 자기억제 능력이 미숙한 경향이 있다.

걸음마기의 발달과 정신병리

1. 걸음마기(1~3세)의 정상발달

걸음마기에 들어선 유아가 **직립하여 걷기 시작**하고 그 결과 두 **손을 자유롭게** 움직일 수 있다는 것은 진화론적으로 다른 동물과 크게 다른 점이다. 아동의 입장으로 보면, 영아는 누워 있거나 앉아 있거나 기어다닐 수밖에 없어 엄마 등에 업혀서 또는 안기어 세상을 경험했는데, 이제는 설 수 있고 걸을 수 있고 손을 마음대로 놀릴 수 있게 됨으로써 그 시야가 넓어지고 행동반경도 크게 늘어나 새로운 세계가 전개된다. 따라서 유아는 자기의 **새로운 기능**, 즉 **걷는 것**, 달리는 것을 즐겨 할 뿐만 아니라 손으로 만지고 던지고 부수는 등의 새로운 능력과 새로운 안목으로 눈앞에 전개되는 세계를 **탐색**하게 된다. 또 유아는 이 시기에 **말을 시작**하여 처음에는 한 단어로 나중에는 몇몇 단어를 함께 사용함으로써 자기 의사를 언어로 표현하기 시작한다.

이 시기에 대부분의 유아는 **대소변 가리기**를 시작한다. 대소변 가리기를 훈련하는 과정을 자세히 살펴보면, 이전까지(1~2세)는 마음대로 보던 대소변을 이제는 시간에 맞추어 적절한 장소에 보도록 유도하고 도와주는 과정이라고 할 수 있다. 사실 유아 자신은 이러한 것을 귀찮아 하고 자기가 원하는 대로 하고 싶어 하나, 어머니는 이를 받아들이지 않고 상과 벌을 사용하여 가능하면 편리한 시간에 변기나 기타 특별한 장소에 대소변을 보도록 유도한다. 이런 과정에서 유아는 어머니의 이런 훈련에 저항하는데 모아간에 일종의 **힘겨루기**power struggle가 일어난다 할 수 있다.

대소변을 가린다는 것은 유아로 하여금 대소변을 참았다가 적당한 시기와 적당한 곳에 배설하라는 것인데, 이는 신체적 성장과 신경계의 성숙이 충분히 이루어져야 가능하다. 그런데 그 시기가 대부분의 경우 1세 이후이므로 그 이전에 무리하게 대소변 훈련을 하는 것은 오히려 역효과를 낼 수도 있다. 이러한 대소변 가리기는 어머니의 경험과 그 다루는 방법에 따라 쉽게 이루어지기도 하고 어렵게 이루어지기도 한다. 너무 강압적인 방법과 힘겨루기는 피하고 칭찬과 말로써 유도하고, 대소변 가리기 자체를 재미있는 놀이적 성격을 띤 즐거운 경험으로 만들어 주는 것이 필요하다. 주로 강압과 벌을 주는 방법으로 훈련하면 대소변 가리기가 공포와 연결되고 불안이 생겨 변비와 유분증(똥싸개)을 유발할 수 있다.

걸음마기 유아의 행동 특성으로는 **고집**을 부리고 자주 **부정적**negativism이며 부모의 말을 안 듣는 경향을 들 수 있다. 마음대로 되지 않으면 공격적인 행동을 보이고 자기 뜻이 관철되지 않을 때는 울고불고 야단을 치는 **분노발작**temper tantrum을 보일 수도 있다. 때로는 부모가 원하는 것에 **반대로**oppositional 하려 한다. 말하자면 이 시기의 유아는 **자기주장**을 하며 공격적인 충동이 왕성한데, 이러한 공격적인 행동과 자기주장을 부모가 적당히 받아 주거나 적절히 제지함으로써 유아는 자기가 할 수 있는 것과 할 수 없는 것이 무엇인가를 배우게 된다. 걸음마기 유아는 모두 자기 마음대로 하려고 하고 자기 능력의 한계를 알아보려고 하므로 그때 **부모의 적절한 통제**가 필요하다. 이 시기에 어떤 행동은 부모가 용납하고 어떤 행동은 용납하지 않는다는 경험을 통하여, 유아는 어떤 행동은 할 수 있고 어떤 행동은 할 수 없으며, 어떤 것은 참고 기다려야 한다는 것을 배움으로써 일생 내내 중요한 **자기통제**self-control를 이루게 된다.

따라서 어머니가 어느 정도, 어떻게 통제하여야 하는가가 중요하다. 우선 언어가 미숙한 걸음마기의 유아를 말로써만 설득하려는 것은 적합하지 못하고 다분히 신체적인 물리적 방법, 즉 비언어적인 방법으로 다루게 된다. 어머니는 무서운 표정, 그 행동을 용납하지 않겠다는 표정 또는 화난 음성으로 자신이 허락하는 행동이 아님을 충분히 전할 수 있고, 또 유아가 몸이 작은 만큼 신체적으로 압도할 수 있다. 또한 걸음마기 유아는 어머니나 주위 사람들의 표정과 분위기를 살피고 파악할 수 있고 부모가 **칭찬**해 주고 장려해 주는 것을 알 수 있으므로, 칭찬과 예뻐하고 귀여워하는 방법으로써 원하는 행동을 강화해 줄 수 있다. 때에 따라서는 **벌**을 사용하게 되는데 가벼운 신체적인 벌, 부모의 화난 표정 이상의 심한 체벌은 불필요하다.

이런 과정에서 중요한 것은 부모의 **일관성**consistency 있는 태도다. 일관성이라 함은 유아의 행동을 다루는 데 있어서 부적합한 행동은 받아 주지 않고 야단을 치거나 벌을 주며, 바람직한 행동은 받아들이고 칭찬하고 인정해 주는 훈육방법이 그 행동이 일어날 때마다 일정해야 함을 의미한다. 이러한 일관성은 유아의 행동을 조절하는 데 있어서 매우 중요한 요건이 된다. 일관성 있는 행동의 통제와 감독을 통해서 걸음마기 유아는 자신의 공격적인 행동을 조절할 수 있는 자아통제 능력이 생기고 동시에 자기주장과 자기 의견을 적극적으로 밀고 나가는 추진 능력이 생긴다.

2. 걸음마기의 발달과업

이 시기의 중요한 발달과업은 **자율성**autonomy과 **독립성**independence, 그리고 공격적인 충동을 억제 또는 조절할 수 있는 **자아통제력**의 수립이다. 이러한 과제는 부모의 선택적 반응과 적절한 통제를 **내재화**internalization함으로써 이루어진다. 걸음마기 유아는 우선 영아처럼 원하는 것은 무엇이고 마음대로 즉시 만족될 수 없음을 알고 **충족 지연**delay of gratification 내지 **포기**를 할 수 있는 능력을 획득해야 한다. 앞서 기술한 대로 부모의 통제를 받아들임으로써 자아통제력이 생겨야 하는데 이것이 **훈육**discipline의 가장 중요한 목표이다.

유아는 부모가 내 뜻대로 해 주지 않는 것도 있고 내 주장이 통하는 것도 있다는 경험을 통해 나와 어머니는 다른 **개체**sense of self임을 서서히 깨닫게 된다. 즉, 이제까지 의존해 왔던, 자기와 구별이 안 되던 어머니로부터 **분리-개별화**separation-individuation가 일어난다. 분리-개별화를 통하여 유아는 이제까지의 어머니와의 미분화-의존적 관계, 즉 공생적 관계에서 벗어나 어머니가 실제로 자기 옆에 없어도 어딘가에 있고 자신의 마음 상태와 관계없이 필요한 때는 돌아와서 돌보아 줄 것이라는 확신과 믿음, 즉 **대상 항상성**object constancy을 갖게 된다. 이제 유아기 말쯤에는 부모로부터 떨어져 있어도 혼자서 행동할 수 있는 능력이 생긴다. 부모로부터의 분리-개별화는 유아 후기, 즉 3세 후반에 완성된다고 생각하는데, 진정한 의미의 **심리적 자아의 탄생**psychological birth은 이때라고 Mahler(1983)는 주장한다. 이런 개별화 과정을 통해 유아는 자율성을 가진 심리적 개체로서 성장하게 된다(표 5-1).

표 5-1 분리개별화/자아의 탄생과정(Mahler, 1983)

개별화 단계	생후 월령
정상 '자폐기'(자아의 미분화기undifferentiation)	0~2개월
정상 '공생기'(모와의 융합/공생기symbiosis)	2~6개월
분리-개별화기separation-individuation	6~36개월
분화기differentiation subphase	6~9개월
연습기practicing subphase	9~15개월
재접근/화해기rapprochement subphase	15~24개월
개체성 공고화기consolidation of ego	24~36개월

3. 걸음마기에 필요한 환경요인

이 시기의 부모는 유아와의 밀착된 애착을 유지하면서 동시에 **개체성을 철저히 존중**하여야 한다. **일관성 있고 적절한 행동의 통제**와 **감독**을 통해 유아의 **공격적인 감정과 행동을 조절**해 주고 자기주장과 고집을 적당히 들어주거나 억제함으로써 유아가 행동의 한계를 배우도록 도와준다. 또 충동, 특히 공격성의 지연, 억제, 포기를 가르치고 자기 자신의 행동을 어떻게 조절할 것인지 자아통제 능력을 습득하도록 도와주는 것이 중요하다. 부모의 무조건 허용이나 무조건 통제가 아닌 칭찬과 애정의 표시를 통한 행동 장려, 자신 있는 명령과 제재를 통한 적절한 훈육 태도가 필요하다. 이 시기의 대소변 훈련과정에서 일어나는 **모자간의 힘겨루기**가 성격 형성에 미치는 영향은 널리 알려져 있다. 즉, 대소변의 훈련을 통해 그리고 공격적 충동의 조절을 통해 유아는 옳고 그름, 더러운 것과 깨끗한 것, 할 일과 하지 않아야 할 일, 독립과 의존 등의 구별과 균형을 배우게 된다.

4. 발달의 방해요인: 부적절한 훈육

이 시기에 가장 흔히 일어날 수 있는 문제는 부모의 **과잉보호**overprotection다. 과잉보호는 어머니가 자녀를 과도하게 아기 취급함으로써 자녀의 독립성 발달을 저해하고 유아기가 오래 계속되는 상태라고 할 수 있다. 과보호에는 두 가지 유형이 있는데 첫째는 익애형indulging type이고, 둘째는 지배형domineering type이다(Levy, 1948).

1) 익애형 과보호: 과소통제under-control

부모가 자녀를 너무 사랑하니까, 또는 양육에 대한 무지로 무엇이든 들어주고 행동 제한을 두지 않으며 항상 걱정하고 유아가 하자는 대로 해 주는 유형이다. 이렇게 자란 아동은 행동의 한계를 모르며 공격적인 충동을 억제하지 못하므로 말을 안 듣고 자기만 알며 공격적이고 남을 조정하길 잘하며 분노 발작이 흔한 **자기통제의 결핍**을 보인다. 또한 커 가면서 친구와 사귀지도 못하고 단체 행동이 힘들고 **품행장애**가 될 가능성이 높다.

2) 지배형 과보호: 과잉통제over-control

어떤 부모는 아동의 독자성과 자율성을 인정하지 않고 행동을 일일이 간섭하고 명령하면서 정도 이상의 통제를 한다. 이런 부모 밑에서 자란 아동은 겉으로 보아서는 말 잘 듣는 모범 아동처럼 보이나, 실제로는 복종적이고 의존적이며 독립성이 없고 자기주장을 하지 못하는 아동이 된다. 이들은 자신감이 없고 의존적이며 시키는 대로 따라

하는 피동적이며 위축된 아동으로 성장하기 쉽다. 이런 아동의 표정은 어둡고 우울하며 내면에 억압된 분노 및 증오를 가지게 된다. 이런 아동의 상당수는 과중한 긴장으로 인해 신체 증상, 틱 등 스트레스 증상이 잦고, 좀 더 자라서는 공부 거부, 말 안 듣기, 골탕 먹이기 등 **수동-공격적 행동**으로 불만을 표현하는 성격 특성을 가질 수 있다.

3) 과잉보호의 원인

첫째, 과잉보호의 원인으로 **아동에 있는 원인요소**를 들 수 있다. 조산아거나, 기형아거나, 몸이 약하거나, 만성질환을 가졌을 경우 부모는 자연히 그에 대한 측은한 생각과 보호하고 싶은 본능이 작용하여 과보호하는 경향이 있다. 부모의 이런 과보호적인 태도가 영유아기에는 실제적으로 도움이 될 수도 있으나, 3세 이후까지도 혹은 원인이 없어진 후에도 계속되는 경우에는 문제가 된다. 또한 첫 자녀라든가, 바로 앞의 형제가 죽은 후에 낳았다든가, 외동이라든가, 막내인 경우 등 가정 내에서의 특별한 위치 때문에 과보호를 하는 경향이 있다.

둘째, 과잉보호나 과잉통제는 부모의 **잘못된 양육관**에 따른 것일 수 있다. 즉, 아동은 무조건 받아들여야 되고, 들어주어야 되고, 무제한의 사랑을 주어야 된다고 생각하는 경우 과잉보호를 하게 된다. 반대로 아동은 통제하고 일일이 간섭함으로써 좋은 성격과 능력을 길러 주어야 된다고 생각하는 어머니는 과잉통제형의 어머니가 될 수 있다.

셋째, 과잉보호의 원인으로서 **부모 자신의 불안**이나 **정신적 문제**를 들 수 있다. 부모는 양육에 대한 자신감이 없거나 자신의 자녀에게 신경 쓸 시간적 혹은 정신적 여유가 없어서 자녀가 하자는 대로 방치할 수가 있다. 더 나쁜 것은 부모의 정서적 불안정 때문에 양육에 깊이 관여하다가, 무관심하다가, 과잉통제하다가, 방치하는 등의 **일관성 없는 행동**이다. 또한 부모 자신의 아동기가 불행하고 우울했고 사랑이 부족했을 경우 자녀를 과거의 자기로 생각하고 자기가 받지 못했던 사랑과 보살핌을 충분히 주어야 한다고 생각하여 과도한 보호적 행동이나 허용적 행동을 보이는 경우가 있다. 부부 사이가 나쁜 경우 남편 대신 자녀에게 정서적 보상을 기대하는 경향이 있을 수 있는데, 이때 과잉보호적 내지 과잉통제적 태도가 나타날 수 있다. 부모 자신의 과잉보호 원인 중 하나로, 어머니가 실은 그 자녀에게 분노나 적개심이 있어 이를 오히려 부인하면서 무의식적인 반동 현상으로 더 잘해 주는 경우가 있다.

넷째, **사회-문화적 요소**가 과잉보호와 관계가 있다. 우리나라와 같이 급속히 근대화가 이루어진 사회는 대가족제도가 붕괴되고 핵가족화가 되는 과정에서 효과적인 산아제한의 결과로 자녀 수가 급감하여 가정마다 한두 명의 자녀를, 최근에는 세계 최저출산국이 되었다. 반면, 경제적 상태는 좋아지고 생활수준은 향상되어 어머니가 시간적 · 정신적 여유를 갖게 되었고, 결과적으로 어머니는 자녀에 대한 기대와 관심도, 열성이 높아져서 자연히 과잉통제 현상이 일어난다고 할 수 있다(홍강의, 1995). 이러한 과잉통제와 간섭은 경쟁적인 사회 여건, 교육제도, 부모가 적극적으로 개입하지 않으면 잘 기를 수 없다는 사회 통념과 불안감 때문에 더 악화되는 경향이 있다. 부모의 입장에서는 자녀가 경쟁적이고 성취적인 사회풍토에서 생존할 수 있는 능력을 갖도록 하기 위하여 자녀를 자연히 경쟁적이고 성취 지향적인 방향으로 양육하게 되고 과잉통제를 하는 경향이 생긴다고 할 수 있다.

5. 걸음마기의 정신건강 문제

이시기에 흔히 관찰되는 행동상의 문제는 다음과 같다

1) 엄지손가락 빨기thumb-sucking

영아기에 주먹이나 손가락, 그중에도 특히 엄지손가락을 가끔 빠는 행동은 정상적인 것이다. 영아는 어쩌다가 입에 들어온 손가락을 빨면서 빠는 본능을 충족할 뿐만 아니라 안락감과 만족감을 맛보고 차츰 이를 반복하게 되며, 마침내 손가락을 빠는 버릇을 갖게 된다. 걸음마기나 학령전기에도 잠이 들려고 할 때, 혼자서 외롭거나 배가 고플 때에 가끔 그 버릇이 나오는 것은 정상적인 현상이다. 대체로 3~4세가 되면 이 버릇은 자연적으로 없어지지만, 일부에서는 5~6세까지 지속되는 경우가 있다. 이를 보고 부모는 여러 가지 이유에서 걱정하고 불안해한다. 그러나 손가락에 굳은살이 생기거나 간혹 염증이 발생하거나 또는 영구치가 앞으로 빼드러져 나오는 것 외에는 영구적이고 극심한 후유증을 남기는 일은 거의 없다. 그리고 성격 형성에 큰 지장을 주지도 않는다. 어떤 부모는 이 버릇이 젖이나 우유를 충분히 먹이지 못했거나, 아니면 젖을 빠는 시간을 충분하게 주지 않아서 생긴다고 생각하는데, 이는 근거 없는 말이다. 또 이 버릇은 모유나 우유로 자란 아이 모두에게서 나타난다. 손가락을 빠는 버릇 때문에 부모와 유아 사이에 싸움이 생긴다면 도리어 그 문제가 더 심각해진다. 그러므로 손가락을 빠는 버릇은 대체로 방관하는 것이 좋고, 대개의 경우 저절로 없어진다. 그러나 3~4세가 지나서도 계속 심하면 유아의 정서 · 심리 상태를 검토해 보아야 하고, 정서가 매우 불안정하거나 너무 의존적이거나 다른 증상이 같이 있다면 전문가의 상담이 필요하다. 더불어 기타 모아관계의 이상이 있는지 점검하여야 한다.

2) 호흡정지발작breath-holding spells

6~24개월인 유아에서 많고 4~5세 이전 아동에서 볼 수 있는 증상이다. 심하게 울다가 갑자기 호흡이 정지되고 30~60초가량 숨을 쉬지 않는다. 산소 부족으로 입술이 파래지고, 사지가 축 늘어지며, 호흡정지가 좀 더 오래 지속되면 의식을 잃고 뒤로 넘어지고, 심하면 경련이 일어나기도 한다. 내버려 두어도 다시 숨을 쉬기 시작하며, 그때 다시 우는 소리를 내기도 한다. 부모는 이를 뇌전증으로 잘못 알고 놀라는 일이 많은데, 뇌파검사EEG나 신경검사를 해도 정상이며 후유증도 없다.

잦은 호흡정지발작의 원인은 **부모와 아동의 관계가 원만하지 못함**을 시사한다. 아동 요인으로는 참을성이 적고 급하고 다루기 힘든 기질을 들 수 있다. 이런 아동은 부모의 일상적인 제약이나 야단에도 화를 내고 호흡정지를 일으킨다. 더구나 유아의 감정과 행동 특성은 무시한 채 자기가 원하는 것을 강요하는 부모를 만나면 호흡정지발작은 더 자주 일어난다. 아이의 상태를 무시한 채 규칙적인 수유시간표를 고집하거나 너무 일찍 가혹하게 대소변 훈련을 하는 경우, 아이는 부모에게 반항심을 가지게 된다.

이 증세가 처음 시작될 때, 부모는 놀라서 아이를 품에 안고 어르거나, 얼굴에 물을 뿌리거나, 뺨을 치거나 하는데, 어떤 방법을 취하든지 아이는 깨어난다. 그래서 이 방법으로 치료된 것이라고 오해한 부모는 계속 같은 방법을 쓰며, 또 아이는 부모의 그런 행동을 바라면서 발작이 습관화된다. 여기에는 서로의 감정을 악화하는 감정요인이 내포되어 있다. 따라서 치료로 모아관계를 개선하는 것이 중요하다. 우선 부모의 불안의식을 완화하는 데 주력하고, 그릇된 양육관을 고치도록 교육하며, 아이가 좌절할 때 호흡정지나 기타 발작 대신 다른 방법으로 분노를 표현하도록 지도하는 방법을 가르친다.

3) 생떼 · 분노발작temper tantrum

분노발작은 1~4세의 아동에서 잘 보이는데 장소, 시기, 주위 환경에 상관없이 아무 곳에나 넘어져서 큰 소리로 울고 발길질을 하는 것을 말한다. 어른이 자기 요구를 들어주지 않는 경우라든가, 자기 의사가 관철되지 않을 경우 흔히 유발된다. 부모가 이럴 때마다 아이가 '다칠까 봐' '이웃 보기가 민망해서' 등의 이유로 요구를 들어준다면, 아이는 자기의 요구를 관철하는 수단으로 이 방법을 쓰는 것이 습관이 되어 이 같은 미숙한 행동을 지속할 수 있다. 영아기나 걸음마기의 초기에 분노발작을 보이면 우선 안아주든가 달래야 한다. 그러나 좀 더 자라서 언어를 이해하고 의사소통이 가능해지면 자기의 좌절감이나 분노를 말로 표현하도록 지도하고 분노발작을 무조건 받아 주면 안 된다. 이 행동이 나이가 들어서도 반복되고 잦으면, 모자관계의 문제나 아동의 지나친 불안 · 분노 등 정서문제, 참을성 부족, 과보호나 훈육의 실패 가능성을 고려하여 상담하여야 한다.

4) 식욕부진 및 음식 거부

부모가 아이가 잘 먹지 않는다고 이야기할 때는 항상 아이의 성장, 발육 전체를 고려하여야 한다. 식욕이 급성 또는 만성적인 신체질환으로 인해 떨어지는지 찾아내야 하고, 부모가 보기에는 적게 먹지만 체중과 신장이 정상 속도로 증가하는 경우에는 부모를 안심시켜야 한다. 특히 2~3세의 유아는 정상 발육과정의 일부로서 그전에 비해 음식을 많이 먹지 않는다. 이것은 1세 이후의 유아는 그 성장률이 영아기 때보다 저하되므로 체중당 필요한 열량이 비교적 적기 때문이다. 또한 2~3세의 유아는 독립심이 생기고, 모든 것을 자기 마음대로 해 보고 싶은 마음이 생기며, 때로는 어른의 뜻도 거역함으로써 자기의 개체성을 나타내려고 한다. 이러한 심리적 현상이 식탁에서도 나타나 어른이 주는 음식을 거부하게 되는데, 이때 부모가 쫓아다니며 억지로 먹이려고 한다면 오히려 더 먹지 않으면서 저항한다. 식사 거부는 이러한 악순환을 거쳐 나중에는 고질화된다. 간혹 유아 자신의 정서장애로 인하여, 특히 소아우울증의 한 증상으로 식욕부진이 나타날 수 있다.

5) 과식과 비만증

이 시기의 비만은 내분비장애, 중추신경계 질환과 같은 기질적인 원인이 있을 수도 있으나, 비만증의 대부분은 과도한 열량을 섭취하는 데서 온다. 즉, 유아 개인이 성장·발육하는 데에 필요한 열량보다 많은 양의 음식을 섭취하면 남은 열량이 지방질로 축적되어 몸이 비만해진다. 그런데 사람에게 매일 필요한 열량은 개인마다 차이가 있고 또 운동량에 따라서도 다르므로, 섭취하는 음식물의 절대량만 가지고는 비만증의 원인을 규명하기가 어렵다. 유전요인과 지방세포 수의 절대적 과다가 중요한 원인으로 보인다. 유아는 흔히 정신적 긴장을 해소하기 위한 하나의 수단으로서, 아니면 부모나 다른 사람과의 관계에서 애정이 부족할 때 이를 음식물로 대치하고 많이 먹는다. 비만아는 또래와 어울리려고 하지 않고 혼자 외롭게 앉아서 먹는 일로 즐거움을 삼는 경우가 많다. 부모 자신도 음식을 잘 먹이는 것이 애정 표현의 중요한 수단이라고 보고 많이 먹는 것을 의식적·무의식적으로 허용하는 경우가 있다. 과식을 하는 원인은 이렇게 다양하므로 개개인에게서 그 근본 원인을 알아내고 그에 대한 조치를 취해야 한다.

6) 이식증pica

1~2세의 유아는 정상적으로도 가끔 이물질을 입에 넣고 빨거나 또는 삼킨다. 새로운 사물에 대한 호기심이 강하고, 무엇이든지 입을 통해 경험하려고 하는 구강기적 행위이다. 1세 이전의 아기는 종이, 단추, 머리카락, 비누, 헝겊 조각, 모래, 벌레, 나뭇조각, 나뭇잎 등 무엇이든지 입에 집어넣을 수 있다. 특히 페인트를 먹는 경우에는 납중독lead poisoning이 될 위험이 있는데, 납은 장난감, 가구, 가옥에 사용하는 페인트에 많이 포함되어 있다. 그러나 걸음마기가 되면 먹을 수 있는 것과 먹을 수 없는 것을 구분할 줄 알게 된다. 2~3세 이후에도 이식증이 계속되면 영양실조나 부모의 애정결핍, 지도감독 소홀, 지적장애, 기타 모자관계 이상을 생각해 보아야 한다.

7) 통제가 힘든 행동문제

걸음마기에도 심한 분노발작, 자기고집, 자기 멋대로, 폭력성 등 통제불능의 행동문제를 보이는 아동이 있다. 이 경우 먼저 부모의 통제와 훈육의 결여, 익애형 과보호를 의심해 보아야 한다. 이들은 버릇없는 아이 수준을 넘어 심한 자기통제결여와 폭력성까지도 보인다. 부모가 적절한 통제, 훈육을 하려고 노력함에도 불구하고 심한 행동문제가 계속되면 자폐스펙트럼장애ASD, 주의력결핍 과잉행동장애ADHD, 뇌손상brain damage, 지적장애 등 더 심각한 장애의 조기 발현이 아닌지 의심하고 철저한 진단검사를 실시하여야 한다.

학령전기 아동의 발달과 정신병리

1. 학령전기 아동(4~6세)의 정상발달

아동이 3세가 되면 유아기의 발달과업을 완성함으로써 기본적인 신뢰감과 자율성, 자기통제의 기초적 능력을 갖게 된다. 이전까지는 어머니와의 관계가 가장 중요한 것이었고, 어머니와의 애착관계를 통하여 성격의 기초가 이루어졌고, 어머니와의 공생적 관계에서 분리-개별화하여 하나의 개체, 독립된 인간으로서의 기본적 자아가 탄생했다고 할 수 있다.

이 시기가 지나 학령전기가 되면 어머니뿐 아니라 가족 내의 다른 가족 구성원에게 관심을 갖게 되는데, 특히 **아버지에 대한 관심**은 필연적이다. 가정에는 자기에게 가장 중요하다고 믿어 왔던 어머니뿐 아니라 아버지가 존재하며 아버지는 어머니와는 다르지만 상당히 중요한 역할을 함을 관찰한다. 또 어머니와 아버지의 관계가 가깝고 특별한 관계임을 알게 됨으로써 아버지와 어머니는 성별에 따라 역할, 외모, 행동이 다르다는 것을 관찰할 수 있다. 자기는 아버지처럼 남자 또는 어머니처럼 여자임을 깨닫고, 남아는 아버지를, 여아는 어머니를 흉내 내고 닮으려 한다. 이때 아동은 부모의 부부관계에 호기심을 갖게 되고 부모와 일종의 삼각관계를 가지게 되며, 소위 **오이디푸스 콤플렉스**Oedipus complex라는 심리적 갈등이 생겨난다.

이 시기의 아동은 외동이 아니라면 자기보다 위거나 아래의 형제자매를 갖게 되는데 자연히 이들과 부모의 관심이나 애정을 두고 경쟁한다. **형제자매 간의 경쟁 경험**은 좀 더 커서 또래와 성인이 되면 직장동료와의 관계가 어떠냐에 영향을 준다. 그렇기 때문에 외동의 이 같은 경험 부재는 추후 대인경쟁관계에서 문제를 가질 수 있다. 최근 우리나라의 출산율이 급격히 떨어져서 한 자녀로 길러지는 경우가 많아 이 시기에 발달과제 성취, 특히 남녀관계, 성역할, 성정체성 확립의 문제성이 증가하고 있다. 따라서 형제자매가 없거나 한두 명인 가정의 학령전기 아동이 놀이방, 유아원, 유치원에 다니는 것은 이런 경험 부족을 보충하는 방법이 될 것이다.

학령전기 아동의 놀라운 언어, 인지 발달은 이 시기 아동의 호기심과 탐험심을 자극하며, 이에 아동은 가정 밖에서도 다양한 사회 · 문화 활동에 참여하게 되고 이들 활동을 통해 자신이 속한 **문화권의 관습, 습관, 가치관을 습득**한다.

1) 언어의 급성장

학령전기는 언어 습득에 민감한 시기로서, 언어가 급성장하여 단어와 문장이 날로 늘어나고 언어를 통한 의사전달과 인지발달에 획기적 변화가 있게 된다. 언어의 성장에 힘입어 아동에게 새로운 세계가 시작된다. 즉, 아동은 언어라는 상징적 매개체를 통하여 주위 환경을 이해할 수 있고 지능이 발달하며 끝없는 가능성과 **환상**, **꿈**을 가질 수 있다. 따라서 아동은 생각 자체가 놀이 대상이 될 수 있으며, 자기의 **상상력**과 환상을 사용하여 외부의 자극이나 실제 경험뿐 아니라 내부로부터의 충동과 욕망 그리고 갈등을 인식할 수 있다. 그렇기 때문에 남이 모르게 가지는 생각, 감정 등에 대하여 **죄책감**이나 공포, **불안감** 등이 생길 수 있다. 눈에 보이지 않는 가능성과 상상력 때문에 어두움이 무서워지고, **귀신**, **도깨비**, **괴물** 등 자기가 모르는 무서운 존재에 대한 공포가 생기는데, 이것은 다분히 자신의 내적인 상상과 비밀, 갈등 등이 투사되어 나타나는 현상이라고 할 수 있다(김선미, 홍강의, 1983).

2) 상징놀이, 상상, 공상의 출현

이 시기의 아동은 놀이와 상상의 세계에 빠져든다. 이 놀이와 상상은 중요한 배움의 도구가 되고 발달상 여러 가지 중요한 역할을 한다. **놀이**는 우선 재미있고 아동이 항상 하고 싶어 하는 활동이다. 단순히 시간을 때우기 위한 것이 아니며, **놀이**를 통하여 아동은 자기의 감정을 표현하고 자기가 일상생활에서 경험한 것을 반복하여 모방하고 배우게 된다. 또한 놀이는 일상생활에서 경험하는 불안이나 공포를 해소하려는 목적이 있고, 일상생활에서 **수동적으로 경험한 바를 능동적인 방법으로 되풀이함**으로써 자기 나름대로 그 경험의 의미를 찾고 그에 따른 감정을 해소하려는 기능이 있다.

학령전기 아동은 **극놀이**dramatic play를 할 수 있다. 예를 들어, 자기가 관찰한 어머니와 아버지의 관계라든가 사회적 역할을 자기와 다른 사람과 함께할 수 있다. 이런 극놀이나 **소꿉놀이**를 통하여 어머니와 아버지 역할, 자기가 관찰한 여러 사람의 행동을 모방하거나 되풀이함으로써 앞으로 자기가 성인이 되어 해야 할 사회적 역할을 미리 흉내 내고 준비한다는 의미도 가지고 있다.

한편, 놀이는 자기가 경험하는 불안이나 문제성을 극복하려는 **숙달의 방법**이라고 할 수 있다. 예를 들어, 한 남아가 차에 칠까 봐 무서워하고 길을 건너지 못하는 경우 그의 놀이에서 조그만 장난감 차가 계속 교통사고를 일으키는 장면을 되풀이한다. 이러한 차사고 놀이를 되풀이함으로써 그는 점점 차와 차 사고에 대한 불안을 해소하고 이겨 나간다. 말하자면 장난감 차를 가지고 놀면서 실제 차에 대한 무서움을 해소하는 것이다.

흔히 **인형놀이**를 통하여 자기와 형제 간 혹은 부모와 가족 간에 일어나는 여러 가지 관계와 그에 따른 감정을 처리하고, 사나운 **동물 놀이**를 통하여 자기의 공격성과 분노를 표현하게 되며, 토끼나 강아지와의 놀이를 통하여 자기에게 잠재하고 있는 의존 욕구와 사랑받고 싶은 욕망 등을 표현한다. 아동은 또한 가족 인형을 통하여 아버지, 어머니, 자녀의 역할을 번갈아 가면서 해 나갈 수 있으며, 이런 역할놀이를 함으로써 미래 자신의 사회적 역할을 실험하고 이해하게 된다.

놀이는 또한 물건을 만지며 물건의 속성을 배우는 **학습**이 될 수 있다. 물론 이 시기의 놀이는 자기가 경험한 집 안에서의 사건이나 일상생활에서 관찰된 일을 재현하는 좀 더 실생활에 가까운 놀이, 다양한 극놀이와 소꿉놀이 등이 나타난다.

놀이와 같이 아동의 **꿈**이나 **공상**도 실은 자기가 처한 일상생활에서 오는 불안, 분노 등 감정상의 문제를 해결하는 방법으로 이용되며, 아동이 처한 심리-사회적 발달단계에 맞는 여러 가지 내용을 다루고 있다(Breger, 1998).

이렇게 아동기의 놀이와 공상, 꿈 등은 그가 어른이 되어 살아 나가는 데 대한 준비이자 하나의 계획서라고 할 수 있다. 이러한 꿈과 놀이, 공상은 아동이 이야기할 수 없는 감정이나 생각, 무의식 등을 알 수 있는 좋은 방법이기도 하다. 이들은 아동이 자기가 감당할 수 없는 경험을 잘

소화하기 위한 적극적인 숙달의 방법이며 아동이 경험하는 패배와 실패, 승리, 불안, 공포, 기쁨 등을 소화하는 좋은 방법이다.

3) 성역할 학습과 성 가치관 형성

(1) 오이디푸스 콤플렉스Oedipus complex와 엘렉트라 콤플렉스Electra complex

오이디푸스와 엘렉트라 콤플렉스는 정신분석이론에서 중요한 개념이다. 이 시기의 남아는 어머니에 대하여 아버지와 경쟁관계를 갖게 되며Oedipus complex, 이 경쟁관계 속에서 남아는 아버지와 동일시하고 아버지같이 행동하게 된다. 여아는 아버지에 대해 어머니와 경쟁관계를 갖게 되고Electra Complex, 어머니와 동일시함으로써 여성다움을 배우게 된다.

오이디푸스 콤플렉스는 학령전기 아동이 반대 성의 부모를 혼자서 소유하고 싶은 욕망 때문에 생긴다. 같은 성의 부모와는 경쟁의식과 질투의식을 갖게 되는 현상이다. 이러한 욕망은 두 가지 결과를 가져온다. 하나는 자기가 경쟁적으로 생각하는 부모, 즉 같은 성의 부모와 같아지려는 **동일시**identification 현상이 일어남으로써 남아는 남성다워지고(남성성) 여아는 여성다워지며(여성성), 남아는 남성 역할을 배우고 여아는 여성 역할을 배우게 된다. 또 다른 결과는 궁극적으로 반대 성의 부모를 완전히 소유할 수 없음을 깨닫고 사랑의 관계를 가족 이외의 다른 사람에게 옮기게 되며 성인이 되었을 때 이성을 좋아하고 결혼하고자 하는 심리적 구조로서 남게 된다. 한편, 이러한 비밀스러운 소원과 느낌은 이 시기의 아동에게 **죄책감**과 **불안**을 일으킬 수 있다. 즉, 이런 비밀스러운 부모와의 사랑이 발각되지 않을까 걱정하고 발각되면 벌을 받지 않을까, 부모의 사랑을 잃어버리지 않을까 하는 불안을 갖게 되는데, 이러한 불안은 오이디푸스 콤플렉스가 성공적으로 해소되면 자연스럽게 사라진다. 이러한 오이디푸스 콤플렉스는 두 부모와 한두 명의 자녀가 사는 핵가족에서 더 강렬해지며, 그렇기 때문에 핵가족화된 사회에서 성과 관련된 정서문제가 좀 더 많아진다고 할 수 있다.

부모와의 삼각관계, 오이디푸스 콤플렉스는 6~7세경이 되면 자연스럽게 해소가 된다. 그 해소과정은 부모의 부부관계는 특별한 것이며 부모는 자기를 자녀로서 사랑하는 것일 뿐, 부모가 자기를 남녀 간 사랑의 대상으로 여기지 않는다는 것을 깨닫고 경쟁적인 관계를 포기하는 데서 온다.

이상의 오이디푸스 콤플렉스의 기술은 서구 전통사회에서의 부부관계, 남녀상, 남녀 역할 관찰에 근거한 것으로, 최근 여권운동, 양성평등운동의 영향으로 남녀 역할과 남성다움, 여성다움의 개념과 정의가 달라진 만큼, 오이디푸스 콤플렉스의 내용이나 발전과정도 달라진 모습을 보일 것이다. 또한 오이디푸스 콤플렉스 현상과 발전과정은 전통서구 사회에서 관찰한 것을 토대로 정신분석학에서 이론화한 것으로서 다른 문화권에도 적용될 것인가에 대한 의문이 제기될 수 있다. 그러나 많은 문화인류학이나 심층 정신의학적 연구들은 이 현상의 보편 타당성을 지지해 준다. 우리나라도 최근 핵가족화 되고 자녀 수는 격감되면서 이런 오이디푸스 현상은 더욱 뚜렷이 관찰된다.

(2) 근친상간 금기incest taboo

근친상간 금기는 가족 내 형제자매 간이나 부모와 자녀 간에 성적인 관계를 금기하는 태고로부터의 법칙으로 모든 사회에 존재하며 두 가지 기능을 가진다.

첫째, 근친상간 금기는 가족 내에 일어날 수 있는 시기와 질투, 이로 인한 가정 파괴를 방지할 수 있고 가정 내의 질서를 유지하고 감각적 관계를 조절하는 기능이 있으며, 넓게는 사회질서를 유지하는 방편이 된다. 또 가정 내의 구성원과 결혼하지 않음으로써 다른 가족이나 그가 속한 부족사회 이외의 다른 사람과 결혼시키는 방편이기도 하다.

둘째, 근친상간 금기는 이런 사회적인 기능뿐 아니라 생물학적인 중요한 기능도 있다. 동물이나 식물에서 지속적인 친족 간의 생식은 우생학적으로 열등한 새끼를 낳는 경향이 있는데, 인간에서도 근친상간 금기는 우생학적 결핍을 방지하고 생물학적으로 좀 더 강한 종족을 유지하는 기능이 있다.

근친상간은 오빠 여동생 간, 부녀간이 많고, 모자간에는 드물게 일어난다. 근친상간이 일어난 가족은 가정 내 심각한 병리적 관계문제가 있는 것으로 보고 즉각적인 치료개입이 필요하다.

(3) 성교육

이 시기에 대부분의 아동은 성에 대하여 직접적인 관심

을 보이고 여러 가지 상상을 하며 자주 물어보기도 하여 부모를 당황하게 만든다. 또 구체적으로 아들은 어머니와 결혼하고 싶다고 하며 어머니와 좀 더 가까워지려는 경향이 있고, 딸도 가끔 아버지와 결혼하고 싶다고 하여 아버지에게 귀엽게 굴고 애교를 부린다. 이런 경우 부모는 직접적이고 노골적인 행동은 금기함으로써 자녀의 성에 대한 행동과 호기심을 조절해 주고, 성에 대한 관심이 죄책감이나 큰 불안을 일으키지 않도록 그들의 호기심과 의문점을 수용하고, 가능한 한 사실적으로 설명해 주어야 한다. 중요한 것은 부모의 부부관계가 원만하면 자녀는 자연스럽게 부모의 관계를 관찰함으로써 건강한 성을 배울 수 있다. 문제는 그렇지 못한 상황, 예를 들어 편부모라든가 부모의 관계가 좋지 않은 경우, 오이디푸스 콤플렉스의 해소가 늦어지거나 어려워지며, 이는 나중에 커서 남녀관계의 어려움으로 나타날 수 있다. 말하자면 해소되지 않은 오이디푸스 콤플렉스는 그 아동이 성인이 되어 남녀관계를 가질 때 방해요인이 되며 정서문제, 특히 히스테리 신경증의 원인이 된다.

4) 또래관계

학령전기의 아동은 부모나 가족 구성원과의 접촉뿐 아니라 **또래**$_{peer}$와도 접촉을 많이 하게 되고 또래에 관심을 가지며, 그들과 같이 **협동적 놀이**를 함으로써 친구관계가 형성되고 **사회성**이 개발된다. 또래와 싸우기도 하고 양보도 하면서 친구 사귀는 방법을 익히고 흉내와 모방을 통해 인지적, 언어적 자극을 많이 받는다.

5) 사회–문화적 생활학습

학령전기 아동은 또한 가정 내에서의 활동뿐 아니라 점점 활동 범위가 넓어지면서 사회–문화적인 활동에 접하고 참여하는데, 그가 속한 문화의 특유한 **전통과 관습**을 익히고 부모로부터 **행동 규범**과 **문화적 가치관**을 자연스럽게 배운다. 부모는 자녀에게 다양한 사회적 상황과 여러 사람과의 관계에서 지켜야 할 **예의범절**을 가르친다. 다양한 생활경험을 통하여 아동은 사회적 역할과 장차 성인으로서의 역할을 모방하고 동일시하며, 풍부한 경험을 쌓아 자신이 속한 문화권의 일원이 되도록 **문화화**$_{enculturation}$ 가 일어난다.

2. 학령전기 아동의 발달과업

학령전기 아동의 중요한 발달과업은 그가 속한 **문화권의 가치관**을 배우며 그 문화 특유의 **관습**과 **법칙**, **전통**, 생활경험을 풍부히 쌓음으로써 시야를 넓히고 **사회적 역할**을 배우는 것이다. 또한 이 과정에서 아동은 풍부한 경험을 가짐으로써 지능이 발달하고, 일생을 살아가는 데 필요한 **덕목**과 인간관계에 중요한 **예의범절**, **행동의 규범**을 익히게 한다. 특히 부모의 원만한 결혼관계를 관찰함으로써 건전한 남녀관계와 **성역할**을 습득하고 같은 성의 부모와 동일시함으로써 남아는 **남성다움**을, 여아는 **여성다움**을 익힌다. 이 시기에 아동은 장래 자기도 결혼하고 싶다는 동기가 생기고, 성인이 되면 어떤 일을 하고 싶은가, 어떤 사회적 역할을 할 것인가를 꿈꾸고 계획함으로써 **생에 대한 목적의식**을 수립한다. 이러한 인지적 · 정서적 · 사회적 자아의 팽창으로 아동은 독립된 존재로서의 자아, 생각, 감정, 행동을 자신 스스로 조절하고 계획하고 조직화할 수 있다는 자신감을 가지고, 다른 사람도 그들 나름대로의 생각, 감정, 입장이 있다는 것을 이해하는 마음을 갖게 된다 (Shonkoff & Phillips, 2000).

3. 학령전기 아동에게 필요한 환경요인

학령전기에 필요한 환경요인으로는 **부모의 원만한 부부관계**가 가장 중요하다. 이 시기 아동의 심리적인 관심, 즉 남녀관계에 대한 관심이나 부모와의 삼각관계 심리를 잘 이해하고 도와줌으로써 **건강하고 긍정적인 성역할**을 배우게 해야 한다. 다양하고 풍부한 일상생활과 **문화활동** 경험을 통하여 지적인 호기심과 상상력을 높여 주고 **생에 대한 목적의식**과 **주도권 및 생에 대한 꿈**이 수립되도록 도와주어야 한다. 그러기 위해서는 놀이를 장려하고 어떻게 하는가를 가르치며 자기의 생각과 감정을 언어로 표현할 수 있는 능력을 길러 주는 것이 중요하다. 다양한 활동과 배움에 있어서 스스로 탐험하고 실험하여 스스로 깨닫도록 허용하고, 능력보다 조금 앞서는 과제를 제시하여 자신의 노력으로 성취하도록 하여 학습과 배움에 대한 긍정적인 동기를 길러 준다.

4. 학령전기 아동의 발달의 위험요소와 방해요소

따라서 이 시기의 위험성은 **부모의 부부관계**가 원만치 않거나 또는 결손가정일 경우 남녀관계에 대하여 부정적 성관을 갖게 되고, 정상적 오이디푸스 콤플렉스가 잘 해소되지 않음으로써 성에 대한 편견이나 불안증이 일어나고, 이것이 나중에 컸을 때 남녀관계에 부정적 영향을 미칠 수 있다는 것이다.

또 이 시기에 풍부한 생활경험을 하지 못하고 집에서만 지낸다든지, 또래 친구와 접촉이 없다든지, 한정된 경험만을 쌓는다면 심리 · 사회적인 자극의 결핍, **문화실조증** cultural deprivation이 일어날 수 있다. 특히 우리나라의 경우 과잉보호와 과잉통제의 형태로서 아동을 밖에 나가 놀지 못하게 하고 또래와 접촉하지 못하게 함으로써 **사회성이 부족해지는** 경우가 많아지고 있으며, 이것은 자녀 수가 적은 핵가족에서 극히 위험한 양육 태도라고 할 수 있다. 최근 많이 생기는 탁아소나 유아원, 유치원의 경우도 가정의 자녀 수가 줄어들어 형제자매와의 접촉이 없는 상황에서 또래집단이라도 접촉하게 함으로써 사회성을 기른다는 중요한 목적이 있다. 문화실조는 특히 경제적으로나 사회적으로 빈곤한 환경에서 자라난 아동에게 많이 나타난다. 그들이 지능이 낮은 경향이 있고 문제성이 높은 것은 이 시기에 사회적 생활 경험, 부모로부터의 자극과 경험이 부족하기 때문인 것으로 생각된다. **경도 지적장애아**의 상당수가 이 시기에 **교육적 자극과 경험이 부족**하였다는 것은 잘 알려진 사실이다.

반대로 최근 우리나라 부모의 **과잉교육열** 때문에 유행하는 무리한 '조기교육' '영재교육'은 오히려 자발적 호기심, 탐구심, 창조성 개발을 방해할 위험성이 있다. 신경생물학적으로 충분히 성숙하지 못한 시기의 강제적이고 무리한 공부나 재능 개발은 오히려 배움이나 공부를 두려워하거나 혐오하게 만든다.

5. 학령전기 아동의 정신건강 문제

학령전기 아동이 보이는 정신건강 문제는 크게 영유아기의 발달과업 실패로 인한 문제와 학령전기 자체와 관련된 문제의 두 가지 형태로 나눌 수 있다.

1) 영유아기 발달과업 실패와 관련된 정신건강 문제

(1) 유뇨증functional enuresis(오줌싸개)과 유분증functional encopresis(똥싸개)

아동은 4세가 되면 대부분 대변과 소변을 가릴 수 있다. 4세 이후까지도 특정 신체적 원인이 없는데도 대소변을 가리지 못한다면 이상이 있는 것으로 보아야 한다.

유뇨증은 생후 한 번도 대소변을 가린 적이 없는 **일차성 유뇨증**과 한동안(6개월 이상) 가렸다가 다시 싸게 되는 **이차성 유뇨증**으로 나뉘는데, 일차성인 경우 심리적 원인에 의한다기보다는 생리적 미성숙이나 수면생리와 관련된 것으로 보인다.

유분증은 일차성이건 이차성이건 배변훈련의 부재나 부적절성 그리고 모아관계 이상, 즉 정서적 요인이 관여하는 것으로 보고 치료에서도 부모와 아동을 함께 도와주어야 한다(이 책의 22장 참조).

(2) 지적장애(정신지체)와 자폐스펙트럼장애

지적장애나 자폐스펙트럼장애 아동은 발달이 영유아기에 발견하는 경우가 많은데, 경한 경우에는 학령전기가 되어 말이 늦거나 언어 습득이 이루어지지 않아 뒤늦게 병원을 찾는 경우가 많다. 즉, 조기 발견에 실패한 경우라 할 수 있다. 그러나 경도 지적장애나 좀 늦게 시작되는 자폐스펙트럼장애는 이 시기에 처음 발현하기도 한다. 특히 경도 지적장애는 이 시기의 중요한 발달과업인 풍부한 사회문화적 경험과 학습의 부재, 즉 사회문화적 경험 결핍이 직접적 원인이 될 수도 있다(이 책의 7장과 8장 참조).

(3) 반응성 애착장애reactive attachment disorder

영유아기의 불충분 내지 부적절한 양육이나 심한 아동학대 및 방임은 각종 발달이상은 물론 부모에 대한 애착의 결여나 비정상적 애착 행동을 초래할 수 있는데, 이러한 애착장애가 언어문제와 더불어 사회성의 이상이 두드러져서 이 시기에 발견되는 경우가 많다(이 책의 19장 참조).

(4) 발달성 언어장애developmental language disorder

지적장애나 자폐스펙트럼장애가 아닌데도 언어발달이 늦어지거나 전혀 이루어지지 않는 아동이 있다. 이런 아동은 지능, 신체 발육 및 사회성은 정상인데 말을 알아듣지 못하고 말을 하지 못하는 아동과 말은 이해하나 말을 하지 못하는 아동으로 나눌 수 있다. DSM-IV에서는 전자는 **수용성 언어장애**receptive language disorder, 후자는 **표현성 언어장애**expressive language disorder로 구별하였는데 DSM-5에서는 **발달성 언어장애**로 통합되었다. 수용성 언어장애 아동은 지적장애나 자폐 아동으로 잘못 진단되기도 하는데, 사회성에 심각한 이상이 없고 비언어적 수단으로 의사소통이 가능하다는 점에서 구별된다. 표현성 언어장애 아동은 흔히 '말이 늦게 트이는 아이'로서 말을 하지 못하던 아동이 갑자기 말을 시작하기도 한다(이 책의 9장 참조).

2) 학령전기와 직접 관련된 정신건강 문제

(1) 심한 불안과 공포anxiety and phobia

학령전기 아동은 새로운 경험도 많이 하고 상상력도 생겨 새로운 것에 대한 두려움과 미지의 존재에 대한 공포가 많게 마련이다. 그러나 이것이 정도 이상으로 지나치다면 정서적 안정과 심리적 방어 능력에 문제가 있음을 시사한다. 즉, 부모와의 관계가 불안정하든지, 부모의 불화나 이와 관련된 자신의 비밀스러운 생각과 감정, 이에 수반되는 죄책감 등이 작동되고 있을 가능성도 있다. 이런 아동은 어두움, 화장실, 낯선 사람, 귀신, 도깨비, 괴물 등에 대한 심한 공포를 보이며 혼자서 있지 않으려 한다. 밤에 혼자 자지 않으려 하고, 자면서 악몽에 시달린다. 이 시기의 심한 불안증과 공포증은 저절로 사라지기도 하지만 아동기나 성인기의 불안장애로 지속될 수 있으므로 정신과 평가와 부모상담, 아동을 위한 놀이치료가 필요하다(이 책의 16장 참조).

(2) 악몽nightmare

학령전기 아동은 자주 악몽을 꾼다. 악몽은 불안한 내용의 꿈이다. 수면 중 꿈을 통해 새로운 경험을 소화하고 정리하는 과정에서 그 내용이 감당하기 어려울 정도의 장면이나 감정에 노출되는 경우 아동은 악몽에서 깨어난다. 따라서 가끔 꾸는 악몽은 정상적이며, 통상 '자라는 꿈'이라 한다. 악몽을 꾸는 아동은 부모가 달래면 대부분 안심하고 다시 잠이 든다. 그러나 악몽을 매일 꾼다거나 그 정도가 심하면 그 아동이 최근 심한 충격을 받아 외상후 스트레스 장애나 불안장애를 갖고 있는 것은 아닌지 전문가와의 상담이 필요하다. 견디기 힘든 스트레스나 심리적 갈등, 죄책감에 시달리고 있을 가능성도 있어서 집안 분위기와 부부불화 등 기타 불안 원인을 찾아 시정해 주고 놀이치료, 때로는 약물치료를 한다.

(3) 야경증night terror, 몽유증sleepwalking

야경증도 이 시기 아동에서 가끔 관찰되는데, 잠들고 한두 시간 될 즈음에 갑자기 깨어나 허공을 보고 심한 공포에 싸여 어쩔 줄 몰라 하고 땀을 흘리며 특이한 행동을 반복하다 몇 분 후에 스스로 깨어난다. 달래도 소용없고 기억도 하지 못하는 것이 특징이다. 신경생리적으로 미숙한 아동에 많으며 전체적인 발달 상태를 점검해 보아야 한다. 심하고 잦으면 약물치료가 필요하다.

몽유증은 수면 중 일어나 돌아다니는 것을 말한다. 야경증과 몽유증은 둘 다 특정 정신장애로 보지 않으며 수면장애의 일종으로 본다(이 책의 23장 참조).

(4) 자위행위masturbation 및 기타 성적 행동

앞서 학령전기 아동의 행동 양상에서 기술한 바대로 이 시기의 아동은 부모의 관계, 남녀 차이, 성기의 차이 등에 관심을 가진다. 당연히 자신의 성기도 실험 삼아 만져 보고 감각을 느껴 보고 쾌락적임을 발견할 수 있다. 이러한 정상적 탐색활동이 자위행위로 명명되기도 하나, 이는 진정한 의미의 성적 행위라 볼 수 없다. 그러나 일부 아동은 다리를 꼰다든가 책상 모서리, 베개, 방바닥에 성기를 문지름으로써 쾌락적이고 성적 행동이라고밖에 볼 수 없는 **자위행위**에 몰두하는 것을 관찰할 수 있다. 이러한 자위행위가 상당 기간 반복적으로 관찰되면 아동의 정서 상태와 부모와의 관계, 부모의 성관계 등을 평가해 보아야 한다. 아동의 우울증, 애정결핍이 문제일 수 있고 때로는 부모의 과도한 성적 자극이나 부모의 성행위 목격 등이 문제가 될 수 있다. 일부 아동, 특히 여아가 분명한 성인의 성행동을 흉내 내거나 남성의 성기에 관심을 보이는 행동을 보이면 성폭력의 가능성을 의심하고 신고 또는 조사해야 할 의무가 있다(이 책의 30장 참조).

(5) 형제자매 간의 시기와 질투sibling rivalry

최근 자녀의 수가 줄어서 한 자녀 가정이 많지만 그래도 2명 이상일 경우도 많아 동생이 태어날 즈음에 형이나 누나가 학령전기 아동인 경우가 많다. 처음 2~3년간 혼자서 부모의 사랑과 관심을 독차지하였는데 난데없이 태어난 동생을 받아들이고 부모의 사랑과 양육을 공유해야 한다는 것은 쉬운 일이 아니다. 더구나 동생한테 더 잘해 주는 것 같고 자신은 버림받는 것은 아닌지 걱정이다. 심통을 부리거나 동생처럼 젖병을 다시 물거나 가렸던 오줌을 다시 싸는 등 아기 짓도 해 본다(일시적 퇴행). 동생이 사라졌으면 하는 생각도 하고, 몰래 만져 보고, 꼬집어 보고, 때로는 때려 보는데 부모가 알아차려서 결국 야단만 맞는다. 이러한 일시적 형제간 질투와 시기는 당연히 일어나는 감정이며, 이를 통해 동생을 받아들이고 부모의 사랑과 보살핌을 공유하고 형제간의 애정도 경험한다. 이러한 형제관계 형성과 적절한 경쟁 경험은 나중에 또래와의 건전한 경쟁에 영향을 미치고 도움이 된다. 그런데 형제간의 시기와 질투가 도를 넘는다거나 폭력적이 되거나 오래 지속된다면 정상을 벗어난 것으로 보고 아동의 정서·행동 발달 상태와 부모-자녀 관계를 살펴볼 필요가 있다.

심한 형제간 시기와 질투의 원인은 크게 두 가지로 나눌 수 있다. 하나는 부모가 동생이 태어나기 전 형이나 누나를 얼마나 심리적으로 준비시켰느냐와 동생이 태어난 후 어떻게 대했느냐다. 동생 임신 중 동생의 탄생을 예고하고 동생에 대한 긍정적 기대를 할 수 있도록 준비시키고 출산 후에도 동생이 태어났어도 '너는 나의 귀여운 자녀'라는 표현과 최대한의 배려를 해 준다면 시기와 질투는 최소화될 것이다. 그런데 동생이 남자라고 또는 여자라고 더 귀여워하거나 편애한다면 누나나 형의 입장에서는 시기와 질투를 갖는 것은 물론, 위험을 느끼고 크게 부정적인 반응을 보이게 된다. 또 다른 원인요소는 아동 요인으로서 동생이 태어나기 전에 안정된 애착을 이루지 못했거나 걸음마기에 과잉보호 또는 훈육 부재로 자기만 알고 참지 못하는 자아통제력이 부족한 아이로 남아 있다면 동생과 부모를 공유할 수 없다. 따라서 동생에 대한 심각한 시기와 질투를 보이는 경우에는 부모의 태도에 그리고 그동안의 양육과 훈육에 문제점이 없나를 살펴보고 그에 적절한 조치를 취해야 한다.

(6) 유아원, 유치원 생활 적응의 어려움

학령전기 이전까지 잘 자란, 즉 잘 양육되고 훈육된 아동이라면 학령전기에 이르러 가게 되는 어린이집이나 유치원의 생활 적응에 어려움이 없을 것이다. 왜냐하면 3세 이후 대부분의 아동은 이미 부모로부터 기초적인 심리적 독립을 이루었고 심리적 자아개념도 생겼기 때문이다. 정상발달을 하고 있는 학령기 아동은 부모와 안정된 애착을 이루고 독립심도 생겨 하루에 몇 시간 정도는 떨어져 지낼 수 있다. 더구나 어린이집이나 유치원에는 어머니 같은 어른도 있어서 곧바로 안심이 되며 친구들도 같이 놀게 되어 더 재미있게 느낄 수 있다. 자녀 수가 줄어든 현대 가정에는 오히려 어린이집이나 유치원이 또래관계를 경험하고 새로운 차원의 사회화를 이루는 빼놓을 수 없는 배움의 장이 된다. 만약 아동이 처음 몇 주가 지나도 적응에 어려움이 지속된다면 아동의 정서·행동 발달에 큰 문제가 없는지 평가해 볼 좋은 기회가 될 것이다. 적응문제의 원인은 다양한데, 모아관계가 불안정하고 부정적일 때, 가정불화로 정서적 안정에 문제가 있을 때, 격리 불안이 심할 때, 과보호로 인해 자기밖에 모르고 자기통제력 결핍으로 규칙적인 원내 생활과 또래관계에 문제가 있을 때, 발달지연이나 언어장애 같은 적응 능력의 결함이 있을 때 등이다.

학령기 아동의 발달과 정신병리

1. 학령기(7~12세) 아동의 정상발달

학령기 아동은 그동안 성격의 기초를 닦아 온 가정이라는 보호환경에서 벗어나 매일 학교라는 새로운 체계에 적응하는 새로운 과제를 시작한다. 학교를 간다는 것은 우선 부모로부터의 일시적 분리를 뜻한다. 그리고 아동은 선생님을 부모와 같은 권위자로서 받아들여야 한다. 그뿐 아니라 아동은 규칙적이고 규격에 짜인 학교생활과 **공부**를 해야 하는 사회의 압력을 받아들이고 사회생활에 필요한 지식과 기술을 연마해야 한다. **지식**을 습득하고 기술을 연마함으로써 장차 성인으로서, 직업인으로서 생활할 수 있는 기초를 마련하게 된다. 사회에 첫발을 내딛고 문명인의 대열에 끼는 것이다. 가정 내 형제자매뿐 아니라 이제는 친구, 급우들과 사귀고 관계를 가져야 한다. 친구들과의 단체생활을 통해 **집단의식·단체의식**group identity이 형성된다.

이 시기에는 아동의 사고능력이 아직도 **구체적인 사고**concrete operation에 머물므로 구체적으로 사물의 속성, 사물의 인과관계 등 직접적으로 관찰할 수 있는 현상에 관심을 갖게 된다. 특히 대인관계에 있어서는 죽음의 영구성을 배우게 되는 시기로서 일시적으로 공포가 증가할 수 있다. 정신분석이론에서는 이 시기를 잠복기latency라 하며 성에 대한 관심과 활동이 잠복하는 시기라 생각하였다. 그러나 실제로 이 시기는 남녀 성의 구별이 좀 더 진전됨으로써 남아는 남아끼리, 여아는 여아끼리 다른 종류의 놀이와 게임을 하게 되며 남녀의 특성은 좀 더 구체화되고 집단화된다. 따라서 남아와 여아는 서로를 어색해하거나 부끄러워하고 남 앞에서 남성다움과 여성다움에 신경을 쓰게 된다.

2. 학령기 아동의 발달과업

이 시기의 주요 발달과업은 **지식과 기술의 연마**인데, 단순한 지식과 기술의 연마보다는 그 과정에서 자기 자신이 일을 성공적으로 해냈다는 **유능감**sense of competence과 **자신감**을 얻는 것이다. 열심히 하면 생산할 수 있다는 확신, 즉 **근면성**sense of industry과 나도 해낼 수 있다는 자신감은 **성취 의욕**을 높여 준다. 지식을 넓히고 새로운 기술을 습득하는 데서 오는 **성취감**은 앞으로 꾸준히 해야 할 공부와 학문의 결정적인 동기가 된다. 또 다른 발달과업으로 친구와의 사귐을 통해 사회성을 높일 뿐만 아니라 **단체의식**을 기르고 **규율, 법, 질서**를 준수하는 것을 배움으로써 장차 성숙한 시민이 되기 위한 중요한 기초를 닦는다.

이 시기 아동의 **자신감**self-esteem은 자신이 평가한 자신의 외모, 신체적/운동 능력, 학업 성취, 사회성 등에서 온다. 따라서 이 시기에 운동 능력이 떨어지거나 공부를 못하는 경우, 또는 또래관계가 원만치 못하여 친구가 없거나 따돌림을 당하는 경우, 남성다움이나 여성다움에 대하여 자신감이 없는 아동은 **열등감**inferiority complex을 갖게 된다.

3. 학령기 아동에게 필요한 환경요인

아동이 학령기에 다다르면 대부분 정규 **초등학교**에 가게 된다. 학교에 들어가기 전에 학교생활이나 수업에 분명히 적응이 어렵다고 판단되는 경우 특수시설, 특수학교 등에 갈 수도 있다. 학교는 학령기 아동에게 있어서 가정 못지않게 중요한 장이며 지속적인 정서·행동의 발달뿐 아니라 한 차원 높은 **지식의 습득과 기술 연마**라는 발달과업을 가지고 있다. 따라서 학교는 흔히들 목표로 내세우는 **전인교육**, 즉 **지**知, **덕**德, **체**體를 아우르는 균형된 통합교육을 하여야 하며, 정신의학적으로는 신체발달, 정서발달, 행동발달 및 지식 습득과 기술 연마를 할 수 있는 시설과 분위기 그리고 여건을 갖추어야 한다. 새로운 신체적인 능력, 즉 운동이나 단체놀이, 공작과 같은 손, 팔, 다리의 사용을 늘리는 훈련뿐 아니라 정서적으로 풍부해지고 안정되며 행동적인 절제와 통제를 하는 훈련도 제공해야 한다. 목표를 세우고 그 목표를 달성해 나갈 수 있는 추진력과 규범, 법, 질서 등을 지키는 **책임감과 실천력**을 길러 주어야 한다. 학교는 이 시기의 특유의 기술 연마와 지식 습득을 도와줄 수 있는 다양하고 풍부한 장이 되어야 한다. 시설과 건물뿐만 아니라 가장 중요하고 빼놓을 수 없는 것은 **유능하고 인격적으로 성숙한 교사**인데, 가르치는 능력은 물론이고 아동의 행동을 조성하고 교정하며 문제가 생겼을 때 이를 해결할 수 있는 능력을 갖춘 교사여야 한다.

이러한 모든 것이 교육현장에서 이루어져야 한다고 부르짖고는 있으나, 현실적으로 우리나라 교육은 지식, 암기 위주의 방법과 성적 지상주의에 머무르고 행동지도와 정서 함양, 인성교육은 경시하는 편파적이고 왜곡된 교육의 문제가 있어 왔다. 최근 학생의 수가 줄어들고 우리나라 전체 생활수준이 높아짐으로써 교육의 질도 많이 진보되고 있으나 아직도 학교는 정서적·행동적·사회적 능력을 개발하는 데 인색하거나 게을리하고 있다. 학교의 모든 교육과정은 초등학생의 신체적, 정서·행동적 및 지식의 발달이 골고루 통합적으로 이루어지도록 짜여야 함은 물론이다. 정서·행동상의 문제가 있거나 학습의 곤란 또는 적응의 어려움이 있는 아동의 경우 일차적으로는 **담임교사와 부모가 협동**하여 도와줄 것이나, 그들을 좀 더 전문적으로 상담해 주고 지원해 주는 **상담교사나 정신건강 전문가**의 도움을 받을 수 있는 제도적 틀이 마련되어야 하는데 최근 우리나라도 상당한 성과를 거두고 있다.

이 시기 아동의 발달과업 수행에 있어서 학교가 중심이 되고 학교 역할이 매우 중요하지만, **가정**은 아직도 이 시기 아동의 정서적 안정과 지지, 애정의 변함없는 공급처이고 학교생활의 적응과 공부에 대한 **자신감과 동기부여**에 대한 책임이 있다. 부모는 이 시기에 아동의 정서 상태와 욕구가 무엇인지 정확히 파악하고 그에 대한 적절한 반응을 취하여야 하며, 자녀의 성취에 대한 적절한 기대치를 설정하여 아동이 포기하지 않고 최선을 다하도록 도와주어야 한다(Baumrind, 1996). 이 시기에 부모의 역할은 무조건적 권위자로서 명령하거나 통제하기보다는 때에 따라 자문, 코치, 친구 역할을 해 줌으로써 아동이 스스로 공부하고 자기 힘으로 문제해결을 하도록 도와주어야 한다. 실패도 있을 수 있고 모든 것이 성공을 위한 경험이 될 수 있다는 **지지적 환경**을 제공해야 한다. 학교와 가정은 충분한 정보 교환과 협조를 통해 서로 유리됨이 없이 협동적으로 발달과업 수행을 도와주어야 한다.

4. 학령기 아동의 정신건강 문제

초등학교 학생이 정신건강 문제를 보인다면 그 종류는 크게 두 가지로 대별할 수 있다.

첫째, 학령기 이전 발달, 즉 영아기, 걸음마기, 학령전기 중 그 어느 시기의 발달과업이 제대로 이루어지지 못하여 정신건강 문제가 일어나고 학령기에 와서도 그러한 문제가 지속되는 경우다. 예를 들어, 이전 발달단계에서 시작된 지적장애(정신지체), 자폐스펙트럼장애, 언어발달장애, 뇌손상, 아동 학대 후유증, 심한 불안장애 등이 학교에 다니게 될 때까지도 해결되지 않았다면, 학교에서 생활하게 될 때 문제가 더 두드러진다.

둘째, 학교생활과 학령기 발달과업과 직접 연관되어 일어나는 정신건강 문제다.

1) 등교거부school refusal

등교거부란 학교를 가야만 학습이 이루어지고 친구와의 관계도 형성되며 학생으로서의 기능을 발휘할 수 있는데, 학교 가기를 두려워하거나 거부하는 것을 말한다. 등교거부의 원인으로 다음과 같은 문제가 있다.

(1) 분리불안증separation anxiety disorder

분리불안증은 아동이 부모로부터 격리되면 불안에 싸여 행동이나 학습을 할 수 없는 경우를 말한다. 과거에는 학교공포증school phobia이라고도 하였다. 분리불안증은 무슨 이유로든 간에 아동이 부모와 격리하지 못하는 경우를 말하는데, 학교 갈 때만 되면 울고불고 야단이고 신체적으로 아픈 곳을 많이 호소하며 실제로도 불안과 공포, 신체화증상 등을 보인다(이 책의 16장 참조).

(2) 우울증depression

학령기 아동에게도 우울증이 생기며 의욕과 에너지 부족으로 성적 저하, 또래와의 마찰, 위축, 신체 증상 등을 보이고 학교 가기를 피하기도 한다(이 책의 15장 참조).

(3) 무단결석truancy과 품행장애conduct disorder

행동적으로 자기통제가 결여되어 있거나 어려운 일을 하기 싫어하고 이기적인 아동은 학교 가는 것이 귀찮기만 하고 싫기 마련이다. 특히 학교에 가면 규칙적인 생활과 지겨운 공부를 해야 하며 친구나 교사가 자기 맘대로 들어주지 않아서 학교 다니는 것이 재미없고 또 다니더라도 친구와 잘 사귀지 못하고 학교폭력의 가해자나 피해자가 될 수도 있다. 또한 부모 몰래 무단결석을 하고 비행에 가담하기도 한다. 이들 중에는 걸음마기나 학령기 전에 자기통제 능력과 공격성 조절, 하기 싫은 것도 수행하는 능력을 개발하지 못한 경우가 많다. 공부를 꾸준히 할 만한 인내심과 자제력이 형성되지 않은 것이다(이 책의 25장 참조).

2) 학교 부적응

학교 부적응이란 진단이라기보다는 일반적인 용어로서, 학교를 다니면서 친구를 사귀고 공부에 어느 정도 전념할 수 있는 학교생활 적응의 어려움이 있는 상태를 말한다. 그 원인으로는 불안장애와 우울증, 강박증, 히스테리 전환 반응 등의 **정서장애**나 자기통제력이 부족한 **품행장애**, **주의력결핍장애**를 들 수 있다. 불안이나 우울의 경우 불안과 우울이 주 정서 상태이므로, 내면적인 갈등과 걱정 때문에 공부에 집중할 수 없고 학교생활에서 위축되고 의기소침하며 자신감을 가질 수 없다. 이러한 **정서장애**는 행동적으로 남에게 해를 끼치지 않으나 내면적으로 갈등과 고통이 많은 경우인데, 이 경우 가정 내의 분위기와 부모와의 관계에 여러 가지 문제가 있을 수 있다. 또한 학교 들어오기 전에 또래와의 접촉 경험이 없었거나 사회성발달에 문제가 있는 아동은 친구 사귀기와 단체활동 참여가 잘 이루어지지 않아 적응이 어렵다. 드물기는 하지만 아동기 **정신증**psychosis의 경우 심각한 대인관계 문제가 있는 것은 물론 학교생활 적응이 어렵다.

3) 학습부진

학습부진은 능력적으로 떨어지지 않는, 즉 정상 지능을 가진 아동이 학습을 따라가지 못하는 경우를 말하는데, 앞서 기술한 정서장애나 행동장애 모두가 그 원인이 될 수 있다. 주의력결핍장애와 틱장애 등에서는 주의집중력이 부족하여 학습이 제대로 이루어지지 않는다. 이들은 정서장애와 행동장애를 동반하는 경우가 많아 복합적인 문제를 가진다(이 책의 10장과 12장 참조).

4) 학습지진

학습지진은 다음의 몇 가지 이유로 인하여 학습 자체에 문제를 갖는 상태를 말한다. 가장 흔한 것은 지적장애(정신지체)로, 그동안에 잘 몰랐던 경도 지적장애아는 입학한 후 학습의 어려움을 느끼게 되고 이것이 계기가 되어 진단이 내려지기도 한다. 둘째로 특정학습장애specific learning disorder를 들 수 있다. 특정학습장애란 지능적으로 정상 범위에 속하나 특정한 학습 분야에 어려움과 결함을 보이는 경우를 말한다. 그 예로 읽기장애, 쓰기장애, 산술장애 등이 있다. 이 장애를 가진 아동은 조기발견하여 도와줘야만 그 부작용을 예방할 수 있고 다른 분야의 학습에까지 지장을 초래하지 않을 수 있다. 셋째, 자폐스펙트럼장애는 그들의 사회성 결함과 낮은 지능으로 인해 학습지진은 물론 또래관계, 단체생활 적응에 많은 문제가 생기며, 담임교사와 특수교육교사, 소아정신전문가의 협력이 필요하다(이 책의 7, 8, 10, 11장 참조).

5) 학교 내 폭력

최근 우리나라에서 증가되고 있는 심각한 문제 중의 하나는 신체폭력, 언어폭력, 집단따돌림, 괴롭힘 등 학교 안에서 폭력이다. 학교폭력은 20~30%의 학생이 경험하는 것으로 보고되고 있다(방수영 외, 2012). 더구나 학교폭력 피해군은 자살사고와 자살 위험성이 매우 높다. 학교폭력의 원인은 매우 복잡하여 가해자 요소, 피해자 요소, 학교/교사 요소 등이 모두 다 작용한다. 가해자의 경우 품행장애나 공격성을 갖고 있으며, 집안 분위기가 공격적이고 폭력적이어서 이를 학습하고 또래를 이용하고 못살게 굴며 금품을 빼앗거나 강압적인 폭력 행위를 하는 성향이 있는 경우가 많다. 피해자도 단순히 누구나 피해를 당한다기보다는 본인의 어떤 요인, 예를 들어 매우 수줍어하거나, 특이한 행동과 언어를 보이거나, 신체적 결함이 있거나, 너무 잘난 척하는 등 또래와 차별화되는 특징이 있을 때 표적이 되기도 한다. 학교에도 책임이 있어서 공격성을 허용하는 듯한 학교 분위기나 적어도 폭력에 대하여 단호한 조치가 이루어지지 않는 학교에서 학교폭력이 일어나기 쉬우며, 교사의 폭력 행위 등이 모방의 대상이 되는 경우도 있다(이 책의 34장 참조).

아동기 이후의 발달과 정신병리

이상에서 청소년기 전 아동의 발달과 정신건강 문제를 발달단계별로 살펴보았다. 그런데 이러한 발달이 아동기가 지나면 정지되는 것이 아니고 아동기의 경험과 발달에서 이루어진 능력은 청소년기로 이어지며, 아동기의 발달과업을 잘 치러 낸 청소년은 그들의 발달과업을 무난히 완수할 가능성이 높다. 청소년은 아동기의 발달을 기반으로 하여 청소년으로서의 심리적 성장을 마치고 자아정체성을 이룸으로써 성인기로의 이행의 마지막 단계를 거친다. Freud, Piaget 등의 일부 발달 이론가는 그들의 발달이론에서 인간이 청소년기를 마칠 즈음에는 발달이 모두 이루어진 것으로 기술하고 있으나, Erikson, Jung 등 다른 발달이론가는 인간의 발달은 성인기에도 계속되며 인간의 전 생애가 발달과정이라고 개념화하고 있다.

인생 전반을 발달과정으로 본다면 아동기의 경험과 상처는 청소년기와 성인기에도 영향을 미칠 것이다. 실제로 문제청소년의 아동기를 살펴보면 반드시 아동기의 해소되지 않은 갈등이나 문제성 그리고 외상 경험이 있음을 알 수 있고, 아동기를 잘 지낸 청소년은 청소년기에 어느 정도의 갈등이 있다 하더라도 정신과적장애로 발전하지 않는 경우도 많다. 아동기의 정신장애가 청소년기를 거쳐 성인기에 어떻게 진행되는가에 대한 장기 추적연구는 매우 드물다. 그러나 이 장의 마지막 절에 인간의 전 생애를 발달로 보는 시각을 살려서 관련 문헌을 선택적으로 골라 살펴본다.

아동기의 경험과 정신병리 그리고 성인기 정신병리의 관계를 살펴보면 다음과 같다. 첫째, 아동기의 성격이나 특정 행동방식이 성인기에 지속되는 경우, 둘째, 아동기의 발현된 정신병리가 성인기에 지속되거나 다른 형태로 나타나는 경우, 셋째, 아동기의 경험이나 상처가 요인으로 작용하여 성인기에 발병되는 경우, 넷째, 아동기에는 나타나지 않았으나 아동기에 전구증상이 있다가 성인기에 발병되는 경우로 나눌 수 있다.

1. 아동기 성격 또는 행동 특성이 성인기로 이어지는 경우

성격에 중요한 영향력을 미치는 기질은 유아기부터 다르며 환경과의 접촉을 통해서 어느 정도 변한다고 하여도 장기간에 걸쳐 영향을 미치는 것으로 밝혀졌다(Chess & Thomas, 1984). 또한 Berkley 대학의 장기 추적연구(Caspi et al., 1990)에 따르면, 아동기의 대인관계 형태는 나이와 상황과 관계없이 생활 적응에 지대한 영향을 미치는 것으로 나타났다. 예를 들어, 심한 분노발작temper tantrum을 갖고 있거나 부모의 말을 잘 안 듣는 아동이 성인이 되었을 때 교사나 상사와 같은 권위자와의 관계에서 여러 가지 곤란을 겪으며 결혼생활이나 기타 대인관계에서도 큰 어려움을 보였다. 또한 어린 시절 수줍음shyness이 많고 결정하기를 힘들어하는 아동은 성인이 되었을 때에도 스스로가 결정적인 선택을 하거나 직장 또는 가정에서 자신이 결정을 내려야 할 때 주저함이 많고, 결정을 제대로 내리지 못하여 직업상 어려움을 갖거나 결혼을 하는 데 있어서도 어려움을 보이는 경향이 있었다. 흥미롭게도 어렸을 때 부모에게 매우 의존적이었던 사람이 어른이 되었을 때, 적절한 사회적 역할이나 사회생활을 잘하는 경향이 있었고 가정생활에서도 안정적이고 화합을 보였다. 대인관계에서의 상호작용 양식은 시간이 가도 이처럼 계속되는 경향이 있는데, 아마도 그들이 가지고 있는 개인적 특성 자체가 지속될 뿐만 아니라 그들이 처한 환경도 그들의 특성에 맞게 반응하는 면이 있고 또 그러한 특성을 가진 개인은 자기 특성에 맞는 환경을 선호하고 택함으로써 어렸을 때 가진 행동 양상과 대인관계 방식이 지속되는 것으로 보인다.

Farrington 등(1990)은 과잉운동과 충동성 그리고 집중곤란을 보이는 아동을 장기 추적하여 관찰한 결과, 어렸을 때 이러한 문제성을 가진 아동이 청소년기에 범법 행위를 할 가능성이 높았고, 특히 부모 중에 범죄자가 있거나 지능이 낮거나 가족의 수가 많을 때 청소년 비행으로 이어질 가능성이 높았다. 또한 어렸을 때 여러 가지 품행문제를 보이는 아동이 청소년기에 비행, 범법 행위를 보이는 경향이 높았는데, 그들은 부모로부터 충분한 감독을 받지 못하거나 양육이 좋지 않은 경우가 많았다. 아동초기의 부모와 자녀 간의 관계와 사회화 경험은 청소년기나 성인기에 있어서의 품행문제와 비행, 범죄 행위 등과 관련이 많음을 알 수 있다. Robins와 McEvoy(1990)는 그들의 ECA 연구에서 품행문제를 가진 아동은 불법 약물을 접할 기회가 많았고 나중에 약물남용자가 될 가능성이 높다고 보고하였다.

2. 정신장애 부모의 아동이 보이는 아동기와 성인기의 정신과적 문제

성인기 정신장애와 관련해 아동기에 어떤 문제를 가졌느냐의 문제는 최근 발달적 정신병리가 발전되면서 새로운 설명이 개진되었다(Rutter, 1988). 과거의 특정 아동기 상처가 성인기에 정신장애를 일으킨다는 단순한 설명이나 생물학적 · 유전적 요인이 있기 때문에 정신장애가 발생한다는 설은 모두 한계가 있다. 왜냐하면 어떤 행동적인 특성이나 생물학적인 성향, 즉 유전적 요인과 환경이 모두 관여하고 이들이 상호작용하여 문제가 발생한다고 보아야 하기 때문이다(Magnusson & Öhman, 1987). 심각한 조현병(정신분열병)의 경우 아동기의 신경발달적 · 행동적 전구증상이 있다는 사실은 잘 알려져 있다. 또한 부모 상실이나 부모 상실로 인한 부모 보살핌의 부족 등이 우울증의 경험적 전구 요건이라는 것도 밝혀졌다(Brown et al., 1986). 불안이나 공포 등 아동기 정서장애는 아동기에 국한되는 경우가 많으며 그중 일부만이 성인기에 여러 형태의 정서장애로 남는다. 그러나 아동기의 품행장애는 매우 강하게 성인기의 반사회적 성격장애로 이행된다(Robins, 1978).

Quinton 등(1990)은 정신장애 부모의 15세 미만 아동 292명을 4년간 추적 연구하였는데 그중 1/3은 매 평가 때마다 모두 이상행동을 보였다(남자 34%, 여자 24%). 그러나 문제가 지속되는 경우는 남자에게 많았고(31% : 11%), 이들은 품행장애와 정서장애를 겸하는 경향이 있었으며, 그중 1/3은 정서장애만 가지고 있었다. 장애가 심한 남아는 모두 가정불화가 심하였고, 가족 내에 적개심 등을 경험하였다. 이들 연구에 따르면, 품행장애나 정서장애는 지속되는 경향이 높다. 다만 여자의 경우는 품행장애가 다른 장애로 전환되는 경향이 있었으나 대조군에서 청소년기나 아동기에 문제가 없었던 사람이 어른이 되어서 심각한 문제를 가질 가능성은 낮으며, 문제를 가지는 사람은 대개 부모의 만성적인 결혼 불화와 이로 인한 문제가 반드시 있었다. 따라서 정신과적인 문제를 가진 부모의 자녀는 아동기에 지속적으로 강한 가정환경적인 문제에 노출되었기 때문이라고 할 수 있다.

3. 아동기 정신장애의 성인기 결과

1) 품행장애

품행장애는 다른 어떤 장애보다도 성인기에 **반사회적 성격장애**로 될 가능성이 매우 높으며, 또한 광범위한 정서문제도 증가함을 알 수 있다(Robins, 1966). 품행장애 아동 중에도 성인이 되었을 때 좋지 않은 결과를 보이는 아동은 품행문제가 빨리 시작된 경우, 주의력결핍 과잉행동장애를 동반한 경우, 친구가 별로 없는 경우, 또한 품행문제가 일시적이거나 간헐적이 아니고 매우 광범위하게 자주 일어나는 경우였다. 품행장애 아동이 청소년기에 비행 청소년이 되고 반사회적인 성격을 갖거나 범죄자가 되느냐 안 되느냐는 환경 조건과 매우 밀접한 관계가 있다는 연구결과가 있다(Rutter, 1995). 즉, 일탈 아동과 청소년이 좋지 않은 또래 청소년과 계속 어울리게 되면 문제를 일으키지만, 그렇지 않고 가정에서 잘 통제되면 좋은 결과를 보이기도 한다. 또한 그들 중 일부, 특히 여자 청소년의 경우 배우자를 선택하는 데 있어서 일탈 배우자를 선택하게 되면 지속적으로 비행에 가담하고 10대에 임신할 가능성이 높으나, 정상적 내지 지지적인 건강한 배우자를 만날 경우에는 일탈적인 생활에서 벗어나 반사회적 성격 장애인이 되지 않는다(Quinton et al., 1993). 따라서 정신사회적인 환경요인이 그 결과에 큰 영향을 준다고 할 수 있는데, 어떤 친구들과 지속적 관계를 갖는가와 누구와 결혼을 하느냐가 장기적인 결과에 중요한 변수가 된다고 할 수 있다.

2) 불안장애

아동기의 불안장애는 그동안 비교적 일시적이며 성인이 되어서 큰 문제를 일으키지 않는 것으로 알려져 있었으나, 최근에는 생각보다 많은 사람이 성인이 되었을 때 정서장애를 지속적으로 겪는다는 보고가 있다(Quinton et al., 1990).

3) 우울장애

아동기 우울장애는 비교적 흔할 뿐 아니라 아동기나 청소년기에 재발하는 경향이 있다(Kovacs et al., 1984). 그런데 우울장애는 아동기에는 남녀 비율이 같으나 청소년 중기부터는 여성이 증가하고, 특정 공포는 나이가 들면서 청소년기에는 줄어들며, 일반적인 불안은 나이나 성차를 별로 보이지 않는다고 보고되었다(Kendler et al., 1992b).

Kovacs 등(1984)은 우울증 아동 65명을 5년간 추적 연구하였는데, 기분부전장애 아동은 회복하는 데 평균 3.5년이 걸렸고 69%에서 주요우울증이 발생하였다. 아동의 우울장애 추적조사에 따르면, 우울 아동은 우울증이 아닌 소아정신과 정신질환 대조군에 비해 성인기에 주요우울장애를 갖게 될 가능성이 4배 높았으며, 타 정신장애로 진단될 가능성은 높지 않았다. 즉, 아동기 우울장애는 그 진단이 매우 특정성을 가지는데, 우울한 아동이 성인이 되어 정신장애를 갖는 경우 우울증일 가능성이 높다는 것이다(Harrington et al., 1990). 또한 아동기에 양육과 부모 역할의 문제가 있거나 부모 상실을 경험했을 때는 성인기에 우울장애 또는 불안장애를 가질 가능성이 매우 높은 것으로 나타났다(Brown & Harris, 1993; Kendler et al., 1992a).

4) 강박장애

아동기 강박장애는 회복이 힘들고 높은 지속율을 보이는데, 상태 및 경과가 호전과 악화를 반복하는 경향을 보인다(Leonard et al., 1993).

5) 주의력결핍 과잉행동장애

주의력결핍 과잉행동장애 아동은 아동중기에 품행장애를 보일 가능성이 많으며 특히 가정환경이 좋지 않았을 경우 더 가능성이 높다. 조기에 시작된 주의력결핍 과잉행동장애는 청소년기에 학습 곤란을 주로 보이는 반면, 아동중기에 시작된 품행장애는 청소년기에 비행 및 반사회적 행동을 보일 가능성이 높다. 한마디로 주의력결핍 과잉행동장애 아동은 그들이 가진 인지 결함과 충동성 및 감각 추구적 행동 양상 때문에 학습 곤란을 겪게 되며, 그중 일부가 품행장애를 갖기도 하고, 특히 대인관계에 있어서 남을 훼방하고 반사회적 일탈행동을 보이며 사회적 기술 부족에 따른 행동문제를 지속적으로 일으킬 수 있다(Taylor, 1994).

6) 자폐스펙트럼장애

자폐증의 성인기 결과는 지능 수준에 따라 매우 다른 양상을 보인다. 일반적으로 그들의 사회적 · 인지적 결함이나 반복적 · 상동적 행동은 계속되는 경향이 있다. 특히 지능이 50 이하인 자폐 아동은 성인이 되어서도 스스로 독립적으로 생활하기가 힘들고(Gillberg, 1991), 지능이 70 이상인 경우 예후는 좋은 편으로 직업을 갖고 독립적으로 생활하는 경우도 많다(Rutter et al., 2006). 자폐 아동의 1/4은 청소년기, 성인초기에 이르기까지 뇌전증(간질)을 보인다. 자폐 아동이 청소년이 되었을 때 일부는 행동이 급작스럽게 나빠지기도 하나 일부는 좋아지기도 한다.

7) 특정발달장애

아동초기에 언어발달이 전체적으로 조금 늦는 경우, 학교 갈 때쯤에는 언어문제를 전혀 보이지 않는 경우도 많이 있다(Bishop & Adams, 1990). 그러나 심한 수용성언어장애$_{\text{receptive language disorder}}$를 가진 아동은 중기 아동기가 되어도 계속적으로 언어장애를 보이며, 성인이 되었을 때에 친구가 별로 없거나 남녀관계에서도 사회성 면에서 어려움을 보인다. 발달성 읽기장애$_{\text{developmental reading disorder}}$가 심한 아동은 읽기문제가 성인기까지 지속되며, 학업적 · 직업적 어려움을 겪고 일부는 다양한 정신과적인 문제를 갖는데 특히 행동장애를 보이는 경우가 많다(Maughan, 1995).

4. 성인기 정신질환의 아동기 전구증상

1) 조현병(정신분열병)

조현병을 가진 성인의 반수에서 아동기에 비정상적 행동을 보일 가능성이 높다(Garmezy, 1974). 그들은 친구와의 관계에 문제가 있거나, 예기치 않던 반사회적인 행동을 갑자기 보이거나, 학습장애 내지 연성 신경과적 징후$_{\text{soft neurological sign}}$ 등을 보인다(Rutter, 1984). 후에 조현병을 보이는 아동은 일반적으로 다른 아동과 뭔가 다른 특이한 아이로 보이는데 그런 아동의 60%가 '특이하다' '괴이한 행동을 보인다'는 평가를 받는다(Rutter, 1984; Zeitlin, 1986). 조현병 환자의 아동기 전구증상을 요약하면(Rutter, 1984) ① 대인관계에 있어서 예기치 않은 특이한 행동, 사회적 고립, 친구로부터의 따돌림, 집에서의 예기치 않은 비행행동, ② 어색한 몸 움직임이나 시공간적 곤란, 언어장애를 포함한 신경발달적 미성숙함, ③ 신호와 잡음을 구별하지 못함으로 인한 주의력결핍 등이다.

Mednick과 Schulsinger(1968)의 조현병 환자의 위험 자녀 장기 추적연구에 따르면, 임신 중이나 주산기에 합병증이 많은 경우 조현병이 빨리 시작되고, 이들은 또한 뇌영상 촬영에서 제3뇌실과 두측뇌실이 확장된 소견을 보였다. 매우 흥미로운 최근의 연구결과에서는 이같이 기질적 뇌손상을 시사하는 조기 발현 조현병군은 주로 음성 증상$_{\text{negative symptom}}$을 보이는 반면, 양성 증상$_{\text{positive symptom}}$을 보이는 환자는 아동기에 심한 양육의 문제, 모와의 분리 내지 상실 경험, 청소년기의 정신생리적 불안정, 학교에서의 행동문제 등을 많이 보였다(Cannon et al., 1990). 이 연구결과는 생물학적 요인이 주원인으로 알려진 조현병에 있어서도 환경적-경험적 요인이 증상 발현에 얼마나 중요한 역할을 하는가를 잘 보여 준다.

2) 기분장애

기분장애는 주요우울증이건 양극성장애건 아동기에 뚜렷한 정신장애나 전구증상이 없고 일정한 진행 양상을 발견하기 힘들다는 것이 특징이다(Zeitlin, 1986). 다만 아동기의 부모 상실과 심각한 애정의 결핍은 우울증을 일으킬 수 있는 소인으로 추정하고 있다(Brown et al., 1985). 그러나 최근 심한 ADHD와 양극성장애가 겹쳐지는 경우가 많고 감별진단이 어려운 것으로 알려져 있다.

참고문헌

김광호, 조미진, EBS Media(2012). 오래된 미래, 전통육아의 비밀: EBS 다큐프라임. 서울: 라이온북스.

김선미, 홍강의(1983). 학령전기 아동의 귀신 및 도깨비에 관한 개념. 신경정신의학, 22(1), 15-26.

방수영 외(2012). 청소년정서행동발달검사 표준화연구 자료를 활용한 학교폭력 피해 전국유병률 및 관련 요인 조사. 소아청소년정신의학, 23, 23-30.

안동현, 홍강의(1987). 한국에서의 아동학대 현황. 정신건강연구, 6, 53-65.

홍강의(1995). 위기에 처한 부모역할과 아동양육. 한국정신치료학회지, 9(1), 43-58.

Baumrind, D. (1996). The discipline controversy revisited. *Family Relation, 45,* 405-414.

Bishop, D., & Adams, C. (1990). A prospective study of the

relationship between specific language impairment, phonological disorders and reading retardation. *Journal of Child Psychology and Psychiatry, 31*, 1027-1050.

Bowlby, J. (1951). *Maternal care and mental health*. Geneva: WHO.

Bowlby, J. (1969). *Attachment and loss* (Attachment, Vol. 1). New York: Basic Books.

Bowlby, J. (1980). *Attachment and loss, Vol. 3: Loss, sadness and depression*. New York: Basic books.

Breger, L. (1998). 인간발달의 통합적 이해(홍강의, 이영식 공역). 서울: 이화여자대학교 출판부. (원저는 1974년에 출판)

Brown, G. W., Harris T. O., & Bifulco A. (1985). Long-term effects of early loss of parent. In M. Rutter, C. Izard, & P. Read (Eds.), *Depression in childhood: Developmental perspectives*. New York: Guilford Press.

Brown, G. W., & Harris, T. O. (1993). Aetiology of anxiety and depressive disorders in an inner-city population. I: Early adversity. *Psychological Medicine, 23,* 143-154.

Cannon, T. D., Mednick, S. A., & Parnas, J. (1990). Two pathways to schizophrenia in children at risk. In L. N. Robins & M. Rutter (Eds.), *Straight and devious pathways from childhood* (pp. 328-350). New York: Cambridge University Press.

Caspi, A., Elder, Jr., G. H., & Herbener, E. S. (1990). Childhood personality and the prediction of life-course patterns. In L. Robins & M. Rutter (Eds.), *Straight and devious pathways from childhood to adulthood* (pp. 13-35). New York: Cambridge University Press.

Caudihl, W. A., & Schooler, C. (1973). Child behavior and child rearing in Japan and the United State. *Journal of Nervous Mental Disorders, 157*, 323-338.

Chess, S., & Thomas, A. (1984). Origins and evolution of behavior disorders. New York: Brunner/Mazel.

Farrington, D., Loeber, R., & Van Kammen, W. B. (1990). Longterm criminal outcomes of hyperactivity-impulsivity-attention deficit and conduct problems in childhood. In L. Robins & M. Rutter (Eds.), *Straight and devious pathways from childhood to adulthood* (pp. 62-81). New York: Cambridge University Press.

Garmezy, N. (1974). The study of competence in children at risk for severe psychopathology. In E. J. Anthony & C. Koupernik (Eds.), *The child in his family: Children at psychiatric risk* (vol. 3, pp. 77-97). New York: Wiley.

Gillberg, C. (1991). Outcome in autism and autistic-like conditions. *Journal of the American Academy of Child & Adolescent Psychiatry, 30*, 375-382.

Harlow, H. F., & Woolsey, C. N. (Eds.). (1958). *Biological and biochemical bases of behavior*. Madison: University of Wisconsin Press.

Harrington, R., Fudge, H., Rutter, M., Pickles, A., & Hill, J. (1990). Adult outcome of childhood and adolescent depression. I: Psychiatric status. *Archives of General Psychiatry, 47*, 465-473.

Hinde, R. A. (1974). *Behavioral basis of human social behavior*. New York: McGraw Hill.

Kendler, K. S., Neale, M. C., Kessler, R. C., Heath, A. C., & Eaves, L. J. (1992a). Childhood parental loss and adult psychopathology in women: A twin study perspective. *Archives of General Psychiatry, 49*, 109-116.

Kendler, K. S., Neale, M. C., Kessler, R. C., Heath, A. C., & Eaves, L. J. (1992b). Major depression and generalized anxiety disorders: Same genes, (partly) different environments? *Archives of General Psychiatry, 49*, 716-722.

Kovacs, M., Feinberg, T. L., Crouse-Novak, M. A., Paulauskas, S. L., & Finkelstein, R. (1984). Depressive disorders in childhood. I: A longitudinal prospective study of characteristics and recovery. *Archives of General Psychiatry, 41,* 229-237.

Leonard, H. L., Swedo, S. E., & Lenane, M. C. et al. (1993). A 2-to 7-year follow-up study of 54 obsessive-compulsive children and adolescents. *Archives of General Psychiatry, 50*, 429-439.

Levy, D. M. (1948). Maternal overprotection. In S. I. Harrison & J. S. McDermot (Eds.), *Childhood psychopathology* (pp. 290-295). New York: International University Press.

Magnusson, D., & Öhman, A. (Eds.). (1987). *Psychopathology: An interactional perspective*. New York: Academic Press.

Maughan, B. (1995). Annotation: Long-term outcomes of developmental reading problems. *Journal of Child Psychology and Psychiatry and Allied Disciplines, 36*(3), 357-371.

Maughan, B., Pickles, A., Rutter, M., & Hagell, A. (1996). Reading problems and antisocial behaviour: Development trends in comorbidity. *Journal Child Psychology and Psychiatry, 37*, 405-418.

Mayes, L. C. (1995). Consultation with preterm infants and their families. *Child and Adolescent Psychiatric Clinics of North America, 4*(3), 555-569.

McKinney, W. T., Jr., Suomi, S. J., & Harlow, H. F. (1973). New models of separation and depression in rhesus monkeys. In J. P. Scott & E. C. Senay (Eds.), *Separation and depression: Clinical and research aspects* (pp. 53-66). Washington, DC: American Association for the Advancement of Science.

Mednick, S. A., & Schulsinger, F. (1965). A longitudinal study of children with a high risk for schizophrenia: A preliminary report. In S. Vandenberg (Ed.), *Methods and goals in human behavior genetics* (pp. 255-296). New York: Academic Press.

Mednick, S. A., & Schulsinger, F. (1968). Some premorbid characteristics related to breakdown in children with schizophrenic mothers. *Journal of Psychiatric Research, 6*, 267-291.

Quinton, D., Pickles, A., Maughan, B., & Rutter, M. (1993). Partners, peers and pathways: Assortative pairing and continuities in conduct disorder. *Development and Psychopathology, 5*, 763-783.

Quinton, D., Rutter, M., & Gulliver L. (1990). Continuities in psychiatric disorders from childhood to adulthood in the children of psychiatric patients. In L. M. Robins & M. Rutter (Eds.), *Straight and devious pathways from childhood to adulthood* (pp.

259-279). New York: Cambridge University Press.

Robins, L. (1966). *Deviant children grown up: A sociological and psychiatric study of sociopathic personality*. Baltimore: Williams & Wilkins.

Robins, L. (1978). Sturdy childhood predictors of adult antisocial behaviour: Replications from longitudinal studies. *Psychological Medicine, 8*, 611-622.

Robins, L. N., & McEvoy, L. (1990). Conduct problems as predictors of substance abuse. In I. N. Robins & M. Rutter (Eds.), *Straight and devious pathways from childhood to adulthood* (pp. 182-204). New York: Cambridge University Press.

Rutter, M. (1972). *Maternal deprivation reassessed.* Harmondsworth, England: Penguin.

Rutter, M. (1984). Psychopathology and development I: Childhood antecedents of adult psychiatric disorder. *Australian and New Zealand Journal of Psychiatry, 18*(3), 225-233.

Rutter, M. (1989). Pathways from childhood to adult life. *Journal of Child Psychology and Psychiatry, 30*, 23-51.

Rutter, M. (1995). Relationships between mental disorders in childhood and adulthood. *Acta Psychiatrica Scandinavica, 91*, 73-85.

Rutter, M., Kim-Cohen, J., & Maughan, B. (2006). Continuities and discontinuities in psychopathology between childhood and adult life. *Journal Child Psychology and Child Psychiatry, 47*, 276-295.

Shonkoff, J. P., & Phillips, D. A. (2000). *From neurons to neighborhood: The science of early childhood development.* Washington, DC: National Academy Press.

Spitz, R. A. (1945). Hospitalism: An inquiry into the genesis of psychiatric conditions in early childhood. *Psychoanalytic Study of the Child, 1*, 53-74.

Sroufe, L. A. (1979). The coherence of individual development: Early care, attachment, and subsequent developmental issues. *American Psychologist, 34*, 834-841.

Suomi, S. J., Collins, M. L., & Harlow, H. F. (1973). Effects of permanent separation from mother on the infant monkeys. *Developmental Psychology, 9*, 376-384.

Taylor, E. (1994). Syndromes of attention deficit and overactivity. In M. Rutter, E. Taylor, & L. Hersov (Eds.), *Child and adolescent psychiatry: Modern approaches* (3rd ed.) (pp. 285-307). Oxford: Blackwell Sientific.

Wolf, K. M., Spitz, R. A., & Wolf, K. M. (1946). Anaclitic depression: An inquiry into the genesis of psychiatric conditions in early childhood. *Psychoanalytic Study of the Child, 2*, 313-331.

Zeitlin, H. (1986). *The natural history of psychiatric disorder in children: A study of Individuals known to have attended both Child and Adult Psychiatric Departments of the same hospital.* Oxford, England: Oxford University Press.

제2부

소아정신장애

개요

2014년에 출간된 교과서는 2013년에 개정된 DSM-5에 준하여 집필되었는데 이번 3판은 2022년에 개정된 DSM-5-TR 및 ICD-11을 기반으로 집필한 것이 커다란 변화이다.

제2부는 개별 질병을 소개하는 부분이다. 2014년 출간된 교과서의 총론에서 다루었던 아동기 정신장애의 진단분류를 제2부의 첫 번째 장으로 배치하여 먼저 진단분류의 변화를 다루었고, 개별 질병에 있어서는 운동장애를 틱장애 및 기타 운동장애로 조금 더 범위를 넓혔으며, 기분장애를 양극성장애 및 우울장애로 나누어 소개하였고, 외상과 스트레스 관련 장애에서 애착장애를 분리하여 외상 및 스트레스 관련 장애와 애착장애로 따로 기술하였다. ICD-11에 수록된 게임사용장애도 새롭게 추가하였다. 개별 질병 단위가 아닌 신체질환에 대한 심리적 반응은 포함하지 않았다.

이번 3판은 DSM 및 ICD 최신 진단분류에 따라 질병을 소개하면서 지난 9년간 국내외의 최신 연구에 따른 질병 진단과 치료의 경향 변화도 수록하였다.

제2부 책임편집 권용실 · 김봉석

제6장

소아정신의학

아동기 정신장애의 진단분류

Classification of Child Psychiatric Disorders

안동현

정신장애(혹은 질환)의 바람직한 분류 및 진단이란 임상적 상태와 직접적으로 관련이 되는 병인을 포함하고, 장애의 경과 및 예후를 예측할 수 있으며, 치료를 결정하고, 치료 또는 연구를 위한 동질적인 환자군을 정의하며, 임상은 물론 연구와 보건 관리 목적을 위한 효율적인 의사소통 수단이 되어야 한다. 분류 및 진단은 관찰 및 측정 가능한 특성과 경험적인 연구에 기반을 두어야 하며, 임상군과 역학군 모두에서 신뢰할 수 있고 타당성이 증명되어야 한다. 또한 발달적으로 적절하고 개개의 아동・청소년이 보이는 증상과 장애의 특성에 있어서 발달경과의 변화를 수용할 수 있어야 한다.

아동・청소년의 정신장애를 이해하는 데 있어서는 개인뿐 아니라 관련한 맥락이 중요한데, 가족, 학교, 사회문화적 영향 등이 임상적 증상의 변화에 많은 영향을 미치기 때문이다. 정신장애의 분류 및 진단은 임상과 연구를 통해 새롭고 다양한 관점이 지속적으로 반영되면서 변화하고 발전하는데, 이 체계의 작은 변화도 임상현장에서 유병률과 치료의 방향에 큰 영향을 미치고 개인 생활과 사회 전반의 의료체계 및 효율적인 자원의 활용, 사법 영역에 미치는 영향이 매우 크다. 따라서 분류 및 진단에 대한 올바른 개념 정립과 적용, 장단점과 한계를 반영한 더 효율적이고 적절한 체계의 개발이 지속적으로 필요하다.

정신장애mental disorders란 정신기능의 기저에 있는 심리적, 생물학적 또는 발달과정의 문제 때문에 개인의 인지, 감정 조절, 행동에서 임상적으로 심각한 장애를 보이는 증후군을 말한다(American Psychiatric Association: APA, 2013). 현재까지 정신장애를 분류하고 진단하는 방식은 비정상이 특정 개인에게 내재해 있다고 전제한다. 어떤 관계의 맥락 안에서만 양상이 나타나는 기능 이상은 제외되었다. 또한 신체적인 질환에 대한 의학적인 진단에서는 증상을 심하게 보이지 않아도 원인에 따라서 진단하는 데 반해, 정신장애는 명확한 원인이 충분히 규명되지 않았기 때문에 정상과 구별함에 있어서 어느 정도의 고통이나 장애가 있느냐에 따라 진단을 내린다. 정신장애는 발병이 다요인적인데, 이것은 수많은 환경적・유전적 영향 간의 상호작용에 의해서 발병한다는 의미이고, 또한 그러한 상호작용의 특정한 양상이 개인마다 다양하다. 아동 학대가 중요한 생리적 변화를 일으키고 자폐스펙트럼장애, 조현병, 주의력결핍 과잉행동장애 등 신경발달장애는 강력한 유전성을 가지고 있고 중요한 병태생리학적인 변화를 동반하는데, 발병 원인에 대한 적절한 진단분류를 통해 이러한 환자를 조기에 발견하여 진단 및 치료하는 것이 바람직하다고 볼 수 있다. 반면에 이것은 광범위한 정신장애 영역의 일부분의 특성을 설명할 수 있을 뿐이며, 원인과 병리적 기전이 명확하게 밝혀지는 데 한계가 많고, 정신장애가 대인관계와 사회관계의 맥락 속에서 표현되고 인지되는 문제이기 때문에 정신장애에 대한 이해에는 다른 의학적 접근방법과는 달리 포괄적인 접근방법이 필요하다.

정신장애를 어떻게 규정할 것인가

1. 정상을 규정하는 개념들

앞에서 논의한 바와 같이, 정신장애를 분류하고 진단하는 방식은 비정상이 특정 개인에게 내재해 있다고 전제하기 때문에 정상normality과 비정상abnormality을 어떻게 규정하는가 하는 점에 있어 여러 개념이 제시되고 통용된다.

첫째, 정상을 평균average으로 보는 개념이 있는데, 주로 통계적인 개념으로서 지적장애의 기준이 되는 지능지수(Intelligence Quotient: IQ)는 바로 통계적인 기준에 따라 IQ 70 미만(2 표준편차 이하)을 그 기준으로 한다. 정신질환의 분류 및 진단에 통계적 방식을 활용하거나 차원적 분류 방식이 활용된다.

둘째, 이상적인 상태ideal를 정상으로 보는 개념으로, 세계보건기구(World Health Organization: WHO)에서는 건강을 규정할 때 신체적, 정신적, 사회적, 영적으로 안녕한 상태를 건강하다고 한다. 이와 비슷한 개념으로 정신분석에서는 흔히 성숙하다는 개념에서 정신적 건강을 이상적으로 완전한 형태를 지향하는 것으로 보기도 한다. 하지만 이것은 개념적으로는 어느 정도 타당성을 지니지만 모든 사람이 부분적으로 비정상일 수밖에 없기 때문에 현실적이지 못하다. 따라서 건강을 목표로 하는 지향점을 설정하는 데 필요한 개념일 수는 있지만 실제 적용은 곤란하다.

셋째, 정상을 일종의 적응adaptation으로 보는 개념으로, 임상에서 현실적으로 가장 유용한 개념이다. 아동기의 정신장애는 일종의 적응 실패로 간주되고, 연령 규준에서의 이탈, 정상 발달표현의 과장이나 감소, 정상 발달의 저해, 연령에 적합한 발달과업 수행의 실패, 연령에 적합한 특정 기능이나 조절 기제의 습득 실패 등이 포함된다. 이것을 평가하고 개념화하기 위한 주요 지표로서 정신병리의 강도, 빈도, 지속 시간, 유형, 상황의 적합성, 아동의 인지, 감정, 행동의 질적인 면 등을 제시한다.

2. 정상과 비정상의 구별

구체적으로 정상과 비정상, 즉 정신장애를 구별하는 데는 두 가지 관점이 있다. 먼저 비정상적인 행동을 연속적인 문제로 보는 관점이 있는데, 이것은 양적인 개념으로 질환도 정상과 같은 문제에서 유래하며, 단지 정도의 차이로 간주한다. 이에 반해 정신장애를 비연속적 문제로 보는 관점에서는 질환이 정상과는 질적으로 다르기 때문에 질환이란 정도의 차이가 아니라 그 종류와 질적인 면에서 정상과는 차이가 있다고 간주한다. 이것은 추후 정신장애의 두 가지 분류방식, 즉 범주형caterorical 분류와 차원형dimensional 분류에서 각기 다른 관점을 지지한다. 즉, 범주형 분류에서는 주로 정신장애를 비연속적인 관점에서 보고, 차원형 분류에서는 연속적인 관점에서 다룬다. 비연속적인 문제로 보는 관점은 직접적으로 임상적 이점을 가지는데, 진단과 약물치료나 입원치료가 필요한지 결정할 때와 같이 많은 임상적 결정이 이러한 접근으로 이루어진다. 현재 진단체계는 정신장애를 비연속적인 문제로 보는 관점과 연속적인 문제로 보는 관점을 통합하는 추세이다. 연속적인 문제로 보는 관점은 역치하subclinical 장애에서와 같이 임상적인 손상을 보이지만, 진단기준에 충분히 부합되지 않는 경우 진단을 내리거나 DSM-5에서 스펙트럼 개념을 새롭게 도입한 것 등에서 볼 수 있다. 임상현장에서 진단기준을 적용하면 진단기준을 충족하지는 않지만 분명한 기능적 손상이 있는 경우와 기능적 손상은 크게 보이지 않으나 진단기준을 통해서만 진단해야 하는 경우가 있다. 증상은 보이지만 심한 상태가 아닌 경우에 정신장애를 조기에 발견 및 치료한다는 장점도 있지만 정상 범위를 치료의 대상으로 만드는 위험성도 있을 수 있어서 진단기준을 매우 신중하게 규정하고 적용해야 한다.

실제로 임상에서 문제행동의 이상 여부를 결정하기 위해서는 다음과 같은 몇 가지를 고려하여 정신장애 유무를 결정한다. 첫째, 문제행동의 유형과 종류이다. 예를 들어, 인지기능장애는 분리불안장애와 같은 정서적인 문제에 비해 장기간 지속하는 것이 보통이므로 더욱 심각하다고 할 수 있다. 하지만 손가락 빨기와 같은 문제행동은 비교적 흔하고 후유증을 남기지 않기 때문에 특별히 다른 문제행동을 수반하지 않는다면 정신장애로 간주하지 않는다. 둘째, 문제행동의 연령 적합성 여부이다. 임상에서 아동이 말이 늦다고 할 때 혹은 부모에게 심하게 떼를 부린다고 할 때, 과연 이 문제가 이 아동의 연령이나 발달수준에 비해 어느 정도 적합한지가 정신장애 여부를 결정하는 데 매우 중요한 요소가 된다. 예를 들어, 말을 더듬는다고 할 때

3세 아동의 말더듬과 6세 혹은 12세 아동의 말더듬은 비록 같은 말더듬의 문제라고 하더라도 매우 상이한 의미를 지닌다. 셋째, 그 행동으로 인해 아동이 겪는 고통distress이나 생활에서의 지장impairment이 어느 정도인지 여부이다. 만일 아동이 어머니로부터 떨어지지 못하여 학교 가는 것을 회피한다든지 혹은 산만한 행동으로 학업 수행에 지장을 받거나 부모와의 갈등이 심해진다면 정신장애로 간주할 수 있다. 이것은 정신장애 진단 및 통계 편람(Diagnostic and Statistical Manual of Mental Disorders: DSM; APA, 2013) 진단체계에서 정신장애를 진단하는 매우 중요한 판단기준으로 간주되고 있다.

아동기 정신장애의 분류

정신장애를 분류하고 진단하려는 시도가 정신장애에 대한 실제적인 의미를 주지 못한다는 점, 중요한 개인 간의 차이를 덮음으로써 심리적으로 비인간화를 초래할 수 있다는 점, 진단에 특이적인 치료를 하려는 경향이 있기 때문에 잘못된 진단은 부적절한 치료를 하게 만든다는 점, 그리고 가장 중요하게는 대인관계에서 혹은 사회적 낙인을 찍을 수 있기 때문에 그 아동에 대한 편견이나 거부를 불러올 수 있다는 점 등으로 인하여 정신장애를 분류하고 진단하는 것을 반대하기도 한다.

하지만 정신장애를 체계적으로 분류하고 진단함으로써 첫째, 체계적으로 자료를 수집할 수 있기 때문에 병인론, 예상되는 자연적 경과 등 질환의 치료 및 연구에 필요한 정보를 제공할 수 있고, 둘째, 전문가 사이에 체계적인 진단체계를 공유함으로써 정보 교환을 용이하게 하며, 셋째, 해당하는 진단명에 대한 진단, 치료, 예상되는 치료 반응, 흔히 연관되는 다른 임상적 조건 등 필요한 정보를 정리하고 계획할 수 있도록 해 주기 때문에 이에 대한 비판이나 제한점에도 불구하고 합리적인 분류 및 진단체계를 위한 노력이 계속되고 있다.

1. 분류 및 진단 방식의 유형

1) 기술-행태적 분류descriptive-behavioral classification

기술-행태적 분류방식은 관찰 가능한 행동에 근거하여 유형을 분류하는 방식이다. 아동이 개에 대해 지나치게 두려움을 보일 때 공포증phobia, 불법적인 행동을 하면 비행delinquent으로 분류하는 식인데, 해석이나 추론이 필요한 증상보다는 명확하게 분류된 관찰 및 보고 가능한 증상일 때 신뢰도가 높아진다. 특정 유형을 명명하는 데 매우 신뢰할 수 있고 분명하고 구체적인 치료 목표를 세울 수 있다는 점에서 아주 유용하다. 진단기준 시 신뢰도를 높이기 위해 증상의 빈도, 기간, 생활에서의 지장을 정확하게 표현하는 명확한 언어를 사용한다. 하지만 이 분류에 근거하면 다양한 원인, 치료, 예후를 가지더라도 비슷한 증상을 나타낼 수 있는 경우를 구별하기가 어려운 경우가 발생하기 때문에 제한점이 있다. 현재 DSM과 국제질병분류(International Classification of Diseases: ICD) 진단체계가 기본적으로 이러한 분류 유형을 따르고 있는데, 진단의 신뢰도는 비교적 높음에도 불구하고, 타당도에 있어서 여러 제한점과 비판이 제기되고 있다.

2) 기술-추론적 분류descriptive-inferential classification

기술-추론적 분류방식은 관찰 가능한 행동이나 증상뿐 아니라 그것의 원인으로 추정되는 정신장애에 따른 증상도 포함하여 분류하는 방식이다. 예를 들면, 어떤 사람이 비논리적이고 괴상한 생각, 현실에 대해 부정확한 지각, 부적절한 감정 반응, 극도의 위축된 대인관계를 나타낼 때에 이 사람의 문제행동을 조현병이라고 분류한다. 이 같은 부적응 행동은 성격 기능 수행에서 조현병적인 장애를 가진 사람에게서 기인하는 것으로 간주된다. 즉, 조현병의 존재가 이러한 행동들의 유무에서 추론된다. 전통적으로 임상에서 사용되는 많은 분류 및 진단체계는 이 분류방식을 따르고 있다. 이것은 기술-행태적 분류가 갖는 장점에 덧붙여 이러한 문제행동의 원인에 대해 추론할 수 있는 토대를 제공한다. 하지만 이것은 기술-행태적 분류에 비해 신뢰도가 떨어지는 단점이 있다.

3) 역동-원인적 분류dynamic-etiological classification

역동-원인적 분류방식은 부적응 행동을 유발하는 원인이 되는 기질적 혹은 사회심리적 요소에 따라 분류한다. 예를 들면, 분리불안장애라고 하면 부모에게 지나치게 의존적인 아동에게서 나타나는 애착 대상과의 분리에 대한 과도하고, 비현실적인 두려움을 말한다. 이 분류의 장점은 기술-행태적 혹은 기술-추론적 분류보다 아동의 문제를 이해하는 데 더 많은 도움을 줄 수 있다. 정신장애의 원인, 악화요인을 중시하므로 문제가 무엇인가 하는 것뿐 아니라 어디서 일어났으며, 언제 일어났고, 어떻게 해야 하고, 심지어 예방을 하려면 어떻게 할 것인지까지도 알 수 있다. 하지만 단점으로 관찰 가능한 자료가 부족하기 때문에 신뢰도가 떨어진다. 또한 원인과 정신장애 간의 관계가 반드시 일정한 것이 아니어서 특정한 원인이 반드시 정해진 행동으로 나타나는 것은 아니다. 다른 병인이 결과적으로 같은 임상적 상태를 만들 수도 있고, 같은 병인이 다양한 상태와 관련이 될 수도 있다. 여러 가지 원인이 작용하여 발병할 경우에 개인 간의 차이가 다양하게 나타나고 일란성 쌍생아 자폐스펙트럼장애에서 지능과 증상의 변이가 큰 것처럼 매우 강력한 유전적 영향을 받는 질환인 경우에도 세부적인 양상은 다양하게 나타난다. 이것은 유전적·환경적 영향의 양상이 질병 경과의 다른 지점마다 다양하게 영향을 미치기 때문이다. 마지막으로, 대부분의 문제가 아직 원인이 충분히 밝혀지지 못했기 때문에 역동-원인적 분류는 매우 제한적이다.

2. 정신장애의 분류 및 진단체계

1) 초기의 진단체계 발달 및 역사

정신장애를 분류하는 것은 근대에 시작하여 19세기 말에서 20세기에 들어 본격화되었다. 19세기 중반 미국에서 결성된 정신병원의료책임자협회에서 통계 자료를 얻기 위해 논의하면서 1867년에 국제정신과의사총회International Congress of Alienist에서 7개 범주의 정신장애가 제시되었다. 이후 인구조사census 목적을 위해 분류가 시도되었고, 통계청의 요청으로 1913년에 미국 의료심리의학회(American Medico-Psychological Association, 이후 APA로 표기)에 통계위원회Committee on Statistics가 설치되어 자료를 수집하기 시작하였고, 주로 정신병원에서 사용할 목적의 통계 편람The Standard Classified Nomenclature of Disease을 발간하였다(Grob, 1991). 이는 매우 초보적인 수준이었고, 주로 정신병원 등 시설에 있는 환자들을 중심으로 하는 진단 및 분류체계로서 제2차 세계대전을 겪으면서 전장에서 많은 정신과 군의관들은 정신병원 등 시설이 아닌 곳에서의 다양한 환자의 정신 증상 및 치료 경험을 하면서 기존의 정신장애 분류가 매우 제한적이고 불합리하다는 것을 깨닫게 되었다. 이와 함께 정신분석의 영향이 커지면서 정신장애를 새롭게 분류하려고 하는 시도가 군대에서 그 필요성이 제기되어 'Medical 203'(1949)과 같은 구체적인 제안이 이루어졌다(Houts, 2000). 이러한 서로 다른 분류 및 진단체계들이 혼란을 일으키면서 미국정신의학회는 1948년에 진단체계의 제정에 착수하여 4년 후인 1952년에 그 결과물로 DSM-I(1952)을 발간하였다. DSM-I에는 크게 기질성 장애, 정신박약, 심인성 혹은 기질성 원인이 불분명한 장애로 분류하면서 아동기 정신장애는 별도로 제시하고 있지 않다. 이후 미국 정신의학계에 미친 정신분석의 영향으로 1968년에 개정판(DSM-II)에는 아동기 정신장애의 본질을 반응성reaction으로 보고, 과잉운동반응hyperkinetic reaction, 철퇴반응withdrawing reaction, 과불안반응overanxious reaction, 가출반응runaway reaction, 비사회화 공격반응unsocialized aggressive reaction, 집단비행반응group delinquent reaction, 기타반응other reaction 등이 추가되었다. 이후 임상가뿐 아니라 연구자들도 아동 정신장애의 분류에 관심을 쏟기 시작하였고, 1969년에 영국의 소아정신과 의사인 Rutter 교수가 아동 정신장애를 분류하였는데, 다축분류체계multiaxial classification system의 도입을 제안하여 많은 호응을 얻었다. 이와 함께 신-크레페린Neo-Kraepelin 학파로 알려진 미국의 정신의학자인 Spitzer 교수 등이 연구자들을 위해 『조현병과 정동장애에 대한 연구를 위한 진단기준Research Diagnostic Criteria for Schizophrenia and the Affective Disorder』을 1978년에 발표하여 정신장애의 진단 및 분류에 진단기준diagnostic criteria의 개념을 제안하였다. 진단기준의 제시는 발병 원인에 대한 이해가 부족한 상황에서 국제적으로 많은 임상의와 연구자들의 진단에 대한 신뢰도를 높이는 계기가 되어 이들의 연구 성과는 많은 호응을 얻게 되었고, 1980년에 DSM이 3차 개정될 때 다축체계와 함께 진단기준이 도입되었고, DSM-II에서 채택했던 정신분석에 기반한 '반응reaction'을 '장애disorder'로 대치하였다. 그리고 이후 4차 개정(DSM-IV, 1994), 5차 개정(DSM-5, 2013)에서 다축체계는 폐기되었지만, 진단기준 및 '장애'의 용어는 그대로 유지되고 있다.

한편, 18세기에 과학이 발전하면서 Sydenham과 Sauvages 등은 식물학 분류와 유사한 체계를 도입하여 질병을 분류하고자 하는 시도를 하였다. 이러한 전반적인 흐름 속에서 질환의 원인, 증상, 경과 등에 기반하여 독일의 Kraepelin이 정신질환의 체계적 분류를 시도하였고, 이후 미국의 DSM 분류 체계에 지대한 영향을 미치게 되었다(Mack et al., 1994). 하지만 UN 산하 WHO에서 제정한 ICD에서의 정신질환 분류는 조금 다른 경과를 갖는다. 앞에서 논의한 Sauvages 이후에 Farr 등의 질병 및 사망 원인 분류체계의 제안이 1893년에 국제통계연구소(International Statistical Institute: ISI) 총회에서 국제사망원인리스트(International List of Causes of Death: ILCD)로 채택된 이후, 1938년에 5차 개정판(ILCD-5)까지 채택되어 활용되었다. 제2차 세계대전이 종료된 후에 설립된 WHO는 이를 바탕으로 1948년에 ICD-6으로 사망뿐 아니라, 질병의 원인까지로 확대하여 공포하게 되면서 정신질환 편에 몇 개의 질환이 포함되었다(Alharbi et al., 2021). ICD-7이 1955년에 발표되었으나, 오로지 질환명과 코드 숫자만을 제시하였기 때문에 의사들 사이에서의 일치도 및 신뢰도가 매우 낮았고, 전 세계적으로 5개국만이 채택하여 사용했을 뿐이고, 그 외에도 소련, 유고슬라비아, 남아프리카공화국 등지에서 정신질환 진단의 남용이 문제되기 시작하였다. 이런 이유로 이후 개정 작업과정에서 정신질환을 구체적으로 설명하는 용어 사전 및 지침이 1974년에 발간되었다(Cooper & Sartorius, 2013). 이후 여러 차례의 개정을 거쳐서 2022년에 ICD-11이 발표되기에 이르렀다. ICD 진단 및 분류체계는 정신질환뿐 아니라, 모든 질병, 손상을 포함하고 있고, 전 세계 대부분의 국가에서 의료영역에서의 통계적 용도뿐 아니라, 행정, 사법 등 여러 영역에서 공식 진단체계로 사용하고 있다.

2) 범주형 및 차원형 분류

DSM-II(APA, 1968)는 약 200여 개의 진단 범주로 앞서 제시한 세 가지의 진단 및 분류방식을 혼용하고 있으나, 기술적 분류가 큰 역할을 하였다. 장애의 본질과 그 원인에 대한 용어를 피하고 원인이 되는 가정이 명백할 경우에만 진단개념에 통합하였다. 이전의 주류를 이루었던 정신분석적인 접근에 대한 강조가 줄어들고 생물학적 이론의 중요성이 강조되었다. 발달정신병리에 대한 개념 부족으로 인하여 아동기의 정신장애에 대해 크게 주목하고 있지 않으나, 아동과 청소년의 행동장애를 추가하고 아동과 청소년에 흔히 보이는 정신병리 범주를 포함하였다.

아동 및 청소년기의 정신병리 분류에 관심이 모아지고 강조되기 시작한 것은 DSM-III(APA, 1980)부터라고 할 수 있다. DSM-III는 정신장애를 질적으로 다른 상태가 아닌 연속적인 현상으로 간주하였으며, 주로 기술적 분류방식에 따른 범주형$_{categorical}$ 접근을 채택하였다. 기질성 정신장애와 같이 병인이 명확한 경우를 제외하고는 병인에 관한 추정을 포함하지 않았다. 또한 이전의 다른 진단 및 분류체계와 달리 진단기준과 다축체계(축 I-임상 질환, 축 II-성격장애/지적장애, 축 III-일반 신체질환, 축 IV-심리사회적 및 환경적 문제, 축 V-전반적인 기능 수준)를 도입하였다. 아동·청소년기의 정신장애에 대한 분류가 본격화되어 별도의 장(章)에 총 45개의 진단명이 제시되었다.

이후 DSM-IV(APA, 1994)와 ICD-10(WHO, 1992)이 제정되었으며, 이 두 진단체계에는 상당히 많은 아동기 및 청소년기의 정신장애가 제시되었다. DSM-IV 체계는 ICD-10과 좀 더 유사하게 개발된 것으로, '유아기, 아동기, 청소년기에 흔히 처음으로 진단되는 장애'라는 별도의 장에 정신지체, 학습장애, 운동기술장애, 의사소통장애, 전반적 발달장애, 주의력결핍-파괴적 행동장애, 유아기 혹은 아동초기의 급식·섭식장애, 틱장애, 배설장애, 기타 장애의 10개 범주를 제시하였다. 전반적 발달장애(Pervasive Developmental Disorders: PDDs), 학습장애, 운동기술장애, 의사소통장애가 축 II에서 축 I 진단으로 변경되면서 축 II에는 정신지체와 성격장애만 남게 되었고, 전반적 발달장애의 하위분류에 자폐장애, 레트장애, 아동기 붕괴성장애, 아스퍼거장애가 포함되었다. 주의력결핍 과잉행동장애가 더 이상 파괴적 행동장애에 포함되지 않고 독립되었으며, 주의력 결핍 우세형, 과잉행동충동성 우세형, 혼합형으로 분류되었다. 축 IV의 개념이 심리사회적 스트레스 인자의 심각도에서 심리사회적 및 환경적 문제로 바뀌어 심리사회적 및 환경적 요인이 정신장애의 발병과 악화에 큰 역할을 하고, 진단, 치료, 예후에 반영되는 것으로 재정립되었다. 이와는 달리 ICD-10(WHO, 1992)에서는 정신지체(F70-F79), 심리적 발달장애(F80-F89), 통상적으로 아동·청소년기에 발병하는 행태 및 정서장애(F90-F98)의 3개 범주로 구분하였다.

그 외에 DSM 체계가 영유아에게는 매우 제한적인 유용성을 가지기 때문에 영유아기의 정신장애를 분류하는 새로운 진단기준인 DC:0-3(Zero to Three, 1994; DC:0-3R, 2005)가 제안되기도 하였다. 여기서는 축 I에 영유아의 정신장애, 축 II에 부모-자녀 관계의 장애를 제시하여 다소 다른 분류방식을 제기하기도 하였으나, 공식적으로 채택 및 활용되지는 못했다.

이들 진단체계의 특징은 정신장애를 상호 관계 형성이나 환경과의 문제에서 발생하는 문제로 간주하지 않고 한 개인을 환자로 간주하는 것이다. 의사소통을 촉진하기 위해 진단기준을 설정하였고, 이러한 노력으로 인하여 세계 각국의 임상가와 연구자 사이의 진단 간 신뢰도는 매우 높아졌고, 한 진단 범주에 이러한 진단기준뿐 아니라 그 질환의 원인, 역학, 동반 질환 및 감별진단, 경과 및 예후, 치료에 대해서도 언급하고 있다. 하지만 문제점으로 첫째, 지나치게 구체화함으로써 진단의 수가 너무 많아지고 공존질환이 급격하게 증가하는 결과를 초래하였다. 둘째, 진단역치의 문제로 인하여 발생 빈도는 낮지만 심각하거나, 흔하지만 경한 증상에 대한 진단기준에서의 구별이 부족하다. 또한 진단기준 사이에 임상적인 고통을 야기하는 가능성이 다르며, 증상만으로 환자가 경험하는 괴로움과 생활에서의 지장 정도를 결정할 수 없다. 셋째, 역치하 증상에 대한 진단민감도가 높아져서 역치하 진단이 과도하게 늘어나는 경우가 자주 생긴다. 넷째, 진단의 안정성 여부로 경과에 따라 진단의 변화 가능성이 달라질 수 있고, 증상의 수와 유형이 성별과 나이에 따라 다양하게 나타난다.

DSM체계나 ICD체계에서 채택하고 있는 범주형 진단체계가 정신장애를 질적인 것, 비연속적인 것을 강조하는 것과는 달리 정신장애를 양적인 것, 연속적인 것으로 간주하는 차원적dimensional 진단 및 분류체계도 제시되고 있다. 아동・청소년 행동평가척도Child Behavior Ckeckelists: CBCL를 토대로 아동기의 문제행동을 분류한 Achenbach와 Edelbrock의 분류체계(1978), Quay의 분류체계(1979) 등이 대표적이다. 이들은 흔히 요인 분석과 같은 통계 기법을 적용하며, 자연상태에서 일어나는 양상을 반영하고, 임상 자료에 의존하지 않는다는 점, '사례' 적용에 절단점을 적용할 수 있는 점 등이 강점이다. 하지만 정신장애를 기능의 손상이 아닌 정상 수치에서의 통계적 이탈로 간주하고 있는 점, 연령, 성별 등에 따라 요인이 변화하는 점, 빈도가 매우 낮은 희귀한 정신장애(예: 함구증)를 포함하지 못하는 점 등의 제한점들이 있다. 따라서 일반 인구를 대상으로 연구하거나 위험집단을 선별하는 경우에는 유용하지만, 실제 임상에서 개별 사례를 진단하는 데에는 범주형 분류보다 제한적이다.

각각의 장점을 살려 전반적으로는 범주형 분류를 기본으로 하고, 차원형 개념을 일부 진단영역에 도입하고 있다. 구체적으로 이러한 사례를 보면 예전에 하위진단으로 하여 개별적으로 구분하였던 것을 인접한 진단들 사이에 임상 양상으로 구별이 모호한 점으로 해서 DSM-5 및 ICD-11에서는 스펙트럼 개념을 도입하여 자폐스펙트럼장애로 통합되었다. 차원형 접근의 대표적인 것은 지능의 단계와 생활에서의 지장, 즉 기능 손상 영역이다. 예를 들면, 자폐스펙트럼장애 진단에는 의사소통, 언어 능력의 평가와 지능지수 측정이 진단에 필수적인데, 차원형 개념을 적용하여 잘못된 공존 질환의 진단을 줄일 수 있다. 한 진단하에서도 범주형과 차원형 개념이 혼재되어 있는 경우도 있는데, 지적장애에서 지능평가와 같은 경우에 진단기준이 이후의 학업적인 성과와 사회적 기능을 예측할 수 있는 면에서 차원형이고, 심한 지적장애일수록 뇌기능의 이상 등 분명한 생물학적인 발병 원인을 가진다는 점에서는 범주형에 더 적합하다.

현재의 진단분류: DSM-5/DSM-5-TR을 중심으로

1. DSM-5의 특징

현재 사용하는 진단체계가 갖는 문제점을 개선하고, 보다 임상현장에 적합한 체계를 개발하기 위한 노력이 이어지면서 DSM-5(APA, 2013) 및 DSM-5-TR(APA, 2022) 체계가 개발되었다. 여기서는 범주형 분류에 차원형 측면을 많이 포함하였다. 지나치게 구체화되어 진단이 많아지고 공존 진단이 많아진 점을 개선하기 위해 진단을 통합하고 필요한 경우에는 구체화specify, 아형subtype, 심각도severity 등으로 구분하였다. 심각도의 구체화는 경도장애를 조기에 발견하고, 중등도와 고도 양상에 대한 치료와 다른 적절한 대책을 제공하기 위한 것이지만 정상 영역의 변이가 정신장애로 과잉진단되는 위험성도 가지고 있다.

DSM-5/DSM-5-TR의 영유아기를 포함한 아동 및 청소년기의 정신장애 영역에서 크게 달라진 점은 DSM-IV의 '유아기, 아동기, 청소년기에 흔히 처음으로 진단되는 장애'라는 별도의 장을 삭제하고, '신경발달장애' 속에 지적장애, 의사소통장애, 자폐스펙트럼장애, 주의력결핍 과잉행동장애, 특정학습장애, 운동장애를 제시한 것이다. 이들 진단은 차이보다는 공통점을 더 많이 보이는데, 대부분 남아에서 더 호발하고 자주 함께 병발하고 유전적인 취약성을 공유한다. DSM-IV의 전반적 발달장애 범주의 자폐성장애와 아스퍼거장애가 자폐스펙트럼장애 한 가지로 통합되었고, 지능 손상과 구조적 언어 손상, 동반된 의학적 상태, 습득한 기술의 상실과 같은 구체화가 추가되었다. 주의력결핍 과잉행동장애가 뇌발달과 뇌기능의 문제에 대한 연구를 바탕으로 한 연관성을 반영하여 신경발달장애 범주에 포함되었다. 발병 나이가 12세 이전으로 변경되었고, 전 생애에 걸친 적용을 촉진하기 위해 진단기준에 성인의 예시가 추가되고, 성인 진단에 대한 진단기준 역치가 변경되었다. 의사소통장애에 사회(화용)적 의사소통장애가 신설되었다. 이는 지속적으로 언어적·비언어적 의사소통에서 사회적 신호 인지와 표현에 어려움을 겪는 경우인데, 사회적 의사소통 결핍은 자폐스펙트럼장애의 한 증상이기도 하여 감별이 중요하다. DSM-IV에서 불특정 전반적 발달장애로 진단되었던 환자 중 일부가 사회(화용)적 의사소통장애의 진단기준에 부합할 수 있다. 운동장애는 투렛장애, 만성 운동 또는 음성 틱장애, 잠정적 틱장애, 운동협응장애, 상동운동장애를 포함한다.

아동기에 양극성장애가 과잉진단 및 치료된 점이 많았다는 비판에 대해 파괴적 기분조절부전장애가 신설되어 지속적인 흥분성과 극도의 행동 조절의 어려움을 자주 보일 경우에 진단하도록 제안하면서 우울장애의 하위분류로 구분하였다. 분리불안장애와 선택적 함구증이 불안장애의 하위분류로 들어가고, 성인기에 보이는 분리불안장애 증상을 적절하게 표현하기 위해서 애착 대상과 회피 행동을 보이는 장소, 발병 나이와 지속 기간에 변화를 주었다.

그 외에 주목할 변화로 외상후 스트레스장애와 급성 스트레스장애가 불안장애에서 외상과 스트레스 관련 장애로 분리되었다. 급성 외상후 반응은 개인마다 매우 다양해서 급성 스트레스장애에서 외상의 성격이 직접 경험, 목격, 간접 경험까지를 포함하고, 외상성 사건에 대해서 공포, 무기력감 등의 주관적인 반응을 보인다는 항목은 삭제되었다. 반응성 애착장애가 외상 관련 장애로 포함되었고, 두 하위유형이 두 가지의 다른 질환으로 분리되었다. 반응성 애착장애는 내재화 질환으로 애착이 결여된 상태이다. 이와는 다르게 탈억제성 사회성장애는 주의력결핍 과잉행동장애에 좀 더 가까운 양상으로, 애착 결여뿐 아니라 애착이 형성된 경우, 심지어 안정적인 애착에서도 발생한다. 강박 관련 장애가 불안장애에서 독립해 따로 신설되었고, 여기에 강박장애, 신체이형장애, 모발뽑기장애, 피부뜯기장애 등이 포함되었다. 파괴적 행동장애, 충동조절장애, 품행장애의 분류가 새롭게 신설되어 적대적 반항장애, 품행장애, 간헐적 폭발성장애 등이 포함되었다.

그 외에 임상적인 주의를 기울여야 하는 기타 문제로 양육 등과 연관한 관계의 문제, 아동 학대 및 방임, 교육 및 직업적 문제, 주거 및 경제적 문제, 사회적 환경과 연관된 문제들(예: 생애 주기, 문화 적응, 사회적 차별), 범죄 및 사법체계 관련 문제들, 의료·보건 서비스와 연관된 문제들(예: 다이어트, 흡연)을 제시하고 있다. 그리고 자살행동장애, 비자살적 자해, 인터넷 게임장애 등은 공식적인 진단 범주에 포함시키지 않고, 섹션 III에 '앞으로 더 많은 연구가 필요한 상태'로 구분하여 따로 분류되었는데, 특히 청소년기에 흔한 문제이고 만성적이고 재발하는 문제여서 관심의 대상이 된다.

DSM-5에서는 다축진단체계를 더 이상 사용하지 않고 주요 장애에 대한 진단(과거 축 I, II, III)을 기술하고, 중요한 사회심리적(맥락적) 인자(과거 축 IV)와 전반적인 적응 수준(과거 축 V)을 따로 표시하도록 하였다. 이전에 사용되었던 전반적 기능평가척도는 개념이 명료하지 않고 임상현장에서 적용하는 데 문제점이 많아서 모든 질환에 공통적으로 적용 가능한 WHO에서 개발한 장애평가척도 Disability Assessment Schedule: WHODAS의 사용을 권장하고 있다. DSM-5-TR text revision이 2022년에 APA에서 발표되었는데, 자폐스펙트럼장애, 파괴적 기분조절부전장애, 외상후 스트레스장애 등에서 일부 진단기준을 보다 명료하게 수정 및 보완한 것과 DSM-5가 발표된 이후에 10여 년간의 연구 성과를 바탕으로 특성, 유병률, 경과, 위험 및 예후 인자 등을 수정하였다. 그리고 지속적 애도장애 진단을 추가하면서 아동 및 청소년에서와 성인 간의 차이점을 명료하게 구분하려고 하였다(APA, 2022).

2. 새로운 진단체계의 개발

2022년 WHO에서 발표한 ICD-11은 특성상 정신질환뿐 아니라, 모든 질병과 손상을 포함한다. 이에 따라 정신장애는 06의 코드와 함께 '정신, 행동 혹은 신경발달장애'라는 영역으로 분류하고 있다. 앞에서 논의한 바와 같이, 두 진단 및 분류체계가 다른 주체에 의해 다른 경로를 밟아 발전하다 보니 여러 가지에서 차이점이 있어 왔는데, 11차 개정판에서는 DSM-5와 차이점보다는 유사한 점이 매우 많다(WHO, 2022). 몇 가지 사소한 차이점이 있지만, 거의 대동소이한 체계를 갖고 있어서 여기서는 별도의 논의를 생략한다.

오랜 시간에 걸쳐 수정 및 보완되면서 발전되어 왔음에도 불구하고, DSM-5, ICD-11 등의 기존 정신장애의 분류 및 진단체계에 대한 제한점으로 인해 새로운 진단체계의 필요성이 대두되었다. 특히 논의되고 있는 것으로 정상과 정신장애에 대한 기본적인 정의, 차원형 진단기준의 도입과 범주형 진단기준과의 통합 가능성, 일생에 걸쳐서 발달단계에 따라 다양하게 표현되는 질환의 양상, 성별gender과 문화적 성격에 따라서 정신장애의 표현이 달라지는 점, 병태생리에 대한 유전, 뇌영상, 뇌신경, 신경심리, 인지심리, 가족, 동물행태 관련 연구 등이 있다. 현재까지 정신장애는 유전적인 취약성이 외적 요인epigenetic factor과 함께 상호작용하여 환경적인 노출의 영향을 통해 장애로 발전하는 것으로 인식되고 있기 때문에 유전 혹은 생물학적인 요인만으로 장애를 충분히 설명하는 데에는 부족하다. 정신장애의 진단체계는 기술적·현상적 분류가 기본이 되고 있어서 병태생리, 유전, 질환위험도 등을 공유하는 같은 질환군을 분류할 수 있는 체계를 만드는 것이 목적이 된다. 관련된 임상 양상, 위험요인, 진단기준에 대한 생물학적 지표가 주요한 관심사이고, 공존진단 사이의 특정한 혹은 공유하는 위험요인, 증상, 연관성 등에 대한 이해가 더욱 필요하다. 아동 및 청소년의 정신장애에 있어서 어떤 진단체계를 가지고 진단하며, 장애를 평가하고 아동과 환경 사이의 다양한 상호작용의 효과를 평가할지, 많은 정보-제공자로부터의 정보를 어떻게 가장 잘 통합할 수 있는지가 중요하다. 연령, 성별, 문화와 관련된 구체화나 아형이 평가에 포함되어야 하고, 특정한 유형의 정신장애가 사회와 문화에 따라서 어떻게 다르게 표현되는지 그러한 차이가 반영되어야 한다. 더불어 미래의 연구와 임상 실제를 통한 새로운 생물학적·신경심리, 환경적인 위험요인에 대한 이해가 깊어질수록 새로운 증거가 특정한 진단 영역에 반영되어 지속적으로 개정되는 유연성 있는 체계가 될 수 있을 것이다.

이러한 시도 가운데 가장 주목할 새로운 분류 및 진단체계로 2008년경에 미국 정신건강연구소(National Institute of Mental Health: NIMH)에서 제안하여 발전하고 있는 연구영역기준(Research Domain Criteria: RDoC)이 있다(Auerbach, 2022; Pacheco et al., 2022; Clark et al., 2017). RDoC 분류체계는 다음의 세 가지 기본 가정에 기반하고 있다. 첫째, 확인 가능한 구조적 병변에 의한 신경질환과 달리 정신장애는 신경회로 및 네트워크에 일차적 초점을 맞춘 뇌질환으로 간주한다. 둘째, 신경회로의 역기능은 임상 신경과학의 방법(예: 뇌파, 기능성 뇌영상기법)으로 확인할 수 있다. 셋째, 유전 및 임상 신경과학으로 얻은 자료들로 궁극적으로는 환자의 임상적 증후 및 증상을 호전시킬 생체지표bioprint를 생산해 낼 것이다(Kose & Centin, 2017).

이 분류체계는 기존의 DSM-5/ICD-11과 달리 6개 영역의 상태에 대한 행렬을 포함한다. 6개 영역은 부정적 원자가 체계negative valence system; 위협, 상실 등, 긍정적 원자가 체계positive valence system; 하고자 하는 동기, 보상에 대한 반응성 등, 인지체계cognitive systems; 주의력, 작업 기억 등, 사회적 절차social processes; 소속감 및 애착, 사회적 의사소통, 자기지각 및 이해 등, 각성 및 조절 체계arousal/regulatory systems; 각성, 일주기 리듬 등, 감각운동 체계sensorimotor system; 행위 계획 및 선택, 습관 등로 나뉜다. 각 영역의 하위 구성들은 7개의 수준에 따라 각각 가장 낮은 단계인 유전자에서부터 분자, 세포, 회로, 생리, 행동, 자기-보고로 구분한다(NIMH, 2022). 이들 각 수준별·영역별 하위 구성요소들을 각각 X-축과 Y-축으로 나누어 행렬에 포함시킨 후 전혀 새로운 방식의 정신장애의 분류를 시도하고 있다. 이는 아직 연구 중인 제안이기는 하지만 앞으로 더 많은 연구에 참여하고 임상적 적용을 통해 그 성과를 기대할 수 있을 것이다.

결론

정신장애의 분류는 단지 진단을 위한 것이 아니라, 진단을 통해 아동에 대한 이해를 더욱 효율적으로 할 수 있을 뿐 아니라, 적절하고 타당한 치료 개입을 위해 아주 중요하다. 이 같은 아동기의 정신장애 및 문제행동에 대한 분류는 일정 진단기준에 따른 공식적인 진단으로서 반드시 실행되어야 한다. 하지만 진료현장이나 각종 상담현장에서 공식적인 진단에 합당한 정신질환 혹은 정신장애 이외에도 실제 전문가의 개입이 필요한 경우가 많기 때문에 아동 · 청소년기의 정신장애를 편의상 다음과 같은 개념적 범주로 구분하는 것을 제안한다. 이 분류는 임상가가 공식 진단을 내리기 전 단계에 아동기 정서 · 행동 문제의 개념적 범주를 파악함으로써 문제의 원인, 치료, 예후 등을 결정하는 데 도움이 될 것이다.

첫째, 일시적 발달위기로서 발달과정에서 정상 발달단계에 진전이 있을 때마다 행동 양상도 변화가 있고, 이들이 '문제행동'으로 보일 수 있으나 일시적이고 그 시기가 지나면 좀 더 성숙하게 되는 경우이다. 예를 들어, 2~3세 유아의 생떼 부림, 청소년기의 반항적 행동 등이다. 둘째, 적응장애 및 외상과 스트레스 관련 장애로 예기치 않은 생활 변화, 외상, 심한 스트레스 등 외부적 사건으로 인하여 그에 대한 정서행동상 일시적 때로는 장기적 문제가 있을 때를 말한다. 셋째, 정서 및 기분 장애로서 흔히 차원형 분류에서 일컫는 내면화장애에 해당한다. 정서 및 기분의 조절에 문제가 두드러지고 개인 내부의 갈등과 고통이 따르기 때문에 부모 및 교사 등 제삼자가 알아채기 어렵다. 예를 들어, 분리불안장애(학교공포증)를 포함한 대부분의 불안장애, 우울장애, 강박 관련 장애, 신체 증상 관련 장애 등이다. 넷째, 행동장애는 흔히 외현화장애로 부른다. 행동통제의 문제로 인해 타인과 환경과의 마찰이 생기지만, 자신은 크게 곤란함이나 고통을 수반하지 않는 데 비해 제삼자는 '문제'로 간주하는 경향이 있다. 예를 들어, 반항장애, 품행장애, 충동조절장애 등이다. 다섯째, 생리기능장애로 정신생리적 성숙의 지연이나 이상으로 인하여 나타나는 장애이다. 예를 들어, 수면각성장애(야경증 등), 배설장애(유뇨증 및 유분증), 섭식장애 등이다. 여섯째, 신경발달장애는 기본 전제가 선천적으로 혹은 생애 초기에 뇌 신경계의 기능, 구조, 혹은 발달상의 이상이 초래되어 일부 호전되기는 하지만 일생 지속되는 경우가 많다. 이 범주 안에 지적장애, 자폐스펙트럼장애, 특정학습장애, 의사소통장애, 운동장애(틱, 투렛장애 포함), 주의력결핍 과잉행동장애 등이 포함된다. 마지막으로, 정신병적 장애 및 성인기-발병 정신장애는 정상 발달을 하던 아동이 어느 시점에서 성격과 자아 기능의 붕괴와 퇴행 행동을 보이는 유형으로, 감당하기 힘든 외상이나 스트레스에 따른 일시적 정신병일 경우도 있지만, 성인기 정신장애의 조기 발현일 때가 많아 대부분 심각한 장애이다. 다행인 것은 성인기에 주로 발병하는 심각한 정신병은 아동기 발병 자체가 드물다는 것이다. 조현병, 양극성장애, 기질성 정신장애, 알코올 및 물질사용 관련 장애(중독 포함) 등이 이에 포함된다.

최근에 발간된 DSM-5(APA, 2013)/DSM-5-TR(APA, 2022) 및 ICD-11(WHO, 2022)은 이전에 비해 정신장애의 분류 및 진단에 상당한 정도의 진전을 이루었다. 하지만 여전히 논란이 되고 있고, 또한 이번 개정판에 새로이 등장한 몇몇 질환 혹은 진단기준의 변화 등은 앞으로 계속 연구해야 할 과제이다. 그럼에도 소아청소년 정신건강의학과 전문의를 포함한 관련 전문가는 진료 혹은 상담 현장에서 공식 진단에 근거한 문제행동의 분류에 익숙해져야 함은 물론, 이를 토대로 아동의 문제행동에 대한 이해를 바탕으로 서로 의사소통을 넓혀 나가야 할 것이다.

참고문헌

안동현, 김태호(2013). 아동기 정신장애의 진단분류. **DSM-5에 준하여 새롭게 쓴 소아정신의학**(pp. 103-114). 홍강의 편. 서울: 학지사.

Achenbach, T. M., & Edelbrock, C. S. (1978). The classification of childhood psychopathology. *Psychological Bulletin*, *85*, 1275-1301.

Alharbi, M. A., Isouard, G., & Tolchard, B. (2021). Historical development of the statistical classification of causes of death and diseases. *Cogent Medicine*, *8*(1), 1893422, DOI:10.1080/2331205X.1893422

American Psychiatric Association. (2013). *Diagnostic and statistical manual of mental disorders* (5th ed.). Arlington, VA: American Psychiatric Association.

American Psychiatric Association. (2022). *Diagnostic and statistical manual of mental disorders* (5th ed. Text Revision). (DSM-5-TR). Washington, DC: American Psychiatric Association Publishing.

Auerbach, R. P. (2022). RDoC and the developmental origins of psychiatric disorders: How did we get here and where are we going. *The Journal of Child Psychology and Psychiatry*, *63*(4), 377-380

Clark L. A., Cuthbert, B., Lewis-Fernande, Z. R., Narrow, W. E., & Reed, G. M. (2017). Three approaches to understanding and classifying mental disorder: ICD-11, DSM-5, and the National Institute of Mental Health's Research Domain Criteria (RDoC). *Psychological Science in the Public Interest*, *18*(2), 72-145.

Cooper, J. E., & Sartorius, N. (2013). A companion to the classification of mental disorders. Oxford: Oxford University Press.

Grob, G. N. (1991). Origins of DSM-I: A study in appearance and reality. *American Journal of Psychiatry*, *148*(4), 421-431.

Houts, A. C. (2000). First year of psychiatric nomenclature: Reflections on the 1943 war department technical bulletin, Medical 203. *Journal of Clinical Psychology*, *56*(7), 935-967.

Hyman, S. E. (2007). Can neuroscience be integrated into the DSM-V? *Nature Reviews Neuroscience*, *8*(9), 725-732.

Kose, S., & Centin, M. (2017). The research domain criteria framework: Transitioning from dimensional systems to integrating neuroscience and psychopathology. *Psychiatry and Clinical Psychopharmacology, 27*(1), 1-5.

Mack, A. H., Forman, L., Brown, R., & Frances, A. (1994). A brief history of psychiatric classification: From the ancients to DSM-IV. *Psychiatric Clinics of North America, 17*(3), 515-523.

Pacheco, J., Garvey, M. A., Sarampote, C. S., Cohen, E. D., Murphy, E. R., & Friedman-Hill, S. R. (2022). Annual research review: The contributions of the RDoC research framework on understanding the neurodevelopmental origins, progression and treatment of mental illnesses. *The Journal of Child Psychology and Psychiatry*, *63*(4), 360-376.

Quay, H. C. (1979). Residential treatment. In H. C. Quay & J. S. Werry (Eds.), *Psychological disorders of childhood* (2nd ed., pp. 387-410). New York: John Wiley.

The National Institute of Mental Health: https://www.nimh.gov/research-funded-by-nimh/rdoc/definitions-of-the-rdoc-domains-and-consructs

Wiener, J. M. (2004). Classification of child and adolescent psychiatric disorders: Concepts of diagnostic classification. In J. M. Wiener (Ed.), *Textbook of child and adolescent psychiatry* (pp. 7186). Washington, DC: American Psychiatric Press.

World Health Organization. (2022). https://icd.who.int/en

Zero to Three. (2005). *Diagnostic classification of mental health and developmental disorders of infancy and early childhood* (DC:0-3R). Washington, DC: Author.

제7장

소아정신의학

지적발달장애

Intellectual Developmental Disorder

오윤혜

지적발달장애의 개념, 정의 및 역사

1. 개념 및 정의

전통적으로 지적발달장애(이전에는 정신지체로 칭함)는 세 가지 주요 특징–정상 이하의 지적 기능 및 적응 기능의 결함, 18세 이전의 발병으로 정의되었다. 정상 이하의 지적 기능은 일반적으로 표준화된 심리검사를 통해 평가한 70 미만의 IQ를 특징으로 한다. 적응 기능은 개인의 사회적 적응 능력과 독립된 자조 기술을 뜻하며, 일반적으로 Vineland 적응행동척도와 같은 도구로 측정된다. DSM-IV 및 ICD-10에는 경증(IQ 50~70), 중등도(IQ 35~49), 중증(IQ 20~34) 및 심도(IQ < 20)와 같은 다양한 수준의 지적발달장애로 구분되어 있다.

DSM-5의 가장 중요한 변화 중 하나는 정신지체에서 지적발달장애로 명칭이 변경된 것이다. 또 다른 주요한 변화는 지적발달장애가 자폐스펙트럼장애, 의사소통장애, 언어장애와 함께 신경발달장애의 일부로 분류된다는 점이다. 또 강조되어야 할 점은 지적장애가 아동기 정신장애의 범주에 해당하지 않는다는 점이다.

지적발달장애는 세 가지 특징을 기반으로 정의된다. 첫째는 지적 기능의 결함(임상 관찰과 표준화된 지능검사에 의해 평가됨), 둘째는 적응 기능의 결함(실제 상황에 대처하는 능력, 임상 및 표준화된 심리검사에 의해 평가됨), 마지막으로 발병 시기이다. 명시자는 심각도, 특정 의학적 문제와의 연관성 등을 나타내는 데 사용할 수 있다. 이는 일반적인 DSM-IV 및 ICD-10의 접근방식과 일치한다. 그러나 명시자의 타당성(예: 고도 대 최고도)이 여전히 논란이 되고 있으며, '발달 기간'의 정확한 연령이 불분명하다. 적응 기능의 결함은 지적 기능의 결함과 '직접 관련'되어야 한다. 예를 들어, 자폐스펙트럼장애와 지적 기능의 결함을 같이 가진 경우에 자폐스펙트럼장애가 적응 기능에 더 큰 영향을 미치는 요인이 될 수 있다는 점을 고려해야 한다. 특히 DSM-5에서 다축성 진단체계를 더 이상 적용하지 않음으로써 지적장애에서 동반된 정신의학적 질환을 다루는 것이 더욱 중요해졌다.

아동기에 지적발달장애를 중증도에 따라 분류하면 경도(약 85%), 중등도(약 10%), 고도(약 4%), 최고도(1~2%)로 경도 지적발달장애가 가장 흔하다. 과거에는 교육 가능(IQ 50~70)과 훈련 가능(IQ < 50)으로 구분하기도 하였는데, 이는 현재는 사용되지 않지만 임상적으로는 중요한 의미를 가진다. 예를 들어, 경도 지적발달장애를 가진 사람들은 일반 인구와 근본적으로 유사한(일반적으로 더 자주 볼 수 있는) 정신적인 어려움을 종종 겪는다는 점에서 중등도 이상의 지적발달장애와는 구분된다. 마찬가지로 지적발달장애와 관련된 특정 의학적 조건은 IQ가 50 미만인 집단에서 더 흔하게 나타나는 반면, 빈곤과 낮은 사회경제적 상태는 경도 지적발달장애에서 더 흔히 나타난다. 고도 및 최고도 지적발달장애를 가진 사람의 비율은 정상 인구분포를 고려하여 예상한 비율보다 높게 나타났으며, 이는 유

전적 장애와 심각한 의학적 문제가 발달에 미치는 영향을 반영한다.

지적 기능 평가를 위한 검사는 대상자에게 적합해야 하고, 합리적인 수준의 신뢰성과 타당성을 가져야 하며, 적절하게 훈련된 검사자에 의해 표준화된 방식으로 시행되어야 한다. 매우 낮은 지적 기능을 가진 사람들의 경우에는 적절한 검사를 선택하는 것이 어렵다. 또한 특정 상황에서 불가피하게 검사 내용의 일부가 수정되어 실행되어야 하는 경우, 결과의 유효성이 제한된다. 따라서 검사자는 정확하게 표준화된 방식으로 검사를 관리하는 것이 중요하다.

적응 기능의 측정은 일반적으로 부모나 보호자의 보고에 근거하지만, 어떤 경우에는 직접 대상자를 면담할 수도 있다. 본질적으로 적응 기술이라는 용어는 개인적 또는 사회적 독립에 필요한 일상적인 활동의 수행을 의미한다. 지적발달장애의 정의에 적응 기술을 포함하는 것은 IQ가 70 미만인 일부 청소년이나 성인이 학습을 통하여 충분한 적응 기술을 익혀 전적으로, 혹은 대체로 독립적인 활동의 수행이 가능하기 때문이다. 예를 들어, IQ는 70 미만이지만 자립적인 생활이 가능한 사람은 지적발달장애의 진단을 충족할 수 없으며, 대다수가 아동기에 경도 지적발달장애로 진단되었던 사람들에게서 전형적으로 관찰된다.

지적발달장애의 정의에 대한 접근방식은 기본적으로 ICD-10과 동일하다. 그러나 미국정신지체협회American Association of Mental Retardation: AAMR가 1992년에 처음 제시하고 2002년에 개정한 개념은 기존의 IQ 수준에 따른 진단보다는 다중적인 기능평가를 통하여 독립된 기능 수행에 필요한 지원의 강도에 따른 분류를 적용함을 공표하였다. 이러한 변화는 임상의에게 지적발달장애의 경계를 IQ 75까지 확장하여 적용할 수 있는 근거를 제공하였으며, 지적발달장애의 개념을 상당히 확장할 수 있었다. 그러나 이러한 방식의 정의는 많은 비판을 받았으며, 결과적으로 연구나 정책에서 소외되는 결과를 초래했다.

2. 역사

지적발달장애에 대한 관심은 고대의 문헌에서도 찾아볼 수 있다. 지적발달장애에 대한 현대의 관심은 계몽시대에 시작되었으며, 19세기에 들어 사회적 격변과 영유아 사망률의 감소가 시작되면서 더욱 많은 관심이 고조되었다. 아동의 교육에 있어서 본성 대 양육에 대한 관심이 폭발적으로 증가한 것은 Itard의 Victor라는 야생소년의 교육에 대한 작업이 계기였으며, Itard는 자폐스펙트럼장애를 가지고 있었을 것으로 추정되는 Victor에게 일종의 조기 특수교육을 실시하였다.

그 이후 Sequin과 같은 교육자들은 아이들의 발달을 촉진하기 위한 특수교육방법을 개발하기 시작하였으며, 19세기 후반까지 지적장애인을 위한 많은 시설이 만들어졌다. 이러한 시설의 초기 설립 목표는 아동이 가족에게 돌아가기 전에 치료를 제공하는 것이었지만, 점차 아동보호기관으로 변질되어 갔다. 이에 대한 강력한 반작용으로 탈시설화가 강조되며 가정과 지역사회 기반 중심의 돌봄으로 변화하기 시작하여, 이 인구에 대한 사회보장 소득이 제공되고, 지역사회 기반의 적절한 서비스를 제공하도록 정책적 움직임이 시작되었다.

19세기에는 지적발달장애의 정도를 다소 업신여기는 듯한 용어(천치, 백치, 바보)로 구분하였다. 1961년에 AAMR에서는 사회적 편견을 바로잡고자 정신지체라는 용어를 새롭게 도입하였다. 근본적으로 당시에는 원인에 따라 지적발달장애를 분류하는 것이 매우 제한적이었다. 분류를 하기 위해 필요한 지적 기능에 대한 체계적인 정보가 부재할뿐더러, 지적발달장애의 원인도 거의 알려지지 않았다. 19세기 말과 20세기 초에야 비로소 지적발달장애를 평가할 수 있는 방법이 만들어지기 시작했다. 프랑스의 Binet가 지능검사를 개발했고, 이것이 영어로 번역되어 Terman에 의해 미국에서도 사용하기 시작했다. 이후 수년간 Stanford-Binet 검사는 심리 측정 평가 도구로서 지적발달장애의 정도를 훨씬 정확히 측정할 수 있게 되었다. 또한 Terman은 대상 아동의 정신연령을 생활연령으로 나눈 후 100을 곱해 IQ를 산출하여 다른 연령대의 아동 간의 지적 능력의 비교를 가능하게 하였다. Binet는 지적 능력이 부족한 아동을 선별하기 위해 IQ 등급을 만들어 냈으나, 곧 IQ 점수 자체가 연구의 대상이 되었다.

IQ가 예측변수로 생각되면서 영유아에게도 발달검사를 시행하게 되었다. 그리고 정확한 검사가 시행된다는 가정하에 IQ는 고정된 것이며 개인의 유전적 특성을 반영한다고 믿게 되었지만, 이는 후에 잘못된 것으로 판명되었다. 고전적인 연구에서 Skeels와 Dye는 고아원의 영유아를 지적발달장애 아동을 위한 집으로 데려와서 고아원에 있는 아동보다 더 많은 자극을 받도록 하였는데, Skeels는 후에 더 나은 양육을 받은 아동이 아동기와 성인기에 더 좋은 결과를 보인다는 것을 보고하였다. 1940년대와 1950년대에 이르러 IQ 수치는 타고난 것과 경험의 산물이라는 인식이 높아졌으며, 지적발달장애가 있는 아동의 기능을 향상하기 위한 치료적 낙관론이 다시 우세하게 되었다.

또한 지적 기능과 더불어 적절한 자기관리 또는 적응 기술을 가지는 것이 지적발달장애의 중요한 측면이라는 것이 명백해졌다. 1930년대에 심리학자 Edgar Doll은 적응 기술을 측정하기 위해 바인랜드 사회성숙도척도Vineland Social Maturity Scale: VSMS를 개발하였다. 2005년에 재개정된 바인랜드 척도는 여러 판으로 출판되어 지적발달장애가 있는 아동의 적응 능력을 측정하는 중요한 도구로 사용되고 있다. 한국에서는 1965년에 나온 바인랜드 사회성숙도척도 5판을 표준화한 사회성숙도검사로 사회적 적응 능력을 측정하고 있다.

지적발달장애에 있어 또 하나의 괄목할 만한 발전은 지적발달장애 증후군에 대한 발견이다. 19세기에 Langdon Down 박사는 한 증후군을 보고하였는데, 이것이 현재 21번 염색체의 분절 삼염색체가 원인으로 밝혀진 Down 증후군이다. Down 박사가 이 증후군을 보고할 당시에는 물론 염색체라는 개념을 알지 못했기 때문에 실제로 그의 이론적 이해는 근본적인 결함이 있었지만, 이 증후군에 대한 Down 박사의 임상적인 관찰은 실로 견고했다. 시간이 지나면서 더 다양한 지적발달장애와 연관된 증후군이 밝혀졌다. 지적발달장애는 태아의 발달과 연관된 문제, 유전적 요인(Down 증후군), 자궁 내 독소에 대한 노출(태아알코올증후군), 모성 감염(선천성 풍진) 등의 다양한 위험요인에 의해 발생할 수 있다는 것이 밝혀졌다. 이후 유전학의 발전으로 인해 이러한 증후군의 원인까지도 꽤 자세히 알 수 있게 되었다

최근 몇 년 동안에 미국에서 지적발달장애의 치료 및 예방에 대한 접근방식에 여러 발전이 일어났다. 1960년대에는 장기간의 시설 수용화에 따른 다양한 부작용에 대한 우려로 정신장애인의 가정과 지역사회로의 복귀를 강조하게 되었고, 이로 인해 많은 지역사회 서비스가 생겨나게 되었다. 이러한 변화는 연방정부가 모든 학교가 장애아동에게 최대한 통합된 환경에서 적절한 교육을 제공하도록 하는 것을 의무화하면서 더욱 가속화되었다. 따라서 미국에서는 주에 따라 차이는 있지만 지적발달장애가 있는 학생이 같은 나이의 정상 발달을 하는 학생과 대부분의 수업 또는 전체 수업을 같이하게 되었다. 이러한 특수교육 폐지의 효과에 대해서는 논란이 있으나, 더 심한 장애를 가진 아동은 더욱 제한된 학교환경에서 지낼 수밖에 없다는 것은 분명한 사실이다.

현재는 관행적으로 정신질환자를 위한 서비스가 정신지체인과 완전히 분리되어 있는 경우가 많다. 이 접근방식은 행정적으로는 유용하나, 많은 지적장애인이 질 높은 정신의학적 치료를 받기 어렵게 만들었다. 지적발달장애와 정신장애의 이중 진단 분야에 대한 새로운 관심으로 이러한 이분법적 구분으로 인해 생길 수 있는 오해와 한계들을 극복해야 한다.

가장 최근의 개념적 패러다임 전환은 1992년에 시작되었다. 미국 지적 및 발달장애 협회American Association on Intellectual and Developmental Disabilities: AAIDD는 이전 용어인 '정신지체'를 '지적장애'로 변경하였다. 이는 환경적 요구가 개인의 능력을 초과할 때 장애가 발생한다는 것을 전제한다. 따라서 환경적 조정이나 사회적 지원을 통하여 개인의 기능이 제한되는 정도를 개선할 수 있음을 뜻한다. 이러한 패러다임 전환은 지적장애를 고정된 상태가 아니라 지원 제공에 의해 향상될 수 있다는 기본 틀을 새롭게 다졌다.

2013년 APA의 DSM-5에서도 진단용어를 '정신지체'에서 '지적장애(지적발달장애)'로 수정하였다. DSM-5는 WHO의 ICD-11에 따라 지적장애는 신경발달장애로 인식되며, 노년기에 발생하는 치매 또는 신경인지장애와 유사한 발달 기간에 발생하는 증후군으로 설명된다. DSM-5는 지적장애의 진단기준을 수정하여 더 이상 지능지수에 따른 심각도의 구분을 사용하지 않고 다차원의 적응 기능(개념적 · 사회적 · 실행적 기능)에 기반한 심각도의 평가를 채택하였다. 또한 2017년부터 미 연방에서는 사람 우선의 언어를 사용하도록 하였는데, 질병 우선의 언어 대신에 'individuals with Intellectual disability'와 같은 사람 우선의 단어를 사용하도록 하였으며, 2007년부터 학술 저널에서도 사람 우선의 언어를 사용하고 있다.

임상적 특징

1. 임상 특성

임상 양상은 여러 요인, 특히 지적발달장애의 정도에 따라 다양하다. 고도 지적발달장애의 경우 좀 더 어린 나이에 진단을 받게 되고, 다른 의학적 질병이 동반되는 경우가 많고, 이상 형태를 보이는 경우도 있으며, 다양한 행동문제나 정신문제를 가지기도 한다. 반면에 경도 지적발달장애의 경우 훨씬 나이가 들어서 진단을 받게 되고(전형적으로 학교에 들어가서 학업을 따라가지 못하게 될 때), 지적발달장애의 원인이 되는 다른 의학적 질환이 없는 경우가 많으며, 정상적인 외모를 가지고 있는 경우가 대부분이다. 경도 지적발달장애를 가진 경우 정상 발달을 하는 사람보다 정신병리의 유병률은 높지만, 정신병리의 범위와 양상은 동일하게 나타난다. 중등도 지적발달장애를 가진 군은 이 두 군의 중간 정도에 있다. 동반된 정신문제와 행동문제는 경도와 더 심한 군 간에 많은 차이가 있다. 지적발달장애를 가진 경우 사회적 판단이나 위험의 인식, 행동이나 감정의 조절, 대인관계, 학교나 직장에서의 동기 유발에 어려움을 겪을 수 있다. 의사소통하는 기술이 부족하며 쉽게 과격하거나 공격적인 행동을 보일 수도 있다. 순진하게 남을 잘 믿고 위험을 인식하지 못하기 때문에 남에게 이용당하기 쉬워서 속거나, 사기를 당하거나, 의도치 않게 범죄에 연루되거나, 거짓 자백을 하거나, 물리적 · 성적 폭력의 희생자가 될 수도 있다.

지적발달장애와 다른 정신장애를 동시에 가지는 경우에는 자살의 위험성이 높다. 지적장애인은 자살에 대해 생각하고 시도하고 실제로 성공할 수도 있으므로 그들의 자살에 대한 평가는 필수적이다. 또한 위험을 잘 인지하지 못하여 우발적인 사고가 생기는 경우도 많다.

2. 증례

12세 여아가 특별한 이유 없이 등교를 거부하여 내원하였다. 환아는 5남매 중 첫째로 태어났다. 어머니는 환아가 다른 자녀에 비하여 말수가 없고 내성적인 편으로, 공부에 흥미가 없다는 생각은 하였으나 큰 문제는 없다고 생각했다. 친한 친구가 있는 것은 아니나, 동생들과 다툼없이 지내며 크게 화내거나 감정을 표현하는 일이 없었다고 한다. 어머니는 첫째인 환아에게 동생들의 유치원 등하원이나 간식 먹이기 등을 부탁하고는 파트 타임 아르바이트를 하거나 외출하는 일이 잦았다고 하며, 최근에 환모가 유산한 이후로 집에서 누워서만 지내기 시작하면서 아이들에게 더욱 신경을 쓰지 못하며 지내 왔다고 한다. 초등학교 입학 이후에는 한글의 습득이 느리긴 하였으나, 환모가 특별히 가르치지 않은 탓으로 생각하였으며, 이후에는 특별히 어려운 점 없이 지냈다고 한다. 다소 소극적인 편으로, 친구들에게 다가가거나 말 거는 일이 거의 없으며, 초등학교 3학년에 들어서 같은 반 여자아이들과 어울려 노는 것을 힘들어 했다고 한다. 이후로는 주로 집에서 유튜브나 만화를 보면서 지내는 시간이 많아졌다고 한다. 초등학교 4학년에 들어서 코로나로 인하여 원격수업을 받기 시작했으며, 이후로 더욱 외부 외출이나 학교와 관련된 활동을 꺼리기 시작하고, 학교에 가기 싫다고 하며 원격수업도 듣지 않는 날이 많았다. 방학 때에도 외출을 하는 일은 별로 없었다고 하며, 본격적으로 새 학기에 전면 등교가 시작된 이후로 거의 하루도 등교를 하지 못해 담임교사의 권유로 소아청소년정신건강의학과를 방문하였다. 당시 시행한 심리검사에서 IQ가 62, 사회성숙도검사 사회지수가 60으로 평가되었으며, 심각한 우울감이 동반되어 있는 것으로 나타났다. 환아는 초등학교 고학년에 들어서 수업 내용을 알아듣기 어려웠고, 점차 자신감이 없어져서 친구들과 대화할 때 자꾸 주눅이 들고 긴장하게 되었다고 한다. 친구들이 쉽게 해내는 모습을 보면 자신의 모습과 비교되어 자책하며 울기도 하고, 때로는 친구들이 사소한 것으로 자신을 무시하고 소외시킨다는 생각이 들어 환모 모르게 방에서 혼자 자해를 하거나 자살시도를 계획해 보기도 했다고 하였다.

3. 동반된 정신의학적 및 행동적 문제

특정 유전적 원인과 관련된 정신의학적 및 행동적 문제가 주목받고 있다. Prader-Willi 증후군의 극심한 과식증과 강박 행동, 취약 X 증후군의 주의력 및 사회성문제, Angelman 증후군의 부적절한 웃음, 5p−증후군의 비정상적인 울음, Smith-Magenis 증후군의 반복되는 자기포

웅과 같이 특정 증후군에 흔하게 동반되어 나타나는 특징이 확인되었다. 일부 증후군에서는 지적발달장애의 중증도와 동반되는 행동문제가 증후군의 고유한 유전적 특징과 연관되어 나타나기도 하지만, 여러 증후군에서 공통되게 나타나는 문제들도 있다. 예를 들어, Rett 증후군의 강박적 손씻기, Prader-Willi 증후군의 극심한 과식증은 대체로 증후군의 특이적이나, 주의력 문제는 취약 X 증후군, Williams 증후군, 5p-증후군에서 흔히 나타난다.

역설적으로 과거의 지적발달장애에서 동반되는 정신의학 및 행동문제의 존재는 간과되어 왔다(그림 7-1). 이는 여전히 임상현장에서 문제로 남아 있다. 더 많은 임상의와 연구자가 이 인구 집단을 대상으로 작업하도록 특별히 훈련을 받고 있지만, 지적발달장애와 정신건강 서비스의 분리는 지적발달장애의 적절한 진단과 치료에 대한 또 다른 장애물이 된다. 비율은 다양하지만 지적장애인의 최대 25%는 심각한 정신의학적 문제가 있을 수 있으며, 현저한 행동문제가 동반된 경우 정신의학적 문제가 더 흔하게 동반된다.

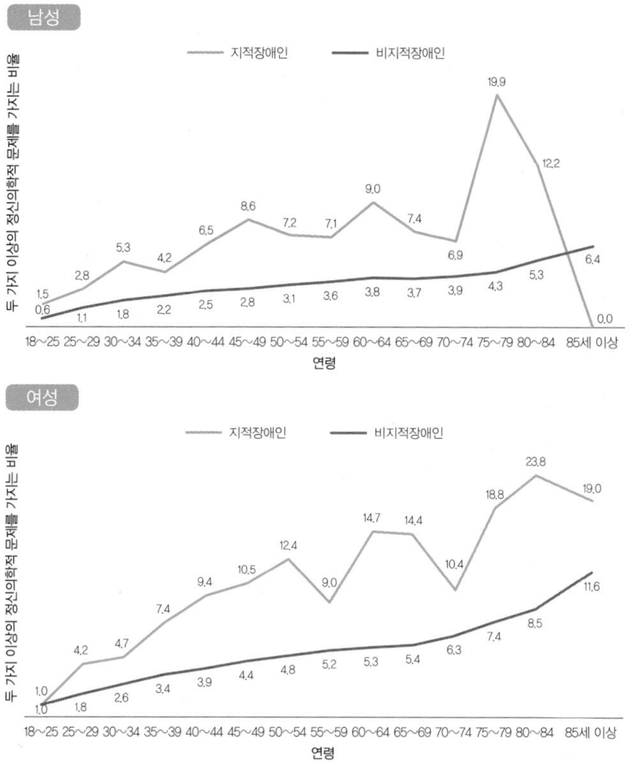

그림 7-1 두 가지 이상의 정신의학적 문제를 가진 비율의 성별, 연령 간 비교(사회적 취약요인 보정). 사회적 취약요인을 보정한 이후에도 연령 및 성별에 따라 두 가지 이상의 정신건강문제를 가진 비율을 성별에 따라 지적장애인군과 비지적장애인군을 비교하였을 때, 남녀 모두 지적장애인군에서 유병률이 일관되게 더 높았고, 모든 연령대에 걸쳐 두 그룹 모두 여성에서 더 높은 비율을 나타냈다(Cooper et al., 2015).

지적발달장애를 가진 사람은 일반 인구와 동일한 범위의 정신의학적 문제를 경험하지만 특정 장애의 유병률은 매우 다양하게 나타난다. 또한 DSM 혹은 ICD 기반의 진단을 동일하게 적용하더라도 일부는 일반 인구에서 흔히 볼 수 있는 부적응적 특징(예: 부주의, 슬픔, 분노)를 식별하는 반면, 다른 연구자는 좁은 범위의 행동문제(상동행동, 자해)에만 초점을 맞춘다. 지적발달장애가 있는 사람의 조현병 또는 정신병 비율은 지역사회 표본에서는 1~9%였으며, 병원으로 의뢰된 표본에서는 2.8~24% 범위로 나타났다. 이는 일반 인구의 조현병 유병률인 0.5~1%보다 상회하는 수준이다. 우울증에 대한 비율은 지적발달장애를 가진 사람의 지역사회 및 임상 표본에서는 1.1~11%까지 다양하며, 지적발달장애 아동의 주의력결핍 과잉행동장애 비율은 7~15%로, 일반 인구의 3~5%의 유병률과는 대조되는 결과이다. 정신병리의 양상은 지적발달장애가 있는 사람과 없는 사람이 다르다. 예를 들어, 일반 인구에 비해 지적발달장애가 있는 사람들은 정신병, 자폐증 및 행동장애를 보일 가능성이 더 높고 약물남용 및 기분장애의 진단을 덜 받게 된다.

4. 동반된 정신의학적 문제의 평가

연구자들이 지적발달장애에서 동반되는 정신의학적 문제의 범위를 확장하여 이해하게 되면서 이를 평가하는 다양한 방법도 발전하였다. 지적장애인을 위해 특별히 고안되거나, 심리 측정의 특성을 반영하는 척도가 개발되어 널리 사용되고 있다Aberrant Behavior Checklist, Reiss Screen, Developmental Behavior Checklist. 지적발달장애에서 동반되는 정신의학적 증상들이 DSM 또는 ICD 정신의학 진단과 반드시 호환되는 것은 아니기 때문에 일부 연구자들은 지적발달장애를 가진 사람들에게 전통적인 DSM 또는 ICD 진단을 적용하는 것에 의구심을 가지기도 한다. 실제로 정신의학적 면담 시 지적발달장애를 가진 사람들은 증상의 발병, 기간, 빈도 및 심각도와 관련된 질문에 면밀히 반응하기 어려운 특성을 가지고 있으며, 묵인 편향도 평가의 신뢰도에 영향을 줄 수 있다. 따라서 일부에서는 발달장애가 있는 성인들을 위한 특별한 정신의학적 평가가 사용되기도 하며, 응답자와 정보제공자와의 직접 면담을 통하여 보고의 신뢰성을 높이고, 진단의 정확도를 높일 필요가 있다. 또한 도전적인 행동에 대해서는 기능 분석을 시행할 수 있다.

5. 공존 정신병리가 증가하는 원인

지적발달장애를 가진 사람에서 공존 정신병리의 위험이 높은 이유에 대해서는 많은 원인이 논의되어 왔다. 그러나 정신의학적인 '이중 진단'에 대한 포괄적인 모델은 아직 명확히 제시되지 못했다. 앞서 서술한 대로 일반 인구에 적용되는 정신병리의 위험인자들을 지적발달장애를 가진 사람들의 고유한 특성을 간과한 채로 단순히 적용할 수는 없기 때문이다. 또한 대부분의 위험요인이 인과관계가 불분명한데, 예를 들어 대인관계의 손상, 사회적 관계의 빈곤은 그 자체로 파괴적인 행동의 원인이자 결과가 될 수 있다.

현재까지 밝혀진 지적발달장애의 정신병리적 원인들은 특정 생물심리사회학적 문제들과 연관되어 있다. 생물학적으로 뇌전증의 비율 증가, 겉으로 명백히 드러나지 않지만 실재하는 비정상적 신경 기능, 감각 또는 운동 장애, 심각한 자해 행동과 같은 생화학적 또는 신경학적 이상이 부적응적 행동과 정신과적 취약성을 높이는 요인으로 밝혀졌다. 심리적 위험요인에는 다음이 포함된다. 외부 지향적인 성향, 타인을 지나치게 경계하거나 반대로 억제하지 않는 것, 관심이나 수용의 필요성과 같은 기본적인 인간의 충동에 대한 비전형적인 동기 부여 스타일 또는 비정상적인 수준의 민감성, 학습된 무력감, 성공에 대한 낮은 기대, 우울증으로 이어질 수 있는 실패 경험의 위험 증가, 자기비하, 부정적인 행동의 강화, 더 확고한 부적응 행동 또는 상호작용 등이다.

마지막으로 특정 사회적 위험요인에는 다음이 포함된다. 의사소통이나 자기주장 능력이 부족하여 좌절감 및 부적응적 행동이 증가할 수 있다. 스트레스가 많은 사회적 상호작용, 사회적 낙인, 또래 거부와 소외, 유년 시절의 또래들과의 비전형적인 대인관계, 다른 사람들로부터의 고립을 악화시킬 수 있는 손상된 '사회적 지능' 또는 사회적 단서에 대한 부적절한 반응, 착취 및 남용 등이 행동 또는 정서 문제를 악화시킨다.

역학과 원인, 예후

1. 유병률과 역학

지적 능력을 정의하는 데 비정상적인 지적 기능과 적응 행동의 결함을 모두 포함시키는 것은 역학적으로 중요한 의미를 지닌다. IQ 기준만 사용되는 경우 정규 분포상 전체 인구의 약 2.3%가 지적발달장애에 해당하게 된다. 그러나 적응 행동의 기준이 포함된다면 그 비율은 감소하게 되며, 특히 적응 기능이 훨씬 개선되는 성인기에는 더욱 비율의 감소가 두드러질 것이다.

Rutter가 와이트섬에서 시행한 연구에서 IQ만을 기준으로 할 때 9~11세의 아동의 약 2.5%가 지적발달장애에 해당되었으나, 지적발달장애로 도움이 필요한 아동을 기준으로 하였을 때는 유병률이 1.3%로 절반 가까이 감소하였다. 이러한 결과는 경도 지적발달장애를 가진 사람의 절반 가량은 충분한 수준의 적응 행동을 하므로 지적발달장애로 진단되지 않는다는 것을 보여 주었다.

2002년에 미국에서 시행된 대규모 역학연구의 결과를 보면 고도 지적발달장애는 1,000명 중 3~4명, 경도 지적발달장애는 1,000명당 5.4~10.6명 정도로 보고되었다. 우리나라의 경우에는 2021년에 실시한 장애인 실태조사에서 지적장애인이 221,557명으로 전체 인구의 0.43%를 차지하였고, 남자가 여자보다 1.51:1로 더 많았다. 이렇듯 대략적인 지적발달장애의 유병률은 전체 인구의 1% 정도이며, 일반적으로 지적발달장애는 성별, 나이, 사회경제적 상태에 따라 유병률의 차이를 보이고, 남자 아동이 여자 아동보다 1.3~1.9:1로 더 흔하게 나타났다. 초기 몇 년 동안은 유병률이 낮지만, 10~14세 사이에 가장 높아지고, 학령후기에 서서히 감소하기 시작하여 성인기에는 급격히 감소하는 양상을 보였다. 또한 낮은 사회경제적 상태에 있는 경우, 소수인종에 속하는 경우에 유병률이 더 높은 것으로 나타났다. 이러한 성별이나 사회경제적 상태에 따른 유병률의 차이는 경도 지적발달장애에서만 유의한 차이가 있었다.

2. 원인과 병인

역사적으로 지적발달장애는 크게 두 가지로 구분되었다. 하나는 태아기, 주산기, 출생 후 손상을 가진 기질적 원인을 가진 군으로서 지적발달장애가 있는 사람의 절반이 이에 해당한다. 다른 하나는 명확하게 밝혀진 기질적 원인이 없으며, 경도 지적발달장애를 가진 대부분의 사람이 이에 해당된다. 과거에는 사회문화적 지체라고 하여 비기질적 지적발달장애가 아동의 환경적 박탈에서 비롯되었다고 보는 시각도 있었다. 물론 빈곤과 혼란스러운 환경이 일부 지적발달장애에서는 원인이 될 수 있겠지만, 이를 전체 인구에 일반적으로 적용하기는 어렵다. 다만 대규모 역학조사에서 비기질적 지적발달장애군에서 빈곤, 소수민족, 낮은 지적 기능을 가진 부모가 유의미하게 많은 것으로 밝혀졌다.

진단의 정확도가 향상되고 새로운 유전 질환들이 발견됨에 따라 비특이적 발달 지연을 가진 많은 사람도 특정 유전적 진단을 받게 될 것이다. 분자유전학의 괄목할 만한 발전과 진단의 정확도가 향상됨에 따라 약 1,000여 가지의 지적발달장애의 유전적 원인이 밝혀졌으며, 지적발달장애를 가진 사람들의 3분의 1에서 원인 유전질환이 진단되고 있다. 또한 유전적 원인을 포함한 기질적 원인이 일반적으로 심한 지적발달장애에서 나타나지만, Down 증후군, 취약 X 증후군, Prader-Willi 증후군, Williams 및 기타 증후군이 동반된 경우도 경도 지적발달장애의 10~50%를 차지한다.

이러한 발전과 함께 행동 표현형에 대한 연구가 가속화되고 있다. 특정 증후군에서 나타나는 행동문제는 관련된 결손 유전자나 뇌 기능을 이해하는 데 도움이 되며, 반대로 정신의학적 취약성 및 행동문제가 나타날 때 의심되는 유전적 증후군을 특정하는 데에도 도움이 된다. Prader-Willi 증후군의 강박 증상 비율 증가와 Williams 증후군의 불안, 두려움 및 공포증이 그 예시가 될 수 있다. 다만 이러한 증후군이 없는 경우에도 유사한 정신의학적 취약성이 관찰될 수 있다.

일부 증후군에서는 특정한 인지적 특성이 관찰된다. 예를 들어, Williams 증후군에서는 시공간 기능의 결핍이 뚜렷한 데 반해서, 표현 언어의 특정 측면, 안면 인식, 청각적 단기 기억력에 강점을 보인다. 일부 Prader-Willi 증후군에서는 평균 연령 수준을 상회하는 직소퍼즐 풀기 능력이 관찰되기도 한다.

3. 경과와 예후

지적발달장애의 경과와 예후는 장애의 심각도, 연관된 생물학적 취약성, 각 개인의 심리적 기능 정도, 가족의 지지도 등에 따라 매우 다양하다. 일상생활의 적응 능력은 성인기의 경과와 예후를 결정하는 핵심적인 요인이다. 적절한 양육자의 유무, 치료받을 여건, 지지체계 등도 중요한 요인이다. Down 증후군과 같이 원인이 특정된 경우는, 알츠하이머 치매의 조기 발병 위험과 같은 위험을 미리 예상할 수 있으나, 특정 생물학적 원인이 알려져 있다고 하더라도 예후는 매우 다양하게 나타날 수 있다. 또한 지적발달장애의 수준이 같더라도 개별적인 자연 경과와 예후는 여러 요인에 따라 매우 상이하게 나타날 수 있다. 일반적으로 지적발달장애가 있는 성인의 사망률은 일반 인구에 비해 현저히 높으며, 이들 사망의 3분의 1 이상이 잠재적으로 치료 가능한 사망을 차지한다(그림 7-2). 이러한 차이는 지적장애인들의 의료에 대한 접근성과 의료의 질의 개선이 필요함을 시사한다.

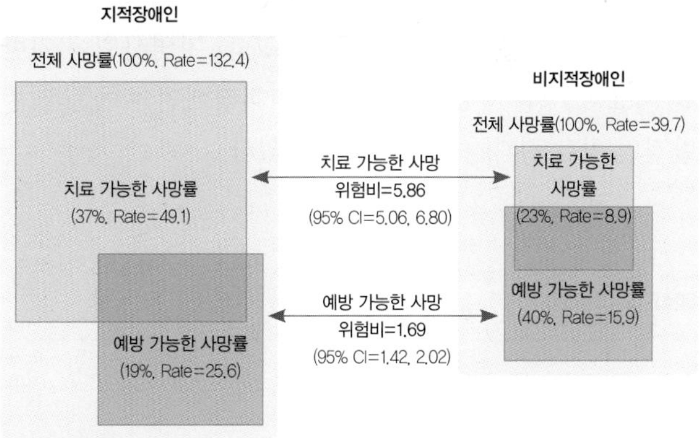

그림 7-2 지적장애인과 비지적장애인 간의 치료 가능한 사망과 예방 가능한 사망의 비교. 잠재적으로 피할 수 있는(치료 또는 예방 가능한) 사망으로 분류된 모든 사망의 비율은 지적장애가 있는 성인(46.3%)과 대조군(47.5%)에서 유사하게 나타났다. 그러나 치료 가능한 사망과 예방 가능한 사망의 비율은 그룹 간 상이하게 나타났다. 성인 지적장애인에서 치료 가능한 사망이 더 높았으며(37.0%, 대조군 22.5%), 예방 가능한 사망(HR=1.69, 95% CI=1.42, 2.02)과 치료 가능한 사망(HR=5.86, 95% CI=5.06, 6.80)의 위험비가 다르게 나타났다(Hosking et al., 2016).

경도 지적발달장애에서 많은 아동은 나이가 들면서 주요 적응 기능이 향상되어 더 이상 지적발달장애의 범주에 속하지 않을 수 있다. 이런 경우 자립하여 독립적인 생활이 가능하고, 결혼하여 가정을 이룰 수도 있으나, 어려움이 전혀 없는 것은 아니며, 교육이나 행동문제가 흔하게 발생한다. 경도 지적발달장애는 학교 입학 시와 같은 학업에 대한 요구도가 증가할 때에만 진단되는 경우가 많으며, 특히 사회적 약자이거나 특정 소수집단인 경우가 많다.

중등도 지적발달장애의 경우는 성인이 되면서 더 많은 어려움을 겪게 된다. 중등도 지적발달장애는 주로 학령기 이전에 발견되며, 의학적 원인이 밝혀지는 경우가 많다. 인지기능 저하가 심할수록 의학적 원인이 진단될 가능성이 높으며, 사회문화적 요인(소수집단, 사회적 약자 등)은 덜 흔하게 나타난다. 성인이 되어서는 부분적인 독립적인 생활을 하거나 부분적인 부모의 도움을 받으며 살게 된다.

고도나 최고도 지적발달장애는 주로 영아기나 유아기에 발견된다. 대개 평생 동안에 고도의 감독과 지원이 필요하며, 가능한 수준의 자조 기술을 훈련시키는 것이 치료의 목표가 된다. 동반된 행동문제 및 의학적 문제가 매우 흔하며, 동반된 의사소통 기술의 부재가 다른 장애의 원인이 된다.

여러 입법 및 여러 주요 사회정책의 변경으로 인하여 지적장애인에 대한 개선 프로그램 제공이 크게 변화했다. 조기 진단 및 개입, 공립학교에서의 교육, 지역사회에 기반한 치료적 자원 제공으로 인하여 지적장애인의 돌봄과 전반적인 치료 결과는 상당히 개선되었다.

진단 및 평가

1. 진단기준

DSM-5-TR에서는 지적발달장애의 진단기준을 다음과 같이 정의하고 있다.

표 7-1 지적발달장애의 DSM-5-TR 진단기준(APA, 2022)

지적발달장애(지적장애)는 발달 시기에 시작되며, 개념, 사회, 실행 영역에서 지적 기능과 적응 기능 모두에 결함이 있는 상태를 말한다. 다음의 3가지 진단기준을 충족해야 한다.

A. 임상적 평가와 개별적으로 실시된 표준화된 지능검사로 확인된 지적 기능(추론, 문제해결, 계획, 추상적 사고, 판단, 학업, 경험 학습)의 결함이 있다.

B. 적응 기능의 결함으로 인해 독립성과 사회적 책임 의식에 필요한 발달학적 · 사회문화적 표준을 충족하지 못한다. 지속적인 지원이 없다면 적응 결함으로 인해 다양한 환경(가정, 학교, 직장, 공동체)에서 한 가지 이상의 일상 활동 기능(의사소통, 사회적 참여, 독립적 생활)에 제한을 받는다.

C. 지적 결함과 적응 기능의 결함은 발달 시기 동안에 시작된다.

DSM-5-TR에서 지적발달장애의 심각도는 DSM-IV의 IQ에 따른 분류체계를 따르지 않고 개념, 사회성, 실행 능력의 세 가지 영역에서의 제약 정도에 따라 분류한다. 적응 기능의 수준에 따라 지원이 필요한 정도가 결정되며, 지능의 하단 범위(IQ＜45~50)에서는 정확한 지능의 변별이 어렵기 때문이다.

1) 경도 지적발달장애

① 개념 영역: 학령전기까지 명백한 차이가 드러나지 않을 수 있다. 학령기나 성인기에는 읽기, 쓰기, 계산, 시간, 돈과 관련된 개념을 학습하는 데 어려움이 있게 되며, 연령에 기대되는 기능을 수행하기 위해서 앞의 항목 중 하나 이상의 영역에서 도움이 필요하다. 성인기에는 학습적 기술의 사용(읽기, 금전 관리) 외에도 추상적 사고, 실행 기능(계획, 전략 세우기, 우선순위 정하기, 인지적 유연성), 단기기억에 어려움이 있다. 또한 또래에 비하여 다소 융통성이 없이 문제를 인식하고 해결하려는 경향을 보인다.

② 사회성 영역: 정상 발달군에 비하여 미숙한 사회적 상호작용을 보인다. 예를 들어, 또래들의 사회적 단서를 정확히 인식하기가 어렵다. 의사소통, 대화, 언어가 또래에서 기대되는 것보다 미숙하다. 감정과 행동을 조절하는 것이 기대 연령 수준에 못 미쳐 또래와의 사회적 상황에서 드러날 수 있다. 사회적 상황의 위험에 대해서 인지하는 것에 제한이 있고, 사회적 판단력이 나이에 비해 미숙하며 타인에게 쉽게 속고 이용당할 수 있다.

③ 실행 영역: 나이에 비해 적절한 자기관리를 할 수 있다. 그러나 다소 복잡한 일상활동을 수행할 때는 약

간의 도움이 필요하다. 성인기에는 식료품 사기, 교통, 가사와 육아의 조직화, 음식 준비, 은행 업무와 금전 관리, 여가 계획 세우기 등에서 도움이 필요하다. 또한 법적인 결정, 건강과 관련된 결정, 전문적인 기술을 숙련된 수준으로 습득하고 가족을 부양하는 일 등에는 보통 도움이 필요하다.

2) 중등도 지적발달애

① 개념 영역: 전 발달과정에 걸쳐 개념적 기술이 또래에 비해 현저히 지연된다. 학령전기에는 언어와 학습 준비 기술의 발달이 느리며, 학령기에는 읽기, 쓰기, 산수, 시간과 돈의 개념 이해 등이 또래에 비해 매우 느리게 발달한다. 성인기에 이르러도 학습 기술 발달은 보통 초등학교 수준에 머무르며, 일이나 개인적인 생활에서 학습 기술을 사용하기 위해 모든 영역에서 도움이 필요하다. 일상에서의 개념적 업무를 수행하기 위해서는 지속적인 도움이 매일 필요하며, 타인이 전적으로 돌보기도 한다.

② 사회성 영역: 전 발달과정을 거쳐 사회적 행동과 의사소통 행동이 또래에 비해 현저히 지연된다. 또래에 비해 단조로운 표현언어를 구사하지만, 주로 표현언어를 통하여 사회적 의사소통을 한다. 가족, 친구와의 친밀한 대인관계, 우정, 연인관계 등을 가지기도 한다. 그러나 사회적 단서를 정확히 인지하거나 해석하는 것이 어려워 사회적 판단과 결정력은 제한적이며, 보호자가 중요한 결정을 도와주어야 한다. 의사소통이나 사회성의 제한으로 인하여 정상 발달의 또래와의 관계에 영향을 받으며, 직업활동을 유지하기 위해서는 많은 사회적 지원과 의사소통의 도움이 필요하다.

③ 실행 영역: 식사, 의복 착용, 화장실 사용, 위생 상태 유지와 같은 자조활동은 가능하지만, 이를 독립적으로 수행하기 위해서는 오랜 시간 동안의 학습이 필요하며 도움이 필요할 수 있다. 성인기까지는 모든 집안일에 참여할 수 있으나, 오랜 시간 동안의 학습이 필요하며, 성인 수준의 과제 수행을 위해서는 보통 지속적인 도움이 필요하다. 개념적 기술과 의사소통 기술이 덜 필요한 독립적인 직업을 가지는 것이 가능할 수도 있으나, 사회적인 기대나 복잡한 업무, 부수적인 책임들(계획 세우기, 교통수단 이용하기, 의료혜택, 금전 관리 등)을 해내기 위해서는 동료나 감독자의 상당한 도움이 필요하다. 다양한 여가활동이 가능하지만, 타인의 도움과 함께 장기간의 교육이 필요하다. 소수에서는 부적응 행동이 나타나며 사회적인 문제를 일으키기도 한다.

3) 고도 지적발달장애

① 개념 영역: 개념적 기술을 제한적으로 습득할 수 있다. 대체로 글자를 이해하는 것이 어려우며, 수, 양, 시간, 돈에 대한 개념을 이해하지 못한다. 전 생애 동안에 보호자의 많은 도움이 필요하다.

② 사회성 영역: 매우 제한된 어휘나 문법으로 언어를 구사한다. 한 단어나 한 음절을 사용하여 말하며, 일상적인 범위 내에서 현재 시점의 이야기를 주로 한다. 사회적 의사소통을 위해서 언어를 사용한다. 가족 및 친숙한 사람들과의 관계로 즐거움을 얻고 도움을 받는다.

③ 실행 능력: 식사, 의복 착용, 목욕, 화장실 사용 등 모든 일상활동에 도움이 필요하다. 항상 타인의 감독이 필요하며, 자신이나 타인의 안녕에 대해 책임 있는 결정을 할 수 없다. 성인기에는 집안일, 여가활동, 작업 수행에 타인의 지속적인 도움과 지원이 필요하다. 모든 영역의 기술을 습득하는 데 오랜 시간의 교육과 지속적인 도움이 필요하다. 일부 소수에서는 자해를 포함한 부적응 행동이 나타난다.

4) 최고도 지적발달장애

① 개념 영역: 개념적 기술이 상징적 과정보다는 주로 물질적 세계와 관련된 것에 국한한다. 자기관리, 일, 여가 생활을 위해 목적에 맞게 물건을 사용할 수도 있다. 짝 맞추기와 분류하기 같은 시공간적인 기술을 일부 습득할 수도 있다. 그러나 운동의 제약이나 감각의 장애가 동반될 때는 사물을 기능에 맞게 사용하지 못할 수도 있다.

② 사회성 영역: 언어나 동작의 상징적 의사소통의 의미를 이해하는 데 상당한 어려움이 있다. 간단한 지시나 동작은 이해할 수도 있으나, 주로 비언어적이고 비상징적인 의사소통방법으로 자신의 요구나 감정

을 표현한다. 친밀한 가족 구성원, 보호자, 익숙한 사람들과의 관계를 선호하며, 동작과 감정적 신호로 사회관계를 시작하고 반응한다. 감각 이상이나 신체장애가 동반되면 사회활동에 많은 어려움이 있다.

③ 실행 능력: 부분적으로 참여하는 것이 가능할 수도 있지만, 매일 물리적 돌봄, 건강, 안전 등 모든 측면에서 타인에게 의지해야 한다. 심한 신체장애가 없을 경우에는 접시를 식탁으로 나르는 것과 같은 간단한 일상적인 일을 도울 수도 있다. 지속적인 도움을 받으면서 물건을 다루는 간단한 동작이 주가 되는 작업에 참여할 수도 있다. 음악 감상, 영화 감상, 산책, 물놀이 등의 여가활동을 타인의 전적인 도움을 받으며 할 수도 있다. 신체장애와 감각장애가 동반되어 집안일, 여가활동, 직업활동의 수행이 어려운 경우가 흔하며, 소수에서는 부적응 행동을 보인다.

ICD-11에서는 ICD-10의 정신지체라는 용어를 지적발달장애로 수정하였다. ICD-11이 정의한 지적발달장애는 첫 번째로, 지각추론, 작업기억, 처리속도, 언어이해 영역 등과 같은 다양한 영역에서 지적 기능에 상당한 제한이 있어야 한다. 두 번째로 일상생활에서 사람들이 배우고 수행하는 일련의 개념적, 사회적, 실행 영역의 기술을 포함하는 적응 행동에 상당한 제한이 있어야 한다. 세 번째로는 발달 기간 중에 발생해야 한다.

- 6A00.0 경도 지적발달장애(0.1~2.3 percentile): 복잡한 언어 개념과 학문적 기술을 습득하고 이해하는 데 어려움을 보이는 경우가 많다. 대부분 기본적인 자기관리 기술을 완전히 습득하는 것이 가능하며, 일반적으로 성인이 되어 비교적 독립적인 생활 및 직업을 가질 수 있지만, 상황에 따라 적절한 도움과 지원이 필요하다.

- 6A00.1 중등도 지적발달장애(0.003~0.1 percentile): 언어 및 학문적 기술 습득 능력은 다양하지만 일반적으로는 기본적인 수준으로 제한된다. 일부에서는 기본적인 자기관리 기술을 완전히 습득할 수 있다. 대부분은 성인이 되어 독립적인 생활과 고용을 달성하기 위해 지속적이고 상당한 수준의 지원이 필요하다.

- 6A00.2 고도 지적발달장애(<0.003 percentile): 언어 능력 및 학업 기술 습득 능력이 매우 제한적이다. 동반된 운동장애가 있을 수 있다. 일반적으로 감독되는 환경에서 매일 상당한 지원을 받아야 하지만, 집중 훈련을 통해 기본적인 자기관리 기술을 습득할 수 있다. 고도 지적발달장애와 최고도 지적발달장애는 기존의 표준화된 지능검사로는 의미 있게 구분할 수 없기 때문에 적응 행동에 기반하여 구분한다.

- 6A00.3 최고도 지적발달장애: 의사소통 능력과 학업 기술의 습득 능력이 매우 기본적인 수준에 머문다. 운동 및 감각 장애가 동시에 발생할 수 있으며, 일반적으로 적절한 치료를 위해 감독되는 환경에서 매일 지원이 필요하다.

- 6A00.4 잠정적 지적발달장애: 잠정적으로 지적발달장애의 증거가 있지만 대상자가 4세 미만의 영유아일 때 적용한다. 관찰된 발달 지연이 일시적으로 관찰된 것인지 확인하기 어려운 경우가 많다. 이러한 맥락에서 잠정적 발달 지연은 때때로 전반 발달 지연이라고 하기도 한다. 또한 4세 이상의 아동에게서 지적발달장애를 시사하는 증거가 있지만 감각 또는 신체적 손상(예: 실명, 언어 전 난청), 운동장애 또는 의사소통장애, 심각한 문제행동 또는 평가를 방해하는 다른 정신, 행동 또는 신경발달 장애의 증상으로 인하여 신뢰도 있는 평가가 이뤄지기 힘들 때에도 잠정적 지적발달장애로 진단할 수 있다.

- 6A00.Z 상세불명의 지적발달장애

2. 평가

1) 선별 평가

미국소아과학회와 미국소아청소년정신의학회는 표준화된 발달선별검사를 시행하도록 권고하고 있다. 미국소아과학회는 생후 9, 12, 18, 24, 30개월에 표준화된 발달선별검사(Ages and Stages Questionnaire, Parents' Evaluation of Developmental Status, Bayley Infant Neurodevelopmental Screener, Denver Prescreening Developmental Questionnaire,

Infant/Toddler Checklist 등)를 통하여 운동, 언어, 사회기술의 발달에 대해 선별적 평가를 하도록 한다.

우리나라에서는 생후 14일부터 71개월까지의 영유아를 대상으로 총 8회의 영유아 건강검진을 시행하고 있으며, 그중 6차례의 발달선별평가를 한국 영유아 발달선별검사도구Korean Developmental Screening Test for Infants & Children: K-DST를 이용하여 실시한다(3차:생후 9~12개월, 4차: 생후 18~24개월, 5차: 생후 30~36개월, 6차: 42~48개월, 7차: 생후 54~60개월, 8차: 생후 66~71개월). K-DST는 보호자 보고로 이루어지며, 대근육, 소근육, 인지, 언어, 사회성, 자조 영역을 각 8문항으로 응답하도록 구성되어 있다. 18개월 미만의 아동의 경우 자조 기능을 제외한 총 40문항, 18개월 이후의 아동은 자조 기능을 포함하여 총 48문항으로 구성되었다. 선별검사 결과 발달 지연이 의심되면 추가적 진단검사를 위하여 소아청소년정신건강의학과 전문의에게 의뢰하여 표준화된 지능검사와 적응기능평가를 받아야 한다.

2) 병력청취와 신체검사

지적발달장애의 평가를 위한 포괄적인 임상 평가는 산전/출생 시의 병력, 가족력, 3대에 걸친 가계도(의학적 · 정신의학적 · 신경과적 증상과 환자와 가족의 의학적 진단 이력)에서 시작되어야 한다. 가족력, 머리 외상의 과거력, 뇌수막염 등의 과거력 등도 확인이 필요하다. 피부 상태, 운동장애, 신경운동의 장애를 보기 위해 사진이나 비디오 자료를 얻는 것도 유용할 수 있다. 시간이 지나야 명확히 나타나는 행동표현형을 알아보기 위해서는 기초평가 이후에 수년에 걸쳐 순차적으로 진단평가를 하는 것이 유용하다. 철저한 신체검사와 신경학적 검사도 필요하다. 이상 기형과 운동 기능의 이상은 시간이 지남에 따라 더 분명해지거나 완화될 수 있다. 유전 증후군은 발현이 매우 다양한 경과와 심각도가 나타나기 때문에 진단이 한 번 내려졌더라도 정신의학적 문제와 행동문제뿐만 아니라 주의력 및 인지 기능도 지속적으로 주의 깊게 관찰해야 한다.

3) 세포유전학 진단검사

염색체 이상이 지적발달장애의 원인이 된다는 것이 알려지면서 세포유전학 검사가 빠르게 보편화되었다. 동시에 유전자 검사 기술 및 권고 수준이 빠르게 발전하면서 이전에 검사를 받았더라도 현재의 기술 수준으로서는 유효성이 없는 검사인 경우가 흔하다. 따라서 임상의는 대상자가 현재의 권장 사항에 따라 검사와 평가를 받았는지 확인해야 한다(그림 7-3). 미국의학유전학회American College of Medical Genetics: ACMG의 권고사항에 따르면, 기형, 가족력, 특정 임상 특징이 있는지 여부와 상관없이 명확한 원인 질환이 없는 지적발달장애에 대해서는 최소 550밴드 수준의 표준 세포유전학적 분석을 권장하며, 잠정적으로 미세결실 증후군의 진단을 받은 경우에는 표준검사와 함께 형광제자리부합법Fluorescence In Situ Hybridization: FISH 또는 기타 분자생물학적 검사가 시행될 수 있다.

4) 대사검사

선천성 대사장애로 인한 지적발달장애는 드물며, ACMG도 모든 지적발달장애 환자에서 대사검사를 권고하지는 않는다. 그러나 지적발달장애에서 선천성 대사장애가 더욱 높은 비율로 나타나는 것은 명백한 사실이며, 일부 연구에서는 선천성 대사장애의 선별검사상 음성으로 분류된 군에서 2차 검사를 시행한 결과, 약 14%에서 대사장애가 확인되었으며, 그중 대다수는 치료가 가능하다고 보고되었다. 따라서 임상의는 환자가 최신의 권장 사항에 따라 신생아 선별검사를 받았는지 확인해야 한다. 국내에서는 2006년부터 선천성 대사 이상 검사 6종(페닐케톤뇨증, 갑상선기능저하증, 갈락토스혈증, 호모시스틴뇨증, 단풍당뇨증, 선천성부신과형성)을 출생 후 1주일 이내에 보건소나 의료기관에서 받도록 하고 있다.

5) 뇌영상 검사와 뇌파검사

뇌영상 검사는 소두증/대두증, 뇌전증, 신경학적 징후, 운동 기능의 이상이 있을 때 주로 시행한다. 뇌자기공명영상검사magnetic resonance imaging: MRI와 자기공명분광분석magnetic resonance spectroscopy: MRS은 신경학적 검사 및 검사실 검사에서 밝혀지지 않은 신경학적 이상을 밝히는 데 신경생물학적 원인과 병리를 조명하는 데 유용한 검사방법이다. 미국소아청소년정신의학회의 가이드라인에서는 뇌전증이나 뇌전증이 의심되는 경우 뇌파검사를 고려하고, 과거력상 의심 소견(예: 분만 중 저산소증), 신체 증상(뇌성마비, 소두증, 대두증, 두개골 윤곽의 이상), 또는 비정상적인 신경학적 소견(국소적 운동 이상, 추체로 징후, 추체외로 징후, 간질)이 있는 경우 MRI를 고려하도록 권장하고 있다.

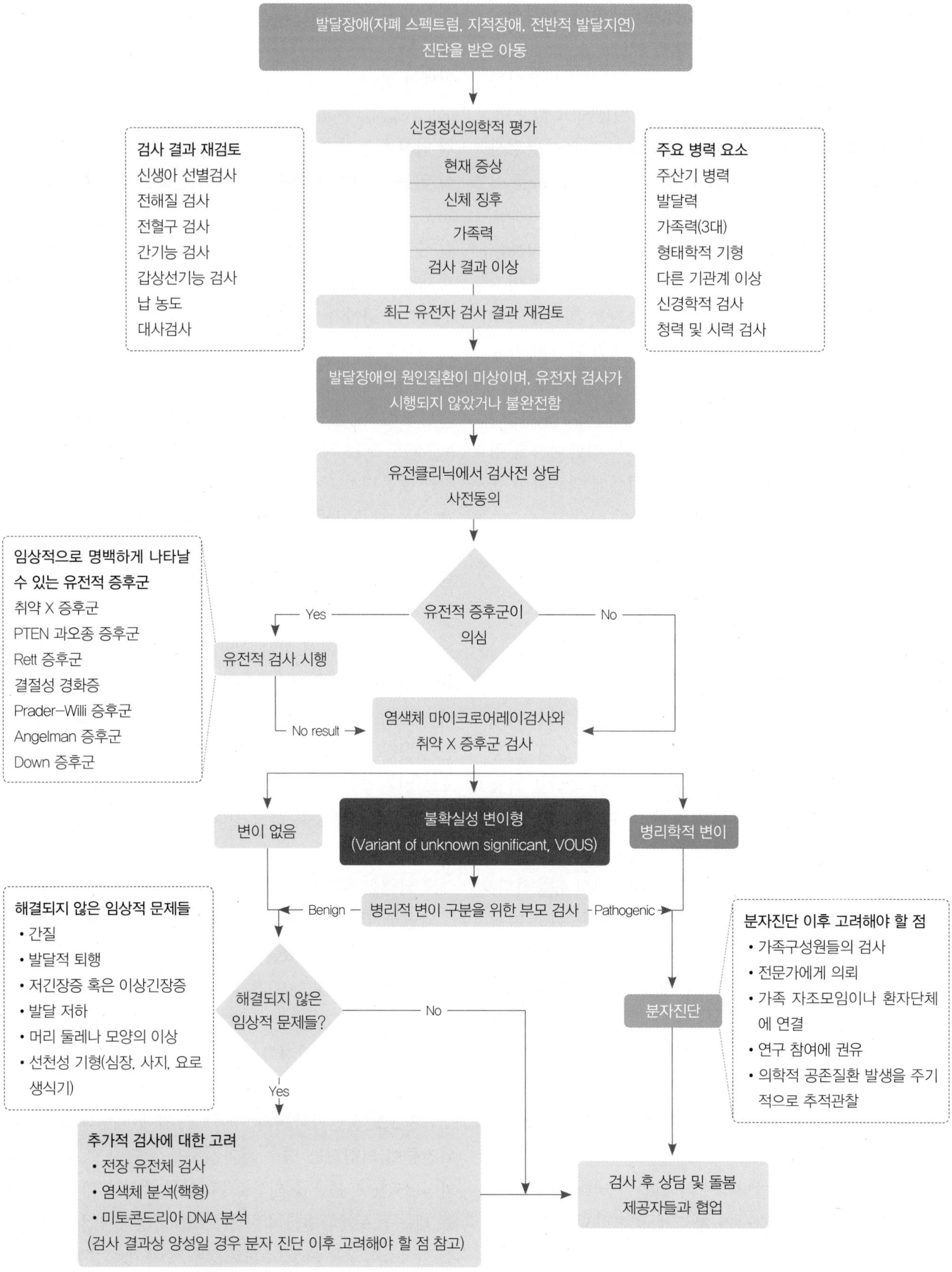

그림 7-3 발달장애를 가진 소아청소년에서 진단적 유전검사 알고리듬(Siegel et al., 2020)

3. 감별진단 및 공존질환

1) 감별진단

지적 능력의 진단은 인지 능력과 적응 기술에 대한 적절한 평가를 기반으로 한다. 임상 평가에는 또한 주의 깊은 발달력, 가족력, 신체검사가 포함되어야 하며, 필요한 경우 진단의학적 검사도 포함되어야 한다. 임상의는 발달장애와 관련될 수 있는 모든 의학적 또는 환경적 조건을 주의 깊게 관찰하여야 한다. 예를 들어, 강력한 가족력이나 아동의 특정한 기형 특징은 유전적 성향의 가능성을 높인다. 출생 시 심각한 외상의 이력, 독성요인에 대한 노출, 현저한 심리사회적 스트레스에 대한 노출 등도 반드시 고려되어야 한다.

언급한 바와 같이, 진단 시의 연령은 종종 장애의 중증도에 따라 달라지므로 더 심각한 지적발달장애를 가진 사람이 경증 또는 경계선 인지기능을 가진 사람들보다 더 어린 나이에 임상 평가를 받게 된다. 아동에 대한 주의 깊은 심리적 평가는 매우 중요하다. 다양한 발달장애, 특히 언어 및 자폐스펙트럼장애는 지적발달장애와 다양한 정도로 동반되어 나타날 수 있다. 또한 각 발달장애의 상태가 진단평가 상황에서 다양하게 나타나 진단이 혼동될 수 있다. 예를 들어, 심한 표현 언어장애가 있는 아동은 고도의 언어화된 지능검사 과제를 수행하는 데 실패할 수 있다. 잠재적인 유전적 질환이나 환경적인 독성요인은 특히 지적 손상 정도가 더 높은 아동에서 고려되어야 한다.

또한 최근에는 느린학습자(경계선 지능)에 대한 사회적 관심이 높아지고 있다. 경계선 지능은 지적장애 수준은 아니지만 평균보다 낮은 지능으로 IQ가 71~84에 해당하는 경우로 정의한다. 전체 인구의 13~15%에서 발생하며, 국내에는 약 80만 명이 경계선 지능에 해당한다고 알려져 있다. 웩슬러 지능검사를 통하여는 최소 만 6세 이상에서 검사하였을 때 정확한 기능을 예측할 수 있다. 경계선 지능은 여러 정신의학적 요인(환경적 요인, 언어 지연, 전두엽 기능 저하, 사회성 저하)의 결과로서 나타나는 것이며, 단일 요인으로는 설명될 수 없다. 동반된 언어 지연, 산만함, 사회성 문제가 없는 경우에 경계선 지능을 조기에 알아차리기 어려우며, 학습의 어려움이 나타나는 초등학교 고학년 무렵이 되어서야 병원에 내원하는 경우가 흔하다. 학습 외에도 초등학교 고학년에 들어 이차적인 정서적 위축문제가 나타날 수 있다.

2) 공존질환

지적발달장애에 있어서는 많은 공존 정신질환이나 행동문제가 간과되거나 인지기능 저하에서 비롯된 문제로 치부되어 왔다. 이러한 진단적 간과는 임상현장에서 여전히 문제로 남아 있다. 지적발달장애에서 동반되는 정신장애는 10~39%까지 다양하게 보고되고 있으며, 대략 25% 정도에서 심각한 정신건강의학과적 문제를 가지고 있다고 본다. 지적발달장애가 있는 아동 · 청소년은 정상 발달을 하는 아동과 청소년에 비해 2.8~4.5배의 정신질환을 가질 위험성이 있다. 어떤 정신건강의학과적 문제는 지적발달장애에 있어서는 다른 양상으로 나타나는 경우도 있다(지적발달장애에서 정신증상이 나타날 경우 우울증의 형태로 보이기 쉽다). 이러한 진단적 어려움은 지적발달장애가 심해 의사소통 능력이 떨어지고 단조로운 증상만을 보일 때에 더 심하다. 그러므로 평가과정을 변형해야 할 필요도 있고, 환자의 상태를 잘 말해 줄 수 있는 정보제공자도 필수적이다. 특히 예민함, 감정 기복, 공격성, 식이문제, 수면문제 등과 다양한 사회적 상황에서의 적응 기능에 대해서 평가할 때는 이들의 상태를 잘 알고 있는 정보제공자가 꼭 필요하다.

지적장애인은 일반 인구에서 보이는 것과 같은 분포의 정신건강의학과적인 문제를 가지나 각 질환에 따라 그 정도는 다양하다. 이 다양성은 조사하는 방법, 즉 기록을 검토한 것인지, 설문지를 사용한 것인지, 직접 면담한 것인지 등과 연관이 있을 수 있다. 또한 DSM이나 ICD 진단기준에 근거하지 않고 비적응적 행동만을 본다든지, 지적장애인이 보이는 좁은 범위의 문제행동에만 중점을 두고 평가하는 것과도 연관이 있다(Dykens, 1996).

대체로 지적장애인은 정상 발달군이 가지는 모든 정신병리를 가질 수 있으나 유병률은 일반 인구보다 좀 더 높다. 가장 흔한 동반질환은 주의력결핍 과잉행동장애, 우울장애와 양극성장애, 불안장애, 자폐스펙트럼장애, 상동증적 운동장애, 충동조절장애, 주요 신경인지장애 등이다. 주요우울장애는 지적발달장애의 심한 정도와 관계없이 발생할 수 있다. 자해 행동에 대해서는 즉각적인 주의를 기울이고 상동증적 운동장애와 감별하는 것이 필요하다. 동반된 정신건강의학과적 문제를 가질 위험성을 증가시키는 요인으로는 중등도의 장애, 낮은 적응 능력, 언어장애, 사회성 부족, 낮은 사회경제적 상태, 한부모가정 환경 등이 있다. 또한 특정 유전질환에서 특정한 정신장애를 많이 보이는 경우도 있다. 예를 들어, Down 증후군에서는 우울장애의 유병률이 높고, Williams 증후군에서는 불안장애와 주의력결핍과잉행동장애의 유병률이 더 높다.

치료

지난 수십 년 동안 대부분의 선진국에서 지적발달장애에 대한 치료는 현저히 변화되었다. 지적발달장애가 있는 보다 많은 사람들이 가족과 함께 지역사회에서 거주하며, 더 많은 아이가 정규 교육환경 안에서 가능한 서비스들을 제공받게 되었다. 다만, 지역사회에 국한된 서비스만으로는 충분하지 않으며, 더 다양하고 적절한 지원이 제공되는 것이 중요하다. 특히 고령화되어 가는 지적장애인이 증가함에 따라 이것들은 더욱 중요하게 고려되어야 한다. 일반적으로 치료 계획은 지적발달장애의 원인(진단된 원인 질환이 있다면)을 고려하는 것에서부터 시작한다. 많은 경우에서 원인 질환을 아는 것은 의학적 개입과 심리사회적 개입을 안내하는 데 도움이 된다. 실제로 특정 증후군과 관련된 부모-전문가 단체에서는 생애주기 지침을 출판하였다 (Prader-Willi 증후군, Williams 증후군, Down 증후군). 그러나 희귀질환의 경우 이러한 정보는 매우 부족하다.

1. 의학적 치료

의학적으로 진단의학적 검사는 주의 깊은 병력(가족력 포함) 청취와 평가를 기반으로 해야 한다. 신체검사에는 특정 의학적 상태를 암시할 수 있는 얼굴 특징 또는 기타 신체 소견에 대한 관찰뿐만 아니라 성장 및 발달 상태에 대한 평가가 포함되어야 한다. Rett 증후군과 같이 성장 및 발달의 변화가 원인 질환에 대한 중요한 단서를 제공하는 경우가 있다. 임상 상황에 따라 청각 또는 시각 검사가 요구되며, 때때로 특정 대사질환검사, 염색체 분석(예: fragile X), 뇌영상학적 검사, 신경학적 평가, 골격 방사선 촬영, 유기 산뇨증 선별검사, 관련 유전 상태 등에 대한 검사들이 필요할 수 있다.

지적발달장애가 있는 사람은 특정 의학적 상태에 대한 위험이 증가할 수 있다. 한 연구에서 적어도 15%의 환자가 성인기에 뇌전증이 발병했다고 보고된 바 있으며, 관련 장애가 있거나 출생 후 부상의 병력이 있는 경우 뇌전증 발생의 위험이 증가했다.

지적발달장애의 원인에 따라 관련 의학적 질환이 다르게 나타난다. 가장 흔한 유전적(즉, 염색체) 원인으로는 Down 증후군을 고려해야 한다. 1983년부터 1997년까지 Down 증후군 환자의 평균 사망 연령은 25세에서 49세로 증가했지만, 평생 동안 특정 의학적 문제가 지속된다. 선천성 심장 결함은 Down 증후군이 있는 신생아의 약 50%에서 발생하며, 이 아동의 대다수는 출생 후 수개월간 심장 또는 기타 문제(대부분 폐렴, 기관지염 또는 기타 호흡기 문제)로 인해 입원하게 된다. Down 증후군이 있는 아동은 다른 아동보다 백혈병에 걸릴 가능성이 더 높으며, 40세가 되면 알츠하이머병이 거의 모든 성인에게서 발병한다. 다른 유전 질환, 특히 Prader-Willi 증후군은 특히 젊은 성인과 중년층에서 원인 질환과 관련된 의학적 문제의 높은 비율과 높은 사망률이 나타난다.

2. 인지적 · 적응적 중재

지적발달장애의 원인과 상관없이 개별적인 지적 능력과 적응 능력의 강점과 약점에 대한 정확한 평가가 필수적이다. 이를 기반으로 개별화된 중재 전략이 수립되어야 하기 때문이다. 지능에 대한 다양한 이론적인 모델이 있지만, 일반적으로 연구자들은 문제를 해결하고 지식을 습득하는 데 개념적 사고를 사용하는 능력이라는 지능의 기본적인 틀에 동의한다. 다양한 지능검사가 사용되고 있으며, 각 지능검사는 언어 기반 문제해결 혹은 단기 기억 등의 각각 다른 차원을 강조하는 등 다른 지능검사와 구분되는 특징을 가지고 있다.

지적장애인을 평가할 때는 특별히 고려해야 할 몇 가지 사항이 있다. 가능한 한 검사는 개인의 생물학적 연령과 수용 및 표현 언어 수준에 적합해야 한다. 어떤 경우에는 문화적 요인과 기타 요인도 고려해야 한다. 지적발달장애와 관련된 행동문제가 변화나 좌절의 시기에 발생하는 경우 특별한 문제를 일으킬 수 있다.

적응 기능의 평가는 가정, 학교 및 지역 사회 환경에서 개인의 능력에 대한 대표적인 모습을 제공하는 것을 목표로 한다. 따라서 적응 기능 평가의 목표는 체계화되고 표준화된 상황에서 최적의 성과를 얻는 것을 목표로 하는 지적 평가의 목표와는 다소 다르다. 지적 수준과 적응 기술 간의 큰 불일치는 치료의 목표를 적응 기술의 습득과 일반화에 중점을 두어야 함을 시사한다.

적응 기능의 측정방법은 다양하며, 가장 널리 사용되는 도구는 바인랜드 적응행동척도로서 한국판 바인랜드 적응행동척도 2판K-Vinland-II은 의사소통(수용, 표현, 쓰기), 생활 기술(개인, 가정, 지역사회), 사회화(대인관계, 놀이와 여가, 대처 기술), 운동 기술(대근육, 소근육)을 포함한 다양한 기능 영역에서 독립적 생활 능력을 평가한다. K-Vinland-II는 두 가지 양식(면담형과 보호자평정형)으로 구성되어 있으며, 필요에 따라 적응 행동을 방해하는 부적응적 행동에 대한 추가적인 정보를 얻을 수 있다.

3. 정신의학적 치료

지적발달장애를 가진 사람은 정신의학적 문제의 위험이 증가하며, 이것은 개인과 가족에게 고통의 주요 원인이 되며, 독립적 생활의 기회를 심각하게 제한할 수 있다. 그러나 이러한 정신적 · 육체적 건강문제는 종종 간과된다. 선행연구에 따르면, 정신건강 평가를 위해 의뢰된 지적발달장애가 있는 사람의 최대 75%가 진단되지 않았거나 충분히 치료되지 않은 한 가지 이상의 의학적 문제를 가지고 있으며, 50%는 행동 부작용을 일으킬 수 있는 비정신과 약물을 사용하고 있다고 보고되었다.

관련된 정신의학적 문제가 개인 및 사회적 독립을 심각하게 제한할 수 있지만, 종종 지적발달장애가 있는 사람들의 정신건강 요구는 쉽게 무시되거나 간과되는 경향이 있다. 일반 인구의 정신병리를 평가하기 위한 많은 평가척도, 체크리스트 및 스크리닝 도구 중 일부가 지적장애인들에게 적용이 가능하지만, 지적발달장애를 가진 사람을 위한 다른 도구가 개발되었다. 정신의학적 평가는 일반적인 절차에서 약간의 수정을 수반할 수 있으며, 특히 정신의학적 평가가 포괄적이고 다초점적이어야 하는 더 심각한 지적발달장애를 가진 사람의 경우에는 더욱 그렇다. 관련된 신경과적 증상(발작, 운동장애, 감각문제)은 정확한 정신의학적 진단을 더욱 복잡하게 만들 수 있다.

4. 다른 정신사회적 치료

일반적인 삶의 질 문제는 지적발달장애 분야에서 새로운 관심을 받고 있으며, 특히 지적발달장애를 가진 사람들이 포괄적인 지역사회 기반 환경에서 생활하고, 일하고, 여가를 즐기는 방식을 개선하는 데 중점을 두고 있다. 대부분의 지적발달장애가 있는 사람들은 정규 학교교육을 받은 후에 오랫동안 직업, 적응 또는 사회화 기술을 강조하는 구조화된 프로그램이나 고용의 혜택을 받는다. 학교에서 직장으로의 전환은 많은 사람과 그 가족에게 취약한 시점이다. 학교에서의 특수교육 및 관련 서비스(예: 작업, 신체, 언어 및 언어치료)가 일반적으로 학교에서 포괄적으로 제공되는 반면, 성인을 위한 서비스는 더 세분화되어 제공된다. 예를 들어, 주당 1~2회, 1~3시간의 서비스를 이용하기 위해서는 더 많은 이동 시간과 돌봄이 제공되어야 한다. 따라서 젊은 성인들은 다양한 서비스를 활용하지 못하고 고립되거나 소외되기 쉬우며, 사례 조정case-coordination 등이 도움이 될 수 있다.

또 하나는 주거와 관련된 문제이다. 지적장애인의 수명이 길어지면서 그들을 돌보는 부모의 나이도 급격하게 고령화되어 가고 있다. 현재 미국의 526,000명의 장애인이 60세 이상이다. 2030년까지 그 수는 3배인 150만 명으로 증가할 것으로 예상된다. 우리나라에 등록된 지적장애인은 2021년 기준 221,557명이며, 이 중 60세 이상은 23,737명이다. 고령화된 지적장애인의 돌봄에 대한 요구도는 점점 높아지고 있으며, 새로운 사회적 우려로 대두되고 있다.

결론

DSM-5-TR에서는 정신지체에서 지적발달장애(지적장애)로 명칭이 변경되었으며, IQ에 의한 심각도의 분류 대신 적응 기능의 수준에 따른 심각도의 분류를 채택하여 ICD-11과 AAIDD와 유사한 새로운 지적장애의 진단적 틀을 제시하였다.

전체 지적발달장애 중 30~50%는 그 원인 질환을 알 수 없으며, 지적발달장애의 정도가 심할수록 기질적 원인이 밝혀지는 경우가 많다. 여러 진단적 기술의 발달로 인하여 지적발달장애의 원인은 더욱 빠르게 밝혀지고 있다. 지적발달장애의 임상적 평가는 선별평가, 병력청취와 신체검사, 진단적 세포유전학 검사, 대사검사, 뇌영상 검사, 뇌파검사 등을 포함하게 되며, 또한 공존 정신질환이 동반되는 경우가 많기 때문에 동반되는 정신과적 증상 혹은 행동문제를 지적발달장애에서 비롯된 것으로만 생각하여 공존 정신병리를 간과하거나, 과소평가하지 않는 것이 매우 중요하다. 따라서 적극적으로 공존 정신질환을 평가하고 치료하며, 관련 정신건강 서비스의 제공을 고려하는 것이 필요하다.

치료는 반드시 발달 수준, 사회적 환경적 요인, 심리적 요인, 생물학적 요인 등을 고려하여 통합적으로 제공되어야 한다. 행동 중재와 약물학적 치료가 근거 중심의 치료에 해당한다. 또한 개인의 강점과 약점에 맞는 개별화된 교육프로그램이 제공되어야 하며, 생애주기에 맞는 치료와 서비스 지원이 필요하다. 또한 지적장애인의 부모와 형제 대상의 교육을 통하여 적절한 정보와 자원이 제공되어야 한다.

참고문헌

정철호, 하지혜(2014). 지적장애(지적발달장애). 홍강의 편, DSM-5에 준하여 새롭게 쓴 소아정신의학(pp. 131-144). 서울: 학지사.

American Psychiatric Association. (2022). *Diagnostic and statistical manual of mental disorders* (5th ed. Text Revision). (DSM-5-TR). Washington, DC: American Psychiatric Association Publishing.

Candland, D. K. (1995). *Feral children and clever animals: Reflections on human nature*. New York: Oxford University Press.

Cooper, S. A., McLean, G., Guthrie, B., McConnachie, A., Mercer, S., Sullivan, F., & Morrison, J. (2015). Multiple physical and mental health comorbidity in adults with intellectual disabilities: Population-based cross-sectional analysis. *BMC Family Practice, 16*(1), 1-11.

Dulcan, M. K. (Ed.). (2021). *Dulcan's textbook of child and adolescent psychiatry*. Washington DC: American Psychiatric Association Publishing.

Dykens, E. M., Hodapp, R. M., & Finucane, B. M. (2000). *Genetics and mental retardation syndromes: A new look at behavior and interventions*. Paul H Brookes Publishing.

Engbers, H. M., Berger, R., van Hasselt, P. et al. (2008). Yield of additional metabolic studies in neurodevelopmental disorders. *Ann Neurol, 64*(2):212-217.

Hodapp, R. M., & Dykens, E. M. (2005). Measuring behavior in genetic disorders of mental retardation. *Mental Retardation and Developmental Disabilities Research Reviews, 11*(4), 340-346.

Hosking, F. J., Carey, I. M., Shah, S. M., Harris, T., DeWilde, S., Beighton, C., & Cook, D. G. (2016). Mortality among adults with intellectual disability in England: Comparisons with the general population. *American Journal of Public Health, 106*(8), 1483-1490.

Luckasson, R., Borthwick-Duffy, S., Buntinx, W. H., Coulter, D. L., Craig, E. M. P., Reeve, A., ... & Tasse, M. J. (2002). *Mental retardation: Definition, classification, and systems of supports*. American Association on Mental Retardation.

Moeschler, J. B., Shevell, M., Committee on Genetics, Moeschler, J. B., Shevell, M., Saul, R. A., ... & Tarini, B. A. (2014). *Comprehensive evaluation of the child with intellectual disability or global developmental delays. Pediatrics, 134*(3), e903-e918.

Rutter, M., Tizard, J., Yule, W., Graham, P., & Whitmore, K. (1976). Isle of Wight Studies, 1964-1974. *Psychological Medicine, 6*(2), 313-332.

Sandler, A. D., Brazdziunas, D., Cooley, W. C., De Pijem, L. G., Hirsch, D., Kastner, T. A., ... & Smith, K. (2001). *Developmental surveillance and screening of infants and young children. Pediatrics, 108*(1), 192-196.

Shevell, M. I., Ashwal, S., Donley, D., Flint, J., Gingold, M., Hirtz, D., ... & Sheth, R. D. (2003). Practice parameter: Evaluation of the child with global developmental delay [RETIRED]: Report of the quality standards subcommittee of the american academy of neurology and the practice committee of the child neurology society. *Neurology, 60*(3), 367-380.

Siegel, M., McGuire, K., Veenstra-VanderWeele, J., Stratigos, K., King, B., Bellonci, C., ... & Walter, H. J. (2020). Practice parameter for the assessment and treatment of psychiatric disorders in children and adolescents with intellectual disability (intellectual developmental disorder). *Journal of the American Academy of Child & Adolescent Psychiatry, 59*(4), 468-496.

Sovner, R. (1986). Limiting factors in the use of DSM-III criteria with mentally ill/mentally retarded persons. *Psychopharmacology Bulletin, 22*(4), 1055-1059.

Szymanski, L., & King, B. H. (1999). Practice parameters for the assessment and treatment of children, adolescents, and adults with mental retardation and comorbid mental disorders. *Journal of the American Academy of Child & Adolescent Psychiatry, 38*(12), 5S-31S.

World Health Organization. (2018). ICD-11 for mortality and morbidity statistics.

Yang, Q., Rasmussen, S. A., & Friedman, J. M. (2002). Mortality associated with Down's syndrome in the USA from 1983 to 1997: A population-based study. *The Lancet, 359*(9311), 1019-1025.

제8장

소아정신의학

자폐스펙트럼장애
Autism Spectrum Disorder

유희정 · 신찬영

개념, 정의 및 역사

1. 개념 및 정의

자폐스펙트럼장애ASD는 언어적 · 비언어적 의사소통의 장애, 사회적 상호작용의 질적인 장애, 상동적 행동 및 관심 범위의 제한을 주 증상으로 하는 신경발달장애이다. 발달 초기에 시작하여 사회적, 직업적, 기타 현재의 기능에 유의미한 영향을 미칠 때 진단을 내린다.

2. 역사적 배경: 개념의 변천

1943년 Kanner가 처음으로 특이한 장애를 가진 11명의 아동을 유아 자폐증이라 명명하고 학계에 보고하였다. 당시 학자들은 이들을 아동기 조현병으로 보기도 하고, 아동기의 정신증으로 보는 등 개념의 혼란이 한동안 계속되었다. 그 후 Rutter(1968)가 그때까지의 연구를 총망라해 점검하고 독립된 장애로서 자폐증의 진단기준을 정리함으로써 전 세계 임상가에게 널리 사용될 ICD-9과 DSM-III 기준의 틀을 마련하였다. 미국에서 DSM-IV(APA, 1994)가 출간되면서 자폐증은 발달 전반에 걸쳐 발생하는 전반적 발달장애라는 개념적으로 좀 더 정확한 진단명을 얻게 되었다. 전반적 발달장애는 5개의 아형으로 분류하였으나, 아형 간에 핵심적인 특성과 예후, 원인에 차이가 별로 없고, 달리 분류되지 않는 전반적 발달장애의 기준이 모호하다는 비판이 많아 2013년에 발표된 DSM-5 및 DSM-5-TR에서는 ASD로 통합하고, 진단기준을 좀 더 명료하게 하였다.

임상 특징

1. 사회적 의사소통의 결핍

사회적 의사소통 및 사회적 상호 교류의 장애가 지속적으로 나타나는 것이 특징이다.

1) 사회·정서적 상호 교환성의 결핍

첫 번째 중요한 임상 양상은 타인과 상호작용 능력에 제한이 있는 것이다. 이는 정서 및 관심사 그리고 언어를 구사할 수 있어도 상호 교환적인 대화를 나누기 어려운 것으로 나타난다. 대화의 이상은 전형적으로 타인의 대화 개시에 적절히 반응하지 않거나, 일방적인 말, 주제 전환의 어려움 등으로 나타난다. 타인의 사회적 접근에 반응하는 것이 서툰 것 그리고 타인에게 적절한 방식으로 접근하여 상호작용을 개시하기 어려운 것 역시 포함된다.

2) 사회적 상호작용에 사용되는 비언어적 의사소통 행동의 결핍

두 번째 임상 양상은 사회적인 상호작용을 위해 사용하

는 비언어적 의사소통 행동에 결함이 있는 것이다. 의사소통을 위해 사용되는 가장 대표적인 수단은 눈맞춤과 시선의 움직임이다. ASD를 가진 영유아는 전형적으로 눈맞춤을 잘하지 않거나, 불확실하게 한다. 연령이 높은 아동이나 청소년에서는 너무 빤히 쳐다보는 등의 부자연스러운 눈맞춤을 하기도 하며, 시선과 몸짓, 언어를 잘 협응하지 못한다. 감정을 나타내거나 다른 사람을 향해 지어 보이는 얼굴 표정이 상당히 제한되어 있으며 언어적인 의사소통에 동반되는 비언어적인 몸짓이 적은 것이 또 다른 특징이다. 특히 언어의 지연이 있어서 말이 유창하지 못한 아동에서, 이를 보완하기 위한 비언어적 의사소통을 잘 사용하지 않는다. 말의 높낮이가 단조롭고, 억양이 독특하며, 언어의 톤이 너무 높거나 낮은 경우가 많고, 말의 크기나 리듬이 독특한 경우도 많다. 또한 타인이 보내는 비언어적인 의사소통의 단서를 잘 이해하지 못한다.

3) 발달연령에 맞는 적절한 관계를 형성하고 유지하지 못함

ASD를 가진 아동은 영유아기에 또래에 대한 관심을 나타내지 않는 경우가 많다. 4~5세가 지나서까지 집단으로 참여하는 놀이나 규칙을 가지고 주고받는 놀이, 서로 협동이 필요한 역할놀이나 상상놀이를 하지 못한다. 관계 형성 능력의 결핍은 아동기 이후에는 또래와 선택적이고 상호교환적인 친구관계를 맺기 어려운 것으로 나타난다. 고기능 ASD를 가진 청소년이나 성인은 어느 정도 가까운 대인관계를 맺을 수 있지만 대체로 피상적이며, 공통의 관심사를 서로 나누며 개별적이고 깊은 우정관계를 맺기는 어려운 경우가 많다.

2. 행동, 관심, 활동의 반복적 · 상동적 양상

ASD에서 보이는 반복적 · 상동적 특성은 행동으로 나타나기도 하고 언어의 형태로 나타나기도 한다.

1) 상동화되고 반복적인 움직임

가장 대표적인 행동은 단순한 운동 상동증과 같은 반복적인 움직임이다. 가장 흔한 것은 손가락을 튕기거나 꼬는 것, 빙글빙글 돌기, 아래위로 뛰기 등이다. 사물의 부분에 집착하거나 보통의 용도와는 다르게 비기능적으로 사용하기도 한다.

2) 즉각반향어와 지연반향어

언어의 형태로 나타나는 상동적 특성은 어떤 특정한 말을 반복해서 사용하거나 상대방의 말을 그대로 따라 하는 것(즉각반향어), 또는 과거에 들었던 이야기를 똑같이 반복하는 것(지연반향어), 신조어 등이 대표적이다.

3) 상태 유지 경향과 변화에 대한 저항

ASD의 또 다른 특성은 같은 상태를 반복하려는 경향과 사소한 변화에 저항하는 것이다. 일상 규칙routines을 융통성 없이 그대로 반복하려고 하고 때로는 집착한다. 하나에서 또 다른 것으로의 전환이 어려워서 똑같은 스타일의 옷만을 고집하거나 특정 음식만을 먹으려 한다. 때로 이런 양상은 강박적인 행동으로 나타나기도 한다. 사고 패턴에도 융통성이 없어서 다양한 측면과 상대성을 잘 고려하지 못한다.

4) 제한적이고 고정된 관심

ASD를 가진 사람은 매우 제한적이고 고정된 관심을 갖고 있으며, 그 강도나 집중의 대상이 비전형적이다. 어떤 경우에는 관심사의 대상이 질적으로 특이하고 기이하거나 사회적 양상이 결여되어 있으며, 어떤 경우에는 강도가 너무 심하고 한정적이거나, 타인과 공유하기 어렵거나, 시간의 흐름에 따라 변화가 없고 고정적이라는 면에서 전형적이지 않다.

5) 일상 자극에 대한 예민성

일상적으로 흔하게 있는 자극에 대해 지나치게 예민하고 격렬한 반응을 보이는 경우가 흔하며, 통증 자극 등에 지나치게 둔감한 경우도 있다. 이 밖에 사물의 본래 기능이 아닌 시각, 촉각, 청각, 미각 혹은 후각적인 감각에 더 관심을 보인다.

6) 기타 행동

걸음걸이의 이상(예: 까치발 들기), 자해, 공격적 행동 등이 드물지 않게 나타나지만 ASD에 특이적인 것은 아니다.

7) 초발 연령 및 초기 위험 징후

DSM-5부터는 ASD의 진단 시기에서 특정 연령을 명시하지 않고 어린 시절부터 시작된다고 정의하고 있다. 하지만 실제로는 많은 아동이 36개월보다 훨씬 이른 12~24개월 사이에 발달이상을 보이는 것으로 알려져 있으며, 일부는 12개월 이전에 위험 징후를 보이는 것으로 보고되고 있다. 대체로 생후 24개월 이전에 눈맞춤과 사회적 미소를 보이지 않는 것, 이름을 불러도 돌아보지 않는 것, 언어를 잘 이해하지 못하고 제스처 등 비언어적 의사소통을 하지 않는 것, 성인의 행동을 모방하지 않는 것, 합동 주시에 대한 반응이 없거나 스스로 합동 주시를 유도하기 위한 행동(보여 주기, 가리키기 등)을 하지 않는 것 등을 자폐증을 시사하는 위험 징후로 보고하고 있다(Barbaro & Dissanayake, 2012).

8) ASD의 특별한 재능

ASD를 가진 사람 중에는 기능 및 지능 수준에 비해 뛰어난 능력을 가지고 있는 경우가 있는데 이를 특별한 재능savant skill이라고 한다. 이러한 능력은 기억력, 그리기, 음악, 계산(연산), 읽기, 기술적 · 지리적인 능력, 미세운동 협응, 감각 식별의 영역에서 나타날 수 있다. ASD의 약 10%에서 나타난다고 보고되고 있다(Bolte & Poustka, 2002).

진단기준

표 8-1 자폐스펙트럼장애의 DSM-5-TR 진단기준(APA, 2022)

A. 다양한 분야에 걸쳐 나타나는 사회적 의사소통과 사회적 상호작용의 지속적인 결함으로 현재 또는 과거력상 다음과 같은 특징이 모두 나타난다(예시들은 실례이며 증상을 총망라한 것이 아님).
   1. 사회적-감정적 상호성의 결함(예: 비정상적인 사회적 접근과 정상적으로 주고받는 대화의 실패, 흥미나 감정 공유의 감소, 사회적 상호작용의 시작 및 반응의 실패)
   2. 사회적 상호작용을 위한 비언어적인 의사소통 행동의 결함(예: 언어적 · 비언어적 의사소통의 불완전한 통합, 비정상적인 눈 맞춤과 몸짓 언어 또는 몸짓의 이해와 사용의 결함, 얼굴 표정과 비언어적 의사소통의 전반적 결핍)
   3. 관계 발전, 유지 및 관계에 대한 이해의 결함(예: 다양한 사회적 상황에 적합한 적응적 행동의 어려움, 상상 놀이를 공유하거나 친구 사귀기가 어려움, 동료들에 대한 관심 결여)

B. 제한적이고 반복적인 행동, 흥미 또는 활동이 현재 또는 과거력상 다음 항목들 가운데 적어도 2가지 이상 나타난다(예시들은 실례이며 증상을 총망라한 것이 아님).
   1. 상동증적이거나 반복적인 운동성 동작, 물건 사용 또는 말하기(예: 단순 운동 상동증, 장난감 정렬하기 또는 물체 튕기기, 반향어, 특이한 문구 사용)
   2. 동일성에 대한 고집, 일상적인 틀에 대한 융통성 없는 집착 또는 의례적인 언어적 · 비언어적 행동 양상(예: 작은 변화에 대한 극심한 고통, 변화의 어려움, 완고한 사고방식, 의례적인 인사, 같은 길로만 다니기, 매일 같은 음식 먹기)
   3. 강도나 초점에 있어서 비정상적으로 극도로 제한되고 고정된 흥미(예: 특이한 물체에 대한 강한 애착 또는 집착, 과도하게 국한되거나 고집스러운 흥미)
   4. 감각 정보에 대한 과잉 또는 과소 반응, 혹은 환경의 감각 측면에 대한 특이한 관심(예: 통증/온도에 대한 명백한 무관심, 특정 소리나 감촉에 대한 부정적 반응, 과도한 냄새 맡기 또는 물체 만지기, 빛이나 움직임에 대한 시각적 매료)

C. 증상은 반드시 초기 발달 시기부터 나타나야 한다(그러나 사회적 요구가 개인의 제한된 능력을 넘어서기 전까지는 증상이 완전히 나타나지 않을 수 있고, 나중에는 학습된 전략에 의해 증상이 감춰질 수 있다).

D. 이러한 증상은 사회적, 직업적 또는 다른 중요한 현재의 기능 영역에서 임상적으로 현저한 손상을 초래한다.

E. 이러한 장해는 지적발달장애(지적장애) 또는 전반적 발달지연으로 더 잘 설명되지 않는다. 지적발달장애와 자폐스펙트럼장애는 자주 동반된다. 자폐스펙트럼장애와 지적발달장애를 함께 진단하기 위해서는, 사회적 의사소통이 일반적인 발달 과정상 기대되는 수준보다 더 저하되어야 한다.

주의점: DSM-IV의 진단기준상 자폐성장애, 아스퍼거장애 또는 달리 분류되지 않는 전반적 발달장애로 진단된 경우에는 자폐스펙트럼장애의 진단이 내려져야 한다. 사회적 의사소통에 뚜렷한 결함이 있으나 자폐스펙트럼장애의 다른 진단 항목을 만족하지 않는 경우에는 사회적(실용적) 의사소통장애로 평가해야 한다.

현재의 심각도를 사회적 의사소통 손상과 제한적이고 반복적인 행동 양상에 기초하여 명시할 것
상당히 많은 지원을 필요로 하는 수준
많은 지원을 필요로 하는 수준
지원이 필요한 수준

다음의 경우 명시할 것:
지적 손상을 동반하는 경우 또는 동반하지 않는 경우
언어 손상을 동반하는 경우 또는 동반하지 않는 경우
알려진 유전적 또는 기타 의학적 상태나 환경적 요인과 연관된 경우
신경발달, 정신 또는 행동 문제와 연관된 경우
긴장증 동반

표 8-2 DSM-5-TR과 ICD-11의 자폐스펙트럼장애 진단기준 비교표

	DSM-5-TR	ICD-11
사회적 의사소통 및 사회적 상호작용의 결함	1) 사회적-감정적 상호성의 결함 2) 사회적 상호작용을 위한 비언어적인 의사소통 행동의 결함 3) 관계 발전, 유지 및 관계에 대한 이해의 결함 등 3개의 하위 증상군을 구분 열거되어 있는 세 가지 행동 양상이 모두 나타나야 진단 기준에 합당함을 명시 행동의 예시들을 좀 더 구체적으로 열거	하위 영역을 구분하지 않고 총 7가지의 행동 특성을 열거 진단을 내리기 위해 필요한 행동 특성의 개수를 명시하지 않았으므로 좀 더 포괄적인 평가를 필요로 함 DSM-5에서 따로 언급하지 않은 다음과 같은 특성들을 구분하여 강조 행동의 구체적 예시보다는 사회적 결함의 결과로 나타나는 양상을 더 강조 -사회적 맥락에서 언어를 이해하고 사용하며 상호적인 사회적 대화를 시작하고 유지하는 능력 -사회적 인식, 사회적 맥락에 따라 적절하게 조절되지 않는 행동 -다른 사람의 감정, 감정 상태 및 태도를 상상하고 반응하는 능력
제한적이고 반복적인 행동이나 흥미, 활동	네 가지의 하위영역을 구분: 1) 상동증적이거나 반복적인 운동성 동작, 물건 사용 또는 말하기 2) 동일성에 대한 고집 3) 강도나 초점에 있어서 비정상적으로 극도로 제한되고 고정된 흥미 4) 감각 정보에 대한 과잉 또는 과소 반응, 또는 환경의 감각 영역에 대한 특이한 관심 하위 영역에 열거된 4가지 행동 가운데 2가지 이상이 존재해야 진단할 수 있음을 명시	하위 영역을 구분하지 않고 총 7가지의 행동 특성을 열거 진단을 내리기 위해 필요한 행동 특성의 개수를 명시하지 않음 DSM-5에서 따로 언급하지 않은 '과도한 규칙 준수'를 강조
명시자	의학적 상태나 유전적 원인에 의한 자폐스펙트럼장애를 모두 포괄 알려진 의학적·유전적 상태 또는 환경적 요인과 연관된 경우 다른 신경발달, 정신 또는 행동 장애와 연관된 경우 긴장증 동반	의학적·유전학적 원인이 있는 경우는 별도의 질병 분류에 포함

역학

1. 유병률

DSM-IV의 발표 이후 역학연구에서 보고되는 유병률은 1만 명당 10~16명 정도였다. 미국 질병통제예방센터 Center for Disease Control and Prevention: CDC의 통계에서 ASD의 유병률은 44명 중에 1명으로 보고되어 최근 수십 년간에 걸쳐 급격한 증가 추세에 있는 것으로 보인다(Maenner et al., 2021). 자폐증의 유병률은 모든 인종과 사회경제적 수준에서 비슷한 것으로 생각되고 있다. 우리나라에서는 김영신 등(2011)이 대규모의 전수조사를 통해 발표한 유병률은 2.64%로 나타났다.

2. 성별에 따른 차이

ASD에 관한 모든 연구가 여아보다 남아에서의 유병률이 높은 것으로 보고하고 있으며, 그 비율은 일관되게 남아 3~4명당 여아 1명으로 보고되고 있다. 일부 연구는 여성에서 더 심한 지적장애를 동반하는 것으로 밝히고 있으며 또 다른 연구에서는 여성에서 표면적으로 드러나는 사회성 기술이 더 양호하고 상동적·반복적 행동이나 외현적 행동문제도 더 적은 것으로 보고하고 있어 일관성은 부족한 편이다(Mandy et al., 2012). 한편, 여성이 사회적 상황에서 좀 더 ASD의 특성을 보상하는 행동에 익숙하고, 사

회불안 등의 동반 증상 때문에 발견되는 비율이 낮을 뿐, 실제 여성에서의 유병률은 그동안 보고된 것보다 훨씬 많을 것이라는 견해도 많다.

3. 사회경제적 계층

처음 자폐증을 보고할 당시 Kanner는 그의 환자들이 상류층의 가정에서만 의뢰되어서 자폐증을 주로 상류층에서만 출현하는 병으로 간주했으나, 이러한 현상은 1970년 이전의 연구에서만 나타났고 그 이후로는 모든 사회경제적 계층에서 골고루 분포한다고 보고되고 있다.

원인

1. 자폐증의 원인인자

자폐증의 발생과 관련한 원인인자는 크게 생물학적 인자와 환경인자로 나뉘어진다. 생물학적 인자에는 유전인자의 중복, 결손, 변이 등이 포함되며 현재 가장 중요한 자폐 유발인자로 여겨지고 있다. 자폐와 관련된 유전자는 대개 신경시냅스를 구성하는 구조 단백질, 신경전달물질 수용체, 신경전달물질 수송체, 이온 채널 등을 코딩하는 유전자와 유전자의 발현을 조절하는 전사인자 및 후성유전학적 조절인자, 신경계에서 mRNA의 번역 및 안정성을 조절하는 mRNA 결합 단백질 등이 주요 부분을 차지하고 있다. 자폐 유발 원인으로 임신 시 부모의 나이가 연관될 가능성에 대한 임상 및 동물 연구결과가 존재하며 이는 de novo mutation의 발생 증가가 그 원인일 것으로 생각되고 있다. 일부 연구에 의하면, 임신 시 아버지의 나이가 40세가 넘을 경우 ASD 발생 확률이 전체 유병률보다 4~5배 높을 가능성이 제시된 바 있으나 다른 연구결과에 의하면 그 기여도가 그리 높지 않을 가능성도 제시되고 있어 추가 연구가 필요한 실정이다. 뇌량의 손상에 의한 대뇌 반구의 연결 이상 등을 비롯한 발달 초기의 뇌손상과 자폐증의 관련성에 대한 보고도 존재한다. 환경인자에 대한 연구도 활발히 이루어지고 있다. 대표적인 환경인자로는 모체면역활성화$_{\text{maternal immune activation}}$를 들 수 있다. 이는 주로 다양한 원인, 특히 임신 전후의 바이러스 감염(홍역, 풍진, 간염, Epstein Bar 등) 혹은 박테리아 감염 등이 IL-17, IL-6 등 면역인자 발현 변동 등의 기전을 경유하여 태아의 뇌 발달에 영향을 미칠 수 있다는 연구결과에 근거한 자폐 유발 가설이며, 최근 모체 혹은 태아의 장내 마이크로비움 이상이 자폐를 유발할 수 있다는 가설과 함께 환경인자 중 가장 주목받고 있는 가설 중의 하나이다. 모체면역활성화와 장내 마이크로비움 조절 이상 가설은 일부 임상적인 증거도 지니고 있으나, 대규모 역학연구에 의하면 그 관련성이 없거나 매우 미미하다는 보고도 있어 추가 연구가 요구되고 있는 분야이다. 또한 임신 중 과도한 흡연과 음주, 스트레스 및 polychlorinated biphenyl$_{\text{PCB}}$, 미세먼지, 환경오염인자, 보존제 및 색소 등의 첨가 물질과 의약품 복용에 의한 자폐 발생 가능성에 대한 연구결과도 제시되고 있으나 아직까지 확실한 유발원으로 보기에는 추가 연구가 필요한 실정이다. 아세트아미노펜, SSRI 등의 항우울제 및 Ondansetron 등의 약물에 의한 자폐 유발 가능성에 대해서는 역학연구에 의해 그 가능성이 희박함이 밝혀지고 있으나 양극성장애 및 뇌전증 치료제로 사용되고 있는 발프로산$_{\text{valproic acid}}$의 경우는 임신 중 과다 사용이 fetal valproate syndrome이라는 발달장애(사지의 최기형성, 뇌발달 이상)를 야기하고, 이 경우 자폐 유사 증상을 나타냄이 인간과 동물 모델 연구를 통해 증명되고 있어 모체보건학 관련 연구도 필요한 실정이다. 다양한 원인인자에 의한 multiple hit 가설이 제시된 바 있으며, 이는 자폐 유발 확률을 증가시키는 다양한 유전 및 환경 인자에 대한 노출 빈도 및 정도와 남녀의 성별에 따라(남자가 4:1 정도로 여성보다 자폐 유병률이 높다는 사실에 근거) 최종 자폐 발생 가능성이 정해진다는 자폐 유발 원인 가설이다.

2. 자폐증과 유전자 변이

자폐증의 원인인자로 가장 중요한 부분을 차지하고 있는 것이 유전자 변이이다. 자폐증의 유전율은 80%인 것으로 알려져 있다(Abrahams & Geschwind, 2008). 자폐증의 쌍생아 간 일치율은 일란성 쌍생아에서는 70~90%, 이란성 쌍생아에서는 10% 전후이며, 1차 친척에서의 발생 위험도는 20배 이상 증가하는 것으로 보고되고 있다. 또한 형제간의 일치율은 0~17%로 다양하게 보고되고 있고, 형제에서의 상대 위험도는 일반 인구의 약 25배인 것으로 추정된다. 자폐증의 전형적 증상 외에도 특징적인 증상군을 포함하고 있는 경우 이를 흔히 syndromic ASD라 칭하며, 이 경우 대개 특정 유전자에 유전자 중복 혹은 결손 같은 현저한 변이가 있는 경우가 많다. 이러한 단일유전자장애 monogenic disorder는 비교적 진단이 용이하며 특징적 증상과 생물표지자의 이용 가능성으로 인해 추적 관찰이 비교적 수월한 편이다. 인구 집단에서 매우 드물게 나타나지만 특정 유전자의 변이에 의해 높은 확률로 ASD가 발생하는 경우가 존재하며, 이러한 변이에는 희귀 단일 유전자 변이rare single gene variants, disruptions/mutations 혹은 미세 유전자 결손 및 중복submicroscopic deletions/duplications이 있다. 유전자 수 복제 변이copy number variation: CNVs는 사람마다 다른 수로 존재하는 보통 1,000 base pairs 이상의 유전자 부위를 이르는 것으로 이러한 유전자 부분의 중복 혹은 결손은 자폐를 비롯한 다양한 신경발달장애, 신경정신질환의 발생과 병태생리에 중요한 역할을 수행하는 것으로 여겨지고 있다. 이와는 달리 인구 집단 중 비교적 다수에서 발견되지만 자폐증 발생에는 비교적 적은 정도로 관여하는 변이들이 있으며, 이들은 대개 자폐증과 유전자 변이의 연관성 연구를 통해 발견되며 공통 유전자 다형성common genetic polymorphism을 보이는 자폐 연관 유전자들이다. 그 밖에 아직 유전자 변이 연관성은 확실히 보고되지 않았지만 유전자 발현 정도의 차이 등으로 인해 기능적으로 자폐증과 관련될 수 있는 유전자가 존재할 것으로 생각되고 있다. 자폐증과 관련된 수백 종 이상의 유전자 존재와 다양한 변이 및 그 관련 정도의 차이는 자폐증 유발 원인 분석에 다유전자관련도polygenic risk score 분석이 중요한 의미를 지닐 가능성을 시사한다.

자폐증과 관련된 유전자의 종류, 기능, 변이로 인한 신경발달학적 이상 등에 관한 정보를 수집 및 가공하여 일반인과 연구자에게 제공하고 있는 Simons Foundation Autism Research Initiative의 SFARI GENE에 의하면 CNPNAP2, CUX2, FBXO11, GABBR2, HDAC4 등 총 63개의 유전자가 Ssyndromic 범주로 분류되어 있다. 이 범주에 속한 유전자들은 대개 syndromic ASD를 유발하는 희귀 단일 유전자 돌연변이rare single gene mutation를 보이는 경우가 많다. 또한 매우 강력한 자폐 관련성을 지니는 유전자들을 고 확신군category 1, high confidence으로 분류하였는데, 이 분류에는 총 214개의 유전자가 속해 있으며 이들은 3건 이상의 복수의 연구결과에서 유전자의 기능을 저해하는 de novo mutation 및 실제 환자에서의 변이가 관찰된 유전자군이다. 이 분류에 속하는 대표적인 유전자에는 AUTS2, CHD8, CUL3, DYRK1A, EHMT1, FMR1, FOXP1, GABRB3, GRIA2, GRIN1, GRIN2A, NF1, NLGN3, NRXN3, PTEN, SCN1A, SHANK2, SHANK3, SMARCA4, TANC2, TSC1, TSC2, UBE3A 등이 있다. 한편, 독립된 유전자 기능 저해 변이가 2건 이상의 연구에서 보고되고, 통계적으로 비교적 높은 수준에서 자폐증과의 연관성이 확인된 유전자군을 고 관련군category 2, strong candidate으로 구분하였으며, 이 그룹에는 ADCY5, ADORA2, CACNA1G, PER2를 포함한 695개의 유전자가 속해 있다. 한편, 단일 유전자 기능 저해 보고만이 존재하고 자폐 관련성 연구의 통계적 유의성이 비교적 약한 경우에는 자폐 관련 가능 군category 3, suggestive evidence으로 분류하였으며 이 군에는 IGF1을 포함한 91개의 유전자가 나열되어 있다.

자폐증의 병태생리

1. 뇌영상 연구: 사회적 뇌

다양한 방식의 뇌 자기공명영상MRI 연구가 ASD에서 뇌의 구조, 연결성, 기능의 이상을 보고하고 있다(Ecker et al., 2010). 사회적 지각과 관련되는, 소위 사회적 뇌social brain의 구조와 기능에 대한 연구가 많이 이루어졌다. 이 중에 복부 후두피질ventral occipitotemporal cortex 내에 있는 외측방추회lateral fusiform gyrus는 방추상 얼굴 영역fusiform face area이라 불리는 부위를 포함하고 있는데, 이 부위는 특히 얼굴 자극의 인식과 구별에 중요한 역할을 하는 것으로 알려졌다. 변연계에 위치하고 있는 편도는 다른 뇌피질 또는 피질하 구조와 밀접하게 연결되어 있는데, 얼굴 표정을 통해 타인의 감정을 인지하거나 정서를 조절하는 데 중요한 역할을 하는 것으로 생각된다. 안와 전두피질orbital frontal cortex은 사회적 강화 및 보상 과정과 관련되어 있다는 근거가 많다. 편도는 측두엽의 외측 표면에 있는 위관자고랑(superior temporal sulcus: 이하 STS)과 연결되어 있다. STS, 특히 우반구의 후측 STS는 생물학적 운동을 지각하고 해석함으로써 타인의 행동, 의도, 심리 상태와 성향 등을 해석하는 데 중심 기능을 하는 부위로 생각되고 있다(Pelphrey & Carter,

2008). 최근 국내 연구에서는 고기능 ASD 소년에서 확산 텐서영상 기법에 의해 시상–전두 연결thalamo-frontal connection의 이상을 보고한 바 있다(Cheon et al., 2011).

2. 사회성 조절 신경회로망

사회성을 조절하는 뇌 연결망에 대한 연구는 주로 동물 연구를 통해 이루어졌다(Chen & Hong, 2018). 사회성의 조절은 동성 혹은 이성인 동종 동물이나 혹은 새끼에 의해 발생하는 감각 신호를 인지하고 통합하는 과정 및 이를 행동학적 변동으로 전환하는 신경회로의 작동과 이에 따른 내분비 및 신경전달의 변화에 의해 나타나게 된다. 따라서 많은 연구는 동종, 동성 간의 공격성과 탐색, 이성 간의 교배 관련 사회적 행동, 새끼의 양육과 보호와 관련된 행동을 조절하는 뇌 신경 회로의 규명에 초점을 맞추어 진행되어 왔다. 사회적 신호의 인지와 관련된 감각기관의 역할과 관련해서 설치류 동물 모델을 활용한 연구는 후각의 중요성을 보고하고 있으나 이것이 인간의 경우에 얼마나 중요한지 여부는 확실치 않다. 설치류는 스트레스 상황에서 새끼와 어미가 초음파를 내어 소통하며 이는 새끼를 모으는 행위로 이어진다. 실제로 어미로부터 떨어진 새끼가 내는 소리는 청각 피질을 활성화하며 새끼를 가진 어미로 하여금 새끼를 모으는 행위를 촉진하는 반면, 새끼를 가지지 않은 성숙한 암컷에서는 이러한 사회적 행동을 유발하지 않음이 보고된 바 있다. 인간에게 있어서 분명하게 여겨지는 시각적 신호에 의한 사회적 상호작용 개시는 동물 연구에서는 상대적으로 덜 연구되었으며, 서로 다른 다양한 결과가 존재한다. 동물과 인간의 차이에도 불구하고 사회적 소통에 미치는 감각 통합의 중요성을 고려하면 medial amygdala 등의 뇌 부위가 사회적 상호작용 조절에 중요한 핵심 뇌 회로를 구성하는 것으로 생각된다. 포유류는 비슷한 크기의 물건과 함께 있거나 혹은 혼자 있는 것보다 동종의 동물과 상호작용을 더 선호하며 이는 일종의 사회적 상호작용의 보상작용social reward과 관계될 가능성이 제시되고 이러한 사회성 보상회로의 이상이 자폐증의 주요 신경회로 이상일 것으로 제시된 바 있다(Young & Barrett, 2015). 이러한 견지에서 일반적 보상회로의 중요 구성요소인 측좌핵Nucleus Accumbens: NAc, 복측피개영역Ventral Tegmental Area: VTA, 배측봉선핵Dorsal Raphe Nucleus: DRN, 외측고삐핵Lateral Habenula: LHb 등이 사회성 보상작용의 조절에 중요한 역할을 담당할 것임이 제시된 바 있다(Gunaydin et al., 2014). 이와 관련하여 사회성 호르몬으로 알려진 옥시토신은 NAc와 VTA의 신경을 활성화시킴이 보고된 바 있다. 사회성을 조절하는 뇌 회로의 규명을 위해 광유전학optogenetics, 단일세포 유전체학single cell genomics, 생체미니현미경mini-microscope 등의 최신 기술을 이용한 연구와 함께 fMRI, fMEG 등을 활용한 동물과 임상 연구가 활발하게 진행되고 있다. 이러한 연구를 통해 사회성 조절에 핵심적인 역할을 수행하는 신경회로와 신경전달 기전이 규명될 경우 사회성의 이해와 조절을 위한 새로운 전기가 마련될 것이다.

3. 자폐증의 신경생물학적 변동

1) 신경발달, 분화 및 시냅스 이상

자폐증 연구 초기에 전두엽을 비롯한 두뇌 전체 혹은 특정 부위의 크기가 자폐 환자의 경우에 비환자 집단에 비해 종종 크거나 작다는 사실에 근거하여 신경발달에 문제가 있을 가능성이 제시되었다. 자폐증에서 유전자 발현을 조절하는 다양한 전사인자 혹은 후성유전학 조절인자의 유전변이가 관찰되며 이들은 신경발달의 이상을 유발할 수 있다. 자폐증 동물 모델에서 BDNF, IGF–1을 비롯한 다양한 신경성장인자 신호 경로에 이상이 발견되고 있으며 초기 신경 발생과 이동 및 분화에 이상이 발견되고 있다. 또한 흥분성, 억제성 신경의 종류와 수에 변동이 관찰되며 이것이 자폐증에서 관찰되는 신경활성의 밸런스 이상과 관련될 가능성이 제시되고 있다. 동물 모델을 활용한 연구에서 해마와 대뇌 및 소뇌의 전기생리학적 이상, 신경가소성 이상이 관찰되며 임상적으로 EEG/MEG, fMRI 연구결과 신경 흥분성 및 두뇌 부위 간 연결성의 이상이 흔히 관찰된다는 사실은 이러한 신경 활성의 변동이 사회성 이상과 상동행동의 발현에 중요한 역할을 할 가능성을 시사한다(Oliveria et al., 2018).

유전자 변이에 의해 자폐증과 연관성을 지니는 많은 단백질의 기능은 시냅스의 생성 및 유지와 관련성을 지닌다. 이러한 유전자군에는 neurexin, neuroligin, postsynaptic density protein 95, SH3 and multiple ankyrin repeat domains 3 (SHANK3), synapsin, gephyrin, cadherin, contactin 등이 있다. 또한 시냅스에 존재하고 있는 글루

타메이트 수용체, 가바 수용체, 세로토닌 수용체, 도파민 수용체 등 다양한 신경전달물질 수용체 또는 신경전달물질 수송체의 기능적 · 구조적 · 양적 변화가 자폐증과 연관성을 지님이 보고되어 있어 자폐증을 일종의 시냅스 병증synaptopathy으로 보는 견해가 존재한다(Chen et al., 2014). 이러한 시냅스의 구조적 · 기능적 변동은 시냅스상의 세포생물학적 신호 전달 기전의 변동을 야기하며 신경성장인자 수용체 신호 전달 외에도 Erk1/2 등의 MAPK 신호 경로, mTOR, PI3K-Akt 등의 신호 전달 경로에 이상이 관찰되고 있다. NMDA, AMPA 수용체와 같은 이온전도성ionotropic 글루타메이트 수용체 경유 신호 전달의 이상과 아울러 mGluR pathway의 이상이 다양한 동물 모델에서 제시되고 있으며 억제성 신경인 가바 수용체의 기능 이상도 종종 관찰되고 있다. 이와 아울러 자폐 환자 및 동물 모델에서 과 세로토닌 혈증 및 관련 수용체, 수송체의 이상이 관찰되며 최근에는 도파민 수용체 조절 기전 이상으로 인한 사회성 및 상동행동 이상이 발생할 가능성에 관한 보고가 증가하고 있다. 옥시토신 및 바소프레신 등과 같은 사회성 조절 호르몬계와 함께 위와 같은 신경전달물질 신호계의 신경화학적 · 신경생물학적 이상은 자폐증 치료제의 개발에 중요한 목표가 되고 있다.

2) 미토콘드리아와 면역 조절 이상

미토콘드리아의 기능 이상과 중추성 면역 조절 이상도 자폐증 발생과 관련하여 많은 연구가 진행되고 있는 분야이다. 자폐 환자와 동물 모델에서 산화적 스트레스와 손상 인자의 증가, 미토콘드리아 DNA copy number의 변동과 mitophagy의 변동이 관찰되고 있으며, 세포 내 에너지 대사 조절과 아울러 자폐증을 유발하는 주요 기전의 하나로 주목되고 있다. 최근 발생 단계에서 IL-17을 비롯한 다양한 사이토카인과 면역 조절 인자들이 뇌 신경세포의 발달 및 시냅스의 구조적 · 기능적 완성에 중요한 역할을 수행할 가능성이 규명되면서 장-뇌 축 조절 및 장내 미생물이 신경발달과 기능에 미치는 영향에 대한 관심과 아울러 자폐증 유발의 중요 원인으로 연구되고 있다. 신경 및 시냅스 발달과 분화 및 기능 조절에 미치는 성상세포, 미세아교세포 및 희돌기아교세포의 역할과 면역인자의 중요성과 함께 신경 면역 이상이 자폐증 유발과 치료에 중요한 역할을 담당할 가능성에 대한 관심이 증가하고 있다(Puricelli et al., 2022; McLellan et al., 2022).

4. 자폐증의 병태생리 연구를 위한 동물 모델 활용

자폐증과 관련된 신경생물학적 변동 및 기전 파악과 치료제 개발 연구를 위해 다양한 동물 모델이 사용되고 있다. 예쁜 꼬마 선충c-elegans, 황색초파리Drosophila Melanogaster와 같은 무척추 동물, 제브라피쉬Zebra Fish 같은 하위 척추 동물도 동물 모델로 사용되고 있으나 생쥐와 랫드 모델이 가장 많이 사용되고 있으며 최근에는 일본을 중심으로 한 마모셋원숭이marmoset 모델, 중국을 중심으로 한 원숭이 모델 등 영장류 모델의 중요성도 증가하고 있다. 생쥐 모델 등 일반적으로 많이 사용되고 있는 모델은 크게 환경모델, 유전모델 및 자연발생 모델로 나눌 수 있다.

자폐증 연구에 사용되는 동물 모델은 인간에서의 유발원인으로 많은 연구가 이루어진 환경인자[선천성 발프로산Valproic acid: VPA 노출, 선천성 pI:C 노출], 혹은 유전변이[CNTNAP2 KO, SHANK3 KO]를 동물에 처치/유도함으로써 얻어진다. 당뇨나 고혈압 등 말초 질환과 달리 정신질환, 특히 자폐증은 동물에서 자발적으로 확인되는 경우는 없는 것으로 생각된다(최근 일본원숭이에서 같은 무리 구성원과 떨어져 홀로 지내는 등 자폐 증상을 보이는 원숭이가 인간에서 나타나는 유전 변이를 보임이 확인된 보고는 있다). 그러나 BTBR mice 등 선천적으로 뇌의 구조적 이상을 보이는 일부 생쥐 계통은 자폐증과 유사한 증상을 나타내 연구에 활발히 활용되고 있다.

5. 원인요소와 자폐 증상의 통합

자폐 아동이 기본적으로 신경생물학적 이상을 가지고 태어났을 때, 이러한 소인은 중추신경계의 역기능을 초래하며, 이러한 역기능이 태어나면서 바로 존재하므로 생후에 일어나는 모든 발달에 부정적 영향을 미칠 것이다. 발달과정상 가장 먼저 발달화되는 어머니와 아기와의 관계 수립(애착)에 문제가 생기고, 이로 인해 애착과 가장 밀접한 사회적 및 정서적 발달에 지장을 초래할 것이다. 그리고 인지발달과 언어발달이 영아기에 주로 모아관계 속에 이루어진다는 것을 고려하면 모아 상호 관계의 결함은 인지발달과 언어발달을 이중으로 저해함은 물론이다. 또한 인지발달과 언어발달의 결손은 되먹임을 통하여 이차적으로 정서와 사회성 발달에 영향을 미칠 것이고, 이로 인해 발달을 저해하는 악순환의 고리가 형성되며 사회성 인지 언어 발달 전반에 걸친 문제가 발생할 수 있다. 이러한 자폐 장애의 원인요소와 태중에 일어나는 중추신경계의 이상 그리고 생후에 발생하는 자폐 증상과의 관계를 도식화하면 [그림 8-1]과 같다(홍강의 등, 2014).

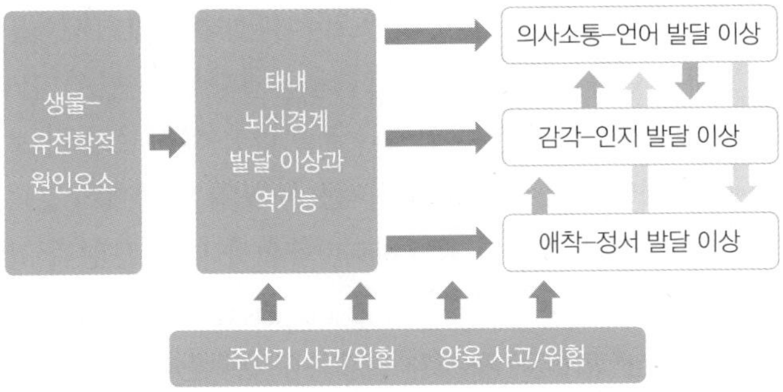

그림 8-1 자폐스펙트럼장애에서 원인요소-태내 뇌신경계 발달 이상-생후 다중적 장해와의 관계(홍강의, 2014)

예후

ASD가 청소년기와 초기 성인기를 거치면서 어떻게 변하는지에 대한 전향적 추적연구는 많지 않다. 대체로 ASD의 진단은 청소년기까지 그대로 유지되는 것으로 생각되며, 최근의 연구들에서는 어린 시절에 진단받은 ASD 진단은 70~80%에서 그대로 유지된다고 보고하였다(Elias & Lord, 2022). 과거의 전향적 추적연구들에서는 ASD의 성인기에 고용, 우정의 유지, 정신건강 관리 등 독립적인 생활에서 어려움을 많이 겪으며, 경과가 대체로 좋지 않은 것으로 보고하고 있다. 즉, 성인이 된 ASD인 5명 중 한 명만 독립적인 삶을 살고, 의미 있는 우정관계를 맺으며, 고용 상태를 유지하는 것으로 알려졌다(Steinhausen et al., 2016). 하지만 최근 들어 성인기의 경과는 좀 더 다면적으로 해석할 필요가 있으며, 여기에는 단순히 직업을 갖고 결혼을 하는 것과 같이 드러난 경과뿐 아니라 주관적인 삶의 만족도, 도움을 필요로 하지만 안정적인 생활을 유지해 나가는 것, 자기옹호 등의 측면도 포함되어야 한다는 견해가 많다(Lord et al., 2020). 특히 고기능 ASD에 있어서는 지능과 의사소통 능력, 사회성 능력, 적응 능력 등 발달의 모든 측면에서 연령이 증가하면서 상당히 많은 변화를 보이며, 변화의 정도에 개인차가 매우 크고, 전반적으로 서서히 향상되는 경향을 보인다(Simonoff et al., 2020). 언어와 지능 수준이 예후를 결정한다고 알려져 오기는 했으나, 최근 들어 일상생활의 적응 능력과 실행 능력이 성인기의 경과에 중요하다는 사실이 점점 더 강조되고 있다.

진단 및 감별진단

1. ASD의 진단 원칙 및 절차

ASD의 진단에서 가장 중요한 점은 평가의 초점은 단지 장애/병의 진단에만 있는 것이 아니라, 그 사람이 갖고 있는 신체적·심리적·사회적 기능과 현재 갖고 있는 어려움을 포괄적으로 평가하는 것이다. 평가를 통해 치료와 지원의 방향을 결정할 수 있다는 사실이다(NICE, 2011). 따라서 ASD의 진단에는 진단 자체뿐만 아니라 평가 대상자의 기능 수준, 강점과 약점, 기능에 영향을 미치는 공존 질환, 처해 있는 환경의 특성, 갖고 있는 자원과 필요한 지원에 대한 포괄적인 평가를 내리는 것이 중요하며, 감별진단 그리고 기저의 원인이 되는 문제들에 대한 평가도 필요하다. ASD는 매우 복잡하고 다면적인 발달장애이므로 다학제적 팀 간 협력과 상호 의뢰가 필요한 경우도 많다. 여러 사람이 평가에 참여하는 경우, 한 명의 전문가가 의학적·발달론적 관점을 통합하고 아동과 가족에게 필요한 서비스를 통합하는 역할을 하기를 권한다. 진단·평가 과정은 평가 대상자의 나이와 평가하려는 항목에 따라 다를 수 있다. 확진은 직접적인 관찰, 다른 전문가의 평가, 부모가 제공하는 과거력 등 다양한 출처에서 정보를 얻고, 신뢰도를 판단하여 최종적인 임상적 판단을 내리는 것이 중요하다. 단일한 진단 도구에서 획득한 점수만을 기준으로 ASD를 진단해서는 안 된다.

1) ASD와 관련된 증상의 평가

ASD와 관련된 증상의 평가는 대상이 되는 사람을 직접 관찰하는 것 그리고 대상자의 행동에 대해 잘 알고 있는 사람으로부터 행동에 대한 정보를 얻는 것 두 가지의 과정으로 이루어진다. 직접 관찰은 진료과정이나 놀이, 대화에서 드러나는 사회정서적인 상호 교환성의 제한, 언어적 · 비언어적인 의사소통 기술, 관계에 대한 연령에 맞는 인식의 정도 그리고 반복적이고 패턴화된 말이나 행동이 있는지, 감각에 대한 예민함 또는 특정 감각에 대한 유난한 선호를 갖고 있는지, 특정 사물이나 주제에 대한 몰두, 정해진 루틴을 유지하려는 경향이 있는지 등을 관찰하는 것이다. 이 과정을 체계화하기 위해서는 진단 도구의 도움을 받는 것이 유용할 때가 많다. 직접 관찰을 돕는 데 유용한 가장 상세하고 세계적으로 널리 쓰이는 표준화된 도구로는 자폐증 진단 관찰 스케줄 2판Autism Diagnostic Observation Schedule-2, 이하 ADOS-2이 있다(Lord et al., 2012; 유희정 등, 2017).

한편, 대상자의 행동에 관해 가장 잘 알고 있는 보호자로부터 해당 행동들이 일상생활에서 나타나는지 유무와 심각도, 생활에 미치는 영향이 어느 정도인지를 평가한다. 직접 관찰하는 것은 보호자의 주관적인 판단을 거치지 않은 객관적인 정보를 얻는 데 도움이 되지만, 제한적 관심사와 반복적 행동 영역에 있는 증상들과 같이 상대적으로 빈도가 낮은 행동들을 평가하는 데는 한계가 있으며, 특정 행동이 얼마나 보편적으로 나타나는지도 평가해야 하기 때문에 보호자로부터 정보를 얻는 과정은 반드시 필요하다. 또한 대상자가 실제로 생활하는 환경 안에서 타인과 발달단계에 맞는 관계를 맺고 유지하는 능력이 있는지를 파악하기 위해서는 반드시 보호자로부터 정보를 얻어야만 한다. 자폐증 진단 관찰 면담 · 개정판Autism Diagnostic Interview-Revised, 이하 ADI-R은 보호자로부터 정보를 수집하는 데 가장 포괄적이면서 널리 쓰이는 반구조화된 면담 도구이다(Rutter et al., 2003; 박규리 등, 2014).

2) 과거력 및 가족력

과거력에 포함되어야 하는 정보들은 발달력(의사소통 및 사회성의 발달, 운동 기능과 생리적인 기능의 발달, 어린 시절에 있었던 발달의 이상들과 ASD의 위험 징후 등), 태생기와 신생아기의 발달과정, 임신 및 주산기력, 선천성 질환을 포함한 의학적인 질병력, 염색체 및 유전자 이상, 감각 이상 등의 진단력, 약물투여력, 이전의 평가 및 진료 경력, 교육 및 치료/개입의 내역들이다. 아울러 가족 내에 ASD 및 다른 발달장애를 진단받은 사람들이 있는지, 취약 X 염색체 증후군, 결절성 경화증, 뇌 신경섬유종 등 유전자 증후군의 가족력, 출산 당시 부모의 나이 등에 대한 정보를 얻는 것이 도움이 된다.

3) 의학적 상태 평가 및 실험실 검사

ASD의 의학적 평가에는 신체적 · 신경학적 진찰과 선택적인 실험실 검사 및 의학적 검사가 포함된다. 머리둘레 및 그 변화 추이, 얼굴, 사지, 키 등의 특이한 형태, 신경학적 피부 이상, 걸음걸이, 긴장도, 반사, 뇌신경 기능 등이 신체검사에 포함된다. 언어 지연을 갖고 있는 아동이라면 청력장애의 가능성은 없는지 초기에 확실하게 청력평가를 시행해야 한다.

지적장애의 가족력이 있거나 특이한 신체적 소견이 보일 때는 취약 X 증후군에 대한 검사를 포함한 염색체 분석이나 유전학적 자문이 필요하다. 특이한 얼굴 모양과 같은 특별한 형태학적 양상dysmorphic features을 보이는 경우에도 철저한 유전학적 평가가 필요하다. 미국의 Center for Disease Control and PreventionCDC와 영국의 National Institute for Health and Care ExcellenceNICE 모두 임상적 판단을 내리기 위한 부가 정보로 유전자 분석을 추천하고 있다. 특히 syndromic ASD에서 보이는 이형적 특징, 선천적 이상 혹은 지적장애가 의심되는 경우 유전자 검사를 권유한다. CDC에 의하면, 자폐증을 가진 사람들에게 가장 많이 시행하는 검사는 염색체미시배열검사chromosomal microarray: CMA이며, CMA 검사를 통해 자폐증 환자의 5~14%가 유전적 원인을 찾을 수 있다고 보고되었다. ASD의 0.4~3%, 특히 경련을 보이는 자폐장애의 8~14%가 결절성 경화증을 갖는다(Cohen et al., 2005). 선천성 대사이상검사는 모든 아동에게 시행할 필요는 없고, 의심 소견이 있을 때만 시행한다. 모든 사람에서 통상적으로 뇌파검사를 시행해야 하는가에 대해서는 아직 확실한 결론은 없다. 하지만 한곳을 주시하는 경련staring spells을 비롯한 임상적 또는 임상 역치하의 경련의 병력이나 발달상의 퇴행이 있을 때는 뇌파검사와 신경학적 자문을 권한다. 뇌 MRI 등의 영상검사는 모든 아동에서 통상적인 검사로 추천되지는 않으며, 경련성 질환이나 다른 신경학적 이상이 있는 경우에 적응증이 된다.

아직까지 ASD를 진단할 수 있는 생물학적 표지자는 확립되지 않았다. 유전자로 ASD를 진단하는 검사 역시 아직 연구 단계에 있으며, 실제 임상에 적용되기에는 많은 추가 연구가 필요하다.

4) 기능에 관한 평가: 지능 및 인지 능력, 적응 행동, 언어

ASD에는 흔히 지적 기능이나 언어의 문제가 동반된다. 지적장애와 의사소통장애는 ASD와 감별해야 하는 중요한 발달장애일 뿐 아니라, 언어와 인지기능은 ASD를 가진 사람의 기능 수준과 나아가 예후에 큰 영향을 미치므로 이들에 대한 평가는 개입 방향을 정하고 치료를 계획하는 데 매우 중요하다. 모든 아동에서 부모와 교사에게서 얻은 아동 행동에 대한 과거력이 인지 수준을 추측하는 데 사용되어야 하고, 서로 다른 상황에서의 아동 관찰을 근거로 하여 추측해야 하며, 추측이 검사 소견과 맞지 않을 때는 더 자세한 검사가 필요하다. 인지 기능과 지능은 표준화된 지능검사 및 실행기능검사를 통해 측정하며, 의사소통, 일상생활 기술, 사회성, 운동 기술, 부적응 행동에 대한 평가를 위해 바인랜드 적응능력검사Vineland Adaptive Behavior Scale 등 표준화된 검사를 활용할 수 있다. ASD를 가진 아동의 언어 능력을 평가하기 위해서는 과거력 청취와 관찰 이외에 표준화된 검사를 시행해야 된다. 그 외에 감각의 예민함 또는 둔감함이 있거나, 운동발달의 장애가 있을 경우에는 감각평가와 작업치료평가가 필요할 수 있다. 학령기 아동에서는 학습 능력의 평가 및 주의집중력에 대한 평가가 감별진단 및 공존질환평가 그리고 교육계획을 세우는 데 유용할 수 있다.

2. 감별진단 및 공존질환

1) 감별진단

(1) 다른 발달장애: 지적장애, 의사소통장애, 발달지연

경도에서 중등도의 발달지연과 ASD를 감별하는 것은 어려울 수 있는데, 특히 어린 영아에서는 평가가 더 까다로울 뿐 아니라 환경적인 요인이나 다른 요인으로 인해 일시적인 발달의 문제가 일어날 수 있으므로 그 감별이 더욱 힘들 수 있다. 특히 사회(화용) 의사소통장애Social Communication Disorder: 이하 SCD는 DSM-5에서 처음 등장한 새로운 진단이다. 이는 인지 능력이나 학습 능력이 정상인 경우에도 사회적 의도를 갖는 언어적·비언어적 의사소통이 잘 발달하지 못함으로써 효과적인 의사소통에 문제가 있고, 따라서 사회관계를 잘 맺고 유지하지 못하는 것을 의미한다. 구어와 쓰기를 통한 의사소통에 모두 문제가 있을 수 있고, 대화에 적절하게 반응하지 못하는 것이 특징이다. 이것은 ASD에서 나타나는 의사소통 및 사회성의 문제를 보이면서 한정된 관심사와 반복적인 행동을 보이지 않는 경우에 적용할 수 있다. 즉, 과거 DSM-IV-TR 기준에 의해 달리 분류되지 않는 전반적 발달장애PDD NOS로 진단되었던 많은 아동이 SCD의 진단기준에 해당할 것으로 예측하고 있다.

(2) 감각기관의 장애

감각기관의 장애를 가진 아동이나 인지기능의 심한 발달지연을 가진 아동에서도 상동행동이 흔히 보이기 때문에 감별이 어려운 경우가 있다. 이때 전반적 인지기능에 비추어 사회적 상호작용과 의사소통의 양상이 어떠한지 감별하는 것이 도움이 된다.

(3) 조기 발병형 조현병

두 질환 모두가 사회적 상호작용의 장애와 기이한 사고 형태를 갖고 있기 때문에 소아기 조현병과 자폐스펙트럼 장애의 감별은 어려울 수 있다. 하지만 ASD에서 뚜렷한 망상이나 환청이 나타나는 경우는 드물기 때문에 만약 그와 같은 증상이 있다면 진단을 재고하거나 공존 질환 여부를 고려해야 한다. ASD는 좀 더 이른 나이에 발병하고, 좀 더 심한 사회적·의사소통적 장애가 있으며, 연관된 발달의 이상이 있다. 특히 ASD 환자가 자신의 특정한 한정된 관심거리에 관해 이야기하고 논의하려 하는 경향을 사고 과정의 이상과 혼동하지 말아야 한다.

(4) 공존질환

ASD는 매우 다양한 공존질환을 갖고 있음에도 일단 ASD 진단을 내린 뒤에는 이런 공존 증상에 대해 주의를 기울이지 않는 경우가 많고, 반대로 여러 가지의 공존질환 진단을 내리면서 그 기저에 있는 ASD 진단을 하지 못하는 경우도 많다. 해결되지 않는 공존질환이 있는 경우 ASD의 핵심 증상의 치료가 저해될 수 있고 삶의 질과 장기적인 경과에도 부정적인 영향을 준다. 따라서 공존질환을 면밀히 살펴보고 정확히 진단하는 것은 전반적인 치료의 방향을 설정하고 계획을 세우는 데 매우 중요하다.

(5) 신체적 · 신경학적 공존질환

① 뇌전증

ASD에서 뇌전증의 발병률은 4~32%인 것으로 알려져 있다. 일부 ASD 아동에서는 영유아기에 경련이 일어나지만, 대개 학령기 이후에 일어나며, 40~50%에서는 10세 이후에 발병한다. 뇌전증을 동반한 ASD에서 언어적 · 비언어적 인지기능이 더 낮고 언어 기능도 더 좋지 않은 것으로 보고되었다(Bolton et al., 2011). 뇌전증이 발생할 경우 이에 대한 적절한 약물치료를 해야 하는 것은 물론, 증상 조절을 위한 약물치료를 할 때 청소년기 이후에 경련 역치를 낮출 가능성에 주의를 기울여야 한다.

② ASD와 관련된 유전 증후군

ASD는 이미 알려져 있는 단일 유전자 유전 증후군의 표현형으로 나타날 수 있다. 원인을 알 수 없는 '특발성idiopathic' 또는 '기본primary' ASD에 대비되는 의미로 이를 'syndromic' autism이라고 한다. 전체 ASD 가운데 약 10~15%에서 유전자 증후군이 동반될 수 있는 것으로 알려져 왔으나, 최근에 전장유전체분석 등 유전체 연구의 급격한 발전으로 인해 25~35%가량에서 발병에 기여하는 유전자를 확인할 수 있는 것으로 나타났다. 따라서 동반된 유전체의 변이와 그 기능에 대해 파악하는 것은 점점 더 중요해질 전망이다. 유전자 증후군에 의한 ASD의 경우, 형태학적 이상이나 기형, 다른 신체기관의 질환을 동반하는 경우가 많고, 다른 ASD와는 달리 syndromic autism의 남녀비는 동일한 것이 특징이다(Persico & Napolioni, 2013). 알려진 대표적인 예로는 취약 X 증후군, 결절성 경화증tuberous sclerosis, 신경섬유종증neurofibromatosis, 치료되지 않은 페닐케톤뇨증untreated phenylketonuria, 엔젤만/프래더-윌리Angelman/Prader-Willi 증후군, 코넬리아 드랑게Cornelia de Lange 증후군, 다운증후군 등이 있다. 이들은 유전체 DNAgenomic DNA의 돌연변이나 드문 염색체의 변이에 의해 생기는 경우도 있고, 드문 새로운 돌연변이de novo mutation나 유전되는 복제 수 변이copy number variants: CNVs에 의해 생기는 경우도 있다.

③ 감각장애: 선천성 시각장애 및 난청

표준화된 많은 ASD 진단 도구가 시력을 가진 아동을 대상으로 눈맞춤, 합동 주시, 타인을 향한 얼굴 표정 등 시선의 방향성과 움직임을 토대로 ASD 관련 행동을 평가하도록 되어 있다. 따라서 시력에 중대한 문제가 있거나 실명인 사람에게서는 ASD가 제대로 진단되지 않을 가능성이 많아 주의가 필요하다. 청력장애와 ASD의 동반 유병률은 1.6~7.9%로 생각보다 높은 것으로 알려져 있다(Rosenhall et al., 1999). 청력장애를 가진 경우 ASD의 진단이 매우 늦어지는 경향이 있다는 점에 임상적인 의미가 있으며, 반대로 ASD군에서 청력장애 역시 진단이 늦어지는 경우가 많아 세심한 평가가 요구된다.

④ 수면 및 섭식, 위장 관계의 문제

ASD에서 수면의 문제는 약 50~80%에서 나타나 일반 아동(9~50%)에 비해 더 흔한 것으로 보고되고 있다. 수면문제의 종류는 입면장애, 잠이 드는 것에 대한 불안, 낮 동안에 있었던 일에 대한 집착으로 인한 입면의 방해, REM 수면 행동장애REM sleep behavior disorder, 수면-각성 주기의 문제 등 다양하다(Kotagal & Broomall, 2012; Park et al., 2012). 수면의 문제는 낮 동안의 행동문제와 학습문제를 악화하므로 이를 잘 평가하고 치료하는 것이 중요하다.

섭식의 문제도 흔한데, 생후 15개월 무렵부터 나타나고 연령이 높아질수록 더 분명해지는 경향이 있다. 가장 흔한 것은 특정 음식에 대한 선호 및 거부인데, 그럼에도 필수 비타민이나 무기질의 결핍은 흔치 않은 것으로 생각된다. 섭식문제의 원인은 음식의 특정한 맛이나 냄새, 질감에 대해 지나친 불쾌감을 느끼거나 반대로 지나친 관심을 갖는 ASD의 임상 특성에 의한 경우가 많다. ASD에서 동반되는 위장관의 문제 역시 흔한데, 가장 흔한 것은 만성 변비이고, 설사와 복통, 소화불량, 위식도 역류, 이당결핍disaccharide deficiency도 많다(Steyaert & De la Marche, 2008).

(6) 정신건강문제

ASD에서 정신건강문제의 중요성과 질환별 분포는 연령에 따라 차이가 있다. 영유아기에 가장 흔한 것은 의사소통장애와 지적장애이며, 아동기는 주의력결핍 과잉행동장애, 품행장애, 불안장애 순이다(Simonoff et al., 2008). 성인기로의 전환기로 갈수록 불안장애, 우울장애를 비롯한 기분장애에 취약하며, 임상적으로도 더 중요한 문제가 된다(Croen et al., 2015).

① 주의력결핍 과잉행동장애

ASD를 가진 아동의 41~78%에서 ADHD를 동반하는 것으로 알려져 있으며, ADHD가 동반된 경우 삶의 질이 더 나쁘고, 행동문제가 심하며, 치료적 개입을 저해하고 학습 능력을 떨어뜨리는 것으로 나타났다(Mahajan et al., 2012). 따라서 ASD에 동반된 ADHD 증상을 잘 평가하고, ASD가 없는 ADHD 아동의 치료 원칙에 준해 개입하는 것이 필요하다. ADHD는 청소년기에도 흔히 동반되는 중요한 문제 가운데 하나다.

② 불안장애

불안은 ASD에 매우 흔하게 동반되지만, 그만큼 간과되기 쉬운 증상 중 하나이다. ASD를 가진 아동, 청소년의 약 40%에서 범불안장애, 사회불안장애, 강박장애 등의 불안장애가 동반된다. 불안장애도 우울장애와 마찬가지로 나이가 많을수록 더 많아지는 경향이 있고, 지능이 정상인 사람에서 더 많은 것으로 알려져 있다. ASD에서 불안과 사회적 상호작용의 질적인 이상 그리고 상동행동은 서로 영향을 주고받는 것으로 알려져 있다.

③ 기분장애

특히 청소년기에는 우울증을 비롯한 기분장애의 병발을 주의 깊게 평가해야 한다. ASD에서 우울증의 정확한 유병률은 연구마다 다르지만, 일반 인구 또는 지적장애만 단독으로 갖고 있는 사람들보다는 더 많이 나타나는 것으로 알려져 있다. 우울증은 소아, 청소년보다는 성인으로 갈수록 더 많고, 고기능 ASD에서 더 많으며, 보호자의 보고보다 자기보고에서 더 높게 보고되는 경향이 있다(Hudson et al., 2019). ASD에 병발한 우울증은 전형적인 주요우울장애 증상으로 나타나기도 하지만, 자극과민성$_{\text{irritability}}$의 증가, 개인 특유의 관심사에 대한 흥미가 줄거나 오히려 강해지는 것, 반복적인 행동의 증가, 불안이나 강박, 기능의 퇴행 등으로 나타나는 경우도 많다. ASD 우울증이 병발하는 경우 자살사고와 시도가 일반 인구보다 더 높으므로 적극적으로 발견하여 치료할 필요가 있다(Cassidy & Rodgers, 2017).

④ 행동문제와 자극과민성

행동문제는 ASD에 흔히 동반되는데, 이 가운데는 ASD의 특이 증상인 상동화되고 틀에 박힌 행동, 매너리즘, 비기능적인 습관에의 집착이나 강박적인 특성에서 기인하는 경우도 있고, 비특이적인 자극과민성$_{\text{irritability}}$으로 나타나는 경우도 있다. 자극과민성에는 충동적인 공격성, 심한 분노발작$_{\text{temper tantrums}}$ 또는 자해 행동이 포함되며, 심할 경우 일상생활과 치료적 개입에 의미 있는 장해를 가져올 수 있다. 대체로 30% 전후의 ASD 환자에서 중등도에서 고도의 자극과민성이 동반되는 것으로 보고되고 있으며, 자극과민성은 약물치료의 중요한 목표 증상 가운데 하나이다.

⑤ 틱장애 및 투렛장애

ASD에서 틱은 매우 흔한 증상이며, 투렛장애로 진단할 수 있는 경우도 많다. 또한 투렛장애의 6~11%에서 ASD가 동반되는 것으로 보고되었으며, 이는 투렛장애의 공존질환 가운데 ADHD, 강박증에 이어 세 번째로 빈번한 것이다(Robertson, 2012).

치료

1. 치료의 원칙(Fuentes et al., 2021)

1) 정확한 진단과 다면적인 평가

개입의 가장 중요한 첫 단계는 정확한 진단과 함께 발달의 맥락하에서 현재 환자가 갖고 있는 기능에 대한 다면적인 평가를 내리는 것이다. 그래야만 개인에게 맞는 최적의 개입 방향을 정할 수 있을 뿐 아니라, 앞으로 일어날 변화를 측정하기 위한 기저치$_{\text{baseline}}$를 파악할 수 있다.

2) 각 개인과 가족에게 개별화된 치료 계획

임상가가 반드시 기억해야 할 사실은 ASD로 진단받은 모든 개인과 그 가족은 서로 다르며, 각각의 독특하고 개별적인 특성을 갖고 있다는 사실이다. 치료와 개입의 계획은 개별적인 특성, 강점과 약점, 가족이 필요로 하는 것이 무엇인가 그리고 처해 있는 사회와 환경이 어떠한가에 따라 다르게 적용되어야 한다.

또한 치료 계획에는 지속적인 부모교육과 지원을 반드시 포함해야 한다. 부모는 아동이 새로운 기술을 습득하는 것을 돕고 그것을 집과 학교, 지역사회에서 활용하는 데 결정적인 역할을 하기 때문에 장애에 대해 바르게 이해하고 치료에 적극적으로 참여할 수 있게 도와야 한다. 부모 자신의 정신건강과 삶의 질에 대한 지원도 반드시 필요하다.

3) 강점과 행동의 기능을 고려한 치료 계획

ASD는 개인 내에서도 행동의 특성과 기능 수준이 일정하지 않은 것이 특성이다. 따라서 ASD를 가진 사람의 증상이나 결함에만 집중하지 않고, 개인이 갖고 있는 상대적인 강점들을 찾아서 발달시킬 수 있도록 도울 수 있다. 예를 들어, 언어를 듣고 이해하기 어려운 아동이 시각적인 단서를 파악하는 데 더 강점을 갖고 있고 나아가 글을 읽을 줄 안다면 글자를 이용하여 생활 습관을 훈련시키고 주어진 지시에 따르게 도울 수 있다. 자동차를 유난히 좋아하고 잘 기억하는 아동이라면 비슷한 관심사를 갖고 있는 아동을 사귀는 데 자동차를 매개물로 사용할 수 있다.

또한 겉으로 드러나는 증상 그 자체가 아니라, 행동의 기저에 있는, 행동이 가진 기능에 기반을 두고 개입해야 한다는 견해가 점차 강조되고 있다. 이를 통해 비적응적인 행동 대신 사회적인 행동에서 더 잘 받아들여지는 행동을 배우도록 도울 수 있다.

4) ASD에 친화적인 환경

ASD를 가진 사람들은 아주 어린 시절부터 생물학적, 생리적으로 독특한 특성을 갖고 있는 경우가 많다. 대체로 환경의 변화에 민감하고, 환경에 따라 사회적 · 의사소통적 기술의 특성이 다르게 나타나기도 한다. 특히 감각적인 예민함으로 인해 기능을 충분히 발휘하기 어려운 경우가 많고, 이는 개인의 노력으로 바꾸기 어렵다. 따라서 ASD인들이 좀 더 잘 기능을 발휘하고 삶의 질을 극대화할 수 있는 환경의 조성이 필요한 경우가 많다.

5) 치료프로그램을 선택하는 원칙

모든 문제 영역과 모든 연령에서 동일하게 효과적인 치료방법은 아직 보고된 바 없다. 조기에 개입할수록 이차적인 문제를 막고 좋은 예후를 보이는 경향이 있다고 알려져 있다. 치료를 선택할 때는 반드시 치료의 근거 수준을 고려해야 하며, 근거 수준이 희박하거나 안전성에 대한 검증이 되지 않은 치료를 선택하지 않을 수 있도록 보호자를 교육해야 한다. 치료마다 그 목적과 단기, 장기의 목표가 분명해야 하며, 이에 대해 보호자가 이해할 수 있도록 정보를 제공해야 한다. 치료의 주당 횟수와 시간이 얼마나 되는가에 따라 그 효과가 결정되는 것이 아니다. 기능을 발달시키고 문제를 감소시키기 위한 개입은 단지 치료 시간에만 국한되지 않고 생활하고 교육을 받는 모든 환경 안에서 기회가 있을 때마다 이루어져야 한다.

6) 다분야 전문가, 다팀 간의 협력

ASD는 발달 전반에 걸친 도움을 필요로 하는 장애이다. 많은 ASD인이 다양한 종류의 심리사회적 치료, 특수교육 그리고 약물치료를 필요로 한다. 따라서 지역사회에서 의학적인 개입과 정신사회적 치료, 재활, 복지, 교육을 연결할 수 있는 상호 협력, 의뢰 시스템이 작동하는 것이 이상적이다. 그 가운데 다양한 개입을 통합하고 방향성을 제시할 수 있는, 중심축 역할을 할 수 있는 전문가가 있으면 개입은 더 효율적으로 이루어질 수 있다.

7) 평생에 걸친 생애주기별 개입과 계획

ASD는 평생 지속하는 장애이다. 따라서 연령이나 개별적인 발달에 따른 요구 수준의 차이는 있지만 생애주기에 따라 장기간에 걸친 치료와 교육, 독립된 삶을 위한 계획을 세우는 것이 필요하다.

ASD의 치료에서 최종적인 목표는 사회에 통합되는 것이어야 한다. 여기에는 각각의 ASD인들에게 맞는 삶의 형태를 지원하는 것, 학교 시스템을 최적화하고 일자리를 마련하는 것까지 매우 광범위한 주제들이 포함될 수 있다. 아동기, 청소년기에도 학교와 지역사회에서 ASD를 가진 사람들이 참여할 수 있는 지지적인 활동과 환경이 제공되어야 한다.

2. 특정 치료 기법들

1) 포괄적 치료 모델

(1) 행동치료 기반의 치료

응용행동분석applied behavior analysis, 이하 ABA은 행동치료를 기반으로 한 치료 기법으로, 강화-모델링-촉진을 통해 목표로 하는 행동을 증가시키는 것이 치료의 주된 메커니즘이다. ABA 및 이를 기반으로 하는 조기집중행동치료

early intensive behavior intervention, 이하 EIBI가 근거를 축적해 왔고, 특히 언어와 적응 기능에 의미 있는 효과를 보이는 것으로 보고되었으며, 강도와 치료 기간과 증상 호전의 정도 사이에는 상관관계가 있는 것으로 보고되었으나, 최근 들어 이들의 우수성이 그동안 알려진 것보다는 다소 제한적이라는 연구들도 보고되면서 좀 더 발달적이면서 자연스러운 상황에서 학습이 일어나도록 하는 치료 기법들이 강조되는 추세이다(Reichow et al., 2018).

(2) 자연스러운 환경 기반의 발달 증진 행동 치료naturalistic developmental behavioral intervention

이 모델은 주로 학령전기 아동에서 인지기능 및 ASD의 핵심 증상의 호전을 보고하고 있다. 이런 모델에 속하는 대표적인 프로그램으로는 초기 치료 덴버 모델Early Start Denver model이 있다. 그 밖에 중심축 반응 훈련pivotal response treatment: PRT, reciprocal imitation training: RIT 그리고 social communications/emotional regulation/transactional support: SCERTS가 이 모델에 포함되나, 근거 수준에 대해서는 좀 더 대규모의 연구가 필요하다.

(3) 발달 기반의 사회적 의사소통 치료

이 모델은 부모와 아동 간의 동시성synchrony을 강조하며, 관심사의 공유, 아동이 개시하는 상호작용에 대한 부모의 반응, 자발적인 놀이 기술을 배울 수 있는 자연스러운 기회를 제공하고 그 안에서 발달적인 변화가 일어나게 하는 것을 목표로 한다. 가장 많은 연구가 이루어진 것은 Joint Attention Symbolic Play Engagement and Regulation programmeJASPER이며, developmental individual-difference relationship-based modelDIR 또는 플로어타임Floortime도 여기 속한다. 주로 아주 어린 아동들에게 적용할 수 있는 모델들이다.

(4) 애착증진치료

ASD를 가진 아동을 위한 애착증진치료attachment promotion therapy는 자폐장애의 가장 근본적인 문제인 사회성 결여의 개선을 위해 홍강의(1993)가 개발한 우리나라 특유의 치료 모델이다. 이 치료는 아동의 사회성 발달의 정상적 과정을 기초로 하였으며, 아동과 어머니가 함께 참여함으로써 가정에서도 전략이 일반화되도록 하였다. 이 치료가 기반으로 하는 애착과 관련하여 고려한 요소는 ⓐ 애착은 어머니와 아동이 함께하는 상호작용을 통해 발달한다, ⓑ 신체 접촉과 감각운동 놀이가 애착 발달에 효과적이다, ⓒ 애착발달을 위해서는 양육자의 적극적인 개입이 중요하다, ⓓ 양육자가 아동의 특성을 고려해 상호작용하도록 교육한다, ⓔ 아동이 민감하게 반응할 수 있도록 구체적인 교육이 필요하다, ⓕ 애착발달을 위해서는 모성 스트레스를 다루는 지지적 접근이 필요하다는 것이다(홍강의 등, 2006). 애착증진치료 프로그램은 사회적 행동발달 및 자폐적 특성에 의미 있는 효과가 있는 것으로 드러났으며, 양육 행위 및 부모의 만족도에 대해서도 긍정적인 효과를 나타내었다(임숙빈 등, 2006).

2) 특정 기능에 집중한 프로그램

(1) 사회기술 훈련

ASD에서 사회성 기술의 습득에 초점을 맞춘 치료 개입은 반드시 필요한 요소이다. 사회기술훈련이 ASD를 가진 아동·청소년에게 효과적이라는 보고는 일관된 편이다. 집단 사회기술훈련은 대체로 6세 이후를 대상으로 하는 경우가 많다. 최근에는 성인을 대상으로 하는 치료의 효과도 보고되고 있다(Reichow et al., 2012). 전형적인 사회기술훈련 프로그램은 정해진 교육과정이 있고, 구조화되어 있으며, 매뉴얼이나 프로토콜을 사용하며, 정서의 인식과 구별, 사회적 상황에 사용하는 구체적 기술, 대인관계의 문제해결, 사회적 의사소통, 사회적 유능성social competence 등의 내용을 담고 있다. 대체로 한 회기는 특정 기술에 대한 강의식 수업, 기술의 모델링, 역할극, 배운 기술의 연습, 토의, 개별화된 피드백으로 구성된다. 어떤 내용을 어떻게 훈련할 것인가의 측면에서는 개별 아동의 발달적 요구나 증상 특성에 따라 개별화할 필요가 있고, 가능하면 치료 효과에 대한 근거가 높은 프로그램을 선택하여 사용하기를 권한다. 국내에서도 다양한 사회기술훈련 프로그램이 개발되어 사용되고 있으며, 최근에는 유희정 등이 UCLA에서 개발된 청소년 및 성인을 위한 ASD 사회기술훈련을 위한 대인관계기술 강화 및 교육 프로그램Program for Enrichment and Education for Relational Skills: PEERS의 대조군 통제연구를 통해 그 효과를 검증하였다(Yoo et al., 2014; Oh et al., 2021).

(2) 의사소통 기능

ASD의 치료에서 언어치료 등 의사소통 기능을 향상하기 위한 개입은 반드시 필요하다. 언어가 없거나 언어치료에 잘 반응하지 않는 아동을 위해서는 수화sign language, 의사소통판communication board, 시각적 도구 활용, 그림 교환 등 보완적인 의사소통을 훈련할 필요가 있다. 보완적 의사소통 방법 가운데 가장 근거가 잘 확립되어 있는 것은 그림교환 의사소통체계Picture Exchange Communication System: PECS이다(Sulzer-Azaroff et al., 2009). 이것은 사회적인 상황에서 기능적이고 자발적으로 의사소통하는 것을 목표로 그림을 통해 의사를 전달하도록 가르치는 것이다. 언어가 유창한 ASD 환자에게는 직접적인 교육을 통해 화용적인 언어 기술을 가르치는 데 주력해야 한다. 그 밖에 보완대체 의사소통 도구augmentative and alternative communication devices가 사용되고 있지만 효과와 효용성에 대해서는 더 많은 연구가 필요한 상황이다.

(3) 불안과 정서 조절을 위한 인지행동치료

불안과 분노조절문제는 특히 고기능 ASD에 흔한 증상으로, 인지행동치료가 ASD 아동 · 청소년의 불안 및 분노조절에 효과적이라고 보고되었다.

3) 교육적 개입

ASD 아동은 조기에 매우 구조화된 환경에서 계획적이고, 집중적이며, 지속적이며, 개별화된 특수교육의 개입이 필요하다. 특수교육의 목표에는 의사소통 기술, 자조 기술, 사회성 기술, 학습 능력, 운동 및 행동 조절 기술이 모두 포함되어야 한다. 한편, 일반 아동과의 통합교육도 강조되어 왔고(홍강의, 1987) 이후 병원 부속 주간치료실 프로그램의 효과에 대한 보고도 있어 왔다.

4) 약물치료

ASD에서 약물치료는 사회적 상호작용의 결핍이나 의사소통문제, 제한된 관심사 등 핵심 증상의 호전보다는 불안이나 우울, 강박증, 과잉행동, 주의력결핍, 수면문제, 틱, 긴장증catatonia 등의 동반 증상이나 공격성, 자해, 심한 상동 행동 등의 과민성irritability과 관련된 문제를 치료 목표로 한다.

ASD에서 약물치료를 결정하기 위해서는 첫째, 약물치료의 표적이 되는 목표 증상 또는 공존증상을 명확히 인지하고 평가해야 한다. 그리고 증상의 현재 상태, 심각도, 약물치료를 통한 개선 목표와 한계 등을 보호자 그리고 해당되는 경우 당사자에게도 충분히 설명해야 한다. 둘째, 약물치료를 결정하기 전에 기저의 신체적인 상태를 면밀히 살펴야 한다. 특히 ASD에서 많은 수가 유전자 증후군이나 염색체 이상에 의한 다른 신체장애, 또는 뇌전증을 동반하고 있기 때문에 신체질환의 평가는 안전성 면에서 중요하다. 셋째, 심한 행동장애와 적응 능력의 개선을 위해서는 약물치료 단독보다는 부모교육과 결합했을 때 더 효과적임을 인지해야 한다. 특히 부모가 갖고 있는 약에 대한 걱정과 불안을 잘 다루어야 약의 순응도를 높이고 최적의 약물치료를 할 수 있다. 넷째, 환자의 의사소통 능력이 충분하지 않을 때, 특히 의미 있는 언어가 없는 경우에는 보호자의 관찰 및 보고에 의해 효과와 부작용을 판단해야 한다. 특히 이런 경우 보호자에 대한 교육이 더 중요하며, 환자의 일상 적응 능력이나 치료에의 참여 정도를 판단하기 위해 교육이나 비약물학적 치료를 담당하는 전문가와의 의사소통도 도움이 된다. 다섯째, 부작용이 비전형적인 경우가 많으므로 실제 진료과정에서 면밀히 모니터링하고 이에 맞게 조절해야 한다.

(1) 주의력결핍 과잉행동장애

ASD에 동반되는 주의력결핍 과잉행동장애 증상의 치료에 대해서는 자폐스펙트럼장애가 없는 경우와 동일한 치료 가이드라인을 따를 것을 권유하고 있다. 정신자극제가 효과적이므로 이를 일차 치료제로 선택할 것을 권유한다.

만약 정신자극제에 효과가 없을 경우 이차로 선택할 수 있는 약물은 atomoxetine이 있다. 이에 반응하지 않는다면 alpha agonist인 clonidine 또는 guanfacine을 선택할 수 있으며, 2차 선택 약물에 반응하지 않으면서 특히 과잉행동, 자극과민성, 공격성, 초조가 동반되어 있을 때 세 번째로 비정형 항정신병약물을 사용할 수 있다.

(2) 불안과 강박 증상

선택적 세로토닌 재흡수 억제제Selective Serotonin Reuptake Inhibitor, 이하 SSRI 계열의 항우울제들은 대체로 아동에서는 증상을 크게 호전시키지 못한 반면, 성인에서는 강박사고와 행동 등의 증상에 효과를 보고하였다(Hollander et al., 2012).

(3) 우울과 기분 증상

SSRI를 비롯하여 다른 항우울제들이 ASD에 동반된 우울 증상 치료에 흔히 처방되고 있고, 어느 정도의 효과가 있다고 생각되고 있으나, 체계적인 연구는 많지 않은 편이다. ASD에 동반된 양극성장애 증상에 대한 기분조절제 효과에 대한 연구도 상당히 제한적이다. 부작용에 있어서는 ASD를 가진 환자에서 에너지의 상승, 충동성, 집중력 저하, 과잉행동, 상동행동, 불면 등 경조증으로의 전환 및 부작용에 더 민감했다는 보고들이 있으므로 주의를 요한다.

(4) 행동문제와 자극과민성

공격성, 분노 및 자극과민성은 ASD에서 약물치료의 대상이 되는 대표적인 증상이며, 약물치료의 효과와 부작용에 대한 연구가 가장 많이 이루어진 편이다. 이런 공존 증상에 대한 약물치료를 고려하기 위해서는 불안이나 기분장애를 동반하는 경우에 더 흔하므로 감별진단 측면에서도 이를 고려해야 하고, 동반되는 증상을 함께 치료하는 것이 중요하다. 또한 분노나 공격성이 의사소통장애나 환경적 · 심리적인 요인에서 기인하는 것인지를 평가하는 것이 중요하다. 이런 행동에 분명한 의사소통적인 측면이나 환경적인 유발 요인이 있다고 판단될 때는 행동요법 등 비약물적 치료를 먼저 시도한다. 개입에도 불구하고 증상이 지속될 경우 약물치료를 시도할 수 있는데, 이런 경우에도 가능한 소량을 필요한 기간 동안 사용할 수 있어야 하고, 약물 효과와 부작용에 대한 정기적인 평가가 이루어져야 한다. 행동문제와 자극과민성에 대해 가장 보편적으로 사용되는 약물은 risperidone과 aripiprazole이다. 두 약물은 미국 식품의약품안전청Food and Drug Administration으로부터 ASD 자극과민성의 치료에 대해 승인되었다.

① Risperidone

학령전기부터 성인에 이르기까지 다양한 연령의 환자들을 대상으로 한 10개 이상의 이중맹검 무작위 대조시험에서 Risperidone은 일관되게 자극과민성에 유의미한 효과가 있으며, 효과 크기도 상당히 큰 것으로 보고되었다(effect sizes 0.7~1.2)(McCracken et al., 2002). 모든 연구에 공통적이지는 않지만 자극과민성 외에도 상동행동, 부적절한 말, 사회적 위축, 감각-운동 행동, 정서적 관계, 감각 반응 및 강박행동에서 중등도의 효과를 보인 연구들도 있다. 가장 흔하게 보고되는 부작용은 체중 증가, 식욕 증가, 피로, 졸음과 진정, 변비, 유뇨증, 입마름 등이다. Risperidone은 6개월 이상 장기간 투여한 경우에도 심각한 부작용을 많이 보이지는 않지만, 식욕 및 체중의 증가, 경도의 졸음, 타액 과다 분비, 도파민의 차단에 따른 고프로락틴혈증이 지속될 수 있다(Aman et al., 2015).

② Aripiprazole

Aripiprazole은 단기간 투여 방식으로 시행된 무작위 대조시험들에서 공통적으로 자극과민성과 과잉행동에 만족스러운 효과를 나타냈고, 상동행동, 부적절한 말 그리고 강박 증상에도 일부 효과를 보인 것으로 나타났으며, 최근의 체계적 메타분석에서까지 그 효과가 일관되게 나타나고 있다(Fallah et al., 2019). 가장 흔하게 나타나는 부작용은 졸음과 진정, 피로, 식욕 증가이며, 구역, 구토 등을 보이는 아동들도 있었다. 혈중 프로락틴의 증가는 잘 나타나지 않으므로 Aripiprazole은 Risperidone의 투여에 의한 고프로락틴혈증이 문제가 된 경우 대안이 될 수 있다. 아직 의미 있는 안전성의 문제는 보고되지 않았다. 조금 더 장기간 투여했을 경우에도 자극과민성에 대한 효과는 유지되는 것으로 보이며, 체중과 대사성증후군 역시 다른 약물에 비하면 적은 편이지만, ASD가 장기간 지속되는 문제이니 만큼 이에 대해 관심을 지속적으로 가져야 한다.

(5) 수면장애

Melatonin은 자폐스펙트럼장애에 동반된 수면장애에 가장 많이 쓰이는 약이다. Melatonin은 소아, 청소년에서도 특별한 부작용 없이 대체로 안전하게 사용할 수 있으며, 총수면 시간을 늘리고, 수면 개시까지의 시간을 감소시키는 반면 수면 중 각성이나 조기 각성을 줄이는 효과는 제한적이다(Cortesi et al., 2012).

(6) 연구 중인 새로운 약물

옥시토신oxytocin과 바소프레신vasopressin이 사회성 부재와 큰 관련성을 지닌 것으로 제시되어 연구 중이다. 자폐증 환자들에서 옥시토신 수용체의 변이 혹은 기능 이상이 보고되었다. 다양한 투여 경로를 활용하여 옥시토신을 사회성 이상 개선제로 사용하고자 하는 기초 및 임상 연구가 진행되어 일부 소규모 임상연구에서는 인간에서의 효능이 확인된 바 있다. 그러나 대규모의 연구에서는 대부분 임상 효능 증명에 실패하여 현재까지 치료제로 허가를 받은 약물은 없다. 바소프레신의 경우 자폐 동물 모델 및 환자 임상 시험에서 바소프레신의 길항제antagonist가 사회성 개선 등에 작용할 수 있음이 시사되었다. 그러나 동물에서와는 달리 사람을 대상으로 한 제3상 임상 시험에서 임상 효능이 나타나지 않았다.

다음으로 자폐증의 증상인 사회적 상호 관계, 상동행동이나 강박 증상, 과잉행동, 인지/집중 등 고차원적인 신경기능과 상관성이 높은 신경전달물질neurotransmitter인 글루타메이트glutamate, 가바GABA, 도파민dopamine, 세로토닌serotonin, 아드레날린 알파2adrenergic alpha 2 등을 목표로 한 자폐증 증상 조절을 위한 치료제 개발 연구가 진행되고 있다. 이들은 대개 자폐증 증상을 모사한 동물 모델에서는 유효한 치료 효과를 나타내고 사람에서도 일부 효과를 보이지만 다른 정신건강의학과 약물에서와 마찬가지로 추체외로 증상, 체중 증가, 식욕, 공격성, 수면 이상 등의 다양한 부작용이 나타날 가능성이 있으며, 아직까지 임상에서 뚜렷한 효과가 증명된 약물은 없는 실정이다.

최근에는 단일 유전자 이상에 의한 증후군성 자폐증syndromic autism에서 나타나는 유전자들의 발현과 기능을 회복할 수 있는 유전자 치료에 관한 연구와 자폐증의 마이크로비움 관련성 및 자폐 환자의 위장관 운동 이상에 근거한 분변 이식이나 유산균 등 미생물 제제 등의 연구도 많은 관심을 받고 있으나 아직 초기 연구 단계에 있는 실정이다.

(7) 보완대체 요법

ASD가 어린 시절부터 만성적으로 지속되는 난치성 발달장애인 만큼 많은 종류의 검증되지 않은 치료가 보완대체의학이라는 이름으로 행해지고 있다. 이 가운데는 RCT를 통해 효과가 없음이 이미 검증된 치료도 있고(예: 세크레틴 주사 요법), 아직 연구 시작 단계에 있는 요법도 있다. 또한 아동 · 청소년에게 별다른 심각한 부작용이나 해가 없는 것도 있고(예: 비타민 요법), 사망 예가 발표될 만큼 심각한 부작용이 우려되는 것도 있다(예: 킬레이팅 제재). 이들 중 어떤 것도 아직 체계적인 연구를 통해 그 효과가 검증된 것은 없다. 다만 임상가로서 현재 가족이 받고 있는 보완대체 요법에 대해 터놓고 이야기하고 의논할 수 있도록 열린 태도를 취해야 하며, 각 요법의 한계와 위험에 대해 가족에게 제대로 알려 줄 수 있어야 한다.

결론 및 요약

ASD는 주고받는 사회적 상호작용의 질적인 장애, 비언어적 의사소통, 상동적 행동 및 관심 범위의 제한을 주 증상으로 하는 신경발달장애이다. 유전과 환경의 상호작용이 뇌 발달과정에 영향을 주어 생긴다고 생각되고 있으며, 사회적 상호작용을 조절하는 뇌 신경망에 대한 연구도 활발하게 수행되고 있는 중이다. 핵심 증상에 대한 근본적 치료방법은 없지만, 발달을 돕고 공존증상을 호전시키는 다양한 사회심리적 치료 및 약물치료 그리고 교육, 환경적인 지원을 통해 ASD를 가진 사람들의 삶의 질을 향상시키고 사회에 통합될 수 있도록 도울 수 있다. 동물연구와 임상연구를 통한 치료 목표 발굴은 향후 임상 증상 완화를 위한 새로운 약물 개발로 이어질 것으로 기대되고 있다.

참고문헌

박규리, 유희정, 조인희, 조숙환, 이미선, 곽영숙, 신의진, 반건호, 김붕년(2014). 자폐증 진단 면담지(개정판). 서울: 인싸이트.

유희정, 봉귀영, 곽영숙, 이미선, 조숙환, 김붕년, 박규리, 반건호, 신의진, 조인희, 김소윤 (2017). 자폐증 진단 관찰 스케줄-2. 서울: 학지사.

임숙빈, 주세진, 홍강의(2006). 자폐장애 아동을 위한 애착증진치료 프로그램의 효과. 소아청소년정신의학, 17(2), 91-97.

홍강의(1993). 자폐장애: 본질과 개념 변천에 관한 고찰. 소아청소년정신의학, 4(1), 3-26.

홍강의(2014). 자폐스펙트럼장애. 소아정신의학(pp. 145-146). 서울: 학지사.

홍강의, 주세진, 임숙빈(2006). 자폐장애 아동을 위한 애착증진치료 프로그램의 개발. 소아청소년정신의학, 17(2), 79-90.

Abrahams, B. S., & Geschwind, D. H. (2008). Advances in autism genetics: On the threshold of a new neurobiology. *Nature Reviews Genetics, 9*(5), 341-355.

Aman, M., Rettiganti, M., Nagaraja, H. N., Hollway, J. A., McCracken, J., McDougle, C. J., Tierney, E., Scahill, L., Arnold, L. E., Hellings, J., Posey, D. J., Swiezy, N. B., Ghuman, J., Grados, M., Shah, B., & Vitiello, B. (2015). Tolerability, safety, and benefits of risperidone in children and adolescents with autism: 21-month follow-up after 8-week placebo-controlled trial. *Journal of child and adolescent psychopharmacology, 25*(6), 482-493.

American Psychiatric Association(APA). (1994). *Diagnostic and statistical manual of mental disorders* (4th ed.). Washington, DC: American Psychiatric Association.

American Psychiatric Association(APA). (2022). *Diagnostic and statistical manual of mental disorders* (5th ed. Text Revision). (DSM-5-TR). Washington, DC: American Psychiatric Association Publishing.

Barbaro, J., & Dissanayake, C. (2012). Developmental profiles of infants and toddlers with autism spectrum disorders identified prospectively in a community-based setting. *Journal of Autism and Developmental Disorders, 42*(9), 1939-1948.

Bolte, S., & Poustka, F. (2002). The relation between general cognitive level and adaptive behavior domains in individuals with autism with and without co-morbid mental retardation. *Child Psychiatry & Human Development, 33*(2), 165-172.

Bolton, P. F., Carcani-Rathwell, I., Hutton, J., Goode, S., Howlin, P., & Rutter, M. (2011). Epilepsy in autism: Features and correlates. *British Journal of Psychiatry, 198*(4), 289-294.

Cassidy, S., & Rodgers, J. (2017). Understanding and prevention of suicide in autism. *The Lancet: Psychiatry, 4*(6), e11.

Chen, J., Yu, S., Fu, Y., & Li, X. (2014). Synaptic proteins and receptors defects in autism spectrum disorders. *Front Cell Neurosci, 11*(8), 276.

Chen, P., & Hong, W. (2018). Neural Circuit Mechanisms of Social Behavior. Neuron. Apr 4;98(1):16-30.

Cheon, K. A., Kim, Y. S., Oh, S. H., Park, S. Y., Yoon, H. W., Herrington J., ... Schultz, R. T. (2011). Involvement of the anterior thalamic radiation in boys with high functioning autism spectrum disorders: A diffusion tensor imaging study. *Brain Research, 1417*, 77-86.

Cohen, D., Pichard, N., Tordjman, S., Baumann, C., Burglen, L., Excoffier, E., & Heron, D. (2005). Specific genetic disorders and autism: Clinical contribution towards their identification. *Journal of Autism and Developmental Disorders, 35*(1), 103-116.

Cortesi, F., Giannotti, F., Sebastiani, T., Panunzi, S., & Valente, D. (2012). Controlled-release melatonin, singly and combined with cognitive behavioural therapy, for persistent insomnia in children with autism spectrum disorders: A randomized placebo-controlled trial. *Journal of Sleep Research, 21*(6), 700-709.

Croen, L. A., Zerbo, O., Qian, Y., Massolo, M. L., Rich, S., Sidney, S., & Kripke, C. (2015). The health status of adults on the autism spectrum. *Autism: The International Journal of Research and Practice, 19*(7), 814-823.

Ecker, C., Rocha-Rego, V., Johnston, P., Mourao-Miranda, J., Marquand, A., Daly, E. M., & Consortium, Mrc Aims. (2010). Investigating the predictive value of whole-brain structural MR scans in autism: A pattern classification approach. *Neuroimage, 49*(1), 44-56.

Elias, R., & Lord, C. (2022). Diagnostic stability in individuals with autism spectrum disorder: Insights from a longitudinal follow-up study. *Journal of Child Psychology and Psychiatry, and Allied Disciplines, 63*(9), 973-983.

Fallah, M. S., Shaikh, M. R., Neupane, B., Rusiecki, D., Bennett, T. A., & Beyene, J. (2019). Atypical antipsychotics for irritability in pediatric autism: A systematic review and network meta-analysis. *Journal of Child and Adolescent Psychopharmacology, 29*(3), 168-180.

Fuentes, J., Hervás, A., Howlin, P., & (ESCAP ASD Working Party) (2021). ESCAP practice guidance for autism: A summary of evidence-based recommendations for diagnosis and treatment. *European Child & Adolescent Psychiatry, 30*(6), 961-984.

Gunaydin, L. A., Grosenick, L., Finkelstein, J. C., Kauvar, I. V., Fenno, L. E., Adhikari, A., Lammel, S., Mirzabekov, J. J., Airan, R. D., Zalocusky, K. A., Tye, K. M., Anikeeva, P., Malenka, R. C., & Deisseroth, K. (2014). Natural neural projection dynamics underlying social behavior. *Cell. 19;157*(7), 1535-1551.

Hollander, E., Soorya, L., Chaplin, W., Anagnostou, E., Taylor, B. P., Ferretti, C. J., Wasserman, S., Swanson, E., & Settipani, C. (2012). A double-blind placebo-controlled trial of fluoxetine for repetitive behaviors and global severity in adult autism spectrum disorders. *The American Journal of Psychiatry, 169*(3), 292-299.

Hudson, C. C., Hall, L., & Harkness, K. L. (2019). Prevalence of depressive disorders in individuals with autism spectrum disorder: A meta-analysis. *Journal of Abnormal Child Psychology, 47*(1), 165-175.

Kim, Y. S., Leventhal, B. L., Koh, Y. J., Fombonne, E., Laska, E., Lim, E. C., & Grinker, R. R. (2011). Prevalence of autism spectrum disorders in a total population sample. *American Journal of Psychiatry, 168*(9), 904-912.

Kotagal, S., & Broomall, E. (2012). Sleep in children with autism spectrum disorder. *Pediatric Neurology, 47*(4), 242-251.

Lord, C., McCauley, J. B., Pepa, L. A., Huerta, M., & Pickles, A. (2020). Work, living, and the pursuit of happiness: Vocational and psychosocial outcomes for young adults with autism. *Autism: The International Journal of Research and Practice, 24*(7), 1691-1703.

Lord, C., Rutter, M., DiLavore, P. C., Risi, S., Gotham, K., & Bishop, S. L. (2012). *Autism diagnostic observation schedule* (ADOS-2) (2nd ed.). Los Angeles, CA: Western Psychological Services.

Maenner, M. J., Shaw, K. A., Bakian, A. V., Bilder, D. A., Durkin, M. S., Esler, A., Furnier, S. M., Hallas, L., Hall-Lande, J., Hudson, A., Hughes, M. M., Patrick, M., Pierce, K., Poynter, J. N., Salinas, A., Shenouda, J., Vehorn, A., Warren, Z., Constantino, J. N., DiRienzo, M., … Cogswell, M. E. (2021). Prevalence and characteristics of autism spectrum disorder among children aged 8 years: Autism and developmental disabilities monitoring network, 11 Sites, United States, 2018. Morbidity and mortality weekly report. *Surveillance Summaries (Washington, D.C. : 2002), 70*(11), 1-16.

Mahajan, R., Bernal, M. P., Panzer, R., Whitaker, A., Roberts, W., Handen, B., & Autism Speaks Autism Treatment Network Psychopharmacology, Committee. (2012). Clinical practice pathways for evaluation and medication choice for attentiondeficit/hyperactivity disorder symptoms in autism spectrum disorders. *Pediatrics, 130*(Suppl 2), S125-138.

Mandy, W., Chilvers, R., Chowdhury, U., Salter, G., Seigal, A., & Skuse, D. (2012). Sex differences in autism spectrum disorder: Evidence from a large sample of children and adolescents. *Journal of Autism and Developmental Disorders, 42*(7), 1304-1313.

McCracken, J. T., McGough, J., Shah, B., Cronin, P., Hong, D., Aman, M. G., & Research Units on Pediatric Psychopharmacology Autism, Network. (2002). Risperidone in children with autism and serious behavioral problems. *New England Journal of Medicine, 347*(5), 314-321.

McLellan, J., Kim, D. H. J., Bruce, M., Ramirez-Celis, A., Van de Water, J. (2022). Maternal immune dysregulation and autism-understanding the role of cytokines, chemokines and autoantibodies. *Front Psychiatry, 2*(13), 834-910.

National Institute for Health and Care Excellence (NICE). (2011). Clinical Guidelines 2011/2012.

Oh, M., Laugeson, E., Kim, J. H., Lee, K., Kim, J., Lee, S., Lim, B., Cha, S., Bong, G., Yoon, N. H., Bahn, G. H., & Yoo, H. J. (2021). A randomized controlled trial of the korean version of the program for the education and enrichment of relational skills for young adults (PEERS®-YA-K) with autism spectrum disorder: A pilot study. *Frontiers in psychiatry, 12,* 730448.

Oliveira, B., Mitjans, M., Nitsche, M. A., Kuo, M. F., & Ehrenreich, H. (2018). Excitation-inhibition dysbalance as predictor of autistic phenotypes. *J Psychiatr Res,* 104:96-99.

Park, S., Cho, S., Cho, I. H., Kim, B., Kim, J., Shin, M., Chung, U., Park, T., Son, J., & Yoo, H. J. (2012). Sleep problems and their correlates and comorbid psychopathology of children with autism spectrum disorders. *Research in Autism Spectrum Disorders, 6*, 1068-1072.

Pelphrey, K. A., & Carter, E. J. (2008). Brain mechanisms for social perception: Lessons from autism and typical development. *Annals of the New York Academy of Sciences, 1145,* 283-299.

Puricelli, C., Rolla, R., Gigliotti, L., Boggio, E., Beltrami, E., Dianzani, U., & Keller, R. (2022). The gut-brain-immune axis in autism spectrum disorders: A state-of-art report. *Front Psychiatry, 3*(12), 755171.

Reichow, B., Hume, K., Barton, E. E., & Boyd, B. A. (2018). Early Intensive Behavioral Intervention (EIBI) for young children with Autism Spectrum Disorders (ASD). *The Cochrane database of systematic reviews, 5*(5), CD009260.

Reichow, B., Steiner, A. M., & Volkmar, F. (2012). Social skills groups for people aged 6 to 21 with Autism Spectrum Disorders (ASD). *Cochrane Database of Systematic Reviews, 7,* 1-38. CD008511.

Robertson, M. M. (2012). The illes de la Tourette syndrome: The current status. *Archives of Disease in Childhood Education and Practice Edition, 97*(5), 166-175.

Rosenhall, U., Nordin, V., Sandstrom, M., Ahlsen, G., & Gillberg, C. (1999). Autism and hearing loss. *Journal of Autism and Developmental Disorders, 29*(5), 349-357.

Rutter, M. (1968). Concepts of autism: A review of research. *Journal of Child Psychology and Psychiatry, 9*, 1-25.

Rutter, M., Le Couteur, A., & Lord, C. (2003). *Autism diagnostic interview-revised*. Los Angeles, CA: Western Psychological Services.

Simonoff, E., Kent, R., Stringer, D., Lord, C., Briskman, J., Lukito, S., Pickles, A., Charman, T., & Baird, G. (2020). Trajectories in symptoms of autism and cognitive ability in autism from childhood to adult life: Findings from a longitudinal epidemiological cohort. *Journal of the American Academy of Child and Adolescent Psychiatry, 59*(12), 1342-1352.

Steinhausen, H. C., Mohr Jensen, C., & Lauritsen, M. B. (2016). A systematic review and meta-analysis of the long-term overall outcome of autism spectrum disorders in adolescence and adulthood. *Acta Psychiatrica Scandinavica, 133*(6), 445-452.

Steyaert, J. G., & De la Marche, W. (2008). What's new in autism? *European Journal of Pediatrics, 167*(10), 1091-1101.

Sulzer-Azaroff, B., Hoffman, A. O., Horton, C. B., Bondy, A., & Frost, L. (2009). The Picture Exchange Communication System (PECS): What do the data say? *Focus on Autism and Other Developmental Disabilities, 24*(2), 89-103.

Yoo, H. J., Bahn, G., Cho, I. H., Kim, E. K., Kim, J. H., Min, J. W., & Laugeson, E. A. (2014). A randomized controlled trial of the Korean version of the PEERS parent-assisted social skills training program for teens with ASD. *Autism Research, 7*(1), 145-161.

Young, L. J., & Barrett, C. E. (2015). Neuroscience: Can oxytocin treat autism?. *Science, 347*(6224), 825-826.

제9장

소아정신의학

의사소통장애

Communication Disorder

이주연 · 송승하

인간이 다른 동물과 구별되는 특징 가운데 하나가 언어를 사용한다는 점이다. 인간 사회에 언어가 중요한 까닭은 언어는 다른 사람과 소통하기 위한 가장 중요한 수단이 되기 때문이다. 적절한 의사소통이 이루어지기 위해서는 언어적 규칙뿐만 아니라, 상호 의사소통 맥락을 이해할 수 있는 문화적 규칙을 습득해야 한다. 그러나 언어는 사회문화적인 관점으로만 온전히 이해할 수 없으며, 신경과학을 비롯한 생물학과 인문학의 조화로운 관점을 통해 그 본질을 제대로 파악할 수 있다. 이와 같이 의사소통이란 인간 고유의 기능을 넘어서는 매우 광범위한 개념이라고 할 수 있다. 이러한 언어발달에 대한 논의는 언어학, 철학, 인류학, 신경심리학 등에서 다각적으로 연구되어 왔다. 특히 언어발달의 현대적 연구는 1960년대에 시작되었는데, 현대언어학의 아버지로 묘사되는 Chomsky는 언어와 정신의 창조성을 강조하며 언어연구가 마음의 연구라고 주장했다. 즉, 인간이 어떻게 언어발달을 성취해 가는가를 이해한다면 인간의 정신이 어떻게 작동하는지를 실질적으로 알 수 있다. 이후 언어의 생성 원리와 원천에 대한 탐구는 21세기의 신경과학의 발달로 더욱 활발하게 전개되었다. Wernicke는 각기 다른 두뇌의 영역들이 언어 처리 기능을 수행하기 위해 협동한다는 원리를 제시하였다. 그러나 기능적 자기공명영상이나 기능적 방출단층 촬영법을 통해서 얻은 언어 처리 과정 중 두뇌활동은 단순한 두뇌 영역의 기능보다 훨씬 더 복잡한 다층적 상호작용을 보여 주고 있었다(Kandel, 2013). 이와 같이 다양한 언어 분야의 발달과 함께 언어발달을 심리–사회–생물학적 입장에서 포괄적으로 이해하려는 노력이 지속되고 있다. 실질적으로 언어발달은 많은 하위 구성요소를 포함하는데, 언어의 소리 및 소리 양상, 단어, 문법, 의사소통을 위해 언어를 사용하는 방법 등을 알아 가는 것이다. 이와 같이 언어를 습득하고 의사소통을 하는 과정은 놀라울 정도로 복잡하고 강력한 체계를 확립해 나가는 과정이다.

말–언어–의사소통의 정의와 개념

인간 정신의 독특하고 특징적인 능력인 언어는 또한 가장 취약한 능력 중 하나이다. 특히 초기 발달과정에서 인지 기능의 결함은 언어 습득에 영향을 미칠 수 있다. 이런 이유로 언어발달의 장애는 인지기능 결함을 포함해 다양한 상태를 동반하기도 하지만 독립적으로 나타나기도 한다. 언어는 의사소통의 한 행태이며, 의사소통communication은 음성 언어뿐만 아니라 몸짓이나 얼굴 표정을 포함하는 모든 송수신하는 형태의 메시지를 의미한다. 의사소통 영역에서 언어language는 하나의 특정한 유형을 나타내는데, 이것은 문장의 형성이 다른 사람들에게 의미를 표현할 수 있도록 허용하는 규칙적인 방법으로 기호의 조합을 통해 일련의 전달된 메시지를 생성하는 것을 포함한다. 언어는 의사소통과 같이 다양한 형태로 전달될 수 있으며, 서면의 형태나 수화 언어의 형태도 있을 수 있다. 말speech은 언어의 특정한 양식이며, 구술 동작에 의해 생성된 소리를 사용하여 표현한다(그림 9-1). 언어 역량은 음운론, 구문 및 문법, 의미론 및 화용론의 네 영역에 걸쳐 있다. 음운론은 특정 언어의 단어를 구성하는 소리를 내는 능력과 다양한 음소를 구별하는 능력을 말한다. 단어를 모방하기 위해서는 아이가 단어의 소리를 낼 수 있어야 한다. 문법은 단어의 구성과 해당 언어에서 말이 되는 순서대로 단어를 배치하는 규칙을 결정한다. 의미론이란 개념의 구성과 단어 자체의 습득을 말한다. 언어장애가 있는 아이들은 새로운 단어 습득, 알려진 단어의 저장 및 구성, 단어 검색을 포함한 의미론에서 광범위한 어려움을 보인다.

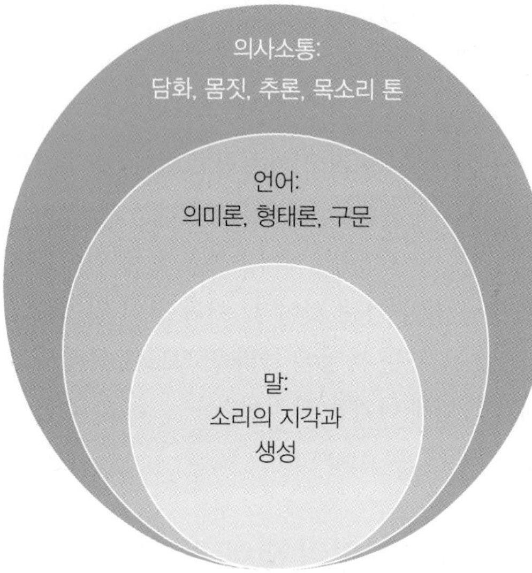

그림 9-1 말, 언어, 의사소통과 구성요소의 관계(Lewis, 2018)

언어의 발달

언어는 발달 시기에 따라 그리고 언어 하위 영역에 따라 나누어 살펴볼 수 있다. 생애 초기부터 언어는 단계적으로 성장한다. 그리고 이와 같은 성취는 조음·음운, 의미, 구문, 문법 그리고 화용에 이르는 언어 하위 영역에 따라 살펴볼 수 있다.

영아는 생애 초기부터 친숙한 목소리와 낯선 목소리를 구별할 수 있고, 모든 언어에 있는 말소리를 변별적으로 지각한다. 생후 3개월경이면 엄마의 목소리가 들리는 쪽으로 고개를 돌려 반응하면서 쿠잉cooing의 형태로 옹알거리는 소리를 표현한다. 이때는 혀의 두께도 두껍고, 그 위치 또한 인두쪽으로 물러나 있는 상태이다. 그렇기 때문에 모국어에 상관없이 /ㄱ, ㄲ/와 같은 연구개음이 보편적으로 산출된다. 생후 6개월경에는 움직임이 다양해지고 앉기 시작하면서 혀의 두께도 점차 얇아지고, 위치도 입 앞쪽으로 내려온다. 그러면서 입술이 붙었다 떨어지면서 나는 /ㅁ, ㅂ, ㅃ/ 등 양순음이나 혀 끝이 입천장에 붙었다 떨어지면서 나는 /ㄴ, ㄷ, ㄸ, ㅌ/과 같은 치조음을 산출하기 시작한다. 이러한 말소리를 음절성 옹알이babbling라고 하는데, 쿠잉이 받아 적기 어려운 형태라면 음절성 옹알이는 /난나나/ /음빠빠빠/ /아따따따따/와 같이 음절의 경계가 분명하면서 받아 적을 수 있는 형태를 지닌다. 음절성 옹알이가 산출되기 시작하면 음운 지각의 협소화phonemic perceptual narrowing가 이루어진다. 음운 지각의 협소화는 신생아기에 다양한 소리를 인식하던 것이 모국어에 대한 접촉이 늘어나면서 모국어 중심으로 말소리를 인식하는 현상을 뜻한다. 이러한 인식은 생후 6개월에서 시작되어 보통 10~12개월 사이에 활발하게 나타난다(Seery et al., 2013).

모국어 중심으로 말소리에 대한 변별이 이루어지면서 영아는 6개월경이 되면 일상적으로 반복되는 낱말을 이해하기 시작한다. 고개를 끄덕이거나 손을 흔들면서 '안녕'이라고 말하거나, 손가락으로 특정 사물을 가리키며 이름을 말하는 것을 듣고, 몸짓과 낱말을 연결시키기도 한다. 영아기에 이해 가능한 낱말은 대부분 동사에 비해 명사가 많다. 이 시기의 영아는 새로운 낱말을 습득할 때, 어떤 낱말을 듣고 그 낱말이 가리키는 것을 빠르게 연결하는 빠른 연결fast-mapping이 이루어진다. 이런 빠른 연결 전략을 사용하는 시기에는 명사의 습득이 더 많이 이루어지는데, 이는 명사가 가리키는 대상이 구체적이고 분명하기 때문이다(Owens, 2013).

이해하는 낱말이 쌓이면서 아동은 제스처나 발성을 사용해서 의사를 표현한다. 돌 전후의 영아는 제스처나 발성을 사용해서 분당 1회의 의사표현을 보인다(Wetherby & Prizant, 2002). 이윤경과 이효주(2016)는 12~18개월의 영유아는 분당 1.38회의 의사소통 행동을 표현하고, 19~24개월의 영유아는 분당 2.22회, 25~30개월의 영유아는 분당 2.77회를 표현한다고 하였다. 몸짓은 비상징적인 몸짓(예: 주기, 가리키기, 보여 주기, 손 뻗기)과 상징적인 몸짓(예: 손 흔들기, 고개 끄덕이기, 판토마임처럼 묘사하는 행동)으로 나뉘는데, 영아들은 의사소통의 목적으로 이러한 몸짓을 활발히 사용한다. 일부는 모음 발성을 동반하거나 음절성 옹알이 형태의 발성을 동반하여 표현하기도 한다. 예를 들어, 식탁 위의 음식을 가리키며 /어/라고 표현하면서 엄마와 음식을 번갈아 봄으로써 음식을 보라고 주의를 끌거나 음식이 뭔지 묻는 공동주의를 표현한다.

음절성 옹알이가 활발해지면서 자음 목록과 음절의 복잡성 또한 증가한다. 몸짓을 동반하지 않은 음절성 옹알이가 증가하고, 일부는 낱말과 유사한 초어$_{\text{protoword}}$ 형태를 띠며, 낱말 표현이 의사소통의 주된 수단이 된다. 대략 13개월이 지나면서 표현 어휘에 있어 개인차가 급격하게 나타나는데, Fenson 등(1994)은 16개월의 유아 중 표현 어휘 능력에서 90%ile 이상을 보이는 경우는 평균 180개의 어휘 표현이 가능하다고 하였다. 반면에 10%ile 미만의 경우에는 10개 미만일 정도로 개인차가 크다. 표현 낱말이 50개 정도 누적된 후에 어휘 폭발기$_{\text{vocabulary burst}}$가 나타난다고 알려져 있는데, 이러한 어휘 폭발은 15~16개월에 관찰되기 시작한다.

두 돌 정도에 이르면 아이들은 낱말을 붙여 조합 표현을 보인다. 이때 아이들은 서술어 어미도 단조롭고, 조사는 거의 사용하지 않는 전보식 문장을 특징으로 보인다. 김영태(1997)에 의하면, 두 돌경의 아이들은 평균 두 낱말을 붙여 표현하고, 세 돌이 지나면서 세 낱말 조합이 가능해진다고 한다. 또한 발화에 조사나 어미와 같은 문법 형태소의 수를 분석했을 때, 세 돌에서 네 돌이 지나면서 이 수치가 급격히 증가한다. 세 돌경에 이르면 문법적인 측면에서 진전을 보이지만, 문법의 오류는 여전히 나타나고, 만 5세를 지나면서 문법적으로 완벽한 문장 구사가 가능해진다.

조음에는 말소리를 있는 그대로 산출하는 '정확도'와 소리가 정확하지는 않지만 의미 전달이 가능한 '명료도'라는 두 개념이 있다. 두 돌경에는 표현이 폭발적으로 늘어나지만, 여전히 친숙한 가족만이 아이의 표현을 잘 알아듣는 수준이라면 세 돌 전후로 아동은 대략 50~75%의 구어 명료도를 보인다. 네 돌 전후에는 80% 정도의 구어 명료도를 보이며, 낯선 사람에게도 의미 전달이 가능해진다. 아동은 만 4세에 이르러 평균 90%의 자음 정확도를 보인다(김영태, 2014).

아동은 언어 표현이 시작되기 전부터 주 양육자와 의사교환이 가능하다. 표현 언어가 발달하면서 대화가 발달하는데, 대화 기술에는 대화 개시를 비롯하여 말 차례 지키기, 주제 유지 그리고 의사소통 실패 복구 등이 포함된다. 만 3세에는 대화의 주제를 50% 정도 유지할 수 있게 되고, 관련된 주제를 계속 유지하는 것은 만 4세경에 가능해진다. 존대의 표현은 4~5세에 나타나기 시작해서 9세경에 완성되며, 6~7세가 되면 의사소통 규칙을 반영하고 설명할 수 있는 능력이 나타나기 시작한다(Collins et al., 2014).

학령기에 가까워지면서 아동은 언어를 언어로 설명하는 초언어$_{\text{metalanguage}}$ 능력이 발달한다. 이 시기에는 낱말의 뜻을 비롯해 말소리 규칙이나 대화 규칙 등을 말로 표현할 수 있는 능력이 싹튼다. 학령기에서는 이러한 초언어 능력이 확장되고, 문자 해독이 가능해지면서 구어에서 문어를 통한 언어 확장이 이루어진다. 학령기에는 낱말의 위계적 관계를 배우고, 어휘의 다중적 의미나 모호성에 대한 이해도 발달한다. 또한 유의어와 반의어, 상위어와 하위어와 같은 어휘 관계가 심화되면서 추상적이고 비유적인 표현을 발전시켜 나간다. 이때는 이미 습득한 문법요소가 정교화되면서 표현의 길이가 길어진다. 대화에 있어서도 자기중심적인 사고에서 벗어나고, 타인의 관점에 대한 이해가 발달하면서 타인을 배려한 대화가 가능해지며, 숨겨진 의미를 파악하는 능력 또한 발달한다.

의사소통장애

1. 정의

미국 말-언어청각협회(American Speech Language Hearing Association, 1993)에서는 언어장애를 "구어, 문어, 그리고 기타 상징 체계를 이해하거나 사용하는 데 결함을 보이는 것"으로 정의하고 있다. 그리고 이러한 결함은 언어의 형식(조음 음운, 형태), 언어의 내용(의미) 및 언어의 사용(화용)의 세 가지 영역에서 한 가지 이상의 형태로 결함을 보일 수 있다고 정의함으로써 언어장애의 영역을 의사소통장애 영역으로 확장시키고 있다. 의사소통장애는 반드시 인지 수준이나 정신연령과 관련하여 정의되는 것은 아니라는 점에 유의해야 한다. 예를 들어, 현재 언어 기능 수준에 상응하는 정신연령을 가진 지적장애아라도 언어장애를 가지고 있다고 진단될 수 있다. 우리나라의 「장애인복지법」의 언어장애 분류는 장애인에 대한 법적 보호 혹은 지원을 위한 분류로서 동반장애 혹은 중복장애를 가지지 않는 장애 유형만을 '언어장애'로 규정하고 있다. DSM-IV(APA, 1994)에서는 의사소통장애를 언어장애와 말장애로 크게 나누고, 언어장애는 '표현성 언어장애'와 '수용-표현성 혼합형 언어장애'로, 말장애는 '음운장애'와 '말더듬'으로 나누었다. 개정된 DSM-5(APA, 2013)에서는 기존의 표현언어와 수용언어를 기준으로 나누었던 언어장애를 '언어장애'로 통합하였다. 말장애에서 음운장애는 원인보다 증상에 기반을 둔 '말소리장애'로, 말더듬은 '아동기 발생 유창성장애'로 명명되었다. 새로 추가된 사회적(화용적) 의사소통장애는 언어 및 비언어적 의사소통 방식의 사회적 사용에서 지속적인 어려움을 보이는 장애이다.

의사소통장애의 DSM-5 진단기준은 DSM-5-TR(APA, 2022)에서도 동일하게 유지되었다. WHO의 국제질병분류(ICD)에서는 표현성과 수용성 언어장애의 개념이 유지되고 있으며, 최근 개정된 ICD-11에서는 발달성 말소리 또는 언어장애 범주 안에서 언어발달장애는 수용-표현성 언어 결함이나 표현성 언어 결함 동반 유무를 진단하도록 되어 있다(표 9-1).

2. 역학

의사소통장애의 유병률은 연구방법(하위 분류, 절단점 기준, 표본 추출된 소아 나이, 성별 및 기타 특성)에 있어 그 차이가 많아 정확하지 않다. 언어발달 지연은 미취학 아동에서 가장 흔한 증상으로 알려져 있다. 미국 질병통제예방센터에서 2012년에 수행한 가계 인터뷰 조사에서 3~17세 아동 12명 중 약 1명이 의사소통장애 진단을 내릴 수 있었다. 최근 미국 국립보건원에서는 언어장애의 유병률을 3~5세 아동에서 11%, 6~8세 아동에서 9%로 추정한다. 남녀 차이는 남성에서 8%, 여성에서 6%로 보고되고 있다. 국내외의 여러 연구보고서에서 전체 인구의 약 5~10%로 보고되고 있으며, 우리나라의 경우에도 전 연령층에 거쳐 다양한 유형의 의사소통장애인들이 발생하고 있다. 각 연령층에서 발생하고 있는 각종 의사소통장애의 유병률은 영유아기에서 0.5%, 학령전기 및 학령기에서 5%, 성인기에서 3% 및 노년기에서 6%가량인 것으로 추정하고 있다.

3. 원인

언어장애는 다른 발달 질환과 동반된다는 점에서 단일 원인으로 설명하기가 어려우며, 다양한 유전적 · 신경학적 · 심리적 요인에 대한 연구결과가 보고되어 있다. 특히 단순언어장애specific language impairment, SLI에 국한되어 설명하자면, 신경생물학적 인자로 유전적 인자가 관련이 있다는 증거가 있으며, SLI를 보이는 가족이 일반 가족에 비하여 높은 유병률을 나타냈다. SLI 쌍생아 연구에서도 일란성이 이란성과 비교하여 높은 일치율을 보였다. 또한 SLI에서 일반적으로 관찰되는 행동 표현형을 담당하는 후보 유전자를 식별한 새로운 증거가 보고되고 있으며, FOXP2와 CNTNAP2와 같은 특정 유전자가 후보 유전자로 확인되었지만 반복적으로 입증되지는 않았다 (Lai et al., 2001; Vernes

표 9-1 DSM-5-TR과 ICD-11 분류

DSM-5-TR	ICD-11
의사소통장애communication disorder	발달성 말 또는 언어장애Developmental speech or language disorders
• 언어장애language disorder • 말소리장애speech sound disorder • 아동기 발병 유창성장애(말더듬)childhood-onset fluency disorder • 사회적(실용적) 의사소통장애Social(pragmatic) communication disorder • 명시되지 않는 의사소통장애Unspecified communication disorder	• 발달성 말소리장애developmental speech sound disorder • 발달성 말소리 유창성장애developmental speech fluency disorder • 발달성 언어장애developmental language disorder -수용 및 표현 언어의 결함 동반 -주된 표현 언어의 결함 동반 -주된 실용 언어의 결함 동반 -기타 특정 언어의 결함 동반 • 달리 명시된 발달성 말소리 또는 언어장애Other specified developmental speech or language disorders • 명시되지 않는 발달성 말소리 또는 언어장애Developmental speech or language disorders, unspecified

et al., 2008). SLI와 관련된 유전자는 자폐스펙트럼장애와 주의력결핍 과잉행동장애를 포함한 다른 정신과 질환과도 관련이 있다는 것은 주목할 만한 점이다. SLI를 가진 아동은 주의력 및 활동 문제에 대한 위험과 연성 신경학적 징후를 보이기도 하는데, 이는 신경학적 원인의 가능성을 뒷받침한다. 영상학적 연구는 특정 언어장애가 있는 아동들과 없는 아동들 사이의 뇌 기능의 일부 차이를 입증했다. 일반적으로 개인은 비대칭적인 뇌를 가지고 있으며, 언어 기능에 중요한 뇌구조인 측두평면planum temorale이 좌뇌에서 더 큰 경향이 있다. 그러나 SLI를 가진 아동들은 일반적으로 더 작고 대칭적인 좌뇌반구를 가진다. 언어장애가 있는 성인을 대상으로 한 연구에 따르면, 언어장애의 과거력이 있는 경우에 브로카 영역에 여분의 열구sulcus가 있을 가능성이 더 높은 것으로 나타났다(Clark, 1998). 기능적 영상연구는 청각 작업 중 회백질 내에서 활성도가 떨어진다는 것을 보여 주었다. 하지만 언어장애가 있는 모든 개인에서 뇌구조의 단일 양상으로 나타나지는 않는다. 대신 이러한 구조적 차이는 언어장애의 위험요소로 작용하는 것으로 보인다. 이 밖에 아동의 언어발달에서 환경적 요인으로 낮은 사회경제적 수준, 가족구성원이 많은 환경, 아동 방임, 형제 중 낮은 출생 순위, 잦은 중이염, 태아알코올증후군, 약물 노출 등이 언급되고 있으며, 이러한 요인이 언어발달의 결정적인 시기에 작용한다는 점이 강조되고 있다.

의사소통장애의 평가

평가는 아동이 가진 지식이나 능력, 성취 정도를 측정하는 것이면서 동시에 지원을 위한 절차의 일부분이다. 의사소통 평가는 진단의 목적으로 아동이 현재 또래와의 차이가 얼마나 나타나는지를 확인하고, 그 특징이 어떠한지를 언어의 하위 영역별로 분석한다.

언어발달에서 언급한 바와 같이, 의사소통 평가는 조음·음운을 비롯하여 의미와 구문, 문법, 그리고 화용 영역에 걸쳐 이루어진다. 조음·음운 능력과 관련하여 조음 능력의 취약함을 파악하기 위한 구강 구조 및 기능 평가를 진행할 수도 있고, 음운 능력의 취약함과 관련 있는 말소리 분석 능력부터 읽기 평가까지도 진행할 수 있다. 또한 발달수준에 따라 이야기 능력을 평가할 수도 있으며, 구어가 아닌 의사소통의 가능성이 있는 경우에는 보완대체의사소통 평가를 실시하기도 한다.

의사소통 평가는 규준 제공과 매뉴얼의 여부에 따라 공식 및 비공식 검사로 구별할 수 있다. 또한 평가 대상이 아동인지, 부모 또는 양육자인지에 따라 직접 및 간접 검사로도 구별할 수 있다. 현재 우리나라 아동 및 청소년을 대상으로 실시할 수 있는 의사소통 평가 도구는 〈표 9-2〉와 같다.

비공식 검사 도구 중 의사소통 행동 샘플과 자발화 샘플 분석은 비구조화된 자연스러운 놀이나 대화 상황에서 이루어지는 검사이다. 의사소통 행동Communicative Behaviors이란 타인을 향해 의사소통 의도를 몸짓이나 발성, 구어와 같은 특정 유형을 사용해서 표현하는 것이다. 의사소통 행동 샘플은 자연스러운 상황에서의 의사소통 행동을 수집한 뒤, CSBS DP(Wetherby & Prizant, 2002)에서 제안한 기준에 따라 분석한다. 이 검사에서는 의사소통 행동의 빈도와 유형, 그리고 그 기능을 분석한다. 이에 비해 자발화 샘플 분석은 자연스러운 의사소통 상황에서 수집한 50발화 이상의 발화를 언어 하위 영역 전반에 걸쳐 분석할 수 있는 비공식 검사이다. 여기서 발화Utterance란 문장의 경계나 쉼, 음성의 하강 등에 의해 구별될 수 있는 언어의 단위이다. 발화에서 나타나는 발음의 특성을 비롯하여 어휘나 의미 관계, 구문이나 문법 요소의 적절성, 그리고 화용적 특징까지도 파악할 수 있다. 또한 수집한 발화를 바탕으로 한 발화당 평균 낱말의 수(평균 낱말의 발화 길이)나 다양한 낱말의 사용 정도(낱말 다양도)를 수량화하여 제시한다(Owens, 2013).

평가는 일반적으로 다음과 같은 절차로 이루어진다.

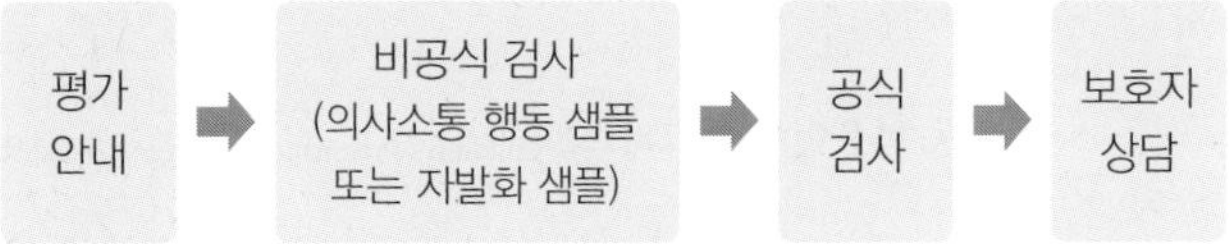

아동과 보호자가 입실하면 전반적인 평가 과정에 대해 안내하고, 구어가 가능한 만 4세 이상의 아동은 보호자와 떨어져서 진행이 가능한지를 확인한다. 연령이 어릴수록, 그리고 낯선 환경에 적응이 원활하지 않을수록 보호자와 무리한 분리를 시도하지 않는다. 검사 환경에 적응을 돕는 차원에서 자연스러운 의사소통 환경에서 진행되는 비공식 검사를 먼저 실시하고, 보호자와 분리가 되지 않는 경우, 보호자와의 놀이를 먼저 진행한 뒤에 검사자가 자연스러

표 9-2 **의사소통 평가 도구**

구분	검사 도구	연령	평가 영역	평가 방식
종합	영유아언어발달검사Sequenced Language Scale for Infants: SELSI	4~35개월	언어 전반 (수용 및 표현)	부모 면담을 통한 간접 평가
	한국판 영유아 언어 및 의사소통 발달 검사Korean adaptiation of the LENATM Developmental snapshot: K-SNAP	6~36개월	언어 전반 (종단 관찰)	체크리스트를 통한 간접 평가
	취학전 아동의 수용언어 및 표현언어 발달 척도Preschool Receptive-Expressive Language Scale: PRES	만 2~6세	언어 전반 (수용 및 표현)	직접 평가
	학령기 아동 언어검사Language Scale for School-aged Children: LSSC	만 7~12세 (초등 1~6학년)	언어 전반(수용 및 표현, 하위영역별 언어지수)	직접 평가
	한국판 의사소통 및 상징행동 척도 발달 프로파일Communication and Symbolic Behavior Scale Developmental Profile: CSBS DP	생후~24개월	초기 의사소통 행동	직접 평가, 양육자 보고를 통한 간접 평가
	의사소통 행동 샘플	제한된 구어 영유아	초기 의사소통 행동(빈도, 유형, 기능)	직접 평가
	자발화 샘플	구어 가능 영유아~청소년	언어 전반	직접 평가
조음	조음기관 구조 · 기능 선별검사 아동용Speech Mechanism Screening Test for Children: SMST-C	3~12세	구강 구조 및 기능	직접 평가
	우리말조음음운검사Urimal Test of Articulation and Phonology 2: U-TAP 2	만 2세 6개월~만 7세	조음, 음운	직접 평가
	아동용 발음평가Assessment of Phonology & Articulation for Children: APAC	만 2~6세	조음, 음운	직접 평가
	조음기관 구조 · 기능 선별검사–아동용Speech Mechanism Screening Test for Children: SMST-C	만 3~12세	조음, 구강 구조, 기능	직접 평가
의미	수용 · 표현 어휘력 검사Receptive and Expressive Vocabulary Test: REVT	2세 6개월~만 16세 이상 성인	의미	직접 평가
의미, 문법	맥아더–베이츠 의사소통발달 평가–영아용Korean MacArthur-Bates Communicative Developmental Inventories: K M-B CDI	8~17개월	의미, 화용	체크리스트를 통한 간접 평가
	맥아더–베이츠 의사소통발달 평가–유아용K M-B CDI	18~36개월	의미, 구문, 문법	
화용 담화	아동 화용언어 체크리스트Children's Pragmatic Language Checklist: CPLC	만 5~16세	화용	체크리스트를 통한 간접 평가
	한국아동 메타화용언어 검사Korean meta-Pragmatic Language Assessment for Children: KOPLAC	만 5~만 12세	화용	직접 평가
	한국어 이야기 평가Korean Narrative Assessment: KONA	만 4세~초등 6	이야기 담화	직접 평가
유창성	파라다이스–유창성 검사–IIParadise-Fluency Assessment-II: P-FA-II	전 연령	유창성	직접 평가
읽기	한국어 읽기검사Korean Language-based Reading Assessment: KOLRA	초등 1~6학년	음운 및 읽기	직접 평가
	아동 간편 읽기 및 쓰기 발달검사Quick assessment of childhood Reading & Writing: QRW	만 5세~초등 4학년	음운 및 읽기	직접 평가
보완대체 의사소통	한국보완대체의사소통 평가Korean AAC Assessment: KAA	전 연령	의사소통	직접 평가, 양육자 보고를 통한 간접 평가

운 의사소통 상황에서의 의사소통 행동 및 발화를 수집한다. 그리고 공식 검사로 전환하는데, 아동이 직접 검사에 응할 수 있는 경우는 직접 검사로 전환하고, 그렇지 않은 경우는 보호자 면담을 통해 진행되는 간접 검사를 실시한다. 모든 검사가 다 끝난 뒤에는 평가에 대한 전반적인 인상을 설명한다.

의사소통장애의 유형 및 특성

DSM-5에서 언어장애는 표현문제와 혼합 수용-표현 문제를 모두 포함한다. DSM-5에서 말장애는 말소리장애(이전에는 음운장애로 알려짐)와 아동기 발병 유창성장애(말더듬)를 포함한다. 최근에는 언어장애language impairment 용어에 대신 생물의학적 상태와 관련된 발달성 언어장애developmental language disorder라는 용어를 권장한다. 언어장애 집단 중에서도 일차적으로 언어에만 어려움을 보이는 경우 언어장애language disorder: LD, 발달성 언어장애developmental language disorder: DLD, 혹은 단순언어장애Specific Language Impairment: SLI를 포함한다. 그러나 언어장애의 경우 단순히 말-언어에만 문제가 있기보다는 다른 장애를 동반하는 경우가 흔한데, 이런 동반 장애로 인해 초래되는 부가적인 문제들도 고려되어야 한다. 언어에 영향을 미칠 수 있는 동반 장애는 다양하며, 여기서는 DSM-5의 분류에 따라 단순언어장애를 비롯해 각기 다른 장애를 동반한 언어장애의 특징을 기술한다.

1. 언어장애language disorder

1) 말 늦은 아동late talker

최근 언어발달에 대한 부모의 인식이 높아지면서 경미한 언어발달 지연도 조기에 의뢰되는 경우가 많다. 일반 아동은 대개 2세가 되면 약 50개의 낱말을 산출할 수 있다. 그러나 표현언어 능력을 기준으로 볼 때 전체 아동 중 약 20%정도는 이러한 기준에 도달하지 못한다. 이러한 아동을 '말 늦은 아동late talker'이라고 한다(Rescorla, 1989). 이들 중 약 35~50%는 36개월까지 일반 아동의 언어 능력을 따라잡는데, 이런 아동을 '늦되는 아동late bloomer'이라고 부른다. 반면에 일부 아동들은 지속적으로 언어장애, 정서 및 행동 장애 그리고 학습장애를 가질 위험이 높은 것으로 알려져 있다.

2) 단순언어장애specific language impairment

언어장애의 임상적 표현은 말하기, 쓰기, 그리고 기타 의사소통 방식 전반에 걸쳐 언어 획득 및 사용에 영향을 미치는 이해 또는 생산의 지속적 결함이 포함된다. 어휘 및 단어 사용, 문법의 규칙에 따라 문장을 구성하는 능력, 대화를 진행하거나 일련의 사건이나 주제를 설명하는 능력과 같은 요소가 발달연령에 기대되는 것보다 양적 및 질적으로 낮다. 이러한 결손은 의사소통 기술을 필요로 하는 중요한 기능에 심각한 손상을 초래한다. DSM-5에서는 언어장애를 "이해와 산출에서의 결함으로 인하여 다양한 양식(예: 구어, 문어, 수화)에 걸친 언어의 습득과 사용에 있어서의 지속적인 어려움"과 "현저하고 정량적으로" 평균보다 낮은 언어 능력을 보이는 장애라고 정의하고 있다(표 9-3). 언어장애는 취학 전에 가장 흔히 진단되며, 발달 후반기에는 잘 인지되지 못하거나 다른 질환으로 오진되기도 한다(Leonard, 2014). 언어장애 유병률은 진단준거를 어떻게 정하느냐에 따라 다르지만, 초등학생의 7.4%(남아 8%, 여아 6%)에서 발생하는 것으로 추정된다. Leonard(1998)가 제시한 진단기준은 표준화된 언어검사에서 -1.25SD 이하이고, 비언어성 지능이 정상 범주이고, 청력검사에서 이상이 없어야 하고, 최근 중이염에 걸린 적이 없어야 하며, 신경학적인 이상이 없고, 구강 구조 및 구강 운동 기능에 이상이 없어야 하며, 사회적 상호작용에 어려움이 없어야 한다. DLD/LD/SLI가 있는 아동들은 일반적인 언어발달을 가진 아동보다 ADHD 및 외현화 또는 내현화 장애의 증상 수준이 높을 가능성이 2배 정도 된다. 또한 정서 및 행동적 어려움이 있는 환아의 47%가 표준화된 언어평가에서 언어 점수가 평균보다 2SD 이상 낮은 것으로 나타났으며, 이들 중 다수는 이전에 확인되지 않은 언어장애를 가지고 있었다. 종단연구에 따르면, 초기 수용언어 기술의 결손은 표현 언어의 결손보다 차후의 행동문제를 더 강력하게 예측한다. 진단을 받은 아동의 25~50%는 학령기 이후에 읽기장애나 학습장애를 보이기 때문에, 그들의 조기 평가 및 중재는 매우 중요하다.

표 9-3 언어장애의 DSM-5-TR 진단기준(APA, 2022)

A. 언어에 대한 이해 또는 생성의 결함으로 인해 언어 양식(즉, 말, 글, 수화 또는 기타)의 습득과 사용에 지속적인 어려움이 있으며, 다음 항목들을 포함한다.
   1. 어휘(단어에 대한 지식과 사용) 감소
   2. 문장 구조(문법이나 형태론적 법칙을 기초로 단어와 어미를 배치하여 문장을 만드는 능력)의 제한
   3. 담화(어떤 주제나 일련의 사건을 설명하거나 기술하고 또는 대화를 나누기 위해 어휘를 사용하고 문장을 연결하는 능력)의 손상

B. 언어 능력이 연령에 기대되는 수준보다 상당히, 그리고 정량적으로 낮으며, 이로 인해 개별적으로나 어떤 조합에서나 효율적인 의사소통, 사회적 참여, 학업적 성취 또는 직업적 수행의 기능적 제한을 야기한다.

C. 증상의 발병은 초기 발달 시기에 시작된다.

D. 이러한 어려움은 청력이나 다른 감각 손상, 운동 기능이상 또는 다른 의학적·신경학적 상태에 기인한 것이 아니며, 지적발달장애(지적장애)나 전반적 발달지연으로 더 잘 설명되지 않는다.

3) 지적장애를 동반한 언어장애

의사소통 및 언어는 지적장애 아동이 겪는 어려움 중 가장 주요한 영역으로, 이들의 언어발달은 생활연령이 같은 아동에 비해 뒤떨어질 뿐 아니라 정신연령이 같은 정상 발달 아동에 비해서도 뒤떨어지는 경우가 많다. 지적장애를 가진 많은 아동의 절반 이상은 그들의 정신연령에서 기대되는 수준보다 낮은 의사소통 능력을 보인다. 일반적으로 IQ가 매우 낮은 경우를 제외하고, 10세 이전의 지적장애 아동의 언어발달은 말 속도나 발화 길이 또는 발화량에서만 차이가 있을 뿐 일반 아동의 언어발달과 매우 유사한 형태로 발달한다. 10세 이후부터는 발달 형태에서 차이를 나타내고, 일반 아동과 질적으로 다른 언어 형태를 나타내는 것으로 알려져 있다(Owens, 2014). 지적장애를 동반한 경우에는 다양한 수준의 수용 및 표현 언어 능력을 보인다. 표현 어휘는 일반 아동에 비해 제한되어 있고, 지적 능력이 매우 낮은 경우에는 복잡한 구문 대신에 자신의 의사를 표현할 수 있는 동작, 얼굴 표현, 수화, 사진 및 다른 추가적인 방법으로 보완대체 의사소통 수단을 사용하기도 한다. 음운 오류 또한 지적장애를 가진 아동들에게서 흔히 발생한다. 이러한 언어 형태 결함으로 적응 행동문제와 사회적 기술에 있어 사회적 암시와 규칙에 관심을 두지 못하고 사회적 판단과 의사결정에서 미성숙한 모습을 보인다.

4) 자폐스펙트럼장애를 동반한 언어장애

자폐증이 있는 아동은 어떤 형태의 의사소통장애도 갖고 있다고 할 정도로 의사소통 결함과 가장 일관적으로 연관된 정신질환이기도 하다. 언어의 심각한 지연, 비언어적 의사소통 능력, 대화를 지속할 수 없는 능력, 독특한 언어의 틀에 박힌 반복적 사용, 그리고 사회적 의사소통을 위한 언어 사용의 비정상적인 능력이 자폐스펙트럼장애Autism Spectrum Disorder: ASD의 진단기준에 포함된다. 언어 지연이나 지적장애 동반 여부에 따라 아동이 보이는 언어 기능은 상이하게 나타난다. ASD를 보이는 아동은 발달 초기부터 의도적인 의사소통에서 차이를 보이며, 특히 화용언어의 문제가 두드러진다. 후에 ASD로 진단받았던 아동과 일반 아동의 1세경에 보였던 큰 차이점은 합동 주시 행동 결함과 얼굴, 말소리와 같은 사회적 자극에 대한 비정상적인 반응이다(Chawarska & Volkmar, 2005). 이러한 아동은 다른 사람의 행동을 요청하고 규제하기 위해 몸짓을 표현하지만 보여 주고 가리키기 위한 표현은 덜 사용한다. 그들은 일반 아동처럼 관심을 공유하기 위해 의사소통하지 않고 오직 욕구와 필요를 표현하기 위해 의사소통한다. ASD 아동은 연구에 따르면, 약 30%의 음성 발달이 나타나지 않는 것으로 보고되었다(Paul et al., 2006). 구어를 습득하지 못한 ASD 아동의 경우, 청각장애 아동과 달리 보완대체 의사소통이 자발적으로 대체되지 못하고 부적응적인 표현이 나타날 수 있다. 예를 들어, 요구되는 활동에 대한 거부감을 표현하기 위해 머리를 찧는 행동이 나타날 수 있다. ASD 아동은 의미 있는 말을 사용하는 경우에도 조음상의 실수를 빈번하게 보이고, 말의 강세, 높낮이, 리듬 형태 등으로 구성된 운율 면에서도 문제를 보인다. 의도나 의미 없이 남의 말을 따라 하는 반향어는 자폐성 언어의 고전적인 특징으로 간주되고 있으나, 최근에는 ASD 아동이 의사소통의 목적으로 반향어를 사용하는 것으로 보고 있다(Prizant & Rydell, 1984). 반향어는 언어 수준이 낮은 경우에 빈번히 나타나며, 언어가 습득될수록 그 정도가 감소한다.

5) 주의력결핍 과잉행동장애를 동반한 언어장애

주의력결핍 과잉행동장애Attention-Deficit Hyperactivity Disorder: ADHD는 발달적으로 부적절한 주의산만, 충동성, 과잉행동

을 특징으로 하며, 아동의 의사소통 기술에 중요한 영향을 미친다. ADHD와 의사소통장애의 공존성에 대한 연구에 따르면, 의사소통장애 아동이 ADHD로 진단받을 확률이나 ADHD 아동이 의사소통장애를 나타낼 확률이 60%가 넘는다고 보고될 만큼 언어장애에 가장 흔한 공존질환이 ADHD이다(Biederman et al., 1991). 하지만 많은 ADHD 아동이 그들의 언어 결함이나 공존하는 의사소통장애를 진단받지 못한다. '지나치게 말이 많다' '질문이 끝나기도 전에 대답이 불쑥 튀어나오곤 한다' '차례를 기다리기 어렵다' '대화나 게임에 끼어들 듯이 참견하거나 다른 사람을 방해한다' 등과 같은 주의력결핍의 진단기준에서 알 수 있듯이, 주의력문제가 있는 아동은 특유의 화용 오류를 보일 수 있다. 이러한 오류를 Kim과 Kaiser(2000)는 ADHD 아동이 화용론적 '지식'이 부족하다기보다는 화용론적 '수행'이 부적절해서 나타나는 의사소통의 어려움이라고 지적하기도 했다. 즉, ADHD 행동문제는 수용언어를 이해하는 능력과 적절한 표현언어로 반응하는 것, 그리고 사회적 맥락에 맞춰 언어를 사용하는 데 부정적인 영향을 미친다.

6) 학습장애를 동반한 언어장애

학령전기의 학습장애 아동은 말과 언어 지연을 포함하여 지시 따르기의 어려움, 어휘 부족, 단어 운율 및 수와 글자를 배우는 것에 어려움 등으로 나타난다. 학령기 초기에 학습장애 위험 징후는 소리와 문자를 연결하는 것이 지연되고, 개념 혼동, 읽기와 글자 오류, 글자와 수 뒤바꾸기 등이 포함된다. 학령기 후기에는 글자 뒤바꾸기가 지속되고, 접두사나 접미사에 오류를 보이는 형태론의 어려움을 보인다. 특히 단순언어장애 아동들이 학령기가 되면서 학습 상황에서의 결함이 강조되어 언어학습장애language learning disability로 불리기도 한다. 이러한 언어학습장애 아동들은 담화 유형의 처리와 산출에 문제를 보이며, 이야기 구성 능력도 정교하지 못하기 때문에 학업에 어려움을 겪는다. 또한 언어학습장애 아동들은 말을 많이 하지 않으며, 짧고 단순한 구조로 말하는 경향이 있다.

7) 기타 정서·행동 문제와 언어장애

언어장애 아동들은 일반적인 언어발달을 가진 아동보다 ADHD 외에도 외현화 또는 내현화 장애의 증상 수준이 높을 가능성이 2배 더 많았다. 이러한 정서 및 행동적 어려움이 있는 환아의 47%가 표준화된 언어평가에서 언어 점수가 평균보다 2SD 이상 낮았으며, 이들 중 다수는 이전에 확인되지 않은 언어장애를 가지고 있었다(Hollo et al., 2014). 종단연구에 따르면, 초기 수용언어 기술의 결손은 표현언어의 결손보다 차후의 행동문제를 더 강력하게 예측한다고 보고되었다(Chow, 2018). 학교생활 관찰에서는 낮은 언어 능력을 가진 아동들이 학습에 가장 덜 참여하고, 가장 공격적인 행동을 보일 가능성이 높음을 발견하였다.

8) 사회적(실용적) 의사소통장애

사회적(실용적) 의사소통장애social(pragmatic) comm-unication disorder: SCD는 DSM-5에서 새롭게 나타난 진단이며, 유병률은 잘 연구되지 않았다. 진단을 위한 특징으로는 언어 및 비언어적인 의사소통의 사회적 사용에서 지속적인 어려움을 보이는 것이다(표 9-4). 사회적인 목적으로 소통하는 데 어려움을 보이거나, 대화의 맥락 또는 대화자에 맞춰 상황에 맞는 소통을 하는 것이 어렵다. 또한 이야기 및 대화 규칙을 지키지 못하며, 구체적으로 언급되지 않은 관습적이고 모호한 의미를 이해하는 데 어려움을 보이기도 한다(APA, 2013). SCD 진단을 위해서는 대화의 맥락을 고려하여 문화나 언어 환경에 따른 사회적(실용적) 기술의 차이를 평가하여야 한다. 사회적 화용성의 결손을 측정하기 위한 평가 척도에는 The Comprehensive Assessment of Spoken Language-Second Edition, Children's Communication Checklist, Language Use Inventory과 Mindful Conversational Difficulties Scale 등이 있다. SCD는 주로 4~5세의 아동에서 나타나며, 성장하면서 그 특징이 뚜렷해지고, 사회적 의사소통에 대한 기대가 해당 연령에 못 미치게 된다. SCD의 의사소통 특성은 ASD로 진단받은 아동의 특성과 유사하지만, 이들의 경우에는 SCD로 공동 진단할 수 없다. 임상적으로 SCD는 제한적 관심사와 반복 행동(ASD 진단에 필요)이 없는 경우에 ASD로 오진되는 경우가 많다. SCD가 ASD의 상위 형태인지, 아니면 광범위한 자폐증의 표현형인지에 대한 논란은 아직 해결되지 않았다. SCD의 흔한 공존질환으로는 단순언어장애, 주의력결핍 과잉행동장애, 말장애 및 읽기 손상이 있다.

표 9-4 사회적(실용적) 의사소통장애의 DSM-5-TR 진단기준(APA, 2022)

A. 언어적 · 비언어적 의사소통의 사회적인 사용에 있어서 지속적인 어려움이 있고, 다음과 같은 양상이 모두 나타난다.
  1. 사회적 맥락에 적절한 방식으로 인사 나누기 및 정보 공유하기와 같은 사회적 목적의 의사소통을 하는 데 있어서의 결함
  2. 교실과 운동장에서 각기 다른 방식으로 말하기, 아동과 성인에게 각기 다른 방식으로 말하기, 그리고 매우 형식적인 언어의 사용을 피하는 것과 같이 맥락이나 듣는 사람의 요구에 맞추어 의사소통 방법을 바꾸는 능력에 있어서의 손상
  3. 순서에 맞추어 대화하기, 알아듣지 못했을 때 좀 더 쉬운 말로 바꾸어 말하기, 상호작용을 조절하기 위해 언어적 · 비언어적 신호를 사용하기와 같이 대화를 주고받는 규칙을 따르는 데 있어서의 어려움
  4. 명시적으로 기술되지 않은 것을 이해하기(예: 추측하기), 언어의 비문자적 또는 애매모호한 의미(예: 관용구, 유머, 은유, 해석 시 문맥에 따른 다중적 의미)를 이해하는 데 있어서의 어려움

B. 개별적으로나 복합적으로 결함이 효과적인 의사소통, 사회적 참여, 사회적 관계, 학업적 성취 또는 직업적 수행의 기능적 제한을 야기한다.

C. 증상의 발병은 초기 발달 시기에 나타난다(그러나 결함은 사회적 의사소통 요구가 제한된 능력을 넘어설 때까지는 완전히 나타나지 않을 수 있다).

D. 증상은 다른 의학적 또는 신경학적 상태나 부족한 단어 구조 및 문법 영역의 능력에 기인한 것이 아니며, 자폐스펙트럼장애, 지적발달장애(지적장애), 전반적 발달지연 또는 다른 정신질환으로 더 잘 설명되지 않는다.

사례 >>>

표현언어 발달지연 또는 단순언어장애

2세 4개월 된 여아가 언어발달 지연을 주된 이유로 병원에 왔다. 옹알이나 첫 낱말은 또래와 비슷했다고 한다. 하지만 '엄마'나 '아빠'와 같은 첫 낱말 이후로 표현 낱말이 전혀 나타나지 않고 있으며, 주로 /어/나 /아/와 같은 모음 발성과 제스처로 표현한다고 한다. 언어평가 시 수용 및 표현 어휘력 검사(REVT), 취학전 아동의 수용언어 및 표현언어 발달 척도(PRES), 그리고 의사소통 행동 샘플 분석을 실시하였다. REVT에서 표현 어휘력 검사는 실시하지 않았다. 환아는 엄마와 할머니와 함께 자연스럽게 놀이를 시작했고, 다양한 장난감에 관심을 보였으며, 검사자와의 놀이나 공식 검사로 전환하는 데 큰 어려움을 보이지 않았다.

REVT 수용 어휘력 결과, 30~40%ile 수준이었고, PRES 결과 수용언어는 30%ile, 표현언어는 1%ile 미만이었다. 의사소통 행동 샘플 분석에서 분당 평균 3.8회의 의사소통 행동을 보였으며, 개시 및 반응이 적절하게 나타났다. 의사소통 유형은 구어를 제외하고, 몸짓과 발성을 동반한 제스처가 나타났으며, 의사소통 기능 또한 다양하였다. 이해에 큰 어려움을 보이지 않았고, 자연스러운 놀이 상황에서 다양한 발성이 나타났으며, 일부는 언어표현의 가능성이 있는 경우도 관찰되었다(예: '하나 둘 셋'을 /하아 두 데/로, '출발'을 /우바/로).

평가에 대한 인상에서 수용언어의 차이가 크지 않고, 현재 연령을 고려할 때 표현언어의 개인차가 큰 시기라는 것을 설명하였다. 가급적 가정에서는 환아가 모방하기 쉬운 짧은 형태의 말을 들려줄 것을 권고하였고, 3개월 단위로 추적 관찰을 제안하였다.

증례 >>>

고기능 자폐스펙트럼장애를 동반한 언어발달장애

5세 1개월 된 남아가 또래와 어울리는 것이 어렵다는 것을 주된 이유로 병원에 왔다. 환아는 1년 전 자폐스펙트럼장애로 진단을 받고 언어치료를 권유받았으나 상황이 어려워서 치료받지 못했다. 언어평가 시 수용 및 표현 어휘력 검사(REVT), 취학전 아동의 수용언어 및 표현언어 발달 척도(PRES), 아동 화용언어 체크리스트(CPLC), 그리고 자발화 샘플 분석을 실시하였다. REVT 결과, 수용 어휘력은 10%ile인 것에 비해, 표현 어휘력은 30%ile 수준이었고, PRES 결과 수용언어는 7%ile, 표현언어는 32~40%ile 수준이었다. 환아는 일부 서술 어휘를 풀어 설명하였고, '바느질하다'를 '옷을 끈해'로 표현한 것과 같이 신조어식의 표현도 보였다. CPLC 결과, 환아는 전체적으로 31.06%의 정확도를 보여 교환적인 의사소통이 원활하지 않은 수준이었다. 특히 대화의 개시나 주제를 유지하며 주고받는 의사소통이 원활하지 않고, 상대방의 표정 인식이나 적절한 거리 유지가 원활하지 않는 등 담화 관리와 비언어적인 의사소통에서 또래와 차이를 보였다. 자발화 샘플 분석 결과, 평균 낱말 길이는 2.77, 낱말 다양도는 .40이었다. 평균 두세 낱말 조합 표현을 보였고, 복문 표현이나 접속사 사용도 나타났지만 빈번히 관찰되지는 않았다. '세대 창고'나 '제품', '외부 환풍기'와 같은 고급 어휘와 '△△치과'나 'ㅁㅁ가정의학과'

와 같은 고유명사 사용을 보였다. 이에 비해 아는 것을 반복해서 질문하거나, 자기 관심사에 따른 층수 언급이 빈번했으며, 사실적이지 않은 표현 또한 관찰되었다. 환아의 자음 정확도는 100%로, 발음에는 전혀 문제가 없지만, 억양이 단조롭고, 발화 시 '음'이나 '어'와 같은 간투사를 사용하는 경우가 빈번하여 유창성에 대한 지속적인 관찰이 필요한 수준이었다.

환아에게는 개별 치료를 진행하면서 그룹 치료 가능성을 모색할 것을 권고하였다. 개별 치료에서는 관심사 안에서 대화 주제를 유지하고, 관련 있는 정보와 그렇지 않은 정보를 구별하여 적절한 내용 또는 표현을 구사할 수 있도록 지원하고, 사실적이지 않은 표현에 대해서는 사실적이지 못한 정보가 의사소통에 미치는 영향을 인식하도록 도우며, 일부는 아동의 의도를 반영하여 표현을 수정할 수 있도록 지원하였다. 이와 같은 개별 치료의 과정은 기억하기 쉬운 시각화된 자극으로 제공하고, 부모님과 시각 자극을 공유했으며, 가정에서의 반응을 지속적으로 확인하였다.

2. 말장애

1) 말소리장애

말소리장애speech sound disorders는 기존의 음운장애phonological disorder로서 지속적인 말소리 산출문제를 보이며, 소리의 첨가, 누락, 대치, 왜곡, 비정형적인 발음으로 말소리를 정확하게 발음하는 데 어려움을 겪는다. DSM-5에서 말소리장애는 음성학적 장애와 조음장애를 포함하여 언어음의 생성이 아동의 연령과 발달단계에 기대되는 수준에 맞지 않는 경우에 진단한다. 또한 이러한 결함이 신체적, 구조적, 신경학적 또는 청력 손상의 결과로 인한 것이 아닐 때 진단되며(표 9-5), 신경학적 또는 구조적 기원을 가진 경우보다 훨씬 더 자주 발생한다. 이와 같이 원인을 모르는 말소리장애는 인지, 심리, 사회, 의사소통 등의 문제를 동반하고 있는 경우가 더 많다. 말소리장애 유병률은 연령대별로 다른데, 3~4세에 8%, 6세에 4%, 학령기 이후에는 약 2% 내외로 나타난다고 알려져 있으며(Shriberg et al., 1999), 청소년기 중후반까지 0.5%로 떨어지는 것으로 보고되었다. 국내 연구결과도 이와 유사한 수준으로 6세에서 2~3%, 단일 말소리에서 영향을 받는 경도와 의심군까지 포함하면 9%로 나타났다(김수진, 2016). 말소리장애는 여아보다 남아에게 약 2~3배 더 흔하다. 관련 요인으로는 주산기문제, 청각처리문제 및 1차 친족에서 흔하고, 일란성 쌍둥이의 일치율이 높아 유적전 요인이 포함된다. 말소리 오류는 3세 미만의 아동에게 매우 흔하지만, 이러한 오류는 일반적으로 7세까지 자가 수정이 되며, 7세 이후에 지속되는 조음 오류는 말소리장애로 진단될 가능성이 높다. 말소리 오류는 의사소통 시 매우 눈에 띄는 문제로, 다른 사람이 말을 이해하는 과정과 효과적인 의사소통을 방해하며, 학령기 이후 학업, 업무 및 사회적 영역에 걸쳐 기능장애를 초래한다. 우리의 말소리는 초성에서 조음방법 측면에서 보면 파열음과 비음이 먼저 발달하고, 파찰음과 마찰음, 유음 순서로 발달한다고 볼 수 있다. 대부분의 말소리 습득이 완료되는 5~6세에 이르기까지 마찰음 /ㅅ, ㅆ/이나 유음 /ㄹ/의 산출을 비롯하여 일정한 패턴의 오류를 보이는 경우가 조음음운장애에 해당된다(김영태, 1996). 말소리장애의 흔한 공존질환으로는 단순언어장애, 학습장애의 읽기 손상, 발달협응장애이다.

표 9-5 말소리장애의 DSM-5-TR 진단기준(APA, 2022)

A. 말소리 생성에 지속적인 어려움이 있고, 이는 언어 명료도를 방해하거나 전달적인 언어적 의사소통을 막는다.

B. 장해가 효과적인 의사소통을 제한하여, 사회적 참여, 학업적 성취 또는 직업적 수행을 각각 혹은 조합해서 방해한다.

C. 증상의 발병은 초기 발달 시기에 시작된다.

D. 이러한 어려움은 뇌성마비, 구개열, 난청 또는 청력 소실, 외상성 뇌손상이나 다른 의학적 또는 신경학적 상태와 같은 선천적 혹은 후천적 조건으로 인한 것이 아니다.

2) 아동기 발병 유창성장애

아동기 발병 유창성장애fluency disorder(말더듬stuttering)는 아동기에 시작되는 발달성 말더듬developmental stuttering으로, 성인기에 특정 신경학적 손상이나 다양한 의학적 상태와 연관된 성인기 발병 비유창성장애와 구별된다(표 9-6).

아동이 발달하는 동안에 정상적으로 말을 더듬는 시기를 겪지만, 이러한 '정상적인 말더듬'은 더 큰 언어 단위(단어, 구, 문장)에서 발생하는 경향이 있다. 시간이 지나도 말을 더듬는 경향이 유지되는 경우, 음절과 소리의 반복

('아아아아녕하세요' '가가가가방')이 관찰된다. 유창성의 문제는 일반적으로 3세 전후에 시작되며, 2~3.5세 사이와 5~7세 사이에 급격히 증가한다. 말더듬 정도나 표현방식은 사람마다 다르며, 심리적 반응에 따라 다양한 상황(아동이 흥분하거나 피곤할 때, 질문에 답변할 때, 복잡한 생각을 표현할 때, 상대방의 부적절한 피드백에 반응할 때)에서 발생한다. 말더듬은 단어의 첫 소리, 자음, 문장의 첫 단어, 거의 사용하지 않거나 긴 단어일 때 발생하며, 소리의 막힘, 망설임, 긴장된 말 멈춤, 불규칙한 발성을 포함한 여러 유형의 언어장애도 포함될 수 있다. 유병률은 전체 인구의 약 4~5% 정도로 추정되고, 학령기 아동의 1%에 나타나는 것으로 보고되었다(Bloodstein, 2008). 대개 청소년기 이후에 말더듬이 호전되며, 23~80%에서 전문 치료 없이 회복된 것으로 알려져 있다(Andrews, 1983). 유전과 신경생리학 기전이 병인으로 추정되며, 가족 역학, 스트레스, 불안, 기질적 특성, 환경요인 및 의사소통에 대한 압박 등 복합적인 요인이 관여되어 있는 것으로 본다. 말더듬이 심화되면 눈 깜빡임, 얼굴 찌푸림, 머리 뒤틀림, 비정상적인 신체 움직임과 같은 관련 행동이 동반되기도 한다. 말더듬이 있는 학령전기와 학령기 아동은 사회적 불안, 학교 거부와 기타 불안 증상의 발병률이 증가한다.

표 9-6 아동기 발병 유창성장애(말더듬)의 DSM-5-TR 진단기준 (APA, 2022)

A. 말의 정상적인 유창성과 말 속도 양상의 장해로서 이는 연령과 언어 기술에 비해 부적절하며, 오랜 기간 지속된다. 다음 중 한 가지(또는 그 이상)가 자주, 뚜렷하게 나타나는 것이 특징이다.
  1. 음과 음절의 반복
  2. 자음과 모음을 길게 소리 내기
  3. 단어의 깨어짐(예: 한 단어 내에서 끊김이 있음)
  4. 소리를 동반하거나 동반하지 않는 말 막힘(말의 중단 사이가 채워지거나 채워지지 않음)
  5. 돌려 말하기(문제 있는 단어를 피하기 위한 단어 대치)
  6. 과도하게 힘주어 단어 말하기
  7. 단음절 단어의 반복(예: "나-나-나-나는 그를 본다.")

B. 개별적으로나 복합적으로 장해는 말하기에 대한 불안 혹은 효과적인 의사소통, 사회적 참여 또는 학업적이나 직업적 수행의 제한을 야기한다.

C. 증상의 발병은 초기 발달 시기에 시작된다(주의점: 늦은 발병의 경우 F98.5 성인기 발병 유창성장애로 진단한다).

D. 장해는 언어-운동 결함 또는 감각 결함, 신경학적 손상(예: 뇌졸중, 종양, 외상)에 의한 비유창성 또는 다른 의학적 상태로 인한 것이 아니며, 다른 정신질환으로 더 잘 설명되지 않는다.

사례 >>>

9세 남아가 말더듬을 주 호소로 병원에 왔다. 부모님 보고에 의하면 7세경부터 말더듬이 시작되었는데, 당시에는 한두 음절을 반복하거나 말소리를 길게 끌며 말하였다. 1년 전부터는 말더듬의 빈도가 증가하고, 말이 잘 나오게 하려고 눈을 깜빡이거나 어깨를 돌리기도 하였다. 최근에 학교에서 친구들이 자신이 말하면 놀린다며 학교에서 말을 안 해 버리거나 말이 막힐 때 당황하고 두려운 모습을 보였다. 아동에게 생일이 언제인지 묻자 '구구구월 치치치'라며 음절을 반복하고 단어를 끝내지 못했다. 면담 도중에 자주 대화의 시작을 주저하고, '음' '아' 등 불필요한 음절을 끼워 넣었다. 파라다이스-유창성 검사 II(P-FA-II) 결과, 필수 과제(문장 그림, 말하기 그림, 그림책)의 백분위 점수는 81-90%ile로 말더듬 정도가 매우 심한 수준이었다. 선택 과제인 낱말 그림에서는 백분위 점수 51~60%ile로 중간 정도의 말더듬을 보였고, 따라 말하기에서는 21~30%ile로 약한 정도를 보였다. 부수 행동은 2점으로 중간에서 심한 정도를 보였으며, 의사소통 태도 점수는 13점으로, 아동은 자신의 비유창성에 대해 그 심각성을 인식하고 있었다. 아동에게 말하는 속도를 조금 늦춰서 말의 양을 조절할 수 있도록 하였고, 부모의 말 속도를 늦추고, 아동 스스로 말을 끝내도록 기다리며, 말을 더듬지 않는 경우에 칭찬하도록 하였다. 또한 가족 기반의 부모-자녀 상호작용 요법을 통해 스트레스 요인을 파악하고, 강압적으로 말을 시작해야 하는 가정의 환경 조절을 목표로 개입하였다.

3. 달리 명시되지 않는 의사소통장애

Unspecified communication disorder

이 영역은 의사소통장애를 특징으로 하는 증상이 임상적으로 유의미한 불편을 일으키거나 사회적, 직업적 또는 다른 영역에서 기능상의 장애를 일으키지만, 의사소통장애나 신경발달장애 진단 영역의 어떤 장애의 진단기준을 완전히 만족하지 않는 경우이다. 이 진단은 임상가가 의사소통장애나 특정 신경발달장애의 기준을 만족하지 않는 이유를 특정하지 않기로 결정했을 때 사용되며, 더 특정한 진단을 내리는 데 불충분한 정보가 있는 경우도 포함된다.

예를 들어, 음의 높이, 음량, 음색 또는 공명에 이상이 있는 음성장애가 해당된다. 이러한 증상이 장애로 분류되기 위해서는 음성의 이상이 학업 성취도나 사회적 의사소통을 손상시킬 만큼 충분히 심각해야 한다.

의사소통장애의 치료

1. 구조화 및 비구조화, 반구조화된 중재 맥락

아동의 의사소통 중재는 크게 치료사 중심의 구조화된 맥락과 아동 중심의 비구조화된 맥락에서 이루어진다. 치료사 중심의 구조화된 맥락에서는 치료사가 목표에 따른 자극을 제시하고, 아동의 반응을 유도하며, 아동의 반응이 목표에 근접한지에 대한 피드백을 제공한다. 이에 비해 아동 중심의 비구조화된 맥락에서는 아동과의 자연스러운 의사소통 상황에서 목표 언어를 촉진한다. 이 두 가지를 절충하여 반구조화된 맥락에서 중재를 진행하기도 한다(Fey, 1986).

연령이 어릴수록, 그리고 초기 언어발달 수준일수록 비구조화되거나 반구조화된 중재 맥락을 제공하는 것이 필요하다. 이와 같은 맥락은 성공적인 의사소통을 증가시키기 위한 것으로, 일반화에 긍정적이다. 이에 비해 연령이 높을수록, 그리고 언어발달이 복잡한 수준으로 진전될수록 목표 영역에 대한 명확한 제시와 반응에 대한 적절한 피드백을 제공하는 구조화된 맥락이 효과적일 수 있다. 일반적인 의사소통 중재에서 이와 같은 원리에 따라 중재 맥락을 적용하지만 몇 가지 예외적인 경우가 있다. 예를 들어, 대화 수준의 의사소통이 가능한 고기능 자폐스펙트럼장애 아동의 경우, 관심사의 제약으로 인하여 다양한 주제에 대한 수용이 어렵다면 복잡한 언어 수준을 처리할 수 있을지라도 비구조화되거나 반구조화된 맥락에서 중재를 진행할 필요가 있다. 또 다른 예로 인지 능력이 매우 낮아 다양한 자극이 제시되는 비구조화된 상황에서 자극에 대한 변별이 어렵다면 의사소통 목표를 인식할 수 있도록 자극을 통제한 구조화된 맥락에서 중재를 진행하는 것이 효과적이다.

2. 발달적 접근과 기능적 접근

의사소통 중재의 목표는 발달수준에 따라 선정하는 발달적 접근과 실생활에서의 요구도에 따라 선정하는 기능적 접근으로 나뉜다. 현재 아동이 보이는 지연 양상을 파악하고, 발달순서에 맞게 다음에 성취해야 할 목표가 무엇인지 선정하여 또래 아동 수준으로 끌어올리는 접근법을 발달적 접근이라 한다. 이에 비해 아동의 생활에서 우선적으로 필요한 의사소통 기술을 선정해서 실제 생활에서 효과적인 의사소통이 이루어질 수 있도록 돕는 것이 기능적 접근이다(김영태, 2014; Owens, 2013).

의사소통 발달에 있어 지연 양상이 두드러질 때, 발달적 접근을 적용한다. 이에 비해 동일 연령의 또래와 비교했을 때, 지연의 정도가 상당하거나 단순 지연 양상이 아니라 비전형적이고 일탈적인 특징을 보이는 경우 기능적 접근을 적용한다. 예를 들어, 단순언어장애 아동의 경우에 또래에 비해 지연된 언어발달 수준을 보이며, 자신의 의사나 특정 상황에 대한 언어 표현이 원활하지 않다. 이러한 경우 아동의 발달수준을 고려하여 적절한 의미 및 구문, 문법의 목표를 선정하여 중재한다. 단순 조음장애의 경우에 있어서도 동일한 접근을 활용할 수 있다. 이렇게 발달적인 지연 양상을 보이는 것과 달리, 전형적이지 않은 언어 특성을 보이는 자폐스펙트럼장애 아동의 경우를 예로 들어 보자. 아동은 낱말을 상당히 많이 알고 있지만, 주로 명사 위주이면서 기본적인 요구나 거부 의사를 표현할 때는 주로 행동으로 표현한다. 이러한 경우에는 실제 아동의 삶에서 가장 필요한 의사소통 목표가 무엇인지를 파악하여 중재하는 기능적 접근이 필요하다. 이렇게 의미와 화용이 자연스럽게 결합되어 의사소통의 목적으로 활용되지 못하는 것은 전형적인 발달의 모습과는 동떨어진 특성이며, 이런 경우 아무리 어휘 능력이 좋아 문장으로의 확장 가능성이 있다 할지라도 화용 영역에서의 목표가 우선이다.

3. 부모 주도 중재

부모 주도 중재Parent Implemented Intervention: PII는 부모가 아동의 언어발달에 미치는 긍정적인 효과를 토대로 치료사가 부모에게 특정 프로그램이나 중재 전략을 시행하도록 지원한다. PII는 과거 부모교육이라는 이름으로 진행되었고, 그 내용이 크게 바뀌었다고 보기는 어려우나, 부모를 통해 실제 생활에서 중재가 연속적으로 이루어지는 과정에 집중한다는 측면에서 좀 더 실용적이고 적극적인 개념으로 발전하였다. 부모교육이 교육현장에서 주로 이루어진 것에 비해, 최근 진행되는 PII는 가정에 직접 방문하여 진행되거나, 가정에서의 촉진과정을 영상으로 담아 피드백하는 과정을 포함시키고 있다. 과거에는 주로 영유아의 조기 중재의 일환으로 부모교육이 진행되었다면, PII에서는 연령에 상관없이 중재의 지속성과 일반화를 위한 노력으로 진행되고 있다. 영유아의 경우 의사소통 발달의 측면에서 지원한다면, 학령기 이상의 경우 실제 필요한 의사소통 기술이 무엇인지, 혹은 아동이 보이는 문제행동을 대체하는 의사소통 기술이 무엇인지를 확인하고 지원한다(Tan-MacNeill et al., 2021).

4. 보완대체 의사소통

보완대체 의사소통Augmentative and Alternative Communication: AAC은 말-언어 산출이나 이해에 있어 결함을 보이는 경우, 이를 보조하고 다른 방식으로 전환하도록 돕는 것을 말한다. AAC는 의사소통을 개선하기 위한 전략으로, 기기나 도구를 사용하는 보조 공학의 광범위한 영역에 속한다.

초기 AAC는 구어 산출의 어려움이 확연한 신경 손상 환자를 대상으로 시작되었으나, 지적장애나 자폐스펙트럼장애 아동의 의사소통 중재에 활용하여 그 효과가 입증되었다. AAC에 사용되는 상징은 도구 사용 여부에 따라 도구적 상징aided symbols과 비도구적unaided symbols 상징으로 구별한다. 신체를 활용하는 수어나 몸짓의 경우에는 비도구적 상징에 해당하고, 실물이나 그림, 전자 도구를 사용하는 경우가 도구적 상징의 예이다. AAC를 활용하여 의사소통을 하기 위해서는 아동의 언어 능력을 비롯하여 도구를 다루는 능력과 사회적 능력을 고려하고, 연령이나 상호작용 가능성을 반영하여 실제 의사소통 목적을 달성할 수 있는 기능적인 중재를 제공한다(김영태, 2014).

결론 및 요약

언어는 의사소통을 포함하여 학습, 행동, 사회적 상호작용에 영향을 주는 핵심적인 발달 능력으로, 임상에서 중요한 역할을 하며, 개인의 교육, 직업, 삶의 질에 영향을 주는 중요한 요소이다. 특히 언어발달은 아동이 언어를 어떻게 습득하는지를 밝히는 다학제간 학문의 영역으로, 진단과 치료를 담당하는 전문가는 포괄적이고 종합적인 평가를 통해 접근할 수 있는 역량을 갖추는 것이 무엇보다 중요하다. 이러한 역량을 위해서는 각 영역 전문가 사이의 효율적인 정보 교환과 협력도 필요하다. 임상적으로 의사소통장애에서는 언어와 말의 발달문제를 일으키는 여러 질환이 혼재되어 있기에 그 진단감별에서 혼재된 여러 질환을 감별하는 진단과정을 통해 적합한 치료 방안을 모색하는 것이 중요하다. 현재 국내에서는 의사소통장애에 대한 연구가 미미한 편인데, 앞으로 보다 활발하고 체계적인 연구를 통해 의사소통장애의 특성, 원인, 치료 중재 등에 대한 연구를 바탕으로 이론과 실제를 국내 실정에 맞게 접목시킬 필요가 있다.

참고문헌

김수진(2016). 말소리장애 선별검사 개발 및 6세 아동의 출현율 조사. **한국언어청각임상학회**, 21(4), 580-589.

김영태(1997). 한국 2-4세 아동의 발화길이에 관한 기초연구. **한국언어청각임상학회**, 2(1), 5-26.

김영태(2014). **아동언어장애의 진단 및 치료**. 서울: 학지사.

이윤경, 이효주(2016). 12-30개월 영유아의 의도적 의사소통 행동 발달. **한국언어청각임상학회**, 21(4), 553-566.

American Psychiatric Association(APA). (1994). *Diagnostic and statistical manual of mental disorders* (4th ed.). Washington DC: APA

American Psychiatric Association(APA). (2022). *Diagnostic and statistical manual of mental disorders* (5th ed. Text Revision). (DSM-5-TR). Washington, DC: American Psychiatric Association Publishing.

Andrews, G., Craig, A., Feyer, A. M., Hoddinott, S., Howie, P., & Neilson, M. (1983). Stuttering: A review of research findings and theories circa 1982. *Journal of Speech and Hearing Disorders, 48*, 226-246.

Biederman, J., Newcorn, J., & Sprich, S. (1991). Comorbidity of attention deficit hyperactivity disorder with conduct, depressive, anxiety, and other disorders. *American Journal of Psychiatry, 148*, 564-577.

Bloodstein, O., & Ratner, N. B. (2008). *A Handbook on stuttering* (6th ed.). Clifton Park, NY: Thomson Delmar Learning.

Chawarska, K., & Volkmar, F. (2005). Autism in infancy and early childhood. In F. R. Volkmar, R. Paul, A. Klin, & D. Cohen (Eds.), *Handbook of autism and pervasive developmental disorders. 1: Diagnosis, development, neurobiology, and behavior* (3rd ed.). Hoboken, N.J.: John Wiley.

Chow, J. C. (2018). Comorbid language and behavior problems: Development, frameworks, and intervention. *School Psychology Quarterly, 33,* 356-360.

Clark, M. M., & Plante, E. (1998) Morphology of the inferior frontal gyrus in developmentally language-disordered adults. *Brain and Language, 61,* 288-303.

Collins, A., Lockton, E., & Adams, C. (2014). Metapragmatic explicitation ability in children with typical language development: Development and validation of a novel clinical assessment. *Journal of Communication Disorders, 52,* 31-43.

Fenson, L., Dale, P. S., Reznick, J. S., Bates, E., Thal, D. J., & Pethick, S. J. (1994). Variability in early communicative development. *Monographs of the Society for Research in Child Development, 59,* 1-185.

Fey, M. E. (1986). *Language intervention with young children*. San Diego, Calif.: College-Hill Press.

Hollo, A., Wehby, J. H., & Oliver, R. M. (2014). Unidentified language deficits in children with emotional and behavioral disorders: A meta-analysis. *Exceptional Children, 80,* 169-186.

Kandel, E. R., Schwartz, J. H., Jessell, T. M., Siegelbaum, S. A., & Hudspeth, A. J. (2013). *Principles of neural science* (5th ed.). New York: McGraw-Hill Medical.

Kim, N. J., & Koegel, R. L. (2000). Language characteristics of children with ADHD. *Communication Disorders Quarterly, 21,* 154-165.

Lai, C. S., Fisher, S. E., Hurst, J. A., Vargha-Khadem, F., & Monaco, A. P. (2001). A forkhead-domain gene is mutated in a severe speech and language disorder. *Nature, 413,* 519-523.

Leonard, L. B. (2014). *Children with specific language impairment* (2nd ed.). Cambridge, Massachusetts: The MIT press.

Owens, R. E. (2014). *Language disorders: A functional approach to assessment and intervention* (6th ed.). Boston: Pearson.

Paul, R., Chawarska, K., Klin, A., & Volkmar. F, (2006). Dissociations in communication development in children with ASD. In R. Paul (Ed.), *Language disorders from a developmental perspective: Essays in honor of robin chapman* (pp. 163-194). Mahwah, NJ: Lawrence Erlbaum associate.

Pickard, H., Rijsdijk, F., Happe, F., & Mandy, W. (2017). Are social communication difficulties a risk factor for the development of social anxiety? *Journal of the American Academy of Child & Adolescent Psychiatry, 56,* 344-351.

Rescorla, L. (1989). The language development survey: A screening tool for delayed language in toddlers. *Journal of Speech and Hearing Disorders, 54,* 587-599.

Seery, A. M., Vogel-Farley, V., Tager-Flusberg, H., & Nelson, C. A. (2013). Atypical lateralization of ERP response to native and non-native speech in infants at risk for autism spectrum disorder. *Developmental Cognitive Neuroscience, 5,* 10-24.

Shriberg, L. D., Tomblin, J. B., & McSweeny, J. L. (1999). Prevalence of speech delay in 6-year-old children and comorbidity with language impairment. *Journal of Speech, Language, and Hearing Research, 42,* 1461-1481.

Tan-MacNeill, K. M., Smith, I. M., Johnson, S. A., Chorney, J., & Corkum, P. (2021). A systematic review of online parent-implemented interventions for children with neurodevelopmental disorders. *Children's Health Care, 50,* 239-277.

Vernes, S. C., Newbury, D. F., Abrahams, B. S., Winchester, L., Nicod, J., Groszer, M., Alarcon, M., Oliver, P. L., Davies, K. E., Geschwind, D. H., Monaco, A. P., & Fisher, S. E. (2008). A functional genetic link between distinct developmental language disorders. *The New England Journal of Medicine, 359,* 2337-2345.

Wetherby, A. M., & Prizant, B. M. (2002). *Communication and symbolic behavior scales: Developmental profile*. Paul H Brookes Publishing Co.

제10장
소아정신의학

주의력결핍 과잉행동장애
Attention Deficit Hyperactivity Disorder

김봉석

개념, 정의 및 역사

1. 개념 및 정의

주의력결핍 과잉행동장애는 12세 이전에 기능 또는 발달을 저해하는 지속적인 부주의 및 과잉행동–충동성을 보이는 신경발달장애이다(American Psychiatric Association 이하 APA, 2022). 주의력결핍 과잉행동장애는 집중 혹은 충동 조절이 정상적으로 발달하는 아동에 비해 유의하게 떨어져서 아동의 학업 혹은 사회적 기능에서 장해를 초래하는데, 이는 다른 의학적 혹은 정신의학적 상태로 설명되지 않는다. 주의력결핍 과잉행동장애의 정의는 시간이 지나면서 변할 수 있다.

2. 역사

19세기 중반 아동에서의 부주의함과 과잉행동 문제가 Heinrich Hoffman에 의해 인지되었다. 1902년 George Still이 『An abnormal Psychical Condition in Children』을 출간하였다. 현재의 주의력결핍 과잉행동장애 개념은 1885년 Désiré-Magloire Bourneville에 의해 정신 불안정으로 도입되었다. 이후 주의력결핍 과잉행동장애는 두뇌 병변과 관련 있다고 믿어져서 미세뇌손상이라고 불렸다. 1934년에 Kramer-Pollnow는 안절부절못함과 부주의함을 특징으로 하는 Hyperkinetische Erkrankung(과잉행동병)을 기술하였다. 충동적 과활동적 및 파탄적 행동의 첫 각성제 치료가 1930년대에 보고되었다. 1950~1960년대에는 이러한 증상이 미세뇌손상minimal brain damage 혹은 미세뇌기능장애minimal brain dysfunction 등으로 불렸다. 국제질병분류 9판International Classification of Diseases(ICD−9)에는 아동기 과운동증후군hyperkinetic syndrome of childhood으로, 정신장애진단 및 통계편람 2판Diagnostic and Statistical Manual of Mental Disorders(DSM−2)에는 아동기 운동과다반응hyperkinetic reaction of childhood으로 명명되어 과잉행동의 증상이 장애명으로 사용되었다. DSM−III에는 부주의함의 역할을 인식하여 과잉행동이 있는 혹은 없는 주의력결핍장애attention-deficit disorder with or without hyperactivity로 명명되었고, DSM−III−R과 DSM−IV에는 주의력결핍 과잉행동장애attention deficit hyperactivity disorder로 명명되었다.

임상 특징

1. 임상 특징

주의력결핍 과잉행동장애 아동의 특징적인 모습은 흔히 아주 어려서부터 까다롭거나 과도하게 활발했던 경우가 많다. 유치원이나 초등학교에 다니면서 단체생활을 시작한 후 그 증상을 발견하고 주목하게 된다. 부모보다는 교사가 먼저 상담을 권유하는 경우가 많다. 가정에서는 증상이 심하지 않거나 두드러지지 않는 경우가 많지만, 수십

명과 함께 단체생활을 하는 학교에서는 증상이 훨씬 심해지고 눈에 더 잘 띄기 때문이다.

주의력결핍 과잉행동장애 증상은 시간이 지남에 따라 인지적 및 교육적 요구가 더 두드러지는 것으로 나타나기 쉽다. 이러한 발달적 궤적은 주의력결핍 과잉행동장애 증상의 약화를 보이는 일부 아동에서 진단기준 전체를 만족시키지 못할 수 있다.

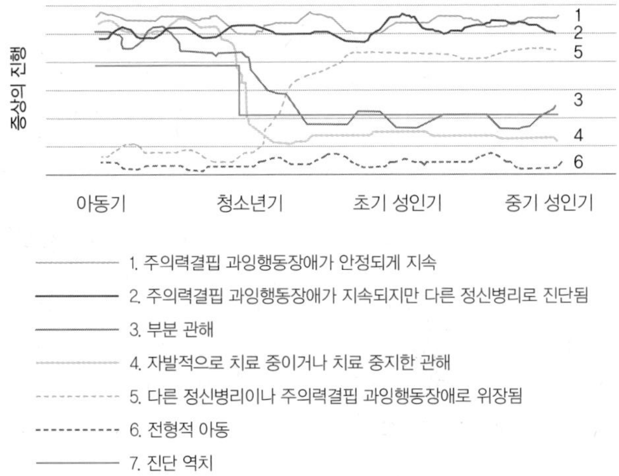

그림 10-1 주의력결핍 과잉행동장애의 발달궤적과 일생을 통한 공존병리(Franke et al., 2018)

약 60% 정도의 주의력결핍 과잉행동장애 아동에서 청소년기를 지나 성인기까지 주요 증상이 지속된다(Biederman, 1998).

아동의 동기, 친화도 및 과제의 매력이 증상 발현에 영향을 미친다. 세심한 부모는 아동에게 구조화된 환경과 자극을 제공하여 증상이 청소년기 늦게 나타날 수도 있다.

1) 과잉행동

과잉행동은 적절하지 않게 과도한 운동활동, 꼼지락거림, 툭툭 치기 혹은 수다스러움으로 발현된다. 항상 가만히 있지 않고 모터가 달린 것처럼 움직이고, 지나치게 기어오르고, 자리를 벗어나 돌아다니고, 팔다리를 흔들고, 과제와 관계없는 것을 가지고 놀고, 다른 아동에게 말을 걸거나 장난치고, 쓸데없는 소리를 낸다.

2) 부주의함

부주의함은 과제 수행 시 마음 방황$_{\text{mind wandering}}$, 지속의 어려움 및 혼란을 포함하여 여러 가지로 발현된다. 귀 기울여 듣지 않고, 끝맺음을 제대로 하지 못하고, 쉽게 산만해지고, 잔소리를 하지 않으면 스스로 하지 않고, 물건을 잘 잃어버리고, 집중하지 않고, 여러 번 지시해야 하고, 일을 끝내지도 않고 딴 일을 벌인다. 주의력결핍 과잉행동장애 아동이 비디오 게임, TV 시청과 같은 특정한 과제 수행 때와 좋아하는 어떤 상황에서는 집중이 유지될 수 있다.

3) 충동성

충동성은 계획 없이 결정하거나 행동하는 것으로 나타난다. 또한 사회적 간섭 혹은 결과를 고려하지 않고 성급하게 중요한 결정을 하는 것으로 나타난다. 지시가 끝날 때까지 기다리지 않고 빨리 반응하는 것으로 나타나고, 대개 부주의한 실수를 초래하는 경우가 많아서 주의력결핍 과잉행동장애 아동은 잘 다치거나, 물건을 잘 망가뜨리거나, 게임에서 차례를 기다릴 때 문제를 일으킨다.

표 10-1 아동기에서 청소년기로의 주의력결핍 과잉행동장애 증상 변화(Taylor & Sonuga-Barke, 2008)

	학령 전기	초등학교 시기	청소년
부주의	• 3분 미만의 짧은 놀이 결과 • 불완전한 상태로 활동을 떠남 • 듣지 않음	• 10분 미만의 짧은 활동 • 활동을 조기에 변화 • 잘 잊음, 비조직적, 환경에 산만해짐	• 30분 미만으로 또래보다 지속 부족 • 과제의 세세함에 집중 부족 • 미리 계획 세우기 부족
과잉행동	• "정신 없이 빠름"	• 얌전함이 기대될 때 가만 있지 못함	• 꼼지락거림
충동성	• 듣지 못함 • 위험을 모름(반대되는 것의 구분이 어려움)	• 순서에 맞지 않게 행동, 다른 아동을 방해하고 대답을 흐림 • 생각 없이 규칙 위반 • 또래에 끼어듦, 사고	• 자기 조절 부족 • 무모한 위험 추구

4) 그 외의 증상

우리나라 주의력결핍 과잉행동장애 아동의 46%가 학습에서 상당한 곤란을 겪고 39%가 언어문제를 갖는다. 약 20%에서 학습장애가 동반되는 것으로 보고된다. 시간 인식의 장해도 동반될 수 있다. 1/4~1/2에서 수면장애로 불면, 수면리듬장애, 수면 시 호흡 곤란 및 하지불안증후군 등을 호소한다.

2. 증례

7세 9개월 남아(초등학교 2학년)가 아빠와 함께 병원을 방문하였다. 1학년 때는 조금 산만한 정도였는데 2학년이 되어 담임선생님이 잔소리가 많다고 아동이 싫어하게 되면서 담임선생님에게 말할 때 끼어들고 자기 차례를 지키지 못하는 것을 지적받아 오게 되었다고 한다. 정상 자연분만하였고 발달력에서 특별한 문제는 없었다. 어려서는 식사 시간에 왔다갔다하였지만 4세부터는 한자리에서 잘 먹었고, 5세에 유치원에 가서 아이들과 놀 때 과격하다는 말을 들었으며 외출 시에 부잡스러웠다고 한다.

초등학교 입학 후 1학년 때는 조금 산만한 정도였지만 2학년 되어서는 수업에 지장을 줄 정도로 수업 중에 딴짓을 하고 수업과 관계없는 질문을 하고, 수업 중에 딴생각을 하거나 멍하니 있으며, 자기 물건도 종종 잊어버린다고 한다. 평소 말이 많은 편이고 수업 중에 돌아다니거나 가만히 있지 못한다고 한다. 수업 중에 친구에게 말도 걸고 치료자-아빠 면담 중에 자리에는 앉아 있었지만 면담에 끼어들고 참견하는 모습을 보였다. 2년 전의 심리검사에서 전체지능지수가 125(언어성 지능 137/동작성 지능 110)이고 일차 대상과의 애착문제와 심리적 불안정성을 보였다

주의력결핍 과잉행동장애 혼합형으로 진단하여 심리검사를 시행하였다.

진단기준

1. DSM-5-TRtext revision

증상은 12세 이전에 시작하여 적어도 6개월간 지속하여야 하며 두 가지 이상의 환경에서 증상이 나타나야 한다.

표 10-2 주의력결핍 과잉행동장애의 DSM-5-TR 진단기준(APA, 2022)

A. 기능 또는 발달을 저해하는 지속적인 부주의 및/또는 과잉행동-충동성이 (1), 그리고/또는 (2)의 특징을 갖는다.

1. 부주의점: 다음 9가지 증상 가운데 6가지(또는 그 이상)가 적어도 6개월 동안 발달수준에 적합하지 않고 사회적·학업적/직업적 활동에 직접적으로 부정적인 영향을 미칠 정도로 지속됨

주의점: 이러한 증상은 단지 반항적 행동, 적대감 또는 과제나 지시 이해의 실패로 인한 양상이 아니어야 한다. 후기 청소년과 성인(17세 이상)의 경우에는 적어도 5가지의 증상을 만족해야 한다.

a. 종종 세부적인 면에 대해 면밀한 주의를 기울이지 못하거나, 학업, 작업 또는 다른 활동에서 부주의한 실수를 저지름(예: 세부적인 것을 못 보고 넘어가거나 놓침, 작업이 부정확함)
b. 종종 과제를 하거나 놀이를 할 때 지속적으로 주의집중을 할 수 없음(예: 강의, 대화 또는 긴 글을 읽을 때 계속해서 집중하기가 어려움)
c. 종종 다른 사람이 직접 말을 할 때 경청하지 않는 것처럼 보임(예: 명백하게 주의집중을 방해하는 것이 없는데도 마음이 다른 곳에 있는 것처럼 보임)
d. 종종 지시를 완수하지 못하고, 학업, 잡일 또는 작업장에서의 임무를 수행하지 못함(예: 과제를 시작하지만 빨리 주의를 잃고 쉽게 곁길로 샘)
e. 종종 과제와 활동을 체계화하는 데 어려움이 있음(예: 순차적인 과제를 처리하는 데 어려움, 물건이나 소지품을 정리하는 데 어려움, 지저분하고 체계적이지 못한 작업, 시간 관리를 잘 하지 못함, 마감 시간을 맞추지 못함)
f. 종종 지속적인 정신적 노력을 요구하는 과제에 참여하기를 기피하고, 싫어하거나, 저항함(예: 학업 또는 숙제; 후기 청소년이나 성인의 경우에는 보고서 준비하기, 서류 작성하기, 긴 서류 검토하기)
g. 과제나 활동에 꼭 필요한 물건들(예: 학습 과제물, 연필, 책, 도구, 지갑, 열쇠, 서류 작업물, 안경, 휴대폰)을 자주 잃어버림
h. 종종 외부 자극(후기 청소년과 성인의 경우에는 관련이 없는 생각들이 포함될 수 있음)에 의해 쉽게 산만해짐
i. 종종 일상적인 활동을 잊어버림(예: 잡일하기, 심부름하기; 후기 청소년과 성인의 경우에는 전화 회답하기, 청구서 지불하기, 약속 지키기)

2. 과잉행동-충동성: 다음 9가지 증상 가운데 6가지(또는 그 이상)가 적어도 6개월 동안 발달수준에 적합하지 않고 사회적, 학업적/직업적 활동에 직접적으로 부정적인 영향을 미칠 정도로 지속됨

주의점: 이러한 증상은 단지 적대적 행동의 표현, 반항, 적대감 또는 과제나 지시 이해의 실패로 인한 양상이 아니어야 한다. 후기 청소년과 성인(17세 이상)의 경우, 적어도 5가지의 증상을 만족해야 한다.

a. 종종 손발을 만지작거리며 가만두지 못하거나 의자에 앉아서도 몸을 꿈틀거림

b. 종종 앉아 있도록 요구되는 교실이나 다른 상황에서 자리를 떠남(예: 교실, 사무실이나 다른 업무 현장 또는 자리를 지키는 것이 요구되는 상황에서 자리를 이탈)
c. 종종 부적절하게 뛰어다니거나 기어오름(주의점: 청소년 또는 성인에서는 주관적으로 좌불안석을 경험하는 것에 국한될 수 있다)
d. 종종 조용히 놀거나 여가 활동에 참여하지 못함
e. 종종 '끊임없이 활동하거나' 마치 '태엽 풀린 자동차처럼' 행동함(예: 음식점이나 회의실에 장시간 동안 가만히 있을 수 없거나 불편해함, 다른 사람에게 가만히 있지 못하는 것처럼 보이거나 가만히 있기가 어려워 보일 수 있음)
f. 종종 지나치게 수다스럽게 말함
g. 종종 질문이 끝나기 전에 성급하게 대답함(예: 다른 사람의 말을 가로챔, 대화 시 자신의 차례를 기다리지 못함)
h. 종종 자신의 차례를 기다리지 못함(예: 줄 서 있는 동안)
i. 종종 다른 사람의 활동을 방해하거나 침해함(예: 대화, 게임이나 활동에 참견함; 다른 사람에게 묻거나 허락을 받지 않고 다른 사람의 물건을 사용하기도 함; 청소년과 성인의 경우 다른 사람이 하는 일을 침해하거나 꿰찰 수 있음)

B. 몇 가지의 부주의 또는 과잉행동-충동성 증상이 12세 이전에 나타난다.

C. 몇 가지의 부주의 또는 과잉행동-충동성 증상이 2가지 이상의 환경에서 존재한다(예: 가정, 학교나 직장; 친구들 또는 친척들과의 관계; 다른 활동에서).

D. 증상이 사회적, 학업적 또는 직업적 기능의 질을 방해하거나 감소시킨다는 명확한 증거가 있다.

E. 증상이 조현병 또는 기타 정신병적 장애의 경과 중에만 발생하지는 않으며, 다른 정신질환(예: 기분장애, 불안장애, 해리장애, 성격장애, 물질 중독 또는 금단)으로 더 잘 설명되지 않는다.

다음 중 하나를 명시할 것:
F90.2 복합형: 지난 6개월 동안 진단기준 A1(부주의)과 진단기준 A2(과잉행동-충동성)를 모두 충족한다.
F90.0 부주의 우세형: 지난 6개월 동안 진단기준 A1(부주의)은 충족하지만 A2(과잉행동-충동성)는 충족하지 않는다.
F90.1 과잉행동/충동 우세형: 지난 6개월 동안 진단기준 A2(과잉행동-충동성)는 충족하지만 A1(부주의)은 충족하지 않는다.

다음의 경우 명시할 것:
부분 관해 상태: 과거에 완전히 진단기준을 충족하였고, 지난 6개월 동안에는 완전히 진단기준을 충족하지는 않지만 여전히 증상이 사회적, 학업적 또는 직업적 기능에 손상을 일으키는 상태다.

현재의 심각도를 명시할 것:
경도: 현재 진단을 충족하는 수준을 초과하는 증상은 거의 없으며, 증상으로 인한 사회적 또는 직업적 기능의 손상은 경미한 수준을 넘지 않는다.
중등도: 증상 또는 기능적 손상이 '경도'와 '고도' 사이에 있다.
고도: 진단을 충족하는 수준을 초과하는 많은 증상 또는 특히 심각한 몇 가지 증상이 있다. 혹은 증상이 사회적 또는 직업적 기능에 뚜렷한 손상을 야기한다.

증상으로 인하여 사회적, 학업적 및 직업적 기능의 저하가 명백히 있어야 한다. 부주의함과 과잉행동-충동성의 각 아홉 가지 증상 중 여섯 가지 이상에 해당하여야 한다(APA, 2022).

2. ICD-11

DSM-5-TR과 마찬가지로 적어도 6개월간 지속하고 12세 이전에 시작하여야 하며 부주의함과 과잉행동-충동성에서 증상의 정도는 나이와 지적 기능 수준에서 기대되는 정상 변이의 한계를 넘어선다(WHO, 2018).

역학

전 세계적으로 아동의 7.2%에서 주의력결핍 과잉행동장애를 가지며(APA, 2022) 지역사회조사에서 주의력결핍 과잉행동장애의 유병률은 초등 남학생의 17% 및 초등 여학생의 8%이고, 청소년기 남학생의 11% 및 여학생의 6%이었다. 문화 간에 명백한 차이의 근거는 없으며 여아보다 남아에서 높은 유병률을 보인다. 유병률은 성별에 따라 다양하다. 남녀비는 임상 표본에서 4:1이고 일반 인구 연구에서 2:1이었다. 남녀 · 가족 역기능 · 낮은 사회경제적 수준은 유병률에 별 영향을 미치지 않는 것으로 나타났고, 건강문제, 발달상 결함, 연령 및 도시지역 거주는 영향을 미치는 것으로 알려져 있다.

국민건강보험 자료를 이용한 연구에서 정신질환 진단을 받은 19세 미만 아동에서 주의력결핍 과잉행동장애의 진단율은 17.0%이고, 남아에서 21.46%, 여아에서 9.5%이었다. 진단율은 10~12세 연령에서 최고치에 이르러 연령 증가에 따라 감소하였다(황보람 등, 2016). 한편, 서울, 고양, 대구 및 제주 지역의 역학연구에서 주의력결핍 과잉행동장애 전 생애 유병률은 초등학생 5.47%, 중 · 고등학생 3.51%이었고, 역치하 진단은 초등학생 13.14%, 중 · 고등학생 4.51%이었다(김붕년, 2018).

학령전기에서 과잉행동 표현이 더 흔하고 유병률은 일차 진료환경에서 낮게는 2%에서 소아청소년정신의학 클리닉에서 높게는 59%까지 다양하다. 과잉행동 증상은 나이가 듦에 따라 감소한다. 초등학교 연령에서 혼합형이 더 흔하게 진단되고 반면에 중·고등학교 연령에서 부주의 아형이 더 흔해진다. 60%의 아동이 성인까지 일부 증상이 지속된다(Asherson, 2012).

원인

주의력결핍 과잉행동장애의 원인은 환경요인, 유전요인 및 생물학적 요인 등 다양한 요인으로 이루어져서 그 위험을 높인다.

주의력결핍 과잉행동장애는 강한 유전적 요소를 가지며 유전율은 76%로 평가된다. 가계도 연구를 통한 주의력결핍 과잉행동장애 일차 친족의 위험률은 15~60%이며, 쌍생아 연구를 통한 유전연구에서는 71~90% 정도의 높은 유전율을 보고하고 있다(Faraone et al., 2005). 주의력결핍 과잉행동장애의 유전 전달의 기전은 알려져 있지 않다(Dulcan et al., 2017). 주의력결핍 과잉행동장애의 원인 유전자의 다양한 후보 유전자들에 대하여 유전연관분석, 메타분석, 장유전체연관분석, 단위반복수변이Copy Number Variation 연구들이 이루어지고 있다(김은진 등, 2017).

대형 유전체연구에서 주의력결핍 과잉행동장애의 발현에 관계되는 적어도 12개의 다른 유전자 자리가 발견되었다. 각 변이는 위험도에 작은 기여를 한다. 주의력결핍 과잉행동장애에 대한 다유전자 위험 점수는 아동기 지능지수, 학교교육 기간, 출생 시 어머니 나이와 유의한 부적 상관관계를 갖고 비만, 흡연, 불면, 우울, 불안과 정적 상관관계를 가진다(Demontis et al., 2019).

환경적 요인으로는 조산이 주의력결핍 과잉행동장애와 가장 일관되게 연관되는 요인이다. 흡연에 대한 출산 전 노출은 주의력결핍 과잉행동장애와 연관된다. 환경요인이 장애의 발전 위험성을 증가시킴으로써 유전자-환경 상호작용이 주요 기전일 수 있다.

특정한 환경적 요인이 주의력결핍 과잉행동장애의 발생과 연관되는지를 확인하기 어렵다. 인생 초기의 심한 박탈은 가능성 높은 위험요인이나 모성 흡연, 알코올 및 물질 남용, 모성 스트레스, 저체중아, 유기인산염 살충제, 폴리염화비페닐, 납 등은 인과관계가 불명확한 위험인자이며 아연, 마그네슘 및 고도불포화지방산 부족, 인공식용색소, 과도한 설탕, 가족문제 및 낮은 수입, 부모-자녀 갈등 등은 상관관계는 있으나 입증된 위험인자는 아니다(Thapar et al., 2013).

의학적 혹은 신경학적 원인을 가진 아동은 주의력결핍 과잉행동장애 인구 중 작은 부분에 해당한다. 연성 신경학 징후는 주의력결핍 과잉행동장애 아동에서 흔하지만 불안장애 아동이나 정상 아동에서도 발견되며 진단적 의미는 없다(Dulcan et al., 2017).

표 10-3 주의력결핍 과잉행동장애 원인으로 제안되는 의학적 문제 (Dulcan et al., 2017)

출생 전	어린 엄마 나쁜 모성 건강 엄마의 흡연 혹은 음주
출생 전후	조산 자궁 내 발육 지연
영아기	영양실조
독성	납 노출
유전 질환	여린 X 증후군 Glucose-6-phosphate dehydrogenase 결핍증 갑상선호르몬 저항성 페닐케톤뇨증
뇌 손상	외상 감염

1. 신경생물학

1) 신경전달물질

도파민계는 계획과 운동 반응, 활성화, 전환, 새로운 것에 반응 및 보상과정의 시작에 중요한 역할을 한다. 노르아드레날린계는 각성 조절, 피질영역에서의 신호-잡음비, 상태 의존적 인지과정 및 긴급 자극의 인지 준비에 중요한 역할을 한다. 메틸페니데이트methylphenidate와 암페타민amphetamine은 도파민 전달체를 대상으로 하고 아토목세틴atomoxetine은 노르아드레날린 전달체를 대상으로 한다. nicotinic acetylcholine, GABA, 세로토닌, 신경돌기 증식계와 같은 경로도 제안되고 있다(Faraone et al., 2015).

2) 구조적 뇌영상

3~5%의 뇌 크기 차이가 발견되었다. 메타연구에서 기저핵과 변연계에서 더 작은 크기가 보고되었다. 주의력결핍 과잉행동장애 아동에서 피질 표면적이 낮은 것이 발견

되었고 이는 주로 전두엽, 띠이랑, 측두엽이었다. 방추상회와 측두엽 피질 두께 또한 낮아져 있었다. 피질 두께의 정점 연령이 정상 아동 평균 7.5세에 비하여 주의력결핍 과잉행동장애 아동 평균 10.5세로 지연된다.

3) 기능적 뇌영상

억제 조절, 작업 기억과 주의력이 필요한 과제 기반 기능적 뇌영상은 주의력결핍 과잉행동장애 환자에서 전두엽–선조체, 전두엽–두정엽 및 배측 주의력 네트워크의 과소활성화를 보였다. 전두엽–편도, 변연뇌 및 뇌의 뒤쪽 영역 또한 포함되었다.

휴식기 뇌영상 또한 주의력결핍 과잉행동장애 뇌가 전형적으로 발달하는 뇌와 다른 기능적 네트워크를 가지고 더 늦게 성숙하는 것을 시사한다.

예후

아동 환자의 15%가 25세에 전체 진단기준을 충족하고 65%에서 손상을 초래하는 증상을 보이지만 전체 진단기준을 만족시키지 않았으며 20%에서 성인기에 증상 혹은 손상이 없었다.

주의력결핍 과잉행동장애의 지속은 주의력결핍 과잉행동장애 증상의 중증도, 증상의 숫자, 증상의 아형, 주의력결핍 과잉행동장애 가족력, 정신사회적 역경, 정신의학적 공존병리 및 부모의 정신병리와 연관될 수 있다. 주의력결핍 과잉행동장애의 진단은 낮은 학업 성취, 학업의 조기 중단과 연관되며, 또한 낮은 교육결과는 역치하 증상을 가진 사람에게 확장된다. 주의력결핍 과잉행동장애는 청소년에서 심각한 반사회적 행동, 경찰과의 연루 및 물질남용을 예측하게 한다. 또한 장기 추적연구에서 주의력결핍 과잉행동장애는 직업, 경제 및 사회적으로 부정적 결과, 반사회적 인격장애와 물질남용장애, 정신건강의학과 입원, 구금 및 사망 등의 위험과 연관된다.

Multimodal Treatment of Attention-Deficit Hyperactivity Disorder Study(이하 MTA)에서 7~9세 아동의 1/3이 8년 후 주의력결핍 과잉행동장애의 기준을 충족했다. 이들은 낮은 학업 과정, 더 많은 정신과 입원 및 더 많은 경찰 접촉과 체포 등 여러 결과 측정에서 더 나빴다(Molina et al., 2009).

주의력결핍 과잉행동장애 아동은 또래에 비해 4배 정도 적게 대학 학위를 획득하고 평균적으로 낮은 사회경제 상태 지위를 얻는다. 비행 행동의 위험은 2~3배 증가한다. 주의력결핍 과잉행동장애의 전 연령에 걸쳐서 사고 성향 특히 도로 교통사고가 사망 50% 증가의 중대한 원인이다.

청소년에서 시작하여 이러한 장애는 종종 물질남용 및 물질의존과 연관되며 인격장애의 발전과도 연관된다. 성인기에 비만, 고혈압, 신체 손상과 같은 여러 심각한 건강 문제가 증가한다. 치료하지 않은 경우 주의력결핍 과잉행동장애 환자는 주의력결핍 과잉행동장애를 앓지 않는 사람과 비교해서 나쁜 장기간 결과를 가지며 주의력결핍 과잉행동장애 치료는 치료하지 않은 경우와 비교하여 정상 수준까지 이르지 않는다 하더라도 장기간의 결과를 호전시킨다.

진단 및 감별

1. 진단

주의력결핍 과잉행동장애 아동의 치료에 다차원적 및 다학제적 접근이 필요한데 평가에서도 마찬가지이다(안동현, 홍강의, 1990). 생물학적 요인으로 아동의 신체 상태, 유전적 요인, 그 외의 여러 위험요인을 평가한다. 인지 및 신경심리적 요인으로 아동의 신경심리학적 및 중추신경계의 발달적 능력을 평가하는 것이 필요하다. 지적 능력과 학습 기술 같은 인지 능력 평가가 포함된다. 사회적 요인으로 행동/환경적 요인, 사회/가족적 요인, 사회경제/정치적 요인을 평가한다. 아동 및 청소년에서의 정신건강문제를 평가할 때 임상의는 부주의함, 충동성, 과잉행동에 대한 질문과 그 증상으로 인하여 장애가 일어나는지 여부를 질문함으로써 주의력결핍 과잉행동장애에 대한 선별을 시행하는 것이 필요하다(이문수 등, 2017). 아동 혹은 청소년과의 면담은 주의력결핍 과잉행동장애와 일치하지 않거나 공존질환을 시사하는 증상 혹은 증후를 확인하여야 한다. 부모가 자녀의 증상을 알 수 없기 때문에 기분, 불안, 사고장애의 주의 깊은 평가가 수행되어야 한다.

(1) 증상 척도 및 평가 도구

학습장애를 배제하기 위한 지능지수와 학업평가가 주

의력결핍 과잉행동장애 진단을 하기 앞서서 필요하지는 않다.

증상 척도들은 주의력결핍 과잉행동장애 행동을 평가할 뿐만 아니라 공존할 수 있는 다른 정신과적 증상과 또 다른 정신장애 진단의 가능성을 알아보는 데 도움이 된다.

표 10-4 주의력결핍 과잉행동장애의 평가 및 치료반응을 대한 임상 및 연구 척도(천근아 등, 2007)

코너스 부모용 평정척도–개정판Conners Parent Rating Scale-Revised: CPRS-R
코너스 교사용 평정척도–개정판Conners Teacher Rating Scale-Revised: CTRS-R
가정상황설문지–개정판Home Situations Questionnaire-Revised: HSQ-R
학교상황설문지–개정판School Situations Questionnaire-Revised: SSQ-R
학업 수행 평정척도Academic Performance Rating Scale: APRS
주의력결핍 과잉행동장애 부모와 교사를 위한 주의력결핍 과잉행동장애 평정척도 IVADHD Rating Scale-IV for Parents and Teachers:ADHD RS-IV
부주의/과잉행동과 공격성 코너스 교사 평정척도[Inattention/Overactivity With Aggression(IOWA) Conners Teacher Rating Scale: IOWA CRRS]
스완슨–놀란–펠함 평정척도SNAP-IV
아동행동조사표Child Behavior Checklist: CBCL

① 아동행동 조사표Child Behavior Checklist

아동행동 조사표는 광대역 척도로 부모용과 교사용, 청소년 자기보고형Youth Self- Report이 개발되어 있다. 모두 한국판 번역본이 있으며 국내 표준화가 이루어졌다(Oh & Lee, 1990; Oh et al., 2012).

② ADHD Rating Scale- IV

학령기 아동을 평가하기 위하여 DSM 진단기준에 맞추어 개발되었다(DuPaul et al., 1998). 부모와 교사가 평가하게 되어 있으며, 한국어판(K-ARS)의 표준화가 시행되었다(So et al., 2002). 2016년에 DSM-5 개정 내용을 반영한 ARS-5가 발표되었으나, 국내 표준화는 아직 이루어지지 않았다.

③ 주의력결핍 과잉행동장애 방과후 점검표Attention-Deficit Hyperactivity Disorder-After School Checklist

주의력결핍 과잉행동장애 아동 및 청소년에서 증상의 정도 및 자기관리 능력을 평가하기 위하여 유한익 등(2018)이 개발한 부모용 척도이다. 이는 5점 척도 7문항으로 구성되어 있으며, 학업과 일상생활에서 아동 및 청소년의 자기관리 능력뿐만 아니라 대인관계에서 충동성을 평가하는 데 유용하다.

2. 감별진단

주의력결핍 과잉행동장애의 장기간 경과는 점진적인 호전이므로 환경적 스트레스와 별도로 지속적인 행동 악화는 다른 정신의학적 질환 발생을 시사한다. 중추신경자극제에 대한 긍정적 치료 반응이 주의력결핍 과잉행동장애 진단을 확인하거나 다른 진단을 배제하는 것은 아니다. 임상적 전문 지식이 정상적인 과활동 수준과 주의력결핍 과잉행동장애를 구별하는 데 필요하다.

DSM-5는 주의력결핍 과잉행동장애와 감별할 16가지 상태 혹은 집단을 열거하는데 상당수가 공존질환이다. 주의력결핍 과잉행동장애로 오해받는 발달 및 행동 상태는 〈표 10-5〉와 같다(Bonati et al., 2018).

표 10-5 주의력결핍 과잉행동장애로 흔히 오진되는 상황(내림차순) (Bonati et al., 2018)

학습장애, 수면장애
적대적 반항장애, 불안장애
지적장애
언어장애, 기분장애, 틱장애, 품행장애, 자폐스펙트럼장애
발달성 협응장애

부주의함과 과잉행동-충동성을 야기할 수 있는 여러 임상적 상황을 배제하고 시각과 청각 정확성 및 수면 양상을 평가하기 위하여 충분한 신체 진찰을 수행하는 것이 필수적이다. 수면장애는 주의력결핍 과잉행동장애의 원인, 결과 및 공존병리가 될 수 있다. 여러 유전적 상황이 주의력결핍 과잉행동장애 증상과 함께 나타날 수 있다. 주의력결핍 과잉행동장애와 공존할 수 있는 여러 정신장애도 감별되어야 한다. 성 학대 혹은 심각한 방임이 주의력결핍 과잉행동장애를 닮은 임상적 모습으로 나타날 수 있다. 이러한 상황을 감별하기 위하여 증상 발현 연령을 고려하고, 증상의 궤적을 검토하며 공존병리로 더 잘 설명되는지를 평가한다. 또한 미성숙도 고려되어야 한다. 동급생보다 어린 아동은 주의력결핍 과잉행동장애로 진단받기 쉽다.

임상의는 반항적 행동, 품행 및 공격적 문제, 우울증, 불안 및 틱장애에 대하여 알아보아야 한다. 우울 증상 이후 부주의한 증상이 나타나면 임상의는 우울 증상이 주의집중문제를 야기하지 않았는지 고려해야 한다. 조증은 심한 과잉행동 혹은 공격성만으로 진단되어서는 안 되며 임상의는 강렬한 이자극성, 분노 폭발 혹은 황홀감에 대하여 부모에게 알아보아야 한다.

주의력결핍 과잉행동장애 청소년은 학습 성취에서 낮은 점수를 보인다. 오랜 시간 잘 듣지 못하고, 조직화하여 숙달하지 못하고, 학업 기술을 연습하지 못함으로써 학업 성취와 아동의 지적 능력 간에 차이가 발생한다.

치료

주의력결핍 과잉행동장애의 병태생리와 중추신경자극제의 약리학적 기전에 대한 연구들이 활발히 이루어지고, MTA 연구에서 약물치료가 행동치료보다 주의력결핍 과잉행동장애 증상 호전에서 우월한 효과를 보이는 것이 알려지면서, 현재 약물치료가 주의력결핍 과잉행동장애의 일차적인 치료이다(Hunt et al., 1995). 주의력결핍 과잉행동장애에 대한 비약물치료와 약물치료 둘 다 National Institute for Health and Clinical Excellence 가이드라인에서 추천된다(NICE, 2022).

1. 약물치료

식품의약품안전처에서 주의력결핍 과잉행동장애에 사용이 승인된 약제는 〈표 10-6〉과 같다.

1) 중추신경자극제

주의력결핍 과잉행동장애 약물치료의 일차 약제는 중추신경자극제이다. MTA 연구에서 약물치료 단독이 행동치료보다 주의력결핍 과잉행동장애 증상 호전에 우월한 효과를 보였고, 장기간 효과 역시 더 좋은 결과를 보였다. 주의력결핍 과잉행동장애를 대상으로 다유형 치료연구에서 중추신경자극제의 사용이 부주의, 과잉행동, 충동성을 호전시킬 뿐 아니라 파괴적 행동을 약화시키고, 학업적 성취와 적절한 교우관계 유지에도 도움이 된다고 보고하였다(Molina 등, 2009).

소규모 연구에서 부모와 청소년은 아토목세틴보다 메틸페니데이트에 더 만족하였고 두 약제에서 약물 순응도의 차이는 없었다(Roh & Kim, 2021). 장기지속형 중추신경자극제 복용이 증상 개선 효과가 좋고, 약물 지속 효과, 학교생활 및 수업 태도, 가정 생활 및 숙제 등의 장점으로 부모 만족도가 높았고, 안전하였다(김봉석, 박은진, 2005; 윤형준 등, 2008).

2) 비중추신경자극제

아토목세틴은 선택적 노르에피네프린재흡수차단제로

표 10-6 식품의약품안전처 승인 주의력결핍 과잉행동장애 약물(Kim et al., 2017)

일반명	상품명	상용량, mg(mg/kg)	효과 지속(시간)
Methylphenidate			
MPH IR	Penid, Perospin	10~60 (0.3~1.5)	3~5
MPH ER	Metadate CD, Medikinet retard, Bisphentin controlled release	20~60 (0.6~1.5)	6~8
MPH OROS	Concerta OROS	18~72 (0.4~1.8)	12
Norepinephrine reuptake inhibitor			
Atomoxetine	Strattera, Atomoxetine, Atomoxin, Atocera, Artlex, Atomottera	18~100 (0.7~1.4)	10~12 이상
α2-adrenergic agonist			
Clonidine ER	Kapvay ER	0.1~0.4	10~12 이상

MPH, methylphenidate; IR, immediate release; ER, extended release; OROS, osmotic controlled-release oral delivery system.

많은 연구를 통해 효과가 입증되어 만 6세 이상의 아동과 청소년을 대상으로의 사용에 미국식품의약국U.S Food and Drug Administration, 이하 FDA 승인을 받았다. 효과와 안정성에 관한 메타분석 연구에서도 두 가지 모두 위약에 비해 유의하게 좋은 것으로 입증되었다(Kratochvil et al., 2008).

α2 작용제(clonidine 및 guanfacine) 중추신경자극제와 아토목세틴으로 치료받는 과정에서 문제행동, 틱, 수면장애 등이 지속되는 경우 이 계열의 약물 사용이 효과적으로 보고되었다(Posey & McDougle, 2007).

부프로피온bupropion은 여러 연구에서 주의력결핍 과잉행동장애 치료에 있어서 효과가 입증되었으나 FDA 승인을 받지 못해 허가 외의 사용이 가능하다. 부피로피온은 발작과 식이장애의 위험성이 있는 경우 사용하지 않도록 권장한다(Shier et al., 2012).

모다피닐modafinil은 식품의약품안전처에서 기면증 치료제로 승인된 약제로 주의력결핍 과잉행동장애 아동청소년에서 주의력결핍 과잉행동장애 증상을 유의미하게 감소시키고 부작용이 없는 것으로 보고되었다(유한익 등, 2006).

3) 약물 부작용 및 고려사항

검사의 적응증이 없는 경우, 중추신경자극제 치료 이전의 심전도 검사는 FDA에서 권고되지 않는다.

중추신경자극제의 흔한 부작용으로는 식욕부진, 복통, 두통, 불면, 자극과민성/감정 불안 정성, 맥박과 혈압 증가 등의 심혈관계 영향 등이 있다. 대부분의 부작용은 주로 치료 초기에 일시적으로 경미하게 나타나서 호전되지만, 식욕부진, 체중 감소, 두통, 불면, 틱 등의 증상들이 해소되지 않고 지속되는 경우, 약물을 감량하거나 다른 계열의 약물로 교체한다.

아토목세틴의 흔한 부작용은 식욕 감소, 복통, 구토, 소화불량 등의 위장 관련 증상 및 졸림 등의 수면 관련 증상 등이다. 이러한 부작용은 대체로 용량을 조절하면 해결되거나 시간이 지남에 따라 약화된다.

α2 작용제의 가장 흔한 부작용은 졸림과 피곤이다. 혈압과 심박수를 다소 낮추는 효과가 있으나 임상적 의미는 없는 것으로 보고되고 있다.

부프로피온의 부작용으로는 경도의 불면, 식욕감퇴, 과민함, 졸림, 피로, 두통 및 틱 악화 등이 있을 수 있다.

모다피닐은 두통, 불안, 과민함, 불면 등을 유발할 수 있다.

2. 비약물치료

1) 정신의학적 교육Psychoeducation

주의력결핍 과잉행동장애 환자와 가족에게 주의력결핍 과잉행동장애의 증상, 경과, 만성화 과정, 치료법과 이용 가능한 서비스 등에 대해 교육하는 것은 장기적인 치료 경과에 있어서 치료 순응도를 높여 줄 수 있다는 점에서 중요하다. 정신의학적 교육이 부주의, 과잉행동, 충동성 등 주의력결핍 과잉행동장애의 핵심 증상을 경감시킨다는 결과들이 보고되었다.

2) 행동적 부모훈련Behavioral parent training

주의력결핍 과잉행동장애는 종종 부모와 아동 사이에서 나쁜 가족 기능, 스트레스 수준의 증가 및 갈등적 관계와 연관된다(Deault, 2010). 부모훈련은 주의력결핍 과잉행동장애에 관한 정보를 부모에게 주고, 더 나은 의사소통과 아동 발달에 대한 관심을 통하여 자녀의 관리를 향상시키고, 부모의 자신감을 높이고, 부모-자녀 관계를 향상시키기 위하여 행동치료기법을 사용하도록 가르치는 치료프로그램이다.

3) 인지행동치료Cognitive-behavioral therapy

인지행동치료는 새로운 사고체계를 이용하여 기저의 부정적 사고와 신념을 바꾼다는 전제를 바탕으로 이뤄지는 정신치료의 한 종류이다. 학습과 인지 문제를 해결하고 실제적인 사회 적응에 도움이 되는 기술과 함께 내재해 있는 인지과정을 훈련한다. 인지행동치료를 주의력결핍 과잉행동장애 아동에게 적용한 연구에서 단기적인 훈련의 효과가 나타났으나 지속적인 효과나 일반화에 대한 결과는 얻지 못하였다. 주의력결핍 과잉행동장애 청소년에서 인지행동치료가 유용하다는 최근 연구들이 있다.

4) 사회성 훈련프로그램

사회성 훈련프로그램의 목적은 건설적인 사회적 관계를 확립하고 유지하기 위하여 필요한 행동 및 능력을 발달시키는 것이다. 사회성 훈련프로그램이 주의력결핍 과잉행동장애 아동에서 효능이 증명되어 있지만 잘 확립된 표준 개입 프로그램을 정의하고 또한 효과적이기 위하여 필요한 요소가 무엇인지를 정확히 결정하는 것이 필요하다.

5) 교육적 개입educational intervention

많은 아동이 학습장애 혹은 학습 부진을 동반하고 아동이 학교에서 보내는 시간이 교육적 개입이 이루어져야 한다. 학교에서 교사가 사용할 수 있는 행동치료 접근으로 토큰경제, 수업 규칙, 긍정적 행동에 대해 관심 주기, 타임아웃, 반응대가 적용 등이 있다. 교사는 강화물로 칭찬과 같은 긍정적 인지, 칭찬 스티커 붙여 주기, 알림장에 적어주기, 일상기록지 등을 사용할 수 있다. 그 외에 교사가 사용할 수 있는 것으로 개별지도, 학습 진도나 난이도의 변경, 학급 혹은 자리 재배치 등이 있다.

6) 인공식품색소 및 방부제

메타분석에서 제한 식단은 작은 효과 크기(0.18)를 가진다. 그러나 약물을 사용하지 않는 연구로 국한하면 효과 크기는 유의미하지 않았다.

7) 뉴로피드백neurofeedback

뉴로피드백은 세 가지 형태로 사용된다. ① 편향된 뇌 활동성을 정상화하고 신경인지장애를 치료, ② 건강한 사람에서 인지 수행 향상 훈련, ③ 인지와 행동에서 인과관계 연구이다.

6개월간 뉴로피드백 치료를 하여 자기조절 능력과 충동성이 호전되었다는 연구가 있으나(윤석민, 곽영숙, 2015), Neurofeedback Collaborative 집단(2021)이 중등도에서 고도의 주의력결핍 과잉행동장애 아동에게 세타베타비theta/beta ratio를 낮추는 뉴로피드백을 시행한 연구에서 뉴로피드백 치료가 기존 치료에 비하여 우수하지 않았다.

결론 및 요약

주의력결핍 과잉행동장애는 초기 아동기에 시작하여 성향과 비슷하게 지속적인 과정을 따르는 신경발달학적 기원을 갖는 흔한 정신장애이다. 장애는 시간이 지나도 지속되는 부주의함, 과잉행동 및 충동성으로 특징짓는데 이는 임상 및 정신사회적 손상을 초래한다. 신경발달학적 및 정신질환의 공존병리가 흔하다. 주의력결핍 과잉행동장애는 전 연령에서 진단되고 치료될 수 있으며, 성인기까지 2/3 정도가 지속된다. 약물치료가 가장 효과적인 치료이나 중등도 손상을 가진 아동에서 부모교육과 인지행동치료 등의 심리학적 접근이 일차치료가 될 수 있다. 심각한 손상을 가진 아동 혹은 심리학적 중재가 효과적이지 않을 때에도 약물치료가 효과적이다. 메틸페니데이트가 일차 치료약제이고 아토목세틴은 약물남용, 높은 불안 동반 시 일차 약제가 될 수 있다.

참고문헌

김봉석(2021). 주의력결핍 과잉행동장애. 대한소아청소년정신의학회, 청소년 발달과 정신의학(pp. 220-242). 서울: 군자출판사.

김봉석, 박은진(2005). 주의력결핍과잉운동장애 아동에게 Methylphenidate-OROS 투여시 효용성과 안전성 및 부모 만족도를 평가하기 위한 다기관관찰연구. *J Korean Acad Child Adolesc Psychiatry, 16*, 279-85.

김붕년(2018). 정신건강기술개발사업 최종보고서 아동청소년의 정신장애 유병률 및 위험요인 연구 · 초중고등학교 대상 학교중심연구.

김은진, 김윤신, 서완석 등(2017). 주의력결핍 과잉행동장애 한국형 치료 권고안 개정안(I) −서론, 임상양상 및 공존질환−. *J Korean Acad Child Adolesc Psychiatry, 28*(2), 46-57.

안동현, 김붕년(2014). 주의력결핍 과잉행동장애. 홍강의 편. 소아정신의학(pp. 180-201). 서울: 학지사.

안동현, 홍강의(1990). 주의력결핍장애아동의 치료. 소아청소년정신의학, 1, 77-88.

안동현, 홍강의, 오경자, 신민섭, 유보춘, 정경미(1992). Methyphenidate와 Imipramine 투여에 따른 주의력결핍 과잉운동장애 환아의 행동 및 인지기능 변화에 대한 연구. 소아청소년정신의학, 3, 26-45.

유한익, 김진용, 박수빈, 전정원, 왕희령, 김붕년 등(2006). 중추신경자극제를 사용할 수 없는 주의력결핍 과잉행동장애 아동에서의 Modafinil 효과−예비 연구. *J Korean Neuropsychiatr Assoc 2006, 45*(6), 598-603.

윤석민, 곽영숙(2015). 뉴로피드백 훈련이 Attention-Deficit Hyperactivity Disorder 아동의 실행기능에 미치는 영향. *J Korean Acad Child Adolesc Psychiatry, 26*(1), 45-51.

윤형준, 육기환, 전덕인, 석정호, 홍나래, 조성식, 홍현주(2008). 주의력결핍 과잉행동장애 아동에서 공존질환에 따른 OROS-Methylphenidate의 효과와 안전성. *J Korean Acad Child Adolesc Psychiatry, 19*(3), 147-155.

이문수, 박수빈, 김경미 등(2017). 주의력결핍 과잉행동장애 한국형 치료 권고안 개정안(II) −진단 및 평가−. *J Korean Acad Child Adolesc Psychiatry, 28*(2), 58-69.

천근아, 김지훈, 강화연 등(2007). 주의력결핍 과잉행동장애 한국형 치료권고안(II) −진단 및 평가−. *J Korean Acad Child Adolesc Psychiatry, 18*(1), 10-5.

황보람, 장혜정, 홍민하 등(2016). 19세 미만 인구의 정신장애 진단 분포: 국민건강보험 자료를 중심으로. *J Korean Acad Child Adolesc Psychiatry, 27*(2), 139-145.

American Psychiatric Association. (2013). *Diagnostic and statistical manual of mental disorders* (DSM-5TM) (5th ed.). Arlington, VA: American Psychiatric Association Publishing.

American Psychiatric Association. (2022). *Diagnostic and statistical manual of mental disorders 5th ed. Text Revision* (DSM-5-TR). Washington, DC: American Psychiatric Association Publishing.

Asherson, P. (2012). ADHD across the lifespan. *Medicine, 40*(11), 623-627.

Biederman, J. (1998) Attention-deficit/hyperactivity disorder: A life-span perspective. J *Clin Psychiatry, 59*(7), 4-16.

Bonati, M., Reale, L., Zanetti, M., Cartabia, M., Fortinguerra, F., Capovilla, G. et al. (2018). A regional ADHD center-based network project for the diagnosis and treatment of children and adolescents with ADHD. *J Atten Disord, 22*(12), 1173-1184.

Deault, L. C. (2010). A systematic review of parenting in relation to the development of comorbidities and functional impairments in children with Attention-Deficit/Hyperactivity Disorder (ADHD). *Child Psychiatry Hum Dev, 41*(2), 168-192.

Demontis, D., Walters, R. K., Martin, J. et al. (2019). Discovery of the first genome-wide significant risk loci for attention deficit/hyperactivity disorder. *Nat Genet, 51*(1), 63-75.

deSousa, A. F., Coimbra, I. M., Castanho, J. M., Polanczyk, G. V., & Rohde, L. A. (2022). Attention-deficit/hyperactivity disorder. In J. M. Rey & A. Martin (Eds.), *J. M. Rey's IACAPA e-textbook of Child and Adolescent Mental Health*.

Dulcan, M. K., Ballard, R. R., Jha, P. et al. (2017). ADHD In *Concise Guide to Child and Adolescent Psychiatry* (5th ed.). Arlington, TX: American Psychiatric Publishing.

DuPaul, G. J., Power, T. J., McGoey, K. E., Ikeda, M. J., & Anastopoulos, A. D. (1998). Reliability and validity of parent and teacher ratings of attention-deficit/hyperactivity disorder symptoms. *J Psychoeduc Assess, 16*(1), 55-68.

Faraone, S. V., Asherson, P., & Banaschewski, T. et al. (2015). Attention-deficit/hyperactivity disorder. *Nature Reviews Disease Primers, 1,* 15020.

Faraone, S. V., Perlis, R. H., Doyle, A. E., Smoller, J. W., Goralnick, J. J., & Holmgren, M. A. et al. (2005). Molecular genetics of attention-deficit/hyperactivity disorder. *Biol Psychiatry, 57*(11), 1313-1323.

Franke, B., Michelini, G., Asherson, P., Banaschewski, T., Bilbow, A., Buitelaar, J. K. et al. (2018). Live fast, die young? A review on the developmental trajectories of ADHD across the lifespan. *Eur Neuropsychopharmacol, 28*(10), 1059-1088.

Hunt, R. D., Arnsten, A. F., & Asbell, M. D. (1995). An open trial of guanfacine in the treatment of attention-deficit hyperactivity disorder. *J Am Acad Child Adolesc Psychiatry, 34*(1), 50-54.

Kim, H.-W., Kim, E., Kim, J.-H., Park, J., Bahn, G. H., Lee, Y. J. et al. (2017). The revised Korean practice parameter for the treatment of attention-deficit hyperactivity disorder (III) - pharmacological treatment -. *J korean Acad Child Adolesc Psychiatry, 28*(2), 70-83.

Kratochvil, C. J., Milton, D. R., Vaughan, B. S., & Greenhill, L. L. (2008). Acute atomoxetine treatment of younger and older children with ADHD: A meta-analysis of tolerability and efficacy. *Child Adolesc Psychiatry Ment Health, 2*(1), 25.

Molina, B. S., Hinshaw, S. P., Swanson, J. M. et al. (2009). MTA at 8 years: Prospective follow-up of children treated for combined-type ADHD in a multisite study. *J Am Acad Child Adolesc Psychiatry, 48*(5), 484-500.

Neurofeedback Collaborative Group. (2021). Double-blind placebo-controlled randomized clinical trial of neurofeedback for attention-deficit/hyperactivity disorder with 13-month follow-up. *J Am Acad Child Adolesc Psychiatry, 60*(7), 841-855.

Oh, K. J., & Lee, H. R. (1990). *Development of Korean version of Child Behavior Checklist* (K-CBCL). Seoul: Korean Research Foundation Report.

Oh, K. J., Kim, M. Y., & Kim, Y. A. (2012). Standardization study for the Korean version of the teacher's report form. *Korean J Sch Psychol, 9*(2), 367-391.

Pliszka, S. R. (2022). Attention-Deficit/Hyperactivity Disorder. In M. K. Dulcan (Ed.), *Dulcan's textbook of child and adolescent psychiatry (3rd ed., pp.174-196)*. Washington, DC: American Psychiatric Association Publishing.

Posey, D. J., & McDougle, C. J. (2007). Guanfacine and guanfacine extended release: Treatment for ADHD and related disorders. GUANFACINE. *CNS Drug Rev, 13*(4), 465-474.

Roh, H., & Kim, B. (2021). A brief replication study comparing stimulants and non-stimulants for attention-deficit/hyperactivity disorder treatment with a focus on the compliance, efficacy, and satisfaction. *J korean Acad Child Adolesc Psychiatry, 32*(1), 10-16.

Shier, A. C., Reichenbacher, T., Ghuman, H. S., & Ghuman, J. K. (2013). Pharmacological treatment of attention deficit hyperactivity disorder in children and adolescents: Clinical strategies. *J Cent Nerv Syst Dis, 5*, 1-17.

So, Y. K., Noh, J. S., Kim, Y. S., Ko, S. G., & Koh, Y. J. (2002). The reliability and validity of Korean parent and teacher ADHD rating scale. *J Korean Neuropsychiatr Assoc, 41*(2), 283-289.

Spetie, L., & Arnold, E. L. (2018). Attention-deficit/hyperactivity disorder. In A. Martin, M. H. Bloch, & F. R. Volkmar (Eds.), *Lewis's child and adolescent psychiatry: A comprehensive textbook (5th ed., pp. 364-387)*. Philadelphia: Wolters Kluwer.

Taylor, E., & Sonuga-Barke, E. (2009). Disorders of attention and activity. In *Rutter's Child and Adolescent Psychiatry. Oxford* (p. 522). UK: Blackwell Publishing Ltd.

Thapar, A., Cooper, M., Eyre, O., & Langley, K. (2013). What have we learnt about the causes of ADHD?: What have we learnt about the causes of ADHD? *J Child Psychol Psychiatry, 54*(1), 3-16.

World Health Organization (2018). *ICD-11: international classification of diseases 11th revision-The global standard for diagnostic health information*. Geneva: World Health Organization.

Yoo, H. K., Huh, H., Lee, S., Jung, K., & Kim, B. (2018). Development of the attention-deficit hyperactivity disorder-after school checklist. *J Korean Acad Child Adolesc Psychiatry, 29*(2), 47-53.

제11장 소아정신의학

특정학습장애

Specific Learning Disorder

정재석 · 유한익

개념, 정의 및 역사

같은 학년의 또래에 비해 학업성취도가 떨어지는 경우를 가리켜 학습 부진이라고 한다. 이 용어는 학생에게는 좌절감을 주고, 부모나 교사에게는 학습을 가로막고 있는 장애물이 무엇인지 궁금증을 불러일으킨다. 학습 부진에 대한 관심은 1800년대 말에서 1900년대 초 사이에 시작되었는데, 초창기에는 성인의 특정 뇌 영역의 손상과 그로 인한 학습문제, 특히 언어 이해 및 표현 능력이 주된 관심사였다. 1940년대에 Alfred Strauss와 Laura Lehtinen이 아동 대상의 연구를 시작하였고, 그 결과 아동의 학습문제도 성인과 마찬가지로 환경 및 정서 문제가 아닌 두뇌 손상 때문에 발생한다는 사실을 알게 되었다. 그리하여 뇌의 미약한 기질적인 문제가 있다는 뜻의 '미소뇌기능장애'라는 진단명이 탄생하였다. 하지만 대부분 신경학적 검사에서 뚜렷한 뇌 손상의 증거가 드러나지 않았기 때문에 학습 부진은 뇌의 구조적 문제가 아닌 기능적 문제로 인해 발생하는 것이라는 주장도 나타나기 시작했다. 1963년 미국의 Samuel Kirk가 '학습장애'라는 용어를 처음으로 사용하면서 학습장애에 대한 과학적인 접근의 길이 마련되었으며, 체계적이고 장기적인 치료교육이 필요하다는 인식이 확산되었다(신민섭, 2005).

특정학습장애는 학교에서 모든 교과 학습의 기초가 되는 학습 기술인 읽기, 쓰기, 셈하기를 배우는 데 어려움을 보이는 경우를 말한다. 진단을 위해서는 다음의 다섯 가지 조건을 고려해야 한다. 첫째, 기준 집단과 비교했을 때 심각한 어려움이 있어야 하고, 둘째, 어려서부터 성인기까지 지속되어야 한다. 셋째, 전반적인 학습이 아닌 특정한 기술에만 어려움을 겪는 특정성이 있어야 하고, 넷째, 충분한 교육의 기회가 제공되고 동기가 있는 데에도 어려움이 있어야 하며, 다섯째, 학업 수행이 어려워지거나 이차적 정서 · 행동 문제가 나타나는 등 명백한 어려움이 동반되어야 한다. 이뿐만 아니라 낮은 지능이나 시력, 청력의 이상, 학습 기회의 부족 등 많은 배제 기준이 현재까지는 적용되고 있다. 또한 최근에는 신경심리 연구결과가 축적되면서 특정 학습 기술과 관련된 신경심리 변인을 이용해서 학습장애를 정의하려는 움직임이 있다(Lachmann et al., 2022).

역학

소아 청소년에서 특정학습장애의 유병률은 약 10% 정도이며, 이는 미국 공립학교 특수교육 대상자의 약 절반을 차지한다. 반면에 우리나라 교육부가 발표한 특수교육통계에서는 특정학습장애가 2022년 기준 특수교육 대상 학생의 1.0% 정도만 차지하는 것으로 나타나 미국의 결과와 큰 차이를 보였다(국립특수교육원, 2022). 읽기장애는 특정학습장애 중 75%를 차지하며, 읽기문제만 단독으로 있는 경우보다는 쓰기 표현, 수학의 어려움도 동반하는 경우가 많다. 읽기장애와 수학장애는 60% 정도에서 같이 나타나는데, 둘 다 가진 아동은 읽기장애만 가진 아동보다 수학을 더 못하지만 읽기능력은 비슷하였다(Snowling & Hulme, 2015). 학습장애의 유병률은 성취 기준의 절단점을 1.5표준편차(하위 7%)이하로 하는지 2표준편차(하위 2%) 이하로 하는지에 따라 다양하지만, Lewis 등(1994)의 역학 연구에 의하면 9~10세의 아동에서 학습장애 중 읽기장애가 3.9%로 흔했으며, 산술장애 단독은 1.3%이었고, 산술장애와 읽기장애가 함께 있는 경우는 2.3%였다. 국내의 역학연구는 드문 편인데, 이영식과 홍강의(1989)에 따르면 서울 시내 초등학교 3~4학년 1,154명을 대상으로 조사한 결과 약 3.8%에서 읽기장애를 보였다. 최근 객관적 학습장애 진단 도구를 사용해 제주도 농촌지역 초등학생을 대상으로 조사한 연구결과, 읽기 및 수학 학습에 심각한 어려움을 보이는 아동이 12.7%였으며, 읽기장애와 수학장애는 각각 9.3%로 조사되었다. 이 중 난독증의 유병률은 7%로 읽기장애의 82%를 차지하였고, 수학장애 중 수감각형이 3.8%, 의미기억형이 3.8%, 절차수행형은 1.7%로 나타났다(유한익 등, 2018).

원인

DSM-5에서 특정학습장애는 신경발달장애로 분류될 정도로 생물학적 원인에 대한 연구결과가 많이 축적되었다. 읽기 · 철자 · 수학 장애는 가족력이 있을 때 위험이 높아지는데, 1차 친족에서 읽기장애는 4~8배, 수학장애는 5~10배로 발병률이 높다. 지금까지 DYX1C1(염색체 15q21), DCDC2, KIAA0319(염색체 6p21), ROBO1(염색체 3p12~q12)의 연관성이 보고되었는데, 주로 읽기(단기 음운기억)와 수학(수량 탐지)과 관련이 깊은 두정엽에서 뉴런의 이동과 축삭돌기의 유도와 관련이 있다. 유전적 요인뿐 아니라 조산, 산전 알코올, 니코틴, 대마 같은 약물에의 노출, 산모의 심리사회적 스트레스, 수은, 납, 폴리브롬화디페닐에테르와 같은 환경 독성 물질이 읽기나 수학 능력의 발달을 저해할 수 있다고 알려졌다(Skeide, 2022).

난독증 성인에 대한 기능적 뇌영상 연구결과, 정상인에 비해 좌측 두정 측두 영역과 측두 후두 영역의 저활성화, 좌측 하부전두이랑의 비정상적인 과활성화가 보고되었다(Shaywitz et al., 1998)(그림 11-1). 저활성화가 나타난 두정 측두 영역은 음운 처리의 결합과 관련되어 있으며, 측두 후두 영역은 단어 인식과 관련되어 있고, 이곳은 단어형태영역word form area으로서 읽기 센터로 알려져 있다. 하부전두이랑의 과활성화는 보상 기전과 관련된 것으로 보인다. 저활성화가 읽기의 경험이 적어서 생긴 결과인지 혹은 읽기문제의 원인인지 알아보기 위해 대상자의 읽기 경험을 보정해 본 결과, 두정 측두 영역이 명백한 원인이며, 측두 후두 영역은 주변 영역과 상호작용하면서 이차적으로 발달하는 부위로 생각된다. 이 외에도 신경 경로에 대한 확산텐서영상에서도 좌측 실비안열 주변부의 백질 이상이 보고되었다(Hulme & Snowling, 2009).

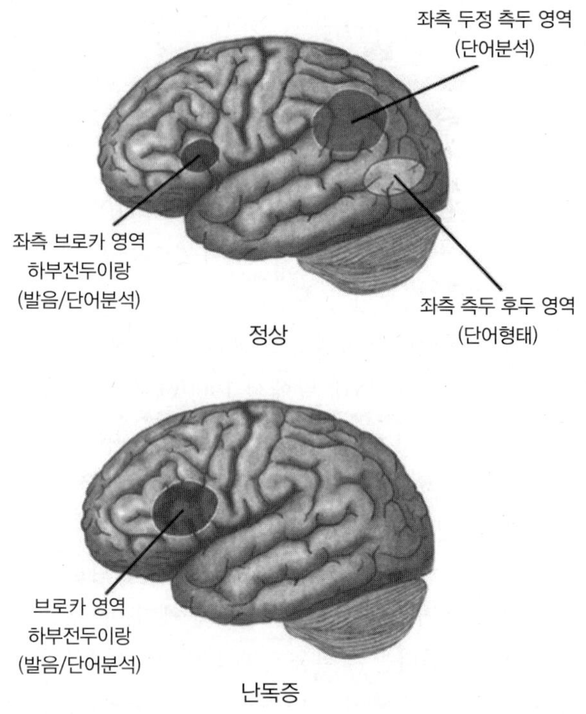

그림 11-1 정상 성인과 난독증 성인에서 기능적 자기공명영상 결과

수학장애에 대한 기능적 뇌영상 연구결과, 수 세기를 할 때 좌측 두정엽내구열, 우반구 변연상이랑의 저활성화가 발견되었고, 수 크기 비교 과제에서는 좌측 두정엽내구열, 방추상회의 기능 부전이 관찰되었다. 좌측 두정엽내구열의 저활성화는 수학 능력에서 발달적 결핍을 보이는 유전장애로 알려진 터너증후군 집단을 대상으로 한 연구에서도 일관되게 나타났다. 수 계산에서는 측두엽, 특히 각회의 저활성화에서 비장애 아동과 차이가 있었고, 이 밖에도 우측 하전회, 방추상회, 전측 대상피질 등 수 계산에 관여

하는 여러 영역의 저활성화가 관찰되었다. 종합하자면 각회와 측두 두정피질의 활성화가 수 정보처리의 자동화와 밀접한 관련이 있는 것으로 보인다(Pennington, 2008).

임상 특성

특정학습장애는 정규교육이 시작되고 기초학습기술을 배우기 시작하는 시기에 또래보다 기술 습득이 뒤처질 때 처음 발견된다. 기초학습기술에는 정확하고 유창한 해독, 독해, 철자, 작문, 연산, 수학적 추론 등이 포함되는데, 특정학습장애 아동은 이 중 한 영역에서만 장해를 가질 수도 있고 여러 영역에 걸쳐 장해를 가질 수도 있다.

1. 읽기

글을 읽고 이해하기 위해서는 두 가지 기초 능력이 필요한데, 하나는 문자로 표기된 단어를 말소리로 바꾸는 능력, 즉 해독decoding 능력이고, 또 하나는 해독된 말소리에서 의미를 파악하는 능력, 즉 언어이해력이다. 해독 능력이 부족한 경우를 난독증dyslexia이라고 하며, 반대로 해독 능력이 온전한데 이해 능력만 부족한 경우를 독해장애comprehension disorder라고 한다. 초기에는 해독만 어려웠지만 결국 독해의 어려움까지 이어지는 경우도 많다.

해독의 어려움은 초등학교 저학년 때 또래보다 읽기와 쓰기 능력이 뒤처질 때 처음 발견되기는 하지만, 난독증에 대한 대중과 학교의 인식 수준이 낮거나 아동에게 드러나는 행동문제가 적은 경우에 초등학교 고학년이나 청소년기가 되어서야 인지되는 경우도 많다. 난독증의 4대 증상으로는 '말소리 구조에 민감하지 못함' '읽기 학습의 어려움' '철자 학습의 어려움' '외국어 학습의 어려움'을 꼽는데, 나이가 들면서 주된 문제가 해당 기술의 숙련도에 따라 조금씩 바뀌는 모습을 보인다. 초등학교에 들어가기 전에는 '횡단보도'를 '행간보도'로 잘못 듣고 잘못 발음하거나, '치와와'를 말하고 싶은데도 '와치치'라고 말하는 실수를 하는 등 구어문제를 보이다가 초등학교에 가면서 해독문제가 조금씩 줄어든다. 대신 한글 읽기 학습이 늦어지면서 자주 봤던 글자만 정확하게 읽을 수 있고, 비단어와 같이 처음 본 글자를 읽지 못한다. 점차 아는 글자가 많아지면서 앞의 몇 글자만 보고 뒷글자는 추측해서 읽거나 조사를 빼먹고 읽는다. 초등학교 고학년이 되면 정확히 읽을 수는 있으나 속도가 느리고 읽기를 싫어하며, 맞춤법이 틀리고, 생각하는 바를 조리 있게 글로 표현하지 못하며, 영어 등 외국어 학습이 어렵다.

읽기의 최종 목적은 주어진 글의 의미를 이해하는 것이다. 하지만 난독증을 가진 학생은 글을 읽을 수 있게 되더

표 11-1 난독증의 발달단계별 징후

학령전기	• 말하기나 언어발달이 느림 • 말소리를 이용한 게임에 관심이 없음 • 동요 배우기를 힘들어 함 • 혀 짧은 소리baby talk가 늦게까지 지속 • 말소리를 어절로 분절시키지 못함 • 단어를 정확하게 발음하는 데 어려움을 느낌 • 사진이나 사물을 보여 주었을 때 사물의 이름을 빨리 말하는 데 어려움을 느낌(색깔, 모양, 낯익은 사물 또는 동물)
학령기 초기	• 단어를 읽는 데 어려움을 느낌 • 아주 익숙한 단어 외에는 읽지 못함 • 받침이 있는 단어는 읽지 못함 • 글자의 모양과 무관한 읽기 오류가 많음 • 베껴 쓰기는 되나 받아쓰기는 안 됨 • 단어 속 자음, 모음의 순서를 헷갈림 • 글자와 소리 간의 대응관계를 학습하는 속도가 느림 • 글자의 좌우 뒤바뀜(b/d)과 상하 뒤바뀜(u/n) • 아동이 스스로 읽을 때보다 읽어 주면 훨씬 잘 이해함 • 특히 구구단과 같은 수학학습에 어려움 • 수학 기호(+와 − 같은 기호 혼동)에 어려움
학령기 후기	• 3음절이 넘는 긴 단어나 외래어를 읽을 때 오류가 많음 • 소리가 비슷한 단어끼리 혼돈 • 날짜, 사람 이름, 전화번호를 외우기 힘들어 함 • 시간 내에 과제 수행이 안 됨 • 읽기 이해력이 부족 • 조사 등 기능어에 대한 이해 부족 • 철자법이 자주 틀리고 작문 능력이 부족 • 책 읽기를 싫어함 • 어원, 접사, 철자 패턴과 같은 철자법 전략 학습이 어려움 • 일어난 사건을 회상하는 데 어려움 • 말로는 자기 표현을 훌륭하게 하나 글로 표현하기 어려움
청소년기 및 성인기	• 느리고 힘겨운 읽기 • 음독해야만 이해할 수 있거나, 묵독해야만 이해 가능 • 자세하게 읽기보다는 대충 읽는 경향이 있음 • 설명문의 읽기 이해력과 논술 능력의 부족 • 취약한 철자법과 작문 • 읽기 또는 쓰기 숙제를 피함 • 외국어 학습에 어려움을 느낌

라도, '읽기 자동화(reading automaticity, 정신적 에너지를 쏟지 않고 해독하는 수준)'에 이르지 못해 의미 이해에 이르기 위해서는 다른 학생보다 많은 시간과 에너지가 들어가므로 마치 집중력이 부족하거나 기억력이 부족해 보일 수 있다. 이렇게 독해 능력 발달과 독서량 부족이 장기간 지속되면 이해에 필요한 메타인지 전략의 발달이 늦어진다. 그리하여 자신이 읽은 것을 이해하는 자기점검 전략과 모르는 어휘를 추론하는 전략 등이 해당 학년 수준보다 저하되어 보이기도 한다. 병력 청취에서 참고할 난독증의 발달단계별 징후는 〈표 11-1〉과 같으며, 각 발달단계별로 난독증의 4대 증상이 차례로 두드러진다.

증례 >>>

초등학교 2학년 남학생(8세 1개월)이 학습을 힘들어 하는 문제로 소아청소년 정신건강의학과를 방문하였다. 어머니에 따르면, 환아는 유아기에 발음이 조금 나빴던 것을 제외하고는 발달이 정상이었고 머리는 좋은 것 같은데 아직 한글을 제대로 읽지 못한다 한다. 받아쓰기 시험은 0~20점 정도이고, 알림장을 1~2줄밖에 적어 오지 못하며, 시험도 문제를 읽지 못해 반도 풀지 못한다. 또한 책을 읽어 주면 좋아하고 이해를 잘하는데 혼자서 읽으라 하면 싫어한다. 교실에서 순서대로 교과서를 소리 내어 읽을 때 떠듬떠듬 틀리게 읽은 이후로 친구들에게 바보라고 놀림을 당한 적이 있었다고 한다. 유치원 때까지는 명랑하고 친구도 잘 사귀던 환아는 점차 말이 없어지고 혼자 멍하니 있는 시간이 많아지며 어머니가 숙제하라고 하면 크게 화를 내기도 한다고 한다. 지능검사와 CLT-R, CAT 검사가 시행되었는데 전체 지능은 105이고 언어성 지능은 103, 동작성 지능은 107이었다. 연속적 처리 능력과 관련된 소검사(산수, 숫자, 기호쓰기)에서 모두 7점 이하의 부진한 수행을 보였고, CAT에서는 정상 범위의 수행을 보였다. CLT-R의 단어 읽기 검사에서 비단어 해독의 정확도가 50개 중 10개(20%)로 부진하였고, 빠른자동이름대기 검사에서 숫자 50개는 23초 만에 읽어서 정상 수준이었으나 물체 50개는 91초로 하위 15% 이하의 수행을 보였다. 음운작업기억력도 비단어를 3개까지만 정확하게 반복할 수 있었으며 4개는 절반 이상 실패하여 하위 15% 이하 수준이었다.

검사결과를 종합하여 난독증으로 진단하고 언어치료를 시작하였다. 첫 4회기는 음운인식 능력 향상에 초점을 두고 음소분절, 합성훈련을 하였다. 'ㅂ' 'ㅃ' 'ㅍ'의 변별이 잘 되지 않아 변별을 위한 활동을 추가해야만 했고, 11회기부터는 낱자와 음소의 대응에 관한 교육을 시작했다. 시작 3개월 후부터는 집에서 유창성 훈련이 병행되었다. 6개월이 지난 현재 교과서를 혼자서 소리 내어 읽을 수 있으나 속도는 1분에 60어절 수준이며 소리 나는 대로 쓰는 단어는 받아 적을 수 있으나 맞춤법에 맞게 쓰기는 어렵다.

2. 수학

수학을 할 때는 읽기보다 더 복잡한 인지과정이 동원되므로 수학 학습의 어려움은 더 다양한 원인의 조합으로 인해 발생하며, 양상도 더 다양하다. 수학 학습문제를 가진 아동 중 절반은 어떠한 형태의 인지적 결함도 가지고 있지 않으며, 과거 학습 경험의 부족, 빈약한 동기, 불안 등이 원인이 된다. 수학 장해를 일으키는 인지적 결함은 다음의 다섯 가지로 본다. 첫째는 수 정보를 수직선이나 수평선에 표상하거나 상대적인 크기를 아는 능력, 즉 수감각의 결함이다. 둘째는 수세기 능력의 느린 발달이다. 셋째는 8 + 7=15처럼 단순 연산 값을 장기기억에 저장하고 인출하는 과정의 어려움인데, 일반적인 언어 기억과는 별개라고 알려져 있다. 넷째는 작업기억력, 주의력을 포함한 실행 능력의 결함이고, 다섯째는 시공간적 능력의 결함이다.

이러한 아동은 처음 수학을 배울 때, 수의 상대적 크기를 비교하거나, 6개나 8개가 모인 작은 무더기를 보고 한눈에 몇 개인지 알아채는 직산하기, 수를 크기 순서대로 배열하기를 힘들어 한다. 또 언어 능력과 작업기억력의 도움을 받아야 하는 수 세기를 느리게 배우며, 숫자를 읽고 쓰기를 어려워하고, 연산 기호의 의미를 이해하지 못한다. 이에 비해 정상 발달 아동들은 5 + 3과 같은 덧셈을 풀 때, 처음에는 손가락으로 세지만 나중에는 5에서부터 6, 7, 8하며 이어세기 전략을 사용하는 등 점차 효율적인 방법을 사용한다. 효율적인 수 세기 전략을 통해 작업 기억의 부담을 줄이고 문제와 답의 연합이 장기기억으로 넘어가서 결국 8이라는 답을 장기기억에서 자동적으로 인출할 수 있게 된다. 결국 연산은 점점 정확해지고 빨라지며 힘이 들지 않게 된다. 반대로 이와 같은 단순 연산값 암기가 어려우면 연산이 힘들고 느리며 부정확해진다(Snowling & Hulme, 2015).

학년이 올라가면 큰 수의 연산을 하거나 분수, 소수의 연산을 해야 한다. 이때는 암기로만 해결이 안 되고 여러 단계의 계산 절차를 수행해야 한다. 자리값, 교환법칙, 결합법칙, 받아올림, 받아내림의 개념에 대한 이해가 부족하거나 주의력이 부족하면 계산 절차를 빠르게 수행하지 못하고 자주 오류를 범하게 된다. 청소년이 되면 연산뿐 아니라 대수나 통계 같은 수학적 추론이 필요한 과제가 많아진다. 읽기에서 학년이 올라갈수록 해독보다 언어이해력의 중요성이 올라가듯이, 수학에서도 점차 연산보다는 수학적 추론 능력, 그리고 공간적 모델링의 역할이 더 커진다. 어떤 청소년은 연산은 느린 것에 반해 수학적 추론은 우수하여 학년이 올라갈수록 수학 성적이 좋아지는 경우가 있기도 하지만, 대부분은 연산 자동화가 되지 않아 뒤이어 나오는 수학적 개념의 학습도 같이 늦어지기 쉽다(Gunderson, 2022).

진단기준

표 11-2 특정학습장애의 DSM-5-TR 진단기준(APA, 2022)

A. 학업 기술을 배우고 사용하는 데 있어서의 어려움. 이러한 어려움에 대한 적절한 개입을 제공함에도 불구하고 다음에 열거된 증상 중 적어도 한 가지가 최소 6개월 이상 지속된다.
  1. 부정확하거나 느리고 힘겨운 단어 읽기(예: 단어를 부정확하거나 느리게 더듬더듬 소리 내어 읽기, 자주 추측하며 읽기, 단어를 소리 내어 읽는 데 어려움이 있음)
  2. 읽은 것의 의미를 이해하기 어려움(예: 본문을 정확하게 읽을 수 있으나 읽은 내용의 순서, 관계, 추론 또는 깊은 의미를 이해하지 못함)
  3. 철자법의 어려움(예: 자음이나 모음을 추가, 생략 또는 대치하기도 함)
  4. 쓰기의 어려움(예: 한 문장 안에서 다양한 문법적·구두점 오류, 문단 구성이 엉성함, 생각을 글로 표현하는 데 있어 명료성이 부족함)
  5. 수 감각, 단순 연산값 암기 또는 연산 절차의 어려움(예: 숫자의 의미, 수의 크기나 관계에 대한 빈약한 이해; 한 자릿수 덧셈을 할 때 또래들처럼 단순 연산값에 대한 기억력을 이용하지 않고 손가락을 사용함; 연산을 하다가 진행이 안 되고 연산 과정을 바꿔 버리기도 함)
  6. 수학적 추론의 어려움(예: 양적 문제를 풀기 위해 수학적 개념, 암기된 연산값 또는 수식을 적용하는 데 심각한 어려움이 있음)

B. 보유한 학습 기술이 개별적으로 실시한 표준화된 성취도 검사와 종합적인 임상 평가를 통해 생활연령에서 기대되는 수준보다 현저하게 양적으로 낮으며, 학업적 또는 직업적 수행이나 일상생활의 활동을 현저하게 방해한다는 것이 확인되어야 한다. 17세 이상인 경우 학습의 어려움에 대한 과거력이 표준화된 평가를 대신할 수 있다.

C. 학습의 어려움은 학령기에 시작되나 해당 학습 기술을 요구하는 정도가 개인의 능력을 넘어서는 시기가 되어야 분명히 드러날 수도 있다(예: 주어진 시간 안에 시험 보기, 길고 복잡한 리포트를 촉박한 마감 기한 내에 읽고 쓰기, 과중한 학업 부담).

D. 학습의 어려움은 지적장애, 교정되지 않은 시력이나 청력 문제, 기타 정신질환 또는 신경학적 장애, 정신사회적 불행, 학습 지도사가 해당 언어에 능숙하지 못한 경우 또는 불충분한 교육적 지도로 더 잘 설명되지 않는다.

주의점: 4가지의 진단기준은 개인의 과거력(발달력, 의학적 병력, 가족력, 교육력), 학교의 보고와 심리교육적 평가 결과를 임상적으로 통합하여 판단한다.

부호화 시 주의점: 손상된 모든 학업 영역과 보조 기술에 대해 세부화하시오. 한 가지 이상의 영역에 손상이 있는 경우 다음의 명시자에 따라 개별적으로 부호화하시오.

다음의 경우 명시할 것:
F81.0 읽기 손상 동반:
단어 읽기 정확도
읽기 속도 또는 유창성
독해력

주의점: 난독증(dyslexia)은 정확하거나 유창한 단어 인지의 어려움, 해독 및 철자 능력의 부진을 특징으로 하는 학습장애의 한 종류를 일컫는 또 다른 용어다. 이러한 특정한 패턴의 어려움을 난독증이라고 명명한다면, 독해나 수학적 추론과 같은 부수적인 어려움이 동반되었는지 살펴보고 명시하는 것이 중요하다.

F81.81 쓰기 손상 동반:
철자 정확도
문법과 구두점 정확도
작문의 명료도 또는 구조화

F81.2 수학 손상 동반:
수 감각
단순 연산값의 암기
계산의 정확도 또는 유창성
수학적 추론의 정확도

주의점: 난산증(dyscalculia)은 숫자 정보 처리, 단순 연산값의 암기, 계산의 정확도 또는 유창성 문제의 어려움을 특징으로 하는 또 다른 용어다. 만일 이러한 특수한 패턴의 수학적 어려움을 난산증으로 명명한다면, 수학적 추론이나 단어 추론의 정확성과 같은 부수적인 어려움이 동반되었는지 살펴보고 명시하는 것이 중요하다.

현재의 심각도를 명시할 것:
경도: 한 가지 또는 2가지 학업 영역의 학습 기술에 있어 약간의 어려움이 있으나 적절한 편의나 지지 서비스가 제공된다면(특히 학업 기간 동안), 개인이 이를 보상할 수 있거나 적절히 기능할 수 있을 정도로 경미한 수준이다.
중등도: 한 가지 이상의 학업 영역의 학습 기술에 있어 뚜렷한 어려움이 있으며, 그로 인해 학업 기간 동안 일정한 간격을 두고 제공되는 집중적이고 특수화된 교육 없이는 능숙해지기 어렵다. 활동을 정확하고 효율적으로 완수하기 위해서는 적어도 학교, 직장

또는 집에서 보내는 시간의 일부 동안이라도 편의 또는 지지 서비스가 제공되어야 한다.
고도: 여러 학업 영역에 영향을 끼치는 학습 기술의 심각한 어려움이 있으며, 그로 인해 대부분의 학업 기간 동안 집중적이고 개별적이며 특수화된 교육이 지속되지 않는다면 이러한 기술을 습득하기 어렵다. 가정, 학교 또는 직장에서 일련의 적절한 편의 또는 서비스를 제공받았음에도 불구하고 모든 활동을 효율적으로 수행하지 못할 수도 있다.

특정학습장애는 1987년에 DSM-III-R에서 공식적인 소아정신의학 장애로 처음 인정되었다. DSM-IV에서는 특정함의 기준을 충족하기 위해서 능력-성취 불일치 개념을 도입하여 읽기, 쓰기, 산술의 학업성취도 수준이 연령, 학교교육, 그리고 지능에 비해 기대되는 수준보다 2 표준편차 이상 낮을 때로 정의하였다. 그러나 능력의 기대 수준을 정하기 위해 지능지수를 사용하는 경우 지능이 높거나 낮은 아동이 특수교육의 혜택을 받을 수가 없는 문제가 생겼다. 그리하여 DSM-5(American Psychiatric Association, 2013)에서는 종전의 능력-성취 불일치 기준을 완화하고 중재반응모형을 도입하였고, 명칭도 ICD-10과 비슷하게 특정학습장애로 바꾸었다. 또한 아형에 읽기, 쓰기, 수학의 학습문제를 모두 포함시켰으며 일반 대중이 널리 쓰는 용어인 난독증과 난산증의 정의도 새로 제시하였다. ICD-10에서는 특수 읽기장애, 특수 철자장애. 특수 산술장애라고 명명하는데, 특수 읽기장애는 난독증, 특수 산술장애는 난산증에 대한 정식 진단명이라 보면 된다. ICD-11에서는 DSM-5와 보조를 맞추기 위해 학습기술별로 나누지 않고 발달성 학습장애로 통합하고, 세부 진단분류를 추가하였다(Lachmann et al., 2022). DSM-5-TR(American Psychiatric Association, 2022) 진단기준은 〈표 11-2〉 DSM-5와 내용은 똑같고 DSM 코드는 빼고 ICD 코드만 제공하는 점만 다르다.

예후(청소년기 및 성인기에 대한 영향)

경과는 적절한 치료가 제공되었는지에 따라 다양하다. 초등 고학년이 되기 전에 집중적인 훈련을 받게 되면 상당한 호전을 보일 수 있으나, 전반적으로 일생 동안 지속되는 경향이 있다. 특정학습장애는 심한 경우 학교 적응을 힘들게 하여 사기 저하, 낮은 자존감, 지속적 좌절감을 일으키고 또래관계도 어렵게 만든다. 청소년 환자는 학교를 중도에 그만두게 될 확률이 40% 정도인데, 이는 일반 아동에 비해 1.5배 높은 수준이다(Snowling & Hulme, 2015).

Aro 등(2019)은 읽기/수학 장애를 가진 핀란드 성인 430명을 조사한 결과, 대조군에 비해 대학에 가는 비율이 낮고, 무직 상태가 많았으며, 질병연금이나 정신질환 관련 국가수당을 받는 경우가 많았다고 보고했다. 또 Cederlöf 등(2017)이 9,000명의 읽기장애 스웨덴 국가 코호트 자료를 조사한 결과, 신경성 식욕부진증을 제외한 모든 정신질환의 위험이 더 높은 것을 발견했는데, 교차비$_{\text{odds ratio}}$는 주의력결핍 과잉행동장애가 4.9, 양극성 장애가 1.9, 우울증이 1.9, 폭력적 범죄가 1.4였다. 종합하면 학습장애를 가진 청소년은 전반적인 정신건강 수준이 낮으며, 소외감과 좌절감으로 인해 학교를 중퇴하는 경우가 많고, 우울 증상이 동반된 경우 자살률도 높아지는데, 정서적 · 사회적 지지가 제공되면 정신건강 수준이 높아진다.

진단 및 감별

첫 만남에서 하는 병력청취에서 1) 읽기, 수학 문제의 가족력, 2) 언어발달 지연, 특히 조음장애나 아기 발음, 긴 단어의 조음 오류 같은 말소리를 다루는 능력의 사소한 결함, 3) 초기 한글 학습에서의 진전도(한글에 관심이 없거나 학습거부를 보이는 경우가 많다), 4) 아동의 일기 등 쓰기 과제물 검토, 5) 영어 같은 외국어 학습의 진전도, 6) 과거의 학습문제에 대한 개입과 그 성과를 확인하는 것이 중요하다. 가능하다면 학생의 수준에 맞는 100~200어절 분량의 글을 소리 내어 읽어 보도록 하거나 규칙 단어와 불규칙 단어를 차례로 받아 쓰게 해 보면 좋다. 또 '구떼프꼬뻐코' 같은 무의미 단어를 따라 말하게 하고, 잘 따라 말할 수 있으면 반복해서 되도록 빨리 말하게 해 보면 말소리 인출의 숨겨진 어려움을 찾는 데 도움이 된다.

병력청취와 문진을 통해 학습장애가 의심되면 설문에 기반을 둔 선별검사 DySC를 실시하기도 하는데, 아직 우리나라에는 청소년을 위한 선별검사가 없어 초등학생용 검사를 적용한 후 임상의의 판단이 필요하다. 다른 진단에 비해 특정학습장애는 심리교육학적 평가의 도움이 많이 필요하다. 심리교육학적 평가는 세 분야로 이루어지는

데, 첫째, 청소년의 지적 수준 평가, 둘째, 읽기, 쓰기, 수학에서의 학업성취도 평가, 셋째, 학습의 기저가 되는 정보처리 능력에 대한 신경심리학적 평가 분야이다. 아동의 지적 수준은 통상 웩슬러 지능검사를 이용하며, WISC-IV를 시행하는 경우, 아동의 지적 수준을 전체지능이 아니라 GAI라는 지표점수를 통해 추정할 수도 있다. 언어성 지능이 낮으면 언어장애 동반 여부를 평가하기 위해 언어평가가 필요할 수도 있다. 학업성취도를 평가하는 도구로는 K-WFA(홍상황 등, 2015), NISE-BACT(이태수 등, 2017)가 있으며, 읽기, 쓰기의 학업성취도와 인지처리능력을 동시에 평가하는 지필식 검사도구인 KORLA(배소영 등, 2014)와 읽기와 수학의 학업성취도와 인지처리능력을 동시에 평가할 수 있는 전산화된 평가 도구인 CLT(유한익 등, 2014)가 있다. 하위 15%나 표준점수로 7점(평균이 10) 이하인 경우 해당 기초학습기술에 문제가 있다고 판단한다. 또 인지처리 평가결과 2~4개의 관련 소검사가 하위 15% 이하인 경우 난독증이나 난산증일 확률이 높다고 보면 된다. 현재 읽기(특히 해독 능력)와 관련된 인지처리검사에는

표 11-3 표준화된 국내 학습장애 선별 및 학업성취도 평가 도구

검사 도구	검사 특성
난독증 특성 체크리스트 (DySC, 김윤옥 등, 2015) Dyslexia Screening Checklist	• 선별검사(총 27문항 설문지), 교사가 평가 • 평가 수준: 초등학교 1~6학년 • 평가 영역: 해독, 철자, 유창성, 독해 • 평가 기준: 38 이하는 난독증 부적합, 39~42는 저위험, 43~57은 고위험, 58이상은 적합
해피마인드 종합학습능력검사 (CLT, 해피마인드, 2014) CLT-R(읽기), CLT-M(수학)	• 전산화 검사 • 평가 수준: 유치원~중3 • 평가 영역: 읽기(읽기 성취도, 읽기 관련 인지처리능력), 수학(연산 성취도, 수감각)
난독증진단-평가도구 (KORLA, 배소영 등, 2015)	• 평가 수준: 초1~초6 • 평가 영역: 해독, 읽기 이해, 음운처리능력, 쓰기 능력
웩슬러기초 학습기능검사 (K-WFA, 홍상황 등, 2015)	• 평가 수준: 유치원~고1 • 평가 영역: 낱말 읽기, 읽고 이해하기, 쓰기, 셈하기
기초학습능력검사 (NISE-B · ACT, 이태수 등, 2017)	• 평가 수준: 만 5세~만 14세 • 평가 영역: 읽기, 수학, 쓰기

음운인식, 음운작업기억, 빠른자동이름대기, 숫자따라하기, 자모지식, 낱자-소리 대응, 시각집중력에 대한 검사가 포함되며, 연산과 관련해서는 수감각, 주의집중력, 작업기억, 시공간적 추론력, 처리속도에 관한 검사가 포함된다(김애화 등, 2012). 특정학습장애 진단 과정에 인지처리검사를 포함하는 데에는 아직 논란이 있는데, DSM-5는 특정학습장애뿐 아니라 다른 인지장애에서도 비슷한 인지처리 결함이 자주 발견되기 때문에 특이도가 떨어진다는 이유에서 인지처리 검사결과를 진단기준에 포함하지 않았다. 하지만 주의력문제로 발생한 학습문제와 구별하거나 교육 기회가 부족해서 발생한 문제를 배제하기 위해서는 인지처리에 관한 평가가 임상에서는 유용할 것으로 생각된다. 국내에서 사용 가능한 선별검사, 학업성취도와 신경심리학적 평가 도구는 〈표 11-3〉에 제시하였다.

DSM-5에서 단순 언어장애로 명명된 언어문제는 전통적으로 난독증과는 다른 것으로 여겨져 왔다. 언어장애는 낮은 어휘력, 문법적으로 맞지 않는 문장, 구문의 오류 같은 특징을 가지고 있기 때문이었다. 그러나 읽기장애 환자의 19~63%는 언어장애를 동반하며, 언어장애를 가진 환자의 12.5~85%에서 읽기장애를 동반한다는 연구가 있다(Snowling & Hulme, 2015). 특정학습장애는 ADHD, 의사소통장애, 운동협응장애, 자폐스펙트럼장애 같은 다른 신경발달장애는 물론이고, 불안, 우울, 양극성장애 같은 다른 정신장애를 동반하는 경우가 많다. 이럴 때 동반질환이 학습 기술의 습득을 방해한 주 요인으로 판단되면 학습장애 진단을 내려서는 안 된다.

치료

현재 학습장애의 일차적 치료는 치료 교육이다. 어떤 치료 교육을 실시할지에 대한 결정은 조기 진단 여부 및 발달단계에 따라 달라진다. 조기에 발견하여 집중적인 치료와 교육을 적절하게 시행한다면 대부분 극복할 수 있거나 어려움이 최소화된다. 조기에 인지하지 못한 경우, 현재 가진 장해를 우회하거나 보상할 수 있는 책략을 지도하거나 보조기기를 제공하여야 한다. 아울러 학교에서 구두로 시험을 치를 수 있게 해 주거나 시험 시간의 연장, 계산기 사용 허가 등의 편의를 제공해 주면 점차 학습 기술의 발

달이 촉진되고 학교 적응에 도움이 된다.

읽기의 정확도나 속도 같은 해독 능력의 장해가 동반되어 있다면 되도록 일찍 해독 능력의 향상에 초점을 맞춘 집중적인 특수교육 개입이 필요하다. 이때 주로 발음 중심 접근법phonics-based approach을 사용한다. 이 접근법은 먼저 낱자와 소리의 대응관계를 명시적으로 가르치고 소리를 합성하여 읽도록 단어 수준에서 연습하여 충분히 정확해지는 단계를 거친다. 이후 단문에서 시작해서 보다 복잡한 문장 수준으로, 그리고 문단 수준으로 단계를 높이면서 읽기의 정확성과 속도를 향상시키는 유창성 훈련을 한다. McArthur 등(2012)은 아동과 어른을 대상으로 한 발음 중심 읽기 교육을 메타 분석한 결과, 읽기정확도(d=0.47), 읽기유창성(d=0.51) 모두에서 중간 수준의 효과가 있다고 하였다. Samuels 등(2000)은 읽기유창성에 관한 중재만 메타 분석한 결과, 지도하에 이뤄진 '소리 내어 반복 읽기 훈련'이 6~16세까지 아동의 읽기유창성과 이해력 모두 호전시켰다고 하였다. 소아부터 청소년기까지 읽기장애 아동에게 가정에서 독서에 대한 흥미를 유지해 주고 아동이 자주 독서할 수 있도록 기회를 제공하면 나중에 읽기유창성을 개선하는 데 도움이 된다고 하였다.

Elwer 등(2013)은 929명의 유치원 아동의 해독과 독해 능력을 초등 4년까지 추적 관찰한 결과, 철자와 해독 능력이 약했던 아동은 지속적으로 약했고, 독해의 경우 초등학교 3학년까지는 해독 능력이 약한 아동이, 4학년 이후로는 듣기-이해 능력이 약한 아동이 더 약한 경향을 보였다. 이는 청소년기 독해 능력에는 구어 능력의 영향이 점차 커지기 때문에 말하기, 듣기 치료를 병행할 때 더 좋은 결과를 얻을 수 있었다는 Clarke 등(2010)의 보고와 일치한다.

한편, Blachman 등(2014)은 초 2, 3학년 때 58명의 아동에게 8개월간 읽기 중재를 실시한 다음 그들이 19~22세가 된 후 재평가하였다. 해독 능력은 대조군보다 치료효과가 오래 유지되었으나(d=0.53~0.62), 철자(d=0.26)와 읽기이해(d=0.06)는 큰 이득이 없다고 보고하여 비교적 짧은 중재는 아동이 청소년기에 겪을 읽기 어려움을 예방해 주지 못함을 보여 주었다. 또 읽기문제가 지속되는 고교생에 대해 54개 공립학교에서 제공된 개별화교육의 효과를 평가한 결과, 실망스러운 결과를 보여 이들에게는 학교에서 제공하는 것보다 좀 더 개별화된 교육적 개입이 필요하다는 점이 시사되기도 했다(Snowling & Hulme, 2015).

Shaywitz 등(2004)의 연구에 따르면, 6.1~9.4세 사이의 아동 총 77명을 대상으로 집중적이고 명시적인 음운인식 능력 향상에 초점을 맞춘 치료를 실시한 결과, 읽기 정확성과 유창성, 읽기 이해력이 향상되었다. 또 중재 이후에 능숙한 읽기의 기반을 이루는 뇌 영역을 포함한 좌반구 영역의 활성도가 증가되었으며, 이 변화는 1년 후에도 유지되었다. 음운인식능력을 중심으로 한 치료의 효과와 조기 개입의 이득에 관한 객관적 증거는 많이 축적되어 있다. 그러므로 청지각, 시지각(안구운동, 얼렌 등), 감각통합, 운동치료 등 근거가 빈약한 치료를 난독증 아동에게 권하여서는 안 될 것이다(Peterson & Pennington, 2012).

표본은 적었지만 수학에 관한 중재를 메타 분석한 Gersten 등(2009)은 시각적 구체물(d=0.47), 절차와 예시의 사용(d=0.82), 특정 수학 기술의 명시적 지도(d=1.22), 추론과정을 말로 표현하도록 돕기(d=1.04)가 효과적이었다고 했다.

주의력결핍 과잉행동장애가 공존할 경우, 정신자극제는 학업 수행을 약 25~40% 이상 효과적으로 향상시키기는 하지만 이 효과가 읽기나 연산을 담당하는 근본적인 인지처리과정에 영향을 미친다는 증거는 부족하다(Pelham, 1993). 다시 말해 단어 인식과 관련된 작업 기억의 효율성은 향상시킬 수 있지만 음운처리능력을 향상시키는지는 확실하지 않으며, 연산 속도를 향상시키기는 하지만 수감각이나 계산 절차 수행에 관여하는 인지처리과정에 직접 영향을 미치는지도 명확하지 않다.

결론

특정학습장애는 기초학습기술의 습득 지연으로 특징짓는 신경발달장애이다. 지금까지 해독과 철자 문제를 보이는 난독증에 대한 교육심리학적 · 생물학적 연구가 많이 축적되었다. 난독증은 음운처리능력의 부족과 좌뇌의 활성화 실패 때문에 발생하며, 음운인식능력을 높이는 교육이 조기에 실시되면 예후가 좋아진다. 독해와 수학에 대해서는 상대적으로 연구결과의 축적이 미비한 편으로 추후 연구가 필요하다. 특정학습장애는 일생 지속되며 충분한 지지와 편의가 제공되지 않는다면 성인이 되어서도 다양한 정신건강 문제가 지속할 가능성이 크다.

참고문헌

국립특수교육원(2022). 2022 특수교육통계. 서울: 국립특수교육원.

김애화, 김의정, 김자경, 최승숙(2012). 학습장애: 이론과 실제. 서울: 학지사.

김윤옥, 강옥려, 우정한, 변찬석(2015). 난독증 선별 체크리스트 표준화 및 한국 난독증 학생 통계추정 연구. 학습장애연구, 12, 21-45.

배소영, 김미배, 윤효진, 장승민(2015). 한국어 읽기검사(KORLA). 서울: 학지사.

신민섭(2005). 학습장애. 홍강의 편. 소아정신의학(pp. 249-267). 서울: 중앙문화사.

유한익, 정재석, 박은희, 강성희(2014). CLT 실시요강. 서울: 해피마인드(주).

유한익, 허한나, 홍인화, 김중훈, 김희정, 조성진, 양수진, 정재석(2018). 국내 제주지역 초등학생 읽기 및 수학 학습장해 유병률 연구. 신경정신의학, 57(4), 332-338.

이영식, 홍강의(1985). 한글 독해력 장애 아동에 관한 예비적 연구: 초등학교 3, 4학년을 대상으로. 신경정신의학, 70, 103-110.

이태수, 나경은, 서선진, 이준석, 김우리, 이동원, 오유정(2017). 국립특수교육원 기초학습능력검사(NISE-B · ACT) 개발 연구. 충남: 국립특수교육원.

홍상황, 황순택, 김지혜, 박중규(2015). 웩슬러기초학습기능검사 기술 및 해석요강. 대구: 한국심리주식회사.

American Psychiatric Association(APA). (2013). *Diagnostic and statistical manual of mental disorders* (5th ed.). Arlington, VA: American Psychiatric Association Publishing.

American Psychiatric Association(APA). (2022). *Diagnostic and statistical manual of mental disorders* (5th ed. Text Revision). (DSM-5-TR). Washington, DC: American Psychiatric Association Publishing.

Aro, T., Eklund, K., Eloranta, A. K., Naröhi, V., Korhonen, E., & Ahonen, T. (2019). Associations between childhood learning disabilities and adult-age mental health problems, lack of education, and unemployment. *Journal of Learning Disabilities, 52*, 71-83.

Blachman, B. A., Schatschneider, C., Fletcher, J. M., Murray, M. S., Munger, K. A., & Vaughn, M. G. (2014). Intensive reading remediation in grade 2 or 3: Are there effects a decade later? *Journal of Educational Psychology, 106*, 46-57.

Cederlöf, M., Maughan, B., Larsson, H., D'Onofrio, B. M., & Plomin, R. (2017). Reading problems and major mental disorders co-occurrences and familial overlaps in a Swedish nationwide cohort. *Journal of Psychiatric Research, 91*, 124-129.

Elwer, A., Keenan, J. M., Olson, R. K., Byrne, B., & Samuelsson, B. (2013). Longitudinal stability and predictors of poor oral comprehenders and poor decoders. *Journal of Experimental Child Psychology, 115*, 497-516.

Gersten, R., Chard, D. J., Jayanthi, M., Baker, S. K., Morphy, P., & Flojo, J. (2009). Mathematics instruction for students with learning disabilities: A meta-analysis of instructional components. *Review of Educational Research, 79*, 1202-1242.

Gunderson, E. (2022). Early prediction of learning outcomes in mathematics. In M. Skeide (Ed.), *The cambridge handbook of dyslexia and dyscalculia* (Cambridge Handbooks in Psychology, pp. 318-332). Cambridge: Cambridge University Press.

Hulme, C., & Snowling, M. J. (2009). *Developmental disorders of language learning and cognition*. Oxford: Blackwell/Wiley.

Lachmann, T., Bergström, K., Huber, J., & Nuerk, H. (2022). Diagnosis of dyslexia and dyscalculia: Challenges and controversies. In M. Skeide (Ed.), *The cambridge handbook of dyslexia and dyscalculia* (Cambridge Handbooks in Psychology, pp. 383-409). Cambridge: Cambridge University Press.

Lewis, C., Hitch, G. J., & Walker, P. (1994), The prevalence of specific arithmetic difficulties and specific reading difficulties in 9- to 10-year old boys and girls. *Journal of Child Psychology and Psychiatry, 35*, 283-292.

McArthur, G., Sheehan, Y., Badcock, N. A., Francis, D. A., Wang, H. C., Kohnen, S., & Banales, E. et al. (2012). Phonics training for English-speaking poor readers. *Cochrane Database of Systematic Reviews, Issue 11*. Art. No. CD009115.

Pelham, W. E. (1993). Pharmacotherapy for children with attention deficit hyperactivity disorder. *School Psychology Review, 22*, 199-227.

Pennington, B. F. (2008). *Diagnosing learning disorders: A neuropsychological framework* (2nd ed.). New York: Gulford Press.

Peterson, R. L., & Pennington, B. F. (2012). Developmental dyslexia. *Lancet, 379*(9830), 1997-2007.

Samuels, S. J., Shanahan, T., & Shaywitz S. E. (2000). Fluency. In National Reading Panel, Teaching Children to Read: An Evidence-Based Assessment of the Scientific Research Literature on Reading and its Implications for Reading Instruction, Reports of the Subgroups (sections 3.1-3.43). National Institutes of Health, Washington, D.C.

Shaywitz, B. A., Shaywitz, S. E., Blachman, B. A., Pugh, K. R., Fulbright, R. K., Skudlarski, P. et al. (2004). Development of left occipitotemporal systems for skilled reading in children after a phonologically based intervention. *Biological Psychiatry, 55*(9), 926-933.

Shaywitz, B. A., Shaywitz, S. E., Pugh, K. R., Mencl, W. E., Fulbright, R. K., Skudlarski, P. et al. (1998). Functional disruption in the organization of the brain for reading in dyslexia. *Proceedings of the National Academy of Sciences, 95*(5), 2636-2641.

Skeide, M. (2022). Neurogenetic insights into the origins of dyslexia and dyscalculia. In M. Skeide (Ed.), *The cambridge handbook of dyslexia and dyscalculia* (Cambridge Handbooks in Psychology, pp. 155-161). Cambridge: Cambridge University Press.

Snowling, M. J., & Hulme, C. (2015). Disorders of reading, mathematical and motor development. In A. Thapar, D. S. Pine, J. F. Leckman, S. Scott, M. J. Snowling, E.

제12장

소아정신의학

틱장애 및 기타 운동장애

Tic Disorder and Motor Disorders

박태원

틱장애Tic Disorder

1. 개요

틱은 갑작스럽고 빠르면서 반복적으로 나타나는 비율동적인 동작이나 음성으로, 신체의 어느 부위에서나 생길 수 있는 이상 운동이다. 틱장애는 소아에서 가장 흔히 관찰되는 운동장애인데, 다양한 신경정신의학적 질환을 동반하면서 만성적으로 완화와 악화를 반복한다.

틱장애는 DSM−III(APA, 1980)에서 처음으로 진단명에 포함됐다. DSM−IV(APA, 1994)에서는 발병 연령 제한을 21세에서 18세로 낮췄고 일상생활에 지장을 주는 경우에 국한해서 진단을 내렸으나, DSM−IV−TR(APA, 2000)에서는 일상생활에 지장을 주지 않아도 진단을 내릴 수 있도록 변경됐다. DSM−5(APA, 2013)에서 진단명의 일부가 바뀌었는데, 만성 틱장애는 지속성 틱장애로, 일시적 틱장애는 잠정적 틱장애로 변경됐고, 이는 DSM−5−TR(APA, 2022)에서도 동일하게 적용됐다.

2. 임상 특징 및 증례

틱은 모든 수의근육에서 발생할 수 있는데, 틱은 시간이 흐르면서 다른 신체 부위로 옮겨 가기도 한다. 투렛장애의 경우에 틱은 처음에는 얼굴에 나타나서(예: 눈 깜빡임, 얼굴 찡그림) 점차 아래쪽으로rostro-caudal 내려가면서 목, 어깨, 팔, 몸통, 다리 등으로 진행한다.

틱은 '상대적으로' 불수의적인 운동인데, 이 말은 수 분에서 수 시간까지 의식적으로 억제를 할 수 있지만, 이러한 억제를 오래 유지할 수 없다는 뜻이다. 틱을 억제하는 시간은 상황에 따라서 변하는데, 틱을 억제하기 위해 필요한 노력과 억제의 성공 여부가 틱의 심한 정도를 측정하는 하나의 척도가 될 수 있다. 틱은 또한 암시에 의해 영향을 받기도 해서 아동의 틱에 대해 이야기하는 동안 현재 아동의 틱이 심해지거나 과거에 보였던 틱이 다시 나타날 수 있다. 흔하지는 않지만 타인의 동작(반향동작echopraxia)이나 말(반향어echolalia)을 따라서 하거나 주위에서 나는 소리를 따라 할 수도 있다.

틱은 특징적으로 그 빈도와 강도가 다발성으로bouts 나타나는데, 월이나 년 단위와 같은 긴 시간의 관점에서 볼 때 틱이 집중해서 나타나는 다발성 시기를 악화 시기, 그렇지 않은 시기를 완화된 시기로 이해할 수 있다(Leckman, 2002). 틱은 수면 중에 소실되거나 감소하는 것이 보편적이나 경우에 따라 수면 중에도 나타날 수 있고, 잠들기 직전에 더 심해지기도 한다.

긴장 상태에서는 보통 틱이 심해지지만 스트레스나 기분 나쁜 사건뿐만 아니라 기분 좋고 흥분되는 상황에서도 틱이 악화될 수 있다. 개인이 경험하는 큰 생활사건보다는 일상생활의 사소한 변화가 틱에 더 많은 영향을 끼친다.

틱이 나타나는 근육군의 범위나 틱의 표현 양상에 따라서 단순틱과 복합틱으로 나뉜다. 단순틱은 하나 혹은 매우 적은 근육군에 국한하여 나타나며, 흔히 지속 시간이 1초 이내로 매우 짧은 경우로, 눈 깜빡임, 얼굴 찡그림, 어깨 으쓱거림, 기침, 코 훌쩍거림 등이 이에 속한다. 복합성 틱은 여러 개의 근육군이 연관되어 나타난다. 눈을 깜빡이면서 코를 씰룩이고 목을 돌리는 경우처럼 여러 단순틱이 연달아 나타나는 양상이 반복되는 경우도 복합틱에 포함시킨다. 복합틱은 단순틱과 달리 목적 있는 행동처럼 보일 때도 있는데, 수업 도중 자리에서 벌떡 일어나거나 손을 드는 행동을 예로 들 수 있다. 음성틱의 경우, 단순틱은 음음거림, 훌쩍거림, 킁킁거림, 기침소리와 같이 의성어 형태로 등장한다. 의성어가 아닌 단어, 어절, 문장 등의 형태로 나타난다면 이는 복합틱에 해당한다. 투렛장애에서는 단순틱이 나타나고 일정 기간 후에 복합틱이 등장하는데, 단순틱과 복합틱의 구별이 쉽지 않으며, 단순틱과 복합틱의 구분이 진단이나 예후 측면에서 큰 의미를 지니지도 않는다.

환자들이 자신의 틱 증상을 전부 다 인지하지 못할 수 있다. 눈 깜빡임과 같은 가벼운 틱의 경우 환자들은 틱을 하지 않았다고 느끼지만, 실제 영상 녹화에서는 틱이 관찰된다.

증례 >>>

10세 여아가 팔을 흔들고 발을 터는 동작을 보여 내원했다. 3년 전부터 눈 깜빡임, 얼굴 찡그림 등이 시작됐는데, 작년부터는 목을 흔드는 행동이 나타났다. 작년에는 '음음' 소리를 자꾸 내서 이비인후과에 데려갔지만 특별한 이상은 없다고 들었다. 올해 초 정신건강의학과 병원을 방문해서 투렛장애로 진단받았다. 틱 증상 때문에 또래관계에 문제가 생긴 적은 없었고, 틱과 관련된 신체 증상을 호소하지도 않아 일단 부모교육을 한 후 외래에서 정기적으로 경과를 관찰했다. 환아는 최근 발을 터는 동작으로 학교 계단에서 넘어질 뻔한 적이 여러 차례 있어 다시 병원을 방문했는데, 평소 책을 읽을 때 이전 페이지를 확인하는 행동을 반복했고, 밑줄을 다섯 번씩 긋지 않으면 다음 문장으로 넘어가지 못하는 증상도 보였다. 담당의사는 환자 및 보호자와 상의하여 약물치료와 행동치료를 시작했다.

3. 진단기준

DSM-5(APA, 2013)의 틱장애 진단기준은 최근 발표된 DSM-5-TR(APA, 2022)에서도 동일하게 유지되는데, 투렛장애(표 12-1), 지속성 운동 틱장애(표 12-2), 잠정적 틱장애(표 12-3), 달리 명시되는/명시되지 않는 틱장애(표 12-4와 표 12-5) 등 네 가지 하부 진단으로 구별하고 있다. 만약에 틱이 1년 이상 있을 경우 양상에 따라 지속성 틱장애나 투렛장애로 진단한다. 지속성 틱장애와 투렛장애의 진단적 구별은 간단한데, 증상 경과 중에 동시에 있지 않았더라도 음성틱과 두 가지 이상 운동틱이 있었으면 투렛장애로 진단 내린다. 운동틱이나 음성틱 중 한 종류만 1년 이상 있었으면 지속성 운동/음성 틱장애로 진단한다. 틱이 1년 미만으로 나타났을 경우에 DSM-IV-TR(APA, 2000)까지는 일과성 틱장애라고 하였으나 DSM-5(APA, 2013)로 개정되면서 잠정적 틱장애라는 진단명으로 변경되었다. DSM-IV-TR의 진단기준에서 약물에 의한 틱장애의 한 예로서 명시되었던 '중추신경자극제에 의한 틱 유발'이라는 내용도 DSM-5에서는 삭제되었다.

틱장애가 DSM 진단체계에서 신경발달장애에 포함되어 있는 것에 반해, ICD-11에서는 기존 ICD-10에서 '행동 및 정서 장애' 파트에 포함되어 있던 투렛증후군을 신경계질환 쪽에 포함시켰다(WHO, 2019). 이러한 변화에 대해 전문가 간의 이견이 큰데, 최근 European clinical guideline(Muller-Vahl et al., 2022)에서는 투렛장애가 다양한 정신장애를 동반하므로 단순히 신경계질환에 넣기보다는 기존처럼 정신건강의학 영역에 남겨 두는 것이 임상적

표 12-1 투렛장애의 DSM-5-TR 진단기준(APA, 2022)

주의점: 틱은 갑작스럽고, 빠르며, 반복적이고, 비율동적인 동작이나 음성 증상을 말한다.

A. 다수의 운동 틱과 한 가지 이상의 음성 틱이 질병 경과 중 일부 기간 동안 나타난다. 2가지 틱이 반드시 동시에 나타날 필요는 없다.

B. 틱 증상은 빈도에 있어서 악화와 완화를 반복하지만 처음 틱이 나타난 시점으로부터 1년 이상 지속된다.

C. 18세 이전에 발병한다.

D. 장해는 물질(예: 코카인)의 생리적 효과나 다른 의학적 상태(예: 헌팅턴병, 바이러스성 뇌염)로 인한 것이 아니다.

으로 타당하다고 하였다.

표 12-2 지속성(만성) 운동 틱장애 또는 음성 틱장애의 DSM-5-TR 진단기준(APA, 2022)

A. 한 가지 또는 다수의 운동 틱 또는 음성 틱이 장애의 경과 중 일부 기간 동안 존재하지만, 운동 틱과 음성 틱이 모두 나타나지는 않는다.

B. 틱 증상은 자주 악화와 완화를 반복하지만 처음 틱이 나타난 시점으로부터 1년 이상 지속된다.

C. 18세 이전에 발병한다.

D. 장해는 물질(예: 코카인)의 생리적 효과나 다른 의학적 상태(예: 헌팅턴병, 바이러스성 뇌염)로 인한 것이 아니다.

E. 투렛장애의 진단기준에 맞지 않아야 한다.

다음의 경우 명시할 것:
운동 틱만 있는 경우
음성 틱만 있는 경우

표 12-3 잠정적 틱장애의 DSM-5-TR 진단기준(APA, 2022)

A. 한 가지 또는 다수의 운동 틱 및/또는 음성 틱이 존재한다.

B. 틱은 처음 틱이 나타난 시점으로부터 1년 미만에 나타난다.

C. 18세 이전에 발병한다.

D. 장해는 물질(예: 코카인)의 생리적 효과나 다른 의학적 상태(예: 헌팅턴병, 바이러스성 뇌염)로 인한 것이 아니다.

E. 투렛장애나 지속성(만성) 운동 또는 음성 틱장애의 진단기준에 맞지 않아야 한다.

표 12-4 달리 명시되는 틱장애의 DSM-5-TR 진단기준(APA, 2022)

이 범주는 사회적, 직업적 또는 다른 중요한 기능 영역에서 임상적으로 현저한 고통이나 손상을 초래하는 틱장애의 특징적인 증상들이 두드러지지만, 틱장애 또는 신경발달장애의 진단분류에 속한 장애 중 어느 것에도 완전한 기준을 만족하지 않는 발현 징후들에 적용된다. 달리 명시되는 틱장애 범주는 발현 징후가 틱장애 또는 어떤 특정 신경발달장애의 기준에 맞지 않은 특정한 이유에 대해 의사소통하기 위해 임상의가 선택한 상황들에서 사용된다. 이는 '달리 명시되는 틱장애'를 기록하고, 이어서 특정한 이유(예: '18세 이후에 발병한 경우 동반')를 기록한다.

표 12-5 명시되지 않는 틱장애의 DSM-5-TR 진단기준(APA, 2022)

이 범주는 사회적, 직업적 또는 다른 중요한 기능 영역에서 임상적으로 현저한 고통이나 손상을 초래하는 틱장애의 특징적인 증상들이 두드러지지만, 틱장애 또는 신경발달장애 진단분류에 속한 장애 중 어느 것에도 완전한 기준을 만족하지 않는 발현 징후들에 적용된다. 명시되지 않는 틱장애 범주는 기준이 틱장애 또는 특정 신경발달장애의 기준에 맞지 않은 이유를 명시할 수 없다고 임상의가 선택한 상황들에서 사용되며, 좀 더 특정한 진단을 내리기에는 정보가 불충분한 발현 징후들을 포함한다.

4. 역학

투렛장애는 과거에는 드물다고 여겨졌으나 지역사회 연구를 비롯한 최근 연구에서는 학령기 아동의 0.4~3%에서 발생하는 것으로 보고되고 있다. 연구마다 유병률의 차이가 큰 편인데, 이는 연구 대상이나 진단기준에 따른 차이로 보인다. 여자보다 남자에서 3~5배 정도 흔한 것으로 알려져 있다. 지속성 틱장애는 투렛장애보다 2~4배 정도 많이 발생하며, 잠정적 틱장애는 아동 인구의 5~18%에서 나타날 것으로 추정된다. 투렛장애는 모든 인종에서 흔하게 발생하지만, 발생률이나 증상 내용은 인종 간에 차이가 있는데, 특히 백인에서 더 흔하다고 알려져 있다(홍강의 등, 1996).

5. 원인

1) 유전적 원인

쌍생아연구나 가족연구를 보면, 틱장애 발생에 유전적 요인이 상당히 크다는 점을 알 수 있다. 투렛장애에서 일란성 쌍생아의 경우는 53~56%, 이란성 쌍생아의 경우는 8%의 일치율을 보이는데, 만성 틱장애까지 포함하면 일란성 쌍생아의 경우에 77~94%, 이란성 쌍생아의 경우에는 23%로 증가한다(Price, 1985). 한편, 일란성 쌍생아 일치율이 높긴 하지만, 100%가 아니라는 점은 유전적 요인과 더불어 환경적 요인도 작용하고 있음을 시사한다. 가족유전연구에서는 지역이나 인종에 상관없이 생물학적인 가족에서 높은 유병률을 보이는데, 투렛장애나 만성 틱장애를 가진 환자의 생물학적 직계 가족에서 틱의 유병률은 28~56%로서 이는 일반 인구 유병률인 1~1.8%에 비해 10~50배 정도 높은 수치다. 또한 투렛장애의 가족연구에서는 틱장애 외에도 강박장애의 유병률이 일반 인구보다 높은데, 특히 남성보다 여성 친척에서 더 흔하다. 다른 대부분의 정신장애와 마찬가지로 틱장애도 단일 유전자가 아닌 다양한 유전자가 발병에 관련할 것으로 추정된다.

2) 비유전적(환경적) 요인

환경적 요인은 유전적 요인에 비해 틱장애 발생의 직접적 원인으로 상대적으로 덜 거론되는 편이지만, 틱장애의 발생이나 증상의 변화에 영향을 줄 수 있다. 환경적 요인으로는 임신 및 주산기 문제, 다양한 약물 사용, 일반 의학적 요인, 자가면역 기전을 비롯한 면역학적 요인, 생활사건 요인 등이 흔히 거론되고 있다(정용우, 박태원, 2011).

6. 병태생리

강박장애처럼 틱장애도 대뇌피질–선조체–시상–대뇌피질Cortico-Striato-Thalamo-Cortical: CSTC 회로의 기능 이상과 관련된다는 주장이 꾸준히 제기됐다. CSTC 회로 이상에 의한 틱장애 발생 가설은 영상학적 연구 등을 통해 뒷받침되고 있는데, CSTC 회로 내의 각 부위 간의 상호작용에 혼란이 초래되어 운동 증상, 전조충동, 감정적인 증상을 일으킨다는 주장이 제기되었다(Leckman et al., 2006). CSTC 회로와 관련해 도파민, GABA, Glutamate 등 다양한 신경전달물질의 변화에 대한 연구도 진행되어 왔다.

7. 경과 및 예후

틱장애가 흔히 시작되는 연령대는 3~8세이다. 증상은 주로 10~12세 사이에 최고조에 이른 후에 사춘기를 거치면서 점차 완화되어 청소년기 후반이나 성인이 되면서 전체 환자의 60~80%에서 틱 증상이 소실되거나 현저하게 감소한다(Leckman et al., 1998). 아울러 소아청소년의 틱 증상은 증상의 시기적 기복이 크지만, 성인기에 접어들면 증상이 좀 더 지속적인 양상으로 변한다. 사춘기 이후에 증상이 줄어드는 이유로 소아 후반부와 청소년기에 접어들면 대뇌와 기저핵의 자기조절 능력이 증가하고, 가지치기pruning 과정 같은 중추신경계의 성숙과정이 증상 호전에 관여할 것으로 추정된다. 한편, 소아에서 보이는 틱 증상의 심각도가 장기적인 예후에 어떤 영향을 주는지에 대해서는 상반된 연구결과를 보이는데, 틱 증상의 심각도보다는 주의력결핍과잉행동장애(ADHD), 강박장애, 우울장애, 분노조절문제와 같은 틱에 동반되는 정신의학적 문제가 장기적 예후에 보다 큰 영향을 미치는 것으로 알려져 있다(Ueda & Black, 2021). 음성틱 증상 중 가장 심각하게 여기는 증상이 외설증coprolalia인데, 전체 투렛장애 환자의 25% 미만에서 나타난다.

틱장애 아동의 인지기능은 또래의 평균에 해당하는 것으로 알려져 있으나, ADHD나 강박장애 등이 동반되면 주의집중의 유지, 작업 기억, 사회적 인지, 절차적 지식procedural learning과 같은 인지영역에서 저하된 소견이 관찰된다.

8. 감별진단 및 동반질환

틱장애를 진단하고 타 질환과 감별하기 위해서는 틱과 관련된 포괄적인 임상 면담이 필요하다. 틱의 발병, 경과, 악화된 나이, 가장 힘들게 하는 틱, 전조충동의 양상, 틱을 참을 수 있는지와 참을 수 있는 시간, 틱을 악화시키거나 경감시키는 요인, 틱이 가족 기능, 학습, 삶의 질 등에 미치는 영향 등을 파악한다. 아울러 ADHD, 강박장애, 자해 행동, 분노 조절 이상, 불안, 우울, 수면장애, 학습문제 등도 함께 평가해야 할 것이다.

틱과 감별을 해야 할 신경학적 이상 운동으로는 무도증, 근긴장성 이상운동, 아테토이드 이상운동, 근간대성 이상운동, 편측 무도증, 편측 안면 경련, 상동증, 강박행동 등이 있다. 아울러 다양한 이상 운동장애와 감별해야 하는데, 헌팅턴병, 파킨슨병, 뇌졸중, Sydenham 무도증, 윌슨병, Lesch-Nihan 증후군, 약물에 의한 이상 운동장애 등이 이에 해당한다(김영신, 2005). 타 운동장애와 구별하기 위해서는 발병 연령, 과거력상 단순틱이나 얼굴틱이 있었는지, 어느 정도 이상 운동을 억제할 수 있는지, 완화와 악화를 반복하면서 운동 증상의 유형이 세월에 따라 변하는지, 전조충동이 동반되는지 등을 참조해서 판단한다.

성인 투렛장애 환자의 90%에서 경험하는 전조충동premonitory urge은 8~19세 사이 소아 인구에서는 37%에서 나타나는데, 특히 10세 이하에서는 드물다. 전조충동은 틱을 하기 전에 몸의 특정 부위에 나타나는 감각 이상(저린 느낌, 소양감, 긴장감 등), 신체적 불편감이나 긴장감, 틱을 하면 그러한 증상이 해소될 것 같은 느낌 등으로 묘사된다.

자주 나타나는 부위로는 견갑대, 목 안, 손, 위장복부 가운데, 대퇴부 앞쪽, 발등 등이다. 전조충동이 동반되는 경우에는 복합성 틱과 강박장애의 구별이 힘들어지는데, 복합성 틱 환자들이 경험하는 전조충동은 강박장애 환자가 경험하는 강박사고나 충동과 유사하기 때문이다.

강박 증상은 투렛장애 환자의 약 50~90%에서 보고되는데, 투렛장애 환자의 30%에서 강박장애가 동반된다. 강박장애는 투렛장애가 감소되는 시기인 소아기 후반이나 사춘기에 시작되는 경우가 많다. 틱 환자에서 동반되는 강박 증상은 좌우대칭에 대한 강박사고, '딱 맞는 느낌just right phenomenon'이 들 때까지 반복해서 세거나 배열하거나 정돈하는 형태의 강박행동이 상대적으로 자주 나타난다(Leckman et al., 2003). 이러한 '딱 맞는 느낌'은 정신적으로 경험하는 현상이라는 점에서 신체적인 불편감을 주로 초래하는 전조충동과 구별된다.

ADHD는 투렛장애에서 틱이 시작하기 전에 먼저 나타날 수 있는데, 투렛장애와 만성 틱장애 환자의 20~90%에서 동반되며, 투렛장애를 가진 학령기 아동에서는 전체의 절반 정도에서 관찰된다. 특히 투렛장애에 ADHD가 동반되는 경우에는 강박장애나 행동문제 등 다른 정신건강 문제를 동반할 가능성이 높고, 성격장애나 기분장애를 동반할 가능성도 커서 향후 예후에 심각한 영향을 미칠 수 있다.

틱장애 환아에서 흔히 동반되는 행동문제로는 공격적인 행동, 분노 폭발, 반항적인 행동, 융통성 없는 행동, 사회적 상호작용의 어려움 등이 있다. 특히 분노조절문제는 틱장애 아동의 25~75%에서 관찰되는데, 심한 경우에는 행동치료나 약물치료가 필요할 수 있다.

또한 자폐스펙트럼장애에서 투렛장애가 흔히 동반되며, 역으로 투렛장애에서도 자폐스펙트럼장애가 흔하다.

틱장애에서는 불안장애, 우울장애, 편두통, 수면장애 등이 일반 아동보다 높게 관찰된다. 투렛장애 환자의 30%에서 우울이나 불안이 나타나는데, 10%의 환자는 자살사고나 자살시도를 보인다. 환자가 겪는 틱 증상의 심각도보다는 우울이나 불안이 동반된 경우에 자살사고나 자살시도로 이어질 가능성이 크다고 알려져 있다(Johnco et al., 2016).

9. 치료

1) 일반적인 치료 원칙

치료에서 가장 먼저 해야 할 것은 틱이나 동반 증상을 주의 깊게 관찰하여 틱 증상의 변화나 틱 증상이 환자의 일상에 미치는 영향에 대해 포괄적인 정보를 얻는 것이다. 환자에게 가장 문제가 되는 틱이 어떤 식으로 변화하고, 환자는 이에 대해 어떤 방식으로 대처하는지를 관찰일지처럼 적어 보는 것이 필요하다. 이러한 관찰만으로도 증상을 파악하고 조절하는 데 도움이 된다. 반대로 나이 어린 아동의 경우에는 이러한 관찰이나 면담이 증상을 자꾸 회상시키게 만들어 틱을 오히려 악화시키는 계기가 될 수 있다는 점도 고려해야 한다.

아울러 환자와 가족에게 틱에 대한 정확한 정보를 제공하면서 틱에 대한 이해와 대처를 도와주는 심리사회적 교육이 필수적이다. 이를 통해 틱장애의 원인, 증상 특성 등에 대한 환자와 보호자의 잘못된 지식을 수정할 수 있으며, 틱의 임상 경과에 대한 정확한 정보를 제공하여 틱장애에 대한 지나친 공포를 줄여 가족 구성원이 부적절하게 서로를 비방하는 것을 막을 수 있다. 즉, 이러한 교육만으로도 가족 내 응집력이 강화되고, 환자의 증상에 대한 오해를 방지할 수 있다. 치료를 시행할 때는 기대되는 치료 효과와 치료의 한계에 대해서 설명하고, 불필요하거나 잘못 시행되는 치료를 중단하도록 권고한다.

심하지 않은 틱장애는 심리사회적 교육만으로도 충분하지만, 틱이 지속적으로 심한 어려움을 일으킨다면 틱에 의한 일상생활의 방해 정도, 틱에 의한 신체 이상이나 통증 유발, 학업 및 또래관계(따돌림 등)에 틱이 미치는 영향 등을 고려하여 행동요법이나 약물치료 등을 시행할 수 있다. 소아 틱장애의 일차적 치료로 행동치료가 권장되는데, 증상이 심하거나 행동치료가 어려운 경우에는 약물치료 단독 또는 약물치료와 행동치료의 병합치료가 필요하다.

2) 행동치료

최근에 개발된 여러 행동치료가 틱의 심도와 빈도를 경감시킨다는 연구결과가 늘고 있다. 약물치료가 모든 환자에게 다 효과적인 것은 아니며, 약물 부작용으로 약물을 복용할 수 없는 환자도 있기 때문에 행동치료의 필요성이 대두되고 있다.

다양한 행동 기법이 제시되었으나, 습관역전훈련Habit Reversal Training: HRT과 노출 및 반응 방지 훈련Exposure and Response Prevention: ERP을 우선적으로 고려한다.

습관역전훈련(습관뒤집기훈련 또는 습관반전훈련이라고도 알려져 있다)은 소아나 성인을 대상으로 시행된 무작위 대조군 연구들에서 유의한 치료 효과를 보였다(Piacentini et al., 2010). 습관역전훈련은 문제가 되는 틱을 할 수 없게끔 틱 운동에 저항할 수 있는 근육에 긴장을 가하는, 이른바 경쟁반응competing response을 통해 틱을 억제하는 능력을 키우고 틱을 유발하는 전조충동과 같은 불쾌한 감각에 무뎌지도록 습관화habituation를 유도한다. 경쟁반응은 전조충동이 사라질 때까지 시행하는데, 때로는 수 분 이상 계속해야 할 때도 있다. 경쟁반응의 예로는 운동틱과 길항적인 작용을 하는 근육에 등척성isometric 긴장을 가하거나, 음성틱의 경우에는 입을 다물고 코로 천천히 호흡을 하는 것 등이 대표적이다. 어린 아동에서는 전조충동이 없을 수도 있는데, 다발 형태로 연달아 발생하는 틱의 속성을 고려하여 틱이 처음 시작될 때 바로 습관역전훈련을 시도한다.

습관역전훈련이 특정 틱을 하나씩 정해 훈련해 나가는 것에 비해, 노출 및 반응 방지 훈련은 아동이 경험하는 모든 틱을 참아 내는 훈련이다. 노출 및 반응 방지 훈련이 습관역전훈련의 효과와 대등하거나 오히려 더 앞선다는 일부 연구결과도 있었으나(Verdellen et al., 2004), 관련 연구는 습관역전훈련에 비해 매우 적다.

이러한 행동치료들은 이완훈련relaxation training, 수반성 관리contingency management 등 다른 행동치료 기법과 함께 사용되기도 하는데, 습관역전훈련을 중심으로 이러한 보조적 치료 기법을 함께 병행하는 '포괄적 행동 중재프로그램CBiT'이 가장 많은 주목을 받고 있다.

행동치료는 시간이 많이 걸리고, 치료자의 전문적 치료 기술이 요구된다는 단점이 있다. 실제 치료과정으로 보통 12~14회기가 필요하기 때문에 치료 기간은 수개월까지 소요된다. 또한 환자와 치료자 간에 강한 유대관계가 있을 때만 좋은 결과를 얻을 수 있고, 소아에서는 부모를 비롯한 주변 사람들의 긴밀한 협조가 필요하다. 최근에는 보다 편리하게 시행할 수 있도록 온라인을 기반으로 하는 프로그램도 시도되고 있다.

3) 약물치료

(1) 일반적 지침

약물치료를 시작할 때는 틱의 빈도나 심한 정도를 평가하는 것도 필요하지만, 틱과 동반되는 여러 질환을 고려하고, 틱이 발생하는 다양한 상황을 염두에 둬야 한다. 환자, 부모, 교사가 느끼는 틱의 심각도도 서로 차이가 클 수 있다. 틱 증상 자체보다는 틱에 의한 심리사회적 영향(가정이나 학교에서 문제 발생 등)이나 신체적 손상의 발생 여부 등을 근거로 약물치료를 결정해야 하며, 약물치료가 틱의 경과를 바꾸거나 틱을 없앨 수는 없고 약물치료의 목표는 어디까지나 증상 완화라는 점을 환자와 보호자에게 미리 설명한다.

환자의 삶의 질, 발생 가능한 약물 부작용, 동반질환 등을 고려해서 약물치료를 결정하지만, 어떤 약물이 적절한지를 선택하는 과정은 일률적으로 결정할 수 없는 문제로서 환자 개개인에 맞추어서 진행할 수밖에 없다. 예를 들면, 마른 환자는 약간의 체중 증가를 일으키는 약이 큰 문제가 되지 않지만, 비만인 환자에서는 체중 증가를 초래하는 약은 배제될 수 있다. 또한 틱장애가 호전과 악화를 반복하기 때문에 증상의 변화가 약물 때문인지 자연적인 경과인지를 판단하는 것이 매우 어려우므로 시간을 두고 점검해야 한다. 따라서 약물을 시작할 때는 낮은 용량부터 천천히 증량하는 것이 필요하며 주기적으로 증상을 재평가해서 약물 용량을 조절해야 한다. 증상이 호전된 후 언제까지 약물치료를 유지해야 하는지에 대해 뚜렷한 기준은 없으나 통상적으로 증상이 호전된 후 6개월~1년 정도 유지하다가 서서히 감량하는 것을 권고한다. 용량을 줄이는 동안 반동현상rebound phenomenon이 나타날 수 있으므로 이를 환자나 가족에게 미리 잘 설명하는 것도 도움이 된다.

(2) 항도파민 제제들

유럽이나 국내에서는 항도파민 제제가 일차적으로 사용된다. 항도파민 제제 약물이 틱장애에서 가장 많이 연구되었으며, 그 효과가 강력하면서 일관적이기 때문이다. 틱장애에서 사용되는 항도파민 제제의 용량은 정신병에서 사용되는 용량보다 훨씬 적다. 미국 FDA에서는 haloperidol과 pimozide를 승인했으며, 최근에는 aripiprazole도 승인했다. 기존에 무작위 위약 대조군 연구가 시행된 약물로, 전통적인 항정신병 약물로 haloperidol, pimozide, fluphenanzine 등이 있고, 비전형적 항정신병 약물 중에는 risperidone, ziprasidone, aripiprazole 등을 들 수 있다. 그러나 haloperidol은 효과적이긴 하나 심각한 부작용 때문에 일차약으로 선택되지 않으며, pimozide와 ziprasidone 등은 소아에서 심전도상의 QTc 시간을 연장시킬 수 있다는 점에서 사용이 제한적이다. 항도파민 제제는 추체외로 부작용, 체중 증가, 수면문제 등을 유발할 수 있어 10~40%의 환자는 부작용으로 치료를 중단한다. aripiprazole은 타 약물에 비해 이러한 부작용이 상대적으로 적고, 여러 무작위 위약 대조군 연구에서 치료 효과가 입증되면서 현재 항도파민 제제 중에서 일차적으로 가장 많이 사용된다. Risperidone은 틱 증상 조절에도 효과적이고 동반되는 공격 행동도 함께 조절할 수 있다는 장점이 있다. 유럽에서는 tiapride, sulpiride에 대한 선호도가 다른 나라에 비해 높은 편이다.

(3) α−2 adrenergic 효현제

clonidine은 전접합부의 α−2 adrenergic 수용체의 강화제로서 낮은 용량으로 사용할 때 노르에피네프린을 하향 조정(down-regulate)하고, 정중솔기(median raphe)에서의 세로토닌의 생산을 감소시켜 결과적으로 흑질(substantia nigra)에서 도파민의 방출을 감소시키는 역할을 한다. 일부 무작위 대조군 연구에서 clonidine은 risperidone과 유사한 정도의 틱 감소를 보고했으나, 다른 연구에서는 그 정도의 증상 호전을 증명하지 못했다. 그러나 항도파민 제제에 비해 상대적으로 심각도가 낮은 부작용을 보이기 때문에 ADHD를 동반한 중등도 이하의 틱장애에서는 일차적인 약물치료로 권고되기도 한다(Roessner et al., 2022). 혈압 저하 및 서맥, 진정 작용, 인지 능력 저하, 하루에 여러 차례 복용해야 하는 단점, 지연 효과, 효과가 상대적으로 부족하다는 단점이 있으나, 추체외로 증후군, 체중 증가, 지연성 운동장애 등과 같은 항도파민 제제의 부작용이 없다는 장점이 있고, 서방형 제제가 도입되면서 하루 2회 복용이 가능해졌다. guanfacine은 clonidine에 비해 목표수용체보다 선택적으로 작용하므로 상대적으로 부작용이 적다는 장점이 있으나 ADHD를 동반한 틱장애에서 효과가 있는지는 아직 덜 검증돼 있다. 대체로 α−2 adrenergic 효현제는 ADHD를 동반한 틱장애에서는 유의한 틱 감소 효과를 보이나 ADHD를 동반하지 않는 경우에는 큰 효과가 없었다(Weisman et al., 2013).

(4) 기타 약물

그 외에 거론되는 약물로는 topiramate나 levetiracetam과 같은 항전간제, clonazepam, baclofen, tetrabenazine, botulinum toxin 등이 있다. 성인의 치료저항성 틱장애의 경우에는 뇌심부자극술과 같은 수술적 요법이 효과적일 수 있으나, 심각한 부작용도 발생할 수 있어 소아에서는 사용되지 않는다.

(5) 동반된 증상들에 대한 치료

틱장애와 가장 흔히 동반되는 정신의학적 문제로는 강박장애와 ADHD를 들 수 있다. 이러한 동반질환은 틱 자체보다 아동에게 더 심각한 문제를 초래할 수 있다. 아울러 동반 질환의 개선이 틱 증상 호전으로 이어질 수도 있으므로 동반 질환을 우선적으로 고려해 치료하는 것이 일반적이다.

틱장애가 동반된 강박장애 환자의 경우에 그렇지 않은 강박장애 환자에 비하여 강박 증상에 대한 행동치료나 약물치료가 덜 효과적이라는 초기 연구가 있었지만, 이후 대규모 연구에서는 별 차이가 없는 것으로 나타났다(Conelea et al., 2014). 틱을 동반한 강박장애에 대한 일차적인 치료로는 인지행동치료(CBT)나 세로토닌 재흡수 억제제(SRI)인데, SRI 약물에 반응이 없는 환자에서는 aripiprazole이나 risperidone과 같은 항도파민제제를 소량 추가하여 효과를 볼 수도 있다(Bloch et al., 2006).

틱장애에서 동반된 ADHD 증상의 치료에 대한 전문가의 견해는 그동안 많은 변화를 보였다. 중추신경자극제가 기존의 틱 증상을 악화시킨다는 증례 보고의 영향으로 미국 식약청(FDA)에서는 틱이나 투렛장애가 있는 아동에게서 중추신경자극제 사용을 금지한 적이 있었다. 그러나 종단연구나 메타분석에서는 틱이 중추신경자극제에 의하여 유발되거나 악화되지 않으며, 악화되는 경우에도 임상적으로 문제 되지는 않을 정도라고 했으며, 일부 연구에서는 중추신경자극제의 사용으로 오히려 틱이 감소된 경우도 있었다(Ueda & Black, 2021). 따라서 투렛장애가 동반된 ADHD의 경우에 α−2 adrenergic 효현제나 atomoxetine 등을 선택해 볼 수도 있지만, 중추신경자극제를 단독으로 사용하거나 α−2 adrenergic 효현제와 병용했을 때도 ADHD 증상 조절에 도움이 된다.

틱장애에서 충동조절문제가 동반되는 경우에는 α−2 adrenergic 효현제를 고려할 수 있고, 과민하거나 공격적인 행동에는 aripiprazole이나 risperidone이 효과적이다. 증상이 심각하거나 자해 또는 타해의 우려가 있는 상동증을 동반한다면 risperidone이나 fluoxetine의 사용을 고려할 수 있다.

발달성 협응장애 Developmental Coordination Disorder

1. 개요

발달성 협응장애는 소근육이나 대근육 운동의 어려움으로 아동의 학업이나 일상생활 수행에 심한 문제를 초래하는 질환으로서 운동 기술의 획득과 수행이 아동의 생활연령에 비해 현저히 낮고, 아동에게 운동 기술을 배우고 사용하는 기회를 충분히 제공했음에도 불구하고 그 결과가 기대치에 훨씬 못 미치는 경우이다.

2. 임상 특징 및 진단

발달성 협응장애의 진단은 병력, 신체검진, 학교 또는 직장에서의 평가, 표준화된 테스트 등 포괄적인 평가로 이뤄진다. 발달성 협응장애는 일반적으로 5세 이전에는 진단하기 어렵다. 아동에 따라 5세 이전에는 여러 운동 기능을 획득하는 시기가 상이할 수 있고, 초기 아동기에 이러한 운동 기능을 일관되게 평가하기 어려우며, 다른 신경학적 원인에 의해서도 발생할 수 있기 때문이다. 따라서 운동발달에 영향을 줄 수 있는 다른 신경학적 장애(뇌성마비, 소뇌 질환, 근육병 등)를 먼저 배제해야 한다. 운동발달 수준의 평가는 표준화된 운동발달척도를 이용하여 실시하는데, 운동 능력을 평가할 때 아동의 운동발달문제가 아동의 실제 생활에 끼치는 영향(자조 능력, 학교나 가정에서 미치는 영향 등)도 함께 평가한다. 그 외에 심리평가를 통해 인지 능력이나 집중력 수준 등을 평가할 필요가 있는데, 발달성 협응장애에서는 다른 신경발달장애(자폐스펙트럼장애, 학습장애, ADHD 등)를 자주 동반하기 때문이다.

DSM−5−TR 진단기준(표 12−6)의 기준 A에 필요한 기능 손상의 징후는 연령에 따라 다양하다. 어린 아동의 경우 초기 운동발달(앉기, 걷기, 계단 오르기, 자전거 타기, 단추 잠그기, 퍼즐 맞추기 등)에 지연을 보일 수 있다. 이러한 기능이 획득한 후에도 운동 수행은 또래 친구들보다 서투르고 부정확하다. 아동의 기능장애가 공동체 내에서 일상활동의 수행이나 참여를 현저하게 방해하는 경우에 진단한다(기준 B). 이런 활동을 수행하는 능력이 손상될 뿐만 아니라 수행 시 현저한 지체를 보이게 되는데, 아동의 글씨 쓰기의 능숙함에도 영향을 끼쳐 아동의 가독 능력이나 속도, 학업성취도에 영향을 준다. 진단기준 D는 발달성 협응의 어려움이 시각장애 또는 신경학적인 상태에 의한 것으로 보기 어려운 경우에 한해 발달성 협응장애라는 진단을 내려야 한다고 기술하고 있다.

표 12−6 발달성 협응장애의 DSM−5−TR 진단기준(APA, 2022)

A. 협응된 운동의 습득과 수행이 개인의 생활연령과 기술 습득 및 사용의 기회에 기대되는 수준보다 현저하게 낮다. 장애는 운동 기술 수행(예: 물건 잡기, 가위나 식기 사용, 글씨 쓰기, 자전거 타기 또는 스포츠 참여)의 지연과 부정확성뿐만 아니라 서투른 동작(예: 물건 떨어뜨리기 또는 물건에 부딪히기)으로도 나타난다.

B. 진단기준 A의 운동 기술 결함이 생활연령에 걸맞은 일상생활의 활동(예: 자기관리 및 자기유지)에 현저하고 지속적인 방해가 되며, 학업/학교생활의 생산성, 직업 활동, 여가, 놀이에 영향을 미친다.

C. 증상은 초기 발달 시기에 시작된다.

D. 운동 기술의 결함이 지적발달장애(지적장애)나 시각 손상으로 더 잘 설명되지 않으며, 운동에 영향을 미치는 신경학적 상태(예: 뇌성마비, 근육퇴행위축[muscular dystrophy], 퇴행성 질환)에 기인한 것이 아니어야 한다.

3. 역학

DSM−5(APA, 2013)에 따르면, 5~11세 아동에서 발달성 협응장애의 유병률은 5~6%로 알려져 있다. 여자보다 남자가 더 많은데, 남녀 비율은 대략적으로 2:1 또는 3:1 정도이다(Harris et al., 2015).

4. 원인

발달성 협응장애는 태아기 동안 알코올에 노출된 아동, 조산아, 저체중 출생아에서 더 흔하다. 그 외에 남성, 출생 후 스테로이드 사용, 과체중이나 비만 등과 연관된다는 보고도 있다. 소뇌의 기능장애가 원인으로 거론되기도 했지만, 아직 그 근거는 불충분하다. ADHD, 학습장애, 자폐스펙트럼장애에서 발달성 협응장애가 흔히 동반된다는 점에서 이러한 질환과의 유전적 공통성을 추정해 볼 수 있다. 일란성 쌍생아의 일치율은 증상이 심한 경우에만 높았다. 전향적 연구에서는 발달성 협응장애의 위험요인으로 주의력, 사회적 의사소통, 비단어$_{\text{nonword}}$를 반복할 수 있는 능력, 읽기 및 쓰기 능력 등에서 어려움이 있는 경우가 거론된다(Lingam et al., 2010).

5. 경과 및 예후

발달성 협응문제는 장기적으로 호전되기도 하지만, 이환된 아동의 40~70%에서 사춘기까지 문제가 지속된다. 증상은 흔히 초기 아동기에 시작되는데, 운동발달의 지연으로 시작하여 이후 발달성 협응이 필요한 놀이나 학습에 어려움을 준다. 발달성 협응장애 아동은 신체 운동과 관련된 활동을 피하기 때문에 심리사회적 문제, 과체중이나 비만, 심혈관문제 등으로 이어질 수 있다. 성인기까지 증상이 이어지면 운전, 새로운 업무 능력의 습득, 쓰기, 도구 사용 등에 문제가 생겨 직장생활에 지장을 주게 된다. 사회생활의 어려움, 자존감 저하, 행동문제 등이 흔히 동반되는데, ADHD가 동반되면 학업 성취나 사회적 적응에 문제가 훨씬 커지기 때문에 장기적인 예후가 좋지 않다(Rasmussen & Gillberg, 2000).

6. 감별진단 및 동반질환

발달성 협응문제는 시각 기능 손상과 특정 신경학적 장애(예: 뇌성마비, 소뇌의 진행성 장애, 신경근육질환)에 의해 발생할 수 있으므로 이러한 질환을 먼저 배제해야 한다. DSM-IV-TR에서는 ADHD나 자폐스펙트럼장애의 공존 질환을 허용하지 않았지만, DSM-5나 DSM-5-TR에서는 이를 허용하고 있다(표 12-6). 지적장애에서 운동 기능 숙련도는 지적 수준에 상응하여 문제를 보이는데, 만약 운동 문제가 지적장애로 설명할 수 있는 정도보다 심하고, 발달성 협응장애의 기준에 부합한다면 발달성 협응장애를 함께 진단할 수 있다. ADHD는 발달성 협응장애의 절반에서 보이는 공존 질환이다. ADHD를 가진 아동들도 잘 넘어지고 부딪히는 경우가 많은데, 이러한 미숙함이 발달성 협응문제인지 주의산만이나 충동성 때문인지를 주의 깊게 관찰해야 한다. 자폐스펙트럼장애 아동도 복잡한 운동 기술이 요구되는 스포츠에 흥미가 없을 수 있으므로 감별이 필요하다. 발달성 협응장애는 흔히 자폐스펙트럼장애를 동반하므로, 두 진단기준에 부합한다면 함께 진단을 내릴 수 있다(APA, 2022). 이 외에도 발달성 협응장애에서 언어장애, 학습장애(특히 읽기와 쓰기), 파탄적 행동장애, 정서장애(불안 또는 우울) 등이 흔히 동반된다.

7. 치료

아동기에 발생한 발달성 협응장애의 절반 이상이 성인기까지 지속된다는 점을 감안하면 아동 초기부터 적극적인 개입이 필요하다. 지금까지 거론되어 온 치료 기법으로는 작업치료, 물리치료, 약물(예: 중추신경자극제), 식이요법(지방산과 비타민 E 보충 등) 등이 있다. 기존의 치료 기법을 과정지향적$_{\text{process-oriented}}$ 치료, 과제지향적$_{\text{task-oriented}}$ 치료, 전통적인 물리/작업 치료 등으로 구분해서 치료 효과를 서로 비교한 연구가 많았다. 과정지향적 치료는 특정 활동을 수행하기 위해 필요한 신체 기능에 초점을 둔 치료로, 감각통합치료, 근감각훈련, 지각훈련 등이 포함되며, 과제지향적 치료는 특정 운동 수행에 초점을 둔 것으로, 아동이 어려워하는 특정 과제 수행을 위해 필요한 특정 운동 기술을 가르치는 기법이다. 메타분석에서 가장 효과적이었던 치료는 과제지향적 치료였다. 일반적인 작업치료, 메틸페니데이트를 비롯한 중추신경자극제도 효과적이었는데, 식이요법은 아직 근거가 부족하다(Smits-Engelsman et al., 2013). 이후에 시행된 다른 메타분석에서는 과정지향적 치료, 과제지향적 치료, 과정지향적 치료와 과제지향적 치료의 병합치료 등 세 가지 치료방법 모두 효과적이고 운동능력뿐만 아니라 환자의 인지·정서, 심리 발달에서도 효과적이라고 주장하였다(Yu et al., 2018). 이러한 치료는 일찍 시작할수록(5세 이전) 더 효과적이었는데, 고강도로 자주 그리고 오래 시행할수록 더 효과적이지만, 일주일에 3~5번 이상으로 유지하며 9주 이상 시행하는 단기치료도 효과적이었다(Biotteau et al., 2019).

상동증적 운동장애stereotypic movement disorder

1. 개요

상동증은 뚜렷한 목적이 없는 운동을 특정한 패턴으로 반복하는 경우를 말하며, 심한 스트레스나 불안, 흥분, 고도로 집중하거나 지루한 상태에서 자주 발생한다. 머리카락 꼬기, 손톱 깨물기, 다리 떨기와 같은 단순형 운동 상동증은 일반 아동과 성인에서 흔히 관찰된다. 손 퍼덕거리기, 손가락이나 팔 흔들기, 입 벌리기 같은 안면 운동, 몸 흔들기 등과 같은 좀 더 복잡한 형태의 상동증은 복합형 운동 상동증으로 분류되기도 한다. 신경과적 장애나 신경발달장애가 동반되는 경우(예: 자폐스펙트럼장애)와 그렇지 않은 경우로 구분해서 일차성 또는 이차성 상동증으로 나눌 수 있다(Mackenzie, 2018). 상동증적 운동장애는 이러한 상동증적 운동이 아동의 일상생활을 방해하거나 자해의 원인이 되는 경우이다. 상동증적 운동은 손 흔들기나 젓기, 몸 흔들기, 머리 돌리기, 자해, 자기 몸 때리기 등에서 보듯이, 흔히 불수의적이고 율동적이며 일정한 패턴과 강도를 보이는 운동으로서, 몸의 어떤 부위에서 발생할지 예측 가능하고 다른 쪽으로 주의를 분산시키면 그러한 운동이 종종 억제되기도 한다.

2. 임상 특징 및 진단기준

DSM-5-TR 진단기준(표 12-7)의 기준 A에서 기술되었듯이, 상동증적 운동장애의 핵심적인 특징은 반복적이고, 억제할 수 없는 것처럼 보이며, 명백하게 목적 없는 운동으로 흔히 머리, 손 또는 몸의 주기적인 움직임으로 나타난다. 일반적으로 아동이 이런 반복 운동을 할 때, 그 운동에 관심을 주거나, 아동의 주의를 분산시키려는 노력(놀이 등)으로 상동증이 멈추기도 하는데, 신경발달장애 아동에서는 이런 시도가 상대적으로 덜 효과적이다. 몸 흔들기, 양손을 구부리거나 돌리기, 손가락 튕기기, 팔을 구부렸다 펴거나 흔들기, 고개 흔들기 등이 흔하나, 반복적인 머리 부딪히기, 얼굴 때리기, 눈 찌르기, 물기 등과 같은 자해적 상동증도 자주 나타난다. 어려서 시각장애가 시작된 아동에서는 눈 찌르기 자해 행동이 흔하다. 다양한 움직임이 복합적으로 나타날 수도 있는데, 고개를 젖히면서 몸을 흔드는 동작이 그 예이다.

표 12-7 상동증적 운동장애의 DSM-5-TR 진단기준(APA, 2022)

A. 반복적이고, 억제할 수 없는 것처럼 보이고, 목적이 없어 보이는 운동 행동(예: 손 흔들기 또는 손장난하기, 몸 흔들기, 머리 흔들기, 물어뜯기, 자기 몸 때리기)

B. 반복적인 운동 행동이 사회적, 학업적 또는 기타 활동을 방해하고, 자해의 원인이 될 수 있다.

C. 초기 발달 시기에 발병한다.

D. 반복적인 운동 행동은 물질의 생리적 효과나 신경학적 상태로 인한 것이 아니며, 다른 신경발달장애나 정신질환(예: 발모광[털뽑기장애], 강박장애)으로 더 잘 설명되지 않는다.

다음의 경우 명시할 것:
자해 행동을 동반하는 경우(또는 예방 조치가 없다면 부상을 초래할 수 있는 행동)
자해 행동을 동반하지 않는 경우

다음의 경우 명시할 것:
알려진 유전적 또는 기타 의학적 상태, 신경발달장애 또는 환경적 요인과 연관된 경우(예: 레쉬-니한 증후군, 지적발달장애[지적장애], 태아기 알코올 노출)

부호화 시 주의점: 연관된 유전적 또는 기타 의학적 상태, 신경발달장애 또는 환경적 요인을 식별하기 위해 추가적 부호를 사용한다.

현재의 심각도를 명시할 것:
경도: 감각 자극이나 주의 전환에 의해 증상이 쉽게 억제된다.
중등도: 증상에 대한 확실한 방어책과 행동 조정이 필요하다.
고도: 심각한 부상을 예방하기 위해 지속적인 관찰과 예방책이 필요하다.

상동증적 운동은 하루에도 여러 차례 발생하고, 수 분 이상 지속되기도 한다. DSM-5-TR 진단기준 A는 이러한 운동이 '명백히' 의도적이지 않아야 한다고 제시하고 있으나 때로 이런 운동에는 몇 가지 기능이 있을 수 있는데, 대표적 예로 스트레스에 의한 불안을 줄이기 위해 상동증에 몰두하는 경우이다. 기준 B는 상동증적 움직임이 사회적, 학업적 또는 다른 활동을 방해하고, 일부 경우 보호 조치가 취해지지 않으면 자해로 이어질 수 있다는 항목을 기술하고 있다. 자해가 있는 경우에는 세부진단을 이용하여 기술한다.

3. 역학

단순형 운동 상동증은 일반 아동의 20~60% 이상에서 관찰되며, 복합형 운동 상동증은 3~4%에서 보고된다. 발달장애가 있는 아동에서는 61%에서 보고되는데, 자폐스펙트럼장애 환자의 경우에는 88% 정도로 높게 나타난다. 복합형 운동 상동증은 흔히 3세 이전에 시작하여 청소년기나 성인기까지 이어지기도 한다.

4. 원인

사회적 고립은 자기자극self-stimulation에 몰두할 가능성을 증가시켜 반복적인 자해를 보이는 상동증으로 이어질 수 있다. 사회적 스트레스나 불안과 같은 정서 상태도 상동증을 악화시킬 수 있다. 지적장애처럼 인지기능이 낮을수록 상동증적 운동이 심해지며 치료에 대한 반응도 떨어진다. 상동증의 발생 기전에 대해서 많은 가설이 제기되었다. 상동증이 일종의 학습된 행동으로서 지속적인 후속 강화로 유지된다는 가설, 상동증이 아동의 발달단계에 따른 신경계의 성숙과 관련된다는 가설, 고립된 환경에서의 지적장애 아동에서 보듯이 일종의 자기자극 행위라는 주장 등이 그것이다. 또한 자폐증이나 레트증후군에서 상동증이 흔하다는 점에서 유전적 요인에 의한 생화학적 기전이 관여된다는 주장도 있다(Barry et al., 2011).

5. 경과 및 예후

상동증은 3세 이전에 보통 시작한다. 단순형 운동 상동증은 유아기에 흔하며, 운동발달능력의 습득과도 관련되는데, 보통 시간이 지남에 따라 해결되거나 사라진다. 복합형 운동 상동증은 정상 발달 아동에서는 드문데, 유아기 또는 그 이후의 시기에서도 나타날 수 있다. 발달장애 환자의 경우, 시간이 흐르면서 자해 행동의 패턴이나 유형이 변할지라도 상동증적 자해 행동 자체는 수년 동안 지속될 수 있다.

6. 감별진단 및 동반질환

상동증은 여러 신경유전학적 증후군에서도 나타날 수 있는데, 상동증적 운동장애가 이러한 의학적 상태와 함께 나타난다면 둘 다 진단한다.

복합형 운동 상동증은 자폐스펙트럼장애의 증상으로 나타날 수 있는데, 자폐스펙트럼장애가 함께 있으면 자해가 있거나 치료가 필요한 심한 상동증을 동반하는 경우에 상동증적 운동장애를 함께 진단한다.

틱장애와도 구별이 필요한데(표 12-8), 상동증은 평균 발생 연령이 3세 이전으로 틱이 시작하는 시기보다 상대적으로 어리다. 틱장애에서는 흔히 틱의 발생 부위가 시간에 따라 변하지만, 상동증에서는 패턴이나 형태가 일정하고 고정적이다. 상동증은 팔, 손, 몸 전체에 생기는데, 틱은 대개 얼굴 쪽에서 시작하면서 내려가며, 눈, 얼굴, 목, 어깨 등에서 흔하다. 상동증적 운동은 율동적이며 지속 시간이 긴데 반해, 단순 운동틱은 보통 1초 이내로 지속 시간이 짧다. 둘 다 주의를 다른 곳으로 돌리면 감소되기도 한다.

표 12-8 틱과 상동증의 차이점

	틱	상동증
흔한 발병 연령	3세 이상(주로 3~8세)	3세 미만
흔한 발생 부위	눈, 얼굴, 머리, 어깨	손, 팔, 몸 전체
증상의 규칙성	갑작스럽게 나타나고 반복적이나 리듬은 없음	흔히 리듬이 있음
증상의 변화 양상	틱 발생 부위가 변동	동일한 상동증이 지속
증상의 지속 시간	수 초 이내	수 초에서 수 분(틱보다 길다)
전조충동 동반 여부	흔히 동반	동반되지 않음
증상의 주관적 경험	고통스럽게 느낄 수 있음	상대적으로 덜 고통스럽고, 때로 들뜬 상태에서 발생

상동증적 운동장애는 반복적인 운동 양상을 보이고 강박사고를 동반하지 않는다는 측면에서 강박행동과 구별된다. 발모벽이나 피부박탈장애와 같은 강박 관련 장애는 상

동증처럼 정형화되거나 율동적인 양상을 띠지는 않으며, 발병 시기도 주로 사춘기 이후이다.

그 외에 상동증은 습관, 매너리즘, 발작성 운동 이상증, 양성의 유전적인 무도증, 뇌전증 등과도 구별할 필요가 있다. 뇌전증의 경우에는 상동증과 달리 수의적으로 억제할 수 없고, 상동증처럼 하루 중에 자주 반복되지 않는다.

7. 치료

대부분의 상동증은 심한 신체적 · 정신적 스트레스를 일으키지 않지만, 일상생활에 심한 지장을 초래하거나 자해 양상을 보이는 상동증적 운동장애의 경우에는 치료적 개입이 필요하다.

일차적으로 행동치료를 사용하는데, 일상생활을 심각하게 방해하거나 자해 양상을 보일 때는 약물치료가 필요하다. 틱장애, 자폐스펙트럼장애, ADHD, 강박장애, 언어 및 학습 장애 등 다른 정신의학적 문제가 있을 때는 동반되는 질환을 우선적으로 치료한다.

행동치료에 사용되는 기법은 다양한데, 상동증적 운동에 대한 물리적 제한, 반응 차단, 비수반성 자극non-contingent stimulation, 풍부한 환경 제공, 수반성 조작이나 긍정적 강화와 같은 직접적인 행동 수정 기법 등이 동원된다(Barry et al., 2011). 물리적 제한이 효과적이기는 하지만 대상 아동에게 심각한 스트레스를 줄 수 있으므로 풍부한 환경 자극(비수반성 자극)을 아동에게 제공하는 것이 덜 혐오적이고 즉각적으로 효과를 볼 수 있다(Lancioni et al., 2009). 자폐스펙트럼장애를 동반하지 않는 상동증적 운동장애의 경우에는 습관역전훈련이 효과적이다(Walsh et al., 2018).

약물치료가 행동치료보다 효과적이라고 할 수는 없지만 행동치료를 시행하기 어렵고, 상동증이 자해로 이어지거나 일상생활을 심각하게 방해하는 경우에는 약물치료를 실시한다. risperidone을 비롯한 항정신병약물이나 SSRI(fluoxetine, sertraline 등) 등을 시도할 수 있는데, 효과가 점진적으로 나타나고 부분적인 호전만 보일 때가 많다.

요약 및 결론

소아기에서 자주 나타나는 운동장애로는 틱장애, 발달성 협응장애, 상동증적 운동장애를 들 수 있다. 이러한 운동장애들은 유아기나 아동기 초기부터 시작하는데, 이상 운동 증상이나 동반된 질환에 대한 적절한 개입이 이뤄지지 않는다면 사춘기 이후에도 증상이 지속되어 일상생활에 심각한 문제를 초래한다. 많은 연구가 있었지만, 아직 운동장애의 원인이나 병태생리학적 기전은 충분히 밝혀지지 않았다. 아동의 발달단계에 따라 이러한 증상의 패턴이나 발생하는 문제가 다를 수 있으며, 아동이 경험하는 불편감과 부모를 비롯한 주변 사람들의 평가도 서로 다를 수 있다. 따라서 포괄적인 병력청취, 지속적인 증상 변화 관찰, 아동의 발달단계와 현재 적응 능력을 고려한 체계적인 평가 등이 필요하며, 아동이 관계를 맺고 있는 가정, 학교, 사회공동체 상황까지 고려한 치료적 중재가 필요하다.

참고문헌

김영신(2005). 틱 및 투렛장애. 홍강의 편, **소아정신의학**(pp. 334-346). 서울: 중앙문화사.

정용우, 박태원(2011). 틱장애의 환경적 요인. **소아청소년정신의학**, 21, 133-140.

홍강의, 이정섭, 김백성(1996). 틱장애 아동의 동반 정신병리와 부모 양육태도에 관한 연구. **소아청소년정신의학**, 5, 150-161.

American Psychiatric Association. (1980). *Diagnostic and statistical manual of mental disorders* (3rd ed.). Washington, DC: American Psychiatric Association.

American Psychiatric Association. (1994). *Diagnostic and statistical manual of mental disorders* (4th ed.). Washington, DC: American Psychiatric Association.

American Psychiatric Association. (2000). *Diagnostic and statistical manual of mental disorders* (4th ed., text revision). Washington, DC: American Psychiatric Association.

American Psychiatric Association. (2013). *Diagnostic and statistical manual of mental disorders* (5th ed.). Washington, DC: American Psychiatric Association.

American Psychiatric Association. (2022). *Diagnostic and statistical manual of mental disorders* (5th ed., text revision). Washington, DC: American Psychiatric Association.

Barry, S., Baird, G., Lascelles, K., Bunton, P., & Hedderly, T. (2011). Neurodevelopmental movement disorders: An update on childhood motor stereotypies. *Dev Med Child Neurol, 53*, 979-985.

Biotteau, M., Danna, J., Baudou, É., Puyjarinet, F., Velay, J. L., & Albaret, J. M. et al. (2019). Developmental coordination disorder and dysgraphia: Signs and symptoms, diagnosis, and rehabilitation. *Neuropsychiatr Dis Treat, 15*, 1873.

Bloch, M. H., Landeros-Weisenberger, A., Kelmendi, B., Coric, V., Bracken, M. B., & Leckman, J. F. (2006). A systematic review: Antipsychotic augmentation with treatment refractory obsessive-compulsive disorder. *Mol Psychiatry, 11*, 622-632.

Conelea, C. A., Walther, M. R., Freeman, J. B., Garcia, A. M., Sapyta, J., & Khanna M. et al. (2014). Tic-related Obsessive-Compulsive Disorder (OCD): Phenomenology and treatment outcome in the pediatric ocd treatment study II. *J Am Acad Child Adolesc Psychiatry, 53*, 1308-1316.

Harris, S. R., Mickelson, E. C. R., & Zwicker, J. G. (2015). Diagnosis and management of developmental coordination disorder. *CMAJ, 187*, 659-665.

Johnco, C., McGuire, J. F., McBride, N. M., Murphy, T. K., Lewin, A. B., & Storch, E. A. (2016). Suicidal ideation in youth with tic disorders. *J Affect Disord, 200*, 204-211.

Lancioni, G. E., Singh, N. N., O'Reilly, M. F., & Sigafoos, J. (2009). An overview of behavioral strategies for reducing hand-related stereotypies of persons with severe to profound intellectual and multiple disabilities: 1995-2007. *Res Dev Disabil, 30*, 20-43.

Leckman, J. F. (2002). Tourette's syndrome. *Lancet, 360*, 1577-1586.

Leckman, J. F., Pauls, D. L., Zhang, H., Rosario-Campos, M.,C., Katsovich, L., Kidd, K. K. et al. (2003). Tourette syndrome assocation international consortium for genetics: Obsessive-compulsive symptom dimensions in affected sibling pairs diagnosed with Gilles de la Tourette syndrome. *Am J Med Genet B Neuropsychiatr Genet, 116*, 60-68.

Leckman, J. F., Vaccarino, F. M., Kalanithi, P. S., & Rothenberger, A. (2006). Annotation: Tourette syndrome: A relentless drumbeat-driven by misguided brain oscillations. *J Child Psychol Psychiatry, 47*, 537-550.

Leckman, J. F., Zhang, H., Vitale, A., Lahnin, F., Lynch, K., Bondi, C., Kim, Y. S., & Peterson, B. S. (1998). Course of tic severity in Tourette syndrome: The first two decades. *Pediatrics, 102*, 14-19.

Lingam, R., Golding, J., Jongmans, M. J., Hunt, L. P., & Ellis, M. (2010). The association between developmental coordination disorder and other developmental traits. *Pediatrics, 126*, e1109-1118.

Mackenzie, K. M. (2018). Stereotypic movement disorders. *Semin Pediatr Neurol, 25*, 19-24.

Muller-Vahl, K. R., Szejko, N., Verdellen, C., Roessner, V. J., Hoekstra, P., & Hartmann A. et al. (2022). European clinical guidelines for Tourette syndrome and other tic disorders: Summary statement. *Eur Child Adolesc Psychiatry, 31*, 377-382.

Piacentini, J., Woods, D. W., Scahill, L., Wilhelm, S., Peterson, A. L., Chang, S. et al. (2010). Behavior therapy for children with Tourette disorder: A randomized controlled trial. *JAMA, 303*, 1929-1937.

Price, R. A. (1985). A twin study of Tourette syndrome. *Arch Gen Psychiatry, 42*, 815-820.

Rasmussen, P., & Gillberg, C. (2000). Natural outcome of ADHD with developmental coordination disorder at age 22 years: A controlled, longitudinal, community-based study. *J Am Acad Child Adolesc Psychiatry, 39*, 1424-1431.

Roessner, V., Eichele, H., Stern, J. S., Skov, L., Rizzo, R., Debes, N. M. et al. (2021). European clinical guidelines for Tourette syndrome and other tic disorders-version 2.0. Part III: Pharmacological treatment. *Eur Child Adolesc Psychiatry, 31*, 425-441.

Smits-Engelsman, B. C., Blank, R., van der Kaay, A. C., Mosterd-van der Meijs, R., Vlugt-van den Brand, E., Polatajko, H. J. et al. (2013). Efficacy of interventions to improve motor performance in children with developmental coordination disorder: A combined systematic review and meta-analysis. *Dev Med Child Neurol, 55*, 229-237.

Ueda, K., & Black, K. J. (2021). A comprehensive review of tic disorders in children. *J Clin Med, 10*, 2479.

Verdellen, C. W., Keijsers, G. P., Cath, D. C., & Hoogduin, C. A. (2004). Exposure with response prevention versus habit reversal in Tourettes's syndrome: A controlled study. *Behav Res Ther, 42*, 501-511.

Walsh, K. H., Soe, K., & Sarawgi, S. (2018). Psychiatric treatment and management of psychiatric comorbidities of movement disorders. *Semin Pediatr Neurol, 25*, 123-135.

Weisman, H., Qureshi, I. A., Leckman, J. F., Scahill, L., & Bloch M. H. (2013). Systematic review: Pharmacological treatment of tic disorders-efficacy of antipsychotic and alpha-2 adrenergic agonist agents. *Neurosci Biobehav Rev, 37*, 1162-1171.

World Health Organization. (2019). *International classification of diseases for mortality and morbidity statistics* (11th Revision). World Health Organization.

Yu, J. J., Burnett, A. F., & Sit, C. H. (2018). Motor skill interventions in children with developmental coordination disorder: A systematic review and meta-analysis. *Arch Phys Med Rehabilitation, 99*, 2076-2099.

제13장

소아정신의학

아동기 정신증

Childhood Psychoses

남민

개념, 정의 및 역사

1. 개념 및 정의

최근 들어 정신장애, 특히 소아와 청소년의 정신장애에 대한 사회적 관심이 증가함에 따라 그 중요성도 강조되고 있다. 실제 임상 현장에서도 진단율 또한 증가하고 있는데, 이를 실제적 유병률의 증가로 볼 것인지, 아니면 진단 검사 기술의 발전이나 자녀 양육에 대한 부모의 높아진 관심으로 진단 의뢰 수가 증가한 것인지, 또는 학생 수 감소와 함께 향상된 교사들의 민감도를 바탕으로 교육 현장에서 조기 발견이 늘어난 것인지는 명확한 판단이 어렵다.

정신장애 또는 정신질환mental disorder, mental illness, psychiatric disorder은 개개인의 인지, 정서, 행동상에서 심각한 장애를 보이는 증후군으로 정의 내리고 있다(APA, 2013). 정신장애 아동은 정신병적 증상을 동반하기도 하고 그렇지 않은 경우도 있다. 정신병적 증상을 가지고 있으면 현실과 자신을 분리하는 능력이 저하되고 자신이 경험하는 환각을 현실에서 실제 존재하는 것으로 인지한다거나, 스스로 망상을 자각하지 못한다. 또한 자신이 병이 있다는 것을 알지 못하는, 병식이 없다는 특성도 있다. 아동기 정신병적 증상들은 정상 발달과정 중에도 일시적으로 발견될 수 있으며, 장애가 확인된 경우 대부분 만성적으로 이어지는 경향이 있다. 아동기는 발달이 진행 중인 시기이므로 사고, 정서, 언어, 행동 등의 여러 문제가 언제든, 어떤 상황에서도 나타날 수 있으며 그 양상은 각 아동에 따라 다르게 표현된다.

정신병적 증상이 나타날 수 있는 여러 유형의 정신장애 상태를 포괄적으로 설명하는 용어로 정신병적 장애psychotic disorder를 사용하기도 한다. 그러나 정신병적 장애라는 용어는 조현병 스펙트럼 장애를 제외하고, 양극성장애의 경우처럼 정신장애로 진단받았다 할지라도 상태에 따라 정신병적 증상이 나타나지 않는 경우도 있다. 정신병적 증상을 가지고 있는 정신장애를 정신증psychosis이라고 하며, 아동기 발병 조현병과 정신병적 증상이 나타나고 있는 상태의 주요우울장애, 양극성 정동장애, 외상후 스트레스장애. 불안장애, 강박장애 아동들이 포함된다. 신경인지장애와 같은 신체장애로 인해 이차적으로 발생하거나 약물을 복용 중에도 일시적인 정신증이 관찰될 수 있다.

아동기 정신증은 그 상태와 질환에 따라 평생에 걸쳐 장애를 일으키기도 하고, 단편적이거나 일시적인 발병에 그치기도 한다. 원인 불명이 많지만, 원인이 확인된 경우의 대부분은 선천적인 뇌의 문제나 심각한 스트레스적 상황에서 영향을 받아 발생한다고 알려져 있다. 아동기 정신증은 앞서 기술한 여러 정신장애가 포함될 수 있으나, 대표적 질환은 아동기 조현병이다. 조현병은 조현병 스펙트럼 장애 및 기타 정신병적 장애로 분류하고 있는데, 이 장에서는 대표적 질환인 아동기 조현병에 초점을 맞추어 기술하고자 한다.

아동기 조현병의 유병률은 낮지만 소아와 청소년이 현

실을 비정상적으로 해석하는 정신질환으로서 증상의 정도나 예후가 심각한 정신질환이다. 아동기 조현병은 성인에서와 마찬가지로 사고, 지각, 행동, 감정과 관련된 다양한 문제를 포함한다. 환각, 망상, 와해된 행동 또는 사고, 긴장증과 같은 운동 행동의 이상, 사회적 위축이나 경직된 상태와 같은 음성 증상 중 하나 이상의 증상이 있는 경우 진단 가능하며(APA, 2013; Kendall et al., 2013), 따라서 진단 시점과 그 이후의 아동들은 전반적인 기능이 저하되어 있음을 볼 수 있다.

조현병을 분류하는 방법은 여러 가지가 있는데, 연령에 따른 분류도 그중 하나이다. 18세 미만의 소아 · 청소년 시기에 조현병이 발병하는 경우를 아동기(또는 조기) 발병 조현병 Childhood(early) Onset Schizophrenia: COS, 또는 EOS이라 하고, 아동기 이후에 발병하는 경우 성인기(또는 후기) 발병 조현병 Adult(late) Onset Schizophrenia: AOS, 또는 LOS로 분류한다. 특히 아동기 발병 조현병 중에서 12세 이하 시기에 발병하는 경우를 초조기발병 조현병 Very Early Onset Schizophrenia: VEOS으로 명명하고 있는데(AACAP, 2001), 이렇게 발병 연령에 따라 분류하는 중요한 이유는 발생빈도, 임상 양상, 치료 반응 정도와 예후 등에서 차이가 존재하기 때문이다.

2. 역사

아동기 조현병이라는 개념과 용어는 Potter(1933)에 의해 처음 사용되었으며, 성인에서 나타나는 조현병 증상들이 소아에게서 발현되는 경우 진단하였다. 조현병의 구체적인 증상과 다른 정신증을 구별할 수 없던 과거에는 소아기에 나타날 수 있는 모든 유형의 정신증을 조현병의 개념 안에 두었다. 미국정신의학회의 정신장애 진단 및 통계 매뉴얼 2판(DSM-II, APA, 1968)까지는 자폐증을 포함한 용어고 세계보건기구 WHO의 9차 국제질병 분류(ICD-9)와 DSM-III(APA, 1980) 이후 조현병과 유아자폐증을 별개의 질환으로 구분하게 되었다. 또한 아동기 조현병의 진단기준은 DSM-III부터 오랜 시간 동안 청소년 및 성인기 기준과 동일한 증상 및 정의를 적용하고 있으며, DSM-5(APA, 2013)에서도 변동은 없다.

임상 특징

1. 전구증상

전구증상은 정신병의 약화된 또는 약한 증상이거나, 일종의 조기 경고 신호일 수도 있다. 아동기 조현병은 전구증상들이 시작된 후 수년에 걸쳐 진행되며, 발병이 어릴수록 점진적으로 발생한다. 그러나 전구증상이 있는 모든 아동이 조현병으로 진행되거나 전환되는 것은 아니며 1/3 정도가 정신병으로 이어진다. 연구들(Addington et al., 2015; Souaiby et al., 2016)에 따르면 첫 조현병 증상이 시작된 후 본격적인 치료를 시작하기까지 평균 약 1.5~2년이 걸렸고, 고위험 아동의 치료 시기가 늦어지면 증상 심각도, 완화율, 재발 위험, 전반적 기능 및 삶의 질과 같은 많은 영역에서 더 나쁜 결과를 초래하는 것으로 알려져 있다. 따라서 조현병의 조기 경고 징후가 될 수 있는 증상을 분명하게 식별하기 위한 각별한 노력이 필요하다.

정동선 등(2005)은 아동기에 나타나는 대표적인 전구증상들로 사회적 위축, 불안, 관계사고, 초조와 공격성, 강박증상, 우울, 사회적 부적응, 위축된 사고, 의욕 저하, 등교거부, 비정상적 행동, 무기력, 성적 저하, 집중력 감소, 충동성, 반항적, 피해 사고 등의 빈도 순으로 나타났다고 하였다. 특히 내재화 증상이 외현화 증상들보다 많이 나타나는데, 내재화 증상은 음성 증상과 관련이 있는 것으로 알려져 있다. 따라서 아동이 이전에 비해 학업 수행과 관련한 문제가 발생한다거나 행동문제가 심해지고 사회적 관계 형성의 문제가 나타나고, 주의력결핍과 과잉행동, 비논리적 사고 등을 보이면 주의 깊은 관찰이 필요하다.

아동에서 조현병으로의 진행을 의심해 볼 수 있는 증상들은 다음과 같다. 친구나 가족 같은 사회적 관계로부터 점점 멀어지는 것이 보이고 수면 또는 식사 양상과 같은 생리 현상의 변화가 관찰되며, 외모와 의복 또는 개인 위생에 대한 관심이 감소한다. 생각이나 말을 정리하기 어려워한다거나 활동에 대한 일반적인 관심이나 동기 또는 에너지의 상실을 보일 수 있다. 특이한 생각이나 행동의 발달, 시각(또는 그림자)과 음성과 같은 청각의 비정상적인 인식, 현실이 아닌 것 같은 느낌, 평소 성격의 변화, 자신이 초능력을 가지고 있다는 믿음과 같은 과대사고 등이다. 따라서 이 시기부터 정신증의 발병을 지연시키거나 증상을 완화시키는 방법으로 스트레스 감소 및 수면 위생 관리와 같은 일상의 생활 습관 개입 또는 아동의 변화와 불안을 야기하는 문제를 최소화하는 등의 시도를 해야 한다.

2. 임상 증상

아동기 정신증의 증상은 성인에서와 마찬가지로 환각과 망상이 가장 대표적이다. 조현병으로 진단받은 아동의 79~100%가 환각 증상을 보였으며 이 중 환청이 가장 흔하게 나타난다(Caplan, 2011). 환청의 내용으로는 주로 지속적으로 비난한다거나 지시하는 목소리를 듣는 것인데, 7세 이전 어린 아동에서의 환청은 극히 드물다(구영진, 김예니, 2014). 또한 아동이 직접 자발적으로 환각을 호소하는 경우가 드물고, 아동의 정상 발달과정 중에 나타날 수 있는 자연스러운 환상이나 상상놀이와 감별이 상당히 어렵다. 아동에서 자주 나타나는 악몽이나 입면기 또는 출면기 때 정상적인 환각을 경험하기도 하며, 각종 급성 감염증을 비롯한 신체적 질환 상태 및 약물복용 등과 관련이 있어 부모나 아동 모두 특별히 의미 있는 증상으로 생각하지 않고 지나치는 경우도 많다.

망상은 나이가 어릴수록 명확하고 체계적이지 못하고 단순하다. 아동기 발병 조현병 환아의 약 60%에서 나타나며 환청과 마찬가지로 7세 이전에는 드물고, 나이에 따라 점차 증가하며 체계화된 내용으로 변화된다. 환각 증상에 의하여 이차적으로 나타날 수 있고, 게임이나 만화의 캐릭터, 상상 속의 친구, 또래 아이들과의 가상놀이, 강박사고 등과 감별하여야 한다. 게임이나 만화를 통한 공격적인 공상이 일상을 지배하거나 행동으로 실행되는 빈도가 높아지면 망상으로 발전될 가능성이 높다(Caplan, 2011).

아동기 정신증에서는 성인기 정신증과는 다르게 와해된 언어와 행동, 퇴행 행동 등이 더 빈번하게 나타나는데, 특히 초조기발병 정신증의 경우 연령이 어려서 나타나는 비논리적 사고인지 사고연상의 이완에 따른 증상인지를 감별하여야 한다. 또한 자폐스펙트럼장애나 언어발달 장애, 충동성과 과잉행동이 주로 나타나는 주의력결핍 과잉행동장애 아동들에서 나타나는 증상들과 유사하므로 지속적인 관찰이 필요하다.

증례 >>>

초등학교 3학년 9세 여아가 별다른 이유 없이 혼자 웃거나, 부모를 계속 따라다니면서 징징거리고 학교에 가지 않으려는 문제를 주호소로 내원하였다. 아동은 발달과정상 특별한 지연 소견은 없었으며, 특히 대소변 가리기도 4세경에 완전히 스스로 처리할 수 있었다. 3녀 중의 막내인 아동으로 어머니는 음식점 주방일을 하고 있어서 아동의 언니들을 양육하는 것으로도 버거운 환경에 있었고, 그래서 아동은 주로 혼자서 노는 편이었다. 7세 때 학교에 입학했으나 친구가 없었고, 수면 시간이 많이 줄어들어 아침 일찍 5시경부터 일어나 인형을 가지고 놀면서 혼자 웃기도 하고 중얼거리는 행동들이 처음 관찰되었다. 부모는 아동이 역할놀이를 한다고 판단하여서 가끔씩 놀이에 동참해 주었으나 오히려 부모를 피해 버리곤 하였다. 6개월 전부터 점차 중얼거리는 목소리가 커지면서 "그러면 안 돼."라면서 짜증을 내서 이유를 물어보면 집에 있지도 않은 언니가 자신에게 화를 내서 그렇다는 환청이 의심되는 증상을 호소하였다. 학교도 가지 않으려 하고, 이와 함께 수시로 심한 복통을 호소하기도 하고 때로는 대변을 누고서는 바닥에 뭉개고 있는 문제가 반복되었다. 병원에서 신체적 이상을 발견하기 위한 의학적 검사를 진행하였으나 원인을 찾을 수 없었다. 환아는 아리피프라졸 1mg으로 시작하여 현재 10mg까지 증량하여 환청과 수면 문제는 해결되었다. 그러나 퇴행적 행동은 여전히 간혹 나타나고, 약을 일시적으로 끊거나 정신병적 증상이 악화될 때는 복통을 호소하곤 하였다. 부모가 약을 중단한 이유는 약물복용 후 5Kg 이상의 체중 증가가 있었기 때문이다.

진단기준

대표적인 진단 분류 체계인 미국정신의학회의 정신질환의 진단 및 통계 편람DSM과 세계보건기구의 국제질병분류ICD 체계는 명백한 진단기준들을 제시함으로써 주요 진단 범주를 개념화하는 성과를 거뒀다. 두 체계는 시간이 흐르면서 때로는 유사하게 또는 각각 독립적인 특성을 가지고 개념적 변화를 이루었다.

1. DSM-5-TR

조현병의 진단기준은 DSM-III(APA, 1980)에서 증상의 만성화, 기능의 저하, 슈나이더의 1급 증상first-rank symptom 등을 통합적으로 반영하여 확립되었다. 이때부터 아동기 정신증과 유아자폐증이 구분되는 계기가 되었으며, DSM-III-R(APA, 1987)에서는 나이 제한이 없어지면서 더욱 체계화된 진단기준이 확립되었다.

아동기 조현병에 대한 진단기준은 명확하고 일관성이 있지만, 성인기 발병 조현병과는 다른 임상 양상의 차이를 보이기도 한다. 그 이유는 아동기가 성장 발달이 이루어지는 시기라서 여러 문제가 복합되어 나타나기 때문에 실제 정확한 진단을 하는 데 어려움이 있다. 2013년 발표된 DSM-5에서 조현병의 진단기준으로 다음의 다섯 가지 특징적인 정신병리 범주가 제시되고 있다. 양성 증상인 망상, 환각, 와해된 언어(빈번한 탈선 혹은 지리멸렬) 등 세 가지 증상 중 최소한 한 가지를 가져야 하고, 극도로 와해된 또는 긴장성 행동, 음성 증상(감퇴된 감정표현 혹은 무의욕증 등)을 포함하여 두 가지 혹은 그 이상의 증상이 1개월의 기간 동안 상당 부분의 시간에 존재하여야 하는 기준을 정하고 있다. 전구증상이나 잔류증상을 포함하여 장애의 징후가 최소 6개월 동안 지속되어야 하며 장애가 발생한 이래 상당 부분의 시간 동안 기대 수준의 대인관계를 포함한 사회적 기능이나 학문적, 직업적 기능을 성취하지 못하는 경우라는 진단기준이 충족되어야 한다.

표 13-1 아동기 조현병의 DSM-5-TR 진단기준 (APA, 2022)

A. 다음 증상 중 2가지(혹은 그 이상)가 1개월의 기간(성공적으로 치료가 되면 그 이하) 동안의 상당 부분의 시간에 존재하고, 이들 중 최소한 하나는 (1) 내지 (2) 혹은 (3)이어야 한다.
1. 망상
2. 환각
3. 와해된 언어(예: 빈번한 탈선 혹은 지리멸렬)
4. 극도로 와해된 또는 긴장성 행동
5. 음성 증상(즉, 감퇴된 감정 표현 혹은 무의욕증)

B. 장해의 발병 이래 상당 부분의 시간 동안 일, 대인관계 혹은 자기관리 같은 주요 영역의 한 가지 이상에서 기능 수준이 발병 전 성취된 수준 이하로 현저하게 저하된다(혹은 아동기 또는 청소년기에 발병하는 경우, 기대 수준의 대인관계적 · 학문적 · 직업적 기능을 성취하지 못함).

C. 장해의 지속적 징후가 최소 6개월 동안 계속된다. 이러한 6개월의 기간은 진단기준 A에 해당하는 증상(예: 활성기 증상)이 있는 최소 1개월(성공적으로 치료되면 그 이하)을 포함해야 하고, 전구 증상이나 잔류 증상의 기간을 포함할 수 있다. 이러한 전구기나 잔류기 동안 장해의 징후는 단지 음성 증상으로 나타나거나, 진단기준 A에 열거된 증상의 2가지 이상이 약화된 형태(예: 이상한 믿음, 흔치 않은 지각 경험)로 나타날 수 있다.

D. 조현정동장애와 정신병적 양상을 동반한 우울 또는 양극성 장애는 배제된다. 왜냐하면 ① 주요우울 또는 조증 삽화가 활성기 증상과 동시에 일어나지 않기 때문이거나, ② 기분 삽화가 활성기 증상 동안 일어난다고 해도 병의 활성기 및 잔류기 전체 지속 기간의 일부에만 존재하기 때문이다.

E. 장해가 물질(예: 남용약물, 치료약물)의 생리적 효과나 다른 의학적 상태로 인한 것이 아니다.

F. 자폐스펙트럼장애나 아동기 발병 의사소통장애의 병력이 있는 경우, 조현병의 추가 진단은 조현병의 다른 필요 증상에 더하여 뚜렷한 망상이나 환각이 최소 1개월(성공적으로 치료되면 그 이하) 동안 있을 때에만 내려진다.

2. ICD-11

세계보건기구의 국제질병분류International Classification of Diseases: ICD 제6판인 ICD-6에서 처음으로 정신장애에 관한 부분을 별도의 범주로 나누었으나, 코드번호 목록이 승인된 정도에 지나지 않았다. 이후 ICD-8의 5장에서 정신장애 용어집 및 분류 지침을 개발함으로써 현대 정신과 분류의 중요한 돌파구가 마련되었고, 조현병 분류에 '기타' 범주로 비정형 형태의 조현병, 영아 자폐증, 아동기 유형 조현병, 달리 분류되지 않는not otherwise specified: NOS 등을 포함시켰다. ICD-9에서는 아동기에 특정한 기원을 가진 불특정 정신병으로 '소아 정신병 NOS' '조현병, 소아기 유형 NOS'를 포함하였고, ICD-10에서는 아동기 조현병이 '조현병, 지정되지 않음unspecified'으로 분류되었다. 현재 사용되고 있는 ICD-11은 DSM-5-TR과 마찬가지로 아동기 조현병을 별도의 진단으로 분류하고 있지 않다.

실제로 DSM-5-TR과 ICD-11의 두 기준 간의 일치도는 높은데, DSM-5-TR 기준은 사회적 또는 직업적 기능장애를 더 강조하고 있고 ICD-11은 환청과 망상같은 일급 증상에 더 이상 중점을 두고 있지 않다. ICD-11 조현병의 진단기준은 적어도 하나의 1급 정신병적 증상 또는 양성 정신병적 증상, 와해된 사고 또는 언어, 음성 증상 또는 긴장증 중 적어도 두 가지 다른 증상의 조합을 요구하고 있다. 더불어 ICD-11에서는 진단체계의 범주적 접근

표 13-2 조현병 진단분류 체계의 차이 비교

	DSM-5-TR	ICD-11
진단분류명	조현병 스펙트럼 및 기타 정신병적 장애Schizophrenia spectrum and other psychotic disorders	조현병 및 기타 일차성 정신병적 장애Schizophrenia and other primary psychiatric disorders
정신병적 증상의 기간	기준 A 증상 중 2개 이상이 1개월 기간 존재하고, 장해의 징후가 최소 6개월 이상 지속	정신병적 증상이 최소 1개월 이상 존재
기능 수준 기준	기준 B 에서 사회적 대인관계/학업 또는 직업기능, 자기 관리영역에서 성취 수준 이하로 현저하게 저하	기능 수준 기준 포함되지 않음
아형	삭제	삭제

의 한계를 넘어 차원적dimensional 측면을 도입하고 있다. 이전 아형 subtype을 삭제하고 긍정적, 부정적, 기분 저하 증상, 인지적 증상에 따라 중증 정도를 구체적으로 나눴다.

역학

정신질환 발병 위험은 일반적으로 12~25세 사이의 청소년기부터 초기 성년기에 최고조에 달한다(Radua et al., 2018). 일부 보고에 따르면, 성인 조현병 환자의 약 1/3에서 19세 이전에 첫 정신병적 증상이 나타난다고 한다(Amor, 2012). 조기 발병 조현병은 18세 미만에서 0.5%에 가까운 유병률을 가진 심각한 만성/재발성 질환이지만, 초조기발병 조현병의 유병률은 0.01% 이하로 훨씬 낮은 것으로 알려져 있다(Carlisle & Mcclellan, 2011). 소아 및 청소년의 정신증 및 조현병에 대한 NICE 임상 가이드라인(2016)은 5~18세 아동의 조현병을 포함한 기타 정신병적 장애의 유병률을 0.4%로 추정하고 있고, 조현병은 10~18세 사이의 모든 정신과 입원의 24.5%를 차지하는 것으로 보고하고 있다.

소아 청소년기에 조현병 외 다른 정신장애를 가지고 있는 경우, 추후 조기 발병 조현병으로 진행되는 경향을 보이는데, 소아 및 청소년 정신장애의 3.4%가 나중에 조현병으로 진단되었다(Engqvist & Rydelius, 2008). 자폐스펙트럼장애 또는 주의력결핍 과잉행동장애 등과의 관련성에 대한 연구들이 진행되었는데, 특히 주의력결핍 과잉행동장애는 조현병 발병 위험도를 4배 증가시켰다(Dalsgaard et al., 2014). 또한 성인기 조현병형 장애 환자의 절반가량이 과거 어린 시절에 다른 종류의 정신장애로 진단받았다. 이것은 아동과 청소년기 정신장애와 조현병이 신경 발달 경로를 공유하고 있다고 추정되며, 생물학적 요인이 주원인이라고 추정할 수 있다. 덴마크에서 1990~2000년 사이에 태어난 603,348명으로 구성된 코호트에서 추적조사한 결과(Cecilie et al., 2015) 총 25,138명의 소아 및 청소년 정신장애가 확인되었으며, 이 중 1,232명이 조현병스펙트럼장애로 진단되었다. 조현병스펙트럼장애의 위험은 특히 소아 및 청소년 정신장애 발병 후 첫 1년 이내에 매우 높았다. 또한 누적 발생률을 활용하여 분석한 결과 0~13세 및 14~17세 사이에 정신장애 진단을 받은 사람 중 각각 1.68% 및 8.74%가 정신장애가 시작된 후 8년 이내에 조현병 스펙트럼 장애로 진단되었다.

아동기 발병 조현병은 2대 1 정도로 남아에서 더 높고, 남아가 여아보다 발병 연령이 빠른데 발병 연령이 높아질수록 성비는 비슷해지는 것으로 알려져 있다. 나쁜 예후를 보이는 비율도 남아에서 더 높다(Clemmensen et al., 2012). 여아는 남아보다 발달지연과 조기 발병에 덜 취약하고 질병의 영향을 덜 받기 때문에 다소 더 나은 예후를 보이는 것으로 추정된다.

원인

1. 심리사회적 요인

아동기의 심리사회적 요인은 발달적 측면과 깊이 연결되어 있다. 소아기 때의 학대 및 방임과 같은 외상 경험과 해리성 증상들은 정신증 발병 위험성을 증가시키고, 정신병적 장애에서 양성 증상의 심각성과 관련이 있다(Bailey et al., 2018; Pamela et al., 2019). 정신증을 가진 개인의 39%가 아동기 신체적 학대를 보고한 반면, 일반 인구에서는 5~11%에서 보고된 것으로 나타났다(Kessler et al., 2010). 또한 잦은 주거지 이동과 학교 전학은 왕따와 물질남용, 반사회적 행동들로 연결될 뿐만 아니라 후기 청소년기의 정신이상 증상을 예측하는 강력한 지표로 보인다(Catherine et al., 2016).

2. 신경해부학적 요인

성인 조현병 환자에서 좌우 대뇌 반구의 정상적인 비대칭성이 소실된다는 결과는 여러 연구(Breier et al., 1992; Woodruff et al., 1997)에서 알려져 있다. 소아에서도 양쪽의 측뇌실의 용적이 아동기에 점차적으로 증가되었고, 또한 좌측 뇌실과 우측 뇌실의 크기를 비교하였을 때 좌우 대뇌 반구의 정상적인 비대칭성이 역전된다는 보고가 있다(Hendren et al., 2000).

아동기 발병 조현병에서는 대조군에 비해 측뇌실 용적이 더 크고 대뇌 용적이 더 작은 것으로 나타났고, 더 작은 대뇌 용적과 음성 증상 사이의 강력한 연관성이 있는 것으로 알려져 있다. 시간이 지남에 따라 담창구$_{\text{globuspallidus}}$, 미상엽$_{\text{caudate}}$, 우측 측두엽, 좌측 해마, 후두엽, 상측두회$_{\text{posterior superior temporal gyrus}}$ 등에서 부피 감소를 보였고 구조적으로 뿐만 아니라 기능적으로도 회백질과 백질 모두에서 정상적인 성숙과정에 장애가 있다(Gogtay et al., 2011).

3. 유전학적 요인

일부 염색체(유전체) 이상 질환을 가지고 있다 하더라도 신체적으로 건강하게 출산된 경우라면 어느 정도 성장할 때까지는 잘 알아차리지 못하고. 때로는 사춘기가 될 때까지도 발견하지 못하기도 하였다. 그러나 최근들어 산모가 고령화되고, 환경의 급속한 변화 및 검진 기술의 정확도가 향상되면서 다양한 요인에서 비롯된 선천성 이상이 발견되는 경우가 증가하고 있다. 현재 조현병의 유전율은 80% 정도이며, 조현병을 포함한 여러 정신질환과 관련된 후보 유전자 및 염색체 이상이 빠른 속도로 발견되고 있어서 1q21.1, 2p16.3, 2p25.3, 2q11.2, 2q31.1, 3q29, 6p22.3, 8p12, 11q, 13q14.1-q32, 13q33.2, 15q11.2, 15q13.3, 16p11.2, 16p12.1, 16p13.11, 17p12, 18p, 22q12-q13 등이 관련되어 있다고 알려져 있다. 그러나 조현병에서 자주 보고되는 22q11.2 결실의 경우 다양한 선천적 이상도 일으키고, 지적장애, 구개골 및 골격 이상, 심장 결함과도 관련이 있다. 이렇게 다수의 유전자가 복합적$_{\text{polygenic}}$으로 작용한다거나, 어느 한 유전자나 염색체의 이상이 한 가지 질환에 특정적으로 국한되어 나타나는 것이 아니기 때문에 유전연구는 계속적인 진보가 필요한 부분이다.

아동기 정신증의 병인에서 유전적 요인을 밝히기 위한 또 다른 방법으로 가족 및 쌍생아 연구가 있다. 조현병이 있는 아동의 가족은 직계 가족 및 기타 친척에서 유사한 신경 인지장애를 가지고 있었는데, 비정신병적 부모의 30%는 신경 인지장애를 보였다(Biswas, 2008). 일란성 쌍생아에 비해 일란성 쌍생아 사이의 자녀에서 정신병적 증상의 상관관계가 더 높았으며(Broome et al., 2005), 정신병 증상이 있는 아동은 정신병 증상이 없는 아동보다 정신병 스펙트럼 장애가 있는 어머니를 가질 가능성이 더 높은 것으로 보고되고 있다(Sagar et al., 2013). 또한 아동기 발병 조현병 환아의 부모들에서 조현병 유병률은 8%로 일반 인구에서 나타나는 조현병 유병률 1%에 비해 8배가 높다(Sikich, 2009).

4. 신경생화학적 요인

1) 도파민

조현병 치료에 사용되는 항정신병약물의 작용 기전에 근거하여 신경생화학적 요인이 원인이라는 가설이 처음 제기되었을 때, 선조체의 도파민 과활성과 D2 수용체 차단과 관련이 있는 것으로 추정하였다. 그러나 이러한 가설은 양성 증상에 대한 설명은 가능하나 음성 증상에 대해서는 중뇌피질의 도파민 활성 저하와 관련이 있다고 수정되었으며, D1과 D4 수용체와의 관련이 있다고 추정되기도 한다.

2) 세로토닌과 글루타메이트

LSD가 정신증상을 악화시키고 세로토닌-도파민 길항작용을 하는 클로자핀 $_{\text{clozapine}}$이 효과가 있다는 것을 근거로 세로토닌 수용체 가설이 중요한 요인으로 제기되었으나 세로토닌의 단독적인 원인보다는 도파민을 비롯한 여러 신경전달물질 간의 불균형의 문제로 추정되고 있다. 또한 펜사이클리딘을 비롯한 NMDA 수용체 길항제가 조현병의 양성 증상과 음성 증상 모두와 인지장애 등과 관련이 있다는 NMDA 수용체 기능 저하 모형이 제시되고 있다.

5. 신경생리학적 요인

물체를 따라가는 눈동자의 움직임이 원활하지 못하

고 급격하게 움직이는 연성 안구추적운동Smooth Pursuit Eye Movement: SPEM이 조현병의 유전적 특성 표지자로 입증되고 있다. 이러한 안구운동 이상은 정상인의 10% 정도에서 나타나는데 비해서 조현병 아동의 경우 50% 이상에서 나타나고 있고, 병인은 단일 유전자와 관련이 있기보다는 다수의 유전자가 관여되었을 가능성이 높다. 또한 사건 관련 전위 연구에서는 P300과 P50의 이상 소견이 보고되고 있으나 아직까지는 특정한 생물학적 표지자나 신경 이미지는 확인되지 않고 있다.

예후

아동기에 조기 발병하는 조현병은 심각한 증상을 가지고 있고 치료가 쉽지 않을 뿐만 아니라 예후 또한 나쁘고 만성적인 경과를 밟는다. 그렇기 때문에 발병 위험도가 높은 사람들을 대상으로 1차 예방이나 조기 개입을 가장 좋은 방법으로 권유하고 있다(Correll et al., 2018). 오랜 기간 코호트 연구를 진행한 연구들(Asarnow et al., 1994; Eggers & Bunk, 1997)에서 완전 관해는 20~25% 정도였으며, 50% 이상에서 만성 결과를 보이거나 나쁜 예후를 보여 주었다. 다른 초기 발병 질환에서 흔히 볼 수 있듯이, 아동의 정신장애는 성인보다 보통 더 심각하며, 인지 및 사회성 발달의 혼란과 가족에 대한 부담은 치명적일 수 있다. 아동기 정신증에서 양성 및 음성 증상의 더 큰 중증도, 낮은 인지 기능 및 지연된 언어, 미세 운동 발달 이상, 감각통합 장애, 사회적 관계의 기능 장애는 예후를 더 나쁘게 하는 요인으로 작용한다.

진단 및 감별

아동기 조현병은 성인에서 나타나는 조현병과 본질적으로 동일한 것으로 알려져 있지만, 어린 연령에서 발병하면 할수록 그리고 행동과 발달 문제가 동반되는 경우 정확한 진단을 어렵게 한다. 발달이 현재 진행 중이어서 증상의 특성이 고정되지 않고 변화할 수 있고, 정신증의 발현 증상이 각각 개개인의 특성에 따라 다양하다는 점을 고려하여야 한다. 특히 아동기 조현병은 아주 드물게 나타나기 때문에 정신병적 증상이 나타나거나 또는 기능 저하를 보이는 경우, 오히려 일시적인 아동기 정신병적 증상을 보이는 상태나 여러 정신장애 또는 의학적 상태로 인한 것인지 등을 먼저 감별하여야 한다. 가족의 죽음을 경험했거나 폭력이나 파괴 행위를 목격, 신체적 성적 학대에 노출된 경우 갑자기 몇 시간에서 며칠 동안 단기적으로 정신증이 나타나는데, 이 경우 짧은 기간 안에 완전히 회복되기도 한다.

정상적으로 특히 연령이 어릴수록 아동들은 환상이 많은데, 종종 현실과 구분이 잘 안 되기 때문에 이를 환각 또는 망상으로 여겨지는 경우가 있다. 퇴행적인 행동과 감별이 어려운 언어 및 인지 발달의 지연문제는 범위나 기간의 차이에 따라 진단의 정확도를 떨어뜨린다. 그뿐만 아니라 아동기에 자주 나타나는 주의력결핍, 초조, 이자극성, 불안, 우울 등과 같은 증상들이 종종 조현병과 공존 증상으로 중복되어 나타나서(Cecilie et al., 2015) 진단의 어려움이 발생한다. 이 증상들은 조현병의 여러 음성 증상과 유사하며, 아동기와 청소년기에 다른 종류의 정신 질환으로 이어졌다가 이후 성인기 조현병으로 진단되기도 하여서 더욱 세밀한 관찰이 필요하다(Hurtig et al., 2011).

자폐스펙트럼장애는 상호 의사소통, 와해된 사고나 언어, 사회적 상호작용 및 이상한 상동 행동과 더불어 일상 기능에서 심각한 손상을 보이기 때문에 종종 아동기 조현병으로 오인될 수 있다. 자폐스펙트럼 아동에서 나타나는 손을 펄럭거리거나hand flapping 끈질기게 냄새를 맡거나 만지는 행동들은 아동기 조현병에서도 나타날 수 있다. 또한 아동기에 환각이나 망상이 나타나지 않고 퇴행 행동 위주의 증상이 나타나는 경우에는 소아기 붕괴성 장애와 더욱 감별이 어렵다.

환각은 소아 양극성장애와 주요 우울증에서 비교적 흔히 나타날 수 있다. 이때 정신병적 증상은 기분 상태와 일치하는 경향이 있으며, 지속적인 경과 관찰을 통해 감별하여야 하는데 조기 발병 조현병 아동의 1/3 정도가 사춘기 이후에 기분장애로 밝혀지기 때문이다(Caplan, 2011). 조현병에서의 음성 증상은 우울증의 증상들로 오인될수 있으나 병전 기능과 적응력 등에서 차이가 난다.

그 외 조현형 성격장애 같은 조현병 스펙트럼 정신장애에 해당되는 질환들도 감별하여야 하는데 이 역시 장기적인 추적 관찰이 필요하다. 또한 강박장애에서 나타날 수 있는 강박사고와 비정신병적이지만 강렬하고 반복적인 증상은 정신병적 증상과 구별하여야 하고, 주의력문제와 산만한 행동을 보이는 주의력결핍 과잉행동장애와도 감별진단이 필요하다. 품행장애 및 기타 다양한 행동장애도 환각과 연관될 수 있다.

편두통, 선천성 대사이상, 뇌질환 장애, 약물 남용 장애 등의 의학적 상태로 인한 정신증적 상태와도 주의 깊게 감별하여야 한다. 특히 뇌전증이 있는 소아들은 경련발작의 일환으로 환각을 경험할 수 있는데, 복합 부분 발작, 특히 측두엽 병변이 있는 경우 망상, 환각 증상이 나타나곤 한다. 뇌전증의 경우 정신병적 증상은 짧게 나타나고 특히 평소의 일상생활에서 음성 증상은 관찰되지 않는다,

조현병이라는 용어가 가지고 있는 의미나 낙인 때문에 사회적으로 쉽게 사용하지 못하는 경우도 진단을 놓치는 대표적인 요인이다. 조기 발병은 그만큼 진단, 치료, 교육, 정서적, 사회적 발달 등에 고려해야 할 부분이 많다는 의미이다.

치료

아동기 정신증 중 특히 조현병은 대부분 평생 치료가 필요한 만성 질환이다. 악화와 재발을 반복하므로 아동기 조현병의 치료는 가능한 빨리 진단을 확인하고 시작하는 것이 장기적인 결과 및 예후를 향상시킬 수 있다. 특히 급성 정신병 증상과 감정적 흥분을 보이는 경우, 공격 행동과 충동 행동 조절이 안 되고, 질병에 대한 통찰력 없이 환각과 환상으로 자신 또는 타인을 위험에 빠트리는 때에는 약물치료를 반드시 시도하여야 한다. 그러나 발달과정이 진행 중인 아동에게 약물 투약을 한다는 점은 항상 사전에 심사숙고할 필요가 있다. 사회적 위축이나 독특한 생각과 관심을 가진 아동, 특별한 급성기 증상이 없고 학업성취도가 저하된 경우 등에는 약물치료와 더불어 정신사회적 치료를 같이 시행할 필요가 있다(Mattai et al., 2010).

아동기 정신증에 특화된 정신치료와 정신사회적 치료에 대한 통제된 연구결과는 아직까지 많지 않다. 방법론적 한계와 발달과정상에서 다양한 임상 양상을 보인다거나, 일시적으로 나타났다가 호전되기도 하고, 치료자나 가정환경과 같은 변인들을 통제하기 어려운 상황이 있어서 치료 효과에 대한 결과를 정확하게 해석하는 문제가 있는 등의 여러 가지 한계가 있다. 그럼에도 불구하고 약물치료와 함께 비약물치료의 통합적인 시도가 반드시 필요하다.

1. 비약물치료

아동기 정신증으로 진단된 아동의 치료개입의 계획을 세울 때, 생물학적-정신적-사회적 요소를 포함한 전인적이고 포괄적인 접근을 사용하여야 한다. 또한 가족 역동을 고려한 체계론적 접근방법과 여러 전문가들의 상호 협력과 역할 분담이 필요하기 때문에 다학제적 접근방법이 필요하다(홍강의, 김붕년 2014).

아동기 정신증의 치료는 발병 원인으로 생물학적 요인이 가장 중요한 요인으로 작용하기 때문에 약물치료를 시도함과 아울러, 아동기가 발달이 진행 중이라는 요소를 감안하여 인지, 정서, 행동, 대인관계의 어려움 등에 대한 재활프로그램을 병행하여야 한다. 인지행동치료cognitive-behavioral therapy 또는 인지향상치료Cognitive Enhancement Therapy는 아동으로 하여금 자신의 상태를 이해함과 동시에 정신증상을 완화시켜서 증상으로 인한 고통을 감소시키고, 신경 인지 기능을 향상시키며, 문제해결 기술과 스트레스에 따른 대처 기술을 습득하게 하여 장기적인 치료 유지에 도움을 준다. 또한 가족 전체를 치료에 참여하게 하는 가족기반치료는 부모와 아동에 대한 심리교육을 시행하는데, 전반적인 질병에 대한 이해와 가족 간 정서 지지방법, 문제해결 기술 등을 높인다. 이들 치료는 재발을 이른 시기에 인식하고 적절한 개입을 할 수 있게 하며, 약물 감소 또는 중단을 방지하며 순응도를 강화시키는 효과가 있다(Kumperscak, 2011). 최근의 한 연구는 정신증의 전구기에 있는 젊은 환자에서 통합적인 심리치료적 개입(인지행동치료, 집단 사회기술 훈련, 인지교정치료, 가족 심리교육)과 지지정신치료가 활성기 정신증으로 진행하는 것을 예방하는지를 조사하였고, 24개월 추적 관찰 동안 이러한 심리치료적 개입이 정신병의 발병 시기를 지연시키는 데 효과적이라는 결과를 얻었다(Vyas & Gogtay, 2012).

2. 약물치료

정신질환에 대한 치료는 원인을 파악하여 해결하는 방법과 현재 나타나고 있는 증상을 조절하는 것을 목표로 하

는 치료방법이 있는데, 아동기 조현병에서 시도되는 약물치료는 그 어떤 질환보다도 신경생물학적 원인의 측면에 기초하고 있을 뿐만 아니라 특이한 사고나 행동을 교정하는 현상학적인 치료방법이 복합된 치료라고 할 수 있다.

발달이 진행 중인 어린 아동에게 약물치료를 시도하는 것은 부모는 물론 의사 스스로도 저항감을 가진다. 그럼에도 불구하고 아동기 정신증에 대한 약물치료의 치료 효과는 독보적이고 필수적이다. 따라서 아동에게 투여되는 약물의 성장과 발달에 미치는 영향을 충분하게 이해하고 약물의 부작용 관리를 철저하게 하면서 투여해야 한다. 약물치료는 18세 이하에서 통제된 자료가 부족하기 때문에 주로 성인에서 연구된 문헌에 기초할 수밖에 없다. 먼저 임상의사는 치료 약물을 선택하기 전에 아동의 현재 증상과 약물의 잠재적인 부작용의 가능성을 동시에 고려하여 적절한 약을 선택한다. 약물투여를 시작하였으면 충분한 용량을 사용하되, 아동들은 체중 증가, 대사 효과 및 운동 장애를 포함하여 항정신병약물의 잠재적인 부작용에 더 민감하므로 약물치료를 더욱 효과적이게 하고 안전한 개입을 위해서는 증상 조절과 아울러 약물 관련 합병증을 최소화하면서 부작용을 모니터링하고 치료결과를 기다려야 한다.

아동기 정신증에서 전형적 항정신병약물을 사용한 초기 무작위 배정 연구들에서 위약 대조군에 비해서는 치료적 효과가 높은 것으로 보고되었다. 반면에 비정형성 항정신병약물에 대한 반응은 전형적 항정신병약물과 비교하여 특별한 우위를 나타낼 정도로는 좋지는 않은 것으로 알려져 있다. 그러나 지연성 운동 이상증, 신경 악성증후군과 같은 치명적 부작용의 위험이 높은 전형적인 약물을 아동기에 사용하는 것보다는 부작용 발생의 빈도가 낮아 임상의가 사용하기에 부담이 적은 비정형성 항정신병 약물을 투여하는 것이 좋다. 현재 사용되고 있는 항정신병약물들은 아동을 직접적인 대상으로 개발되지 않았고, 성인에서 사용되는 약물들조차도 아동을 대상으로 한 자료들이 많지 않은 실정이다. 투여 시작 용량과 유지 용량을 결정할 때는 아동의 나이와 체중, 약물에 대한 예민도, 가족력 등을 고려하여 결정한다. 치료적 효과가 나타나기까지는 4~6주 이상 소요되나, 투약 직후 나타나는 약물의 진정효과로 행동문제나 수면문제 등이 먼저 개선되어 일정 부분 효과가 있다고 느껴질 수 있다. 가장 흔히 사용되는 약물은 리스페리돈risperidone과 아리피프라졸aripiprazole이며 초기 투약용량은 0.5~1.0mg에서 시작하고, 리스페리돈은 유지 용량의 범위는 1일 2.0~4.0mg이고 아리피프라졸은 10~30mg까지 사용할 수 있다. 그 외 수면문제나 행동문제가 심할 경우 쿠에티아핀quetiapine을 사용하기도 하는데, 1일 투약량은 800mg 이하를 권장하고 있다.

치료저항성 조현병에는 올란자핀olanzapine과 클로자핀clozapine을 시도하고 있다. 올란자핀의 용량은 5~20mg을 사용하며, 클로자핀 투여는 매우 적은 용량(1일 12.5~25mg)에서 시작해야 하고 1일 용량 25~500mg을 유지하여 부작용을 최소화하여야 한다. 조기 발병 조현병 아동을 대상으로 클로자핀과 올란자핀을 무작위 배정 이중맹검으로 비교한 임상 연구(Shaw et al., 2006)에서 클로자핀의 치료 효과가 우수한 것으로 보고되었으며, 특히 음성 증상을 유의미하게 감소시키는 결과가 나타났다. 클로자핀은 음성 증상 위주의 증상을 가지고 있는 아동이나 다른 약물에 치료적 반응을 보이지 않는 일부 치료 저항성 환자들에게 특별한 효능이 있다. 그러나 무과립구증, 체중 증가, 기립성 저혈압 및 빈맥, 고혈압과 같은 심혈관계 부작용, 요실금 또는 유뇨증, 과다한 침분비, 당뇨 등의 여러 부작용이 있어(Shaw et al., 2006) 투약에 많은 주의가 필요하다.

비정형성 항정신병약물을 사용함으로써 전형적 항정신병약물의 부작용 중 많은 부분이 해결되었으나, 체중 증가의 문제는 동일하게 나타나며 소아에서 더 두드러진다. 체중 증가의 기전은 불분명하지만 유전적 위험과 렙틴, 프로락틴, 트리글리세라이드 및 HDL과 같은 여러 생화학적 요소들과의 상관관계가 있는 것으로 보인다(Basile et al., 2001). 클로자핀을 사용하는 성인에서는 정좌불능증이 드물게 나타나는데 아동에서는 오히려 더 흔하게 나타난다. 정좌불능증은 종종 정신증 증상이 악화되었거나 또는 초조 증상이 나타나는 것으로 해석되어 오히려 약물 용량을 증가시키는 오류를 범할 수 있어서 이러한 부작용은 프로플라놀롤propranolol을 같이 사용하여 해결해야 한다(Gogtay et al., 2002). 또한 클로자핀으로 치료받는 아동에서 나타나는 호중구 감소증은 리튬을 첨가하여 관리될 수 있다(Sporn et al., 2003).

그 외 팔리페리돈palioperidone은 12세 이상에서 처방하고 있으며, 기존의 비정형성 항정신병약물로 해결되지 않고 있는 음성 증상이나 대사성 부작용과 인지기능의 문제 등을 줄인 루라시돈lurasidone, 카리프라진cariprazine이 시도되고 있다(Jonathan et al., 2018; Balázs et al., 2020). 항정신병약물, 특히 클로자핀을 투여하여 일부분만 효과가 있거나 기능향상을 위해서 다른 계열의 항정신병약물 또는 항우울제, 기분안정제 등을 복합 사용할 수 있다.

3. 치료의 형식(외래치료 대 입원치료)

치료를 위해 병원을 방문하였을 때 먼저 외래 기반에서 치료를 진행하는 것이 원칙이다. 법 규정과 인권적 측면도 있지만 특히 증상이 시작된 초기의 경우 치료적 반응이 좋고, 나이가 어린 아동일수록 폐쇄병동의 환경이 정신 증상을 일시적으로 악화시키거나 퇴행 행동을 나타나게 할 수 있기 때문이다. 약물을 유지하면서 심리교육, 사회기술훈련과 같은 프로그램을 제공하여 치료 효과를 높여야 한다.

입원치료는 아동의 안전을 보장하고 적절한 영양 섭취, 수면 및 위생 상태를 유지하는 데 도움이 되고, 집중적인 관찰을 통해 빠른 약물 증량으로 증상을 신속하게 통제할 수 있으며, 부모교육과 함께 행동수정을 도입하여 집중적으로 치료하는 장점이 있다. 과거에는 자해와 타해와 같은 심각한 정신 증상이 있는 경우뿐만 아니라 여러 가지 목적으로 입원치료를 시행했었다. 정보제공이 불분명하거나 신뢰도가 저하되어 있어서 자세하고 정확한 평가를 통한 진단이 필요한 경우, 가족과 분리하여 치료를 시행하는 것이 더 좋겠다고 판단한 경우, 빠른 기간 내에 집중적으로 치료를 시행하려는 경우 등에서 입원치료 방법을 선택하여 권유하였다. 그러나 최근에는 아동의 인권적 측면과 폐쇄병동 입원에 따른 부작용을 최소화하기 위해 정신병적인 증상이 존재하고 자살 사고와 자살 시도 같은 자해 행동을 하거나 공격성이 심해서 타인의 안전을 위협하는 타해 행동이 있는 경우로 입원기준이 엄격하게 적용되고 있다.

증상이 호전되고 상태가 안정된 후에는 부분 입원 및 사회복귀시설 등에서 생활하는 주거 형태의 치료를 시행하면서 학교나 일상생활에 적응을 시도해 볼 수도 있다.

4. 유지치료

급성기 치료 이후 재발 방지를 위한 유지치료는 소아 및 청소년기와 성인기 발병 조현병 모두에서 중요하다. 일반적으로 최소 1~2년 이상의 유지치료 후 용량 조절과 중단을 고려하여야 하며, 이후로도 수년간은 재발 징후를 지속적으로 관찰할 것을 권유한다. 재발되었을 경우 첫 발병 때보다 장기간의 유지치료가 필요하며 높은 용량의 약물을 사용하면서 인지기능 손상과 신체적 합병증, 약물의 부작용 등의 문제가 더욱 커질 수 있기 때문이다.

결론 및 요약

아동기 조기 발병 정신증 및 조현병은 매우 드물게 보고되고 있고, 증상이 심각하게 나타나며 만성적인 형태를 보인다. 뇌 발달의 핵심 시기에 발생하기 때문에 인지적, 신체적, 정서적, 사회적, 교육적, 행동적 기능과 같은 개인 생활의 수많은 영역에 영향을 미친다. 임상적 발현은 병전 발달 이상과 연관되어 있으며 성인에 비해 더 높은 입원율 및 불량한 예후를 보인다.

어린 나이에서는 환상이 종종 현실과 구분이 잘 안되기 때문에 자칫 환각 또는 망상으로 여겨지는 경우가 있고, 발달장애, 기분장애 및 조현형 장애의 정신병적 및 비정신병적 증상이 중첩될 수 있으므로 주의 깊은 관찰과 정확한 진단이 중요하다. 비정형적인 항정신병 약물을 이용하여 정신증의 양성 증상을 완화하며 특히 클로자핀은 음성 증상 조절과 기존의 약물치료에 저항하는 경우 처방된다. 가족기반 치료 및 기타 심리 사회적 접근 방식은 정신병 발병 후 이전 수준의 기능을 유지하고 회복하기 위한 효과적인 전략으로 통합적으로 시도해야 치료적 효과가 더 좋은 것으로 알려져 있다.

참고문헌

구영진, 김예니(2014). 아동기 정신증. 홍강의 편, 소아정신의학(pp. 223-232), 서울: 중앙문화사.

정동선, 임명호, 김수경, 정광모, 황준원, 김붕년, 신민섭, 조수철, 홍강의(2005). 소아기발병 및 청소년기 발병 정신분열병 환아의 인구학적, 임상적, 심리학적인 특성. 소아청소년정신의학, 16, 219-230.

최성구, 조혜경, 이민구(2017). 일병원에서 진단된 극조기발병조현병 환자의 인구학적 특성, 약물치료 양상 및 치료결과. 소아청소년정신의학, 28, 132-139.

홍강의, 김붕년(2014). 치료계획과 원칙. 홍강의 편, 소아정신의학(pp.

543-552). 서울: 중앙문화사.

Addington, J., Heinssen, R. K., Robinson, D. G., Schooler, N. R., Marcy, P., & Brunette, M. F. et al. (2015). Duration of untreated psychosis in community treatment settings in the United States. *Psychiatr Serv, 66*, 753-756.

American Academy of Child and Adolescent Psychiatry. (2001). Practice parameter for the assessment and treatment of children and adolescents with schizophrenia. American Academy of Child and Adolescent Psychiatry. *J Am Acad Child Adolesc Psychiatry, 40*(7 Suppl), 4S-23S.

American Psychiatric Association(APA). (2013). *Diagnostic and statistical manual of mental disorders* (5th ed.). Arlington, VA: Author. American Psychiatric Association

American Psychiatric Association(APA). (2022). *Diagnostic and statistical manual of mental disorders* (5th ed. Text Revision). Washington, DC: American Psychiatric Association Publishing.

Amor, L. B. (2012). Antipsychotics in pediatric and adolescent patients: A review of comparative safety data. *J Affect Disord, 138*, S22-30.

Asarnow, J. R., Tompson, M. C., & Goldstein, M. J. (1994). Childhood onset schizophrenia a follow-up study. *Schizophr Bull, 20*, 647-670.

Bailey, T., Alvarez-Jimenez, M., Garcia-Sanchez, A. M., Hulbert, C., Barlow, E., & Bendall, S. (2018). Childhood trauma is associated with severity of hallucinations and delusions in psychotic disorders: A systematic review and meta-analysis. *Schizophr Bull, 20, 44*(5), 1111-1122.

Balázs, S., Ágota, B., Judit, H., István, L., Barbara, S., Mónika, G., Kazushi, S., & György, N. (2020). Cariprazine safety in adolescents and the elderly: Analyses of clinical study data. *Front Psychiatry, 11*, 61.

Basile, V. S., Masellis, M., McIntyre, R. S., Meltzer, H. Y., Lieberman, J. A., & Kennedy, J. L. (2001). Genetic dissection of atypical antipsychotic-induced weight gain: Novel preliminary data on the pharmacogenetic puzzle. *J Clin Psychiatry, 62*(Suppl 23), 45-66.

Biswas, P. (2008). Neurobiology of childhood-onset schizophrenia. *J Indian Assoc Child Adolesc Ment Health, 4*(3), 55-61.

Breier, A., Buchanan, R. W., Elkashef, A., Munson, R. C., Kirknpatrick, B., & Gellad, F. (1992). Brain morphology and schizophrenia: A magnetic resonance imaging study of limbic, prefrontal cortex and caudate structures. *Arch Gen Psychiatry, 49*, 921-926.

Broome, M. R., Woolley, J. B., Tabraham, P., Johns, L. C., Bramon, E., Murray, G. K., & Murray, R. M. (2005). What causes the onset of psychosis? *Schizophr Res, 79*(1), 23-34.

Caplan, R. (2011). Childhood schizophrenia: Diagnostic and treatment challenges. *Cutting Edge Psychiatry in Practice, 1*, 55-64.

Carlisle, L. L., & Mcclellan, J. (2011). Psychopharmacology of schizophrenia in children and adolescents. *Pediatr Clin North Am, 58*(1), 205-218.

Catherine, W., Dieter, W., Alex, B., Andrew, T., & Swaran, P. S. (2016). School mobility during childhood predicts psychotic symptoms in late adolescence. *J of Child Psychol Psychiatry, 57*(8), 957-966.

Cecilie, F. M., Carsten, B. P., Michael, E. B., Preben, B. M., Søren, D., M., & Merete, N. (2015). Risk of schizophrenia increases after all child and adolescent psychiatric disorders: A nationwide study. *Schizophr Bull, 41*, 963-970.

Clemmensen, L., Vernal, D. L., & Steinhausen, H. (2012). A systematic review of the long-term outcome of early onset schizophrenia. *BMC Psychiatry, 12*, 150-165.

Correll, C. U., Galling, B., Pawar, A., Krivko, A., & Bonetto, C. et al. (2018). Comparison of early intervention services vs treatment as usual for early-phase psychosis: A systematic review, meta-analysis, and metaregression. *Jama Psychiatry, 75*, 555-565.

Dalsgaard, S., Mortensen, P. B., Frydenberg, M., Maibing, C. M., Nordentoft, M., & Thomsen, P. H. (2014). Association between attention-deficit hyperactivity disorder in childhood and schizophrenia later in adulthood. *Eur Psychiatr, 29,* 259-263 .

Eggers, C., & Bunk, D. (1997). The long-term course of childhood-onset schizophrenia: A 42-year followup. *Schizophr Bull, 23*(1), 105-117.

Engqvist U., & Rydelius, P. A. (2008). The occurrence and nature of early signs of schizophrenia and psychotic mood disorders among former child and adolescent psychiatric patients followed into adulthood. *Child Adolesc Psychiatr Ment Health, 17, 2*(1), 30.

Gogtay, N., Sporn, A., Alfaro, C. L., Mulqueen, A., & Rapoport, J. L. (2002). Clozapine- induced akathisia in children with schizophrenia. *J Child Adolesc Psychopharmacol, 12*(4), 347-349.

Gogtay, N., Vyas, N. S., Testa, R., Wood, S. J., & Pantelis, C. (2011). Age of onset of schizophrenia: Perspectives from structural neuroimaging studies. *Schizophr Bull, 37*(3), 504-513.

Hendren, R. L., Backer, I., & Pandina, G. J. (2000). Review of neuroimaging studies of child and adolescent psychiatric disorders from the past 10 yesrs. *J Am Acad Child Adolesc Psychiatry, 39*(7), 815-828.

Hurtig, T. M., Taanila, A., Veijola, J., & Ebeling, H. (2011). Associations between psychotic-like symptoms and inattention/hyperactivity symptoms. *Soc Psychiatr Psychiatr Epidemiol, 46*, 17-27.

Jonathan, C., Mary, M., & Samuele, C. (2018). Lurasidone in children and adolescents: Systematic review and case report. *J Child Adolesc Psychopharmacol, 28*(7), 428-436.

Kendall, T., Hollis, C., Stafford, M., & Taylor, C. (2013). Recognition and management of psychosis and schizophrenia in children and young people: Summary of NICE guidance. *BMJ, 346*, f150.

Mattai, A. K., Hill, J. L., & Lenroot, R. K. (2010). Treatment of early-onset schizophrenia. *Curr Opin Psychiatry, 23*(4), 304-310.

National Institute for Health and Care Excellence. (2013/updated 2016). Psychosis and schizophrenia in children and young people: Recognition and management. Leicester and London (UK): The British Psychological Society and The Royal College of Psychiatrists.

Pamela, S., Mario, A. J., Katherine, L., Katrina, S., Natalie, P., & Sarah, B. (2019). Investigating the prevalence of dissociative disorders and severe dissociative symptoms in first episode psychosis. *Early Interv Psychiatry, 13*(6), 1366-1372.

Radua, J., Ramella-Cravaro, V., Ioannidis, J. P. A., Reichenberg, A., Phiphopthatsanee, N., Amir, T., & Fusar-Poli, P. (2018). What causes psychosis? An umbrella review of risk and protective factors. *World Psychiatry, 17*, 49-66.

Sagar, A., Bishop, J. R., Tessman, D. C., Guter, S., Martin, C. L., & Cook, E. H. (2013). Co-occurrence of autism, childhood psychosis, and intellectual disability associated with a de novo 3q29 microdeletion. *Am J Med Genet Part A, 161A*(4), 845-849.

Shaw, P., Sporn, A., Gogtay, N., Overman, G. P., Greenstein, D., Gochman, P., Tossell, J. W., Lenane, M., & Rapoportet, J. L. (2006). Childhood-onset schizophrenia: A double-blind, randomized clozapine-olanzapine comparison. *Arch Gen Psychiatry, 63*, 721-730.

Sikich, L. (2009). Early onset psychotic disorders. In B. J. Sadock, V. A. Sadock, & P. Ruiz (Eds.), *Kaplan & Sadock's comprehensive textbook of psychiatry* (9th ed.) (pp. 3699-3706). Baltimore: Lippincott Williams & Wilkins.

Sporn, A., Gogtay, N., Ortiz-Aguayo, R., Alfaro, C., Tossell, J., Lenane, M., Gochman, P., & Rapoport, J. L. (2003). Clozapine-induced neutropenia in children: Management with lithium carbonate. *J Child Adolesc Psychopharmacol, 13*(3), 401-404.

Vyas, N. S., & Gogtay, N. (2012). Treatment of early onset schizophrenia: Recent trends, challenges and future considerations. *Front Psychiatry, 3*, 1-29.

Woodruff, P. W., David, A. S., Murray, R. M., Wright, I. C., Rushe, T., & Philips, M. L. (1997). Corpus callosum size and inter-hemispheric function in schizophrenia. *Schizophr Res, 23*(3), 189-196.

제14장

소아정신의학

양극성 및 관련 장애

Bipolar and Related Disorders

이소영

개념, 정의 및 역사

19세기 중반경 양극성장애를 독립된 정신질환의 개념으로 분류하고, 이후 Kraepelin이 manic-depressive insanity 개념을 도입한 이래 현재와 같은 양극성장애 개념으로 발전하기까지 오랜 역사가 이어져 왔으나, 아동기 양극성장애는 비교적 최근에서야 그 존재를 인정받았다. 그럼에도 지난 20년 동안 전 세계적으로 아동 및 청소년 양극성장애 진단이 상당히 증가하였고, 심지어 과다 진단 논란에 휩싸이기도 하였다. 그러나 성인 양극성장애 환자의 반수 이상에서 질환이 아동 또는 청소년기에 발병하였다고 보고하고 있고, 가족연구를 포함한 다수의 유전 연구를 종합했을 때 현재는 아동 및 청소년기에 발병하는 양극성장애는 주요 정신장애 중 하나로 받아들여지고 있다. 그리고 세계보건기구는 양극성장애를 질병 부담이 6번째로 높은 질환으로 명시하고 있다.

양극성장애는 기분 삽화가 가끔씩 나타나는 삽화성이 특징적이며, 이들 기분 삽화가 평생에 거쳐 반복되는 경과를 보인다. 조증 증상은 정상적으로 기분이 좋고 활동이 많은 것과는 구분되며, 사고와 행동에 영향을 미치고, 기능에 변화를 초래하는 병적 상태를 일컫는다. 양극성장애 진단을 내리기 위해 반드시 우울 삽화가 있어야 하는 것은 아니지만, 대부분의 경우 우울 삽화가 선행하거나 뒤이어 나타나는 식으로 기분 삽화가 양쪽 극단을 오가는 것이 특징적이다. 아동 및 청소년 양극성장애의 정의를 엄격한 진단에 한정 지을 것인지 아니면 보다 넓은 스펙트럼 범주로 확장해서 받아들일 것인지에 대해서는 아직까지 합의가 되지 않았으나, 적어도 현재는 아동기 때에도 양극성장애가 발병한다는 데에는 이견이 없다. 최근의 진단체계에서는 조증 삽화가 나타나는 제I형 양극성장애와 조증 증상이 더 짧고 기능 장해가 덜 심각한 경조증 삽화가 나타나는 제II형 양극성장애 그리고 순환성장애로 구분하여 기술하고 있다.

임상 특징

1. 제I형 양극성장애

양극성장애의 임상 양상은 매우 다양하다. 조증일 때 기분이 들뜨거나 의기양양한데, 아동과 청소년의 경우 이자극성 혹은 불안이 함께 나타나는 경우가 흔하며, 짧은 시간 내에 여러 기분 상태가 급속하게 바뀌는 기분 이변성도 관찰된다. 그러나 아동 및 청소년 양극성장애에서 가장 흔한 증상은 활력 상태와 에너지 항진으로 알려져 있다. 이 때문에 아동은 비현실적이거나 원래 성격과는 다른 여러 목표지향적인 활동에 참여하게 된다. 수면의 필요성을 덜 느끼고 총 수면 시간이 줄어도 피곤해하지 않는다. 언어와 사고의 흐름이 빨라지고 집중력이 분산되며, 인내심이 줄어들어 갑자기 화를 내거나 분노 반응을 나타내기도 한다. 과대성과 성적 활동의 증가는 전술한 증상들보다는 덜 자주 나타나는 편이고, 청소년기 발병 조증의 임상 양상은 전체적으로 성인기 조증 때와 비슷하다. 아동기에서는 환청이나 망상이 드무나, 청소년기에서는 정신병적 증상이 보다 흔히 나타나며 대개 과대망상을 포함하고 현실 검증력 장해가 동반된다(Van Meter et al., 2016).

양극성장애의 우울증에서는 우울하거나 과민한 기분과 무기력감 그리고 정신운동 지연이 특징적으로 나타난다. 그 외에 즐거움을 느끼는 능력, 식욕, 성욕이 줄어들고 사고와 언어의 속도도 지연된다. 우울한 기분과 일치하는 정신병적 양상이 나타날 수도 있고, 이러한 망상은 피해망상

증례 >>>

12세 초등학교 6학년 여아가 기분 변화가 크고 잠을 못 자는 증상을 주 호소로 소아청소년정신건강의학과를 찾았다. 아동은 열흘 전부터 짜증이 많아졌는데, 콧노래를 흥얼거릴 정도로 기분이 좋다가도 엄마의 사소한 잔소리에도 갑자기 크게 화를 내고, 언쟁이 심해지면 물건을 던지거나 심지어 엄마를 때리려는 행동까지 보였다. 사흘 전부터는 밤에 잠도 잘 안 잤고, 어젯밤에는 랜덤 채팅 어플에서 남자들과 대화를 하다가 갑자기 외출을 하겠다고 고집을 피워 부모한테 제지를 당하기도 하였다. 또한 평소 관심이 없던 옷과 화장품을 구매하기 위해 한 달 치 용돈을 한꺼번에 다 써 버리는 일도 있었다. 원래 말이 없고 조용한 성격이었는데, 최근 들어 유난히 말이 많아졌고 학교에서는 별로 친하지도 않은 친구들에게 먼저 다가가서 여러 주제에 대해 크게 떠드는 등의 변화를 보여 담임교사도 걱정을 하였다.

1년 전, 아동은 학교에서 따돌림을 당한 후 우울한 기분이 들었고, 당시에는 수면도 잘 이루지 못하였으며, 칼로 손목을 긋는 자해 행동을 보이고 학교를 안 가겠다고 하여 소아청소년정신건강의학과 의원을 방문하여 우울증 진단을 받은 적이 있다고 한다. 당시 약 3개월간 약물치료를 받고 호전된 적이 있었다고 한다.

아동과 부모의 동의하에 입원하게 된 아동은 '퇴원하고 인터넷 쇼핑몰을 차려서 큰돈을 벌겠다' '유명한 아이돌 가수가 되겠다' 등의 과대사고를 보였다. 다른 환자들한테 과도하게 참견을 해서 다투기도 하였고, 면담 때는 사고의 비약이 심하여 치료자의 질문에 대한 대답보다는 자신이 하고 싶은 말을 끊임없이 하는 모습을 보였다.

혹은 죄책감 등을 유발한다. 일반적으로 양극성장애 우울삽화는 조증 삽화보다 오래 지속되며, 아동 및 청소년의 경우 우울증이 첫 번째 기분 삽화로 나타나는 경우가 더 흔하다.

2. 제II형 양극성장애

제II형 양극성장애는 조증 삽화의 경한 형태인 경조증 삽화를 포함하고, 경조증 삽화와 주요우울삽화가 번갈아 나타나는 기분장애이다. 경조증의 증상들로는 들뜨거나 의기양양 혹은 과민한 기분과 더불어 에너지와 활력이 증가하여 활동 및 성욕 그리고 자신감이 증가하는 등의 변화가 비교적 짧은 기간에 눈에 띄게 나타난다. 이러한 증상들은 이전의 정상적인 행동과 확연히 차이가 나고 개인의 원래 기능과는 구분되는 변화이긴 하나, 사회적으로나 직업적 기능에 현저한 손상을 일으킬 정도는 아니기 때문에 스스로 질병으로 느끼지 않는 경우가 흔하다. 따라서 대개 경조증 삽화 때보다 주요우울삽화 동안에 의사를 찾는다.

3. 순환성장애

순환성장애는 경조증과 주요우울삽화에는 미치지 않지만, 경조증과 우울증 기간이 자주 생기는 만성적인 기분장애이다. 전체적으로 제II형 양극성장애와 유사하나, 증상이 보다 경하다. 그럼에도 불구하고 기분 순환이 빠르고 불규칙적이며 예상 불가능하여 직업 및 사회적 수행을 성공적으로 해내는 데 많은 장해를 일으킨다.

4. 기타

양극성장애 진단을 내리기 위해서는 삽화성이 강조되고 있으며, 삽화의 순환은 대개 다음 세 가지 유형으로 나뉜다. 첫째, 조증 혹은 경조증이 서서히 또는 갑작스럽게 호전되어 정상 기분 상태로 되돌아오거나 곧바로 우울 삽화로 이어지는 유형, 둘째, 우울증 후에 조증이 나타나고 그 후 안정기가 오는 유형, 셋째, 지속적으로 주기가 있는 유형을 들 수 있다. 첫 번째 유형이 가장 예후가 좋고, 세 번째 유형이 예후가 좋지 않다.

진단기준

1. DSM 진단기준

DSM-5-TR에서는 제I형 양극성장애, 제II형 양극성장애, 순환성장애, 물질/치료 약물로 유발된 양극성 및 관련 장애, 다른 의학적 상태로 인한 양극성 및 관련 장애, 달리 명시된 양극성 및 관련 장애, 그리고 명시되지 않은 양극성 및 관련 장애로 분류하고 있으며, 아동과 청소년의 진단기준은 성인과 같다(APA, 2022).

표 14-1 조증 삽화의 DSM-5-TR 진단기준(APA, 2022)

A. 비정상적이고 지속적으로 들뜨거나 의기양양하거나 과민한 기분, 그리고 비정상적이고 지속적으로 증가된 활동이나 에너지가 나타나는 분명한 기간이 적어도 일주일간 계속되고(혹은 입원이 필요하면 기간과 상관없이), 거의 매일, 하루 중 대부분 존재한다.

B. 기분 이상 및 증가된 에너지나 활동을 보이는 기간 중, 다음 증상 가운데 3가지(또는 그 이상)가 유의미한 정도로 존재하며(기분이 단지 과민하기만 하다면 4가지), 평소 행동과 다른 뚜렷한 변화를 나타낸다.
1. 부풀려진 자존감 또는 과대성
2. 수면에 대한 욕구 감소(예: 단 3시간의 수면으로도 피로가 풀린다고 느낌)
3. 평소보다 말이 많아지거나 계속 말해야 한다는 압박감
4. 사고 비약 또는 사고가 질주하는 주관적인 경험
5. 보고하거나 관찰되는 주의산만(즉, 중요하지 않거나 관계없는 외부 자극에 너무 쉽게 주의가 분산됨)
6. 목표 지향적 활동의 증가(직장이나 학교에서의 사회적 활동 혹은 성적 활동) 또는 정신운동 초조(즉, 의미 없는 비목표 지향적인 활동)
7. 고통스러운 결과를 초래할 가능성이 높은 활동에의 지나친 몰두(예: 흥청망청 쇼핑하기, 무분별한 성행위, 또는 어리석은 사업 투자에 관여)

C. 기분장애가 사회적・직업적 기능의 현저한 손상을 초래하거나 자해나 타해를 예방하기 위해 입원이 필요할 정도로 충분히 심각하거나, 정신병적 양상이 동반된다.

D. 삽화가 물질(예: 남용약물, 치료약물, 기타 치료)의 생리적 효과나 다른 의학적 상태로 인한 것이 아니다.

주의점: 조증 삽화가 항우울제 치료(예: 치료약물, 전기경련요법) 중에 나타났다 할지라도 치료의 생리적 효과를 넘어서는 명백한 수준에서 지속되는 경우 조증 삽화 및 제I형 양극성장애로 진단 내리기에 충분하다.

주의점: 진단기준 A부터 D까지가 조증 삽화를 구성한다. 제I형 양극성장애의 진단을 위해서는 평생 적어도 1회의 조증 삽화가 필요하다.

1) 제I형 양극성장애

제I형 양극성장애는 적어도 1회의 조증 삽화를 만족하고(표 14-1 진단기준 A부터 D까지) 경조증이나 주요우울삽화(표 14-2)에 선행하거나 뒤따를 수 있다. 그리고 조증 및 주요우울삽화가 조현정동장애, 조현병, 조현양상장애, 망상장애, 달리 명시된 또는 명시되지 않는 조현병 스펙트럼 및 기타 정신병적 장애로 더 잘 설명되지 않아야 한다.

표 14-2 주요우울삽화의 DSM-5-TR 진단기준(APA, 2022)

A. 다음의 증상 가운데 5가지(또는 그 이상)의 증상이 같은 2주 동안 지속되며 이전 기능과 비교하여 변화를 보인다. 증상 가운데 적어도 하나는 (1) 우울 기분이거나 (2) 흥미나 즐거움의 상실이어야 한다.

주의점: 명백히 다른 의학적 상태로 인한 증상은 포함되지 않아야 한다.
1. 하루 중 대부분, 거의 매일 지속되는 우울한 기분이 주관적인 보고(예: 슬픈, 공허한 또는 절망적인)나 타인에 의한 관찰(예: 울상을 짓는)에서 드러남(주의점: 아동・청소년의 경우는 과민한 기분으로 나타나기도 함)
2. 거의 매일, 하루 중 대부분, 거의 또는 모든 일상 활동에 대해 흥미나 즐거움이 뚜렷하게 저하됨
3. 체중 조절을 하고 있지 않은 상태에서 의미 있는 체중의 감소(예: 1개월에 5% 이상의 체중 변화)나 체중의 증가, 거의 매일 나타나는 식욕의 감소나 증가(주의점: 아동에서는 체중 증가가 기대치에 미달되는 경우)
4. 거의 매일 나타나는 불면이나 과다수면
5. 거의 매일 나타나는 정신운동 초조나 지연(타인에 의해 관찰 가능한, 단지 안절부절 또는 처지는 주관적인 느낌만이 아닌)
6. 거의 매일 나타나는 피로나 활력 상실
7. 거의 매일 나타나는 무가치감 또는 과도하거나 부적절한 죄책감(망상적일 수도 있는; 단순히 아픈 데 대한 자책이나 죄책감이 아닌)
8. 거의 매일 나타나는 사고력이나 집중력의 감소 또는 우유부단함(주관적 설명에 의하거나 타인에 의해 관찰 가능한)
9. 반복적인 죽음에 대한 생각(단지 죽음에 대한 두려움이 아닌), 구체적인 계획 없이 반복되는 자살 사고, 구체적인 계획, 또는 자살 시도

B. 증상이 사회적, 직업적 또는 다른 중요한 기능 영역에서 임상적으로 현저한 고통이나 손상을 초래한다.

C. 삽화가 물질의 생리적 효과나 다른 의학적 상태로 인한 것이 아니다.

주의점: 진단기준 A부터 C까지는 주요우울 삽화를 구성한다. 주요우울 삽화는 제I형 양극성장애에서 흔하지만 제I형 양극성장애를 진단하는 필수 조건은 아니다.

주의점: 중요한 상실(예: 사별, 재정적 파탄, 자연재해로 인한 상실, 심각한 질병이나 장애)에 대한 반응으로 진단기준 A에 기술된 극심한 슬픔, 상실에 대한 반추, 불면, 식욕 부진, 체중 감소가 나타날 수 있고, 이는 우울 삽화와 유사하다. 비록 이러한 증상이 이해 가능하고 상실에 적절한 반응이라고 간주할지라도, 중요한 상실에 대한 정상 반응에 덧붙여 주요우울 삽화가 존재할 수 있음을 신중하게 고려해야 한다. 이 결정을 위해서는 개인의 과거력과 상실의 맥락에서 고통 표현의 문화 규준에 근거한 임상적 판단 훈련이 반드시 필요하다.

2) 제II형 양극성장애

제II형 양극성장애를 진단하기 위해서는 현재 또는 과거에 적어도 1회의 경조증 삽화의 진단기준을 만족하고(표 14-3 진단기준 A부터 F까지) 동시에 현재 또는 과거에 적어도 1회의 주요우울삽화의 진단기준을 만족해야 하며, 조증 삽화는 1회도 없어야 한다. 여기서 제I형 양극성장애에는 우울 삽화가 반드시 있지 않았어도 진단이 가능하나, 제II형 양극성장애에서는 경조증 삽화에 더해 주요우울삽화가 있어야 진단이 가능하다. 또한 경조증 삽화와 주요우울 삽화의 발생이 조현정동장애, 조현병, 조현양상장애, 망상장애, 달리 명시된 또는 명시되지 않는 조현병 스펙트럼 및 기타 정신병적 장애로 더 잘 설명되지 않아야 한다.

표 14-3 경조증 삽화의 DSM-5-TR 진단기준(APA, 2022)

A. 비정상적이고 지속적으로 들뜨거나 의기양양하거나 과민한 기분, 그리고 비정상적이고 지속적으로 증가된 활동이나 에너지가 나타나는 분명한 기간이 적어도 4일 연속 계속되고, 거의 매일, 하루 중 대부분 존재한다.

B. 기분 이상 및 증가된 에너지나 활동을 보이는 기간 중, 다음 증상 가운데 3가지(또는 그 이상)가 지속되고(기분이 단지 과민하기만 하다면 4가지), 평소 행동과 다른 뚜렷한 변화를 나타내며, 유의미한 정도로 존재한다.

1. 부풀려진 자존감 또는 과대성
2. 수면에 대한 욕구 감소(예: 단 3시간의 수면으로도 피로가 풀린다고 느낌)
3. 평소보다 말이 많아지거나 계속 말해야 한다는 압박감
4. 사고 비약 또는 사고가 질주하는 주관적인 경험
5. 보고하거나 관찰되는 주의산만(즉, 중요하지 않거나 관계없는 외부 자극에 너무 쉽게 주의가 분산됨)
6. 목표 지향적 활동의 증가(직장이나 학교에서의 사회적 활동, 또는 성적 활동) 또는 정신운동 초조(즉, 의미 없는, 비목표지향적인 활동)
7. 고통스러운 결과를 초래할 가능성이 높은 활동에의 지나친 몰두(예: 흥청망청 쇼핑하기, 무분별한 성행위, 또는 어리석은 사업 투자에 관여)

C. 삽화는 증상이 없을 때의 개인답지 않은 명백한 기능 변화와 연관된다.

D. 기분 이상과 기능의 변화가 타인에 의해 관찰 가능하다.

E. 삽화가 사회적·직업적 기능의 현저한 손상을 일으키거나 입원이 필요할 정도로 심각하지는 않다. 만약 정신병적 양상이 있다면, 이는 정의상 조증 삽화다.

F. 삽화가 물질(예: 남용약물, 치료약물, 기타 치료)의 생리적 효과나 다른 의학적 상태로 인한 것이 아니다.

주의점: 경조증 삽화가 항우울 치료(예: 약물치료, 전기경련요법) 중에 나타났다 할지라도 치료의 생리적 효과를 넘어서는 명백한 수준에서 지속되는 경우 경조증 삽화로 진단 내리기에 충분하다. 하지만 진단 시 주의가 필요한 바 1~2가지 증상(항우울제 사용 이후에 특히 증가된 과민성, 예민성, 초조)만으로는 경조증 삽화를 진단하기에 충분하지 못하고, 이는 반드시 양극성장애 체질을 시사하는 것 또한 아니다.

3) 순환성장애

순환성장애는 기분의 변동성을 특징으로 하는 만성 기분장애로 서로 구분되는 다수의 경조증 기간과 우울증 기간으로 이루어지며 다음(표 14-4)의 진단기준을 만족한다. 제I형과 제II형 양극성장애의 진단기준은 성인과 아동 및 청소년에서 동일하나, 순환성장애는 성인과 아동 및 청소년의 경우 기간에 있어 차이를 두고 있다.

표 14-4 순환성장애의 DSM-5-TR 진단기준(APA, 2022)

A. 적어도 2년 동안(아동·청소년에서는 1년) 경조증 삽화의 진단기준을 충족하지 않는 경조증 기간과 주요우울 삽화의 진단기준을 충족하지 않는 우울증 기간이 다수 있다.

B. 2년 이상의 기간 동안(아동·청소년에서는 1년), 진단기준 A의 증상 기간이 절반 이상 차지하고, 증상 없는 기간이 한 번에 2개월 이상 지속되지 않는다.

C. 주요우울 삽화, 조증 삽화 또는 경조증 삽화의 진단기준이 충족되지 않는다.

D. 진단기준 A의 증상이 조현정동장애, 조현병, 조현양상장애, 망상장애, 달리 명시되는, 또는 명시되지 않는 조현병 스펙트럼 및 기타 정신병적 장애로 더 잘 설명되지 않는다.

E. 증상이 물질(예: 남용약물, 치료약물)의 생리적 효과나 다른 의학적 상태(예: 갑상선기능항진증)로 인한 것이 아니다.

F. 증상이 사회적, 직업적 또는 다른 중요한 기능 영역에서 임상적으로 현저한 고통이나 손상을 초래한다.

4) 달리 명시된 양극성 및 관련 장애

사회적, 직업적 또는 다른 중요한 기능 영역에서 임상적으로 현저한 고통이나 손상을 일으키는 양극성 및 관련 장애의 특징적인 증상들이 두드러지지만, 양극성 및 관련 장애의 진단 분류에 속한 장애 중 어느 것에도 완전한 기준을 만족하지 않는 발현 징후들에 적용된다. 특정한 이유에 '단기 경조증 삽화(2~3일)와 주요우울삽화' '불충분한 증상 동반 경조증 삽화와 주요우울 삽화' '주요우울삽화의 과거력이 없는 경조증 삽화' '단기 순환성(24개월 미만, 아동, 청소년에서는 12개월 미만)'을 기록한다.

실제 임상에서 대다수의 아동과 청소년은 기간 항목을 만족하지 못하여 달리 명시된 양극성 및 관련 장애로 진단되나, 추적연구에서 이들 중 약 40%가 제I형 양극성장애로 전환된다고 한다(Axelson et al., 2011).

2. ICD 진단기준

최근의 ICD 진단 체계는 DSM 체계와 조화를 이루려는 노력을 기울여 왔고, ICD-11에서 제II형 양극성장애를 포함시키는 등 DSM-5-TR 진단 체계의 양극성장애에 대한 기술과 매우 비슷하므로 여기서 ICD-11 양극성장애 진단기준에 대한 상세한 소개는 생략하고자 한다. 다만 ICD-11에서는 주로 조증과 우울 증상 사이에 빠른 전환 또는 혼재로 정의되는 양극장애의 혼재성 삽화 개념을 여전히 유지하고 있다는 점에서 차이가 있다. DSM-5-TR에서는 제I형 또는 제II형 양극성장애의 조증, 경조증 또는 우울 삽화에서 명시자인 '혼재성 양상'으로 기술하고 있다. 조증 또는 경조증 삽화의 진단기준을 만족시키면서 세 가지 이상의 우울 증상이 삽화 대부분의 시간 동안 나타날 경우와 우울 삽화의 진단기준을 만족시키면서 세 가지 이상의 조증 증상이 삽화 대부분의 시간 동안 나타날 경우가 여기에 해당한다(WHO, 2018).

역학

현재까지 보고된 청소년 양극성장애 유병률은 약 1~2%로 성인보다 약간 낮은 정도인데, 최근 한 메타분석에서 청소년 제I형 양극성장애의 통합 유병률$_{\text{pooled rate}}$이 0.6%로 추산된 바 있다(Van Meter et al., 2019). 보다 광범위하게 정의되는 양극성 스펙트럼 장애를 적용하면 아동과 청소년에서의 유병률이 6%까지도 상승한다.

남녀 성비를 살펴보면, 제I형 양극성장애의 성비는 같으나, 제II형 양극성장애는 조사 대상에 따라 차이가 있지만, 임상에서 여성이 남성보다 더 흔한 것으로 나타났다. 제I형과 제II형 양극성장애 모두에서 여성이 남성보다 우울 증상을 더 자주 겪으며, 급속 순환성 동반으로 분류되거나 혼재성 상태를 나타낸다. 순환성장애의 남녀 비율은 동일하다.

원인

1. 유전적 요인

아동 및 청소년기 양극성장애의 단일 원인 요인을 뽑는다면 양극성장애의 가족력이 될 것이다. 양극성장애 부모의 자녀에 대한 장기 추적연구에서 양극성장애 발병 위험이 약 25%에 이르렀다. 전체적으로 제I형 양극성장애의 유전율은 80%가 넘게 추산되어 매우 높고, 일반 인구에서 양극성장애의 위험은 1%인데 비해 양극성장애 일차 친족에서 5~10배 높은 유병률을 나타냈다. 일란성 쌍생아의 일치도는 약 70%로 이란성 쌍생아의 일치도의 2~3배이다. 제II형 양극성장애의 1/3에서 양극성장애 가족력이 있다. 유전자-전장 연관성 분석연구(Chen et al., 2013; Stahl et al., 2019)에서 이온채널, 신호전달, 신경전달물질 트랜스포터, 시냅스 신경가소성 단백질 부호화 유전자들과 관련성이 보고되었지만, 이들 유전자들이 환경 및 다수의 요인들과 상호작용하여 양극성장애가 발현되는 것으로 이해되고 있다.

2. 환경적 요인

발병 요인의 10~20%는 환경적 요인이 관여하는 것으로 추정된다. 여기에는 신체 학대, 성 학대, 방임과 같은 감정적 외상이나 부정적 생활사건 및 예민하고 부정적인 양육법, 불안정한 부모, 사회적 지지의 결핍 등의 환경적 요인이 해당된다(Agnew-Blais & Danese, 2016). 물론 임상에서는 규명 가능한 명확한 원인이 없이도 삽화가 발생하는 경우도 자주 있다.

3. 기타 생물학적 요인

다양한 뇌 연구에서 편도체amygdala와 앞쪽 변연주위 피질anterior paralimbic cortex이 감정 조절 장애에 중요한 역할을 하는 것으로 알려졌고, 청소년 양극성장애 환자들에서도 편도체 용적이 감소된 소견이 일관되게 나타나고 있다(Pfeifer et al., 2008). 또한 안와전두피질orbitofrontal cortex과 전측대상회anterior cingulate cortex 용적 감소 소견도 있다. 최근 조기 발병 양극성장애를 대상으로 실시한 fMRI 연구에서 편도체의 활성이 증가된 소견이 나타났는데, 연구자들은 이를 치료저항성을 예측하는 생물학적 표지자로서 해석하기도 하였다. 또한 주기생물학적chronobiological 이상이 양극성장애의 발병 기전으로 제시되기도 하였다. 일반적으로 이와 같은 양극성장애의 뇌 구조 또는 기능 이상은 처음부터 존재하는 취약성이기보다 질환의 효과로 받아들여지고 있으나, 예외적으로 아동기 양극성장애에서는 광범위한 실행 기능 결손이 조기부터 존재하고 지속된다는 가설이 있다. 청소년 양극성장애 환자들에서 집중력 조합-이동, 시공간 기억력, 작업 기억, 인지적 유연성, 실행 기능 등의 신경 인지기능의 결핍이 보고되었다(Pavuluri et al., 2009). 다시 말해 이러한 결손은 기분 상태와 독립적이라는 견해와 아동의 기분 상태에 따라 함께 호전된다는 상반된 견해가 존재한다.

예후

1. 경과

1) 제I형 양극성장애

제I형 양극성장애는 아동기부터 모든 연령에서 언제든 시작할 수 있고, 청소년기에 유병률이 증가하는 것으로 보고되었다. 아동기에 불안 및 수면 증상이 있을 경우, 이후 청소년기 때 기분장애, 특히 양극성장애를 예측한다는 보고도 있다. 전형적인 경과는 조기 청소년기에 우울 삽화로 시작하여 수년 내에 조증 또는 경조증 삽화가 나타나는 유형이다. 그러므로 양극성장애 가족력이 있는 청소년에서 정신병적 증상, 과다 수면, 정신운동 지연을 동반하는 심한 우울 삽화가 갑자기 발병했을 때에는 향후 제I형 양극성장애로 이행될 가능성을 염두에 두어야 한다.

조증 삽화를 경험한 사람들의 70~100%에서 일단은 회복이 되나, 추적연구에서 지속적인 치료에도 불구하고 80%가 추후 다른 기분 삽화가 나타났다고 보고하였다(DelBello et al., 2007). 기분 증상이 보다 어린 나이에 시작되고, 이전 우울증이 심할수록 그리고 회복이 빨리 되는 경우에 재발이 더 잘 된다. 전체적으로 아동 및 청소년기 발병 양극성장애는 성인기 발병 양극성장애와 비교해서 삽화의 기간이 더 길고, 혼재성 삽화로 나타나는 경우가 많으며, 정신병적 증상이 동반되는 등 보다 심하고 재발이 잦으며 급속 순환 양상의 특징을 갖는다. 청소년 양극성장애 환자들을 9년간 추적연구한 Course of Bipolar Youth 이하 COBY 연구(Birmaher et al., 2009)에서 경과가 '대부분 평상 기분'(24%), '반 정도 평상 기분'(35%), '처음에는 아팠으나 점차 호전'(19%), '주로 아픔(22%)'인 네 부류로 구분된다고 하였다. 장기 연구들에서 제I형 양극성장애는 거의 대부분 진단이 유지되는 것으로 나타났다.

2) 제II형 양극성장애

제II형 양극성장애의 초발 삽화는 청소년기 후반부터 초기 성인기에 걸쳐 발생한다. 대개 우울 삽화로 시작되어 경조증 삽화가 발생하기 전까지는 양극성장애로 분류되지 않고 지내는 경우가 흔하다. 하지만 실제로는 경조증 삽화를 처음으로 인지하기 이전에 이미 여러 주요우울삽화가 있었던 경우가 흔하다. 제II형 양극성장애는 제I형 양극성장애에 비해 증상이 상대적으로 경하기 때문에 예후가 더 좋을 것으로 생각하기 쉽지만, 제II형 양극성장애도 재발이 매우 잘되는 질환이고, 나이가 들면서 기분 삽화 사이의 간격이 점차 줄어들고, 우울 삽화가 더 심하고 오래 지속되어서 결과적으로 심한 정신사회적 장해가 유발된다. 실제로 경조증보다는 우울 삽화의 횟수가 사회적 기능에 더 부정적인 영향을 미치며, 제II형 양극성장애가 제I형 양극성장애에 비해 자살률이 더 높다는 보고가 다수 있다. 약 5~15%에서 '급속 순환성 동반'(1년에 4번 이상의 경조증 또는 우울 삽화)으로 규명된다. COBY 연구에서 제II형 양극성장애의 25%가 결국 제I형 양극성장애로 전환되었다.

3) 순환성장애

순환성장애는 보통 청소년기 혹은 성인기 초기에 서서히 발병하는데, 상당수에서 10세 이전부터 기분 증상이 시작된다. 그래서 친구관계나 학교생활에 부정적인 영향을 미치는 경우가 흔하다. 순환성장애도 마찬가지로 지속되는 만성 경과를 가지며 15~50%에서 추후에 제I형 또는 제II형 양극성장애로 전환되기 때문에 임상 양상과 경과를 면밀하게 살펴야 한다.

2. 동반질환

아동 및 청소년 양극성장애는 일반적으로 가족 및 또래와의 대인관계 기능에 문제가 생기고, 학업 어려움을 포함하여 학교 활동에서 거의 대부분의 아동한테 문제가 발생한다. 흔히 동반되는 정신장애는 주의력결핍 과잉행동장애(53%), 적대적 반항장애(42%), 품행장애(27%), 불안장애(23%), 물질사용장애(9%) 순이다. 한 국내 연구(Shon et al., 2014)에서는 제I형과 제II형 양극성장애 아동과 청소년들에서 지속우울장애, 주의력결핍 과잉행동장애, 공황장애, 섭식장애, 적대적 반항장애, 신체증상장애 순으로 동반하는 것으로 나타났다. Phenomenology and Course of Pediatric Bipolar Disorders 아동 및 청소년기 양극성장애 추적연구에서 3명 중 1명은 물질사용장애가 생겼고, 동반비율은 연령이 높아지면서 점점 커졌다. 공황장애와 범불안장애나 사회불안장애와 같은 다른 불안장애 또한 자주 동반되는데, 기분장애가 없는 인구에서 공황장애의 평생 유병률이 0.8%인데 반해 양극성장애 진단을 받은 인구에서는 공황장애의 평생 유병률이 21%로 상당히 상승한다. COBY 5년 추적연구 결과, 약 20%의 청소년들이 자살시도를 했다. 특히, 여성에서 심한 우울증이 있을 때 그 위험이 증가한다. 전체 양극성장애 환자 중 실제 자살로 생을 마감하는 경우가 15~18%로 매우 높으므로 자살사고 및 자살행동에 대해서는 항상 유념해야 한다.

3. 예후

양극성장애의 나쁜 예후는 어린 나이 발병, 장기 지속, 낮은 사회경제적 상태, 혼재성 또는 급속 순환성 삽화, 정신병적 증상, 역치하 기분증후군, 동반질환, 표출감정, 가족의 정신병리 등과 관련이 있다(Carlson & Pataki, 2016). 특히 아동기 역경에 대한 노출이 양극성장애의 경과상 자살, 동반 이환 장애, 정신병적 증상과 같은 심한 임상 양상과 연관이 되어 나쁜 예후를 갖게 한다.

진단 및 감별

1. 평가

아동 및 청소년 양극성장애의 임상 양상은 매우 다양하고, 동반질환이 많고, 여러 정신장애들과 증상이 겹치며, 또한 발달에 따라 증상이 다르게 표현된다. 그리고 아동이 자신의 감정을 표현하는 데 어려움이 있고 병식이 없기 때문에 양극성 장애의 진단과 감별진단과정이 매우 어렵고 시간을 요한다. 예를 들어, 아동들은 전형적인 행복감보다 과민함을 보이며, 만성적인 이자극성과 같은 증상이 자주 나타나는데, 이는 주의력결핍 과잉행동장애, 적대적 반항장애, 주요우울장애, 전반적 불안장애, 외상후 스트레스장애, 자폐스펙트럼장애 등의 다른 정신장애들에서도 흔히 나타나기 때문에 아동 및 청소년기 만성 이자극성은 단지 뭔가 문제가 있다는 의미로 받아들이는 것이 바람직하다. 대신 이자극성이 삽화적으로 나타난다면 양극성장애의 위험과 연관이 클 것이다. 삽화의 빈도, 심한 정도, 횟수, 기간을 자세히 알아보는 것이 도움이 된다. 그리고 평상 기분으로 돌아왔을 때 이자극성이나 다른 동반질환의 증상이 같이 없어지는지 아니면 지속되는지를 알아보고, 기분 삽화가 악화될 때 증상이 같이 나타나는지도 면밀히 살펴보는 것이 도움이 된다. 하지만 이러한 삽화성 대신 기간이 명확하지 않고 만성적인 경과를 보이는 경우도 있다. 더욱이 아동의 경조증 증상은 정상적인 행동으로 여겨지기도 하고, 생활연령과 발달연령이 다를 수 있기 때문에 아동의 발달 상태에 입각한 평가 및 진단 절차가 필요하다.

이러한 어려움을 반영하여 아동을 평가할 때에는 아동과 부모뿐 아니라 여러 정보원으로부터 주증상의 발현 양상, 유발 요인, 경과 등에 대해 자세한 정보를 수집하고, 과거력을 파악하며, 정신장애에 대한 가족력을 조사하는 등 체계적인 평가를 하여야 한다. 또한 아동의 성격과 적응능력 그리고 학교와 가족 등의 환경에 대한 평가도 함께 실시해야 한다.

2. 척도 및 면담 도구

아동의 기분 증상과 동반 정신병리를 선별하는 척도로 아동·청소년 행동평가 척도Child Behavior Checklist가 흔히 쓰이는데, 세부적으로 불안/우울, 공격 행동, 주의집중 점수를 포함하는 조절 곤란 프로파일dysregulation profile이 제시된 바 있지만(Althoff et al., 2010), 국내 연구에서는 그 유용성이 확인되지 않았다. 임상가용 평가척도로는 소아조증척도Young Mania Rating Scale와 소아 정서장애 및 조현병 면담 목록 조증척도K-SADS Mania Rating Scale가 사용되고 있고, 부모보고용으로는 부모용 소아조증척도Young Mania Rating Scale, Parent version, 부모용 아동조증척도Child Mania Rating Scale-Parents version 등이 이용되고 있으나 정보제공자 간 일치도가 낮은 편이다. 우울 증상을 측정하는 척도는 제15장에서 다룰 예정이다.

구조화된 면담 도구로는 아동용 진단 면접 스케줄 Diagnostic Interview Schedule for Children(Shaffer et al., 2000)과 소아 정서장애 및 조현병 면담 목록Kiddie Schedule for Affective Disorders and Schizophrenia(Kaufman et al., 1997)이 사용되고 있다.

3. 감별 및 동반장애

아동 및 청소년 양극성장애와 감별해야 할 정신장애에는 주의력결핍 과잉행동장애, 불안장애, 외상후 스트레스장애, 주요우울장애, 파괴적 기분조절장애, 조현병, 물질사용장애 등이 포함된다.

신체 및 신경학적 질환도 감별을 해야 하는데, 뇌손상, 뇌종양, 갑상선기능하진증과 같은 신체질환과 코르티코스테로이드, 항우울제, 정신자극제와 같은 약물의 부작용으로 인하여 기분 변화가 발생할 수도 있다.

1) 주의력결핍 과잉행동장애

아동 및 청소년 양극성장애의 주의력결핍 과잉행동장애와의 공존율은 60%가 넘는다는 보고가 있고, 적대적 반항장애까지 함께 고려하면 사춘기 이전의 조증 아동의 약 90%에서 이들 질환들이 공존한다. 반면, 양극성장애 부모의 자녀들에 대한 연구에서 대조군이나 일반 인구에 비해 주의력결핍 과잉행동장애가 더 흔하지 않다면서 이 두 질환이 관련이 없다는 주장도 있다.

이러한 논란은 아동기 조증의 산만함, 충동성, 과다활동, 감정 기복과 같은 증상들이 주의력결핍 과잉행동장애 증상과 겹쳐서 감별이 어려운 데서 기인한다. 더욱이 아동기 조증에서는 전형적인 다행감보다 과민성이 더 흔하고, 급성보다는 점진적으로 발생하는 경우가 있어서 감별이 더욱 어렵기도 하다.

그럼에도 불구하고 아동기 조증의 경우, 7세 이전에 발병하는 경우가 매우 드물고 삽화적 경과를 가진다는 점, 고전적인 조증 증상이 동반되고 성적 호기심과 성적 행동이 증가한다는 점을 주목하도록 한다. 정신병적 증상 또한 조증에서만 나타날 수 있는 증상이다.

추가적으로 주의력결핍 과잉행동장애 진단을 받은 아동에서 기분 항진, 과대성, 우울증, 수면 감소, 부적절한 성적 행동을 보이는 기간이 시작되거나 혹은 환청이나 망상이 시작되거나, 심한 기분 변화, 분노 발작 또는 폭력이 반복될 때 그리고 그간 주의력결핍 과잉행동장애 치료제에 반응이 있다가 없어지는 경우에는 양극성장애의 발병을 의심해 볼만 하다. 특히 양극성장애 가족력이 있을 때 유의하여야 한다.

2) 파괴적 행동장애

적대적 반항장애 혹은 품행장애와 같은 파괴적 행동장애에서 나타나는 행동문제들이 조증 또는 경조증 삽화 때 나타나는 위험을 무릅쓰거나 반사회적인 행동과 겹칠 수 있다. 그러나 파괴적 행동장애만 있는 경우에는 언어 압박이나 사고의 비약, 환청이나 과대 망상과 같은 증상은 드물고, 갑작스러운 발병이나 명백한 삽화적 경과가 아니고 보다 만성적인 경과를 보인다. 반면, 조증이나 우울 삽화 동안에만 행동문제가 나타났다가 기분 증상이 호전되면서 문제 행동도 사라지는 경우에는 파괴적 행동장애 진단을 내리지 말아야 한다.

물론, 적대적 행동이 기분장애가 나타나기 전부터 있었다면 두 질환 모두 진단을 내리도록 한다. 실제로 양극성장애 아동 중 약 69%가 품행장애로 진단된다는 보고도 있다. 그리고 양극성장애 가족력이 있는 아동에서 행동문제가 나타나거나, 행동문제에 대한 약물치료 반응이 부족할 경우에는 기분장애의 가능성을 놓치지 말아야 한다.

3) 조현병

환청과 망상은 조증과 조현병에서 겹치는 증상이다. 대개 조현병에서 증상은 점진적으로 발생하고, 조증에서처럼 여기저기 참여하는 성질을 띠지 않는다. 다시 말해 정서적인 접촉이 유지되고, 지리멸렬증이나 사고의 빈곤과 같은 증상이 지속적이지 않고 일시적으로 나타나는 경우는 양극성장애 진단이 우선적으로 고려되어야 한다. 물론 양극성장애에 대한 가족력은 조현병에 비해 조증에서 더 많고, 기분 조절제에 대한 반응이 양호할 때도 양극성장애 진단이 내려질 가능성이 더 높다.

치료

1. 일반 원칙

아동 및 청소년 양극성장애의 치료 목적은 기본적으로 조증, 경조증과 우울증을 치료하고 예방하는 것이다. 그 외에 삽화 사이의 우울 증상을 줄이고 인지기능을 보존해야 한다. 또한 동반된 정신 및 신체 질환을 치료하고 예방하여 전체적으로 삶의 질을 향상시키고 자살의 위험으로부터 보호해야 한다. 단계별로는 급성기 때에는 급성 증상을 완화하는 데 초점을 두고, 지속기 동안에는 치료 반응을 유지해서 재발을 막도록 하며, 유지기 동안에는 재현을 예방하는 것을 목적으로 한다.

아동 및 청소년 양극성장애의 치료는 의학적, 교육학적, 가족 및 사회적 영역을 포괄하는 다학제적인 접근이 원칙이다. 우선, 교육을 통해 양극성장애의 원인, 증상, 경과 및 치료에 대해 상세히 알려 주고, 아동이 균형 잡힌 일과를 살아갈 수 있도록 코칭을 해 준다. 특히 수면 박탈로 인해 증상이 악화될 수 있으므로 수면-각성 주기를 잘 유지하게 한다. 치료는 기본적으로 약물학적 개입과 정신치료적 접근이 동시에 요구되며, 증상이 심한 경우 환자의 안전을 위해 입원 치료를 실시해야 할 수도 있다. 모든 치료 단계에서 아동 및 청소년과 그 가족 구성원들이 치료 전반에 참여할 수 있도록 지지해 주어야 하고, 대인관계, 학업 및 학교생활 등 주요 쟁점들에 대해 다루어 주어야 한다.

2. 약물치료

아동 및 청소년 양극성장애 치료에서 약물치료가 핵심적 역할을 한다(Liu et al., 2011). 치료를 시작하기 전에 가급적 기본 혈액검사, 간기능검사, 신장기능검사, 콜레스테롤과 지방, 갑상선호르몬검사 등을 실시한다.

조증 또는 경조증 치료제로 기분조절제인 리튬lithium과 발프로산valproic acid과 같은 항경련제 단독 투여가 효과적이라는 것이 인정되어 널리 사용되고 있다. 양극성 우울증에는 라모트리진lamotrigine이 효과가 있다.

리스페리돈risperidone, 아리피프라졸aripiprazole, 쿼티아핀quetiapine, 올란자핀olanzapine, 지프라시돈ziprasidone과 같은 제2세대 항정신병약물인 비정형 항정신병약물도 효과가 인정되어 사용되고 있다. 특히, '혼재성' '불쾌한 조증' 혹은 정신병적 증상이 동반되는 경우에 효과적이다. 일부 아동기 양극성장애에 대한 이중맹검연구에서 기분조절제보다 비정형 항정신병약물의 효과가 더 큰 것으로 나타났다.

급성기 동안 불면이나 초조 증상에 대해서는 아티반ativan이나 클로나제팜clonazepam과 같은 약을 한시적으로 사용할 수 있다.

아직까지 아동 및 청소년 양극성장애 유지치료의 효과에 대한 연구는 부족하나, 최근 한 메타분석에서 병합치료(리튬 또는 항경련제와 비정형 항정신병약물 병합), 항경련제, 리튬, 비정형 항정신병약물 순으로 추산되었다(Yee et al., 2019). 한국형 양극성장애 약물치료 알고리듬에서는 소아와 청소년 양극성장애 조증과 우울 삽화 모두에서 기분 조절제, 비정형 항정신병약물의 병합치료와 비정형 항정신병약물 단독치료를 1차 치료 전략으로 제시하고 있다(양찬모 등, 2022).

기본적으로 약제 선택은 효과에 대한 근거, 질환의 단계, 아형, 동반질환, 부작용, 아동 혹은 가족의 과거 약물치료 반응 등을 종합적으로 고려해서 선택하며, 낮은 용량으로 시작해서 부작용을 모니터하면서 천천히 증량하는 것이 원칙적이다. 미리 아동과 부모에게 질환의 기본적인 증상과 약제의 부작용을 구분하고 약물의 효과를 평가하는 방법을 알려 주도록 한다.

1) 리튬

리튬은 아동기 양극성장애에 효과가 인정되어 사용 승

인된 1차 선택제로 아동의 경우 뇌–혈중 리튬 농도비가 낮아서 보다 높은 혈중농도가 필요할 수 있는데, 급성기에는 0.8~1.2mEq/L에 도달하는 것을 목표로 하다가 기분이 안정화되면 0.6~0.8mEq/L로 감량한다. 보통 일일 30mg/kg의 용량을 2~3회 분복하도록 한다. 흔한 부작용으로는 다음, 다뇨 또는 유뇨증, 진전, 여드름의 악화, 체중 증가, 복부 불편감, 오심 등이 있다. 다량 복용 시에 심한 진전, 어지럼증, 불안정한 걸음, 불분명한 발음, 복통, 구토, 진정, 혼란 혹은 뇌전증이 발생할 수 있다. 효과와 부작용의 특성을 고려해서 리튬은 처방 용법대로 복용해야 한다.

2) 항경련제

성인 양극성장애에서 발프로산의 치료 효과는 잘 알려져 있으나, 아동기 조증에서 그 효과가 뚜렷하게 밝혀진 잘 통제된 연구는 없는 실정이다. 한 이중맹검–위약통제 연구에서 발프로산이 위약에 비해 효과가 있다고 보고하였으나, 이후의 연구들에서 재확인되지는 않았다. 15mg/kg 용량으로 시작해서 서서히 1일 최대 25~60mg/kg까지 증량할 수 있고, 혈중농도는 75~110μg/mL 범위에서 효과적이다. 흔한 부작용으로는 오심, 구토, 소화불량, 설사, 어지럼증, 졸림, 체중 증가 등이 있다.

카르바마제핀carbamazepine과 옥스카바제핀oxcarbazepine은 아동 청소년 양극성장애에서 위약에 비해 효과가 입증되지 않았다.

이들 약제의 유지치료 효과에 대해서도 아직까지 근거가 부족하다. 양극성장애 우울증 청소년에서 라모트리진 병합 투여가 삽화 재발을 예방하는 데 도움이 된다는 보고가 있다.

3) 비정형 항정신병약물

아동 및 청소년에서 리스페리돈은 1일 0.5~2.5mg의 용량으로 급성기 조증의 치료에 효과적이고, 퀘티아핀 또한 400~600mg의 용량에서 위약에 비해 효과가 있다고 보고되었다. 아리피프라졸은 10~30mg에서 위약에 비해 치료 효과가 있었고, 그 밖에 올란자핀과 지프라시돈이 사용되고 있다. 그리고 아세나핀asenapine이 청소년 양극성장애 급성 조증 또는 혼재성 삽화의 단독 치료제로 승인을 받았고, 청소년 양극성장애 급성 우울 삽화 때 루라시돈lurasidone 단독 치료도 승인을 받았다.

그러나 이들 약제들은 파킨슨증후군과 같은 운동 및 인지 부작용을 일으킬 수 있고, 특히 체중 증가, 혈당 및 지방 증가와 같은 대사성 부작용을 일으킨다. 아동에서의 체중 증가가 성인보다 더 크다는 주장도 있다. 따라서 비정형 항정신병약물을 투여했을 때 아동이 건강한 생활 습관을 가지도록 각별히 유의해야 한다. 토피라메이트topiramate가 비정형 항정신병약물로 인한 체중 증가를 상쇄한다는 보고가 있고, 청소년에서 메트포르민metformin을 추가하기도 한다.

4) 항우울제

유지기 상태의 아동 및 청소년에서 우울 증상이 발생하여 항우울제 추가가 필요한 경우에 기분안정제와 함께 선택적 세로토닌 재흡수 억제제selective serotonin reuptake inhibitor를 혼합 투여할 수 있다. 예를 들어, 올란자핀–플루옥세틴fluoxetine 병합치료가 대표적이다. 선택적 노르에프네프린 재흡수 억제제selective norepinephrine reuptake inhibitor도 사용 가능하다.

다만 아동에서 항우울제 사용으로 인한 조증 혹은 경조증으로의 전환이 성인에 비해 더 흔히 나타나는데, 한 국내 연구(Park et al., 2014)에서 우울증 치료를 받는 아동과 청소년의 약 10%에서 기분의 전환이 발생했다고 보고하였다. 따라서 양극성장애에서 항우울제를 사용할 때에는 위험과 이득을 잘 살피고 부모와 함께 면밀히 모니터해야 한다.

3. 정신사회적 치료

모든 양극성장애 아동과 청소년 및 부모에게는 지지적 정신치료가 필요하다. 양극성장애 아동에서 이자극성, 분노 혹은 공격성이 기분 삽화를 넘어서 나타난다면 이들 증상을 악화시키는 아동 고유의 요인들, 예를 들어 환경 혹은 동반질환을 탐색하여 적절한 개입이 필요할 것이다. 이처럼 정신사회적 치료는 개별 아동과 가족에 맞춰서 적용되어야 하며, 지금까지 여러 정신사회적 치료가 제안되어 사용되고 있다.

West 등(2007)이 제안한 아동과 가족에 초점을 둔 인지행동치료에서는 개인, 가족, 또래와 학교 영역에서 보상에 기반한 인지행동치료와 대인관계 정신치료를 통합하여 3개월간 진행하여 기분 증상과 기능의 향상을 나타냈다.

다가족 정신교육을 실시하여 양극성장애를 이해하고 증상과 관련 문제들을 관리하고 치료하며 의사소통과 문제해결 기술을 향상시키는 데 도움이 될 수 있도록 구성된 프로그램도 있다. 그 밖에 청소년들의 가족중심치료, 변증법적 행동치료, 대인관계 정신치료도 양극성장애 청소년들과 가족을 위해 고안되었다.

결론 및 요약

아동 및 청소년 양극성장애는 조증, 경조증과 우울 삽화가 재발되는 기분 장애로 현재는 그 진단적 타당성은 확보되었다. 양극성장애는 유전력이 강한 복합 유전질환으로 아동의 학업과 또래관계를 포함한 발달 및 정신사회적 기능에 심각한 지장을 초래한다. 따라서 질환을 조기에 인식하여 급성기 및 유지기 치료를 실시해야 그 후유증을 줄일 수 있다. 급성기 약물치료의 효과성은 인정되어 널리 사용되고 있는 반면, 유지치료에 대한 효과는 불충분하다. 따라서 아동과 청소년, 가족 그리고 학교 관련하여 개선이 가능한 여러 위험요인을 알아내고 적절하게 개입하며 동반 문제나 질환들을 치료하는 것이 필요하다.

참고문헌

김문두, 박원명, 전덕인(2017). 양극성 관련 장애. **신경정신의학(3판)** (pp. 241-272). 서울: 아이엠이즈컴퍼니.

김재원(2021). 양극성장애 및 우울장애. **청소년 발달과 정신의학(2판)** (pp. 360-369). 경기: 군자출판사.

미국정신과학회(2015). 양극성 및 관련장애. **정신질환의 진단 및 통계 편람**(pp. 131-162). 서울: 학지사.

양찬모, 박원명, 우영섭 등(2022). 한국형 양극성 장애 약물치료 알고리듬 2022: 소아 청소년. **신경정신의학, 61**(3), 224-236.

Agnew-Blais, J., & Danese, A. (2016). Childhood maltreatment and unfavourable clinical outcomes in bipolar disorder: A systematic review and meta-analysis. *Lancet Psychiatry, 3*(4), 342-349.

Althoff, R. R., Verhulst, F. C., & Rettew, D. C. et al. (2010). Adult outcomes of childhood dysregulation: A 14-year follow-up study. *Journal of The American Academy of Child & Adolescent Psychiatry, 49*(11), 1105-1116.

APA. (2022). Bipolar and Related Disorders. In *Diagnostic and statistical manual of mental disorders* (5th ed., text revision, DSM-5-TR) (pp. 139-176). Washington, DC: American Psychiatric Association Publishing.

Axelson, D. A., Birmaher, B., & Strober, M. A. et al. (2011). Course of subthreshold bipolar disorder in youth: Diagnostic progression from bipolar disorder not otherwise specified. *Journal of the American Academy of Child & Adolescent Psychiatry, 50*, 1001-1016. e1003.

Birmaher, B., Axelson, D., & Goldstein, B. et al. (2009). Four-year longitudinal course of children and adolescents with bipolar spectrum disorders: The Course and Outcome of Bipolar Youth (COBY) study. *American Journal of Psychiatry, 166*, 795-804.

Carlson, G. A., & Pataki, C. (2016). Understanding early age of onset: A review of the last 5 years. *Current Psychiatry Reports, 18*, 114.

Carlson, G. A., Pataki, C., & Duffy, A. (2021). Bipolar disorder. In: Dulcan MK, *Dulcan's textbook of child and adolescent pscyahitry*, (3rd ed.) (pp. 280-309). Washington DC, APA Publishing.

Chen, D. T., Jiang, X., & Akula, N. et al. (2013). Genome-wide association study meta-analysis of European and Asian-ancestry samples identifies three novel loci associated with bipolar disorder. *Molecular Psychiatry, 18*, 195-205.

DelBello, M. P., Hanseman, D., & Adler, C. M. et al. (2007). Twelve month outcome of adolescents with bipolar disorder following first hospitalization for a manic or mixed episode. *American Journal of Psychiatry, 164*, 582-590.

Diler, R. S., & Birmaher, B. (2019). Bipolar disorders in children and adolescents. In: *IACAPAP textbook of child and adolescent mental health*. https://iacapap.org/_Resources/Persistent/44df0b293302dd1b876a40359f0decfd370bbb03/E.2-Bipolar-2019.pdf

Diler, R. S., Goldstein, B. I., & Birmaher, B. (2019). Pediatric bipolar disorder. In: Ebert, M. H., Leckman, J. F., Petrakis, I. L., *Current diagnosis & treatment: Psychiatry* (3rd ed.) (pp. 527-545). New York: Mc Graw-Hill Education.

Kaufman, J., Birmaher, B., & Brent, D. et al. (1997). Schedule for Affective Disorders and Schizophrenia for School-Age Children-Present and Lifetime Version (K-SADS-PL): Initial reliability and validity data. *Journal of American Academy of Child & Adolescent Psychiatry, 36*(7), 980-988.

Liu, H. Y., Potter, M. P., & Woodworth, K. Y. et al. (2011). Pharmacologic treatments for pediatric bipolar disorder: A review and meta-analysis. *Journal of the American Academy of Child & Adolescent Psychiatry, 50*, 749-762. e739.

McClellan, J., Kowatch, R., & Findling, R. L. (2007). Practice parameter for the assessment and treatment of children and adolescents with bipolar disorder. *Journal of the American Academy of Child & Adolescent Psychiatry, 46*, 107-125.

Park, K. J., Shon, S., & Lee, H. J. et al. (2014). Antidepressant-emergent mood switch in Korean adolescents with mood disorder. *Clinical Neuropharmacology, 37*(6), 177-185.

Pavuluri, M. N., West, A., & Hill, S. K. et al. (2009). Neurocognitive function in pediatric bipolar disorder: 3-year followup shows cognitive development lagging behind healthy youths. *Journal of the American Academy of Child & Adolescent Psychiatry, 48*, 299-307.

Pfeifer, J. C., Welge, J., & Strakowski, S. M. et al. (2008). Meta-analysis of amygdala volumes in children and adolescents with bipolar disorder. *Journal of the American Academy of Child & Adolescent Psychiatry, 47*, 1289-1298.

Sadock, B. J., Sadock, V. A., & Ruiz, P. (2015). Early-onset bipolar disorder. In: *Synopsis of Psychiatry* (11th ed.) (pp. 1236-1241). New York: Wolters Kluwer.

Shaffer, D., Fisher, P., & Lucas, C. P. et al. (2000). NIMH Diagnostic Interview Schedule for Children Version IV (NIMH DISC-IV): Description, differences from previous versions, and reliability of some common diagnoses. *Journal of the American Academy of Child & Adolescent Psychiatry, 39*(1), 28-38.

Shon, S. H., Joo, Y., & Park, J. et al. (2014). Comparison of clinical characteristics of bipolar and depressive disorders in Korean clinical sample of youth: A retrospective chart review. *European Child & Adolescent Psychiatry, 23*(5), 307-316.

Stahl, E. A., Breen, G., & Forstner, A. J. et al. (2019). Genome-wide association study identifies 30 loci associated with bipolar disorder. *Nature Genetics, 51*, 793-803.

Van Meter, A. R., Burke, C., & Kowatch, R. A. et al. (2016). Ten-year updated meta-analysis of the clinical characteristics of pediatric mania and hypomania. *Bipolar Disorders, 18*, 19-32.

Van Meter, A. R., Moreira, A. L. R., & Youngstrom, E. (2019). Updated meta-analysis of epidemiologic studies of pediatric bipolar disorder. *Journal of Clinical Psychiatry, 80*(3), 18r12180.

Yee, C. S., Hawken, E. R., & Baldessarini, R. J. et al. (2019). Maintenance pharmacological treatment of juvenile bipolar disorder: Review and meta-analyses. *International Journal of Neuropsychopharmacology, 22*(8), 531-540.

제15장

소아정신의학

우울장애

Depressive Disorders

김재원

개념, 정의 및 역사

19세기 중반부터 아동기 우울증에 대한 증례 보고가 있었지만 1960년대까지만 해도 아동기 우울장애의 존재에 대해서는 학자들 간에 논란이 있었다. 하지만 1970년 '소아청소년기의 우울 상태'라는 제목으로 개최된 제4차 유럽 소아정신과 연합 학회에서 아동기 우울증이 소아청소년 정신질환의 상당한 부분을 차지한다는 결론을 발표한 이후부터는 아동기 우울증에 대하여 새롭게 인식하게 되었다. 실제로 아동기 우울증을 공식적으로 인정한 DSM-III 이후 현재에 이르기까지 성인과 아동기 우울장애의 진단 기준은 원칙적으로 동일하며, 몇 가지 기준을 정하여 발달 단계에 따라 적용할 수 있도록 하고 있다.

임상 특징 및 증례

아동기 우울장애에서 흔하게 관찰되는 증상은 슬픈 모습, 신체적 호소, 정신운동 초조, 분리 불안과 공포감이며, 나이가 들수록 무쾌감증anhedonia, 절망감, 망상 및 정신운동 지연의 발현 빈도가 증가한다. 우울감, 집중력 부족, 불면, 자살사고는 모든 연령군에서 동일한 빈도로 나타난다. 아동청소년은 정서적, 인지적으로 미성숙하여 자신의 기분 증상을 제대로 인지하고 표현하지 못한다. 대표적으로 우울한 기분은 짜증이나 과민함으로 표출된다. 과민함에

증례 >>>

12세의 초등학교 6학년 여아가 등교 거부의 문제로 대학병원 소아청소년정신과를 방문하였다. 올해 초 가족이 이사를 하게 되었는데, 그 후부터는 학교에서 사소한 일로 우는 일이 많았고 친구들과 싸우는 일이 잦아졌다. 2개월 전부터는 머리가 아프다는 말을 자주 하였고, 두통 때문에 조퇴하거나 보건실에서 시간을 보내는 일이 많아졌다. 이때부터 숙제와 책가방을 챙기는 일에 관심이 없는 등 매사에 의욕이 떨어진 모습을 보이기 시작하였다. 1개월 전부터는 부모가 불러도 대답을 잘하지 않고 우울한 표정으로 지내고 잠을 잘 이루지 못하였으며, 최근 10일간은 거의 식사도 하지 않고 아침마다 학교 가기를 거부하였다. 입원 당시 환아는 위축되고 우울한 모습을 보였다. 목소리는 매우 작았고 질문에 대답을 잘하지 않았다. 환아 아버지의 음주문제와 폭언, 구타로 인해 환아의 부모는 신혼 초부터 잦은 갈등이 있었고, 환아가 생후 14개월 때부터 별거와 재결합을 반복하였다. 어머니는 2년 전부터 우울장애로 진단받고 인근 정신건강의학과에서 약물치료를 받고 있었다. 입원 후 환아에 대한 개인정신치료와 함께 항우울제인 fluoxetine을 투여하였으며 가족치료를 주 1회 정기적으로 시행하였다. 아버지의 비협조적인 태도로 초기에는 가족치료에 어려움이 있었으나, 치료과정 중 아버지가 술을 끊어야겠다는 결심을 하게 되었고 금주 모임에 나가기 시작하게 되면서 부부관계가 호전되기 시작하였다. 입원 후 1개월 만에 증상이 호전되었고 2개월 후 퇴원하였다.

는 주관적인 불쾌감이 대부분 동반된다(Miller & Campo, 2021). 이처럼 명확한 우울감이나 생리적 증상을 보이지 않은 채 과민한 기분이나 과다행동, 비행, 공격성, 신체적 호소로 위장되어 나타나는 가면성 우울증이 흔하므로 적대적 반항장애나 품행장애와의 감별에 유의해야 한다.

진단기준

표 15-1 **주요우울장애의 DSM-5-TR 진단기준(APA, 2022)**

A. 다음의 증상 가운데 5가지(또는 그 이상)의 증상이 같은 2주 동안 지속되며 이전 기능과 비교하여 변화를 보인다. 증상 가운데 적어도 하나는 (1) 우울 기분이거나 (2) 흥미나 즐거움의 상실이어야 한다.

주의점: 명백히 다른 의학적 상태로 인한 증상은 포함되지 않아야 한다.

1. 하루 중 대부분, 거의 매일 지속되는 우울한 기분이 주관적인 보고(예: 슬픈, 공허한 또는 절망적인)나 타인에 의한 관찰(예: 눈물 흘리는 모습)에서 드러남(주의점: 아동·청소년의 경우는 과민한 기분으로 나타나기도 함)
2. 거의 매일, 하루 중 대부분, 거의 또는 모든 일상 활동에 대해 흥미나 즐거움이 뚜렷하게 저하됨
3. 체중 조절을 하고 있지 않은 상태에서 의미 있는 체중의 감소(예: 1개월에 5% 이상의 체중 변화)나 체중의 증가, 거의 매일 나타나는 식욕의 감소나 증가(주의점: 아동에서는 체중 증가가 기대치에 미달되는 경우)
4. 거의 매일 나타나는 불면이나 과다수면
5. 거의 매일 나타나는 정신운동 초조나 지연(타인에 의해 관찰 가능한, 단지 안절부절 또는 처지는 주관적인 느낌만이 아닌)
6. 거의 매일 나타나는 피로나 활력 상실
7. 거의 매일 무가치감 또는 과도하거나 부적절한 죄책감(망상적일 수도 있는; 단순히 아픈 데 대한 자책이나 죄책감이 아닌)
8. 거의 매일 나타나는 사고력이나 집중력의 감소 또는 우유부단함(주관적 설명에 의하거나 타인에 의해 관찰 가능한)
9. 죽음에 대한 반복적인 생각(단지 죽음에 대한 두려움이 아닌), 구체적인 계획 없이 반복되는 자살 사고, 구체적인 자살 계획, 또는 자살 시도

B. 증상이 사회적, 직업적 또는 다른 중요한 기능 영역에서 임상적으로 현저한 고통이나 손상을 초래한다.

C. 삽화가 물질의 생리적 효과나 다른 의학적 상태로 인한 것이 아니다.

주의점: 진단기준 A부터 C까지는 주요우울 삽화를 구성한다.

주의점: 중요한 상실(예: 사별, 재정적 파탄, 자연재해로 인한 상실, 심각한 질병이나 장애)에 대한 반응으로 진단기준 A에 기술된 극심한 슬픔, 상실에 대한 반추, 불면, 식욕 부진, 체중 감소가 나타날 수 있고, 이는 우울 삽화와 유사하다. 비록 그러한 증상이 이해 가능하고 상실에 적절한 반응이라고 간주할지라도, 중요한 상실에 대한 정상 반응에 덧붙여 주요우울 삽화가 존재할 수 있음을 신중하게 고려해야 한다. 이 결정을 위해서는 개인의 과거력과 상실에 대한 고통 표현의 문화 규준에 근거한 임상적 판단 훈련이 반드시 필요하다.

D. 최소 1회의 주요우울 삽화가 조현정동장애로 더 잘 설명되지 않으며, 조현병, 조현양상장애, 망상장애, 달리 명시되는, 그리고 명시되지 않는 조현병 스펙트럼 및 기타 정신병적 장애와 겹쳐서 나타나지 않는다.

E. 조증 삽화 혹은 경조증 삽화가 존재한 적이 없다.

주의점: 조증 유사 혹은 경조증 유사 삽화가 물질로 유발되거나 다른 의학적 상태의 생리적 효과로 인한 경우라면 이 제외 기준을 적용하지 않는다.

역학

미국 연구에서 아동청소년기 우울장애의 시점 유병률을 3~5세는 0.5%, 6~11세는 1.4%, 12~17세는 3.5%로 보고하였다(Perou et al., 2013). 12~17세의 1년 유병률은 2011년의 8.3%에서 2016년에는 12.9%로 증가하였다(Lu, 2019). 성인에서는 주요우울장애의 여자 유병률이 남자보다 약 2~3배 가량 높은 것으로 알려져 있으나, 아동의 경우 이 같은 성별에 따른 유병률의 차이가 관찰되지 않으며 청소년기에 이르러서야 비로소 성별에 의한 차이가 나타나기 시작한다.

원인

1. 생물학적 연구

1) 유전 연구

우울장애 부모를 가진 자녀들은 평생 동안 우울장애에 걸릴 위험이 큰 것으로 알려졌다. 한편, 1차 친족 중에서 우울장애의 유병률이 성인 우울장애 환자에 비해 아동청소년기 환자에서 높은 것으로 보고되었는데, 이는 아동청소년기 우울장애의 발생에 유전적 소인이 관련될 가능성이 성인에 비해 더 높다는 사실을 시사한다. 최근의 연

구들에서 우울증의 유전율은 40% 정도로 보고되며, 단면적이 아닌 종적 자료로 계산한다면 65% 정도로 추정된다(Todd & Botteron, 2002).

2) 신경내분비학적 연구

(1) 시상하부-뇌하수체-부신피질 축에 관한 연구

Dexamethasone suppression test$_{DST}$의 주요우울장애 아동청소년에서의 양성률은 약 70%이며, 성인과 마찬가지로 임상 경과에 따라 검사결과가 변화된다고 알려졌다. 하지만 우울장애뿐 아니라 행동장애, 분리불안장애 등에서도 DST에 대한 양성결과가 보고되어 특이도의 문제가 제기되고 있다. 성인기 우울장애에서 대표적인 신경내분비학적 소견인 혈중 코티졸 농도의 증가 소견이 아동청소년에서는 분명하지 않다.

(2) 성장호르몬의 분비에 대한 연구

우울한 아동청소년에서는 인슐린-유발 저혈당에 의한 성장호르몬의 분비가 둔화되며, 이러한 소견이 우울상태에서 회복된 후에도 지속적으로 관찰된다고 알려졌다. 우울한 아동청소년 환자들을 대상으로 한 연구에서 desipramine, clonidine, growth hormone releasing hormone$_{GHRH}$에 의한 성장호르몬 분비 역시 감소된다고 보고되었다(Ryan et al., 1994). 이후의 연구들에서도 우울증 아동청소년의 삽화기 및 회복기, 그리고 부모가 우울증인 우울 위험 아동청소년에서 GHRH 투여 시 성장호르몬이 감소하는 것이 관찰되었다(Birmaher et al., 2000; Dahl et al., 2000). 우울한 아동들은 수면 시 성장호르몬의 분비가 증가된다는 사실이 보고되었는데, 이러한 소견은 우울상태에서 회복된 후에도 계속해서 관찰되어 특성지표$_{trait\ marker}$로서 주목되고 있다.

(3) 시상하부-뇌하수체-갑상선(HPT) 축에 관한 연구

성인 우울장애 환자에서 갑상선분비호르몬에 대한 갑상선자극호르몬의 반응이 저하되거나 없는 경우가 관찰되었다. 하지만 아동기 우울장애 환자의 HPT 축 이상에 대해서는 아직 밝혀지지 않았다.

3) 신경 영상학적 연구

아동청소년기 우울장애 환자를 대상으로 한 MRI 연구에서 외측 뇌실 비대칭성의 역전과 좌측 전부 기저핵의 비정상적인 신호 강도가 관찰되었다(Hendren et al., 1991). 최근의 한 연구에서는 우울증 아동청소년에서 편도체의 크기가 감소되어 있음을 보고하였다(Rosso et al., 2005). Thomas 등(2001)이 시행한 우울장애, 불안장애, 정상 아동청소년의 비교연구에서는 불안장애에서 공포 반응을 보이는 얼굴 표정에 대하여 편도체의 활성도가 증가하는 반면, 우울장애에서는 편도체의 활성도가 감소하는 것을 관찰하였다. 최근의 뇌영상 연구들을 종합할 때, 보상 반응의 장애, 정서에 대한 인지 조절의 결함, 부정적 정서 자극에 대한 선택적 주의, 부정적이고 반추적인 자기성찰 등과 관련한 신경 회로들이 관찰되고 있다(Thapar et al., 2022).

2. 정신사회적 이론

1) 부모-자녀 관계 모델/부모의 우울장애

이 모델에서는 우울장애를 부모-자녀 관계의 문제에서 초래되는 것으로 본다. 또한 기분장애 아동청소년의 부모 중에는 정동문제를 갖는 경우가 많은데, 이러한 부모 슬하에서 자란 아동청소년은 학대와 방임을 당하는 일이 많고, 스트레스에 대한 취약성이 높다고 알려졌다. 부모의 우울증의 심한 정도와 만성도는 아동청소년의 적응장해 및 정신질환과 연관되며, 자녀에서 가장 흔하게 관찰되는 질환은 우울장애, 주의력결핍 과잉행동장애$_{ADHD}$, 분리불안장애로 밝혀졌다.

2) 인지 왜곡 모델

이 모델에서는 자기 자신, 세계, 그리고 미래에 대한 부정적인 시각을 우울장애의 원인으로 본다. 일련의 연구들에서 아동청소년기 우울장애 환자들이 부정적인 사건에 대하여 선택적으로 관심을 기울이기 때문에 인지 왜곡과 자존심의 저하가 초래되고, 정상 아동청소년보다 부정적인 귀인을 하는 경우가 더 많다는 사실이 밝혀졌다. 최근의 연구들에서는 인지 왜곡이 있는 아동청소년에서 그렇지 않은 경우에 비해 스트레스 사건에 직면할 때 우울증이 발생할 확률이 더 높다고 보고하고 있으며, 이는 인지 왜곡이 우울증에 선행함을 지지하는 결과들이다(Garber et al., 2002; Lewinsohn et al., 2001).

3. 위험인자 연구

1) 긍정 정서와 보상

긍정 정서는 보상에 대한 기대와 기쁨, 쾌락을 경험할 수 있는 능력을 뜻한다. 우울증 아동청소년은 보상에 잘 반응하지 않고 긍정 정서 수준이 낮은 것으로 보고되었다(Silk et al., 2007). 또한 우울증 아동청소년은 보상 과제 수행 시 보상 가능성이 높은 것을 선택하는 경향이 낮으며, 보상과 관련한 뇌영역의 활성도가 낮은 것으로 관찰되었다(Forbes et al., 2007). 낮은 수준의 긍정 정서 및 보상 지향성은 우울증의 발병과 재발을 예측하는 것으로 보고되었다(Forbes et al., 2006b).

2) 정서 조절

정서 조절은 ① 생리적 각성의 정도와 지속 기간, ② 정서 반응을 조절하는 전략의 두 가지 의미를 포함한다. 우울한 아동청소년은 얼굴 정서에 대한 편도체의 반응이 정상 아동청소년과 차이가 있는 것으로 보고되었다. 어머니에서 우울증이 일찍 발병한 경우 자녀에서 기저 호흡 심방세동이 낮고 좌절 반응으로서 심박수가 증가하는 것이 관찰되었다(Forbes et al., 2006a). 정서 반응 조절 전략과 관련해서는 우울증 부모를 지닌 자녀에서 주의 환기, 인지 전환, 긍정 기억과 같은 자원들을 잘 사용하지 못하는 것으로 보고되었다(Forbes et al., 2006a; Silk et al., 2006).

3) 아동기 부정 경험

아동기 학대와 방임은 우울증의 위험을 증가시킨다. 아동기 학대의 경험은 우울증의 이른 발병, 낮은 치료반응률, 우울증의 잦은 재발 등과 연관되는 것으로 알려져 있다(Molnar et al., 2001; Barbe et al., 2004). 그렇지만 아동기 학대를 부모의 기분장애, 부모의 양육 기능, 가정환경 등과 같은 연관된 인자들로부터 구분하여 우울증에 대한 독립적인 영향을 관찰하는 것은 쉽지 않다.

예후

아동청소년기 우울장애 환자의 90% 이상이 주요우울삽화에서 1~2년 이내에 회복되지만, 성인과 마찬가지로 증상의 재발(새로운 우울 삽화의 발생)이 매우 잦은 것으로 나타났다(Emslie et al., 1997). 성인 우울장애에서는 예방적인 약물치료가 재발률을 감소시키는 것으로 나타났지만, 이러한 효과가 아동청소년에서도 유효한지에 대해서는 아직까지 명확히 밝혀지지 않았다. 아동기에 우울장애 진단을 받은 환자를 청소년기와 성인기까지 추적했을 때 우울 증상의 빈도, 자살시도, 양극성장애의 발병률이 일반인구에 비해 높고, 사회 적응문제 역시 많았다는 보고(Weissman et al., 1999)를 고려할 때 아동기에 나타나는 우울장애가 단순히 발달과정 중의 일시적 현상이 아니라, 성인기까지 지속되는 만성적인 질환일 가능성이 추정된다. 우울장애에 환각이나 망상과 같은 정신병 증상이 동반된 경우는 추적 관찰 시 양극성장애의 강력한 예측인자임이 보고되었다. 특히 양극성장애의 가족력이 있는 경우 이에 해당되었다(Birmaher et al., 1996).

진단 및 감별

1. 진단

DSM-5에는 파괴적 기분조절부전장애$_{\text{DMDD}}$, 월경전불쾌장애와 같은 우울장애들이 공식적인 진단으로 추가되었다. DSM-IV의 기분부전증은 만성 주요우울장애와 함께 DSM-5에서는 지속우울장애에 포함되었다. DSM-IV에서 우울장애와 양극성장애를 기분장애 내에서 서술하였던 것과 다르게, DSM-5에서는 우울장애와 양극성 및 관련 장애를 서로 독립된 장으로 구분하여 서술하고 있다.

주요우울삽화에서 세 가지 이상의 조증 증상이 있으면서 조증 삽화를 만족시키지 못하는 경우에는 '혼재성 양상 동반'으로 기술하게 되었다. 이렇게 주요우울장애의 삽화에 혼재성 양상을 포함시킨 것은 우울증이라는 질환이 양극성스펙트럼 내에 존재할 가능성이 높음을 시사한다. 그렇지만 이전에 조증이나 경조증의 삽화가 없었던 경우라면 주요우울장애의 진단은 유지된다. 주요 대상의 사망 이후 우울 증상이 2개월 이내로 지속되는 경우 적용한 사별 제외 기준은 DSM−5에서는 제외되었다.

결론적으로 DSM−5의 우울장애에는 파괴적 기분조절부전장애, 주요우울장애, 지속우울장애, 월경전불쾌장애, 물질/약물유도우울장애, 다른 신체 상태에서 비롯된 우울장애, 기타 특정 우울장애, 특정되지 않은 우울장애의 진단들이 포함되어 있다.

주요우울삽화로 진단하기 위해서는 아홉 가지 주요 증상 항목 중 5개 이상이 적어도 2주 이상 지속되어야 하는데, 아동의 경우 우울한 기분 대신에 과민성으로, 체중 감소 대신에 기대되는 체중 증가의 실패로 변경 적용할 수 있다. 주요우울장애로 진단하기 위해서는 주요우울삽화가 존재해야 하며 분열정동장애, 조현병, 조현형 장애, 망상장애, 또는 특정되지 않은 정신병에 의한 것이 아니어야 한다. 임상 경과 중 조증이나 경조증 삽화가 한 번이라도 있으면 진단될 수 없다. DSM−5에서는 현재 또는 최근 삽화의 심한 정도와 임상 양상(불안/고통, 혼재성, 멜랑콜리아, 비전형, 기분과 일치하는 정신증, 기분과 일치하지 않는 정신증, 긴장증, 출산 전후 시작, 계절성)을 구체적으로 파악할 수 있도록 별도의 표기방식을 채용하고 있다. 지속우울장애(기분부전증)의 진단을 위해서는 과민하거나 우울한 기분이 1년 이상 지속되어야 하고 증상이 없는 기간이 2개월 이상 되어서는 안 된다.

2. 평가 도구

아동청소년기 우울장애의 평가 도구로는 진단을 위한 구조화된 면담 도구와 증상의 심각성을 평가하기 위한 임상가용 평가 도구, 부모 보고형/자기 보고형 평가 척도들이 있다.

1) 진단을 위한 구조화/반구조화된 면담 도구

Kiddie Schedule for Affective Disorders and Schizophrenia$_{K\text{-}SADS}$(Kaufman et al., 1997, 2016)는 6~17세 범위의 아동과 청소년을 위해 개발된 반구조화된 면담 도구로 성인용 SADS를 기초로 해서 제작되었다. 내용은 일차적인 우울 증상 및 이와 연관된 특성, 신체 증상, 신경증적 증상, 품행장애, 정신병적 장애와 연관된 항목들과 행동 관찰을 기초로 평정하는 문항들(예: 표정, 감정, 주의집중력, 행동 등)로 구성되어 있다.

Diagnostic Interview for Children$_{DISC}$(Shaffer et al., 2004)는 6~18세 범위의 아동과 청소년의 정신병리에 대한 역학 조사를 위해 National Institute of Mental Health$_{NIMH}$에서 개발한 구조화된 면담집이다. 부모용과 아동용으로 나누어져 있으며, 아동의 행동과 증상, 발병 시기, 지속 기간, 심각성, 그리고 장해의 정도를 평가하기 위한 문항으로 구성되어 있다.

2) 우울 증상의 심각성을 평가하기 위한 임상가용 평가 척도

Children's Depression Rating Scale-Revised$_{CDRS\text{-}R}$은 Hamilton Depression Rating Scale을 기초로 6~17세 아동청소년의 우울장애의 유무와 심각성을 측정하기 위해 개발된 임상가용 척도이다. 17문항 중 14문항은 아동청소년의 보고를 기초로 평가하게 되며, 나머지 3문항은 면담 동안의 행동 관찰을 기초로 하여 임상가가 평가하도록 되어 있다. 최근 한국어판의 신뢰도와 타당도가 검증되었고 요인 분석이 시행되었다(Kim et al., 2018).

3) 자가 보고/부모 보고형 평가 척도

Patient Health Questionnaire-9$_{PHQ\text{-}9}$은 미국소아청소년과학회에서 추천하는 우울증 선별 도구로 12~18세의 청소년에게 연 1회 선별하는 것을 권장하고 있다(Miller & Campo, 2021; Thapar et al., 2022).

Children's Depression Inventory$_{CDI}$는 Beck Depression Inventory를 아동의 연령에 맞게 변형시킨 것으로 7~17세의 아동청소년에게 실시할 수 있다. 국내에서는 조수철과 이영식(1990)이 한국형 CDI를 표준화하여 신뢰도와 타당도를 검증한 바 있다.

Mood and Feelings Questionnaire$_{MFQ}$는 아동과 청소년을 위한 자가보고형 및 부모보고형을 갖추고 있으며, 우울장애를 불안장애나 품행장애로부터 잘 구별해 내는 것으로 보고된다. 한국어판의 신뢰도와 타당도가 최근 검증되었다(Kim et al., 2020).

3. 감별진단과 공존질환

1) 신체적인 질환 및 약물(또는 물질)

우울 증상을 발생시킬 수 있는 의학적 상태에 대한 충분한 평가가 이루어져야 하며, 이 과정에서 소아청소년과 의사의 협조가 필요할 수 있다. 우울장애와 유사한 임상 양상을 보이는 기질적 원인으로는 감염, 약물, 빈혈, 갑상선 기능저하증, 종양, 신경학적 질환 등이 있다(Miller & Campo, 2021).

2) 정신의학적 상태

정신질환들을 배제하기 이전에 현재 보이고 있는 증상들이 환자의 발달학적 수준에 비추어 정상인지, 비정상적인지를 먼저 평가해야 한다. 영유아나 걸음마 시기의 아동이 우울해 보이거나 기운이 없고, 체중이 늘지 않을 때는 학대나 방임에 의하여 성장이 멈춘 것이 아닌지를 의심해 보아야 한다. 학령전기 아동에서는 분리불안장애, 우울한 기분을 동반한 적응장애를 고려해야 하며, 학령기 아동청소년에서도 역시 우울한 기분을 동반한 적응장애와의 감별진단이 가장 중요하다. 적응장애의 경우 우울 증상이 존재하기는 하지만, 우울장애의 진단기준을 충족시키는 정도는 아니어야 한다. 또한 불안장애에서도 우울 증상이 동반될 수 있으므로 주요 문제의 양상을 자세히 알아보아야 한다. 아동기 조현병은 그리 흔하지 않지만, 정신증적 증상이 동반되는 우울장애의 경우 감별진단으로 고려해야 한다.

3) 공존질환

아동청소년기 우울장애는 다른 정신의학적 문제가 동반되어 나타나는 경우가 많다. 가장 흔한 공존질환으로는 ADHD, 품행장애, 불안장애 등이 있다. 불안장애는 우울증을 비롯한 기분장애의 전구증상으로 나타나는 경우가 자주 있다. 이러한 공존질환들은 치료 반응에 영향을 미친다.

치료

아동청소년기 우울장애에 대한 치료 전략을 수립할 때는 환자의 생물학적 기질, 유전적 취약성, 인지-정서 발달의 수준, 가정환경 등 다양한 요소를 포함한 다각적인 접근방식이 필요하다. 치료의 일차적인 목표는 우울 삽화의 기간을 단축시키고, 재발을 방지하고, 우울 삽화로 인한 장해의 정도를 감소시키는 것이다. 구체적으로 급성기의 치료 목표는 치료 반응(우울 증상이 50% 이상 감소)에 도달하는 것이고 이상적으로는 증상관해(2주 이상으로부터 2개월까지 우울 증상이 없거나 미미한 경우)를 이루는 것이다. 유지치료의 목표는 치료 반응을 공고히 하고 재발을 예방하는 것이다. 치료의 궁극적인 목표는 회복인데 이는 2개월 이상 우울 증상이 없는 상태로 정의된다(Maalouf & Brent, 2012).

1. 입원치료

아동청소년이 심각한 수준의 자살 사고 및 행동, 또는 자기파괴적 충동과 행동을 보이는 경우, 기타 약물 남용 및 의존이 동반된 경우에는 입원치료를 요한다. 또한 심한 불면증, 심한 초조, 갑작스런 감정의 폭발, 절망감 등으로 인해 학교나 가정에서의 적응에 심각한 장해를 초래하는 경우, 환아에 대한 사회적 지지체계가 심각한 정도로 손상된 경우에도 입원을 고려해 보아야 한다.

2. 정신사회적 치료

1) 인지행동치료Cognitive-Behavioral Treatment: CBT

CBT에서는 우울장애 아동청소년에서 발견되는 인지적인 왜곡과 결함을 발견하고 교정하는 데 중점을 둔다. 아동청소년을 대상으로 한 CBT에서 치료자는 보다 적극적인 역할을 맡게 된다. 치료자는 문제해결을 위한 협력자로서의 역할을 하게 되며, 아동청소년이 스스로 자신의 생각과 행동을 모니터하고 기록하도록 돕는다.

2) 대인관계 중심 정신치료Interpersonal Psychotherapy: IPT

IPT는 우울장애가 대인관계의 맥락에서 발생한다는 가정에 기반하고 있으며, 대인관계의 개선이 우울 증상을 해소하는 데 도움을 준다는 이론적 · 경험적 지식에 기반한다. IPT는 단기 치료의 형식을 가지며, 애도, 대인관계 갈등, 역할 변화, 대인관계 결함 및 편부모 가정문제 등 다섯 가지 영역에 대해 탐색하게 된다.

3) 가족치료

아동청소년기 우울장애에서 사용되는 가족치료방법은 크게 두 가지로 나뉘는데, 첫 번째는 아동의 치료와 병행해서 부모를 치료과정에 참여시키는 것으로, 이 기간 동안 아동청소년이 새로운 기술을 학습하는 것을 부모가 촉진시키도록 돕는 방식이다. 두 번째 방식은 부모와 아동청소년의 통합치료로서 1차적인 목표는 치료 시간 동안에 가족의 의사소통 방식과 문제해결방법을 수정하는 것이다. 현재까지 아동기 우울장애에서 가족치료의 효과를 무작위 통제방법을 이용하여 연구한 것은 없고, 청소년 우울장애 환자들을 대상으로 한 연구에서도 가족치료가 개인 치료에 비해 유의한 치료 효과를 갖는다는 것을 증명하지 못하였다.

4) 기타 치료방법

(1) 사회 기술 훈련

우울장애 아동청소년은 사회성 결핍으로 인한 대인관계의 문제를 갖고 있는 경우가 많은데, 이러한 문제는 우울 증상을 악화시키고, 절망감과 소외감을 야기한다. 따라서 집단치료로 이루어지는 사회 기술 훈련을 통해 역할 놀이, 문제해결 기법, 의사소통과 자신감 훈련, 자기통제와 갈등 해소를 위한 전략 등을 적용함으로써 적응을 도와 줄 수 있다.

(2) 부모교육

부모교육의 주요 내용은 자녀의 문제 행동을 조절하는 방법, 긍정 또는 부정 강화를 사용하는 법, 자녀와의 의사소통방법 등이 있다. 우울장애 아동청소년의 문제에 대해 부모는 지나친 죄책감을 갖거나 주위 환경의 탓으로 돌리는 경우가 많으므로 부모들에게 우울장애가 아동청소년이나 부모의 잘못으로 인해 생기는 것이 아닌 생물학적인 상태임을 설명할 필요가 있다.

(3) 학교와의 협조

우울 증상은 흔히 학업 수행의 저하를 동반하며 학교에서의 스트레스나 학업의 부담이 우울 증상을 악화시킬 수도 있다. 따라서 학교 상황을 조절해 줌으로써 스트레스를 경감시켜 줄 필요가 있다. 예를 들면, 오전 수업만 출석하거나 보다 구조화된 교실 상황에서 수업하도록 하고, 컴퓨터, 전자계산기 또는 테이프로 녹음된 책 등을 사용하도록 허락해 줌으로써 학교 적응을 도울 수 있다.

3. 약물치료

약물치료를 시작하기 전에 목표 증상을 결정해야 하며, 부모와 아동에게 부작용, 증량 계획, 치료 효과가 나타나는 시기, 과용 시 위험 등에 대한 정보를 제공해야 한다. 약물치료를 시작하여 효과가 나타난 경우에는 우울장애의 재발을 방지하기 위해서 적어도 6개월 동안 모든 환자에게 지속치료를 시행해야 한다. 지속치료 기간 동안 증상이 없었다면 재발을 방지하기 위한 장기간의 유지치료를 할 것인가를 결정해야만 한다. 합병증이 없는 우울 삽화가 1회 있었던 환자의 경우, 미약한 정도의 삽화인 경우, 삽화 간의 간격이 상당히 긴 경우(예: 5년)는 유지치료가 필요하지 않을 수 있다. 하지만 2회 이상의 우울 삽화를 갖고 있는 아동의 경우 적어도 1~3년간의 유지치료를 받는 것이 바람직하며, 정신병적 증상, 심각한 장해, 심각한 자살행동을 동반한 재발성 삽화를 경험했거나 치료불응성인 경우, 3회 이상의 삽화를 경험한 경우에는 더 오랜 기간 동안, 필요시 평생에 걸친 유지치료를 받아야 한다. 아동기 우울장애의 치료약제로 미국 FDA의 승인을 받은 항우울제는 현재로서는 fluoxetine이 유일하다. fluoxetine을 제외한 항우울제의 효과는 아동에서 청소년에 비해 낮은 것으로 보고된다. 청소년기 우울장애에서는 escitalopram이 승인을 받았다. 대부분의 항우울제의 반감기가 아동에서 청소년에 비해 짧은 것으로 나타나기에 아동에서 치료 반응을 보이기 위해서는 더 많은 용량의 항우울제가 필요할 수 있다. 어린 연령에서 항우울제를 사용하는 것이 조증의 위험성을 높인다는 보고도 있다.

1) 선택적 세로토닌 재흡수 억제제SSRI

미국 소아청소년 정신과학회에서 발간한 지침서(AACAP, 1998)에서 SSRI는 아동청소년기 우울장애의 1차 선택 약물로 추천되고 있으며, 그 이유로는 우수한 치료 효과와 비교적 안전한 부작용, 과용량 복용 시 낮은 치사율, 복용의 편이성(일일 1회) 등을 들고 있다. 가장 많이 사용되고 있는 fluoxetine의 경우 이중 맹검-위약 통제 연구를 통해 치료 효과가 입증되었고, 이러한 치료 효과가 장기적으로 유지된다고 알려졌다(Emslie et al., 1998). 최근의 메타연구에서도 아동청소년기 우울장애에서의 fluoxetine의 치료 효과가 확인되었는데, 다른 SSRI들에서는 증명되지 못하였다(Bridge et al., 2007). 그렇지만 진료현장에서는 sertraline, fluvoxamine, citalopram, escitalopram 등의 SSRI들이 자주 처방된다.

일반적으로 SSRI의 치료 효과가 나타나는 데에는 4~6주가 걸리기 때문에 치료적 용량을 적어도 4주 동안 복용해야 한다. 4주가 지난 후에도 반응이 나타나지 않으면 치료방법의 수정(증량, 약물 변경)을 고려해야 하며, 만일 4주 내에 호전이 나타났다면 이 용량으로 적어도 6주까지는 지속해야 한다. SSRI는 비교적 평탄한 용량-반응 곡선을 보이기 때문에 최소한의 효과적 용량으로 최대한의 임상적인 호전을 얻을 수 있다. SSRI 복용 시에 나타나는 부작용은 약물 종류와 무관하게 유사하며, 용량 의존적이고 시간 경과에 따라 감소된다. SSRI는 '행동 활성'을 일으켜서 약물을 복용한 아동청소년이 충동적이거나 부적절하거나 초조한 행동 등을 나타낼 수 있다. 다른 부작용으로는 위장관 증상, 안절부절못함, 다한, 두통, 정좌불능증, 식욕 및 수면장애가 있다.

2) 삼환계 항우울제Tricyclic Antidepressants: TCA

현재 아동기 우울장애의 치료에서 TCA는 1차 선택 약물에서 제외되었다. 그 이유는 효과 부족과 부작용에 의한 우려 때문이다. 하지만 일부 환자들의 경우 다른 약물들에 비해 TCA에 대해 보다 우수한 반응을 보이기도 한다(AACAP, 1998). 아동기 우울장애에 대한 치료 효과가 가장 많이 연구된 약물은 imipramine, amitriptyline, nortriptyline 등이다.

3) 기타 항우울제

아동청소년기 우울장애에서 위약에 비해 효과가 있다고 알려진 SSRI가 아닌 약제들로는 nefazodone과 venlafaxine이 있다(Maalouf & Brent, 2012). 하지만 이 약제들은 아동청소년기 우울장애의 치료제로 FDA의 승인을 받지는 못하였다. nefazodone은 간 독성의 위험 때문에 사용되지 않고 있다. venlafaxine은 청소년에서는 위약에 비해 효과를 보였지만, 아동에서는 효과를 보이지 못하였다.

4) 치료 부작용으로서의 자살

최근에 무작위 임상시험들을 대상으로 시행한 메타분석에서는 항우울제가 자살 관련 사건의 위험을 1.5배 정도 높이는 것으로 보고하였다(Bridge et al., 2007). 항우울제로 치료받은 우울증 환자의 3%, 위약을 투여받은 경우의 2%에서 자살사고/자살시도가 발생하였다. 자살 관련 사건의 대부분은 자살사고였고, 아동을 대상으로 시행한 연구들에서는 실제 자살이 보고되지 않았다. 치료 전의 자살사고수준이 높고, 우울 증상이 심각하며, 가족 내 갈등이 있고, 약물/알코올을 사용하는 경우들이 치료 부작용으로서의 자살을 예측하는 인자들로 보고되었다. 자살 관련 사건의 대부분은 치료 시작 후 3~5주 사이에 나타났고, 치료에 반응하지 않는 군에서 흔하였다.

5) Electroconvulsive therapyECT

ECT는 일반적으로 세 가지 이상의 항우울제 치료에 실패한 심한 우울증, 특히 정신병적 증상이 동반된 우울증이나 조증의 병력이 있을 때 권장된다(Thapar et al., 2022). 아동청소년기 우울장애 환자에서의 사용 지침이나 치료효과, 부작용에 대한 체계적인 연구결과는 없는 실정이다.

6) 광선치료

광선치료는 아동기 계절성 우울장애에 효과적이다(Swedo et al., 1997). 가장 널리 사용되는 방법은 환자의 얼굴에서 약 30cm 떨어진 곳에 1000 lux의 광선 상자를 두고 하루에 30분씩 비추게 하는 것이다. 호전 정도가 만족스럽지 않은 경우 치료 시간을 1시간으로 늘릴 수 있으며, 아침시간에 치료를 하는 것이 더 효과적이다(AACAP, 1998).

7) 치료 예측인자

우울 증상의 심각도, 공존질환, 그리고 가족 내 갈등들이 SSRI 치료저항성과 관련이 있는 것으로 보고된다. 무쾌감증이나 수면장애와 같은 증상들도 약물치료나 병합치료(약물치료+인지행동치료)의 낮은 반응률과 연관된다. 가족 내 갈등, 학대 경험, 모의 현재 우울증 등은 인지행동치료에 대한 낮은 반응률을 예측한다(Brent & Maalouf, 2009).

결론 및 요약

현재까지 연구결과를 종합해 볼 때, 아동청소년기 우울장애는 성인기 우울장애와 발달학적 연속성을 갖는 질환으로 생각된다. 그 근거로는, 첫째, 소아, 청소년, 성인의 우울증이 임상적으로 유사하다는 점, 둘째, 성인기 주요우울장애 중 청소년기에 발생하는 경우가 많다는 점, 셋째, 아동기에 시작된 우울장애를 장기 추적한 결과 성인기에서의 재발률이 매우 높았다는 점, 마지막으로 가족연구 등 유전학적인 연구에서 우울장애를 가진 아동청소년의 친척에서 우울장애의 발병률이 높다는 점 등을 들 수 있겠다. 아동청소년기 우울장애를 평가하기 위해서는 아동청소년의 발달학적 단계에 따른 증상 발현의 차이를 고려해야 하며, ADHD, 품행장애, 불안장애 등과의 감별진단을 위하여 주의 깊은 병력청취와 경과에 대한 관찰이 이루어져야 한다. 성인기 우울장애에 대한 연구들과 비교할 때, 현재까지 아동청소년기 우울장애의 원인 및 위험인자, 다양한 치료방법의 효과와 안정성에 대한 장기적이며 통제된 연구가 부족하기 때문에 향후 이 방면에 대한 연구들이 보다 활발하게 이루어져야 하겠다.

파괴적 기분조절부전장애

Disruptive Mood Dysregulation Disorder: DMDD

개념, 정의 및 역사

DMDD는 만성적이고 심하며 지속적인 과민함irritability이 핵심 증상인 질환이다. 심한 과민함은 두 가지 특징적 임상현상으로 나타나는데, 하나는 잦은 분노 발작이며 다른 하나는 분노 발작 사이에 존재하는 만성적이며 지속적인 과민함이나 화가 나 있는 기분 상태이다. 이 진단은 만성적이고 지속적인 과민함을 보이는 아동을 양극성장애로 진단하는 경향에 대한 우려와 함께 이러한 증상군을 보이는 아동들에 대하여 적절한 분류와 치료방침을 마련하기 위하여 제안되었다.

DSM-5에 추가된 이 진단과 관련하여 그동안 논란이 지속되었던 것은 이 진단을 사용한 기존의 연구가 없었다는 것에서 비롯된다. 이 진단에 대한 과학적 근거를 마련한 연구들은 이 진단과 관련된, 그렇지만 일치하지는 않는 심각한 기분 조절부전Severe Mood Dysregulation: SMD에 대한 연구들이다. DMDD 진단기준을 최초로 적용한 Copeland 등(2013)의 연구에서 DMDD와 SMD가 같이 진단되는 비율이 39%임을 관찰한 것은 DMDD 진단에 대한 근거가 아직 부족함을 시사한다.

임상 특징 및 증례

아동의 발달수준에 맞지 않는 심하고 반복적인 분노 발작이 상황이나 자극 정도에서 현저하게 벗어나는 수준의 강도와 지속 기간을 지녀야 한다. 분노 발작은 평균적으로 1주일에 3회 이상 발생하여야 하며, 분노 발작 사이의 기분은 하루 중 대부분, 거의 매일, 지속적으로 과민하거나 화가 나 있는 상태이어야 한다. 이러한 증상들은 12개월 이상 존재하여야 하며, 증상이 없는 기간이 3개월 이상 되어서는 안 된다. 진단은 6~18세 사이에 내리며, 발병 연령은 10세 이전이다. 조증이나 경조증 삽화의 진단기준을 만족시킨 경우(지속 기간 제외)가 1일 이상 있었으면 이 진단을 내릴 수 없다. DSM-5의 진단기준에서 DMDD는 적대적 반항장애, 간헐적 폭발장애, 혹은 양극성장애와 공존할 수 없다. 주요우울장애, ADHD, 품행장애, 물질사용장애와 같은 진단들과는 공존할 수 있다. DMDD와 적대적 반항장애의 진단을 동시에 충족하는 경우에는 DMDD의 진단만을 내린다.

임상 특징과 관련한 동반질환 연구에서 DMDD는 우울장애, 불안장애와 같은 내재화장애 및 ADHD, 적대적 반항장애, 품행장애와 같은 외현화장애 등에 동반하는 것으로 보고된다. 특히 적대적 반항장애와의 동반 유병률이 매우 높은 것으로 보고된다. Copeland 등(2013)의 연구에서는 학령기 적대적 반항장애의 25%에서 DMDD의 진단기준을 충족하는 것으로 관찰되었고[Odds Ratio(OR): 53-103], Axelson 등(2012)이 정신과 치료를 위하여 병원에 의뢰된 아동들을 대상으로 시행한 연구에서는 적대적 반항장애의 58%가 DMDD의 진단을 만족하였고, Odds Ratio$_{OR}$은 69로 보고되었다. 임상적으로 적대적 반항장애가 기분문제와 파괴적 행동문제를 포함하는 다양한 표현

증례 >>>

8세의 초등학교 2학년 여아가 폭력적인 행동으로 학교와 학원에서 아이를 돌볼 수 없다는 평가를 받아 대학병원 소아청소년정신과를 방문하였다. 환아는 기질적으로 예민하고 활동량이 많은 아이였으며, 5세경 어린이집 등원 시작 시 분리불안과 이식증을 보였던 적이 있다. 6세에 유치원에 입학한 후에는 물건을 잘 챙기지 못하고, 기다리지 못하며 끊임없이 뛰어다니는 등 부주의하고 집중하지 못한다는 피드백을 받아 놀이치료를 시작하였으나 앉아서 놀이 시간을 가지는 것조차 어려워하였다. 초등학교 입학 후에도 착석이 어렵고 간헐적으로 짜증을 내서 소아정신과에 내원하여 ADHD 진단하에 정신자극제 약물치료를 시작하였으나 불면과 식욕 저하의 부작용으로 정신비자극제 약물로 변경하였다. 초등학교 1학년 겨울, 환아는 의도적으로 옷에 소변을 보고 특수교사의 관심을 받는 다른 아이들을 공격하기 시작했다. 이 무렵 환아는 온 몸에 멍이 든 상태로 등교하여 특수교사가 가정 폭력으로 신고를 하는 일이 있었고, 환모로부터 환아를 분리할 것을 요청하였으나 환아의 행동문제로 기관에서 수용할 수 없다는 이야기를 들었다. 부모 이혼 후 환모와 환아 둘이 같이 지내면서 잠시 증상이 누그러들었지만, 이듬해 3월 하루에도 서너 번씩 분노 폭발을 하고, 타인에게 뾰족한 물건을 던지거나 때리고 침을 뱉는 등의 행동문제가 점차 심해졌다. 그로 인해 보호병동에 입원하였으나 치료에 협조가 되지 않고 문제 행동이 지속되어 대학병원 소아청소년정신과에 입원하였다. 입원 직후에는 얌전하고 눈치를 보는 듯하였으나 이후 질문에 대답하지 않고 갑자기 소리를 지르는 등 행동문제가 다시 시작되고 학습, 프로그램 등을 거부하고 행동화하는 일이 잦는 등 치료에 비협조적이었다. 이에 대해 환아에게 risperidone 8 mg, depakote 500mg을 사용하면서 또래 환아와 어울리고 놀이하는 모습이 늘어나고 즐거워하는 모습을 보이기 시작하였으나, 여전히 주치의의 다른 환아를 경계하는 등 독점욕을 보였고, 친했던 환아가 퇴원하자 다시 화난 기분 상태를 자주 보이는 등 예민함이 증가되었다. 이에 대해 lithium 600mg 추가하면서 예민함이 감소하였다. 이후 methylphenidate 27mg, clonidine 2mg을 사용하면서 감정 조절의 어려움은 지속되었으나 샤워, 오전 시간 학습 등 프로그램 참여와 집중은 또래 수준으로 기능이 회복되었다.

형을 보인다는 것을 고려할 때, DMDD와 적대적 반항장애가 서로 다른 독립적인 질환인지, 하나가 다른 하나에 포함될 수 있는 질환인지 등에 대해 향후 연구가 이루어져야 하겠다.

진단기준

표 15-2 파괴적 기분조절부전장애의 DSM-5-TR 진단기준(APA, 2022)

A. 심각한 반복성 분노폭발이 언어로(예: 폭언), 그리고/또는 행동으로(예: 사람이나 재물에 대한 물리적 공격성) 나타나며, 상황이나 도발 자극에 비해 강도나 기간이 극도로 지나치다.

B. 분노폭발이 발달수준에 부합하지 않는다.

C. 분노폭발이 평균적으로 일주일에 3회 이상 발생한다.

D. 분노폭발들 사이의 기분이 거의 매일, 하루 중 대부분 지속적으로 과민하거나 화가 나 있으며, 타인(예: 부모, 선생님, 또래)에 의해 관찰 가능하다.

E. 진단기준 A~D가 12개월 이상 존재한다. 그 시간 내내 진단기준 A~D에 해당하는 모든 증상이 없는 기간이 연속 3개월 이상 되지 않는다.

F. 진단기준 A와 D가 세 환경(즉, 가정에서, 학교에서, 또래와 함께) 중 최소 두 군데 이상에서 존재하며 최소 한 군데에서는 심각하다.

G. 이 진단은 6세 이전이나 18세 이후에 처음으로 진단될 수 없다.

H. 과거력이나 관찰에 의하면, 진단기준 A~E의 발병 연령은 10세 이전이다.

I. 조증 혹은 경조증 삽화에서 기간을 제외하고 증상 기준을 충족하는 분명한 기간이 1일 이상 지속되지 않는다.

주의점: 매우 긍정적인 사건이나 그 기대감의 맥락에서 일어나는 것처럼 발달상으로 적절한 기분 고조는 조증 혹은 경조증 증상으로 고려되지 않아야 한다.

J. 행동들은 주요우울장애의 삽화 중에만 나타나지 않고 다른 정신질환(예: 자폐스펙트럼장애, 외상후 스트레스장애, 분리불안장애, 지속성 우울장애)으로 더 잘 설명되지 않는다.

주의점: 이 진단은 적대적 반항장애, 간헐적 폭발장애, 양극성장애와 공존할 수 없으나, 주요우울장애, 주의력결핍 과잉행동장애, 품행장애, 물질사용장애를 포함하는 다른 장애와는 공존할 수 있다. 파괴적 기분조절부전장애와 적대적 반항장애 양자 모두의 증상 기준을 만족시키는 사람은 파괴적 기분조절부전장애 진단만 내려야 한다. 만약 조증이나 경조증 삽화를 경험한 적이 있다면 파괴적 기분조절부전장애의 진단을 내려서는 안 된다.

K. 증상이 물질의 생리적 효과나 다른 의학적 또는 신경학적 상태로 인한 것이 아니다.

역학

지역사회에서의 DMDD 유병률은 확실하지 않다. Copeland 등(2013)의 연구에서는 학령기 아동의 0.8~1% 정도, 학령전기 아동의 3.3% 정도에서 전체 진단기준을 충족시키는 것으로 보고하였다.

원인

현재까지 연구가 잘 이루어져 있지 않다. 아동기 양극성장애와 비교 시 가족 내 불안장애, 우울장애, 물질남용의 비율에는 차이가 없는 것으로 관찰되었다.

예후

DMDD 아동의 절반 정도에서 1년 후까지 진단기준을 충족한다. 양극성장애로 이행하는 비율은 매우 낮다. 대신 성인기에 우울 및 불안 장애가 발병할 위험이 높은 것으로 알려져 있다.

진단 및 감별

1. 감별진단

1) 양극성장애

임상 경과를 추적 관찰해야지만 구분이 가능하다. 양극성장애는 삽화가 있지만 DMDD는 그렇지 않고 증상이 지속된다. 기분 고조 혹은 팽창, 과대사고가 있는 경우에는 양극성장애를 시사한다.

2) 적대적 반항장애

DMDD의 기분 증상은 ODD에서 지극히 드물게 나타난다. DMDD에서 우울 및 불안 장애의 위험이 높은 것도 두 질환의 감별점이다.

3) 간헐적 폭발장애

분노 발작 사이의 지속적인 기분 문제가 간헐적 폭발장애에서는 관찰되지 않는다. DMDD에서는 주요 증상이 12개월 이상 존재하는 경우 진단할 수 있는 반면, 간헐적 폭발장애는 주요 증상이 3개월 이상 있으면 진단할 수 있다.

치료

DMDD에 대한 치료 지침은 아직까지 없는 실정이다. 약물치료로 과민함과 공격성을 치료하기 위해 risperidone이나 aripiprazole과 같은 비정형항정신병약물을 사용한다(Bruno et al., 2019). Methylphenidate는 ADHD에 동반된 공격성을 감소시키는 데 효과가 있으며, 치료 효과가 충분하지 못할 때는 risperidone을 병합하기도 한다. Lithium과 같은 기분조절제도 공격성의 치료에 사용한다. 비약물치료에는 행동치료와 부모훈련이 중요한 요소로 포함된다. 변증법적 행동치료가 청소년 전기의 아동에게 효과가 있다는 연구결과가 최근 보고되었다(Perepletchikova et al., 2017).

결론 및 요약

DMDD에 대한 과학적 근거는 부족하지만 만성적으로 과민한 기분을 보이는 아동들을 독립된 집단으로 구분하여 연구를 하겠다는 취지는 주목할 만하다. 이는 최근 NIMH에서 시도하는 범주보다는 차원을 측정하는 것을 중시하는 Research Domain Criteria$_{RDoC}$ 접근법을 따르고 있는 것으로 볼 수 있겠다(Ryan et al., 2013). ICD-11에서는 ODD에 '만성적인 과민함과 분노가 동반된' 명시자를 포함하여 DMDD를 정의하고자 하였다(Bruno et al., 2019). 이렇듯 DMDD는 아직까지 논쟁이 많은 진단이며 향후의 진단체계에서 이 질환을 어떻게 정의하고 다룰지는 계속 주목해야 하겠다.

참고문헌

조수철, 이영식(1990). 한국형 소아 우울척도의 개발. 신경정신의학 2. 138-149.

American Academy of Child and Adolescent Psychiatry. (1998). Practice parameters for the assessment and treatment of children and adolescents with depressive disorders. *J Am Acad Child Adolesc Psychiatry, 37*(suppl), 63S-83S.

American Psychiatric Association. (2013). *Diagnostic and statistical manual of mental disorders* (5th ed.). Arlington, VA: American Psychiatric Association.

American Psychiatric Association. (2022). *Diagnostic and statistical manual of mental disorders* (5th ed., text revision). Washington, DC: American Psychiatric Association Publishing.

Axelson, D., Findling, R. L., Fristad, M. A., Kowatch, R. A., Youngstrom, E. A., Horwitz, S. M., Arnold, L. E., Frazier, T. W., Ryan, N., Demeter, C., Gill, M. K., Hauser-Harrington, J. C., Depew, J., Kennedy, S. M., Gron, B. A., Rowles, B. M., & Birmaher, B. (2012). Examining the proposed disruptive mood dysregulation disorder diagnosis in children in the Longitudinal Assessment of Manic Symptoms study. *J Clin Psychiatry, 73*, 1342-1350.

Barbe, R. P., Bridge, J., Birmaher, B., Kolko, D. J., & Brent, D. A. (2004). Lifetime history of sexual abuse, clinical presentation, and outcome in a clinical trial for adolescent depression. *J Clin Psychiatry, 65*, 77-83.

Birmaher, B., Ryan, N. D., Williamson, D. E., Brent, D. A., Kaufman, J., Dahl, R. E., Perel, J., & Nelson, B. (1996). Childhood and adolescent depression: A review of the past 10 years. Part I. *J Am Acad Child Adolesc Psychiatry, 35*, 1427.

Birmaher, B., Dahl, R. E., Williamson, D. E., Perel, J. M., Brent, D. A., Axelson, D. A., Kaufman, J., Dorn, L. D., Stull, S., Rao, U., & Ryan, N. D. (2000). Growth hormone secretion in children and adolescents at high risk for major depressive disorder. *Arch Gen Psychiatry, 57*, 867-872.

Bridge, J. A., Iyengar, S., Salary, C. B., Barbe, R. P., Birmaher, B., Pincus, H. A., Ren, L., & Brent, D. A. (2007). Clinical response and risk for reported suicidal ideation and suicide attempts in pediatric antidepressant treatment: A meta-analysis of randomized controlled trials. *JAMA, 297*, 1683-1696.

Bruno, A., Celebre, L., Torre, G., Pandolfo, G., Mento, C., Cedro, C., Zoccali, R. A., & Muscatello, M. R. A. (2019). Focus on disruptive mood dysregulation disorder: A review of the literature. *Psychiatry Res, 279*, 323-330.

Copeland, W. E., Angold, A., Costello, E. J., & Egger, H. (2013). Prevalence, comorbidity, and correlates of DSM-5 proposed disruptive mood dysregulation disorder. *Am J Psychiatry, 170*, 173-179.

Dahl, R. E., Birmaher, B., Williamson, D. E., Dorn, L., Perel, J., Kaufman, J., Brent, D. A., Axelson, D. A., & Ryan, N. D. (2000). Low growth hormone response to growth hormone-releasing hormone in child depression. *Biol Psychiatry, 48*, 981-988.

Emslie, G. J., Rush, A. J., Weinberg, W. A., Gullion, C. M., Rintelmann, J., & Hughes, C. W. (1997). Recurrence of major depressive disorder in hospitalized children and adolescents. *J Am Acad Child Adolesc Psychiatry, 36*, 785-792.

Emslie, G. J., Rush, A. J., Weinberg, W. A., Kowatch, R. A., Carmody, T., & Mayes, T. L. (1998). Fluoxetine in child and adolescent depression: Acute and maintenance treatment. *Depress Anxiety, 7*, 32-39.

Forbes, E. E., Fox, N. A., Cohn, J., Galles, S., & Kovacs, M. (2006a). Children's affect regulation during a disappointment: Psychophysiological responses and relation to parent history to parent history of depression. *Biological Psychiatry, 71*, 264-277.

Forbes, E. E., May, C., Siegle, G. J., Ladouceur, C. D., Ryan, N. D., Carter, C. S., Birmaher, B., Axelson, D. A., & Dahl, R. E. (2006b). Reward-related decision-making in pediatric major depressive disorder: An fMRI study. *J Child Psychol Psychiatry, 47*, 1031-1040.

Forbes, E. E., Shaw, D. S., & Dahl, R. E. (2007). Alterations in reward-related decision making in boys with recent and future depression. *Biol Psychiatry, 61*, 633-639.

Garber, J., Keiley, M. K., & Martin, C. (2002). Developmental trajectories of adolescents' depressive symptoms: Predictors of change. *J Consult Clin Psychol, 16*, 347-360.

Hendren, R. L., Hodde-Vargas, J. E., Vargas, L. A., Orrison, W. W., & Dell, L. (1991). Magnetic resonance imaging of severely disturbed children: A preliminary study. *J Am Acad Child Adolesc Psychiatry, 37*, 512-518.

Kaufman, J., Birmaher, B., Brent, D., Rao, U., Flynn, C., & Moreci, P. (2016). *Schedule for affective disorders and schizophrenia for school aged children: Present and lifetime version for DSM-5* (K-SADS-PL DSM-5). Western psychiatric institute and Yale University.

Kaufman, J., Birmaher, B., Brent, D., Rao, U., Flynn, C., Moreci, P., Williamson, D., & Ryan, N. (1997). Schedule for affective disorders and schizophrenia for School-age children-present and lifetime version (K-SADS-PL): Initial reliability and validity data. *J Am Acad Child Adolesc Psychiatry, 36*, 980-988.

Kim, H., Kim, K., & Kim, J. W. (2020). The reliability and validity of the Korean version of the mood and feelings questionnaire for depression in youth: A cross-cultural perspective. Child Psychiatry Hum Dev.

Kim, K. M., Nam, S., Choi, J. W., Jung, A. H., Hong, S. B., Kim, J. W., Kim, S. Y., Kim, E., & Kim, J. W. (2018). Psychometric properties and factor structures of the Korean version of children's depression rating scale-revised. *J Child Adolesc Psychopharmacol, 28*, 285-292.

Lewinsohn, P. M., Joiner, T. E., & Rohde, P. (2001). Evaluation of cognitive diathesis-stress models in predicting major depressive disorder in adolescents. *J Abnorm Psychol, 110*, 203-215.

Lu, W. (2019). Adolescent depression: National trends, risk factors, and healthcare disparities. *Am J Health Behav, 43,* 181-194.

Maalouf, F. T., & Brent, D. A. (2012). Child and adolescent depression intervention overview: What works, for whom and how well? *Child Adolesc Psychiatr Clin N Am, 21,* 299-312.

Miller, L., & Campo, J. V. (2021). Depression in adolesents. *N Engl J Med, 385,* 445-449.

Molnar, B. E., Buka, S. L., & Kessler, R. C. (2001). Child sexual abuse and subsequent psychopathology: Results from the national comorbidity survey. *Am J Public Health, 91,* 753-760.

Perepletchikova, F., Nathanson, D., Axelrod, S. R., Merrill, C., Walker, A., Grossman, M., Rebeta, J., Scahill, L., Kaufman, J., Flye, B., Mauer, E., & Walkup, J. (2017). Randomized clinical trial of dialectical behavior therapy for preadolescent children with disruptive mood dysregulation disorder: Feasibility and outcomes. *J Am Acad Child Adolesc Psychiatry, 56,* 832-840.

Perou, R., Bitsko, R. H., Blumberg, S. J., Pastor, P., Ghandour, R. M., Gfroerer, J. C., Hedden, S. L., Crosby, A. E., Visser, S. N., Schieve, L. A., Parks, S. E., Hall, J. E., Brody, D., Simile, C. M., Thompson, W. W., Baio, J., Avenevoli, S., Kogan, M. D., Huang, L. N., Centers for Disease Control and Prevention (CDC) (2013). Mental health surveillance among children-United States, 2005-2011. *MMWR Suppl, 2013,* 62, 1-35.

Rosso, I. M., Cintron, C. M., Steingard, R. J., Renshaw, P. F., Young, A. D., & Yurgelun-Todd, D. A. (2005). Amygdala and hippocampus volumes in pediatric major depression. *Biol Psychiatry, 57,* 21-26.

Ryan, N. D. (2013). Severe irritability in youths: Disruptive mood dysregulation disorder and associated brain circuit changes. *Am J Psychiatry, 170,* 1093-1096.

Ryan, N. D., Dahl, R. E., Birmaher, B., Williamson, D. E., Iyengar, S., Nelson, B., Puig-Antich, J., & Perel, J. M. (1994). Stimulatory tests of growth hormone secretion in prepubertal major depression: Depressed versus normal children. *J Am Acad Child Adolesc Psychiatry, 33,* 824-833.

Shaffer, D., Fisher, P., & Lucas, C. (2004). The Diagnostic Interview Schedule for Children (DISC). In M. J. Hilsenroth & D. L. Segal (Eds.), *Comprehensive handbook of psychological assessment, Volume 2: Personality assessment* (pp. 256-270). Hoboken, NJ: John Wiley & Sons.

Silk, J. S., Dahl, R. E., Ryan, N. D., Forbes, E. E., Axelson, D. A., Birmaher, B., & Siegle, G. J. (2007). Pupillary reactivity to emotional information in child and adolescent depression: Links to clinical and ecological measures. *Am J Psychiatry, 164,* 1873-1880.

Silk, J. S., Shaw, D. S., Skuban, E. M., Oland, A. A., & Kovacs, M. (2006). Emotion regulation strategies in offspring of childhood-onset depressed mothers. *J Child Psychol Psychiatry, 47,* 69-78.

Swedo, S. E., Allen, A. J., Glod, C. A., Clark, C. H., Teicher, M. H., Richter, D., Hoffman, C., Hamburger, S. D., Dow, S., Brown, C., & Rosenthal, N. E. (1997). A controlled trial of light therapy for the treatment of pediatric seasonal affective disorder. *J Am Acad Child Adolesc Psychiatry, 36,* 816-821.

Thapar, A., Eyre, O., Patel, V., & Brent, D. (2022). Depression in young people. *Lancet, 400,* 617-631.

Thomas, K. M., Drevets, W. C., Dahl, R. E., Ryan, N. D., Birmaher, B., Eccard, C. H., Axelson, D., Whalen, P. J., & Casey, B. J. (2001). Amygdala response to fearful faces in anxious and depressed children. *Arch Gen Psychiatry, 58,* 1057-1063.

Todd, R. D., & Botteron, K. N. (2002). Etiology and genetics of early-onset mood disorders. *Child Adolesc Psychiatr Clin N Am, 11,* 499-518.

Weissman, M. M., Wolk, S., Wickramaratne, P., Goldstein, R. B., Adams, P., Greenwald, S., Ryan, J. D., Dahl, R. E., & Steinberg, D. (1999). Children with prepubertal-onset major depressive disorder and anxiety grown up. *Arch Gen Psychiatry, 56,* 794-801.

제16장

소아정신의학

불안장애

Anxiety Disorder

심세훈

서론

불안장애는 소아에서 가장 흔한 정신장애이며 삶의 질이 저하되고, 우울증이나 사회적 비용 손실과 관련이 있다. 또한 소아 불안은 비만의 원인이 되기도 하다. 불안장애는 약물치료나 인지행동치료에 매우 잘 반응하지만 종종 인지되지 못하여 치료받지 못하는 경우가 많다. 불안장애가 치료되지 않은 채로 성장한다면 심각한 상태가 되어 기분장애, 약물남용, 파괴적 행동, 자살 및 학업 중단으로 이어질 수 있다.

불안은 미래에 나타날지도 모를 현실이나 상상의 위험에 대한 정서적·인지적·생리적 반응인 반면, 공포는 뱀을 보는 것과 같은 실제 위협에 직면했을 때 발생하는 반응이다. 불안과 두려움은 적응을 위한 감정으로 이를 통해 나중에 발생할 수 있는 어려움에 대한 적절한 준비를 가능하게 한다. 정상적인 불안 반응의 심각성은 직면된 사건의 크기와 기간, 아동의 대처 능력에 크게 좌우된다. 불안 반응이 너무 심해서 학업이나 가족과 또래 관계에서의 기능에 장해를 주거나 정신적 고통을 일으키면 불안은 임상적으로 '장애'로 간주된다. 다양한 소아 불안은 발달적으로 적절하며 예측 가능한 정도로 발생하는 것인지는 연령이나 사회문화적 맥락을 고려해야 한다. 분리불안과 낯가림 불안은 생후 8개월경에는 발달적으로 적절하며 증상은 일반적으로 2세경에 해소된다. 마찬가지로 학령전기 아동은 종종 어둠, 괴물, 높은 곳을 두려워하고 초등학생의 경우 폭풍우를 두려워하는 것이 일반적이다. 발달 면에서 적절한 걱정은 시간이 지남에 따라 사라지고 기능에 장해를 주지 않아 불안장애와 구별된다.

불안 반응은 행동이냐 운동이냐, 인지적이냐 주관적이냐 그리고 생리적이냐의 요소로 구성되어 있다(Lang, 1966). 행동 또는 운동 요소는 부정적인 자극을 만날 수 있는 상황을 회피하는 것이고 인지적 또는 주관적 구성요소는 미래의 사건에 대한 불안과 고통을 의미하며 종종 상황의 통제에 대한 어려움과 관련이 있다. 또한 인지는 발생할 가능성이 낮지만 아이는 가능성이 있다고 보는 최악의 시나리오를 의미한다. 생리학적으로 불안은 심박수 상승, 과호흡, 발한, 홍조 및 기타 신체 증상과 같은 자율신경계의 각성과 관련된다. 이 세 가지 반응 구성요소는 일반적으로 모든 불안장애에 나타난다.

소아에게 불안장애가 있는지를 식별하기 위해서는 분리불안장애, 범불안장애 및 사회불안장애 등과 같은 다양한 불안장애의 호발 연령과 특징적인 임상 양상을 확인하고 정상적인 불안과 발달적으로 적절하게 나타나는 공포와 걱정과 다르게 보이는 불안장애의 특성을 살펴보아야 한다. 불안장애를 갖는 소아는 조기에 발견되지 못하거나 치료를 받지 않고 지내는 경우가 흔하기 때문에 선별단계에서 한국판 벡불안척도(김지혜, 2015), 상태-특성 불안검사(한덕웅, 2000), 아동청소년 불안장애 선별척도(SCARED, 김민정, 2010), 개정판 아동불안척도(RCMAS, 최진숙, 조수철, 1990) 등을 이용하여 불안에 대한 평가가 반드시 실시되어야 한다.

불안장애의 DSM 범주로 DSM-I과 II에서는 불안신경증anxiety neurosis과 공포신경증phobic neurosis으로 분류되었다. DSM-III가 되어 불안신경증은 공황장애와 범불안장애로, 공포신경증은 광장공포증, 사회공포증 및 단순공포증으로 분류되면서 정식으로 명명되었다. DSM-IV와는 달리 DSM-5는 강박장애와 외상후 스트레스장애가 독립된 범주로 분리되었고 새로이 분리불안장애, 선택적 함구증이 불안장애의 범주에 포함되어 분리불안장애, 선택적 함구증, 특정 공포증, 사회불안장애(사회공포증), 공황장애, 광장공포증, 범불안장애 등이 이에 해당한다(대한신경정신의학회, 2017). DSM-5-TR은 '(사회공포증)'이라는 삽입어구를 삭제한 것 외에는 동일하게 유지되고 있고 ICD-11은 '불안 및 공포 관련 장애'로 분류하며 개인, 가족, 사회적, 교육적, 직업적 또는 기타 중요한 기능 영역에서 심각한 고통이나 심각한 손상을 초래할 만큼 충분히 심각한 공포 및 불안 및 관련 증상을 특징으로 하여 6B00 범불안장애, 6B01 공황장애, 6B02 광장공포증, 6B03 특정 공포증, 6B04 사회불안장애, 6B05 분리불안장애, 6B06 선택적 함구증 등으로 기술하고 있다(WHO, 2018).

분리불안장애

1. 개념, 정의, 역사

소아에서 일시적인 분리불안은 정상 발달 중에 나타날 수 있으나 3~5세가 되면 사라진다. 일부는 첫 등교할 때 애착 대상과 떨어지지 않으려는 행동을 일시적으로 보일 수 있다. 그러나 현실 상황이나 상상에서 분리되는 것에 대한 두려움에 학교를 가지 않으려고 하거나 어렵게 학교를 가도 일찍 돌아오는 경우는 초기 분리불안과는 질적으로 다르다. 부모는 흔히 아동이 등교거부하는 것에 대해 '학교 선생님이 무섭거나, 규칙이 엄하거나, 숙제를 안 해서 벌을 받을까 봐 그런 것은 아닐까 혹은 못살게 구는 친구가 있어서 그렇지는 않을까?' 하고 생각한다. 그런데 그런 이유가 아닌 애착 대상과 떨어지면 다시 보지 못할 것 같은 두려움에 등교거부를 하는 아동이 있다. 설령 학교를 억지로 간다 하여도 쉬는 시간에 어머니에게 전화를 하거나 문자를 보내 어머니의 안부를 확인한다. 이런 현상이 일상생활과 발달과제를 유의하게 저해한다면 분리불안장애라고 진단해야 한다. 학교공포증 혹은 등교거부증이라는 용어가 사용되기도 하였다.

2. 임상 특징 및 증례

분리불안장애 아동은 자신 혹은 애착 대상에게 불행한 일이 닥쳐 다시는 보지 못할 것 같은 불안에 휩싸이거나 애착 대상이 손상을 받지 않을까 하는 지나친 걱정을 하여 애착 대상이 옆에 있어야 안심을 하고 잠시라도 없으면 애착 대상의 존재를 확인하려 한다. 따라서 애착 대상을 떠나 혼자 학교를 가거나 캠프, 친구 집에 놀러 가지 않으려 하고 이 같은 상황이 예상될 때 심한 불안을 느낀다. 설령 억지로 학교에 가더라도 애착 대상에 혹시 무슨 일이 일어나지는 않았을까 하는 불안으로 학교환경에 적응하기 어렵다. 특히 잠잘 때 옆에 애착 대상이 있어야 하고, 애착 대상의 신체를 만지면서 자야 하며, 꿈의 내용은 애착 대상과의 분리 주제를 보인다. 자주 신체적 증상을 호소함으로써 부모의 관심을 유발하여 부모와 떨어지지 않으려 하고, 형제간에 어머니의 사랑을 두고 심한 경쟁을 보인다. 애착 대상과 멀어질 때 멍하니 슬픈 표정을 짓고 해야 할 일에 집중을 하지 못한다. 애착 대상과 강제로 분리 시 심한 저항을 보이고 때로는 공격적 행동을 보인다.

증례 >>>

6세 남아가 유치원을 가지 않겠다고 해서 병원에 왔다. 아이는 2개월 전에 코로나 양성 판정을 받고 집에서 격리되었는데, 격리가 끝났는데도 유치원에 가기 싫다고 했다. 격리 동안 열이 많이 나고, 몸살도 심해서 코로나를 엄청 무서워했다. 유치원에 가면 또 코로나에 걸릴까 봐 걱정이 되고 집에서 엄마와 있는 것이 안 아플 것 같다고 하면서 사람들이 모여 있는 곳에 가기를 무서워하고, 엄마가 잠깐만 떨어져 있어도 불안해하였다. 아이는 예민한 편이기는 한데, 이번 코로나 확진 이후에 더 심해진 것 같다. 이후로는 항상 엄마와 붙어 있다시피 하고 밤에도 엄마 옆에 붙어서 잔다.

3. 진단기준

돌보는 사람과 분리되는 것에 대한 걱정이 나이에 비해 일상생활 손상을 초래할 정도로 과도할 경우 진단한다. 장해 기간이 소아의 경우 4주 이상, 성인인 경우 6개월 이상이다. 진단기준은 〈표 16-1〉과 같다.

표 16-1 분리불안장애의 DSM-5-TR 진단기준(APA, 2022)

A. 개인이 애착이 있는 대상과의 분리와 관련된 공포나 불안이 발달수준에 비추어 볼 때 부적절하고 지나친 정도로 발생한다. 이는 다음의 3가지 이상의 상황에서 나타나야 한다.
  1. 집 혹은 주 애착 대상과의 분리를 예상하거나 경험할 때 과도한 고통을 반복적으로 겪음
  2. 주 애착 대상을 잃거나 질병이나 상해, 재앙 혹은 죽음 같은 가능한 해로운 일들이 일어날까 지속적이고 과도하게 걱정함
  3. 주 애착 대상과의 분리를 야기하는 곤란한 일(예: 길을 잃거나, 납치당하거나, 사고를 당하거나, 병에 걸리는 것)을 경험하는 것에 대하여 지속적이고 과도하게 걱정함
  4. 분리에 대한 공포 때문에 집을 떠나 학교, 직장 혹은 다른 장소로 외출하는 것을 지속적으로 거부하거나 거절함
  5. 집이나 다른 장소에서 주 애착 대상 없이 혹은 혼자 있는 것에 대해 지속적이고 과도하게 두려워하거나 거부함
  6. 집에서 떠나 잠을 자는 것이나 주 애착 대상 곁이 아닌 곳에서 자는 것을 지속적이고 과도하게 거부하거나 거절함
  7. 분리와 관련된 주제로 반복적인 악몽을 꿈
  8. 주 애착 대상과 분리가 발생하거나 예상되는 상황에서 신체 증상을 반복적으로 호소함(예: 두통, 복통, 오심, 구토)

B. 공포, 불안, 회피 반응은 아동·청소년에서는 최소한 4주 이상, 성인에서는 전형적으로 6개월 이상 지속되어야 한다.

C. 장해가 사회적, 직업적 또는 다른 중요한 기능 영역에서 임상적으로 현저한 고통이나 손상을 초래한다.

D. 장해가 자폐스펙트럼장애에서 변화에 대한 저항 때문에 집 밖에 나가는 것을 회피하는 것, 정신병적 장애에서 분리에 대한 망상이나 환각이 있는 경우, 광장공포증으로 인해 믿을 만한 동반자 없이 밖에 나가기를 거절하는 경우, 범불안장애에서 건강 문제나 다른 해로운 일이 중요한 대상에게 생길까 봐 걱정하는 것, 질병불안장애에서 질병에 걸릴까 봐 걱정하는 것과 같은 다른 정신질환으로 더 잘 설명되지 않는다.

4. 역학

불안장애는 가장 먼저 나타나는 정신질환 중 하나로, 발병 시 평균 연령은 6세이다. 불안장애는 일반적으로 우울증(발병 중간 연령 = 13세) 및 물질사용장애(발병 중간 연령 = 15세)의 발병보다 먼저 나타난다. 소아 불안장애의 발병과 경과는 복합적인 발달궤적에서 다른 정신장애와 연관되어 있다. 소아와 청소년은 시간이 지남에 따라 다양한 불안장애 진단을 왔다갔다할 수 있으며(동형 연속성), 불안장애는 시간이 지남에 따라 다른 정신질환 진단으로 변형될 수 있다(이형 연속성)(Caspi & Moffitt, 2018). 남아보다 여아에서 발병 연령이 2년 정도 더 빠른 범불안장애를 제외하고는 불안장애의 발병 시기는 유사하다. 불안장애의 빈도는 성별 간에 상당히 다르며 이러한 차이는 사춘기 전후에 나타난다. 전향적 종단연구에서 특정 공포증 발병 이후 흔히 나타나는 불안장애는 분리불안장애이며, 평균 발병 연령은 8세이다. 학령전기에도 발생하고 청소년기는 드물게 발생하여 성인이 되면서 그 빈도가 감소한다. DSM-5에서는 18세 이전에 발병해야 한다는 항목을 삭제하였다. 미국 소아에서 발병률은 6.7%이고 여성에게 더 많았다(9.0% : 6.3%). 어렸을 때 분리불안장애가 있으면 나중에 공황장애가 발생할 위험이 증가하고, 범불안장애가 발생할 위험이 크게 증가한다(Beesdo et al., 2010).

5. 원인

불안장애를 일으키는 위험요인으로는 신체적 또는 성적 학대, 부모의 상실, 생애 초기 스트레스, 부모의 과잉보호, 부모의 과잉간섭 등이 있다. 가족이나 애완동물의 죽음, 부모의 질병 치료, 동생 출산, 엄마의 직장 출근, 이사, 전학, 부부싸움 등 부모와 일시적으로 헤어진 외부 사건도 원인이 되기도 한다. 또한 부모가 불안장애가 있는 경우 자녀에서 분리불안장애의 위험이 증가한다. 소아 대상 메타 분석에 따르면 불안정 애착, 특히 양가적 애착이 불안장애의 발생과 관련되었다. 생애 초기 스트레스는 뇌발달에 영향을 미칠 수 있어 기능적 뇌 자기공명영상을 사용하여 8세 이전에 평균 22개월간 보육원에 수용되고 미국의 고소득 입양 가정에서 살고 있는 6~17세의 건강한 소아 41명의 편도체-내측 전전두엽 피질 연결성amygdala-medial prefrontal cortex connectivity을 검사해 수용 경험이 없는 48명의 소아와 비교한 연구(Gee et al., 2013)에 따르면, 수용 경험이 있는 소아의 편도체-내측 전전두엽 피질 연결성은 수용 경험이 없는 소아에 비해 더 증가되어 있었다. 전전두엽 피질과 편도체 사이의 연결성은 '공포 회로fear circuit'라고도 하

는데 이 회로에 대한 생애 초기 스트레스의 영향은 아동기의 외상과 불안장애 사이의 연관성을 설명할 수 있다. 공포 처리에 밀접하게 관련되어 있는 편도체는 소아 불안 장애에 있어서 가장 중요한 뇌신경 구조이어서 아직 불안장애는 없지만 행동 억제 기질이 있는 소아는 편도체-전전두엽 연결성이 증가될 뿐 아니라 전전두엽과 편도체이 활성화가 증가되어 있다(Hardee et al., 2013). 편도체 외에도 불안장애가 있는 소아는 전대상 피질anterior cingulate cortex과 복측 전전두엽 피질에서 기능적으로 과활성화되어 있다(Strawn & Levine, 2020)(그림 16-1). 소아 불안장애는 감정 처리, 공포 소거fear extinction, 위협 평가appraisal of threat 및 정신화mentalization를 조절하는 뇌 영역의 구조적 및 기능적 이상과 연관된다(Wehry et al., 2015). 이러한 이상은 불안장애가 발생하기 전에 나타날 수 있어 청소년기에 새로운 자극에 대한 과잉반응과 도피를 특징으로 하는 기질적 성향과 같은 행동 억제를 보이는 성인은 배측 전대상 피질dorsal anterior cingulate cortices과 복측 전전두엽 피질ventrolateral prefrontal cortex이 더 얇았다(Sylvester et al., 2016). 편도체와 전전두엽 피질 외에도 해마hippocampus와 대상회cingulate gyrus는 불안의 신경회로에 관여된다.

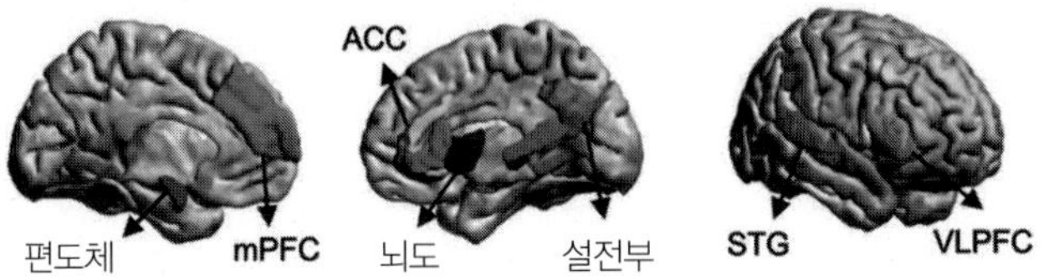

ACC = 전대상 피질; mPFC = 내측 전전두엽 피질; STG = 상측측두회; VLPFC = 복측 전전두엽 피질.

그림 16-1 소아 불안장애의 병태생리학과 관련된 피질 및 피질하 영역(Dulcan, 2021)

불안을 조절하는 공포 회로의 특정 영역 내에서 대뇌 피질 활성화의 증가는 정신요법 및 선택적 세로토닌 재흡수 억제제SSRI로 증상을 개선시키는 것과 관련이 있다. 불안장애는 유전적 요인과 환경적 요인에 의해 발생한다. 쌍생아 연구에서 불안장애 유전 가능성의 추정치는 20~50%이다. 분리불안장애나 공황장애 아동 모두 CO_2가 풍부한 공기에 노출될 경우 공황과 같은 증상을 경험할 가능성이 높다. 특히 분리불안장애는 나중에 공황장애가 발생하는 위험요인으로 분리불안장애와 공황장애에 공통적인 유전적 요인이 CO_2에 대한 민감성에 영향을 미칠 수 있다. 분리불안장애 아동은 다른 불안장애를 가진 아동에 비해 말초 옥시토신 수치가 낮은 것으로 나타났으며, 옥시토신 수치는 엄마가 보고한 가족 조절 행동의 정도와 유의미한 연관성을 보였다. 2013년 메타분석 결과, 세로토닌 운반체 유전자 촉진제5-HTTLPR의 짧은 대립 유전자가 편도체 반응성에 통계적으로 유의미한 영향을 미치는 것으로 나타났다. 다른 2013년 메타분석 결과에서도 5-HTTLPR 유전자형이 코르티솔 스트레스 반응성과 관련이 있는 것으로 나타났다. 위협에 대한 편도체 반응이나 코르티솔 스트레스 반응성은 불안장애 원인에 관여되어 왔고, 5-HTTLPR과의 연관성은 더 연구가 필요하다.

6. 예후

소아 불안장애가 발생하면 만성적인 경향이 있지만 분리불안장애는 만성일 가능성이 가장 낮은 불안장애이다. National Comorbidity Survey Replication Adolescent SupplementNCSA에서 과거에 분리불안장애로 진단된 10대 소아청소년의 79%가 지난 12개월 동안 더 이상 기준을 충족하지 않았고 The National Comorbidity Survey-ReplicationNCSR에서 아동기 분리불안장애 사례의 64%가 성인기에 해소되었다. 적대적 반항장애와 심한 주의력결핍 과잉행동장애를 동반한 분리불안장애는 성인기까지 지속될 가능성이 더 크고 예후가 나쁘다. NCSA의 부분 또는 완전 관해율은 분리불안장애에서 79%, 범불안장애에서 49%, 광장공포증에서 25%, 공황장애에서 18%, 특정 공포증에서 18%, 사회공포증에서 9%였다(Kessler et al., 2012). 미국 노스캐롤라이나의 농촌 지역사회에서 온 1,420명이 1992년에 9~13세로 등록되어 25년 동안 코호트를 추적한 그레이트 스모키 마운틴 연구Great Smokey Mountain Study: GSMS는 아동기부터 초기 성인기까지 정신질환의 경과를 조사하기 위해 고안된 전향적 종단연구로 GSMS는 소아 불안 장애가 젊은 성인기에 다양한 나쁜 결과와 관련이 있음을 발견했다. 소아 분리불안장애는 젊은 성인이 되면 흡연, 비만, 만성 질환과 같은 의료 건강에 대한 나쁜 자가 보고와 관련이 있었다. 예후는 발병 연령, 공존하는 불안장애나 우울증 여부에 따라 다양하다. 어릴 때 발병하고 어느 정도 학교에 갈 수 있다면 사춘기에 발생하여 계속 등교거부를 하는 경우보다 예후가 좋다.

7. 진단 및 감별

부모와 자녀의 불안 수준에 대한 보고는 분리불안장애와 학교 거부에 대한 명백한 행동 증상은 사회공포증과 범불안장애의 덜 명백한 증상에 비해 아동-부모 일치도가 더 높고 아동이 12세 이상일 때 일치도가 더 높아지기 때문에 이를 고려해 평가한다. 소아 정서장애 및 조현병 면담 목록 현재 및 평생 검사판Kiddie Schedule of Affective Disorder and Schizoφphrenia, Present and Life Time Version: K-SADS-PL(Kaufman et al., 1997)과 같은 반구조화된 면담과 Mini International Neuropsychiatric Interview for Children and AdolescentsMINI-KID(Sheehan et al., 2010)를 통해 진단한다. 이러한 진단 평가는 부모와 자녀의 정보를 통합하고 상태 보고에 대한 불일치를 통합하는 데 있어 임상적 판단을 가능하게 한다. 임상 평가 도구에는 불안장애의 선별과 진단 그리고 치료 효과에 대한 모니터링에 대한 평가 척도가 있고 대부분은 부모와 소아 버전이 있다. 불안을 나타내는 소아에서 불안을 유발할 수 있는 약물로는 알부테롤albuterol, 경구 스테로이드, 슈도에페드린pseudoephedrine, 정신자극제, 부프로피온bupropion 등이 있기 때문에 물질/약물 유발 불안을 배제하는 것이 중요하고 자극제가 불안을 유발할 수 있지만, 2015년 메타분석 결과, 주의력결핍 과잉

표 16-2 소아 불안 증상과 감별해야 할 정신의학적 상태와 관련 증상

정신질환 혹은 정신사회적 요인	중첩 증상
주의력결핍 과잉행동장애	안절부절증 꼼지락거림 주의산만 부주의
우울장애	집중력 저하 불면증 과민성 위축/회피 신체화 증상 안절부절증 혹은 정신운동 초조
강박장애	강박 관련 불안 안전과 건강에 관련되는 침습적인 사고
학습장애	학업 성적에 대한 걱정 학교 거부
외상후 스트레스장애	지속적 과각성 회피
발모광, 틱장애, 투렛장애	반복 행동 남을 의식함
따돌림	신체화 증상 불안 과민성 고립 학업 성적 악화
가족 갈등	신체화 증상 불안 과민성

표 16-3 소아 불안의 비정신의학적 상태와 관련 증상

		문진이나 신체 진찰에서의 소견	검사 소견
내분비	갑상샘 항진증	갑상샘 비대 또는 촉진성 결절 갑상샘 압통 눈꺼풀 뒤당김 과잉행동 떨림 따뜻하고 축축한 피부 가는 모발 수축기 고혈압 근위 근육 약화 반사 항진 설사	↓갑상샘자극호르몬 농도 ↑삼요드티로닌, 티록신 ↓저밀도 혹은 고밀도 지단백질 정상 색소, 정상 적혈구성 빈혈
	저혈당	떨림 발한 피로 빈맥	↓포도당

	크롬친화세포종	지속적 고혈압 빈번한 두통 전신 발한 고체온증	↓소변 메타네프린, 24시간 5−히드록시인돌아세트산+ 홍조, 설사
	부갑상샘항진증 혹은 저하증	피로 전신 위약감 근육통 두통	저칼슘혈증 혹은 고칼슘혈증 저인산혈증 혹은 고인산혈증 ↓혹은↑혈중 부갑상샘 호르몬
심혈관	빈맥성 부정맥	빈맥	심전도, 24시간 홀터 검사
호흡기	천식	쌕색거림, 숨 참, 기관지 확장제에 호전되는, 특정적 유발인자에 의해 생기는 기침	
신경	하지불안증후군 (Willis-Ekbom disease)	팔, 다리를 움직이고 싶은 불쾌하고 불안한 느낌 움직이면 불편함이 사라짐	주기성 사기 운동장애를 고려하고 있다면 수면다원검사 ↓페리틴, 상담과 일반적 검사
영양	철결핍증	창백 건조하거나 거친 피부 혀 돌기의 소실을 동반한 위축성 설염 입술증, 스푼형 손톱	소적혈구, 저색소성 빈혈; 철 결핍을 의심할 만한 그물적혈구 수와 철분 검사 결과
	B12 결핍증		↓혈청 B12, 대적혈구, 저색소성 빈혈
약제−유발	교감신경성약	빈맥 떨림	
	베타−작용제	빈맥 떨림	
	코르티코 스테로이드	체중 증가 고혈압 쿠싱증후군의 특징들(복부비만, 뒷목 혹, 달모양 얼굴)	
	암페타민 기반 자극제	빈맥	

행동장애 아동에게 자극제 치료는 위약에 비해 불안에 대한 부작용은 위험이 낮았다. 분리불안장애는 우선 등교거부의 다양한 원인과 감별하여야 한다. 품행장애에서 보이는 무단결석, 무서운 학교 선생님, 또래의 괴롭힘, 시험이나 숙제에 대한 평가 공포로 인해 등교를 거부하는지 살펴보아야 한다. 또한 다른 불안장애와의 감별도 필요하며 그 밖에 불안을 야기할 수 있는 신체질환이나 약물의 영향에 대해서도 평가하여야 한다(표 16−2, 표 16−3). 할로페리돌haloperidol이나 프로프라놀롤propranolol과 같은 약물은 아동에게 분리불안장애와 같은 증상을 유발할 수 있으므로 약물 부작용이 의심되면 투약을 일시 중지하여야 한다. 분리불안장애 아동에서 흔한 공존 질환은 범불안장애, 특정공포증이다. 다른 불안장애에 비해 기분장애의 공존은 적은 편이나 야경증과 같은 수면장애가 동반되는 경우가 더 많다(Verduin & Kendall, 2003).

8. 치료

다양한 불안장애가 공존하는 경우가 많기 때문에 가장 장애가 심한 불안장애를 먼저 목표로 치료하는 것이 일반적이다. 치료를 통해 아동은 불안을 감당할 수 있고, 습득된 기술로 공존의 문제에도 적용할 수 있다는 것을 이해하게 된다. 수면에 영향을 미치는 불안장애도 우선 치료되어야 하고 소아 불안장애에 대한 1단계 개입은 인지행동치료와 SSRI 치료이다(그림 16−2). 50년 이상의 근거에 기반한 소아 불안장애에 대한 인지행동치료는 엄격한 과학적 표준에 따라 최우선 치료로 지정되었다(Higa-McMillan et al., 2016). 인지행동치료는 아동이나 부모 대상 또는 가족 대상으로 가능하고, 디지털 방식 및 인터넷 기반 인지행동치료로도 유용하다(Thabrew et al., 2018)(그림 16-2). 노출 훈련이 임상적 반응 차원에서 매우 중요하여 더 많은 시간 동안 훈련하고 다양한 노출을 시도하면 효과가 좋다. 습관화된 불안에 초점을 맞추기보다는 치료하는 동안 다양한 수준의 불안을 유발하고 훈련 중 아동이 예상하는 불안 반응이 나타나지 않을 때 결과에 대한 아동의 예상을 깨뜨리는 것이 점점 더 강조된다. 인지행동치료에서 노출 훈련과 공포 네트워크를 활성화해야 할 필요가 있기 때문에 치료적 관계는 특히 중요하다. 노출 훈련를 준수하고 다양한 훈련을 숙달한 소아에서 인지행동치료에 대한 반응이 더 좋다. 또한 노출 훈련이 도움이 될 것이라고 기대하는 소아는 훈련의 순응도가 높아지기 때문에 정신의학적 교육이 중요하다. 이를 위해서는 치료 동맹 및 소아의 참여가 중요하여 치료 중 상호 관계에 유의하여야 한다. 무슨 이유에서이든 아동이 등교거부를 한다는 것은 정신의학적 응급 상황이다. 우선 '어머니를 잃지 않을까?' 하는 걱정이 왜 생기는지 아동과 대화를 통해 해결하여야 하고, 지지적 면담치료(놀이치료), 등교, 심부름 보내기, 잠자리 분리를 목표로 한 긍정적 강화요법, 긴장이완요법, 체계

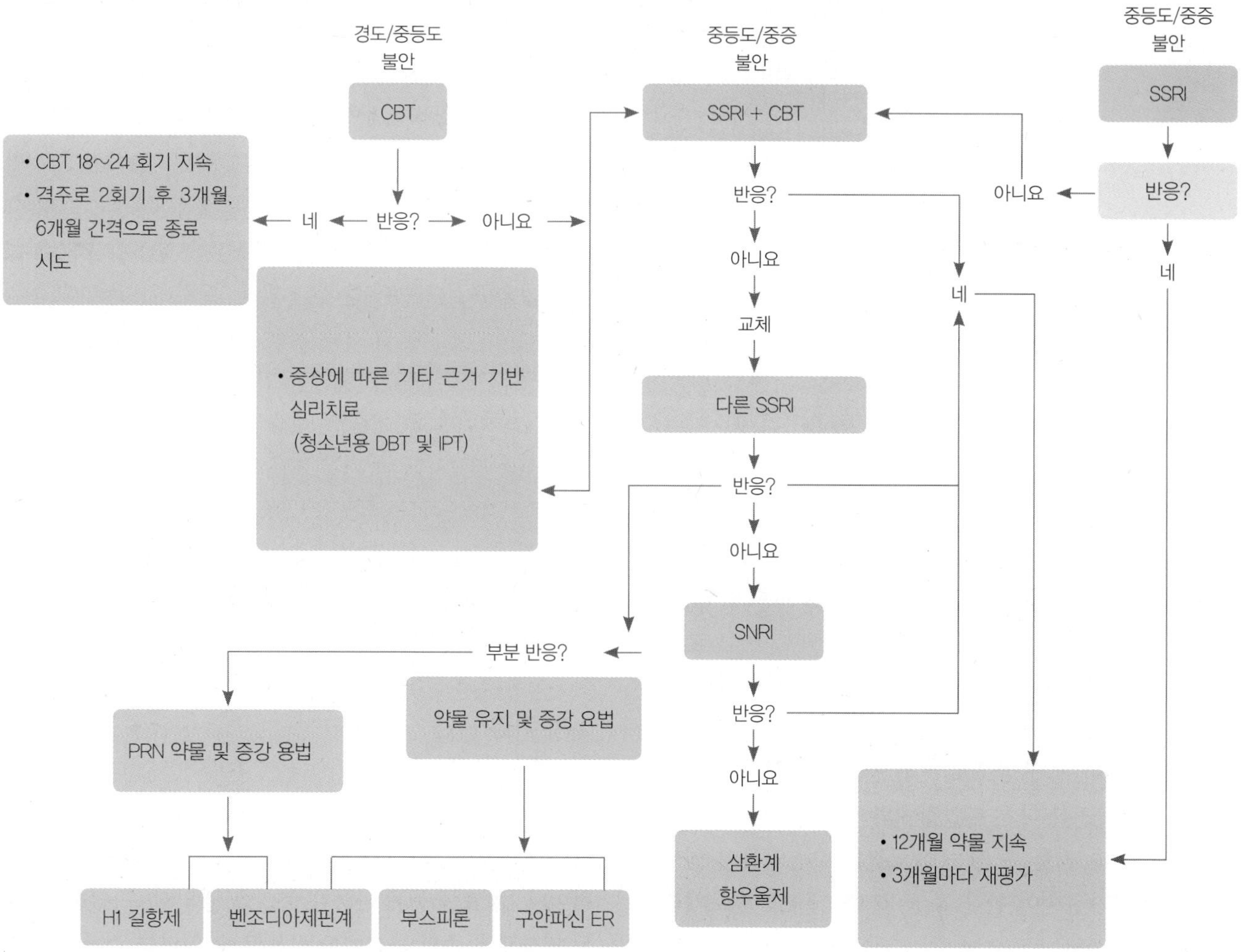

SSRI 및 SNRI 약물치료는 8주 이상이어야 하고 8주까지 반응이 없으면 반응 가능성이 적음.
부스피론, 구안파신, 항히스타민제 및 벤조디아제핀 등은 아직 근거가 부족함.
SSRI = 선택적 세로토닌 재흡수 억제제; 세로토닌-노르에피네프린 재흡수 억제제; CBT = 인지행동치료; DBT = 변증법적 행동치료; IPT = 대인관계 중심 정신치료; ER = 서방형; PRN = 필요시 사용; H1 = 히스타민 1

그림 16-2 소아청소년에서 범불안장애, 분리불안장애, 사회불안장애의 치료 알고리즘(Dulcan, 2021)

적 탈감작법 등의 인지행동치료를 시행하여야 한다(Eisen & Schaefer, 2005). 최근에는 하이테크 방법으로 등교 시 하루 한두 차례 집으로 휴대전화로 전화를 걸거나 문자를 주고받는 것도 효과가 있다. 특히 엄마와 아동이 병적인 공생관계를 형성한 가정의 경우 가족집단치료를 실시하여야 한다. 또한 분리불안장애 아동은 부모와의 분리를 두려워하여 학교생활에도 제약이 생기므로 교사가 학교에서 아동의 불안에 효과적으로 대처할 수 있도록 교육을 시행하는 것도 도움이 된다. 불안장애 소아를 치료할 때 SSRI가 다른 계열의 약물보다 우수하다(Locher et al., 2017; Strawn et al., 2018). sertraline, fluoxetine, escitalopram, fluvoxamine, paroxetine 등이 소아 불안장애에서 연구되었다. Child/Adolescent Anxiety Multimodal Study$_{\text{CAMS}}$ (Walkup et al., 2008)에서 인지행동치료 + sertraline을 투여받은 청소년의 81%가 반응 기준을 충족한 반면, sertraline만으로 치료한 소아는 55%, 인지행동치료만으로 치료한 소아는 60%가 반응을 보였다. 모든 치료는 위약보다 통계적으로 우수했다. 부작용은 인지행동치료 또는 인지행동치료 + sertraline을 투여받은 소아에 비해 sertraline만을 투여받은 소아에서 더 많이 보고되어서 인지행동치료가 일부 이상 반응을 감소시킬 수 있다는 가능성을 높인다. 전체적인 정신적 이상 반응은 모든 치료 집단에서 청소년보다 12세 이하 소아에서 더 높았다. 소아 불안장애에서 SSRI에 의한 치료 반응은 8주차 효과의 70%가 치료 첫 4주 동안 발생하지만 시간이 경과함에 따라 증가한다. 이는 주요우울장애 및 강박장애 소아청소년에서 유사하다. 세로토닌-노르에피네프린 재흡수 억제제$_{\text{SNRI}}$와 비교하여 SSRI가 치료 반응이 더 빠르고 더 크다. 최근 메타분석에서 SSRI는 위약에 비해 부작용과 관련된 중단, 상기, 진정, 불면증, 복통 및 두통의 가능성이 더 높았지만 소아 불안장애에서 사용되는 SSRI는 내약성이 우수하다. 불안장애 소아청소년에서 SSRI가 SNRI에 비해 상기되는 증상이 많았다. 주목할 점은 SSRI나 SNRI 모두 약물복용 중 자살 충동과 관련이 없었다. 다양한 SSRI의 메타분석은 약물복용 중 자살률에 현저한 차이가 있어서 sertraline은 자살률이 낮았고, SSRI 계열 내 약물은 위약과 비교하여 자살률이 높고 낮음에 차등적으로 연관되어 있으며, 클래스별 비교(예: SSRI 대 위약)는 유의미한 차이가 없음을 발견했기 때문에 적응증이나 약물 종류에 관계없이 모든 항우울제에 적용된 경고문은 재고가 필요하다.

9. 결론 및 요약

분리불안장애는 불안장애 중 아동 특이성이 인정되었던 질환이다. 어떠한 이유에서이든 아동이 등교거부를 한다는 것은 응급 상황이다. 초기에 불안정한 모자간 애착문제의 해결을 중심으로 아이, 부모, 가족에 대한 집중적인 치료를 함으로써 성장기에 예상되는 후유증을 예방하여야 한다.

선택적 함구증selective mutism

1. 개념, 정의, 역사

선택적 함구증이란 부모, 형제와 같이 가까운 사람과는 말을 하는 데 아무 문제가 없지만 일단 밖으로 나가면 전혀 말을 하지 않는 특수 질환이다. 따라서 제삼자가 보기에는 말할 수 있는 능력이 있는데 말을 하지 않는 것으로 보여 일부러 대화를 거부하는 것으로 간주하게 된다. 실제 이러한 아동에 대해 과거에는 '말하기를 거부한다'고 보았던 시각에서 그들이 수줍음, 소심함, 심한 사회불안과 위축을 보이는바 점차 '말하기의 실패'라는 개념이 더욱 강조되었다. DSM-IV(APA, 1994)에서 아동 · 청소년기 특수장애에 속했던 선택적 함구증이 DSM-5(APA, 2013)에서는 불안장애 범주에 속하게 된 것 역시 이러한 맥락에서 이루어진 것으로 보인다.

2. 임상 특징 및 증례

선택적 함구증 환아는 흔히 수줍음, 소심함, 두려움, 공포, 신경질적인 행동, 매달리는 행동을 보이며, 매우 예민하여 낯설고 새로운 것에 대한 두려움을 보인다. 아동에 따라서는 밖에서 하지 못했던 말을 오히려 집에서는 어머니한테 수다스럽게 이야기하기도 하며, 혼자 방에서 책을 읽거나 혹은 혼자서 소꿉놀이를 할 때는 극히 정상적으로 말을 한다. 아동이 말을 할 수 있는 범위는 다양하여서 가족 중에도 어머니 같은 특정인에 국한된 경우에서부터 몇몇 친한 친구에게까지 말하는 경우도 있다. 대개 말을 하는 상황과 말을 하지 않는 상황 간의 명백한 구분이 존재하는데, 예를 들어 어떤 환아는 마주 보고 대화를 나눌 수 없는 사람과 전화로는 오랫동안 통화할 수 있는 경우도 있다. 비언어적 소통에서도 큰 차이를 보인다. 어떤 아동은 상대방에 대해 거부적, 회피적으로 일관하여 전혀 반응을 보이지 않지만, 어떤 아동은 고개를 끄떡이거나 몸짓을 쓰거나 말 대신 글로 응답하는 등의 비언어적 소통이 가능하다. 학교와 같은 외부 환경에서 반항적 행동이나 산만함, 집중력 부족 등의 문제는 흔하지 않으나, 집에서는 종종 반항적이거나 충동적인 행동을 보이기도 한다. 그러나 일반적으로 이러한 외현화된 행동보다는 자기주장 부족이나 사회적 기술 결함으로 인한 어려움이 더 크다(Cunningham et al., 2004).

Hayden(1980)은 '선택적 함구증'을 유발한 심리적 정신역동과 행동 양상에 따라 네 가지 유형으로 분류하였다. ① 가장 흔한 유형인 '공생적 함구증'은 어머니와 강력한 공생적 관계를 유지하며 자신의 요구 조건을 관철하기 위해 어머니에게 매달리고, 수줍어하고, 예민하게 행동하는 아동에서 흔히 보이는 유형이다. ② '수동-공격적 함구증'은 침묵을 무기로 삼는 아동에서 볼 수 있다. 아동의 적대감이 '말하는 것에 대한 반항적 거부'로 표현된다는 것이다. 종종 공격적인 행동을 보이며 부모가 반사회적인 경우가 흔하다. ③ '반응적 함구증'은 우울증과 사회적 위축을 동반하고 가족 전체가 대인관계에서 소극적인 특징을 보인다. 학교 입학, 이민, 입원과 같은 환경의 변화나 심리적 · 육체적 외상 후에 갑자기 발병한다. ④ '언어공포증적 함구증'은 '남들이 내 말소리를 들으면 이상하다고 느끼지는 않을까?' 하는 일종의 말하기 공포증으로서 말하는 것에 대한 강박적 불안(예: 자기 목소리가 녹음된 테이프도 듣지 않음)을 보인다.

증례 >>>

초등학교 2학년 여학생이 평소에는 말을 잘 하다가도 학교에서만 말을 하지 않아 병원에 왔다. 아이는 가족 앞에서는 유창하게 말을 하고 자기주장도 강하다. 하지만 유독 학교에만 가면 '꿀 먹은 벙어리'가 되었다. 1학년 때는 환경 변화에 따른 일시적 적응장애로 여겼는데 여전히 그런 모습으로 학교를 다녀 친구도 사귀지 못하고 활기도 사라졌다. 어릴 때도 낯가림이 심하고 소심해 새롭고 낯선 환경에 적응하지 못했다. 코로나로 외부 활동이 드물었다가 2학년이 되어 본격적으로 등교하게 되면서 선생님들과 아이들끼리 있을 때 말이 없고 혼자 있기를 좋아했다. 이전에도 낯선 사람들 앞에서는 쑥스러워 말을 잘 안 하고 엄마에게 안기는 모습을 자주 보였고 또래들끼리 잘 어울리는 아이들과 다르게 여아는 무리에 잘 끼지도 못하고 엄마와 함께 있으려고 했다. 집에서는 부모에게는 해 달라는 것도 많고 잘 웃고 신나게 놀고 동생에게 이거저거 하라고 시키거나 화도 내는데 집 밖에만 나가면 이러 했다. 진료실에서 아이는 의사와 눈을 마주치지 않았고 어머니 곁에 붙어 묻는 말에 대꾸를 전혀 하지 않았다.

3. 진단기준

DSM-5-TR 진단기준은 〈표 16-4〉와 같다. 대화 능력이 있음에도 특정한 사회적 상황에서는 말을 지속적으로 하지 못하여 일상생활에 지장을 초래할 경우 진단을 내리게 된다. 사회공포증과 공존할 경우 두 진단을 모두 내릴 수 있다.

표 16-4 선택적 함구증의 DSM-5-TR 진단기준(APA, 2022)

A. 다른 상황에서는 말을 함에도 불구하고 말을 할 것으로 기대되는 특정 사회적 상황(예: 학교)에서 지속적으로 말을 하는 것을 실패한다.

B. 장해가 학습이나 직업상의 성취 또는 사회적 의사소통을 방해한다.

C. 이러한 장해의 기간이 최소 1개월 이상 지속된다(학교 등교 시작 이래 첫 1개월에만 국한되지 않는 경우).

D. 말을 못하는 이유가 사회적 상황에서 필요한 말에 대한 지식이 부족하거나, 언어가 익숙하지 않은 것으로 인해 말을 하지 않는 것이 아니다.

E. 장해가 의사소통장애(예: 아동기 발병 유창성장애)로 더 잘 설명되지 않고, 자폐스펙트럼장애, 조현병 또는 다른 정신병적 장애의 경과 동안에만 유일하게 발생하지는 않는다.

4. 역학

선택적 함구증은 드문 질환으로 연구 대상에 따라 시점 유병률은 0.03~1%이고, 여아에 약간 많으나 임상 환아군에서의 남녀 차이는 없다(APA, 2020). 발병 연령은 5세 이전이지만 학교에 입학하고 나서야 증상이 두드러져서 병원을 찾게 된다.

5. 원인

아동마다 다양한 요인과 개인차가 존재하기 때문에 '선택적 함구증'의 원인을 한마디로 설명하기는 어렵다. 어떤 연구자는 충격적인 사건이나 이민과 같은 환경적 변화가 유발인자가 되어 질환을 일으킨다고 하는 반면, 가족 내 갈등의 결과로 질환이 나타난다는 연구자도 있다. 선택적 함구증이 사회공포증(사회불안장애)의 일종이어서 공동 유전적 요인이 있다는 주장이 제기되고 있는데(Black & Uhde, 1992), 실제로 선택적 함구증 아동에서 사회공포증이나 회피성 장애가 동반되는 경우가 많고, 선택적 함구증 아동의 친척에서도 일반 인구에 비해 사회불안장애와 같은 불안장애가 더 많이 동반된다. 또한 성인이 되어 함구증이 소실된다고 해도 수줍음이 많거나 사회 불안의 증상이 지속되는 경우가 흔하다는 것 역시 선택적 함구증과 사회불안장애의 연관성을 시사한다. 또한 정상 아동과 비교하였을 때 미세한 수용성 언어장애가 원인이라는 견해도 있다.

6. 예후(청소년기 및 성인기에 대한 영향)

대부분의 경우 1개월~1년 사이에 회복되나(APA, 1994), 장기간 지속 시 학업 성취, 또래관계(따돌림을 당하거나 반대로 보호를 받음), 말을 하지 않음으로써 얻는 이차적 이득이 문제가 된다. 10세 이전에 호전되면 예후가 좋으나, 12세 이상까지 지속된다면 예후는 불량하다. 선택적 함구증의 반수 이상은 성인기까지 자신감이나 독립심, 성취감, 사회적 의사소통 능력과 같은 영역의 어려움이 지속되며, 일부에서는 사회공포증으로 이환된다. 대부분의 선택적함구증 소아는 청년기에 개선되지만 예후가 안 좋은 경우도 있다.

7. 진단 및 감별

우선 일시적 적응문제 증상과 감별하여야 한다. 수줍음이 많은 아동은 낯선 사람이나 익숙하지 않은 상황(예: 이민자)에서 일시적으로 말을 하지 않을 수 있다. 이 외에 감별하여야 할 정신질환은 지적장애, 자폐스펙트럼장애, 언어장애, 말더듬과 같은 의사소통장애이다. 특정 사건 후에 갑자기 말을 하지 않는 전환장애와도 감별하여야 한다. 공존질환으로는 사회불안장애, 분리불안장애, 특정 공포증과 같은 불안장애가 가장 흔하며, 10% 정도에서는 적대적 반항장애가 동반된다. 발달지연이나 표현성 언어장애, 배설장애도 동반된다(Kristensen, 2000).

8. 치료

수줍음이나 낯가림의 수준을 넘어 새로운 환경에서 6개월 이상 계속 말을 하지 않는다면 학교 부적응과 학습장애 예방을 위해 조기 개입이 필요하다. 언어 환경에 점진적 노출, 보상 시스템, 부모와 교사의 참여, 발달에 적합한 인지 재구성 등이 포함된 행동 개입을 24주간 시행한 21명의 선택적 함구증 소아(4~8세)는 대기 중 소아와 무작위 대조시험을 통해 대기군은 유의한 효과가 없는 반면, 치료군은 반응률이 75%로 효과가 입증되었다. 24명의 선택적 함구증 소아(3~9세)는 행동 보상 시스템, 재택 치료, 교사와 또래와 함께하는 교내 치료를 통한 3개월 행동 개입이 대기군이 효과가 없었던 반면, 무작위 대조시험에서는 효과가 확인되었다. 두 치료법 모두 나이 어린 선택적 함구증 소아에서 더 효과가 좋았다. 선택적 함구증에 대한 행동 중재에는 심리교육, 행동 보상 시스템, 그리고 점진적 노출이 포함되어야 하고 사회적 및 학업 기능에 중점을 두어야 한다. 아이가 말하기 시작하여 조기에 지나친 축하는 퇴행을 초래할 수 있다. 제한된 증거는 소아 불안에 대한 정신역동 정신치료도 도움이 될 수 있다. 불안은 정신역동적으로 받아들일 수 없는 욕망과 욕망에 반응하는 데 사용되는 방어 기제의 맥락에서 본다면 방어 기제의 실패는 기능을 방해하는 불안을 유발할 수 있다. 주 1회 6개월간 시행하는 단기 매뉴얼화된 정신분석적 아동치료short-term manualized psychoanalytic child therapy: PaCT가 효과가 있다. PaCT에는 부모-자녀 관계, 마음을 헤아리는mentalizing 능력 및 부모의 반영 기능 등을 향상시키는 5~6회기의 부모 세션을 포함한다. 30명의 4~10세 특정 공포증 및 범불안장애와 같은 불안장애 소아에 대해 PaCT를 시행했을 때 3명의 소아가(10%)가 중도 탈락했고 대기자 명단에서 관해가 없는 반면, 18명의 소아(60%)에서 관해가 나타났다(Göttken et al., 2014). 선택적 함구증에 대한 부모-자녀 상호작용 요법 parent-child interaction therapy for selective mutism은 언어 및 비언어적 참여를 개선하고 부모의 과잉수용을 줄이는 검증된 행동 치료이다. 무작위 시험연구에 따르면, 결과가 인상적이며 그 효과가 지속되고 실제 환경으로 일반화된다(Catchpole et al., 2019).

6~12세 선택적 함구증 소아 15명을 무작위 배정하여 12주 동안 플루옥세틴 또는 위약으로 이중맹검 치료했을 때 부모평가에서는 플루옥세틴 치료로 선택적 함구증 증상이 유의하게 개선되었다(Black & Uhde, 1994)

9. 결론 및 요약

선택적 함구증은 말하기를 거부한다는 견해에서 말하기의 실패 쪽으로 개념이 바뀌었으며, 여러 연구결과는 이 질환을 사회공포증의 한 아형으로 보는 견해가 우세하다. 보호자와 치료자 모두 인내심이 필요한 질환으로 플루옥세틴 등의 약물치료를 겸한 놀이치료 및 인지행동치료가 효과적이라고 알려져 있다.

특정공포증specific phobia

1. 개념, 정의, 역사

공포란 어떤 위기 상황으로부터 자신을 보호하고 위험을 피하게 하는 생존을 위한 자기방어의 수단이다. 인간의 초기 공포 반응은 낯가림에서 시작된다. 생후 3~4개월 때 주위 사람에게 미소를 짓던 아동은 6~7개월이 되면 낯가림을 시작한다. 4~5세경, 즉 유치원에 해당되는 연령의 아동은 무서운 장면이나 동물, 벌레, 천둥소리 같은 외부의 무서운 자극, 어머니로부터 처벌받을 것에 대한 공포 이외에 도깨비, 귀신, 괴물 등 상상에 대한 공포가 주를 이루며, 실제 그런 것이 존재한다고 믿는다. 10세 이후에는 부모 및 자신의 죽음, 사고, 신체적 손상, 질환에 대한 공포가 주를 이룬다. 연령에 따른 아동의 발달적 공포는 일시적으로 있다가 사라지는데, 특정한 상황이나 대상에 대한 병적이고 불합리한 두려움이 일상생활을 방해할 정도로 지속되면 이를 특정공포증이라 한다. 특정 공포증은 특정 대상이나 상황에 대해 지나친 두려움을 보이는 질환으로 처음에는 Sigmund Freud가 제시한 아버지에 대한 두려움이 말에 대한 두려움으로 나타난 어린 한스Little Hans의 사례에서 찾아볼 수 있다. DSM-IV에서부터 동물, 자연 환경, 상황, 혈액-주사-손상형 등 현재 유형으로 분류되었다.

2. 임상 특징 및 증례

공포 대상이나 상황에 노출되면 지나치게 두려워하고 공황 발작도 나타난다. 성인은 공포 자극이 즉각적인 불안 반응을 일으키지만 청소년은 울거나 투정을 부리거나 얼어붙거나 매달리는 식으로 표현되기도 한다. 자극에 대한 예기 불안도 있으면 자극을 회피하고 회피 행동으로 생활 범위가 제한된다. 피할 수 없을 때는 얼어붙거나 경직된 자세를 취하는 식의 행동을 보이거나 분노 발작이 나타나기도 한다. 고통은 6개월 이상 지속적으로 나타나고 사회적 · 학업적 기능에 현저한 손상을 초래한다. 대부분은 빈맥과 땀을 흘리며 입이 마르고 속이 불편해지고 호흡에 변화가 오는 반면, 혈액-주사-손상형은 처음에는 빈맥으로 시작되었다가 이어서 서맥과 저혈압이 유발되어 심한 경우 미주신경성 실신이 초래되기도 한다. 흔히 벌레, 개, 새를 무서워하는 '동물공포증', 엘리베이터 같은 좁은 공간을 피하는 '폐쇄공포증', 높은 곳을 올라가지 못하는 '고소공포증', 특정한 소리에 대한 공포증, 병균이나 신체 배설물과 같은 더러운 것에 대한 공포증이 있다. 성인과 비교

증례 >>>

6세 남아가 주사를 맞으려 할 때마다 무서워하고 자지러지게 울다가 쓰러져서 병원에 왔다. 아이는 부모가 이혼하고 나서 외조부모와 살고 있는데, 말을 안 듣는다고 할아버지에게 자주 혼이 났다. 아이가 다니는 유치원에 코로나 감염이 유행을 하면서 백신 접종을 하기로 하였는데, 접종일마다 아이로 인해서 원장이 곤란을 겪고 난 후 등원을 거부당해서 아이는 침울해하였다. 아이는 주사를 맞으려고 줄을 설 때부터 심장이 빨리 뛰고 호흡이 가빠지며 식은땀을 흘리다가 주사를 보면 갑자기 축 처지고 혼절해서 모든 사람을 놀라게 하였다.

한 소아 특정공포증의 특징으로는 생리반응-인지반응-행동반응이 일치하지 않는 경우가 성인에 비해 높다(예: 귀신에 대한 공포를 보이는 아동이 귀신 영화를 좋아한다). 또한 성인의 경우 그들이 경험하는 공포가 비정상적, 비적응적임을 인지하는 데 반해, 아동의 경우에는 종종 그들의 공포가 과도하거나 비합리적이라는 사실을 인지하지 못한다. 아동이 어떤 공포를 갖고 있는지를 확인하는 데 『아동·청소년용 공포조사법-개정판』(이영식 등, 1994)이 사용된다.

3. 진단기준

공포 대상에 노출 시 거의 예외 없이 즉각적인 공포 반응과 더불어 회피 행동을 보이는 경우 진단을 내린다. DSM-5-TR 특정공포증 진단기준은 〈표 16-5〉와 같다. 공포로 인해 빈맥, 땀흘림, 과호흡, 복통과 같은 증상이 나타날 수 있으며, 아동에서는 불안이 울음, 분노 발작, 매달리는 행동, 얼어붙는 행동으로 나타나기도 한다. 표현력이 떨어지는 아동의 경우 주변 사람으로부터 공포의 정도가 어떤지, 항상 공포를 느끼는지, 연령에 부적합한 공포인

표 16-5 특정공포증의 DSM-5-TR 진단기준(APA, 2022)

A. 특정 대상이나 상황에 대해서 극심한 공포나 불안이 있다(예: 비행기 타기, 고공, 동물, 주사 맞기, 피를 봄).

주의점: 아이들의 경우 공포나 불안은 울기, 발작, 얼어붙거나 매달리는 것으로 표현될 수 있다.

B. 공포 대상이나 상황은 거의 항상 즉각적인 공포나 불안을 유발한다.

C. 공포 대상이나 상황을 적극적으로 회피하거나 아주 극심한 공포나 불안을 경험하면서 참아 낸다.

D. 공포나 불안이 특정 대상이나 상황이 줄 수 있는 실제 위험에 대한 것보다 극심하며, 사회문화적 맥락에서 통상적으로 받아들여지는 것보다 심하다.

E. 공포, 불안, 회피 반응은 전형적으로 6개월 이상 지속된다.

F. 공포, 불안, 회피는 사회적, 직업적 또는 다른 중요한 기능 영역에서 임상적으로 현저한 고통이나 손상을 초래한다.

G. 장해가 공황 유사 증상과 연관된 공포, 불안, 상황에 대한 회피 혹은 무력화시키는 증상들(광장공포증), 강박 사고와 관련된 대상이나 상황(강박장애), 외상 사건을 상기(외상후 스트레스장애), 집이나 애착 대상으로부터의 분리(분리불안장애), 사회적 상황과 연관(사회불안장애)과 같은 다른 정신질환으로 더 잘 설명되지 않는다.

다음의 경우 명시할 것:
공포 자극을 기준으로 한 부호화:
F40.218 동물형(예: 거미, 곤충, 개)
F40.228 자연환경형(예: 고공, 폭풍, 물)
F40.23x 혈액-주사-상해형(예: 바늘, 침습적인 의학적 시술)

부호화 시 주의점: 다음과 같이 특정한 ICD-10-CM 부호를 선택한다: F40.230 혈액에 대한 공포; F40.231 주사와 수혈에 대한 공포; F40.232 기타 의학적 처치에 대한 공포; F40.233 상해에 대한 공포
F40.248 상황형(예: 비행기, 엘리베이터, 밀폐된 장소)
F40.298 기타형(예: 질식 혹은 구토를 유발할 수 있는 상황; 소아의 경우 시끄러운 소리나 가장 의상을 입은 캐릭터)

부호화 시 주의점: 하나 이상의 공포 자극원이 있을 경우 해당하는 모든 ICD-10-CM 부호를 붙인다(예: 뱀과 비행에 대한 공포에 대해 F40.218 특정공포증, 동물형; F40.248 특정공포증, 상황형을 붙인다).

지에 대한 정보를 얻어야 한다. 75% 이상에서 한 가지 이상의 대상이나 상황에 대한 공포가 있다고 알려져 있으며, 이 경우 해당되는 모든 진단을 기재하여야 한다.

4. 역학

특정공포증은 불안장애 중 가장 먼저 나타나며 6세 전후에 나타난다. 특정공포증은 분리불안장애, 사회불안장애 및 범불안장애와 같은 다른 불안장애와 연관되어 연속성이 있다. 특정공포증의 유병률은 일반 아동의 약 5%로 추정된다. 동물 공포, 자연현상에 대한 공포, 신체 손상에 대한 공포는 흔히 아동에서 발병하나 비행기, 터널, 높은 장소와 같은 특정 상황에 대한 공포는 아동기와 성인초기에 2개의 정점을 보인다. 성별 차이가 없는 주사 공포를 제외하고 특정공포증은 여아가 남아보다 2배 더 흔하다. 특정 상황에 대한 공포가 특정 대상에 대한 공포보다 늦은 연령에 발병한다.

5. 원인

학습은 공포증 및 불안장애가 발생하고 지속하는 원인에 있어 핵심으로 간주된다. 발병과 지속과 관련된 학습

과정에는 고전적 조건화 및 조작적 조건화라는 두 가지 유형이 있다. 파블로프 조건화라고도 알려진 고전적 조건화는 중성 자극이 혐오 자극(예: 전기 충격)과 반복적으로 짝을 이루게 되면 중성 자극이 괴로움과 연관되어 발생한다. 아이가 거의 익사할 뻔한 경험을 한 후에 물 공포증이 발병하는 것과 같이 고전적 조건화에서 자동적이고 연합적인 학습은 공포증과 불안장애의 발달에 역할을 하는 것으로 생각된다. 다른 학습과정은 조작적 조건화이며, 이는 개인이 이전에 선택한 결과로부터 기인한 바라던 결과(강화) 그리고/또는 불쾌한 결과(처벌)를 바탕으로 선택을 할 때 발생한다. 고전적 조건화된 정서 반응으로 발생한 공포 반응은 조작적 조건화 반응으로 공포증이 약화되지 않고 유지되는 이유이다. 무의식적 갈등의 원인이 되는 대상이 억압과 전치되어 공포 대상이나 상황과 관련되어 상징화와 회피의 방어 기제가 동원된 결과이다. 위험한 동물이나 자연환경에 대한 지나친 공포가 인류 역사 초기에 생존의 이점을 부여했을 수 있기 때문에 특정공포증은 진화적 기반을 가지고 있다. 유전적 소인 외에도 많은 공포증은 특정공포증의 발생을 초래한 뚜렷한 외상성 경험을 가지고 있다. 겁이 많고 새로운 일을 해 보기를 두려워하는 소아가 태어날 때부터 타고나는 성격적 특성, 부모의 과잉보호와 같은 양육 태도나 아동이 일상생활에서 실제 공포를 경험했는지 등의 환경적 요인, 유전-생리학적 요인 등 복합적인 원인이 있다.

6. 예후(청소년기 및 성인기에 대한 영향)

특정공포증은 치료에 관계없이 대부분 연령이 높아지면서 자연스러운 호전을 보인다. 특정공포증이 성인기까지 지속된다면 관해될 가능성이 적으며, 다른 정신질환이 동반되게 되거나 다른 질환으로 이환될 가능성이 높다.

7. 진단 및 감별

우선 정상 발달의 공포, 일시적인 공포와 감별하여야 한다. 감별하여야 할 정신질환은 특정 사건과 연관된 외상후 스트레스장애, 분리불안장애, 특정 대상(예: 병균)이나 상황(예: 더러운 곳)을 피하는 강박장애, 극도로 사회적 위축을 보이는 우울장애, 조현병과도 감별하여야 한다.

8. 치료

대개 아동의 특정공포증은 연령이 높아지면서 자연히 해결되는 경향이 있다. 증상이 심해 학교생활이나 일상생활에 장애를 초래하여 치료가 필요한 경우에는 행동치료가 좋은 효과를 보인다. 특정공포증에 적용되는 행동치료 기법은 노출치료인데, 노출 자극의 강도를 경한 것부터 시작해서 점차 강한 것으로 옮겨 가는 체계적 탈감작법과 처음부터 공포 대상에 노출시키는 홍수법이 있다. 가족구성원들 간의 긍정적인 행동을 강화시키기 위해 보상을 약속하는 유관성 관리contingency management 치료 기법도 효과가 있다. 특정공포증의 경우, 3시간 인지행동치료 1회기로 효과적이었다는 무작위 대조연구(Ollendick et al., 2015)가 있고, 아동과 부모가 함께하는 집단 인지행동치료도 아동 불안 치료에 효과적이며, 개별 인지행동치료와 유사한 결과를 보였다. 온라인 인지행동치료도 소아-청소년 불안장애에 대면 인지행동치료만큼 효과적이고, 가상현실치료에 대한 시도도 꾸준히 이루어지고 있다. 공포 자극과의 대면 시에 증상을 완화하거나 행동요법의 보조수단으로 벤조디아제핀이나 베타 차단제인 Propranolol이 사용되고 선택적 세로토닌 재흡수 억제제가 사용될 수 있다.

9. 결론 및 요약

특정공포증 소아는 공포의 대상이 특정 사건을 당하거나, 목격하거나, 관련 정보를 얻어서 발병하는 것이 아니므로 환자 자신도 그 이유를 잘 모르는 경우가 많다. 소아 특정공포증은 흔한 질환임에도 불구하고, 치료가 필요할 정도로 심각하여 병원을 찾는 소아의 빈도, 경과, 예후가 현재 잘 알려져 있지 않으므로 추적연구, 유전적 연구, 생물학적 연구가 더욱 필요하다.

사회불안장애

1. 개념, 정의, 역사

다른 사람들로부터 주목되거나 부정적인 평가를 받는 것에 대한 과도하고 기능에 손상을 줄 정도의 공포를 느끼고, 6개월 이상 지속할 때 사회불안장애를 진단할 수 있다. 사회불안장애는 사회적 상황을 회피하거나 사회적 상황에 있는 동안 심각한 불편함을 동반해야 한다. 소아에서는 불안이 어른과의 사회적 상황에서 불편해하는 것으로 국한되지 않고 또래를 가까이하지 않고 다른 사람이 자신을 지켜보고 있는 것처럼 느끼는 경우가 많다. 사회불안장애 소아는 다른 사람들이 자신을 이상하고 추하고 어리석고 서투르다고 생각할까 봐 걱정할 수 있다. 1980년 DSM-III는 '타인에 의해 모욕감이나 당혹감을 경험할 수 있는 상황에 대한 지속적이고 비합리적인 두려움과 회피'로 정의하고 사회공포증이란 명칭으로 진단체계에 포함하였다. DSM-IV는 '하나 이상의 사회적 수행 상황에 대한 지속적이고 현저한 두려움'으로 진단기준을 정의하고 사회공포증과 사회불안장애를 병기할 수 있도록 하였다. DSM-5는 일반형이라는 개념을 삭제하고 '만약 공포가 대중 앞에서 말하거나 수행하는 것에 국한될 때'를 수행형 단독이라고 세분하였다(대한신경정신의학회, 2017). DSM-5-TR에서는 '사회불안장애'라는 용어를 완전히 채택했기 때문에 삽입 어구로 '(사회공포증)'을 병기하는 것은 임상적으로 불필요하다고 결정하여 삽입 어구로 제시된 '(사회공포증)'을 삭제했다.

2. 임상 특징 및 증례

다른 사람에게 관찰될 수 있는 사회적 상황에 대해 뚜렷하고 지속적인 두려움, 불안, 심한 수줍음을 보이고 이런 증상을 유발할 수 있는 사회적 상황에 대한 회피로 이어지게 된다. 기질은 신경증적이고 감정적으로 과잉반응을 나타내며 불안 경향이 높은 특징이 있다. 또한 부정적인 대처방식을 가지며 일상에서 지속적으로 사회적 고통을 받고 성취감도 잘 느끼지 못한다. 사회적 상황에서 심장 박동이 증가하거나 땀을 흘리거나 얼굴에 홍조가 나타나며, 오심이나 복통 혹은 근육의 긴장과 같은 자율신경계 각성이 나타난다. 회피, 짜증, 분노 발작, 울음, 지나친 조심스러움이나 매달리는 행위를 나타낸다. 자신에 대한 사회적 평가에 대해 많은 걱정을 하고 민감하며 사회적 상황을 위협으로 해석한다. 대중 앞에서 발표하는 것에 대한 공포나 시험 불안이 가장 흔하다. 공공장소에서 먹거나 마시기, 다른 사람이 보고 있을 때 글씨 쓰기, 사회 활동에 참여하기, 다른 사람과 얘기하기 등의 상황에서 어려움을 겪는다. 학령전기 소아는 낯선 상황에서 어머니 뒤에 숨어 붙어 있으려 하고, 낯선 사람 앞에서는 전혀 입을 열지 않는 함구증을 보이기도 한다. 어쩔 수 없게 사회적 상황에 있게 되는 경우 사회불안장애 소아는 그런 상황에 앞서 짜증을 내고 울거나 얼어붙거나 어른에게 매달리게 된다.

최근에 니트족과 관련하여 주의력결핍 과잉행동장애 발병 이후에 2차적으로 나타난 사회불안장애가 주목받고 있다. 주의력결핍 과잉행동장애가 있는 소아는 정서적으로 미숙하여 짜증이 많고, 학업과 직업 수행이 저조하고, 제한된 시간을 활용하는 것에 어려움을 느낀다. 또한 좌절에 대한 조절 능력의 감소, 자기동기 부여의 어려움, 자신의 행동문제가 무엇인지를 모르고 문제의식이 없는 등의 증상으로 인해 사회 부적응 행동을 보인다. 이러한 행동으로 가족, 선생님, 동료 등에게 비난을 받는다. 수치스러운 사건으로 부끄러움과 죄책감을 느끼면서 악순환이 발생한다. 이런 상황은 사회적 두려움과 생각의 억제를 만들어 두려움이 지속되면 억제는 증가하고 고립되기까지 한다. 스스로를 모니터하고 타인의 피드백에 집중하기 시작하여 결국 남들 앞에서 무언가를 해야 할 상황에서 극심하게 자극적으로 느끼어 불안 발작이 나타난다. 주의력결핍 과잉행동장애 소아청소년의 거의 절반이 불안장애가 있고, 사회불안장애는 주의력결핍 과잉행동장애에서 가장 흔한 동

증례 >>>

초등학교 5학년 남아가 학교 가기를 어려워하여 병원에 왔다. 치료자와 면담 시 아동은 모자를 눈이 안 보이게 눌러 쓰고 마스크로 얼굴을 거의 가리고 눈맞춤이 되지 않았다. 치료자의 질문에 대답을 하지 않았다. 아동은 어릴 때부터 낯가림이 심하고 나서기를 싫어했으며 밖에서는 항상 어머니에게 붙어 다녔다. 유치원이나 초등학교 입학 때 학교를 안 가려고 버티다가 억지로 보내면 그런대로 다녔다고 하였다. 학교에서는 준비물도 안 챙겨 오고 발표에도 소극적이었다. 5학년 1학기까지는 학교를 다녔으나 2학기 들어 짓궂은 여학생 무리들이 놀린다고 학교에 가기 싫다는 말을 가끔 하였다. 그러던 중 하루는 음악 시간에 노래 시험을 보는 중에 너무 긴장해서 목소리가 나오지 않고 음이 틀려 반 애들이 웃자 아이는 얼굴이 빨개졌다. 그 일 이후로 도시락을 싸 준 것도 먹지 않고 그대로 가져오며, 집 밖에도 잘 나가려 하지 않고 곧잘 하던 심부름도 하지 않는다고 하였다.

반 불안장애이다(심세훈, 2020).

3. 진단기준

한국판 청소년용 사회 불안 척도(양재원 등, 2008)와 시험불안척도 개정판(조용래, 2011)을 사용하여 선별 검사하고 진단은 DSM-5-TR의 사회불안장애 진단기준인 〈표 16-6〉을 따라 한다. 소아 사회불안장애의 특징은 첫째, 공포 상황이 또래와의 사이에서 일어나야 하고 단지 성인과의 접촉 상황에서 발생하는 것은 아니어야 하며, 둘째, 불안이 울음, 분노 발작, 매달리는 행동, 얼어붙는 행동으로 나타나야 한다.

표 16-6 **사회불안장애의 DSM-5-TR 진단기준(APA, 2022)**

A. 타인에게 면밀하게 관찰될 수 있는 하나 이상의 사회적 상황에 대한 두드러진 공포 혹은 불안. 그 예로는 사회적 교류(예: 대화하기, 낯선 사람 만나기), 관찰됨(예: 먹기, 마시기), 타인 앞에서의 수행(예: 연설하기) 등이 포함된다.

주의점: 아동에서 불안은 성인들과의 상호작용에서만이 아니라 또래 환경에서 일어나야 한다.

B. 부정적으로 평가(즉, 수치스럽거나 부끄러움, 타인에게 거부당하거나 거부감을 줌)되는 방식으로 행동하거나 불안 증상을 보일 것을 두려워한다.

C. 사회적 상황은 거의 언제나 공포 혹은 불안을 유발한다.

주의점: 아동에서 공포 혹은 불안은 울기, 생떼 부리기, 경직, 매달리기, 움츠러들기, 혹은 사회적 상황에서 말하지 못하는 것으로 표현될 수 있다.

D. 사회적 상황을 회피하거나 극심한 공포 혹은 불안 속에서 견딘다.

E. 공포 혹은 불안은 사회적 상황이 주는 실제 위협과 사회문화적 맥락에 비례하지 않는다.

F. 공포, 불안, 혹은 회피는 지속적이며 전형적으로 6개월 이상 지속된다.

G. 공포, 불안, 혹은 회피는 사회적, 직업적 또는 다른 중요한 기능 영역에서 임상적으로 현저한 고통이나 손상을 초래한다.

H. 공포, 불안, 혹은 회피는 물질(예: 남용약물, 치료약물)의 생리적 효과나 다른 의학적 상태에 기인하지 않는다.

I. 공포, 불안, 혹은 회피는 공황장애, 신체이형장애 또는 자폐스펙트럼장애와 같은 다른 정신질환의 증상으로 더 잘 설명되지 않는다.

J. 다른 의학적 상태(예: 파킨슨병, 비만, 화상이나 상해로 인한 신체결손)가 있는 경우 공포, 불안, 혹은 회피는 명백히 무관하거나 과도하다.

다음의 경우 명시할 것:
수행 시 한정: 공포가 대중 앞에서 말하거나 수행하는 것에 국한되는 경우

4. 역학

어릴 때 행동 억제를 자주 보이는 소아청소년은 일반적으로 12세 전후에 사회불안장애가 발병한다. 다른 불안장애와 같이 사회불안장애는 남아(7%)보다 여아(11%)에서 더 흔하다(Merikangas et al., 2010). 결국 사회불안장애는 다른 불안장애의 발병 위험을 증가시킨다. 사회불안장애 소아는 광장공포증 진단기준도 충족하는 경우가 많다. 사회불안장애는 미국에서 가장 흔한 불안장애로, 우울증, 약물남용 다음으로 흔한 정신질환으로 약 12 %의 평생 유병률을 나타낸다. 이른 나이에 발병하여 평균 발병 연령이 15.5세이고 8세에 나타났다는 연구도 있다(대한소아청소년정신의학회, 2021).

5. 원인

불안장애는 가족력이 있어 불안 성향이 있는 부모의 자녀는 그렇지 않은 부모의 자녀보다 병적 불안감을 나타낼 가능성이 높고, 이는 대규모 연구에서도 확인된 일관된 결과이다. 이는 유전적 원인에 의해서뿐만 아니라 비유전적 요인도 불안장애의 유전 가능성에 영향을 미치어 불안한 부모는 자녀가 불안의 고통을 피할 수 있도록 더 높은 수준의 가족 조절 행동을 제공하여 아이에게 회피 반응을 더 많이 유발할 수 있다. 불안 증상이 심한 부모는 공포 대리학습할 기회를 더 많이 제공하고, 비회피적 대처 기술에 대한 모델링을 덜 주어 공포스럽고 회피적인 행동의 직접적인 모델이 될 수 있다. 다양한 불안장애마다 위험요인을 공유하기도 하고 원인학적 차이가 있을 수 있다. 소아가 불안장애가 나타나기 전에 공포, 부끄러움, 분노, 슬픔 및 낮은 자존감 등을 겪는 것처럼 부정적 정서를 보인다. 사회불안장애가 있는 많은 어린이들은 생후 첫 몇 년 동안 행동 억제 양상(새로운 경험 회피)을 보였다. 어린 시절 성장기의 외상 경험이 위험요인이 될 수 있다. 사회불안장애가 선택

적 세로토닌 재흡수 억제제SSRI에 반응하는 점은 세로토닌의 이상과 연관되어 있을 가능성을 시사한다. 기질적 측면에서는 행동 억제가 많은 사람에서 사회불안장애 발병 위험이 4.5배 더 높은 것으로 밝혀졌다. 사회불안장애 유병률이 대조군에 비해 1차 친족에서 발병 위험이 10배 높고 이란성 쌍생아의 일치율이 15.3%인 것에 비해 여아 일란성 쌍생아의 일치율은 24.4%인 것이 확인되어 유전적 요인이 관련되어 있다. 사회불안장애 부모에서 태어난 자녀의 경우 소아청소년기에 사회불안장애가 발생할 위험이 대조군에 비해 4.7배 더 높다는 보고도 있다. 부모가 자녀에게 두려움이나 회피를 보여 주는 학습과 과잉보호 혹은 거부 등이 자녀의 사회불안장애의 위험을 증가시키기도 한다(Haller et al., 2015)

6. 예후(청소년기 및 성인기에 대한 영향)

소아 사회 공포증이 성인까지 지속되면 직업 능력을 유지하고 안정된 사회적 관계를 가질 가능성이 적어진다. 소아에서 사회 공포증이 발병하면 청소년기에 접어들어 학교생활을 어려워하고 대인관계가 위축되며, 청년기에 친구나 애인과 같은 대인관계에서의 질이 악화된다. 직업적으로도 어려움을 겪어 우울장애, 알코올 등의 약물남용, 자살사고의 위험성이 높아진다. 소아 범불안장애는 젊은 성인이 되었을 때 스스로 보고한 건강이나 빈곤과 부채 수준과 같은 경제적인 어려움과 관련이 있었다.

7. 진단 및 감별

수줍음을 타는 아동과 감별하여야 한다. 사회적 활동 지장 정도에 따라 구분되는데, 이들 중 단지 12%만이 DSM-5의 사회불안장애 진단기준에 속한다고 알려져 있다. 주의력결핍 과잉행동장애나 고기능 자폐에서 나타나는 사회 기술 결함이나 불안한 특성과의 감별이 필요하며, 타 불안장애와의 감별도 필요하다. 동시에 선택적 함구증과 같은 다른 불안장애나 우울장애와의 공존 유무를 파악하여야 한다.

8. 치료

사회불안장애는 조기에 치료하지 않으면 학교 거부, 향후 직업 선택, 대인관계에 큰 장애를 초래하므로 발견 즉시 치료를 시작해야 한다. 정신과적 놀이 면담 · 치료, 사회기술 훈련, 인지행동치료, 약물치료를 시행하여야 한다. 인지행동치료는 왜곡된 인지를 조절해 주는 인지치료와 행동치료의 일종인 노출치료가 효과적이다. 인지행동치료는 개인보다 집단으로 치료할 때 더 효과적이라고 알려져 있다. 소아는 치료를 받으러 병원에 오는 자체에 공포를 느껴 치료를 거부하므로 치료에는 부모의 인내가 필요하다. 인지행동치료는 소아 불안장애에 대한 1단계 치료이고 인지행동치료는 보통 12~20주 동안 매주 50~60분 개별 회기로 구성하는데 치료 회기간 기술 연습은 인지행동치료의 핵심 요소이다. 부모에게 정신의학적 교육을 하여 가정 내에서 행동보상체계를 시행할 수 있도록 한다. 7~17세 사회불안장애 소아청소년에서 12주간 매주 집단 치료 1회와 개인 치료 1회씩 진행하는 사회적 효능성훈련이 플루옥세틴(10~40mg/일)보다 더 효과적인 것이 무작위 대조시험을 통해 확인되었다(Beidel et al., 2007). 사회적 기술 훈련은 집단으로 진행되어 대화의 시작과 유지, 또래 집단과 어울리기, 눈맞춤과 같은 비언어적 기술에 대한 수업이 포함되었다. 사회적 기술 훈련 직후, 집단은 '사회적 기술의 또래에 대한 일반화'를 목표로 아웃팅(예: 볼링, 박물관 방문, 외식)을 통해 사회적 기술을 연습시킨다. 개별 세션에는 아동의 고유한 사회 공포에 기반한 노출 훈련이 포함되었다. 12주 후 관해율은 사회적 효능성훈련에서 53%, 플루옥세틴에서 21%, 위약에서 3%였다. 인지행동치료 단독 치료를 받은 사회불안장애 소아는 SSRI로 치료된 소아보다 결과가 더 나쁘고, 사회불안장애 소아는 일반적으로 다른 불안장애의 소아보다 치료결과가 좋지 않기 때문에 사회적 효능성훈련을 통한 치료 효과는 특히 주목할 만하다. 14명의 10~17세 사회불안장애 소아청소년에서 8주간 개방형 sertraline(평균 용량, 123±37mg/일) 치료 연구(Compton et al., 2001)에서 CGI-I 점수 분석으로 36%(5/14)가 반응을 보였고, 29%(4/14)는 부분 반응을 나타냈다. 반응은 6주경에 발생했다. sertraline은 전반적으로 안전하여 탈억제 행동, 조증, 자살사고와 같은 부작용은 없이 경한 정도의 구역, 설사, 두통 등이 가장 흔한 부작용이었다. 사회불안장애 20명의 소아 청소년(10~17세)을 대상으로 12주간의 개방 연구에서 에스시탈로프람escitalopram을 첫 주에 5mg/일로 시작했고, 임상 반응 및 내약성에 따라 5mg씩 증량하여 20mg/일까지 사용했고 13명(65%)이 효과를 보았다. 평균 1일 용량은 12.65 ± 2.08mg이었고 졸음, 불면, 오한, 식욕 변화 등이 있었지만 일시적인 부작용이었다(Isolan et al., 2007). SNRI인 벤라팍신venlafaxine의 효과도 최근 보고되었다(Kodish et al., 2011). 여러 사람 앞에서 발표하는 데 대한 수행 불안이 주 증상인 경우 베타아드레날린 차단제인 프로프라놀롤이 도움이 된다. 미국 소아청소년정신의학회는 사회불안장애, 범불안장애, 분리불안장애, 특정공포증 또는 공황장애가 있는 6~18세 소아청소년에게 인지행동치료, SSRI, SNRI로 치료할 것을 권고했다. 특히 인지행동치료 또는 SSRI 단독치료보다는 병합치료를 우선적으로 권고했다(Walter et al., 2020).

9. 결론 및 요약

사회공포증은 타고난 기질적 요인이 강한 질환이다. 조기 개입 없이 나이가 들면 등교거부, 약물남용, 주요우울장애, 니트족이 될 수 있다. 이를 방지하기 위해서는 부모와 환아 및 치료자 모두 지속적으로 인지행동치료와 약물치료를 겸비하는 인내심이 필요하다.

공황장애panic disorder

1. 개념, 정의, 역사

공황장애는 갑자기 시작되어 수 분 안에 최고조에 이르게 되는 심한 두근거림, 발한, 떨림, 숨 막힘, 흉통, 오심, 복통, 어지러움, 비현실감 등과 같은 신체적 혹은 인지적 증상의 공황발작과 이에 동반되는 죽을 것 같은 두려움을 특징으로 하는 질환이다. 공황발작이 나타나는 것에 대한 예기불안, 공황 발작이 생길 만한 상황에 대한 회피를 특징적으로 보인다. 익숙하지 않은 환경을 피해야 해서 사회적·학업적 기능에 장애를 유발한다. DSM-5부터는 공황장애와 광장공포증을 분리하여 공존하면 같이 진단할 수 있다.

2. 임상 특징 및 증례

공황발작은 흔히 예상치 못하게 발생하지만, 어떤 경우는 분리, 특정 두려움의 대상이나 상황, 사회적 상황이나 평가 혹은 다른 환경적 요인에 노출된 이후 발생한다. 발작에 대한 두려움으로 등교와 또래관계를 피하고 발달에 적합한 활동에 참여하지 않는 경우가 많다. 이전에 좋아했던 활동을 못하게 됨에 따라 우울 증상을 유발하고 발달을 저해한다. 공황장애가 소아에서는 드물지만 첫 번째 공황발작이 소아기에 종종 나타나기도 한다. 소아청소년기에 발생하는 공황장애는 만성적인 경과를 보이며, 청소년기와 성인기에서의 임상 양상의 차이는 밝혀지지 않았다. 소아청소년은 성인에 비해 공황발작에 대해 터놓고 이야기하지 않으려는 경향이 있기 때문에 의사는 소아청소년에서도 예기치 못한 공황발작이 성인에서만큼 나타날 수 있으므로 소아청소년이 극심한 공포와 고통을 나타내는 삽화를 경험할 때 적절히 대응해야 한다. 치료하지 않고 방치하면 공황장애가 나중에 행동문제 및 우울장애나 양극성 장애를 포함한 추가 문제로 이어질 수 있다. 공황발작은 사회불안장애, 특정공포증이나 외상후 스트레스장애 등 다른 정신장애에서도 발생할 수 있기 때문에 상대적으로 발병률이 낮은 공황장애와 감별이 필요하다. 공황발작이 있을 경우 DSM-5-TR의 어떤 진단에도 같이 명시할 수 있다. 진단에 중요한 것은 반복적인 공황발작, 공황발작이 다시 올 것에 대한 두려움, 즉 예기불안, 공황발작이

증례 >>>

초등학교 6학년 여학생이 숨이 답답하다고 할 때가 자주 있어서 병원에 왔다. 올해 들어서 그런데, 간혹 한 번씩 답답하다고 하길래 대수롭지 않게 생각했는데 차츰 학교에서도 수업시간에 숨이 가쁘고 가슴이 두근거려 며칠 전에는 조퇴를 하기도 했다. 집에서는 그런 적이 거의 없어서 잘 몰랐는데, 학교에 가는 것이 힘들다고 했다.

친구하고는 별문제 없이 지내는데, 학교에 가서 숨쉬기가 힘들어질까 봐 불안하다고 학교 가는 걸 걱정했다. 아이가 자주 불안해하고, 심할 때는 호흡이 가빠지고, 식은땀을 흘리는 경우가 있습니다. 엘리베이터를 탔는데, 사람이 좀 많다 싶으면 긴장하고, 숨쉬기 힘들다고 할 때가 자주 있고, 요즘에는 마트에도 가기 싫어하고 가면 불안해진다고 했다.

유발된 상황이나 장소에 대한 회피이다.

3. 진단기준

DSM-5-TR의 공황장애의 진단기준은 〈표 16-7〉에 기술되어 있다.

표 16-7 **공황장애의 DSM-5-TR 진단기준(APA, 2022)**

A. 예기치 못한 공황발작이 반복되는 경우. 공황발작은 극심한 공포나 불편감이 갑자기 급증하여 몇 분 이내에 정점에 이르고, 이 기간 동안 다음 증상 중 4가지(또는 그 이상)가 발생할 수 있다

주의점: 갑작스러운 증상의 발생은 평온한 상태 또는 불안한 상태에서 모두 발생할 수 있다.

1. 심계항진, 가슴 두근거림 또는 가속된 심장 박동수
2. 발한
3. 떨리거나 후들거림
4. 숨이 차거나 답답한 느낌
5. 질식하는 느낌
6. 가슴의 통증이나 불편함
7. 메스꺼움 또는 복통
8. 어지럽거나, 불안정하거나, 현기증 또는 기절하는 느낌
9. 오한이나 열감
10. 감각이상(마비 또는 따끔거리는 느낌)
11. 비현실감(현실이 아닌 것 같은 느낌) 또는 이인증(자신과 동떨어져 있는 느낌)
12. 통제력을 잃거나 '미쳐 가는 것'에 대한 두려움
13. 죽음의 공포

주의점: 문화 특이적 증상(예: 이명, 목 통증, 두통, 제어할 수 없는 비명 또는 울음)이 나타날 수 있다. 이러한 증상은 4가지 필수 증상 중 하나로 간주해서는 안 된다.

B. 적어도 1회의 발작 이후에 다음 중 하나 또는 2가지가 1개월간(또는 그 이상) 뒤따른다.
1. 추가적인 공황발작이나 그 결과에 대한 지속적인 우려 또는 걱정(예: 자제력 상실, 심장마비, '미쳐 가는 것')
2. 발작과 관련된 행동의 현저한 부적응적 변화(예: 운동이나 낯선 상황을 회피하는 것과 같이 공황발작을 피하기 위해 고안된 행동)

C. 장해가 물질(예: 남용약물, 치료약물) 또는 다른 의학적 상태(예: 갑상선기능항진증, 심폐장애)의 생리학적 효과로 인한 것이 아니다.

D. 장해는 다른 정신질환에 의해 더 잘 설명되지 않는다(예: 공황발작은 사회불안장애에서처럼 두려운 사회적 상황에 대한 반응으로만 발생하지 않는다. 특정공포증에서와 같이 제한된 공포 대상이나 상황에 대한 반응, 강박장애에서와 같이 강박 사고에 대한 반응, 외상후 스트레스장애에서와 같이 외상적 사건을 상기시키는 것에 대한 반응, 또는 분리불안장애에서와 같이 애착 대상과의 분리에 대한 반응으로만 발생하지 않는다).

4. 역학

공황장애의 유병률은 사회불안장애 및 범불안장애와 마찬가지로 연령에 따라 증가하여 13~14세에서 1.8%, 15~16세에서 2%, 17~18세에서 3% 등이다. 공황발작은 사춘기 이후에 2~18%로 나타난다. 남녀비는 1:2로 성별의 차이는 청소년기에 나타나기 시작한다. 주로 21~35세에 나타나기 시작하지만 청소년 초기에 발생하기도 한다(Katharina, 2020).

5. 원인

공황장애나 우울증이 있는 부모의 자녀에서 분리불안장애가 더 많이 나타났고(Biederman et al., 2001), 분리불안장애 아동은 이산화탄소에 노출되었을 때 공황장애 환자처럼 과민한 호흡 반응을 보인다(Pine et al., 2000). 이러한 결과를 바탕으로 분리불안장애와 공황장애의 연관성에 관한 몇몇 연구가 진행되었고, 일부 연구자는 소아 분리불안장애는 청소년기, 성인기의 공황장애나 광장공포증으로 이환될 위험요인이라고 보고하였으나, 이와 상반된 결과도 보고되고 있다. 불안장애는 공통적으로 편도amygdala, 전대상 피질anterior cingulated cortex, 해마hippocampus 등이 관여하는데, 위협 자극에 대한 편도의 과활성화, 해마의 과활성화, 위협 자극에 대한 등쪽 전대상 피질의 과활성화 등이 나타난다. 공황장애가 있는 1차 친족에서 다른 정신장애가 있는 1차 친족보다 공황장애의 위험은 4~8배 증가하여 유전적 요인을 시사한다. 과민한 청반locus ceruleus과 중추신경계 노르아드레날린 시스템이 불안장애와 연관된다. 복외측 등쪽 솔기핵ventrolateral dorsal raphe nuclei 등의 세로토닌 신경원이 공황 증상 발생과 억제에 관여한다. 또한 생물학적 및 심리적으로 취약한 소아청소년이 일반적인 스트레스에 예민하거나 자기조절이 어려울 때 생리적 반응이 과다해지고 애매한 신체적 감각을 위험 신호로 오인하여 공황발작이 나타난다. 이런 공포발작은 불쾌한 신체감각이 다시 생길 것에 대해 불안해하고, 이러한 상황을 피하게 되며, 회피 행동은 불쾌한 신체감각에 대한 공포를 유지시키고, 신체감각이 해롭다는 믿음을 강화시켜 질환을 지속시키게 되므로 궁극적으로 공황장애가 발생하게 된다.

6. 치료

초등학생에게 공황발작이 나타나면 주로 응급실이나 소아청소년의학과 진료를 이용하는데, 제때 진단이 잘 이루어지지 않아 적절한 치료가 되지 못하기도 한다. 발병 이후에 정신건강의학과를 방문할 때까지 수년이 걸리고 학생은 증상으로 인한 고통뿐만 아니라 학업적 · 사회적 기능에 현저한 손상을 초래한다. 그리하여 우선적으로 공황장애 증상과 발생과정 및 원인과 치료에 대해 교육하면 그 자체로 치료에 대한 순응도adherence가 증가하고 불안이 감소되며 자존감이 향상된다. 가족교육으로 가족의 죄책감을 줄이거나 관계 회복에 도움이 된다. 급성기에는 증상을 경감시키기 위해 이완요법과 복식호흡을 통해 스트레스에 대한 신경생물학적 민감성을 줄여 준다. 두려워하는 신체 증상에 내수용 노출interoceptive exposure을 시키고, 두려운 상황 등에 직접 노출시켜 파국적 인지오류를 교정하고, 불안 반응을 줄이는 노출요법과 신체 증상을 잘못 해석하는 것에 초점을 맞춘 인지적 재구성으로 인지행동치료를 한다(Aleta, 2009). 인지행동치료의 하나로 청소년을 위한 공황 조절 치료Panic Control Treatment for Adolescents: PCTA는 전통적인 인지행동치료 요소와 공황장애를 치료하기 위해 과호흡 또는 빈맥과 같은 공포스런 신체감각(예: interoceptive exposure)에 대한 노출을 통해 치료한다(Pincus et al., 2010). 공황장애 소아청소년에게 SSRIfluoxetine, sertraline, paroxetine를 사용해 효과를 평가했을 때 75%에서 매우 호전을 보였고 전반적으로 안전하다. 이 연구에서 67%가 벤조다이아제핀clonazepam, lorazepam 부가 요법으로 사용되었는데, SSRI의 효과를 기다리면서 벤조다이아제핀을 함께 투약하는 것은 심한 공황장애 소아청소년에게 도움이 된다. fluoxetine으로 개방형으로 치료했을 때 공황장애 청소년 5명 중 3명이 임상적 반응을 보였다(대한정신약물학회, 2019).

7. 결론 및 요약

공황장애는 성인 환자의 과거 회상에 따르면, 아동기에 공포발작 경험을 간혹 기술하지만 14세 이전에는 매우 드문 질환(0.4% 이하)으로 청소년기에 본격적으로 시작되어 평균 발병이 20~24세인 질환이다.

광장공포증agoraphobia

1. 개념, 정의, 역사

광장공포증은 도움을 구하기가 어려운 곳에 대해 심한 불안과 공포가 나타나는 질환이다. 집 외의 장소에서 적절한 기능을 수행하는 것을 심각하게 손상시킬 수 있다. 광장공포증은 공황장애와 밀접한 관계 속에서 발생하지만, 광장공포증과 관련된 특정 상황에서 극심한 공포와 불안을 느끼고 공황 증상에 해당되는 것은 아니라는 임상적 관찰에 근거하여 DSM-5에서는 공황장애와 독립적으로 진단할 수 있게 되었다.

2. 임상 특징

DSM-5 진단기준은 대중교통 이용, 공원과 같은 열린 공간에 있는 것, 영화관 같은 밀폐된 공간에 있는 것, 줄을 서 있거나 군중 속에 있는 것, 집 밖에 혼자 있는 것과 같은 다섯 가지 상황 중 두 가지 이상의 상황에서 극심한 공포와 불안을 느끼고, 그로 인해 증상을 유발하는 상황을 회피하려는 반응을 보이는 상태가 최소 6개월 이상 지속되는 것으로 광장공포증을 정의하고 있다. 공포의 정도는 상황에 따라 다양하게 나타날 수 있으며, 일부 소아청소년은 그러한 상황을 예상하는 것만으로도 증상이 발생할 수도 있다. 광장공포증의 본질적 특징이 특정 상황에서의 극심한 불안과 공포이므로 증상은 공황발작 혹은 제한된 공황발작으로 나타날 수 있다. 광장공포증은 다른 정신질환을 동반하는 경우가 많으며 가장 흔한 것이 공황장애이다. 감별진단 시에는 광장공포증에서 나타나는 불안, 공포, 회피가 다른 정신과 진단에 의해 보다 더 잘 설명되는지를 고려해야 한다.

3. 진단기준

공황장애와 광장공포증의 진단기준을 모두 만족시키는 경우에는 두 가지를 함께 진단한다. 그러나 공황발작과 관련된 회피 행동이 광장공포증 진단기준상 두 가지 이상의 광장공포 상황을 유발하는 것이 아니라면 공황장애만을 진단하여야 한다(APA, 2022).

진단기준은 〈표 16-8〉에 기술되어 있다.

표 16-8 광장공포증의 DSM-5-TR 진단기준(APA, 2022)

A. 다음 5가지 상황 중 2가지(또는 그 이상)에 대한 현저한 공포 또는 불안:
  1. 대중교통 이용(예: 자동차, 버스, 기차, 선박, 비행기)
  2. 개방된 공간(예: 주차장, 시장, 다리)에 있는 것
  3. 밀폐된 장소(예: 상점, 극장, 영화관)에 있는 것
  4. 줄을 서거나 군중 속에 있는 것
  5. 집 밖에 혼자 있는 것

B. 공황 유사 증상 또는 무력감을 느끼게 하거나 당황스러운 다른 증상(예: 노인의 낙상에 대한 공포, 요실금에 대한 공포)이 발생할 경우 그 상황을 벗어나거나 도움을 받기 어려울 수 있다는 생각 때문에 해당 상황을 두려워하거나 회피한다.

C. 광장공포 상황은 거의 항상 공포나 불안을 유발한다.

D. 광장공포 상황을 적극적으로 회피하거나, 동반인을 필요로 하거나, 강렬한 공포나 불안 속에서 견뎌 낸다.

E. 공포나 불안은 광장공포 상황이나 사회문화적 맥락에 의해 유발되는 실제 위험과 비례하지 않는다.

F. 공포, 불안 또는 회피는 지속적이며, 일반적으로 6개월 또는 그 이상 지속된다.

G. 공포, 불안 또는 회피는 사회적, 직업적 또는 기타 중요한 기능 영역에서 임상적으로 현저한 고통이나 손상을 초래한다.

H. 다른 질환(예: 염증성 장질환, 파킨슨병)이 존재하는 경우, 공포, 불안 또는 회피는 분명히 과도하다.

I. 공포, 불안 또는 회피는 다른 정신질환의 증상으로 더 잘 설명되지 않는다. 예를 들어, 증상이 특정공포증, 상황형에만 국한되지 않는다. (사회불안장애와 같이) 사회적 상황에서만 수반되지 않는다. (강박장애와 같이) 강박 사고에만 관련되거나, (신체이형장애와 같이) 외모의 결함이나 흠과만 관련되거나, (외상후 스트레스장애와 같이) 외상 사건을 기억하게 할 만한 사건에만 국한되거나, (분리불안장애와 같이) 분리에 대한 공포에만 국한되지 않는다.

주의점: 광장공포증은 공황장애 유무와 관계없이 진단된다. 만약 공황장애와 광장공포증의 진단기준을 모두 만족한다면 2가지 진단이 모두 내려져야 한다.

4. 역학

광장공포증은 13~17세 사이에 약 3%의 유병률을 보이고 소아에서는 아직 연구가 더 필요하다. 평균 발병연령은 17세이며 환자들의 2/3는 35세 이전에 초발하여 청소년기 후기나 성인기 초기에 발병하는 경우가 가장 많다. 평생 유병률은 대략 2~6%이고 여자가 약 2배 많다.

5. 치료

정신의학적 교육, 인지 재구성, 내수용 노출, 실제 노출법in vivo exposure으로 구성된 공황 조절 치료프로그램은 광장공포증 유무와 상관없이 공황장애 소아청소년에 효과가 있다(Aleta, 2009). 광장공포증은 임상적으로 공황장애를 동반하는 경우가 많아 항불안제인 벤조디아제핀과 SSRI를 상황에 따라 적절하게 병합 혹은 단독으로 사용하는 경우가 많다.

6. 결론 및 요약

광장공포증 역시 아동에서는 매우 드문 질환으로 청소년후기 혹은 성인초기에 발병이 시작된다(APA, 2022).

범불안장애

1. 개념, 정의, 역사

범불안장애는 일상생활의 상황이나 활동들에 대하여 거의 매일 최소한 6개월 이상 과도한 불안과 걱정을 주로 나타내는 질환이다. 범불안장애는 이전의 anxiety neurosis라는 개념에서 공황장애와 범불안장애로 구분되며 1980년 DSM-III에서 처음으로 generalized anxiety disorder라는 진단명으로 소개되었다. DSM-III 이후에도 진단체계의 잦은 변화 등 그동안 정신과 임상 영역에서 진단 및 치료의 어려움과 함께 큰 관심 대상이 아니었다. 그러나 DSM-IV 발표 이후 진단이 명료해지고 안정화되었다. 소아 범불안장애는 DSM-III-R(APA, 1987)에 아동기 과잉불안장애overanxious disorder of childhood로 처음 분류되었다가 소아만으로 특이성이 인정되지 않아 DSM-IV(1994)에서는 범불안장애에 포함된 질환이다. DSM-5-TR(2022)에서도 동일하게 분류된다. 아동기 후기에 접어들면서 인지·도덕·발달 면에서 자기성찰 및 미래에 대한 사고가 가능해져 내적인 불안 증상이 동반되는데, 이것이 지나쳐 병적 상태에 이르는 질환이다. 내적인 불안이란 실제 불안

의 대상이 존재하지 않거나, 일어날 확률이 거의 없는 일까지 긴장하는 것을 말한다.

2. 임상 특징 및 증례

범불안장애 소아는 자신의 일은 물론 동생, 부모의 일까지 걱정하여 일일이 참견을 한다. 아이답지 않게 어른스러운 걱정을 많이 하여 때로는 조숙해 보이거나 똑똑해 보인다. 흔히 시험과 같은 경쟁적인 상황에 대한 수행 불안, 약속 지키기, 사고나 재앙에 대한 심한 염려를 보인다. 자신감 결여, 완벽주의적 성격, 남한테 인정받으려는 욕구가 강한 일반적 특성을 보인다. 이들은 대인관계를 잘 유지하고 사회적 접촉을 즐기나 자신의 행동과 사회적 인정에 대한 자신이 없다. 소아 범불안장애의 핵심 증상은 미래의 일에 대한 과도하거나 비현실적인 걱정(예: 시간 약속 지키기, 사고 걱정), 과거 자신이 한 행동에 대한 지나친 비현실적 염려(예: 낮에 있었던 친구와의 대화 내용), 운동, 학업, 사회적 기능에 대한 과도한 비현실적 염려(예: 시험 불안), 의학적 원인이 없는 잦은 두통, 복통 같은 신체적 불편감, 걱정에 의한 과도한 확인(예: 문 잠그기, 가스 밸브 잠그기) 등이다. 이러한 걱정을 통제하기 어렵고, 흔히 근육 긴장 등의 여러 신체 증상을 동반하며, 짜증이 잘 남, 수면장애, 초조감, 신경이 곤두선 느낌 등의 증상을 보인다. 범불안장애 소아의 지나친 걱정은 학업이나 가정생활에서의 일상적인 일과에 대해 주로 일어나며, 개인의 중요한 영역에서의 기능이 현저히 떨어진다.

증례 >>>

초등학교 5학년 여아가 배가 자주 아파서 소아청소년과에 갔지만 별 이상이 없어 소아청소년정신건강의학과에 왔다. 아이는 규칙을 잘 지키고 공부도 열심히 했다. 시험에 대한 걱정이 많고, 시험 전날에는 더욱 심해져 잠도 못 잤다. 반에서 인기가 없다고 걱정을 하고, 또래관계에 대해서도 걱정을 많이 했다. 학교 준비물이나 숙제, 시간 약속도 여러 번 확인하고 코로나 감염 뉴스를 유심히 보고 개인 위생이나 마스크 쓰는 것에 철두철미하였다. 최근에는 부모가 하는 식당이 문을 닫게 되자 '집안이 망해 거지가 되면 어떡하나' 하는 걱정에 휩싸여 자기 용돈도 쓰지 않고 모았다가 살림에 보태 쓰라고 어머니에게 주기도 하였다. 병원 치료비도 걱정이 되어 안 오려고 했다.

3. 진단기준

범불안장애와 정상적 불안을 구분하는 특징은 범불안장애에서의 불안은 정도가 지나치고, 전형적으로 정신사회적 기능을 현저하게 방해한다. 이에 비해 일상생활에서의 걱정은 정도가 지나치지 않고 처리할 수 있는 문제로 지각되며, 더 중요한 문제가 있을 때는 잠시 미뤄 놓을 수도 있다. 범불안장애에서의 걱정은 더 전반적이고 극심하고 고통을 주고 기간이 길며 유발인자 없이 발생한다. 걱정하는 상황의 범위가 넓을수록 범불안장애일 가능성이 높다. 일상에서의 정상적인 걱정은 신체 증상을 동반하는 경우가 적다(예: 안절부절못하거나 낭떠러지 끝에 서 있는 느낌). 범불안장애 소아는 지속적인 불안과 그에 동반된 사회적, 학업적, 다른 중요한 영역에서의 기능 손상에 따른 주관적 고통을 호소한다. 걱정과 불안은 안절부절못하거나 낭떠러지 끝에 서 있는 느낌, 쉽게 피곤해짐, 집중하기 힘들거나 머릿속이 하얗게 되는 것, 과민성, 근육의 긴장, 수면장해 등의 증상 중 소아의 경우에는 한 가지만 동반해도 진단할 수 있다(성인은 세 가지 이상)(표 16-9).

표 16-9 **범불안장애의 DSM-5-TR 진단기준(APA, 2022)**

A. (업무나 학업 성과와 같은) 많은 사건이나 활동에 대해 최소 6개월 이상 지속되는 과도한 불안과 걱정(불안한 예견)

B. 걱정을 통제하기 어렵다고 느낀다.

C. 불안과 걱정은 다음 6가지 증상 중 최소 3가지(또는 그 이상)와 관련이 있다(지난 6개월 동안 최소한 몇 가지의 증상이 있었던 날이 없었던 날보다 많다).

주의점: 아동의 경우 한 가지 증상만 있어도 해당된다.
1. 안절부절못하거나, 긴장하거나, 신경이 곤두선 느낌
2. 쉽게 피로해짐
3. 집중하기 어렵거나 머릿속이 하얗게 됨
4. 과민성
5. 근육 긴장
6. 수면 교란(입면 또는 수면 유지가 어렵거나, 제대로 쉬지 못하는 불만족스러운 수면)

D. 불안, 걱정 또는 신체 증상이 사회적, 직업적 또는 기타 중요한 기능 영역에서 임상적으로 현저한 고통이나 손상을 초래한다.

E. 장해가 물질(예: 남용약물, 치료약물)이나 다른 의학적 상태(예: 갑상선기능항진증)의 생리적 효과에 의한 것이 아니다.

F. 장해가 다른 정신질환으로 더 잘 설명되지 않는다(예: 공황장애에서 공황발작에 대한 불안이나 걱정, 사회불안장애에서 부정적 평가, 강박장애에서 오염 또는 기타 강박관념, 분리불안장애에서 애착 대상과의 분리, 외상후 스트레스장애에서 외상 사건을 상기시키는 것, 신경성 식욕부진증에서 체중 증가, 신체증상장애에서 신체적 불만, 신체이형장애에서 인식된 외모 결함, 질병불안장애에서 심각한 질병, 조현병이나 망상장애에서 망상적 믿음의 내용).

4. 역학

사춘기 이후 유병률은 남성보다 여성에서 더 높으며(1.5%:3%), 13~18세 소아청소년의 유병률은 2.2%이다(Merikangas et al., 2010).

5. 원인

불안장애 소아는 뇌섬엽insula뿐만 아니라 후방 대상, cuneus, precuneus와 같은 기본 모드 네트워크default mode network의 구성영역을 포함하여 후방 구조에서 회백질 부피가 더 작고 해마의 회백질 부피도 작았다(Gold et al., 2017; Mueller et al., 2013). 불안장애 소아의 피질 두께는 대조군 소아에 비해 하측 및 중측두 피질inferior and middle temporal cortices 및 내측 전전두엽 피질medial prefrontal cortex에서 더 두꺼웠다. 복내측 전전두엽 피질ventromedial prefrontal cortex이 더 두껍거나 회백질 부피가 더 작다면 더 심각한 불안을 예측할 수 있었다. 이 영역의 기능적 활성화는 범불안장애 소아 청소년과 불안장애 발병 위험이 높은 행동 억제가 있는 소아 청소년에서 증가한다. 소아 범불안장애를 대상으로 한 기능적 뇌영상 연구에서는 부정적인 정서가 표현된 얼굴 표정을 볼 때 편도체나 전전두엽이 활성화된다는 것을 보고하였다(Blackford & Pine, 2012). 기질적인 면에서 행동 억제, 신경증neuroticism, 위험 회피가 범불안장애와 연관된다고 알려져 있다. 범불안장애의 1/3 정도에서 유전적 요인이 관여하는데, 다른 불안장애, 기분장애, 특히 주요우울장애와 겹친다. 가족 내 부정적 경험이나 과잉보호가 관여되는 경향이 있으나 외부 환경적 요인은 뚜렷하지 않다. 집에서 아동에 대한 기대가 너무 높다거나, 부모 자체가 걱정이 많은 불안증 환자인 경우가 많다. 대개 아이의 부모는 지나치게 도덕적이거나 매사에 완벽을 추구한다. 따라서 부모의 양육 태도 역시 '뭐뭐 하면 안 된다' '뭐뭐 하는 것은 나쁜 것이다' '이것은 꼭 이렇게 해야 한다'는 식이 되어 아동이 지나치게 양심적인 모범생이 되거나 고지식하고 융통성 없는 아동이 되는 경우가 많다.

6. 예후(청소년기 및 성인기에 대한 영향)

현재까지 아동과 성인 간의 질환 연계에 관한 추적연구가 미진하여 알려진 것은 별로 없지만, 성장 후 성인이 되었을 때 범불안장애, 사회공포증, 우울장애로의 증상 이환이 예상된다. 질환 특성상 일생을 통해 불안 증상의 완화와 악화가 반복된다고 예상된다.

7. 진단 및 감별

우선 불안을 유발하는 성분이 포함된 약물(예: 자극제/각성제, 카페인 계통)을 아동이 복용하는지 확인해야 하고, 갑상선 기능항진증, 부정맥, 저혈당, 갈색세포종, 전신성 홍반성 루푸스 등과 감별하여야 한다. 다른 불안장애와도 감별해야 하는데, 불안 대상이 광범위하고 주로 예기불안이라는 점에서 감별된다. 한편, 아동에서 범불안장애는 과도하게 진단되는 경향이 있으므로 분리불안장애, 단순공포증, 사회공포증, 강박장애로 더 잘 설명되는 불안인지에 대해 살펴보아야 한다. 또한 외부 스트레스로 설명되는 적응장애, 외상후 스트레스장애와도 감별하여야 한다. 범불안장애 아동 중 과반수에서 동시에 다른 불안장애를 보고(Wagner, 2001)하는 것으로 미루어 보아 사회공포증, 공황장애 등 공존 불안장애 및 공존 우울장애가 상당히 있는 것으로 생각된다.

8. 치료

일차적 치료는 정신치료적 접근이다. 가정에서 아동에 대한 기대 욕구가 지나친 경우이거나 가족 내 갈등이 심해 불안을 유발하는 경우, 부모 자신이 걱정이 많은 경우 가족치료가 우선 시행되어야 한다. 아동과 정신과적 면담을 통해 자존감self esteem을 재정립하고, 보다 현실적인 기대치 설정으로 환자의 정신적 부담을 줄여 주어야 한다. 긴장 이완훈련, 긴장을 유발하는 사고(예: 일어날 가능성이 거의 없는 재난)에 대한 왜곡된 인지를 교정해 주는 인지행동치료, 남의 평가에 예민한 아동의 경우 이를 감소시키기 위한 집단치료, 놀이치료, 가상적 불안 유발 상황에서의 역할 연기$_{\text{role playing}}$가 도움이 된다. 소아청소년 범불안장애에 대한 sertraline 위약대조 연구(Reinblatt & Riddle, 2007)에서 5~17세의 22명의 범불안장애 소아청소년을 대상으로 sertraline 50mg/일 고정 용량으로 9주간 치료했을 때 유의한 호전을 보였고, 유의한 부작용은 없었으며, 공존 우울증상의 심한 정도를 조정하고 관찰했을 때 불안에 대해서만 유의한 치료효과가 있었다. 14명의 범불안장애 소아청소년을 대상으로 유동 용량 fluoxetine (5~40mg/일) 또는 CBT로 호전을 보였고 fluoxetine과 CBT 병합 치료 후 불안 상황에서 우측 ventrolateral prefrontal cortex의 활성이 증가되어 관련성을 제시했다(Strawn et al., 2012). 소아청소년 범불안장애 및 사회불안장애에서 벤라팍신, 범불안장애에서 둘록세틴, 분리불안장애, 사회불안장애 및 범불안장애와 주의력결핍 과잉행동장애가 동반된 소아에서의 아토목세틴이 연구되었는데, 전반적으로 효과가 좋았다. 7~17세 소아청소년을 대상으로 10주간 탄력 용량에 이어서 18주간 개방형으로 둘록세틴 (30~120 mg/일) 연구를 통해 위약을 투여받은 소아와 비교하여 둘록세틴 치료 소아는 불안 증상 중증도가 더 크게 감소했으며, 반응 및 관해율이 더 높았던 결과를 근거로 소아청소년 범불안장애 치료제로 둘록세틴이 FDA 승인을 받았다(Strawn et al., 2015).

9. 결론 및 요약

소아 범불안장애는 외부 환경적 요인보다는 아동의 타고난 기질적 요인이 크게 관여하는 질환으로 과거 과잉불안장애라는 진단명하에 아동 특이성을 주장하는 견해가 있었지만, DSM-IV부터 현재 DSM-5에서는 성인 범불안장애의 전구증상 내지 아동판으로 보는 입장이다. 만성적 긴장으로 인한 신체적 증상 호소로 소아과 등 다른 과를 먼저 방문하여 검사상별 이상이 없다는 말을 듣고 나중에야 소아정신과를 찾게 되는 경우가 대부분이다. 이때 아동의 불안 증상 유무, 불안 성향, 스트레스에 대해 잘 파악하고 이를 신체 증상과 연결하여 부모에게 잘 설명해야 한다.

참고문헌

권준수 외 역(2015). 정신질환의 진단 및 통계 편람 제5판(pp. 199-248). 서울: 학지사.

김민정(2010). 아동청소년 불안장애 선별척도(SCARED)의 타당화 연구. 숙명여자대학교 대학원 석사논문.

김지혜, 이은호, 황순택, 홍상황(2015). 한국판 벡불안척도 지침서. 대구: 한국심리주식회사.

대한소아청소년정신의학회(2014). DSM-5에 준하여 새롭게 쓴 소아정신의학(pp. 253-267). 서울: 학지사.

대한소아청소년정신의학회(2021). 청소년정신의학 제2판 불안장애(pp. 327-354). 군자출판사.

대한정신약물학회(2019). 임상신경정신약물학(3판)(pp. 645-660). 서울: 시그마프레스.

심세훈(2020). 사람 많은 곳에 가기 싫어요-사회불안장애와 ADHD 정신의학신문. http://www.psychiatricnews.net/news/articleView.html?idxno=9510

이영식, 최진태, 이철원(1994). 한국형 소아공포 조사목록 개발. 신경정신의학, 33, 524-532.

최진숙, 조수철(1990). 소아불안의 측정 RCMAS의 신뢰도와 타당도 검사. 신경정신의학회, 29(3), 291-702.

한덕웅, 이장호, 전겸구(2000). 상태-특성불안 검사 YZ형 실시와 사용설명서(pp. 7-14). 서울: 학지사.

Aleta, G. A. (2009). Implementation of an intensive treatment protocol for adolescents with panic disorder and agoraphobia. *Cognitive and Behavioral Practice, 16*, 345-357.

American Psychiatric Association. (1994). *Diagnostic and statistical manual of mental disorders* (4th ed.). Washington, DC: American Psychiatric Association.

American Psychiatric Association. (2013). *Diagnostic and statistical manual of mental disorders* (DSM-5 TM) (5th ed.). Arlington, VA: American Psychiatric Association Publishing.

American Psychiatric Association. (2022). *Diagnostic and statistical manual of mental disorders, Text Revision* (DSM-5-TR) (5th ed.). Washington, DC: American Psychiatric Association Publishing.

Beesdo, K., Pine, D. S., Lieb, R. et al. (2010). Incidence and risk patterns of anxiety and depressive disorders and categorization of generalized anxiety disorder. *Arch Gen Psychiatry, 67*(1), 47-57.

Beidel, D. C., Turner, S. M., Sallee, F. R., Ammerman, R. T., Crosby, L. A., & Pathak, S. (2007). SET-C versus fluoxetine in the treatment of childhood social phobia. *J Am Acad Child Adolesc Psychiatry, 46*(12), 1622-1632.

Biederman, J., Farone, S. V., Hirshfeld-Becker, D. R., Friedman, D., Robin, J. A., & Rosenbaum, J. F. (2001). Patterns of psychopathology and dysfunction in high-risk children of parents with panic disorder and major depression. *Journal of the American Psychiatric, 158*, 49-57.

Black, B., & Uhde, T. W. (1992). Elective mutism as a variant of social phobia. J *Am Acad Child Adolesc Psychiatry, 31*, 1090-1094.

Black, B., & Uhde, T. W. (1994). Treatment of elective mutism with fluoxetine: A double blind, placebo-controlled study. *J Am Acad Child Adolesc Psychiatry, 33*(7), 1000-1006.

Blackford, J. U., & Pine, D. S. (2012). Neural substrates of childhood anxiety disorders: A review of neuroimaging findings. *Child and Adolescent Psychiatric Clinics of North America, 21*(3), 501-525.

Catchpole, R., Young, A., Baer, S., & Salih, T. (2019). Examining a novel, parent child interaction therapy-informed, behavioral treatment of selective mutism. *J Anxiety Disord, 66*, 102-112.

Compton, S. N., Grant, P. J., Chrisman, A. K. et al. (2001). Sertraline in children and adolescents with social anxiety disorder: An open trial. *J Am Acad Child Adolesc Psychiatry, 40*, 564-571.

Cunningham, C. E., McHolm, A., Boyle, M. H., & Patel, S. (2004). Behavioral and emotional adjustment, family functioning, academic performance, and social relationships in children with selective mutism. *Journal of Child Psychology and Psychiatry, 45*, 1363-1372.

Dulcan, M. K. (Ed.). (2021). *Dulcan's textbook of child and adolescent psychiatry*. Washington DC: American Psychiatric Association Publishing.

Gee, D., Gabard-Durnam, L., Flannery, J. et al. (2013). Early developmental emergence of mature human Amygdala-prefrontal phenotype following maternal deprivation: Evidence of stress-induced acceleration. *Proc Nat Acad Sci, 110*, 15638-15643.

Göttken, T., White, L. O., Klein, A. M., & von Klitzing, K. (2014). Short-term psychoanalytic child therapy for anxious children: A pilot study. *Psychotherapy, 51*(1), 148.

Haller, S. P., Cohen, K. K., Scerif, G., & Lau, J. Y. (2015). Social anxiety disorder in adolescence: How developmental cognitive neuroscience findings may shape understanding and interventions for psychopathology. *Dev Cogn Neurosci, 13*, 11-20.

Hardee, J. E., Benson, B. E., Bar-Haim, Y. et al. (2013). Patterns of neural connectivity during an attention bias task moderate associations between early childhood temperament and internalizing symptoms in young adulthood. *Biol Psychiatry, 74*(4), 273-279.

Hayden, T. (1980). Classification of elective mutism. *Journal of the American Academy of Child & Adolescent Psychiatry, 19*, 118-133.

Higa-McMillan, C. K., Francis, S. E., Rith-Najarian L. et al. (2016). Evidence base update: 50 years of research on treatment for child and adolescent anxiety. *J Clin Child Adolesc Psychol, 45*(2), 91-113.

Isolan, L., Pheula, G., Salum, G. A., Oswald, S., Rohde, L. A., & Manfro, G. G. (2007). An open-label trial of escitalopram in children and adolescents with social anxiety disorder. *J Child Adolesc Psychopharmacol, 17*: 751-60.

Katharina, S. (2020). Panic Disorder and Anxiety in Teens.

Kessler, R. C., Avenevoli, S., Costello, E. J. et al. (2012). Prevalence, persistence, and sociodemographic correlates of DSM-IV disorders in the National Comorbidity Survey Replication Adolescent Supplement. *Arch Gen Psychiatry, 69*(4), 372-380.

Kodish, I., Rockhill, C., Ryan, S., & Varley, C. (2011). Pharmacotherapy for anxiety disorders in children and adolescents. *Pediatric Clinics of North America, 58*, 55-72.

Kristensen, H. (2000). Selective mutism and comorbidity with developmental disorder/delay, anxiety disorder, and elimination disorder. *Journal of the American Academy of Child & Adolescent Psychiatry, 39*, 249-256.

Lang, P. J. (1966). Fear reduction and fear behavior: Problems in treating a construct. Paper Presented at: Research in Psychotherapy Conference, 3rd, May-Jun, 1966, Chicago, IL, US 1968

Locher, C., Koechlin, H., Zion, S. R. et al. (2017). Efficacy and safety of selective serotonin reuptake inhibitors, serotonin-norepinephrine reuptake inhibitors, and placebo in common psychiatric disorders: A meta-analysis in children and adolescents. *JAMA Psychiatry, 74*(10), 1011-1020.

Martin, A. et al. (2017). *Lewis's child and adolescent psychiatry: A comprehensive textbook* (5th ed.). Philadelphia: Wolters Kluwer.

Merikangas, K. R., He, J-P., Burstein, M. et al. (2010). Lifetime prevalence of mental disorders in U. S. adolescents: Results from the National Comorbidity Survey Replication-Adolescent Supplement (NCS–A). *J Am Acad Child Adolesc Psychiatry, 49*(10), 980-989.

Ollendick, T. H., Halldorsdottir, T., Fraire, M. G. et al. (2015). Specific phobias in youth: A randomized controlled trial comparing one-session treatment to a parents augmented one-session treatment. *Behav Ther, 46*(2), 141-155.

Pincus, D. B., May, J. E., Whitton, S. W., Mattis S. G., & Barlow D. H. (2010). Cognitive-behavioral treatment of panic disorder in adolescence. *J Clin Child Adolesc Psychol, 39*(5), 638-649.

Pine, D. S., Klein, R. G., Coplan, J. D., Papp, L. A., Hoven, C. W., Martinez, J. et al. (2000). Differential carbon dioxide sensitivity in childhood anxiety disorders and non-ill comparison group. *Archives of General Psychiatry, 57*, 960.

Reinblatt, S. P., & Riddle M. A. (2007). The pharmacological management of childhood anxiety disorders: A review. *Psychopharmacology, 191*, 67-86.

Sheehan, D. V., Sheehan, K. H., Shytle, R. D., Janavs, J., Bannon, Y., Rogers, J. E. et al. (2010). *J Clin Psychiatry, 71*(3), 313-326.

Strawn, J. R., & Levine, A. (2020). Treatment response biomarkers in anxiety disorders: From neuroimaging to neuronally-derived extracellular vesicles and beyond. *Biomark Neuropsychiatry, 3*, 100024,

Strawn, J. R., Mills, J. A., Sauley, B. A. et al. (2018). The impact of antidepressant dose and class on treatment response in pediatric anxiety disorders: A meta-analysis. *J Am Acad Child Adolesc*

Psychiatry, 57(4), 235-244.

Strawn, J. R., Prakash, A., Zhang, Q. et al. (2015). A randomized, placebo-controlled study of duloxetine for the treatment of children and adolescents with generalized anxiety disorder. *J Am Acad Child Adolesc Psychiatry, 54*(4), 283-293.

Strawn, J. R., Sakolsky, D. J., & Rynn, M. A. (2012). Psychopharmacologic treatment of children and adolescents with anxiety disorders. *Child Adolesc Psychiatr Clin N Am, 21*(3), 527-539.

Sylvester, C. M., Barch, D. M., Harms, M. P. et al. (2016). Early childhood behavioral inhibition predicts cortical thickness in adulthood. *J Am Acad Child Adolesc Psychiatry, 55*(2), 91-92.

Thabrew, H., Stasiak, K., Hetrick, S. E. et al (2018). E-health interventions for anxiety and depression in children and adolescents with longterm physical conditions. *Cochrane Database Syst Rev, 8*(8), CD012489.

Verduin, T. L., & Kendall, P. C. (2003). Differential occurrence of comorbidity within childhood anxiety disorder. *Journal of Clinical Child & Adolescent Psychology, 32*, 290-295.

Wagner, K. D. (2001). Generalized anxiety disorder in children and adolescents. *Pediatric Clinics of North America, 24,* 139-153.

Walkup, J. T., Albano, A. M., Piacentini, J. et al. (2008). Cognitive behavioral therapy, sertraline, or a combination in childhood anxiety. *N Engl J Med, 359*(26), 2753-2766.

Walter, H. J., Bukstein, O. G., Abright, A. R., Keable, H., Ramtekkar, U., & Ripperger-Suhler, J. et al. (2020). Clinical practice guideline for the assessment and treatment of children and adolescents with anxiety disorders. *Am Acad Child Adolesc Psychiatry, 59*(10), 1107-1124.

Wehry, A. M., Beesdo-Baum, K., Hennelly, M. M. et al. (2015). Assessment and treatment of anxiety disorders in children and adolescents. *Curr Psychiatry Rep, 17*(7), 52.

World Health Organization. (2018). ICD-11: International classification of diseases 11th revision: The global standard for diagnostic health information. Geneva: World Health Organization.

제17장

소아정신의학

강박 관련 장애

Obsessive-Compulsive and Related Disorders

이철순

강박 관련 장애는 반복되는 생각과 행동을 특징으로 하는 질환들로서 주요 진단기준, 경과과정, 치료적 접근에서 유사성을 공유하고 있다. DSM-5(APA, 2022)에서 강박 관련 장애는 강박장애를 포함하여 신체이형장애, 저장장애, 모발뽑기장애, 피부뜯기장애, 물질/약물에 의한 강박 관련 장애, 다른 의학적 상태에 의한 강박 관련 장애, 다른 특이적 강박 관련 장애(손톱 물어뜯기, 입술 물어뜯기, 강박적 질투, Olfactory reference syndrome) 및 비특이적 강박 관련 장애 등을 포함하고 있다.

강박장애

1. 개념, 정의 및 역사

아동은 자신만의 걱정이나 이상한 습관들을 가질 수 있다. 발달적 관점에서 규칙에 대해 알아가고 지켜 나가는 학령전기 아동은 금을 밟지 않고 길을 걷는 행동을 즐기기도 한다. 하지만 걱정, 반복되는 행동, 습관 등이 일상생활에 심각한 영향을 주게 된다면 강박장애를 고려하게 된다. DSM-IV TR(APA, 2000)에서 강박장애는 불안장애 범주에 속하였다. 강박사고와 관련된 불안 증상에 초점을 맞추면서 다른 종류의 불안장애들과 유사하다고 보는 개념이었다. 하지만 강박사고 및 강박행동으로 구성되는 다른 질환들과 함께 DSM-5(APA, 2013)에서는 강박 관련 장애의 대표적 질환으로서 포함되었고, DSM-5 TR(APA, 2022)에서도 이러한 분류 및 진단기준은 유지되고 있다. 강박장애는 강박사고와 강박행동이 같이 있거나, 둘 중 하나의 증상을 갖는 것이 특징이다. 강박사고란 본인이 원하지 않음에도 불구하고, 어떤 생각이나 장면 혹은 충동이 반복적으로 떠오르면서 불안을 느끼는 것이고, 강박행동이란 그 불안을 없애기 위한 특정 행동을 말한다. 아동과의 면담에서는 강박사고 대신 걱정이란 단어가 사용될 수 있고, 강박행동 대신 습관이나 반복해서 자주 하는 행동$_{ritual}$ 등이 유용하게 사용될 수 있다.

2. 임상 특징

강박장애를 가진 대부분의 아동은 다양한 강박사고와 강박행동을 가지고 있다. 가장 흔한 강박사고에는 오염에 대한 두려움이다. 그 외에 자신이나 다른 사람, 특히 친근한 사람이 해를 입지나 않을까 하는 두려움, 끔찍한 재앙이 일어날 것 같은 걱정, 불행과 연관된 숫자 생각, 집안 물품에 관한 걱정, 특정 단어 · 소리 · 음악이 계속 머리에 떠올라 다른 생각을 하지 못하게 하는 것, 균형 또는 정확성에 대한 충동 등이 있다. 가장 흔한 강박행동은 지나치게 손을 씻거나 혹은 깨끗이 하는 것이다. 피부가 닳도록 목욕하기, 옷 갈아입기, 청소하기, 배설물(대변, 소변, 침)과의 접촉을 피하기 위한 회피행동 등이다. 그 이외에도 점검하기, 숫자 세기, 반복하기, 만지기, 정돈하기 등이 있다.

증례 >>>

초등학교 4학년 여아가 2달 전부터 머릿속에 떠오르는 숫자로 인하여 그 숫자를 직접 행동으로 실행하는 것을 주소로 내원하였다. 현재 학교생활 관련하여 적응문제는 없었고, 학업도 잘 따라가는 상황이었다. 또래관계에서 한 친구와 가벼운 다툼이 있었지만, 일상생활에 지장을 주지는 않았다. 2달 전부터 머릿속에서 숫자가 떠오르면 왠지 불안해지면서 그 숫자와 일치하는 행동을 하였다. 즉, 책을 읽다가 5가 떠오르면 현재 읽는 문장을 5번 읽기도 하였고, 문을 나서다 6이 생각나면 문을 6번 열고 닫아야 하였다. 환아는 숫자가 머릿속에 떠올랐을 때 그 숫자와 관련된 행동을 하지 않으면 좋지 않은 일이 생길 것 같고, 불안해하며 같은 행동을 반복하였다. 아동은 정상 분만으로 태어났고, 발달력상 특이소견은 없었다. 유치원부터 적응에 문제가 없었다. 남동생, 엄마, 아빠 4명이 같이 살고 있었고, 가족 내에서 아동이 걱정할 만한 사건이나 가족관계문제가 있지 않았다. 환아는 증상으로 인하여 일상생활에 어려움을 호소하고 있었고, 증상이 사라지기를 바라고 있었다. 학교 및 학원 생활에서 심각한 지장이 있지는 않았지만, 환아의 주관적 호소로서 많이 힘들어하였고, 보호자도 걱정을 많이 하고 있으며, 증상의 빈도와 정도가 조금씩 증가하는 상황이었다.

치료는 부모교육, 인지행동치료와 약물치료를 동시에 진행하였다. 외래에서 바이오피드백을 이용하여 호흡 및 이완 훈련을 실시하였고, 집에서도 스스로 할 수 있도록 하였다. 약물치료로서 sertraline 25mg을 처방하였고, 1주 뒤 50mg, 그리고 2주 뒤에는 75mg까지 증량하였다. 인지행동치료적 접근으로서 노출 및 반응 방지 전략을 환아 및 보호자에게 교육하고, 진료실에서 연습한 이후에 집에서 진행하도록 하였다. 즉, 숫자가 머릿속에 떠오르는 상황을 메모하거나, 스마트폰에 기록하도록 하고, 호흡 훈련을 하며 즉각적인 강박행동을 지연시키도록 하였다. 강박행동을 하지 못할 때, 그 순간 불편한 마음이 들겠지만, 그 불편한 마음도 계속해서 기록하도록 하였다. 조금이라도 지연했던 상황에 대해서는 부모님이 보상을 하였다. 행동을 지연시키는 것이 가능해지면서 다른 행동으로 전환하도록 하였다. 즉, 3이 떠오르면 특정 행동을 3번 하는 것이 아니라 2번 또는 5번 해 보기도 하고, 그 자리에서 운동이나 청소 등을 해 보기도 하였다. 그 이후, 환아는 반복하는 행동을 다른 행동으로 전환하는 것이 점점 익숙해져 가면서 머릿속 생각도 더 이상 불편하지 않았다.

강박장애가 있는 아동은 뚜렷한 강박사고가 없이 강박행동만 있는 경우가 있다. 즉, 특정한 인지나 구체적 내용의 생각보다는 나쁘거나 힘들 것 같은 느낌을 동반한 강박행동을 한다. 이러한 경우에는 인지행동치료에서 명확한 목표 증상 찾기가 쉽지 않다. 아동이 언어적으로 확인하며 안심하려 할 때나 부모가 아동의 두려움과 회피를 받아 주게 될 때, 부모는 자신도 모르게 아동의 강박행동을 도와주게 된다. 아동에서 강박사고는 부모의 죽음이나 가족 내 불행한 사건 발생에 대한 두려움과 연관되는 경우가 흔하며, 결과적으로는 이전에 분리불안장애의 과거력이 없는 상황에서도 분리불안과 유사한 행동들이 나타날 수 있다. 종교 및 성적 주제의 강박사고는 소아나 성인보다는 청소년에서 흔히 나타날 수 있다. 비록 학업 기능에 어려움이 흔하지만, 강박장애 증상의 직접적 영향이라기보다는 타고난 작업기억력 및 처리 속도의 감소문제와 연관되는 경우가 많다(Geller et al., 2018). 심각한 강박장애로 입원한 소아 환자의 임상적 특징으로는 높은 공존 질환, 다른 정신질환의 가족력, 공격적이거나 성적 강박사고와 특이한 강박행동 등이 확인되었다(황준원 등, 2004).

3. 진단기준

아동 강박장애의 DSM-5-TR 진단기준은 성인의 진단기준과 동일하다. 다만 아동의 경우는 자신의 강박사고나 강박행동이 지나치거나 비합리적이라는 것을 모를 수 있기 때문에 병식이 있어야 한다는 조건은 해당하지 않는다. 진단기준상 강박사고, 강박행동 혹은 둘 다 존재할 수

표 17-1 강박장애의 DSM-5-TR 진단기준(APA, 2022)

A. 강박사고 혹은 강박행동이 각각, 혹은 둘 다 존재하며, 강박사고는 (1)과 (2)로 정의된다:
  1. 반복적이고 지속적인 생각, 충동 또는 심상이 장해 시간의 일부에서는 침투적이고 원치 않는 방식으로 경험되며 대부분의 개인에게 현저한 불안이나 고통을 초래한다.
  2. 이러한 생각, 충동 및 심상을 경험하는 개인은 이를 무시하거나 억압하려 노력하고, 다른 생각이나 행동(즉, 강박행동을 함으로써)을 통해 이를 중화시키려고 노력한다.

강박행동은 (1)과 (2)로 정의된다.
  1. 개인이 경험하는 강박사고에 대한 반응으로 반복적 행동(예: 손 씻기나 정리정돈하기, 확인하기)과 정신적인 행위(예: 기도하기, 숫자 세기, 속으로 단어 반복하기)를 엄격한 규칙에 따라 수행한다.

2. 불안감이나 괴로움을 예방하거나 감소시키고, 두려운 사건이나 상황의 발생을 방지하려는 목적으로 반복적 행동이나 정신적 행위를 수행한다. 그러나 이러한 행동이나 행위들은 그 행위의 대상과 현실적인 방식으로 연결되지 않거나 명백하게 지나치다.

주의점: 어린 아동들은 이런 행동이나 정신적인 행위들의 목적에 대해서 인식하지 못할 수 있다.

B. 강박사고나 강박행동은 시간을 소모하게 만들거나(예: 하루에 1시간 이상), 사회적, 직업적 또는 다른 중요한 기능 영역에서 임상적으로 현저한 고통이나 손상을 초래한다.

C. 강박 증상은 물질(예: 남용약물, 치료약물)의 생리적 효과나 다른 의학적 상태로 인한 것이 아니다.

D. 장해가 다른 정신질환으로 더 잘 설명되지 않는다(예: 범불안장애의 과도한 걱정; 신체이형장애의 외모에 대한 집착; 저장장애(수집광)의 소지품을 버리기 어려움; 발모광[털뽑기장애]의 털뽑기; 피부뜯기장애의 피부뜯기; 상동증적 운동장애의 상동증; 섭식장애의 의례화된 섭식 행동; 물질관련 및 중독 장애의 물질이나 도박에 대한 집착; 질병불안장애의 질병에 대한 지나친 몰두; 변태성욕장애의 성적인 충동이나 환상; 파괴적, 충동조절, 그리고 품행 장애의 충동; 주요우울장애의 죄책감의 반추; 조현병 스펙트럼 및 기타 정신병적 장애의 사고 주입 혹은 망상적 몰입; 자폐스펙트럼장애의 반복적 행동 패턴).

다음의 경우 명시할 것:
좋거나 양호한 병식 동반: 강박적 믿음이 사실이 아니라고 분명하게 인식하거나 사실이 아닐 수도 있다고 인식하는 경우
저하된 병식 동반: 강박적 믿음이 아마도 사실일 것이라고 생각하는 경우
병식 없음/망상적 믿음 동반: 강박적 믿음을 사실로 생각하는 경우

다음의 경우 명시할 것:
틱과 관련된: 현재 또는 과거력상 틱장애가 있는 경우

있다. 강박사고를 해결하기 위해서 강박행동을 시도하지만, 이로 인하여 시간을 소모하고, 일상의 중요한 기능에 현저한 고통이나 손상을 초래할 때 강박장애가 진단된다. ICD-11(WHO, 2018)의 진단기준도 동일하다.

4. 역학

여러 역학 연구결과를 보면, 소아청소년기 유병률은 0.25~4% 정도이다(Krebs & Heyman, 2015). 특히 지역사회에서 확인된 강박장애 아동들의 대부분은 이전에 발견되지 않았거나 치료받지 않은 경우가 많다. 전체 연령에서 호발되는 시기로는 학령전기 아동에서 자주 발생하며, 이후에는 초기 성인기에서 자주 발생하는 경향이 있었다.

5. 원인

강박장애가 부모의 엄격한 통제나 규율로 인해 형성된 초자아의 비대 때문이라는 정신분석적 원인이 강조되던 시기가 있었다. 그러나 최근 뇌영상 연구와 생물학적인 치료를 통해 밝혀진 연구들은 다양한 생물학적 가설을 주장하고 있다. 다양한 유전적 위험요인은 신경전달물질에 변화를 일으키며, 이러한 변화는 강박장애와 관련된 신경회로에 이상을 유발하게 된다.

1) 생물학적 요인

최근 기능적 뇌영상 연구결과를 보면, 신경회로와 연관된다는 근거가 많다. 특히 피질-줄무늬체-시상-피질 회로cortico-striato-thalamo-cortical circuit에 대한 연구결과들이 많으며, 이 회로는 기저핵basal ganglia 및 안와전두피질orbitofrontal cortex 등과 연결되어 인지와 행동에 영향을 준다. 강박장애에서는 이 회로의 결함으로 인하여 인지 및 행동 억제에 문제가 발생하여 강박사고 및 강박행동이 조절되지 못하고 반복적으로 발생한다는 가설이 받아들여지고 있다(Bari et al., 2013). 이러한 회로와 함께 흥분성 글루타메이트, 억제성 GABA, 도파민과 세로토닌 등이 관여하고 있다. 세로토닌 가설에 관련하여서는 세로토닌 재흡수 차단제를 이용하여 강박장애를 치료함으로써 근거를 마련하였다. 인지행동치료나 약물 투여에 반응하는 것으로 볼 때, 행동 억제에 영향을 주는 세로토닌의 조절 이상과 관련됨을 시사한다. 아동 강박장애의 경우는 틱 증상과 흔히 공존하면서 같은 기저핵의 병리가 있고, 틱이 도파민계 이상과 관련이 깊다는 점 등을 들어 도파민계 이상이 아동기 발병 강박장애의 원인론으로 거론되고 있다.

구조적 영상연구의 메타분석에서, 소아 강박장애 환자는 부피가 커진 시상thalamus을 확인 하였다(Boedhoe et al., 2017). 유전적 요인에 대한 연구로서 쌍둥이 연구에서 유전적 요인은 아동의 강박장애 증상 유무에 45~65%까지 설명할 수 있고(Van Grootheest 등 2005), 이는 소아청소년의 다른 불안 및 우울 장애의 유전성에 비해서 상당히 높은 수준이다. 후보 유전자들의 메타분석에서는 강박장애 표현형에 적은 영향을 주는 수많은 유전자가 관여하는 것으로 보고 있다.

2) 환경적 요인

비교문화 연구로서 4천여 명의 쌍둥이 대상 연구에서 유전자 영향은 45~58%, 환경적 영향은 42~55%로 확인되어 환경적 요인의 중요성이 강조되었다(Hudziak et al., 2004). 환경적 요인들로는 주산기 요인, 면역 및 염증 반응, 심리적 트라우마 경험 등의 세 가지 주요한 영역들이 포함된다.

주산기 관련 연구를 보면, 강박장애를 가진 아동에서 주산기에 위험요인과 관련성이 있을 뿐 아니라, 공존 질환으로 틱장애 및 주의력결핍 과잉행동장애 동반, 심한 강박장애 증상 등과도 상관관계가 있었다. 강박장애와 관련된 주산기 위험요인으로서 흡연, 조기 분만, 저체중, 제왕절개 수술, 낮은 Apgar 점수 등이 포함되었다(Brander et al., 2016). 최근 정신장애에서 염증의 생물표지자 연구들이 진행되고 있으며, 강박장애에서 증가한 cytokines, antineuronal antibodies, translocator protein 등이 확인되었으나 아직 소아 강박장애 관련된 연구는 부족한 상황이다. 마지막으로 심리적 트라우마와 강박장애 관련성으로서 트라우마가 동반된 강박장애는 이미 많은 증례 보고들이 있었고, 외상후 스트레스장애와 강박장애는 상호 증가시키는 경우가 많다. 263명의 소아 강박장애 코호트 연구에서 트라우마 관련 스트레스 경험이 상당히 높은 것으로 보고되었다(Lafleur et al., 2011).

3) PANDAS(Pediatric Autoimmune Neuropsychiatric Disorders Associated with Streptococcal infections)

강박장애에서 가장 논쟁적인 영역 중 하나는 PANDAS와 관련된 것이다. 아동의 강박장애 증상이 베타 용혈성 연쇄구균 감염으로 생기거나 악화될 수 있다는 가설이다. 베타 용혈성 연쇄구균 세포벽에 있는 항원에 대한 자가면역 항체가 기저핵 신경조직과 반응하여 강박 증상 또는 틱 증상이 생겨난다. 이러한 기전을 근거로 하여 PANDAS의 진단기준은 강박 또는 틱 증상과 함께 3~12세 사이의 사춘기 이전 나이에서 갑작스런 임상 증상 발생 및 악화, 베타 용혈성 연쇄구균 감염과 관련된 증상, 신경학적 이상 등을 포함한다(Swedo et al., 1997). 치료는 항생제 예방적 사용과 면약 조절 치료 즉, 혈장분리반출술과 정주용 면역글로블린 등을 시행할 수 있다. 하지만 최근 연구에서는 이러한 면역 치료가 효과적이라는 연구결과가 재현되지 않고 있다(Gilbert et al., 2019). PANDAS와 관련된 강박 증상에서 약물치료와 정신치료의 효과는 일반적인 강박장애와 유사하였으며, 면역글로블린이나 항생제 예방적 사용도 더 이상 지지하는 연구결과가 없다.

최근, 감염 후 자가면역 신경정신질환 개념은 특정 원인균에서 벗어나서 더 넓은 영역으로 확장해 나가고 있다. Pediatric Acute-onset Neuropsychiatric Syndrome(PANS)는 갑작스러운 강박장애가 발생하거나 또는 심한 음식 제한 증상이 발생, 불안, 우울이나 감정 기복, 감각 이상, 행동퇴행, 학교 수행 능력이나 글씨 쓰기에서 어려움, 수면 이상이나 신체화 증상 등을 보일 때 고려할 수 있다(Murphy et al., 2015). 이러한 새로운 개념으로 재정립되고 있지만, 여전히 임상적 특징과 진단적 기준에서 논쟁이 지속되고 있다.

6. 예후

대부분의 소아 강박장애의 경우, 유발 스트레스 요인이 없이 서서히 발생하는 경우가 많다. 최근 메타분석 연구에서 보면, 62% 환자에서 증상 완화가 되었으며, 이때 가장 중요한 요인은 짧은 유병 기간이었다(Liu et al., 2021). 소아 강박장애 예후는 성인에서 발병한 강박장애보다 좋으며, 아동에서 증상들은 부분적이거나 전체적으로 호전되는 경우가 흔하다. 나쁜 예후 인자로서는 너무 이른 조기 발병, 공존질환 유무, 초기 부족한 치료 반응, 질환의 유병 기간, 강박장애의 가족력 등이 포함된다.

7. 진단 및 감별

1) 진단

아동은 발달 측면을 고려해야 하고, 증상 호소가 모호하고 인지 능력이 발달하는 중이므로 진단하기가 쉽지 않다. 기본적으로 DSM 진단기준을 고려하면서, 객관적이고 표준화된 자가보고형 평가 도구인 아동용 예일-브라운 강박척도(Children's Yale-Brown Obsessive Compulsive Scale)(정선주 등, 2000), 아동용 레이턴 강박척도(Leyton Obsessional Inventory-Child Version)(이정섭 등, 1994) 등을 사용할 수 있다.

2) 감별진단

발달적 관점에서 정상적인 강박행동인지 확인해야 한다. 학령전기 아동들은 인지적인 발달과정에 있으며, 규칙에 대해서 융통성 있게 대처하기 쉽지 않으므로 강박처럼 보이는 행동이 관찰될 수 있다. 이러한 행동은 아동이나 가족에게 심각한 괴로움이나 기능 손상을 유발하지 않는다.

아동에서 강박장애를 감별할 때, 가장 어려움을 겪는 대표적 질환으로서 자폐스펙트럼장애, 틱장애, 조기 정신병 등이 있다. 제한된 관심과 상동행동은 자폐스펙트럼장애에서 흔하며, 결과적으로 인지적인 집착, 반복하는 행동들은 강박행동과 유사할 수 있다. 치료를 결정하기 위하여 강박행동과 자폐 관련 행동의 구분은 중요하다. 강박장애의 강박행동은 강박사고가 먼저 발생하고, 불안을 줄이는 기능을 하며, 스스로 불편함을 느끼는 경우가 흔하고, 행동 자체에서 즐거움을 느끼지 못한다. 자폐스펙트럼장애와 강박장애가 동시에 있는 경우도 있으며, 자폐스펙트럼장애라는 맥락에서 강박장애를 치료하는 것은 삶의 질과 기능 향상에 중요할 수 있다.

강박장애를 가지는 경우, 틱장애가 같이 있을 확률은 높고, 특히 복합 운동틱이 있는 경우는 강박행동과 구분이 어렵다. 복합 운동틱은 대부분 비자발적이면서 강박행동에 비해 단순한 편이다. 이에 반해 강박행동은 불안을 줄이기 위해 의도적으로 수행되는 경향이 있고, 좀 더 정교하고 복잡한 규칙을 따라서 시행되는 경우가 많다. 강박장애와 틱장애가 같이 있을 때도 강박장애를 구분하여 치료해 주는 것은 중요하다. 강박장애에서 강박사고의 내용이 전형적이지 않고 기괴하다는 느낌이 들 때, 정신증에서의 망상과 구분이 어려워 혼란스러울 때가 있다. 정신증에서는 자신의 불안, 두려움 등에 대하여 병식이 없으며, 사고의 내용이 더욱더 기괴할 것이며, 전체적인 망상적 믿음과 연결되고 조직화된 경우가 많다.

그 외에도 불안장애에서 반복적인 사고, 회피적인 행동 그리고 확인하려는 반복적 요구가 있을 수 있다. 그러나 대개는 실제 생활과 관련된 것이다. 반면, 강박장애의 강박사고나 강박행동은 이상하고 비합리적이거나 마술적인 성향이 있다. 사회공포증에서 특별한 상황이나 물체에 대해 두려운 반응이 있으나 대개는 사회적 상호관계에 제한되고 의식적인 행동은 없다. 섭식장애와 비교해서는 강박장애에서 강박사고와 강박행동이 체중과 음식에 대한 관심에만 제한된 것은 아니다.

3) 공존질환

강박장애 아동은 틱장애, 주의력결핍 과잉행동장애, 불안장애, 파탄적 행동장애, 우울장애, 학습장애 등을 흔히 가진다. 특히 아동에서는 강박장애, 틱장애, 주의력결핍 과잉행동장애 등 세 가지 질환이 동시에 공존하는 경우가 흔하다. 따라서 세 가지 중 한 가지 증상을 발견하였을 때, 다른 두 가지 증상이 있는지 확인이 필요하다. 공존질환이 있는지 확인하여 공존질환의 심한 정도 및 치료 필요성을 판단하고, 공존질환을 다루는 방식을 결정하는 것은 결과적으로 강박장애 치료의 예후에 영향을 미치게 된다.

8. 치료

소아 강박장애에서 확립된 근거 기반 치료는 노출 및 반응 방지로 구성된 인지행동치료와 선택적 세로토닌 재흡수 차단제SSRI를 사용하는 약물치료이다. PANDAS가 의심되는 강박장애 치료에서도 특별한 면역치료 및 항생제 등을 사용하는 것이 아니라, 강박장애의 일반적인 치료 원칙에 따르는 것을 권고하고 있다.

1) 인지행동치료

소아 강박장애에서 일차적으로 인지행동치료가 권고되고, 효과적인 것으로 알려져 있다. 강박장애에서 인지행동치료는 노출 및 반응 방지라는 치료적 전략을 사용한다. 아동이 불편하게 느끼면서 특정 행동을 일으키는 상황(예: 손에 지저분한 것이 묻어 있는 경우)에 노출 및 직면하게 하고, 불안을 줄이거나 두려운 결과를 회피하기 위해서 하는 안전행동(예: 손 씻기)을 제한하는 것이다. 불편감을 유발하는 상황은 순서를 정해서 점진적으로 노출과 반응 방지를 진행한다. 면담 시간 중에는 실제 또는 가상의 상황을 설정하여 치료자와 진행하고, 이후 일상에서 아동이 보호자의 도움을 받으면서 시도하도록 한다.

하지만 이러한 습관화를 기반으로 하는 전통적 노출 형태가 때로는 고통스럽고 힘들기 때문에 치료가 중단되기도 하며, 특히 아동에게는 윤리적으로 문제가 될 수도 있다. 따라서 최근에는 수용 기반의 노출치료가 시도되고 있다(Twohig et al., 2015). 즉, 적극적으로 회피하는 자극에 다가가서 그 불안이 감소할 때까지 고통스럽게 견디기보다는 자극의 주변에 머물면서(예: 쓰레기를 뒤지기보다는 지저분한 장소 근처에 머물기) 자신의 생각, 기분, 행동을 스스로 관찰하는 방식의 노출을 사용한다. 습관화 기반의 전통적 노출방식은 공포나 불안의 증상을 없애는 방향으로 진행한다. 하지만 수용 기반의 노출치료는 불안과 공포에 대한 내성을 촉진하고 수용하면서 불안과 공포에 집중하기보다는 중요하고 가치 있는 행동에 전념하는 방향으로 진행된다.

2) 약물치료

강박장애 증상이 심각한 경우 또는 인지행동치료에서 실패한 경우에는 약물치료를 고려하게 된다. 1989년에 소아 강박장애에서 최초로 허가된 약물은 클로미프라민clomipramine이었다. 이후 소아 강박장애에 대한 여러 약물 연구에서 SSRI 계통의 약물들, 즉 플루옥세틴fluoxetine, 플루복사민fluvoxamine, 파록세틴paroxetine, 시탈로프람citalopram, 설트랄린sertraline 등이 효과 및 안정성에서 확인되었다(Watson et al., 2008). 미국에서는 클로미프라민과 함께 세 가지 SSRI, 즉 플루옥세틴, 플루복사민, 설트랄린이 소아청소년 강박장애에서 사용 허가를 받았으며, 국내에서는 설트랄린이 6~17세 사이의 소아청소년 강박장애에서 허가가 되어 사용되고 있다. 인지행동치료와 설트랄린의 효과 비교연구에서는 서로 대등한 결과가 나왔으며, 최종적으로는 인지행동치료와 설트랄린을 같이 사용하는 그룹에서 가장 좋은 결과를 확인하였다(Franklin et al., 2011). 현재는 치료 효과를 가장 극대화하기 위해서는 약물치료와 함께 인지행동치료를 같이 시행하는 것을 권유하고 있다.

3) 치료 저항성 강박장애 치료

아동의 강박장애에서 인지행동치료 또는 SSRI 약물치료에 반응하지 않는 사례가 있다. 이런 경우, 우선 진단과 함께 공존질환을 확인해야 한다. 틱장애가 동반된 강박장애에서는 SSRI 계통의 약물치료 반응이 낮으며, 자폐스펙트럼장애가 동반 시, 인지행동치료 반응이 낮고, 적대적 반항장애, 품행장애 등이 동반될 때는 약물치료 및 인지행동치료 반응이 모두 낮다. 소아 강박장애에서 초기 12주 동안 충분한 용량의 약물치료와 인지행동치료에 실패한 경우, 다른 종류의 SSRI로 교체하거나 추가적으로 사용한다. 두 가지 이상의 SSRI 약물이 실패 시, 클로미프라민을 시도하거나 SSRI와 함께 리스페리돈risperidone이나 아리피프로졸aripiprazole 같은 항정신병약물을 함께 사용하여 치료 반응을 향상시킬 수 있다(Masi et al., 2013).

신체이형장애body dysmorphic disorder

1. 개념, 정의 및 역사

신체이형장애를 가진 환자는 자기 외모나 신체의 결점에 심한 집착을 한다. 하지만 그 결점은 객관적으로 관찰되지 않거나 미미한 경우이며, 이러한 집착이 일상적 기능에 심각한 영향을 초래한다. DSM-IV TR(APA, 2000)에서는 외모에 집착 및 걱정, 이로 인한 스트레스와 기능장애 등을 기준으로 신체형장애의 범주에 속하였다. 하지만 이러한 분류는 신체이형장애와 강박장애의 유사성에 대해서 지속해서 논쟁이 되어 왔다. 조기 발병 및 만성적 경과, 공유하는 유전적 요인, 신경학적 특징, 반복하는 생각과 행동 등은 신체이형장애와 강박장애의 관련성을 지지해 왔다. 그리하여 DSM-5(APA, 2013)에서는 강박 관련 장애의 범주에 포함되었으며, 진단기준에서의 변화는 거울 확인, 지나친 꾸미기, 피부 뜯기 등의 반복 행동을 하거나, 외모 걱정으로 인하여 자기 외모를 다른 사람들과 비교하는 등의 정신적 활동이 포함되었다.

2. 임상 특징

신체이형장애 환자에서 가장 흔한 부위는 피부(예: 여드름, 흉터, 주름, 창백함), 모발, 얼굴 등이고, 비대칭적인 것으로 인식되는 신체 부위에 대해 걱정하는 경우도 있다. 외모의 결함을 가리거나 확인하기 위해 다양한 강박적 행동을 반복한다. 대부분의 환자는 자신이 싫어하는 부위를 가리기 위해 위장을 하는데, 주로 모자나 두꺼운 화장, 옷, 머리카락, 선글라스 등을 이용한다. 이러한 위장 행동은 강박적 행동이기도 하지만, 안전을 위한 회피적 행동이기도 하다. 또한 옷이나 화장품을 지나치게 구입하며, 때로는 피부과나 성형외과 진료를 받는 경우도 있다. 다른 사람들에게 자기 외모가 괜찮은지 반복적으로 물어보면서 재확인한다. 대부분의 경우, 병식은 부족하고, 일부에서는 관계사고 및 망상적 믿음을 가지고 있다. 청소년기 발병은 성인기 발병보다 증상이 심하며, 자살시도 가능성이 증가하고, 정신의학적 공존질환들을 가질 가능성이 높아진다 (Rautio et al., 2022).

증례 >>>

초등학교 6학년 남아가 지속적인 눈동자의 충혈을 호소하여 정신건강의학과 외래를 방문하였다. 아동과 부모는 안과를 자주 방문하였으나 특이사항이 없다는 이야기만 들었다. 환아는 점점 모자를 눌러쓰면서 눈을 보이지 않게 하였고, 여러 사람이 있는 장소는 피하며, 다른 사람들과 얼굴을 마주치기 힘들다고 하였다. 초등학교 5학년 때 집단 따돌림을 당한 이후로 위축되고 등교를 거부한 적이 있었으나, 6학년 시작하면서는 등교에 문제는 없었다. 하지만 개학 후 1달 정도 지나면서 아침마다 거울을 오랫동안 보는 경우가 많았고, 자기 눈에 심한 충혈이 느껴지는 날에는 학교를 가지 않았다. 부모는 처음에 학교 가기 싫어서 꾀병이라고 생각하였으나, 본인도 스스로 눈동자 때문에 고통스러워하는 것으로 보여서 여러 안과 병원에 다닌 이후 정신건강의학과를 방문하게 되었다.

3. 진단기준

ICD-11(WHO, 2018) 기준에 따르면, 신체 외모의 결점에 대하여 지속해서 집착하지만, 다른 사람들은 이 결점을 알아차리지 못하는 경우가 많다. 이에 따라 지나친 자기의식, 관계 사고 등을 가진다. 외모 결점의 상태를 반복적으로 확인하거나, 숨기기 위한 지나친 화장, 대인관계 회피 등을 시도할 때 진단하게 된다. DSM-5 TR(APA, 2022)에서도 동일한 진단기준 내용과 함께 섭식장애를 배제할 수 있는 내용을 포함하고 있고, 근육신체이형이 동반될 때와 병식 상태를 추가로 명시하게 되어 있다.

표 17-2 신체이형장애의 DSM-5-TR 진단기준(APA, 2022)

A. 관찰할 수 없거나 다른 이에게는 크지 않음에도 신체적인 외모에서 하나 이상의 결점에 대해 몰입한다.

B. 질환의 경과 중 어느 시점에서, 외모에 대한 우려로 반복적 행동(예: 거울 보기, 과도한 손질, 피부뜯기, 안심을 위해 확인하기)을 하거나 또는 정신적인 행위(예: 다른 사람의 외모와 비교)를 한다.

C. 몰입은 사회적, 직업적 또는 기타 중요한 기능 영역에서 임상적으로 현저한 고통이나 손상을 초래한다.

D. 외모에 대한 몰입은 섭식장애 진단기준을 충족하는 개인에서 체지방이나 체중에 대해 걱정하는 것으로 더 잘 설명되지 않는다.

다음의 경우 명시할 것:
근육신체이형 동반: 자신의 체격이 너무 작거나 근육이 없다는 생각에 몰입한다. 이 명시자는 다른 신체 부위에 몰입해도 적용 가능하다.

다음의 경우 명시할 것:
신체이형장애에 대한 병식의 정도를 나타낸다(예: "나는 못생겼다." 또는 "나는 기형적으로 보인다.").
좋거나 양호한 병식 동반: 신체이형장애에 대한 믿음이 사실이 아니라고 분명하게 인식하거나 사실이 아닐 수도 있다고 인식하는 경우
저하된 병식 동반: 신체이형장애에 대한 믿음이 아마도 사실일 것이라고 생각하는 경우
병식 없음/망상적 믿음 동반: 신체이형장애에 대한 믿음을 사실로 생각하는 경우

4. 역학

청소년이나 초기 성인기에는 신체이형장애의 진단기준에 맞지 않지만, 자기 신체 중 한 가지 이상 부위를 염려하는 사람이 약 60% 이상으로 매우 흔한 상황이다. 청소년과 성인의 지역사회 연구에서 신체이형장애는 약 2% 정도의 유병률을 보고하고 있으나, 소아에서 연구는 아직 부족하다. 평균적인 증상 시작 시기는 16세 전후로서 청소년기 발병이 70% 이상으로 보고되고 있다.

5. 원인

인지행동모델에서는 증상의 발생과 유지에 기여하는 중요한 요인 중 하나는 인지적 요인으로 세부 정보에 과도하게 선택적 주의를 보인다고 보았고, 안구추적장치를 이용한 연구들에서도 이러한 결과가 확인되었다(신윤경 등, 2017). 신체이형장애는 시각적 처리 과정 이상과 연관이 있는데, 시각 자극의 전체적이거나 형태적인 측면 대신 세

부사항을 분석하고 왜곡하는 성향을 가진다. 정신역동적으로는 유아기의 성적인 갈등과 관련이 있다는 가설이 있다. 생물학적으로는 세로토닌과의 연관성이 제기되고 있으며, 유전자 연구에서는 강박장애의 1차 친족에서 신체이형장애의 유병률이 증가하여 유전성을 시사한다(연규월, 김의정, 2014).

6. 예후

신체이형장애의 잠재적 증상은 평균적으로 12~13세에 시작하며, 대부분 잠재적으로 서서히 발병하며, 저절로 호전되는 경우는 드물다. 거의 모든 경우 외모에 대한 걱정으로 인해 정신사회적 기능과 삶의 질이 현저히 손상된다. 사회적 상황을 회피하거나 극심하게 무력해질 수도 있다. 대부분은 교우관계, 학업, 수행 기능이 저하되며, 일부 아동·청소년에서는 증상으로 인해 학업을 조기에 중단하게 되고 자살시도가 증가한다.

7. 진단 및 감별

청소년기에 발병한 경우에는 청소년기의 정상 발달에서 보일 수 있는 정상적 외모 걱정으로 오인되어 쉽게 발견되지 않는 경우가 많다. 외모와 관련된 집착과 반복 행동이 지나치게 시간 소모적이고, 통제하기 어려우며, 심한 고통이나 기능의 장해를 일으킬 때 진단한다. 신체이형장애에서의 집착과 반복 행동은 외모에만 초점을 맞춘다는 점에서 강박장애와는 다르고, 강박장애보다 병식이 더 나쁘다. 신체이형장애로 인한 고통과 장해로 인해 주요우울장애가 이차적으로 흔히 나타날 수 있으며, 우울한 아동에서 신체이형장애의 진단기준을 충족한다면 둘 다 진단한다. 사회 불안과 회피는 신체이형장애에서 흔하다. 하지만 신체이형장애는 사회불안장애(사회공포증), 광장공포증, 회피성 성격장애와는 다르게, 외모와 연관된 심한 집착을 가지며 망상에 이를 수 있고 반복 행동을 한다. 신체이형장애의 다수에서 외모에 대한 망상적 믿음이 있는데, 이 경우에는 병식이 없고 망상적 믿음이 있는 신체이형장애로 진단한다.

8. 치료

대부분의 경우, 병식이 부족하고, 신체적 질환이라는 믿음으로 인하여 면담 및 약물치료에 대해 신뢰를 하지 못하는 경우가 많다. 일차적으로 인지행동치료와 SSRI 중심의 약물치료를 시도하게 된다. 성인의 신체이형장애에서 인지행동치료가 효과적이라는 연구들이 증가하고 있지만, 소아청소년에서의 연구는 아직 부족한 상황이다. 외모와 연관된 믿음을 변화시키기 위한 인지적 재구성과 함께 회피 및 강박 행동을 줄이기 위한 노출 및 반응 방지가 사용될 수 있다. 인지적 재구성을 위한 면담 시 논쟁만 반복되는 경우에는 신체적 결함이 있다는 믿음을 교정하기보다는 고통스러운 생각에 거리를 두면서, 관찰하는 것부터 시작한다. 그리고 현재 중요하고 가치 있는 활동이 무엇인지 찾고, 다양한 행동 레퍼토리를 증가시키는 수용 중심의 정신치료가 시도된다(Linde et al., 2015). 증상이 심하거나, 망상적 믿음이 있거나, 자살 위험성이 있는 경우에는 약물치료를 고려한다. 약물치료로는 플루옥세틴과 클로미프라민, 플루복사민, 시탈로프람, 에스시탈로프람 등의 SSRI가 효과적이라는 보고가 있다. 소아청소년에서 플루옥세틴으로 치료 시 유의한 효과를 보였다는 연구도 있으나, 아직 소아 신체이형장애에서 약물치료에 대한 연구는 매우 부족한 상황이다.

저장장애hoarding disorder

1. 개념, 정의 및 역사

저장장애를 가진 환자는 물건의 실제 가치와 상관없이 과도하게 모으고, 버리지 못함으로 인하여 실제 생활공간이 물건으로 채워지면서 기본적인 일상생활이 불가능해진다. 사회적, 직업적, 다른 중요한 기능 영역에서 고통을 초래하며 건강이 위험해질 수도 있다. 저장 증상은 DSM-IV-TR(APA, 2000)까지 강박성 성격장애의 진단기준 하나로 포함되었고, 심각한 저장 증상의 경우에 강박장애 증상 인지의 여부를 살펴봐야 한다고 하였다. 그러나 저장 증상은 강박장애와 구분되는 병인을 가진다는 것이 꾸준히 제기되었다. 그리하여 DSM-5에서 저장장애는 독립적인 질환으로서 강박 관련 장애의 범주에 포함되었고, DSM-5 TR에서도 같은 범주와 진단기준을 유지하고 있다.

2. 임상 특징

저장장애의 핵심 양상은 실제 가치와 관계없이 소유물을 버리는 데 지속적인 어려움을 겪는 것이다. 가장 흔하게 모으는 물건은 신문, 잡지, 오래된 옷, 가방, 책 등이다. 아동의 경우 장난감이나 학교생활에 필요한 용품, 수집할 가치가 없는 물건, 음식, 가족의 부서진 물건도 흔히 모으려 한다. 양육자는 아동의 저장 행동을 제한하게 되는데, 이는 아동에게 상당한 저항이나 고통을 일으키고, 이로 인해 부모-자식 관계에서 갈등이 발생할 수 있다. 아동의 대부분은 수집할 돈이 없거나 공동의 가족 공간에 수집한 물건을 둘 수 없기 때문에 성인과는 달리 과도한 축적이나 심한 어지럽힘이 없을 수 있다. 그러므로 아동의 경우에는 제삼자의 개입을 진단 시 고려하여야 한다. 가장 흔한 습득 형태는 과도하게 구입하거나 무료인 물건을 모으는 것이고, 훔쳐서 모으는 것은 흔하지 않다. 동반되는 행동적 특징으로서 우유부단함, 완벽주의, 회피, 꾸물거림, 일을 계획하거나 정리하기에서의 어려움, 주의산만 등이 흔히 나타난다.

3. 진단기준

ICD-11(WHO, 2018)의 진단기준에 따르면, 반복되는 충동 또는 소유물을 버리기 힘들어함으로써 물건을 모아서 삶의 공간에 심각한 지장을 주고, 일상생활에 심각한 고통을 초래할 때에 진단할 수 있다. DSM-5 TR(APA 2022)에서도 같은 내용을 제시하고 있으며, 추가적으로 뇌손상이나, 프레더-윌리 증후군 등의 의학적 상황 배제에 대한 내용을 포함하고 있고, 과도한 습득 동반이나, 병식의 상태에 대한 추가적 명시를 하도록 하고 있다.

표 17-3 저장장애(수집광)의 DSM-5-TR 진단기준(APA, 2022)

A. 실제 가치에 관계없이 소유물을 버리거나 분리하는 데 지속적으로 어려움을 겪는다.

B. 이러한 어려움은 소유물을 저장해야 한다는 욕구와 버릴 때 따르는 고통 때문이다.

C. 소유물을 버리기 어려워 물건이 쌓이게 되며, 이는 거주 환경을 어지럽고 혼란스럽게 하여 소유물의 원래 용도를 상당히 손상시킨다. 환경이 어지럽지 않다면 이는 제3자(예: 가족 구성원, 청소부, 다른 권위자)의 개입이 있을 경우뿐이다.

D. 저장(수집광) 증상은 사회적, 직업적 또는 기타 중요한 기능 영역(자신과 타인을 위한 안전한 환경 유지 포함)에서 임상적으로 현저한 고통이나 손상을 초래한다.

E. 저장(수집광) 증상은 다른 의학적 질환(예: 뇌손상, 뇌혈관 질환, 프래더-윌리 증후군)에 기인하지 않는다.

F. 저장(수집광) 증상은 다른 정신질환의 증상(예: 강박장애의 강박, 주요우울장애의 활력 감소, 조현병 또는 다른 정신병적 장애에서의 망상, 주요 신경인지장애의 인지적 결함, 자폐스펙트럼장애의 제한된 관심)으로 더 잘 설명되지 않는다.

다음의 경우 명시할 것:
과도한 수집 동반: 필요 없거나 사용 가능한 공간이 없는 품목에 대한 과도한 수집과 함께 소유물 폐기가 어려운 경우

다음의 경우 명시할 것:
좋거나 양호한 병식 동반: 저장(수집광) 증상과 관련된 믿음과 행동(물건을 버리기 어렵거나, 소유물을 채우고 어지럽히거나, 과도한 수집과 관련된 것)이 문제가 된다는 것을 인지하는 경우
저하된 병식 동반: 저장(수집광) 증상과 관련된 믿음과 행동(물건을 버리기 어렵거나, 소유물을 채우고 어지럽히거나, 과도한 수집과 관련된 것)이 반대되는 증거에도 불구하고 문제가 되지 않는다고 대체로 확신하는 경우
병식 없음/망상적 믿음 동반: 저장(수집광) 증상과 관련된 믿음과 행동(물건을 버리기 어렵거나, 소유물을 채우고 어지럽히거나, 과도한 수집과 관련된 것)이 문제가 되지 않는다고 완전히 확신하는 경우

4. 역학

성인에서 저장장애는 약 2~5% 정도로 알려져 있고, 상대적으로 흔한 정신과 질환이다. 저장장애는 종종 성인에서 진단되는 경우가 많으나, 증상의 시작은 약 70%에서 20세 이전에 발생하며, 평균 시작 나이는 11~15세 사이이다. 청소년에서 저장장애는 약 2%로 보고 있고, 소아에서 유병률은 알려져 있지 않다.

5. 원인

저장장애의 원인에 관련된 연구결과는 다양한 요인을 제안하고 있다. 유전적 요인으로서 저장 증상은 약 50%에

서 친척 중에 저장 증상을 가진 사람이 있다. 가족력에는 저장과 관련된 믿음이나 행동에 대한 부모의 교육이나 행동 등 모델링 같은 환경적 영향도 포함될 것이다. 행동주의적 관점에서는 물건을 버림으로써 잘못된 결정을 할 수 있다는 스트레스를 회피하고, 물건을 보유하려는 믿음에 대한 강화 등으로 설명될 수 있다. 또한 저장장애의 발달적 경과에 대하여 유전과 환경의 상호작용으로 설명하기도 한다. 저장장애의 55%에서 스트레스를 유발하는 삶의 사건을 겪으면서 저장 증상이 시작되고, 이는 증상의 악화에도 영향을 미친다. 저장 증상의 발달은 부분적으로 외상적 또는 혼돈스러운 아동기 환경 이후 안전감을 강화하는 의미가 있다고 설명되기도 한다(Dozier et al., 2017).

6. 예후

저장 증상은 아동기부터 나타날 수 있는데, 20대 중반에는 일상 기능이 손상되기 시작하고, 30대 중반에는 임상적으로 심한 장해를 겪게 된다. 연령이 높아질수록 저장의 정도는 더 심해진다. 한 번 증상이 시작되면 저장 증상의 경과는 만성적이다. 심한 경우에는 화재, 낙상, 열악한 위생, 신체건강의 악화 등의 위험에 빠질 수 있다. 가족 및 이웃 관계에서 갈등이 흔하며, 상당수에서 법적 퇴거 절차를 밟는다.

7. 진단 및 감별

주의력결핍 과잉행동장애에서 저장행동의 유병률이 증가하는데, 동반 이환된 경우에 충동적으로 저장행동을 하고, 관련된 실행 기능이 저하되고, 소유물을 계획하고 처리하기 어렵다. 하지만 주의력결핍 과잉행동장애는 일반적으로 소유물과 강한 감정적 연결을 가지지 않고, 소유물을 버렸을 때 알아채지 못하거나, 예상보다 심한 고통을 보이지 않는다. 자폐스펙트럼장애에서 변화에 대한 불편감에 대응해서 저장행동을 보일 수 있다. 강박장애에서 물건의 축적은 지속적으로 회피하는 의식의 결과일 수 있고, 심하게 고통을 유발하며, 행동으로 인한 즐거움이나 보상이 없다. 심한 저장행동이 다른 전형적인 강박장애의 증상과 동시에 나타나지만, 강박장애의 증상에 독립적이라고 판단되면 저장장애와 강박장애를 둘 다 진단한다. 신경성 식욕부진증에서도 음식의 축적과 보관에 대한 저장 행동이 흔하다. 물건의 축적이 조현병과 다른 정신증적 장애에서의 망상이나 음성 증상, 주요우울삽화 중의 정신운동 지연, 피로감 또는 의욕 상실의 직접적인 결과로 인한 것이 아닌 경우 저장장애로 진단한다. 공존질환으로는 주요우울장애, 사회불안장애, 범불안장애, 강박장애 등이다.

8. 치료

소아청소년에서 연구들은 거의 없는 상황이며, 성인에서도 주로 강박장애의 저장 증상 관련 연구들이 대부분이기 때문에 저장장애에 대하여 확립된 치료 원칙이 있는 것은 아니다. 우선 환자 교육 및 평가부터 시작한다. 저장행동의 위험성을 평가하고, 변화에 대한 동기가 있는지 확인해야 한다. 저장 증상을 가진 환자들은 고립되어 있고, 다른 사람들을 의심하며, 치료를 받을 의지가 없는 경우가 흔하다. 따라서 실제적인 사회복지 서비스와 연결될 수 있도록 하고, 동시에 의학적 치료를 받도록 연결한다. 특히, 가정 내 아동이나 장애인이 있다면 즉각적인 조치가 필요할 수 있다. 주의력결핍 과잉행동장애나 주요우울장애의 공존질환이 판단된다면 우선 이러한 증상을 목표로 치료를 시작할 수 있다. 현재로서 저장장애의 치료 근거가 부족하지만, 현실적인 대안은 동기강화면담, 인지행동치료 등의 면담 기법과 약물치료를 시도하는 것이다. 저장장애를 가진 성인 환자에서 파록세틴이나 벤라팍신 등의 약물치료가 좋은 치료 효과를 보였다는 보고가 있다(Nakao et al., 2019). 뿐만 아니라 SSRI나 인지행동치료에서 효과가 없었던 환자에서 아토목세틴$_{\text{Atomoxetine}}$ 처방이 부분적 효과가 있었다는 보고가 있다.

모발(털)뽑기장애(발모광)

hair-pulling disorder(trichotillomania)

1. 개념, 정의 및 역사

모발뽑기장애는 반복적으로 머리카락을 뽑아내는 것으로, 현저한 모발의 상실을 가져오며 사회적, 직업적, 또는 기타 중요한 기능 영역에서 임상적으로 심각한 고통이나 손상을 초래한다. 1889년 프랑스의 피부과 의사가 처음으로 증례 보고를 하였으며, 털, 당기다, 광기에 해당하는 그리스 어원의 단어들이 합쳐져서 만들어진 질환명이다. 처음에는 모발을 뽑으려는 충동성에 초점이 맞춰지면서 DSM-IV-TR에서는 달리 분류되지 않은 충동조절장애에 포함되었다. 하지만 모발을 뽑는 행위가 강박행동과 유사성이 주장되면서 이후에는 강박 관련 장애에 포함되었고, 현재까지 분류와 진단기준이 유지되고 있다.

2. 임상 특징

아동은 손가락으로 감촉을 느끼면서 자기 마음을 안정시키는 수단으로 자기자극을 사용하는 경향이 있으며, 자신뿐만 아니라, 다른 가족, 애완동물, 인형 등도 대상이 될 수 있다. 반복적으로 머리카락을 뽑는 행동이 특징으로, 가장 흔한 신체 부위는 두피, 눈썹, 속눈썹이며, 그 이외에도 모발이 자라는 신체의 어느 부위에서든 모발 뽑기를 할 수 있다. 모발 뽑기는 불안감 또는 지루한 감정에 의해 유발되며, 머리카락을 뽑기 전에는 긴장감을 느끼고 뽑은 후에는 다행감, 만족감, 해소감을 느끼기도 한다. 머리카락을 뽑을 때 대개 통증은 없으며, 해당 부위의 가려움과 찌릿한 느낌은 있을 수 있다. 30~40% 환자는 뽑은 털을 먹기도 하여 복통, 오심과 구토, 장폐색과 같은 의학적 합병증을 유발할 수 있다. 모발뽑기장애의 대다수는 하나 또는 그 이상의 피부 뜯기, 손톱 물어뜯기, 입술 씹기 등의 다른 신체 일부에 집중된 반복 행동을 동반한다.

3. 진단기준

DSM-5 TR(APA, 2022) 진단기준에서는 자기 모발을 뽑아서 심각한 모발 상실을 유발하며, 중단하려 해도 실패하면서 일상에 심각한 고통을 초래하는 경우에 진단한다. ICD-11(WHO, 2018)에서도 같은 진단기준을 포함하고 있고, 추가적으로 흔한 발생 부위와 증상 지속 패턴 등의 내용을 포함하고 있다. 즉, 머리카락, 눈썹, 속눈썹 등이 흔하며, 모발 뽑기는 하루 중 짧은 시간에 나타날 수 있거나 흔하지 않지만 좀 더 긴 시간에 지속적으로 가끔씩 발생한다.

표 17-4 모발(털)뽑기장애의 DSM-5-TR 진단기준(APA, 2022)

A. 탈모로 이어질 수 있는, 반복적인 스스로의 털뽑기다.

B. 털을 뽑는 행위를 줄이거나 멈추려는 반복적인 시도다.

C. 털을 뽑는 것은 사회적, 직업적 또는 기타 중요한 기능 영역에서 임상적으로 현저한 고통이나 손상을 초래한다.

D. 털을 뽑는 것은 다른 의학적 상태(예: 피부과적 상태)에 기인한 것이 아니다.

E. 털을 뽑는 것은 다른 정신질환의 증상(예: 신체이형장애 환자가 인식하고 있는 외관상 결함을 개선하려는 시도)에 의해 더 잘 설명되지 않는다.

4. 역학

심리적 요인이 없는 단순한 머리 뽑기는 일반 인구에서 4~6%, 머리뽑기장애의 유병률은 0.6~1% 알려져 있다. 45~55% 환자는 18세 이전에 발병하며, 호발 연령은 대략 5~8세와 13세이다. 어린 시절에는 남녀비가 비슷하지만, 성인에서는 여자가 더 흔하다는 보고가 있다.

5. 원인

모발뽑기장애는 여러 가지 요인이 제시되고 있다. 증상의 25% 정도는 스트레스와 연관된 환경적 요인이 관련된다고 보고하고 있다. 외상후 스트레스장애에서 모발뽑기장애의 과거력이 매우 높게 보고되었으며, 애착 대상과의 분리, 입원과 같은 환경 변화, 동생 출생, 형제자매 간의 경쟁관계, 이사, 학습의 부담 등이 관련될 수 있다. 행동주의 관점에서는 모발 뽑기에 따르는 즐거움이나 성취감과 같은 정적 강화 모델과 처벌을 피하거나 부정적 감정을 피하기 위한 수단이 강화된다는 부적 강화 모델이 제시되고 있다. 생물학적 원인으로는 강박장애와 유사하게 세로토닌이 가장 많이 보고되고 있지만, 분명하지는 않다. 유전적 취약성에 대한 근거가 있는데, 이 질환은 강박장애가 있는 개인이나 1차 친척에서 더 흔하게 나타난다. 구조적 뇌영상 연구에서는 정상군에 비해 전두엽, 조가비핵, 소뇌의 용적이 감소되어 있었고, 기능적 뇌영상 연구에서는 전반적으로 뇌 대사율이 증가됨을 보고하고 있다(이지아 등, 2009).

6. 예후

모발 뽑기는 영아기에도 관찰될 수 있으나, 이 행동은 전형적으로는 초기 발달단계에서 해소된다. 5세 이전에 주로 나타나는 머리 뽑기는 저절로 사라지는 경우가 흔하며, 이는 일시적인 습관으로 간주될 수 있다. 아동기 모발뽑기장애는 저절로 사라지기도 하며 일시적인 데 비하여, 청소년기 이후 발병한 모발뽑기장애는 악화와 호전을 반복하며 만성적이고 생활에 대한 영향도 심한 편이다.

7. 진단 및 감별

아동이 머리카락을 뽑지 않았다고 주장하면 비디오로 관찰 및 녹화를 시도하거나, 다른 탈모의 원인을 고려해야 한다(예: 원형탈모증). 신경발달장애에서 모발 뽑기는 상동행동으로 나타날 수 있으며(예: 상동운동장애), 틱이 모발뽑기로 이어지는 경우는 드물다. 정신증적 장애에서 망상이나 환각의 반응으로 모발 뽑기를 할 수 있다. 공존질환으로는 주요우울장애, 불안장애, 물질의존 등이 흔하고, 특히 아동의 경우 주의력결핍 과잉행동장애, 불안장애, 강박장애등이 자주 동반된다.

8. 치료

아동에서 모발 뽑기 증상은 치료자와 환자 그리고, 치료자와 보호자와의 좋은 관계가 요구된다. 아동에서 모발 뽑기 증상이 시작되었을 때 사건이나 상황을 확인할 수 있다면 간단한 상담 및 지지적 면담으로도 증상 호전이 가능할 수 있다. 모발뽑기장애에서 치료는 대부분 성인을 대상으로 하고, 행동치료와 약물치료 관련 연구들이 있다. 구조화되어 있는 인지행동치료 또는 습관역전훈련 기반의 행동 전략이 효과적이다(조환일 등, 2009). 클로미프라민과 플루옥세틴 등의 약물치료와 비교연구에서도 인지행동치료가 효과적으로 우위를 보였다. 약물치료에서는 주로 SSRI 계통의 약물들이 연구되었고, 클로미프라민과 플루옥세틴의 효과를 확인하였으나, 전반적으로 강박장애에서의 반응보다는 효과가 작았다. 최근 코크란 리뷰에서 올란자핀olanzapine이 성인에서 효과가 있다고 하였지만, 근거는 낮았고, 소아청소년에서는 효과 있는 약물을 찾지 못하였다. 아직은 소아청소년 모발뽑기장애에 대한 근거 기반의 치료가 확정되어 있지 않아서 추후 치료 관련 연구들이 필요한 상황이다.

피부뜯기장애excoriation, skin-picking disorder

1. 개념, 정의 및 역사

피부뜯기장애는 피부를 반복적으로 뜯는 행위를 보이며, 이로 인해 사회적, 직업적, 또는 기타 기능의 중요한 영역에서 임상적으로 심각한 고통이나 손상을 초래한다. DSM-5에서 강박 관련 장애에 새로 추가되었다. 머리뽑기장애와 피부뜯기장애의 DSM-5 진단기준은 근본적으로 동일하다. 두 질환 모두 뽑는다는 행동적 요인과 반복되는 시도를 줄이거나 멈추려는 심리적 요인을 가지고 있다. 따라서 머리뽑기장애와 피부뜯기장애는 같은 유전적 소인의 다른 표현형이라는 주장도 있다.

2. 임상 특징

피부 뜯기와 관련되는 가장 흔한 신체 부위는 얼굴, 팔, 손이지만, 여러 신체 부위를 뜯기도 한다. 건강한 피부, 경미하게 불규칙한 피부, 뾰루지나 굳은살과 같은 부위, 이전에 뜯어서 생긴 딱지 등을 뜯으며, 대부분은 손톱을 이용하지만 다른 도구를 이용하기도 한다. 불안 또는 지루함 같은 감정에 의해 촉발될 수 있고, 뽑기 전 긴장이 증가하였다가 피부나 딱지를 뜯고 나면 안도감을 느낄 수 있다. 통증은 대개 동반되지 않는다. 피부를 뜯는 행동에 상당한 시간을 사용하는데, 대부분은 피부를 뜯거나, 뜯는 것을 생각하거나, 뜯고 싶은 충동에 저항하는 데 하루에 최소한 1시간 이상을 소비한다. 많은 수는 공공장소로 외출하는 것뿐 아니라 사회활동을 피한다고 보고되어 있다. 신체 합병증으로 조직 손상, 흉터, 감염 등이 있을 수 있는데 생명을 위협할 수도 있다. 감염에 대한 항생제 치료나 때로는 수술이 필요할 수 있다.

3. 진단기준

DSM−5 TR(APA, 2022) 진단기준에 따르면, 자신의 피부를 뜯어서 피부 병변을 유발하지만, 중단하려 해도 실패하는 경우에 진단되며, 코카인과 같은 물질 중독이나 옴과 같은 의학적 상태를 배제할 것을 포함하고 있다. ICD−11(WHO, 2018)에서도 같은 내용이 포함되어 있으며, 추가적으로 흔한 피부 병변과 증상 지속 패턴 관련 내용을 포함하고 있다. 즉, 가장 흔한 피부 병변은 얼굴, 팔, 손이지만, 다양한 부위의 피부를 뜯는다. 피부 뜯기는 하루 중 짧은 순간에 발생할 수도 있고, 또는 자주 하지는 않지만, 오랜 기간 동안 발생하기도 한다.

표 17-5 피부뜯기장애의 DSM-5-TR 진단기준(APA, 2022)

A. 피부 병변으로 이어지는 반복적인 피부뜯기

B. 피부뜯기를 줄이거나 멈추려는 반복적인 시도

C. 피부뜯기는 사회적, 직업적 또는 기타 중요한 기능 영역에서 임상적으로 현저한 고통이나 손상을 초래한다.

D. 피부뜯기는 물질(예: 코카인) 또는 다른 의학적 상태(예: 옴)에서 기인한 것이 아니다.

E. 피부뜯기는 다른 정신질환(예: 정신병적 장애에서 망상이나 환촉, 신체이형장애에서 인식된 외모상 결함이나 결함을 개선하려는 시도, 상동증적 운동장애에서 상동증 또는 비자살적 자해에서 자해 의도)으로 더 잘 설명되지 않는다.

4. 역학

일반 인구에서 평생 유병률은 성인의 경우 1.4% 이상이고, 3/4 이상이 여자이다. 대부분은 사춘기 때 발병하는 경우가 흔하다. 10세 이전 아동기에 발병하는 경우도 드물지 않다. 강박장애가 있거나 강박장애의 1차 친척인 경우 일반 인구보다 더 흔하게 나타난다.

5. 원인

피부뜯기장애의 원인에 대해 정확히 밝혀진 바는 없다. 고압적이고 신경질적인 부모 또한 아동기에 피부를 뜯는 행동이 시작되는 것과 연관이 있다. 결혼 갈등, 초기 또는 최근의 중요한 사람의 상실, 원하지 않는 임신도 증상이 시작되는 것을 촉발하는 사건으로 보고되었다. 피부뜯기장애 환자는 스트레스를 조절하는 능력이 부족하고, 스트레스에 대한 반응으로 뜯는 행동이 증가될 수 있다는 연구결과가 보고된 바 있다. 피부뜯기장애 환자가 정상군에 비해 운동 억제 조절 능력이 심하게 손상된 것이 밝혀진 바 있다. 또한 여드름, 습진, 건선과 같은 피부질환이 있는 경우 피부 뜯기가 시작되기도 한다.

6. 예후

피부 뜯기는 다양한 연령에서 나타날 수 있지만 청소년기, 특히 사춘기 시작과 동시에 일어나거나 그 이후에 가장 많이 나타난다. 흔히 여드름과 같은 피부 상태와 함께 시작한다. 피부를 뜯는 부위는 시간이 지나면서 달라질 수 있다. 일반적인 경과는 만성적이며, 치료하지 않으면 호전과 악화를 반복한다. 피부를 뜯는 행동은 상당히 심각한 정도의 조직 손상과 흉터를 일으키며, 때로는 복원수술이 필요하거나 드물지만 목숨을 위협하는 경우도 있다.

7. 진단 및 감별

자살 의도가 아닌 자해의 특징적인 의도가 있을 때에는 진단하지 않는다. 심한 가려움과 피부 긁기를 수반하는 피부질환인 옴과 같이, 다른 신체 상태에 의해 주로 발생된 경우에는 진단하지 않는다. 강박장애가 있는 경우 오염에 대한 강박사고에 대한 반응으로 과도하게 씻는 행동이 피부 병변을 일으키거나, 단지 외모에 대한 걱정으로 피부를 뜯는 신체이형장애에서도 피부 뜯기가 발생할 수 있다. 상동운동장애도 반복적인 자해행동이 나타나지만, 초기 발단시기에 발병한다. 강박장애, 모발뽑기장애, 주요우울장애와 같은 다른 정신질환이 동반될 수 있다.

8. 치료

피부뜯기장애를 치료하는 데 있어서 쉽지 않다는 문헌이 많다. 환자 스스로의 인식과 동기에 따라서 약물학적 치료와 면담을 이어 나가야 할 것이다. 피부뜯기장애에서 SSRI 계통의 약물치료와 습관역전훈련 등의 행동치료가 시도될 수 있다. 하지만 아직 성인 및 소아청소년에서 치료적인 전략이 확립되어 있지 않다.

결론 및 요약

강박 관련 장애는 반복되는 생각과 행동을 특징으로 하는 질환으로서 진단기준 측면에서는 강박행동이나 강박사고 등이 구성되어 있다. 강박장애, 신체이형장애에서는 강박사고와 집착 등의 인지적 요인들이 이러한 질환들의 핵심이며, 반복적인 행동이 뒤따르게 된다. 저장장애에서는 침습적이거나 원하지 않는 생각들과는 관련이 없으며, 물건을 소유하고 버리지 못하는 강박행동으로 특징된다. 모발뜯기장애와 피부뜯기장애에서도 뚜렷한 인지적 요인보다는 충동 이후의 반복되고 습관적인 강박행동으로 나타난다. 경과는 대부분 소아청소년에서 시작하여 만성적이고 증상의 완화 및 악화가 반복되는 경우가 많다. 이러한 질환들의 원인은 다양한 접근이 필요하여 생물학적 · 심리적 · 환경적 요인들이 복합된 상황으로 보고 있다. 치료적으로는 인지행동치료 기반으로 노출 및 반응 방지 또는 습관역전치료 등이 주요 전략으로 사용되고 있으며, 최근에는 수용기반의 접근이 시도되고 있다. 공존질환에 대한 치료와 함께 SSRI 계통의 약물치료도 중요한 치료 전략이다. DSM-5에서 새롭게 진단기준이 만들어진 저장장애 및 피부뜯기장애에서는 아직도 근거 있는 자료가 부족한 상황이며, 특히 소아청소년에 대한 연구가 더욱더 필요한 상황이다.

참고문헌

신윤경, 양재원(2017). 신체이형 증상과 얼굴 차이 지각의 인지적 편향: 민감성과 반응 편향. **사회과학연구**, 28(4), 3-18.

연규월, 김의정(2014). 강박 관련 장애. 홍강의(편). **소아정신의학** (pp. 268-283). 서울: 학지사.

이정섭, 신민섭, 홍강의(1994). 한국판 아동용 Leyton 강박증 척도의 개발. **소아청소년정신의학**, 5, 162-171.

이지아, 김철권, 김윤정, 반건호(2009). 발모광 뇌영상 연구의 과거, 현재와 미래. **소아청소년정신의학**, 20, 115-121.

정선주, 이정섭, 강윤형, 조성진, 서동혁, 홍강의(2000). 한국판 아동용 예일-브라운 강박척도 신뢰도 타당도 연구. **소아청소년정신의학**, 11, 60-69.

조환일, 도진아, 김연수, 임명호, 김현우(2009). 발모광 아동에서 인지행동치료. **소아청소년정신의학**, 20(3), 158-164.

황준원, 김붕년, 유소영, 장준환, 신민섭, 조수철, 홍강의(2004). 심각한 소아 청소년 강박장애로 입원한 환아들의 특징. **소아청소년정신의학**, 15(2), 143-151.

American Psychiatric Association (2022). *Diagnostic and statistical manual of mental disorders, 5th edition Text Revision DSM-5-TR*. Washington DC: American Psychiatric Publishing.

Bari, A., & Robbins, T. W. (2013). Inhibition and impulsivity: Behavioral and neural basis of response control. *Progress in neurobiology, 108*, 44-79.

Boedhoe, P. S., Schmaal, L., Abe, Y., Ameis, S. H., Arnold, P. D., Batistuzzo, M. C., & members of the ENIGMA OCD Working Group. (2017). Distinct subcortical volume alterations in pediatric and adult OCD: A worldwide meta-and mega-analysis. *American Journal of Psychiatry, 174*(1), 60-69.

Brander, G., Rydell, M., Kuja-Halkola, R., de la Cruz, L. F., Lichtenstein, P., Serlachius, E., & Mataix-Cols, D. (2016). Association of perinatal risk factors with obsessive-compulsive disorder: A population-based birth cohort, sibling control study. *JAMA Psychiatry, 73*(11), 1135-1144.

Dozier, M. E., & Ayers, C. R. (2017). The etiology of hoarding disorder: A review. *Psychopathology, 50*(5), 291-296.

Franklin, M. E., Sapyta, J., Freeman, J. B., Khanna, M., Compton, S., Almirall, D., ... & March, J. S. (2011). Cognitive behavior therapy augmentation of pharmacotherapy in pediatric obsessive-compulsive disorder: The Pediatric OCD Treatment Study II (POTS II) randomized controlled trial. *JAMA, 306*(11), 1224-1232.

Geller, D. A., Abramovitch, A., Mittelman, A., Stark, A., Ramsey, K., Cooperman, A., & Stewart, S. E. (2018). Neurocognitive function in paediatric obsessive-compulsive disorder. *The World Journal of Biological Psychiatry, 19*(2), 142-151.

Gilbert, D. L. (2019). Inflammation in tic disorders and obsessive-compulsive disorder: Are pans and PANDAS a path forward?. *Journal of Child Neurology, 34*(10), 598-611.

Krebs, G., & Heyman, I. (2015). Obsessive-compulsive disorder in children and adolescents. *Archives of Disease in Childhood, 100*(5), 495-499.

Lafleur, D. L., Petty, C., Mancuso, E., McCarthy, K., Biederman, J., Faro, A., & Geller, D. A. (2011). Traumatic events and obsessive compulsive disorder in children and adolescents: Is there a link?. *Journal of Anxiety Disorders, 25*(4), 513-519.

Linde, J., Rück, C., Bjureberg, J., Ivanov, V. Z., Djurfeldt, D. R., & Ramnerö, J. (2015). Acceptance-based exposure therapy for body dysmorphic disorder: A pilot study. *Behavior Therapy, 46*(4), 423-431.

Liu, J., Cui, Y., Yu, L., Wen, F., Wang, F., Yan, J., & Li, Y. (2021). Long-term outcome of pediatric obsessive-compulsive disorder: A meta-analysis. *Journal of Child and Adolescent

Psychopharmacology, 31(2), 95-101.

Masi, G., Pfanner, C., & Brovedani, P. (2013). Antipsychotic augmentation of selective serotonin reuptake inhibitors in resistant tic-related obsessive-compulsive disorder in children and adolescents: A naturalistic comparative study. *Journal of psychiatric research, 47*(8), 1007-1012.

Murphy, T. K., Patel, P. D., McGuire, J. F., Kennel, A., Mutch, P. J., Parker-Athill, E. C.,& Rodriguez, C. A. (2015). Characterization of the pediatric acute-onset neuropsychiatric syndrome phenotype. *Journal of child and adolescent psychopharmacology, 25*(1), 14-25.

Nakao, T., & Kanba, S. (2019). Pathophysiology and treatment of hoarding disorder. *Psychiatry and Clinical Neurosciences, 73*(7), 370-375.

Rautio, D., Jassi, A., Krebs, G., Andrén, P., Monzani, B., Gumpert, M., & Mataix-Cols, D. (2020). Clinical characteristics of 172 children and adolescents with body dysmorphic disorder. *European Child & Adolescent Psychiatry*, 1-12.

Swedo, S. E., Leonard, H. L., Mittleman, B. B., Allen, A. J., Rapoport, J. L., Dow, S. P., & Zabriskie, J. (1997). Identification of children with pediatric autoimmune neuropsychiatric disorders associated with streptococcal infections by a marker associated with rheumatic fever. *American Journal of Psychiatry, 154*(1), 110-112.

Twohig, M. P., Abramowitz, J. S., Bluett, E. J., Fabricant, L. E., Jacoby, R. J., Morrison, K. L., & Smith, B. M. (2015). Exposure therapy for OCD from an Acceptance and Commitment Therapy (ACT) framework. *Journal of Obsessive-Compulsive and Related Disorders, 6*, 167-173.

Van Grootheest, D. S., Cath, D. C., Beekman, A. T., & Boomsma, D. I. (2005). Twin studies on obsessive-compulsive disorder: A review. *Twin Research and Human Genetics, 8*(5), 450-458.

Watson, H. J., & Rees, C. S. (2008). Meta-analysis of randomized, controlled treatment trials for pediatric obsessive-compulsive disorder. *Journal of Child Psychology and Psychiatry, 49*(5), 489-498.

World Health Organization. (2018). *ICD-11: International classification of diseases 11th revision: The global standard for diagnostic health information*. Geneva: World Health Organization.

제18장

소아정신의학

외상 및 스트레스 관련 장애

Trauma- and Stressor-Related Disorder

이문수

DSM-5에서는 기존의 DSM-IV-TR에서 불안장애에 속했던 외상후 스트레스장애와 급성 스트레스장애, 그리고 별도의 범주에 속했던 적응장애, 소아기 발병 정신장애에 속했던 반응성 애착장애, 탈억제성 사회적 유대감 장애, 5개의 진단을 외상 및 스트레스 관련 장애로 구분하여 분류하였다. 외상후 스트레스장애나 급성 스트레스장애의 경우 불안이나 공포감 이외에도 다른 다양한 증상을 보이기 때문에 불안장애에서 떼어 내는 것이 좋겠다는 의견에 따라서 이 범주로 분류되었다. 최근에 발표된 DSM-5-TR에서는 새롭게 지속성 애도장애가 외상 및 스트레스 관련 장애의 범주에 추가되었다. 이 장에서는 외상후 스트레스장애, 급성 스트레스장애 및 적응장애에 대하여 기술하고 애착 관련 장애의 장에서 반응성 애착장애와 탈억제성 사회적 유대감 장애를 별도로 다룬다.

외상후 스트레스장애

1. 개념 및 정의

1980년에 외상후 스트레스장애가 처음으로 DSM-III 분류체계에 공식적으로 포함된 이래, DSM-IV와 DSM-IV-TR 분류에서는 외상후 스트레스장애가 불안장애로 분류되어 왔는데, DSM-5 분류에서부터는 외상과 스트레스 관련 장애에 속하면서 불안장애, 강박 관련 장애 그리고 해리장애와 밀접한 관계가 있는 질환으로 기술되고 있다.

우리나라에서는 1990년대에 들어 성학대 피해 아동이나 가정폭력 피해 아동에 대한 연구가 시작되었고, 삼풍백화점 붕괴 사고나 인천 호프집 화재 사건, 2014년의 세월호 사고 등 대형 참사를 경험한 아동이나 청소년을 대상으로 한 연구가 발표되었다. 최근에는 학교폭력 피해에 대한 연구가 증가하고 있고, 우리나라의 특성상 북한 이탈 아동·청소년에 대한 연구도 이어지고 있다. 최근 들어서는 세월호 침몰 사고 등의 대형 재난이 발생하면서 사회적으로 이 장애에 대한 경각심을 갖게 되는 계기가 되었고 2018년에는 국가트라우마센터가 개소하였다. 이후 재난이 소아청소년 정신건강에 미치는 영향들에 대한 연구들이 이어지면서 재난 심리 지원체계를 개선하기 위한 노력이 이루어졌고, 이와 관련된 연구들이 또한 빠르게 증가하고 있는 추세이다(이소희 등, 2018).

2. 임상 특징 및 증례

아동 개개인에 따라 외상후 스트레스장애의 임상 양상은 다르게 나타난다. 일부에서는 공포에 기초한 재경험과 정서나 행동 증상이 두드러지는 반면, 일부에서는 불쾌한 기분이나 무쾌감증 혹은 부정적 인지가 더욱 문제가 되기도 한다. 어떤 사람의 경우 과각성 상태가 되기도 하고, 반대로 멍하거나 해리 증상을 보이는 사람도 있다. 발달단계에 따라서도 각기 증상들이 다르게 나타날 수 있는 가능성 때문에 DSM-5-TR의 외상후 스트레스장애 진단기준에서는 외상후 스트레스장애의 진단기준을 6세 이상과 6세 미만으로 나누어서 제시하고 있으며, 전문가는 발달단계나 연령에 따른 임상 양상에 대해 숙지하고 있어야 한다.

DSM-5-TR의 외상후 스트레스장애 주요 증상들은 크게 다음과 같이 구분이 가능하다. 첫째, 외상성 사건에 대한 반복적이고 비자발적인 재경험으로 고통스러운 기억이 지속되거나, 외상성 사건과 관련된 괴로운 꿈을 꾸거나, 외상성 사건과 유사한 단서에 노출되었을 때 심리적 혹은 생리적 재반응이 나타나는 것 등이 해당된다. 어린 아동의 경우 외상성 사건을 반복적으로 재경험하는 증상이 사건을 재현하는 놀이 형태로 표현되기도 하고, 그 밖에 퇴행, 분리불안 혹은 무서운 꿈을 꾸는 등의 증상으로 나타나기도 한다. 둘째, 외상성 사건에 대한 자극을 회피하는 증상으로, 사건을 회상하게 하는 장소나 활동, 사람 혹은 대화 등을 지속적으로 회피하는 증상이다. 셋째, 외상성 사건 후에 나타나는 각성 상태의 증가로 지나친 경계나 놀람 반응, 자극에 대한 과민 상태 혹은 수면장애 등이 해당된다.

증례 1 >>>

8세 남아가 최근에 아파트 엘리베이터에서 갇히는 사고를 당하였다. 아동은 사고 당시에 엘리베이터의 갑작스러운 고장으로 혼자서 30여 분 동안 갇혀 있었으며, 이후에 집이 7층인데도 아파트 현관까지 엘리베이터를 타려고 하지 않는다고 하였다. 아동은 악몽을 자주 꾸고, 혼자서 잠을 자지 못하여 소아청소년정신건강의학과로 내원하였다. 아동은 요즘 야간에 소변 실수를 하는 일이 새롭게 생겼다고 하였다. 보호자는 요즘 아동이 위축된 모습을 보인다고 보고하였다. 아동은 소아청소년정신건강의학과 진료실의 미닫이 문을 열고 닫는 드르륵 소리에도 깜짝깜짝 놀라는 모습을 외래에서 관찰할 수 있었다.

증례 2 >>>

10세 남아가 집에서 우울증을 앓고 계시던 어머니가 목을 맨 광경을 최초로 목격을 하여서 걱정이 된 아버지와 함께 내원하였다. 진료실에서 아이는 태연한 척을 하려고 하였으나, 아버지는 이후에 환아가 어머니에 관련된 말을 집에서는 전혀 꺼내지 않는다고 하였다. 아동은 담당의사와의 면담에서 밝게 보이려고 하였으나 얼굴 표정이 다소 부자연스러워 보였다. 이후에 담당의사와의 면담에서 상황을 담담하게 설명하면서 자신이 좀 더 빨리 발견했다면 엄마를 구할 수 있었을 터인데라고 말을 하였다. 아버지는 아이의 학교 담임 선생님으로부터 아이가 요즘은 과거와 달리 학교에서 다른 아이들과 어울리려고 하지 않고 구석에 혼자 쭈그려 앉아 있는 모습을 자주 보게 된다고 이야기를 들었다고 하였다.

3. 진단기준

1) DSM-5-TR

이전의 진단기준과 달리 DSM-5의 외상후 스트레스장애 진단기준부터는 다음의 몇 가지 변화가 있다. 우선 외상성 사건으로서의 스트레스에 대한 기술이 좀 더 상세하게 바뀌었다. 그리고 이전의 DSM-IV(APA, 1994)의 세 가지 핵심 증상 항목(재경험, 회피/무감각, 각성 수준의 증가)에서 재경험, 회피, 인지 및 기분의 부정적 변화, 각성 수준의 증가의 네 가지 핵심 증상 항목으로 바뀌었다. 진단기준은 6세 연령을 기준으로 하여 발달단계에 맞추어서 두

표 18-1 외상후 스트레스장애의 DSM-5-TR 진단기준(APA, 2022)

6세 이상에서의 진단기준	6세 미만에서의 진단기준
주의점: 이 기준은 성인, 청소년, 그리고 6세를 넘은 아동에게 적용한다. 6세 이하의 아동을 위해서는 다음의 해당 기준을 보시오. A. 실제적이거나 위협적인 죽음, 심각한 부상 또는 성폭력에의 노출이 다음과 같은 방식 가운데 한 가지(또는 그 이상)에서 나타난다. 1. 외상성 사건(들)에 대한 직접적인 경험 2. 그 사건(들)이 다른 사람들에게 일어난 것을 생생하게 목격함	A. 6세 이하 아동에서는 실제적이거나 위협적인 죽음, 심각한 부상 또는 성폭력에의 노출이 다음과 같은 방식 가운데 한 가지(또는 그 이상)에서 나타난다. 1. 외상성 사건(들)에 대한 직접적인 경험 2. 그 사건(들)이 다른 사람들, 특히 주 보호자에게 일어난 것을 생생하게 목격함 3. 외상성 사건(들)이 부모 또는 보호자에게 일어난 것을 알게 됨

3. 외상성 사건(들)이 가족, 가까운 친척 또는 친한 친구에게 일어난 것을 알게 됨. 가족, 친척 또는 친구에게 생긴 실제적이거나 위협적인 죽음은 그 사건(들)이 폭력적이거나 돌발적으로 발생한 것이어야만 한다.
4. 외상성 사건(들)의 혐오스러운 세부 사항에 대한 반복적이거나 지나친 노출의 경험(예: 변사체 처리의 최초 대처자, 아동 학대의 세부 사항에 반복적으로 노출된 경찰관)

주의점: 진단기준 A4는 노출이 일과 관계된 것이 아닌 한 전자미디어, 텔레비전, 영화 또는 사진을 통해 노출된 경우는 적용되지 않는다.

B. 외상성 사건(들)이 일어난 후에 시작된, 외상성 사건(들)과 연관이 있는 침습 증상의 존재가 다음 중 한 가지(또는 그 이상)에서 나타난다.

1. 외상성 사건(들)의 반복적, 불수의적이고, 침습적인 고통스러운 기억

주의점: 6세를 넘은 아동에서는 외상성 사건(들)의 주제 또는 양상이 표현되는 반복적인 놀이로 나타날 수 있다.

2. 꿈의 내용 및/또는 정동이 외상성 사건(들)과 관련되는 반복적으로 나타나는 고통스러운 꿈

주의점: 아동에서는 내용을 알 수 없는 악몽으로 나타나기도 한다.

3. 외상성 사건(들)이 재생되는 것처럼 그 개인이 느끼고 행동하게 되는 해리성 반응(예: 플래시백) (그러한 반응은 연속선상에서 나타나며, 가장 극한 표현은 현재 주변 상황에 대한 인식의 완전한 소실일 수 있음)

주의점: 아동에서는 외상의 특정한 재현이 놀이로 나타날 수 있다.

4. 외상성 사건(들)을 상징하거나 닮은 내부 또는 외부의 단서에 노출되었을 때 나타나는 극심하거나 장기적인 심리적 고통
5. 외상성 사건(들)을 상징하거나 닮은 내부 또는 외부의 단서에 대한 뚜렷한 생리적 반응

C. 외상성 사건(들)이 일어난 후에 시작된, 외상성 사건(들)과 연관이 있는 자극에 대한 지속적인 회피가 다음 중 한 가지 또는 2가지 모두에서 명백하다.

1. 외상성 사건(들)에 대한 또는 밀접한 연관이 있는 고통스러운 기억, 생각 또는 느낌을 회피 또는 회피하려는 노력
2. 외상성 사건(들)에 대한 또는 밀접한 연관이 있는 고통스러운 기억, 생각 또는 느낌을 불러일으키는 외부적 암시(사람, 장소, 대화, 행동, 사물, 상황)를 회피 또는 회피하려는 노력

D. 외상성 사건(들)이 일어난 후에 시작되거나 악화된, 외상성 사건(들)과 연관이 있는 인지와 기분의 부정적 변화가 다음 중 2가지(또는 그 이상)에서 나타난다.

1. 외상성 사건(들)의 중요한 부분을 기억할 수 없는 무능력(두부 외상, 알코올 또는 약물 등의 이유가 아니며 전형적으로 해리성 기억상실에 기인)
2. 자신, 다른 사람 또는 세상에 대한 지속적이고 과장된 부정적인 믿음 또는 예상(예: "나는 나쁘다." "누구도 믿을 수 없다." "이 세상은 전적으로 위험하다." "나의 전체 신경계는 영구적으로 파괴되었다.")
3. 외상성 사건(들)의 원인 또는 결과에 대하여 지속적으로 왜곡된 인지를 하여 자신 또는 다른 사람을 비난함
4. 지속적으로 부정적인 감정 상태(예: 공포, 경악, 화, 죄책감 또는 수치심)
5. 주요 활동에 대해 현저하게 저하된 흥미 또는 참여
6. 다른 사람과의 사이가 멀어지거나 소원해지는 느낌

B. 외상성 사건(들)이 일어난 후에 시작된 외상성 사건(들)과 연관이 있는 침습 증상의 존재가 다음 중 한 가지(또는 그 이상)에서 나타난다.

1. 외상성 사건(들)의 반복적, 불수의적이고, 침습적인 고통스러운 기억

주의점: 자연발생적이고 침습적인 기억이 고통스럽게 나타나야만 하는 것은 아니며 놀이를 통한 재현으로 나타날 수도 있다.

2. 꿈의 내용 및/또는 정동이 외상성 사건(들)과 관련되어 반복적으로 나타나는 고통스러운 꿈

주의점: 꿈의 무서운 내용이 외상성 사건과 관련이 있는지 없는지 확신하는 것이 가능하지 않을 수 있다.

3. 외상성 사건(들)이 재생되는 것처럼 그 아동이 느끼고 행동하게 되는 해리성 반응(예: 플래시백) (그러한 반응은 연속선상에서 나타나며, 가장 극한 표현은 현재 주변 상황에 대한 인식의 완전한 소실일 수 있음) 그러한 외상의 특정한 재현은 놀이로 나타날 수 있다.
4. 외상성 사건(들)을 상징하거나 닮은 내부 또는 외부의 단서에 노출되었을 때 나타나는 극심하거나 장기적인 심리적 고통
5. 외상성 사건(들)을 상기하는 것에 대한 현저한 생리적 반응

C. 외상성 사건(들)이 일어난 후에 시작되거나 악화된, 외상성 사건(들)과 연관이 있는 자극의 지속적인 회피 또는 외상성 사건(들)과 연관이 있는 인지와 기분의 부정적 변화를 대변하는 다음 중 한 가지(또는 그 이상)의 증상이 있다.

자극의 지속적 회피

1. 외상성 사건(들)을 상기시키는 활동, 장소 또는 물리적 암시 등을 회피 또는 회피하려는 노력
2. 외상성 사건(들)을 상기시키는 사람, 대화 또는 대인관계 상황 등을 회피 또는 회피하려는 노력

인지의 부정적 변화

3. 부정적 감정 상태의 뚜렷한 빈도 증가(예: 공포, 죄책감, 슬픔, 수치심, 혼란)
4. 놀이의 축소를 포함하는, 주요 활동에 대해 현저하게 저하된 흥미 또는 참여
5. 사회적으로 위축된 행동
6. 긍정적인 감정 표현의 지속적인 감소

D. 외상성 사건(들)이 일어난 후에 시작되거나 악화된, 외상성 사건(들)과 연관이 있는 각성과 반응성의 변화가 다음 중 2가지(또는 그 이상)에서 명백하다.

1. 전형적으로 사람 또는 사물에 대한 언어적 또는 신체적 공격성으로(극도의 분노발작 포함) 표현되는 민감한 행동과 분노폭발(자극이 거의 없거나 아예 없이)
2. 과각성
3. 과장된 놀람 반응
4. 집중력의 문제
5. 수면 교란(예: 수면을 취하거나 유지하는 데 어려움 또는 불안정한 수면)

E. 장해의 기간이 1개월을 넘어야 한다.

F. 장해가 부모, 형제, 또래나 다른 보호자와의 관계 또는 학교생활에서 임상적으로 현저한 고통이나 손상을 초래한다.

7. 긍정적 감정을 경험할 수 없는 지속적인 무능력(예: 행복, 만족 또는 사랑의 느낌을 경험할 수 없는 무능력)

E. 외상성 사건(들)이 일어난 후에 시작되거나 악화된, 외상성 사건(들)과 연관이 있는 각성과 반응성의 뚜렷한 변화가 다음 중 2가지(또는 그 이상)에서 현저하다.
1. 전형적으로 사람 또는 사물에 대한 언어적 또는 신체적 공격성으로 표현되는 민감한 행동과 분노폭발(자극이 거의 없거나 아예 없이)
2. 무모하거나 자기파괴적 행동
3. 과각성
4. 과장된 놀람 반응
5. 집중력의 문제
6. 수면 교란(예: 수면을 취하거나 유지하는 데 어려움 또는 불안정한 수면)

F. 장해(진단기준 B, C, D, 그리고 E)의 기간이 1개월을 넘어야 한다.

G. 장해가 사회적, 직업적 또는 다른 중요한 기능 영역에서 임상적으로 현저한 고통이나 손상을 초래한다.

H. 장해는 물질(예: 치료약물, 알코올)의 생리적 효과나 다른 의학적 상태로 인한 것이 아니다.

다음 중 하나를 명시할 것:
해리 증상 동반: 개인의 증상이 외상후 스트레스장애의 기준에 해당하고, 또한 스트레스에 반응하여 그 개인이 다음에 해당하는 증상을 지속적이거나 반복적으로 경험한다.
1. 이인증: 스스로의 정신 과정 또는 신체로부터 떨어져서 마치 외부 관찰자가 된 것 같은 지속적 또는 반복적 경험(예: 꿈속에 있는 느낌, 자신이나 신체의 비현실감 또는 시간이 느리게 가는 감각을 느낌)
2. 비현실감: 주위 환경의 비현실성에 대한 지속적 또는 반복적 경험(예: 개인을 둘러싼 세계를 비현실적, 꿈속에 있는 듯한, 멀리 떨어져 있는 또는 왜곡된 것처럼 경험)

주의점: 이 아형을 쓰려면 해리 증상은 물질의 생리적 효과(예: 알코올 중독 상태에서의 일시적 기억상실, 행동)나 다른 의학적 상태(예: 복합부분발작)로 인한 것이 아니어야 한다.

다음의 경우 명시할 것:
지연되어 표현되는 경우: (어떤 증상의 시작과 표현은 사건 직후 나타날 수 있더라도) 사건 이후 최소 6개월이 지난 후에 모든 진단기준을 만족할 때

G. 장해는 물질(예: 치료약물이나 알코올)의 생리적 효과나 다른 의학적 상태로 인한 것이 아니다.

다음 중 하나를 명시할 것:
해리 증상 동반: 개인의 증상이 외상후 스트레스장애의 기준에 해당하고, 그 개인이 다음에 해당하는 증상을 지속적이거나 반복적으로 경험한다.
1. 이인증: 스스로의 정신 과정 또는 신체로부터 떨어져서 마치 외부 관찰자가 된 것 같은 지속적 또는 반복적 경험(예: 꿈속에 있는 느낌, 자신이나 신체의 비현실감 또는 시간이 느리게 가는 감각을 느낌)
2. 비현실감: 주위 환경의 비현실성에 대한 지속적 또는 반복적 경험(예: 개인을 둘러싼 세계를 비현실적, 꿈속에 있는 듯한, 멀리 떨어져 있는 또는 왜곡된 것처럼 경험)

주의점: 이 아형을 쓰려면 해리 증상은 물질의 생리적 효과(예: 일시적 기억상실)나 다른 의학적 상태(예: 복합부분발작)로 인한 것이 아니어야 한다.

다음의 경우 명시할 것:
지연되어 표현되는 경우: (어떤 증상의 시작과 표현은 사건 직후 나타날 수 있더라도) 사건 이후 최소 6개월이 지난 후에 모든 진단기준을 만족할 때

가지로 나누어서 제시하고 있다.

2) ICD-11

ICD-11에서는 진단을 위해서 필수적인 특징들과 부가적인 임상적 특징들로 나누어서 제시하고 있다. 외상성 사건이나 상황에의 노출이 있어야 하며, 이후에 세 가지 핵심 증상 항목(재경험, 회피, 각성 수준의 증가)을 요구하고 있다. 이러한 핵심 증상들에 추가해서 부가적인 특징들로는 일반적인 불쾌 기분, 해리증상들, 신체 불편감, 자살사고 및 행동, 사회적 철퇴, 재경험을 회피하거나 감정 조절을 위한 과도한 약물 또는 알코올의 사용, 공황 발작을 포함한 불안 증상들 및 외상성 기억에 대한 강박 등을 제시하고 있다. 발달상 외상성 경험에 대한 반응들이 각기 연령 및 발달 상태에 따라서 다르게 나타날 수 있다고 설명하고 있으

나 아직 DSM처럼 연령대에 따라서 외상후 스트레스장애 진단기준을 구분하여 제시하고 있지는 않다.

4. 역학

외상은 교통사고와 같이 일회적으로 발생하는 제I형 외상과 신체 학대 또는 성 학대와 같이 장기간에 걸쳐 반복되는 제II형 외상으로 나뉜다(Terr, 1991). 단일 외상성 사건을 경험한 후에 스트레스가 지속되는 경우, 예를 들어 신체적 손상을 입은 후 장애가 되거나 재난을 겪은 후에 요보호 아동이 되는 경우를 제I-II형 복합 외상으로 정의하기도 한다.

외상후 스트레스장애는 소년들보다는 소녀들에서 더 흔하다. 그리고 외상후 스트레스장애의 유병률은 연령에 따라 매우 다양하다. 우선 학령전기 아동의 경우 외상성 사건에 노출된 후에 외상후 스트레스장애의 발생 빈도가 매우 낮은 것으로 보고되어 왔는데, 심지어 심한 외상을 입고 입원한 환자를 대상으로 한 조사에서도 13~20% 정도로, 성인의 경우와 비교했을 때 낮은 수치를 나타냈다. 그러나 이는 이전 외상후 스트레스장애 진단기준이 해당 연령에 적용하기에 다소 불충분했기 때문인 것으로 추정된다. 실제로 최근에 보고된 국내 아동학대 사례 건수만 보더라도 2003년 2,921건, 2004년 3,891건, 2005년 4,633건, 2006년 5,202건, 그리고 2011년 이후에는 6,000건을 초과해 해마다 어린 연령의 아동의 경우에도 외상후 스트레스장애가 발현할 수 있는 외상성 사건에 노출되는 위험이 점차 증가하고 있는 것으로 보인다. 아동에서 외상후 스트레스장애의 유병률은 5~43%로 연구에 따라 매우 다르게 나타났다. 청소년을 대상으로 실시한 미국의 한 연구에서는 신체적 혹은 성적 폭력의 피해를 직접 경험했거나 타인의 피해를 목격한 경우가 23%였고, 이 중 약 20%의 청소년이 외상후 스트레스장애 진단기준에 부합하였다.

외상성 사건의 특성에 따라서도 외상후 스트레스장애의 발생 빈도가 달라지는데, 가령 자연재해나 성폭력 이후의 외상후 스트레스장애 발생 빈도는 사건에 따라 매우 다르게 나타난다. 아동에서 외상후 스트레스장애를 일으키는 세 가지 주요 외상으로 강간, 아동기 신체 학대, 아동기 방임이 보고되었다(Kessler et al., 1994). 국내 연구에서는 아동기에 경험하는 대표적인 외상 경험으로 집단 따돌림, 가정폭력, 학교폭력 등이 제안되었다(김용태 등, 1997). 가정폭력이나 신체 학대와 같이 장기간에 걸쳐 반복되는 복합 외상 후에 나타나는 복합 외상후 스트레스장애의 경우 국내 일반 중학생 중 5.3%가 해당된다는 보고가 있다(선혜민, 2011). DSM-IV를 사용한 미국 청소년들에서의 평생 유병률은 5~8.1% 정도였고, 청소년들에서의 지난 6개월 동안의 유병률은 4.9% 정도로 보고되었다.

재난에 노출된 이후에 외상후 스트레스장애가 발생하는 것과 관련된 위험요인들로는 더 많은 미디어 시청, 외상 경험 시의 공황 증상들, 재난 이후의 대피 지연, 재난 이전에 불안장애를 갖고 있던 경우, 부정적 상황 평가들, 부정적인 대응 전략들 및 사회적 지지의 부족들도 외상후 스트레스장애 발생의 위험인자들이 된다.

5. 원인

외상후 스트레스장애가 발생하기 위한 원인으로는 심각한 외상성 사건을 직접 경험하거나 아니면 이에 대해서 알게 되는 것이 요구 조건이다. 외상후 스트레스장애를 결정짓는 요인은 외상성 사건 자체이기는 하나, 같은 외상성 사건을 경험했다 하더라도 모든 사람에서 외상후 스트레스장애가 발생하지는 않는다. 외상성 사건 전 혹은 후의 다양한 요인이 외상후 스트레스장애의 발현 여부를 결정짓게 되는데, 여기에는 개인의 성격 특성(사건의 해석체계와 의존성 등), 가족이나 또래의 지지체계 또는 생활 변화 등이 해당된다.

1) 생물학적 요인

(1) 교감신경계

극심한 스트레스는 교감신경계를 흥분시켜 심장박동수와 혈압을 증가시키고, 청반locus coeruleus을 자극하여 카테콜아민(노르에피네프린, 에피네프린, 도파민)의 분비를 증가시킨다. 심리적 외상을 받을 정도의 극심한 스트레스 시에는 이러한 변화가 더욱 두드러져서 외상후 스트레스장애의 과각성 증상이 나타나게 되는데, 이는 외상후 스트레스장애에서 특이하게 나타나는 소견에 해당된다.

이러한 가설을 뒷받침하는 연구결과로 폭력이나 침습적인 의료 처치를 경험한 외상후 스트레스장애를 나타내는 아동에서 이전의 외상을 떠올렸을 때 심장박동수가 급격히 증가하는 것이 관찰되었고, 또한 학대를 받은 경험이 있는 외상후 스트레스장애 아동의 소변에서 노르에피네프린과 에피네프린의 증가가 관찰되었다.

여기서 주목할 것은 외상 후 초기에 나타나는 생리적인 변화로 이후의 외상후 스트레스장애 증상을 예측할 수 있다는 것인데, 예를 들어 아동에서 교통사고 직후에 측정된 심장박동수의 증가가 6개월 후에 나타난 외상후 스트레스장애 증상과 상관이 있는 것으로 확인되었다.

(2) 내인성 오피오이드계

극심한 스트레스를 받게 되면 내인성 오피오이드계에서 분비가 증가한다. 내인성 오피오이드는 청반을 억제하여 노르에피네프린의 분비를 줄이고, 시상하부–뇌하수체–부신피질 축에서 부신피질자극호르몬 방출인자의 활성화 영향을 조절하여 급성 스트레스 반응을 완화하는 역할을 한다. 이러한 생리적 변화는 급성 스트레스 반응에서 개체를 보호해 주지만, 한편으로는 스트레스에 따른 심리적 마비를 유발하여 외상을 떠올리게 하는 자극을 다시 받게 되더라도 감정이 둔마되고 멍하게 되는 상태를 초래한다.

(3) 시상하부-뇌하수체-부신피질 축

성인과 아동 외상후 스트레스장애 환자 모두에서 시상하부–뇌하수체–부신피질 축과 코르티솔의 분비조절장애가 나타난다. 외상이 언제 발생하였는지 혹은 반복적 외상이 있었는지 여부에 따라 코르티솔 분비가 다르게 나타난다. 예를 들어, 급성 외상후 스트레스장애 아동에서는 코르티솔의 과다 분비가 관찰되었으나 만성적인 외상후 스트레스장애 아동에서는 낮은 농도의 코르티솔이 관찰되었다. 또한 반복적 외상이 있는 경우 코르티솔의 농도가 더 높게 나타났다.

(4) 면역체계

주요 사이토카인 중 하나인 인터루킨–6가 외상후 스트레스장애 아동에서 외상 직후에 짧은 기간 동안 유의하게 높다는 보고가 있어, 인터루킨–6의 증가가 외상을 경험한 아동에서 추후 외상후 스트레스장애 발현에 있어 예측인자로 가능성이 제시되었다.

(5) 해부학적 구조

성인 외상후 스트레스장애 환자의 특징적 소견 중 하나는 해마의 위축이다. 하지만 아동을 대상으로 한 연구에서 해마의 위축은 발견되지 않았으며, 대신 어린 시절 학대 경험이 있는 아동 환자에서 안쪽과 뒤쪽 뇌량medial and posterior corpus callosum의 위축이 발견되었다. 이 부위는 감정적 자극과 다양한 기억의 처리를 담당하는 전전두엽 피질과 연결되어 있어 외상후 스트레스장애의 주요 증상을 설명하고 있다.

2) 인지행동적 요인

외상 경험에 적응하기 위해서는 사건을 처리하는 효과적이고 적절한 반응이 필요한데, 아동의 경우 이런 인지행동적 부분에서 실패하는 경향이 있다. 외상 경험의 생생한 고통이 반복적으로 기억되면 회피, 부인, 강박적 반추가 나타나고, 외상을 경험한 당시의 자극이 이전에는 별다른 반응을 보이지 않던 자극과 만나 조건화된 후에는 최초의 외상과는 무관하게 공포 반응을 일으키게 된다. 결과적으로 주변의 다양한 자극에 대해서 공포와 불안함을 자동적으로 느끼게 되는 것이다. 이러한 공포에 대한 조건화는 외상성 경험 동안에 경험되는 위험과 공포가 아이가 외상을 떠올리게 하는 자극들, 즉 실제로는 외상과 관련이 있지만 무해한 환경이나 상황에서도 강화되어서 나타나게 하고, 이러한 외상을 상기시키는 자극들은 전형적인 외상후 스트레스장애 증상들을 발생시킨다. 동시에 아이는 무해한 환경이나 상황들이 위험하지 않으며 두려워하거나 회피할 필요가 없다는 것을 학습을 해서 이러한 외상후 스트레스장애 증상들을 경험하게 되는 과정들을 경감시켜주는 억제성 학습을 하게 되는데, 이 과정이 실패하면 외상후 스트레스장애가 발생하게 된다.

3) 정신역동적 요인

이전에 잠복, 정지해 있던 해결되지 못한 갈등은 외상에 의해 재활성화되어 나타난다. 사용되는 방어 기제는 억압, 취소, 부정, 반동 형성 등이며, 아동기의 외상의 재현은 발달성 퇴행을 일으키고 새로운 외상성 사건을 통해 과거의 갈등이 상징적으로 다시 나타난다(이소영, 심세훈, 2012).

6. 경과 및 예후

외상성 사건을 경험한 아동은 급성 스트레스 반응, 만성 스트레스 반응 그리고 적응장애, 불안 혹은 공포 장애, 우울 및 기분 장애, 물질남용장애, 품행장애 등의 다양한 정신장애를 일으킬 수 있다. 아동이 외상성 사건에서 회복될 것인지, 반대로 어떤 후유증을 나타낼 것인지는 아동 자신과 아동이 처한 다양한 상황이나 맥락 속에서의 발달과정에서 결정된다.

아동들에서 외상후 스트레스장애로부터 자연스러운 회복을 보여서 시간이 지남에 따라 외상후 스트레스장애 진단에 부합되는 전체 비율이 감소하기도 한다. 그러나 많은 아이에서는 외상후 스트레스장애 증상들이 지속되는 것을 보여 주며 적절한 치료가 없다면 예후는 좋지 않은 것으로 보인다. 외상후 스트레스장애는 자살시도 증가, 주요 우울증, 해리 증상, 전반적인 감정 조절에서의 문제 및 성인기까지 지속되는 유의한 신체적 질병 상태에 대한 유의한 위험인자가 된다.

7. 공존질환 및 감별진단

외상후 스트레스장애를 진단하기 위해 국내에서 표준화되어 사용되고 있는 면담 도구로는 소아 정서장애 및 조현병 면담 목록 현재 및 평생 검사판Kiddie Schedule of Affective Disorder and Schizophrenia, Present and Life Time Version이 있으며, 숙련된 임상가가 아동 및 보호자를 대상으로 반구조화된 면담을 실시하여 외상후 스트레스장애 여부를 평가하게 된다. 또한 소아정신장애 진단면담 목록 제4판Diagnostic Interview Schedule for Children-version IV은 질문 순서, 어투, 기록방법까지 명확하게 규정되어 있는 고도로 구조화된 도구이다. 이들 모두 외상후 스트레스장애 이외에도 DSM-IV 진단에 의거한 여러 정신과적 문제를 포괄적으로 평가할 수 있다. 한편, 임상가용 소아청소년 외상후 스트레스장애 척도clinician administered PTSD scale for children and adolescents는 아동과 청소년의 발달적 특성을 고려하여 외상후 스트레스장애 증상의 유무와 빈도, 강도를 자세히 평가할 수 있는 임상가용 척도로 2006년에 구정일 등이 한국어판으로 번안하여 신뢰도와 타당도를 검증하였다.

외상후 스트레스장애를 나타내는 아동의 경우 성인과는 다른 유형의 공존질환을 보이는데, 어린 아동은 분리불안장애를 보이기도 하고 일부 아동은 반항장애를 나타내기도 한다. 외상후 스트레스장애 진단을 받은 대다수의 아동・청소년은 우울이나 불안, 물질사용장애, 품행장애와 같은 다른 정신장애를 함께 가지고 있다. 주요우울장애의 경우, 전체 진단기준을 만족한다면 외상후 스트레스장애와 함께 진단을 내릴 수 있다. 특히 성 학대와 신체 학대를 중복해서 경험한 아동의 경우 외상후 스트레스장애 진단뿐 아니라 반항성 장애와 같은 외현화 행동 장애와 공포증과 같은 내재화 행동 장애 등이 더 많이 나타나며, 그 밖에 외상성 사건과 연관되지 않는 불안정성, 회피 등을 보여 불안장애나 강박장애가 진단되기도 한다.

아동기 외상후 스트레스장애는 다음 여러 질환과 유사하게 나타나기 때문에 감별진단에 특히 유의해야 한다. 회피나 재경험 증상은 주의력결핍 과잉행동장애의 증상과 비슷하게 보일 수 있고, 분노, 과민성 및 공격성 등의 외현화 증상은 적대적 반항장애나 품행장애의 증상과 비슷하다. 스트레스에 노출된 후 4주일 이내 경과가 끝나는 급성 스트레스장애와 매우 유사하므로 감별진단을 하여야 한다. 또한 중요한 타인의 사망 이후에 일부 아동들은 아직 DSM-5-TR에서 정식으로 진단에 도입이 되지는 않았지만, 향후 연구가 필요한 임상 상태로 포함된 복합애도장애를 경험하는 것으로 보고되고 있으며, 미국 청소년에서의 연구결과를 보면 그 유병률이 18% 정도에 달한다고 한다.

8. 치료

현재까지는 아동기 외상후 스트레스장애에 대한 가능한 치료방법들 중에서는 외상 중심 정신치료가 약물치료보다는 근거가 더 많이 존재한다. 따라서 대부분의 경우에는 만약 다른 이유가 없다면 우선 근거 기반 정신치료를 시작하는 것이 약물을 시작하는 것보다 우선한다. 향후 치료과정에서 약물치료를 추가할 경우에는 신중하게 접근해야 하며, 아동이라는 특성에 입각하여 잘 관찰하여야 한다. 일부 경우에는 약물치료를 즉각적으로 시작하는 것이 타당하게 여겨지는데, 이러한 이유들로는 아동이 이미 입증된 약물치료 효과를 갖고 있는 공존질환이 있거나, 감정조절에서의 어려움 또는 위험한 행동으로 즉각적인 안전을 위해서 약물치료가 요구되는 경우, 또는 아동이 즉각적인 약물치료 없이는 기능하기 어려운 경우들－수면문제, 합리적인 정신사회적 중재에도 반응을 보이지 않을 때－이 있다.

1) 정신치료

정신치료 가운데 외상 중심 정신치료가 학령전기부터 청소년기까지의 아동 전 연령에서 일차적으로 추천되고 있다. 치료를 통하여 피해 아동은 자신의 외상경험을 표현하게 되고, 이는 다른 간접적 혹은 비특이적 치료보다 외상후 스트레스장애 증상 경감에 효과적이다.

(1) 외상 중심 인지행동치료

외상 중심 정신치료 가운데 경험적으로 그 효과가 가장 많이 검증된 치료는 외상 중심 인지행동치료Trauma Focused Cognitive Behavior Therapy: TF-CBT이다. 인지행동치료는 1960년대부터 성인에서 사고 후에 나타나는 꿈과 두려움을 탈감작하는 데 사용되어 왔다. 외상 중심 인지행동치료는 치료를 통하여 스트레스 관리 기술을 제공함으로써 외상을 떠올리게 하는 단서에 대한 대상자의 반응을 대상자가 통제할 수 있도록 돕는다. 외상 중심 인지행동치료 가운데 가장 많이 연구된 방법으로는 Cohen 등(2010)이 제안한 치료법이 있으며, 치료의 세부사항은 다음과 같다. 각 세부 치료의 앞 글자를 따서 PRACTICE라는 알파벳 약어로 축약된다.

① 정신의학적 교육Psychoeducation과 육아훈련Parenting skills: 아동이 경험한 외상성 사건의 전형적인 사례를 부모와 아동 모두에게 알려 주고, 얼마나 많은 아동이 비슷한 경험을 하였는지, 무엇이 사건을 유발하였는지, 사건으로 인한 흔한 외상적 반응은 무엇인지, 외상 중심 인지행동치료적 접근이 어떻게 이루어지는지, 피해 아동을 육아하는 데 있어서 효과적인 방법은 무엇인지 등을 알려 주는 치료

② 이완훈련Relaxation skills: 외상적 스트레스에 의한 생리적 현상을 돌이키기 위하여 호흡, 근육 이완, 그 외의 이완활동 등에 초점을 맞춘 치료

③ 감정조절 훈련Affective modulation skills: 정서 검증(동일시 증명 일체감), 긍정적인 자기대화, 사고 중단, 긍정적인 상상, 안정감 증진, 문제해결, 사회훈련, 부정적인 감정의 인지 및 자기조절 치료

④ 인지 처리Cognitive coping and processing: 사고, 정서, 행동의 연관성 인식, 왜곡된 사고 전환 등

⑤ 외상 서술Trauma narrative: 아동의 외상 경험 서술, 인지 왜곡의 교정, 아동의 삶 전반에 이러한 경험을 문맥상으로 대체하는 치료

⑥ 외상적 단서 극복훈련In vivo mastery of trauma reminders: 자극에 대한 점진적인 노출치료

⑦ 가족치료Conjoint child-parent sessions: 가족 구성원 간 외상 서술의 공유를 통하여 가족 기능 및 외상과 연관된 의사소통을 향상하기 위하여 시행하는 치료

⑧ 예방과 발달 증진Enhancing future safety and development: 이후의 외상에 대한 예방과 정상 발달과정으로의 회귀 등을 위한 치료

이 여덟 가지 치료요소를 환자의 특성과 외상의 종류에 따라 다양하게 사용할 수 있다. 최근까지 출판된 TF-CBT에서의 무작위 대조군 연구들은 2,000여 명이 넘는 3~18세 사이의 아동들을 포함하였는데, 대조 치료법이나 대기군에 비하여 우월한 치료 효과를 입증하였다.

(2) 정신역동 외상 중심 정신치료trauma focused psycho dynamic psychotherapy

정신역동 외상 중심 정신치료는 일관된 성격의 유지 및 건강한 방향으로의 발달 증진, 그리고 외상후 스트레스장애 증상의 해소를 목적으로 한다. 특히 언어 능력이 빈약하여 문제를 언어화하기 곤란한 아동이나 언어화하는 것을 꺼리는 아동의 경우에는 놀이치료가 유용하다. 놀이치료를 통하여 사건의 상황을 그림으로 그리게 하면 아동이 사건에 대해 충분히 말할 수 있게 된다. 아동의 그림은 연상을 가능케 해 주며, 정신건강의학과 전문의는 아동의 연상을 기록해서 외상을 명료화하고 해석하는 데 사용할 수 있다. 국내에서도 모래상자놀이를 비롯한 놀이치료의 경우 현재 연구결과가 꾸준히 보고되고 있으며, 놀이치료 이외에도 미술치료, 음악치료 등의 다양한 접근이 시도되고 있다.

(3) 집단치료

집단치료는 재난과 같은 동일한 충격적인 사건에 노출된 아동으로 구성된 학교와 같은 특정 집단을 대상으로 시행될 때 특히 효과적이다. 집단치료를 통하여 자신이 경

험한 충격적인 사건에 대하여 다른 사람과 공유하는 동질적 구성원 간의 감정 공유만으로도 도움을 받을 수 있다. 집단치료는 자신의 경험에 대하여 말로 표현하기를 꺼리는 아동에게도 표현할 수 있는 기회를 제공해 주기에 집단 내의 모든 아동에게 말하도록 격려해 주는 것이 중요하다. 자기주장, 사회기술 훈련, 역할연습 등의 기법이 집단치료 시 흔히 사용되고 있고, 예술치료, 시 낭송회, 연극 등은 유용한 부가적 치료방법이다.

(4) 가족치료

외상 후 아동이 보이는 여러 증상에 대해 부모가 대처하는 방법을 교육하고, 부모 역시 피해자일 경우 자녀와 함께 공동 치료를 받게 하는 것이다. 이를 통해 환아로 하여금 다시 안정감을 찾게 하고, 환아의 감정적인 반응이 받아들여지게 한다. 또한 환아의 이차적인 스트레스를 줄이고 안정된 부모-자녀 관계를 유지하는 것이 치료의 목적이다. 이는 아동 외상후 스트레스장애의 치료에 있어 중요한 역할을 담당하는 추가적인 중재로, 환아가 가족 내에서 충분한 감정적인 지지를 받지 못하고 있는 경우라면 더욱 유용할 것이다.

외상후 아동은 가능한 한 빠른 시간 내에 가족과 재결합을 이루는 것이 추천되나, 실제 환아의 가족은 그들의 고통과 필요를 헤아리고 돕는 데 어려움을 겪는 경우가 많다. 보호자에게 요구되는 바람직한 태도로는 사고 발생 경위를 따져 아동을 비난하지 말 것, 아동의 증상에 과잉반응하지 말 것, 격려하여 줄 것, 사건 원인 제공자에 대한 보호자의 지나친 분노 감정을 자제할 것, 보상이나 법적 문제에 지나치게 집착하지 말 것 등이 있다.

(5) 안구운동 민감 소실 및 재처리

안구운동 민감 소실 및 재처리Eye Movement Desensitization and Reprocessing: EMDR는 대상자에게 괴로운 외상기억을 떠올리게 하고, 이에 집중한 상태에서 좌우로 움직이는 치료자의 손끝을 보게 하여 대상자의 눈동자를 좌우로 빠르게 움직이도록 하는 치료법이다. 이러한 과정은 대상자로 하여금 놀람 기억을 대면하게 하고, 기억에 대한 감정 반응을 처리하게 하는 효과를 갖는다. EMDR은 이미 널리 알려진 성인 외상후 스트레스장애 치료법 가운데 하나로, 2008년에 시행된 한 연구결과에 따르면 EMDR을 시행받은 아동 외상후 스트레스장애 환자에게서 외상후 스트레스장애 증상 가운데 재경험 증상의 경감 효과가 있었다. 하지만 현재까지 아동 외상후 스트레스장애 환자에게 시행된 EMDR 연구의 대부분은 방법론적인 제한점을 가지고 있다.

2) 약물치료

일반적으로 외상 중심 인지행동치료를 먼저 시행한 후 증상의 심각도, 치료 반응의 부족 등으로 추가 개입이 필요하다고 판단될 경우에 약물치료를 추가하는 것이 추천된다.

몇몇 무작위 대조군 연구들이 실패하기는 하였지만, 여전히 많은 약물이 처방되고 있다. 일반적으로 아동 외상후 스트레스장애에서도 SSRI가 일차적 치료약물로 선택된다. 이는 SSRI가 성인 외상후 스트레스장애에서 치료 효과가 입증되었다는 점뿐만 아니라 아동 외상후 스트레스장애에 동반된 정서 조절 이상, 강박증이나 공황증, 동반된 우울, 불안 증상 등에 모두 유효하다는 점에도 기인한다. SSRI 이외의 약물로는 베타 차단제인 프로프라놀롤에서 아동 외상후 스트레스장애 증상 가운데 재경험과 과각성 증상의 완화 효과가 보고된 바 있다. 알파 차단제인 클로니딘의 경우 심장박동수를 줄이고 불안, 충동성, 외상후 스트레스장애의 과각성 증상을 완화하는 효과가 있었으며, 더불어 수면장애 개선에도 도움이 되었다. 또한 프라조신의 경우 재경험과 과각성 증상들을 호전시키는 데 효과가 있었다는 증례 보고가 있다. 외상후 스트레스장애 환아에서 도파민이 증가하여 지속적으로 공포를 과발현하여 심각한 외상후 스트레스장애 증상을 보이는 경우에는 리스페리돈과 같은 도파민 억제제의 치료 효과를 기대할 수 있고, ADHD 증상이 동반된 경우에는 정신자극제나 부프로피온을 보조치료제로 고려할 수 있다. 이 외에도 재경험 증상에 대해서는 카바마제핀을 사용해 볼 수 있다는 연구결과 등이 있다. 그러나 이상의 연구는 대부분 소수의 피험자에게 시행되었고, 무작위 대조군 연구가 없으며, 장기 경과 관찰이 이루어지지 못하였다는 점에서 한계를 가진다.

9. 결론

외상후 스트레스장애는 정확한 진단을 요하는 어려운 임상 상태이다. 자연적 회복이 일어나는 경우도 있지만,

많은 아이가 자체적으로 회복되지 못한다. 효과적인 치료가 발달단계에 따라서 가능하다. 일반적으로 치료는 약물치료가 아니라 정신치료로 시작해야 한다. 부모들이 가능하다면 외상 중심 치료에 참여하는 것이 도움이 된다. 경우에 따라서는 학교 기반의 치료도 제공할 필요가 있다.

급성 스트레스장애

1. 개념 및 정의

급성 스트레스장애는 하나 또는 그 이상의 외상성 사건에 노출된 후 3일에서 1개월 동안 스트레스 관련 증상이 나타나는 경우이다. 임상 양상은 외상성 사건에 대한 재경험과 같은 전형적인 불안 반응에서부터 해리, 분노 등 아동에 따라 매우 다양하게 나타난다. 이를 유발하는 외상성 사건에는 직접 공격을 당하거나 위협을 받는 사건에서부터 인재나 자연재해, 심한 사고 또는 전쟁이나 테러에 이르기까지 다양한 사건이 포함된다. 아동의 경우 난폭하거나 직접적인 손상이 없었다 하더라도 부적절한 성적 경험에 노출되는 경우 외상에 해당되는 것으로 간주한다. 특히 납치, 보호자에 의한 신체적 학대, 파트너로부터의 신체 공격, 성적 학대 및 강간 등은 이후에 외상후 스트레스장애로까지 연결될 가능성을 높이는 위중한 잠재적 외상성 경험에 해당된다.

2. 임상 특징 및 증례

외상성 사건을 경험한 아동은 다양한 언어 및 행동 증상을 나타낸다. 전형적으로는 외상성 경험에 대한 재경험의 형태나 과민한 반응으로 나타나는 불안 반응들이다. 아동은 초조해하거나 붕괴된 행동을 나타낼 수 있고, 사건에 대한 생각을 다시 떠올리거나 놀이에서 이러한 재경험 증상을 표현하기도 한다. 아동은 사건과 관련된 자극을 피하거나 또는 감정적으로 둔해져서 자신의 감정을 표현하지 못하거나, 세상 또는 과거 자신의 생활에서 멀어진 것처럼 보일 수 있다. 이러한 증상으로 인하여 아동의 사회적, 인지적, 신체적 또는 수면 기능에 지장이 초래된다. 급성 스트레스장애 진단을 받은 개인이 수면 시작이나 유지에서의 어려움을 겪는 경우는 아주 흔하며, 이는 악몽과도 관련이 있다.

증례 >>>

12세 여아가 스마트폰 오픈 채팅을 하다가 상대방의 요구로 부적절한 동영상을 보낸 다음에 걱정이 된 나머지 부모님에게 이 사실을 이야기를 하고, 부모님과 함께 내원하였다. 이 일이 있었던 것은 3달여 전이었으나 소아청소년정신건강의학과 외래 예약이 밀려서 외래에는 상당 시간이 지난 후에야 내원하여 진료를 볼 수 있었다. 환아 및 보호자의 보고에 따르면, 사건이 터진 당시에 환아는 이 사실에 대해서 악몽을 꾸기도 하였고, 걱정이 되어서 얼굴 표정도 상당히 굳어 있었으며, 자신이 이러한 행동을 했다는 것에 대한 자책이 심하고 학교생활에서도 집중을 잘하지 못하였다고 한다. 그러나 부모님이 아이의 이야기를 듣고 아이를 진정시킨 이후에 경찰에 신고를 하였고, 이후 사후 처리는 부모님이 알아서 하기로 하였다고 하며, 스마트폰은 부모님에게 반납을 하고 현재는 3G 폴더폰으로 바꾼 상태이고, 이후에는 점차 심리적인 안정을 되찾았다고 하였다. 외래에서 아이는 비교적 현재는 편안해 보였으나, 자신의 과거 행동과 관련된 이야기를 할 때는 여전히 심각한 표정이 되었다.

3. 진단기준

외상 후에 나타나는 급성 반응은 개인에 따라 매우 다양한데, DSM-IV(APA, 1994)에서 강조되었던 해리 관련 증상은 실제로 지나치게 제한적이기 때문에 DSM-5(APA, 2013)부터는 침습적 증상, 부정적 기분, 해리 증상, 회피 증상, 각성 증상의 다섯 가지 진단 범주의 14가지 증상 항목 중 어떤 것이라도 아홉 가지 이상을 충족할 경우 급성 스트레스장애로 진단되도록 하였다. 증상들이 외상 경험 후에 바로 발생하였으나 3일 이내에 사라지는 경우에는 급성 스트레스장애의 진단기준을 충족하지 않는 것으로 한다.

1) DSM-5-TR

표 18-2 급성 스트레스장애의 DSM-5-TR 진단기준(APA, 2022)

A. 실제적이거나 위협적인 죽음, 심각한 부상 또는 성폭력에의 노출이 다음과 같은 방식 가운데 한 가지(또는 그 이상)에서 나타난다.
1. 외상성 사건(들)에 대한 직접적인 경험
2. 그 사건(들)이 다른 사람들에게 일어난 것을 생생하게 목격함
3. 외상성 사건(들)이 가족, 가까운 친척 또는 친한 친구에게 일어난 것을 알게 됨. 주의점: 가족, 친척 또는 친구에게 생긴 실제적이거나 위협적인 죽음의 경우에는 그 사건(들)이 폭력적이거나 돌발적으로 발생한 것이어야만 한다.
4. 외상성 사건(들)의 혐오스러운 세부 사항에 대한 반복적이거나 지나친 노출의 경험(예: 변사체 처리의 최초 대처자, 아동 학대의 세부 사항에 반복적으로 노출된 경찰관)

주의점: 진단기준 A4는 노출이 일과 관계된 것이 아닌 한, 전자미디어, 텔레비전, 영화 또는 사진을 통해 노출된 경우는 적용되지 않는다.

B. 외상성 사건이 일어난 후에 시작되거나 악화된 침습, 부정적 기분, 해리, 회피와 각성의 5개의 범주 중에서 어디서라도 다음 증상 중 9가지(또는 그 이상)에서 존재한다.

침습 증상
1. 외상성 사건(들)의 반복적, 불수의적이고, 침습적인 고통스러운 기억. 주의점: 아동에서는 외상성 사건(들)의 주제 또는 양상이 표현되는 반복적인 놀이가 나타날 수 있다.
2. 꿈의 내용 및/또는 정동이 외상성 사건(들)과 관련되는 반복적으로 나타나는 고통스러운 꿈. 주의점: 아동에서는 내용을 알 수 없는 악몽으로 나타나기도 한다.
3. 외상성 사건(들)이 재생되는 것처럼 그 개인이 느끼고 행동하게 되는 해리성 반응(예: 플래시백) (그러한 반응은 연속선상에서 나타나며, 가장 극한 표현은 현재 주변 상황에 대한 인식의 완전한 소실일 수 있음) 주의점: 아동에서는 외상의 특정한 재현이 놀이로 나타날 수 있다.
4. 외상성 사건(들)을 상징하거나 닮은 내부 또는 외부의 단서에 노출되었을 때 나타나는 극심하거나 장기적인 심리적 고통 또는 현저한 생리적 반응

부정적 기분
5. 긍정적 감정을 경험할 수 없는 지속적인 무능력(예: 행복, 만족 또는 사랑의 느낌을 경험할 수 없는 무능력)

해리 증상
6. 주위 환경 또는 자기 자신에의 현실에 대한 변화된 감각(예: 스스로를 다른 사람의 시각에서 관찰, 혼란스러운 상태에 있는 것, 시간이 느리게 가는 것)
7. 외상성 사건(들)의 중요한 부분을 기억하는 데의 장애(두부 외상, 알코올 또는 약물 등의 이유가 아니며 전형적으로 해리성 기억상실에 기인)

회피 증상
8. 외상성 사건(들)에 대한 또는 밀접한 연관이 있는 고통스러운 기억, 생각 또는 감정을 회피하려는 노력
9. 외상성 사건(들)에 대한 또는 밀접한 연관이 있는 고통스러운 기억, 생각 또는 감정을 불러일으키는 외부적 암시(사람, 장소, 대화, 행동, 사물, 상황)를 회피하려는 노력

각성 증상
10. 수면 교란(예: 수면을 취하거나 유지하는 데 어려움, 불안한 수면)
11. 전형적으로 사람 또는 사물에 대한 언어적 또는 신체적 공격성으로 표현되는 민감한 행동과 분노폭발(자극이 거의 없거나 아예 없이)
12. 과각성
13. 집중력의 문제
14. 과장된 놀람 반응

C. 장해(진단기준 B의 증상)의 기간은 외상 노출 후 3일에서 1개월까지다.

주의점: 증상은 전형적으로 외상 후 즉시 시작하지만, 장애 기준을 만족하려면 최소 3일에서 1개월까지 증상이 지속되어야 한다.

D. 장해가 사회적, 직업적 또는 다른 중요한 기능 영역에서 임상적으로 현저한 고통이나 손상을 초래한다.

E. 장해는 물질(예: 치료약물이나 알코올)의 생리적 효과나 다른 의학적 상태(예: 경도 외상성 뇌손상)로 인한 것이 아니며 단기 정신병적 장애로 더 잘 설명되지 않는다.

2) ICD-11

ICD-11에서 급성 스트레스 반응은 별도의 진단코드 QE84를 부여하는 것으로 변경되었다. 따라서 정식 진단에 포함되지는 않고, 건강 상태에 영향을 주는 인자들 중에서 외상성 경험과 관련된 문제들의 항목하에 들어간다. 여기에서는 시간과 관련해서는 DSM-5-TR과는 달리 증상들이 외상성 경험 후 수 시간 내에 발생하여도 해당이 되며, 통상적으로 대략 1달 이내에 일반적으로 증상들이 크게 감소하는 것으로 기술하고 있으나 정확한 시간의 기준을 제시하고 있지는 않다.

4. 역학

최근 미국 청소년을 대상으로 한 연구에 따르면 61.8%의 청소년들이 17세까지 잠정적인 외상성 경험에 노출된 적이 있으며, 가장 흔한 잠정적 외상성 경험은 사랑하는 사람의 예측하지 못한 사망(28.2%)이었고, 사람에

의하거나 자연에 의한 재해는 14.8%로 그 뒤를 이었다(McLaughlin et al., 2013). 급성 스트레스장애의 유병률은 외상성 사건의 특성과 개인이 경험한 사고의 맥락에 따라 매우 다르게 나타난다. 외상성 사건을 경험하는 아동의 연령 또한 영향을 미친다. 일반적으로 사람의 공격성이 포함되지 않은 사고나 자연재해의 경우보다는 사람이 개입된 범죄나 테러, 성폭력을 당하거나 직접 목격한 경우에서 급성 스트레스장애의 발병이 상대적으로 더 높다.

5. 원인

개인의 병전 성격이나 기질, 과거 외상성 사건의 경험 혹은 기저의 정신병리가 영향을 미칠 수 있고, 회피적 대처방식이나 외상성 사건을 파국적으로 받아들이는 인지적 특성도 관련된다. 또한 유전적 혹은 생리적 요인이나 환경적 요인도 급성 스트레스장애를 일으키는 원인으로 간주된다.

6. 경과 및 예후

증상이 1달이 넘어가게 되면 다른 진단을 붙인다. 연구자들은 급성 스트레스장애를 잠정적 외상후 스트레스장애로 간주하기도 하는데, 실제로 DSM-IV(APA, 1994)에서 급성 스트레스장애가 도입된 이유 중 하나가 외상후 스트레스장애로 진행될 위험요인을 가진 생존자를 별도로 규명하고자 하는 데 그 목적이 있었다. 성인의 경우 급성 스트레스장애 환자의 약 반수에서 추후에 외상후 스트레스장애로 진행되는 것으로 밝혀졌다. 반면, 아동의 경우 급성 스트레스장애 여부가 외상후 스트레스장애를 잘 예측하지 못하는 것으로 나타났는데, 이는 아동의 외상 후 적응과정이나 아동의 심리적 장해의 특성이 성인과는 다른 데서 기인한 것으로 보인다. 하지만 아동기 때 경험하는 심각한 외상이 외상후 스트레스장애로 이행되지 않더라도 아동의 뇌 구조와 기능에 이르기까지 다양한 신경생물학적 변화를 일으키며 뇌발달에 지속적인 후유증을 초래할 수 있다. 청소년기 때 경험하는 외상 또한 부정적인 자아 개념, 낮은 학업성취도, 자살사고 등을 유발하며, 전반적인 성격발달에 영향을 미쳐 장기적인 손상을 가져와 성장 후 여러 정신장애의 원인이 되기도 한다.

7. 공존질환 및 감별진단

다양한 질환이 공존할 수가 있지만, 동시에 다음의 질환들과의 구분이 임상적으로 필요하다.

1) 적응장애

스트레스를 유발한 사건이 심각하고 외상적 요인을 포함하지 않고(급성 스트레스장애의 진단기준 A 미충족) 이에 대한 반응이 급성 스트레스장애의 증상으로 나타나는 경우는 적응장애에 해당된다. 급성 스트레스에 대한 반응이 분노, 우울 혹은 죄책감 형태로 나타나는 경우는 적응장애를 우선적으로 고려해야 한다.

2) 외상후 스트레스장애

외상 후에 나타나는 스트레스 관련 증상이 1개월 이상 지속되고 외상후 스트레스장애 진단기준에 합당하면 진단은 급성 스트레스장애에서 외상후 스트레스장애로 바꾸어야 한다. DSM-IV(APA, 1994)에서는 급성 스트레스장애의 경우 외상후 스트레스장애와 구분되는 점으로 해리 증상을 강조했으나, DSM-5(APA, 2013)에서는 이러한 점이 다소 희석되었다. 따라서 급성 스트레스장애와 외상후 스트레스장애는 증상에서 감별이 되기보다는 그 발생 및 지속 기간에 따른 구분이 제일 핵심적인 차이라고 할 수 있다.

3) 해리장애

급성 스트레스장애의 특성이 동반되지 않으면서 외상성 사건에 대해 심한 기억상실증이 있는 경우 해리장애에 해당된다.

4) 공황장애

급성 스트레스장애의 경우 공황발작이 자주 발생한다. 그러나 공황장애의 경우 공황발작이 예기치 못한 상황에서만 발생하고 예기불안이 있으며, 공황발작과 관련하여 부적응적인 행동 변화가 수반된다는 점에서 다르다.

5) 외상성 뇌손상

외상으로 인하여 뇌손상이 발생한 경우 급성 스트레스장애와 유사한 증상이 나타날 수 있다. 소위 뇌진탕 후 증상(예: 두통, 졸림, 빛이나 소리에 대한 민감성, 이자극성, 집중력 저하 등)이나 외상과 관련하여 나타나는 신경인지 증상은 급성 스트레스장애와 외상성 뇌손상 모두에서 나타날 수 있으므로 감별진단을 반드시 해야 한다.

8. 치료

외상성 사건을 경험한 아동의 심리적 문제는 가능하면 빨리 인식되어야 하며, 아동을 둘러싼 집, 학교 혹은 지역사회가 가능하면 조기에 지지적인 개입을 할 수 있어야 한다. 아동과 가족은 가능한 범위 안에서 가급적 빨리 일상으로 되돌아가는 것이 바람직한데, 이렇게 하기 위해 다음의 다양한 기법을 활용한다. 지지적 치료 시 치료자는 일차적으로 아동의 이야기와 감정을 잘 들어 주고 이해해 주어야 하며, 놀이에서 나타나는 아동의 상징적인 표현을 독려하도록 한다. 아동이 갖고 있는 애착관계를 강화해 주고 아동과 가족이 외상에서 회복할 수 있다는 기대를 가지도록 돕는다. 고위험군에 속하는 아동의 경우 안전과 자기효능감을 강화하는 지지적 정신치료를 계속 실시해야 한다. 인지행동치료가 매우 유용한데, 외상에 대한 직접적인 토의, 탈감작, 이완 기법, 인지적 재구성 등으로 구성되어 있으며 장기적인 효과가 입증되었다. 아동과 청소년의 치료 시 가족이나 교사의 적극적인 참여가 매우 중요한데, 우선 부모나 교사가 아동의 반응이나 행동을 이해하고 수용할 수 있어야 하며, 아동을 솔직하게 대하고 필요한 정보를 제공할 수 있어야 한다. 아동이나 청소년이 같은 외상성 사건을 경험한 경우 함께 집단치료를 받는 것도 효과적이다. 약물치료에 관해서는 아직까지 충분한 연구가 뒷받침되지 않고 있으나 필요에 따라 SSRI나 선택적 세로토닌 노르에피네프린 재흡수 억제제를 사용할 수 있고, 그 외 항불안제나 베타 차단제 혹은 기분조절제가 도움이 된다.

9. 결론

외상성 사건에 노출된 상당수의 아동은 심리적 외상 증상을 일부라도 가지게 되고, 외상 경험이 가족 내에서 폭력이나 학대처럼 지속적으로 반복될 경우 개인의 성격발달에 영향을 미치는 것은 물론 이후 성인기에서 나타나는 다양한 심리적 장애에까지 영향을 미친다. 또한 외상성 사건의 성격이 어떠한 것인가 등도 이후에 급성 스트레스장애나 외상후 스트레스장애로 연결될 가능성에 영향을 미치는 것으로 보인다. 아동이나 청소년에서 외상성 사건 후 급성 스트레스장애를 진단하고 이후의 외상후 스트레스장애로 연결되어서 아동청소년의 발달에 부정적인 영향을 미치는 것을 적절히 중재하기 위해 아동의 인지 및 감정발달과 대처방식 등을 포함하는 발달단계에 적합한 개입이 요구된다.

적응장애

1. 개념 및 정의

DSM-5(APA, 2013)에서는 적응장애의 진단분류에 적지 않은 변화가 있었다. DSM-IV에서는 적응장애가 독립된 진단이었으나 현재의 DSM-5-TR에서는 외상과 스트레스 요인 관련 장애라는 범주에 반응성 애착장애, 탈억제형 사회성장애, 외상후 스트레스장애, 급성 스트레스장애, 지속성 애도장애와 함께 분류되었다. 이와 유사하게 향후 사용될 ICD-11에서도 구체적으로 스트레스와 관련된 장애 범주 아래에 두고 있다. 이처럼 확인 가능한 스트레스의 존재와 그에 따르는 부적응적인 반응을 핵심적인 특징으로 한다. 스트레스 또는 그 영향이 종결되면 증상은 종결 후 6개월 이상 증상이 지속되지 않아야 한다는 진단기준이 들어가 있다 보니 적응장애는 일반적으로 양성의 예후를 가지면서 흔하고, 일시적인 정신의학적 질병으로 이해되면서 일반인들에게 좀 더 부담 없이 받아들여지게 되었다. 따라서 임상가들이 이러한 진단을 낙인효과를 피하기 위해서 사용하여 왔고, 그 과정에서 엄격하게 진단기준을 사용하지 않았던 부분이 있다(Schweiger et al., 2001). 이에 따라 많은 경우에는 적응장애 진단의 신뢰도에 대해서 임상에서 문제를 제기하기도 하였다.

2. 임상 특징 및 증례

스트레스가 시작된 이후 3개월 이내에 적응에 계속 문제가 생긴다면 이 진단을 생각해 볼 수 있다. 상당수는 우울감이나 불안과 같은 정서적인 증상들을 보이나, 경우에 따라서는 품행장애에 해당되는 행동 증상들도 함께 나타

증례 >>>

환아는 초등학교 3학년 여학생으로 지방에서 군인인 아버지의 근무지 변경으로 수도권 지역으로 이사를 왔다. 환아는 그동안 쭉 살아오던 지역에서 친구들과 완전히 떨어져서 새로운 학교로 오는 것이 마음에 들지 않았으며, 동시에 새로 살게 된 관사에서 이전에 있었던 자신의 방도 없어진 것이 불만이었다. 새롭게 전학을 온 학교의 학급은 학생 수도 많고 북적이는데 자신은 이미 친한 아이들 사이에 새삼스럽게 끼는 것도 불편하다고 하였다. 의욕이 없어 보이고 학교에서 쉽게 피곤을 느낀다고 하여 12월 초에 소아청소년정신건강의학과로 의뢰되었다. 아이는 경직된 표정으로 의기소침하였고, 말수는 적었고, 미래에 대한 불안감, 새로운 환경에 대한 실망감 등을 말하였다. 그렇지만 자살사고에 대하여 묻자, 굳이 그러한 생각까지는 하고 있지 않다고 하였다.

날 수 있다. 따라서 우울, 의욕 저하, 수면과 식사량의 변화, 에너지 저하, 불안, 초조 등의 증상들이 다양하게 나타나게 된다. 적응장애는 예상보다 심각한 반응성 괴로움이 나타나고, 부적응 반응이 기능장애(예: 또래관계 문제, 학교 부적응)를 초래할 만큼 심각해야 한다. 증상이 특정 상황(예: 학교, 집)에서만 나타나거나 아동의 생활 전반에 나타나기도 한다. 증상의 심한 정도가 반드시 스트레스 요인의 심한 정도와 관련이 있지는 않다. 정의상으로는 스트레스 요인이 사라지고 6개월 이상 증상이 지속되지 않기 때문에 6개월이 지난 후에도 증상들이 지속된다면 다른 심리적인 요인이나 다른 질환의 공존 가능성들을 확인할 필요가 있다. 어떤 문화에서는 정상적으로 여겨지는 일부 반응이 다른 문화에서는 그렇지 않을 수도 있기 때문에 임상적 판단에 있어서 문화적인 차이나 각각의 문화 적응 능력도 고려하여야 한다.

적응장애의 아형은 여섯 가지로 가장 많은 증상에 따라 구별되어 분류된다(표 18-3). 적응장애는 모든 연령대에서 발생하고, 성인 적응장애와 아동 적응장애가 심각성, 증상, 기간, 결과에서 차이가 있을 수 있지만 나이나 발달 수준에 따라 그 아형을 나누지는 않는다.

3. 진단기준

1) DSM-5-TR

적응장애에 대한 DSM-5-TR의 진단기준은 〈표 18-3〉에 나타나 있다.

표 18-3 적응장애의 DSM-5-TR 진단기준(APA, 2022)

A. 인식 가능한 스트레스 요인(들)에 대한 반응으로 감정적 또는 행동적 증상이 스트레스 요인(들)이 시작한 지 3개월 이내에 발생

B. 이러한 증상 또는 행동은 임상적으로 현저하며, 다음 중 한 가지 또는 모두에서 명백하다.
1. 증상의 심각도와 발현에 영향을 미치는 외적 맥락과 문화적 요인을 고려할 때 스트레스 요인의 심각도 또는 강도와 균형이 맞지 않는 현저한 고통
2. 사회적, 직업적 또는 다른 중요한 기능 영역에서 현저한 손상

C. 스트레스와 관련된 장해는 다른 정신질환의 기준을 만족하지 않으며 이미 존재하는 정신질환의 단순한 악화가 아니다.

D. 증상은 정상 애도 반응을 나타내는 것이 아니며 지속적 비탄 장애로 더 잘 설명되지 않는다.

E. 스트레스 요인 또는 그 결과가 종료된 후에 증상이 6개월을 넘어 지속되지 않는다.

다음 중 하나를 명시할 것:
F43.21 우울 기분 동반: 저하된 기분, 눈물이 남 또는 무망감이 두드러진다.
F43.22 불안 동반: 신경과민, 걱정, 안절부절못함 또는 분리불안이 두드러진다.
F43.23 불안 및 우울 기분 함께 동반: 우울과 불안의 조합이 두드러진다.
F43.24 품행 장해 동반: 품행의 장해가 두드러진다.
F43.25 정서 및 품행 장해 함께 동반: 정서 증상(예: 우울, 불안)과 품행의 장해가 모두 두드러진다.
F43.20 명시되지 않는 경우: 적응장애의 특정한 아형의 하나로 분류할 수 없는 부적응 반응이 있다.

다음의 경우 명시할 것:
급성: 이 명시자는 증상의 지속이 6개월 미만일 경우 사용될 수 있다.
지속성(만성): 이 명시자는 증상의 지속이 6개월 이상인 경우 사용될 수 있다. 정의에 따라, 스트레스 요인이나 그 영향이 마감된 후 증상이 6개월을 넘어 지속될 수 없다. 따라서 지속성 명시자는 장해의 기간이 만성적 스트레스 요인이나 영향이 지속되는 스트레스 요인에 대한 반응으로 인해 6개월을 넘는 경우에 적용된다.

2) ICD-11

특정 스트레스와 관련이 있는 질환들 항목하에 외상후 스트레스장애, 복합형 외상후 스트레스장애, 지속성 애도장애, 반응형 애착 장애, 탈억제성 사회적 유대감 장애와 함께 들어가 있다. DSM-5-TR에서의 진단기준과 거의 유사하다. 통상적으로 스트레스에 노출되고 발병은 1개월 이내에 한다고 되어 있지만, 경우에 따라서는 더 지연되어서도 나타날 수 있다고 기술되어 있다. 특히 아동의 경우에 이러한 스트레스에 대한 반응들은 신체 증상이나 파괴적 또는 반항적 행동, 분노 발작, 집중력의 어려움, 과민함 및 과도한 떼쓰기 등으로 나타날 수 있다고 되어 있다.

4. 역학

적응장애의 빈도는 연구에 따라 다양하지만 적응장애가 아동기에 가장 많은 정신의학적 진단이라는 보고가 있는 등 유병률은 높을 것으로 추정된다. 유병률에 관한 7건의 연구를 정리한 문헌에서는 일반 인구에서 4.2%, 아동에서는 25~65%로 다양하게 나타났다(Newcorn & Strain, 1992). 적응장애의 빈도는 연구에 따라서 다양하다. 청소년의 34.4%에서 응급실로 정신과로 입원 시 적응장애로 진단되었으며, 청소년에서 가장 흔한 아형은 우울한 기분이 동반된 적응장애였다고 한다(Alvarado, 2021). 다른 연구에서는 비정신병적인 정신과적 질환이 있는 청소년 외래 내원 환자들 중에서 기분장애 다음으로 두 번째로 흔한 진단군(30.7%)으로 보고하였다(Pelkonen, 2007). 재난 후 1/3 정도의 아동이 적응장애 증상을 보였고, 뉴욕 종적 연구를 보면 13세 이전에 정신질환이 발생한 아동 45명 중 40명이 일차적으로 적응장애로 진단받았고 대부분이 3~5세에 발생했으며 경미한 증상이었다(반건호, 2005). 덴마크의 소아정신과로 의뢰된 영유아에서 적응장애 등이 가장 흔한 진단이었고 그들은 부모가 정신질환을 가지고 있는 경우가 많았다(Elberling & Skovgaard, 2002). 이러한 보고들에서 알 수 있듯이, 연구에 따라서 다양하나 임상에서 흔하게 접할 수 있는 진단이다.

5. 원인

적응장애 발생은 스트레스에 대해 반응하는 아동의 결과로 스트레스 요인과 연관된 증상이라고 진단기준으로 기술하고 있지만, 항상 스트레스와 반응 간의 관계가 일관적이지 않고 스트레스 요인이나 환경 외에도 스트레스 사건의 영향력을 조정하는 중요한 내적 요인이 있다. 스트레스 요인의 강도가 적응장애 발생에 일부 역할은 하지만 특정 스트레스 요인과의 적응장애 발병에 대해서는 논란이 계속되고 있고, 특정한 생물학적 병인의 증거는 없고 발병 예측이 불가능하다.

1) 스트레스 요인

아동에서 스트레스 요인으로는 신학기 또는 전학(30%), 가족 상황의 변화(23%), 또래의 거절(13%), 부모의 질환(10%), 부모나 조부모의 사망(7%), 이사(7%), 기타(10%)였다(Kovacs et al., 1994). 그 외에 따돌림, 성적 저하 등도 대표적인 스트레스 요인이다. 특별히 의미가 있다고 생각되는 스트레스 요인은 상실, 대인관계 실패, 잦은 이사, 신체적 혹은 성적 학대, 인지 손상, 질환의 잦은 재발과 장기화 등이다. 스트레스 요인이 만성화되거나 반복될 경우 질환이 발생될 가능성이 높지만 아동이 얼마만큼 지지를 받고 있느냐에 따라 결과는 달라질 수도 있다. 아동에게 스트레스 요인은 복합적일 수 있어, 예를 들어 새집으로 이사를 하는 것은 긍정적인 사건이기도 하지만 친구를 잃는 면은 부정적이기도 하다. 스트레스 요인은 작은 사건에서부터 재난까지 다양하여 아동에게 지진이 이사보다 덜 충격적일 수도 있고 스트레스 요인 대부분은 중대한 문제가 아니다. 부모의 이혼은 아동의 적응장애, 성적 부진 및 일탈 행동의 원인이 된다. 이혼에 의한 아동의 적응장애 발병은 그것과 관련된 부모 간 갈등, 부모의 정신병리, 사회경제적 수준의 저하, 양육의 일관성 부족 및 사회적 지지 부족 등과 같은 다른 위험요인에 의해서 촉발된다(Nunes-Costa et al., 2009). 이혼이 곧 일어날 것이라는 것을 알아차렸을 때부터 이혼 후 2년 정도까지가 극적인 변화를 겪는 시기이기 때문에 아동과 부모 사이의 부적응이 가장 일어나기 쉬운 시기이다.

결혼생활의 갈등이 이혼 자체보다 아동의 부적응의 더 중요한 요인이 될 수 있다. 개인에게 주는 사건의 의미는 사건마다 달라 이혼은 문제해결일 수도 있지만, 불편한 방문이 계속되거나 자녀와 관련된 경제적 다툼이 있다면 아동에게는 적응장애의 원인이 될 수 있다.

부모의 질환 및 죽음에 대한 적응 또한 아동기에 겪는 또 다른 스트레스 요인이다. 부모가 여명이 6개월 이하인 말기 암을 겪고 있는 62명의 7~16세 아동이 일반 아동에 비해 아동·청소년 행동평가척도에서 내재화 증상과 외재화 증상이 더 높고 사회능력 척도는 유의하게 낮았다(Seigel et al., 1992).

만성질환은 아동 적응장애의 위험요인이다. 소아암 환자는 불안보다는 우울 특성을 주로 보이는 적응장애가 발생하였고, 소아암 아동의 형제는 정신장애의 발생률은 특별히 높지 않지만 무력감, 분노, 죄책감, 걱정, 슬픔, 두려움 등의 부정적 정서 반응을 보이기도 한다. 인슐린 의존성 당뇨병으로 진단된 아동은 발병 후 첫 1년 이내 정신 증상 발생률이 가장 높았고, 92명 중 33명이 1개월 내에 적응장애가 발생하여 3개월간 지속하다가 회복하지만 이후 5년 동안 다른 정신질환 발생 가능성이 높았고, 만성질환이 있더라도 부모의 지지가 있고 병도 잘 알려졌고 치료 가능한 경우라면 적응장애의 가능성은 낮아진다(Kovacs et al., 1997; Newcorn & Strain, 1992).

성 학대 역시 아동에게 다양한 정서 반응을 유발하는데, 복합 정동성 적응장애가 많지만 외상후 스트레스장애를 감별해야 한다.

선천성 및 후천성 신체 장해를 입은 아동의 정서적 반응 연구에 따르면, 후천성 장해 아동이 선천성인 아동보다 자존감이 낮고, 불행감이 크며, 자율성이 적고, 더 불안하고 우울하였다.

2) 아동 요인

적응장애에서 또 다른 주요 원인은 아동의 취약성이다. 취약성은 아동과 환경의 특성에 달려 있다. 아동은 과거 경험, 타고난 자질, 기질, 대응 기제 등의 차이로 발병에 대한 취약성이 다양하다. 과거 경험했던 스트레스 요인으로 민감해진 아동은 그렇지 않은 아동보다 적응장애의 발생 가능성이 높다. 다양한 신체적 및 심리적 스트레스가 반복된 아동은 다른 스트레스에도 부적절하게 반응할 수 있다. 과거 경험은 아동의 지각을 변하게 하거나 신경계의 생리적 변화에 영향을 미치는 등 여러 기제를 통해 취약성을 높일 수 있다. 기질은 질환 발생 가능성에 큰 영향을 미친다. 어려운 기질 아동과 천천히 적응하는 기질 아동은 스트레스 요인에 대한 적응이 순한 기질 아동보다 어려울 수 있다. 환경 또한 발생 원인으로 간주되고, 아동과 환경 사이의 적합성$_{fit}$을 고려해야 한다(반건호, 2005). 연령 또한 중요한 요인이다. 아동이 어릴수록 대처할 수 있는 자원이 적어서 적응장애의 발생 위험이 높을 수도 있지만 어린 아동은 스트레스 요인의 영향을 모두 받지 않을 수도 있고, 스트레스로 작용하는 것을 이해하지 못하기도 한다. 부모로부터의 격리 및 동생의 출생은 청소년과는 달리 아동에게는 스트레스 요인이 된다. 반면 학업 성적과 이성관계가 어린 아동에게는 영향이 적다. 인지발달단계는 스트레스 사건의 표현에 영향을 줄 수 있다. 아동은 성인에 비해 연관이 없는 사건을 원인-결과 관계로 인지한다. 이러한 점에서 아동은 자신이 통제할 수 없는 사건의 원인에 대해 자신이 연관되어 있다고 인지할 경우 큰 죄책감이나 고통의 감정을 겪을 수 있다. 정신발달 수준은 스트레스에 대한 반응과도 관련이 있다. 낮은 자존감과 같은 기존 요인에 의해 외부 스트레스 요인이 증폭되어 더 큰 고통을 야기할 수 있다. 적응 방어 기제 또한 스트레스 요인에 영향을 미친다. 원시적인 방어 기제를 사용하는 아동은 스트레스를 비효율적으로 제어하게 되고 증상이 더 쉽게 발전하게 된다. 발달단계는 발병에 영향을 미친다. 어려움을 극복해 본 경험이 있고 긍정적 인지, 적응적 기질, 지지적 환경 등을 가지고 있는 아동은 그렇지 않은 아동보다 더 잘 적응할 것이다. 신체적 건강 상태 또한 반드시 고려되어야 하며 아동의 만성질환은 적응장애의 위험성을 높인다. 생리적 원인으로 스트레스에 대한 신경내분비적 반응은 스트레스 요인에 대한 괴로움의 주관적 지각에 영향을 준다.

6. 경과 및 예후

DSM-5-TR(APA, 2022)의 정의에 따르면, 적응장애는 스트레스 요인이 있고 3개월 이내에 시작되며 중단된 이후 6개월 이상 지속되지 않는다. 따라서 적응장애 자체는 비교적 정신의학적 여러 질환들 중에서 가벼운 것으로 판단하기 쉬우나 주의를 요한다. 청소년에서의 적응장애의 진단은 나중에 좀 더 심각한 정신과적 장애 발생의 위험인자가 된다. 반응성 장애는 대부분 일시적이지만 다양한 요인으로 인해 만성화되어 일상생활을 하지 못하게 되기도 한다. 성인에 비해서 아동의 적응장애는 더 심하고 장기화되는데, 아동의 50% 정도가 1년 이상 증상을 가지는 것과 달리 성인은 1/4만이 그러하였다. 임상적으로 아동은 행동적 증상이 더 많은 반면, 성인은 우울 증상이 더 많았다. 성인이 71%인 것에 비해 적응장애로 진단받은 청소년은 44%만이 5년간의 추적관찰에서 회복되었고, 나머지는 결국 다른 진단을 받는다고 보고되었다. 우울 아형보다는 품행문제 아형이 경과가 나빴다. 평균 6.4세에 언어장애가 동반된 경우이지만 유아 적응장애에 대한 연구에서는 26%만이 회복되었다. 적응장애는 시간과 치료가 질환이 사라지는 데 중요한 역할을 하고, 스트레스 요인이 제거되면 장애도 호전되어야 하지만 항상 그런 것은 아니다. 조기에 발병할수록 증상이 심하고 회복이 지연되는 등 적응장애의 발병 연령이 회복에 영향을 주기 때문에 아동에서의 적응장애는 특히 주의 깊게 평가하고 치료해야 한다. 적응장애는 흔히 공존질환이 있어 예후에 영향을 준다. 공존질환을 조절한 후 시행한 후향적 연구(Kovacs et al., 1994)에서는 적응장애만으로는 이후 기능 이상이 적었고 환자군의 97%는 결국에 회복되었는데, 회복 기간은 7.42개월이었으며, 38%는 6개월 내, 76%는 12개월 내 회복되었다. 조기 발병하면 회복이 지연되었고, 우울 기분이 있는 아형인 경우에는 회복이 빨랐다. 회복률은 높지만 적응장애의 증상은 6개월 이상 지속되었다. 인슐린 의존성 당뇨병의 진단이라는 스트레스 요인으로 발생한 적응장애는 거의 3개월 내에 회복하지만, 적응장애가 발생한 아동은 발생하지 않은 아동에 비해 향후 5년간 정신적 장애가 생길 위험성이 3.4배 더 높았다. 그러나 결과를 예측하는 것은 수많은 다양한 요인이 관련되어 있기 때문에 복잡하다. 스트레스 요인, 환자, 환경 특성 각각에 추가하여 각 요인들의 상호작용도 고려해야 한다.

7. 공존질환 및 감별진단

적응장애는 공존질환도 흔히 나타난다. 엄격한 적응장애 진단기준을 충족한 8~13세 아동의 60%가 다른 정신장애를 가지고 있고, 이는 다른 정신질환이 진단되면 적응장애의 위험성도 증가함을 의미한다(Kovacs et al., 1994). 생명을 위협하는 위험한 행동이 동반되기도 하여 자살시도와 자살은 흔히 적응장애와 연관되어 있다(APA 2022). 적응장애가 심각하지 않은 진단으로 간주되기도 하지만 때로는 사망에 이르게 할 수도 있다는 것을 주의해야 한다.

1) 주요우울장애

주요우울삽화의 진단기준에 맞는 증상이 있다면 적응장애는 진단되지 않는다.

2) 급성 스트레스장애와 외상후 스트레스장애

구분 기준은 시기, 증상 개요 모두를 고려하는데, 적응장애는 외상성 사건에 노출된 직후 즉시 진단 가능하며 6개월까지 지속될 수 있는 반면, 급성 스트레스장애는 노출 후 3일부터 1개월까지만 진단할 수 있고, 외상후 스트레스장애는 외상 사건 후 최소 4주가 지난 후 진단할 수 있다. 한 개인의 증상이 급성 스트레스장애나 외상후 스트레스장애의 모든 증상을 만족시키지 못할 때 적응장애 진단을 내릴 수 있다. 또한 급성 스트레스장애 및 외상후 스트레스장애는 기본적으로 공포 반응에 기반하는 특징적인 증상들이 있고, 그에 반하여 적응장애는 광범위한 여러 증상을 포함한다.

3) 기타 의학적 상태에 영향을 미치는 심리적 요인

심리적 스트레스, 부적응적 대응방식 또는 행동문제는 질환을 악화할 수 있다. 아동은 필요한 치료를 받는 데 어려움이 있을 것이다. 반대로 적응장애는 질환과 같은 스트레스 요인에 대해 증상이 나타나는 반응이다. 신체질환을 진단받으면 혼란스러운 증상을 나타낸다.

4) 정상 애도 반응 및 지속성 애도장애

적응장애는 사랑했던 사람의 죽음에 따라 애도 반응의 강도나 질, 지속 정도가 문화적, 종교적 또는 연령에 적절한, 정상적으로 기대되는 정도보다 지나칠 때 진단할 수 있다. 이 기간이 아동청소년에서는 6개월 이상, 성인에서는 12개월 이상 지속이 되면 지속성 애도장애라고 하여 공식 진단으로 DSM-5-TR에 포함이 되었다.

5) 정상 스트레스 반응

스트레스 요인은 반응을 유발할 수 있다. 나쁜 일이 생겼을 때 대부분의 사람이 당황하지만 이것을 보고 적응장애라고 하지는 않으며, 적응장애의 진단은 정신적 고통의 규모, 즉 기분, 불안, 행동의 변화가 정상적으로 예상되는 정도보다 더 과할 때, 부정적인 사건이 한 개인의 기능적인 손상을 유발할 때에만 진단한다. 반응이 예상 범위 안에서 나타나고 기능에 심한 장애가 없다면 적응장애로 진단하지 않는다.

8. 치료

일단 적응장애가 발생하면 치료는 빠를수록 증상의 조절에는 도움이 된다. 적응장애가 발생하면 즉시 치료하는 것이 스트레스와 증상을 완화할 뿐만 아니라 이후 예방에도 도움이 된다. 스트레스 요인 및 그 영향을 경감시키는 것이 치료적 개입의 중요한 목표가 된다. 치료 시에는 환경에 대한 평가와 함께 신체 증상이 있다면 이학적 · 신체적인 검사도 함께 시행한다. 특히 자살 위험성에 대한 평가가 함께 이루어져야 한다.

적응장애에 대해서는 비약물적 정신치료가 일차적으로 고려된다. 정신치료에는 단기 정신치료, 대인관계 정신치료, 단기 역동 정신치료, 단기 지지 정신치료 등등이 있다. 또한 비약물학적인 치료로 인지행동치료 및 문제해결 기술훈련 등등도 도움이 될 수 있다. 아동이 겪고 있는 문제에 대한 적응에 집중하지만 스트레스 요인이 만성적이라면 두려움, 당혹감, 분노, 원한 등을 표현하도록 허용 또는 격려한다. 스트레스 요인의 특성을 탐색하여 통찰을 구하고 잘못된 해석도 명료화하여 이미 가지고 있는 적응 기술을 지지하면서 대처 기술을 개발하면 조절 능력이 강화된다. 아동의 환경에서 스트레스 요인의 맥락을 이해하는 것은 필수적이다. 어떤 기법으로 어떻게 접근하고 어느 정도 환경적 개입이 필요한지는 아동의 연령 및 아동과 가족이 직면 또는 극복해야 하는 문제에 대한 임상적 판단이다. 아동에게 스트레스 요인의 의미를 개선하여 영향을 낮춰주고, 정신역동적 문제가 두드러진다면 심층적 치료가 필요할 것이다. 가족이 지지적이지 못하면 개인치료는 필수적이다. 적응장애 아동에게는 요가, 마사지, 근육 이완 등의 이완요법이 증상과 코르티솔 농도를 감소시켰다는 보고가 있다.

약물치료는 우선적으로 사용하지는 않으나, 제한된 범위에서 유용하며 불안과 우울 같은 특정 증상에 대해서 신중하게 사용할 수 있다. 적응장애의 약물치료는 제한된 범위에서 유용하여 불안과 우울과 같은 특정 증상이 심한 경우에 약물이 단기간 사용될 수 있으나 그 효과는 입증되지 못했다. 약물치료는 아동의 반응성 증상에 목표를 두고 고려하여야 하며, 스트레스 시작 당시의 즉각적인 고통을 완화해 줄 수 있어야 한다. 적응장애는 일반적으로 유병기간이 짧으며, 이후 발생하는 다른 정신장애를 예방하는 데 약물치료가 장기적인 이로움이 있는지에 대해서는 알려진 바가 거의 없다. 더욱 장기적인 추적연구가 다양한 치료의 장점을 이해하는 데 도움을 줄 것이다.

적절한 개입은 대처 능력을 향상하고 증상 완화뿐만 아니라 조절 능력도 발달시킨다. 치료에 앞서 아동의 환경에 대한 철저한 평가와 함께 신체 증상이 있다면 신체적 검사도 시행한다. 적응장애 아동이 응급실로 왔다면 우울 삽화를 충족하지 않더라도 항상 자살 위험성에 대한 검진을 해야 한다. 자살 위험성이 적고 입원이 필요하지 않다면 외래 치료를 계획한다. 신체질환이라는 스트레스 요인으로 적응장애가 발생하여 타과의 자문을 받는 경우라면 정신건강의학과 의료진은 의학적 관심을 주로 갖는 타과 의료진과 원활한 의사소통으로 협업체계를 구축하여 의학적 접근 외에 심리-사회적 상호작용을 자문하여 준다(이문수, 조숙행, 2008).

9. 결론

적응장애 분야는 연구가 더 필요하다. 아동의 적응장애 양상은 특히 경과와 결과에서 청소년 및 성인과 다르다. 임상적 특징, 경과 및 예후를 나이와 발달수준에 따라 더 조사하는 것이 합당하나 연구가 많지 않고, 많은 교과서에서도 아동 적응장애에 대해서는 언급조차 되어 있지 않은 실정이다. 그러나 임상에서는 많이 접하게 되는 질환이므로 이 분야에 대한 연구 및 관심이 필요하다.

참고문헌

구정일, 김태형, 은헌정, 최말례, 이선미, 조수진, 송옥선, 김형욱 (2006). 한국판 임상가용 아동 및 청소년을 위한 외상후 스트레스 장애 척도의 신뢰도 및 타당도 연구. **신경정신의학, 45**(6), 571-577.

김용태, 박한샘(1997). 청소년 친구 따돌림의 실태조사. 박성수 외, 따돌리는 아이들, 따돌림 당하는 아이들(pp. 55-84). **청소년상담문제 연구보고서, 29.** 서울: 청소년대화의광장.

반건호(2005). 적응장애. 홍강의 편, **소아정신의학**(pp. 443-460). 서울: 중앙문화사.

선혜민(2011). 중학생의 신체학대 경험과 Complex PTSD 증상의 관계. 부산대학교 석사학위논문.

이문수, 조숙행(2008). 신체질환이 있는 소아청소년의 정신신체의학적 관리: 총론. 정신신체의학, 16(1), 17-24.

이소영, 심세훈(2012). 외상 후 스트레스장애. 대한소아청소년정신의학회 편, 청소년정신의학(pp. 193-205). 서울: 시그마프레스.

이소영, 심세훈(2014). 적응장애. 홍강의 편, DSM-5에 준하여 새롭게 쓴 소아정신의학. 서울: 중앙문화사.

이소영, 정한용, 임은지(2010). 재난 피해자를 위한 해소법. 서울: 중앙문화사.

Alvarado, G., & Laraque, D. (2021). In American academy of pediatrics textbook of pediatric care. Chapter 210: Adjustment disorder in Children and adolescents.

American Psychiatric Association. (1994). *Diagnostic and statistical manual of disorders* (4th ed.). Washington, DC: American Psychiatric Association.

American Psychiatric Association. (2022). *Diagnostic and statistical manual of mental disorders* (5th ed., text revision). Washington, DC: American Psychiatric Association Publishing.

Cohen, J. A., Bukstein, O., Walter, H., Benson, S. R., Chrisman, A., Farchione, T. R. et al. (2010). Practice parameter for the assessment and treatment of children and adolescents with posttraumatic stress disorder. *Journal of the American Academy of Child & Adolescent Psychiatry, 49*(4), 414-430.

Daniel H., & Joan, K. (2007). Posttraumatic stress disorder. In A. Martin, F. R. Volkmar, & M. Lewis (Eds.), *Lewis's child and adolescent psychiatry a comprehensive textbook* (5th ed.). Philadelphia: Lippincott Williams & Wilkins.

Dulcan, M. K. (Ed.). (2022). Dulcan's Textbook of child and adolescent psychiatry (3rd ed.). Washington, DC, London: American Psychiatric Publishing.

Elberling, H., & Skovgaard, A. M. (2002). Children aged 0-3 years referred to child psychiatric department: A descriptive epidemiological study. *Ugeskrift for Laeger, 164*(48), 5658-5661.

Kessler, R. C., McGonagle, K. A., Zhao, S., Nelson, C. B., Hughes, M., Eshleman, S., Wittchen, H-U., & Kendler, K. S. (1994). Lifetime and 12-month prevalence of DSM-III-R psychiatric disorders in the United States: Results from the national comorbidity survey. *Archives of General Psychiatry, 51*(1), 8-19.

Kovacs, M., Gastonis, C., & Pollock, M. H. (1994). A controlled prospective study of DSM-III adjustment disorder in childhood. *American Journal of Psychiatry, 152*(4), 523-528.

Lee, S. H., Kim, E. J., Noh, J-W., & Chae, J-H. (2018). Factors associated with post-traumatic stress symptoms in students who survived 20 months after the Sewol ferry disaster in Korea. *Journal of Korean Medical Science, 33*(11), e90.

McLaughlin, K. A., Koenen, K. C., Hill, E. D., Petukhova, M., Sampson, N. A., Zaslavsky, A. M., & Kessler, R. C. (2013). Trauma exposure and posttraumatic stress disorder in a national sample of adolescents. *J Am Acad Child Adolesc Psychiatry. 2013 Aug, 52*(8), 815-830.e14.

Newcorn, J. H., & Strain, J. (1992). Adjustment disorder in children and adolescents. *Journal of the American Academy of Child and Adolescent Psychiatry, 31*(2), 318-326.

Nunes-Costa, R. A., Lamela, D. J., & Figueiredo, B. F. (2009). Psychosocial adjustment and physical health in children of divorce. *Journal of Pediatrics, 85*(5), 385-396.

Pelkonen, M., Marttunen, M., Henriksson, M., & Lonnqvist, J. (2007). Adolescent adjustment disorder: Precipitant stressors and distress symptoms of 89 outpatients. *European Psychiatry, l22*, 288-295.

Schweiger, U., & Hohagen, F. (2001). Adjustment disorders. In F. Henn, N. Sartorius, H. Helmchen, H. Lauter (Eds.), *Contemporary psychiatry*. Springer. https://doi.org/10.1007/978-3-642-59519-6_121

Siegel, K., Mesagno, F. P., Karus, D., Christ, G., Banks, K., & Moynihan, R. (1992). Psychosocial adjustment of children with a terminally ill parent. *J Am Acad Child Adolesc Psychiatry, 31*(2), 327-333.

Terr, L. (1991). Childhood traumas: An outline and overview. *American Journal of Psychiatry, 148,* 10-20.

제19장

소아정신의학

애착 관련 장애

Attachment Related Disorders

배승민

애착 관련 장애의 개념과 역사

애착은 우리가 삶에서 특별한 관계의 사람들과 상호작용을 하면서 우리에게 기쁨을 느끼게 해 주고, 스트레스를 느낄 때 그들의 존재와 친밀함에 의해 편안해지도록 하는, 특별한 사람들에게 갖는 강한 정서적 유대를 말한다. 생후 6개월 전후로 영아는 자신의 요구에 반응하여 주는 성인에게 이러한 애착을 형성하고, 이후의 성장과정에서 이를 발달시켜 나간다. 이러한 애착의 형성에는 배고픔의 만족이라는 일차 욕구의 충족만으로는 충분하지 않으며, 정서적인 만족과 주 보호자와의 긍정적인 상호작용이 필요하다는 것과 애착의 발달이 저해되는 부정적 양육 환경에 노출될 경우 병리로 연결될 수 있다는 것이 1950년대에 시행된 Harlow의 철사망 대리모 실험으로 규명되었다(Harlow & Zimmermann, 1959). 이후 일련의 실험들을 통해 신체적 친밀함의 필요성과 수유를 하지 않음에도 애착을 형성하게 되는 구성원 등의 환경적인 요인이 정서 조절과 사회성의 발달뿐 아니라 병리의 발생에도 영향을 준다는 점이 밝혀졌다(Harlow, 1965; Harlow & Zimmermann, 1959).

Bowlby의 애착이론에서는 특정한 개인에게 친밀한 정서적 유대를 형성하고 유지하는 것을 인간 본성의 기본 요소로 간주하고, 애착관계란 그 자체로 핵심적인 생존 기능을 가진다고 보았다(Bowlby, 1980). 여기에서 Bowlby는 아이는 위로, 양육, 지지와 보호를 구하며 이를 제공해 줄 소수의 성인 양육자와의 애착관계를 발달시키는 생리학적인 경향성을 갖고 태어난다고 하였다. '애착'은 전 생애 동안의 발달문제이므로 애착장애를 질병 개념으로 분류하는 것이 적절하지 않다는 지적도 있었으나, 20세기 중반에 이르러 정서적 박탈이 아동기에 미치는 부정적인 영향을 기술한 문헌이 보고되기 시작하면서 애착 관련 질환에 대한 관심이 증가되었다(Spitz, 1945). 이후 심각하게 부정적인 양육환경에서 자란 어린 아이들에게서 지속적으로 사회적·정서적 발달의 이상을 기술한 연구들이 지속적으로 보고되면서 애착이론에 대한 적극적인 연구와 관심이 시작되었다.

이후 정상 범위의 애착 유형 분류로 설명되지 않는 질병 수준의 아동들을 이해하려는 시도로서 여러 치료자가 '애착장애'의 분류화를 시도하기 시작하였다. Lieberman과 Pawl(1990)은 치료과정에서 관찰한 유형들을 기반으로 애착장애의 구분을 시도하였고, 뒤이어 Zeanah와 Emde(1994)는 무애착 행동, 미분화의 애착행동, 과장된 애착행동, 억압된 애착행동, 공격적 애착행동과 역할 전환된 애착행동을 병적인 애착행동으로 규정하고, 이것이 적어도 6개월 이상 일관되게 나타나게 될 경우 이를 애착장애로 정의하였으며, Greenspan과 Lieberman(1995)은 출생부터 36개월까지의 '애착항상성attachment homeostasis'의 개념을 소개하면서 애착과 애착장애의 틀을 만들었다. 또 입원한 아이들에 대한 연구에서는 병원 우울증 또는 의존성 우울증의 명칭으로 부르기도 하였다(Spitz, 1945). 즉, 초반에는 학자들마다 유사한 행동 패턴에 대해 각각 다른 개념을 적용하고 기술하여 혼란이 유발되었다. 특히 당시의 정신장애 진단체계는 심각한 정신병리의 관점에서 애착장애를 분류하는 데 더 일관성을 보이지 못했다는 평가를 받으며, 수십 년간 연구자들의 관심을 받지 못하고 진단기준의 개정은 연구와 무관하게 진행이 되었다. 이러한 문제점에도 불구하고 반응성 애착장애의 진단명이 탄생하여 유지되어 온 이유는 공중보건의 중요성을 강조하고 적절한 양육의 결핍이 심각한 문제를 유발할 수 있다는 점, 단순히 모성 결핍 등의 상황으로 치부되던 현상을 질병으로 존재를 인정함으로써 인식을 높이는 점, 마지막으로 다른 장애로 설명할 수 없는 독특한 징후와 증상이 있기 때문이었다(안동현, 2018; 정성훈, 신윤오, 2014).

정신의학의 진단 체계로서는 DSM-III(1980)에 반응성 애착장애가 처음 등장하였고, DSM-III-R(1987)에서 반응성 애착장애의 두 가지 유형(억제성과 탈억제성)이 소개되었다. DSM-III에서는 반응성 애착장애의 주 증상을 성장 부진과 사회적 반응의 부재로 기술하고, 선택적 애착의 형성 시기인 생후 7~9개월이 되기 전, 생후 8개월 이전에 증상이 나타나야 한다고 하였으나 DSM-III-R에서는 성장 부진과의 연관성이 삭제되었고 증상 출현 시기도 5세 이전으로 변경되어 현재의 진단기준에 가까워졌다. ICD-10(WHO, 1992)에서는 애착장애의 진단기준 자체는 DSM-IV와 유사하지만, DSM-5보다 먼저 사회적 관계성을 강조하여 DSM-IV에서의 반응성 애착장애의 두 가지 아형을 두 개의 구분된 질환으로 분류하였다('아동기 반응성 애착장애'와 '아동기 탈억제성 애착장애'). DSM-IV(1994)에서 소아기 및 초기 아동기 기타 장애에 분류되어 있던 반응성 애착장애는 DSM-5(2013)에서부터 외상 및 스트레스 관련 질환으로 분류되었고, 과거 반응성 애착장애의 하위 유형이었던 탈억제형이 별개의 질환인 새로운 유형으로 분류되었다(반응성 애착장애와 탈억제성 사회관계 장애). 이렇게 분류하여 진단하게 된 것은 이 두 질환이 공통으로 지적되는 원인으로 인하여 유발되지만 각기 구별되는 임상 표현형뿐 아니라 관련된 특성, 진행 경로와 개입의 반응 역시 매우 다르게 나타났기 때문이다(Martin et al., 2018; Zeanah & Gleason, 2010; Zeanah & Smyke, 2008).

외상 및 스트레스 관련 질환 범주에 속하는 질환들은 공통적으로 명백히 외상성 또는 스트레스를 유발하는 사건에 노출되는 것이 진단기준에 해당한다. 따라서 애착장애의 진단 범주가 과거의 소아기 및 초기 아동기 기타장애(DSM-IV)나 정서장애(ICD-10)에서 벗어나 수정된 것은 이 질환들이 부모를 비롯한 주 양육자의 장기적인 방임과 학대, 또는 심각한 사회적·환경적 위험요인이 질병의 원인이라는 점과 이로 인해 훼손된 애착 안정성 때문에 질환이 발생한다는 점을 강조한 것이다. DSM에서는 이들의 증상이 일부 사례에서는 불안과 공포의 증상들로 이해가 가능하지만, 많은 경우 더 다양한 증상을 보이며 무쾌감, 불쾌감의 증상이나 외현화되는 분노와 공격 증상, 또는 해리 증상처럼 다양한 표현형을 보인다고 지적하였다. 또한 이들이 불안장애로 분류되지 않은 것은 이들이 명백히 진단과 질환 사이에 더 긴밀한 관계가 있기 때문이라고 명시하였다(American Psychiatric Association, 이하 APA, 2022).

반응성 애착장애 reactive attachment disorder

1. 임상 특징

반응성 애착장애는 어린 시절에 심각한 양육의 문제를 경험하여 주 보호자와 애착 형성이 잘 되지 않아 발생하는 질환이다. 일반적으로 아동은 과거력상 생후 첫 한 달 이내에 사회적 방임이 존재하며, 진단에 해당하는 임상 증상은 생후 9개월에서 5세 미만에 발현된다. 이 아동들은 선택적인 애착을 형성할 능력이 있음에도 생애 초기의 제한된 기회로 인하여 선택적인 애착 행동을 표현하지 못하게 된 것으로 이해된다. 즉, 이들은 고통스러울 때 양육자로부터 위안, 지지, 애정 어린 돌봄이나 보호를 구하려는 모습을 거의, 또는 완전히 보이지 않는다. 또한 이들은 그 상황에서 양육자들이 위안을 주려는 행동에 최소한의 정도 이상으로는 반응을 보이지 않는다. 여기에 더해 이 장애를 가진 아이들은 감정 조절 능력이 손상되어 있어 잘 설명되지 않는 공포, 슬픔, 또는 예민함 등의 부정적인 감정을 보이는 삽화들이 관찰된다. 이러한 특징 중 일부는 다른 질환에서도 보일 수 있지만 애착 형태의 결핍이라는 맥락에서 진단된다는 점이 이 질환의 핵심으로, 다른 질환들과 이 장애를 구분 지어 주는 요소이다(Gleason et al., 2011). 이 장애의 가장 중심적인 특징은 아동과 잠재적인 성인 양육자 간에 결핍된, 또는 전반적으로 잘 발달되지 않은 애착이다. 즉, 이 질환의 아이들은 사회적 상황에서 지나치게 억제되어 있고, 주변을 경계하며, 발달단계에 맞는 적절한 반응을 할 능력이 없으므로 대부분의 사회적 상황에서 사회적 관계를 시작하기가 어렵고, 관계를 시작했다고 할지라도 적절한 방식으로 반응하지 못한다. 즉, 없거나 최소한의 애착 행동과 이와 연관된 정상 범위에서 벗어난 정서적 행동이 이 연령 기간 동안 계속 관찰되는데, 인지와 운동 능력의 차이가 이러한 행동들의 표현에 영향을 미쳐 다르게 나타날 수 있다. 이들은 심각한 사회적 방임을 겪었으므로 인지·언어·운동 발달의 지연이나 상동증, 또는 키, 체중, 머리둘레 등의 성장 지연과 같은 다른 문제들도 종종 함께 동반된다.

증례 >>>

31개월 아이가 위탁 부모와 함께 내원하였다. 아이는 생후 초기에 친부가 사망하자, 친모가 연락이 두절되어 1년 이상 아이 혼자 지인들의 집을 옮겨 가며 지내던 중 몇 주 전 현재의 위탁 가정에 오게 되었다. 위탁 가정에 올 당시 아이는 거의 말이 없었고, 표정이 거의 드러나지 않았으며, 주로 조용히 방 안에서 지내는 편이어서 위탁 부모는 아이가 얌전한 성격이라고만 생각했다고 한다. 그러나 며칠 전 어린이집에서 상당히 심하게 다친 상황에서 아이가 선생님이나 놀라서 데리러 온 위탁모에게 아프다는 표현을 하지 않고 도움을 주려는 손길에도 전혀 반응을 하지 않자 걱정이 되어 진료를 받으러 오게 되었다고 한다. 아동은 또래보다 키와 체중이 적어 체격이 왜소하였다. 표현 언어가 다소 지연되어 있었지만 수용 언어는 잘 발달된 상태로, 그 외의 발달 검사에서도 전반적으로 정상 범위에 해당하였다. 해당 아동은 시간이 지나면서 어린이집에 데리러 오는 위탁모를 반가워하고 안기는 모습을 보였고, 점차 친구들과 어울림과 놀이가 활발해지면서 감정 표현과 언어 표현도 급속도로 늘어났다.

2. 진단기준

반응성 애착장애의 진단은 DSM-5-TR과 ICD-11 모두에서 일반적인 사회적 행동이 아니라 애착 인물과 애착 행동에 국한된 이상으로, 구체적인 애착 행동이 없거나 억제된 형태로 나타날 때 내려진다. DSM-5-TR 진단에서는 이를 성인 양육자에 대한 억제되고 정서적으로 위축된 행동이 지속적으로 나타나는 것으로 규정한다(표 19-1. 진단기준 A). 그리고 이러한 사회적·정서적 문제가 애착 인물만이 아닌 다른 사람들에게도 나타나거나, 긍정적인 정서가 극도로 제한되어 있거나, 성인 양육자와의 일반적인 상호작용에서도 비정상적으로 이유 없는 홍분·슬픔·공포 반응이 나타나는 경우를 진단기준 B로 제시하고 있다. 그리고 이러한 보이지 않거나 위축된 영유아의 애착 행동과 사회, 정서상의 문제가 극단적인 형태의 불충분한 양육을 원인으로 발생한 점을 진단기준 C와 D로 제시하였다. 즉, 이 진단의 아동들은 (자폐스펙트럼장애의 경우와 달리) 선택적 애착을 형성할 수 있는 능력이 있음에도 초기 발달시기 동안 환경상의 문제로(진단기준 C, D) 애착을 형성할 기회가 차단되었기 때문에 이러한 애착 문제가 발생한 것이 중요한 특징이다. 그리고 이러한 애착의 이상이 자폐스펙트럼장애의 경우와 임상적으로 유사점이 많아 진단의 혼란이 있을 수 있으므로 자폐스펙트럼장애 진단기준에 해당하지 않아야 한다는 점을 배제 기준으로 한다(진단기준 E). 또한 양육자에 대한 선택적 애착 형성을 의미하는 낯가림이나 분리불안이 발달연령 7~9개월 사이에 나타나기 때문에 진단하는 아동의 연령이 최소한 9개월 이상이어야 하며(기준 G), 이러한 문제점이 5세 이전에 명확하게 보여야 한다(기준 F). 또 진단이 12개월 이상 지속될 경우에는 '지속형'으로, 대상 아동이 이 장애의 모든 증상을 갖고 있으면서 각각의 증상이 심각한 수위로 나타날 때 '고도$_{severe}$'로 명시한다. 즉, 이 진단은 특정 애착 대상에 대한 애착 행동의 양상이 뚜렷하게 나타날 유아기 또는 아동 초기의 아동이 스트레스 상황에서 주 양육자에게 위안, 지지, 보호, 애정을 구하는 행동을 거의 보이지 않거나 그러한 위안, 지지, 보호와 애정에 대한 반응을 거의 보이지 않고 또는 최소한으로 표현하는, 현저한, 연령에 맞지 않는 부적절한 애착 행동 패턴을 보일 때 내려진다. 따라서 진단의 핵심은 애착이 형성되는 아주 어린 시기에 심각한 문제성 양육을 경험한 아동이 그의 주 양육자인 성인과 애착이 없거나 거의 발달하지 않아 대인관계에서의 이상이 관찰되는 것이다.

표 19-1 DSM-5-TR과 ICD-11 반응성 애착장애의 진단기준(APA, 2022)

DSM-5-TR	ICD-11
A. 성인 보호자에 대한 억제되고 감정적으로 위축된 행동의 일관된 양식이 다음의 2가지 모두로 나타난다. 1. 아동은 정신적 고통을 받을 때 거의 안락을 찾지 않거나 최소한의 정도로만 안락을 찾음 2. 아동은 정신적 고통을 받을 때 거의 안락에 대한 반응이 없거나 최소한의 정도로만 안락에 대해 반응함	
B. 지속적인 사회적 · 감정적 장해가 다음 중 최소 2가지 이상으로 나타난다. 1. 타인에 대한 최소한의 사회적 · 감정적 반응성 2. 제한된 긍정적 정동 3. 성인 보호자와 비위협적인 상호작용을 하는 동안에도 설명되지 않는 과민성, 슬픔 또는 무서움의 삽화	
C. 아동이 불충분한 양육의 극단적인 양식을 경험했다는 것이 다음 중 최소 한 가지 이상에서 분명하게 드러난다. 1. 성인 보호자에 의해 충족되는 안락과 자극, 애정 등의 기본적인 감정적 요구에 대한 지속적인 결핍이 사회적 방임 또는 박탈의 형태로 나타남 2. 안정된 애착을 형성하는 기회를 제한하는 주 보호자의 반복적인 교체(예: 위탁 보육에서의 잦은 교체) 3. 선택적 애착을 형성하는 기회를 심각하게 제한하는 독특한 구조의 양육(예: 아동이 많고 보호자가 적은 기관)	명백히 부적절한 양육의 경험(예: 심각한 방임, 학대, 기관에서의 박탈)과 관련하여 발생하는 유아기의 극도로 비정상적인 애착행동 적절한 주 보호자가 새로 생겨도 아동은 위안, 지지, 돌봄을 위해 주 보호자에게 의지하지 않으며, 성인에게 안정감을 구하는 행동을 거의 보이지 않으며, 위안해 주어도 반응을 보이지 않음 반응성 애착장애는 소아에서만 진단되며, 이러한 특성은 5세 이전에 발생한다.
D. 진단기준 C의 양육이 진단기준 A의 장해 행동에 대한 원인이 되는 것으로 추정된다(예: 진단기준 A의 장해는 진단기준 C의 적절한 양육 결핍 후에 시작했음).	
E. 진단기준이 자폐스펙트럼장애를 만족하지 않는다.	
F. 장해가 5세 전에 시작된 것이 명백하다.	
G. 아동의 발달연령이 최소 9개월 이상이어야 한다.	
다음의 경우 명시할 것: 지속성: 장애가 현재까지 12개월을 넘어 지속되어 왔다.	
현재의 심각도를 명시할 것: 반응성 애착장애에서 아동이 장애의 모든 증상을 드러내며, 각각의 증상이 상대적으로 높은 수준을 나타낼 때 고도로 명시한다.	

3. 역학

현재의 진단기준을 적용한 인구 기반 연구가 없고, 지역사회 표본에서도 보통 보고가 매우 드물어 실제 발병률은 알려져 있지 않으며, 임상현장에서도 상대적으로 드물게 발견되는 질환이다. 발병에 대한 성별 차이 역시 알려진 바가 없다(이경숙 등, 2021). 이 질환은 방임된 고위험 아동들에서도 일반적으로 10% 미만에서 발생하는 것으로 알려져 있으며(APA, 2022), 다양한 고위험 환경에서 1~20%의 범위 이내로 발생하는 것으로 추정된다(Boris et al., 1998; Frankel et al., 2004; Martin et al., 2018).

4. 원인

이 질환의 원인은 명백하게 환경적인 것으로, 진단에는 심각한 사회적 방임의 존재가 필수 조건에 해당한다. 이러한 심각한 사회적 방임에는 양육자가 영유아의 기본적인 정서적 · 신체적 욕구를 무시하는 방임과 또는 직접적인 학대의 방식으로 아이를 대하는 양육 환경이 해당된다. 즉, 선택적인 애착의 형성에 근본적인 장애물이 존재하는 경우가 이에 해당한다. 일반적으로 아동의 특성이 양육의 영향보다 이 질환의 발생에 더 영향을 미치는 것이 아니라는 점에 주의해야 한다. 즉, 아동의 까다로운 기질, 선천적인 다른 어려움 등과 이 질환의 발생 간의 관련성은 밝혀진 바가 없다.

심각한 사회적 방임을 겪은 영유아 중 매우 소수만이 이 질환의 징후를 보이지만, 어떤 아이들에게서는 이 장애가 발생하고 어떤 아이들은 이환되지 않는지에 대해 연구되거나 알려진 것은 거의 없다. 병적인 양육의 존재 시기는 매우 어린 시절, 아마도 최초의 애착이 형성되기 이전에 방임 경험이 있어야만 할 것으로 보이지만 이를 확인할 수 있도록 지지해 주는 연구 자료 역시 제한적이다.

5. 경과 및 예후

반응성 애착장애의 예후는 심각한 방임 이후의 돌봄 환경의 질에 따라 달라지는 것으로 알려져 있다. 증상의 회복과 교정은 정상적인 돌봄 환경 속에서 이루어질 수 있지만, 각별한 돌봄 없이는 증상이 최소한 몇 년 이상 지속될 수 있다. 특히 이 질환은 어린 아이가 성인이나 또래 등의 대인관계를 맺을 수 있는 기능에 심각한 손상을 만들기 때문에 초기 아동기의 다양한 영역에 기능적인 어려움을 유발하며, 증상이 초기 청소년기까지 지속되는 경우에는 사회적 기능에도 문제가 될 수 있다. 연구에 의하면 청소년기와 성인기까지 지속된다는 보고가 있으나 아동기와 완전히 동일한 형태로 지속되는 것은 아니다(Sonuga-Barke et al., 2017).

반응성 애착장애는 심각한 문제를 가진 양육 환경이 지속될 경우 계속해서 질환의 징후를 보이지만, 적절한 양육 환경에 매우 빠르게 반응하고 회복하는 경과를 보인다. 열악한 시설에서 벗어나 입양되거나 위탁 가정에서 안정적인 양육을 받게 된 영유아들은 몇 주 이내에 장애 징후들이 감소하였다. 장애 징후가 더 이상 나타나지 않게 된 후 미래에 유대관계와 애착에서의 취약성, 또는 후속 증상을 겪을 위험이 있을지의 여부는 밝혀지지 않았다.

6. 진단 및 감별

전 세계의 다양한 문화에 따라 그 문화에서 기대되는 애착 행동과 양육 형태 및 질환의 양상이 각각 다르게 나타날 수 있다. 따라서 애착에 대해 문화적으로 연구되지 않은 환경에서 이 질환을 진단하는 것은 주의가 필요하다(Berk, 2015). 이 질환은 발달학적으로 안정적이고 선택적인 애착을 형성할 수 있는 연령대 이전의 아이들에게는 진단하지 않기 때문에 발달연령이 최소한 9개월 이상인 아동이 진단의 대상이다. 그리고 나이 든 아동의 반응성 애착장애 임상 증상에 대해서는 알려진 것이 거의 없기 때문에 5세 이상의 아동에게 이 진단을 내릴 때에도 주의를 요한다. 특히 이 시기 이후의 아동을 진단하는 것은 어린 아이들의 진단보다 더 어려울 수 있는데, 이 시기에는 정상 애착에 대한 평가들이 있기는 하나 초기 아동기처럼 애착에 대한 최적의 표준 평가가 없기 때문이다. 따라서 반응성 애착장애의 진단은 병력과 아동의 면담뿐 아니라, 일관된 애착 행동의 어려움에 대해 최대한 다양한 정보로부터의 자료 수집이 필요하다. 즉, 이 질환은 상세한 이력과 관찰을 통해 진단이 내려지며, 진단을 확인하거나 지지하는 특정 검사나 확립된 형태의 절차는 없다(이경숙 등, 2021).

반응성 애착장애의 진단 시에는 어린 아이들의 다른 정신질환과 마찬가지로 아동의 평가는 1회 이상 시행하되, 이상적으로는 한 상황 이상의 환경을 포함하는 다양한 과정을 거쳐 진행된다. 보호자와의 면담과 아동-보호자 관찰이 진단 평가과정에서 가장 중요하며, 주 양육자에 대한 아동의 애착 행동을 살펴보아야 한다. 일반적인 애착 형태를 평가하는 가정 내 관찰방법 설문지는 정확도가 떨어지며 특히 불안정 유형을 구분하지 못할 가능성이 있는데, 불안정한 애착 아동의 보호자들은 아이의 애착 행동에 대해 정확하게 보고할 기술이 부족할 가능성이 높아서 해석에 주의가 필요하기 때문이다. Disturbance of Attachment Interview와 같은 구조적인 면담이 체계적으로 반응성 애착장애와 탈억제성 사회적 유대감 장애를 분류하는 데 도움이 될 수 있다(Martin et al., 2018; Smyke & Zeanah, 1999).

반응성 애착장애의 진단 시에는 다음의 몇 가지 질환에 대한 감별이 필요하다. 대부분 불충분한 양육 환경 노출의 유무로 감별이 가능할 수 있으나 이러한 병력의 확인이 특히 첫 평가 시에는 알기 어려울 수도 있으므로 주의가 필요하다. 따라서 평가자는 가능성 있는 상황들을 대할 때, 이 질환들의 가능성을 고려하는 자세를 유지해야 한다. 반응성 애착장애의 감별진단은 내재화 및 외현화 문제를 포함하는 발달학적인 문제와 신경발달상의 문제를 포함하여 광범위하게 다루어져야 한다.

1) 회피애착

Ainsworth의 애착 분류 중 불안/회피형 애착의 아동이 반응성 애착장애의 억제된 애착 행동과 유사하게 보일 수 있다. 그러나 반응성 애착장애 아동은 주된 애착 대상이 없이 누구에게나 극도의 회피적인 모습을 보이고 독특하고 모순된 행동을 보이는 반면, 불안/회피형 애착 아동은 1차적인 애착 인물과 불안정형이나마 애착을 형성하고 있다는 점을 고려하여 감별한다. 불안/회피형 영아들은 표현이 드러나지 않을지언정 애착인물에 대한 정서적 유대가 있기 때문에 주 보호자와의 분리 후 생리적 스트레스의 변화를 측정하여 회피적 애착을 확인하는 지표로 삼을 수 있다.

2) 자폐스펙트럼장애

애착을 보이지 않는 아동의 행동은 자폐스펙트럼장애와 유사하게 보일 수 있다. 즉, 두 질환 모두에서 이환된 아동은 긍정적인 표현의 제한과 인지/언어의 지연 및 사회적 상호작용의 손상이 보일 수 있고, 반응성 애착장애 아동 역시 자폐스펙트럼장애 아동과 유사하게 몸 흔들기나 손을 펄럭거리는 등의 상동행동을 보이기도 한다. 그러나 반응성 애착장애 아동에서는 자폐스펙트럼장애의 전형적인 특성인 신체 접촉의 적극적인 회피와 제한적이고 고정적인 관심, 의식과 관례에 대한 과도한 집착, 특이한 감각 반응과 같은 증상은 잘 나타나지 않는다. 그리고 두 질환 모두에서 인지 기능의 손상이 보일 수 있지만, 자폐스펙트럼장애 아동은 가장놀이 및 사회적 의사소통에 선택적으로 더욱 손상도가 높아 상대방과 의도를 가지고 소통하는 것에 어려움을 보인다. 또 적절한 돌봄 환경을 회복할 경우, 반응성 애착장애 아동의 경우에는 손상이 있었던 인지 및 언어 기능과 애착 행동이 회복되는 것도 자폐스펙트럼장애의 경우와 다르다. 또 자폐스펙트럼장애가 있는 어린 아동은 나름의 애착행동을 보이지만, 반응성 애착장애 영유아의 애착행동은 매우 드물거나 일관성이 없는 차이가 있다.

3) 발달 지연

지적장애 등의 발달 지연이 있는 아동에게서도 반응성 애착장애에서 관찰되는 인지 및 운동 기능 지연이 유사하게 관찰될 수 있다. 하지만 발달 지연 아동들은 그들의 인지적인 수준에 해당하는 사회적 · 정서적 기술을 보이며, 반응성 애착장애 아동들과 달리 비정상적인 사회 및 정서 행동 반응과 긍정적인 정서의 감소와 감정 조절의 어려움은 관찰되지 않는다는 차이가 있다. 이들은 발달상 7~9개월 수준을 도달하면 선택적인 애착을 보인다.

4) 우울증

어린 아동에서의 우울 증상은 긍정적인 정서의 감소와 무쾌감 증상으로 인해 반응성 애착장애와 감별이 필요할 수 있다. 그러나 이들은 스트레스 상황에서 주 보호자를 찾고 위안을 주려는 행동에 반응을 보인다는 점에서 반응성 애착장애와 차별점을 보인다.

5) 불안장애

불안장애 아동 역시 반응성 애착장애 아동의 모습처럼 억제되어 보일 수 있는데, 반응성 애착장애에서는 그러한 특성이 더 광범위하게 나타나는 반면, 불안과 관련된 억제는 편안한 상황에서는 가라앉는 경향이 있다는 점에서 감별이 가능하다.

6) 적대적 반항장애

성인과의 접촉을 극도로 피하는 모습은 적대적 반항장애의 특성과 감별이 필요할 수 있다. 두 질환 모두 부정적인 정서와 비순응의 특징을 공유하지만, 반응성 애착장애에서는 적대적 반항장애의 경우보다 수동적인 경향의 비순응 형태를 보인다.

7) 외상후 스트레스장애

고통을 동반하는 부정적인 양육의 경험이라는 원인 면에서 공통점이 있을 수 있지만, 해리 증상으로 인한 상호작용의 결핍과 부정적인 감정 외에는 두 질환 간에 임상 증상이 거의 겹치지 않는다.

주의할 것은 앞에 기술된 진단들은 감별 대상인 동시에 공존질환의 가능성이 있다는 점이다. 즉, 사회적 방임이라는 공통된 원인적인 연관성으로 인해 반응성 애착장애 아동에게 종종 발달의 지연, 특히 인지와 언어 및 운동 기능의 지연 역시 함께 있는 경우가 많다. 그 외에도 심각한 방임에서 보이는 다른 현상들(신체 발육의 저하, 영양 결핍, 돌봄 부재의 신호 등)들도 관련되어 나타날 수 있다. 거주 시설 내 청소년을 대상으로 한 노르웨이의 대규모 연구에서는 반응성 애착장애를 가진 대상자의 65%에서 하나 이상의 정서와 행동 장애 등의 정신질환이 공존하고 있었으며, 자살, 자해 및 폭력 노출과 물질남용의 비율 모두 높게 나타난 바 있다(Seim et al., 2020).

탈억제성 사회적 유대감 장애disinhibited social engagement disorder

1. 임상 특징

탈억제성 사회적 유대감 장애는 정서적 애착 행동의 발달을 저해하는 심각한 사회적 방임을 경험한 영유아가 낯선 성인에게 부적절한 사회적 행동을 보이는 질환으로, 낯선 성인에게 다가가거나 친숙해지는 것에 대한 주의가 약하거나 없는 것이 특징이다. 진단에서 '과도한 친숙함'이라고 서술되지만, 이는 해당 문화의 사회적 경계를 침범하는 수준이어야 하고, 종종 침해적이고 상대가 원치 않는 행동으로 나타난다. 즉, 이 질환을 가진 영유아는 낯선 성인에게 지나친 신체 접촉과 거슬리는 질문을 함으로써 사회적 경계를 침해하는 양상을 보여 주변에서 정서적으로 피상적이거나 타인의 관심을 끌려고 한다고 묘사된다. 미취학 아이들은 신체적으로나 말로 끼어들고, 낯선 어른들에게 지나치게 개인적인 질문들을 하기도 한다.

정상 발달을 보이는 아이들은 7~9 개월이 되면 일반적으로 낯선 이에 대한 불안이 나타나고, 2~3세 정도에는 아이들마다 정도의 차이는 있으나 이러한 경향이 분명히 관찰되다가 학령 전기에 이르러 점점 줄어드는 양상을 보이는데, 이 질환을 가진 영유아들은 이런 낯선 성인에 대한 정상적인 주의가 보이지 않고 오히려 적극적으로 접근하고 소통하려는 모습을 보인다. 즉, 새로운 상황에서 이 아이들은 낯선 이들에게 과도한 친밀감을 보이며, 발달상 정상적으로 일어나는 사회적 망설임social reticence을 보이지 않고, 새로운 상황에서도 보호자에게 돌아와 확인하지 않고 낯선 사람들과 같이 자리를 뜨는 경향이 있다(APA, 2022). 역사적으로는 이 질환이 애착장애로 간주되어 분류되었으나, 그 누구와도 애착이 없었던 영유아뿐 아니라 애착이 확립된 바 있는 영유아에서도 관찰된다. 아이들의 이러한 비정상적인 광범위한 탈억제성은 해당 아이들이 사회적 애착관계에서 적절히 대처할 수 있는 능력이 없고, 애착 대상을 선택하는 기준이 없어 나타나는 증상으로 이해된다.

또 이 질환의 증상들은 발달연령에 따라 양상이 다르게 나타날 수 있다. 많은 문화에서 아주 어린 아이들은 낯선 이들을 대할 때 말수가 적고 자기표현이 제한되는 경우가 일반적이지만, 탈억제성 사회적 유대감 장애를 가진 아동들은 반대로 주저함 없이 낯선 어른들과 어울리거나 바로 따라가려고 하는 모습까지 보인다. 이 질환에 진단된 탁아기관에서 돌봄을 받고 있는 취학 전 아이들에게서 가장 두드러지게 나타나는 증상은 언어적 · 사회적 참견과 방해와 함께 관심을 끌려고 하는 의도적인 행동들로, 낯선 사람들과 매우 쉽고 적극적으로 신체 접촉을 하는 경향이 여러 나라의 연구에서 공통적으로 보고되었다. 이러한 과도한 친밀감의 언어, 신체적 표현 증상들은 중기 아동기까지 이어지며, 여기에 때로는 가식적인 정서 표현도 동반된다. 청소년기가 되면 이러한 경향이 성인이 아닌 또래에게까지 확장되어 무분별하게 행동하는 증상을 보이기도 한다. 건강한 청소년들과 비교하여 이 질환을 가진 청소년들

증례 >>>

어린이집에 다니는 4세 아동이 어린이집의 권고로 내원하였다. 아이의 어머니는 장기간 우울증을 앓고 있으며, 아버지는 약물 중독으로 가족과 연락이 잘 되지 않는다고 한다. 어머니에 따르면, 아이는 올해부터 어린이집에 다니기 시작하면서 기관에 빨리 적응하는 모습을 보였고 다른 아이들과도 잘 어울렸다고 한다. 그런데 하원 시간이면 처음 보는 다른 아이들의 부모에게 스스럼없이 가서 안기거나 가까이 다가가 말을 걸고 그들의 집에 놀러 가겠다며 조르다가, 최근에는 낯선 어른들에게 뽀뽀를 하거나 뽀뽀를 요구하는 행동이 반복되기 시작했다. 어린이집 선생님은 난처해하며 아이의 이런 모습들 때문에 주변 부모들의 불만이 누적되어 왔다고 전했으나, 어머니는 아이가 단지 또래보다 사회성이 좋아서 오해를 받는 것이라며 어린이집의 진료 권고를 불쾌하게 여겼다.

은 더 피상적인 또래관계를 갖는 경향을 보이며, 또래들과의 갈등도 더 흔하다. 성인기에도 증상의 양상은 유사하며 지나친 자기개방성과 낯선 사람들에 대한 경계 수준이 낮은 모습을 보인다. 종합하여 볼 때 이 질환은 어린 아이들이 성인 및 또래와 대인관계를 유지하는 기능을 손상시키기 때문에 전반적인 사회적 기능과 사회적 유능성이 떨어지고, 또래와의 갈등과 피해자화를 겪을 가능성이 높다.

2. 진단기준

이 질환의 진단적 특징은 '탈억제성 사회적 유대감'의 진단 명칭에서 드러난다. 즉, 부산하거나 다른 행동의 문제가 아니라 조절되지 않고 나타나는 무분별한 사회적 행동이 그 특징으로, DSM-5-TR의 진단기준(표 19-2)에서는 기준 A에 기재된 낯선 성인에게 적극적으로 다가가고 상호작용한다는 것으로 기술된다. 이러한 낯선 어른에 대한 지나치고 부적절한 아동의 적극성은 상대 성인을 처음 만나는 초기에 두드러지게 나타나므로 이때가 진단적 특징을 확인할 수 있는 시기이다. 즉, 이 질환의 진단기준 A는 반응성 애착장애의 부족하고 손상된 애착 행동이 아닌, 일탈된 사회적 행동에 초점을 둔다. 진단기준 B는 언뜻 이러한 조절되지 않는 사회적 행동이 ADHD의 충동성과 유사해 보일 수 있으므로 이의 구분을 위해 포함되었다. 그리고 염색체 이상 등의 다른 원인으로 인한 사회적 행동 이상 증상을 배제하기 위하여, 또 이 질환이 발생하게 된 주요 원인인 극단적으로 불충분한 양육의 과거력을 확인하

표 19-2 DSM-5-TR과 ICD-11 탈억제성 사회적 유대감 장애의 진단기준(APA, 2022)

DSM-5-TR	ICD-11(아동기 탈억제성 애착장애)
A. 아동이 낯선 성인에게 활발하게 접근하고 소통하면서 다음 중 2가지 이상으로 드러나는 행동 양식이 있다. 1. 낯선 성인에게 접근하고 소통하는 데 주의가 약하거나 없음 2. 과도하게 친숙한 언어적 또는 신체적 행동(문화적으로 허용되고 나이에 합당한 수준이 아님) 3. 낯선 환경에서 성인 보호자와 모험을 감행하는 데 있어 경계하는 정도가 떨어지거나 부재함 4. 낯선 성인을 따라가는 데 있어 주저함이 적거나 없음 B. 진단기준 A의 행동은 (주의력결핍 과잉행동장애의) 충동성에 국한되지 않고, 사회적으로 탈억제된 행동을 포함한다. C. 아동이 불충분한 양육의 극단적인 양식을 경험했다는 것이 다음 중 최소 한 가지 이상에서 분명하게 드러난다. 1. 성인 보호자에 의해 충족되는 안락과 자극, 애정 등의 기본적인 감정적 요구에 대한 지속적인 결핍이 사회적 방임 또는 박탈의 형태로 나타남 2. 안정된 애착을 형성하는 기회를 제한하는 주 보호자의 반복적인 교체(예: 위탁 보육에서의 잦은 교체) 3. 선택적 애착을 형성하는 기회를 심각하게 제한하는 독특한 구조의 양육(예: 아동이 많고 보호자가 적은 기관) D. 진단기준 C의 양육이 진단기준 A의 장해 행동에 대한 원인이 되는 것으로 추정된다(예: 진단기준 A의 장해는 진단기준 C의 적절한 양육 결핍 후에 시작했음). E. 아동의 발달연령이 최소 9개월 이상이어야 한다. 다음의 경우 명시할 것: 지속성: 장애가 현재까지 12개월을 넘어 지속되어 왔다. 현재의 심각도를 명시할 것: 탈억제성 사회적 유대감 장애에서 아동이 장애의 모든 증상을 드러내며, 각각의 증상이 상대적으로 높은 수준을 나타낼 때 고도로 명시한다.	명백히 부적절한 양육의 경험(예: 심각한 방임, 학대, 기관에서의 박탈)과 관련하여 발생하는 유아기의 극도로 비정상적인 사회적 행동 아동은 성인에게 무차별적으로 접근하고, 주의와 경계가 부재하며, 낯선 성인에게 과도하게 친숙한 행동을 보인다. 탈억제성 사회적 유대감 장애는 소아에서만 진단될 수 있으며, 이러한 특성은 5세 이전에 발생한다.

기 위해 진단기준 C와 D를 제시하고 있다. 또한 반응성 애착장애의 경우와 마찬가지로, 양육자에 대한 선택적 애착 형성을 의미하는 낯가림이나 분리불안이 발달연령 7~9개월 사이에 나타나기 때문에 이 진단을 내릴 때는 최소한 아동의 연령이 9개월 이상이어야 한다고 명시하고 있다(기준 E). DSM-5-TR에서는 이러한 어려움이 12개월 이상일 경우 '지속형'으로, 아동이 이러한 증상들을 모두 보이며 각각의 증상 정도가 심각한 수준일 때 '고도'로 명시할 수 있게 하였다.

ICD-11에서는 아동기 탈억제성 애착장애로 분류하며, 명백히 부적절한 양육을 경험한 아동이 낯선 성인에 대한 정상적인 주의와 경계 없이 무차별적으로 접근하여 과도하게 친숙한 행동을 보이는 것으로, 이러한 특성이 5세 이전에 발생할 것을 조건으로 명시하였다. 즉, 진단의 핵심은 아동이 정상적인 애착 행동의 발달을 저해하는 극도로 문제가 있는 양육과 학대를 겪었음을 반영하는 낯선 성인을 대상으로 문화적으로 부적절하게 과도하게 친숙하게 행동하는 일탈된 사회적 행동 양식을 보이는 것이다.

3. 역학

이 질환의 정확한 유병률은 알려지지 않았으나 드물게 발생한다. 생애 초기에 심각한 사회적 방임을 겪은 아이들 중에서도 소수에서 발견되며, 반응성 애착장애보다는 유병률이 높을 것으로 추정된다. 영국의 저소득층에서는 약 2%의 유병률이 보고되었으며(Gleason et al., 2011), 학대를 겪은 걸음마 시기 아동들에 대한 연구에서는 약 22%의 아이들이 ICD-10의 진단기준에 해당하였다(Zeanah et al., 2004). 진단이 유지되는 정도도 반응성 애착장애의 경우보다 높아서 장기간 탁아기관에서 양육된 아이들에 대한 장기 추적연구에서는 약 3년이 지난 뒤에도 진단받은 아이들의 절반 이상이 진단기준을 여전히 유지했다(Zeanah et al., 2004).

4. 원인

반응성 애착장애와 마찬가지로 이 질환은 사회적 방임의 환경적 원인으로 인해 발생한다. 이러한 심각하게 불충분한 양육이 애착 행동의 이상에 용량-의존적인 영향dose-dependent effect을 미친다는 점은 여러 연구에서 증명되었다. 애착관계를 형성하기에 유리한 직원의 수가 많은 양질의 탁아 기관은 그렇지 않은 곳보다 무분별한 행동을 보이는 아이들의 비율이 더 적었고(Zeanah et al., 2005), 입양 아동에 대한 다른 연구에서는 생후 6개월 전 입양된 아이들은 8.9%만이 심한 탈억제 증상을 보이는 반면, 그 이후 입양된 경우에는 질환의 진단기준에 해당하는 비율이 4명 중 1명에 달하는 것으로 나타나(Rutter et al., 2007) 생애 초기의 돌봄의 질이 이 질환의 발병과 관련되어 있음을 시사한다.

이러한 환경적 요인 외에 아이의 기질 역시 일부 질환의 발생과 관련이 있을 것으로 보는 연구들도 있다. 한 입양 아동 대상의 연구에서 보상에 대한 민감성이 저하되어 있고 억제 조절이 감소된 기질이 이러한 무분별한 사회적 행동과 연관성이 있음이 보고되었다. 또 다양한 신경생리학적인 요소들이 이 질환과 연관성이 있다고 제시되기도 했으나 이 연구결과는 아직 예비 수준이다. 또한 그러한 기질적 이상이 있는 아이들도 환경이 개선되면 무분별한 행동 수준이 낮아지는 것으로 나타났다(Drury et al., 2012).

결론적으로 그동안의 연구들에서 심각한 사회적 방임과 이 질환의 특성 간의 강한 상관성을 밝혔기 때문에 이 진단의 가장 필수 조건이자 근본적인 원인은 불충분한 양육의 환경적 영향으로, 부정적인 돌봄의 과거력을 모르는 상태에서는 아이들의 사회적 억제나 탈억제 증상을 애착장애로 진단하지 않는다는 점을 분명히 한다. 예를 들어, 7번 염색체의 미세결손(Williams 증후군)이 있는 아이들은 좋은 돌봄을 받고 있어도 탈억제성 사회적 유대감 장애가 있는 아이들과 비슷한 무분별한 행동을 보인다(Martin et al., 2018).

그 외에 거주지의 다양한 문제, 어머니의 경계선 성격장애, 비정상적인 돌봄 및 양육의 낮은 질 등의 다른 요인들도 이 질환과의 연관성이 시사되었다. 이 모든 요인이 진단기준상의 부적절한 돌봄에 해당한다. 그러나 이러한 양육 환경을 경험한 아이들의 대다수는 이 질환에 걸리지 않는다. 어떤 인자들이 이 질환의 위험요인이며 무엇이 보호요인으로 작용하는지에 대해서, 또한 만 2세 이후에 사회적 방임을 경험한 아이들에게서는 이 질환이 진단된 바 없다는 점을 볼 때 최초의 애착이 형성되기 이전인 아주 어린 시기에 방임을 경험하는 것이 이 질환의 위험요인으로 보이지만 이에 대한 연구가 아직 부족하다.

5. 경과 및 예후

이 질환의 임상적인 특징은 반응성 애착장애의 경우와 달리, 양육 환경이 개선되거나 시간이 지나더라도 상당히 안정적으로 유지되며, 청소년기, 심지어 초기 성인기까지 그 증상들이 지속될 수 있다고 알려져 있다(Gleason et al., 2011). 탁아 기관에 노출된 기간, 시설 내 보육의 질, 그리고 애착장애의 발생과 유지를 방어할 수 있는 아동의 생물학적 · 유전적 영향 등이 아이들의 회복탄력성에 영향을 미칠 수 있는 요인들로 지목된 바 있지만, 연구결과 질환의 예후는 심각한 방임 이후의 돌봄 환경의 질과 오직 일부의 연관성만을 보였고, 양육환경이 크게 개선된 아이들의 경우에서도 증상이 지속적으로 유지되는 경향을 보였다(Zeanah et al., 2005). 실제로 사회 및 정서 박탈 환경에 있던 영유아가 입양 후에도 가장 지속적으로 보이는 이상행동들 가운데 하나는 무분별한 행동이다. 다만 영유아가 적절한 환경으로 빨리 옮겨질수록 또는 기관 생활보다 가족 결합을 유지함으로써 이 장애의 징후들이 감소될 가능성이 높다(이경숙 등, 2021; Guyon-Harris et al., 2018). 그러나 증세가 지속되거나 중단되는 다른 이유가 무엇인지에 대해서는 아직 명확히 밝혀지지 않았다.

6. 진단 및 감별

이 장애 역시 반응성 애착장애의 진단과 마찬가지로 영유아의 행동에 대한 상세한 이력과 관찰을 통해 진단하며, 진단을 뒷받침하는 특정 검사나 절차는 없다. 이 질환은 발달상 선택적인 애착을 형성할 수 있는 연령 이전에는 진단할 수 없기 때문에 최소한 발달 수준이 9개월 이상일 때 진단하며, 아이들이 발달상 낯선 성인에게 자유롭게 접근하거나 함께 떠날 수 있을 때 임상 양상이 가장 분명하게 드러나므로 그러한 활동성이 충분히 발달하기 전인 생후 12개월 이전에는 신중하게 진단해야 한다.

1) 기질

감별을 위한 첫 번째 과정은 해당 영유아가 사회성이 매우 좋은 것인지, 아니면 정말로 무분별한 것인지를 구분하는 것이다. 일부 영유아는 선천적으로, 기질적으로 타인에게 접근하여 어울리는 것을 좋아할 수 있으므로 이의 구별이 필요하다. 그러나 그러한 기질의 아이도 낯선 환경일수록 주변을 탐색하거나 낯선 성인에게 다가가는 경향이 감소하는 것이 일반적이다. 탈억제성 사회적 유대감 장애를 가진 아이들은 익숙한 환경보다 낯선 환경에서 정상적으로 나타나는 사회적 억제 행동의 탈억제 경향이 더 드러난다. 또 이 질환을 가진 영유아의 사회적 접근이 더 침해적이고 상대에게 거부감을 유발하는 경향이 있다.

2) 발달지연

지적장애가 있는 어린 아동들도 사회적 경계에 대한 판단력 저하로 인해 무분별한 행동을 보일 수 있다. 그러나 탈억제성 사회적 유대감 장애의 경우는 사회적 경계의 침해 양상이 해당 아동의 발달수준 및 그 외의 판단력 문제와 비례하지 않는다는 차이가 있다.

3) 주의력결핍 과잉행동장애

외현화 증상들은 특히 아이가 후기 미취학에서 학령기 시기일 경우 이 질환의 징후와 연관되어 있을 수 있다. 즉, 탈억제성 행동으로 인해서 이 질환의 아동은 ADHD 진단과 감별이 필요할 수 있다. 사회적인 충동성은 두 질환 모두에서 관찰되지만, 탈억제성 사회적 유대감 장애 아동은 ADHD 아동과 달리 집중의 어려움이나 과행동을 보이지 않는다. 또 ADHD 아동의 충동성은 사회적 관계에 한정되지 않고 광범위하게 나타난다는 점에서 감별이 가능하다. 중기 아동기와 더 어린 아이들의 경우에는 ADHD와 같은 외현화 장애가 종종 공존질환으로 함께 존재하기도 하며, 이러한 공존은 인지적인 억제 조절력의 손상과 연관된 것으로 추정된다.

4) 기분 및 불안 장애

이 질환들 역시 부정적인 양육의 과거력이 있는 아동에게 함께 고려해야 하는 질환이다. 탈억제성 사회적 유대감 장애와 우울 · 불안 장애 사이에는 겹치는 표현 증상이 거의 없으나 부정적인 경험이 공통된 위험인자이므로 공존 가능성을 고려하여 전체적인 평가가 필요하다.

반응성 애착장애의 경우와 마찬가지로 탈억제성 사회적 유대감 장애에서도 앞에 기술된 감별진단들은 그 원인의 영향을 고려할 때 동시에 공존질환의 가능성이 있다.

즉, 이 질환에서는 인지 및 언어와 운동 지연, 상동증, 균형 및 협응 문제, 성장 지연, 기분 및 불안 장애와 ADHD, 외상후 스트레스장애를 비롯하여 사회적 돌봄의 박탈과 관련된 다른 문제들이 함께 발생할 수 있다. 또한 진단기준에서 두 애착장애가 서로의 배제 진단기준이 아니며, 일부 연구들에서는 두 애착장애가 동시 진단된 경우들이 보고된 바 있다. 최근 발표된 노르웨이의 대규모 연구결과에서는 탈억제성 사회적 유대감 장애를 가진 청소년은 반응성 애착장애 진단 대상자들보다도 정신과적 공존질환이 많아 다섯 가지 이상의 정신질환을 갖고 있는 경우가 40% 이상에 해당하였고, 자해와 자살률, 폭력의 노출 등의 사건 경험률이 높았으며, 이들의 자존감 역시 아동기 이후 지속적으로 악화되어 왔을 가능성이 시사되었다(Seim et al., 2020; Seim et al., 2021).

애착 관련 장애의 치료

초기의 사회·정서 발달 면에서 애착의 중요성을 고려할 때, 애착장애는 발달상 응급 상황에 해당한다. 따라서 질병의 예후를 고려하여 이환 아동을 적절한, 더 나은 환경으로 옮기려는 노력이 무엇보다도 시급하며 중요하다. 현재까지 연구된 치료방법들은 영아 대상의 대다수의 정신건강 개입들처럼, 아동뿐 아니라 주 보호자가 개입에 참여하여 민감하고 반응적인 돌봄관계를 촉진하는 것을 포함한다. 그러나 관련 연구와 자료들이 국내외에 모두 부족하여 애착 관련 질환에 특정하여 적용되는 치료법은 아직 없는 실정이다.

1. 위탁 양육

애착장애에 대한 개입에서 아이를 병적인 양육이나 극단적인 결핍에서 분리해야 할 필요성이 명백해 보이지만, 이러한 조치의 효과를 검증한 연구로 시설 돌봄을 경험한 위탁기관 아동들 대상의 무작위 통제연구는 하나뿐이다(Smyke et al., 2009). 이 연구에서 30, 42, 54개월과 8세 때의 추적 관찰 시점에 위탁 양육을 받는 아이들의 반응성 애착장애의 진단율은 지역 대조군과 차이를 보이지 않았으며, 증상이 있던 아이들의 해소 비율도 매우 높았다. 탈억제성 사회적 유대감 장애의 징후는 반응성 애착장애의 경우보다 훨씬 천천히 줄어들었으나, 조기에 위탁 양육으로 배정될수록 질환의 징후가 더 감소되는 경향을 보였다. 이는 안전하고 가정적인 환경에 배치되는 것이 효과적인 개입법이지만, 무분별한 행동 증상들을 소거하기에는 충분하지 않다는 점을 시사한다. 안정되고 가정적인 환경으로 배치된 후에도 탈억제성 사회적 유대감 장애는 청소년기까지 상대적으로 증상이 유지된다는 점은 다른 연구들에서도 보고된 바 있다(Lieberman et al., 2003; Rutter et al., 2009). 따라서 고위험군에서 애착장애의 영향을 줄이기 위해서는 학대와 부정적인 경험 노출의 차단과 조기 개입이 가장 강력한 방법이기는 하나, 탈억제성 사회적 유대감 장애에는 더 효과적인 치료법이 요구된다.

2. 애착 기반 치료

애착을 강화시키기 위해 개발된 치료법들은 애착장애의 치료로서 연구된 것은 아니지만, 애착장애에 특정한 치료가 아직 없기에 국내외 다양한 연구에서 적용하여 왔다(노경선, 이소희, 2004; 이경숙, 신의진, 1998; 이혜련, 2004; Smyke et al., 2009). 이렇게 애착장애에 애착 기반 치료를 고려할 때는 다양한 주의점을 고려해야 하는데, 이 치료법들은 완전하지는 않더라도 이미 형성되어 있는 주 애착관계를 대상으로 하는 반면, 애착장애는 두 질환 모두 이러한 애착관계가 있는 것이 아니고 이 치료법들이 애착 관계 자체가 없었던 경우 애착의 발달을 촉진할 수 있는지에 대해서는 알려진 바가 없기 때문이다.

그러나 반응성 애착장애의 경우, 애착관계를 강화하는 이러한 개입들이 아동의 부정적인 내적 표상들을 교정하고 질환을 유지시키는 환경을 중단시킬 수 있는 것으로 믿을 만한 이론적 배경이 있으며, 주 보호자들이 아동의 행동들을 재해석할 수 있게 도움으로써 더욱 효과적인 안전기지로 기능할 수 있게 한다는 결과들이 존재한다. 탈억제성 사회적 유대감 장애는 환경 개선의 반응성이 반응성 애착장애와 다르다는 점, 그리고 애착 기반 치료에 잘 반응하지 않는다는 점에서 다른 개입법이 필요할 것으로 보이나, 기존 연구들의 결과로 볼 때 현재의 치료들 중에서는 치료적 계획으로 고려해 볼 수 있다(Zeanah et al., 2005).

1) 영아-부모 정신치료Infant-Parent Psychotherapy: IPP, 아동-부모 정신치료Child-Parent Psychotherapy: CPP

IPP와 CPP는 정신분석과 애착이론에 뿌리를 둔 치료법으로, 아이와 부모에게 교정적 애착 경험을 제공하기 위한 것이다. 정신역동의 기본대로 부모가 자신의 자녀를 부정적인 전이 대상으로 보고 있음에 대한 깨달음의 발달이 치료 목표 중 하나이다. 여기에 더해 치료적 관계와 개입을 통해 IPP는 아이-부모 단위에 돌보고 지지하고 보호하고 상호작용을 하는 모델이 되어 주며 강조해 주는 교정적 애착 경험을 제공한다. 세 번째 변화를 유발하는 요인은 상호 간에 만족하는 관계의 힘을 키우는 것이다. IPP와 CPP는 광범위하게 사용되어 왔으며, 애착의 안정성, 아동의 트라우마 증상들과 행동문제, 인지 기능, 부모의 트라우마 증상의 개선뿐 아니라 아이의 코르티솔 분비 패턴이 정상화되는 긍정적인 효과가 보고된 바 있다.

2) 애착과 생체행동 따라잡기Attachment and Biobehavioral Catch-up: ABC

ABC는 위탁 부모들이 민감하고, 아이를 잘 돌보며, 놀라게 하지 않는 양육 행동을 발달시킬 수 있도록 개발된 개입법이다. ABC에서는 아동-부모 간의 반응을 영아와 어린 아이들의 필요성뿐 아니라 보호자의 마음 상태를 이해할 수 있는 심리교육과 지지의 기회로 본다. 무작위 통제연구들에서 ABC는 혼란형 애착을 줄이고, 보호자의 민감성을 늘리며, 특히 걸음마 시기의 아이들에게서 코르티솔 양상을 정상화시키는 것으로 나타났다. 보호자-아동 관계의 발달에 집중적인 주의를 기울이는 이 치료 모델이 반응성 애착장애와 그보다는 미약하지만 탈억제성 사회적 유대감 장애의 치료에도 효과적일 가능성이 있다.

3) 안전성의 순환Circle of Security: COS

COS는 애착 증진을 목적으로 하는 부모교육으로, 심리교육, 영상 검토, 통찰지향적 정신치료를 통해 어린 아동과 보호자의 애착관계를 강화시키도록 설계된 개입법이다. 애착에 대한 교육과 보호자가 아동의 요구를 반영할 기회를 제공하면서 이 요구들에서 각각 접하게 될 어려움들에 대한 심리교육이 포함되어 있으며, 어린 아이들의 정교한 역량을 강조하고, 보호자가 미묘한 행동들의 의미에 주의를 기울일 수 있게 하고, 보호자에게 그들 자신의 부적응적인 반응과 어떻게 이를 중단할 수 있는지에 대해 교육한다.

4) 긍정적인 육아를 촉진하기 위한 영상 기반 개입

Video-based Intervention to Promote Positive Parenting: VIPP

VIPP는 만 1세 전의 영아가 있는 부모에게 4번의 가정방문으로 진행되는 간단하고 매뉴얼화된 애착 개입법이다. VIPP는 애착연구들에 기원을 두고 있으며, 영아에 대한 어머니의 민감한 반응을 촉진시키기 위한 것이다. 이 치료법은 여러 연구에서 민감하고 돌봄을 제공하는 육아 행동을 증진시키고, 혼란형 애착, 미취학 시기의 외현화 행동 문제들을 호전시키는 효과가 있는 것으로 보고되었다.

5) 육아 관리 훈련 모델parent management training models

탈억제성 사회적 유대감 장애의 주요 결핍에 대한 이해가 부족하여 이 질환에 초점을 맞춘 치료를 계획하는 것이 더 어렵기 때문에 지금껏 위탁 양육 외의 개입법은 연구된 바 없다. 이 질환에 다른 파탄적 행동들과 공통의 원인이 있을 것이라는 근거는 없지만, 증상 면에서 특히 후기 미취학 연령의 아이들에게서는 증상이 혼동될 수 있다. 그러한 면에서 치료법으로 제안된 부모-자녀 상호작용 치료Parent-Child Interaction Therapy: PCIT는 부모 육아 관리 훈련 모델로, 아동의 내재화 문제, 집행 기능, 감정 인식 기술 등과 파탄적 행동을 줄이는 효과가 증명된 치료법이다. 이 치료법은 고위험 가정에서 더 긍정적인 언어적 강화의 사용과 칭찬 등의 부모-아동 간의 상호작용과 부모의 정서적 반응성을 개선시키는 것으로 나타났다. 이 결과를 애착 관련 장애의 전반에 일반화시키기에는 제한점이 있으나, 부모의 민감성을 올리고 충동성을 감소시키는 부모 육아 관리 훈련 모델이므로 탈억제성 사회적 유대감 장애와 관련된 어려움 역시 줄일 수 있을 가능성이 있는 치료법으로 제안되었다.

3. 동반 증상 및 공존질환에 대한 아동 개별 치료

아동의 인지 및 언어와 운동 기능의 지연이 있다면 이에 대한 치료를 통해 뒤처진 발달을 촉진시켜 주어야 한다. 애착장애에 대해 검증된 약물학적 치료법은 존재하지 않으며 일차적으로 권고되지 않으나, 아동의 기능을 방해하는 공존질환이나 증상이 있을 경우 이에 대한 약물학적 치료를 고려할 수 있다(Zeanah et al., 2016).

4. 부모 개별 치료

양육환경의 분리가 필요하지 않거나 가능하지 않은 경우라면 부모에 대한 평가와 치료를 고려할 필요가 있다. 이때 부모의 개별 치료는 아동에 대한 부모의 정서적 태도를 변화시키려는 목적으로 진행된다. 유아기 동안 불안정하게 애착된 영아의 주 보호자가 보다 긍정적이고 지지적으로 변화할 경우 발달적 회복이 보인다는 연구결과들을 볼 때, 주 보호자가 지속적으로 그 역할을 하는 경우라면 보호자에 대한 개입을 반드시 고려한다.

결론 및 요약

애착과 관련된 질환은 지난 몇십 년간의 논의 속에 각각 다른 명칭으로 논의되었지만, 근본적인 특성은 상당히 일관되게 유지되어 왔다. 현재의 진단 체계에서는 이들의 진단 조건으로 애착의 형성 시기에 필요한 적절한 돌봄의 부재, 사회적 방임을 이유로 제시하며 외상 및 스트레스 관련 질환의 범주하에 두었으며, 반응성 애착장애와 탈억제성 사회적 유대감 장애의 두 가지 질환으로 분류한다. 이 중 반응성 애착장애는 지속적으로 대부분의 사회적 관계를 시작하지 못하고, 발달적으로 적절하지 못한 방식으로 반응하며, 지나치게 억제되어 있고, 경계하고, 심하게 양가적이면서도 상반된 반응을 나타내는 우울 증상과 행동의 위축을 보이는 내재화 증상으로 표현되는 질환이다. 반대로 탈억제성 사회적 유대감 장애는 무분별한 사교성, 적절한 선택적인 애착 능력의 결여가 그 특징으로, 외현화된 행동 증상이 두드러지는 임상 표현의 차이가 있다.

그동안 애착 관련 장애들에 대해 이루어진 상당한 연구와 이해에도 불구하고 많은 문제가 아직 남아 있다. 첫 번째로, 어떤 요인들이 이 질환들의 위험성을 높이거나 반대로 보호인자로 작용하는지 아직 충분히 밝혀지지 않았다. 두 번째로, 더욱 중점적인 치료가 가능하도록 각 질환의 핵심 결핍에 대해 더 깊은 이해가 필요하다. 마지막으로 가장 중요하게 모든 아동, 특히 가족이 아이들을 보호할 수 없는 가정에서도 건강한 돌봄환경이 가능하도록 하여 각 질환이 예방될 수 있어야 한다. 일차 예방은 부정적인 양육환경을 제거하여 아동이 안전하고 민감한 환경에서 지내도록 하는 조치가 포함되어야 한다. 안전한 양육환경에 머물고 동시에 긍정적인 보호자와의 관계를 강화시키는 데 초점을 맞춘 치료가 권고되어야 하며, 아직 특정 치료법이 정립되지 않았기 때문에 앞으로 이 영역에서의 발전이 필요하다.

아동청소년, 그중에서도 특히 성인 보호자에게 신체적 · 정신적 안녕과 생명을 전적으로 의존해야 하는 영유아의 애착문제는 전 사회가 매우 긴밀한 주의를 기울여야 할 대상이다. 특히 점점 늘어나는 다문화가정, 해체 가정 등 우리 사회 속 가정 형태의 변화들을 감안해 볼 때, 향후 이 질환들의 진단 및 평가, 치료적 개입에 대한 더 많은 관심과 연구가 필요하며, 변화에 적절히 대처할 수 있는 전문가의 역량이 그 어느 때보다 중요한 시점이다.

참고문헌

노경선, 이소희(2004). 애착장애의 치료. **소아청소년정신의학, 15**(2), 123-131.

안동현(2018). **아동정신병리**(p. 306). 서울: 학지사.

이경숙, 신의진(1998). 반응성 애착장애 아동의 부모: 아동 관계 개선 치료 프로그램 효과에 관한 연구. **한국심리학회지: 발달, 11**(2), 88-106.

이경숙, 홍민하, 박진아, 반건호(2021). **진단분류: 0-5 영유아기 정신건강 및 발달장애 진단분류**(pp. 159-167). 서울: 세원프레스.

이혜련(2004). 반응성 애착장애의 치료. **소아청소년정신의학, 15**(2), 132-142.

정성훈, 신윤오(2014). 영유아기 정신건강. 홍강의 편, **소아정신의학**(pp. 397-411). 서울: 학지사.

Ainsworth, M. D. S., & Wittig, B. A. (1969). Attachment and the exploratory behavior of one-years-olds in a strange situation. In B. M. Foss (Ed.), *Determinants of infant behavior* (pp. 113-136). New York: Basic Books.

American Psychiatric Association. (2022). *Diagnostic and statistical manual of mental disorders, 5th edition Text Revision DSM-5-TR*. Washington DC: American Psychiatric Publishing.

Berk, L. (2015). *Child development* (pp. 419-431). Pearson Higher Education AU.

Boris, N. W., Zeanah, C. H., Larrieu, J. A., Scheeringa, M. S., & Heller, S. S. (1998). Attachment disorders in infancy and early childhood: A preliminary investigation of diagnostic criteria. *American Journal of Psychiatry, 155*(2), 295-297.

Bowlby, J. (1980). *A secure base: Clinical implications of attachment theory*. London: Routledge.

Drury, S. S., Gleason, M. M., Theall, K. P., Smyke, A. T., Nelson, C. A., Fox, N. A., & Zeanah, C. H. (2012). Genetic sensitivity to the caregiving context: The influence of 5httlpr and BDNF val66met on indiscriminate social behavior. *Physiology & Behavior, 106*(5), 728-735.

Frankel, K. A., Boyum, L. A., & Harmon, R. J. (2004). Diagnoses and presenting symptoms in an infant psychiatry clinic: Comparison of two diagnostic systems. *J Am Acad Child Adolesc Psychiatry, 43*(5), 578-587.

Gleason, M. M., Fox, N. A., Drury, S. et al. (2011) Validity of evidence-derived criteria for reactive attachment disorder: Indiscriminately social/disinhibited and emotionally withdrawn/inhibited types. *J Am Acad Child Adolesc Psychiatry, 50*, 216-231.

Greenspan, I., & Lieberman, A. F. (1995). The definition and classification of attachment disorders. In J. Belsky & T. Nezworski (Eds.), *Clinical implications of attachment* (pp. 388-390). Hillsdale, NJ: Erlbaum.

Guyon-Harris, K. L., Humphreys, K. L., Fox, N. A., Nelson, C. A., & Zeanah, C. H. (2018). Course of disinhibited social engagement disorder from early childhood to early adolescence. *J Am Acad Child Adolesc Psychiatry, 57*(5), 329-335.

Harlow, H. F. (1965). Total social isolation: Effects on Macaque monkey behavior. *Science, 148*(Whole No. 3670), 666. https://doi.org/10.1126/science.148.3670.666-a

Harlow, H. F., & Zimmermann, R. R. (1959). Affectional response in the infant monkey: Orphaned baby monkeys develop a strong and persistent attachment to inanimate surrogate mothers. *Science, 130*(3373), 421-432.

Lieberman, A. F. (2003). The treatment of attachment disorder in infancy and early childhood: Reflections from clinical intervention with later-adopted foster care children. *Attachment & Human Development, 5*(3), 279-282.

Lieberman, A. F., & Pawl, J. H. (1990). Disorders of attachment and secure base behavior in the second year of life: Conceptual issues and clinical intervention. In M. T. Greenberg, D. Cicchetti, & E. M. Cumming (Eds.), *Attachment in the preschool years* (pp. 375-398). Chicago: University of Chicago Press.

Martin, A., Volkmar, F. R., & Lewis, M. (Eds.). (2018). *Lewis's child and adolescent psychiatry: A comprehensive textbook* (5th ed.). Lippincott Williams & Wilkins.

Rutter, M., Colvert, E., Kreppner, J., Beckett, C., Castle, J., Groothues, C., ... & Sonuga-Barke, E. J. (2007). Early adolescent outcomes for institutionally-deprived and non-deprived adoptees. I: Disinhibited attachment. *Journal of child psychology and psychiatry, 48*(1), 17-30.

Rutter, M., Kreppner, J., & Sonuga-Barke, E. (2009). Emanuel miller lecture: Attachment insecurity, disinhibited attachment, and attachment disorders: where do research findings leave the concepts?. *Journal of Child Psychology and Psychiatry, 50*(5), 529-543.

Seim, A. R., Jozefiak, T., Wichstrøm, L., Lydersen, S., & Kayed, N. S. (2020). Reactive attachment disorder and disinhibited social engagement disorder in adolescence: Co-occurring psychopathology and psychosocial problems. *European Child & Adolescent Psychiatry*, 1-14.

Seim, A. R., Jozefiak, T., Wichstrøm, L., Lydersen, S., & Kayed, N. S. (2021). Self-esteem in adolescents with reactive attachment disorder or disinhibited social engagement disorder. *Child Abuse & Neglect, 118*, 105-141.

Smyke, A. T., & Zeanah, C. H. (1999). Disturbances of attachment manual. New Orleans: Tulane University Health Sciences Center.

Smyke, A. T., Zeanah, C. H., Fox, N. A., & Nelson, C. A. (2009). A new model of foster care for young children: The Bucharest early intervention project. *Child and Adolescent Psychiatric Clinics, 18*(3), 721-734.

Sonuga-Barke, E. J. S., Kennedy, M., Kumsta, R., Knight, N., Golm, D., Rutter, M., Mauhan, B., Scholtz, W., & Krepnner, J. (2017). Child-to-adult neurodevelopmental and mental health trajectories after early life deprivation: The young adult follow-up of the longitudinal English and Romanian Adoptees study. *Lancet 2017*, 389, 1539-1548.

Spitz, R. (1945). Hospitalism: An inquiry into the genesis of psychiatric condition in early childhood. *Psychoanal Study Child, 1*, 53-74.

WHO. The ICD-11 *classification of mental and behavioral disorders: Clinical descriptions and diagnostic guidelines* (11th ed.). Geneva, Switzerland, World Health Organization.

Zeanah, C. H., & Emde, R. N. (1994). Attachment disorders in infancy and childhood. In M. Rutter, E. Taylor, & L. Hersov (Eds.), *Child and adolescent psychiatry: Modern approaches* (3rd ed.) (pp. 490-504). Oxford: Blackwell Science.

Zeanah, C. H., & Gleason, M. M. (2010). *Reactive attachment disorder: A review for DSM-V*. Washington, DC: American Psychiatric Association.

Zeanah, C. H., & Smyke, A. T. (2008). Attachment disorders in family and social context. *Infant Mental Health Journal: Official publication of the world association for infant mental health, 29*(3), 219-233.

Zeanah, C. H., Chesher, T., Boris, N. W., Walter, H. J., Bukstein, O. G., Bellonci, C., ... & Stock, S. (2016). Practice parameter for the assessment and treatment of children and adolescents with reactive attachment disorder and disinhibited social engagement disorder. *J Am Acad Child Adolesc Psychiatry, 55*(11), 990-1003.

Zeanah, C. H., Scheeringa, M., Boris, N. W., Heller, S. S., Smyke, A. T., & Trapani, J. (2004). Reactive attachment disorder in maltreated toddlers. *Child Abuse & Neglect, 28*(8), 877-888.

Zeanah, C. H., Smyke, A. T., Koga, S. F., Carlson, E., & Bucharest Early Intervention Project Core Group. (2005). Attachment in institutionalized and community children in Romania. *Child Development, 76*(5), 1015-1028.

제20장

소아정신의학

해리장애와 신체증상 관련 장애

Dissociative Disorder and Somatic Symptom and Related Disorder

김의정

해리장애dissociative disorder

해리란 그리스 용어로 'dis'of와 'sociare'unite or connect로부터 기원했다. 즉, 어떤 구성요소가 분리되거나 분열되어 연결성이 끊어진 상태를 가리킨다.

따라서 해리장애는 의식, 기억, 정체성, 지각, 정서, 운동 조절 또는 행동의 정상적인 통합에 있어서 손상, 단절을 특징으로 하는 질환을 의미한다.

해리장애에는 해리성 정체성장애dissociative identity disorder, 해리성 기억상실dissociative amnesia, 이인성/비현실감 장애depersonalization/derealization disorder, 달리 명시된 해리장애other specified dissociative disorder, 명시되지 않은 해리장애unspecified dissociative disorder가 포함된다.

ICD-11에서는 해리장애에 해리성 신경증상장애dissociative neurological symptom disorder, 해리성 기억상실dissociative amnesia, 트랜스장애trance disorder, 빙의 트랜스장애posession trance disorder, 해리성 정체성장애dissociative identity disorder, 부분 해리성 정체성장애partial dissociative identity disorder, 이인성/비현실감 장애depersonalization/derealization disorder, 기타 해리장애other specified dissoicative disorders, 상세불명의 해리장애dissoicative disorders, unspecified를 포함하고 있다.

1. 개념, 정의, 역사

해리성 정체성장애는 2개 이상의 성격이 존재하거나 빙의가 있고, 해리성 기억상실이 반복적으로 나타나는 질환을 의미한다.

해리성 기억상실은 자신의 개인 정보를 기억하지 못하는 것이 특징이며, 정상적인 건망증과는 다르다.

이인성/비현실감 장애는 반복적 혹은 지속적으로 이인증이나 비현실감이 나타나는 경우를 말하는데, 두 가지가 함께 존재하는 경우도 있다. 이 질환에서 현실 검증력은 문제가 없다.

이러한 해리장애들은 아동기의 방임, 성적·신체적·정서적 학대와 같은 외상 경험과 밀접한 관련이 있는 것으로 알려져 있다. 1870년대 프랑스의 정신과 의사 Pierre Janet은 심각한 심리적 외상 경험이 마비와 같은 신체 증상과 연관되어 있다고 하였으며, 이러한 현상을 해리장애라고 하였다. 이후에 억압된 성적 판타지를 강조하는 프로이드의 정신분석이론이 대두하면서 해리이론은 쇠퇴하였으나, 1970년대에 제2차 세계대전을 거치면서 외상경험과 해리 현상에 다시 주목하게 되었다. 1980년에 해리장애가 DSM-III에 진단 범주로 채택되었고, 1992년에 ICD-10에 전환장애와 함께 포함되었다.

아동 및 청소년기의 해리장애는 1961년의 사례 보고를 시작으로, 특히 1980년대와 1990년대에 여러 사례 보고가 발표되었다.

2. 임상 특징

아동기 해리장애는 기본적으로 성인의 해리 증상과 유사하지만 아동의 발달학적 특성상 시간의 개념이 미숙하고 자신의 경험을 정리해서 표현하는 데 어려움이 있기 때문에 아동기 해리장애를 제대로 평가하기에는 어려움이 많다.

해리성 정체성장애는 둘 이상의 여러 성격이 존재하고, 성격 주체마다 각기 다른 목소리, 표정, 감정, 기억, 행동의 양상을 나타내는 것이 특징이다. 아동에서는 대개 정체성이 완전히 전환되는 양상보다는 독립적으로 행동하는 모습이거나 개별화된 정서 상태를 보이는 경우가 많다. 이러한 증상은 아동에서 통상적으로 보이는 가상의 놀이 친구나 공상 놀이로 설명되지 않아야 한다.

해리장애에서는 갑자기 기억이 상실되는 이른바 해리성 기억 상실 소견을 보이는데, 일정한 기간에 국한되는 경우(국소적), 특정 사건 몇 가지를 기억하지 못하는 경우(선택적), 일생 전체를 기억하지 못하는 경우(전반적) 등 다양한 양상을 보일 수 있다. 또한 우울, 감정 기복, 불안, 자해, 자살사고, 폭력성, 강박 증상, 둔주 등 다양한 증상을 함께 나타낼 수 있다. 특히 아동기 해리장애에서는 집중력 부족, 애착의 문제, 반복적인 외상 관련 놀이의 양상을 보일 수 있다.

이인증은 자신의 신체, 감정, 지각, 생각 등에 대해 낯선 느낌이 들고, 자신으로부터 분리되어 있는 느낌을 호소한다. 비현실감이란 자신을 둘러싼 주변 환경이 낯설게 느껴지고 비현실적이면서 마치 꿈처럼 느끼게 되는 것을 말한다.

증례 >>>

초등학교 6학년 여학생이 몇 시간 동안의 일이 기억나지 않는다고 왔다. 환자가 혼자 집에 있을 때 도둑이 집에 들어와서 환자를 위협하고 물건 등을 훔쳐 달아나는 일이 있었다고 하며, 환자는 이 상황에 대해 전혀 기억하지 못했다. 반면에 다른 것들에 대해서는 기억 상실을 보이지 않았다.

3. 진단기준

해리성 정체성장애는 둘 이상의 구별되는 성격 상태를 특징으로 하는 정체성의 붕괴가 나타나며, 중요한 개인적 정보나 외상 사건에 대한 회상에 반복적인 공백이 있을 때 진단한다. DSM-5-TR의 진단기준은 〈표 20-1〉과 같다. ICD-11에서는 해리성 정체성장애, 부분 해리성 정체성장애로 분류되어 있다.

표 20-1 해리성 정체성장애의 DSM-5-TR 진단기준(APA, 2022)

A. 둘 이상의 별개의 성격 상태로 특징되는 정체성의 붕괴로, 어떤 문화권에서는 빙의 경험으로 설명된다. 정체성의 붕괴는 자기감각과 행위 주체감에 현저한 비연속성을 포함하는데, 관련된 변화가 정동, 행동, 의식, 기억, 지각, 인지, 그리고/또는 감각-운동 기능에 동반된다. 이러한 징후와 증상들은 다른 사람들의 관찰이나 개인의 보고에 의해 알 수 있다.

B. 매일의 사건이나 중요한 개인적 정보, 그리고/또는 외상적 사건의 회상에 반복적인 공백으로 통상적인 망각과는 일치하지 않는다.

C. 증상은 사회적, 직업적 또는 다른 중요한 기능 영역에서 임상적으로 현저한 고통이나 손상을 초래한다.

D. 장해는 널리 받아들여지는 문화적 또는 종교적 관례의 정상적인 요소가 아니다.

주의점: 아동에서 증상은 상상의 놀이 친구, 또는 다른 환상극으로 더 잘 설명되지 않는다.

E. 증상은 물질의 생리적 효과(예: 알코올 중독 상태에서의 일시적 기억상실 또는 혼돈된 행동)나 다른 의학적 상태(예: 복합 부분발작)로 인한 것이 아니다.

해리성 기억상실은 중요한 개인 정보를 회상하지 못하며, 대개는 심리적 외상이나 스트레스와 연관이 있고, 일상적 망각과는 구별될 때 진단을 고려한다. DSM-5-TR의 진단기준은 〈표 20-2〉와 같다.

표 20-2 해리성 기억상실의 DSM-5-TR 진단기준(APA, 2022)

A. 통상적인 망각과는 일치하지 않는, 보통 외상성 또는 스트레스성의, 중요한 자전적 정보를 회상하는 능력의 상실

주의점: 해리성 기억상실에는 주로 특별한 사건이나 사건들에 대한 국소적 또는 선택적 기억상실이 있다. 또한 정체성과 생활사에 대한 전반적 기억상실도 있다.

B. 증상은 사회적, 직업적 또는 다른 중요한 기능 영역에서 임상적으로 현저한 고통이나 손상을 초래한다.

C. 장해는 물질(예: 알코올이나 기타 남용약물, 치료약물)의 생리적 효과나 신경학적 상태 또는 기타 의학적 상태(예: 복합부분발작, 일과성 전기억상실, 두부 손상에 의한 후유증/외상성 뇌손상, 기타 신경학적 상태)로 인한 것이 아니다.

D. 장해는 해리성 정체성장애, 외상후 스트레스장애, 급성 스트레스장애, 신체증상장애, 주요 또는 경도 신경인지장애로 더 잘 설명되지 않는다.

부호화 시 주의점: 해리성 둔주를 동반하지 않는 해리성의 부호는 기억상실 F44.0이다. 해리성 둔주를 동반한 해리성 기억상실의 부호는 F44.1이다.

다음의 경우 명시할 것:
F44.1 해리성 둔주 동반: 정체성 또는 다른 중요한 자전적 정보에 대한 기억상실과 연관된 외관상으로는 목적이 있어 보이는 여행 또는 어리둥절한 방랑

이인성/비현실감 장애의 진단은 이인증 또는 비현실감이 지속적이거나 재발성이어야 하고, 현실 검증능력이 정상적으로 유지되어야 한다. 또한 약물이나 의학적 상태로 인해 발생한 것이 아니어야 하고, 다른 정신장애로 더 잘 설명되지 않아야 한다. 이인성/비현실감 장애에 대한

표 20-3 이인성/비현실감 장애의 DSM-5-TR 진단기준(APA, 2022)

A. 이인증, 비현실감 또는 2가지 모두에 대한 지속적이고 반복적인 경험의 존재
1. 이인증: 비현실감, 분리감 또는 자신의 사고, 느낌, 감각, 신체나 행동에 관하여 외부의 관찰자가 되는 경험(예: 인지적 변화, 왜곡된 시간 감각, 비현실적이거나 결핍된 자기, 감정적 및/또는 신체적 마비)
2. 비현실감: 비현실적이거나 자신의 주변 환경과 분리된 것 같은 경험(예: 개인 또는 사물이 비현실적이거나, 꿈속에 있는 것 같거나, 안개가 낀 것 같거나, 죽을 것 같거나, 시각적으로 왜곡된 것 같은 경험을 한다)

B. 이인증이나 비현실감을 경험하는 중에 현실 검증력은 본래대로 유지된다.

C. 증상은 사회적, 직업적 또는 다른 중요한 기능 영역에서 임상적으로 현저한 고통이나 손상을 초래한다.

D. 장해는 물질(예: 남용약물, 치료약물)의 생리적 효과나 다른 의학적 상태(예: 발작)로 인한 것이 아니다.

E. 장해는 조현병, 공황장애, 주요우울장애, 급성 스트레스장애, 외상후 스트레스장애 또는 다른 해리장애와 같은 다른 정신질환으로 더 잘 설명되지 않는다.

DSM-5-TR의 진단기준은 〈표 20-3〉과 같다. ICD-11에서도 이인성/비현실감 장애로 진단한다.

4. 역학

해리장애에 대한 아동기 역학연구는 매우 부족한 실정이다. 시설에서 거주하는 4~13세 아동 231명을 대상으로 한 연구에서 23%가 해리성 정체성장애를 갖고 있는 것으로 보고되었다(Ross, 1996). 116명의 외래 청소년 환자를 대상으로 한 연구에서는 45.2%에서 해리장애, 16.4%에서 해리성 정체성장애가 보고되었다(Onder et al., 2014).

수 시간에서 수일간 지속되는 일시적인 이인성/비현실감 증상은 일반 인구에서 비교적 흔하게 나타나지만, 이인성/비현실감 장애의 한 달 유병률은 1~2% 정도로 보고되었다.

5. 원인

해리장애는 아동기의 심각한 외상 경험이 주된 원인으로 보이는데, 특히 가장 흔한 외상은 심각한 아동 학대이다. 학대를 당한 아동에서 이에 대한 대응 전략으로 해리 현상이 유발되는 것으로 보고 있다.

해리성 정체성장애에서 심각한 아동기 외상 경험이 80% 이상이라는 보고가 있으며, 특히 신체적 · 성적 학대가 흔하다. 이인증은 매우 고통스러운 사건을 마주했을 때, 이러한 감정으로부터 자신을 방어하기 위한 전략으로 발생하게 된다. 즉, 심각한 고통의 상황에서 한 발짝 떨어져 있음으로 해서 이러한 갈등이나 불안을 회피하고자 하는 것이다.

해리장애의 생물학적 요인들을 살펴보면, 심각한 아동기 외상 경험과 스트레스는 뇌에 신경생물학적인 영향을 미치게 되어 신피질의 용적 감소, 해마, 편도 등 변연계의 발달 지연 및 기능 이상을 초래한다. 이러한 영향으로 인하여 중추신경계의 통합 기능에 이상이 유발되고, 특히 기억과 인지과정이 비정상적으로 작동하게 되어 해리장애가 발생하게 된다.

또한 이인증은 선택적 세로토닌 재흡수 억제제SSRI에 비교적 효과를 보이고 있어 세로토닌과의 연관성이 제기된다.

6. 예후

아동기 해리장애의 경과 및 예후에 대한 연구는 매우 부족한 실정이다.

해리성 정체성장애는 초기 아동기부터 성인기에 이르기까지 다양한 연령대에서 발생할 수 있다. 해리성 정체성장애 아동 중 일부는 학교생활과 또래관계에서 어려움을 보일 수 있지만, 일부는 비교적 기능을 잘 유지하기도 한다.

성인 해리성 정체성장애에서 나쁜 예후 인자는 신체적·정서적·성적 학대가 계속 진행되는 경우, 심각한 스트레스, 치료에 반응이 없는 약물남용, 가까운 사람으로부터 폭력을 당하는 경우, 섭식 문제, 심각한 내과적 질환이 있는 경우 등이다.

해리성 기억상실은 아동기부터 노년기에 걸쳐 발생 가능하며, 기능 손상은 가벼운 정도부터 심각한 경우까지 다양한 편이다. 일부는 만성으로 진행되면서 기억 상실의 에피소드가 반복되기도 하고, 일부는 기능을 잘 발휘하며 지내기도 한다. 급성 해리성 기억상실의 경우, 외상 환경이 제거가 되면서 빠르게 회복이 되는 경우도 있고, 일부에서는 만성적인 경과를 보이고 심각한 장애를 겪게 된다.

이인성/비현실감 장애의 평균 발생 연령은 16세 정도이고, 아동기 초기부터 발생할 수 있으며 40대 이후에는 드물다. 경과는 종종 만성화를 보이는데, 대체로 호전과 악화가 반복되는 양상이지만 일부에서는 호전 없이 지속적으로 증상이 나타나는 경우도 있다. 악화요인은 스트레스, 기분 저하, 불안, 새로운 환경의 자극, 수면 부족 등이다.

7. 진단 및 감별

진단은 선별검사, 임상 면담, 심리검사, 의학적 평가 등을 통해 내릴 수 있다. 아동기의 특성상 아동과의 임상 면담을 통한 평가는 제한적일 수 있으며, 부모, 교사, 치료사 등으로부터 다양한 정보를 얻는 것이 중요하다. 국내에서 아동을 대상으로 개발된 선별검사 도구는 아직 없으며, 청소년에서는 청소년 해리경험척도adolescent dissociative experiences scale를 사용해 볼 수 있다.

해리장애 아동은 환청과 같은 일시적인 정신병적 증상 때문에 조현병으로 잘못 진단되거나 종종 주의력결핍 과잉행동장애 등의 외현화 장애로 진단되는 경우가 있으므로 이에 대한 감별진단이 필요하다.

해리성 정체성장애는 외상후 스트레스장애, 주요우울장애, 약물남용, 섭식장애, 강박장애, 반사회적 성격장애 등과 공존하는 경우가 많으며, 동시에 이러한 질환들과의 감별이 필요하다.

해리성 기억상실은 주요우울장애, 지속성 우울장애, 외상후 스트레스장애, 전환장애를 포함한 다양한 신체증상 및 관련 장애, 약물남용, 섭식장애 등과 공존하는 경우가 흔하다. 섬망 등 의학적 상태, 외상성 뇌손상, 뇌전증, 약물 남용 문제, 해리성 정체성장애, 외상후 스트레스장애, 꾀병, 인위성장애 등에서 발생하는 기억 상실과의 감별이 필요하다.

이인성/비현실감 장애의 정확한 진단을 위해서는 이인증과 비현실감을 유발할 수 있는 상태나 질환이 다양하기 때문에 특히 내과 질환, 신경과적 질환, 약물중독 등에 대한 감별진단이 필수적이다, 이러한 감별진단을 위해서 혈액검사, 뇌파검사, 약물남용검사 등이 필요할 수 있다. 이인증이나 비현실감을 보일 수 있는 신경과 질환으로는 뇌전증, 뇌종양, 대사성 질환, 편두통 등이 있다. 또한 이인증은 조현병, 주요우울장애, 공황장애, 외상후 스트레스장애, 급성 스트레스장애 등에서 종종 나타나기 때문에 감별이 필요하다.

8. 치료

일반적으로 해리성 정체성장애와 해리성 기억상실에서는 외상후 스트레스장애의 정신치료 기법으로 알려진 단계지향치료phase-oriented treatment가 주된 치료법으로 사용되고 있다. 이것은 총 3단계로 구성되어 있는데, 1단계는 안정화stabilization, 2단계는 외상 기억에 대한 작업work on traumatic memories, 3단계는 재통합reintegration의 과정이다. 1단계인 안정화의 단계에서는 안전에 중점을 두며, 환자가 불안정한 정서, 충동, 자해 사고 및 행동을 조절할 수 있도록 자기관리 전략을 세울 수 있게 한다. 이러한 과정을 통해 자해, 자살, 약물남용, 섭식문제 등의 행동문제를 조절할 수 있게 하는 것인데, 원만한 치료과정을 위해서는 환자와 치료자 간의 안정적인 치료 동맹을 형성하는 것이 중요하다. 2단계에서는 외상에 초점을 맞추어 환자에게 외상 기억과 감정, 지각을 회상하도록 하면서 당시의 감정을 경험하게 한다. 3단계에서는 정서, 충동, 사고를 인식하고 처리 및 통합하는 과정을 통해 스스로 조절할 수 있는 능력을 키우도록 한다.

또한 해리장애의 치료로서 안구운동 민감소실 및 재처리Eye Movement Desensitization and Reprocessing, EMDR, 인지행동치료, 정신역동적 정신치료, 최면치료 등의 방법이 있다. 인지행동치료는 외상과 관련하여 왜곡된 사고를 찾아내고 교정하도록 돕는다. 정신역동적 정신치료는 증상을 유발하는 원인과 의미를 이해할 수 있도록 도와준다.

아동기 해리장애에서는 발달단계를 고려하여 정신역동적 정신치료, 놀이치료, 인지행동치료, 또는 가족치료를 시행한다. 가족치료는 가족 내의 병적인 역동을 찾아내고, 환자의 증상과 질병에 대한 교육을 하고, 가족 구성원들의 효과적인 대응 전략을 찾도록 돕는 과정이 포함된다.

불안, 우울감, 불면, 행동 조절의 어려움, 주의집중의 어려움 등이 심한 경우에는 항우울제. 기분 안정제, 항불안제 등의 약물치료를 시도해 볼 수 있다. 해리장애에서 약물치료에 대한 연구는 미흡한 실정이나, 이인성/비현실감장애에서는 SSRI가 효과적이라고 보고된 바 있다.

신체증상 및 관련 장애somatic symptom and related disorders

신체증상 및 관련 장애란 신체 증상에 연관된 과도한 생각, 감정과 행동을 보이고, 이로 인해 일상생활과 기능에 심각한 지장이 발생하는 질환을 의미한다.

신체증상 및 관련 장애에는 신체증상장애, 질병불안장애, 전환장애, 기타 의학적 상태에 영향을 주는 심리적 요인, 인위성 장애, 달리 명시된 신체증상 및 관련 장애, 명시되지 않은 신체증상 및 관련 장애가 포함된다.

이는 ICD-10에서는 신체형장애somatotorm disorder로 분류되었으나, ICD-11에서는 신체 고통 혹은 신체경험장애disordrs of bodily distress or bodily experience라는 명칭으로 변경되었다. 이 범주에는 신체고통장애bodily distress disorder, 신체통합불쾌감body integrity dysphoria, 기타 신체고통 혹은 신체경험장애other specified disordrs of bodily distress or bodily experience, 상세불명의 신체 고통 혹은 신체경험장애disordrs of bodily distress or bodily experience, unspecified가 포함된다. DSM-5-TR과 달리, ICD-11에서는 전환장애를 해리성 신경학적 증상장애dissociative neurological symptom disorder라는 명칭으로 해리장애에 포함하고 있다.

1. 신체증상장애somatic symptom disorder

1) 개념, 정의, 역사

신체증상장애는 한 가지 이상의 신체 증상이 있고, 신체 증상과 관련한 과도한 생각, 감정이나 행동, 혹은 건강에 대한 지나친 걱정으로 일상생활에 심각한 어려움이 발생한 경우를 가리키는 것으로 6개월 이상 증상이 지속되는 것이 특징이다.

이 진단명은 DSM-5에서 새로 규정되었으며, 의학적으로 설명되지 않는 다수의 신체 증상을 강조했던 이전의 신체화장애와 달리 인지적인 측면에 중점을 두고 있다. 즉, 의학적 설명의 유무가 중요한 것은 아니며, 신체질환이 실제로 있어도 진단이 가능하다.

2) 임상 특징(증례)

다양한 신체 증상을 보일 수 있다. 아동에서는 주로 통증을 호소하는 경우가 많은데 특히 복통과 두통이 흔하며, 근육통도 종종 나타난다(Shanahan et al., 2015). 두통은 학령기 아동에서 매우 흔한 통증의 유형이며, 주 1회 이상의 두통을 호소하는 아동이 10~30%에 이른다는 보고가 있다. 복통은 학령기 아동의 7~25%에서 보고될 정도로 비교적 흔한데, 특히 학령전기 아동에서 가장 흔하게 보고되는 신체 증상이다. 복통과 함께 메스꺼움, 상복부 불편감, 구토 등의 소화기계 증상이 동반될 수 있다.

이 외에 피로감, 어지러움, 전신 무력감이나 식욕 저하 등을 나타내기도 한다.

신체 증상에 대한 걱정이 지나치고 공포를 느끼기도 하며, 과도한 시간과 에너지를 낭비한다. 아동기의 신체증상장애는 학업과 사회 기능에 많은 지장을 초래한다. 불필요한 검사와 입원 등으로 적절한 학습의 기회와 또래관계를 유지하는 데 상당한 지장을 받게 된다. 병원에 자주 방문하여 신체검사를 반복하며 이상 소견이 없다는 결과를 들어도 불안이 해소되지 않는다. 대개 환자는 정신건강의학과를 방문하기보다는 1차 의료를 우선적으로 이용한다.

증례 >>>

초등학교 6학년 여학생이 7개월 전에 발생한 잦은 두통으로 내원하였다. 어지러움, 복통, 피로감도 호소하였다. 소아청소년과에서 시행한 신체 검진 및 기본 검사는 정상 소견이었다. 두통이 심해서 등교에 지장이 있었고, 하루 종일 두통에 대한 걱정과 불안으로 친구들과 놀기도 어려운 상황이었다.

3) 진단기준

DSM-5-TR에서는 일상생활에 지장을 줄 정도의 신체 증상이 한 가지 이상 있어야 하며, 신체 증상과 관련한 과도한 생각, 감정이나 행동, 걱정 중에서 한 가지 이상이 나타나면서 증상이 6개월 이상 지속될 때 진단한다(표 20-4). 실제로 신체 질환이 있을 수 있으며, 이런 경우에는 이와 관련한 생각, 감정이나 걱정이 과도한 경우에 진단한다. ICD-11에서는 신체고통장애bodily distress disorder로 진단한다.

표 20-4 신체증상장애의 DSM-5-TR 진단기준(APA, 2022)

A. 고통스럽거나 일상에 중대한 지장을 일으키는 하나 이상의 신체 증상이다.

B. 신체 증상 혹은 건강염려와 연관된 과도한 생각, 느낌 또는 행동이 다음 중 하나 이상으로 표현되어 나타난다.
  1. 증상의 심각성에 대해 편중되고 지속적인 생각
  2. 건강이나 증상에 대한 지속적으로 높은 단계의 불안
  3. 이러한 증상들 또는 건강염려에 대해서 과도한 시간과 에너지 소비

C. 어떠한 하나의 신체 증상이 지속적으로 나타나지 않더라도 증상이 있는 상태가 지속된다(전형적으로 6개월 이상).

다음의 경우 명시할 것:
통증이 우세한 경우(과거, 동통장애): 이 명시자는 신체 증상이 통증으로 우세하게 나타난다.

다음의 경우 명시할 것:
지속성: 지속적인 경과가 극심한 증상, 현저한 손상, 그리고 긴 기간(6개월 이상)으로 특징지어진다.

현재의 심각도를 명시할 것:
경도: 진단기준 B의 구체적인 증상들을 단 한 가지만 만족한다.
중등도: 진단기준 B의 구체적인 증상들을 2가지 이상 만족한다.
고도: 진단기준 B의 구체적인 증상들을 2가지 이상 만족하고, 여러 가지 신체적 증상(또는 하나의 매우 심한 신체 증상)이 있다.

4) 역학

아동에서 신체증상장애의 유병률에 대한 연구는 미흡한 실정이다. 성인에서 신체증상장애의 유병률은 4~6%로 추정하고 있으며, 여성에서 더 흔하다.

일차진료 클리닉에 내원하는 아동의 10%에서 원인을 알 수 없는 신체 증상을 보이는 것으로 알려져 있다. 통증으로 응급실에 내원하여 입원한 소아청소년의 8.6%에서 신체증상장애를 만족하는 것으로 보고된 바 있다(Cozzi et al., 2017).

스웨덴의 청소년 대규모 연구결과를 살펴보면 15~16세 청소년 2,476명 중에서, 한 가지 이상의 신체 증상과 심리적인 문제를 동반한 경우가 10.5%였으며, 지속적인 신체 증상을 호소한 청소년의 71.3%가 여학생으로, 남학생에 비하여 월등히 많았다(Geelen et al., 2015). 다른 청소년 대상 연구에서 빈번한 신체 증상 호소가 10~15% 정도로 보고되었다(Belmaker et al., 1985).

5) 원인

다양한 심리적 · 사회적 · 생물학적 요인이 복합적으로 작용하여 발생한다. 그러므로 개인, 가족, 환경의 여러 인자에 대한 고려가 필요하다.

지나치게 양심적이거나 완벽주의적 성향, 비관적으로 걱정을 잘하거나 회피적인 성향인 경우에 신체증상장애에 대한 위험도가 상승한다(Dell & Campo, 2011). 감정을 적절하게 표현하지 못하는 경우, 즉 비효율적인 심리적 대응 전략을 갖고 있다면 심리적 문제가 신체 증상으로 발현될 가능성이 높다(Andresen et al., 2011). 또한 걱정이나 슬픔과 같은 부정적인 정서가 신체증상장애의 발생에 영향을 줄 수 있으며, 반대로 신체증상장애에 의하여 불안이나 우울 증상이 발생 가능하기도 하다(Campo, 2012).

신체증상장애는 이전에 신체질환을 앓게 된 아동이 환자 역할에 따른 이득을 경험하게 되면서 유발되는 일종의 학습 행동으로 이해할 수 있다. 신체 증상으로 관심을 받게 되면 이러한 신체 증상은 점차 강화하여 신체증상장애로 발전될 수 있다.

정신역동학적 이론에 의하면 무의식적인 정신내적인 갈등이나 소망이 신체 증상으로 전환되어 신체증상장애를 일으킬 수 있다.

환경요인은 소아 청소년 신체증상장애의 발생에 중요

한 인자로 작용한다. 특히 부정적인 삶의 경험이 신체증상장애의 위험도를 높이는 것으로 보고되었다(Winding & Andersen, 2019). 이러한 부정적인 경험은 아동의 정서 및 인지 반응을 일으킬 뿐만 아니라, 시상하부-뇌하수체-부신 축의 기능 이상과 코르티솔 분비의 감소를 초래함으로써 신체 증상을 유발할 수 있다.

이 외에도, 학교 스트레스, 또래와의 갈등, 가정 내 갈등, 아동기의 심리적 외상(성적 학대, 신체적 학대, 정서적 방임 포함) 등이 주요 인자로 작용할 수 있다.

가족의 인자를 살펴보면, 아동기 신체증상장애에서는 특히 부모의 태도와 방식이 매우 중요하다. 부모가 아동의 심리적 어려움을 경감시키는 방향으로 도와주기보다는 회피하는 방향으로 유도하는 경우가 있는데, 이런 경우에 신체증상장애의 결정적인 유발 인자로 작용할 수가 있다(Avital et al., 2022). 또한 가족 중에서 신체질환을 앓고 있는 경우가 많고, 가정 내 분위기가 신체질환에 대한 염려가 많은 경우에 아동이 환자 역할을 모방하게 되면서 신체증상장애가 발생할 수 있다(Schulte et al., 2010). 신체증상장애 가족의 분위기를 보면, 가족 구성원 간의 친밀함이 부족하거나, 반대로 가족 구성원들이 과도하게 밀착된 경우를 볼 수 있다. 간혹 아동의 증상이 가족 간의 관계 유지를 위한 일종의 역할을 수행하는 경우가 있으므로 이런 경우에는 가정 내의 복잡한 갈등 구조와 문제점을 파악하는 것이 필요하다.

6) 예후

대부분의 신체증상장애는 아동기와 초기 청소년기에 시작한다. 복통의 경우 3~9세에 이르기까지 점차 빈도가 증가하고, 이후 사춘기까지 꾸준히 증가한다. 두통은 학령전기에는 덜 흔한 편이나, 학령기나 청소년기에 이르면서 증가한다.

신체증상장애는 남성보다 여성에서 더 흔한 것으로 알려져 있는데, 경과를 보면 여학생들이 대개 사춘기를 지나면서 더 많은 증상을 보고한다. 통증의 경우에도 발병 연령이 남학생들은 보통 13세 미만이나, 여학생들은 11~19세로 좀 더 늦은 경향이 있다. 복통의 경우 남학생에서는 사춘기에 접어들면서 빈도가 감소하지만, 여학생에서는 증가한다. 이러한 현상은 단순히 연령 증가에 의한 것이라기보다 생물학적인 변화가 동반되는 사춘기와 밀접한 연관이 있어 보인다.

신체증상장애 아동의 대부분은 단기간 내에 회복하지만, 일부는 증상이 지속되고 섭식장애나 불안장애 등 다른 정신질환으로 이어진다. 증상은 성인기까지 지속될 수 있다.

좋은 예후 인자로는 이전의 좋은 성격 유형, 부모의 적절한 심리적인 대응, 양호한 환경, 적절한 의학적 개입 등이다.

7) 진단 및 감별

진단을 내리는 데 있어서 생물학적 · 심리적 · 사회적인 요소를 모두 고려하는 것이 필요하다. 의학적으로 어떤 신체질환이 배제되었고, 생리학적으로 설명 가능한 요소가 있는지 살펴보아야 하며, 신체질환과 심리적인 원인이 동시에 존재할 수도 있으며, 신체질환이 공존하고 있다면 신체증상장애와 함께 진단을 내릴 수 있다. 특히 아동과 부모가 질병 상태를 어떻게 바라보고 있는지에 대한 평가가 매우 중요하며, 증상이 표현되는 방식, 가족 기능에 대한 평가도 필요하다.

신체증상장애는 다른 정신질환과의 공존율이 높은데, 학령기 아동에서 특히 우울장애와 불안장애가 가장 흔히 동반된다. 주의력결핍 과잉행동장애와 적대적 반항장애는 특히 남학생에서 공존율이 높다. 학령전기 아동에서는 주의력결핍 과잉행동장애, 적응장애, 분리불안장애, 섭식장애가 공존할 수 있다. 이러한 질환들이 신체 증상보다 선행하는 경우도 있고, 신체증상장애의 경과 중에 발생하기도 한다.

우울장애, 공황장애, 범불안장애, 질병불안장애, 전환장애, 망상장애와의 감별이 필요하다. 우울장애의 경우에는 지속적이며 일관된 기분 저하가 동반되며, 공황장애는 신체 증상과 불안이 짧은 시간에 삽화적으로 나타난다. 범불안장애는 광범위한 분야에 대해 걱정을 하는 것이 특징이며, 신체 증상에 집중하는 경우는 드물다. 질병불안장애는 건강에 대해 걱정을 많이 하지만 신체 증상이 거의 없는 경우에 고려해 볼 수 있다. 전환장애는 기능의 소실이 진단에 있어서 주요 초점이며 신체증상장애에서 보이는 과도한 걱정이나 생각 등은 보이지 않는다.

8) 치료

성공적인 치료를 위한 첫 단계는 부모를 치료과정에 조

기에 동참시키는 것이다. 신체 증상에 대해 걱정하고 있는 부모의 이야기를 충분히 들어 주고, 검사결과에 대해서 분명하게 설명해 주는 것이 좋으며, 부모와 아동이 증상에 대해 적절한 대응방법을 찾을 수 있도록 도와준다. 필요한 경우, 가족치료가 상당히 도움이 될 수 있다.

반복적인 복통에 대해서는 가족 중심의 인지행동치료가 효과적이다(Athula, 2007; Bonvanie et al., 2017). 환자와 부모로 하여금 신체의 통증과 심리적인 인자의 연관성을 이해하도록 도와준다. 또한 인지행동치료를 통하여 신체에 대한 관심을 줄이고 다른 것으로 주의를 전환하여 이차적 이득을 줄이도록 하는 것이 도움이 된다.

아동에서 신체증상장애에 대한 약물치료 효과의 여부에 대해서는 아직 체계적인 연구결과가 없는 실정이다. 그러나 동반된 우울장애가 있다면 SSRI 사용이 도움이 될 수 있다.

2. 질병불안장애Illness anxiety disorder

1) 개념, 정의, 역사

자신에게 심각한 질환이 있거나 생길 것이라는 생각에 과도하게 집착하며, 이러한 증상이 6개월 이상 지속되는 경우를 가리킨다. DSM-IV에서는 건강염려증으로 진단하였으나, DSM-5부터는 심각한 신체 증상이 있는 불안은 신체증상장애로 통합되었고, 신체 증상이 거의 없거나 경한 정도이면서 질병에 대한 과도한 집착과 높은 수준의 건강 불안을 보이는 경우에 질병불안장애로 진단하고 있다. 이전에 건강염려증으로 진단받은 환자들 중에서 75%는 신체증상장애, 25%는 질병불안장애의 진단기준을 충족한다고 알려져 있다.

2) 임상 특징

자신이 신체질환을 앓고 있다는 집착 때문에 의학적 검사에서 이상이 없다는 소견을 들어도 의사를 믿지 못하고 여러 병원을 돌아다니게 된다. 환자는 종종 의학적 검사나 처치에 만족하지 못하고 도움을 받지 못한다고 느낀다. 건강에 대한 불안이 높기 때문에 반복적으로 질병 유무를 확인하려고 하나, 일부는 의도적으로 병원 진료를 피하는 비적응적인 행동을 보이기도 한다.

증례 >>>

초등학교 6학년 여학생이 6개월 전부터 머리가 아프고 메스껍고 어지러운 증상이 시작되었다. 병원에서 특별한 문제가 없다고 설명을 들었으나 이후부터 머리에 심각한 병이 생긴 것은 아닌지 불안해하고, 걱정 때문에 학교나 학원에서 공부에 집중하지 못하고 결석을 반복하였다. 병원에 수시로 방문하여 검사를 요구하였고, 뇌 자기공명영상촬영 및 뇌파검사에서 정상 소견이며 별다른 문제가 없다는 설명을 반복적으로 들었음에도 불구하고 불안은 지속되었다.

3) 진단기준

심각한 신체질환이 있거나 생길 것이라는 집착이 있고 건강에 대한 과도한 불안으로 지나친 건강 관련 행동을 하거나 또는 비적응적인 회피를 보일 때 진단한다. 증상의 지속 기간은 6개월 이상이다(표 20-5).

질병에 대한 과도한 불안이 신체증상장애로 설명된다면 신체증상장애를 우선적으로 진단하는 것이 맞으며, 이것으로 설명되지 않을 때 질병불안장애를 고려한다.

표 20-5 질병불안장애의 DSM-5-TR 진단기준(APA, 2022)

A. 심각한 질병에 걸려 있거나 걸리는 것에 대해 몰두한다.

B. 신체 증상들이 나타나지 않거나, 신체 증상이 있더라도 단지 경미한 정도다. 다른 의학적 상태가 나타나거나 의학적 상태가 악화될 위험(예: 강한 가족력이 있음)이 클 경우, 병에 대한 몰두가 분명히 지나치거나 부적절하다.

C. 건강에 대한 높은 수준의 불안이 있으며, 건강 상태에 대해 쉽게 경각심을 가진다.

D. 지나친 건강 관련 행동(예: 반복적으로 질병의 신체 징후를 확인함)을 보이거나 순응도가 떨어지는 회피 행동(예: 의사 예약과 병원을 회피함)을 보인다.

E. 질병에 대한 집착은 적어도 6개월 이상 지속되지만, 그 기간 동안 두려움을 느끼는 구체적인 질병은 변화할 수 있다.

F. 질병에 대해 집착하는 것이 다른 정신질환, 즉 신체증상장애, 공황장애, 범불안장애, 신체이형장애, 강박장애 또는 신체형 망상장애 등으로 더 잘 설명되지 않는다.

다음 중 하나를 명시할 것:
진료추구형: 왕진 또는 검사와 시술을 진행하는 것을 포함하여 의학적 치료를 자주 이용한다.
진료회피형: 의학적 치료를 거의 이용하지 않는다.

ICD-11에서는 건강염려증hypochondriasis에 해당하며, 이는 강박 및 관련 장애 범주에 포함되어 있다.

4) 역학

DSM-IV의 건강염려증에서 일부가 질병불안장애로 명명되었기에 유병률 연구는 미흡한 실정이다. 아동기에는 드물고 청소년기에는 아동기보다 상대적으로 흔하다고 알려져 있다.

성인에서는 한국의 경우 건강염려증의 평생 유병률이 0.7%로 나타났다. 미국과 독일 등 고소득 국가에서 지역사회의 일반 인구를 대상으로 건강 불안에 대한 1년 유병률을 조사하였는데 1.3~10% 정도로 나타났다. 외래 진료 환자들의 1년 유병률은 2.2~8%로, 평균 3% 정도로 보고되었다. 남녀 사이에 유병률의 차이는 없었다.

5) 원인

질병불안장애의 정확한 원인에 대해 알려진 것은 많지 않다. 다양한 위험인자가 질병 발생에 기여하는 것으로 알려져 있다.

질병불안장애 환자들은 정상적인 신체감각에 대해서도 불편함을 느낄 수 있고, 이러한 미묘한 신체 변화를 병적인 것으로 간주하는 경향이 있다.

부모가 지나칠 정도로 건강에 대한 염려가 많고, 건강에 대한 불안을 자주 얘기하는 경우에 질병불안장애 발생 가능성이 높다. 아동기에 심각한 질병을 앓았거나, 부모 혹은 형제가 심각한 질병으로 고통을 받았던 경우에 발생률이 상승한다. 아동기의 분리불안과 질병불안장애 사이에 상관성이 보고되었으며, 부모의 양육방식은 과잉보호를 하는 경향이 있다.

어린 시절 양육자와의 부정적인 경험이 질병불안장애의 원인이 될 수 있다고 알려져 있다(Stuart & Noyes, 1999). 아동기 초기에 양육자와의 부정적인 경험을 통해 불안정한 애착이 형성되고, 돌봄 추구 행동을 유발하여 질병불안장애를 일으킨다.

6) 예후

아동에서 질병불안장애의 경과와 예후에 대한 자료는 부족하다. 초기에 정신과적 평가 및 진료를 받는 경우가 1차 진료만으로 유지하는 경우보다 더 좋은 경과를 보인다. 질병불안장애는 대개 성인기 초기와 중기에 발생하며, 만성적으로 호전과 악화를 반복하는 양상을 보인다.

좋은 예후 인자로는 치료과정에 협조적인 경우, 다른 정신과적 공존 질환이 없는 경우, 신체질환이 없는 경우, 성격장애가 없는 경우 등이다.

7) 진단 및 감별

불안 및 우울장애와의 공존이 흔하다. 신체질환, 신체증상장애, 범불안장애, 강박장애, 공황장애, 주요우울장애 등과 감별이 필요하다. 신체증상장애는 고통스러운 신체 증상을 호소하는 반면, 질병불안장애는 신체 증상은 거의 없는 편이며 주로 질환에 대한 집착과 불안이 주요한 특징이다. 신체질환이 존재할 때 동시에 진단 가능한데, 건강에 대한 불안과 집착이 과도한 수준이어야 한다.

8) 치료

초기에 환자-치료자 관계 형성이 중요하다. 정신치료가 1차 치료 요법인데, 특히 인지행동치료가 효과적이다. 인지행동치료는 비기능적인 사고에 초점을 맞추어 인지적 오류를 수정하고, 과도한 신체 증상 확인 등 비적응적인 행동을 교정하며, 정상적인 신체감각과 다양성에 대해 교육한다. 이 외에도 명상을 기반으로 한 인지치료를 적용해 볼 수 있다.

약물치료는 2차 요법으로 고려해 볼 수 있는데, 특히 불안장애나 우울장애가 동반된 경우에 도움이 된다. SSRI와 세로토닌 노어에피네프린 재흡수 억제제SNRI가 효과적이라는 성인에서의 보고가 있으나 아동에서는 아직까지 보고된 바가 없다. 유지치료는 6~12개월 정도가 권장되며, 대부분의 환자들은 정신치료와 약물치료의 병합이 필요하다.

3. 전환장애(기능성 신경학적 증상장애)conversion disorder(functional neurological symptom disorder)

1) 개념, 정의, 역사

심리적인 요인으로 인하여 감각기관이나 수의적 운동기관에 이상 증상을 보이는 질환이다. 주로 정신적인 스트레스나 갈등을 겪은 후에 증상이 발생하며, 이는 의도적인 것이 아니다. 신경과 혹은 내과 질환을 의심하여 검사를 하게 되는데, 환자의 증상이 의학적으로 설명되지 않는다.

전환장애는 예전에 히스테리, 혹은 히스테리 신경증으로 불렸는데, 프로이드는 Anna O 증례를 토대로, 무의식적 갈등이 히스테리 증상을 유발한다고 하였다.

2) 임상 특징

운동 기능이나 감각 기능의 변화 혹은 상실이 심리적인 스트레스나 상처 후에 발생한다. 이러한 증상은 신경과 질환이나 기타 의학적 질환으로 설명되지 않는다.

아동기 전환장애에서는 주로 운동 기능 이상이 흔하게 보고되는데, 사지의 근력 약화 혹은 마비, 안검하수증, 발성 불능, 진전, 보행장애 등이 나타난다. 운동 기능이 상실되어도 다치는 일은 거의 없다. 이 외에 심인성 비간질 발작을 종종 볼 수 있다. 심인성 비간질 발작은 가성 간질로 불리기도 하였는데, 간질과 비슷해 보이나 경련 발작에 해당하는 이상 뇌파 소견을 보이지 않는 경우이다. 실제로 임상에서는 심인성 비간질 발작과 진성 경련 발작이 동시에 공존하는 경우도 있으므로 평가에 주의를 요한다. 최근에는 두 질환의 감별진단을 위해 비디오 뇌파 촬영이나 경련 이후의 혈청 내 프로락틴 수치의 상승 여부를 측정한다.

감각 기능의 변화로는 실명이나 청력 소실, 시야 제한, '양말-장갑 무감각증' 등의 장애를 보일 수 있으며, 아동기에서는 비교적 덜 흔한 편이다.

전환 증상이 오래 지속되면 비사용 근위축이나 경축 등의 기질적인 합병증을 일으킬 수 있다.

자신의 질병에 대해 관심을 별로 보이지 않는 듯한 무관심la belle indifference 현상이 전환장애에서 나타날 수 있으나, 특히 아동에서는 진단에 도움이 되지는 않는다. 또한 전환장애의 진단에 있어서 필수적인 요소는 아니다.

증례 >>>

초등학교 5학년 여학생이 팔과 다리의 경련으로 소아청소년과에 내원하였다. 신경과적 진찰, 비디오 뇌파 촬영 등에서 진성 간질에 합당한 이상 소견은 보이지 않았다. 동생과 싸우고 엄마에게 호되게 야단을 맞고 나서 증상이 나타나곤 하였다.

3) 진단기준

한 가지 또는 그 이상의 운동 혹은 감각 기능의 이상이 있으나 의학적으로 설명이 되지 않는 경우에 진단하며, DSM-5-TR의 진단기준은 〈표 20-6〉과 같다. 증상 형성에 영향을 줄 만한 심리적 요인을 파악하는 것이 중요하다. 그러나 이러한 심리적 요인이 분명하지 않아도 DSM-5-TR에서는 진단 가능하다.

ICD-11에서는 전환장애를 해리성 신경학적 증상장애dissociative neurological symptom disorder라는 명칭으로 해리장애에 포함하고 있다.

표 20-6 **전환장애(기능성 신경학적 증상장애)의 DSM-5-TR 진단기준(APA. 2022)**

A. 하나 이상의 변화된 수의적 운동이나 감각 기능의 증상이 있다.

B. 임상 소견이 증상과 인정된 신경학적 혹은 의학적 상태의 불일치에 대한 증거를 제공한다.

C. 증상이나 결함이 다른 의학적 장애 또는 정신질환으로 더 잘 설명되지 않는다.

D. 증상이나 결함이 사회적, 직업적 또는 다른 중요한 기능 영역에서 임상적으로 현저한 고통이나 손상을 초래하거나, 의학적 평가를 필요로 한다.

부호화 시 주의점: ICD-10-CM 부호는 증상 유형에 따라 달라짐(다음을 참조하시오).

증상 유형을 명시할 것:
F44.4 쇠약감이나 마비 동반
F44.4 이상 운동 동반(예: 떨림, 근육긴장이상, 간대성 근경련, 보행장애)
F44.4 삼키기 증상 동반
F44.4 언어 증상 동반(예: 발성곤란, 불분명한 언어)
F44.5 발작이나 경련 동반
F44.6 무감각증이나 감각 손실 동반
F44.6 특정 감각 증상 동반(예: 시각, 후각 또는 청력 장해)
F44.7 혼재성 증상 동반

다음의 경우 명시할 것:
급성 삽화: 증상이 6개월 이하로 존재할 때
지속성: 증상이 6개월이나 그 이상 지속될 때

다음의 경우 명시할 것:
심리적 스트레스 요인을 동반하는 경우(스트레스 요인을 명시할 것)
심리적 스트레스 요인을 동반하지 않는 경우

4) 역학

호주에서 16세 미만의 소아청소년 연구에서 10만 명당 2.3~4.2명 정도로 유병률이 낮게 보고되었고(Kozlowska et al., 2007), 영국의 16세 미만 일반 인구 대상 연구에서도 이와 유사하게 10만 명당 1.3명 정도로 낮은 유병률을 나타냈다(Ani et al., 2013). 정신과 진료현장에서는 유병률이 더 높게 나타나서 일본 소아청소년정신정신건강의학과 외래 진료 환자(9~17세)에서는 5%의 유병률이 보고되었다. 다른 연구에서도 소아청소년정신건강의학과 외래 환자에서 1.3~5%의 유병률을 나타내었다(Goodyer, 1981). 남성보다 여성에서 2~10배 더 많이 발생한다.

소아청소년의 심인성 비간질 발작에 대한 연구결과를 보면, 소아간질 클리닉 환자의 15%에서 심인성 비간질 발작이 보고되었다. 이 환자들 중 심인성 비간질 발작의 진단 비율은 학령전기의 3%, 학령기의 43%, 청소년기의 87%에 해당되었다(Kotagal et al., 2002). 또한 진성 간질과 심인성 비간질 발작의 동시 진단율은 1.5%로 낮은 비율을 나타내었다.

5) 원인

정신분석이론에 의하면 성적인 혹은 공격적인 본능을 억압하거나 전환하는 무의식적인 과정에 의하여 전환 증상이 발생한다고 되어 있다. 무의식적인 과정에 의한 것이므로 환자 자신은 증상의 의미를 알지 못한다. 신체 증상을 통해 고통스러운 갈등을 의식하지 않게 되는 일차성 이득과, 증상으로 인해 곤란한 상황을 피하고 주변으로부터 관심을 받게 되는 이차성 이득이 나타날 수 있다.

가족 인자가 전환장애의 발생에 있어서 중요한 역할을 하는데, 특히 소아 청소년에서는 가정 내의 스트레스, 가족 내 의사소통의 어려움 등이 원인이 될 수 있다.

성적 학대의 경험, 불안이나 우울, 미숙하고 자기중심적인 성격에서 전환장애가 발생할 수 있다.

또한 생물학적 요인으로 뇌 신경 기능의 변화에 주목하고 있다. 마비 증상이 대뇌 피질과 망상체 간의 되먹임 이상과 연관성이 있다는 보고가 있고, 정서를 담당하는 섬엽과 운동 영역의 전운동 피질, 실행 기능 영역의 아래전두이랑 사이의 연결성에 이상 소견이 보고된 바 있다(van der Kruijs et al., 2012).

6) 예후

전 연령대에서 발생할 수 있으나, 아동기와 초기 청소년기에 주로 발생하는 신체증상장애와 비교할 때, 더 늦게 발병하는 경향이 있어서 평균 발병 연령은 16세이다(Lieb et al., 2000). 즉, 전환장애는 청소년기나 성인 초기에 주로 발병한다. 비간질성 경련 발작의 평균 발생 연령은 20~29세이고, 운동 기능 증상은 평균 30~39세에 발병한다.

전환장애의 경과는 대체로 짧으며, 대부분은 3개월 내로 증상이 소실된다.

아동 환자의 예후가 청소년이나 성인보다 양호하다. 증상 지속 기간이 짧은 경우에 예후가 양호하고, 비적응적인 성격, 신체질환이 공존하는 경우, 증상으로 인한 이차 이득이 있는 경우는 예후가 불량하다.

7) 진단 및 감별

환자가 보이는 신경계 증상에 대해 우선 의학적 질환에 의한 것이 아님을 확인하고, 질환 발생에 기여하는 심리적인 인자에 대해 평가한다.

특히 경련 발작, 뇌종양, 뇌 감염, 뇌 외상, 전신 홍반 루프스, 다발성 경화증, 중증 근무력증, 주기성 마비 등과의 감별을 위해 철저한 의학적인 평가가 필요하다. 그러나 경련 발작이나 다발성 경화증과 같은 신경과 질환과 동시에 존재할 수 있으며, 함께 진단이 가능하다.

또한 신체증상장애, 인위성 장애, 해리장애, 꾀병 등과의 감별이 필요하며, 우울장애, 불안장애, 신체증상장애, 성격장애(특히 연극성), 해리장애, 신경계 질환 등과 동반된다.

8) 치료

철저한 신체검사를 시행한 이후에는 재검사를 반복하지 않도록 하며 만성화되기 전에 조기에 치료를 하는 것이 중요하다.

암시를 주고 스트레스를 줄여 주는 것이 도움이 된다. 인지행동치료가 도움이 될 수 있다. 긍정적인 행동은 강화시켜 주고 부정적인 행동은 무시하도록 하며, 이차 이득은 최소화하도록 한다. 약물치료는 동반된 정신과 질환이 있는 경우에 유용하다. 이 외에 정신역동적 정신치료, 최면 등의 치료를 해 볼 수 있다.

4. 기타 의학적 상태에 영향을 주는 심리적 요인

psychological factors affecting other medical conditions

1) 개념, 정의, 역사

심리적인 요인이 의학적 상태나 증상에 영향을 미칠 수 있다고 알려져 있다. 심리적인 스트레스, 대처 유형, 자신의 질병에 대한 부정이나 비순응 등이 신체질환의 발생, 악화 등 경과에 영향을 줄 수 있는데, 이러한 분야를 다루는 정신의학을 정신신체의학이라고 한다. 소아청소년 정신신체의학은 특히 종합병원에서 타과와의 협진을 통한 자문 조정 정신의학 접근을 요한다.

DSM-5-TR에서는 이를 '기타 의학적 상태에 영향을 주는 심리적 요인'으로 분류하여 규정하고 있다.

ICD-11에서는 '신체고통 혹은 신체경험장애'에 속해 있지 않고, '그 밖에 분류된 질환이나 질병에 영향을 주는 심리적 · 행동적 요인'psychological and behavioural factors affecting disorders or diseases classified elsewhere이라는 명칭으로 독립적인 범주로 분류하고 있다. 세부적으로 다섯 가지로 나누고 있는데, 그 종류는 다음과 같다. '그 밖에 분류된 질환이나 질병에 영향을 주는 정신질환'mental disorder affecting disorders or diseases classified elsewhere, '그 밖에 분류된 질환이나 질병에 영향을 주는 심리적 증상'psychological symptoms affecting disorders or diseases classified elsewhere, '그 밖에 분류된 질환이나 질병에 영향을 주는 성격 성향이나 대응방식'personality traits or coping style affecting disorders or diseases classified elsewhere, '그 밖에 분류된 질환이나 질병에 영향을 주는 비적응적 건강행동'maladaptive health behaviours affecting disorders or diseases classified elsewhere, '그 밖에 분류된 질환이나 질병에 영향을 주는 스트레스 관련 생리적 반응'stress-related physiological response affecting disorders or diseases classified elsewhere이다.

2) 임상 특징(증례)

심리적 요인은 당뇨병, 천식, 두통, 암, 심혈관계 질환, 위장관계 질환, 근골격계 질환, 내분비계 질환 등 전신의 의학적 상태에 영향을 줄 수 있다.

이 중에서 두통은 소아 청소년에서 비교적 흔하다. 특히 긴장성 두통이 흔한데, 스트레스로 인해 두부와 경부의 근육이 수축되면서 발생하고, 양측성으로 띠를 두른 듯이 나타난다. 머리의 한쪽에만 통증이 나타나는 편두통은 완벽주의적이고 분노 억제가 어려운 성격과 관련성이 있다.

당뇨의 경우는 스트레스를 받으면 포도당의 대사과정에 이상을 초래함으로써 혈당 조절에 영향을 미칠 수 있다. 또한 아동기의 스트레스는 과식을 유발함으로써 식사 조절에 어려움을 일으켜서 병을 악화시킬 수 있다.

천식은 소아청소년기에 비교적 흔한 호흡기 질환인데, 불안이나 스트레스와 같은 심리적 요인이 천식의 증상과 경과에 영향을 줄 수 있다.

과민성 대장 증후군의 발생이나 경과에 스트레스, 긴장, 불안, 우울이 영향을 미칠 수 있다.

증례 >>>

당뇨병을 앓고 있는 초등학교 5학년 여학생이 최근에 혈당이 많이 상승하여 소아청소년과에 왔다. 최근에 친구와 다투고 사이가 멀어진 이후로 스트레스를 많이 받았다고 하며, 탄산 음료, 아이스크림 등 평소에 절제하던 간식과 음식들을 최근에 많이 먹었다고 한다. 환자는 소아청소년정신건강의학과로 자문 의뢰되었는데, 친구들로부터 혹시 왕따를 당하지 않을까 하는 걱정으로 불안했다고 하였다.

3) 진단기준

의학적 상태에 대한 심리적 요인의 영향이 분명하고, 의학적 상태의 경과에 미치는 영향이 임상적으로 심각한 경우에 진단한다. 심리적 요인과 의학적 상태의 관계를 의심할 만한 증거가 있어야 한다. DSM-5-TR 진단기준은 〈표 20-7〉과 같다.

ICD-11에서는 '그 밖에 분류된 질환이나 질병에 영향을 주는 심리적, 행동적 요인'psychological and behavioural factors affecting disorders or diseases classified elsewhere에 해당한다.

표 20-7 기타 의학적 상태에 영향을 주는 심리적 요인의 DSM-5-TR 진단기준(APA, 2022)

A. 의학적 증상이나 상태(정신질환 외의)가 존재한다.

B. 심리적 혹은 행동적 요인이 다음과 같은 방식 중 하나로 의학적 상태에 악영향을 준다.
1. 심리적 요인들과 의학적 상태의 발생, 악화 혹은 회복 지연과의 밀접한 시간적인 연관성을 볼 때, 요인들이 질병의 경과에 영향을 줌

2. 요인들이 의학적 상태의 치료를 방해함(예: 나쁜 순응도)
3. 요인들이 사람에게 확실히 알려진 추가적인 건강상의 위험이 됨
4. 요인들이 기저의 병태생리에 영향을 주고, 증상을 유발하거나 악화시키며, 혹은 의학적 관심을 필요하게 함

C. 진단기준 B의 심리적이고 행동적 요인들이 다른 정신질환으로 더 잘 설명되지 않는다(예: 공황장애, 주요우울장애, 외상후 스트레스장애).

현재의 심각도를 명시할 것:
경도: 의학적 위험을 증가시킨다(예: 고혈압 치료에 대한 비일관적인 순응).
중등도: 기저의 의학적 상태를 악화시킨다(예: 천식을 악화시키는 불안).
고도: 입원이나 응급실을 방문하게 되는 결과를 초래한다.
극도: 심각하고 생명의 위협을 주는 위험을 초래한다(예: 심장마비 증상을 무시함).

4) 역학

유병률에 대한 연구는 제한적이다. 소아청소년의 10~25%에서 정신신체장애가 있으며 여학생에서 더 흔하다는 보고가 있다(Brill et al., 2001).

5) 원인

스트레스를 포함한 다양한 심리적 인자가 의학적 상태의 경과에 영향을 미칠 수 있다. 스트레스를 유발하는 생활 사건, 학교문제, 성격 특성, 대처 능력, 가정 내의 문제, 대인관계 등이 원인 인자로 작용할 수 있다.

6) 예후

이 질환은 모든 연령에 걸쳐 발생할 수 있다. 청소년기의 정신신체 증상은 성인기까지 영향을 미칠 수 있다고 보고된 바 있다. 다양한 정신신체 증상을 가진 청소년은 성인기의 만성 통증으로 이어진다고 하였고(Jones et al., 2007), 성인기 초기에 신체화 증상과 불안이 유의하게 증가한다고 보고하였다(Kinnunen et al., 2010).

7) 진단 및 감별

신체증상장애, 적응장애, 질병불안장애와의 감별이 필요하다.

의학적 상태에 의해 2차적으로 발생한 비정상적인 심리적 증상은 적응장애로 진단한다.

신체증상장애는 고통스러운 신체 증상 및 이 증상과 연관된 과도한 생각이나 감정, 염려가 주된 특징이다. '기타 의학적 상태에 영향을 주는 심리적 요인'에서는 과도한 생각이나 감정, 염려를 보이지는 않는다.

8) 치료

소아청소년과와 소아청소년정신건강의학과가 서로 연계하여 통합된 평가 및 치료를 제공하는 것이 중요하다. 질환의 발생과 경과에 영향을 미치는 스트레스 요인과 기타 심리사회적 요인에 대한 파악이 우선이며, 신체 질환의 진행을 막고, 적응 능력을 향상시키는 것이 목적이다.

치료는 인지행동치료, 정신치료, 바이오피드백, 이완요법, 정신과적 약물치료, 가족치료 등이 도움이 될 수 있다.

5. 인위성장애factitious disorder

1) 개념, 정의, 역사

자신이나 타인에게 신체적 혹은 심리적 증상이나 징후를 허위로 유발하여 상처를 입히거나 질병을 가장하거나 유도, 악화시키는 경우를 가리킨다. 분명한 이차 이득이 존재하는 꾀병과 달리, 인위성장애는 명확한 외부적인 보상이 없다는 것이 특징이다.

DSM-IV에서는 자신에게 유발하는 경우만 인위성장애로 진단하도록 하였으나, DSM-5-TR에서는 자신뿐 아니라 타인에게 유발하는 경우도 인위성 장애에 포함하였다. 즉, '스스로에게 부여된 인위성장애factitious disorder imposed on self'와 타인에게 증상을 만들어 내고 상처나 질병을 유도하는 '타인에게 부여된 인위성장애factitious disorder imposed on another'로 분류한다. 이전에는 스스로 증상을 만들어 내며 입원을 반복하는 심한 형태의 인위성장애를 뮌하우젠 증후군Munchausen syndrome으로 부르기도 하였다.

DSM-5-TR에서는 인위성장애가 '신체증상 및 관련 장애'에 포함되어 있는데, 이 범주 내에서 유일하게 의식적으로 증상을 만들어 내는 진단이다.

ICD-11에서는 '신체고통 혹은 신체경험장애'에 속해 있지 않고, 인위성장애 단독의 범주로 분류되어 있다.

2) 임상 특징

현실적인 이득 추구가 분명하지 않은 상황에서 신체적

혹은 심리적 증상이나 징후를 만들어 내서 신체질환이나 정신질환을 가장한다. 대개 병력이 길고 여러 병원을 방문하면서 자주 입원하고, 위험하고 침습적인 검사나 처치를 반복적으로 받는다.

증상을 가장하거나, 질병을 의심할 만한 증상이나 징후를 의도적으로 만든다. 흔한 증상은 피부질환(습진, 부종, 멍 등), 발열, 복통, 케토산증, 감염 등이다.

증례 >>>

초등학교 6학년 여학생이 반복적으로 저혈당 증상이 발생한다고 왔다. 기운이 없고, 어지럽고, 힘이 빠진다고 하였다. 반복되는 증상 호소로 입원 치료를 받게 되었는데, 입원 중에 시행한 신체검진과 혈액검사에서 이상 소견은 발견되지 않았다. 환자는 화장실에서 몰래 인슐린 주사를 놓는 모습이 발견되었다. 이후 의료진과의 면담에서 이전에 자신이 의도적으로 인슐린 주사를 추가로 놓아 혈당을 떨어뜨렸다고 고백하였다.

3) 진단기준

진단을 내리기 쉽지 않으며, 과거 병력에 대한 정보를 잘 수집하는 것이 필요하다. 최근에 유사한 증상으로 입원을 반복하였거나, 의학적으로 설명되지 않는 증상을 보이거나, 퇴원 전에 갑자기 새로운 증상이 발생하거나, 나이에 맞지 않게 검사나 수술에 대한 해박한 지식을 갖고 있고 반복적으로 요구하는 경우, 위험한 검사나 처치에 대해 전혀 무서움이 없고 동요가 없는 경우 등에서 인위성장애를 의심해 볼 수 있다.

DSM-5-TR 진단기준은 〈표 20-8〉과 같다.

표 20-8 인위성장애의 DSM-5-TR 진단기준(APA, 2022)

스스로에게 부여된 인위성장애

A. 분명한 속임수와 관련되어 신체적 혹은 심리적인 징후나 증상을 허위로 조작하거나, 상처나 질병을 유도한다.

B. 다른 사람에게 자기 자신이 아프고, 장애가 있거나 부상당한 것처럼 표현한다.

C. 명백한 외적 보상이 없는 상태에서도 기만적 행위가 분명하다.

D. 행동이 망상장애나 다른 정신병적 장애와 같은 다른 정신질환으로 더 잘 설명되지 않는다.

다음의 경우 명시할 것:
단일 삽화
재발 삽화(질병을 조작하거나, 혹은 부상을 유도하는 2회 이상의 사건)

타인에게 부여된 인위성장애(과거, 대리인에 의한 인위성장애)

A. 분명한 속임수와 관련되어 다른 사람에게 신체적 혹은 심리적인 징후나 증상을 허위로 조작하거나, 상처나 질병을 유도한다.

B. 제3자(피해자)가 아프고, 장애가 있거나 부상당한 것처럼 다른 사람에게 내보인다.

C. 명백한 외적 보상이 없는 상태에서도 기만적 행위가 분명하다.

D. 행동이 망상장애나 다른 정신병적 장애와 같은 다른 정신질환으로 더 잘 설명되지 않는다.

주의점: 가해자가 인위성장애 진단을 받는다. 피해자에게 내리는 진단이 아니다.

다음의 경우 명시할 것:
단일 삽화
재발 삽화(질병을 조작하거나 혹은 부상을 유도하는 2회 이상의 사건)

ICD-11에서는 인위성장애라는 단독 범주로 분류하고 있으며, 자신이나 타인에게 유발하는 경우를 모두 포함한다.

4) 역학

유병률에 대한 연구가 미흡한 실정이다. 성인을 대상으로 한 연구에서 정신건강의학과로 자문 의뢰된 환자의 0.6~3%에서 인위성 장애가 보고되었다(Miller et al., 2008). 소아청소년 대상 연구에서도 자문 의뢰된 환자의 0.7%가 인위성장애였고, 여학생이 75%를 차지하였다(Ehrlich et al., 2008).

5) 원인

정신역동이론에 의하면 부모의 무관심으로 인한 정서박탈 때문에 질병을 가장하거나 만들어서 환자 역할을 함으로써 의료진으로부터 관심을 받고자 하는 무의식적인 동기가 유발인자이다. 즉, 애착 형성의 실패와 학대 경험이 원인으로 작용할 수 있다. 인위성장애 청소년의 절반 정도에서 입양이나 보호 시설 거주의 경험이 있었고, 42%에서 아동기 학대(신체적 혹은 성적)가 보고되었다.

인위성장애와 경계성 성격장애의 공존이 흔한 것으로 보고되면서 이 두 질환이 공통의 위험인자를 갖고 있을 가능성이 제기되고 있다.

6) 예후

주로 성인기 초기에 시작되지만 소아 혹은 청소년기에 시작될 수 있다. 경과는 다양한데, 대체로 간헐적 삽화의 양상을 나타낸다.

7) 진단 및 감별

진단을 내리기가 쉽지 않다. 최근에 유사한 증상으로 입원을 반복하고, 그 증상이 의학적 평가 소견과 부합되지 않는 경우에 인위성장애를 의심해 볼 수 있으므로 과거 병력에 대한 자세한 청취가 필요하다.

인위성장애 소아청소년은 다른 정신 질환과의 공존률이 높으며, 특히 잠재적인 성격장애가 흔하다(Ehrlich et al., 2008; Kozlowska et al., 2011). 이 외에도 우울장애, 불안장애, 신경성 식욕부진증 등이 공존할 수 있다.

실제적인 신체질환, 꾀병, 신체증상장애, 전환장애, 경계선 성격장애 등과의 감별이 필요하다.

8) 치료

인위성장애의 치료에서 가장 중요한 것은 환자를 치료에 참여시키는 것이며, 또한 의사-환자 관계를 잘 맺어서 정신과적 치료를 꾸준히 유지하도록 하는 것이다.

성인에 비해서 소아청소년은 고의적인 행동임을 직면시켰을 때 더 잘 인정하는 것으로 보고되었다. 특히 13세 미만에서는 100%의 아동이 모두 고의성을 인정하였고, 청소년은 55%에서 인정하였고, 대부분은 정신과적 치료를 받아들였다는 보고가 있다(Libow, 2000). 반면 성인에서는 고의성에 대한 인정이 단지 23%로 나타났다(Krahn et al., 2003). 성인에 비해서 아동들이 치료를 잘 받아들이는 경향이 있는 만큼 치료적 개입을 통해 적절한 도움을 줄 수 있다.

치료 효과에 대한 체계적인 연구는 미흡한 실정으로, 정신치료 혹은 인지행동치료를 시행해 볼 수 있으며, 공존하는 다른 정신질환에 대한 치료가 필요하다.

6. 달리 명시된 신체증상 및 관련 장애other specified somatic symptom and related disorder

기능에 지장을 줄 만큼 임상적으로 심각한 신체 증상 및 관련 증상들이 있지만, '신체 증상 및 관련 장애'의 어떤 진단기준도 만족하지 않는 경우에 적용된다.

신체증상장애와 질병불안장애에서 증상이 6개월을 넘지 않는 경우에 각각 단기 신체증상장애, 질병불안장애로 명명하여 이 진단을 적용한다. 또한 질병불안장애가 의심되나 지나친 건강 관련 행동을 보이지 않거나 회피 행동이 없다면 '과도한 건강 연관 행동이 나타나지 않는 질병불안장애'로 진단 내릴 수 있다. 상상임신도 이 범주에 속한다.

결론 및 요약

아직까지 아동기의 해리장애와 신체증상 및 관련 장애에 대한 연구는 많이 부족한 실정이다. 특히 아동에서 신체 증상을 호소하는 경우가 드물지 않음에도 불구하고, 유병률이나 진단 도구, 치료 효과 등에 대한 연구가 미흡한 상황이므로, 앞으로는 이런 분야에 대한 체계적인 연구가 필요할 것이다.

참고문헌

김승태(1996). 소아 및 청소년의 신체형장애. 정신신체의학, 4(2), 277-285.

박선철, 김석현(2009). 복합외상과 극단적 스트레스 장애. 대한불안의학회, 5(2), 80-88.

이문수, 조숙행(2008). 신체질환이 있는 소아청소년의 정신 신체 의학적 관리: 총론. 정신신체의학, 16(1), 17-24.

American Psychiatric Association. (2013). *Diagnostic and statistical manual of mental disorders*. Arlington, VA: American Psychiatric Association.

American Psychiatric Association. (2022). *Diagnostic and statistical manual of mental disorders, 5th Edition, text revision*. Washington, DC: American Psychiatric Association.

Andresen, J. M., Woolfolk, R. L., Allen, L. A., Fragoso, M. A., Youngerman, N. L., Patrick-Miller, T. L. et al. (2011). Physical symptoms and psychosocial correlates of somatization in pediatric primary care. *Clin Pediatr, 50*(10), 904-909.

Ani, C., Reading, R., & Lynn, R. (2013). Incidence and 12-month outcome of non-transient childhood conversion disorder in the UK and Ireland. *British Journal of Psychiatry, 202*, 413-418.

Athula, S. (2007). What is the evidence for the efficacy of treatments for somatoform disorders? A critical review of previous intervention studies. *Psychosomatic Medicine, 69*, 889-900.

Atmaca, M., Sirlier, B., Yildirim, H., & Kayali, A. (2011). Hippocampus and amygdalar volumes in patients with somatization disorder. *Prog Neuropsychopharmacol Biol Psychiatry, 35*, 1699-1703.

Avital, G. L., Nimrod, H. P., Anat, S., Shaylee, R., Doron, G., & Hana, W. (2022). The development of somatic symptom disorder in children: Psychological characteristics and psychiatric comorbidity. *Journal of the Academy of Consultation-Liaison Psychiatry, 63*, 324-333.

Belmaker, E., Espinoza, R., & Pogrund, R. (1985). Use of medical services by adolescents with non-specific somatic symptoms. *Int J Adolesc Med Health, 1*, 149-156.

Bonvanie, I. J., Janssens, K. A., Rosmalen, J. G., & Oldehinkel, A. J. (2017). Life events and functional somatic symptoms: A population study in older adolescents. *Br J Psychol, 108*(2), 318-333.

Brand, B. L., Classen, C. C., McNary, S. W., & Zaveri P. A. (2009). Review of dissociative disorders treatment studies. *The Journal of Nervous and Mental Disease, 197*(9), 646-654.

Brill, S. R., Patel, D. R., & MacDonald, E. (2001). Psychosomatic disorders in pediatrics. *Indian J Pediatr, 68*(7), 597-603.

Campo, J. V. (2012). Annual research review: Functional somatic symptoms and associated anxiety and depression-developmental psychopathology in pediatric practice. *J Child Psychol Psychiatry, 53*(5), 575-592.

Cozzi, G., Minute, M., Skabar, A., Pirrone, A., Jaber, M., Neri, E., Montico, M., Ventura, A., & Barbi, E. (2017). Somatic symptom disorder was common in children and adolescents attending an emergency department complaining of pain. *Acta Paediatr, 106*, 586-593.

Dell, M. L., & Campo, J. V. (2011). Somatoform disorders in children and adolescents. *Psychiatric Clinics of North America, 34*(3), 643-660.

Diseth, T. H. (2005). Dissociation in children and adolescents as reaction to trauma-an overview of conceptual issues and neurobiological factors. *Nordic Journal of psychiatry, 59*(2), 79-91.

Ehrlich, S., Pfeiffer, E., Sabach, H., Lenz, K., math, D., & Lehmkuhi, U. (2008). Factitious disorder in children and adolescents: A retrospective study. *Psychosomatics, 49*, 392-398.

Geelen, S. M., Rydelius, P. A., & Haguist, C. (2015). Somatic symptoms and psychological concerns in a general adolescent population: Exploring the relevance of DSM-5 somatic symptom disorder. *Journal of Psychosomatic Research, 79*(4), 251-258.

Goodyer, I. (1981). Hysterical conversion reactions in childhood. *J Child Psychol Psychiatry, 22*, 179-188.

Jones, G., Silman, A., Power, C., & Macfarlane, G. (2007). Are common symptoms in childhood associated with chronic widespread body pain in adulthood?: Results from the 1958 British birth cohort study. *Arthritis and Rheumatism, 56*, 1669-1675.

Kinnunen, P., Laukkanen, E., & Kylmä, J. (2010). Associations between psychosomatic symptoms in adolescence and mental health symptoms in early adulthood. *International Journal of Nursing Practice, 16*, 43-50.

Kotagal, P., Cota, M., Wyllie, E. et al. (2002). Paroxysmal non epileptic events in children and adolescents. Pediatrics, 110, e46.

Kozlowska, K., Nunn, K.P., Rose, D. et al. (2007). Conversion disorder in australian pediatric practice. *Journal of the American Academy of Child & Adolescent Psychiatry, 46*, 68-75.

Kozlowska, K., Scher, S., & Williams, L. M. (2011). Patterns of emotional-cognitive functioning in pediatric conversion patients: Implications for the conceptualization of conversion disorders. *Psychosomatic Medicine, 73*(9), 775-788.

Krahn, L. E., Li, H., & O'Connor, M. K. (2003). Patients who strive to be ill: Factitious disorder with physical symptoms. *American Journal of Psychiatry, 160*(6), 1163-1168.

Libow, J. A. (2000). Child and adolescent illness falsification. *Pediatrics, 105*(2), 336-342.

Lieb, R., Pfister, H., Mastaler, M., & Wittchen, H. U. (2000). Somatoform syndromes and disorders in a representative population sample of adolescents and young adults: Prevalence, comorbidity and impairments. *Acta Psychiatr Scand, 101*, 194-208.

Miller, A. L., Muehlenkamp, J. J., & Jacobson, C. M. (2008). Fact or fiction: Diagnosing borderline personality disorder in adolescents. *Clinical Psychology Review, 28*(6), 969-981.

Ross, C. A. (1996). Epidemiology of dissociation in children and adolescents: Extrapolations and speculations. *Child and Adolescent Psychiatric Clinics of North America, 5*(2), 273-284.

Sar, V., Önder, C., Kilincaslan, A., Zoroglu, S., & Alyanak, B. (2014). Dissociative identity disorder among adolescents: Prevalence in a university psychiatric outpatient unit. *Journal of Trauma & Dissociation, 15*(4), 402-419.

Schulte, I. E., Petermann, F., & Noeker, M. (2010). Functional abdominal pain in childhood: From etiology to maladaptation. *Psychother Psychosom, 79*(2), 73-86.

Shanahan, L., Zucker, N., Copeland, W. E., Bondy, C. L., Egger, H. L., & Costello, E. J. (2015). Childhood somatic complaints predict generalized anxiety and depressive disorders during young adulthood in a community sample. *Psychol Med, 45*(8), 1721-1730.

Stuart, S., & Noyes, R. (1999). Attachment and interpersonal communication in somatization. *Psychosomatics, 40*, 34-43.

van der Kruijs, S. J., Bodde, N. M., Vaessen, M. J., Lazeron, R. H., Vonck, K., Boon, P., et al. (2012). Functional connectivity of dissociation in patients with psychogenic non-epileptic seizures. *J Neurol Neurosurg Psychiatry, 83*, 239-247.

Winding, T. N., & Andersen, J. H. (2019). Do negative childhood conditions increase the risk of somatic symptoms in adolescence?: A prospective cohort study. *BMC Public Health, 19*, 828.

제21장

소아정신의학

급식 및 섭식 장애

Feeding and Eating Disorders

김경미

급식 및 섭식 장애는 음식의 섭취와 흡수에 변화가 발생하고, 이로 인한 신체건강 혹은 정신사회적 기능의 유의한 손상을 유발하는 급식 혹은 섭식 관련 행동의 지속적인 장애가 특징적인 질환이다. 급식 및 섭식 장애는 전 연령에 걸쳐 발생이 가능한데, 급식장애는 소아기 발병이 많고, 섭식장애는 전형적으로 청소년기(12~18세)에 발병하며, 후기 청소년기와 초기 성인기에 주로 관찰된다. 특히 섭식장애는 만성적이며 재발이 많고, 종종 심각한 의학적 · 정신과적 공존질환이 동반된다.

이전까지 유아기 및 초기 아동기의 급식 및 섭식 장애와 섭식장애로 구분하여 분류되었으나, DSM-5부터 급식 및 섭식 장애라는 하나의 진단군으로 통합되었다. 또한 유아기 및 초기 아동기의 급식장애가 회피적/제한적 음식섭취장애까지 그 개념이 확장되었고, 폭식장애는 독립된 진단명으로 인정되었다.

섭식 및 급식 장애의 원인, 지속요인 및 치료에 대한 연구는 아직 부족하다. 지금까지 연구들에 따르면, 신경성 식욕부진증, 신경성 폭식증 및 폭식장애는 서로 공통적인 심리적, 그리고 행동적 특징이 많이 있지만, 각각의 임상경과, 예후, 치료가 필요한 정도에는 많은 차이가 있다. 또한 물질사용장애 환자에서 물질에 대한 갈망감과 강박적 사용이 나타나는 것과 유사한 양상으로, 섭식장애 환자에서는 섭식에 대한 갈망감과 강박적 행동이 나타난다. 이러한 유사성은 두 질환 모두 자기조절 및 보상 통제와 관련된 신경계 이상과 관련되었을 가능성이 있다. 그러나 섭식장애와 물질사용장애의 발병, 경과, 지속성에 영향을 주는 공통적인 뚜렷한 요인이 각 질환에 어느 정도 영향을 주는지에 대해서는 아직 분명히 설명해 주지 못한다.

DSM-5-TR에서 급식 및 섭식 장애에는 신경성 식욕부진증, 신경성 폭식증, 폭식장애, 회피적/제한적 음식섭취장애, 이식증, 되새김장애, 달리 명시되는 급식 또는 섭식장애가 포함된다.

이식증

1. 개념 및 정의

이식증PICA은 영양가가 없고 음식이 아닌 물질을 지속적으로 섭취하는 질환으로, 이런 급식행동이 발달적으로 적절하지 않고 문화적으로 혹은 사회적으로 정상적이지 않을 때를 말한다. 이식증의 진단은 다른 급식 혹은 섭식 장애와 동시에 진단 가능하지만, 식품이 아닌 것의 섭취가 주로 식욕 감소 또는 체중 조절의 목적으로 섭취되지 않을 때 독립적으로 진단 가능하다. 이식증은 지적장애 또는 자폐스펙트럼장애ASD와 관련하여 발생할 수 있다.

2. 임상 특징

이식증은 임상적으로 주의가 필요할 정도로 심각한 정

도의 하나 이상의 영양가가 없고 음식이 아닌 물질을 최소 1개월 이상 지속적으로 섭취하는 것이다. 이식증이 있는 환아는 연령과 접근 가능성에 따라 다르기는 하지만, 주로 종이, 비누, 천, 머리카락, 끈, 양모, 흙, 자갈, 분필, 페인트, 금속, 숯이나 석탄, 재, 점토 등을 먹는다. 비타민이나 미네랄(아연, 철 등)의 결핍이 보고되었지만, 특정 생물학적 이상은 발견되지 않는 경우가 많다. 어떤 경우에는 기계적 장 문제, 위석으로 인한 장 폐쇄, 장 천공, 대변이나 흙 섭취로 인한 톡소플라즈마증 및 톡소카리아증과 같은 감염, 납 성분이 함유된 페인트 섭취 같은 중독 등 일반적인 의학적 합병증 이후에 이식증이 임상적으로 확인되기도 한다.

이식증은 섭취한 물질의 독성 수준에 따라 잠재적으로 치명적인 의학적 결과를 일으킬 수 있다. 이식증의 합병증에는 구강 및 위장관 손상, 장 폐색, 납 중독, 변비, 기생충 및 감염이 포함된다. 철결핍성 빈혈이 종종 이식증과 관련 있지만, 철결핍성 빈혈이 결과인지 원인인지는 분명하지 않다.

증례 >>>

7세 여아로 내원 당시 초등학교 1학년이었다. 4~5세경부터 머리카락을 잡아당기고, 당겨서 끊거나 뽑는 모습을 보였다. 당겨서 끊긴 머리카락 때문에 환아의 머리는 늘 부스스한 단발처럼 보였다. 부모가 만류해도 그때 잠깐 숨어서 할 뿐, 다시 머리카락을 뽑거나 당기는 등의 모습을 보였다. 내원 약 6개월 전에 동생이 태어나고 새 학기가 시작되면서 환아의 머리 길이가 들쭉날쭉 짧아지기 시작하였고, '또 머리카락을 뽑은 거냐'고 물어보면 부인하였다. 그러던 중 2~3개월 전부터 복통을 호소하였고, 복통이 심해 응급실에 내원하였다. 응급실에서 내시경을 시행한 결과 머리카락이 뭉친 모발 위석이 발견되어 수술을 시행하였다.

3. 진단기준

1) DSM-5-TR

'비영양성 · 비음식' 이라는 용어가 포함된 이유는 최소한의 영양 성분이 있는 다이어트 제품 섭취인 경우에는 이식증 진단을 할 수 없기 때문이다. 영유아기에는 먹을 수 없는 물질을 입에 대거나 삼키는 것이 정상적으로 나타날 수 있기 때문에 이식증의 진단은 최소 2세 이후에 가능하다.

표 21-1 이식증의 DSM-5-TR 진단기준(APA, 2022)

A. 적어도 1개월 동안 비영양성 · 비음식 물질을 계속 먹는다.

B. 비영양성 · 비음식 물질을 먹는 것이 발달수준에 비추어 볼 때 부적절하다.

C. 먹는 행동이 사회적 관습이 아니거나, 혹은 문화적 지지를 받지 못한다.

D. 만약 먹는 행동이 다른 정신질환(예: 지적발달장애[지적장애], 자폐스펙트럼장애, 조현병)이나 의학적 상태(임신 포함) 기간 중에만 나타난다면, 이 행동이 별도의 임상적 관심을 받아야 할 만큼 심각한 것이어야 한다.

부호화 시 주의점: ICD-10-CM의 이식증 부호는 아동에서는 F98.3이고 성인에서는 F50.89다.

다음의 경우 명시할 것:
관해 상태: 이전에는 이식증의 진단기준을 만족했으나, 현재는 일정 기간 동안 기준을 만족하지 않는다.

2) ICD-11

ICD-11에서는 음식이 아닌 물체와 재료(점토, 흙, 분필, 석고, 플라스틱, 금속 및 종이) 또는 익히지 않은 음식 재료(다량의 소금이나 옥수수 가루)를 주기적으로 섭취하는 것을 특징으로 하며, 먹을 수 있는 것과 먹을 수 없는 것을 구별할 수 있는 발달연령(약 2세)에 도달한 개인에서 임상적 주의가 필요할 정도로 지속적이고 심각하게 나타나는 경우로 정의하였다.

4. 역학

이식증은 전 연령에서 발병할 수 있지만, 아동기 발병이 가장 많다. 이식증의 유병률은 학령기 아동의 약 5% 정도로 알려져 있다. 그러나 이식증의 유병률은 보고에 따라 매우 다양하여 미국의 섭식장애 치료 거주 시설에 있는 청소년 및 젊은 성인 여성에서 이식증 유병률이 1.3%인 반면, 잠비아의 루사카에 있는 학령기 아동 표본에서 유병률은 74.4%였다.

5. 원인

이식증의 원인에 대해 인류학적 그리고 행동적 관점에서 많은 이론이 있다. 인류학적 관점에서 이식증은 식량 부족 혹은 기근 시 나타나는 적응적 반응이거나 미량의 영양소 결핍으로 인한 것 혹은 독소와 질병에 대한 자연적인 보호 역할을 하는 것이라고 하였다. 그러나 이런 이론을 이식증 환자들에게 포괄적으로 적용하기에는 한계가 있다. 행동이론가들은 이식증이 사회적 상호작용이 거의 없는 환경에서 학습된 행동의 결과일 수 있다는 가설을 주장한다. 환경적으로 부모의 방임과 지도감독의 부족, 그리고 아동의 발달지연이 이식증의 위험요인으로 알려져 있다.

6. 예후

이식증은 정상 발달 소아에서도 발생할 수 있으나, 성인의 경우에는 지적장애 또는 기타 정신장애와 관련이 높다. 경과상 이식 증상이 오래 지속될 수 있으며, 섭취한 물질에 따라 치명적이거나 의학적 응급 상황(예: 장 폐쇄, 급성 체중 감소, 중독)을 초래할 수도 있다. 이식증으로 인한 신체 기능의 이상 없이 사회적 기능 이상만 나타나는 경우는 드물다.

7. 진단 및 감별

이식증 환자는 스스로 병원에 오지 않거나 증상을 숨기기 때문에 위 경련이나 위장관 손상과 같은 신체적 증상이 먼저 나타날 수 있다. 이식증이 의심되는 경우, 신체 진찰과 X-선 촬영 혹은 필요시 초음파 및 자기공명영상촬영 등 영상의학적 검사를 통해 이식증과 관련된 위장관 폐색 등의 의학적 합병증을 확인할 수 있다. 혈액검사 및 영양 상담 등이 이식증과 관련된 중독 수준이나 감염의 양상 등 내과적 상태를 확인하는 데 도움이 된다.

흙이나 겉보기에 영양가 없는 물질을 먹는 것이 영적, 의약적 혹은 다른 사회적 가치가 있는 것으로 여겨지거나 문화적으로 허용되는 행동일 수 있다. 이 경우 이식증으로 진단될 수 없다. 다른 정신장애(예: 자폐스펙트럼장애, 조현병)의 경과 동안, 그리고 클라인-레빈 증후군에서 영양가 없는 식품이 아닌 물질을 먹는 것이 발생할 수 있지만, 섭식행동이 추가적인 임상적 주의가 필요할 만큼 충분히 지속적이고 심각한 경우에만 이식증의 추가 진단이 가능하다. 일부 신경성 식욕부진증 환자에서 식욕이나 체중 조절의 수단으로 영양가 없고 식품이 아닌 물질을 섭취하는 경우가 있다. 또한 성격장애 환자나 비자살성 자해와 관련된 부적응적 행동 양상의 맥락에서 위험할 수 있는 물건(핀, 바늘, 칼 등)을 삼킬 수 있다. 이 외에 강박장애 환자에서 강박적 의식의 일환으로 담배나 페인트 조각 같은 식품이 아니고 영양가 없는 물질을 섭취할 수 있고, 발모광이나 피부뜯기장애 환자에서 뽑은 머리카락이나 뜯어 낸 피부를 먹는 경우도 있다.

8. 치료

이식증에 특화된 증거 기반 치료 프로토콜은 없으며, 더 많은 연구가 필요하다. 이식증 행동의 기능은 개인마다 다를 수 있으므로 치료를 시작하기 전에 기능을 분석하는 것이 유용하다. 그러나 대부분의 이식증 환자에게서 공통적인 것은 그 행동이 긍정적 · 자동적 강화를 통해 유지되는 자극 행동이라는 점이다.

응용행동분석은 특히 발달장애가 있는 아동의 이식증 치료에 효과적이다. 이식증 치료 기술에 대한 질적 검토에서 Matson 등(2013)은 응용행동분석의 성공적인 구성요소로 처벌 절차와 긍정 절차를 모두 포함해야 한다고 하였다. 처벌 절차에는 맛에 혐오 기술을 결합하거나[레몬주스나 암모니아향(소금 냄새)과 이식증 물질을 연결하는 것] 행동에 대한 과잉교정(즉, 담배를 먹는 사람에게 이를 철저하게 닦고 행동 뒤에 주변 쓰레기를 치우도록 권장하는 것)이 포함될 수 있다. 긍정 절차에는 적절하고 좋아하는 음식을 제공하고 환경에 새롭고 다양한 요소(새로운 형태의 놀이)를 도입하여 대체 행동에 대한 참여를 증가시키는 것이 포함될 수 있다.

발모광 같은 신체에 대한 반복 행동과 유사하게, 발달지연이 없는 이식증 소아에서 습관역전훈련이 효과적일 수 있다. 이식증에 대한 습관역전훈련에서 환자는 타이밍과 행동의 맥락을 인식하기 시작하고(인식 훈련), 행동 방지를 위한 경쟁 반응(예: 1분 동안 입술 오므리기)을 배우게 된다. 경쟁 반응의 사용을 강화하기 위해 부모나 사회적 지지가 필요한 경우도 있다.

되새김장애

1. 개념 및 정의

되새김장애rumination disorder는 삼킨 음식이나 기타 물질을 노력 없이도 역류시켜 다시 씹거나, 다시 삼키거나, 뱉는 반복적인 급식행동을 보인다. 되새김장애가 있는 환자는 종종 역류를 비자발적이거나 습관적인 것으로 표현한다. 체중 감소, 예상되는 체중 증가 부족 또는 영양실조가 발생할 수 있다.

2. 임상 특징

되새김장애가 있는 영아는 머리를 뒤로 젖힌 상태에서 등을 긴장시켜 아치형으로 만들고 혀로 빠는 동작을 하는 특징적인 자세를 보인다. 그들은 역류활동을 통해 만족감을 얻고, 역류 삽화들 사이에 짜증이 나고 배가 고플 수 있다. 일반적으로 되새김장애가 있는 영아는 체중 감소 및 연령에 따라 예상되는 체중 증가가 없는 특징이 있다. 이들은 배고프다고 명확하게 표현하며, 상대적으로 많은 양의 음식을 먹는 데도 불구하고, 영양실조가 발생할 수 있다. 영양 실조는 영유아에서 수유 직후 바로 역류가 발생하고 역류된 음식을 뱉어 버리기도 하기 때문이다. 나이가 많은 어린이와 성인에서도 영양실조가 나타날 수 있는데, 특히 역류가 음식 섭취 제한과 동반되는 경우이다.

영아 및 그보다 더 나이 많은 아동에서 지적장애나 다른 신경발달질환이 동반된 경우, 역류 및 되새김 행동은 머리 두드리기와 같은 다른 반복적 운동행동과 유사한 자기진정이나 자기자극 기능이 있는 행동으로 여긴다. 청소년과 성인은 손을 입에 대거나 기침을 해서 역류행동을 위장하려고 할 수 있다. 어떤 환자들은 이런 섭식행동이 사회적으로 바람직하지 않다는 것을 알기 때문에 다른 사람들과 함께 식사하는 것을 피하기도 한다. 이것은 직장이나 학교 같은 사회적인 상황 전에 식사하는 것을 피하는 것으로까지 확장될 수 있다(예: 아침 식사 후에 역류가 발생할 수 있기 때문에 아침 식사를 피함).

3. 진단기준

DSM-5-TR에서는 이런 섭식행동이 전형적으로는 일주일에 수차례 나타난다고 하고 있으나, 이런 내용이 진단기준에 포함되지는 않았다. 역류행동의 기간은 1개월 이상 반복적으로 나타날 때 진단 가능하다. ICD-11에서는 되새김-역류 장애로 진단하며, 역류행동은 자주(일주일에 수차례) 나타나고, 최소 수 주 이상의 기간 동안 지속된다고 하였다. 또한 발달연령이 최소 2세 이후일 때 진단 가능하며 다른 내과적 질환에 의한 역류가 아니어야 한다.

표 21-2 되새김장애의 DSM-5-TR 진단기준(APA, 2022)

A. 적어도 1개월 동안 음식물의 반복적인 역류가 있다. 역류된 음식은 되씹거나, 되삼키거나, 뱉어 낼 수 있다.

B. 반복되는 역류는 동반되는 위장 상태 또는 기타 의학적 상태(예: 식도 역류, 유문협착증)로 인한 것이 아니다.

C. 섭식 장애는 신경성 식욕부진증, 신경성 폭식증, 폭식장애 혹은 회피적/제한적 음식섭취장애의 경과 중에만 발생되지는 않는다.

D. 만약 증상이 다른 정신질환(예: 지적발달장애[지적장애]나 다른 신경발달장애)과 관련하여 발생한다면 이 증상은 별도로 임상적 관심을 받아야 할 만큼 심각한 것이어야 한다.

다음의 경우 명시할 것:
관해 상태: 이전에 되새김장애의 모든 진단기준을 만족한 후, 일정 기간 동안 진단기준을 만족시키지 않을 경우

4. 역학

되새김장애의 유병률은 알려져 있지 않고, 관련 자료도 거의 없다. 예전부터 주로 지적장애가 있는 환자에서 보고되고 있고, 한 유럽 자료에 따르면 취학 연령 아동의 약 1~2%에서 발생하는 것으로 보인다.

5. 원인

되새김장애의 병인은 많이 알려져 있지 않지만, 영유아 및 발달장애가 있는 사람들이 스스로 진정하기 위한 행동으로 되새김이 나타날 가능성이 있다. 행동이론에서는 되새김을 허용하는 생리학적 기전은 자발적이라고 보고 있

다. 즉, 되새김장애가 있는 환자에서 되새김은 식사 시작 혹은 종료, 식사 중 포만감 등의 외부 신호에 대한 반응으로 학습된 습관이라는 것이다. 이때 환자는 습관적으로, 그러나 무의식적으로 복벽을 수축시키고 통제된 방식으로 되새김을 시작할 수 있지만, 이 행동이 학습된 반응이라는 것을 인지하지 못할 수 있다.

6. 예후

되새김장애의 발병은 유아기, 아동기, 청소년기 또는 성인기에 발생할 수 있다. 영아의 경우, 발병 연령은 보통 3~12개월 사이이다. 영아에서는 종종 자연적으로 완화되지만, 그 경과가 길어질 수도 있고, 의학적 응급 상황(예: 심각한 영양실조)이 발생할 수도 있다. 특히 영아기에는 치명적일 수도 있다. 되새김장애는 일시적인 경과를 보이거나 치료될 때까지 지속될 수도 있다.

반복적인 역류로 인한 영양실조는 성장 지연과 연관될 수 있으며, 발달 및 학습 잠재력에 부정적인 영향을 미칠 수 있다. 되새김장애가 있는 일부 더 나이 많은 환자들은 역류가 사회적으로 바람직하지 않기 때문에 의도적으로 음식 섭취를 제한한다. 따라서 이들에게는 체중 감소 또는 저체중이 나타날 수 있다. 나이가 많은 아동, 청소년 및 성인의 경우 사회적 기능에 부정적인 영향을 줄 가능성이 더 높다.

7. 진단 및 감별

되새김장애 환자는 자신의 증상에 대해 가족, 친구 혹은 의료진에게 자발적으로 보고하지 않는다. 그러나 이들의 구토는 위장관 질환에서 나타나는 구토와는 다르다. 즉, 되새김장애 환자는 음식이 역류할 때나 음식이 산성이 아니라면 구역질이나 메스꺼움을 느끼지 않는 경우가 많다. 위식도 역류질환을 완화시키는 약물복용 시 되새김 증상에 도움이 되는지, 즉 양성자 펌프 억제제proton pump inhibitors 사용 시 위 분비량 및 산도가 감소되어 구역질이나 메스꺼움이 호전되는지 물어볼 수 있다. 위 마비, 유문 협착증, 열공 탈장 및 유아의 샌디퍼 증후군Sandifer syndrome과 같은 위식도 역류 또는 구토를 특징으로 하는 다른 의학적 상태는 병력 및 임상 관찰을 기반으로 일반적으로 배제 가능하다.

신경성 식욕부진증과 신경성 폭식증이 있는 사람은 체중 증가에 대한 우려 때문에 섭취한 칼로리를 처리하는 수단으로 음식을 뱉어 내고 역류를 일으킬 수도 있다. 그러나 섭식장애와는 독립적으로 되새김이 나타날 때에는 되새김장애를 진단할 수 있다. 범불안장애 같은 다른 정신질환과 관련되어 되새김을 동반한 역류 증상이 나타날 수 있으나, 되새김장애의 진단은 그 질환과 관련해서 나타나는 증상보다 더 심하고 추가적인 임상적 주의가 필요한 경우에만 가능하다.

8. 치료

여러 사례 보고에서 횡격막 호흡diaphragmatic breathing이 증상 완화에 도움이 된다고 하였다. 횡격막 호흡은 되새김행동의 시작으로 여겨지는 복부 근육의 수축을 이완하도록 하는 기술이다. 환자는 역류 순간을 인식하고, 역류 시기에 기반한 일정에 따라 횡격막 호흡을 적용하는 방법을 배우고, 궁극적으로 역류 전에 오는 신체감각에 반응하여 횡격막 호흡을 사용하는 방법을 배우게 된다. 되새김에 대한 포괄적인 인지행동치료에서는 환자가 습관 역전을 숙달한 이후 잔류 역류를 표적으로 하는 전략이 포함된다. 핵심 기술로 환자에게 개별 특화된 대안적인 자기-진정 전략, 전구증상 충동에 대한 내성을 증가시키는 전략, 행동 실험과 행동 노출이 포함된다. 외래 진료에 대한 반응 부족 혹은 의학적 상태로 인해 입원 관리가 필요할 수도 있다.

회피적/제한적 음식섭취장애

1. 개념, 정의 및 역사

회피적/제한적 음식섭취장애avoidant/restrictive food intake disorder는 음식 섭취를 피하거나 제한하여 심각한 체중 감소, 심각한 영양결핍(또는 관련된 건강문제), 위장관 영양 혹은 경구 영양 보충에 의존이나 정신사회적 기능의 상당한 제한 등의 문제를 유발하는 질환이다. 회피적/제한적 음식섭취장애는 DSM-IV의 영유아 또는 초기 소아기의 급식 또는 섭식장애로 알려진 질환을 소아청소년과 성인기까지 확장하여 개정한 것이다. 특히 DSM-IV는 청소년에서 나타나는 급식과 섭식 문제의 다른 형태와는 별개의 군으로 분류되었으나, DSM-5부터는 섭취하는 음식의 다양성이나 양을 제한하여 부적절한 영양 섭취가 나타나는 사람들에 대한 특정 진단을 제공하기 위해 회피적/제한적 음식섭취장애가 포함되었다. 또한 DSM-IV는 장애가 6세 이전에 발병해야 한다고 규정한 반면, DSM-5는 이러한 증상이 나중에 발병할 수 있다고 하였다. DSM-5에서 회피적/제한적 음식섭취장애가 포함된 것은 소식하는 사람들을 과도하게 병적으로 여기거나 식이 제한으로 인해 의학적 문제가 발생한 사람들을 심리적 기능 이상의 결과로 간주하려 한 것은 아니다. 어린 아이들에서 편식이 상대적으로 흔히 나타날 수 있지만, 위장관 문제로 진료를 받은 8세에서 18세 사이의 소아 환자 2,000명 이상을 대상으로 한 한 연구에 따르면, 이들 중 1.5%만이 회피적/제한적 음식섭취장애 진단기준에 충족되는 것으로 나타났다.

2. 임상 특징

음식에 대한 회피와 제한은 연령에 따라 다양한 형태로 나타날 수 있다. 아주 어린 영아의 경우, 음식 거부, 구역질 혹은 구토하는 형태로 나타난다. 영유아는 수유 동안 주 양육자에게 반응하지 않거나 다른 좋아하는 활동을 하느라고 배고픔을 표현하지 않기도 한다. 더 나이 든 아이들과 청소년에서는 '음식회피 감정장애'라고 하는 음식 회피 또는 제한이 불안, 우울 또는 양극성장애의 진단기준에 충족되지는 않지만, 전반적인 감정적 어려움과 관련되어 나타날 수 있다.

이들은 심각한 내과적 합병증을 경험할 수 있는데, 특히 감각형의 회피적/제한적 섭식문제가 있는 경우, 쓴맛과 혐오스러운 질감이 주요 억제요인으로 작용하여 그렇지 않은 사람들에 비해 과일, 채소, 고기, 또는 생선을 덜 섭취할 가능성이 있다. 제한적인 식사로 인한 영양결핍이 발생하여 영양보조제를 통한 교정이 필요할 수 있으며, 극단적으로 음식을 제한하는 경우 저체중이 발생하여 경장영양공급 enteral nutritional support이 필요할 수도 있다. 실제로 섭식장애 클리닉에서 초기 평가를 받은 외래 환자에 대한 후향적 연구에서 회피적/제한적 음식섭취장애 청소년과 신경성 식욕부진증 청소년 간의 체질량지수에 유의한 차이가 없었다.

증례 >>>

4세 1개월 된 아동이 집에서 밥을 떠먹지도 않고 떠 줘도 다 뱉어 내서 국수와 달걀 흰자, 오이, 사과 한쪽 정도만 먹는 데에도 2시간 정도 걸렸다. 집 밖에서는 그나마 받아 먹어서 집 밖에서만 거의 밥을 먹일 수 있었다. 항상 어머니와 먹는 것을 가지고 줄다리기를 하는 느낌으로 아동이 밥을 먹지 않고 고집을 부릴 때, 어머니는 화가 나면 밥을 먹지 않는 아동의 입술을 숟가락으로 때리기도 하였다. 출생 직후부터 아동이 잘 빨지 않고 먹지 않아 키우기 힘들었고, 자기 직전에 졸음이 올 때만 모유 수유가 가능해서 얼음으로 살짝 깨우면서 수유를 했다. 생후 10개월 무렵 어머니가 갑상선 기능 저하증을 진단받고 약을 먹기 시작하면서 잠시 2일 정도 수유를 중단하였는데 이후로 다시 젖을 물지 않아 고생했다. 이 무렵부터 이유를 시도하였으나 전혀 먹지 않고 다시 뱉는 양상을 보였다. 2세 전에 우연한 기회에 국수를 먹는 것을 발견하였고, 밥, 국수, 계란 흰자, 오이, 사과 한쪽 정도만 먹고 지냈다. 환아는 어려서부터 기질이 까다롭고 키우기 어려웠으며, 집안 분위기가 좋지 않거나 부모가 싸우게 되면 눈치를 본다고 하며, 최근에 부모가 싸우는 일이 있었을 때는 울면서 싸우지 말라고 떼를 썼다.

3. 진단기준

회피적/제한적 음식섭취장애의 DSM-5-TR과 ICD-11 진단기준은 유사하다.

표 21-3 회피적/제한적 음식섭취장애의 DSM-5-TR 진단기준(APA, 2022)

A. 섭식 또는 급식 장해(예: 음식 섭취에 대한 명백한 흥미 결여, 음식의 감각적 특성에 근거한 회피, 섭식의 부정적 결과에 대한 걱정)이며, 다음 중 한 가지 이상의 증상을 나타낸다.
1. 심각한 체중 감소(혹은 아동에서 기대되는 체중에 미치지 못하거나 더딘 성장)
2. 심각한 영양 결핍
3. 위장관 급식 혹은 경구 영양 보충제에 대한 의존
4. 심리사회적 기능에 현저한 방해

B. 장해는 구할 수 있는 음식이 없거나 문화적으로 허용되는 관습에 의해 더 잘 설명되지 않는다.

C. 섭식 장해는 신경성 식욕부진증이나 신경성 폭식증의 경과 중에 나타나는 것이 아니고, 사람의 체중이나 체형에 관한 장해의 증거가 없어야 한다.

D. 섭식 장해는 의학적 상태로 인한 것이 아니고, 다른 정신질환으로 더 잘 설명되지 않는다. 만약 이 섭식 장해가 다른 상태나 질환과 관련하여 발생한다면, 섭식 장해의 심각도는 일반적으로 나타나는 것보다 심해야 하거나 별도로 임상적 관심을 받아야 할 만큼 심각한 것이어야 한다.

다음의 경우 명시할 것:
관해 상태: 이전에 회피적/제한적 음식섭취장애의 모든 진단기준을 만족한 후 일정 기간 동안 진단기준을 만족시키지 않을 경우

4. 역학

회피적/제한적 음식섭취장애의 유병률에 대한 정보는 아직 부족하다. 최근 한 문헌 검토에 따르면, 섭식장애 환자 대상 연구에서 회피적/제한적 음식섭취장애는 1.5~64%로 매우 다양하며, 임상 코호트가 아닌 경우에도 1% 미만에서 15.5%로 다양하였다. 남녀에서 거의 비슷한 비율로 나타나지만, 자폐스펙트럼장애가 동반된 경우 회피적/제한적 음식섭취장애는 남아에서 더 흔하다.

5. 원인

회피적/제한적 음식섭취장애에 대한 다양한 연구가 진행됨에 따라 다양한 병인론이 제안되고 있다. 주로 아동의 표현에 초점을 맞춘 행동이론으로, 먹기를 거부하는 아동의 행동(즉, 논쟁, 음식 뱉어 내기)과 원하는 결과(즉, 선호하지 않는 음식을 먹지 않아도 됨) 사이에 암묵적인 연관성이 형성된다고 한다. 이러한 행동은 시간이 지남에 따라 점차 강화가 되어 행동이 없어지기 어려워진다. 구토나 질식과 같은 외상적 경험의 경우, 음식과 혐오스러운 결과 사이에 암묵적인 연합이 형성될 수도 있다. 극단적인 경우 임상적인 접근 없이는 이런 연합이 사라지지 않을 수 있다. 어떤 연구에서는 맛에 대한 선호도의 생물학적 차이가 회피적/제한적 음식섭취장애의 병인에 영향을 줄 가능성을 제안하기도 하였다.

6. 예후

섭식에 대한 관심 부족이나 불충분한 섭취와 관련된 음식 회피 또는 제한은 주로 영아기나 유아기에 시작되어 성인기에도 지속될 수 있다. 마찬가지로 음식의 감각적 특징에 기반한 회피는 10세 전에 시작되는 경향이 있지만 성인기까지 지속될 수 있다. 혐오적인 결과에 대한 회피는 모든 연령에서 발생할 수 있다. 감각적 측면에 기반한 음식 회피 혹은 제한이 상대적으로 잘 유지되어 성인기까지 지속되는 것은 이러한 회피/제한이 상대적으로 정상적인 기능과 관련될 수 있음을 시사한다.

회피적/제한적 음식섭취장애 이후 섭식장애 발병을 직접 연결하는 증거는 아직 불충분하다. 불안장애, 자폐 스펙트럼장애, 강박장애 및 주의력결핍 과잉행동장애는 회피적이거나 제한적인 섭식 또는 섭식 행동의 위험을 증가시킬 수 있다. 이 외에도 가족의 불안과 섭식장애가 있는 어머니의 자녀에서 급식문제가 나타날 가능성이 더 높을 수 있다.

7. 진단 및 감별

음식 섭취의 제한은 여러 정신장애 및 의학적 상태에서 동반될 수 있는 비특이적 증상이며, 발달적으로도 적절한 행동일 수 있다. 회피적/제한적 음식섭취장애의 전형적인 세 가지 표현형으로 (a) 식사나 음식에 대한 관심의 상실이 동반된 형, (b) 음식의 감각적 특징에 따른 회피가 동반된 형, (c) 섭식의 혐오적인 결과에 대한 걱정이 동반된 형이 있다. 이러한 표현형은 상호 배타적이거나 완전하지 않다는 점에 유의해야 한다. 즉, 이들 중 하나 이상의 표현형이 나타날 수 있고, 종종 여러 표현형이 공존하는 형태로 나타난다. 회피적/제한적 음식섭취장애의 진단과 함께 표현형을 지정할 필요는 없지만, 치료적 접근법을 결정하기 위해 환자의 증상 표현형을 분류하는 것은 중요하다. 또한 영양결핍 정도를 충분히 평가하기 위해 섭취한 음식의 범위와 양을 포함하여 최근 평균적인 환자의 음식 섭취 정도를 확인해야 한다. 동시에 환자의 현재 체중과 키, 그리고 소아의 경우 최근 체질량지수 백분위가 떨어졌는지 여부를 확인해야 한다. 나이에 기대되는 성장 범위에 들어 있지 않은 것은 영양 부족의 가능성을 보여 주는 징후가 되므로 이 경우 혈액검사를 통해 영양결핍 정도를 평가할 수 있고, 저체중이 있는 경우 골밀도검사가 도움이 된다.

공존질환으로 가장 흔한 것은 불안장애, 강박장애와 신경발달장애(특히 자폐스펙트럼장애, 주의력결핍 과잉행동장

애 및 지적장애)이다. 지역사회 기반 연구에 따르면, 회피적/제한적 음식섭취장애 소아청소년에서 공존질환은 약 53%의 평생 유병률을 보이며, 약 14%의 평생 자살위험도가 나타났다.

음식 섭취의 제한이 다른 의학적 상태, 즉 위장관 질환, 음식 알레르기와 불내성, 악성 종양 가능성 등이 있을 때는 섭식의 어려움과 동시에 구토, 식욕 부진, 메스꺼움, 복통 또는 설사와 같은 증상이 지속될 수 있다. 근긴장 저하, 혀 돌출 및 연하문제 같은 구강, 식도, 인두의 구조 및 기능문제와 관련된 상태인 많은 선천적 및 신경학적 상태에서도 섭식의 어려움이 흔히 나타난다. 증상의 급성 발병, 늦은 발병 연령 또는 비정형적인 증상이 보이면 급성-발병 소아기 신경정신증후군Pediatric Acute-onset Neuropsychiatric Syndrome: PANS으로 인한 강박 관련 장애의 진단을 배제하기 위한 철저한 평가가 필요하다. PANS는 다른 다양한 부가적인 신경정신적 증상과 더불어 강박 증상 혹은 극심한 제한적 음식 섭취가 갑작스럽고 극적으로 발병하는 특징이 있다.

자폐스펙트럼장애에서 경직된 식사 행동과 과도한 감각민감도는 종종 나타나는 증상이지만, 이런 특징들이 회피적/제한적 음식섭취장애의 진단이 필요한 정도의 어려움을 항상 유발하는 정도는 아니다. 자폐스펙트럼장애 환자 중 까다로운 식사 습관이나 편식을 보이는 아이들은 약 89% 정도로 높은 것으로 추정되지만, 회피적/제한적 음식섭취장애의 증상이 있는 비율은 아직 정확하게 알려져 있지 않다. 이 외에 특정공포증, 사회불안장애, 신경성 식욕부진증, 강박장애, 주요우울장애, 조현병이나 망상장애 등과의 감별이 필요하다.

마지막으로 어떤 아이들은 먹고 싶은 음식의 다양함 정도가 일시적으로 줄어들 수 있는데, 이런 현상을 '편식'이라고 하고, 이는 보통 별다른 개입 없이 자발적으로 호전된다.

8. 치료

아직까지 회피적/제한적 음식섭취장애에 대한 근거 기반 치료는 없다. 따라서 임상현장에서는 영양불균형 정도에 따라 개입 강도를 달리하는 것이 좋다. 예를 들어, 심각한 저체중인 경우 재섭식을 위한 입원이 필요하지만, 저체중이 아닌 경우에는 외래 치료만으로도 도움이 된다.

영양결핍이 있는 경우, 식단을 다양하게 넓히면서 내과적 상태에 대한 모니터링과 비타민 보충제 섭취가 도움이 될 수 있다. 식사나 음식에 대해 명백한 흥미 부족이 동반된 경우, 칼로리 섭취를 증가시키기 위한 개입이 필요할 수 있다. 그러나 신경성 식욕부진증이 있는 청소년에서 사용 가능한 증거 기반 중재(예: 부모가 자녀의 영양 재공급을 조절하는 가족 기반 치료)가 회피적/제한적 음식섭취장애 환자에도 도움이 되는지는 아직 알려져 있지 않으며, 약물치료의 효과 가능성도 아직 확실하지 않다.

음식의 감각적 특징에 기반한 회피가 있는 경우, 정해진 식단을 통해 다양한 음식을 접할 수 있도록 한다. 음식을 다양하게 접하게 되는 동기는 영양결핍을 호전시키는 것부터 자존감 증진, 음식과 관련된 사회적 활동 참여 기회 증가 등 다양하다. 식사로 인한 혐오적인 결과에 대한 걱정이 동반된 경우, 혐오적인 경험을 하게 한 음식과 유사한 음식을 빼고 먹거나 그런 음식을 같이 먹는 것을 줄이는 방식으로 치료할 수 있다. 즉, 이런 유형의 회피를 공포증의 일종으로 개념화하여 회피 식품을 재도입하기 위한 노출 기술을 사용하는 것이다.

신경성 식욕부진증

1. 개념, 정의 및 역사

지난 수년간 신경성 식욕부진증은 신경성 폭식증과 함께 주요 섭식장애로, 많은 정신의학적 및 내과적 공존질환이 있는 복잡한 증후군이다. 아동기에 발병하는 가장 흔한 섭식장애는 신경성 식욕부진증으로, 14세 이하에서 전형적인 신경성 폭식증은 드물다. 신경성 식욕부진증은 살찌는 것에 대한 두려움으로 인해 음식을 제한하며, 그 결과 심한 체중 감소가 있고, 체중과 체형에 지나치게 집착하는 것이 특징이다.

신경성 식욕부진증의 증상은 중세시대에 수도원 문헌에서 시에나의 성 카타리나의 사례와 헝가리의 마가렛 공주의 사례를 통해 처음 확인되었고, 1868년 Sir William Gull이 처음 신경성 식욕부진증에 대해 기술하였다. 이후 DSM-I에서 처음 섭식장애로 포함되었고, DSM-II에서는 이식증과 되새김 등 급식 증상과는 다른 식욕부진증의 특이 증상에 대한 기술이 포함되었다.

2. 임상 특징

체형과 체중에 대한 과대평가를 갖고 있는 경우, 살찌는 것에 대한 극심한 두려움으로 체중 감소를 위한 행동이 유지된다. 자신의 체중과 체형을 왜곡하여 받아들여서 매우 말랐음에도 살이 쪘다고 느끼고 체중을 더 줄이기 위해 노력한다. 특히 살이 찔 만한 음식은 극도로 제한하는데, 이는 식욕이 없어서가 아니고 오히려 음식에 대한 심한 집착에 의한 것이다. 음식 회피는 때로는 철저히 위장되기도 하는데, 이를 위해 환자들은 가족과 떨어져 따로 식사하거나 몰래 음식을 버리고 먹는 척을 하기도 한다. 음식 거부에 대한 이유 중 가장 흔한 것은 살이 찌는 것에 대한 두려움이지만, 이 외에도 포만감, 메스꺼움, 복통, 식욕 감소, 삼키기 어려운 느낌 등을 호소하기도 한다. 소아의 경우 청소년기나 성인기에 비해 체형과 체중에 대한 과대평가가 적을 수 있고 체중 증가에 대한 두려움을 부인하기도 하지만, 이런 두려움은 어느 정도 체중이 늘어나면서 식사를 제한하거나 심한 운동을 하는 행동으로 유추해 볼 수 있다. 극심한 부적절감과 낮은 자존감을 보이는 아동에게 성공적인 체중 감소는 성취감을 유발하고 자신감을 높여준다. 따라서 아동은 이런 행동이 문제가 있다고 생각하지 않고 체중을 줄이려는 노력을 지속하며 변화를 원하지 않게 된다. 점차 심리사회적 발달이 지연되고 우울증, 불안, 예민함, 집중의 어려움이 자주 나타나며, 증상이 심해지면서 강박적인 행동도 심해진다. 그러나 신경성 식욕부진증 아동은 대부분 증상의 심각성을 부인하고 치료에 저항하기 때문에 정확한 병력을 얻어 효과적인 치료를 하는 것이 쉽지 않다.

신경성 식욕부진증이 있는 대부분의 환자는 음식에 대한 생각에 몰두하여 조리법을 수집하거나 음식을 모아 두기도 한다. 이는 기아로 인한 행동 양상과 비슷한 특징으로, 영양결핍으로 인해 음식과 관련된 강박관념이 악화되는 것으로 보인다.

다른 특징으로 사람들과 같이 식사하는 것에 대해 걱정하기도 하고 피하기도 하며, 융통성이 떨어지고, 지나치게 감정표현이 억제되어 있거나 환경을 통제하려는 욕구가 강한 편이다. 이들은 체중 조절을 위해 처방받은 약의 복용량도 마음대로 조절하여 약물 오남용이 나타날 수 있다.

증례 >>>

7세 여아가 발레를 하는 같은 반 친구가 말랐지만 몸매가 예쁘다는 소리를 듣는 것이 부러워서 발레를 시작한 이후 기름기 많은 음식은 먹지 않으려 하고 먹는 것을 극도로 제한하기 시작하면서 체중 감소가 심해져서 내원하였다. 키 124cm, 체중 22kg이었으나 2~3개월 동안 17kg으로 체중이 감소하였다. 책을 보고 숙제를 하는 것도 서서 하고, 조금만 먹어도 밖에 나가서 걸으려 하고, 요리법을 연구한다고 요리책을 보곤 하였다. 원하는 대로 체중을 정할 수 있다면 1kg이 되고 싶다고도 하였다. 평소에도 입이 짧고 예민한 편이었으며 인정받고 싶어 하고 완벽주의적 성격이었고, 두 살 아래인 동생을 예뻐하는 어머니에 대해 불만이 많았다. 체중 감소가 심해지면서 어머니에게 반항하고 반말하고 발로 차는 등의 과격한 행동을 보였으며, 잘 때까지 어머니가 옆에 있어 줄 것을 요구하고 동생에 대해서도 적대적인 행동이 심해졌다.

3. 진단기준

1) DSM-5-TR

신경성 식욕부진증의 진단에 가장 중요한 것은 에너지 섭취 제한으로 인한 낮은 체중, 체중이 증가하는 것에 대한 두려움, 체중이나 체형에 대한 왜곡된 인식이다. DSM-5부터 DSM-IV에 있었던 '기대 체중의 85% 이하로 체중 감소'라는 수치 기준이 사라지고 '유의하게 낮은 체중'으로 기준이 바뀌었다. 대신 심각도를 체질량지수를 기준으로 정의하였고, 이때 아동청소년은 연령 대비 체질량지수로 적용하도록 하였다. 제한형과 폭식/구토형으로 분류 시 '최근 삽화'에서 '지난 3개월 동안'으로 바뀌었다. 용어에서도 '거부'는 '에너지 섭취 제한'으로, '부정'은 '현재의 낮은 체중의 심각성에 대하여 지속적으로 인식하지 못한다'로 약간의 변화가 있다. 많은 환자에서 체중 증가에 대한 극심한 두려움을 부인하기 때문에 '체중 증가를 피하기 위한 행동을 지속적으로 한다'는 용어가 추가되었다. 또한 DSM-5-TR에서는 DSM-IV에 있었던 무월경에 관한 기준이 삭제되었다.

표 21-4 신경증 식욕부진증의 DSM-5-TR 진단기준(APA, 2022)

A. 필요한 양에 비해 지나친 음식물 섭취 제한으로 연령, 성, 발달 과정 및 신체적인 건강 상태에 비해 현저하게 저체중을 유발하게 된다. 현저한 저체중은 최소한의 정상 수준보다 체중이 덜 나가는 것으로 정의되며, 아동과 청소년의 경우, 해당 발달 단계에서 기대되는 최소한의 체중보다 체중이 적게 나가는 것을 의미한다.

B. 체중이 증가하거나 비만이 되는 것에 대한 극심한 두려움, 혹은 체중 증가를 방해하는 지속적인 행동. 이러한 행동은 지나친 저체중일 때도 이어진다.

C. 기대되는 개인의 체중이나 체형을 경험하는 방식에 장해, 자기평가에서 체중과 체형에 대한 지나친 압박, 혹은 현재의 저체중에 대한 심각성 인식의 지속적 결여가 있다.

부호화 시 주의점: ICD-10-CM에서는 다음의 아형에 따른다.

다음 중 하나를 명시할 것:
F50.01 제한형: 지난 3개월 동안, 폭식 혹은 제거 행동(즉, 스스로 구토를 유도하거나 하제, 이뇨제, 관장제를 오용하는 것)이 반복적으로 나타나지 않는다. 해당 아형은 저체중이 주로 체중 관리, 단식 및 과도한 운동을 통해 유발된 경우를 말한다.
F50.02 폭식/제거형: 지난 3개월 동안, 폭식 혹은 제거 행동(즉, 스스로 구토를 유도하거나 하제, 이뇨제, 관장제를 오용하는 것)이 반복적으로 나타났다.

다음의 경우 명시할 것:
부분 관해 상태: 이전의 신경성 식욕부진증의 진단을 모두 만족한 후 진단기준 A(체중 감소)가 삽화 기간 동안 나타나지 않았으나, 진단기준 B(체중 증가 혹은 비만이 되는 것에 대한 극심한 두려움 혹은 체중 증가를 막기 위한 행동) 혹은 진단기준 C(체중과 체형에 대한 자기지각의 장해)가 지속되고 있는 경우를 말한다.
완전 관해 상태: 이전의 신경성 식욕부진증의 진단을 모두 만족한 후 삽화 기간 동안 진단기준에 해당되는 행동이 아무것도 나타나지 않는다.

현재의 심각도를 명시할 것:
성인의 경우, 심각도의 최저 수준은 현재의 체질량 지수(body mass index: BMI)를 기준으로 한다(다음을 참조하시오). 아동/청소년의 경우, BMI 백분위수를 기준으로 한다. 다음의 범위는 세계보건기구(WHO)에서 제공하는 성인의 마른 정도의 범주에 따른다. 아동/청소년의 경우 BMI 백분위수에 해당하는 기준을 사용한다. 심각도의 수준은 임상 증상, 기능적 장애 정도, 그리고 관리의 필요성을 반영하여 증가될 수도 있다.
경도: BMI ≥ 17kg/m^2
중등도: BMI 16~16.99kg/m^2
고도: BMI 15~15.99kg/m^2
극도: BMI < 15kg/m^2

2) ICD-11

ICD-11에서는 핵심 증상으로 아동청소년의 경우 연령 기준의 체질량지수가 5% 미만으로 6개월 이내 체중이 20% 이상 급격히 감소했거나 발달적으로 정상적인 체중 증가가 나타나지 않는 경우도 포함하였다. 연령 대비 체질량지수에 따른 저체중 정도에 따라 심각도를 정의하였다.

4. 역학

청소년 신경성 식욕부진증의 유병률에 대한 국내 연구는 아직 부족하다. 미국에서 지역사회 표본으로 진행된 두 개의 역학연구에서 신경성 식욕부진증의 12개월 유병률은 0~0.05% 이며 남성보다 여성에서 훨씬 더 높았고(여성에서 0~0.08%, 남성에서 0~0.01%), 평생 유병률은 0.60~0.80%(여성은 0.9~1.42%, 남성은 0.12~0.3%)으로 나타났다. 반면, 청소년에 대한 한 연구에서는 두 성별 모두에서 유사한 비율을 보였다. 신경성 식욕부진증은 전 인종에 걸쳐 발생하지만, 유병률은 비라틴계 백인과 라틴계 및 비라틴계 흑인 미국인 사이에서 더 높은 편이다. 특히 날씬함을 중요시하는 문화 및 환경과의 연관성이 있다. 특히 모델, 발레 댄서 등 날씬함을 강조하는 직업군에서 위험률이 높다.

5. 원인

1) 생물학적 요인

이란성 쌍둥이와 일란성 쌍둥이를 비교하는 쌍둥이 연구에서는 신경성 식욕부진증의 유전 가능성이 33%에서 84%로 추정된다고 보고되었다.

심한 다이어트와 같은 스트레스 하에서 섭식행동에 영향을 미치는 일부 내분비 및 대사 기전이 불안정화해지는 생물학적 취약성이 본격적인 섭식장애의 발병에 영향을 미칠 수 있다. 섭식장애에서 나타나는 대부분의 신경내분비적 변화는 다이어트 행동, 체중 감소, 칼로리 섭취 저하에 직접적인 연관성이 있다. 이런 변화는 정상 식사 행동과 영양 섭취를 통해 정상화되기 때문에 이런 변화가 섭식장애 자체의 병전 위험요인인지 굶어서 오는 2차적인 변화인지는 명확하지 않다.

신경성 식욕부진증 환자에서 렙틴의 혈중 농도는 지방

조직의 양과 체질량지수와 연관성이 있는 것으로 알려져 있다. 따라서 극단적으로 낮은 렙틴 수치를 보이는 환자는 체중이 증가함에 따라 혈중 렙틴 수치도 점차 증가하는 것으로 나타났다. 신경성 식욕부진증 환자에서는 아디포넥틴 수치도 증가되어 있었다. 혈청 그렐린 수치도 대조군에 비해 증가되어 있으나, 체중이 정상화되면 그렐린 수치도 정상적으로 감소하는 것으로 나타났다.

한편, 불안과 연관성이 있는 신경전달 물질인 세로토닌은 신경성 식욕부진증 환자에서 억제되어 있다. 양전자 방출 단층 촬영 연구에 따르면 회복된 제한형 신경성 식욕부진증 환자에서 여전히 섬엽, 대상, 근심, 측두 및 후두 피질에서 5HT2A 결합이 감소된 것으로 나타났다. 폭식-구토형 신경성 식욕부진증이 회복된 여성은 대상, 두정 및 후두 피질에서 5HT2A 결합이 감소되어 있는 것으로 나타났다. 신경성 식욕부진증의 두 가지 아형 모두에서 5HT2A 결합은 불안한 특성인 위험 회피와 양의 상관관계를 보였다.

기능적 자기공명영상연구에서 신경성 식욕부진증 환자는 대조군에 비해 음식 그림에 대해 불안이 유발되고, 전대상과 내측 전전두엽 피질에서 활성화가 증가되었으며, 이런 변화는 신경성 식욕부진증이 회복된 이후에도 지속되는 것을 확인하였다. 이런 음식에 대한 피질 활성화 변화가 신경성 식욕부진증의 특성 표지자일 가능성이 있다는 점을 시사한다.

또한 신경성 식욕부진증이 회복된 여성에서 복부 선조체에서 D2/3 수용체의 가용성이 증가되는 것으로 나타났고, 신경성 식욕부진증 여성은 대조군에 비해 선조체에서 날씬한 신체 이미지에 대해 더 큰 반응을 보였다. 이런 결과들은 신경성 식욕부진증에서 뇌의 도파민 보상회로의 변화를 시사하는 것이다.

확산텐서영상 연구에서 신경성 식욕부진증이 있는 청소년은 대조군에 비해 복부 회백질 부피가 더 큰 것으로 나타났다. 또한 후방 전두엽 및 두정엽 영역에서 백질 연결성은 더 낮은 것으로 나타났다. 이는 회백질 가지치기 및 백질 성장과 같은 발달요인이 신경성 식욕부진증의 뇌 변화에 기여할 수 있음을 시사한다.

2) 심리적 요인

신경성 식욕부진증 환자에서 완벽주의가 클수록 체중이 적고 식사에 대한 집착과 의식적 행동이 많으며 변화에 대한 동기가 적은 것으로 나타났다. 신경성 식욕부진증과 신경성 폭식증 환자 모두에서 우울, 불안, 분노, 공포, 적대감, 죄책감 등의 부정적 감정은 폭식, 하제 사용, 구토 및 운동과 양의 상관관계를 보였다.

섭식장애와 공존하는 정신질환은 주로 기분장애, 불안장애, 물질사용장애와 성격장애이다. 미국의 일반 인구 대상 조사에 따르면, 신경성 식욕부진증 환자에서 기분장애는 42.1%, 불안장애는 47.9%, 물질사용장애는 27%가 공존하였다. 이 외 충동조절장애도 신경성 식욕부진증 환자의 30.8%, 제한형 신경성 식욕부진증 환자의 1.7%에서 에서 공존하였다.

3) 사회문화적 요인

감정 학대, 신체 학대, 성 학대, 감정적 방임, 신체적 방임 등 소아기 외상성 사건은 섭식장애와 관련된 가장 흔히 나타나는 스트레스 사건이다. 섭식장애가 있는 환자와 소아기 학대 경험은 감정 조절의 어려움이나 충동적 정신병리를 증가시킨다.

초기 가족환경도 섭식장애의 위험을 증가시키는 것으로 알려져 있다. 신경성 식욕부진증 환자의 가족들이 더 조절하려고 하고 체계화되어 있는 반면, 신경성 폭식증 환자는 더 혼란스럽고 갈등이 많고 비난적인 경향이 있다고 하였다.

정상 청소년들도 체중, 체형 및 다이어트를 중요하게 생각할 수 있지만, 체중 감량을 위한 여러 다이어트 방법을 사용하게 되면서 섭식장애 발병 위험이 증가될 수 있다. 또한 청소년기는 성적인 매력, 사회적으로 받아들여지는 것, 그리고 부모로부터의 독립 등이 중요한 시기이기 때문에 이런 점들이 섭식장애의 위험을 높일 수 있다. 후기 청소년 여성은 체중에 대한 만족도가 더 낮은 것으로 보이는데, 이는 아마도 저체중을 선호하는 미디어의 인지도에 영향을 받는 것으로 보인다. 미디어의 영향, 특히 패션 산업에서 마른 사람을 이상화시키는 등의 사회문화적 위험요소는 섭식장애의 발병과 관련이 있을 수 있다.

이민자 청소년의 경우, 서구문화로 이민을 오면서 여러 스트레스를 겪게 되고 사회적으로 받아들여지고 새로운 환경에 익숙해지려는 노력이 오히려 섭식장애 행동의 위험요인이 될 수 있다.

6. 예후

신경성 식욕부진증의 경과와 결과는 매우 다양하다. 어린 환자들은 '뚱뚱한 것에 대한 두려움'이 있다는 것을 인정하지 않으며, 비전형적인 특징을 보인다. 나이가 많을수록 질병의 지속 기간이 더 길고, 만성질환의 징후와 증상이 더 많이 나타난다. 신경성 식욕부진증이 있는 대부분의 환자는 발병 후 5년 이내에 관해를 보이지만, 병원에 입원한 환자의 전체 관해율은 더 낮을 수 있다. 치료결과에 대한 119개의 연구를 분석한 결과, 신경성 식욕부진증 환자의 절반 미만이 완전한 회복을 보였고, 33%는 호전되었고, 20%는 만성 경과를 보였다. 신경성 식욕부진증의 사망률은 매우 높은 편으로, 신경성 식욕부진증의 표준화 사망률(인구통계학적 특성을 기반으로 일반 인구에서 예상되는 사망률에 비해 신경성 식욕부진증 환자에서 관찰된 사망률)은 3.25배로, 대부분은 내과적 합병증이나 자살이 원인이다. 섭식장애가 있는 사람들의 자살 위험 증가에 대한 가능한 원인으로는 성적 학대에 대한 노출 증가, 의사결정장애, 자살시도에 대한 알려진 위험요소인 높은 비율의 비자살적 자해 및 기분장애와 동반 질환 등이 있다.

7. 진단 및 감별

신경성 식욕부진증의 진단에서 가장 중요한 것은 에너지 섭취 제한으로 인한 낮은 체중, 체중 증가나 뚱뚱해지는 것에 대한 극심한 두려움, 체중과 체형에 대한 왜곡된 인식이다. 이때 낮은 체중은 연령과 성별을 고려한 발달 궤도를 고려해야 하며, 아동청소년 성장 도표를 이용하여 5 percentile 미만인 경우 저체중으로 정의할 수 있다. 신경성 식욕부진증 환자는 체중 증가에 대한 극심한 두려움을 부인하는 경우가 많아서 체중 증가를 방지하기 위한 엄격한 시도를 보이는 행동으로 유추해야 한다. 따라서 체중 감소의 병력이나 임상 증상을 확인하기 위해 가족이나 다른 출처로부터 정보를 얻을 필요가 있다. 체형과 체중의 의미가 매우 왜곡되어 있어 어떤 환자는 저체중임에도 자신을 과체중으로 느끼기도 하고, 어떤 환자는 자신이 말랐다는 것은 알고 있지만 특정 신체 부위, 특히 복부와 허벅지가 너무 뚱뚱하다고 느끼기도 한다.

신경성 식욕부진증은 제한형과 폭식/제거형의 두 가지 하부 형태가 있는데, 제한형에 비해 폭식/제거형에서 도벽, 약물남용, 자살시도, 자해, 성적 문란 같은 충동적 행동이 더 많은 것으로 보고되고 있다. 또한 폭식/제거형의 환자들은 제한형에 비해 병전 비만, 비만의 가족력, 심약한 성격 특징, 특정 내과적 합병증의 발생률이 더 높다.

신경성 식욕부진증 환자의 혈액검사 이상을 통해 진단적 도움을 받을 수 있다. 백혈구 감소증이 흔히 나타나는데, 모든 형태의 세포가 감소하지만 주로 림프구의 감소가 뚜렷하다. 경도의 빈혈이 나타날 수 있고 혈소판 감소증이나 드물게는 출혈문제가 발생할 수도 있다. 혈액요소질소blood urea nitrogen 수치 상승으로 탈수를 의심할 수 있다. 고콜레스테롤 혈증이 흔하고 간효소 수치가 증가될 수 있다. 때로는 저마그네슘혈증, 저아연혈증, 저인산혈증, 고아밀라제혈증이 관찰되기도 한다. 자기 유발성 구토는 대사성 알칼리증(혈청 중탄산염 상승), 저염소혈증 및 저칼륨혈증을 유발할 수 있고, 완하제 남용은 경도의 대사성산증을 유발할 수 있다.

혈청 타이록신thyroxine 수치는 낮은 정상 범위이고, 트라이아이오도타이로닌triiodothyronine: T3 수치는 감소하며 리버스트라이아이오도타이로닌reverse T3 수치는 증가되어 있다. 여성은 혈청 에스트로겐 수치가 낮고 남성은 혈청 테스토스테론 수치가 낮다. 여성에서는 무월경이 흔히 나타나고 체중 감소 이전에 나타나거나 사춘기 전 여성의 경우 초경이 지연될 수 있다.

신체검사에서 가장 눈에 띄는 소견은 쇠약함이다. 또한 유의한 저혈압, 저체온, 서맥이 흔히 나타난다. 어떤 환자에서는 가늘고 솜털 같은 체모인 배냇솜털lanugo이 나타나며, 어떤 경우, 특히 체중 회복 중 또는 완하제 및 이뇨제 남용 중단 시 말초 부종이 발생하기도 한다. 드물게 사지에 점상출혈 또는 반상출혈이 보이는 출혈 체질을 나타낼 수 있다. 일부에서는 고카로틴혈증과 관련된 피부의 황변을 보인다. 자기-유발성 구토가 있는 신경성 식욕부진증 환자는 침샘, 특히 귀밑샘의 비대와 치아 법랑질 침식을 경험할 수 있다. 또 구토를 유발하면서 치아와 반복적으로 접촉하여 손등 표면에 흉터나 굳은살이 생기기도 한다.

환자의 체중 감소나 이상 식사 행동에 대해 위장관 질환, 갑상선기능항진증, 악성 종양의 가능성, 후천적 면역결핍증 등 심각한 체중 감소가 나타나는 의학적 상태나 주요우울장애, 조현병, 물질사용장애, 사회불안장애, 강박장애, 신체이형장애, 회피적/제한적 음식 섭취장애 및 신경성 폭식증 등 다른 정신질환과의 감별이 필요하다.

8. 치료

신경성 식욕부진증이 있는 소아청소년의 치료는 포괄적인 정신건강 관리와 의학적 관리가 필요하다. 따라서 정신 건강 관리, 의학적 치료 및 영양 지도 등을 제공하는 팀 접근이 권장된다. 중재의 정도와 강도는 외래 치료에서 부분입원, 입원 등으로 다양하다. 이는 임상적 심각성에 기초하여 결정되어야겠지만, 접근 가능도 등 다른 현실적인 측면들도 고려해야 한다.

영국의 국립보건임상연구원National Institute for Clinical Excellence: NICE 지침에 따르면, 첫째, 의학적 위험을 평가하는 동시에 외래 기반으로 경험 있고 유능한 서비스 제공이 가능한 심리치료를 통한 관리를 우선으로 하며, 둘째, 입원치료는 자세한 신체적 모니터링과 함께 재섭식을 시행하면서 심리사회적 개입도 제공할 수 있는 경험이 풍부한 환경에서 이루어져야 하고, 셋째, 아동청소년의 경우, 섭식장애를 직접적으로 다루는 가족 개입이 제공되어야 한다고 제안하고 있다.

특히 만성 신경성 식욕부진증의 예방을 위해 청소년기에 조기 발견 및 치료가 매우 중요하다. NICE와 미국 정신의학회 모두 소아청소년의 신경성 식욕부진증 환자의 치료로 섭식장애–중심 가족–기반 치료로 보호자 교육을 통해 아이들이 식사와 체중 조절 행동을 정상화하고 체중을 회복하도록 권고하고 있다.

1) 입원 치료

심각하고 지속적인 의학적 합병증(심한 탈수, 저혈당 쇼크, 부정맥, 수분과 전해질 불균형 등)이 있는 경우 소아 병동에 입원하는 것이 도움이 된다. 반면, 심한 저체중임에도 외래 치료에서 체중 증가를 위한 노력에 호전이 없거나 집중적인 감독 및 치료가 필요한 심각한 정신과적 질환이 동반된 경우에는 수 주에서 한 달 이상 장기간 입원이 가능하면서 섭식장애 치료에 특화되어 있는 정신건강의학과 시설이 있는 병원에 입원을 고려해야 한다.

2) 내과적 치료

영양 재활프로그램은 건강한 목표 체중으로 입원 환자의 경우 주당 2~3파운드, 외래 치료 프로그램의 경우 주당 1파운드의 체중 증가로 설정한다. 환자가 음식을 버리거나, 구토를 하거나, 자주 운동하는지 모니터링해야 한다. 재섭식 동안에는 활력 징후, 음식과 수분 섭취 및 배출을 평가하고, 전해질(인 포함) 평가, 부종 관찰, 수분 과부하로 인한 급격한 체중 증가, 울혈성 심부전, 변비 및 팽만감 등을 모니터링해야 한다.

3) 외래 기반 심리사회적 중재

신경성 식욕부진증 환자를 위한 외래 기반 심리사회적 중재는 개인치료와 가족치료가 있다. 6개의 무작위 대조시험을 매타분석한 결과, 가족중심치료Family-Based Treatment: FBT가 개인치료에 비해 더 우세한 효과를 보였다. FBT는 스스로 굶고 과도한 운동을 하지 못하도록 하는 조치를 취함으로써 부모가 자녀의 체중 회복을 책임질 수 있도록 한다. 아동이 부모의 감독 없이 독립적으로 식사할 수 있고 정상 체중에 도달하면 치료는 청소년기의 발달문제에 대해 간략히 다루게 된다.

개인치료는 개별화와 자기효능감에 중점을 둔 청소년 중심 치료Adolescent-Focused Therapy: AFT가 유용한 것으로 알려져 있다. AFT는 청소년이 치료자와의 관계를 통해 자신의 섭식 및 체중 증가를 스스로 관리하도록 권장한다. AFT의 주요 초점은 감정, 특히 부정적인 감정에 대한 인식과 내성을 높이는 것에 있다.

4) 약물치료

약물은 중증 또는 치료저항성 신경성 식욕부진증 환자 혹은 공존질환이 있는 경우에만 부가치료로 고려해야 한다. 항우울제는 신경성 식욕부진증의 핵심 정신병리를 호전시키는 데 효과적이지 않았고, 환자가 정상 체중을 획득하고 내과적으로 안정되기 전까지 우울 증상에도 효과가 없는 것으로 나타났다. 전형적 항정신병약물에 대한 무작위 대조시험에서 입증된 약물은 없다. 비전형적 항정신병약물 중 올란자핀은 체중 증가 및 신경성 식욕부진증의 정신병리를 호전시키는 데 효과가 확인되었으나, 다른 약물은 핵심 증상의 호전에는 거의 효과가 없었다.

아연은 필수 미세영양소이기 때문에 아연 보충제 사용

이 도움이 될 수 있으나, 아연 유발성 체중 증가에 대한 논란이 있다. 골밀도 감소를 치료하기 위한 에스트로겐 함유 약물 사용은 청소년에서는 권고되지 않는다. 한편, 하루 24mg까지 사이프로헵타딘 사용에 관한 이중맹검 연구들에서 우울 증상 감소와 체중 획득을 촉진하는 효과가 보고되었다.

이 외에 비강 내 옥시토신 요법, 노출 요법 시 D-사이클로세린 촉진, 반복적 경두개 자기자극술, 인터넷 기반 중재(컴퓨터 또는 모바일) 등이 있으나, 아직 아동청소년에게 적용하기에는 연구가 부족하다.

신경성 폭식증

1. 개념, 정의 및 역사

신경성 폭식증은 반복적인 폭식과 이를 보상하기 위한 행동이 있고, 신경성 식욕부진증에서와 같이 체중과 체형에 대한 지나친 관심이 특징적이지만, 체중은 대개 정상 범위이다. 이들은 폭식하는 동안 불안이 해소되는 것을 느끼지만, 이후 죄책감과 우울감으로 이어진다. 사춘기 이전 아동에서의 신경성 폭식증의 발병은 드문 편이다. 신경성 폭식증의 발생 기전은 신경성 식욕부진증과 비슷한 것으로 생각되며, 아동청소년에서의 신경성 폭식증의 임상 양상은 성인과 유사하다.

2. 임상 특징

신경성 폭식증은 반복적인 폭식과 제거 행동이 특징적인 질환이다. 이들은 폭식 동안 먹는 것에 대한 통제력의 상실감, 즉 스스로 먹기를 중단할 수 없다는 두려움을 갖고 있다. 폭식 삽화는 보통 복통이나 복부 불편감, 자기 유발성 구토, 수면 또는 사회적 방해로 인해 중단되고, 이후 죄책감, 우울감 또는 자기혐오감이 뒤따른다. 역설적으로 이들은 장기간 단식을 한 뒤 극심한 배고픔으로 자제력을 잃고 폭식하기도 한다. 폭식 중에 섭취하는 음식은 일반적으로 고밀도의 고칼로리 음식으로 빨리 먹기 쉬운 질감을 갖고 있는 것이다. 대부분의 신경성 폭식증 환자는 정상 식사 이후에는 포만감을 느끼지 못하고, 집에서 혼자 먹는 것을 더 선호한다. 약 1/4~1/3은 이전 신경성 식욕부진증의 과거력이 있다. 신경성 폭식증 환자 대부분은 우울증의 증상과 징후가 있고, 대인관계, 자기 개념, 충동적 행동 등의 문제와 높은 수준의 불안 및 충동성이 있다.

신경성 폭식증 환자는 대부분 정상 체중이고, 간혹 과체중일 수 있다. 체중 변동은 자주 경험하지만, 신경성 식욕부진증에서처럼 심각한 체중 감소는 나타나지 않는다. 따라서 저체중으로 인한 심각한 이차적인 내과적 문제가 흔하지는 않다. 폭식과 구토가 반복되는 환자는 혈청 아밀라제가 증가되어 침샘이 비대해질 수 있으며 저칼륨혈증, 저클로라이드 알칼리증, 심전도상 QT 간격과 T파 변화 및 골밀도 감소 등이 나타날 수 있다. 심한 복통을 보이는 경우, 위확장증 진단 및 비위관 흡인, X-선 촬영 및 수술적 처치까지 고려해야 한다. 토근 남용으로 심부전이 올 수 있으며, 이 역시 의학적 응급 상태로 사망의 원인이 될 수 있다. 초음파에서 다낭성 난소가 발견되는 경우도 흔하다.

3. 진단기준

1) DSM-5-TR

신경성 폭식증의 세 가지 핵심 증상은 반복적인 폭식 삽화와 체중 증가를 막기 위한 부적절한 보상행동, 그리고 자신에 대한 평가가 체형과 체중에 과도하게 영향을 받는 것이다. 폭식과 부적절한 보상행동은 3개월 동안 1주일에 최소 1회 이상 나타나야 한다.

표 21-5 신경성 폭식증의 DSM-5-TR 진단기준(APA, 2022)

A. 반복되는 폭식 삽화. 폭식 삽화는 다음 2가지로 특징지어진다.
1. 일정 시간 동안(예: 2시간 이내) 대부분의 사람이 유사한 상황에서 동일한 시간 동안 먹는 것보다 분명하게 많은 양의 음식을 먹음
2. 삽화 중에 먹는 것에 대한 조절 능력의 상실감을 느낌(예: 먹는 것을 멈출 수 없거나, 무엇을 혹은 얼마나 많이 먹어야 할 것인지를 조절할 수 없는 느낌)

B. 체중이 증가하는 것을 막기 위한 반복적이고 부적절한 보상행동, 예를 들면 스스로 유도한 구토, 이뇨제, 관장약, 다른 치료약물의 남용, 금식 혹은 과도한 운동 등이 나타난다.

C. 폭식과 부적절한 보상 행동이 둘 다, 평균적으로 적어도 3개월 동안 일주일에 1회 이상 일어난다.

D. 체형과 체중이 자기평가에 과도하게 영향을 미친다.

E. 이 장해가 신경성 식욕부진증의 삽화 기간 동안에만 발생하지 않는다.

다음의 경우 명시할 것:
부분 관해 상태: 이전에 신경성 폭식증의 진단기준을 전부 만족시켰으며, 현재는 기준의 일부를 만족시키는 상태가 유지되고 있다.
완전 관해 상태: 이전에 신경성 폭식증의 진단기준을 전부 만족시켰으며, 현재는 어떠한 기준도 만족시키지 않는 상태가 유지되고 있다.

현재의 심각도를 명시할 것:
심각도의 최저 수준은 부적절한 보상 행동(다음을 참조하시오)의 빈도를 기반으로 하고 있다. 심각도 수준은 다른 증상 및 기능적 장애의 정도를 반영하여 증가할 수 있다.
경도: 평균적으로 일주일에 1~3회의 부적절한 보상 행동 삽화가 있다.
중등도: 평균적으로 일주일에 4~7회의 부적절한 보상 행동 삽화가 있다.
고도: 평균적으로 일주일에 8~13회의 부적절한 보상 행동 삽화가 있다.
극도: 평균적으로 일주일에 14회 이상의 부적절한 보상 행동 삽화가 있다.

2) ICD-11

ICD-11에서는 객관적으로 많은 양의 음식을 먹지 않더라도 주관적인 통제력 상실감을 느끼는 경우도 포함하였다. 폭식과 부적절한 보상행동은 주 1회 이상 혹은 1개월 이상의 기간 동안 지속될 때로 정의하였다.

4. 역학

신경성 폭식증은 보통 청소년이나 초기 성인기에 시작되며, 사춘기 이전이나 40대 이후 발병은 드물다. 13~18세 청소년 연구에서 평생 유병률은 여성의 1.3%, 남성의 0.5%였다. 소득이 높고 산업화된 서구 국가에서 더 높은 유병률을 보이나, 점차 저소득 국가에서도 유병률이 증가되고 있다.

5. 원인

신경성 폭식증의 원인적 접근을 위해서는 다이어트가 시작되는 상태의 사회문화적, 가족환경, 심리 혹은 성격 특성, 생물학적 취약성을 고려한 다범주의 모델이 필요하다. 신경성 폭식증 환자들은 신경성 식욕부진증 환자와 비슷한 심리적 요인으로 인해 체중과 체형에 집착하고 식사를 제한하게 되는데, 식사 제한, 체중 감소, 폭식/제거 행동이 지속되면서 유의한 심리적 변화가 발생한다. 이런 변화 중 일부가 강력한 이차 강화물이 되어 식사 제한, 체중 감소, 폭식/제거 행동의 과정이 지속되게 된다. 즉, 젊은 여성이 처음 체중 감소에 따른 긍정적인 평가를 받게 되고, 이런 것이 자신의 생활 중 매우 효과적이고 통제 가능한 것의 일부임을 깨닫게 되는 것이 환자에게 심리적 강화물로 작용하여 이상 식사 행동이 지속되게 된다. 환자는 폭식 이후 불쾌한 죄책감이 뒤따라 옴에도 불구하고, 폭식 행동 동안 불안이 감소하는 것을 느끼기도 한다.

신체적인 강화는 아직 명확하지 않지만, 8시간 정도 굶게 되면 부신피질자극호르몬분비호르몬Corticotropin-Releasing Hormone: 이하 CRH 분비가 증가되는데, CRH는 강력한 식욕부진제가 되어 칼로리 섭취 감소를 지속시키는 데 도움이 될 수 있다. 운동은 노르에피네프린과 내인성 오피오이드를 분비하게 하는데, 이런 변화가 들뜨는 기분을 강화시킬 수 있다. 도파민은 구토 동안 분비되는데, 이것이 제거행동을 강화시킬 수 있다. 만성적인 신경성 폭식증 환자는 자기-유발성 구토 이후 고양감을 느끼는 것을 보고하기도 하였다.

이 외에도 섭식장애의 유전적 취약성을 갖고 있는 경우, 아동기 학대 경험이 스트레스 반응의 조절을 악화시켜 섭식장애 발병 가능성을 증가시킬 수 있다. 그 근거로 낮은 글루코코르티코이드 수용체 민감도를 보이는 -BclI 다형성과 신경성 폭식증, 이전 학대 경험 사이에 연관성이 발견되었다. 또 DRD2 및 COMT 같은 도파민 시스템 내의 유전자가 아동기 학대와 폭식행동 사이의 상호작용에 관여한다는 보고도 있다. 반면에 5 HTTLPR 세로토닌 수송체 촉진자 다형성에 의해 폭식에 대한 부정적인 생활 사건의 영향이 완화된다는 연구도 있다.

유전적으로 신경성 폭식증은 28~83%의 유전 가능성 추정치가 보고되었고 나머지 차이는 고유한 환경요인에 기인한다. 유전연구에서 신경성 폭식증은 10번 염색체에서 유의한 연관이 확인되었다. 또한 후생유전연구에서 신경성 폭식증 여성은 삼방나트륨배설펩타이드Atrial Natriuretic Peptide: 이하 ANP 유전자 프로모터 영역의 과메틸화와 RNA에서 ANP의 하향 조절이 확인되었다. ANP는 불안 감소 효과와 관련이 되는 CRH를 억제하는 것으로 알려져 있다.

신경성 폭식증 환자에서 혈청 렙틴과 아디포넥틴 수치는 다양하게 나타난다. 그렐린 수치는 정상 대조군과 차이는 없지만, 표준화된 식사에 대한 그렐린 반응이 대조군에 비해 유의하게 약화되어 있다는 것이 확인되었다. 이런 비정상적인 그렐린 조절이 식후 포만감을 느끼지 못하게 하여 폭식 삽화를 유발할 수 있다.

신경성 폭식증 환자는 전전두엽, 대상엽, 두정엽 영역에서 5HT1A 수용체 결합이 증가되어 있고, 이는 이들의 불안과 관련이 있다. 회복된 신경성 폭식증 환자에서 안와-전두엽 5HT2A 수용체 결합이 감소되어 있는 것은 충동 및 감정 조절의 어려움과 관련되어 있을 수 있다. 또한 시상과 시상하부의 5-HT 수송단백질 결합은 감소되어 있다.

도파민 보상회로에 대한 연구는 아직 부족하다. 다만 한 fMRI 연구에서 도파민 관련 보상 패러다임으로 신경성 폭식증 환자의 복측 피질, 섬엽 및 전전두엽 피질에서 반응이 감소되어 있음이 보고되었다.

6. 예후

처음 신경성 폭식증으로 진단받은 환자가 신경성 식욕부진증으로 진단이 바뀌는 경우는 10~15% 정도이다. 이런 경우 보통 신경성 폭식증으로 다시 되돌아가거나 두 질환이 수차례 교차되기도 한다. 회복되는 정도는 48~77% 정도로 연구에 따라 차이가 큰데, 이는 연구들마다 공존질환에 의한 영향이 차이로 보인다. 청소년 신경성 폭식증에 대한 장기 추적연구는 아직 부족하다. 치료 반응은 인지행동 유도 자기-관리 시 치료 종료 시점에 복식과 제거 행동을 하지 않는 경우는 20% 미만이었고, 가족중심치료를 받은 경우 39%의 중단률을 보였다.

8~25년 추적연구 결과, 사망률은 3.9%, 표준화 사망률은 1.57이었고, 자살률은 0.9%로 다른 섭식장애보다 더 높았다(Crow et al., 2009). 신경성 폭식증 환자의 1/4~1/3은 자살생각이 동반되거나 자살시도를 한다. 특히 심각한 내과적 공존질환이 있거나 정신과적 공존질환이 동반된 경우 예후가 좋지 않다.

7. 진단 및 감별

신경성 폭식증은 반복적인 폭식과 이로 인한 체중 증가를 막기 위해 부적절한 보상 행동을 하는 것이 특징이다. 신경성 폭식증은 남성보다 여성에서 훨씬 더 흔한데, 이는 남자아이나 남성의 경우 아직 체계적으로 조사되지 않아 치료를 원하는 표본에서는 잘 나타나지 않기 때문이다.

현재까지 신경성 폭식증이 있는지에 대한 특이 진단 검사는 없다. 그러나 제거의 결과와 관련된 검사 결과에 따라 진단적 확신을 높일 수 있다. 여기에는 체액과 전해질의 이상으로 인한 저칼륨혈증, 저염소혈증 및 저나트륨혈증이 있다. 잦은 구토로 인한 위액 손실로 대사성 알칼리증이 나타날 수도 있고, 잦은 설사나 탈수로 인한 대사성 산증이 나타날수도 있다. 혈청 아밀라아제 수치가 약간 올라갈 수 있고 이는 아마도 타액 동종 효소의 증가를 반영하는 것일 수 있다.

신체 진찰에서는 주로 특이한 점이 없으나, 입 안을 보면 치아의 법랑질이 많이 손상되어 있기도 한데 이는 특히 반복적 구토로 인해 앞니의 혀쪽 측면에서 뚜렷하다. 치아가 들쑥날쑥해지면서 좀먹은 것처럼 보일 수 있으며 치아우식증의 빈도가 증가할 수도 있다. 어떤 환자에서는 침샘, 특히 이하선이 눈에 띄게 커져 있을 수 있다. 손을 넣어 구토를 유발하는 경우 치아와의 반복적인 접촉으로 인해 손등 표면에 굳은살이나 흉터가 생길 수 있다. 구토를 유도하기 위해 토근을 반복적으로 사용한 후 심각한 심장 및 골격 근병증이 보고되기도 한다.

위험요인으로 체중에 대한 걱정, 자존감 저하, 우울 증상, 사회불안장애, 소아기 전반적 불안장애가 있다. 환경적으로는 마른 체형을 내적으로 이상화하는 경우 체중에 대한 걱정을 유발할 위험이 커지게 되고 이것이 신경성 폭식증을 유발할 수 있다. 또한 소아기 성적 혹은 신체적 폭력을 경험한 경우 신경성 폭식증이 발병할 위험이 증가한다. 이 외에 소아 비만과 조기 성조숙, 신경성 폭식증의 가족력 등이 위험요인이 될 수 있다.

1) 감별진단

신경성 식욕부진증의 삽화 동안에만 폭식행동이 나타나는 경우, 신경성 식욕 부진증, 폭식/제거형으로 진단되며 신경성 폭식증을 추가적으로 진단할 수 없다. 만약 폭식과 제거 행동을 동반한 신경성 식욕부진증으로 처음 진단되었더라도, 더 이상 전체 진단기준을 만족하지 않는 경우 신경성 폭식증 진단기준이 적어도 3개월 이상 만족될 때 신경성 폭식증으로 진단 가능하다. 클레인-레빈 증후군Kleine-Levin syndrome은 섭식행동의 이상이 있으나, 신경성 폭식증의 심리적 특징인 체형과 체중에 대한 과도한 걱정은 없다. 비전형 특징의 주요우울장애에서도 과식이 흔히 나타나지만, 이들은 부적절한 보상행동이나 체형과 체중에 대한 과도한 걱정이 없다. 폭식은 경계성 성격장애의 정의 중 충동적 행동에 포함되므로 이 역시 전체 진단기준을 만족한다면 두 가지 모두 진단되어야 한다.

2) 공존질환

신경성 폭식증 환자에서 정신과적 공존질환은 흔하다. 대부분 하나 이상의 다른 정신질환을 경험하며 많은 경우 다수의 공존질환을 경험한다. 미국의 역학연구에 따르면, 신경성 폭식증 환자에서 기분장애는 약 70%, 불안장애는 약 80.6%, 물질사용장애는 36.8%가 동반된다고 하였다. 신경성 폭식증 환자는 우울장애나 양극성장애가 동반될 뿐만 아니라(특히 우울장애) 우울의 빈도도 증가한다. 기분변동이 동시에 나타나기도 하지만, 신경성 폭식증이 진행됨에 따라 나타나거나 발병 전에 기분 변동이 선행된 경우도 있다. 불안장애나 불안 증상의 빈도(사회적 상황에 대한 공포 등) 또한 증가할 수 있다. 이런 불안과 기분 증상은 신경성 폭식증이 치료되면서 호전된다. 신경성 폭식증 환자에서 물질사용장애, 특히 알코올사용장애나 정신자극제 사용장애의 평생 유병률은 약 30% 정도이다. 특히 식욕과 체중을 조절하기 위해 종종 정신자극제를 사용하기 시작한다. 많은 신경성 폭식증 환자에서 하나 이상의 성격장애(특히 경계성 성격장애) 진단기준에 부합하는 성격적 특징을 보인다.

8. 치료

NICE는 성인 신경성 폭식증 환자에게 인지행동치료를 권고하나, 소아청소년 신경성 폭식증의 치료로 신경성 폭식증-중심 가족치료bulimia-nervosa-focused family therapy: FN-BN를 권고하고 있다. FN-BN은 보통 6개월 동안 18~20세션으로 구성되며, 가족들이 환자를 비난하지 않고 환자의 회복을 지지하도록 하고 있다. FN-BN에서 제공되어야 하는 정보로는 체중 조절하기, 다이어트하기, 자기-유발성 구토, 하제 또는 다른 보상 행동을 통한 체중조절 시도의 문제점을 포함하도록 한다.

만약 FT-BN이 불가능하거나 효과가 없는 경우, 개별 섭식장애 중심-인지행동치료eating-disorder-focused cognitive behavioral therapy: CBT-ED를 권고하고 있다. CBT-ED는 보통 6개월 동안 18세션으로 구성되며 4세션까지의 부모 혹은 보호자 세션을 포함하도록 하고 있다. CBT-ED는 우선 신경성 폭식증이 환자의 삶에 어떤 영향을 미치는지에 초점을 맞추어 변화의 동기를 강화하도록 한다. 심리교육으로 섭식장애와 증상이 지속되는 방식에 대해 제공하고, 단계적으로 규칙적인 식사 습관을 가질 수 있도록 촉진한다. 목표를 설정하고 문제해결을 통해 문제가 있는 생각, 신념 및 행동을 다루도록 격려한다. 이후 재발 방지 전략을 사용하여 추후 나타날 가능성이 있는 상황에 대비하도록 한다. 부모 혹은 보호자 세션에서는 섭식장애에 대한 교육을 제공하고, 행동변화를 막는 가족요인을 확인하여 가족이 환자의 회복을 지원할 수 있는 방법에 대해 논의한다.

폭식/제거 행동에 의한 내과적 합병증으로 저칼륨혈증, 식도점막 손상으로 인한 구멍, 위장 장애, 탈수, 서거나 앉을 때 심한 혈압 또는 심박수 변화가 동반되면 간헐적인 입원이 필요할 수 있다.

1) 정신치료

인지행동치료는 많은 위약 대조 연구에서 성인 신경성 폭식증의 가장 효과적인 치료법으로 알려져 있다. 이 치료는 폭식과 제거 행동을 줄이고, 기분과 자존감을 높이고, 대인관계를 향상하고, 체중과 체형에 대한 집착을 줄이는 데 효과가 있는 것으로 입증되었다. 그러나 인지행동치료를 받은 신경성 폭식증 환자의 절반 이상은 회복되지 않는 것으로 나타나, 이후 완벽주의, 기분, 대인관계문제, 낮은 자존감을 해결하기 위한 요소들이 개선되어 강화된 인지행동치료Cognitive Behavior Therapy-Enhanced: CBT-E로 발전되었다. 다만 아직 청소년 신경성 폭식증 환자를 위한 치료로는 근거가 부족하다. 청소년 신경성 폭식증 환자의 치료로는 소아청소년에 맞게 수정된 인지행동치료와 신경성 폭식증에 대한 가족기반치료가 효과적인 것으로 알려져 있다. 청소년을 위한 집단가족치료는 아직 개발단계이다.

대인관계치료 역시 성인 신경성 폭식증 환자에서는 효과적이나, 아직 청소년 대상으로는 입증되지 않았다. 이 외에 자조를 지원하는 인터넷이나 행동 모니터링을 위한 전화 메시지 사용이 도움이 될 수 있다. 집단치료는 아직 통제된 방식의 적절한 연구는 없지만, 특히 대학생과 초기 성인기 환자에게 효과적이고 비용-효과 측면의 장점도 있다.

2) 약물치료

NICE는 신경성 폭식증 치료를 위한 약물치료 단독 요법은 권하지 않는다.

정상 체중의 신경성 폭식증이 있는 외래 환자를 대상으로 데시프라민, 이미프라민, 아미트립틸린, 노르트립틸린, 페넬진, 플루옥세틴 같은 항우울제에 대한 이중맹검 위약대조 연구에 따르면, 항우울제는 폭식을 줄이는 데 있어 위약에 비해 더 효과적이었다. 그뿐만 아니라 이런 약물은 기분을 호전시키고 체형과 체중에 대한 집착을 줄이는 데에도 효과적이다. 그러나 폭식과 제거 행동이 없어지는 비율이 22%에 불과하며, 어떤 환자에서는 인지행동치료와 항우울제의 병합치료가 도움이 될 수 있다. 12~18세 청소년 신경성 폭식증 환자 대상 개방표지 약물연구에서 8주 동안 플루옥세틴(60mg/day)과 지지적 정신치료의 병용치료가 효과적이며 호전율이 약 70% 정도로 보고되었다. 특히 플루옥세틴은 소아청소년의 우울장애와 불안장애 치료에 효과적이며, 성인 신경성 폭식증 환자의 치료 효과에 가장 근거가 높은 약물이므로 정신의학적 공존질환이 있는 청소년 신경성 폭식증 환자의 치료에 고려해 볼 수 있다. 다만, 플루옥세틴은 치료 3주차까지 폭식 또는 구토의 빈도가 60% 이상 감소하지 않으면 효과가 있을 가능성이 적은 것으로 나타났다.

식욕 억제와 체중 감소와 관련된다고 알려진 토피라메이트에 대한 이중맹검 위약대조 임상시험이 이루어졌다. 10주간 하루 25~100mg의 토피라메이트 투여는 위약에 비해 폭식과 제거 행동에 효과적일 뿐 아니라 정신사회적 손상을 호전시키는 효과도 있었다.

폭식장애

1. 개념, 정의 및 역사

폭식장애는 신경성 폭식증에서와 같이 폭식 삽화가 있으나 부적절한 보상 행동은 없는 경우이다. Hamburger가 1951년 처음 비만의 개념에 감정적인 측면을 포함한 것을 기초로 1950년대말 Stunkard가 처음 폭식을 정의하였다. 이후 1980년대 DSM-III에 폭식의 정의가 신경성 폭식증의 핵심증상으로 소개되었고, 1994년 DSM-IV에서 달리 명시되지 않는 섭식장애의 특징으로 처음 폭식장애가 예비적인 기준으로 포함되었다. 이후 이루어진 많은 연구에 의해 임상적인 유용성과 타당성을 지지받아 DSM-5부터 독립된 진단명으로 인정되었다.

2. 임상 특징

폭식장애 환자는 종종 비정상적으로 많은 양의 음식을 섭취하고 먹는 것을 멈출 수 없다고 느낀다. 다만, 소아청소년기는 성장기이기 때문에 객관적으로 많은 양을 정의하기가 어렵고, 따라서 음식의 양으로 통제력 상실을 확인하기는 어려울 수도 있다. 또한 폭식 삽화 자체가 성인보다는 덜 자주 발생하기 때문에 소아청소년에서는 진단기준을 완전히 만족하지 않더라도 과식 형태의 섭식문제가 폭식장애 진단에 중요할 수 있다.

폭식장애는 신경성 폭식증과는 달리 폭식 이후에 구토, 하제 남용 또는 지나친 운동 등의 부적절한 보상 행동이 정기적으로 나타나지는 않는다. 이들은 다이어트를 하거나 정상적인 식사를 하려고 노력하지만, 이런 노력이 오히려 더 많은 폭식을 유발하게 되는 경우가 많다. 폭식장애의 심각도는 일주일 동안 폭식 삽화의 빈도에 따라 결정된다.

폭식장애 환자는 자신의 섭식문제를 부끄럽게 여기고 증상을 숨기려고 하는 경향이 있기 때문에 폭식은 비밀스럽게 이루어지는 경우가 많다. 우울이나 불안과 같은 부정적인 정서나 대인관계에서의 스트레스, 섭식 제한, 체중이나 체형과 관련된 부정적 느낌이 들 때 폭식이 시작된다. 폭식으로 이런 문제가 일시적으로 완화될 수는 있으나 부정적인 자기평가, 자책감, 자존감 저하, 우울 등의 정서문제가 뒤따른다.

폭식장애 환자의 대부분은 과체중 또는 비만이나 정상적인 체중을 보이는 경우도 있다. 치료를 원하는 경우는 대개 과체중이나 비만과 관련되어 있으나, 대부분의 비만한 사람들에서 반복적인 폭식이 나타나지는 않는다. 폭식이 없는 비만 환자에 비해 같은 몸무게의 폭식장애가 있는 환자의 경우, 기능 저하가 심하고 삶의 질이 낮으며 주관적인 고통이 더 크고 정신과적 공존질환이 더 많은 것으로 보고되고 있다.

3. 진단기준

표 21-6 폭식장애의 DSM-5-TR 진단기준(APA, 2022)

A. 반복되는 폭식 삽화. 폭식 삽화는 다음과 같이 특징지어진다.
   1. 일정 시간 동안(예: 2시간 이내) 대부분의 사람이 유사한 상황에서 동일한 시간 동안 먹는 것보다 분명하게 많은 양의 음식을 먹음
   2. 삽화 중에 먹는 것에 대한 조절 능력의 상실을 느낌(예: 먹는 것을 멈출 수 없거나, 무엇을 혹은 얼마나 많이 먹어야 할 것인지를 조절할 수 없는 느낌)

B. 폭식 삽화는 다음 중 3가지(혹은 그 이상)와 연관된다.
   1. 평소보다 많은 양을 급하게 먹음
   2. 불편하게 배가 부를 때까지 먹음
   3. 신체적으로 배고프지 않은데도 많은 양의 음식을 먹음
   4. 얼마나 많이 먹는지에 대한 부끄러운 느낌 때문에 혼자서 먹음
   5. 폭식 후 스스로에 대한 역겨운 느낌, 우울감 혹은 큰 죄책감을 느낌

C. 폭식으로 인해 현저한 고통이 있다고 여겨진다.

D. 폭식은 평균적으로 최소 3개월 동안 일주일에 1회 이상 발생한다.

E. 폭식은 신경성 폭식증에서 관찰되는 것과 같은 부적절한 보상행동과 연관되어 있지 않으며, 신경성 폭식증 혹은 신경성 식욕부진증의 기간 동안에만 발생하지 않는다.

다음의 경우 명시할 것:
부분 관해 상태: 이전에 폭식장애의 진단기준을 전부 만족시켰으며, 현재 일정 기간 동안 평균적으로 일주일에 1회보다 적은 빈도로 발생하고 있다.
완전 관해 상태: 이전에 폭식장애의 진단기준을 전부 만족시켰으며, 현재 일정 기간 동안 어떠한 기준도 만족시키지 않는 상태가 유지되고 있다.

현재의 심각도를 명시할 것:
심각도의 최저 수준은 폭식 행동(다음을 참조하시오)의 빈도를 기반으로 하고 있다. 심각도 수준은 다른 증상 및 기능적 장애의 정도를 반영하여 높아질 수 있다.
경도: 평균적으로 일주일에 1~3회의 부적절한 폭식 행동 삽화가 있다.
중등도: 평균적으로 일주일에 4~7회의 부적절한 폭식 행동 삽화가 있다.
고도: 평균적으로 일주일에 8~13회의 부적절한 폭식 행동 삽화가 있다.
극도: 평균적으로 일주일에 14회 이상의 부적절한 폭식 행동 삽화가 있다

DSM-5-TR에서는 폭식의 빈도를 3개월 동안 최소 주 1회 이상으로 정의하고 있는 것에 반해, ICD-11에서는 주 1회 이상 혹은 3개월 이상 반복적이고 잦은 폭식으로 정의하며, 한 달 이내라도 주당 폭식의 빈도가 잦은 경우도 진단 가능하도록 하였다. 또한 DSM-5-TR에서는 특정 시간 내(2시간 이내)에 비슷한 시간 동안 비슷한 상황에서 대부분의 사람이 먹는 양보다 훨씬 많은 양의 음식을 먹는 것으로 정의한 반면, ICD-11에서는 객관적으로 많은 양의 음식을 먹는 것뿐만 아니라 많은 양의 음식을 먹는다는 주관적인 느낌도 포함하였다.

4. 역학

폭식장애 발병 연령에 대해서는 아직 연구가 부족하다. 다만 주로 청소년기 또는 성인초기에 시작되나 성인후기에 발병하기도 한다. 미국에서 조사한 폭식장애의 평생 유병률은 DSM-IV 기준으로 여성의 3.5%, 남성의 2.0%이며, 같은 표본으로 DSM-5 기준 적용 시 여성의 3.6%, 남성의 2.1%로 더 높은 유병률을 보였다. 미국 13~18세 청소년 자료에 따르면, 섭식장애의 평생 유병률은 여성의 2.3%, 남성의 0.8%으로 보고되었고, 유럽 6개국에서의 연구에 따르면 섭식장애의 평생 유병률은 여성의 1.9%, 남성의 0.3%이었다.

5. 원인

폭식장애의 원인에 대해서는 아직 연구결과가 부족하나 폭식 삽화와 연관된 생물학적, 그리고 신경 회로의 변화가 보고되고 있다. 음식 섭취를 조절하는 경로, 특히 위장관-내분비-신경 체계에 의해 조절되는 배고픔과 포만감에 관련된 회로의 이상이 폭식장애의 과식과 연관이 있을 수 있다. 가족연구에서 폭식장애 환자의 1촌 친척에서 더 많은 폭식장애의 위험이 있음이 발견되었다. 쌍둥이연구에서는 폭식장애의 경우 41~57% 범위의 유전 가능성 추정치가 보고되었으며 나머지 차이는 고유한 환경요인에 기인하였다. 환경적으로는 폭식행동은 특히 아동기 학대와 연관이 높다. 폭식장애와 관련된 성격 특징으로 한 지역사회연구에서 높은 자극 추구와 위험 회피 및 낮은 자기지향성이 보고되었으며, 특히 섭식장애의 두 가지 유형으로 충동적 자극 추구형과 위험 회피와 기분조절 부전형을 제안하였다. 폭식장애가 있는 청소년은 어머니에 대해 감정 표현이 지나치고 비판적이며, 정서적으로 과도하게 관

여하나 따뜻함은 덜 느끼는 것으로 인지하였다.

6. 예후

폭식장애의 경과는 다양하며, 아직 연구는 부족한 실정이다. 미국 9~15세 여자 청소년에 대한 장기 추적 조사연구에서 폭식장애 증상이 있는 청소년의 대부분은 1년 이내 증상이 지속되었고, 5년 이상 장기적으로 지속되는 경우는 단 1.5% 정도였다. 폭식장애에서 다른 섭식장애로 전환되는 것은 흔하지 않다.

폭식장애의 사망률에 대한 연구는 DSM-IV의 달리 명시되지 않은 섭식장애 진단기준이 적용되었다. 독일에서 진행된 68명의 폭식장애 입원 환자에 대한 12년 추적조사에서 대략 2.9%의 사망률을 보였으며, 더 큰 인구 기반 연구에서는 42%의 폭식장애가 있는 비만 환자가 사망하는 것으로 보고되었다. 그러나 신경성 식욕부진증이나 신경성 폭식증에 비해 폭식장애의 예후는 더 좋은 것으로 보인다.

7. 진단 및 감별

폭식장애는 신경성 폭식증이나 신경성 식욕부진증에 비해 정신과적 공존질환이 더 많다. 가장 많은 공존질환은 주요우울장애와 알코올사용장애이다. 정신과적 공존질환은 폭식의 심각도와 연관이 있으나, 비만 정도와는 연관이 없다.

신경성 폭식증에서도 반복적인 폭식이 나타나기는 하지만, 폭식장애는 신경성 폭식증과는 달리 반복적인 부적절한 보상 행동이 없고, 폭식 삽화 사이에 체중과 체형에 따른 현저하거나 지속적인 식이 제한을 보이지 않는다. 다만 다이어트에 대한 시도는 폭식장애에서도 종종 보고될 수 있다.

폭식장애는 과체중과 비만과 관련이 높지만, 비만 환자에 비해 체중과 체형에 대해 과대평가하는 경향이 높고, 정신과적 공존질환이 더 많으며, 근거기반 정신치료의 결과가 비만과 폭식장애가 있는 환자의 비만치료에 비해 더 성공적이다.

비전형적인 형태의 우울장애와 양극성 정동장애에서는 식욕 및 체중의 증가가 진단기준에 포함되어 있지만, 우울 삽화의 맥락에서 나타나는 식욕 증가는 통제력 상실이 동반될 수도 그렇지 않을 수도 있다. 두 가지 모두의 전체 진단기준을 만족한다면 두 진단 모두 가능하다. 폭식은 경계성 성격장애의 정의 중 충동적 행동에 포함되므로 이 역시 전체 진단기준을 만족한다면 두 가지 모두 진단되어야 한다.

8. 치료

소아청소년 폭식장애 환자의 치료는 성인 폭식장애 치료와 동일하다. NICE 지침에 따르면, 폭식장애의 1차 치료는 인지행동치료이다. 많은 무작위 대조실험을 통해 성인 폭식장애 환자에 대한 인지행동치료의 효과는 확인되었다. 또한 12~18세 청소년 대상 예비 무작위 대조실험에서 인지행동치료가 3개월 추적관찰 동안 폭식을 중단하는데 효과적이었고, 과체중 청소년에 대한 인터넷 기반 인지행동치료 프로그램도 5개월 추적 동안 폭식과 체중 및 체형에 대한 걱정을 줄이고 체중 감소에 효과가 보고되었다. 대인관계치료 또한 무작위 대조실험을 통해 그 근거가 확인되었으나, 변증법적 행동치료와 집단치료는 아직 근거가 부족하다.

폭식장애 환자에 대해 승인된 약물은 아직 없다. 다만 SSRIs 중에서는 시탈로프람, 에시탈로프람, 설트랄린이 폭식의 빈도를 줄이고 증상의 심각도를 감소시키는 데 효과가 있었다. 삼환계항우울제인 데시프라민과 이미프라민도 위약에 비해 폭식장애 환자의 폭식, 체중, 그리고 우울감을 더 많이 감소시켰다. 항전간제 중에는 토피라메이트와 조니사마이드가 폭식 빈도와 체중을 감소시키는 데 가장 효과적인 약물이다. SNRI인 아토목세틴 역시 한 연구에서 위약에 비해 폭식 빈도와 체중 감소가 더 큰 것으로 나타났다. 비만치료제인 오르리스타트$_{\text{orlistat}}$를 인지행동치료와 병행 시 인지행동치료 단독 요법에 비해 폭식 빈도를 낮추는 데 더 효과적이었다. 아캄프로세이트$_{\text{acamprosate}}$ 또한 위약에 비해 폭식의 빈도를 낮추는 효과는 컸지만, 폭식을 중단하도록 하는 데에는 큰 차이는 없었다.

달리 명시되는 급식 및 섭식 장애

DSM-5-TR에서 정의하고 있는 달리 명시되는 급식 ·

섭식장애에는 비전형적 신경성 식욕부진증, (빈도가 낮거나 기간이 불충분한) 신경성 폭식증, (빈도가 낮거나 기간이 불충분한) 폭식장애, 제거장애, 야식증후군이 포함된다. 이 외 급식 및 식사 장애의 증상으로 사회적, 직업적, 혹은 기타 중요한 영역에서 임상적으로 유의한 기능적 손상이 있으나 어떤 전체 진단기준도 만족하지 않는 경우 상세불명의 급식 또는 섭식 장애로 진단한다.

표 21-7 달리 명시되는 급식 또는 섭식장애의 DSM-5-TR 진단기준 (APA, 2022)

1. **비전형적 신경성 식욕부진증:** 현저한 체중 감소에도 불구하고 환자의 체중이 정상 범위 또는 정상보다 상위에 위치하는 것을 제외하고 신경성 식욕부진증의 모든 진단기준을 충족함. 비전형적 신경성 식욕부진증 환자는 신경성 식욕부진증과 관련된 많은 생리학적 합병증을 경험하기도 함
2. **신경성 폭식증(저빈도, 그리고/또는 제한된 기간):** 폭식과 부적절한 보상 행동이 평균적으로 일주일에 1회 이하, 그리고/또는 3개월 이하로 나타나는 것을 제외하고 신경성 폭식증의 모든 진단기준을 충족함
3. **폭식장애(저빈도, 그리고/또는 제한된 기간):** 폭식이 평균적으로 일주일에 1회 이하, 그리고/또는 3개월 이하로 나타나는 것을 제외하고 폭식장애의 모든 진단기준을 충족함
4. **제거장애:** 폭식이 없는 상태에서 체중이나 체형에 영향을 주기 위한 반복적인 제거 행동(예: 일부러 구토하기, 설사제, 이뇨제 또는 다른 치료약물 오용)
5. **야식 증후군:** 잠에서 깨어난 후 먹거나 저녁식사를 한 뒤 과도한 음식 섭취로 나타나는 반복적인 야식 삽화. 해당 섭취를 알고 기억함. 야식 행동이 수면-각성 주기의 변화나 지역사회 규범과 같은 외부 환경의 영향으로 더 잘 설명되지 않음. 야식 행동이 현저한 고통, 그리고/또는 기능상의 손상을 초래함. 이러한 이상 섭식 패턴이 폭식장애나 물질 남용을 포함한 다른 정신질환으로 더 잘 설명되지 않으며, 다른 의학적 상태나 치료약물로 인한 것이 아님

결론 및 요약

급식 및 섭식 장애는 사회적·심리적·신체적 발달의 맥락에서 발생하며, 진단 및 치료에 있어 발달적 관점이 필수적인 질환이다. 또한 내과적, 신경발달적 및 정신질환의 공존병리가 흔하며, 자살 및 내과적 문제로 인한 사망률도 높다. 급식장애는 DSM-5부터 섭식 및 급식 장애로 재구성되면서 진단 및 치료에 대한 연구가 증가하고 있다. 급식장애는 영양불균형으로 인한 심각한 내과적 합병증이 초래될 수 있다. 신경성 식욕부진증 및 신경성 폭식증에 대한 외래 환자 치료에서는 부모를 참여시키는 것(가족 기반 치료)이 중요하다. 청소년 섭식장애에 대한 입원 치료는 급성 체중 회복에 유용하지만 장기적인 관해에 대한 유용성은 제한적이다. 신경성 식욕부진증 또는 신경성 폭식증 환자에게 통상적으로 도움이 되는 것으로 보이는 약물은 없으며, 약물적 요법은 거의 탐색되지 않은 상태로 남아 있다. 요약하자면 더 나은 치료결과와 예후를 위해 급식 및 섭식 장애를 조기 선별하고 개입하는 것이 중요하다.

참고문헌

Agras, W. S., Lock, J., Brandt, H., Bryson, S. W., Dodge, E., Halmi, K. A., Jo, B. et al. (2014). Comparison of 2 family therapies for adolescent anorexia nervosa: A randomized parallel trial. *JAMA psychiatry*, *71*(11), 1279-1286.

American Psychiatric Association. (2022). Feeding and Eating Disorders. In *Diagnostic and statistical manual of mental disorders* (5th ed., text rev.). Washington, DC: American Psychiatric Association Publishing.

Crow, S. J., Peterson, C. B., Swanson, S. A., Raymond, N. C., Specker, S., Eckert, E. D., & Mitchell, J. E. (2009). Increased mortality in bulimia nervosa and other eating disorders. *The American Journal of Psychiatry, 166*(12), 1342-1346.

Eddy, K. T., Kinasz, K., Murray, H. B., & Le Grange, D. (2022). Eating and Feeding Disorders. In M. K. Dulcan (3rd ed.), *Dulcan's textbook of child and adolescent psychiatry* (pp. 412-437). Washington, DC: American Psychiatric Publishing.

Fitzpatrick, K. K., Moye, A., Hoste, R., Lock, J., & le Grange, D. (2010). Adolescent focused psychotherapy for adolescents with anorexia nervosa. *Journal of Contemporary Psychotherapy, 40*(1), 31-39. Springer Science and Business Media LLC.

Fladung, A.-K., Grön, G., Grammer, K., Herrnberger, B., Schilly, E., Grasteit, S., Wolf, R. C. et al. (2010). A neural signature of anorexia nervosa in the ventral striatal reward system. *The American Journal of Psychiatry, 167*(2), 206-212.

Frank, G. K. W., Shott, M. E., Hagman, J. O., & Yang, T. T. (2013). Localized brain volume and white matter integrity alterations in adolescent anorexia nervosa. *Journal of the American Academy of Child and Adolescent Psychiatry, 52*(10), 1066-1075.e5.

Hudson, J. I., Hiripi, E., Pope, H. G., Jr., & Kessler, R. C. (2007). The prevalence and correlates of eating disorders in the national comorbidity survey replication. *Biological Psychiatry, 61*(3), 348-358.

Joos, A. A. B., Saum, B., van Elst, L. T., Perlov, E., Glauche, V., Hartmann, A., Freyer, T. et al. (2011). Amygdala hyperreactivity in restrictive anorexia nervosa. *Psychiatry Research, 191*(3), 189-195.

Kambanis, P. E., Kuhnle, M. C., Wons, O. B., Jo, J. H., Keshishian, A. C., Hauser, K., Becker, K. R. et al. (2020). Prevalence and correlates of psychiatric comorbidities in children and adolescents with full and subthreshold avoidant/restrictive food intake disorder. *The International Journal of Eating Disorders, 53*(2), 256-265.

Le Grange, D., Eckhardt, S., Dalle Grave, R., Crosby, R. D., Peterson, C. B., Keery, H., Lesser, J. et al. (2020). Enhanced cognitive-behavior therapy and family-based treatment for adolescents with an eating disorder: A non-randomized effectiveness trial. *Psychological Medicine,* 1-11.

Lock, J., La Via, M. C., & American Academy of Child and Adolescent Psychiatry (AACAP) Committee on Quality Issues (CQI) (2015). Practice parameter for the assessment and treatment of children and adolescents with eating disorders. *Journal of the American Academy of Child and Adolescent Psychiatry, 54*(5), 412-425.

Mace, F. C., & Knight, D. (1986). Functional analysis and treatment of severe pica. *Journal of Applied Behavior Analysis, 19*(4), 411-416.

Matson, J. L., Hattier, M. A., Belva, B., & Matson, M. L. (2013). Pica in persons with developmental disabilities: Approaches to treatment. *Research in Developmental Disabilities, 34*(9), 2564-2571.

Monteleone, P., Fabrazzo, M., Martiadis, V., Fuschino, A., Serritella, C., Milici, N., & Maj, M. (2003). Opposite changes in circulating adiponectin in women with bulimia nervosa or binge eating disorder. *The Journal of Clinical Endocrinology and Metabolism, 88*(11), 5387-5391.

National Guideline Alliance (UK). Eating Disorders: Recognition and Treatment. London: National Institute for Health and Care Excellence (NICE); 2017 May. (NICE Guideline, No. 69.) Available from: https://www.ncbi.nlm.nih.gov/books/NBK436876/

Norris, M. L., Robinson, A., Obeid, N., Harrison, M., Spettigue, W., & Henderson, K. (2014). Exploring avoidant/restrictive food intake disorder in eating disordered patients: A descriptive study. *The International Journal of Eating Disorders, 47*(5), 495-499.

Rose, E. A., Porcerelli, J. H., & Neale, A. V. (2000). Pica: Common but commonly missed. *The Journal of the American Board of Family Practice/American Board of Family Practice, 13*(5), 353-358.

Sant'Anna, A. M. G. A., Hammes, P. S., Porporino, M., Martel, C., Zygmuntowicz, C., & Ramsay, M. (2014). Use of cyproheptadine in young children with feeding difficulties and poor growth in a pediatric feeding program. *Journal of pediatric gastroenterology and nutrition, 59*(5), 674-678.

Silverman, J. A. (1986). Anorexia nervosa in seventeenth century England as viewed by physician, philosopher, and pedagogue an essay. *The International Journal of Eating Disorders, 5*(5), 847-853.

Silverman, J. A. (1992). Lasègue's editorial riposte to Gull's contributions on anorexia nervosa. *Psychological Medicine, 22*(2), 307-308.

Steiger, H., Bruce, K., Gauvin, L., Groleau, P., Joober, R., Israel, M., Richardson, J. et al. (2011). Contributions of the glucocorticoid receptor polymorphism (Bcl1) and childhood abuse to risk of bulimia nervosa. *Psychiatry Research, 187*(1-2), 193-197.

Steiger, H., Richardson, J., Schmitz, N., Israel, M., Bruce, K. R., & Gauvin, L. (2010). Trait-defined eating-disorder subtypes and history of childhood abuse. *The International Journal of Eating Disorders, 43*(5), 428-432. Wiley.

Uher, R., Murphy, T., Brammer, M. J., Dalgleish, T., Phillips, M. L., Ng, V. W., Andrew, C. M. et al. (2004). Medial prefrontal cortex activity associated with symptom provocation in eating disorders. *The American Journal of Psychiatry, 161*(7), 1238-1246.

Wagaman, J. R., Williams, D. E., & Camilleri, M. (1998). Behavioral intervention for the treatment of rumination. *Journal of Pediatric Gastroenterology and Nutrition, 27*(5), 596-598.

Williams, K. E., Hendy, H. M., Field, D. G., Belousov, Y., Riegel, K., & Harclerode, W. (2015). Implications of Avoidant/Restrictive Food Intake Disorder (ARFID) on Children with Feeding Problems. *Children's Health Care: Journal of the Association for the Care of Children's Health, 44*(4), 307-321. Taylor & Francis.

Woods, D. W., Miltenberger, R. G., & Lumley, V. A. (1996). A simplified habit reversal treatment for pica-related chewing. *Journal of Behavior Therapy and Experimental Psychiatry, 27*(3), 257-262.

Young, S. L. (2012). *Craving earth: Understanding Pica. The urge to eat clay, starch, ice, and chalk.* Columbia University Press.

제22장

소아정신의학

배설장애

Elimination Disorders

손정우

배설은 아동이 발달과정에서 성취하여야 할 가장 중요한 과업 중의 하나이다. 정상적인 발달을 하는 아동들은 2~3세경이 되면 대소변을 가리게 되는데, 먼저 주, 야간에 대변을 가리기 시작한 후 낮 시간에 소변을 가리고 마지막에는 밤 시간에도 소변을 참고 가릴 줄 알게 된다. 이렇게 알맞은 시기에 점차적으로 적절하게 대소변을 가릴 수 있게 되어야 하는데도 불구하고 제대로 못 가리는 경우를 배설장애라고 하며, 유뇨증과 유분증으로 나뉜다.

유뇨증enuresis

1. 개념, 정의 및 역사

유뇨증은 기원전 1,550년 전에 파피루스에 적혀 있을 정도로 오랜 역사를 가지고 있는 질환이다. 그리스어인 'Enourein'에서 유래되었으며, 소변을 배설하다는 뜻을 가지고 있다(Lewis, 2017). 유뇨증이란 소변을 못 가릴 만한 신체적 질환이 없는 상태에서 발달상 배뇨의 조절이 가능한 나이인 5세가 지났는데도 불구하고 속옷이나 침구를 계속적으로 적시는 것을 말한다.

일반적으로 이전에 소변 가리기를 한 경험이 있는지에 따라 1차성 유뇨증과 2차성 유뇨증으로 나눈다. 1차성 유뇨증은 출생 후 현재까지 소변 가리기가 이루어지지 않은 채 계속 증상이 나타나는 경우이고, 2차성 유뇨증은 적어도 1년 이상의 기간을 소변을 잘 가려 오던 아동이 다시 소변을 가리지 못하게 된 경우를 말한다. 그러나 DSM-IV부터 1차성과 2차성을 따로 구분하지 않게 되었으며 이는 DSM-5에서도 그대로 유지되고 있다. 유뇨증이 나타나는 시간에 따라서도 구분할 수 있는데 밤에만 나타나는 야간형이 약 70~80%, 낮에만 나타나는 주간형이 5~10%, 그리고 밤과 낮 동시에 나타나는 주야간 복합형이 10~15%를 차지한다.

2. 임상 특징 및 증례

초기 신생아 시기에는 대뇌중추에 의한 조절보다는 반사적인 수준에서 조절되고, 2세경이 되면 서서히 방광의 팽창감을 스스로 감지할 수 있을 정도가 된다. 발달단계를 3단계로 나누어 보는데, 먼저 1단계는 2세가 넘어가면서 방광이 차는 것을 스스로가 느끼게 되고, 2단계에서는 3세가 되면서 핵심적인 괄약근의 임의적인 조절이 가능하게 되는 시기이다. 그리고 마지막 3단계에서는 '배뇨 반사'를 억제할 수 있는 능력이 생기면서 소변 배설을 억제하는 능력urinary continence이 완성되는 것이다.

1차성 유뇨증의 경우는 약 80% 이상의 아동에서 방광의 수축 기능의 이상이 있다고 보고되고 있다. 그리고 2차성 유뇨증은 5~7세 사이에 야뇨를 다시 경험하게 되는데, 이 경우는 심리적으로 갈등을 일으킬 만한 어려운 상황을 맞닥뜨리거나 정신사회적 스트레스가 있었을 때 잘 발생한다.

유뇨증 환아들은 주간과 야간의 배뇨문제뿐만 아니라 빈뇨나 급뇨와 같은 문제들을 같이 가지고 있는 경우도 있다. 또한 발달장애와 기타 다른 정신의학적 장애가 동반되는 경우가 꽤 있다.

증례 >>>

8세 초등학교 2학년 여자아이가 소변을 지리고 도벽이 있다는 문제 때문에 소아청소년정신건강의학과에 외래로 방문하였다. 이 아동은 발달과정이 다른 또래들보다 유난히 빨랐으며, 소변도 빠르게 잘 가려서 20개월 이후로는 혼자서도 잘하게 되었다. 그러나 4세 무렵에 남동생이 태어나면서부터 다시 소변을 지리는 증상이 나타나서 지금까지도 지속되고 있다.

야뇨증 빈도는 7세경까지는 매일 밤마다 소변을 지렸으며, 올해부터는 증상의 호전이 있어서 한 주에 2~3회 정도의 빈도로 나타나고 있다. 소변은 새벽 3~4시경에 가장 자주 지리며, 간혹 잠들고 1시간가량 지나서 나타날 때도 있다고 한다. 잠을 아주 깊이 자기 때문에 침구가 젖은 상태에서 아침까지도 모르고 잠을 잤으나, 최근 들어서는 지리고 나서 곧 옷을 벗어 버리고 잠을 잔다. 2년 전에는 이 문제로 비뇨기과 외래를 방문하여 imipramine, oxybutynin 등을 처방받아 복용하였으나 효과가 없었다.

어려서는 애교 있고, 자신이 할 일을 스스로 잘 알아서 하였기 때문에 부모로부터 많은 귀여움과 사랑을 받아 왔는데 점차 내성적으로 되면서 욕심이 많고, 남에게 지지 않으려 하며 남동생에 대한 시샘이 많아졌다. 어머니는 환아가 6세 때부터 아빠가 운영하는 가게에서 경리 일을 봐 주고 있기 때문에 이때부터 친조부모와 같이 생활하고 있다. 이 때문에 환아는 조부모가 남동생을 더 편애하고 자신을 미워한다는 생각을 하고 있으며 이를 자주 불평하여 왔다.

과거력에서 일찍부터 소변을 가렸으므로 특별한 기질적 원인이 있는지에 대한 검사로 혈액검사, 소변검사, 신경학적 검사와 같은 간단한 검사만을 시행하였고 이상 소견은 없었다. 면담을 통해 기본적인 배뇨훈련과 행동수정요법을 설명하여 시도하도록 하였으며, desmopressin을 투여하였다. 또한 조부모에 대한 교육과 함께 엄마가 직장에서 시간을 내어 아동과 함께 놀이하는 시간을 가질 수 있도록 놀이치료에 대한 방법을 교육하여 치료적 성과를 높였다.

공존진단 수준이 아닌 심리적 문제도 자주 보고된다. 국내에서도 야뇨증 아동에서 불안-공포 문제, 우울문제, 주의력문제가 높았으며, 특히 남자와 고학년에서는 비행 척도가 의미 있었고, 여자와 저학년에서는 불안-공포 척도가 의미 있었다(전창무 등, 2000). K-CBCL을 이용한 다기관 연구에서도 야뇨증 아동이 위축, 사회적 미성숙, 주의집중, 비행, 공격성, 외현화문제 등이 유의하게 높게 나타났다(조수철 등, 2005).

3. 진단기준

성장과정에서 과거에 소변을 가렸던 기간이 1년 이상 있었는지에 따라 1차성과 2차성으로 나누었으나, DSM-IV에서는 이러한 유형 구분이 없어지고 대신 소변을 지리는 증상이 나타나는 시간을 기준으로 야간형, 주간형, 복합형으로 구분하고 있다. DSM-5뿐만 아니라 DSM-5-TR에서도 이러한 분류는 유지되고 있다.

ICD-10에서는 비기질성 유뇨증으로 불리고 있지만, ICD-11에서는 이 '비기질성' 용어는 삭제되어 유뇨증이라는 진단명은 DSM-5-TR과는 동일해졌다. DSM-5-TR에서 야간형, 주간형, 복합형을 특정 타입 형식으로 구분해 놓은 반면, ICD-11에서는 이렇게 특정 타입으로 구분하는 대신 유뇨증의 정의 안에 '낮 혹은 밤' 등의 문구를 삽입해

표 22-1 유뇨증의 DSM-5-TR 진단기준(APA, 2022)

A. 침구 또는 옷에 불수의적이든 의도적이든 반복적으로 소변을 본다.

B. 이러한 행동은 임상적으로 확연하게 나타나며, 적어도 연속된 3개월 동안 주 2회 이상의 빈도로 일어나고, 사회적, 학업적(직업적) 또는 다른 중요한 기능 영역에서 임상적으로 현저한 고통이나 손상을 초래한다.

C. 생활연령이 적어도 5세 이상이다(또는 이와 동일한 발달수준에 있음).

D. 이러한 행동은 물질(예: 이뇨제, 항정신병 치료약물)의 생리적 효과나 다른 의학적 상태(예: 당뇨, 척수이분증, 발작장애)로 인한 것이 아니다.

다음 중 하나를 명시할 것:
야간형 단독: 야간 수면 시에만 소변 배출
주간형 단독: 깨어 있는 시간 동안에 소변 배출
주야간형 복합: 앞의 2가지 아형의 혼합형

두었다. 다만 ICD-11에서는 기능적 유뇨증funcitional enuresis, 심인적 유뇨증psychogenic enuresis, 비기질성 원인의 요실금urinary incontinence of nonorganic origin을 포함한다고 명시되어 있다. 또한 ICD-11에서는 다른 정신장애가 존재할 경우 유뇨증의 진단이 내려지는 것을 방지하기 위하여 엄격한 제외 기준들을 명시해 두고 있다.

4. 역학

나라마다, 연구에 따라, 또는 연구 대상 아동의 나이에 따라 유병률은 차이를 보인다. 우리나라의 경우 야뇨증은 5세 아동의 15%, 6세 아동의 10% 정도이지만, 매년 약 15% 정도의 비율이 감소하여 15세에는 1% 이하가 된다(질병관리청 국가건강정보포털, 2019). 대체로 남자가 여자보다 약 1.5~2배가량 많은 것으로 보고되고 있다. 국내에서 청소년 및 성인 2,000여 명을 대상으로 조사하였을 때 2.6%에서 유뇨증이 발견되었다고 보고된 바 있다(Baek et al., 2013).

5. 원인

모든 것이 아직 다 명확하게 밝혀지고 있지는 않지만 유전적 요인, 중추신경계의 미성숙, 방광을 포함한 비뇨기계의 이상, 사회정신적 스트레스 또는 심리적 갈등, 부적절한 대소변 가리기 훈련 등을 고려할 수 있다.

1) 심리행동적 요인

배변훈련을 지나치게 일찍 강요받거나 대가족, 양육보호시설 등에서 무관심 속에서 성장한 경우, 사고를 크게 경험한 경우, 동생의 출생, 엄마와의 이별, 죽음이나 이혼, 입학, 전학 등을 들 수 있다. 이러한 스트레스의 존재가 반드시 이차성 유뇨증의 진단을 확정하는 것은 아니다. 지속적인 이차성 유뇨 증상을 보이는 아동에서 성 학대문제가 발견되는 경우도 보고되고 있다.

그러나 이차성 유뇨증을 보이는 아동들도 이전의 소변가리기 해결이 다른 아동들에 비해 늦었던 경우가 많이 보고되고 있으며, 이 때문에 일차성 및 이차성 유뇨증이 겉으로 보기에는 두 가지 독립적인 상태처럼 보이지만 사실은 같은 상태의 질환이며 다만 이 상태가 나타나는 역치 수준에서 유의한 차이를 보이는 것이라는 주장이 힘을 얻고 있다.

2) 유전적 원인

일란성 쌍생아에서는 68%의 일치율, 이란성 쌍생아에서는 36%의 일치율을 보이는 것으로 보고되고 있으며, 부모 중 한쪽 이상이 야뇨증이 있었던 경우 44~77%의 아동이 야뇨증을 보였다. 또한 야뇨증이 있는 아동의 75% 정도에서 가족력이 있으며, 야뇨증이 없는 가족에서는 15% 정도만이 야뇨증을 보일 뿐이라는 근거로 유전적인 요인을 설명하고 있다.

염색체연구에서 특히 22번 염색체에 대하여 주목할 만한 보고들이 나타난 바 있다. 야뇨증에서 나타나는 밤 시간의 항이뇨호르몬의 감소, 혹은 하루 중 항이뇨호르몬 분비 사이클의 역전 현상이 22번 염색체 이상과 관련되었다는 보고가 있었다(Fatouh et al., 2013).

3,800여 명의 야뇨증 환자를 대상으로 한 최근의 전장 유전체 연관분석Genome-Wide Association Study: GWAS 연구에서는 6번 염색체의 5개 loci와 13번 염색체 1개 loci가 야뇨증과 관련된다고 보고되었다(Jørgensen et al., 2021). 그러나 현재까지는 유뇨증연구에서의 유전 연구결과는 아직 이종적·복합적 결과를 나타내고 있다.

3) 방광을 포함한 비뇨기계의 기질적 이상

유뇨증 환아의 약 1/3에서는 해부학적으로 작은 방광을 보유하고 있지는 않지만 방광에 소변이 최대로 채워지기 전에 수축해 버리는 경향을 보인다. 즉, 기능성 방광 용적의 감소를 보인다(Butler, 2004). 소변의 채워짐으로 인한 방광의 팽창이나 방광 수축근의 수축은 수면 중 각성에 대한 강력한 자극원인데, 이 같은 기능성 방광 용적 감소 상태가 되면 수면 중 각성의 가능성을 떨어뜨리게 된다. 한편, 방광이나 요로의 감염과 유뇨증 간의 관계도 꾸준히 보고되며 특히 여자에게 많은 것으로 나타났다.

비뇨기과적인 원인으로 인해서 유뇨증이 나타나는 경우는 대략 2~4% 정도이며, 심각한 주간 요실금이 있는 경우, 지속적으로 속옷을 적시는 경우, 배변의 양상이 불규칙적이거나 이전에 감염의 병력이 있는 경우 등에 의심해볼 수 있다.

4) 내과적 원인

당뇨병, 요붕증, 만성 변비 등을 가지고 있는 아동에서 유뇨증이 나타날 수 있으며, 편도선과 아데노이드의 비후로 인해 상기도 폐색이 있으면서 야뇨증이 있었던 경우는 절제수술을 통해 야뇨증이 호전되기도 한다.

5) 호르몬 및 전해질 요인

원래부터 소변을 농축하거나 양을 줄이는 능력이 부족한 유뇨증 아동에서는 낮 시간 동안에는 의식이 깨어 있으므로 유뇨증이 없다가, 특히 밤 시간에 항이뇨호르몬의 감소로 인해 소변을 농축하거나 소변 양을 줄이는 능력이 저하되기 때문에 유뇨증이 일어난다고 한다. 이는 기본적으로 유뇨증 환자의 야간 다뇨 현상과도 관련되는 문제이다.

고칼슘혈증이 콩팥 수질 집합관의 내강에 대한 항이뇨호르몬의 작용을 떨어뜨리는 '항이뇨호르몬 기능 저항성' 문제를 일으킨다고 한다(Bustamante et al., 2008). 또한 콩팥에서의 용질 재흡수의 이상 소견이 야간 다뇨의 주요 기전일 가능성도 거론되고 있다.

6) 수면 시 각성의 문제

유뇨증 아동에서는 깊은 수면을 취하는 아동deep sleeper이 많으며, 부모들이 야뇨증 아동을 깨우는 것이 어렵다고 보고할 때가 많다. 이는 뇌간 기능의 이상과 관련되는 것으로 보인다(Nevéus, 2011). 특히 상부 뇌교의 청반Locus Coeruleus: LC에 분포하는 노르아드레날린 뉴런계는 수면 중 각성에서 가장 중요한 중추이면서 동시에 뇌교의 배뇨 중추pontine micturition center와 해부학적으로, 기능적으로 중첩되어 있다. 또한 LC는 항이뇨호르몬을 생성하는 시상하부 세포와 연결되어 있다. 따라서 LC의 노르아드레날린 계열 뉴런계의 문제는 유뇨증 환자의 각성문제, 기능적 방광 용적 문제, 항이뇨호르몬 문제 등과 모두 연관되어 있다.

뇌영상에 관한 연구도 보고되고 있다. Lei 등(2013)의 확산텐서영상 연구에 의하면, 야뇨증 아동에서 시상thalamus, 내측 전두회medial frontal gyrus, 전대상 피질anterior cingulate cortex, 뇌섬엽insula 등 배뇨 조절 중추 회로의 미세구조 이상이 관찰되었다.

기면증과 수면무호흡증 같은 수면장애도 유뇨증과 관계될 때가 있다고 자주 보고된다. 또한 야뇨증을 보이는 아동들은 수면 중에 꼭 소변 보는 꿈을 꾸게 된다고 이야기하고 있으나 야뇨증은 수면의 어떤 단계에서도 나타날 수 있는 것으로 알려져 있다. 이 중 특히 수면의 전반 1/3, non-REM 수면에서 일어나는 경우가 많다고 보고되고 있다.

6. 예후

유뇨 증상은 자아 이질적인 증상이므로 문제가 해결되면 자아존중감과 자신감이 향상된다. 대개 5~7세 사이와 12세 이후에 정신과적 후유증 없이 자연적으로 완화될 확률이 높으므로, 따라서 치료를 시작하기 전에 7세까지 기다려 보는 것이 좋다. 예후를 보면 의도적으로 소변을 못 가리는 경우와 청소년기 이후에 유뇨증이 시작된 경우에서 더욱 심각한 정신병리를 가지고 있었고, 따라서 청소년기 이후에 유뇨증이 시작된 경우에 예후가 더욱 좋지 않다.

재발은 자연 치유된 경우와 약물이나 행동수정 요법 등의 치료적 방법들을 사용하여 치유되었던 경우 모두에서 일어난다.

7. 진단 및 감별

1) 자세한 병력청취

먼저 자세한 병력과 비뇨기과적 이상에 대한 정밀검사를 통해 드물지만 기질적 원인을 발견해 보도록 노력하여야 하고, 또한 야뇨증 아동의 이차적인 감정적 반응에 민감하게 반응을 보이는 자세를 갖추어야 한다.

일반적으로 시행하는 환자의 병력조사 외에 유뇨증 아동의 진단 시 특징적으로 알아내야 할 내용은 다음과 같다. 먼저 최근 2~3개월간의 아동의 유뇨 증상 양상을 파악하고, 아동과 가족들의 반응과 치료 동기, 가족력, 과거의 치료력에 대해 알아본다. 그리고 야간 수면의 전반적 상태, 야간 보행 유무, 코골이, 수면 시 기도폐색 등이 있는지 알아본다. 여러 가지 정황상 부적절한 성적 접촉 혹은 성학대 등이 의심될 경우에는 이에 대해 면밀히 조사해 보아야 한다.

환자의 하루 수분 섭취 양상을 파악하는 것도 중요하다. 많은 아동은 아침 혹은 이른 오후에는 물을 많이 마시지 않고 있다가 집에 도착하게 되면 갈증을 느끼기 시작하여 늦은 오후나 저녁 때 물을 많이 마시는 양상을 반복한다. 이는 야간 다뇨증을 쉽게 일으킬 수 있는 현상이다.

2) 신체적 이상문제에 대한 협진 및 신체검사

(1) 협진이 필요한 상황들

때로는 소아이비인후과 혹은 소아비뇨기과와의 협진이 필요할 때가 있다. 예를 들어, 상당히 큰 아데노이드 유무를 파악할 필요가 있다. 또한 때로는 복부 촉진을 하여 방광이나 대변이 차 있는지 검사하며, 외 성기 모양 등과 척추의 진찰을 포함한 신경학적 검사까지 마쳐야 한다. 비뇨기과적 이상에 대한 자세한 기계적 검사를 실시하여 신체적 문제가 원인이 되는 유뇨증을 진단하고 치료를 해야 할 때도 있다.

(2) 소변검사 및 장비를 이용한 비뇨기계 검사

요로 감염 여부를 배제하는 가장 기본적인 검사방법으로 소변검사를 시행해 본다. 또한 야뇨증이 있는 아이들의 일부에서는 폐색이 발견되므로 방광의 생리적 변화를 초래할 만한 기질적인 요인들이 시사될 때는 요역동검사와 같은 전반적인 검사가 있어야 한다. 이 검사를 시행하기 위해서는 검사받는 아동의 협조가 필요하므로 어린 나이의 아동에서는 검사가 불가능하다는 단점이 있으나, 기능성 방광용적functional bladder capacity에 문제가 있는지 또는 억제할 수 없는 방광의 수축문제 등이 있는지 파악할 수 있다.

때로는 방광벽의 두께 등을 초음파검사로 측정할 수 있다. 약 500여 명의 유뇨증 환아를 대상으로 한 연구에서는 방광 초음파검사로 방광벽 두께를 조사하였을 때 두께가 정상 범위인 경우 desmopressin에 대한 치료 반응성이 높다고 하였다(Yeung et al., 2004).

3) 감별진단

유뇨증의 진단기준에서 전제조건으로 일반적인 내과적 질환으로 인한 것이 아니어야 한다고 제시하고 있으므로 갑상선 기능항진증이나 중추신경호르몬의 분비 이상과 같은 의학적 문제로 인한 경우는 당연히 감별진단하여야 한다. 또한 이뇨제나 thioridazine, clozapine, valproic acid와 같은 약물의 부작용에 의해 나타나는 경우도 진단 시에 구별하여야 한다.

특히 기질적인 원인으로 추정되는 유뇨증 소견들은 비뇨생식기계의 이상이 있거나, 당뇨, 요붕증 등이 있어서 소변을 만들어 내는 양이 너무 많은 경우, 간질이나 몽유병 등으로 인한 의식이나 수면의 장애가 있을 때도 나타날 수 있다.

유뇨증 환자의 약 20% 정도에서 정신의학적 공존질환을 가지고 있다고 보고된다. 국내에서는 소아청소년정신건강의학과 외래를 방문하였던 유뇨증 환자들 중 주의력결핍 과잉행동장애, 지적장애, 유분증, 반항성장애, 우울증, 불안장애 등의 공존질환이 가장 많았다고 보고되었다. 이러한 정신장애가 유뇨증의 원인인지, 동반질환인지, 또는 결과인지에 대해서는 아직도 정확하게 밝혀지지 않고 있다. 그러나 Nevéus(2011)는 최소한 다음 결과들이 반복 보고된다고 정리하였다.

- 유뇨증 아동 중 약 15%의 아동이 주의력결핍 과잉행동장애로 판명되었다.
- 유뇨증 아동은 우울 증상을 더 많이 보이며, 학교에서도 여러 문제를 보인다.
- 야뇨증이라는 단일 상태만을 보이는 아동들에 비해, 비단일적 증상을 동반한 낮 시간의 반복 유뇨증 아동은 심리사회적 문제를 더 많이 보유하고 있다.

성격 요인으로는 수동-공격형, 충동조절장애가 있는 경우, 의존적이고 미성숙하거나 수줍어함 등이다.

8. 치료

우선 반드시 필요한 것은 아동과 부모에게 유뇨증이 매우 흔한 증상이고 아동의 잘못으로 일어나는 것이 아님을 교육하는 것이다. 그 이후, 면담을 통해 신체적 문제에 대한 평가가 필요하다고 판단된다면 타과 협진 등을 통해 특별한 신체적인 문제가 있는지를 알아내서 원인에 맞게 대처하여야 한다. 원인을 알려 주거나 또는 안심시키는 것만으로도 자연적으로 좋아지는 경우도 많다.

1) 배뇨훈련의 시도

유뇨증을 일으킬 만한 기질적 문제가 없다고 확인된 경우 가장 먼저 시도하는 방법은 배뇨훈련을 원칙적인 방법을 이용하여 시도해 보는 것이다. 면담을 통해 아동의 죄책감을 줄여 주고, 저절로 좋아지는 경우도 많다고 희망을 주는 것이 중요하다.

주간에는 규칙적으로 배뇨를 하고, 소변을 참는 행위는 피하고, 잠자기 직전에는 배뇨를 하게 교육을 한다. 또한 아동에게는 표를 만들어서 직접 소변을 가린 날을 기록하게 하고, 의식적인 수준에서 조절하도록 시도한다. 낮 시간에 일부러 물을 많이 먹도록 격려하는 것이 좋은데, 주간에 수분 섭취가 적으면 기능적 방광용적이 줄어들 수 있기 때문이다(이동기, 2017). 오히려 저녁 시간에는 잠자리에 들기 전까지 할 수 있는 한 수분 섭취를 줄여 보고, 잠자기 직전에 배뇨를 한다.

깊은 수면 상태에 있는 아동을 안고서 화장실로 가 억지로 소변을 보게 하는 것은 각성 없이 배뇨를 하게 하기 때문에 아동이 자신의 방광에 소변이 충분히 채워지는 감각을 느낄 기회를 오히려 차단시킨다. 따라서 가급적 이 방법은 실시하지 않는 게 좋다(질병관리청 국가건강정보포털, 2019). 전자식 경보장치 요법 등을 시행할 경우에는 아동이 확실히 각성이 되는 것이 필요하므로 의사와 부모가 상의하여 실시하도록 한다.

2) 행동치료

소변을 가렸을 때 적절한 보상을 주는 긍정적 강화법이 효과적이다. 부모와 아동이 함께 상의하여 예쁘게 표를 만들고, 소변 실수를 하지 않은 날에는 스티커를 주어서 직접 붙이도록 하며 정해 놓은 분량의 스티커를 붙였을 때 미리 약속한 선물을 주는 방법을 사용한다. 모든 가족이 관심을 가지고 볼 수 있도록 집 안의 가장 잘 보이는 곳에 표를 붙여 놓는 것이 좋으며, 보상으로 선택한 선물은 아동으로 하여금 동기를 부여할 수 있는 마음에 드는 것이어야 한다는 것이다. 또한 보상 제공을 자꾸 지연시켜서는 안 된다.

특히 다른 치료법의 병행 없이 보상을 이용한 긍정적 강화법만 시행하였을 때의 효과는 그다지 높지 않으며, 약물치료 혹은 야뇨경보기 치료 등과 병행하는 것이 추천된다. 만약 단독으로 시행하여 계속 소변 실수를 경험하게 하면 아동이 오히려 좌절감을 느낄 수도 있다(이동기, 2017).

3) 야뇨경보기 치료

이는 행동치료 기법의 하나이지만, 1차적 치료 선택에서 가장 권장되는 방법 중 하나이다. 가장 자주 사용되는 방식은 팬티에 소변을 감지하는 감지기를 부착시키고, 이에 대한 수신기는 환아의 어깨 부위에 부착시키는 방식이다. 과거에는 벨 소리를 주로 사용하였지만 그 이 외에도 진동, 혹은 빛 자극 등의 유발도 개발되어 사용되고 있다. 유뇨에 대한 혐오적 결과로서 벨을 울리게 하여 환아로 하여금 벨 소리를 피하기 위해 배뇨를 억제하도록 하는 회피반응을 훈련시키는 원리이다. 아동은 이 장치의 작동을 통해 잠에서 깨기, 스위치를 끄기, 일어나서 화장실에 갔다 오기 등을 배워야만 한다.

이 치료는 적어도 3~6개월 동안 유지되어야 하고, 유뇨가 중단되어도 2~4주 동안은 지속하여야 한다. 1달 이내에 대부분 효과를 보이기 시작하지만, 만약 3개월이 지나도 효과가 없을 경우는 이 치료를 중단하는 것이 좋다. 약 20건의 연구를 분석한 한 메타연구에서는 이 방법으로 평균 65%에서 유뇨증 치료에 성공하였으며, 반면 재발률은 42%로 나타났다고 하였다(Butler & Glasson, 2005). 또한 장기간의 치료기간으로 인해 순응도가 낮은 단점이 있다. 최근 desmopressin과 야뇨경보기의 효과를 비교한 연구에서 desmopressin 사용자의 5.2%, 야뇨경보기 사용자의 30.7%에서 중도탈락이 일어난다는 보고도 있었다(Onol et al., 2015).

그럼에도 불구하고 대부분의 증거기반치료 혹은 치료 가이드라인에서는 야뇨경보기 이용을 유뇨증의 첫 번째 치료방법으로 권장하고 있다.

4) 약물치료

약물치료는 유뇨 증상이 너무 심해서 학교생활이나 일상적인 기능을 할 수 없을 정도이거나, 주간 유뇨증이 있는 경우, 다른 치료방법들로 효과가 없는 경우, 기분장애나 불안장애가 동반되어 있는 경우 등에 실시한다.

(1) desmopressin

Desmopressin은 항이뇨호르몬의 화학적 유사체인데, 이 약물 역시 여러 치료 가이드라인 혹은 증거기반치료에서 1차 치료제로 권장되고 있다(Wright, 2008; Nevéus, 2011). 신장 수뇨관에는 항이뇨호르몬의 아형 중 하나인 V2 수용체가 존재하는데, 이 약은 V2 수용체에 작용하여 수분 재흡수를 촉진시킨다. 그런데 이 기전 외에도 거론되고 있는 추가적 효과가 있는데 이는 방광 배뇨근에 대한 작용, 배뇨 중추에 대한 조절, 세뇨관에서의 나트륨 조절 등이다(이상택, 김성헌, 2017).

제형이 다양하여 일반 경구 투약형, 비강 내 분무 투여형, 멜트형melt form 등이 있다. 비강 내 투여 시에는 10~40μg(1~4회의 비강 내 분무)을 투여하며, 경구투여량은 약 0.1~0.4mg 의 용량이 필요하다.

일반 경구 투여약의 경우 0.2mg으로 잠자기 전에 투여를 시작하고, 이 용량으로도 조절되지 않을 때 0.4mg까지 증량할 수 있다. 한편, 멜트형은 약력학상 일반 경구 투여약보다 반응이 좋고, 환아의 순응도가 호전되었다는 보고도 있다. 또한 멜트형은 비강 내 분무형에 비해 저나트륨혈증의 유발 가능성이 유의하게 낮은데, 이는 비강 내 분무형의 혈장 최고 농도 도달 시간이 더 빠르기 때문이다(이상택, 김성헌, 2017).

가장 흔한 부작용으로는 비강 내 통증, 비염, 결막염, 비울혈 등이 있으며 그 외 저나트륨이 동반된 수분 중독, 두통, 복부 불쾌감, 구역질 등도 있다. 수분 중독은 비강 내 분무의 경우에 더 자주 보고된다. 사후 시장조사에서 저나트륨혈증이 발생한 151명을 분석하였을 때 145명이 비강 분무형 치료, 6명이 일반 경구 투여를 받았다고 보고된 바 있다(Robson et al., 2007). desmopressin의 복용으로도 큰 효과를 보이지 못한다면 이는 야간 시의 기능성 방광 용적이 줄어 있거나, 야간 다뇨 증상이 지속되고 있을 가능성을 고려하여야 한다(Robson, 2009).

(2) 항콜린성 약물

항콜린성 약물은 방광 배뇨근에 작용하여 근육을 이완시키는 역할을 한다. 과민성 방광, 주간에 주로 동반되는 요실금, 급박뇨, 빈뇨 등의 하부 요로 증상이 동반되면서 유뇨증 증상을 보일 경우 1차적으로는 2~3시간 간격으로 배뇨를 반복하면서 낮 시간에 충분한 수분 섭취를 하는 것이다(이상택, 김성헌, 2017). 그러나 이에 대한 항콜린성 약물치료로는 oxybutynin이 가장 잘 알려져 있는 약물치료이다. desmopressin을 투여하여도 효과가 떨어질 때는 야간 시 방광용적이 기능적으로 줄었을 수 있음을 감안하고 oxybutynin을 선택할 수 있다. 그러나 단일 증상의 야뇨증에 대한 이 약의 치료 효과는 높은 편은 아니다(Wright, 2008). 사용 용량은 5~15mg이며 부작용으로는 입 마름, 빈맥, 변비, 연하곤란 등이 있다. 따라서 이 약을 처방할 때는 변비 혹은 방광 내 잔뇨 발생 등에 대해서 잘 관찰하여야 한다.

desmopressin 치료에 항콜린성 약물치료를 추가하여 치료하는 방법이 desmopressin 약물치료에 저항성을 보이는 야뇨증에 유용하다는 연구결과도 보고된 바 있다(Austin et al., 2008). 특히 국내 다기관연구를 통해서 발표된 단일증상성 야뇨증의 1차 치료에 대한 약물 선택 연구결과에서 desmopressin과 항콜린성 약물의 병합요법이 기존의 desmopressin 단독요법보다 효과적임이 입증되었다(Park et al., 2014). desmopressin과 oxybutynin의 병합요법으로 야뇨증 및 낮 시간의 유뇨 증상이 모두 조절되었다는 보고도 있다(Nevéus, 2001).

유뇨증에 사용되는 항콜린성 약물로는 oxybutynin 이외에도 tolterodine, propiverine, fesoterodine 등이 있다(이상택, 김성헌, 2017).

(3) imipramine

Imipramine은 현재 미국 및 유럽에서는 1차 치료 약물로 권고하지 않고 있지만, 우리나라에서는 많이 쓰이는 약 중의 하나이다. 약물효과가 중추신경 효과인지 또는 말초 효과인지에 대해서도 논란이 많지만, 약한 항콜린성 효과를 통해서 방광용적을 증가시킨다는 가설, 노르아드레날린 효과에 의해 방광배뇨근의 수축이 감소된다는 가설, 항이뇨호르몬 효과 가설, 수면 중 각성문제 작용 가설 등이 거론된다(이상택, 김성헌, 2017). 과용량 투약의 경우 심장 독성 유발 가능성이 있으므로 이 약을 처방하기 전에는 심전도를 확인하여야 한다. 25kg 미만의 소아에서는 12.5mg으로 시작하도록 한다. 치료 시작 후 2주~1개월에서 증상 개선이 나타나지 않으면 중단하거나 다른 치료제와 병합해 보기도 한다(이상택, 김성헌, 2017)

5) 정신치료

1차성 유뇨증에는 효과가 별로 없고, 부모의 이혼이나 동생의 출생과 같은 분명한 심리적 원인이 있는 2차성 야뇨증에 특히 도움을 준다. 또한 유뇨증 증상 때문에 부모와 갈등이 있는 경우에는 반드시 정신치료를 이용한 적극적인 개입이 있어야 한다.

6) 기타치료

최면치료 등이 야뇨증에 도움을 주었다는 보고가 있다.

또한 유뇨증 증상을 보이면서 아데노이드 및 편도 비대 등으로 상기도 막힘 등의 증상을 보이는 아동에서 아데노이드 및 편도 적출술을 실시하였을 때 유뇨증 증상이 상당히 호전되었다는 보고도 있다(Firoozi et al., 2006). 병합요법으로는 앞서 언급한 desmopressin과 oxybutynin의 병합요법뿐만 아니라 야뇨경보기와 desmopressin의 병합요법도 이용되고 있다.

9. 결론 및 요약

유뇨증은 단일한 원인과 발병 기전으로 규명되기 어려운 복합적인 질병이다. 많은 원인이 제기되고 있으나 아직까지 확실하게 규명된 것은 없다. 그러나 최근 들어 신경생리학과 신경내분비학 분야의 연구들이 활발하게 이루어지고 있어서 이 분야에 대한 지식들이 늘어나고 있으며, 치료방법 또한 많은 변화를 보이고 있다.

성장하면서 자연적으로 치유되기도 하지만, 이차적으로 심리적 문제나 기타 다른 질환들을 동반하고 있는 경우도 많으므로 반드시 적극적인 치료가 필요하다. 그리고 어느 한쪽 방향으로만의 접근이 아닌 교육적, 행동학적, 생리학적인 모든 방법들을 동원한 종합적인 치료가 요구된다.

유분증encopresis

1. 개념 및 정의, 역사

유분증은 Weisenberg가 1926년에 처음으로 유뇨증에 대응되는 용어로서 사용하였다. 만 4세 이상에서 대변을 못 가릴 만한 신체적 질환이 없는데도 불구하고 적당한 장소가 아닌 곳이나 옷에 대변을 싸거나 지리는 것을 말한다. 유뇨증에서와 마찬가지로 1차성 유분증은 출생 후 현재까지 대변 가리기가 이루어지지 않은 채 계속 증상이 나타나는 경우이고, 2차성 유분증은 적어도 1년 이상을 대변을 잘 가려오던 아동이 다시 유분증이 나타나게 된 경우를 말한다.

2. 임상 특징 및 증례

우선 유뇨증에서와 마찬가지로 1차성 유분증과 2차성 유분증으로 나눌 수 있다는 것은 앞서 언급한 바 있다. 정체성 유형과 비정체성 유형으로 구분한다. 정체성 유형은 주기적으로 며칠 동안 대변을 장 내에 정체시키고 있다가 고통스럽게 배출하는 양상을 반복한다. 이때 대변 덩어리가 커지면서 항문 입구를 막게 되므로 그 주변으로 대변의 수분 성분이 흘러내리게 된다. 비정체성 유형은 변비 현상이 없이 정신적인 혹은 신체적인 이유로 배변 조절을 못하는 것이다.

증상의 형태에 따라서 네 가지 형태로 구분하기도 하는데, 첫째, 대변을 적절하게 가릴 수 있는데도 적절하지 못한 곳에 지리는 경우, 둘째, 전혀 대변에 대한 변의를 느끼지 못하고 변이 나오는 것조차도 느끼지 못하거나, 변이

증례 >>>

9세의 초등학교 3학년 남자 아동으로, 성격은 내성적이고, 스트레스를 받아도 참는 편이며, 자기주장이 있어도 다른 사람이 하자는 의견대로 하는 경향이 있다. 그러나 막상 다른 사람의 의견에 따라 할 때는 협조를 잘하지 않는다고 한다. 또한 화가 나면 물건을 집어던지거나 동생을 몸으로 밀치는 과격한 행동을 한다고 한다. 부모는 맞벌이를 하고 있다.

성장과정에서 부모가 별다른 배변훈련을 시키지 않았지만 소변을 잘 가렸었다고 한다. 그러나 5세경부터 한 달에 1~2회 정도의 빈도로 밤 시간에 소변을 지리는 증상이 시작되었고, 점차 빈도가 잦아져서 7세경 무렵에는 한 주에 2~3회 정도로 증상이 나타나게 되었다. 이 문제로 비뇨기과 외래를 방문하여 Imipramine 25mg으로 시작하여 75mg까지 증량하여 처방받았으며, 약물은 6개월가량 복용하였고, 증상이 3개월 이상 나타나지 않게 되어 의사의 권유로 복용을 중단하였다.

그러나 3학년에 진학하여 무섭고 엄격한 남자 담임선생님을 만나게 된 후로 다시 소변을 지리게 되어서 소아청소년정신건강의학과 외래를 방문하였다. 증상은 밤 시간에만 있었으며, 한 주에 2~3회 정도의 빈도로 나타났다. 그런데 병력을 청취하는 과정에서 7세 무렵부터 대변을 팬티에 묻혀 놓는 증상이 있었다는 사실이 밝혀졌는데, 부모들은 이 증상이 평소에 아동이 장이 안 좋기 때문일 것이라는 추정 아래 별다른 조치를 취하지 않았다고 한다. 변을 지리는 증상은 처음에는

한 달에 1~2회 정도로 나타났으나 3학년에 올라와서는 수업 시간도 늘어서 오후에 오는 시간이 많아지자 변을 지리는 횟수가 2~3일 간격으로 나타나게 되었다. 평소에 아침 시간에 화장실에 가도록 유도를 하는 날은 횟수가 줄어들지만, 화장실에 가서 변을 보지 못하고 그냥 나오는 경우가 많아서 정상적인 배변은 3~4일마다 이루어지곤 하였다.

아동의 병력조사에서 배변 습관이 불규칙적이고, 복부방사선 촬영결과 대변이 심하게 차 있었으며, 부모들의 협조도 잘 이루어지지 않아서 입원 치료로 결정하였다. 초기 정화과정에 대해 아동에게 교육을 시행하고, 3일 주기의 관장을 시행하였는데, 복부방사선 촬영에서 만족할 만큼 정화가 되지 않아 3일 주기의 정화프로그램을 다시 하였다. 이 기간 동안 아침 · 저녁 시간으로 5분씩 화장실에 자발적으로 가도록 하는 배변훈련을 하였으며, 이후 유지치료와 함께 환아 아버지가 운영하는 음식점에서 일을 돕는 어머니의 근무 시간을 조정하여 아동과 함께하는 시간을 늘려 모자관계를 교정하도록 하였다.

나오는 것을 느끼지만 조절 능력이 없는 경우, 셋째, 정체성 유형으로 대변이 장 내에 축적되어 대장이 계속 확장되고, 이로 인하여 장벽의 수축력이 약화되고 변이 쌓이게 되어 변비가 오는 경우, 넷째, 화장실을 사용하는 것에 대한 공포감이 있어서 적절한 장소에 대변을 보지 못하는 화장실 공포증에 해당하는 아이들로 나뉜다.

3. 진단기준

DSM-III-R에서는 대변을 가린 기간에 따라 1차성과 2차성으로 나누었으나, DSM-IV에서는 이러한 유형 구분이 없어졌다. 다만 DSM-IV-TR, DSM-5, DSM-5-TR에서는 변비 및 변실금이 없는 비정체성 유분증에 대해 이 상태가 적대적 반항장애 혹은 품행장애의 존재와 자주 연관되기도 하고 항문 자위 현상의 일환일 수도 있다고 설명한다.

ICD-10에서는 비기질성 유분증으로 명명되었지만, ICD-11에서는 '비기질성' 용어는 삭제되어 유분증이라는 진단명은 DSM-5-TR과 동일해졌다. 다만 DSM-5-TR에서는 유분증 진단을 내리기 위한 이러한 문제의 빈도가 '적어도 3개월 동안 월 1회 이상'이라고 명시된 반면,

표 22-2 유분증의 DSM-5-TR 진단기준(APA, 2022)

A. 부적절한 장소(예: 옷, 바닥)에 불수의적이든 의도적이든 반복적으로 대변을 본다.

B. 이러한 상황이 적어도 3개월 동안에 월 1회 이상 나타난다.

C. 생활연령이 적어도 4세 이상이다(또는 이와 동일한 발달수준에 있음).

D. 이러한 행동은 물질(예: 완하제)의 생리적 효과나 변비를 일으키는 기전을 제외한 다른 의학적 상태로 인한 것이 아니다.

다음 중 하나를 명시할 것:
변비 및 범람 변실금을 동반하는 경우: 신체검진이나 병력상 변비의 증거가 있다.
변비 및 범람 변실금을 동반하지 않는 경우: 신체검진이나 병력상 변비의 증거가 없다.

ICD-11에서는 '수개월에 걸쳐 월 1회 이상'이라고 명시되어 있다.

4. 역학

일반적으로는 대개 4세 이전에 약 95%의 아동이, 5세가 되면 99%의 아동이 대변을 가리는 것으로 보고되고 있다. 유분증의 경우 전 세계적으로는 약 0.8~7.8%의 유병률이 보고되었다(Ambartsumyan & Nurko, 2013). 대규모 연구인 Isle of Wight Study에 의하면, 10~12세 아동들 중 적어도 1달 1회 이상의 유분증 증상을 보이는 경우는 남자 아이 중 1.3%, 여자 아이 중 0.3%로 나타나 나이가 많아질수록 발생 빈도가 낮아지는 양상을 보였다(Kaplan & Sadock, 2009). 이러한 보고들을 볼 때, 남자 아이들에서 여자 아이들보다 3~4배 더 많은 것으로 추정된다. 그러나 유분증 증상에 대한 가족들의 보고가 실제 상태보다는 적은 것 같다. 유분증이 있는 아이들의 95%에서 변비와 관계가 있었다(Loening-Baucke, 2007).

우리나라의 경우 초등학교 아동에서 2.4%의 유병률이 보고되었다(남민 등, 1997). 또한 지적장애, 반항장애, 주의력결핍 과잉행동장애, 불안장애, 우울장애 등의 공존질환이 있는 것으로 알려져 있다(남민 등, 1996). 그러나 유분증에 대한 우리나라의 역학연구는 드문 상태이다.

5. 원인

1) 생리학적 요인

배변을 할 때 직장 벽의 긴장도가 증가하고 항문의 내부 및 외부 괄약근의 이완이 일어나게 된다. 그러나 유분증 환아들 중 항문의 외부 괄약근의 수축과 활성도가 비정상적이라는 보고가 있었다(Benninga et al., 2004). 특히 정체성 유형의 유분증 아동 중 56%에서 항문 괄약근의 수축 이상문제로 직장 내 풍선을 배출하지 못하였으며, 1년 뒤 추적조사에서 직장 내 풍선을 배출하지 못한 아이들 중 14%에서만 유분증 치료에 반응하였던 반면 처음부터 직장 내 풍선 제출이 가능했던 아이들 중 64%에서는 유분증 치료에 반응하였다. 또한 연구 초기에 항문 괄약근을 이완시킬 수 있었던 아동 중 70%에서는 유분증 치료에 반응한 반면 그렇지 않았던 아동에서는 13%에서만 반응할 수 있었다(Loening-Baucke et al., 1987). 특히 이 연구에서는 6개월 및 1년 뒤의 유분증 상태에 대하여 행동적 · 심리적 문제의 예측력은 유의하지 않았던 반면 생리학적 측정결과는 유의한 예측력을 보였다.

항문 근전도에서도 대조군에서는 13%에서 항문 괄약근의 이완에서 문제가 발견된 반면, 유분증에서는 75%에서 문제를 보였다(Sentovich et al., 1998).

2) 심리적·행동학적 원인

배변훈련은 아동이 태어난 후 처음 맞게 되는 자율성을 시험하고 터득하는 기회이다. 이 과정에서 부모와 아동간의 힘 겨루기로 인해서 유분증 증상이 나타난다. 특히 아동이 수동-공격적 성격인 경우 부모에 대한 불만을 이렇게 간접적인 방법으로 표현하기도 한다.

3) 환경적 요인

대변을 잘 가리던 아동이 2차성 유분증으로 나타났을 때 정신사회적 스트레스와 관련되어 있는 것으로 추정된다. 동생이 태어났다거나 새로운 곳으로 이사를 가는 생활사의 변화로 인한 불안, 분노, 공포감이 생길 때, 질병으로 인한 입원, 그리고 부모와 이별하거나 학교에 입학하는 등의 스트레스를 받는 경우에 퇴행 현상으로 나타나는 경우이다. 제2차 세계대전 중에 부모로부터 이별한 아이들에게서 소변과 대변을 가리지 못하는 빈도가 높게 나온 결과 등이 환경적 요인을 설명하는 근거로 보고되었다. 또한 화장실이 위생적이지 못한 재래식인 경우 공포감을 초래하여 화장실 가는 것을 기피하고 참게 되어 유분증이 나타나는 경우도 있다.

4) 기타 요인들

기타 유전적 요인 및 우울증이나 심각한 정신건강의학적 질환 등에서도 동반되고 있다고 보고되고 있다.

6. 예후

정체성 유분증의 경우, 치료를 받은 상당수의 아동들은 일견 완치되는 경우들도 자주 보이나 재발 또한 잦은 편이다. 한 연구에서는 변비를 보였던 아동들 중 1/2 정도에서는 치료 후 변비약 없이도 재발 없이 잘 지냈다고 하며, 변비의 시작이 아주 어릴 때부터 있었던 경우와 유분증의 가족력 등이 있는 경우 유분증 증상이 보다 오래 지속되었다(Voskuijl et al., 2006).

비정체성 유분증 아동의 경우 장기적 효과 유지에 대한 증거는 부족한 상태이다. 한 연구에서는 비정체성 유분증 아동에 대해 약 2년간의 의학적 치료와 행동치료를 받았는데, 10년 추적 관찰 시에 2주 1회 미만의 유분증을 보이는 환자는 29%로 낮게 나타났다. 18세에 다시 조사하였을 때, 15%는 비정체성 유분증 상태를 보였다. 이 연구에서는 예후에 영향을 주는 요인이 거의 발견되지 않았다(Voskuijl et al., 2006).

7. 진단 및 감별

1) 진단방법

유분증의 진단에서 고려할 사항 중 하나는 많은 부모님이 유분증을 병이라고 생각하지 않는 경우가 흔하다는 것이다. 따라서 유뇨증이 있다거나 과도한 스트레스를 경험하고 있는 경우, 충동적이고 과잉행동을 보이거나 발달이 느린 경우처럼 기타 유분증이 있을 가능성이 높은 경우에 유분 증상이 있는지를 반드시 직접 물어보아야 한다.

진단에 있어 가장 중요한 기본적인 자료는 철저한 병력조사이다. 먼저 배변 습관, 속옷을 더럽히는 빈도와 성질, 증상이 나타나는 상황, 현재 사용 중인 약물이 있는지 등에 대해서 자세하게 조사하여야 한다. 그리고 유분 증상이 어떤 더 중요한 문제의 한 증상에 해당하는 것인지를 파악한다.

2) 검사방법

직장검사 등의 신체검사가 도움을 줄 수 있지만 상당한 비만, 환아의 거절이 너무 심한 경우, 혹은 성 학대 등에 의한 심리적 요인 등이 있어 직장검사가 심리적 외상을 자극할 경우가 있다면 반드시 시행할 필요는 없다. 이런 경우에는 복부 방사선촬영을 먼저 실시할 수 있다. 드물지만 척수 부위의 양성 종양 혹은 다른 원인이 척수를 압박해서 발생한 신경학적 문제가 의심되면 신경학적 검사를 간단히 하는 것이 도움되기도 한다. 이 경우 발목 및 발의 감각 기능 및 조정 능력을 검사하는 것이 중요하다. 이 부위의 신경 분지가 천수에서 항문 및 방광으로의 신경 분지와 매우 근접해 있기 때문이다(Reiner, 2008).

바륨 조영술과 직장 생검 등의 검사는 선천성 거대결장의 증후가 전형적으로 보이기 전에는 시행하지 않는 것이 좋다. 생리학적 검사가 반드시 필요한 것은 아니며 오히려 환아를 이해하는 데 도움을 줄 수 있는 심리검사를 통해 동반된 심리학적 문제가 있는지 먼저 평가하는 것이 더 중요하다.

3) 감별진단

신체적 질환인 선천성 거대결장이나 항문 또는 직장의 협착, 평활근의 장애, 내분비계 이상 등을 배제하여야 한다.

소아청소년정신건강의학과 측면에서 볼 때, 지적장애 혹은 자폐스펙트럼장애 아동들에서도 유분증 증세가 나타날 수 있으므로 아동의 심리학적 특성이 잘 고려되어야 한다. 충동조절장애 및 주의력결핍 과잉행동장애의 경우에도 주의력문제 혹은 충동성 등과 관련되어 유분증 증세가 나타날 수 있다. 한편, 성 학대를 입은 아동에서도 유분증 문제가 나타날 수 있으나, 대단위연구에서는 이러한 결과가 그다지 높게 나오지 않아 논란의 여지는 남아 있다. 심한 스트레스 상황 역시 유분증을 유발할 수 있다(Kaplan & Sadock, 2009).

8. 치료

배설장애의 치료에 있어 가장 특징적인 점은 증상의 조절 외에도 기질 특성의 이해 및 환경의 조절 등과 같은 전반적인 치료적 접근이 이루어져야 한다는 것이다.

1) 교육적 접근

먼저 전반적인 대장 기능에 대해서 교육을 시행하며, 그런 이후 대장을 정화시키고 변비가 생기지 않도록 식사의 변화와 변비약을 투여하는 유지치료를 한다. 또한 부모와 아동에게 이러한 증상이 단순히 잘못된 습관이나 사소한 문제가 아닌 질환이라는 것을 인식시켜 주어야 하며, 유분 증상으로 인해 야기되었던 긴장을 풀어 줄 필요가 있다. 특히 아동에게는 저하된 자존심과 관련하여 안심과 격려가 필요하다.

가족들에게 특히 이해시켜야 할 대장 기능 메커니즘은 변비의 지속 및 반복이 직장 내의 변의 축적을 일으키고, 이 결과 변실금 형태의 정체성 유분증이 발생될 수 있다는 점이다. 또한 대변 제거 이후의 유지치료 강조 역시 중요하다. 유지치료는 6개월에서 2년까지 필요할 수 있다는 것도 교육시킨다.

2) 대변 제거

유지치료 전에 우선 장을 오랫동안 막은 대변에 대한 제거가 추천된다. 경구 투여약 및 관장 등의 직장 내 약물 삽입 등이 다 가능하다. 경구 투여약의 사용이 덜 침습적이며 우선 추천된다. 일반 변비약이 모두 시도될 수 있으나, 변비 상태가 너무 심하여 장을 꽉 막은 경우에는 polyethylene glycol의 경구 투약도 효과적이며 안전할 수 있다(Guest et al., 2007).

3) 유지치료

초기 대변 제거가 잘 이루어진 뒤에는 새로운 배변훈련, 식이 조절, 행동 수정 등이 필요하다.

배변훈련을 새롭게 시작할 필요가 있다. 예를 들어, 아침과 저녁 시간을 정하여 화장실에 가게 하고 5~10분간 대변을 자율적으로 보도록 유도한다. 이때 아동의 치료에 대한 협조를 유도하고 치료 성과를 높이기 위해서 행동수정요법 프로그램을 시작할 수 있다.

식사의 변화를 시도해야 하는데, 신선한 과일과 채소, 과일주스, 섬유소가 많이 함유된 음식을 먹게 하고, 필요하다면 섬유질 성분의 음료나 요구르트 등을 음용케 하기도 한다. 최근에는 프로바이오틱스 등을 이용하게 하기도 한다. 그러나 아직 식이요법에 대한 증거 기반은 충분하지는 못하다. 따라서 소아청소년정신건강의학과 전문의는 일반적인 건강식, 균형식을 가족에게 추천하는 것이 필요하다.

행동 수정은 긍정적 피드백과 강화를 주로 이용하게 한다. 그러나 동반되는 소아청소년정신건강의학과적 문제가 뚜렷이 존재한다면 행동 수정의 효과가 적을 수 있으므로 주기적인 외래 진료를 통해 환자의 행동 수정 성과 및 동반 정신의학적 질환에 대해 약물치료 추가 여부 등을 모니터하여야 한다.

한편, 바이오피드백을 이용한 항문 주변 근육 조절법을 환아가 배우게 하는 방법도 꾸준히 이루어지고 있는 방법 중의 하나이다(Tabbers et al., 2011).

4) 심리적 접근 및 가족관계 중재

심리적 접근 및 가족관계 중재는 사실 유분증 치료의 시작 및 유지치료 단계 모두에서 동시에 적용될 필요가 있다. 유뇨증과 유분증의 발생에 심리적 요인의 기여 정도를 비교해 볼 때, 유뇨증보다는 유분증에서 심리적 요인이 작용하는 경우가 더 많으며, 대개 부모-자녀 관계에 심각한 문제가 있는 것이 특징이다. 따라서 놀이치료 혹은 심리적 치료 등을 통해 아동의 내면 갈등을 다루어 주거나, 부모를 치료 목표로 하여 부모의 아동에 대한 태도 변화를 같이 이루어야 유분증 치료에서 효과를 보게 될 것이다.

5) 약물치료

유분증 치료 초기에 대변 제거를 시작하는 시기에는 변비 치료제 등은 다양하게 쓸 수 있다.

변비 치료제 이외의 소아청소년정신건강의학과적 약물치료의 측면에서 본다면, 유분증은 유뇨증과 달리 약물치료의 효과성에 제한이 있다. 몇몇 증례 보고에서 imipramine의 투여 및 효과가 보고되긴 하였지만, 심장 독성 등을 고려할 때 imipramine의 이용은 논란이 있다.

sertraline 등의 SSRI를 투여해서 좋은 결과를 보였다는 증례 보고도 있다(Mendhekar, 2010). 저자들은 serotonin이 항문의 내괄약근에 작용하는 adrenalin계에 영향을 주어 내괄약근을 이완시킬 가능성을 제기하였다.

한편, Golubchik과 Weizman(2009)은 주의력결핍 과잉행동장애를 동반한 유분증에 methylphenidate를 투여하였을 때 두 상태 모두 호전되었다고 보고하였다. 또한 Hergüner와 Hergüner(2012)도 주의력결핍 과잉행동장애를 동반한 유분증 치료에서 atomoxetine 치료가 효과를 보았다고 하였다.

9. 결론 및 요약

유분증은 심각하고 장기간에 걸쳐서 아동뿐만 아니라 가족에게까지도 영향을 줄 수 있는 아동기의 기능 이상이다. 이 질환은 생리적인 기능 이상이 부적절한 배변훈련, 정신사회적 문제, 생활 속의 스트레스 사건, 발달학적 요소들의 상호작용에 의해 나타나는 대표적인 경우라고 할 수 있다. 따라서 정신과만의 배타적인 치료적 접근만 유용한 것이 아니라 타과와의 복합적이고 상호 협조적인 치료적 방침을 유지하면서 장기간 관심을 갖고 초기 치료 및 유지치료에 임하여야 한다.

참고문헌

남민, 정인과, 한준수, 홍강의(1996). 기능성 유분증 환아의 임상양상 및 환경적 특성. 대한신경정신과학회 추계학술대회.

남민, 조숙행, 정인과, 홍강의(1997). 배설장애의 유형 및 빈도 연구. 대한신경정신과학회 추계학술대회.

이동기(2017). 야뇨증의 행동치료. **대한의사협회지, 60**, 792-795.

이상택, 김성헌(2017). 야뇨증의 약물치료. **대한의사협회지, 60**, 796-799.

전창무, 이영식, 김은영 등(2000). 야뇨증을 보이는 일반아동에서의 정서-행동 문제. **소아청소년정신의학, 11**, 42-50.

조수철, 김재원, 신민섭 등(2005). 야뇨증 환아들의 심리사회적 특성에 대한 다기관 연구: 행동 및 정서 문제를 중심으로. **신경정신의학, 44**, 730-735.

질병관리청 국가건강정보포털(2019).

Ambartsumyan, L., & Nurko, S. (2013). Review of organic causes of fecal incontinence in children: Evaluation and treatment. *Expert Review of Gastroenterology and Hepatology, 7*, 657-667.

American Psychiatric Association. (2022). *Diagnostic and statistical manual of mental disorders* (5th ed., text revision). Washington, DC: American Psychiatric Association Publishing.

Austin, P. F., Ferguson, G., Yan, Y., Campigotto, M. J. et al. (2008). Compination therapy with desmopressin and an anticholinergic medication for nonresponders to desmopressin for monosymptomatic nocturnal enuresis: A randomized, double-blind, placebo-controlled trial. *Pediatrics, 122*, 1027-1032.

Baek, M., Park, K., Lee, H. E. et al. (2013). A nationwide epidemiological study of nocturnal enuresis in Korean adolescents and adults: Population based cross sectional study. *Journal of Korean Medical Science, 28*, 1065-1070.

Benninga, M. A., Voskuijl, W. P., Akkerhuis, G. W. et al. (2004). Colonic transit times and behaviour profiles in children with defecation disorders. *Archives of Disease in Childhood, 89*, 13-16.

Bustamante, M., Hasler, U., Leroy, V. et al. (2008). Calcium-sensing receptor attenuates AVP-induced aquaporin-2 expression via a calmodulin dependent mechanism. *Journal of the American Society of Nephrology, 19*, 109-116.

Butler, R. J. (2004). Childhood nocturnal Enuresis: Developing a conceptual framework. *Child Psychological Review, 24*, 909-931.

Butler, R. J., & Glasson, S. L. (2005). Enuresis alarm treatment. *Scandinavia Journal of Urology and Nephrology, 38*, 207-210.

Fatouh, A. A. A., Motawie, A. A., Abd, Al-Aziz, A. M. et al. (2013). Anti-diuretic hormone and genetic study in primary noctural enuresis. *Journal of Pediatric Urology, 9*, 831-837.

Firoozi, F. F., Batniji, R., Aslan A. R. et al. (2006). Resolution of diurnal incontinence and nocturnal enuresis after adenotonsillectomy in children. *Journal of Urology, 175*, 1885-1888.

Golubchik, P., & Weizman, A. (2009). Attention-deficit hyperactivity disorder, methylphenidate, and primary encopresis. *Psychosomatics, 50*, 178.

Guest, J. F., Candy, D. C., Clegg, J. P., Edwards, D., Helter, M. T., Dale, A. K., Fell, J., Cosgrove, M., & Debelle, G. (2007). Clinical and economic impact of using macrogol 3350 plus electrolyte in an outpatient setting compared to enemas and suppositories and manual evacuation to treat paediatric faecal impaction based on actual clinical practive in England and Wales. *Current Medical Research Opinion, 23*, 2213-2225.

Hergüner, S., & Hergüner, A. (2012). Atomoxetine for encopresis in 2 children with attention-deficit/hyperactivity disorder. *Journal of Clinical Psychopharmacology, 32*, 302-303.

Jørgensen, C. S., Horsdal, H. T., Rajagopal, V. M. et al. (2021). Identification of genetic loci associated with nocturnal enuresis: A genome-wide association study. *Lancet Child and Adolescent Health, 5*, 201-209.

Kaplan, H. I., & Sadock, B. J. (2009). Elimination disorders. In B. J. Sadock, V. A. Sadock, & P. Ruiz (Eds.), *Comprehensive textbook of psychiatry* (9th ed.) (pp. 3624-3635).

Lewis's Child and Adolescent Psychiatry (5th edition) (2017).

Loening-Baucke, V. (2007). Prevalence rates for constipation and faecal and urinary incontinence. *Archives of Disease in Childhood, 92*, 486-489.

Loening-Bauke, V., Cruikshank, B., & Savage, C. (1987). Defecation dynamics and behavioral profiles in encopretic children. *Pediatrics, 80*, 672-679.

Mendhekar, D. N. (2010). Use of sertaline in childhood retentive encopresis. *Annual Pharmacotherapy, 44*, 395.

Nevéus, T. (2001). Oxybutynin, desmopressin and enuresis. *Journal of Urology, 166*, 2459-2462.

Nevéus, T. (2011). Nocturnal enuresis-theoretic background and practical guidelines. *Pediatric Nephrology, 26*, 1207-1214.

Onol, F. F., Guzel, R., Tahra, A. K. et al. (2015). Comparison of long-term efficacy of desmopressin lyophilisate and enuretic alarm for monosymptomatic enuresis and assessment of predictive factors for success: A randomized prospective trial. *Journal of Urology, 193*, 655-661.

Park, S. J., Park, J. M., Pai, K. S. et al. (2014). Korean childrens's continence and enuresis society. Desmopressin alone versus desmopressin and an anticholinergic in the first-line treatment of primary monosymptomatic nocturnal enuresis: A multicenter study. *Pediatric Nephrology, 29*, 1195-1200.

Reiner, W. G. (2008). Pharmacotherapy in the management of voiding and storage disorders, including enuresis and encopresis. *Journal of American Academy of Child and Adolescent Psychiatry, 47*, 491-498.

Robson, W. L. (2009). Evaluation and management of enuresis. *New England Journal of Medicine, 360*, 1429-1436.

Robson, W. L., Leung, A. K., & Norgaard, J. P. (2007). The comparative safety of oral versus intranasal desmopression for the treatment of children with nocturnal enuresis. *Journal of Urology, 178*, 24-30.

Sentovish, S. M., Kaufman, S. S., & Cali, R. L. (1998). Pudendal nerve function in normal and encopretic children. *Journal of Pediatric Gastroenterology and Nutrition, 26*, 70-72.

Tabbers, M. M., Boluyt, N., Berger, M. Y. et al. (2011). Nonpharmacologic treatments for childhood constipation: Systematic review. *Pediatrics, 128*, 753-761.

Voskuijl, W. P., Reitsma, J. B., van Ginkel, R. et al. (2006). Longitudinal follow-up of children with functional nonretentive fecal incontinence. *Clinical Gastrointestinal Hepatoloty, 4*, 67-72.

Voskuijl, W. P., Reitsma, J. B., van Ginkel, R., Taminiau, J. A., Büller, H. A., & Benninga, M. A. (2006). Functional non-retentive faecal soiling in children: 12 years of longitudinal follow-up. *European Journal of Gastroenterology and Hepatology, 18*, A8-A9.

Wright, A. (2008). Evidence-based assessment and management of childhood enuresis. *Pediatrics and Child Health, 18*, 561-567.

Yeung, C. K., Sreedhar, B., Leung, V. T. et al. (2004). Ultrasound bladder measurements in patients with primary nocturnal enuresis: A urodynamic and treatment outcome correlation. *Journal of Urology, 171*, 2589-2594.

제23장

소아정신의학

수면각성장애
Sleep-Wake Disorder

신동원

서론

1. 개념, 정의, 역사

수면각성장애는 수면의 질, 시기 및 양에 문제가 있어서 낮 동안의 고통과 기능장애를 수반하는 장애이다. 수면 문제는 기분장애, 불안장애, 물질사용장애 및 자살행동의 위험을 높인다(Gregory & Sadeh, 2016; Owens, 2014). 소아, 청소년의 수면문제는 스포츠 사고, 자동차 사고, 대사비만 및 인슐린 저항성과 연관이 있다(Owens, 2014; Sadeh et al., 2014).

Loomis 등은 정점파, 수면 방추, K 복합체 및 델타 감속과 같은 REM 수면의 특징을 보고했고 이후 NREM과 REM으로 이루어진 수면 주기가 수면연구에 사용이 되고 있다(Loomis et al., 1937). 현재는 PET, MRI 등의 영상 기법, 유전자 연구결과를 통해 수면연구가 진행이 되고 있으며, 점점 더 많은 수면장애에 대한 병태생리학적인 특성이 밝혀지고 있다(Shepard et al., 2005).

2. 진단기준

수면각성장애에 대한 대표적인 진단분류체계는 미국 정신의학회의 정신 장애의 진단 및 통계 편람Diagnostic and Statistical Manual of Mental Disorders, 5th Ed. Text Revision, 이하 DSM-5-TR, WHO에서 발간한 국제질병분류International Classification of Diseases 11th Revision, 이하 ICD-11 및 미국 수면의학회에서 발간한

표 23-1 DSM-5-TR과 ICD-11 진단기준에 포함된 수면각성장애

DSM-5-TR	ICD-11	특징
불면장애	불면장애 • 만성 불면 • 단기 불면	수면의 시작이나 유지가 어려움
과잉 수면장애 • 과잉 수면장애 • 기면증	과잉 수면장애 • 기면증 • 특발성 과다 수면 • 클라인 레빈 증후군 • 의학적 상태에 의한 과다 수면 • 약 혹은 남용 약물로 인한 과다 수면 • 정신장애와 연관된 과다 수면 • 결핍 수면 증후군	지나친 졸리움

호흡 관련 수면장애 • 폐쇄성 수면 무호흡 저호흡 • 중추성 수면 무호흡 • 수면 연관성 호흡 저하	수면 관련 호흡장애 • 수면연관성 호흡장애 • 중추성 수면 무호흡 • 수면 관련 호흡 저하 혹은 저산소혈증장애	수면 동안 호흡의 이상
일주기 리듬 수면각성장애 • 지연 수면 위상형 • 전진 수면 위상형 • 불규칙 수면-각성형 • 비 24시간 수면-각성형 • 교대근무형	일주기 리듬 수면각성장애 • 지연 수면 위상장애 • 전진 수면 위상장애 • 불규칙 수면-각성리듬장애 • 비 24시간 수면-각성 리듬장애 • 교대근무형 • 비행시차유형	수면 각성 일정의 장애
하지불안증후군	수면 연관 운동장애 • 하지불안증후군 • 주기성 사지운동장애 • 수면 관련 다리 경련 • 수면 관련 이갈이 • 수면 관련 리듬운동장애 • 유아기 양성 수면 근경련 • 수면 개시 시 고유척수 근경련	수면 동안 비정상적인 움직임
사건 수면 • 비급속안구운동 수면각성장애 -몽유병형 -야경증형 • 악몽장애 • 급속안구운동 수면행동장애	사건 수면장애 • 비급속안구운동 수면각성장애 -혼란 각성 -몽유병 -야경증 -수면 관련 식이장애 • 급속안구운동 수면 관련 사건 수면 -급속안구운동 수면행동장애 -반복성 고립성 수면 마비 -악몽	입면, 수면 중 혹은 깨어날 때 행동이나 생리학적 사건의 문제

수면장애의 국제분류International Classification of Sleep Disorders. 3rd Ed. 이하 ICSD-3이다(AASM, 2014; APA, 2022; WHO, 2018).

3. 역학

아동의 4명 가운데 1명은 자라면서 어느 한 시점에 수면 문제를 겪는다(Ivanenko & Gururaj, 2009). 수면각성장애의 유병률에 대한 많은 연구는 부모나 환자의 자기보고형 설문지에 의존해서 이루어진다. 수면다원검사 혹은 활동도검사 등 객관적인 수면검사를 활용하여 이루어진 역학 연구는 상대적으로 적은 편이다. 부모 보고에 의하면, 소아의 69%가 일주일에 몇 번은 잠 드는 데 어려움이 있고, 청소년의 51%는 적어도 일주일에 한 번은 잠드는 데 어려움을 겪고 있다(National Sleep Foundation, 2004; National Sleep Foundation, 2006). 내과적, 신경발달상의 장애, 정신의학적 장애가 있는 아동의 경우 수면각성장애를 앓을 가능성이 높다. 지적장애 아동의 30~80%, 자폐스펙트럼장애 아동의 50~80%에서 수면문제가 보고되었다(Kotagal & Broomall, 2012).

4. 진단 및 감별

1) 수면 발달

아동 · 청소년기 환자에서 수면과 연관된 문제를 다루기 위해서는 정상적인 성장과정에서 나타나는 수면의 특성 및 변화뿐 아니라 이 시기에 관찰되는 수면각성장애에 대한 이해가 필요하다. 만삭으로 출생한 신생아는 하루의 2/3를 잠으로 보낸다. 신생아의 수면은 활동적인 수면과 조용한 수면으로 구분된다. 활동적 수면은 성인의 급속안구운동Rapid Eye Movement: 이하 REM 수면의 전구체이고 조용한 수면은 비급속안구운동Non-Rapid Eye Movement: 이하 NREM 수면의 미성숙한 전구체이다. 유아는 REM 수면으로 시작을 하고 전체 수면의 50% 이상이 REM 수면이다. 성인은 수면 후반에 REM 수면이 많지만, 유아는 REM 수면 분포가 전반과 후반에 별 차이가 없다. 연령이 높아질수록 REM 수면이 감소하며, 청소년기가 되면 REM 수면이 전체 수면의 20% 정도를 차지해 성인과 비슷한 양상을 보인다. REM 수면 동안 꿈을 꾸고 이 시기에는 잠에서 쉽게 깨고 꿈을 기억한다. REM 수면에서 악몽이 나타난다.

서파수면delta sleep, slow-wave sleep: 3~4단계은 잠이 들고 1~3시간 뒤에 나타난다. 아동은 성인에 비해 서파수면이 전체 수면에서 차지하는 비율이 높다. 생후 1년 이내에 나타나기 시작하고 아동기에 가장 많다. 청소년기를 거치면서 약 40% 감소하며, 성인이 되면 감소하는 양상이 심화된다. 서파수면 중에는 잠에서 깨어나기가 어렵고, 깨어나도 방향감각 없이 혼란한 모습을 보이는 경우가 많다. 서파수면에서 몽유병, 야경증이 나타난다. 연령에 따른 평균 수면 시간은 6세 11시간, 9세 10시간, 13세 9시간, 16세 8시간이다(Iglowstein et al., 2003).

영유아는 낮잠을 포함해서 규칙적인 수면이 중요하다. 낮잠을 거르면 지나치게 피곤해서 더 보채거나 짜증을 내고 밤에 잠들기 어려우며 잠이 들어도 자주 깬다. 아동과 청소년은 충분히 수면을 취하지 못한 경우 30~45분 정도의 낮잠이 유용하다. 주중과 주말의 수면 시간 차이는 1~2시간 이내로 유지하는 것이 좋다.

청소년은 늦게 자고 늦게 일어나는 경우가 많은데, 이는 방학이나 주말에 특히 심하다. COVID-19의 유행으로 인해 등교가 아닌 온라인 수업을 실시하는 동안 청소년들은 등교를 할 때에 비해 더 늦은 시간에 자고 더 늦은 시간에 기상을 했다(Weingart et al., 2021). 청소년이 늦게 자고 늦게 일어나는 이유에 대해서는 다양한 설명이 가능하다. 청소년기에는 자발성 및 자기주장이 강해서 일찍 자라는 성인의 압력을 거부하고 늦게까지 깨어 있을 가능성이 있다. 또한 아동기에 비해 학습량이 증가해서 늦게까지 공부를 해야 하거나 인터넷, TV, 전화 등 다양한 디지털 기기의 발달로 늦게까지 할 일이 많다는 것도 하나의 설명이 될 것이다. 미국, 캐나다, 스위스, 이탈리아, 대만, 브라질, 남아프리카공화국 등 상당히 많은 나라에서 유사한 연구결과를 보고하고 있는 것으로 미루어 보건대, 청소년이 늦게 자고 늦게 일어나는 것은 단지 문화적인 현상은 아닌 듯하다(Carskadon et al., 2004).

청소년기의 생물학적 변화는 늦게 자고 늦게 일어나는 수면 양상의 특징에 기여한다. 아동에 비해 청소년은 36시간 수면박탈 후에 더 졸음을 참을 수 있었다. 아동에 비해 청소년은 더 늦은 시간에 멜라토닌 분비가 증가한다. 빛에 의해 멜라토닌 분비가 억제되는데, 청소년은 아침보다는 저녁 시간의 빛에 더 예민하게 반응하였다. Yang 등(2005)에 따르면, 우리나라 초등학생의 수면 시간은 평일에 8시간 정도를 유지했으나 고등학교 2~3학년이 되면 6시간 이내로 급감했다. 학생들은 공부 때문에 수면 시간이 줄었다고 답했는데, 절대적인 수면 시간의 부족은 낮 동안의 졸림을 유발한다. Joo 등(2005)은 우리나라 고교 남학생의 14.9%, 여학생의 18.2%가 낮 동안 심하게 졸려 한다고 보고했다.

2) 수면장애의 평가

(1) 면담

수면각성장애의 진단을 위해서는 무엇보다 자세한 병력 청취가 중요하다. 정신장애에서 수면각성장애가 동반되는 경우가 많기 때문에 정신건강의학과를 방문한 모든 아동을 대상으로 수면문제에 대해 질문한다. 수면각성장애는 불안장애, 우울장애, 인지적인 변화와 함께 나타나는 경우가 많으므로 평가부터 치료의 전 과정에서 불안, 우울, 인지 변화 등에 함께 관심을 가져야 한다. 유, 소아는 졸리다고 언어로 직접 표현하기보다 과잉행동이나 행동 및 감정 조절의 어려움으로 나타나는 경우가 많으므로 유의한다.

표 23-2 수면각성장애에 대한 문진 내용

시간대	확인할 내용	구체적 예
잠자리에 들 때	잠자리에 들기 전의 일상적인 틀bedtime routines이 있는가?	양치하기, 세수하기, 잠옷 입기, 인형 재우기, 동화책 읽어 주기 등
	잠자리 들기가 힘든가?	자라고 하면 꾸물거리기, 딴짓 하기(물 마실래, 책가방 쌀래 등), 안 자려고 버티기, 잠을 무서워하기
	잠자리 환경은 적절한가?	온도, 소음, 안락한 정도, 미디어 기기 여부
저녁 시간	저녁 시간에 무엇을 하는가?	TV, 컴퓨터, 게임, 학원, 과외활동, 공부 시간 등

수면 시간	수면 시간은 적절한가?	잠자리에 들어서 잠들기까지의 시간, 자다가 깨는 횟수, 다시 잠들 때까지의 시간
	자는 동안의 이상 행동은 없는가?	야경증, 자다 깨서 혼란스러움, 호흡의 이상, 경기, 야뇨증, 코골이, 하지불안 증세, 이갈이
낮 시간	낮 시간의 이상은 없는가?	일어나는 시간, 깨우기 어려움, 주간 졸림
	낮잠은 언제 얼마나 자는가?	수면일기
	음식이나 약물의 영향은 없는가?	식사의 양과 시간, 약물, 카페인 복용 여부
	낮 동안의 기능은 적절한가?	학교에서의 수행, 심리적·사회적 기능, 가족 기능
기타	주요 생활사에 변화가 있는가?	동생 출생, 이사, 가족 구성원의 사망 등
	가족 내 갈등	경제적 어려움, 부부관계의 어려움(소아, 청소년은 부모가 인식하는 것보다 훨씬 예민하게 가족원들 간의 긴장을 감지하는 점에 유의한다)

(2) 수면일기

수면일기는 수면 평가 및 치료 모니터링을 위해 유용한 도구이며, 실제 수면 시간과 액티그래프로 측정한 수면 시간 사이의 신뢰도는 좋은 편이다(Werner et al., 2008). 수면일기는 환아와 같이 사는 보호자에 의해 기록되는 것이 좋다. 수면일기를 1~2주 정도 기록하는데 일기에는 아동이 자는 시간, 자는 동안의 특이한 행동, 깨는 시간 등을 기록한다. 수면일기를 통해 아동의 수면 시간, 잠들기까지의 시간, 낮잠 시간, 수면 시간의 규칙성, 일주기 선호도뿐 아니라 몽유병이나 악몽과 같은 특이사항들을 파악할 수 있다.

(3) 설문지

수면장애의 선별을 위해 설문지를 활용할 수 있다. 설문지는 일반적으로 상세한 병력청취나 수면다원검사에 비해 시간이나 비용을 절약할 수 있는 장점이 있다. Child Sleep Habits Questionnaire$_{CSHQ}$는 2~10세 아동의 수면과 연관된 행동문제를 선별하는 데 유용하다(Owens et al., 2000). Pediatric Sleep Questionnaire$_{PSQ}$는 2~18세 아동 청소년의 수면문제를 선별하는 데 이용된다(Chervin et al., 2000). Children's Chronotype Questionnaire$_{CCTQ}$과 수면일기를 병행해서 아동이 선호하는 일주기 리듬을 알 수 있다(Werner et al., 2009). 주간 졸림을 평가하기 위해 Epworth Sleepiness Scale, Pediatric Daytime Sleepiness Scale, Cleveland Adolescent Sleepiness Questionnaire를 사용할 수 있다(Reid et al., 2009).

(4) 객관적인 수면 측정

액티그래프, 수면다원검사Polysomnography: 이하 PSG, 다중수면잠복기검사Multiple Sleep Latency Test: 이하 MSLT 등을 이용하여 아동 수면에 대한 객관적인 자료를 수집할 수 있다. 미국수면학회는 아동의 불면장애, 일주기 리듬 수면각성장애 평가를 위해 액티그래프 사용을 추천하였다. 특히 과다한 졸음에 대한 평가 시 MSLT 전에 액티그래프 사용을 권고하였다(Smith et al., 2018).

5. 치료

아동의 수면문제 및 수면각성장애 치료의 첫 단계는 보호자와 환자에게 아동의 정상적인 수면발달에 대한 교육을 하는 것이다. 아동의 수면에 대해 현실적인 기대를 갖고 적절한 치료 목표를 설정할 수 있도록 한다. 아동이 적절한 수면을 취할 수 있도록 수면 위생에 대한 교육을 한다. 아동이 규칙적인 식사, 수면, 활동을 할 수 있도록 한다. 밝은 빛과 전자기기의 청색광은 뇌에서 멜라토닌 분비를 억제하므로 잠자리에 들기 최소 1시간 전에는 밝은 빛과 전자기기 사용을 피한다. 연령에 따라 적절한 낮잠을 취하는데 3세경까지는 낮잠을 자는 것이 밤의 숙면을 돕는다. 일주기 리듬을 확립하기 위해서는 잠자리에 드는 시간보다 일정한 시간에 깨우는 것이 더 효과적이다. 주말에는 평일 대비 2시간 이내로 늦잠을 허용한다.

아동의 수면각성장애를 치료하기 위해 행동치료와 약물치료가 사용될 수 있으며 각 장애의 치료 부분에서 조금 더 자세히 다룰 것이다.

불면장애

1. 개념 및 정의

질적으로나 양적으로 충분한 수면을 이루지 못하는 경우가 반복되고 그로 인해서 임상적으로 유의한 고통, 사회적, 직업적, 그 외 주요한 기능상의 손상이 있는 장애이다.

2. 임상 특징

불면장애를 가진 아동은 잠들기가 어렵거나 수면 유지가 어렵다. 자지 않고 버티려고 하거나 잘 시간이 되면 갑자기 물을 먹으러 가거나 책가방을 싸는 등 시간을 끌면서 딴짓을 한다. 중간에 깨면 다시 잠들기 어려워서 양육자가 옆에서 재워 줘야 겨우 잠이 드는 경우가 많다. 피로, 우울한 기분 또는 과민성, 전반적인 불쾌감 및 인지장애 증세가 나타날 수 있다. 유, 소아는 졸리다는 표현을 말로 하기 어려워서 과잉행동이나 짜증 등 행동, 정서상의 이상으로 표현되기도 한다.

증례 >>>

6세 여아가 어머니와 함께 내원하였다. 어머니는 6개월 전부터 환아가 밤마다 잠을 자지 않으려고 해서 재우는 데 애를 먹는다고 했다. 환아는 새벽 2시 가까이 되어서야 겨우 잠이 들었고 아침에 일어나기 힘들어 억지로 깨워 유치원에 보낸다고 했다. 유치원에서는 짜증을 잘 부리고 자주 울었다. 6개월 전 음식점을 시작하면서 부모가 새벽 12시가 넘어서 집에 들어왔는데, 할머니가 환아를 일찍 재우려 했으나 거부하며 부모의 귀가를 기다렸다. 환아는 부모가 집에 돌아온 후 같이 놀아 달라고 조르며 잠을 자지 않았다.

3. 진단기준

DSM-5-TR에서는 수면 이상이 일주일에 3회 이상, 적어도 3개월 이상 지속되어야 진단이 가능하다. ICD-11에서는 3개월 이하 수면 이상이 있는 경우, 단기 불면으로 진단할 수 있다.

표 23-3 불면장애의 DSM-5-TR 진단기준(APA, 2022)

A. 수면의 양이나 질의 현저한 불만족감으로 다음 중 한 가지(또는 그 이상)의 증상과 연관된다.
  1. 수면 개시의 어려움(아동의 경우 보호자의 중재 없이는 수면 개시가 어려움으로 나타나기도 한다)
  2. 수면 유지의 어려움으로 자주 깨거나 깬 뒤에 다시 잠들기 어려운 양상으로 나타남(아동의 경우 보호자의 중재 없이는 다시 잠들기 어려운 것으로 나타나기도 함)
  3. 이른 아침 각성하여 다시 잠들기 어려움

B. 수면 교란이 사회적, 직업적, 교육적, 학업적, 행동적 또는 다른 중요한 기능 영역에서 임상적으로 현저한 고통이나 손상을 초래한다.

C. 수면 문제가 적어도 일주일에 3회 이상 발생한다.

D. 수면 문제가 적어도 3개월 이상 지속된다.

E. 수면 문제는 적절한 수면의 기회가 주어졌음에도 불구하고 발생한다.

F. 불면증이 다른 수면-각성장애(예: 기면증, 호흡관련 수면장애, 일주기리듬 수면-각성장애, 사건수면)로 더 잘 설명되지 않으며, 이러한 장애들의 경과 중에만 발생되지는 않는다.

G. 불면증은 물질(예: 남용약물, 치료약물)의 생리적 효과로 인한 것이 아니다.

H. 공존하는 정신질환과 의학적 상태가 현저한 불면증 호소를 충분히 설명할 수 없다.

다음의 경우 명시할 것:
정신질환 동반, 물질사용장애 포함
의학적 상태 동반
다른 수면장애 동반

부호화 시 주의점: 부호 F51.01은 3가지 명시자에 모두 적용할 수 있다. 연관된 정신질환, 의학적 상태 또는 기타 수면장애에 대해 관련성을 기술하기 위해 불면장애 부호 바로 뒤에 부호를 기재하시오.

다음의 경우 명시할 것:
삽화성: 증상이 적어도 1개월 이상 3개월 미만으로 지속된다.
지속성: 증상이 3개월 이상 지속된다.
재발성: 2회 이상의 삽화가 1년 내에 발생한다.

주의점: 급성 및 단기 불면증(즉, 빈도, 강도, 고통, 그리고/또는 손상을 고려하였을 때 모든 진단기준을 만족하나 증상이 3개월 이내로 지속될 경우)은 달리 명시되는 불면장애로 부호화하시오.

4. 역학

1~3세 아동의 20% 정도는 잠자리에 들지 않으려는 행동을 보인다. 4세가 되면 약 10%로 감소한다(Ramchandani et al., 2000). 학령기 아동 및 청소년의 약 10~30%는 밤에 잠을 자지 못하고 낮에 졸린다고 호소한다(Blader et al., 1997).

5. 원인

아동의 수면은 환경의 영향을 많이 받는다. 혼란스러운 환경은 불면증을 야기할 수 있다. 예를 들어, 잠자리에 드는 시간이 불규칙하거나 잠자리가 자주 바뀌는 것은 적절한 수면을 방해한다. 아동이 잠이 드는 시간에 성인이 텔레비전을 크게 틀어 놓고 보거나 부모 중 한 명이 귀가하는 등으로 소란이 생기면 아동은 잠이 드는 시간을 놓쳐서 잠들기가 어렵다. 잠자리 일과를 방해하거나 일관성 없이 대처하는 경우 아동이 잠들기 어렵다. 잠자리가 지나치게 덥거나 추운 경우, 소란스러운 경우 등 아늑한 환경이 아닐 경우 수면에 문제가 생길 수 있다.

6. 예후

환경적인 영향에 의한 불면증은 환경을 조정하면 좋아지는 경우가 많다. 지속적으로 잠을 자지 못하는 경우 정서, 행동, 사회성 발달에 악영향을 미칠 수 있다.

7. 진단 및 감별

자세한 병력청취, 설문지, 수면일기 등을 통해 수면의 양과 질에 대한 정보를 수집하고 부족한 수면으로 인해 기능 손실 여부를 확인해서 진단을 한다. 주의력결핍 과잉행동장애, 불안장애, 우울증이 있는 아동도 흔히 잠자리에 들기를 거부하고 수면문제를 동반할 수 있다. 주의력결핍 과잉행동장애의 경우 주의력결핍, 과잉행동, 충동성 등 주의력결핍 과잉행동장애 특유의 증상이 있어 감별할 수 있다. 분리불안장애 아동은 분리불안의 대상에게서 떨어지지 않으려고 하고 대상과 연관된 심한 불안이 있다. 우울증은 수면의 어려움 외에 다른 우울 증상을 확인함으로써 감별한다.

8. 치료

약물치료보다는 행동 개입이 우선된다. 부모와 아동이 동의하는 현실적인 치료 목적을 설정한다. 아동 수면과 연관된 부모교육을 실시하는데, 아동의 나이에 적합한 수면 시간표를 알려 주고 적절한 수면환경 및 수면 위생을 알려 준다. 침실은 조용하고 어둡고 안정적이며 적당한 온도를 유지해 안락해야 한다. 침실에는 컴퓨터, TV, 휴대전화 등의 디지털 기기를 두지 않도록 한다. 잠자리에 들기 전에 해야 할 잠자리 일과를 만들어 주면 쉽게 잠드는 것을 도울 수 있다. 일과는 양치질, 잠옷 입기, 베갯머리의 인형 정리하기, 동화책 읽어 주기 등 간단하면서 매일 반복할 수 있는 것으로 정한다. 20~30분 이내에 3~4개의 활동을 하도록 한다. 일과를 통해 아동은 자는 것을 준비하면서 거부감 없이 잠자리에 들게 된다. 부모는 아동이 행하는 일과에 대해 일관적인 태도를 보여야 한다. 규칙적으로 자고 일어나는 것은 매우 중요하다. 잠자리에 들기 전에 이완요법을 통해 쉽게 잠들 수 있는 방법을 알려 준다. 낮잠을 자는 아동이라면 규칙적인 낮잠을 자도록 하고, 오후 늦은 시간의 낮잠으로 인해 밤에 자는 것이 방해받지 않도록 한다. 카페인이 함유된 음식은 제한하는데, 특히 오후나 저녁에는 먹지 않도록 한다. 아이스크림이나 과자 등 간식에 카페인이 포함되어 있을 수 있으므로 이 점에 유의한다.

수면을 방해하는 아동의 행동에 대해 보호자가 관심을 주지 않고 무시하는 소거방법, 근육의 긴장을 풀고 심호흡으로 안정감을 찾는 이완요법이 수면에 도움이 된다.

소아 불면 환자에 대해 잘 통제된 약물치료 연구결과는 거의 없다. 전술한 수면교육, 행동요법에도 불구하고 불면이 아동에게 심각한 고통이나 기능상 손실을 야기할 경우, 약물치료를 고려한다. 클로나제팜, 클로니딘, 디펜하이드라민, 트라조돈, 멀타자핀, 멜라토닌, 졸피뎀, 에스조피클론, 라멜테온 등을 사용한다(Schmidt et al., 2022).

기면증narcolepsy

1. 개념, 정의

낮 동안에 심한 졸림을 호소하고 탈력발작, 입면환각, 수면마비 증상이 반복적으로 수개월 이상 나타나는 질환이다.

2. 임상 특징

낮 동안의 심한 졸림, 탈력발작, 입면환각, 수면마비 증세가 있다. 근육의 긴장이 갑자기 풀리는 탈력발작은 얼굴 등의 일부 근육의 힘이 풀리는 가벼운 경우부터 온몸의 근육 긴장도가 떨어지며 쓰러지는 경우까지 다양한 강도로 나타난다. 탈력발작의 대부분은 1~2분 이내로 좋아진다. 하루에도 여러 번 있을 수 있고 일 년에 몇 차례 있을 수도 있다. 잠이 들려고 할 때 환청, 환시 등의 입면환각이 있을 수 있다. 잠이 들거나 깨어날 때 의식은 깨었으나 몸을 움직이지 못하는 수면마비 증세가 있을 수 있다. 아동이 위에 제시된 네 가지 증상을 모두 보이는 경우는 드물다. 아동의 경우 낮에 심하게 졸려 하고 갑자기 근육의 힘이 풀리며 얼굴을 찡그리거나 턱을 떨구는 탈력발작으로 나타날 수 있다. 심한 졸림이 이자극성(잦은 짜증), 과잉행동, 부주의 등의 정서 및 행동 증세로 표현될 수 있다. 밤에는 잘 자기 어려운 경우가 많고 잠깐 동안 낮잠을 잔 후에는 특유의 상쾌함을 느낀다(WHO, 2018).

증례 >>>

12세 아동이 약 8개월 전부터 밤에 충분히 잤는데도 낮에 너무 졸려서 수업 시간에 졸며, 두 달 전부터 하루에도 수차례 갑작스레 몸에서 기운이 빠져서 쓰러진다고 호소했다.

3. 진단기준

DSM-5-TR은 3개월 이상, ICD-11은 수개월 이상 증세가 있어야 진단이 가능하다. DSM-5-TR은 탈력발작이나 낮은 히포크레틴 농도, REM 수면 이상 가운데 한 가지만 있어도 진단할 수 있지만, ICD-11은 MSLT를 통해 REM 수면 이상에 대한 증거가 있어야 진단이 가능하다.

표 23-4 기면증의 DSM-5-TR 진단기준(APA, 2022)

A. 억누를 수 없는 수면 욕구, 깜박 잠이 드는 것, 또는 낮잠이 하루에 반복적으로 나타난다. 이런 양상은 3개월 동안 적어도 일주일에 3회 이상 발생한다.

B. 다음 중 한 가지 이상이 나타난다.
1. (a)나 (b)로 정의되는 탈력발작이 1개월에 수차례 발생함
   a. 장기간 유병된 환자의 경우, 웃음이나 농담에 의해 유발되는 짧은(수 초에서 수 분) 삽화의 의식이 있는 상태에서 양측 근육긴장의 갑작스러운 소실
   b. 아동이나 발병 6개월 이내의 환자의 경우, 분명한 감정 계기 없이 혀를 내밀거나 근육긴장저하를 동반한 얼굴을 찡그리거나 턱이 처지는 삽화
2. 뇌척수액(CSF) 하이포크레틴-1(hypocretin-1) 면역반응성 수치를 이용하여 측정된 하이포크레티 결핍증(동일한 검사에서 측정된 정상 수치의 1/3 이하 또는 110pg/mL 이하). 하이포크레틴-1의 낮은 CSF 수치는 급성 뇌손상, 염증, 감염으로 인한 경우에는 관찰되지 않음
3. 야간수면다원검사에서 급속안구운동(REM)수면잠복기가 15분 이내로 나타나거나, 또는 수면잠복기 반복검사에서 평균 수면잠복기가 8분 이내로 나타나고, 2회 이상의 수면 개시 REM수면이 나타남

다음 중 하나를 명시할 것:
G47.411 탈력발작이 있거나 하이포크레틴 결핍이 있는 기면증(1형): 진단기준 B1(탈력발작 삽화) 또는 진단기준 B2(낮은 CSF 하이포크레틴-1 수치)를 만족함
G47.419 탈력발작이 없으며 하이포크레틴 결핍이 없거나 측정이 안된 기면증(2형): 진단기준 B3(수면다원검사/수면잠복기 반복검사상 양성)을 만족하지만, 진단기준 B1을 만족하지 않고(즉, 탈력발작이 없음) 진단기준 B2도 만족하지 않음(즉, CSF 하이포크레틴-1 수치가 낮지 않거나 측정되지 않음)
G47.421 의학적 상태로 인한 탈력발작 또는 하이포크레틴 결핍이 있는 기면증
G47.429 의학적 상태로 인한 탈력발작과 하이포크레틴 결핍이 없는 기면증

부호화 시 주의점: 다음 두 아형, 즉 의학적 상태로 인한 탈력발작 또는 하이포크레틴 결핍이 있는 기면증, 의학적 상태로 인한 탈력발작과 하이포크레틴 결핍이 없는 기면증 진단 시에는 먼저 기저 의학적 상태를 부호화하시오(예: G71.11 근위축증; G47.429 근위축증으로 인한 탈력발작과 하이포크레틴 결핍이 없는 기면증)

현재의 심각도를 명시할 것:
경도: 하루에 1~2회의 낮잠 필요. 수면 교란이 있더라도 가벼움. 탈력발작이 있더라도 드묾(1주에 1회 이내 발생)
중등도: 매일 수차례 낮잠 필요. 중등도의 수면 교란, 탈력발작이 있으면 매일 또는 며칠마다 발생함
고도: 거의 지속적인 졸리고 흔히 매우 심한 야간 수면 교란(심한 몸의 움직임, 생생한 꿈이 나타날 수 있음). 탈력발작이 있는 경우에는 약물 저항성이며 하루에도 여러 차례 발생

4. 역학

소아에서 발병하는 경우는 드물고 대부분 청소년기에 발병을 한다. 성인 대상의 유병률 조사에서 일반 인구

2,000명 가운데 한 명으로 보고된다(Scheer et al., 2019). 소아에서 유병률은 알려지지 않았지만 62%의 기면증 환자가 18세 이전에 증세가 시작되었다고 보고했다(Maski et al., 2017).

5.원인

일부 환자에서 뇌척수액 내의 히포크레틴 농도가 낮은 것으로 미루어 히포크레틴이 기면증의 병태생리학적인 기전과 연관이 있을 것으로 여겨진다. 기면증 환자의 1차 가족이 지나친 졸림 증상을 호소할 가능성은 기면증이 없는 사람의 경우에 비해 8배가량 높아 유전적인 요인이 관여하는 것으로 여겨지는데, HLA-DQB1*06:02와 강한 연관이 있다(APA, 2022)

6. 예후

아동에서 갑자기 발병하였을 때 증상이 심하다. 약을 잘 복용하지 않거나 수면 무호흡증 같은 다른 수면각성장애를 동반하는 경우 증상이 악화된다. 사춘기가 되면서 수면마비가 나타난다. 대부분의 경우 초기에는 심하게 졸리거나 잠이 늘었다고 호소하고 이후에 탈력 삽화가 나타난다. 심하게 졸린 것과 연관하여 공격적이 되거나 행동문제가 나타날 수 있다.

7. 진단 및 감별

하루에 여러 번 반복적으로 참기 어려울 정도로 심하게 졸리거나 낮잠에 빠진다. 비만과 조발사춘(이른/빠른 사춘기 변화)이 동반될 수 있다. 낮에 졸림을 호소하는 다른 수면각성장애와 감별해야 한다. 수면박탈 효과, 수면 무호흡증, 우울증, 전환장애, 주의력결핍 과잉행동장애, 경련성 질환, 정신증 등과의 감별이 필요하다.

8. 치료

규칙적으로 수면을 취하도록 한다. 밤에 충분히 자고 낮에 규칙적으로 25~30분 정도의 낮잠을 자는 것이 정신을 맑게 하는 데 유용하다. 아침에 모다피닐modafinil을 복용하면 온종일 맑은 정신을 유지한다. 1일 200~600mg의 용량이 유의한 부작용 없이 낮 동안 졸림을 방지한다(Ivanenko et al., 2003). 그 외에 메틸페니데이트methylphenidate, 덱스트로암페타민dextroamphetamine, 삼환계 항우울제, 벤라팍신venlafaxine, 선택적 세로토닌 재흡수 억제제selective serotonin reuptake inhibitor가 효과가 있다.

폐쇄성 수면 무호흡obstructive sleep apnea·저호흡hypopnea

1. 개념, 정의

자는 동안 반복적으로 상기도를 통한 공기의 흐름이 막히거나 줄어들어서 호흡 및 수면에 이상이 있는 상태이다.

2. 임상 특징

밤에 잠을 충분히 잤음에도 아침에 일어나기 힘들어하고 낮동안에 피로감과 졸림을 호소한다. 자면서 코를 심하게 골고 씩씩거리며 숨을 쉰다. 자는 동안 몸을 자주 뒤척인다. 5세 이하의 어린 아동의 경우 코를 골거나 손이나 무릎을 베고 자는 등 잠자는 동안 특이 행동이 관찰된다. 5세 이상의 아동은 낮 동안의 행동 증상이 더 자주 보고된다.

증례 >>>

7세 남아가 밤에 충분히 잤는데도 낮에 졸린다며 짜증을 내고 깨어 있을 때는 산만했다. 어머니의 보고에 따르면, 환아는 자는 동안 심하게 코를 골았다. 자면서 땀을 많이 흘렸고 자주 몸을 뒤척였다. 수면다원검사에서 시간당 5회 이상의 저호흡 양상이 나타났다.

3. 진단기준

DSM-5-TR과 ICD-11 모두 PSG를 통해 한 시간에 15회 이상의 수면 무호흡, 무호흡이 있을 때 진단한다. 그러나 ICD-11에서는 나이 기준이 있어서 18세 이하 소아의 경우, 호흡장애와 연관된 증세가 있으면 한 시간에 1회 이상

표 23-5 폐쇄성 수면 무호흡·저호흡의 DSM-5-TR 진단기준(APA, 2022)

A. (1) 또는 (2) 중 하나 이상이 있다.
1. 수면다원검사에서 수면 시간당 적어도 5회 이상 폐쇄성 무호흡이나 저호흡이 있고 다음 중 한 가지 이상의 수면 증상이 있음
   a. 야간호흡 장해: 코골이, 거친 콧숨/헐떡임 또는 수면 중 호흡 정지
   b. 충분한 수면을 취했음에도 주간 졸림, 피로감 또는 개운하지 않은 수면으로, 다른 정신질환(수면장애 포함)으로 더 잘 설명되지 않으며 다른 의학적 상태로 인한 것이 아님
2. 동반된 증상과 관계없이 수면다원검사에서 확인된 수면 시간당 15회 또는 그 이상 폐쇄성 무호흡, 그리고/또는 저호흡

현재의 심각도를 명시할 것:
경도: 무호흡 저호흡 지수가 15 이내다.
중등도: 무호흡 저호흡 지수가 15~30이다.
고도: 무호흡 저호흡 지수가 30을 초과한다.

의 폐쇄건이 있어도 진단이 가능하다.

4. 역학

1~2%의 아동에서 나타난다. 3~8세에 흔하게 나타나는데, 성장하면서 상기도가 넓어지고 임파조직이 줄어들어 공기의 흐름이 원활해지면서 성인초기까지 유병률은 점차 감소한다. 성인은 남성에 더 흔하지만 아동은 남아와 여아에 있어 유병률의 차이가 없다.

5. 원인

상기도의 크기에 비해 큰 편도에 의해 공기 흐름이 방해가 되어 나타난다. 어린 아동은 비만과 동반되어 나타나는 경우가 드물다.

6. 예후

자라면서 대부분 호전이 된다. 드물게 성장 지연과 성장 실패가 나타날 수 있다.

7. 진단 및 감별

상세한 병력청취가 필요하며 설문지를 진단에 활용할 수 있다. 폐쇄성 수면 무호흡증을 선별하기 위한 설문지를 아래에 표로 정리하였다(강은경, 2019). PSG 검사를 통해 기도폐쇄로 인한 소견을 확인해 확진한다.

표 23-6 폐쇄성 수면 무호흡증을 선별하기 위한 설문지들

설문지	특징
소아수면 무호흡증에 관한 설문 Pediatric Sleep Questionnaires	보호자가 아동에 대하여 '예' 또는 '아니오'로 답하는 22개 항목으로 구성되어 있다. 8개 항목 이상에서 '예'라고 대답하면 비정상으로 간주된다.
폐쇄성 수면 무호흡증후군 소아의 삶의 질Quality of life 평가 설문 Korean version of obstructive sleep apnea-18	18개 항목으로 구성되어 있다. 폐쇄성 수면 무호흡증 증상이 보호자와 아이의 삶의 질에 미치는 영향을 평가한다.
Sleep clinical record	의사나 훈련된 전문 인력이 작성할 수 있다. 폐쇄성 수면 무호흡장애의 야간 증상과 중추신경 증상, 주의력결핍/과잉행동 평가척도에 대한 설문으로 구성되어 있다.
I'M SLEEPY	8개 질문으로 구성되었고, 3개 이상의 질문에 '예'이면 비정상으로 간주된다.
Teen STOP-Bang	혈압과 인체 계측지표(체질량지수, 목둘레)가 들어간 것이 특징이며, 8개의 항목으로 이루어져 있다
Children's Sleep Health Questionnaire	45개 항목으로 구성되어 있으며, 학동기 소아를 대상으로 만들어졌으나 학동전기 연령에서도 사용되고 있다.

충동성, 과잉행동, 학습의 어려움 등이 보고되는데, 이러한 증상 때문에 주의력결핍 과잉행동장애와의 감별이 필요하다. 아침에 일어나서 두통을 호소하는 경우도 있으므로 두통을 유발하는 다른 질환과의 감별이 필요하다.

8. 치료

수면다원검사는 진단뿐 아니라 치료 후 치료 효과를 평가하기 위해 필요하다. 치료는 편도절제술이다. 편도절제술 후 80%가 완치되었다(Lipton & Gozal, 2003). 알레르기

성 비염이나 축농증이 있는 경우 흡입 비강 스테로이드, 항히스타민제, 충혈완화제 등이 도움이 된다. 수술 후에 호전이 되지 않거나 수술할 상황이 안 되는 경우 지속적양압술을 시행한다.

일주기 리듬 수면각성장애circadian rhythm sleep-wake disorder

1. 개념, 정의

외적인 수면-각성 시간표와 개인의 내적인 일주기 시간표 사이에 부조화가 있어 지속적이고 반복적인 수면각성장애가 나타나는 장애이다. 과도한 졸음이나 불면 증세가 나타나며 이로 인해 사회적, 직업적, 그리고 다른 주요한 영역에서 유의미한 기능상의 장애가 생긴다. 본 절에서는 청소년에서 가장 흔히 나타나는 지연 수면 위상 유형을 위주로 설명하겠다.

2. 임상 특징

지연 수면 위상 유형의 경우 바람직한 수면-각성 시간에 비해 2시간 이상 늦어져서 저녁에는 잠이 오지 않고 아침에는 잠에서 깨기 어렵다. 오전 중에 심하게 졸린 특징도 있다. 이른 등교시간으로 인해 학기 중에는 심한 수면박탈이 나타날 수 있다. 낮, 특히 오전에 심한 졸림을 호소하는 청소년의 경우 학업에 어려움이 있을 수 있으며 기분문제, 집중력 저하, 가족과의 갈등이 나타날 수 있다.

증례 >>>

14세 여아가 잠이 오지 않는다며 불면을 호소했다. 방학 동안 새벽 4시에 잠이 들어 다음날 낮 12시에 일어나는 생활을 반복했다. 개학 후에 잠이 오지 않아 새벽 3시경에야 겨우 잠이 들었다. 다음날 7시에 일어나 등교를 하면 학교에서 심하게 졸려 정상적인 학교생활이 어렵다고 했다.

3. 진단기준

DSM-5-TR은 환자의 병력 조사를 통해 진단이 가능하지만 ICD-11은 진단을 위해 일주일 이상 수면일기나 액티그래프를 통해 수면각성장애를 확인하도록 요구한다. 또한 ICD-11은 DSM-5-TR에는 없는 jet lag 유형이 명시되어 있다.

표 23-7 일주기 리듬 수면각성장애의 DSM-5-TR 진단기준(APA, 2022)

A. 일차적으로 일주기리듬의 변화 또는 내인성 일주기리듬과 개인의 물리적 환경 또는 사회적 · 직업적 일정에 의해 요구되는 수면-각성 일정 사이의 조정 불량으로 인한 수면 교란이 지속되거나 반복되는 양상이 있다.

B. 수면 방해는 과도한 졸림 또는 불면, 또는 2가지 모두 초래한다.

C. 수면 교란은 사회적, 직업적 또는 다른 중요한 기능 영역에서 임상적으로 현저한 고통이나 손상을 초래한다.

다음 중 하나를 명시할 것:
-G47.21 뒤처진 수면위상형: 수면 개시 및 각성 시간이 지연되어 있는 양상으로, 원하는 시간이나 통상적으로 받아들여지는 이른 시간에 잠들고 깨어날 수 없다.
다음의 경우 명시할 것:
가족성: 뒤처진 수면위상형의 가족력이 있다.
다음의 경우 명시할 것:
비24시간 수면-각성형과 중복: 뒤처진 수면위상형은 비24시간 수면-각성형의 다른 종류의 일주기리듬 수면-각성장애와 중복될 수 있다.
-G47.22 앞당겨진 수면위상형: 기대되는 시간이나 통상적으로 받아들여지는 늦은 시간까지 깨어 있거나 잠들어 있을 수 없으며 일찍 자고 일찍 일어나는 양상이다.
다음의 경우 명시할 것:
가족성: 앞당겨진 수면위상형의 가족력이 있다.
-G47.23 불규칙한 수면-각성형: 일시적으로 와해된 수면-각성 양상으로, 잠들어 있고 깨어 있는 기간이 24시간에 걸쳐 다양하다.
-G47.24 비24시간 수면-각성형: 수면-각성 주기의 양상이 24시간 환경에 일치하지 않고, 일관된 일일 이동(대개 더 늦은 시간으로)이 있다.
-G47.26 교대근무형: 교대근무(즉, 통상적이지 않은 근무 시간을 요하는)와 연관되는 주요 수면 시간 동안의 불면, 그리고/또는 보통 각성 시간 동안의 과도한 졸림(우발성 수면 포함)이 있다.
-G47.20 명시되지 않는 유형

다음의 경우 명시할 것:
삽화성: 증상이 적어도 1개월 이상 3개월 미만으로 지속된다.
지속성: 증상이 3개월 이상 지속된다.
재발성: 2회 이상의 삽화가 1년 내에 발생한다.

4. 역학

지연 수면 위상 유형의 일주기 리듬 수면각성장애는 청소년의 2~8%에서 나타난다(Johnson et al., 2006).

5. 원인

빛이 망막을 자극하면 뇌에서 멜라토닌 분비가 억제되어 수면을 방해한다. 억제 정도는 노출되는 시간에 비례하고 단파의 빛이 장파의 빛에 비해 억제력이 더 크다(Nagare et al., 2019). 디지털 기기를 장시간, 늦은 시간 사용할 경우 화면에서 나오는 단파의 빛(블루라이트)이 멜라토닌 분비를 억제해서 수면을 방해하고 지연 수면 위상 유형의 리듬 수면각성장애를 야기할 수 있다.

6. 예후

치료하지 않을 경우 낮 동안의 활동에 만성적인 지장을 초래한다. 학업이나 직업 활동에 지장을 초래하여 적응문제를 야기할 수 있다.

7. 진단 및 감별

불면장애와 감별이 필요하다. 정상적인 경우, 잠이 오지 않는다고 호소하는 청소년이어도 일상적으로 잠자리에 드는 늦은 새벽 시간에는 쉽게 잠이 든다. 불면장애의 경우 밤을 새우고 새벽에 잠자리에 들어도 잠들기가 힘들다. 정상적인 청소년은 늦게 잠이 들어서 늦잠을 자는 경우가 많다. 그러나 불면증의 경우 새벽에 잠이 들었는데 일찍 잠에서 깨어나 피곤해도 더 이상 잠을 자기 어려운 경우가 있어서 결과적으로 전체적인 수면 시간이 부족하다.

8. 치료

수면 위상과 관련해 가족과 아동에 대한 교육이 중요하다. 점차적으로 수면 위상을 앞으로 당겨야 한다. 아침에 광치료(5000~1만 lux)를 하면 수일 내에 수면 위상을 당길 수 있다. 잠자리에 들기 1시간 전에 멜라토닌을 복용하면 수면 위상을 앞으로 당기는 데 도움이 된다. 잠자리에 드는 시간을 매일 3시간씩 늦추어서 원하는 시간에 잠자리에 들도록 하는 것도 효과적이다(Czeisler et al., 1981).

비급속안구운동 수면각성장애non-rapid eye movement sleep arousal disorder

비급속안구운동 수면각성장애는 수면에서 불완전하게 깨어나는 삽화가 반복적으로 나타나는 경우를 의미한다. 몽유병과 야경증이 이에 속한다.

1. 몽유병

1) 개념, 정의

밤에 자다가 의식은 완전히 깨어나지 않았으나 몸은 마치 깨어 있는 것처럼 일어나서 돌아다니는 행동을 보인다. 돌아다니는 동안 눈을 뜨고 있지만 주변을 인식하지 못하고 불러도 반응이 없다.

2) 임상 특징

NREM의 서파수면 중에 나타나는 행동이 특징이다. 주 수면의 전반 1/3 시기에 나타난다. 주로 밤에 잘 때 나타나고, 낮잠 중에는 흔히 나타나지 않는다. 삽화는 대부분 1~10분 정도 지속되지만 더 오래가는 경우도 있다. 눈은 뜬 상태이나 주변을 인식하는 것으로 보이지 않고 주변 사람의 말에 거의 반응을 보이지 않는다. 아침에 일어나면 간밤에 있었던 삽화를 기억하지 못하는 경우가 대부분이다.

증례 >>>

6세 여아가 밤 10시경 잠이 드는데 12시경이면 일어나서 돌아다녔다. 어머니가 불러도 듣지 못하는 듯 반응이 없었고 손을 끌어 잠자리에 데려다 주면 다시 잠이 들었다. 아침에 일어나서 간밤에 자신이 돌아다녔던 것을 기억하지 못했다.

3) 진단기준

DSM-5-TR은 비급속안구운동 수면각성장애 범주에 몽유병과 야경증만을 포함하지만 ICD-11은 혼란스러운 각성, 수면 관련 섭식장애도 포함한다.

표 23-8 비급속안구운동 수면각성장애의 DSM-5-TR 진단기준 (APA, 2022)

A. 대개 주요 수면 삽화의 초기 1/3 동안에 발생하는 잠에서 불완전하게 깨는 반복적인 삽화가 있고, 다음 중 한 가지 이상이 동반된다.
   1. 수면보행증: 수면 동안 침대에서 일어나서 걸어 다니는 반복적인 삽화. 수면 중 보행 동안 개인은 무표정하게 응시하는 얼굴을 보이고, 대화하려는 다른 사람의 노력에 비교적 반응을 보이지 않음. 깨우기가 매우 어려움
   2. 야경증: 돌발적인 비명과 함께 시작되는, 수면 중 급작스럽게 잠이 깨는 반복적인 삽화. 각 삽화 동안 심한 공포와 동공산대, 빈맥, 빈호흡, 발한 같은 자율신경계 반응의 징후가 있고, 삽화 동안 안심시키려는 다른 사람의 노력에 잘 반응하지 않음

B. 꿈 이미지를 전혀 또는 거의(예: 단지 시각적 한 장면) 회상하지 못한다.

C. 삽화를 기억하지 못한다.

D. 삽화가 사회적, 직업적 또는 다른 중요한 기능 영역에서 임상적으로 현저한 고통이나 손상을 초래한다.

E. 장해가 물질(예: 남용약물, 치료약물)의 생리적 효과로 인한 것이 아니다.

F. 공존하는 정신질환과 의학적 상태가 수면보행증이나 야경증 삽화를 충분히 설명할 수 없다.

다음 중 하나를 명시할 것:
−F51.3 수면보행증형

다음의 경우 명시할 것:
수면관련 섭식 동반
수면관련 성적 행동 동반(수면섹스장애)
−F51.4 야경증형

4) 역학

대규모 전향적 연구를 통해 2.5~6세 사이 어린이의 몽유병 유별률이 15%라고 보고되었다(Petit et al., 2007). 11~12세 아동에서 가장 유병률이 높았는데, 12세 아동 몽유병의 유병률은 16.7 % 였다(Klackenberg, 1982).

5) 원인

지나친 피곤함이나 수면박탈 등에 의해 나타날 수 있고, 가족력이 있다(Hublin et al., 2001).

6) 예후

대부분의 경우는 성장하면서 호전이 된다. 청소년기에도 증상이 지속되거나 청소년기에 처음 나타나는 비급속안구운동 수면각성장애의 경우, 수면과 연관된 경련일 가능성이 있으므로 비인두 전극을 통한 뇌파검사가 필요하다.

7) 진단 및 감별

자세한 병력청취로 대부분 진단할 수 있다. 수면다원검사를 통해 진단이 가능하다. NREM의 어느 시기에나 몽유병 삽화가 나타날 수 있지만 대개는 깊은 NREM(서파수면) 중에 나타난다. 뇌파에서 세타 알파파가 나타나서 불완전한 각성 상태임을 알 수 있다.

다른 수면각성장애와의 감별이 필요한데, 특히 악몽장애와의 감별이 필요하다. 악몽장애는 흔히 수면의 후반부에 나타난다. 악몽장애의 삽화 중에는 잠에서 완전히 깨어 정신을 차리는 것이 쉽다. 그리고 깨어나서 악몽에 대해 기억한다.

8) 치료

잠이 덜 깬 상태로 돌아다니다가 다칠 수 있으므로 늘 안전을 최우선으로 생각해야 한다. 창문이나 문은 잠가 두고 잘못 밟아서 다칠 수 있는 물건이 없도록 방바닥은 잘 치워 둔다. 계단 앞에는 안전문을 달아 둔다. 아동 방의 문이 열리면 소리가 나는 센서나 벨을 달아 두어 아동이 밤에 깨어 돌아다니면 성인이 깨어서 아동을 보호할 수 있도록 한다.

심하게 피곤하거나 충분한 수면을 취하지 못하면 더 악화되는 경향이 있다. 규칙적인 생활을 하도록 하고 낮잠을 포함해서 충분한 수면을 취하도록 한다. 아동의 증상으로 인해 아동 및 가족의 기능에 심각한 악영향이 있을 경우 소량의 클로나제팜clonazepam을 투여하면 효과적이다. 클로나제팜을 끊을 경우 반동효과로 증상이 악화될 수 있으므로 주의한다(Remulla & Guilleminault, 2004).

2. 야경증

1) 개념, 정의

자다가 갑자기 비명을 지르는 등 놀라서 깨는 삽화가 반복적으로 나타난다. 자율신경계 항진 증상이 동반되며 주변 사람을 알아보지 못한다.

2) 임상 특징

서파수면에서 갑자기 깨어나서 울거나 소리를 지르고 겁에 질린 모습을 보인다. 주변 환경과 사람을 알아보지 못하고 지남력을 상실한 듯이 보인다. 빈맥, 발한, 동공 확대, 빠른 호흡이 관찰된다. 대부분 다시 잠이 들고 다음날 아침에 야경증 경험에 대해 기억하지 못한다.

증례 >>>

7세 남아가 자다가 소리를 지르며 깨는 일을 반복하였다. 환아는 무언가 크게 놀란 듯이 비명을 지르고 손을 휘저으면서 땀을 많이 흘렸다. 호흡과 맥박이 빠르고 동공도 확대되었다. 어머니가 안아 안심시키려고 했으나 환아는 어머니를 알아보지 못하는 것처럼 보였다. 약 10분 정도 그런 상태로 있다가 다시 잠이 들었는데, 아침에 일어났을 때 지난 밤의 일을 물어보자 환아는 기억나지 않는다고 대답했다.

3) 진단기준

비급속안구운동 수면각성장애의 야경증 진단기준을 참조하도록 한다.

4) 역학

여아보다 남아에서 더 흔하며 가족력이 있다.

5) 원인

수면박탈이나 불규칙한 수면 시간에 의해 나타난다. 유전적 요인의 영향을 강하게 받는다(Lecendreux et al., 2003).

6) 예후

아동기에 나타난 야경증은 나이가 들면서 점차 호전되는 양상을 보인다. 청소년기에도 호전되지 않을 경우 다른 신경과적 이상이 있는지 살펴봐야 한다.

7) 진단 및 감별

악몽장애는 수면의 후반부에 주로 나타나고 삽화 직후에 완전히 깨어나서 꿈의 내용을 기억해 낼 수 있다. 야간의 경련은 뇌파검사를 통해 감별한다. 공황장애도 한밤중에 깨어나 자율신경계 항진 증상을 보일 수 있는데, 공황장애의 경우는 의식이 완전히 깨어난다.

8) 치료

수면박탈이나 불규칙한 수면 시간, 수면환경의 변화 등에 의해 악화되는데, 이러한 악화요인에 대한 개입만으로 야경증이 좋아지는 경우가 많다. 즉, 규칙적이고 충분한 수면이 치료의 핵심이다. 삽화 중에 아동을 무리하게 깨우는 것은 증상을 악화할 수 있다. 증상이 너무 심하고 자주 있어서 극심한 가족의 고통을 수반하는 경우 잠자리에 들기 전에 소량의 벤조디아제핀을 처방할 수 있다. 그러나 약물을 끊었을 때 서파수면의 반동효과로 인해 증상이 악화될 수 있으므로 주의하도록 한다(Remulla & Guilleminault, 2004).

악몽장애nigthmare disorder

1. 개념, 정의

3세경이 되면 꿈을 꾸기 시작하고 악몽도 가끔 꾼다. 그러나 반복적인 악몽으로 기능장애를 야기하는 경우를 악몽장애라고 한다.

2. 임상 특징

아동은 약 3세가 지나면 꿈에 대해 보고하는데, 악몽장애는 그 무렵부터 관찰이 된다. 악몽은 REM 수면 가운데 나타나고 악몽을 꾼 아동은 겁에 질려 잠에서 깬다. 아동은 잠에서 깬 직후에 꿈의 내용을 기억해 낼 수 있다. REM 수면이 수면의 후반 1/3에 주로 나타나므로 악몽도 일반적

증례 >>>

5세 남아가 지난 한 주간 거의 매일 자다가 새벽 3시경이면 울면서 잠에서 깨어났다. 어머니가 달래 주면 환아는 어머니를 알아보고 어머니 품에 안겨 울면서 괴물이 자기를 덮치는 무서운 꿈을 꾸었다고 말했다. 어머니는 환아가 악몽을 자주 꿔서 잘 시간이 지나도 잠자리에 들기를 거부하고 자지 않으려고 한다고 보고했다.

으로 새벽 2시 이후에 나타난다.

3. 진단기준

표 23-9 악몽장애의 DSM-5-TR 진단기준(APA, 2022)

A. 대개 생존, 안전, 신체적 온전함에 대한 위협을 피하고자 노력하는 광범위하고 극도로 불쾌하며 생생하게 기억나는 꿈들의 반복적 발생이 일반적으로 주요 수면 삽화의 1/2 동안 일어난다.

B. 불쾌한 꿈으로부터 깨어나면 빠르게 지남력을 회복하고 각성한다.

C. 수면 교란이 사회적, 직업적 또는 다른 중요한 기능 영역에서 임상적으로 현저한 고통이나 손상을 초래한다.

D. 악몽 증상이 물질(예: 남용약물, 치료약물)의 생리적 효과로 인한 것이 아니다.

E. 공존하는 정신질환과 의학적 상태가 불쾌한 꿈에 대한 호소를 충분히 설명할 수 없다.

다음의 경우 명시할 것:
-수면 개시 중 발생

다음의 경우 명시할 것:
-정신질환 동반, 물질사용장애 포함
-의학적 상태 동반
-다른 수면장애 동반
부호화 시 주의점: 부호 F51.5는 모든 세 명시자에 적용된다. 이러한 연관성을 표시하기 위하여 악몽장애의 부호 바로 뒤에 적절하게 관련된 정신질환, 의학적 상태 또는 기타 수면장애를 부호화해야 한다.

다음의 경우 명시할 것:
-급성: 악몽기의 지속 기간이 1개월 이하다.
-아급성: 악몽기의 지속 기간이 1개월 초과, 6개월 미만이다.
-지속성: 악몽기의 지속 기간이 6개월 이상이다.

현재의 심각도를 명시할 것:
심각도는 악몽이 발생하는 빈도에 의해 평가될 수 있다.
-경도: 평균적으로 주당 1회 미만의 삽화가 발생한다.
-중등도: 주당 1회 이상의 삽화가 발생하지만 매일 밤마다 발생하지는 않는다.
-고도: 매일 밤마다 발생한다.

4.역학

소아의 50% 정도는 1회 이상의 악몽을 경험한다. 악몽장애는 3~6세 아동에서 가장 흔하게 보고된다. 매주 1회 이상의 악몽장애가 나타나는 경우는 3% 정도이다(Smedje et al., 1999)

5.원인

수면박탈이나 불규칙한 수면 스케줄에 의해 충분히 수면을 취하지 못한 경우 악몽을 더 잘 꾼다. 유전적인 영향이 있다.

6. 예후

악몽장애는 크면서 저절로 없어지는 경우가 많다. 드물게 외상후 스트레스증후군과 흡사한 증상을 호소하기도 한다. 잠자리에서 부모가 지지적인 태도로 아동을 안심시키면 만성화되는 것을 막을 수 있다.

7. 진단 및 감별

야경증은 수면의 전반기에 주로 나타나고 꿈을 기억하지 못한다. 기면증 등은 허탈발작, 낮 동안의 심한 졸림 등의 다른 증상을 동반한다. 야간 경련과의 감별은 PSG나 지속적인 비디오 뇌파검사를 통해 할 수 있다. 다른 수면각성장애가 공존하는지 살펴본다.

8. 치료

부모에게 교육을 하고 안심을 시켜 준다. 아동을 불안하게 하는 요인이 있는지 확인해서 불안을 감소시키는 개입이 필요하다. 아동을 과도한 자극에서 보호한다. 심한 증상이 가족 전체의 기능에 악영향을 미칠 경우 약물치료를 고려할 수 있다. 삼환계 항우울제$_{TCA}$로 REM 수면을 억제하여 악몽을 감소시킬 수 있다. 그러나 TCA를 끊을 경우 REM 반동효과로 인해 증상이 더 악화될 수도 있으니 미리 주의한다. 소량의 벤조디아제핀을 잠자리에 들기 전에 투여해서 악몽을 감소시킬 수 있다.

기타 수면장애

1. 급속안구운동 수면행동장애rapid eye movement sleep behavior disorder

급속안구운동 수면행동장애는 렘수면 가운데 반복적으로 각성 삽화가 나타나는 경우이다. 삽화 시에는 흔히 소리를 내거나 다양한 행동, 꿈과 연관된 복합적인 행동을 동반한다. 깨우면 즉시 잠에서 깨어나며 의식이 명료하고 지남력을 유지한다. 방금 꾼 꿈에 대해서 기억하는 경우가 흔하다. 낮잠을 잘 때는 별로 나타나지 않는다. 밤에 잠이 들고 90분 정도가 지난 후에 나타나며 수면의 후반부에 더 자주 나타난다.

대부분 50세 이후에 증상이 나타나지만 더 어린 나이에도 나타날 수 있다. 젊은 사람에게 나타날 경우 기면증이나 약물에 의해 유도된 급속안구운동 수면행동장애를 의심해 봐야 한다.

수면다원검사상 렘수면 기간에 나타나는 무긴장증atonia이 없으면서 꿈과 연관된, 꿈꾸면서 나타나는 행동이 있으면 진단이 가능하다.

표 23-10 급속안구운동 수면행동장애의 DSM-5-TR 진단기준(APA, 2022)

A. 발성 및 복합 운동 행동과 연관된 수면 중 각성의 반복적인 삽화

B. 이러한 행동들은 REM수면 중 발생하므로 보통 적어도 수면 개시 후 90분 이후에 발생하며, 수면 후반부에 빈번하고, 낮잠 중에는 드물게 발생한다.

C. 이러한 삽화로부터 깨어날 때, 개인은 완전히 깨어나고 명료하며, 혼돈되거나 지남력을 상실하지 않는다.

D. 다음 중 하나를 만족한다.
  1. 수면다원검사 기록상 무긴장증이 없는 REM수면
  2. REM수면 행동장애를 시사하는 과거력 및 확정된 시누클레인병증에 의한 신경퇴행성 질환의 진단(예: 파킨슨병, 다계통 위축증)

E. 이러한 행동들은 사회적, 직업적 또는 다른 중요한 기능 영역에서 임상적으로 현저한 고통이나 손상을 초래한다(자신 또는 침대를 같이 쓰는 사람에게 해를 끼치는 것을 포함한다).

F. 장해는 물질(예: 남용약물, 치료약물)의 생리적 효과나 다른 의학적 상태로 인한 것이 아니다.

G. 공존하는 정신질환 및 의학적 상태가 이 삽화를 설명할 수 없다.

수면박탈, 스트레스, 카페인 등이 증상을 악화하므로 주의한다. 잠을 방해하면 증상이 악화되므로 수면 위생이 적절한지 확인해서 잘못된 점을 바로잡는다. 아동이 자다가 움직이면서 다치지 않도록 안전한 환경을 조성한다. 보호자에게 상태를 설명하여 안심시킨다. 심한 경우, 잠들기 전 소량의 벤조다이아제핀을 투여할 수 있다(Sheldon, 2004).

2. 하지불안 증후군restless legs syndrome

하지불안 증후군은 다리를 움직이지 않으면 다리를 움직이고 싶은 충동이 시작이 되고 이런 충동은 다리를 움직이면 사라진다. 증상은 저녁이나 밤에 더 심해지거나 저녁이나 밤에만 나타난다. 이러한 증상이 일주일에 3회 이상 있고 3개월 이상 지속이 된다. 증상으로 인해 심각한 고통이나 기능상의 이상이 있다.

환자들은 다리를 움직이지 않을 때 간지럽거나 저리거나 화끈거리거나 벌레가 기어다니는 듯한 느낌을 호소한다. 지속적으로 다리를 움직여서 잠들기가 어렵거나 잠을 자다가 자주 깬다. 2/3 정도의 아동 · 청소년은 낮 시간 동안에도 불쾌한 다리 감각을 호소한다.

하지불안 증후군은 일반적으로 10대 혹은 20대에 시작된다. 성인 하지불안 증후군 환자의 40% 정도는 증상이 20세 이전에 시작되었다고 하고 약 20%는 10세 이전에 증상이 시작되었다고 보고한다. 가족력이 있는 경우 더 어린 경우에 발병한다. 어린 아동의 경우 증상을 적절하게 설명하지 못할 수도 있는데 단순히 가만히 앉아 있지 못한다거나 잠들기가 어렵다는 정도로만 보고될 수 있어 진단에 세심한 주의가 필요하다. 하지불안 증후군은 수면, 기분, 인지 기능 전반에 부정적인 영향을 미치므로 학교생활에 지장을 주고 행동상의 문제를 야기할 수 있다.

ICD-11에는 수면 연관 운동장애 범주 안에 하지불안 증후군, 주기성 사지운동장애, 수면 관련 다리 경련, 수면 관련 이갈이, 수면 관련 리듬운동장애, 유아기 양성 수면 근경련, 수면 개시 시 고유척수 근경련 진단이 포함되어 있다. DSM-5-TR에는 따로 수면 관련 운동장애sleep-related movement disorders 범주 없이 하지불안 증후군이 독립적으로 명시되어 있다.

하지불안 증후군과 주의력결핍 과잉행동장애가 동반되는 경우가 많으므로 공존질환 진단에 유의한다.

치료는 안정적인 수면-각성 주기를 확립하는 데 집중한다. 수면박탈이 없도록 하고, 카페인, 술, 담배를 제한한다. 잠자리에 들기 전에 과도하게 자극적인 활동을 피한다. 아동의 혈청 철 농도가 35μg/L 이하인 경우 철분제제를 투여한다. 3~4개월에 한 번씩 혈청 철 농도를 측정하고 35~50μg/L가 될 때까지 철분제제를 투여한다(Simakajornboon et al., 2003). 하지불안 증후군의 치료제로는 프라미펙솔, 로피니롤, 가바펜틴, 클로나제팜, 클로니딘, 카바마제핀 등이 있다.

표 23-11 하지불안 증후군의 DSM-5-TR 진단기준(APA, 2022)

A. 대개 다리에 불편하고 불쾌한 감각을 동반하거나 이에 대한 반응으로 나타나는 다리를 움직이고 싶은 충동이 다음 항목 모두를 충족한다.
  1. 다리를 움직이고 싶은 충동이 쉬고 있거나 활동을 하지 않는 동안에 시작되거나 악화됨
  2. 다리를 움직이고 싶은 충동이 움직임에 의해 부분적으로 또는 완전히 완화됨
  3. 다리를 움직이고 싶은 충동이 낮보다 저녁이나 밤에 악화되거나 저녁이나 밤에만 발생함

B. 진단기준 A의 증상이 일주일에 적어도 3회 이상 발생하고, 3개월 이상 지속됨

C. 진단기준 A의 증상이 사회적, 직업적, 교육적, 학업적, 행동적 또는 다른 중요한 기능 영역에서 현저한 고통이나 손상을 동반한다.

D. 진단기준 A의 증상이 다른 정신질환이나 의학적 상태(예: 관절염, 하지 부종, 말초 허혈, 하지 경련)로 인한 것이 아니며, 행동 문제(예: 자세 불편감, 습관적으로 발을 구르는 것)로 더 잘 설명되지 않는다.

E. 증상이 남용약물이나 치료약물의 생리적 효과로 인한 것이 아니다(예: 좌불안석).

3. 물질/치료약물로 유발된 수면장애substance/medication-induced sleep disorder

물질/치료약물로 유발된 수면장애는 약물이나 물질에 중독된 상태 혹은 금단 시에 심한 수면장애가 나타나는 경우이다. 많은 경우 물질이나 약물에 노출되면서 갑작스럽게 증상이 나타난다.

환자와 보호자를 통해 원인이 되는 물질 혹은 약물에 노출된 병력을 알아내는 것이 중요하다. 벤조디아제핀을 갑자기 중지하였을 때 심한 불면이 나타난다. 카페인으로 인

표 23-12 물질/치료약물로 유발된 수면장애의 DSM-5-TR 진단기준(APA, 2022)

A. 수면에 있어서 현저하고 심각한 장해가 있다.

B. 병력, 신체검진 또는 검사 소견에 (1)과 (2) 둘 다의 증거가 있다.
  1. 진단기준 A의 증상이 물질 중독이나 물질 금단 동안 혹은 직후에, 혹은 치료약물 노출 후에 발생한다.
  2. 수반된 물질/치료약물이 진단기준 A의 증상을 일으킬 수 있다.

C. 장해가 물질/치료약물로 유발된 것이 아닌 수면장애로 더 잘 설명되지 않는다. 독립적인 수면장애라는 증거로 다음이 포함될 수 있다.
증상이 물질/치료약물 사용 시작보다 선행한다. 증상이 급성 금단 혹은 고도 중독의 중단 이후에도 상당한 기간(예: 약 1개월) 동안 계속된다. 혹은 독립적인 비물질/치료약물로 유발된 수면장애의 다른 증거(예: 재발성 비물질/치료약물 관련 삽화의 병력)가 있다.

D. 장해가 섬망의 경과 중에만 발생되지는 않는다.

E. 장해가 사회적, 직업적 또는 다른 중요한 기능 영역에서 임상적으로 현저한 고통이나 손상을 초래한다.

주의점: 이 진단은 진단기준 A의 증상이 임상 양상에서 두드러지고 임상적 관심을 보증할 정도로 충분히 심할 때에만 물질 중독이나 물질 금단의 진단 대신에 내려져야 한다.

부호화 시 주의점: [특정 물질/치료약물]로 유발된 수면장애에 대한 ICD-10-CM 부호는 다음 표에 제시되어 있다. ICD-10-CM 부호는 동일 종류의 물질에 대한 물질사용장애의 동반이환 여부에 따라 달라진다는 점에 주의한다. 어떤 경우에도, 물질사용장애에 대한 추가적인 별도 진단은 주어지지 않는다. 만약 경도 물질사용장애가 물질로 유발된 수면장애와 동반이환된다면 네 번째 자리의 글자는 '1'이고, 임상의는 물질로 유발된 수면장애 앞에 '경도 [물질]사용장애'를 기록해야 한다(예: '경도 코카인사용장애, 코카인으로 유발된 수면장애 동반'). 만약 중등도 또는 고도 물질사용장애가 물질로 유발된 수면장애와 동반이환된다면 네 번째 자리의 글자는 '2'이고, 임상의는 동반이환하는 물질사용장애의 심각도에 따라 '중등도 [물질]사용장애' 또는 '고도 [물질]사용장애'를 기록해야 한다. 만약 동반이환하는 물질사용장애가 없다면(예: 1회의 심한 물질 사용 후) 네 번째 자리의 글자는 '9'이며 임상의는 물질로 유발된 수면장애만을 기록해야 한다.
카페인과 담배로 유발된 수면장애에 적용되는데 이 부호화 규약에는 2가지 예외가 있다. 카페인사용장애는 공식적인 DSM-5 범주가 아니기 때문에 카페인으로 유발된 수면장애에 대한 ICD-10-CM 부호는 F15.982가 유일하다. 또한 ICD-10-CM은 담배로 유발된 수면장애가 중등도 또는 고도 담배사용장애의 상황에서만 발생할 수 있다고 가정하고 있으므로, 담배로 유발된 수면장애에 대한 ICD-10-CM 부호는 F17.208이다.

다음 중 하나를 명시할 것:
불면형: 잠에 들거나 잠을 유지하는 것의 어려움, 잦은 야간 각성 또는 개운하지 않은 수면이 특징적이다.
주간졸림형: 깨어 있는 기간 또는 드물지만 긴 수면 기간 동안에 과도한 졸림/피로 호소가 특징이다.
사건수면형: 수면 중 비정상적인 행동 사건이 특징적이다.
혼재형: 다양한 유형의 수면 증상, 물질/치료약물로 유발된 수면 문제가 특징적이나, 명백히 우세한 증상은 없다.

다음을 명시할 것:
중독 중 발병: 기준이 물질 중독에 맞고, 증상이 중독 동안에 발생하는 경우
금단 중 발병: 기준이 물질 금단에 맞고, 증상이 금단 동안 혹은 금단 직후 발생하는 경우
치료약물 사용 후 발병: 증상이 치료약물의 시작, 치료약물의 교체 또는 치료약물의 금단 중에 발생하는 경우

한 불면은 용량과 비례한다. 카페인 금단으로 인해 낮 시간의 졸림을 호소하기도 한다. 주의력결핍 과잉행동장애 치료제인 정신자극제의 부작용으로 잠들기가 힘들 수 있다. 만성적으로 담배를 피우면 불면증이 오고, 서파수면을 감소시켜서 수면 효율을 떨어뜨린다. 또한 주간 졸림을 야기한다. 흡연량이 많은 경우, 흡연 욕구 때문에 자는 중간에 깨어날 수 있다. 담배를 끊을 때도 불면이 올 수 있다.

아동 · 청소년의 경우, 술, 담배, 약물남용 등에 대해 말하기를 꺼리는 경우가 많으므로 상세한 병력청취가 중요하다.

결론 및 요약

아동 · 청소년의 25%는 자라면서 어느 시점에 수면문제를 겪는다. 이 가운데 약 반은 다른 정신의학적 장애를 동반한다. 그러므로 정신건강의학과를 방문한 모든 아동 · 청소년을 대상으로 수면문제에 대해 평가하고 늘 그들에 대한 세심한 주의를 가져야 한다. 수면각성장애가 진단될 경우 환자와 보호자에게 수면교육을 시행하고 행동치료, 약물치료 등 각 진단에 맞는 치료적 접근이 필요하다.

참고문헌

강은경(2019). 폐쇄성수면무호흡증후군 선별을 위한 소아용 수면설문지. 대한천식알레르기학회, 7(3), 122-128.

American Academy of Sleep Medicine. (2014). *International classification of sleep disorders* (3rd ed.). Westchester, IL: American Academy of Sleep Medicine.

American Psychiatric Association. (2022). *Diagnostic and statistical manual of mental disorders* (DSM−5−TR−TRTM) (5th ed.). Washington, DC: American Psychiatric Association Publishing.

Blader, J. C., Koplewicz, H. S., Abikoff, H., & Foley, C. (1997). Sleep problems of lementary school children: A community survey. *Archives of Pediatrics and Adolescent Medicine, 151*(5), 473-480.

Carskadon, M. A., Acebo, C., & Jenni, O. G. (2004). Regulation of adolescent sleep: Implications for behavior. *Annals of the New York Academy of Sciences, 1021*, 276-291.

Chervin, R. D., Hedger, K., Dillon, J. E., & Pituch, K. J. (2000). Pediatric Sleep Questionnaire (PSQ): Validity and reliability of scales for sleep-disordered breathing, snoring, sleepiness, and behavioral problems. *Sleep Medicine, 1*(1), 21-32.

Czeisler, C. A., Richardson, G. S., Coleman, R. M., Zimmerman, J. C., Moore-Ede, M. C., Dement, W. C., & Weitzman, E. D. (1981). Chronotherapy: Resetting the circadian clocks of patients with delayed sleep phase insomnia. *Sleep, 4*, 1-21.

Gregory, A. M., & Sadeh, A. (2016). Annual research review: Sleep problems in childhood psychiatric disorders-A review of the latest science. *Journal of Child Psychology and Psychiatry, 57*, 296-317.

Hublin, C., Kaprio, J., Partinen, M., & Koskenvu, M. (2001). Parasomnias: Co-occurrence and genetics. *Psychiatric Genetics, 11*, 65-70.

Iglowstein, I., Jenni, O. G., Molinari, L., & Largo, R. H. (2003). Sleep duration from infancy to adolescence: Reference values and generational trends [see comment]. *Pediatrics, 111*, 302-307.

Ivanenko, A., & Gururaj, B. R. (2009). Classification and epidemiology of sleep disorders. *Child and Adolescent Psychiatric Clinics of North America, 18*(4), 839-848.

Ivanenko, A., Tauman, R., & Gozal, D. (2003). Modafinil in the treatment of excessive daytime sleepiness in children. *Sleep Medicine, 4*, 579-582.

Johnson, E. O., Roth, T., Schultz, L., & Breslau, N. I. (2006). Epidemiology of DSM−IV insomnia in adolescents: lifetime prevalence, chronicity, and an emergent gender difference. *Pediatrics 117*(2): e247-e256.

Joo, S., Shin, C., Kim, J., Yi, H., Ahn, Y., Park, M., Kim, J., & Lee, S. (2005). Prevalence and correlates of excessive daytime sleepiness in high school students in Korea. *Psychiatry and Clinical Neurosciences, 59*(4), 433-440.

Klackenberg, G. (1982). Somnambulism in childhood-prevalence, course and behavioral correlations. A prospective longitudinal study (6-16 years). *Acta Paediatrica Scandinavica, 71*(3), 495-499.

Kotagal, S., & Broomall, E. (2012). Sleep in children with autism spectrum disorder. *Pediatric Neurology, 47*(4), 242-251.

Lecendreux, M., Bassetti, C., Dauvilliers, Y., Mayer, G., Neidhart, E., & Tafti, M. (2003). HLA and genetic susceptibility to sleepwalking. *Molecular Psychiatry, 8,* 114-117.

Lipton, A. J., & Gozal, D. (2003). Treatment of obstructive sleep apnea in children: Do we really know how? *Sleep Medicine Reviews, 7,* 61-80.

Loomis, A. L., Harvey, E. N., & Hobart, G. A. (1937). Cerebral states during sleep as studied by human brain potentials. *Journal of Experimental Psychology, 21*, 127-144.

Maski, K., Steinhart, E., & Williams, D. (2017). Listening to the patient voice in narcolepsy: Diagnostic delay, disease burden, and treatment efficacy. *Journal of Clinical Sleep Medicine, 13*(3), 419-425.

Nagare, R., Rea, M., & Plitnick, B. (2019). Nocturnal melatonin suppression by adolescents and adults for different levels, spectra, and durations of light exposure. *Journal of Biological Rhythms, 34*(2), 178-194.

National Sleep Foundation. (2004). Children and sleep. Sleep in America poll. Sleep Foundation.org Washington (DC). http://www.sleepfoundation.org

National Sleep Foundation. (2006). Adolescents and sleep. Sleep in America poll.2006.Sleep Foundation.org Washington (DC). http://www.sleepfoundation.org

Owens, J. (2014). Insufficient sleep in adolescents and young adults: An update on causes and consequences. *Pediatrics, 134*(3), e921-e932.

Owens, J. A., Spirito, A., & McGuinn, M. (2000). The Children's Sleep Habits Questionnaire (CSHQ): Psychometric properties of a survey instrument for school-aged children. *Sleep, 23*(8), 1043-1051.

Petit, D., Touchette, E., Tremblay, R. E., Bivin, M., & Montplaisir, J. (2007). Dyssomnias and parasomnias in early childhood. *Pediatrics, 119*(5), e1016-1025.

Ramchandani, P., Webb, V., & Stores, G. (2000). A systematic review of treatments for settling problems and night waking in young children. *British Medical Journal, 320*, 209-213.

Reid, G. J., Huntley, E. D., & Lewin, D. S. (2009). Insomnias of childhood and adolescence. *Child and Adolescent Psychiatric Clinics of North America*, *8*(4), 979-1000.

Remulla, A., & Guilleminault, C. (2004). Somnambulism (sleepwalking). *Expert Opinion on Pharmacotherapy,* 10, 2069-2074.

Sadeh, A., Tikotzky, L., & Kahn, M. (2014). Sleep in infancy and childhood: Implications for emotional and behavioral difficulties in adolescence and beyond. *Current Opinion in Psychiatry, 27*(6), 453-459.

Scheer, D., Schwartz, S. W., Parr, M., Zgibor, J. Sanchez-Anguiano, A., & Rajaramet, L. (2019). Prevalence and incidence of narcolepsy in a US health care claims database, 2008-2010. *Sleep, 42*(7), zsz091.

Schmidt, L., Johnson, P. K., & Ivanenko, A. (2022). Sleep-wake disorders. In K. M. Dulcan (Ed.), *Dulcan's textbook of child and adolescent psychiatry* (pp. 506). Washington, DC: American Psychiatric Association Publishing.

Simakajornboon, N., Gozal, D., Vlasic, V., Mack, S., Sharon, D., & McGinley, B. (2003). Periodic limb movements in sleep and iron status in children. *Sleep, 26(6),* 735-738.

Sheldon, S. H. (2004). Parasomnias in childhood. *Pediatric Clinics of North America, 51*(1), 69-88.

Shepard J., Buysse, D., & Chesson, A. (2005). History of the Development of Sleep Medicine in the United States. *Journal of Clinical Sleep Medicine, 15*, 1(1), 61-82.

Smedje, H., Broman, J. E., & Hetta, J. (1999). Parents' reports of disturbed sleep in 5-7-year-old Swedish children. *Acta Paediatrica, 88*(8), 858-865.

Smith, T. M., McCrae, S. C., Cheung, J., Martin, L. J., Harrod, G. C., Heald L. J., & Carden, A. K. (2018). Use of actigraphy for the evaluation of sleep disorders and circadian rhythm sleep-wake disorders: An American academy of sleep medicine clinical practice guideline. *Journal of Clinical Sleep Medicine, 14*(7), 1209-1230.

Weingart, R., Bryan, C., Olson, D., Gazmararian, R. B., Hale, L., & Gilder, M. V. (2021). Adolescent sleep duration and timing during early COVID−19 school closures. *Sleep Health,* 7(5), 543-547.

Werner, H., Lebourgeois, M. K., Geiger, A., & Jenni, O. G. (2009). Assessment of chronotype in four- to eleven-year-old children: Reliability and validity of the Children's Chronotype Questionnaire (CCTQ). *Chronobiology International, 26*(5), 992-1014.

Werner, H., Molinari, L., Guyer, C., & Jenni, O. G. (2008). Agreement rates between actigraphy, diary, and questionnaire for children's sleep patterns. *Archives of Pediatrics and Adolescent Medicine, 162*(4), 350-358.

World Health Organization. (2018). ICD−11: international classification of diseases 11th revision: The global standard for diagnostic health information. Geneva: World Health Organization. https://icd.who.int/en

Yang, C. K., Kim, J. K., & Patel, S. R. (2005). Age-related changes in sleep/wake patterns among Korean teenagers. *Pediatrics, 115*(1 Suppl), 250-256.

제24장

소아정신의학

젠더 불쾌감

Gender Dysphoria

홍민하

개념, 정의 및 역사

1. 개념 및 정의

트랜스젠더(성별 불일치) 아이는 태어나면서 부여받은 성별과 자신의 성별 정체성 사이에 현저한 불일치를 겪는 아동과 청소년을 말한다. 지난 십수 년간 생애 전 주기에 걸쳐 트랜스젠더 문제에 대한 관심이 매우 증가하였다. TV를 포함한 대중매체에서 아동기에서 성인기까지 트랜스젠더에 관심이 증가하기 시작했다. 유럽과 북미에서는 아동과 청소년을 위한 전문 성별 정체성 클리닉의 설립이 크게 늘었고, 동시에 성별 불일치에 관한 문헌은 병발하는 심리적 기능, 장기 추적, 생물학적 상관요인, 의학적 개입의 결과에 관한 것까지 확장되었다. 소아청소년 정신과 전문의는 이런 환자를 대하고 평가하는 데 익숙해져야 한다.

이 영역의 용어는 끊임없이 진화하고 있다. 문화나 지역에 따라 선호하는 용어가 있을 수 있지만, 여기서는 현재 보편적으로 사용하는 용어를 위주로 설명하였다.

① 출생시 부여받은 성별/영아 성별/출생 성별gender assigned at birth/natal sex/birth sex은 일반적으로 신체적 특징(생식기 등)을 기반으로 출생시 영아에게 부여하는 성별을 말한다.
② 경험하는 성별/성 정체성experienced gender/gender identity은 자신의 성별에 대한 개인의 심리적 이해를 의미한다.
③ 확인된 성별affirmed gender은 자신의 성별에 대해 개인이 심리적 이해를 하는 것을 의미하며 일반적으로 성별을 이해하며 사회적으로 사는 사람을 가리킨다.
④ 성적 지향sexual orientation은 연애나 성적으로 끌리는 사람의 유형을 의미한다.
⑤ 트랜스젠더transgender는 성 정체성이 출생시 부여받은 성별과 일치하지 않는 사람을 일컫는다. 때로는 성 정체성이 출생시 부여받은 성별과 반대되는 개인에 대한 용어로도 사용된다.
⑥ 젠더 불쾌감gender dysphoria은 개인이 경험하는 성별과 관련된 심리적 고통을 말한다. 이것은 DSM-5(특정 임상 기준을 충족해야 함)에서 사용되는 분류이다.
⑦ 시스젠더cisgender란 개인이 경험하는 성별이 부여받은 성별과 일치하는 사람을 말한다.
⑧ 성별비순응gender nonconforming은 성별 고정관념이 아닌 것으로 간주될 수 있는 성역할 행동의 발달 규준으로부터의 변화를 말하며, 양쪽 성별로 인식하거나 성별 없이 식별하는 것 등이 포함될 수 있다.
⑨ 트랜스섹슈얼transexual이란 일반적으로 자신의 생리를 성 정체성과 일치시키기 위해 의학적 개입을 원하는 사람을 지칭한다. 이 용어를 일부에서 트렌스젠더와 동의어로 사용되며 과거에는 일반적으로 사용되었으나 지금은 대부분 사용하지 않는다.

2. 역사

성 정체성 진단은 성전환증transsexualism, 아동기 성 정체성 장애gender identity disorder of childhood, 비특이적 성 정체성 장애atypical gender identity disorder의 세 가지 진단명으로 DSM-III에서 처음 도입되었다. 이 세 가지 진단의 본질적인 특징은 '해부학적 성별과 성별 정체성 사이의 불일치'였다. DSM-III-R에서 조현병이나 성발달 장애가 있는 경우를 제외하는 단서가 삭제되어 이러한 진단 중 하나가 있는 경우에도 성 정체성 장애가 있을 수 있다는 점을 주목하였다.

DSM-IV에서는 DSM-III의 3개 진단은 '아동'과 '청소년 및 성인'에 대한 뚜렷한 진단기준이 있는 포괄적인 '성 정체성 장애'로 합해졌다. 또한 "장애가 사회적, 직업적 또는 기타 중요한 기능 영역에서 임상적으로 심각한 고통이나 손상을 유발한다"라는 기준을 추가하였다.

DSM-5는 진단과 관련된 낙인을 줄이는 동시에 진단을 필요로 하는 사람을 돌볼 수 있는 접근성을 확보하는 데 사용할 수 있는 진단을 유지하기 위해 '성 정체성 장애'를 '젠더 불쾌감'으로 개명하였다.

ICD-11을 위한 '성 장애 및 성 건강'에 관한 실무집단을 포함한 일부에서는 '성별 불일치'라는 용어의 사용을 주장해 왔다. 이 실무집단은 성별 불일치라는 용어가 모든 트랜스젠더가 불쾌감을 느끼는 것은 아니라는 점을 강조하였다. 실무집단은 젠더 불쾌감이라는 용어가 부적절한 낙인화와 병리화를 증가시킬 수 있다고 주장하였다. 의료에 대한 접근을 유지하기 위한 실질적인 목적을 위해서만 분류가 필요하다고 생각하였다. 이 실무집단은 추가로 진단이 '정신 및 행동 장애'에 관한 장에서 '성 건강과 관련된 상태'라는 다른 장으로 옮겨야 한다고 주장하였고, ICD-11에서 '17장 성 건강과 관련된 상태'에 포함이 되었다.

임상 특징

젠더 불쾌감은 주로 출생시 부여받은 성별과 경험하는 성별 사이에 불일치가 있고, 이러한 불일치에 대한 불쾌감이 동반되는 증거가 있어야 한다. 경험하는 성별은 남녀 이분법적 구분을 넘어선 또 다른 성별의식을 포함하기도 한다. 결과적으로 불쾌감은 단지 다른 성이 되고 싶다는 욕망에만 국한되지 않고 출생시 부여받은 성별과 다른 어떤 성별이 되고 싶은 욕구에 대한 것도 포함된다.

젠더 불쾌감은 연령대에 따라 그 양상이 다르다. 사춘기 전의 생물학적 성별이 여아인 젠더 불쾌감이 있는 아동의 경우 남자 아동이 되고 싶다는 바람을 표현할 수 있고, 남아라고 주장하고 남자로 자랄 거라고 표현한다. 그들은 남아의 옷차림이나 남아의 머리 모양을 더 좋아하고, 낯선 사람에게는 남자라고 인지되고, 남아의 이름을 불러 달라고 요청하기도 한다. 보통 그들은 자신에게 여성스러운 옷이나 다른 것을 착용하게 하는 부모의 시도에 매우 부정적인 반응을 보인다. 어떤 아이는 학교나 사회적인 상황에서 그러한 옷을 입어야 하는 경우 참여하지 않는다. 이러한 여아는 반대 성 정체성을 역할극이나 꿈 또는 상상에서 뚜렷이 나타낸다. 거친 운동이나 몸싸움을 요하는 전형적인 남아의 게임이나 남아가 놀이 상대가 되는 것을 선호한다. 그들은 여아가 주로 하는 인형놀이와 같은 것이나 여성적인 옷차림이나 역할극과 같은 활동에 흥미를 덜 보인다. 종종 그들은 앉아서 소변을 보는 것을 거부한다. 어떤 생물학적 여아는 남성의 성기를 갖고 싶어 하거나, 갖고 싶다고 요청하거나, 성인이 되면 갖고 싶다고 한다. 그들은 유방의 발달이나 생리를 원치 않는다고 말하기도 한다.

청소년기 전에 젠더 불쾌감이 있는 남아는 여아가 되고 싶어 한다고 표현하거나, 자신이 여자라고 주장하거나, 여자로 자라고 싶다고 한다. 그들은 (수건이나 앞치마, 스카프를 가지고 긴 머리나 스커트를 만드는 것같이) 소녀나 여성의 옷을 입는 것을 더 좋아하며 사용 가능한 물건으로 옷차림을 완성하려 할 수도 있다. 이러한 아동은 여자 역할(예: 역할극에서 어머니)을 하고 여자 역할의 모습에 의식적으로 관심을 보이기도 한다. 전형적인 여성적 활동과 전형적인 게임을 하고, 인형 집이나 여성적인 그림을 그리고, 여성적인 인물이 나오는 텔레비전이나 비디오물을 보는 등의 오락을 더 좋아할 수 있다. 여아의 장난감(예: 바비인형)이 가장 좋아하는 장난감일 수 있고 여아를 놀이 상대로 선호할 수 있다. 거친 몸싸움이나 경쟁적인 스포츠를 피하며 남아가 주로 좋아하는 차나 트럭 같은 장난감에 큰 관심을 보이지 않는다. 어떤 아동은 성기가 없는 것처럼 행동하며 앉아서 소변을 보려고 한다. 조금 더 드물게는 성기나 음낭이 혐오스럽게 느껴진다고 하며 제거하거나 혹은 여성의 질을 갖고 싶다고 표현한다.

진단기준

1) DSM-5-TR

표 24-1 젠더 불쾌감의 DSM-5-TR 진단기준(APA, 2022)

아동에서 젠더 불쾌감

A. 자신의 경험된/표현되는 젠더와 부여된 젠더 사이의 현저한 불일치가 최소 6개월 동안 다음 중 최소 6가지를 보인다(진단기준 A1은 반드시 포함).
1. 다른 젠더가 되고 싶은 강한 욕구 또는 자신이 다른 젠더(또는 부여된 젠더와 다른 어떤 대체 젠더)라고 주장함
2. 남자아이(부여된 젠더)는 여자아이 옷을 입거나 여자아이 옷처럼 보이게 하는 것을 강하게 선호하고, 여자아이(부여된 젠더)는 전형적인 남자아이 옷만 강하게 선호하고 전형적인 여자아이 옷에는 강한 저항을 보임
3. 가상 놀이 또는 환상 놀이에서 다른 젠더의 역할을 강하게 선호함
4. 다른 젠더가 전형적으로 사용하거나 관여하는 장난감, 게임, 활동을 강하게 선호함
5. 다른 젠더의 놀이 친구를 강하게 선호
6. 남자아이(부여된 젠더)는 전형적으로 남성적인 장난감, 게임, 활동에 대해 강한 거부감과 난폭한 놀이에 강한 회피, 여자아이(부여된 젠더)는 전형적으로 여성적인 장난감, 게임, 활동에 대한 강한 거부감을 보임
7. 자신의 해부학적 성에 강한 혐오
8. 자신이 경험하고 있는 젠더와 일치하고자 하는 일차, 그리고/또는 이차 성징에 대한 강한 욕구

B. 이 상태는 사회, 학교 또는 다른 중요한 기능 영역에서 임상적으로 현저한 고통이나 손상과 연관된다.

다음의 경우 명시할 것:
성발달장애/차이 동반(예: [E25.0] 선천성 부신 과형성 또는 [E34.50] 안드로겐 무감성 증후군 같은 선천성 부신성기장애)

부호화 시 주의점: 젠더 불쾌감뿐만 아니라 성발달장애/차이도 부호화하시오.

2) ICD-11

ICD-11에서 성별 불일치gender incongruence는 개인의 경험된 성별과 주어진 성별 사이에 현저하고 지속적인 불일치가 특징이며, 성별 변이 행동 및 선호도만으로 진단을 내리는 기준이 아니라고 명시하고 있다. 이 진단은 ICD-11의 '17장 성 건강과 관련된 상태'에 포함되었다.

역학

젠더 불쾌감에 대한 대규모 인구집단 연구는 없다. 성별 확정 치료를 찾는 인구집단을 기초로 한 연구에서 인구 전반에 걸친 젠더 불쾌감 진단의 유병률은 출생시 남자로 할당된 개인과 출생시 여자로 할당된 개인 모두에서 1/1,000 미만(<0.1%)으로 평가되었다. 젠더 불쾌감이 있는 많은 성인이 전문치료기관을 찾는 것은 아니기 때문에 유병률은 저평가되었을 수 있다. 미국과 유럽에서 일반 인구집단에서 자기보고설문을 기반으로 한 유병률 추정치는 다양한 평가방법으로 인해 연구 간에 비교하기가 어렵지만 더 높은 수치를 나타낸다.

출생 비율에 할당된 성별 성 정체성 클리닉에 의뢰된 사춘기 이전 아동 중 대부분은 출생시 부여받은 성별이 남성이다. 1976년부터 2011년 사이 성 정체성 클리닉에 의뢰된 577명의 캐나다 아동은 남아 대 여아 비율이 4.49:1이다(Wood et al., 2013). 이는 네덜란드의 2.02:1보다 유의미하게 높은 값이다. 이러한 차이는 부분적으로는 특히 북미에서 여자에 비해 남자에서 성별-변이 행동과 관련한 부모의 불안이 증가한 것을 반영한다고 설명된다. 젠더 불쾌감이 있는 청소년에서 성별 비율은 1:1에 훨씬 근접하고 국가별로 더 일관된 것으로 보인다(Aitken et al., 2015). 하지만 최근 출생시 타고난 남성(2006년 이전)이 많은 것에서 출생시 타고난 여성(2006~2013)이 많은 것으로 시간적 이동이 있었지만 비율은 어느 방향으로든 2:1에 가깝다(Aitken et al., 2015).

원인

이성 인식 및 행동의 원인은 여전히 명확하지 않다. 한때 심리사회적 요인, 특히 규범적 성별 발달이 연구의 초점이었지만, 최근에는 생물학적 메커니즘으로 관심이 옮겨지고 있다. 현재까지의 근거는 심리사회적 요인과 생물학적 요인이 모두 관련이 있음을 시사한다. 단일요인은 가능성이 낮으며, 젠더 불쾌감은 이러한 요인들 간에 복잡한 상호작용에서 비롯될 가능성이 높다.

1. 생물학적인 요인

네덜란드 쌍생아(N=23,393)를 대상으로 한 대규모 아동기 행동 척도연구에서 7세와 10세 일란성과 이란성 쌍생아를 비교하였으며, 유전적 요인이 반대성$_{\text{cross-sex}}$ 행동의 70%에 기여한다고 추정하였다(van Beijstervweldt et al., 2006). 314명의 일란성과 이란성 쌍생아를 대상으로 한 연구(평균 연령 각각 9.4세, 10.1세)에서 DSM-IV 기반 젠더 불쾌감 척도에서 유전적 요인이 분산의 62%에 기여하는 결과를 대략적으로 재연하였다(Coolidge et al., 2002). 3~26세 사이의 3,337명 일본인 일란성 및 이란성 쌍생아를 대상으로 한 연구에서도 여성의 유적적 요인에 대한 강력한 증거가 있었지만, 남성에서는 훨씬 적었다(Sasaki et al., 2016).

동물과 인간을 대상으로 한 많은 연구에서 시스-젠더 남성과 여성에서 뇌 해부학과 기능의 차이가 이러한 행동의 성별 차이의 기초가 된다는 것을 보여 준다(Hines, 2011). 성 호르몬은 이러한 차이에서 중요한 역할을 한다. 주로 산전뿐만 아니라 사춘기 동안의 조직적 효과$_{\text{organizational effect}}$는 뇌구조의 성별 차이로 이어진다. 총 부피를 보정하면 여성이 더 많은 회백질과 더 큰 피질 부피를 갖지만, 평균적으로 남성이 더 큰 뇌 부피, 더 많은 백질, 회백질 및 뇌척수액을 가지고 있다.

성적 차이 가설은 트랜스젠더 개인이 경험한 성별과 더 밀접하게 일치하는 뇌 구조와 기능을 갖는다는 것을 시사한다(Swaab & Garcia-Falgueras, 2009). 사후연구는 트랜스젠더 성인의 여러 시상하부 핵에서 성전환을 시사했다(Zhou et al., 1995; Kruijver et al., 2000). 뇌 구조 및 기능에 대한 생체내 연구결과는 복합적이다. 의학적 성별 확정 치료를 받기 전에 부피, 백질과 회백질과 뇌척수액과 관련한 뇌 해부학은 출생시 할당된 성별과 다르지 않았다. 그러나 남성과 여성 사이에서 트랜스젠더의 결과와 더불어 백질 미세구조와 관련하여 차이가 발견되었다(Guillamon et al., 2016). 기능적 신경영상 영역의 과제 관련 연구에서 트랜스젠더는 경험한 성별과 유사한 반응, 타고난 성별 및 경험한 성별과 다른 활동 혹은 타고난 성별과 다르지 않은 활동을 보일 수 있다는 것을 보여 준다. 지금까지의 결과는 영상이나 다른 의학적 검사가 진단적 도구로 사용되기는 어렵다는 것을 보여 준다.

태아기 호르몬을 조작할 수 있는 동물연구에서 태아기 테스토스테론이 성 행동에 강력한 영향을 미치는 것은 분명하다(Hines, 2011). 그러나 성 정체성에 미치는 영향은 인간에게만 연구할 수 있다. 젠더 불쾌감이 있는 개인은 높은 수준의 산전 테스토스테론에 노출되었을 수 있으며(Merke & Bornstein, 2005), 선천성부신과형성을 가진 XX는 실제로 젠더 불쾌감과 이성$_{\text{cross-sex}}$ 인식이 높은 비율로 나타난다(Pasterski et al., 2015). 하지만 선천성부신과형성이 있는 여성으로 자란 대부분은 여성 성 정체성을 발달시키는 것처럼 보인다(Dessens et al., 2005). 내인성 테스토스테론에 반응하는 데 필수적인 수용체가 없는 완전 안드로겐무감각증후군이 있는 XY를 대상으로 한 연구에서 태아 테스토스테론의 중요성에 대한 다른 근거가 있다. 이 환자의 대다수는 여성 성 정체성을 발달시키며, 이는 후속 테스토스테론 신호가 남성 성 정체성 발달에 중요할 수 있음을 시사한다(Mazur, 2005). 이러한 사람들은 여성으로서 분명하게 양육되고, 사회적 요인이 여성 정체성 형성에 강력한 역할을 할 수 있다고 주장하였다(Hines, 2009). 일부 연구에 따르면, 완전 안드로겐무감각증후군을 가진 사람들은 여성 정체성 척도에서 낮은 점수를 보이고(Richter-Appelt et al., 2005), 궁극적으로 성별확정수술로 이어지는 젠더 불쾌감 사례보고가 있다(T'Sjoen et al., 2011). 이것은 검출되지 않은 기능적 안드로겐 수용체의 가능성에 더하여 진단에 익숙해져야 하는 심리적 스트레스가 부가될 수 있다(Steensma et al., 2013). 전반적으로 젠더 불쾌감이 있는 개인에서 성별 정체성에 관한 연구는 성별 정체성 발달에 안드로겐의 역할을 암시하지만, 아직 직접적인 관계를 보여 주지는 못하였다.

2. 심리사회적 요인

과거 문헌은 젠더 불쾌감(반대 성별의 자녀에 대한 모성의 소망, 아버지 부재, 부모의 심리적 기능 등)의 발달에 대한 부모 특성의 잠재적인 역할을 연구하였다. 이러한 가설 중 어느 것도 검증되지 않았다(Steensma et al., 2013). 젠더 불쾌감 남아의 어머니는 벡 우울척도와 경계성인격장애의 진단적 면접에서 더 높은 점수를 받았지만(Marantz & Coates, 1991), 이러한 높은 점수는 사회적 환경을 수용하지 않아서 부모에게 가해진 외부 압력 때문일 수 있으며 그러한 연구가 인과관계의 방향을 결정할 수 없다. 암맹 처리된 대학생들이 젠더 불쾌감이 있는 남아를 더 여성적이고, '아름답다'고 평가한(Zucker et al., 1993) 반면, 젠더 불쾌감이 있는 여아에 대한 다른 연구는 '덜 귀엽다'고 평가하였다(Fridell et al., 1996). 이는 인식된 신체적 외모와 그에 따르는 사회적 대우가 성별 불일치에 기여할 수 있는지에 대한 의문을 야기한다. 이 자료에 대한 대안적인 해석은 남성 성별 정체성이 더 많은 사람은 자신의 외모가 더 '남성적(예: 문화적으로 남성적인 이발)'으로 보이도록 바꾸고, 보다 여성 성별 정체성을 가진 사람은 자신의 외모다 더 '여성적'으로 보이도록 바꾼다는 것이다. 일부는 특히 이성$_{\text{cross-sex}}$ 행동과 관련한 부모의 제한 설정이 부족한 것이 젠더 불쾌감과 관련이 있다고 제안하였지만(Zucker & Bradley, 1995), 이는 이성$_{\text{cross-sex}}$ 행동을 더 고집하는 것이 제한 설정을 어렵게 할 수 있기 때문에 인과관계를 증명하지는 못한다. 전반적으로 성별 불일치의 발달에 입증된 심리사회적 요인은 없다. 정상 성별 정체성 발달에 관한 연구에서 인지심리적 요인과 사회환경이 역할을 하는 것으로 나타났기 때문에 성별 비순응 발달에도 적용될 수 있다.

예후

젠더 불쾌감의 표현은 연령에 따라 다르기 때문에 아동과 청소년 및 성인에 대한 기준이 별도로 설정되어 있다. 아동에 대한 기준은 청소년 및 성인에 대한 기준보다 더 구체적이고 행동적인 방식으로 정의된다. 어린 아동은 성발달장애 없이 극단적이고 지속적인 해부학적 불쾌감을 표현할 가능성이 큰 아동, 청소년 및 성인보다 적다. 고통 및 장애와 관련된 요인도 연령에 따라 다르다. 아주 어린 아동은 부모가 아동에게 아동이 '진짜' 다른 성별의 구성원이 아니라 단지 '원하는' 것이라고 말할 때만 공통의 징후(예: 심한 울음)를 보일 수 있다. 고통은 아동의 성별 비순응성을 지지하는 사회적 환경에서 나타나지 않을 수 있고, 아동의 성별 차이에 대한 부모/사회적 간섭이 있는 경우에만 나타날 수 있다. 청소년과 성인의 경우 경험한 성별과 출생시 할당된 성별 간의 강한 불일치로 인해 고통이 나타날 수 있다. 그러나 그러한 고통은 부조화를 줄이기 위해 의학적 치료가 존재하다는 것과 지원환경에 따라 완화될 수 있다. 장애(예: 학교 거부, 우울, 불안, 또래 및 행동 문제의 발생, 약물남용)는 젠더 불쾌감과 관련이 있을 수 있다.

1. 성발달장애가 없는 젠더 불쾌감

캐나다와 네덜란드에서 연구한 병원연계된 아동의 경우 성별 비순응 행동의 시작은 만 2~만 4세 사이이다. 이것은 대부분의 아이가 성별화된 행동과 관심을 표현하기 시작하는 발달시기에 해당한다. 일부 학령전기 아동의 경우 현저하고 지속적인 성별 비전형 행동과 표현된 욕구가 모두 나타나거나 다른 성별의 구성원으로 스스로 꼬리표를 붙이기도 한다. 다른 경우에는 성별 표현이 나중에 보통 초등학교 입학할 때 나타난다. 아동은 때때로 자신의 성적 해부학에 불쾌감을 표현하거나 경험한 성별에 해당하는 성적 해부학적 구조를 갖고 싶다고 할 수 있다. 해부학적 불쾌감의 표현은 아동이 사춘기가 다가오고, 예상됨에 따라 젠더 불쾌감이 더 흔해진다.

아동기 성별 차이의 청소년기 또는 성인기 결과에 대한 일반 인구 대상 연구는 없다. 다른 성별에 대한 욕망을 표현하는 일부 사춘기 전 아동은 사춘기에 도달했을 때 성별-확정 신체 치료를 찾지 않는다. 청소년기/청년기의 트랜스젠더 정체성이 반드시 필요한 것은 아니지만, 비이성애적 성향과 성별에 맞지 않는 행동을 자주 보고한다. 청소년기에 완화된 아동기 젠더 불쾌감이 있는 일부 아동은 성인기에 재발할 수 있다.

출생시 남성으로 할당된 개인의 경우, 북미와 네덜란드 연구에 따르면 지속성이 2~39%로 나타났다. 출생시 여성으로 할당된 개인의 경우 지속성은 12~50%였다. 젠더 불쾌감의 지속성은 아동기 기저 평가 시 확인된 심각도의 차원 측정과 약간의 상관관계가 있었다.

연구에 따르면, 사춘기 이전 아동의 젠더 불쾌감의 궤적에 상관없이 개인의 출생시 할당된 성별에 대한 성적 끌림의 발생률이 높은 것으로 나타났다. 젠더 불쾌감이 청소년기 이후에도 지속되는 개인의 경우 대부분은 스스로를 이성애자로 인식한다. 청소년기까지 더 이상 젠더 불쾌감이 없는 사람들의 대다수는 스스로를 게이, 레즈비언 또는 양성애자로 인식한다.

진단 및 감별

젠더 불쾌감이 있는 아동과 청소년은 의뢰되지 않은 대조군과 비교하여 내재화 및 외현화 정신병리가 더 높고, 출생시 부여받은 성별이 남아에서 특히 더 내재화 정신병리가 흔하다. 한 가지 가설은 이 문제행동이 출생시 부여받은 성별에 대한 소수의 스트레스와 불쾌감의 결과라는 것이다. 이러한 개인들은 80%까지 또래 괴롭힘을 당한다(McGuire et al., 2010). 성별 불일치 청소년에서 불량한 또래관계는 행동 및 정서 문제의 강력한 예측인자 중 하나이다(Steensma et al., 2014). 105명의 젠더 불쾌감이 있는 네덜란드 청소년을 대상으로 한 연구에서 32.4%가 한 가지 이상의 정신과적 장애가 있었다. 21%는 불안, 12.4%는 기분장애, 11.4%는 파괴적 장애로 고통받고 있었다(McGuire et al., 2010). 사춘기 이전 아동에서 52%가 젠더 불쾌감 외에 한 가지 이상의 정신과적 장애가 있는 것으로 더 높게 나타났다(de Vries et al., 2016).

성 정체성 전문 클리닉에 오는 성별 불일치 청소년의 의무기록을 검토한 결과, 비슷하게 높거나 혹은 훨씬 높은 비율의 정신과적 질환(기분: 12.4~64%, 불안: 16.3~55%, 파괴적 장애: 9~11.4%)을 보였다(Wallien et al., 2007; Skagerberg & Carmichael, 2013; Spack et al., 2012; Khatchadourian et al., 2014; Olson et al., 2015). 연구 간의 유병률 범위는 진단기준의 차이와 임상 집단의 연령 차이 같은 문화적 차이의 이차적인 것일 수 있다. 이러한 정신과적 상태는 연령이 증가함에 따라 성별 불일치 개인에서 더 흔해지는 것으로 보인다. 일부 연구에서는 나이가 많은 트랜스젠더 청소년은 동반 정신과적 상태로 더 큰 부담을 겪고(Skagerberg and Carmichael, 2013), 청소년에 비해서 성별 불일치 성인은 동반 정신과적 상태로 더 큰 부담을 겪는다고 보고하였다(de Vries et al., 2011).

1. 자해 행동 및 자살

자해 행동과 자살시도는 성별 불일치 청소년에서 만연하다. 성별 클리닉에서는 환자의 과거 자살시도의 비율이 높다(9.3~30%)고 보고하였다(Spack et al., 2012; Skagerberg & Carmichael, 2013; Olson et al., 2015). 자해와 자살의 비율은 이 집단에서 연령에 따라 증가하는 것으로 보인다(Aitken et al., 2016).

2. 자폐스펙트럼장애

많은 연구에서 자폐스펙트럼장애 증상이 트랜스젠더 사이에서 과도하게 나타나는 것으로 보고하였다. 트랜스젠더 성인에서 자폐스펙트럼장애 증상의 임상수준 비율은 약 5~20%이다. 젠더 불쾌감으로 의뢰된 204명의 소아 청소년을 대상으로 한 연구에서 자폐스펙트럼장애 유병률을 7.8%로 보고하였다(de Vries et al., 2010). 자폐스펙트럼장애가 있는 아동, 청소년, 성인에서 '반대 성별이 되고 싶은 소망'에 긍정적인 응답을 한 비율이 높다고 보고 하였다(Strang et al., 2014; van der Miesen et al., 2016). 하지만 ADHD로 의뢰된 대조군에서도 동일하였기 때문에 성별 차이가 일반적으로 클리닉에 의뢰된 표본샘플의 특징일 가능성이 높다는 문제가 제기되었다(van der Miesen et al., 2016).

임상적으로 젠더 불쾌감과 자폐스펙트럼장애의 동시 발생은 젠더 불쾌감을 진단하는 것이 어려울 수 있기 때문에 트랜스젠더 관리를 복잡하게 만들 수 있다(예: 자폐스펙트럼장애의 특징인 완고한 사고의 맥락에서). 사례 보고에 따르면, 자폐스펙트럼장애 청소년에서 이성 인식의 경우가 일시적인 집착으로 나타난다고 설명하고 있다(Parkinson, 2014). 또한 언어장애가 자폐스펙트럼장애 환자에서 젠더 불쾌감의 표현을 어렵게 할 수 있다. 그럼에도 불구하고 문헌의 포괄적인 검토에서 확장된 진단과정을 거치는 환자에서 사춘기 차단과 이성 호르몬 치료로 이행의 역할을 보여 주었다. 델파이 기법을 이용하여 자폐스펙트럼장애와 젠더 불쾌감이 공존하는 것에 대해 전문가 집단은 청소년 트랜스젠더 관리를 위한 초기 임상 지침 평가 및 치료를 개발하였다(Strang et al., 2014). 특정 전문가에 의해 두 가지 상태의 신중한 진단, 두 분야의 임상가의 협력, 확장된 진단단계, 위험 평가, 안전문제는 제안된 관리 프로토콜의 일부이다.

3. 공존질환

임상으로 연계된 젠더 불쾌감이 있는 아동은 불안, 파괴적, 충동 조절 및 우울장애가 높게 나타난다. 자폐스펙트럼장애는 일반 인구집단보다 임상으로 연계된 청소년과 성인에서 더 흔하다. 임상으로 연계된 젠더 불쾌감이 있는 청소년과 성인은 연관된 정신질환의 비율이 높고, 그중 불안 우울장애가 가장 흔하다.

치료

젠더 불쾌감이 있는 아동의 모범 사례 치료는 논쟁의 주제가 되어 왔다. 현재 세 가지 광범위한 접근방식이 있다. 가장 오래된 접근방식인 Dreger(2009)가 '치료적 모델'로 특징 지은 방식은 직접적으로(예: 일상적인 환경에서 부모가 시행할 수 있는 특정 제안을 통함) 또는 간접적으로(예: 젠더 불쾌감의 잠재적인 기전 '원인'을 치료하는 정신역동학적 접근방식) 반대 성별 인식을 줄이기 위해 적극적으로 시도한다. 두 번째는 일부에서는 '관심 있는 기다림'으로 특징 지을 수 있는 중간 접근법으로 아동의 성별-변이 행동을 '금지'하기 위한 직접적인 노력은 하지 않지만 부모에게 아동의 장기적인 성 정체성에 대한 선택권을 유지하고, 조기 사회 전환을 피하도록 조언한다. 세 번째는 보다 최근에 Ehrensaft(2012)가 성 정체성의 모든 결과를 동등하게 유효하고 바람직한 것으로 간주하고 사회적 전환의 욕구를 표현하는 아이들이 신중한 상담 후에 그렇게 할 수 있도록 하는 '긍정적 모델'로 특징 짓는 접근법이 있다.

비전문가의 경우, 명심해야 할 몇 가지 점들이 있다. 이러한 접근법 중 일부는 젠더 불쾌감의 결정요인과 관련된 특정 이론적 공식에 영향을 받을 수 있으며, 이러한 공식은 권장 치료 계획에 영향을 미칠 수 있다. 이러한 치료의 장기 및 단기 결과에 관한 무작위 통제된 시험이 없다. 실제로 Byne 등(2012)은 대체로 "최고 수준의 증거는… 전문가의 의견으로 가장 잘 특징 지을 수 있다"고 언급하였다. 일부 드문 예외를 제외하고, 임상의가 치료 계획을 개발할 때 따를 수 있는 매뉴얼화된 또는 반매뉴얼화된 치료법은 없다. 따라서 임상의는 자신이 따르고자 하는 치료 모델에 대해 읽고 사례별로 맞춤화함으로써 자가교육이 필요하다.

1. 출생시 할당된 성별 인식 촉진

이 접근법의 목표는 심리사회적 개입을 통해서 아동의 이성 성별 인식과 젠더 불쾌감을 경감시키는 데 있다. 그러나 1960대 이후 문헌에 기술된 이러한 치료법은 상당히 다양했다. 여기에는 고전적 행동치료, 정신분석적 치료(정신분석, 역동학적 놀이 정신치료 포함), 부모상담, 자연스러운 환경에서 부모 유도 개입(예: 동성 출생 성별 또래관계 장려)이 포함된다.

이런 모든 접근법의 근본적인 가정은 성 정체성이 아동기에는 아직 고정되지 않고, 심리사회적 치료를 통해 변형될 수 있다는 견해에 기초하고 있을 것이다. 또한 이 접근법에서 추론할 수 있는 암묵적인 가정이나 가치 판단이 있다. 즉, 아동이 출생시 성별에 맞는 성 정체성에 만족하고 성-재배치 수술(혹은 오늘날 성별 확정수술)과 이성 성호르몬 치료의 평생요법의 필요성을 피할 수 있다면 아동의 장기적인 적응으로 간주되는 모든 것이 더 쉬울 수 있다는 것이다.

2. 관심 갖고 기다리기

이 접근법은 중간적 치료 위치를 취한다. 한편, 현존하는 추적 관찰연구가 젠더 불쾌감이 있는 아동의 대다수가 여러 가지 이유로 거부감을 보인다는 이유로 조기 사회적 전환을 권장하지 않는다. 반면에 Hill과 Menvielle(2009)은 '집에서만' 규칙이라고 기술한 특정 환경에서 그러한 행동을 나타내는 것이 위험하거나 위험할 수 있다는 점을 제외하고, 아동의 성별-변이 행동에 대한 어떤 유형의 제한 설정도 명시적으로 권장하지 않는다.

또한 이 접근법은 한 유형의 장기 결과를 다른 유형의 결과보다 우수한 것으로 보지 않고, 개별 아동에 대한 결과를 예측하기 어렵고 아동의 일반적인 심리사회적 적응과 안녕에 초점을 맞추는 것이 더 중요하다는 점에 주목한다. 그리고 이 접근법에는 자녀에게 성별과 관련된 다양한 관심사와 양쪽 성별의 자녀와의 사회적 유대를 장려하려는 부모에 대한 권고사항이 포함되어 있다. 어떤 측면에서 임상 프로토콜은 부모에게 '관망' 이상의 정보를 포함하는 것으로 보이기 때문에 '관심 갖고 기다리기'는 약간 잘못된 명칭이다. De Vries와 Cohen-Kettenis(2016)가 지적한 바와 같이, 아동에게 한계가 설정된 이유에 대한 좋은 설명이 있는 적절한 한계 설정은 아동이 '모든 욕구가 충족되지 않을 것'을 배우는 데 도움이 될 수 있는데, 이는 '다른 성별의 몸에서 태어나고자 하는 누군가의 가장 깊은 욕망이나 환상이 결코 완전히 충족되지 않을 것'이기 때문에 중요하다. 이러한 접근에 따른 사회적 전환은 매우 어린 나이에 권장되지 않지만, 성 정체성 클리닉에 올 때 이미 사회적으로 전환되어 있는 아동이 증가하고 있다. 이 아동 중 일부는 출생시 부여받은 성별에 따라 사회적으로 생활하던 시절에 대한 명확한 기억이 없을 수도 있고, 경험한 성별과 다르게 태어난 것에 대해 이야기하는 것을 그만둘 수도 있다. 이러한 경우, 부모가 아이가 출생시 부여받은 성으로 돌아갈 가능성이 있다는 열린 상황을 만드는 것이 권장된다. 성 정체성 감정이 변할 때 부끄러워할 것이 아니고, 아무도 화내지 않을 것이며, 아이가 큰소리로 말할 수 있고, 시도를 해 보는 것이 좋다는 것을 아이와 함께 의논한다.

아동이 자신의 감정을 말할 수 있도록 돕는 정신치료의 형태를 조언할 수 있다. 아동이 GnRHa 치료를 받기 위해 돌아갈 때쯤 아동이 자신의 감정을 말할 수 있고, 정보에 입각한 동의를 할 수 있다.

3. 긍정적 접근

긍정적 접근은 성별 불일치가 있는 아동을 출생시 부여받은 성별을 따르도록 밀어붙이려는 임상가와 부모의 시도가 궁극적으로 정신병리를 내재화할 수 있는 수치심과 낙인을 만들 수 있다고 이론화한다. 이 접근방식은 성별 정체성의 모든 결과를 동등하게 바람직한 것으로 간주하고 아동이 표현하는 어떠한 성별 정체성도 긍정한다.

관심 있는 기다림 접근방식과 유사하지만, 중요한 출발점은 조기 사회적 전환과 관련된 접근방식이다. 긍정적 모델에서는 궁극적으로 자신이 경험하는 성별로 온전히 살고(예: 반대 성별 대명사, 반대 성별 이름, 반대 성별 의복 등), 사회적으로 전환하려는 욕망을 표현하는 사춘기 전 아동이 그렇게 하도록 허락한다. 사회적 전환에 대한 접근방식은 아동의 성별 식별과 커뮤니티 내 지원 수준에 대해 잘 이해를 하면서 신중하게 개별화되어야 한다. 또한 사회적 전환에도 불구하고 아이가 언제든지 다시 전환할 수 있다는 점을 강조하며 아이와 자유로운 토론을 해야 한다.

일부 사람들은 자신의 출생시 성별로 다시 전환하는 것이 주로 또래 평가에 대한 두려움 때문에 특히 어려울 수 있다는 점에 주목했지만, 이것은 아동의 정체성을 확인하고 사회적으로 전환하려는 욕구를 거부하는 것의 잠재적인 부정적 결과와 비교해야만 한다. 긍정 모델은 이러한 긍정의 결여가 수치심과 결과적으로 내재화 정신병리로 이어질 수 있다고 예측한다. 궁극적으로 임상의가 반대 성별 인식을 지속하는 환자의 조기 전환을 강력히 권장하지 않는 경우, 이러한 경우의 치료 관계에 부정적인 영향을 미칠 수 있다.

사춘기 이전 아동의 사회적 전환에 대해 비평가들은 조기 사회적 전환이 아동기에서 청소년기로의 성별 불일치 지속 비율을 증가시키는지 여부에 대한 질문을 제기하였다. 실제로 다변량회귀분석은 조기 사회적 전환이 지속성과 관련이 있다는 것을 보여 주었다. 그러나 이 연구로 이러한 연관성의 방향을 결정할 수 없다. 일부 사람들은 사춘기 이전의 사회적 전환으로 아동이 지속할 가능성이 더 높다고 생각하지만, 대안적인 해석은 현재 확인되지 않은 요인으로 인해 지속될 가능성이 있는 아동이 조기 사회적 전환을 겪을 가능성이 더 높다는 것이다. 이는 지속성이 바람직하지 않은 결과로 간주되어야 하는지 여부에 대한 윤리적 문제를 추가로 제기한다. 긍정적 모델은 성 정체성의 모든 결과가 동등하게 바람직하다고 제안한다.

결론 및 요약

전 세계적으로 성 정체성과 성적 지향에 대한 사회적 관심이 증가하고, 이에 대한 시각도 변화하고 있는 추세이다. 임상적으로도 성 정체성 자체를 치료의 대상으로 삼지 않는다. 젠더 불쾌감의 원인은 생물학적 요인과 심리사회적 요인의 복합적인 상호작용에 의한 것으로 생각되고 있다. 임상 특징은 2~4세가 지나면서 나타날 수 있지만, 경과 및 예후는 다양하다. 치료적 측면에 있어서도 표준치료라고 할 수 있는 매뉴얼화된 치료는 없지만 기본 원칙을 숙지하고 사례별로 맞춰 적용할 필요가 있다. 가장 중요한 점은 심리적 고통과 공존질환에 대한 포괄적인 평가와 중재를 통해 부정적인 영향을 최소화하고 이차적 심리적 고통을 줄이는 것이다.

참고문헌

김봉석, 방수영(2014). 성 정체성 불쾌증. 홍강의 편, DSM-5에 준하여 새롭게 쓴 소아정신의학. 서울: 중앙문화사.

홍민하(2021). 성별 불쾌감. 대한소아청소년정신의학회. 청소년정신의학. 서울: 시그마프레스.

American Psychiatric Association (APA). (1994). *Diagnostic and statistical manual of mental disorders* (4th ed.). Washington, DC: American Psychiatric Association.

American Psychiatric Association (APA). (2022). *Diagnostic and statistical manual of mental disorders* (5th ed., text revision). Washington, DC: American Psychiatric Association Publishing.

Aitken, M., Steensma, T. D., Blanchard, R. et al. (2015). Evidence for an altered sex ratio in clinic-referred adolescents with gender dysphoria. *J Sex Med, 12*, 756-763.

Aitken, M., VanderLaan, D. P., Wasserman, L., Stojanovski, S., & Zucker, K. J. (2016). Self-harm and suicidality in children referred for gender dysphoria. *J Am Acad Child Adolesc Psychiatry, 55*, 513-520.

Byne, W., Bradley, S. J., Coleman, E. et al. (2012). Report of the American Psychiatric Association task force on treatment of gender identity disorder. *Arch Sex Behav, 41*, 759-796.

Coolidge, F. L., Thede, L. L., & Young, S. E. (2002). The heritability of gender identity disorder in a child and adolescent twin sample. *Behav Genet, 32*, 251-257.

de Vries, A. L., Steensma, T. D., Cohen-Kettenis, P. T., VanderLaan, D. P., & Zucker, K. J. (2016). Poor peer relations predict parent- and self-reported behavioral and emotional problems of adolescents with gender dysphoria: A cross-national, cross-clinic comparative analysis. *Eur Child Adolesc Psychiatry, 25*, 579-588.

Dreger, A. (2009). Gender identity disorder in childhood: Inconclusive advice to parents. *Hastings Cent Rep, 39,* 26-29.

Dulcan, M. K. (Ed.). (2022). *Dulcan's textbook of child and adolescent psychiatry* (3rd ed.). Washington, DC, London: American Psychiatric Publishing.

Ehrensaft, D. (2012). From gender identity disorder to gender identity creativity: True gender self child therapy. *J Homosex, 59*, 337-356.

Fridell, S. R., Zucker, K. J., Bradley, S. J., & Maing, D. M. (1996). Physical attractiveness of girls with gender identity disorder. *Arch Sex Behav, 25*, 17-31.

Guillamon, A., Junque, C., & Gomez-Gil, E. (2016). A review of the status of brain structure research in transsexualism. *Arch Sex Behav, 45*, 1615-1648.

Hill, D. B., & Menvielle, E. (2009). "You have to give them a place where they feel protected and safe and loved": The views of parents who have gender-variant children and adolescents. *J LGBT Youth, 6*, 243-271.

Hines, M. (2009). Gonadal hormones and sexual differentiation of human brain and behavior. In D. W. Pfaff, A. P. Arnold, A. M. Etgen, et al. (Eds.), *Hormones, brain and behavior* (2nd ed.). (pp. 1869-1910)San Diego, CA: Academic Press.

Hines, M. (2011). Gender development and the human brain. *Annu Rev Neurosci, 34*, 69-88.

Khatchadourian, K., Amed, S., & Metzger, D. L. (2014). Clinical management of youth with gender dysphoria in Vancouver. *J Pediatr, 164*, 906-911.

Kruijver, F. P., Zhou, J. N., Pool, C. W., Hofman, M. A., Gooren, L. J., & Swaab, D. F. (2000). Male-tofemale transsexuals have female neuron numbers in a limbic nucleus. *J Clin Endocrinol Metab, 85*, 2034-2041.

Marantz, S., & Coates, S. (1991). Mothers of boys with gender identity disorder: A comparison of matched controls. *J Am Acad Child Psychiatry, 30*, 310-315.

Martin, A., Bloch, M. H., & Volkmar, F. R. (2017). *Lewis's child and adolescent psychiatry A comprehensive Textbook*. Wolters Kluwer.

Mazur, T. (2005). Gender dysphoria and gender change in androgen insensitivity or micropenis. *Arch Sex Behav, 34*, 411-421.

McGuire, J. K., Anderson, C. R., Toomey, R. B., & Russell, S. T. (2010). School climate for transgender youth: A mixed method investigation of student experiences and school responses. *J Youth Adolesc, 39*, 1175-1188.

Merke, D. P., & Bornstein, S. R. (2005). Congenital adrenal hyperplasia. *Lancet, 365*, 2125-2136.

Olson, J., Schrager, S. M., Belzer, M., Simons, L. K., & Clark, L. F. (2015). Baseline physiologic and psychosocial characteristics of transgender youth seeking care for gender dysphoria. *J Adolesc Health, 57*, 374-380.

Parkinson, J. (2014). Gender dysphoria in Asperger's syndrome: A caution. *Australas Psychiatry, 22,* 84-85.

Richter-Appelt, H., Discher, C., & Gedrose, B. (2005). Gender identity and recalled gender related childhood play-behaviour in adult individuals with different forms of intersexuality. *Anthropol Anz, 63,* 241-256.

Skagerberg, E., & Carmichael, P. (2013). Internalizing and externalizing behaviors in a group of young people with gender dysphoria. *Int J Transgenderism, 14,* 105-112.

Steensma, T. D., Kreukels, B. P., de Vries, A. L., & Cohen-Kettenis, P. T. (2013). Gender identity development in adolescence. *Horm Behav, 64*, 288-297.

Steensma, T. D., McGuire, J. K., Kreukels, B. P. C. et al. (2013). Factors associated with desistence and persistence of childhood gender dysphoria: A quantitative followup study. *J Am Acad Child Adolesc Psychiatry, 52*, 582-590.

Steensma, T. D., Zucker, K. J., Kreukels, B. P. et al. (2014). Behavioral and emotional problems on the teacher's report form: A cross-national, cross-clinic comparative analysis of gender dysphoric children and adolescents. *J Abnorm Child Psychol, 42*, 635-647.

Strang, J. F., Kenworthy, L., Dominska, A. et al. (2014). Increased gender variance in autism spectrum disorders and attention deficit hyperactivity disorder. *Arch Sex Behav, 43*, 1525-1533.

Swaab, D. F., Garcia-Falgueras, A. (2009). Sexual differentiation of the human brain in relation to gender identity and sexual orientation. *Funct Neurol, 24*, 17-28.

T'Sjoen, G., De Cuypere, G., Monstrey, S. et al. (2011). Male gender identity in complete androgen insensitivity syndrome. *Arch Sex Behav, 40*, 635-638.

van Beijsterveldt, C. E., Hudziak, J. J., & Boomsma, D. I. (2006). Genetic and environmental influences on cross-gender behavior and relation to behavior problems: A study of Dutch twins at ages 7 and 10 years. *Arch Sex Behav, 35*, 647-658.

van der Miesen, A. I., Hurley, H., Bal, A. et al. (2016). Gender variance and autism spectrum disorder. Manuscript submitted for publication.

Wallien, M. S., Swaab, H., & Cohen-Kettenis, P. T. (2007). Psychiatric comorbidity among children with gender identity disorder. *J Am Acad Child Adolesc Psychiatry, 46*, 1307-1314.

Wood, H., Sasaki, S., Bradley, S. J. et al. (2013). Patterns of referral to a gender identity service for children and adolescents (1976-2011): Age, sex ratio, and sexual orientation [Letter to the Editor]. *J Sex Marital Ther, 39*, 1-6.

World Health Organization. (2019). ICD-11: International classification of diseases (11th revision). Retrieved from https://icd.who.int/

Zhou, J. N., Hofman, M. A., Gooren, L. J. et al. (1995). A sex difference in the human brain and its relation to transsexuality. *Nature, 378*, 68-70.

Zucker, K. J., & Bradley, S. J. (1995). *Gender identity disorder and psychosexual problems in children and adolescents*. New York: Guilford Press.

Zucker, K. J., Wild, J., Bradley, S. J., & Lowry, C. B. (1993). Physical attractiveness of boys with gender identity disorder. *Arch Sex Behav, 22*, 23-36.

제25장

소아정신의학

파괴적 충동조절 및 품행장애

Disruptive, Impulse-Control, and Conduct Disorders

김지훈

파괴적 충동조절 및 품행장애는 감정과 행동의 조절에 어려움이 있는 질환들이며, DSM-5-TR에는 적대적 반항장애, 간헐성 폭발장애, 품행장애, 반사회적 성격장애, 방화벽, 도벽, 달리 분류된 파괴적 충동조절 및 품행장애, 분류되지 않은 파괴적 충동조절 및 품행장애 등이 포함되어 있다(APA, 2022). 품행장애는 주로 타인의 권리를 침해하고 사회적 규범의 위반과 같은 통제되지 않는 행동에 초점을 맞추고 있고, 간헐적 폭발장애는 주로 정서 조절의 어려움을 보이는 질환이며, 적대적 반항장애는 정서 통제(분노와 과민성)와 행동 통제(적대적이고 반항적)가 주된 문제이다. 방화벽이나 도벽은 내적 긴장을 완화시켜 주는 특정 행동과 관련된 충동 조절의 어려움이 특징이다.

적대적 반항장애oppositional defiant disorder

1. 개념, 정의, 역사

적대적 반항장애는 DSM-III에서 처음으로 품행장애 진단으로부터 분리되었다. 부모를 포함한 권위 있는 대상에게 분노, 과민한 기분, 논쟁적 또는 반항적 행동, 보복적인 양상을 6개월 이상 지속적으로 보인다. 다른 정신질환과 공존하는 경우가 흔하며, 일부에서는 나중에 품행장애, 물질남용, 심각한 비행 등을 보이기도 하므로 조기에 치료하여 향후 발생할 수 있는 심각한 문제들을 예방하여야 한다.

2. 임상 특징

적대적 반항장애는 행동문제뿐 아니라 기분 조절의 어려움을 함께 보이는 것이 특징이다. 분노, 과민한 기분, 논쟁적이고 반항적인 행동 또는 보복적인 양상이 빈번하고 지속적이다. 대부분의 행동문제들은 권위적인 대상(부모, 선생님, 성인 등)과의 관계에서 자주 보이며, 일부에서는 개인적으로 잘 아는 또래관계에서 나타나기도 한다. 쉽게 흥분하고, 화를 내기도 하고, 자주 따지거나 반항을 하며, 정해진 규칙대로 행동하기를 거부한다. 또한 자신의 문제를 부모나 선생님 등 타인의 탓으로 돌리고 때로는 의도적으로 짜증 나게 하기도 한다. 이러한 증상들은 한 가지 상황에서만 제한적으로 나타나기도 하며, 집에서만 문제를 보이는 경우가 가장 흔하다. 심할수록 더 많은 상황(어린이집, 유치원, 학교 등)에서 문제가 된다. 공격적인 말이나 행동을 하기도 하지만, 품행장애와 달리 타인의 권리를 침해하거나 나이에 적합한 사회적 규범이나 규칙을 어기는 반사회적인 위반을 보이지는 않는다. 여자아이의 경우 겉으로 드러나는 공격성은 적게 보일 수 있으며, 지시에 적극적으로 반항하지는 않지만 꾸물거리며 지시를 늦게 수행하거나, 지시한 행동을 의도적으로 수행하지 않는 등 수동적인 공격성을 더 자주 보인다. 대부분 자신의 문제를 인식하지 못하며, 문제를 부분적으로 인식하고 있다고 하더라도 문제들의 원인을 자신이 아닌 타인(부모, 선생님, 그 외 권위적인 인물)의 탓으로 돌리고 환경을 탓하는 경우가 많다. 2~3세와 초기 청소년기에 정상 발달의 과정으로 자율성의 증가로 인해 반항적인 경향이 나타날 수 있다. 그러나 일반적으로 보이는 것보다 심하고, 지속적이거나, 이러한 행동이 일상생활에 어려움이나 기능 저하가 있는 경우에는 적대적 반항장애 진단을 고려해야 한다.

증례 >>>

8세 남자아이가 담임선생님과 계속 실랑이를 벌이고, 선생님에게 화를 자주 낸다. 선생님이 지시하면 "하기 싫어요, 안 할 거예요"라며 심하게 소리를 지르고 화를 내서 수업이 중단되는 경우가 자주 있다. 아이가 수업 시간에 떠들어서 이를 지적하면 "왜 나에게만 야단치는 거예요? 쟤가 먼저 떠들었어요"라며 다른 아이의 탓으로 돌린다. 선생님의 지시를 마지못해 따르는 경우에도 시간을 끌거나, 왜 그래야 하는지를 계속 따져 묻는다. 선생님이 설명을 해도 분이 풀리지 않으면 선생님 책상 위에 있는 책을 찢거나 낙서를 하고 심한 경우 욕을 하기도 한다. 또래와의 관계는 나쁘지 않은 편이다. 집에서도 부모님의 '세수해라' '숙제해라' 등의 일상적인 지시에도 자신이 하기 싫으면 계속 왜 해야 하는지 따져 묻고, 소리를 지르고 화를 낸다. 어릴 때부터 고집이 세고 엄마가 하자는 대로 하지 않고 짜증과 화를 자주 냈다고 한다. 유치원에 들어가면서부터 선생님에게 대들고 화를 내는 일이 거의 매일 반복되었으나 친구들과는 잘 지냈다.

3. 진단기준

적대적 반항장애는 DSM-III의 경우 5개 항목 중 2개 이상이면 진단하였으나, DSM-III-R에서는 9개 중 5개 이상의 항목이 해당되어야 진단을 하였다. DSM-IV, DSM-5, DSM-5-TR에서는 8개 중 4개 이상이면 진단한다. 진단기준은 DSM-5와 동일하며, 분노/과민한 기분, 논쟁적/반항적 행동, 보복적 특성과 관련된 증상이 6개월 이상 지속되고 심각한 기능의 장해가 있을 때 진단한다(표 25-1). ICD-11의 경우 DSM-5-TR과 진단명은 동일하며, 분노와 과민한 기분, 반항적이고 불복종적인 양상, 도발적이거나 보복적인 행동 등이 6개월 이상 지속되고 기능의 손상이 있는 경우 진단이 가능하다.

표 25-1 적대적 반항장애의 DSM-5-TR 진단기준(APA, 2022)

A. 분노/과민한 기분, 논쟁적/반항적 행동, 또는 보복적인 양상이 적어도 6개월 이상 지속되고, 다음 중 적어도 4가지 이상의 증상이 존재한다. 이러한 증상은 형제나 자매가 아닌 적어도 한 명 이상의 다른 사람과의 상호작용에서 나타나야 한다.

분노/과민한 기분

1. 자주 욱하고 화를 낸다.
2. 자주 과민하고 쉽게 짜증을 낸다.
3. 자주 화를 내고 분개한다.

논쟁적인/반항적인 행동

4. 자주 권위자와 논쟁을 한다. 아동이나 청소년의 경우는 어른과 논쟁한다.
5. 자주 적극적으로 권위자의 요구나 규칙을 무시하거나 거절한다.
6. 자주 고의적으로 타인을 귀찮게 한다.
7. 자주 자신의 실수나 잘못된 행동을 남의 탓으로 돌린다.

보복적인 특성

8. 지난 6개월 안에 적어도 두 번 이상 악의에 차 있거나 앙심을 품고 있다.

주의점: 진단에 부합하는 행동의 지속성 및 빈도는 정상적 범위 내에 있는 행동과 구별되어야 한다. 다른 언급이 없다면, 5세 이하의 아동인 경우에는 최소한 6개월 동안 거의 매일 상기 행동이 나타나야 한다(진단기준 A8). 5세 이상의 아동인 경우에는 6개월 동안 일주일에 최소한 한 번 이상 상기 행동이 나타나야 한다(진단기준 A8). 이런 빈도에 대한 기준은 증상을 기술하기 위한 최소 기준을 제공한 것일 뿐이며, 반항적 행동이 동일한 발달수준에 있고 젠더나 문화적 배경이 같은 다른 사람들에서 전형적으로 관찰되는 것보다 더 빈번하고 강도가 높은지와 같은 다른 요인들도 고려해야 한다.

B. 행동의 장해가 개인 자신에게, 또는 자신에게 직접적으로 관련 있는 사회적 맥락(예, 가족, 또래 집단, 동료) 내에 있는 상대방에게 고통을 주며, 그 결과 사회적, 학업적, 직업적, 그리고 다른 주요한 영역에서의 기능에 부정적인 영향을 준다.

C. 이 행동은 정신병적 장애, 약물사용장애, 우울장애 또는 양극성장애의 경과 중에만 국한에서 나타나지 않는다. 또한 파괴적 기분조절부전장애의 진단기준을 충족시키지 않아야 한다.

현재의 심각도를 명시할 것:

경도: 증상이 단지 한 가지 상황(예, 집, 학교, 직장, 또래 집단)에서만 나타나는 경우
중등도: 증상이 적어도 2가지 상황에서 나타나는 경우
고도: 증상이 3가지 이상의 상황에서 나타나는 경우

4. 역학

6세 전후에 발병하고 이후 상당 기간 지속된다. 청소년기 이후에 발병하는 경우는 드물다. 2005년 서울시의

7~12세 아동의 부모를 대상으로 한 아동 · 청소년 정신장애 유병률 조사에서 적대적 반항장애의 유병률은 3.7%였다(조수철 등, 2005). 외국의 유병률은 3.3%이며, 남녀 비는 1.59:1로 남자에서 더 많다. 청소년기 이전에는 남자에서 더 많으나 청소년기에 남녀 모두 유병률이 증가하며, 청소년기 이후에는 남녀의 차이는 거의 없다(APA, 2022).

5. 원인

대부분의 연구가 적대적 반항장애, 품행장애, 공격성, 파괴적 행동들을 포함한 연구이며, 적대적 반항장애에 국한된 원인론적 연구는 거의 없다. 원인은 아직 명확하지 않으나 현재까지 알려진 바로는 하나의 단일요인에 의해 발생하는 것이 아니라 여러 위험요인이 관여하며, 이들 위험요인과 보호요인 간의 상호작용에 의해 발생하는 것으로 보인다.

1) 생물학적 요인

쌍생아연구에서 행동문제가 있는 적대적 반항장애, 품행장애, 주의력결핍 과잉행동장애의 동반 이환이 유전적인 취약성에 의해 발생하며(Comings et al., 2000), 가족 중 충동 조절 곤란을 특징으로 하는 질환들인 파괴적 충동조절 및 행동장애, 주의력결핍 과잉행동장애, 물질사용장애, 기분장애 등의 빈도가 높은 것으로 보아 유전적인 요인이 관여할 것으로 추정된다. 세로토닌, 노르아드레날린, 도파민 등과 관련된 유전자 등에 대한 연구가 있으나 아직 일관된 결과는 없다. 체내 디하이드로에피안드로스테론dehydroepiandrosterone sulfate이 높은 것으로 보고되었으며, 이는 조기에 노출된 스트레스 또는 유전적인 취약성과 관련성을 시사한다(van Goozen et al., 2000). 낮은 각성도, 낮은 코르티솔, 높은 테스토스테론의 수준과도 관련이 있다(Connor, 2002; Raine, 2002).

2) 기질 및 심리적 요인

영유아기 때의 기질과 부모의 양육을 포함한 주변 환경과의 상호작용에 따라 적대적 반항장애의 양상이 시작하기도 한다. 영유아기에 먹는 것과 자는 것이 까다롭고, 배변훈련, 적합한 행동에 대한 교육에 저항이 많은 경우 부모들은 강요하는 양상이 반복되고, 아이의 반항 및 비협조적인 태도의 정도는 증가될 수 있다(Frick & Morris, 2004). 불안정애착(특히 불안-회피형 애착)이 연관이 있다고 알려져 있으나 불안-회피형 애착의 경우 애착 유형의 약 15~20%를 차지하므로 이 애착의 대부분에서 적대적 반항장애가 발생한다고 보기는 어렵다. 따라서 적대적 반항장애에서 불안정 애착은 하나의 유발요인이며, 반대로 안정적인 애착관계는 이 장애를 예방하는 역할을 할 수 있다. 아동이 반항적이고 부정적인 행동을 하는 경우 부모의 처벌이나 잔소리 등은 이들 행동을 강화시키는 요인으로 작용하여 문제행동을 지속시킬 수 있다. 아동과 부모의 상호작용과 양육방식에 따라 아동의 반항적 행동에 긍정적 또는 부정적인 영향을 줄 수 있으므로 교육 등을 통해 적절한 양육방식을 확립하는 것이 향후 적대적 반항장애의 발생을 줄일 수 있다.

3) 환경 및 사회적 요인

낮은 사회경제적 상태, 가정불화, 가족 내 폭력, 낮은 유대감, 아동학대, 부모의 물질남용 또는 반사회적 인격장애가 아동의 반항적 행동의 위험을 높인다(Greene et al., 2002). 언어적 또는 신체적 학대, 학대 후의 죄책감으로 인한 지나친 보상 등도 연관성이 있다(Cunningham & Boyle, 2002).

6. 예후

영유아기부터 시작된 경우 아동기 동안 지속되다가 청소년기에 이르러 품행장애로 진단받기도 하며, 그중 일부는 성인기까지 지속되어 대인관계에서의 어려움을 초래하기도 한다. 반면, 어떤 아동들은 비협조적이거나 반항적인 양상들이 오래 지속하지 않거나 품행장애로 진행이 되지 않는데, 이런 경우는 남자아이보다는 여자아이들에서 더 많다(Lahey & Waldman, 2012). 적대적 반항장애의 약 30%는 품행장애로, 약 10% 정도는 성인기에 반사회적 인격장애로 이행되는 것으로 알려져 있다(김봉년 등, 2017). 어린 나이에 발병한 경우, 조기에 증상이 심한 경우, 적대적 반항장애의 증상이 많은 경우, ADHD를 비롯한 동반질환이 있는 경우, 역기능적인 가족 구조인 경우는 품행장애로 진행할 가능성이 높다(Rowe et al., 2002). 반항적이고 따지기 좋아하며 보복성의 증상을 가지고 있는 경우에는 품행장애로 진행하는 경우가 많고, 화를 잘 내고 이자극성을 좀 더 보이는 경우에는 정서장애로 진행할 위험이 높다(APA, 2022).

7. 진단 및 감별

1) 진단

(1) 면담

면담 초기부터 관계 형성에 주의를 기울여야 한다. 아이들은 자신의 문제를 인식하지 못하고 상대를 비난하거나 상대의 탓으로 돌리는 경우가 많으므로 면담에 협조적이지 않은 경우가 많다. 면담자가 아이에게 권위자로 인식되는 경우 관계 형성이 더 어려워질 수 있다. 아이가 보호자와의 관계에서 문제가 있는 경우 보호자의 이야기를 먼저 듣게 되면 자신의 문제를 부정하고 보호자나 다른 탓으로 돌리거나 비난 또는 반항의 형태가 강화될 수 있어 치료에 어려움을 가져올 수 있다. 따라서 가능하면 아이와 먼저 면담하는 것이 좋으며, 아이와 보호자를 따로 면담해서 각각의 견해를 들어 보는 것이 필요하다. 청소년의 경우 반드시 아이와 먼저 면담을 시도하는 것이 필요하다. 나이가 어릴수록 병원 등에서 다른 성인에게 자신의 문제에 대해 이야기하는 것을 야단맞는 것으로 느낄 수 있으므로 면담 시작부터 문제에 대한 접근을 시도하기보다는 일상적인 이야기와 아이에 대한 관심을 보여 주면서 서서히 접근하고, 초기에는 개방적인 질문을 많이 사용하여 문제에 접근하는 것이 필요하다. 아이와의 면담 시 비난하거나 판단을 하지 않아야 하며, 중립적인 입장을 유지해야 한다. 면담자 또한 역전이를 조심해야 한다. 아이의 발달과정에 대해 알아야 하며, 적절한 좌절에 대한 반응, 감정 조절, 정서적인 상태, 애착 등을 파악해야 한다. 이 과정에서 정상 발달을 벗어난 문제행동이 있는 경우 문제행동의 종류, 지속기간, 빈도, 강도, 나이에 따른 증상의 변화 등을 확인한다. 양육 시 적절한 좌절의 경험을 하게 하였는지, 과도한 자극으로 인한 아이의 좌절에 적절하게 대처하였는지, 문제행동을 보일 때 적절한 양육 기술을 사용하여 훈육하였는지, 신체적 체벌, 학대 또는 방임 여부 등이 있는지를 확인하여야 한다. 부모의 불안 및 우울 같은 정서 상태, 충동 조절 능력, 기타 정신과적인 가족력이 있는 경우 증상의 발현 및 지속에 직접적인 영향을 주게 되므로 이에 대한 파악도 필요하다. 또한 동반질환이 있는 경우 적대적 행동 또는 반항적 행동이 증가할 수 있고 치료에도 부정적인 영향을 줄 수 있으므로 동반질환에 대한 평가도 반드시 필요하다.

(2) 척도

선별검사로 사용할 수 있는 것으로는 아동 행동 평가척도Child Behavior Checklist: CBCL, 한국판 청소년 자기보고척도Korean-Youth Self-Report: K-YSR, 파괴적 행동장애 평정척도Disruptive Behavior Disorder Rating Scale: DBDRS 등이 있다(조수철, 신민섭, 2006).

(3)신체검진

신체검사를 실시하여 학대의 여부를 확인하여야 하며, 청력 이상, 지능의 저하 등 지시를 따르기 어려운 조건이 있는지를 확인한다.

2) 동반질환

가장 흔히 동반되는 질환은 주의력결핍 과잉행동장애와 품행장애이다. 불안장애, 우울장애, 양극성장애도 흔히 동반된다. 동반질환이 있는 경우 치료에 반응이 적고 예후나 더 나쁘다.

3) 감별진단

(1) 정상 발달

5세 이전에 보이는 부모에 대한 반항적 태도는 정상적 발달과정에서도 보일 수 있으므로 감별이 필요하다. 적대적 반항장애로 진단되기 위해서는 일상생활에 어려움을 보일 정도의 심각한 빈도와 강도를 보여야 한다.

(2) 주의력결핍 과잉행동장애

주의력결핍 과잉행동장애는 일상생활에서 지시를 따르지 않고 반항이나 분노를 표현하지만, 이러한 양상은 지속적으로 주의를 유지하는 것이 어렵거나 가만히 앉아 있어야 하는 상황에서 보이며, 의도적인 반항은 아니다. 두 진단의 기준을 모두 충족하는 경우 동시에 진단할 수 있다. 지시한 사항을 알고 있음에도 권위 있는 대상에게 지속적으로 반항적이며 거부적이고 논쟁적인 태도를 보이는 것은 적대적 반항장애에서 두드러지게 나타난다.

(3) 품행장애

품행장애에 비해 덜 심각하고 사람이나 동물에 대한 공격, 재산 파괴, 절도, 사기 등의 행동을 보이지 않는다. 품행장애는 또래 등 권위적인 인물이 아닌 사람과의 관계에서도 행동 문제를 보인다. 품행장애와 적대적 반항장애 증상이 함께 있을 때는 품행장애로만 진단한다.

(4) 간헐적 폭발장애

적대적 반항장애와는 달리 타인을 향한 심각한 공격성을 보인다.

(5) 적응장애

이사, 부모의 이혼 등 특정 스트레스에 의한 일시적 반응으로 반항과 적대적 행동이 나타날 수 있다. 적응장애의 경우 스트레스요인이 사라진 후 증상이 6개월 이상 지속하지 않는다.

(6) 기분장애

우울장애 또는 양극성장애가 있는 경우 자극에 과민하고 짜증을 보이거나 반항적 행동을 보일 수 있으나, 이러한 증상들은 기분장애가 있는 동안으로 국한되어 나타난다. 기분장애의 기간 동안 적대적 반항장애 증상이 있는 경우는 적대적 반항장애로 진단하지 않는다.

(7) 파괴적 기분조절부전장애

부정적 기분이나 분노발작의 심각도, 빈도, 만성화 정도가 더 심하다. 파괴적 기분조절부전장애의 진단기준을 충족하는 경우에는 적대적 반항장애를 진단하지 않는다.

(8) 불안장애

분리불안장애는 주요한 애착 대상과의 분리 또는 분리가 예상되는 경우에 주로 증상을 보이며, 강박장애의 경우 침습적이고 반복적인 생각이나 이미지가 있으면서 불안을 해소하기 위해서 반복적인 행동을 한다.

(9) 외상후 스트레스장애

6세 이전의 아동이 외상후 스트레스장애가 있는 경우 초기 증상으로 행동 조절 곤란, 반항, 분노 폭발 등이 보일 수 있다.

(10) 정신병적 장애

조현병을 비롯한 정신병적 장애가 있는 경우 환청, 망상, 음성 증상 등이 있는 경우에 반항적인 행동을 보일 수 있다.

(11) 신경발달장애

지적장애, 언어장애, 자폐스펙트럼장애에서도 지시에 따르지 않거나 적대적인 행동을 보일 수 있으나 이러한 모습보다는 각 질환의 특징인 지능의 저하, 대인관계 곤란 및 상동행동, 언어발달의 저하가 주된 증상이다. 지적장애에서 지적인 기능을 감안하더라도 기대되는 정도보다 반항적 행동이 심각한 경우 적대적 반항장애의 진단을 고려할 수 있다.

8. 치료

치료 시 가장 중요한 것은 치료자-환자-보호자와의 적절한 치료적 동맹의 형성이다. 치료적 동맹이 잘 형성되면 아이와 가족에게 다양한 심리사회적 치료, 행동치료, 약물치료 등을 사용한다. 다양한 치료법이 있으나 치료의 효과는 제한적이며, 획기적인 치료법은 아직 없다. 적대적 반항장애를 비롯한 파괴적 행동장애는 다양한 원인이 작용하는 이질적인 질환이므로 치료법 및 각 치료에 대한 반응도 매우 다양하다. 이들 질환에 공통적으로 적용되는 치료 원칙은 다음과 같다. 1) 매우 만성적인 경향이 있으므로 개인의 특성에 적합한 치료를 해야 한다. 2) 증상이 오래 지속할수록 부정적인 지각, 부정적인 감정들이 증상을 강화하므로 반드시 초기에 치료가 시작되어야 한다. 3) 구조화된 심리사회적 또는 행동 치료가 우선 사용되어야 하며, 필요한 경우 약물치료를 한다. 4) 치료에는 반드시 부모가 포함되어야 한다. 양육 기술의 개선과 부모-자식 간 상호작용의 개선을 치료 목표로 삼아야 하며, 치료 목표는 현실적이고 치료과정에 따라 적절히 수정되어야 한다. 5) 초기에 가족들의 스트레스와 분노, 무기력감 등을 다루어 주어야 한다. 6) 동반질환을 파악하여 적절히 치료해야 한다. 7) 부모의 정신병리를 파악하고 치료하여야 한다. 8) 다양한 장소(집, 학교 등)에서 기능의 저하를 보이므로 여러 영역에서의 필요한 기능에 대한 다학제적인 접근이 필요하다. 적대적 반항장애의 경우 순응도를 높이고 갈등을 줄이는 것이 치료의 가장 주된 목표이다. 보다 협조적이고, 덜 논쟁적이 될 수 있도록 도와주어서 또래나 가족으로부터 더 잘 수용될 수 있도록 해야 한다.

1) 심리사회치료

(1) 부모교육프로그램parent management program

적절한 사회적 행동에 대한 긍정적인 강화를 사용하는 방법, 보다 예측 가능하고 효과적인 양육 전략을 수립하는 방법, 아이들과 적절하게 협상하는 방법 등을 교육하는 것으로, 아동의 부정적인 행동을 줄이고 긍정적인 부모 역할을 늘리는 효과가 있으며, 형제간 갈등, 부모의 정신병리, 결혼생활의 만족도, 가족 간의 유대 증진에도 도움이 된다. 그러나 양육자 중 중요한 사람이 프로그램에 참여하지 않으면 저마다의 양육방식에 따라 문제를 해결하게 되어 일관성이 사라지므로 치료 효과가 떨어진다. 따라서 같이 사는 양육자 모두 참여하는 것이 필요하다. 청소년기보다 아동기에 적용하였을 때 좀 더 효과적이다.

(2) 사회기술훈련

게임, 구조화된 활동, 모델링, 역할극role play을 통해 대인관계에서 발생하는 문제를 이해하게 하고 자기조절, 생각하기, 효율적 문제해결 전략 등을 습득하여 충동을 조절하고, 비기능적인 상호작용을 줄임으로써 문제해결 능력을 향상시킨다. 부모교육프로그램과 사회기술훈련을 함께 시행하는 경우 치료 효과가 더 높아질 수 있다.

(3) 인지행동치료

문제가 되는 행동을 설정하고 적절한 행동에 대한 보상과 격려를 통해 긍정적인 반응을 증가시켜 점차 다양한 영역에서의 문제행동을 줄여 나가는 행동치료적인 접근도 어린 아이들에서는 도움이 된다. 일부 소아,청소년들에서는 인지적인 접근이 도움이 될 수 있다.

(4) 다양한 치료적 접근multimodal therapy

부모교육프로그램만으로는 학교에서의 상황이나 다른 성인과의 관계에서 발생하는 문제를 해결하기는 어려우며, 증상과 문제가 발생하는 상황이 다르므로 가족, 학교, 지역사회 등이 개입하는 다양한multimodal 치료적 접근이 필요하다.

2) 약물치료

심리사회적인 치료와 교육적인 프로그램에 효과가 없는 경우, 또는 동반질환의 치료 시 약물을 사용한다. 공격성이 뚜렷한 경우 리스페리돈risperidone 같은 비정형항정신병약물이 효과적일 수 있다. 약물을 사용하는 경우 낮은 용량으로 시작하고, 서서히 증량하고, 천천히 감량하여야 하며, 가능한 최소 기간 동안 사용한다. 부작용과 약물 상호작용을 지속적으로 확인해야 하고, 여러 가지 약물을 함께 사용하지 않도록 한다. 약물에 효과가 없는 경우 다른 약물을 추가하기보다 다른 약으로 교체하는 것이 좋다(Steiner et al., 2007). 주의력결핍 과잉행동장애가 있는 경우 메틸페니데이트methylphenidate 같은 정신자극제가 효과적이며, 아토목세틴atomoxetine, 구안파신guanfacine, 클로니딘clonidine 등도 증상을 줄이는 데 도움이 된다(Meltzer et al., 2011). 세로토닌 재흡수 차단제SSRI가 효과적이라는 연구결과들은 부족하므로 주요우울장애나 불안장애가 동반되지 않은 경우라면 1차 약물로서의 사용은 고려하지 않는 것이 좋다.

3) 예방

적대적 반항장애의 발생을 미리 예방하는 것이 매우 중요하다. 가정, 학교, 지역사회에서 예방적 개입을 통해 고위험군 아동에게 조기에 개입을 하는 것이 필요하다. 고위험군 아동에게 가정방문을 통한 예방도 고려해 볼 수 있으나 효과는 제한적이다. 긍정적 부모훈련positive parent program: Triple-P과 같은 프로그램을 고위험군 아동에게 적용하고, 미디어를 통해 광범위하게 교육하는 것이 예방에 도움이 될 수 있다.

품행장애conduct disorder

1. 개념, 정의, 역사

품행장애는 공격성, 재산 파괴, 사기 또는 절도, 심각한 규칙 위반을 통해 타인의 기본 권리를 침해하고, 나이에 적합한 사회 규범이나 규칙을 위반하는 행동을 반복적이고 지속적으로 보이는 것이 특징이다. 품행장애가 있는 소아, 청소년은 가족, 학교 및 사회에 심각한 문제를 일으키고, 일부에서는 이러한 양상이 성인기까지 지속되거나 반사회적 인격장애로 이행될 수 있으므로 조기에 적절한 치료가 반드시 필요하다.

2. 임상 특징

1) 임상 특징

공격성이 가장 흔히 보이는 증상으로, 다른 사람들을 위협하거나 괴롭히고, 자주 몸싸움을 하기도 하고, 때로는 심각한 신체적 손상을 줄 수 있는 도구를 사용하기도 한다. 물건 파괴, 방화, 학교 기물 또는 공공 기물의 파괴 등 타인에게 피해를 줄 목적으로 재산을 손상시키기도 하고, 자주 거짓말을 하기도 한다. 계획적 또는 충동적으로 물건을 훔치기도 하고, 외박, 가출, 무단결석, 무단조퇴 등 집이나 학교에서의 규칙들을 자주 어기며, 술, 담배를 포함한 금지된 약물의 사용, 무분별한 성행위, 성매매, 임신 등이 문제가 될 수 있으며, 타인에게 성적인 행동을 강요하거나, 기타 성범죄와 관련된 행동을 하기도 한다. 혼자서 품행의 문제를 보이기도 하며, 또래나 다른 사람들과 함께 집단 따돌림, 집단 구타, 폭력 조직 가담 등을 통해 타인에게 위해를 가하기도 한다. 최근에는 온라인상에서 욕설, 거짓말을 통한 타인에게 심리적 또는 금전적인 피해를 유발하기도 한다. 특히 온라인을 통한 성적인 폭력, 성매매, 집단 따돌림 등도 매우 빈번하게 발생하고 있다.

2) 발병 시기에 따른 표현 양상

어린 시기(10세 이전)에 발병한 경우 청소년기에 발병한 경우보다 좀 더 심각한 증상을 보인다. 가족의 역기능, 부모의 반사회적 행동, 학교 적응 곤란, 신경학적 이상, 낮은 지능, 주의력결핍 과잉행동장애 등이 있는 경우 발병이 더 빠르며, 성인이 되어서 반사회적 성향, 정신질환, 약물남용, 폭력성 등을 갖게 되는 경우가 더 많다(Moffitt et al., 2008). 청소년기에 품행장애가 처음으로 발병하는 경우 상대적으로 공격적인 행동이 적고, 정상적인 친구관계를 맺는 경향이 더 많으며, 성인기까지 지속되는 빈도가 상대적으로 더 낮다.

8~11세에는 거짓말, 몸싸움, 놀리기, 방화, 동물에게 잔인한 행동 등을 보이다가 11~13세에 이르러서는 잔인한 행동이 사람에게로 향하게 되고, 위협, 가출, 무단결석, 노상강도, 물건 파괴, 성적인 문제 등을 보인다는 보고도 있다(Olsson & Hansson, 2009).

증례 >>>

초등학교 6학년 남자아이가 또래들을 자주 때리고, 친구들의 돈, 게임기, 학용품을 자주 뺏기도 하며, 선생님이나 부모님께 이르면 가만히 두지 않겠다며 위협을 한다. 화가 나면 친구들과 몸싸움을 하며, 의자를 던지거나 청소 도구를 휘둘러 다른 아이가 다치기도 한다. 혼자서 편의점에서 과자를 훔치기도 하지만 간혹 힘이 약한 아이를 데리고 가서 훔쳐오게 하고, 부모님이나 선생님에게 발각되면 자신은 절대 하지 않았고 다른 아이가 한 일이며, 자신과는 관계가 없다고 거짓말을 한다. 부모님에게 자주 거짓말을 하거나, 부모님 지갑에서 돈을 훔쳐 밖으로 나가서 게임을 하고 밤늦게까지 집에 들어오지 않는 일이 자주 있다. 초등학교 저학년부터 거짓말을 너무 자주 했지만 친구들을 때리거나 물건을 훔치는 일은 없었다. 5학년이 되면서 폭력적인 행동과 절도가 두드러지기 시작했다.

3. 진단기준

DSM-III-R에서는 품행장애를 집단형, 단독 공격형, 미분화형으로 나누었다. DSM-IV와 DSM-5, DSM-5-TR에서는 발병 나이를 기준으로 하여 아동기 발병형과 청소년기 발병형으로 나누고 있다. DSM-5부터 '제한된 친사회적 정서$_{\text{with limited prosocial emotions}}$'를 추가하였다. 이 아형의 특징은 잘못된 행동을 한 후 후회나 죄책감이 부족하고, 행동의 부정적인 결과에 대해 고려하지 않으며, 타인의 감정에 관심이 없고, 공감 능력이 부족하고, 피상적인 정서를 보인다. DSM-5-TR의 진단기준은 DSM-5와 동일하다(표 25-2).

ICD-11에서는 품행-반사회적 장애$_{\text{Conduct-dissocial disorder}}$라는 진단명을 사용하고 있으며, 12개월 이상 타인이나 동물에게 공격성을 보이고, 재산의 파괴, 사기/절도, 심각한 규칙 위반을 보이며, 이러한 증상들로 인해 기능에 심각한 손상을 일으키는 경우 진단한다. DSM-5-TR과는 달리

표 25-2 품행장애의 DSM-5-TR 진단기준(APA, 2022)

A. 다른 사람의 기본적 권리를 침해하고 연령에 적절한 사회적 규범 및 규칙을 위반하는 지속적이고 반복적인 행동 양상으로, 지난 12개월 동안 다음의 15개 기준 중 적어도 3개 이상에 해당되고, 지난 6개월 동안 적어도 1개 이상의 기준에 해당된다.

사람과 동물에 대한 공격성

1. 자주 다른 사람을 괴롭히거나, 위협하거나, 협박한다.
2. 자주 신체적인 싸움을 건다.
3. 다른 사람에게 심각한 신체적 손상을 입힐 수 있는 무기를 사용한다(예, 방망이, 벽돌, 깨진 병, 칼, 총).
4. 다른 사람에게 신체적으로 잔인하게 대한다.
5. 동물에게 신체적으로 잔인하게 대한다.
6. 피해자가 보는 앞에서 도둑질을 한다(예, 노상강도, 소매치기, 강탈, 무장강도).
7. 다른 사람에게 성적 행동을 강요한다.

재산 파괴

8. 심각한 손상을 입히려는 의도로 고의적으로 불을 지른다.
9. 다른 사람의 재산을 고의적으로 파괴한다(방화로 인한 것은 제외).

사기 또는 절도

10. 다른 사람의 집, 건물 또는 자동차에 무단으로 침입한다.
11. 어떤 물건을 얻거나 환심을 사기 위해, 또는 의무를 피하기 위해 거짓말을 자주 한다(즉, 다른 사람을 속인다).
12. 피해자와 대면하지 않은 상황에서 귀중품을 훔친다(예, 부수거나 침입하지 않고 상점에서 물건 훔치기, 문서 위조).

심각한 규칙 위반

13. 부모의 제지에도 불구하고 13세 이전부터 자주 밤늦게까지 집에 들어오지 않는다.
14. 친부모 또는 부모 대리인 가정에서 사는 동안 밤에 적어도 2회 이상 가출한다. 또는 장기간 귀가하지 않는 가출이 1회 있다.
15. 13세 이전부터 무단결석을 자주 한다.

B. 행동의 장해가 사회적, 학업적 또는 직업적 기능에 임상적으로 현저한 손상을 초래한다.

C. 18세 이상일 경우, 반사회성 성격장애의 기준에 부합되지 않는다.

다음 중 하나를 명시할 것

F91.1 아동기 발병 유형: 10세 이전에 품행장애의 특징적인 증상 중 적어도 1개 이상을 보이는 경우

F91.2 청소년기 발병 유형: 10세 이전에는 품행장애의 특징적인 증상을 전혀 보이지 않은 경우

F91.9 명시되지 않는 발병: 품행장애의 진단기준에 충족되지만, 첫 증상을 10세 이전에 보였는지 또는 10세 이후에 보였는지에 대한 정보가 없어서 확실히 결정하기 어려운 경우

다음의 경우 명시할 것:

제한된 친사회적 정서: 이 명시자를 진단하려면, 적어도 12개월 이상 다양한 대인관계나 사회적 장면에서 다음 중 적어도 2개 이상의 특징을 보여야 한다. 이러한 특성은 해당 기간 동안 그 개인의 대인관계적, 그리고 정서적 기능의 전형적인 형태를 반영해 주며, 몇몇 상황에서만 가끔 발생하는 것이 아니다. 따라서 명시자를 평가하기 위해서는 다양한 출처에서 정보를 얻는 것이 필수적이다. 자기-보고뿐만 아니라 그 개인을 장기간 동안 알고 있는 사람들(예, 부모, 교사, 동료, 친척, 또래)의 보고를 반드시 고려해야 한다.

후회나 죄책감 결여: 본인이 잘못을 저질러도 후회나 죄책감을 느끼지 않는다(붙잡히거나 처벌을 받는 상황에서만 양심의 가책을 표현하는 경우는 배제해야 한다). 자신의 행동으로 인한 부정적인 결과에 대해 일반적으로 염려가 결여되어 있다. 예를 들면, 다른 사람을 다치게 하고도 자책하지 않거나 규칙을 어겨 발생하는 결과에 대해 신경을 쓰지 않는다.

냉담-공감의 결여: 다른 사람의 감정을 무시하거나 관심이 없다. 다른 사람들은 이들을 차갑고 무정한 사람으로 묘사한다. 심지어 자신이 다른 사람에게 상당한 피해를 주는 경우에도, 자신이 타인에게 미치는 영향보다는 자기 자신에게 미치는 영향에 더 관심이 있어 보인다.

수행에 대한 무관심: 학교나 직장, 또는 다른 중요한 활동에서 자신이 저조한 수행을 보이는 것을 개의치 않는다. 심지어 충분히 예상 가능한 상황에서도, 좋은 성과를 보이기 위해 필요한 노력을 기울이지 않으며, 전형적으로 자신의 저조한 수행을 다른 사람의 탓으로 돌린다.

피상적이거나 결여된 정서: 피상적이거나, 진실되지 않고, 깊이가 없는 정서(예, 행동과 상반되는 정서 표현; 빠르게 '전환되는 감정')를 제외하고는 다른 사람에게 자신의 기분이나 정서를 표현하지 않는다. 또는 얻고자 하는 것이 있을 때만 정서를 표현한다(예, 다른 사람을 조종하거나 위협하고자 할 때 보이는 정서 표현).

현재의 심각도를 명시할 것:

경도: 진단을 충족시키는 품행 문제가 있더라도, 품행 문제의 수가 적고, 다른 사람에게 가벼운 해를 끼치는 경우(예, 거짓말, 무단결석, 허락 없이 밤늦게까지 집에 들어가지 않는 것, 기타 규칙 위반)

중등도: 품행 문제의 수와 다른 사람에게 끼치는 영향의 정도가 '경도'와 '고도'의 중간에 해당되는 경우(예, 피해자와 대면하지 않는 상황에서 도둑질하기, 공공기물 파손)

고도: 진단을 충족시키는 품행 문제가 많거나, 또는 다른 사람에게 심각한 해를 끼치는 경우(예, 강요된 성관계, 신체적 잔인함, 무기 사용, 피해자가 보는 앞에서 도둑질, 파괴와 침입)

나이에 따른 분류, 제한된 친사회적 정서에 대한 명시는 포함되어 있지 않다.

4. 역학

품행장애의 유병률은 4% 정도이며, 5세 이전에는 남자와 여자의 발생 빈도의 차이가 거의 없으나, 이후 남자에서 상대적으로 발생 빈도가 증가하여 전체적으로 볼 때 여자보다 약 2배 정도 더 많다. 특히 10세 이전에 발병하는

비율은 남자가 현저히 높다(Lahey et al., 1998).

5. 원인

품행장애는 한 가지 요인에 의해 발생하기보다는 개인의 소인(유전, 뇌기능 등)과 환경적 요인(가족, 친구 및 사회) 간의 상호작용에 의해 발생한다고 알려져 있다.

1) 생물학적 요인

일란성 쌍생아에서 품행장애 발생의 일치율이 더 높으며, 반사회적 인격장애, 약물 의존이 있는 부모의 자녀에게서 품행장애가 발생할 위험성이 높다. 뇌영상연구에서 안와전두피질, 변연계, 편도, 측두엽, 해마 등이 품행장애와 관련이 있다고 알려져 있으나(Davidson et al., 2000), 이들 영역의 이상은 충동 조절의 문제를 보이는 주의력결핍 과잉행동장애, 물질사용장애 등의 질환에서도 공통적으로 발견된다. 공격적인 행동이 혈장 내 도파민 베타수산화효소dopamine β-dopamine-hydroxylase의 활성도의 저하, 낮은 코티졸 수치, 높은 테스토스테론 수치, 척수액 내의 세로토닌의 대사물인 5-하이드록시인돌아세트산5-hydroxyindoleacetic acid의 농도가 낮은 것과 관련이 있다는 연구가 있으나 아직 명확하게 검증이 되지는 않았다. 분당 심박동수의 감소, 피부 전도 속도의 감소 등 자율신경계 활성의 저하가 공격성 또는 반사회적 행동과 관련이 있으며, 임신 시 흡연 및 음주, 임신 및 출산 시 합병증, 납과 같은 신경독 등도 품행장애와 관련이 있을 수 있다.

2) 신경심리학적 요인

남자 청소년들 중 언어 기능의 저하가 있는 경우 비행을 보이는 빈도가 더 높았으며, 실행 기능, 읽기 능력의 저하도 공격적인 행동과 관련이 있다고 알려져 있다(Moffitt et al., 2008).

3) 환경적 요인

가족 구성원 사이의 갈등, 심한 경제적 어려움 등이 원인이 될 수 있으며, 일관성 없는 양육, 가혹한 체벌, 신체적 또는 성적 학대, 잦은 양육자의 교체, 부모의 범죄, 부모의 반사회적인 행동문제, 가족 내의 정신병리 등이 관련이 있다(Burke et al., 2002). 비행을 다른 또래들에게 보여 줌으로써 자신의 존재를 과시하는 기회가 되기도 하고, 집단으로 다니면서 공격적인 행동이 증가되는 등 또래에 의해 공격적인 행동이 강화되기도 한다. 어린 시절의 학대 같은 직접적인 노출뿐 아니라 TV나 인터넷을 통한 간접적인 노출도 영향을 줄 수 있다. 낮은 사회경제적 상태도 관련이 있다.

6. 예후

품행장애는 비교적 장기간 지속된다. 품행장애로 진단받은 후 3~4년 이후에도 45~90%에서 품행장애가 지속된다(Thomas, 2010). 발병이 어린 경우, 공격적 행동이 많은 경우, 공존질환이 있는 경우는 예후가 좋지 않다. 10세 이전에 품행장애로 진단받은 경우 약 30~50%에서 성인기에 반사회적 인격장애로 진단받으며, 범죄 행위, 약물남용이 더 많다(Burke et al., 2002). 청소년기에 시작된 경우 품행장애가 청소년기로 국한되는 경우가 많으며, 소아기에 시작된 경우에 비해 학업, 직업, 사회적 기능의 저하가 비교적 적은 편이고, 성인기에 범죄나 약물남용 등의 문제가 상대적으로 적게 발생한다. 여자의 경우 남자에 비해 반사회적 인격장애로 이행되는 빈도는 적으며, 신체화 증상, 기분장애, 불안장애, 자살시도 등이 더 높다. 죄책감을 잘 느끼지 못하고, 공감 능력이 결여되어 있으며, 자신의 이득을 위해 남을 쉽게 희생시키는 특징이 있는 경우, 공격성이 두드러지는 경우, 오랜 기간 동안 공격적인 행동이나 폭력이 지속되는 경우 반사회적 인격장애로 이행될 가능성이 높다(Frick et al., 2014). 주의력결핍 과잉행동장애가 있는 경우에 품행장애의 발병이 빠르거나 심각한 양상을 보인다.

7. 진단 및 감별

1) 진단

(1) 면담

첫 면담부터 치료적 관계 형성을 잘해야 한다. 대부분 자신의 문제를 인정하기보다 문제행동에 대해 크게 인식하지 못하기도 하고 처벌에 대한 거부감으로 인해 방어적인 태도를 보인다. 보호자 등 주변 사람이 제기하는 문제에 대해 반발을 하고, 문제의 원인을 다른 사람의 탓으로 돌리기도 한다. 면담자 역시 자신의 문제를 지적하는 사람으로 인식하여 면담자를 자극하거나 위협하는 말 또는 행동을 보이기도 하므로 면담 시 비판하지 않으면서 환자의 말을 충분히 경청하는 중립적인 자세를 유지하면서 관계 형성을 하여야 한다. 면담 시 불안, 비행에 대한 거부감, 환자의 비협조 등으로 인해 면담자에게 역전이가 생길 수도 있으므로 주의하여야 한다. 안전이 확보된다면 부모가 없는 상태에서 면담을 하는 것이 관계 형성에 도움이 된다. 면담 전 비밀보장(자살을 포함한 자해, 타해, 정신병적 증상 등에 대한 것은 제외)에 대한 이야기를 미리 하는 것이 필요하다(김지훈, 2021). 비행이 유발된 상황, 유발요인, 행동의 통제가 가능했는지, 죄책감이나 후회를 느꼈는지, 당시 상황을 기억할 수 있는지를 확인하여 문제행동이 발생하게 된 원인을 찾으려고 노력해야 하며, 행동문제를 야기하는 동반질환이 있는지를 자세히 살펴보아야 한다. 자해 및 자살의 위험이 있으므로 이에 대한 평가를 반드시 해야 한다. 가족 중에 반사회적 인격장애, 알코올 의존을 포함한 물질남용, 주의력결핍 과잉행동장애 등이 있는지, 가족 내의 갈등, 가족의 역기능, 또래관계, 학교 적응, 학업기술, 스트레스 해소방법, 학대 및 외상의 과거력 등도 평가에 포함되어야 하며, 법적인 문제와 함께 안전에 위협이 되는 요소가 있는지에 대한 확인도 필요하다.

(2) 평가척도

선별검사 도구로 사용할 수 있는 것으로는 한국판 아동 청소년 행동평가 척도K-CBCL, 한국판 청소년 자기행동평가 척도K-YSR, 청소년 정서행동검사Adolescent Mental Health & Problem-behavior Questionnaire-II: AMPQ-II 등이 있다. 이들 척도는 모두 광대역 척도로 비행 외에도 다른 문제들에 대한 선별도 가능하다. 파괴적 행동장애 평정척도DBDRS도 문제행동을 파악하는 데 도움이 된다(조수철, 신민섭, 2006).

(3) 신체 이상의 평가

동반질환 및 외상으로 인한 문제를 평가하기 위해 신체검사, 신경학적 검사 등을 시행한다. 물질 사용이 의심되는 경우 독성학 검사toxicology를 시행하고, 성경험이 있는 여자청소년의 경우는 소변 임신 반응 검사를 시행한다. 뇌의 기질적 이상이 의심되는 경우 필요에 따라 뇌파, 뇌 전산화 단층촬영, 뇌 자기공명영상 등을 시행한다.

2) 동반질환

품행장애가 있는 경우 다른 정신질환이 함께 동반된 경우가 흔히 있으며, 청소년의 경우 남자는 약 46%, 여자는 약 36%가 최소 1개 이상의 다른 정신질환을 가지고 있으며(NICE clinical guideline, 2013), 다른 질환이 함께 있는 경우 기능의 저하가 더 심하고 치료에도 잘 반응하지 않는다. 가장 흔히 동반된 질환은 주의력결핍 과잉행동장애이다. 주의력결핍 과잉행동장애와 품행장애가 함께 있는 경우 품행장애의 증상이 더 어린 나이에 나타나며, 신체적 공격성이 더 많고, 품행장애의 증상이 더 오래 지속된다(Thapar et al., 2001). 우울장애와 품행장애가 함께 있는 경우 약물남용이나 자살의 위험성이 높으므로 특히 주의를 기울여야 한다. 불안장애, 학습장애, 물질사용장애도 품행장애와 높은 공존율을 보인다.

3) 감별진단

(1) 산발적 반사회적 행동

대부분 6개월 이내 사라지며, 기능에 큰 장해가 없다.

(2) 주의력결핍 과잉행동장애

의도적으로 타인의 권리를 침해하는 행동을 보이거나 타인의 재산을 파괴하지는 않으며, 나이에 맞는 사회적 규범을 심각하게 위반하지는 않는다. 주의력결핍 과잉행동장애와 품행장애의 두 진단기준을 모두 충족시킨다면 둘 다 진단한다.

(3) 적대적 반항장애

타인의 기본 권리를 침해하거나, 사회 규범을 위반하지 않으며, 타인의 재산을 파괴하거나, 심각한 신체적 공격성을 보이지 않는다. 품행장애와 적대적 반항장애의 기준을 모두 충족시키는 경우 품행장애로 진단하여야 한다.

(4) 간헐적 폭발장애

공격성은 미리 계획된 것이 아니고 돈이나 권력과 같은 이득을 얻기 위한 것이 아니다.

(5) 적응장애

품행문제가 있는 적응장애adjustment disorder with disturbance of conduct의 경우 품행장애에서 보이는 행동문제와 유사한 증상들을 보인다. 대부분 스트레스요인이 사라지면 6개월 이내에 증상이 사라진다. 만약 6개월 이상 지속되면서 품행장애의 진단기준을 만족시키는 경우 품행장애로 진단을 내린다.

(6) 기분장애

우울장애의 경우 일탈된 행동, 짜증, 분노 등을 보이며, 양극성장애의 경우 기분의 고양이나 짜증의 증가로 인해 문제행동을 보일 수 있으나, 기분 증상이 없는 경우 문제행동이 사라진다. 두 질환의 진단기준을 모두 충족시키는 경우에는 두 진단이 모두 내려져야 한다.

(7) 기타

조현병 및 기타 정신병적 장애, 물질사용장애, 경도의 지적장애, 자폐스펙트럼장애, 불안장애, 망상장애, 대뇌의 기질적 이상, 측두엽 간질 등과도 감별이 필요하다.

8. 치료

문제가 되는 모든 영역(학교, 집, 친구 등)에 대한 다각적인 접근이 필요하며, 행동치료, 사회기술훈련, 가족을 대상으로 하는 치료나 이들 치료의 조합이 가장 효과적이다. 가족, 친구, 학교 등 주변 환경이 동시에 치료의 목표 대상이 되어야 좀 더 성공적일 수 있으며, 동반질환에 대한 치료도 필수적이다.

1) 정신사회적 치료

사회기술훈련, 분노조절훈련 등이 도움이 된다. 사회기술훈련은 친구 사귀기, 질문하기, 협상하기 등을 가르친다. 인지치료를 통해 왜곡된 자아상의 교정, 낮은 자존감의 회복, 인지적 왜곡 등을 교정한다. 부모훈련이 자녀와 상호작용하는 방법을 개선하고 부모–자녀 관계를 호전시키는 데 도움이 된다. 부모에게 긍정적 강화, 규칙을 설정하는 법, 자녀와 협상하는 법 등을 알려 주며, 나이가 어리거나 문제의 정도가 경도인 경우 더 효과적이다. 가족치료 시 가족 전체를 참여시키는 경우 가족 상호 간의 관점을 이해할 수 있고, 의사소통을 개선시키고, 가족들 관계의 정립을 할 수 있어 치료의 성공 가능성이 더 높다. 기능적 가족치료는 인지행동 개입 모델이며, 3~6개월 동안 8~30시간 집중 치료를 통해 부모와 아동 간 상호관계에 대한 이해와 변화를 일으키며, 아동의 반사회적 행동을 효과적으로 다루기 위한 가족 내 의사소통의 변화를 유도한다. 품행장애를 유발하는 여러 요인을 또래관계, 학교, 이웃, 가정 내에서 찾고 이를 주로 가족과 지역사회를 통한 개입을 통해서 변화를 유도하는 다양한 치료적 접근multimodal therapy이 필요하다. 학교에 학습프로그램, 직업교육, 지속적 상담 등이 있는 경우 치료에 도움이 되며, 지역사회프로그램(직업교육, 봉사활동, 강연 등)도 필요하다.

2) 약물치료

동반질환이 있는 경우, 정도가 심한 공격 행동이 있는 경우, 응급 상황인 경우 약물치료가 필요하다. 메틸페니데이트methylphenidate, 클로니딘clonidine, 구안파신guanfacine 등이 주의력결핍 과잉행동장애가 동반된 품행장애에서 공격성을 감소시키는 데 효과가 있다. 리스페리돈risperidone과 같은 비정형항정신병약물들이 공격성을 줄이는 데 효과가 있다. 비정형항정신병약물을 사용하는 경우 추체외회로 증상, 체중 증가, 대사 이상 등의 부작용을 고려해야 하며, 4개월 이내의 짧은 기간 동안 비교적 낮은 용량(1~1.5mg/일)을 사용한다(Pringsheim, 2015). 리튬lithium carbonate, 발프로에이트valproate 공격성을 감소시키는 데 도움이 될 수 있다.

9. 법과 처벌

10~14세 미만의 형사미성년자가 범법행위를 한 경우를 촉법소년이라고 하며, 형사처벌이 아닌 보호처분(심한 경우 장기 소년원 송치 포함)을 받는다. 14세 이상 19세 미만의 경우에는 보호처분 및 형사처분이 모두 가능하며, 죄질이 매우 나쁘고 중대한 범죄라 판단되면 일반 형사사건과 같이 재판을 진행하고 실형을 선고받을 수도 있다. 최근 들어 소년보호사건 중 형사재판으로 넘겨지는 경우가 늘어나고 있으며, 촉법소년의 연령 하향에 대한 의견들이 나오고 있어 미성년자 범죄에 대한 처벌이 강화될 가능성이 있다.

간헐적 폭발장애intermittent explosive disorder

1. 개념

사소한 정신사회적 스트레스에도 공격적인 충동이 유발되어 언어적 또는 신체적 공격성이 갑작스럽고 과도하게 폭발하는 것이 반복된다.

2. 임상 특징

일반적으로 공격적인 행동 폭발을 일으키지 않을 정도의 사소한 자극들에 대해 충동적인 공격 행동을 조절하지 못한다. 전조나 전구 증상 없이 갑작스러운 행동 폭발이 일어나며, 대개 30분 이내 진정이 되고, 후회나 자책을 하는 경우가 많다.

3. 진단기준

재산의 손상이나 신체적 손상을 초래하지 않는 정도의 언어적 공격성 또는 신체적 공격성이 3개월 동안 평균적으로 일주일에 2회 이상 발생하거나, 재산의 손상이나 파괴를 초래하는 행동 폭발, 동물이나 다른 사람에게 신체적 손상을 초래하는 신체적 폭행이 12개월 이내에 3회 이상이 있어야 한다. 공격성은 정신사회적 스트레스요인에 의해 유발되는 정도를 심하게 넘어서며, 미리 계획된 것이 아니고 돈이나 권력 등 목적을 성취하기 위한 것이 아니다. 6세 이상의 발달단계 수준의 생활연령이어야 하며, 다른 정신질환으로 더 잘 설명되지 않아야 한다. 주의력결핍 과잉행동장애, 품행장애, 적대적 반항장애, 자폐스펙트럼장애와 함께 진단하는 경우, 반복적인 충동적 · 공격적 행동 폭발이 각 질환들에서 보일 수 있는 정도를 초과하여야 한다(APA, 2022).

4. 역학

미국의 유병률은 2.7% 정도이다. 주로 아동기 후기 또는 청소년기에 발병한다. 남자가 여자보다 더 어린 나이에 발병하며 약 1.4~2.3배 더 많다(APA, 2022).

5. 원인

1차 가족에서 간헐적 폭발장애가 있는 경우가 많으며, 일란성 쌍생아연구에서도 충동적인 공격성의 일치율이 높다. 신체적 또는 정서적 외상이 관련이 있을 수 있다. 세로토닌계의 이상도 보고되고 있다.

6. 예후

수년간 지속하며, 만성적인 경과를 보인다.

7. 진단 및 감별

파괴적 기분조절부전장애의 경우 10세 이전부터 반복적으로 분노 폭발 삽화 사이에 과민성, 분노 등이 거의 하루 종일 또는 거의 매일 지속된다. 품행장애는 공격성이 계획적이고 공격성의 표현이 개인적인 이득과 관련이 있는 경우가 많으며, 적대적 반항장애는 공격성의 대상이 부모를 포함한 권위적인 사람에게 국한된다.

8. 치료

인지재구축cognitive restructuring, 이완relaxation, 대처기술 훈련coping skills training 등의 인지행동치료가 효과적이다(McCloskey, 2008). 약물치료 시 리튬lithium carbonate, 항경련제valproex, oxcarbazepine, 비정형항정신병약물들이 공격성 감소에 도움이 될 수 있다(Sadock & Sadock, 2008). 약물치료와 인지행동치료를 함께하는 것이 효과적이다.

방화벽(병적 방화)pyromania

1, 개념

금전적 이득이나 복수, 계획된 행동이 아니라, 만족이나 기쁨을 얻기 위해 고의적, 반복적으로 불을 지른다.

2. 임상 특징

방화를 준비하는 과정에서 긴장이나 흥분이 증가하며, 방화 후 긴장이나 흥분이 줄어든다. 방화에 대한 후회나 결과에 대해 관심이 없기도 하지만, 일부는 심한 후회를 하며 죄책감을 가진다. 정상 발달에서도 만 2~3세경부터 불에 대한 흥미를 가지게 되며, 이후부터 초등학교 저학년까지는 불에 대한 흥미가 증가하고, 불장난 등 불과 관련된 행동이 증가할 수 있으나 방화벽과 달리 만족을 얻기 위해 고의적이고 반복적으로 불을 지르지는 않는다.

3. 진단기준

1회 이상 고의적이고 목적을 가지고 불을 지르며, 불을 지르기 전에 긴장 또는 정서적 흥분이 있다. 불 또는 불과 관련된 용품에 대한 매력, 흥미, 호기심을 가지고 있으며, 불을 지르거나 불이 난 것을 목격하거나, 또는 불이 난 이후의 상황에 참여할 때 기쁨, 만족 또는 안도감을 느낀다. 금전적 이득, 사회적 또는 정치적 이념의 표현, 범죄 행위 은폐, 분노나 복수심의 표현, 망상이나 환각에 대한 반응, 손상된 판단력의 결과(예: 주요신경인지장애, 지적장애, 물질중독)에 의한 것이 아니어야 한다. 또한 품행장애, 조증 삽화 또는 반사회적 인격장애로 더 잘 설명되지 않아야 한다.

4. 역학

미국의 경우 방화(방화벽이 아닌)의 평생 유병률은 1.13%이다(APA, 2022). 남자가 여자보다 8배 정도 더 많은 것으로 알려져 있다. 아동기에서 방화벽은 드물다.

5. 원인

청소년기에 불을 지르는 양상은 공격성의 증가, 사회 기술의 부족, 가출이나 폭행 같은 문제행동, 가족 내 갈등, 학대 등과 관련이 있을 수 있다.

6. 예후

일정 기간 동안 삽화적으로 방화를 하고 악화와 호전을 반복하는 경우가 많다. 아동기의 방화 행동과 성인기의 방화벽 간의 관련성은 명확하지 않다.

7. 진단 및 감별

품행장애나 반사회적 인격장애의 경우 금전적 이득이나 보복 등의 목적이 있는 의도적인 방화가 대부분이며, 불을 지르고 싶은 충동을 억제하지 못해서 발생하는 것이 아니다. 정신병적 증상, 조증 삽화, 뇌손상, 치매 등과 같은 뇌기능의 문제, 지적장애 또는 물질 중독 상태에서 일어난 것에 대해서는 방화벽으로 진단하지 않는다. 일부에서는 월경전증후군 등에서도 방화를 보일 수 있으므로 감별이 필요하다.

8. 치료

행동치료적인 접근이 효과적이며, 사회기술훈련, 개인정신치료, 교육, 가족치료 등이 함께 고려되어야 한다. 공존질환에 대한 치료 또한 병행되어야 한다.

도벽(병적 도벽)kleptomania

1. 개념, 정의, 역사

필요한 물건이 아님에도 불구하고 훔치고 싶은 충동을 조절하지 못하는 것이 반복된다.

2. 임상 특징

물건에 대한 소유가 목적이 아니라 훔치는 행동이 목적이다. 불필요한 물건을 훔치고 싶은 충동이 반복적, 침습적으로 발생한다. 훔치고 싶은 충동에 저항을 하기도 하며 자신의 행동이 잘못된 것이라는 것도 알지만 충동을 조절하지 못하며, 훔치는 행동은 계획된 것이 아니다. 훔치기 전에 긴장감이 고조되고 훔친 후 만족감을 경험하게 되면 긴장이 줄어들고 만족감, 안도감을 느끼게 된다. 훔친 후 죄책감이나 불안을 느끼기도 하지만, 절도의 결과로 일어나는 위험이나 문제에 대해서 충분히 고려하지 않는 경우가 많다. 아동의 경우 부모님의 지갑에서 돈을 훔치거나, 가게에서 물건을 훔치는 행동, 또래의 물건을 훔치는 행동을 하기도 하지만, 대부분 물건을 소유하고 싶은 욕구 또는 물건을 사기 위한 분명한 목적이 있다는 점에서 도벽과 차이가 있다.

3. 진단기준

개인적인 용도 또는 금전적인 가치 때문에 필요한 것이 아닌 물건을 훔치려는 충동을 반복적으로 억제하지 못한다. 훔치기 직전에 긴장감이 증가하며, 훔쳤을 때의 기쁨, 만족감 또는 안도감이 있다. 훔치는 행동은 분노나 복수심의 표현이 아니며, 망상이나 환각에 대한 반응이 아니다. 품행장애, 조증 삽화 또는 반사회적 인격장애로 더 잘 설명되지 않아야 한다.

4. 역학

외국의 경우 0.3~0.6% 정도로 매우 드물다. 여자가 남자보다 3배 정도 더 많다(APA, 2022). 발병 나이는 다양하지만 주로 청소년기에 나타난다.

5. 원인

상실, 이별, 중요한 관계의 중단 등의 스트레스 등이 관련이 있을 수 있다. 뇌질환, 지적장애, 국소신경학적 징후, 측내실의 확장 등과 관련이 있는 것으로 알려져 있으며, 행위 중독과 관련이 있는 도파민, 세로토닌, 오피오이드 시스템과의 관련성도 보고되고 있다. 가족 중 강박장애, 기분장애, 또는 물질사용장애를 가진 사람의 빈도가 더 높다.

6. 예후

청소년기에 시작되는 경우가 많으며, 일부는 아동기에 시작되기도 한다. 짧은 기간 동안 도벽을 보이기도 하지만, 악화와 호전을 반복하면서 장기간 지속되기도 한다.

7. 진단 및 감별

주요우울장애, 양극성장애, 불안장애, 섭식장애, 물질사용장애, 다른 파괴적 충동조절 및 품행장애 등이 동반될 수 있다. 단순 절도는 필요한 물품이나 금전적인 가치가 있는 것을 얻기 위해 훔친다. 급성 조증 상태, 정신병적 증상을 동반한 주요우울장애, 조현병 등 정신병적인 증상이 있는 경우도 절도를 반복적으로 보일 수 있으나, 이 경우 명백한 기분의 변화나 망상 또는 환청이 있다. 품행장애와 반사회적 인격장애의 경우 계획적인 경우가 대부분이다.

8. 치료

체계적 탈감작systemic desensitization, 혐오조건화aversive conditioning 같은 인지행동치료가 도움이 된다. 죄책감이 있거나, 자신의 행동을 변화시키고자 하는 동기가 있는 경우 병식지향적 정신치료가 효과적일 수 있다. 선택적 세로토닌 재흡수 차단제, 기분조절제, 날트렉손naltrexone 등도 효과가 있다고 알려져 있으나 아직 체계적인 검증이 더 필요하다.

결론 및 요약

파괴적 충동조절 및 품행장애는 행동과 감정의 조절이 잘되지 않고 충동적인 특징을 가지고 있다. 적대적 반항장애는 아동기부터 발병되는 경우가 많으며, 일부는 청소년기까지 지속되기도 하고, 품행장애 양상을 보이게 되는 경우도 있다. 심한 경우는 성인기에 반사회적 인격장애, 물질사용장애, 기분장애 등으로 진행이 될 수 있다. 품행장애의 경우 소아, 청소년기에 국한되어 나타나는 경우도 있지만, 어린 나이에 발병한 경우는 성인이 되어서도 반회적인 문제, 물질 사용으로 인한 문제 등이 지속된다. 특히 죄책감이 없거나 상대의 감정에 대한 이해 능력이 떨어지는 경우 문제가 지속되어 일생 동안 어려움을 겪게 된다. 이들 질환의 원인은 아직 분명하게 밝혀지지 않았으나, 유전적 요인, 기질, 양육 및 환경 등이 복합적으로 작용한다. 유전적인 취약성이 있는 경우 어떠한 환경에서 성장하느냐가 질환의 발생이나 경과에 중요하다는 연구결과가 있어 타고난 소인 못지않게 환경적인 요인이 발병에 작용을 하는 것으로 보인다. 어린 나이부터 이러한 문제에 대한 치료적 접근이 필요하며, 이를 통해 증상의 만성화와 다른 질환으로의 진행을 막는 것이 매우 중요하다. 정신사회적인 위험요인과 보호요인에 대한 평가를 바탕으로 한 심리사회치료가 비교적 효과적이며, 약물치료는 공격성과 이자극성의 조절과 동반된 공존질환에 대한 치료 시 효과적일 수 있다. 부모교육프로그램, 사회기술훈련, 인지행동치료, 가족치료 등을 적절하게 활용하고 학교 및 지역사회와의 연계도 필요하다.

참고문헌

김붕년, 김지훈, 신동원(2017). 파괴적, 충동조절 및 품행장애. 대한신경정신의학회, **신경정신의학**. 서울: 아이엠이즈컴퍼니.

김지훈(2021). 파괴적, 충동조절 및 품행장애. 대한소아청소년정신의학회, **청소년 발달과 정신의학**. 서울: 군자출판사.

조수철, 고복자, 김봉석, 김붕년, 김재원, 신민섭, 유한익, 이동우, 이준영, 이재원, 정동선, 전성일, 정희연, 홍진표, 황준원, 한성희(2005). **서울시 소아청소년 정신장애 유병률 조사**. 서울: 서울시소아청소년 광역정신보건센터.

조수철, 신민섭(2006). **소아정신병리의 진단과 평가**. 서울: 학지사.

American Psychiatric Association (APA). (2022). *Diagnostic and statistical manual of mental disorders* (5th ed., text revision). Washington, DC: American Psychiatric Association Publishing.

Burke, J. D., Loeber, R., & Birmaher, B. (2002). Oppositional defiant disorder and conduct disorder: A review of the past 10 years, part II. *Journal of the American academy of child and adolescent psychiatry, 41*, 1275–1293.

Comings, D. E., Gade-Andavolu, R., Gonzalez, N., Wu, S., Muhleman, D., Blake, H., & MacMurray, J. P. (2000). A multivariate analysis of 59 candidate genes in personality traits: The temperament and character inventory. *Clinical Genetics, 58*, 375–385.

Connor, D. F. (2002). *Aggression and antisocial behavior in children and adolescents: Research and treatment*. New York: The Guilford Press.

Cunningham, C. E., & Boyle, M. H. (2002). Preschoolers at risk for attention-deficit hyperactivity disorder and oppositional defiant disorder: Family, parenting, and behavioral correlates. *Journal of Abnormal Child Psychology, 30*, 555–569.

Davidson, R. J., Putnam, K. M., & Larson, C. L. (2000). Dysfunction in the neural circuitry of emotion regulation-a possible prelude to violence. *Science, 289*, 591–594.

Frick, P. J., & Morris, A. S. (2004). Temperament and developmental pathways to conduct problems. Journal of Clinical Child and Adolescent Psychology. *The Official Journal for the Society of Clinical Child and Adolescent Psychology, 33*, 54–68.

Frick, P. J., Ray, J. V., Thornton, L. C., & Kahn, R. E. (2014). Annual research review: A developmental psychopathology approach to understanding callous-unemotional traits in children and adolescents with serious conduct problems. *Journal of Child Psychology and Psychiatry, 55*, 532–548.

Greene, R. W., Biederman, J., Zerwas, S., Monuteaux, M. C., Goring, J. C., & Faraone, S. V. (2002). Psychiatric comorbidity, family dysfunction, and social impairment in referred youth with oppositional defiant disorder. *The American Journal of Psychiatry, 159*, 1214–1224.

Lahey, B. B., & Waldman, I. D. (2012). Annual research review: Phenotypic and causal structure of conduct disorder in the broader context of prevalent forms of psychopathology. *Journal of Child Psychology and Psychiatry, 53*, 536–557.

McCloskey, M. S., Noblett, K. L., Deffenbacher, J. L., Gollan, J. K., & Coccaro, E. F. (2008). Cognitive-behavioral therapy for intermittent explosive disorder: A pilot randomized clinical trial. *Journal of Consulting and Clinical Psychology, 76*, 876–886.

Meltzer, B., Castro, M., & Frazier, J. A. (2011). Aggression. In A. Martin, L. Scahil, & C. J. Kratochvil (Eds.), *Pediatric psychopharmacology: Principles and practice* (2nd ed., pp. 671–681). New York: Oxford University Press.

Moffitt, T. E., Arseneault, L., Jaffee, S. R., Kim-Cohen, J., Koenen, K. C., Odgers, C. L., & Viding, E. (2008). Research review: DSM-V conduct disorder: Research needs for an evidence base. *Journal of Child Psychology and Psychiatry, 49*, 3–33.

National Institute for Health and Care Excellence (NICE). (2013). Antisocial behaviour and conduct disorders in children and young people: Recognition and management. https://www.nice.org.uk/guidance/cg158.

Olsson, M., & Hansson, K. (2009). A long-term follow-up study of adolescents with conduct disorder: Can outcome be predicted from self-concept and intelligence? *Nordic Journal of Psychiatry, 63*, 454–461.

Pringsheim, T., Hirsch, L., Gardner, D., & Gorman, D. A. (2015). The pharmacological management of oppositional behaviour, conduct problems, and aggression in children and adolescents with attention-deficit hyperactivity disorder, oppositional defiant disorder, and conduct disorder: A systematic review and meta-analysis. part 2: Antipsychotics and traditional mood stabilizers. *Canadian Journal of Psychiatry, 60*, 52–61.

Raine, A. (2002). Biosocial studies of antisocial and violent behavior in children and adults: A review. *Journal of Abnormal Child Psychology, 30*, 311–326.

Rowe, R., Maughan, B., Pickles, A., Costello, E. J., & Angold, A. (2002). The relationship between DSM–IV oppositional defiant disorder and conduct disorder: Findings from the great smoky mountains study. *Journal of Child Psychology and Psychiatry, 43*,

365-373.

Sadock, B. J., & Sadock, V. A. (2008). Impulse-control disorders not dlsewhere classified. In H. Kaplan & B. Sadock (Eds), *Kaplan & Sadock's concise textbook of clinical psychiatry*. Philadelphia: Lippincott Williams & Wilkins.

Steiner, H., Remsing, L., & Work Group on Quality Issues. (2007). Practice parameter for the assessment and treatment of children and adolescents with oppositional defiant disorder. *Journal of the American Academy of Child and Adolescent Psychiatry, 46,* 126-141.

Thapar, A., Harrington, R., & McGuffin, P. (2001). Examining the comorbidity of ADHD-related behaviours and conduct problems using a twin study design. The British Journal of Psychiatry. *The Journal of Mental Science, 179*, 224-229.

van Goozen, S. H., van den Ban, E., Matthys, W., Cohen-Kettenis, P. T., Thijssen, J. H., & van Engeland, H. (2000). Increased adrenal androgen functioning in children with oppositional defiant disorder: A comparison with psychiatric and normal controls. *Journal of the American Academy of Child and Adolescent Psychiatry, 39*, 1446-1451.

제26장

소아정신의학

물질 관련 및 중독장애
Substance-Related and Addictive Disorders

방수영

개념, 정의 및 역사

1. 개념 및 정의

통상적으로 말하는 약물물질, substance이란 식품이 아닌 천연 물질이나 인공 물질로 생체 기관 내의 구조와 기능을 바꾸는 화학적 작용을 하는 모든 물질을 의미하는 것으로, 특히 정신활성물질psychoactive substance로 분류된다. 이는 뇌를 변화시키는 물질로서 사람의 기분, 생각 및 행동의 변화를 일으키며 그 결과 긍정적 혹은 부정적 영향을 초래하고 이때 약물 사용이 문제가 되는 것은 물질로 인한 뇌의 변화가 진행되는 과정에서 여러 가지 심각한 문제가 야기될 수 있기 때문이라 하겠다(표 26-1).

청소년 유해물질남용은 청소년들의 신체적 손상은 물론 정신, 행동상의 문제를 가져오며, 각종 사고 및 범죄 행위뿐만 아니라 점점 더 강한 약물을 시도하게 되어 사고사할 위험 또한 증가하게 되는 등 사회 안정성에 중대한 해악을 끼치는 사회문제로 볼 수 있다(최삼욱 등, 2013). 우리나라 2021년 청소년건강행태조사를 보면, 2021년 중고등학생 중 4.5%는 30일 내 흡연, 10.7%는 음주 경험이 있다(질병관리청, 2021). 한편, 2021년 기준 19세 미만 청소년의 약물 사범이 2017년의 119명 대비 약 3.8배 증가하여 약물 문제에도 전보다 주목할 필요가 있다(대검찰청, 2021).

표 26-1 약물의 분류와 종류(최삼욱 등, 2013)

자극제(흥분제)stimulants	
코카인cocaine	crack, coke, freebase
암페타민amphetamine	methamphetamine, diet pills
니코틴nicotine	tobacco
카페인caffeine	coffee, soda, tea, energy drinks
억제제depressants	
알코올alcohol	beer, wine, hard liquor
진정제, 수면제, 항불안제, sedative, hypnotics, anxiolytics	valium, xanax, sleeping pills
흡입제inhalants	gasoline, paint thinner, glue
오피오이드opioids	
오피오이드opioids	heroin, methadone, vicodin, oxycontin, percoset
환각제hallucinogens	
환각제hallucinogens	LSD, MDMA/Ecstasy, mescaline
기타	
대마cannabis	marijuana, pot, hashish
펜사이클리딘phencyclidine	PCP, ketamine
스테로이드steroid/no/나이트레이트nitrate	

2. 역사

물질의 사용과 남용의 역사는 고대까지 거슬러 올라간다. 남용 물질의 활성 성분은 19세기에 처음으로 확인 및 추출되었으며 더 농축된 제제가 만들어짐에 따라 소비 가능한 물질의 순도가 높아졌다. 한국의 문제성 약물의 역사(차명희, 장철훈, 2021)는 아편문제로부터 시작되었으며, 조선 말기 1882년 청나라와 '조청상민수륙무역장정朝淸商民水陸貿易章程' 체결과 1876년 개항으로 청나라의 상인들에 의해 인천과 한성에 아편이 유입되어 100년의 세월 동안 근절을 위한 다각적인 노력이 있어 왔다. 1990년대 후반 국내 경제난과 맞물려 필로폰 중독자가 증가하였고, 가격이 폭등하자 청소년층에서는 값이 싸고 구입이 쉬운 본드, 시너 등 유해화학물질을 흡입하는 사범이 증가하였고, 2000년부터 현재는 국제화 교류가 활발해지면서 신종마약류가 밀반입되었다. 최근에는 과거와 달리 인터넷 및 사회관계망서비스 등을 통해 쉽게 입수할 수 있어 약물 사용과 관련한 문제가 증가할 가능성이 높은 상황이다.

임상 특징

1. 알코올

알코올은 청소년이 일반적으로 시도하는 첫 번째 물질 중 하나이며, 알코올사용장애는 외국의 보고에서도 청소년 물질사용장애Substance Use Disorders: SUD의 다수를 차지한다(Martin et al., 2018). 급성 알코올 중독intoxication의 증상은 진정, 균형 상실, 안절부절, 어눌한 언어, 심박수 감소 및 저혈압 등이다. 중독은 일반적으로 몇 분에서 몇 시간에 걸쳐 발병하고 일반적으로 몇 시간 동안 지속된다. 미국에서 첫 중독의 평균 연령은 약 15세이며 가장 높은 유병률은 약 18~25세이다. SUD의 완전한 기준을 충족하지 못하는 알코올 문제는 20세 이전에 발생할 수 있다. 규칙적인 중독이 일찍 시작될수록 개인이 알코올사용장애로 발전할 가능성이 더 커진다. 알코올사용장애의 조기 발병 위험인자로는 품행문제가 있는 경우이거나 중독을 일찍 경험한 경우이다(Martin et al., 2018; APA, 2022).

알코올에 대한 내성은 반복적인 물질 사용과 함께 발달하고, 청소년에게도 드물지만 금단 증상이 관찰될 수 있다. 여기에는 심박수 증가, 혈압 상승, 체온 상승, 구토 및 설사, 발한, 혼돈, 발작, 섬망 또는 정신증 증상을 보일 수 있다. 금단은 의학적으로 생명을 위협할 수 있으며 의학적으로 감독되는 환경에서 관리해야 할 수도 있다. 급성 알코올 금단 현상은 일반적으로 4~5일 동안 지속되며 장기간 과음한 후에만 발생한다. 30세 미만의 개인에서는 금단 현상이 비교적 드물며 연령이 증가함에 따라 위험과 중증도가 증가한다(Martin et al., 2018; APA, 2022).

청소년들 사이에서 품행장애와 반복적인 반사회적 행동은 종종 알코올 및 기타 물질 관련 장애와 함께 발생한다. 알코올 사용은 소변검사에서는 감지 시간이 제한되어 있기 때문에 일반적으로 음주측정기를 통해 측정된다(Martin et al., 2018; APA, 2022).

2. 니코틴

담배의 중독성 성분은 니코틴으로 상당한 비율의 사용자에게 의존성을 유발한다(여성가족부, 2020). 적어도 한 달에 한 번 담배를 피우는 청소년 중 이러한 개인의 대부분은 미래에 매일 담배를 피우게 된다. 니코틴 의존에 대한 주요 관심사는 사용의 장기적인 의학적 후유증과 흡연이 다른 물질 사용을 촉진할 수 있다는 것이다. 니코틴은 흡연이나 씹는 행위를 통해 빠르게 흡수되어 니코틴성 아세틸콜린 수용체에 결합하여 중추신경계를 자극하고 금단 증상을 유발한다. 담배를 피울 때마다 혈액과 뇌의 니코틴 수치가 증가하고 니코틴이 하루 종일 축적된다. 니코틴의 반감기는 보통 약 2시간이다. 니코틴 금단 증상에는 일반적으로 갈망, 과민성, 집중력 장애, 불안 및 우울감이 나타날 수 있다. 니코틴 금단은 일반적으로 담배 사용을 중단하거나 줄인 후 24시간 이내에 시작되어 금단 후 2~3일에 최고조에 달하고 보통 2~3주 동안 지속되며 1개월 이상 지속되는 증상이 나타날 수 있지만 드물다. 니코틴 금단 증상은 매일 담배를 피우기 전에도 청소년 흡연자에게 발생할 수 있다. 일부 니코틴 사용 장애 기준 증상(예: 갈망)은 니코틴 사용을 시작한 직후에 발생하여 중독과정이 사용 초기부터 함께 시작됨을 시사한다. 그러나 DSM 기준을 충족하는 데 이르기까지 일반적으로 몇 년에 걸쳐 진행된다(Martin et al., 2018; APA, 2022).

3. 카페인

약 4~6시간의 카페인 반감기와 일관되게 카페인 중독

증상은 일반적으로 하루 이내에 완화되며 장기간의 휴유증이 알려진 바는 없다. 그러나 매우 많은 양의 카페인(즉, 5~10g)을 섭취하는 경우 치명적일 수 있으므로 즉각적인 치료가 필요할 수 있다. 에너지 음료를 포함하여 고카페인 제품을 섭취한 어린 연령군에서 카페인 중독 증상이 관찰되었다. 어린이와 청소년은 몸무게가 상대적으로 낮고, 내성이 생기지 않은 상태이며, 카페인의 약리학적 효과에 대한 지식 부족으로 인해 카페인 중독의 위험이 증가할 수 있다(APA, 2022).

카페인 중독 증상은 일반적으로 마지막 카페인 섭취 후 12~24시간에 시작되며 1~2일 후에 최고조에 달한다. 카페인 금단 증상은 2~9일 동안 지속되며 금단 두통이 최대 21일 동안 발생할 수 있다. 증상은 일반적으로 카페인 재섭취 후 빠르게(30~60분 이내) 완화된다. 개인의 일상적인 일일 복용량보다 훨씬 적은 양의 카페인은 카페인 금단 증상을 예방하거나 약화시키기에 충분할 수 있다(예: 일반적으로 300mg을 소비하는 개인이 25mg 섭취). 카페인은 거의 모든 연령대의 개인이 소비하는 행동 활성 약물이라는 점이 다른 물질과 다르고, 카페인 소비율과 전반적인 카페인 소비 수준은 나이가 들어감에 따라 증가한다. 어린이와 청소년의 카페인 금단 현상이 보고되고 있지만 이 연령대에서 카페인 금단 현상의 위험요소에 대해서는 알려진 바가 상대적으로 적다. 고카페인 에너지 드링크의 사용이 어린 연령대에서 증가하고 있으며, 이는 카페인 금단의 위험을 증가시킬 수 있다(APA, 2022).

4. 흡입제

흡입제는 취하게 만들기 위해 의도적으로 취하는 많은 가스와 연기를 포함하는 휘발성 유기 화합물이다. 흡입제는 중추신경 억제제이기 때문에 중독의 급성 효과는 청소년이 종종 급성 행복감 및 방향 감각 상실을 경험하고, 그 후에 졸음이 올 수 있다는 점에서 알코올중독과 유사하다. 흡입제는 광범위한 가능한 화합물을 포함하기 때문에 모든 흡입 물질을 모두 다룰 수조차 없기도 하지만, 흡입제 사용은 신경학적 후유증을 짧은 시간에 유발할 수 있으며 지속적인 사용은 뇌의 백질 변화 및 인지 능력 상실과 관련이 있다(Martin et al., 2018). 미국의 경우 고등학생의 약 5%가 지난 1년 동안 적어도 한 번 흡입제를 시도하나 (Levin et al., 2015) 청소년의 0.1%만이 흡입제에 대한 남용 또는 의존을 보고하고 있어 흡입제 남용 또는 의존의 비율은 훨씬 낮다. 그러나 흡입제의 신경독성을 고려할 때 모든 흡입제의 사용을 심각하게 생각해야 한다(APA, 2022).

DSM-5-TR에 따르면, 미국에서는 청소년기 이후 흡입제 사용 및 흡입제사용장애의 유병률이 감소하고 있어서(청소년기의 경우 2.3%에서, 성인기 초기의 흡입제 사용의 경우 0.1%로, 흡입제사용장애의 경우 0.1%에서 0.04%) 일반적으로 초기 성인기에 흡입제 사용 문제가 호전되는 것으로 보인다. 흡입제사용장애는 사춘기 이전의 소아에서는 드물며, 청소년과 젊은 성인에서 가장 흔하고 노인에서는 흔하지 않다. 흡입제사용장애가 성인기까지 유지될 위험인자로는 흡입제 사용의 조기 발병, 다중 흡입제 사용 및 보다 빈번한 흡입제 사용이다(APA, 2022).

5. 마리화나

지난 10년 동안 미국의 몇몇 주 등 외국 일부 지역에서는 의료적 사용 외의 마리화나 사용을 합법화하는 등 마리화나 정책이 변화하였다. 마리화나의 활성 성분은 A-9 테트라하이드로칸나비놀$_{THC}$이다. THC는 CNS 전체에 널리 분포되어 있는 칸나비노이드 수용체$_{CNR1}$에 결합한다. 내인성 칸나비노이드 시스템은 기억 형성, 식욕 조절 및 조정된 운동과 관련된 중요한 신경전달물질 시스템이다. Dunedin 연구의 결과(출생부터 38세까지 추적한 1,037명의 전향적 코호트를 분석), 청소년기에 지속적인 마리화나 사용이 여러 영역에서 지능 지수$_{IQ}$의 감소와 관련이 있음을 보여 주었다. IQ는 단약 후 완전히 회복되지 않았으며, 이는 장기간의 단약 기간 동안 실행 기능 및 정신운동 속도 테스트에서 지속적인 신경심리학적 결함을 보여 주는 이전 연구와 일치하였다. 다량의 마리화나 사용은 낮은 IQ와 느린 인지 기능과도 관련이 있다. 마리화나는 CNR1 수용체의 광범위한 분포와 일치하여 사용자에게 다양한 영향을 미친다. 진정제, 진통제, 환각제, 식욕 증진 및 불안 완화 효과가 있을 수 있어 일반적으로 종종 행복감으로 특징지어지는 비교적 단기간의 중독 상태를 초래한다. THC 중독은 인지 및 정신운동 능력을 손상시키지만, 이러한 효과가 단약 후에도 지속되는지는 현재 불분명하다. 또한 마리화나 사용이 다른 정신질환의 발병 원인이 될 수 있다는 증거가 증가하고 있다. 특히 마리화나 사용이 정신병 및 기타 정신장애 발병 위험을 증가시킨다는 증거가 있다. 현재 DSM-5-TR 대마초 금단 증후군은 과민성, 분노, 공격성, 불안, 수면장애, 안절부절 및 우울한 기분을 포함하고 있다(Martin et al., 2018).

DSM-5-TR에 따르면, 대마초사용장애는 모든 연령에서 발생할 수 있지만 청소년기 또는 젊은 성인기에 가장 흔하게 발병한다. 일반적으로 대마초사용장애는 청소년, 특히 품행문제가 있는 청소년에서 더 빠르게 진행될 수 있고 장기간에 걸쳐 발병한다. 대마초사용장애가 있는 개인은 사용 빈도와 양이 점차적으로 증가하는 대마초 사용 패턴을 보인다. 2010년경부터 대마초는 청소년기에 사용된 최초의 향정신성 물질로 미국에서 점점 더 알코올과 담배를 대체했다. 이는 청소년과 성인 사이에서 대마초 사용에 대한 인지된 유해성이 감소하고 현재 많은 사람이 대마초 사용이 알코올이나 담배 사용보다 덜 유해하다고 인식하기 때문일 수 있다. 십대 초반, 청소년 및 젊은 성인의 대마초사용장애는 새로움 추구 및 위험 감수, 규범 위반 또는 기타 불법 행동에 대한 선호 및 품행장애와 관련이 있다. 대마초 사용의 조기 시작(예: 15세 이전)은 청소년기 대마초사용장애 및 기타 유형의 물질사용장애, 정신 장애의 발병에 대한 강력한 예측인자이다. 이러한 조기 발병은 종종 다른 외현화 문제(예: 품행장애의 증상)와 동시에 발생한다. 또한 조기 발병은 내재화 문제의 예측인자이기도 하므로 정신장애 발병의 일반적인 위험요소를 반영할 수 있다(APA, 2022).

6. 오피오이드

아편유사제 섭취는 여러 기관계에 영향을 미치며 생명을 위협하는 독성 반응을 유발할 수 있다. 중독은 진통, 행복감 또는 불쾌감을 유발할 수 있다. 신체 증상에는 종종 동공 축소, 홍조, 메스꺼움, 구토 및 변비가 포함된다. 코카인이나 항콜린제와 같은 물질을 함께 섭취하면 산동이나 정상 동공으로 인하여 임상적 판단에 혼란을 줄 수 있다. 오피오이드는 정신 상태의 변화와 호흡 곤란 또는 저호흡에서 혼수, 무호흡, 비심인성 폐부종에 이르기까지 CNS와 호흡 억제를 모두 유발한다. 환자는 또한 서맥, 저혈압, 심장 부정맥 또는 발작이 생길 수 있다. 부정맥은 심장 내의 이온 채널에 대한 아편유사제 효과 또는 아편유사제와 혼합된 오염 물질로 인해 발생한다. 아편유사제 금단의 초기 단계는 불안, 불면증, 안절부절, 발한, 복부 불편감, 콧물 등으로 나타난다. 발열, 오한, 구토, 설사, 근육 경련 및 떨림의 증상은 마지막 섭취 후 3일 동안 지속될 수 있다. 금단의 다른 임상 징후는 빈맥, 고혈압 및 빈호흡이 있다(Martin et al., 2018).

아편유사제 사용장애는 모든 연령에서 시작할 수 있다. 미국에서 오피오이드 사용과 관련된 문제는 첫 번째 오피오이드를 처음 사용한 때로부터 장애 발생까지 시간 간격이 있어 10대 후반 또는 20대 초반에 가장 일반적으로 처음 관찰된다. 조기 사용은 삶의 스트레스요인이나 심리적 고통에서 벗어나고자 하는 욕구를 반영할 수 있다. 장기간 연구에 따르면, 치료가 필요한 아편유사제 사용장애가 발생하면 몇 년에 걸쳐 계속될 수 있으며 일부 개인에서는 단기간 단약을 하기도 하나 소수의 경우에만 장기간 단약이 유지된다(APA, 2022).

7. 코카인

코카인 사용의 신체적 효과에는 혈관 수축, 동공 확장, 체온, 심박수 및 혈압 상승이 있다. 과자극, 피로 감소, 정신 맑음 등 코카인의 고양감의 지속 시간은 투여 경로에 따라 다르다. 흡수가 빠를수록 더 강렬하고 지속 시간이 짧아진다. 코로 흡입하면 15~30분 정도 지속되는 반면, 연초로 피는 경우에는 이로 인한 고조감은 5~10분 동안 지속될 수 있다(Martin et al., 2018).

8. 암페타민 계열

메스암페타민은 ice, speed, crystal, glass, crank 등 다양한 이름으로 알려져 있다. 연초, 주사 또는 흡입하는 중독성 각성제이다. 이 물질은 기억 상실, 공격성, 폭력 및 정신병적 행동, 신경심리학적 결함을 일으킨다. 코카인과 마찬가지로 의존도 빠르게 발전할 수 있으며 급격한 심리사회적 쇠락과 관련이 있다. 급성 중독의 신체적 영향에는 각성 증가, 신체 활동 증가, 식욕 감소, 호흡 증가, 고열 및 고양감이 포함된다. 경련과 발작이 일어날 수 있다(Martin et al., 2018).

증례 >>>

고2 남학생이 잦은 벌점으로 유급 위기에 내몰려 내원하였다. 모든 벌점은 학교에서 흡연을 하다가 적발된 것이 사유였다. 학생은 중학교 1학년 때부터 흡연을 해 왔으며 담배를 구입하는 데 대부분의 용돈을 사용하였다. 매우 엄격한 규율이 있는 고등학교를 다니고 있었고 흡연문제말고는 눈에 띄지 않는 조용한 학생이었다. 그는 학교 화장실에서 흡연을 하다가 적발된 적이 여러 번 있으며, 이로 인하여 징계를 받기도 했지만 같은 문제가 반복되고 있었다. 면담 시 니코틴사용장애 기준을 충족하였으며 동시에 우울장애에 대한 치료도 필요하였다. 우울장애 치료를 위하여 항우울제를 선택 시 니코틴사용장애를 고려하여 부프로피온을 우선 처방하였고 동기강화치료와 인지행동치료를 시행하였다. 고등학교를 졸업하고 싶은 동기가 뚜렷했기에 학생의 치료 순응도는 좋았고 현재는 고등학교를 졸업하고 대학생이 되었으며 금연 중이다.

진단기준

1. DSM-5-TR의 물질사용장애Substance Use Disorders: SUDs와 물질유발장애Substance-Induced Disorders: SIDs

DSM-5-TR에서 물질 관련 장애는 알코올을 포함한 열 가지의 물질이 포함된다. 물질 관련 장애는 DSM-5-TR의 두 가지 주요 범주인 물질사용장애Substance Use Disorders, SUDs와 물질유발장애Substance-Induced Disorders, SIDs를 포함한다. SUD는 심각한 물질 사용 관련 문제에도 불구하고 물질의 지속적인 사용으로 인한 인지, 행동 및 생리학적 증상으로 정의되며 진단기준은 물질 사용에 대한 통제 장애, 물질 사용으로 인한 사회적 손상, 물질의 위험한 사용 및 약리학적 기준인 내성 및 금단의 네 가지 중심 범주로 나뉜다. SID는 각 특정 물질과 관련된 중독 및 금단 상태, 기타 물질 유발 정신장애를 포함한다. DSM-IV와 비교하여 '남용' 및 '의존'은 DSM-5-TR에서는 SUD의 진단기준에 포함된다.

표 26-2 각 물질과 연관된 진단명

	물질사용 장애	물질 중독	물질금단
알코올	×	×	×
카페인	–	×	×
대마	×	×	×
환각제	–	–	–
펜시클리딘	×	×	–
기타환각제	×	×	–
흡입제	×	×	–
아편계	×	×	×
진정제, 수면제 또는 항불안제	×	×	×
자극제*	×	×	×
담배	×	–	×
기타(또는 미상의)	×	×	×

주의점. X: DSM-5에서 인정한 진단명

*: 암페타민류 물질, 코카인 그리고 기타 또는 명시되지 않는 자극제를 포함함.

출처: DSM-5-TR(APA, 2022)의 물질 관련 및 중독장애 표 1 각 물질과 연관된 진단명의 일부를 편집.

표 26-3 물질사용장애의 DSM-5-TR 진단기준(APA, 2022) (각 물질에 따라 코딩함: 알코올, 대마, 펜시클리딘, 환각제, 흡입제, 아편계, 진정제, 수면제 또는 항불안제, 자극제, 담배, 기타)

A. 임상적으로 현저한 손상이나 고통을 초래하는 문제적 물질 사용 양상이 지난 12개월 사이에 다음의 항목 중 최소한 2개 이상으로 나타난다.
1. 물질을 종종 의도했던 것보다 많은 양 혹은 오랜 기간 동안 사용함
2. 물질 사용을 줄이거나 조절하려는 지속적인 욕구가 있음. 혹은 사용을 줄이거나 조절하려고 노력했지만 실패한 경험들이 있음.
3. 물질을 구하거나, 사용하거나, 그 효과에서 벗어나기 위한 활동에 많은 시간을 보냄
4. 물질에 대한 갈망감, 혹은 강한 바람, 혹은 욕구
5. 반복적인 물질 사용으로 인해 직장, 학교 혹은 가정에서의 주요한 역할 책임 수행에 실패함
6. 물질의 영향으로 지속적으로, 혹은 반복적으로 사회적 혹은 대인관계 문제가 발생하거나 악화됨에도 불구하고 물질 사용을 지속함
7. 물질 사용으로 인해 중요한 사회적, 직업적 혹은 여가 활동을 포기하거나 줄임
8. 신체적으로 해가 되는 상황에서도 반복적으로 물질을 사용함
9. 물질 사용으로 인해 지속적으로, 혹은 반복적으로 신체적 심리적 문제가 유발되거나 악화될 가능성이 높다는 것을 알면서도 계속 물질을 사용함

10. 내성, 다음 중 하나로 정의됨*
   a. 중독이나 원하는 효과를 얻기 위해 물질 사용량의 뚜렷한 증가가 필요
   b. 동일한 용량의 물질을 계속 사용할 경우 효과가 현저히 감소
11. 금단, 다음 중 하나로 나타남**,***
   a. 물질의 특징적인 금단 증후군
   b. 금단 증상을 완화하거나 피하기 위해 물질(혹은 비슷한 관련 물질)을 사용

*,** 아편계, 진정제, 수면제 또는 항불안제, 자극제의 경우 내성과 금단에 있어 적절한 의학적 감독하에 복용하는 사람들에게는 해당되지 않는 것으로 간주됨.

*** 금단 증상이나 징후는 펜시클리딘, 환각제, 흡입제에서 확립되지 않아서, 이 진단기준은 적용하지 않음.

2. ICD-11의 물질 사용 및 중독 행동에 의한 질환(C)

ICD-11에는 정신, 행동 및 신경발달 장애(06)부분에 물질 사용 및 중독 행동에 의한 질환(C)이 있고, 이는 물질 사용에 의한 질환(6C40 이하)과 중독 행동, 즉 도박이나 게임 등에 의한 질환(6C 50 이하)으로 구분된다. ICD-11에서의 물질 관련 장애는 DSM-5-TR과는 달리 알코올 의존, 알코올 중독, 알코올 금단 등의 개별 진단명을 유지하였다.

역학

미국의 경우 청소년 SUD에 대한 지역사회 유병률은 뚜렷한 연령 경향을 나타낸다(Martin et al., 2018). 물질 사용과 SUD의 유병률은 청소년기 초기부터 후기까지 거의 선형적으로 증가하며, 나이 든 청소년 4명 중 1명은 적어도 하나의 물질에 대한 DSM-IV 남용 기준을 충족하고 5명 중 1명은 DSM-IV 의존 기준을 충족한다. 청소년 3명 중 거의 1명이 매일 흡연을 보고하고, 8.6%가 18세까지 담배 의존 기준을 충족한다. 알코올이 가장 흔히 남용되는 물질이지만(10%), 의존의 경우 알코올(3.5%)보다 마리화나 의존(4.3%)의 비율이 약간 더 높다. 또한 남성이 여성보다 약물 사용을 더 많이 보고하고 청소년기 후반에 알코올 및 마리화나 의존 기준을 더 자주 충족하는 반면, 여성은 니코틴 의존도가 더 높다. 임상 인구에서 동반질환의 비율은 훨씬 더 높다. 법적 문제가 있는 청소년의 약 60%와 정신건강 문제로 치료를 받는 청소년의 40%가 동반된 SUD를 갖고 SUD가 있는 청소년의 3/4 정도가 기타 비물질 정신장애를 가지고 있다. 이들 중 가장 흔한 것은 외현화 장애이지만 내재화 장애도 일반 인구보다 더 흔하다. 아동 및 청소년 정신장애의 역학연구The Methods for the Epidemiology of Child and Adolescent Mental Disorders: MECA에 따르면, 청소년 SUD 인수집단에서의 동반 이환 정신장애의 지난 6개월 유병률은 동반질환의 경우 76%, 파괴적 행동장애의 경우 68%, 모든 기분장애의 경우 32%, 불안장애의 경우 20%였다(Kandel et al., 1999).

매년 시행하는 질병관리청과 교육부의 청소년건강행태조사, 여성가족부에서 격년으로 시행하는 청소년 매체 이용 및 유해환경 실태조사, 대검찰청의 마약류 범죄 백서를 참고하여 우리나라에서 주로 문제가 되는 알코올, 니코틴, 환각제 및 기타 물질 그리고 마약 관련 통계를 알아보았다.

1. 알코올

1) 생애 음주 경험률

청소년건강행태조사에서는 청소년의 생애 음주 경험률이 2010년 54.8%에서 2016년 38.8%로 지속적으로 하락세를 보이다 2017년 40.2%와 2018년 42.3%로 다소 증가, 이후 2019년 39.4%로 다시 감소하였고, 2020년 33.4%, 2021년 32.9% 감소 추세이다. 생애 음주 경험이 있는 청소년들 중 성인이 음주를 권유, 강요 또는 말리지 않아 술을 마신 경험은 가족 외 성인에 비하여 가족에 의한 권유나 강요가 2배 정도로 음주 경험의 주요요인 중 하나로 작용하고 있다.

2) 청소년 현재 음주율

청소년건강행태조사에서는 2021년 기준 현재 음주율은 남학생 12.4%로 여학생 8.9%보다 높았고, 고등학생(남 18.8%, 여 13.0%)이 중학생(남 6.2%, 여 5.0%)에 비해 높았으며, 이는 2020년과 유사하였다. 2021년 위험 음주율은 남학생 5.3%, 여학생 4.4%로 2020년과 비슷하였지만, 현재 음주자의 위험 음주율은 남학생 42.5%, 여학생 49.8%로 2020년(남 46.2%, 여 52.9%)에 비해 감소하였다. 2021년 현재 음주자 중에서 최근 30일 동안 1일 이상 정신을 잃거

나 기억을 못할 정도로 술을 마셨던 만취 경험률은 남학생 10.1%, 여학생 10.7%이었으며, 고등학생(남 10.3%, 여 10.9%)이 중학생(남 9.4%, 여 10.1%)보다 높았으며 2020년에 비해 감소하였다(표 26-4, 그림 26-1, 그림 26-2, 그림 26-3).

2020년 청소년 매체 이용 및 유해환경 실태조사 분석 보고서도 거의 비슷한 양상인데, 전체 중고등학생의 최근 1개월간 음주 경험률은 11.6%로 나타났고, 올해 최근 1개월간 음주 경험률은 과거(2016년 18%, 2018년 14.5%)에 비해 감소하였으며, 성별에 따른 최근 1개월간 음주 경험률을 보면 남학생 12.3%, 여학생 10.8%로 성별 간 차이가 크지 않으며, 이러한 성차의 폭은 과거에 비해 꾸준히 좁혀지는 것으로 보고하고 있다(2016년 4.3%p → 2018년 2.6%p → 2020년 1.5%p). 학교급을 살펴보면, 고등학생의 최근 1개월간 음주 경험률(16.8%)이 중학생의 음주 경험률(5.9%)보다 약 3배 가까이 높게 나타났다.

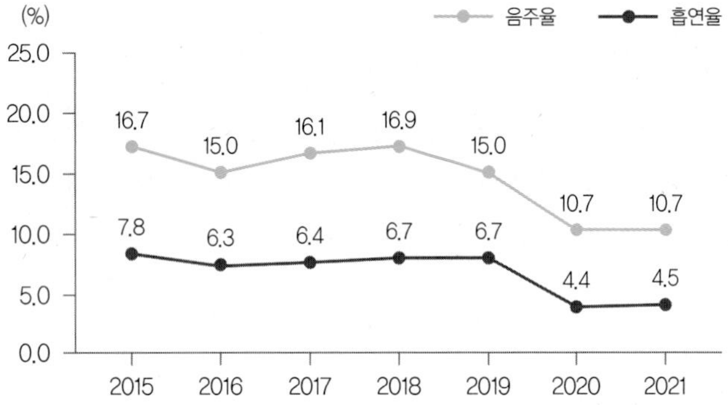

그림 26-1 청소년의 흡연 및 음주율(교육부, 질병관리청, 2021)

표 26-4 청소년의 흡연 및 음주율(교육부, 질병관리청, 2021) (단위: %)

	현재 흡연율[1]	중학생	고등학생	현재 음주율[2]	중학생	고등학생
2011	12.1	8.1	16.1	20.6	12.0	29.0
2012	11.4	7.2	15.4	19.4	10.3	28.2
2013	9.7	5.5	13.8	16.3	8.3	23.8
2014	9.2	4.7	13.5	16.7	8.3	24.6
2015	7.8	3.3	11.7	16.7	7.4	24.9
2016	6.3	2.5	9.5	15.0	6.5	21.9
2017	6.4	3.0	9.2	16.1	7.6	23.0
2018	6.7	3.0	9.8	16.9	8.5	24.2
2019	6.7	3.2	9.9	15.0	7.6	21.8
2020	4.4	1.7	7.1	10.7	5.4	15.9
2021	4.5	1.9	7.2	10.7	5.6	16.0
남자	6.0	2.1	10.0	12.4	6.2	18.8
여자	2.9	1.6	4.2	8.9	5.0	13.0

중고등학생 대상, 주: 1) 최근 30일 동안 1일 이상 일반 담배(궐련)를 흡연한 사람의 분율, 2) 최근 30일 동안 1잔 이상 술을 마신 적이 있는 사람의 분율

2. 니코틴

1) 평생 흡연 경험률

청소년건강행태조사에서 청소년의 평생 흡연 경험률은 2010년 26%에서 2012년 24.6%까지 증가하였고, 이후 지속적으로 감소하여 2017년에는 13.7%였다가 2018년에 일시적으로 14.9%로 상승하였으나 다시 2019년에는 12.7%로 하락하였고, 이후 꾸준히 하락하여 2021년에는 9.9%이다. 2021년 궐련형 전자담배 평생 경험률은 남학생 4.9%, 여학생 1.9%였으며, 현재 사용률은 남학생 1.8%, 여학생 0.8%로 2020년(남 1.6%, 여 0.5%)보다 증가하였고, 고등학생(남 3.0%, 여 1.2%)이 중학생(남 0.7%, 여 0.5%)보다 높았다. 2021년 기준 액상형 전자담배 평생 경험률은 남학생 9.8%, 여학생 4.2%였으며, 현재 사용률은 남학생 3.7%, 여학생 1.9%로 2020년(남 2.7%, 여 1.1%)보다 증가하였고, 고등학생(남 6.0%, 여 2.8%)이 중학생(남 1.6%, 여 1.1%)보다 높았다.

2020년 청소년 매체이용 및 유해환경 실태조사 분석보고서에서도 위의 보고와 유사하게 흡연 생애 경험에 있어 중고등학생의 8.7%는 담배를 피워 본 경험이 있고, 그중 특히 남자 청소년의 흡연 생애 경험이 11.7%로 여자 청소년(5.4%)보다 6.3%p 높으며, 고등학생의 흡연 생애 경험률(11.9%)은 중학생(5.1%)보다 6.8%p 높다고 보고하고 있다. 또한 청소년의 흡연 생애 경험률은 지속적으로 감소하고 있다는 점도 유사하다(2016년 11.5% → 2018년 9.6% → 2020년 8.7%).

2) 현재 청소년 흡연율

청소년건강행태조사에서 2021년 기준으로 담배 제품[(일반 담배(궐련) 또는 액상형 전자담배 또는 궐련형 전자담배)] 현재 사용률은 남학생이 7.0%로 여학생 3.3%보다 높

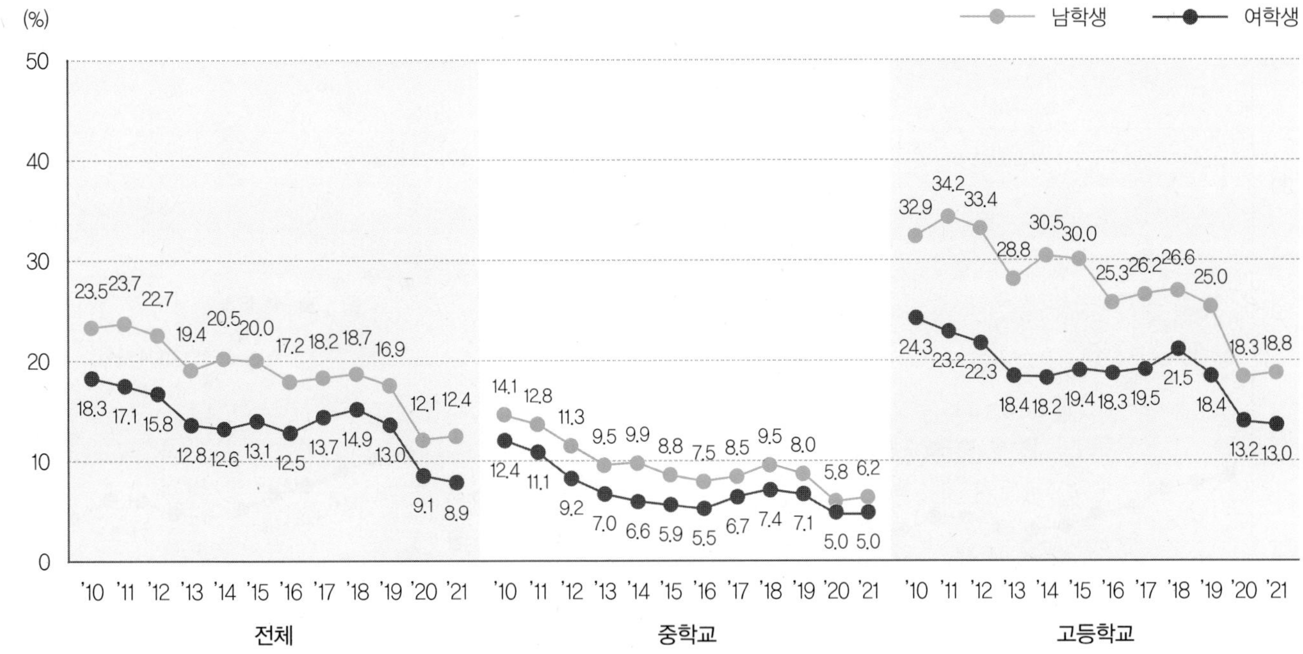

그림 26-2 현재 음주율 추이(교육부, 질병관리청, 2021)

※ 현재 음주율: 최근 30일 동안 1잔 이상 술을 마신 적이 있는 사람의 분율

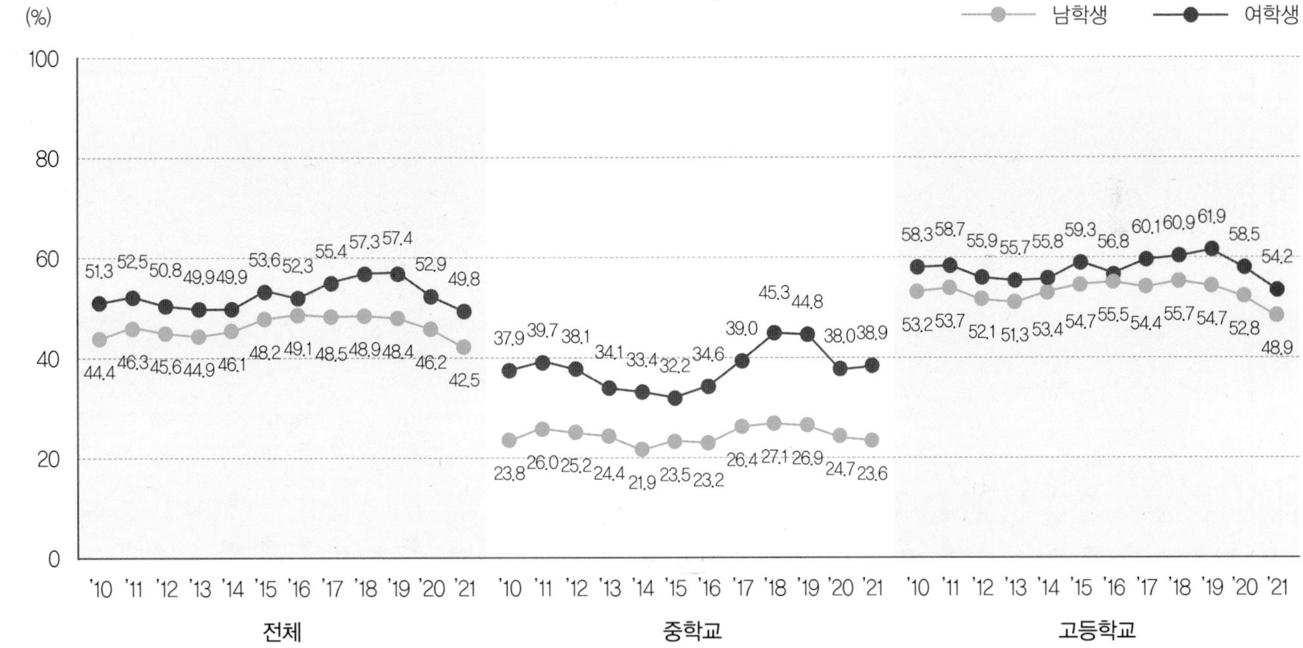

그림 26-3 현재 음주자의 위험 음주율 추이(교육부, 질병관리청, 2021)

※ 현재음주자의 위험 음주율: 현재 음주자 중에서 최근 30일 동안 1회 평균 음주량이 중등도 이상(남자: 소주 5잔 이상, 여자: 소주 3잔 이상)인 사람의 분율

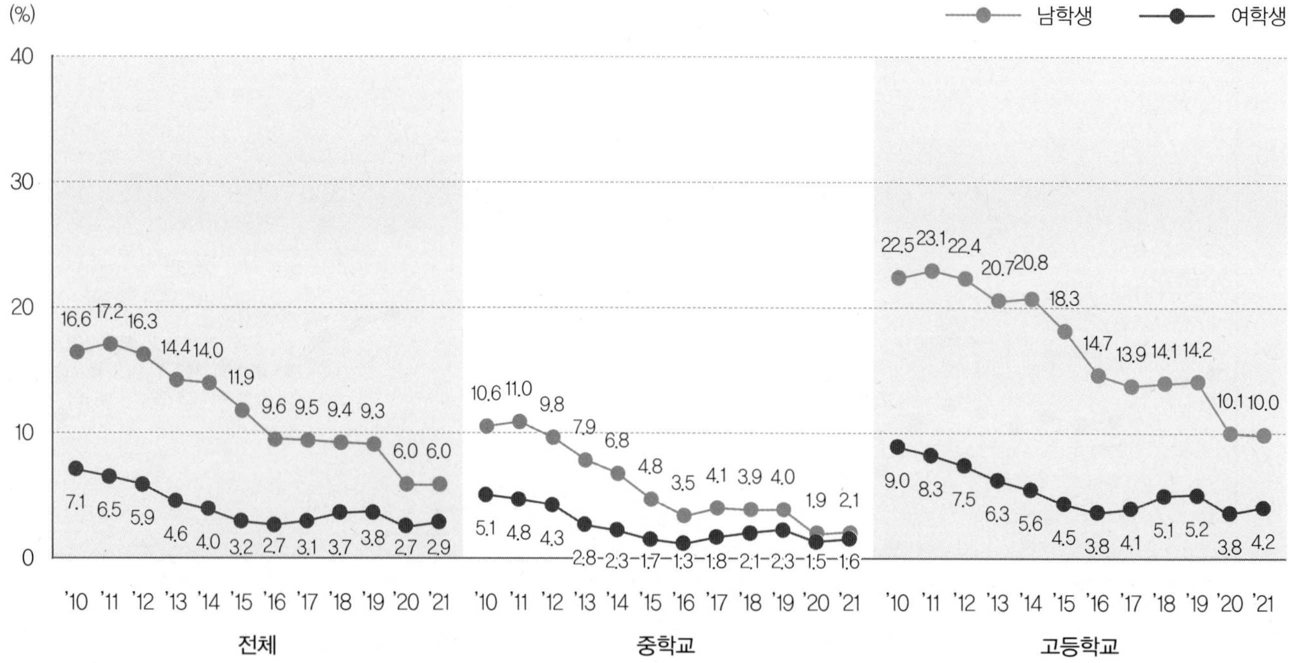

그림 26-4 청소년의 현재 흡연율 추이(교육부, 질병관리청, 2021)

※ 현재 흡연율: 최근 30일 동안 1일 이상 일반 담배(궐련)를 흡연한 사람의 분율

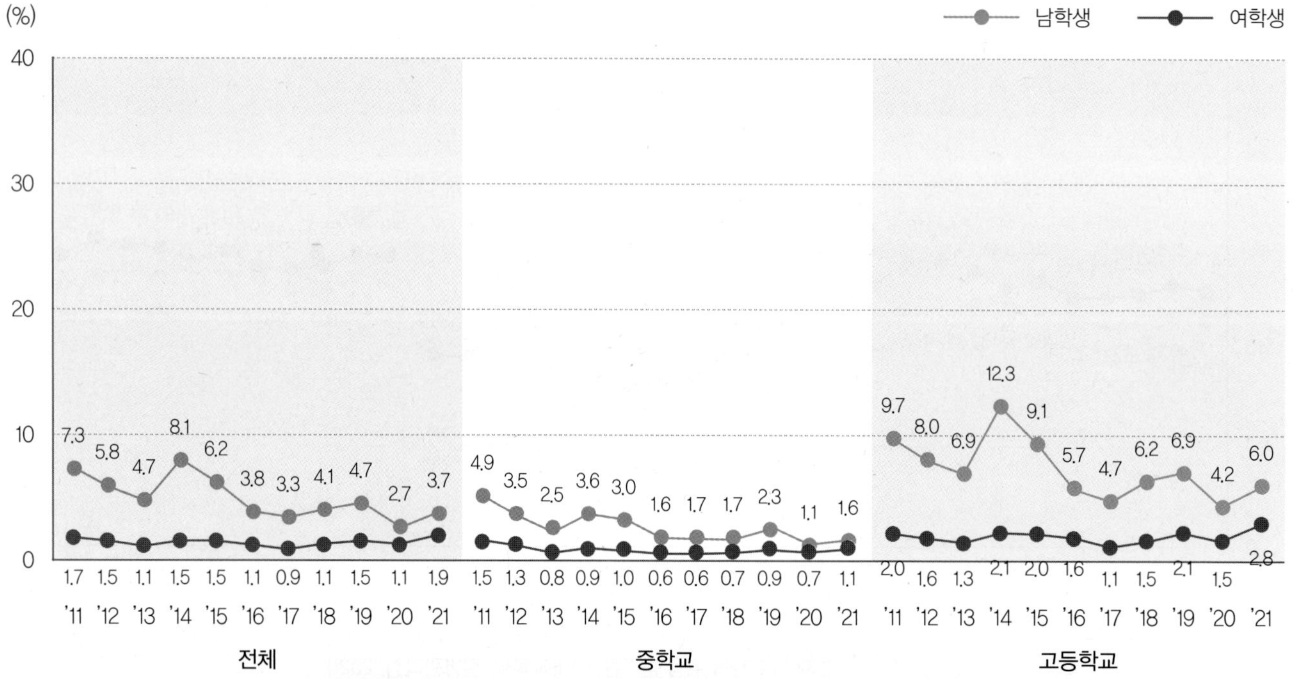

그림 26-5 청소년의 액상형 전자담배 현재 사용률(교육부, 질병관리청, 2021)

※ 액상형 전자담배 현재 사용률: 최근 30일 동안 1일 이상 액상형 전자담배를 사용한 사람의 분율

았다. 또한 최근 1개월간 흡연 경험률인 현재 흡연율[일반 담배(궐련) 기준]은 2011년 12.1%에서 2016년(6.3%)까지 지속적인 감소세를 보였으나 2017년 6.4% 이후 2019년 6.7%까지 답보 상태였고, 다시 2020년에 4.4%로 감소하였으며, 2021년에는 4.5%로 유지되고 있으며, 남녀로는 남학생 6.0%, 여학생 2.9%였으며, 고등학생(남 10.0%, 여 4.2%)이 중학생(남 2.1%, 여 1.6%)보다 높았다(표 26-4, 그림 26-4, 그림 26-5).

3) 청소년 금연 시도율

청소년건강행태조사에서 현재 일반 담배(궐련) 흡연자 중에서 2021년 기준 최근 12개월 동안 담배를 끊으려고 시도한 남학생은 68.3%(중 73.1%, 고 67.3%), 여학생은 66.9%(중 70.2%, 고 65.6%)로 2020년(남 69.6%, 여 69.1%)보다 감소하였고, 최근 12개월 동안 학교에서 흡연 예방 및 금연교육을 받은 학생은 63.2%(중 70.2%, 고 55.9%)로 2018년(72.5%)보다 크게 감소하였다.

3. 마약류 및 기타 약물

1) 마약류

대검찰청에서 발간한 2021 마약류범죄백서에 따르면, 2021년도 전체 마약류 사범 중 20~30대가 56.8%를 차지하여 젊은 층의 마약류 범죄가 심각한 것으로 나타났는데,

표 26-5 마약류사범 연령별 현황(대검찰청, 2021) (단위: 명)

연도별 \ 연령별	19세 이하	20~29	30~39	40~49	50~59	60세 이상	연령 미상	합계
2017	119	2,112	3,676	3,919	2,589	1,491	217	14,123
	(0.8)	(15.0)	(26.0)	(27.8)	(18.3)	(10.6)	(1.5)	(100)
2018	143	2,118	2,996	3,305	2,352	1,457	242	12,613
	(1.1)	(16.8)	(23.8)	(26.2)	(18.6)	(11.6)	(1.9)	(100)
2019	239	3,521	4,126	3,487	2,554	1,598	519	16,044
	(1.5)	(21.9)	(25.7)	(21.7)	(15.9)	(10.0)	(3.2)	(100)
2020	313	4,493	4,516	3,599	2,423	2,232	474	18,050
	(1.7)	(24.9)	(25.0)	(19.9)	(13.4)	(12.4)	(2.6)	(100)
2021	450	5,077	4,096	2,670	1,992	1,550	318	16,153
	(2.8)	(31.4)	(25.4)	(16.5)	(12.3)	(9.6)	(2.0)	(100)

※ ( )는 구성비 %

해마다의 양상을 보면 점점 젊은 층으로 적발 인원이 이동하고 있는 것이 특징이며, 19세 이하 마약류 사범이 무려 119(2017년) → 143(2018년) → 239(2019년) → 313(2020년) → 450(2021년)으로 해마다 늘고 있고 특히 2021년도에는 19세 이하 적발 인원이 450명으로 전년(313명) 대비 43.8% 증가하여 주의를 요한다(대검찰청, 2021) (표 26-5, 그림 26-6).

(단위: 명)

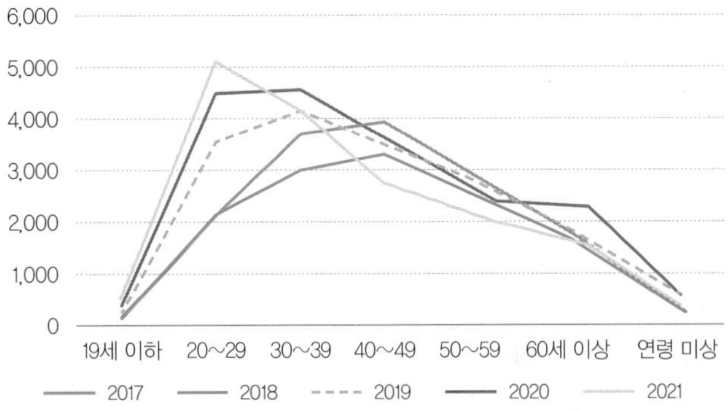

그림 26-6 연도별 마약류 사범 연령별 현황(대검찰청, 2021)

2) 환각성 물질 및 기타 약물

청소년건강행태조사에서 "평생 동안 기분의 변화나 환각 등의 경험, 과도한 살빼기 등을 목적으로 부탄가스, 본드를 비롯하여 각성제, 히로뽕, 암페타민, 마약, 많은 양의 기침가래약, 신경안정제 등을 먹거나 마신 적"이 있는 응답자 비율을 분석한 결과, 2011년 0.7%에서 2014년에 0.4%로 다소 감소하는 추세를 보였으나 2018년부터는 답보 상태이다. 또한 환각성 물질 위험에 대한 교육 경험은 33.7%이며, 교육에 대한 긍정적인 응답은 73.6%이고, 환각성 물질 유경험자 중 환각성 물질 위험에 대해 교육받은 청소년은 38.9%이며, 그중 21.2%만이 교육이 도움되었다고 응답하여 환각성 물질 유경험자에 대한 교육 확대 및 강화 방안이 논의될 필요성을 언급하고 있다.

여성가족부에서 2년마다 실시하는 2020년 청소년 매체 이용 및 유해환경 실태조사 분석보고서(여성가족부, 2020)에 따르면, 최근 1년 동안 환각성 물질을 이용한 경험률은 0.4%로 나타났으며, 환각성 물질 이용 경험이 있는 중고등학생들의 환각성 물질의 주된 획득경로는 '집'(58.7%), 그 외에 '편의점, 가게 직접 구입'(24%), '대형마트 직접 구입'(13.7%), '성인에게 얻어서'(12.4%), '인터넷/모바일 직

접 주문'(7.3%), '친구 또는 선배'(7.2%) 순이었고, 성별에 따라 살펴보면 '친구 또는 선후배'에게 얻는 비율이 남학생(3.0%)에 비해 여학생(17.1%)이 다소 높았으며, 학교급별로 환각성 물질을 얻는 주된 경로를 살펴보면 중학생은 '집'(69.6%)이며, 고등학생은 '편의점, 가게에서 직접 구입'(43.9%)으로 나타났다.

원인

물질 관련 장애에 사용할 물질을 구할 수 있어야 SUD가 발병할 수 있다. 여러 다양한 물질이 있음에도 소아청소년의 일부만이 이를 시도하게 되고, 이 중 일부만이 지속해서 물질을 사용하거나 SUD가 발생한다. 따라서 개인이 이러한 물질을 시도할 개인의 소인과 SUD로 발전할 요인들이 SUD의 발생에 기여하게 된다. 물질과 관련한 위험인자들이 이 장에서 모두 다뤄질 수는 없지만 소아청소년의 주된 원인인자에 대해 제시하고자 한다(Martin et al., 2018).

1. 유전적(Kirisci et al., 2015) 및 환경적 영향

쌍둥이 및 입양 연구에 따르면, 물질 사용의 시작에 상당한 공유 환경 영향이 존재하며, 환경이 유전자의 발현을 허용할 때 유전적 영향이 더 분명해진다. Koopmans 등(1999)은 청소년이 종교적인 가정에서 자랐을 때 알코올 사용을 시작하는 데 유전적 영향이 없었지만 청소년이 비종교적인 가정에서 자랐을 때 40%가 유전적 요인에 의해 설명될 수 있음을 보여 주었다. 청소년 SUD의 발달에 대한 유전적 영향은 물질 또는 물질대사에 대한 정신 생리학적 반응 또는 주관적 효과(Haberstick et al., 2011)에 대한 직접적인 영향을 통해 작용하거나, 물질 사용을 시작하는 것으로 이어지는 행동적 탈억제와 같은 성격 특성에 대한 유전적 영향을 통해 간접적으로 작용할 수 있다(McGue & Lacono, 2008). 따라서 유전적 요인은 개인의 위험에 영향을 주지만 물질 사용 패턴의 인구 전반에 걸친 변화를 설명하지는 않는다.

2. 외현화 장애

외현화 장애는 물질 사용의 시작과 남용 및 의존의 발달을 예측하는 주요 위험요인이다. 외현화 장애의 발병과 관련된 많은 위험요인이 유사하게 SUD의 발병을 촉발한다. 품행장애는 지속적으로 물질 사용 시작 및 SUD로의 진행을 예측하는 것으로 나타났다. 주의력결핍 과잉행동장애 ADHD는 품행장애와의 공존으로 인한 ADHD 효과의 크기에 대한 논란이 있지만 SUD 발병 위험을 다소 증가시키는 것으로 보인다. 외현화 장애 및 SUD는 하나 이상의 일반적인 선행 위험요인의 영향을 받는 것으로 생각할 수 있다.

3. 단계이론과 '관문'이론

단계이론은 더 일반적으로 사용되는 낮은 단계의 물질이 높은 단계의 물질 사용에 선행하는 물질 사용의 시간적 순서가 있다고 가정한다. 따라서 일반적으로 알코올이나 담배와 같은 물질이 순서대로 먼저 사용된 다음 마리화나가 이어지며, 일반적으로 다른 불법 물질의 사용으로 진행되기 전의 첫 번째 물질이다. 단계이론과 관련된 것은 마리화나와 관련된 관문 가설이다. 이것은 마리화나의 사용이 다른 불법 약물 사용으로의 진입을 촉진한다고 가정한다(Hall & Lynskey, 2005).

마리화나 사용이 다른 약물 사용에 미치는 영향에 대한 이용 가능한 문헌을 검토한 결과, 마리화나 사용과 다른 약물로의 진행 사이에 관계가 있으며 이 효과는 다음과 같이 세 가지로 설명할 수 있다. ① 다양한 약물을 사용하는 경향이 있는 기존 특성을 가진 사람의 대마초 사용(즉, 마리화나 사용은 여러 약물을 사용하는 경향을 나타내는 지표임)과 ② 더 어린 나이에 다른 불법 약물을 사용할 수 있는 더 많은 기회를 제공하는 환경에서 대마초 사용자와 약물을 사용하는 지인과의 관계, 그리고 ③ 마리화나 사용은 다른 불법 약물 사용에 대한 호의적인 태도를 만드는 불법 약물 하위 문화로의 사회화를 초래한다.

4. 조기 사용

물질 사용의 이른 시작은 평생 동안 SUD의 발달에 대한 강력한 예측인자인 것으로 나타난다. 이것이 물질 관련을 예측하는 다른 위험요인에 대한 지표가 되는 조기 사용 때문인지 또는 인과관계가 있는지 여부는 알려져 있지 않다. 동물연구는 청소년기의 뇌가 약물 감작의 영향에 특히 취약할 수 있음을 시사하여 조기에 약물 사용을 시작하는 사람들 사이에서 SUD의 발병률 증가에 대한 가능한 신경생물학적 설명을 제공한다(Chambers et al., 2003).

5. 가족 및 또래 효과

SUD는 가족 단위로 발생하는 경향이 있다. 이것은 부분적으로 가족 내 일반적인 유전적 영향 때문일 수 있으나 한편으로 환경 중재의 실질적인 증거가 있다. 부모의 약물 사용과 나이가 많은 형제자매의 약물 사용은 청소년 약물 사용의 발달에 중요한 위험요소이다(Brook et al., 2003). 그러나 전파 기제는 형제 및 부모의 영향을 매개하는 개인의 성격 차원과 함께 복잡하다. 비행 청소년들과의 또래 형성은 청소년 SUD 발달의 특징 중 하나이다. 그러나 동료들이 물질을 소비하도록 '또래 집단에 압력'을 조성한다는 일반적인 개념이 있었지만, 대부분의 연구는 개인이 또래 집단을 선택한 다음, 또래 집단에 영향을 미치고, 다음 그들에 의해 영향을 받는 복잡한 과정이 존재한다는 개념을 지지한다(Schulenberg & Maggs, 2002).

6. 물질 사용의 병인학에서의 생물학적 기전

많은 동물연구에서 물질에 반복적으로 노출되면 신경세포가 개인의 즐거움의 '음조tone'를 바꾸는 것으로 나타났다. 이 음조는 물질 사용에 의해 재설정되어 시간이 지남에 따라 낮아져 물질을 사용하지 않을 때 불쾌감과 갈망을 일으키고 물질 의존을 반복하게 한다. 이 동물연구는 비록 다른 수용체에 작용하더라도 모든 남용물질이 중독을 반복하게 하는 신경세포의 적응적 변화를 초래하는 공통 하위 경로를 만든다(Koob, 2014).

7. 물질별 위험

모든 남용물질은 SUD의 발달과 관련된 공통 신경학적 경로를 공유하지만 중독 가능성 측면에서 물질 간에 차이가 있다. 의존이 발달하는 시간 경과는 개인, 물질 및 투여 경로에 따라 다르다. 코카인 사용자의 6%가 코카인 사용 후 1년 이내에 의존성이 발생하는 것과 같이 코카인과 같은 일부 물질은 의존성이 빨리 시작되는 것이 특징이다. 종단연구에서 Wagner와 Anthony(2002)는 코카인 사용자의 약 15~16%가 처음 사용 후 10년 이내에 코카인 의존을 일으켰지만, 마리화나 사용자의 경우 해당 값이 약 8%임을 보여주었다. 알코올 사용자의 경우 12~13%이다. 청소년이 성인에 비해 중독에 더 취약할 수 있다는 증거가 증가하고 있다. 예를 들어, 마리화나를 사용한 청소년의 1/6은 의존으로 진행되지만 성인은 약 1/11만이 의존으로 진행된다(Martin et al., 2018).

예후

SUD의 경과와 예후는 다양하다. 조기 발병, 더 심각한 약물 사용 및 동반 이환 상태는 더 심각한 경과 및 결과를 예측한다. 일반적으로 물질사용장애는 만성 재발성 상태를 의미한다.

진단 및 감별

SUD의 진단은 주로 청소년과의 임상 인터뷰와 부모 및 교사로부터 보조 정보를 얻는 것을 통해 이루어진다. 청소년은 변화의 '전숙고'단계에 있을 가능성이 높으므로 물질 관련 문제를 축소 보고할 수 있다. 약물 사용에 대한 대화의 가능성을 높이려면 청소년과의 관계를 형성하는 것이 중요하다. 초기의 강력한 치료적 동맹은 비판단적·협력적 접근이 특징인 동기강화면담motivational interviewing(Miller & Rose, 2009)을 사용하여 촉진한다.

주요 임상 관심사는 물질 관련 문제의 정도 또는 심각성, 환자가 남용하거나 의존하는 특정 물질, 패턴이 지속되는 기간이다. 동기강화 접근방식을 취하고 비밀 유지의 한계를 청소년과 부모/보호자에게 주의 깊게 설명하면 임상의는 다른 행동문제와 함께 물질 심각도에 대한 정직한 병력을 얻을 가능성이 훨씬 높다.

청소년과 SUD에 대한 초기 평가를 수행할 때, 비밀 유지의 한계에 대한 논의를 포함하여 초기 면담 동안 부모 또는 보호자가 이상적으로 참석하고 관련 발달 및 가족력을 확보해야 한다. 부모 또는 양육자와의 면담은 또한 현 병력, 초기 발달력을 얻고 가족 역동을 평가하는 데 사용할 수 있다. 그러나 물질 사용에 대한 청소년의 자가보고는 비밀 보장될 때 더 신뢰할 수 있는 것으로 나타났기 때문에 청소년과의 별도의 개인면담이 권장된다. 면담 기술은 강력한 치료적 동맹의 발전을 촉진하기 위해 동기강화 접근방식을 사용하여 공감하고, 비판단적이며, 지지적이어야 한다. 일반적으로 약물 사용력은 다른 장애에 대한 의학적 · 임상적 정보를 얻거나 시스템의 의학적 검토를 평가하는 것과 유사한 스타일과 민감도로 얻는다. 청소년이 평생 5회 이상 사용한다고 보고하는 물질의 경우 임상의는 처음 사용 또는 시도한 연령, 반복적인 사용으로의 진행 연령, 최대 사용, 현재 사용(지난 달) 그리고 마지막 사용에 대해 확인해야 한다.

그다음 SUD에 대한 DSM-5 진단기준을 평가하여 어떤 SUD를 치료 대상으로 삼아야 하는지를 결정한다. 달력을 바탕으로 시간 순서를 거슬러 탐색하는 절차(Robinson et al., 2014)는 치료 시작 전 물질 사용의 현재 양상과 심각성을 더 잘 이해하기 위해 첫 면담 시 종종 사용된다. 다른 중요한 정보에는 갈망과 물질 사용을 자극하는 것trigger, 사용 상황(예: 특정 또래와 함께, 또는 학교에서 또는 학교 전), 사용에 대한 인지된 동기, 사용의 긍정적이고 부정적인 결과 및 치료에 대한 현재 동기 및 목표 등이 포함된다.

SUD가 있는 청소년은 일반적으로 다른 정신장애에 대한 진단기준을 충족한다. 따라서 임상의가 정신과적 증상의 시작 및 진행과 약물 사용의 시작 및 진행 사이의 시간적 관계를 평가할 수 있도록 하는 전체적인 발달력을 파악하는 것이 매우 중요하다. 정보를 정확하게 파악하기 위하여 생애 전체에 대한 타임라인을 사용하는 것은 감별진단을 고려할 때 유용하다(Martin et al., 2018).

치료

청소년기 SUD는 만성적이고 재발할 가능성이 있다. 환자는 시간이 지남에 따라 치료가 여러 번 필요할 수 있다. 치료에는 일반적으로 금주를 유도하거나 약물 사용을 현저히 줄이려는 초기 시도, SUD의 생물심리사회적 측면을 다루는 기간, 유지 또는 '재발 예방' 단계가 포함된다. 청소년들은 일반적으로 스스로 치료를 받으려 하기보다는 종종 가족, 학교 또는 법원에서 치료를 받도록 압력을 받는다. 그들은 종종 반항적인 모습을 보이거나 약물 사용을 축소 보고한다. 치료의 일차적인 초기 목표는 약물 추구 및 약물 사용 행동에 개입하는 과정에 청소년과 가족을 참여시키고 이를 친사회적 행동으로 대체하는 것이다. 다양한 증거 기반 접근방식이 성공적인 것으로 나타난다.

치료는 다중 접근이 필요하고 개인, 가족, 동료 및 기타 사회적 환경 영역을 동시에 다루어야 한다. 약물 요법은 특정 SUD 및 동반질환에 대한 중요한 구성요소일 수 있다.

1. 사회심리적 접근

1) 동기강화면담

동기 강화 기술은 치료 참여를 촉진하고 강력한 치료 동맹을 구축하고 환자가 직접 치료 목표를 도출하는 데 사용할 수 있다. 이 접근방식은 '변화 대화'의 빈도와 강도를 증가시켜 환자의 변화 동기를 증가시키며, 이는 차례로 행동 변화를 만드는 것과 긍정적인 상관관계가 있다. 청소년들은 일반적으로 보다 지시적이고 대립적인 접근에 저항하고, 종종 양가적이며, 상대적으로 치료에 대한 동기가 없기 때문에 동기 강화적 접근이 중요하다. 동기강화면담 원칙은 인지행동 또는 가족 기반 치료와 함께 효과적으로 사용할 수 있다.

2) 인지행동치료

학습이론에 기반한 인지행동요법CBT도 청소년 SUD 치료에 효과적인 것으로 나타났다(Kaminer et al., 2002). 치료 매뉴얼은 5~16주 사이의 주간 CBT 치료과정으로 개발되는 것이 일반적이다. 그룹 및 개인 형식 CBT 모두 청소년 물질남용을 줄이고 관련 행동문제를 개선하는 것으로 나타났다. 그러나 개별 CBT는 지속적이거나 새로운 치료 효과 크기와 더 일관되게 연관되어 있다. CBT는 일반적으로 물질 사용과 관련된 경쟁 행동, 기술 결함 및 특정 인지 왜곡뿐만 아니라 물질 사용의 강화요인을 식별하는 '기능 분석'에 의존한다. CBT의 중요한 특징은 약물 갈망을 효과적으로 처리하고, 부정적인 기분 상태를 조절하고, 고위험 상황을 피하기 위한 대처 전략을 강화하는 데 사용되는 기술

훈련을 강조하고 문제해결 및 의사 소통기술을 강화한다.

3) 가족 및 다중체계 치료

다양한 가족 기반 요법이 청소년 SUD를 성공적으로 치료하는 것으로 나타났다. 가족 및 다중체계 치료 모두 환경의 맥락에서 청소년을 치료하고 SUD에 기여하는 여러 환경요인을 수정하려고 시도한다. 이러한 접근법은 광범위하게 연구되었으며 청소년 SUD에 효과적인 것으로 나타났다. 다중체계 치료는 약물 사용과 관련된 반사회적 행동의 사회적 및 가족적 영향을 다루는 접근방식이다. 치료자는 자주 가정을 방문하고 근무 중 상시로 접근이 가능하다.

Henggeler 등(1996)은 다중체계 치료를 받는 청소년의 98% 이상이 치료에 남아 있는 반면, 치료를 받는 대조군의 청소년은 극소수에 불과했다고 보고하였다. 다른 접근방식에는 덜 집중적인 접근방식이며 매주 진료실 내원을 통해 시행할 수 있는 단기 전략 가족 치료가 있다. 다른 가족 요법에는 다차원적 가족 요법이 포함되며, 통제된 무작위 시험에서도 긍정적인 결과를 보고했다(Robbins et al., 2002).

4) 지역사회 강화 및 행동 접근법

지역사회 강화치료는 비사용 행동에 대한 보상을 위해 지역사회의 환경적 요인을 변화시키는 데 주로 초점을 맞춘 기술 기반 치료이다. 청소년의 대마초 사용 치료를 위한 매뉴얼이 개발되었으며, 이를 미국 약물남용 및 정신건강 서비스 관리국에서 제공하고 있다.

이 접근방식과 약물 사용 및 비약물 사용 행동에 대한 환경 보상에 중점을 둔 유사한 접근방식은 지지 모델보다 우수한 것으로 나타났다. 이러한 접근방식의 주요 목표는 약물 사용을 촉진하는 조건을 변경하여 물질을 중단하기를 촉진하는 것이다. 일반적으로 치료자는 약물 사용, 실제 행동, 약물 사용의 긍정적·부정적 결과를 식별하는 물질 사용에 대한 기능적 분석을 수행한다.

치료자는 약물 사용과 호환되지 않는 긍정적인 사회 활동을 촉진하고 가족 구성원과의 관계를 개선하는 것을 목표로 한다. 부모의 주요 목표는 지역사회 강화과정에 참여하도록 동기를 부여하고, 가족 구성원에게 물질을 중단하기를 촉진하고, 약물 사용을 억제하는 기술을 가르치는 것이다.

또한 청소년의 물질 사용 중단을 촉진하기 위해, 행동에 영향을 미치기 위해 학교 또는 보호관찰과 같은 다른 체계가 개입될 수 있다. Waldron 등(2007)은 지역사회 강화 가족치료 모델을 사용하여 치료에 저항하는 청소년의 71%를 치료에 참여시키는 것이 가능하다는 것을 보여 주었다. 부모와 청소년 모두 기능의 여러 영역에서 상당한 개선을 보였고, 치료에 참여한 청소년의 약물 사용이 크게 감소했다.

5) 수반성 관리Contingency Management: CM

수반성 관리는 잘 확립된 행동 강화의 원칙을 기반으로 한다. 중독 치료에서 CM의 사용은 부정적인 강화 접근방식(예: 대결, 처벌)에서 보다 긍정적인 강화 접근방식으로 이동했다. 예를 들어, 물질을 중단하는 것은 종종 소변약물검사에 대한 실질적인 보상(상품권 또는 상품권 추첨 기회)을 제공함으로써 강화된다. 성인에 대한 수많은 연구와 청소년 연구의 증가는 CM이 다른 심리사회적 물질 치료 중재에 추가될 때 더 높은 물질 중단 비율을 보였다(Stanger et al., 2015). 예를 들어, 대부분의 청소년 심리사회적 물질 치료 중재는 10~30%가 CM/금욕 기반 인센티브를 추가한 경우 약 50%와 비교하여 치료 중 물질을 중단하는 것을 달성한다고 보고된다. CM은 치료에 청소년이 머무르게 유지하고 결과를 개선하는 데 도움이 될 수 있다.

2. 약물 요법

모든 SUD가 약물 요법이 가능한 것은 아니지만, 알코올, 니코틴 및 아편유사제의 남용에는 효과적인 약물 요법이 있다(표 26-6). 또한 동반 이환 상태는 종종 약물 요법의 대상이 될 수 있다.

Özgen 등(2021)과 Scott 등(2022)은 ADHD 및 정신질환이 있는 SUD 청소년에서의 약물치료에 대한 체계적 고찰을 발표하였는데, 이들을 종합하면 메틸페니데이트, 아토목세틴, 페몰린(현재 처방 중단됨), 플루옥세틴, 쿠에타핀, 토피라메이트, 리튬 등 7개의 약물에 대한 11개의 무작위 대조 시험이 보고되었다. 4건의 ADHD와 SUD, 4건의 우울장애와 SUD, 3건의 양극성장애와 SUD에 대한 보고가 있었고, 이 중 5개 연구에는 행동 개입도 포함되었다. 대부분의 공존진단에 대한 약물 요법이 SUD의 경과에 영향을 미쳤다는 근거는 제한적이다.

표 26-6 소아청소년 약물사용장애에서 사용하는 약물 요법

	약제	용량	참고 사항
알코올	아캄프로세이트	1~4g을 tid 복용	성인의 알코올 의존에 대해 FDA 승인 Niederhofer과 Steffan(2003)의 연구(N=26)에서 청소년에서 성인과 유사한 효능을 시사
	날트렉손	50mg po qd, 주사 형태로 사용 가능	성인의 알코올 의존에 대해 FDA 승인 Deas 등(2005)은 공개 시험(N=5)에서 안전하고 내약성이 우수함을 입증
	토피라메이트	25~300mg	아직 FDA 승인을 받지 않음 Johnson(2005)은 성인에 대한 효과를 보고
니코틴	부프로피온	100~300mg po qd	FDA 성인 금연치료제로 승인
	니코틴 패치	제품마다 다양	

3. 통합 정신건강 및 중독 치료 원칙

현재 연구에 따르면, SUD가 있는 대부분의 청소년은 SUD가 있는 동반 이환이 없는 청소년과 비교하여 다른 비물질 정신장애와 약물치료 결과가 좋지 않다. 동시에 이환하는 장애에 대한 치료가 통합적이거나 동시적 치료가 되어야 한다는 데 연구자와 임상의 사이에 의견이 일치한다. 통합적인 치료를 권하고 있음에도 불구하고 기존의 증거기반 물질 치료 중재 및 대부분의 청소년 약물치료 프로그램은 동시 이환된 물질 및 기타 정신장애를 체계적으로 평가하거나 동시에 치료하지 않는다. 통합된 정신건강 및 약물치료는 양쪽에 대한 훈련을 받은 임상의의 부족, 체계 및 경제적 장벽, 통합 치료 접근방식에 대한 연구의 불충분으로 제약이 있어 왔다.

소수의 통제된 약물 요법 및 행동 중재 시험이 물질 및 비물질 정신질환이 동시 발생하는 청소년을 대상으로 수행되었다. 유사하게 설계된 세 가지 연구는 결과가 매우 유사하며 통합적인 치료 원칙을 세우는 것에 관련이 있다. 첫 번째 연구(Riggs et al., 2007)에서 주요우울장애$_{MDD}$, 평생 품행장애$_{CD}$ 및 적어도 하나의 니코틴을 제외한 SUD에 대한 DSM-IV 진단기준을 충족하는 126명의 청소년(13~17세)을 무작위로 플루옥세틴 20mg 또는 위약 두 그룹의 참가자는 16주 약물 시험 기간 동안 외래 환자 약물치료로 매주 개별 MET/CBT를 받았다. 플루옥세틴은 CDRS-R$_{Childhood\ Depression\ Rating\ Scale\text{-}Revised}$ 점수(1차 결과 측정)의 감소에서 위약에 비해 더 큰 효능을 보였다. 물질 사용의 감소는 두 그룹에서 임상 및 통계적으로 유의했지만 그룹 간에 차이가 없었다. 우울증 관해율(최종 CDRS-R 점수≤28)은 플루옥세틴(70%) 및 위약(52%) 치료 그룹 모두에서 높았다. 연구자들은 두 그룹의 참가자가 받은 CBT(목표 물질남용)가 약물남용에 중점을 두었음에도 불구하고 우울증 치료 반응에 기여했을 수 있다고 추측했다. 우울증과 SUD가 동시에 발생하는 성인을 대상으로 한 통제된 항우울제 시험(대부분 세로토닌 재흡수 억제제)의 메타분석을 포함한 성인연구에서 유사한 결과가 보고되었다. 저자들은 연구 전반에 걸쳐 혼재된 결과가 특히 참가자가 외래 환자 약물치료로 개별 CBT를 동시에 받은 연구에서 비정상적으로 높은 '위약 반응률' 때문이라고 결론지었다.

유사하게 설계된 2건의 SUD가 있는 청소년 ADHD에 대한 약물 요법의 대조시험에서 유사한 결과가 보고되었다. 첫 번째는 NIDA Clinical Trials Network$_{CTN}$에서 수행된 OROS-MPH의 위약 대조시험이었다(Ozgen et al., 2021). 이 연구에서 ADHD 및 SUD에 대한 DSM-IV 진단기준을 충족하는 303명의 청소년(13~17세)을 11개 참여 사이트에서 OROS-MPH 또는 상응하는 위약으로 무작위 배정했다. 두 집단에 배정된 청소년 참가자는 16주 약물 시험 기간 동안 외래 환자 약물치료로 표준화된 개별 MET/CBT를 받았다. 결과는 두 집단 모두에서 ADHD 증상과 물질 사용에서 상당한 감소를 보여 주었지만 1차 ADHD(ADHD-RS) 또는 1차 물질(과거 28일 물질 사용 일수의 변화) 결과 측정에서 집단 간에 차이가 없었다. 그러나 2차 결과 변인이 위약 치료와 비교하여 OROS-MPH의 효과를 보였다. 구체적으로 OROS-MPH로 치료받은 참가자는 위약 집단의 참가자에 비해 물질 사용과 관련된 문제해결 및 대처 기술에서 더 큰 개선을 보고했으며 소변약물검사상 양성률이 더 낮았다.

유사하게 설계된 ADHD 및 SUD가 있는 70명의 청소년(13~18세)을 대상으로 한 아토목세틴 대 위약의 무작위 대조시험에서 유사한 결과가 보고되었다(Thurstone et al., 2010). 두 집단의 참가자는 12주 약물 시험 기간 동안 외래

환자 약물치료로 개별 MET/CBT를 받았다. 두 그룹 모두 ADHD 증상 중증도$_{ADHD-RS}$와 물질 사용(지난 28일간의 물질 사용 일수)에서 유의하고 필적할 만한 감소를 보였지만 1차 결과 측정에서 그룹 간에 차이는 없었다.

두 청소년 연구 모두에서 예상보다 높은 위약 반응률로 인해 연구자들은 CBT가 ADHD 증상 감소에 잠재적으로 기여할 수 있다고 추측했다. 성인연구에서도 비슷한 결과가 보고되었다. 예를 들어, 메틸페니데이트$_{MPH}$, 부프로피온 또는 동시에 CBT(외래 환자 SUD 치료)를 받는 성인의 ADHD에 대한 위약에서 모든 집단은 ADHD 증상에서 유의한 감소를 보였지만 활성 약물과 위약 집단 간에 차이가 없었다.

앞서 언급한 시험에 사용된 약물(즉, 플루옥세틴, OROS-MPH, 아토목세틴)은 물질 치료 및 정기적인 안전성에 있어 비교적 우수한 안전성 프로파일을 보여 주었다. 이는 SUD의 물질 사용 중단까지 이르지 못한 환자에서도 약물치료 첫 달 동안 정신과적 증상이 유의하게 개선되지 않는 경우 동반되는 우울증 또는 ADHD를 치료하기 위해 이러한 약물을 고려할 수 있음을 시사한다.

마지막으로, 개별 CBT를 사용한 물질 치료의 맥락에서 정신과적 증상 중증도의 유의미한 감소 또는 높은 '위약 반응률'을 보여 주는 청소년 및 성인 연구 전반에 걸친 결과의 일관성을 통해 볼 때 특별히 설계된 추가 연구 및 연구가 필요하다.

결론 및 요약

청소년기의 약물남용은 임상에서 다양한 모습으로 나타난다. 종종 물질의 사용은 다른 정신질환의 평가 또는 치료를 복잡하게 할 수 있으며, 주요 임상 작업은 물질사용장애가 존재하는지 여부를 확인하는 것이다. 물질사용장애는 청소년의 생명을 위협할 수 있다. 주로 복합 심리사회적 치료를 권장하고 있지만, 공존 이환 정신질환과 니코틴, 알코올 그리고 오피오이드 사용장애의 경우 약물치료도 주요한 치료요소가 된다.

참고문헌

대검찰청(2021). 2021 마약류범죄백서. 대검찰청.

여성가족부(2020). 2020년 청소년 매체이용 및 유해환경 실태조사. 여성가족부.

질병관리청(2021). 제17차 청소년건강행태조사. 교육부, 질병관리청.

차명희, 장철훈(2021). 약물중독에 대한 한국과 일본의 서비스 전달체계의 비교. 한국 컨텐츠학회 논문지, 21(12), 688-696.

최삼욱 등(2013). 유해약물 중독 청소년 문제행동 진단 및 상담 치료 프로그램 개발 연구. 여성가족부.

American Psychiatric Association. (2022). *Diagnostic and statistical manual of mental disorders* (5th ed., text revision). Washington, DC: American Psychiatric Association Publishing.

Brook, D. W., Brook, J. S., Rubenstone, E., Zhang, C., Singer, M., & Duke, M. R. (2003). Alcohol use in adolescents whose fathers abuse drugs. *J Addict Dis*, *22*(1), 11-34.

Chambers, R. A., Taylor, J. R., & Potenza, M. N. (2003). Developmental neurocircuitry of motivation in adolescence: A critical period of addiction vulnerability. *Am J Psychiatry*, *160*(6), 1041-1052.

Deas, D., May, M. P., Randall, C., Johnson, N., & Anton, R. (2005). Naltrexone treatment of adolescent alcoholics: An open-label pilot study. *J Child Adolesc Psychopharmacol*, *15*(5).

Haberstick, B. C., Zeiger, J. S., Corley, R. P., Hopfer, C. J., Stallings, M. C., Rhee, S. H., & Hewitt, J. K. (2011). Common and drug-specific genetic influences on subjective effects to alcohol, tobacco and marijuana use. *Addiction*, *106*(1), 215-224.

Hall, W. D., & Lynskey, M. (2005). Is cannabis a gateway drug? Testing hypotheses about the relationship between cannabis use and the use of other illicit drugs. *Drug Alcohol Rev*, *24*(1), 39-48.

Henggeler, S. W., Pickrel, S. G., Brondino, M. J., & Crouch, J. L. (1996). Eliminating (almost) treatment dropout of substance abusing or dependent delinquents through home-based multisystemic therapy. *Am J Psychiatry*, *153*(3), 427-428.

Johnson, B. A. (2005). Recent advances in the development of treatments for alcohol and cocaine dependence: Focus on topiramate and other modulators of GABA or glutamate function. *CNS Drugs*, *19*(10), 873-896.

Kaminer, Y., Burleson, J. A., & Goldberger, R. (2002). Cognitive-behavioral coping skills and psychoeducation therapies for adolescent substance abuse. *J Nerv Ment Dis*, *190*(11), 737-745.

Kandel, D. B., Johnson, J. G., Bird, H. R., Weissman, M. M., Goodman, S. H., Lahey, B. B., Regier, D. A., & Schwab-Stone, M. E. (1999). Psychiatric comorbidity among adolescents with substance use disorders: Findings from the MECA Study. *J Am Acad Child Adolesc Psychiatry*, *38*(6), 693-699.

Kirisci, L., Tarter, R., Ridenour, T., Reynolds, M., Horner, M., & Vanyukov, M. (2015). Externalizing behavior and emotion dysregulation are indicators of transmissible risk for substance use disorder. *Addictive Behaviors*, *42*, 57-62.

Koob, G. F. (2014). Neurocircuitry of alcohol addiction: Synthesis from animal models. *Handb Clin Neurol*, *125*, 33-54.

Koopmans, J. R., Slutske, W. S., van Baal, G. C., & Boomsma, D. I. (1999). The influence of religion on alcohol use initiation: Evidence for genotype X environment interaction. *Behav Genet*, *29*(6), 445-453.

Levin, F. R., Mariani, J. J., Specker, S., Mooney, M., Mahony, A., Brooks, D. J., Babb, D., Bai, Y., Eberly, L. E., Nunes, E. V., & Grabowski, J. (2015). Extended-release mixed amphetamine salts vs placebo for comorbid adult attention-deficit/hyperactivity disorder and cocaine use disorder: A randomized clinical trial. *JAMA Psychiatry*, *72*(6), 593-602.

Martin, A., Bloch, M. H., & Volkmar, F. R. (2018). *Lewis's child and adolescent psychiatry* (5th ed.).

McGue, M., & Iacono, W. G. (2008). The adolescent origins of substance use disorders. *Int J Methods Psychiatr Res*, *17* (Suppl 1), S30-38.

Miller, W. R., & Rose, G. S. (2009). Toward a theory of motivational interviewing. *Am Psychol*, *64*(6), 527-537.

Niederhofer, H., & Staffen, W. (2003). Acamprosate and its efficacy in treating alcohol dependent adolescents. *Eur Child Adolesc Psychiatry*, *12*(3), 144-148.

Özgen, H., Spijkerman, R., Noack, M., Holtmann, M., Schellekens, A., Dalsgaard, S., van den Brink, W., & Hendriks, V. (2021). Treatment of adolescents with concurrent substance use disorder and attention-deficit/hyperactivity disorder: A systematic review. *J Clin Med*, *10*(17).

Riggs, P. D., Mikulich-Gilbertson, S. K., Davies, R. D., Lohman, M., Klein, C., & Stover, S. K. (2007). A randomized controlled trial of fluoxetine and cognitive behavioral therapy in adolescents with major depression, behavior problems, and substance use disorders. *Arch Pediatr Adolesc Med*, *161*(11), 1026-1034.

Robbins, M. S., Bachrach, K., & Szapocznik, J. (2002). Bridging the research-practice gap in adolescent substance abuse treatment: The case of brief strategic family therapy. *J Subst Abuse Treat*, *23*(2), 123-132.

Robinson, S. M., Sobell, L. C., Sobell, M. B., & Leo, G. I. (2014). Reliability of the timeline followback for cocaine, cannabis, and cigarette use. *Psychol Addict Behav*, *28*(1), 154-162.

Schulenberg, J. E., & Maggs, J. L. (2002). A developmental perspective on alcohol use and heavy drinking during adolescence and the transition to young adulthood. *J Stud Alcohol, Suppl*(14), 54-70.

Scott, K., Becker, S. J., Helseth, S. A., Saldanha, I. J., Balk, E. M., Adam, G. P., Konnyu, K. J., & Steele, D. W. (2022). Pharmacotherapy interventions for adolescent co-occurring substance use and mental health disorders: A systematic review. *Fam Pract*, *39*(2), 301-310.

Stanger, C., Ryan, S. R., Scherer, E. A., Norton, G. E., & Budney, A. J. (2015). Clinic-and home-based contingency management plus parent training for adolescent cannabis use disorders. *J Am Acad Child Adolesc Psychiatry*, *54*(6), 445-453.e442.

Thurstone, C., Riggs, P. D., Salomonsen-Sautel, S., & Mikulich-Gilbertson, S. K. (2010). Randomized, controlled trial of atomoxetine for attention-deficit/hyperactivity disorder in adolescents with substance use disorder. *J Am Acad Child Adolesc Psychiatry*, *49*(6), 573-582.

Wagner, F. A., & Anthony, J. C. (2002). From first drug use to drug dependence: Developmental periods of risk for dependence upon marijuana, cocaine, and alcohol. *Neuropsychopharmacology*, *26*(4), 479-488.

Waldron, H. B., Kern-Jones, S., Turner, C. W., Peterson, T. R., & Ozechowski, T. J. (2007). Engaging resistant adolescents in drug abuse treatment. *J Subst Abuse Treat*, *32*(2), 133-142.

제27장

소아정신의학

게임사용장애

Gaming Disorder

한덕현

개념, 정의 및 역사

1. 개념 및 정의

1) 인터넷게임장애Internet Gaming Disorder: IGD 진단기준의 정의 및 역사

DSM 조직 위원회와 연구 집단은 연구 문헌 검토를 거쳐, 임상 상황 및 일반 대중에서 의견을 수렴하였다. 그 결과, 인터넷게임장애는 공식적인 정신질환 진단에 포함시키기에 아직 증거가 불충분하다고 판단하여, '추가 연구가 필요한 진단적 상태' 섹션에 포함시켰다(APA, 2013).

DSM 연구 집단은 인터넷 게임 사용과 도박장애 및 물질사용장애들 사이에서 몇 가지 행동 유사성을 발견했다. 하지만 문헌들마다 인터넷게임장애에 대한 표준적인 정의가 없어서 유병률에 대한 자료를 얻기 어려웠으며, 사례들의 치료 여부와는 상관없는 인터넷게임장애의 병력에 대한 정보 또한 누락되어 있었다. 문헌들은 내성, 금단 증상, 끊기 위한 시도의 반복적인 실패, 일상적인 기능에서의 손상 등이 물질 중독과 많은 근본적 유사성을 가진다고 기술하였지만 이에 대한 과학적 근거 부족으로 정식 진단기준에 제안되지 못하였다.

2) 게임사용장애Gaming Disorder: GD 진단기준의 정의 및 역사

2014년 WHO 정신건강부 중독 세션 자문 집단(6대주의 WHO 협력 센터와 관련 국제학회의 추천을 받은 보건정책담당자 및 중독 분야 전문가로 구성된 회의체로 의사, 심리학자, 보건학자 등 다학제 전문가로 구성)으로 구성된 회의체를 통해 게임 등 디지털 미디어의 과도한 사용이 공중보건학적 문제라는 것에 공감하며 대응이 필요하다는 의견이 도출되었다. 2015년 2차 특별기획 회의를 통해 게임사용장애로 명명하여 ICD-11 등재를 추진하기로 합의를 도출하였다. 2016년 ICD-11 개정 사이트에 진단기준을 게시하여 보건전문가의 의견을 수렴하기 시작했으며, 2017년 12월 국제질병분류기호 초안ICD-11 Beta draft을 홈페이지에 게재, 중독 행위로 인한 장애disorders due to addictive behaviors편을 신설해 도박장애와 함께 등재하였다. 하지만 '통제력 상실' '삶의 다른 관심사 상실' '게임 우선시' 등의 진단기준의 모호성과 부적응 행동과 적응 행동의 구분이 불분명하고, 과거 물질사용장애 기준의 잔류 기준이라는 비판을 받고 있다.

임상 특징

인터넷게임장애의 임상 증상으로는 과도한 게임, 불규칙한 생활로 낮과 밤의 구분이 없어지고, 학업에 관심이 없어지고, 지각이나 결석이 늘다가 등교를 거부하게 된다. 친구들을 만나지 않고 집에만 틀어박혀 있고, 친구나 가족보다 게임을 같이하는 사람을 더 소중하게 생각한다. 또한 게임과 관련된 거짓말이 늘어나고, 부모 지갑에 손을 댄다. 성격이 예민해지고, 폭언, 공격적 행동을 보인다. 가족과 식사나 대화를 거의 하지 않고, 밤에 몰래 나와서 냉장고에서 뭔가 찾아 먹는다.

장시간 꼼짝하지 않고 게임만 하느라 정상적인 영양 섭취와 수면을 취하지 않는다. 라면, 햄버거와 같은 고칼로리 인스턴트 식품을 급하게 먹으며 소화불량, 변비 등의 소화기 증상을 보인다.

장기간의 키보드 및 마우스 사용으로 긴장성 두통, 근육의 통증, 허리 통증 등의 증상을 보인다. 지속적 게임 화면 노출로 인해 안구 건조증, 시력장애, 근시 등이 생긴다.

진단기준

과도한 혹은 병적 게임 사용의 정의는 DSM에서는 인터넷게임장애Internet Gaming Disorder, WHO의 ICD에서는 게임사용장애Gaming Disorder로 정의되어 있다.

1. DSM-5-TR 진단기준

DSM에서 제시한 인터넷게임장애의 진단기준은 다음과 같다. 게임을 하기 위해 그리고 흔히 다른 사용자들과 함께 게임을 하기 위해 지속적이고 반복적으로 인터넷을 사용하는 행동이 임상적으로 현저한 손상이나 고통을 일으키며, 다음 중 다섯 가지(또는 그 이상) 증상이 12개월 동안 나타난다. 증상에 해당하는 것들로는 인터넷 게임에 대한 몰두, 인터넷 게임이 제지될 경우에 나타나는 금단 증상, 더 오랜 시간 동안 인터넷 게임을 하려는 욕구(즉, 내성을 의미한다), 인터넷 게임 참여를 통제하려는 시도에 실패함, 인터넷 게임을 제외하고 이전의 취미와 오락 활동에 대한 흥미가 감소함, 정신사회적 문제에 대해 알고 있음에도 불구하고 과도하게 인터넷 게임을 지속함, 가족, 치료자 또는 타인에게 인터넷 게임한 시간을 속임, 부정적인 기분(예: 무기력, 죄책감, 불안)에서 벗어나거나 이를 완화시키기 위해 인터넷 게임을 함, 인터넷 게임 참여로 인해 중요한 대인관계, 직업, 학업 또는 진로 기회를 위태롭게 하거나 상실함이다.

2. ICD-11 진단기준

WHO에서 제안한 게임사용장애의 정의는 다음과 같다. "다른 일상생활보다 게임을 우선시해 부정적인 결과가 발생하더라도 게임을 지속하거나 확대하는 게임 행위의 패턴"이다. 온라인이나 오프라인으로 지속적이거나 반복적으로 게임 시작, 빈도, 강도, 지속 시간, 종료, 맥락 등에 대한 통제 기능 손상을 보이고, 삶의 다른 관심사 및 일상생활보다 게임을 우선시하는 것, 부정적인 결과가 발생함에도 게임을 중단하지 못함 같은 게임 행동이 12개월 이상 지속될 경우 게임사용장애로 진단할 수 있다.

DSM-5-TR에서의 인터넷게임장애는 물질사용장애와 유사한 내성, 금단 증상, 몰두 등의 진단기준이 있으나, ICD-11이 제시한 게임사용장애는 이와 같은 기준은 빠진 상태이다. 또한 ICD-11에서 제시하는 게임사용장애는 도박장애gambling disorder의 진단기준과 거의 유사하다.

역학

인터넷게임장애의 유병률을 조사한 연구(Darvesh et al., 2020)에서 그 결과는 다양하게 나타났다. WHO의 게임사용장애 진단이 2018년에 ICD-11에 추가되었기에 이것을 포함한 유병률 연구는 다소 부족했다. 60여 개의 연구를 종합해 인터넷게임장애 유병률을 추정한 한 논문에서 전반적 인터넷게임장애 유병률은 3.3%였으며, 각 연구에서 나타난 인터넷게임장애 유병률은 높은 이질성을 보였다(King et al., 2017). 인터넷게임장애를 진단하는데 35가지의 다른 방법들을 발견했으며, 유병률은 일반 인구에서 0.21~57.5%, 임상 인구에서 3.20~91.0%, 개입을 받는 인구(중증 환자)에서 50.4~79.3%에 달했다. 이런 다양한 인터넷게임장애 측정방법과 유병률의 변동성은 인터넷게임장애의 실존 논쟁과 진단기준에 대한 합의의 부족을 나타낸다(King et al., 2017; Mihara & Higuchi, 2017).

인터넷게임장애, 문제 있는 게임 행동, 인터넷 중독과 같은 게임 관련 조건에 대한 이전의 검토는 광범위한 유병률 추정치를 보고했다. 예를 들어, IGD를 측정하는 횡단면 및 종단면 연구에만 초점을 맞춘 Mihara 등의 2017년

체계적 검토는 0.70~27.50% 범위의 글로벌 유병률을 보고했다(Mihara & Higuchi, 2017). 2017년에 출판된 Feng 등의 리뷰(Feng et al., 2017)는 0.70~15.60%의 인터넷게임장애 유병률을 보고했다. 마지막으로 Paulus 등이 2018년에 발표한 또 다른 체계적 리뷰는 0.60~50.00% 사이의 광범위한 인터넷게임장애 유병률을 보고했다(Paulus et al., 2018). 즉, 표본 추출방법, 표본 유형, 평가 도구, 연령, 지역, 문화적 요인 등 다양한 변수에 따라 문헌의 인터넷게임장애 혹은 게임사용장애의 유병률 추정치가 상당히 달라질 수 있다는 것을 보여 준다.

원인

인터넷게임장애의 원인은 게임 자체, 가정과 사회를 포함한 환경적인 부분, 개인적인 측면으로 구분해 볼 수 있다.

1. 게임 자체의 원인

1) 게임의 종류

컴퓨터, 핸드폰 등 기기를 통해 즐길 수 있는 게임의 종류는 굉장히 다양하다. 장르에 따라 게임을 크게 분류하자면 액션 게임, 슈팅 게임, 어드벤처 게임, 시뮬레이션 게임, 롤플레잉 게임 등이 있다. 액션 게임은 일정한 스토리, 배경에 따라 실시간으로 캐릭터의 행동을 직접 조작하는 게임을 이야기하며, 기본적으로는 버튼을 조작해 캐릭터를 움직이는 게임 전반을 칭한다. 현재 거의 모든 게임에서 기본적으로 액션 게임의 요소를 탑재하고 있으며, 대표적으로 철권 시리즈와 같은 격투 액션 게임이 예이다.

슈팅 게임은 적의 공격을 피하며 총 등의 무기를 활용해 슈팅하는 게임인데, 현재는 First Person Shooter$_{FPS}$라고 불리는 1인칭 슈팅 게임이 있다. 스페셜포스, 서든어택, 배틀그라운드, 오버워치, 발로란트 등이 여기에 속한다.

어드벤처 게임은 주인공이 겪는 여러 가지 모험을 게임으로 그려 낸 것으로, 곳곳을 돌아다니면서 탐험하며 퍼즐을 풀거나 대화로 진행하는 것이 중심이고 전투는 거의 없는 모험 이야기이다. 최근의 어드벤처 게임들은 액션, 슈팅의 요소를 함께 포함하며 콘솔 게임이 많다. 젤다, 툼레이더 등이 속한다.

시뮬레이션 게임은 실제와 비슷한 일을 재현하여 시험, 체험하는 게임을 말한다. 운전 시뮬레이션, 생활 시뮬레이션, 스포츠 시뮬레이션 등 다양한데, 피파온라인, 카트라이더 등이 여기에 해당한다. Real-Time Strategy$_{RTS}$란 실시간 전략 게임으로, 자신의 군대를 조종해 전투를 벌이며 다른 경쟁자를 섬멸시키는 게임을 말한다. 병력 유닛 종류 선택, 조합, 병력 생산 등 수백 가지 다양한 전략과 전술이 나올 수 있다. 스타크래프트, 워크래프트, 리그 오브 레전드 등이 속하며, e-sports도 이 장르에서 시작되었다.

Role-Playing Game$_{RPG}$은 역할 수행하는 놀이를 의미한다. 자신의 캐릭터를 육성하는 게임으로, 캐릭터의 성격을 형성하고 문제를 해결해 나가는 형태의 게임인데, 이때 캐릭터를 키우면서 좋은 아이템을 구매하기도 하는 등 금전이 많이 오고 가는 종류의 게임이기도 하다. 메이플스토리, 바람의 나라, WoW(월드 오브 워크래프트), 디아블로, 리니지 등이 속한다.

퍼즐 게임은 정해진 규칙 내에서 행위를 통해 주어진 조건을 완료하는 단순한 게임을 말한다. 추리 게임, 퀴즈 게임 등을 포함하며 조작법이 간편해 모바일 게임에도 많이 구현되어 있다. 테트리스, 애니팡, 캔디크러쉬 등이 속한다.

2) 게임 종류에 따른 임상 증상

많은 연구에서 일정한 게임 장르가 더욱 심한 인터넷게임장애를 일으킨다고 주장하였지만(Kim et al., 2010), 결과가 일정하지 않고, 다른 게임의 통제 및 다른 인터넷 활동에 대한 통제가 제대로 이루어져 있지 않아서 이들 결과를 받아들이기는 힘들다. 하지만 일상 레저 게임과 구분되는 도박성 게임, 불법 폭력 게임 등이 소아-청소년의 정서를 파괴하고, 불법적 게임 아이템의 거래 등이 아이들의 반사회적 행동을 조장하기도 한다.

2. 부모-자녀와의 관계 및 가정의 문제

많은 연구에서 부모-자녀 관계 문제가 청소년에서의 인터넷게임장애와 관련된다고 한다(Arikan et al., 2022; Marci et al., 2021; Trumello et al., 2021). 부모의 애착 불안이 청소년의 소셜미디어, 우울, 불안에 간접적으로 영향을 미친다는 것이 밝혀졌다. 과도한 소셜미디어 사용을 방지하기 위해서는 애착 불안이 높은 개인에게 우선 감정 조절

전략을 획득할 수 있도록 하고, 애착에 집중하는 것이 도움이 될 것으로 보인다(Arikan et al., 2022).

이탈리아에서 초기 청소년기의 애착 유형, 걱정에 대한 부정적인 믿음, 문제적 인터넷 사용 사이의 관계에 대해 조사한 또 다른 연구에서도 회피형 어머니, 불안형 아버지는 청소년의 문제적 인터넷 사용과 직접적 연관이 있었고, 불안형 어머니, 회피형 아버지는 걱정에 대한 부정적인 믿음을 통해 간접적으로 문제적 인터넷 사용과 연관이 있었다. 청소년의 부모에 대한 애착이 문제적 인터넷 사용과 연관이 있음이 밝혀졌다(Marci et al., 2021). 또 다른 이탈리아의 연구에서도 청소년이 지각하는 부모의 돌봄의 질과 청소년의 인터넷 중독, 청소년의 심리적 정신건강 간의 관계를 분석했다. 그 결과, 낮은 수준의 모성 돌봄이 더 높은 인터넷 중독문제와 연관되었다. 무관심하고 냉담한 것으로 인식되는 부모-자녀 관계에서 부모와의 정서적 만족 유대관계를 대체하기 위해 과도한 인터넷 사용이 생기는 것이다(Trumello, Vismara et al., 2021).

이란에서 초등학생들의 인터넷게임장애와 행동장애, 어머니의 양육방식과의 관계에 대해 조사한 논문에서도 앞선 결과와 비슷하게 양육방식은 인터넷게임장애의 발병과 연관이 있었다(Areshtanab et al., 2021).

가족 간의 결속력과 인터넷게임장애 유병률의 관계를 조사한 프랑스의 한 연구에서도 건전한 게이머들에서 더 나은 가족 결속력을 가지고 있었고, 문제적 게이머들에서 더 많은 가족 갈등과 더 나쁜 가족관계를 가지고 있었다. 이 연구에서는 부모의 관심 어린 모니터링이 동반된다면 청소년의 인터넷 사용 활동이 인터넷게임장애로 발전하는 것을 막을 수 있음을 밝혔다(Bonnaire & Phan, 2017).

위의 결과들을 종합해 볼 때, 인터넷게임장애 환자의 가족환경 및 부모의 양육 태도가 인터넷게임장애의 발병과 예후를 결정하는 데 중요할 수 있음을 시사한다.

3. 개인적인 문제

1) 기질적 문제

많은 연구에서 인터넷게임장애는 개인의 성격적 특성, 충동성과 관련이 있다는 것을 보여 주었다. 한 연구에서는 역할게임RPG과 실시간 전략 게임RTS은 높은 자극 추구 및 자기주도성 점수와 연관되었다(Kim et al., 2010). 다른 연구에서는 높은 자극 추구, 위험 회피, 낮은 보상 의존적 기질 특성이 인터넷게임장애와 관련이 있었다(Ko et al., 2006).

2) 공존질환

주의력결핍 과잉행동장애Attention Deficit Hyperactivity Disorder, ADHD와 우울증을 포함한 정신병리는 개인의 인터넷게임장애를 유발하는 가장 강력한 요소로 알려져 있다. 인터넷게임장애의 치료를 위해 병원을 찾은 환자를 대상으로 한 연구에서 ADHD 및 우울증의 공존질환이 게임사용장애의 가장 강력한 예측 변수라고 생각되었다(Hyun et al., 2015). 또한 ADHD의 치료가 인터넷게임장애의 예후에 가장 큰 영향을 미치며, ADHD 증상의 변화와 인터넷게임장애의 증상의 변화가 일치하는 것으로 보아 ADHD 의 경우 공존질환 중에서도 인터넷게임장애와 더욱 강력한 관련성을 보였다.

8주간의 메틸페니데이트 치료가 인터넷게임장애가 동반된 ADHD 아동에서 주의력 부족 점수와 게임사용장애의 심각성을 개선한다는 결과도 있었다(Han et al., 2009). 또한 8주간의 부프로피온bupropion 치료가 우울증 증상뿐 아니라 게임사용장애의 심각성도 개선되었다는 결과가 있다(Han & Renshaw, 2012).

몇몇의 연구에서는 우울증, 충동조절장애, 강박증, 조울병 또한 높은 빈도의 공존질환으로 보고되기도 하였다.

3) 인터넷게임장애의 뇌연구

인터넷게임장애 환자의 뇌영상 연구에서 게임사용장애 환자들의 뇌는 일반인과 비교했을 때 안와전두엽, 배외측전두엽, 전방 대상회, 후방 대상회에서 구조적·기능적 특징이 있음을 보고하였다. 이 부위들은 보상, 동기, 기억 및 인지 조절과 관련된 부위로, 게임사용장애의 보상, 인지 기능 이상을 뒷받침하는 증거로 제시되었다(Ko et al., 2009; Park et al., 2017; Weng et al., 2013). 하지만 상당수의 논문에서 공존질환을 배제하지 않은 채 뇌연구를 진행했으며, 종단 연구가 아닌 횡단 연구에서 얻은 결과라는 단점이 있다.

뇌연구에서도 공존질환과의 연관성이 강하게 대두되었다. 기능성 뇌 자기공명 연구에서 ADHD에서 보이는 피질-피질하cortex-subcortex의 활성화 불균형이 인터넷게임장애에서도 보고되었다. 또한 메틸페니데이트 투여 후, 피질-피질하 균형의 회복이나 증상의 호전이 ADHD에서뿐만 아니라 인터넷게임장애에서도 보고되었다.

뇌 자기공명 스펙트로 영상$_{MRS}$ 연구에서 공존질환이 없는 순수한 인터넷게임장애 환자에서 우측 전두엽의 N-아세틸아스파테이트$_{NAA}$ 농도가 떨어져 있었는데, 이는 ADHD 환자들에서의 소견과 일치하는 것이었다. 그뿐만 아니라 우측 전두엽의 NAA 수치와 인터넷 사용의 심각성은 음의 상관관계가 있었다. 또한 IGD 환자에서 우내측 측두엽에서 콜린 함유 화합물$_{Cho}$ 농도가 떨어져 있었으며, Cho 수치와 우울 심각도는 음의 상관관계가 있었다. 이는 인터넷게임장애 환자들에게서 전두엽과 측두엽의 신경생물학적 결함이 있으며, ADHD 또는 우울증에서 이러한 신경생물학적 특징을 공유하고 있음을 의미한다(Han et al., 2014).

예후

세계적인 데이터를 종합한 체계적 문헌 고찰에 따르면, 문제적 게임 사용의 정도는 발병 후 6~18개월 사이에 줄어드는 추세다(Mihara & Higuchi, 2017). 몇몇 연구에서는 문제성 게임이 2년간 지속될 확률은 26.5~50% 사이라고 보고하고 있다(Scharkow et al., 2014). 3년간 진행된 우리나라 연구에서 공존질환이 없는 인터넷게임장애군에서 3년 뒤에 93%의 환자가 치유되는데, ADHD가 공존질환으로 있을 때는 치유율이 60%로 떨어지게 된다(Lee et al., 2021). 하지만 단면적 횡적 연구에 비하여 종적 연구는 드물고, 인터넷 게임 사용뿐 아니라, 스마트 폰 사용, 채팅, 웹 서핑 등의 다른 인터넷 사용 활동과 겹쳐져 순수한 인터넷게임장애의 행동을 추적 연구하기는 쉽지 않다. 따라서 예후에 대한 과학적 연구가 지속적으로 필요한 실정이다.

진단 및 감별

많은 환자는 게임으로 인한 일상생활의 파괴, 대인관계의 손상, 직업적 및 학업적 기능의 저하 등을 호소한다. 대부분 이 증상들이 게임으로 인해 발생했다 생각하지만, 역으로 대인관계가 힘들고, 일상생활이 불규칙한 사람들이 다른 일에서 떠나 게임만을 하게 되는 현상도 빈번하기에 원인과 결과의 구분과 연결이 진단 및 감별에 중요한 요소가 될 수 있다.

또한 진단과 감별에서 인터넷게임장애의 공존질환이 가장 중요하다. 이는 공존질환이 더 근본적으로 치료를 요하는 질환이 될 수 있고, 공존질환이 치료가 되었을 때 과도한 게임 사용이 유의미하게 줄어드는 현상이 자주 관찰되기 때문이다.

치료

게임사용장애의 치료는 인지행동치료, 가족치료, 상담치료, 약물치료 등으로 나눌 수 있다. 과도한 온라인 게임 사용에 대한 인지행동치료는 온라인 게임 사용의 심각도를 유의하게 감소시킬 뿐 아니라, 평균 생활 만족도, 학교 적응도, 불안감을 호전시킨다. 이는 인터넷게임장애가 범불안장애, 사회불안장애를 포함한 불안장애 또한 우울증과 더불어 과도한 온라인게임 플레이와 연관이 있을 수 있다는 점, 문제가 있는 온라인 게임 플레이를 하는 청소년의 치료결과를 최적화하기 위해서는 정신의학적 공존에 대한 고려가 필수적이라는 것도 강조되었다(Kim et al., 2012).

1. 인지행동치료

성인을 대상으로 한 인터넷게임장애에서의 인지행동치료는 인터넷게임장애의 심각성, 충동성, 사회적 회피에서 큰 감소를 보였다. 또한 인터넷 중독, 주의력, 우울증, 불안, 충동성, 사회적 회피, 그리고 가족 응집력이 향상되었다. 이렇듯 인터넷게임장애 환자에게 시행하는 인지행동치료 프로그램은 불안, 충동성 및 사회적 회피성을 조절함으로써 인터넷게임장애 증상 개선과 관련하여 지지적 정신치료보다 더 효과적일 수 있다. 또한 인터넷게임장애 환자의 인지행동치료를 통한 증상 관련 개선은 불안, 사회적 회피 및 가족 결속을 통제함으로써 강화될 수 있었다(Kim et al., 2012).

2. 약물치료

약물치료는 공존질환이 없는 인터넷게임장애 환자들에게는 충동 조절을 위한 방법으로 선택적 세로토닌 재흡수 차단제, 부프로피온 등이 제안되고 있다. 하지만 대부분 약물치료는 공존질환을 포함하고 있는 인터넷게임장애 환자들에게 사용되고 있으며, 부프로피온, 메틸페니데이트에 대한 연구결과가 알려져 있다.

1) bupropion 및 escitalopram의 치료 효과

bupropion 치료는 우울증에 더해 배측전두엽 기능에 결함이 있는 것으로 생각되는 ADHD 아동의 충동성을 개선하고 집중력을 증가시킬 수 있다(Barrickman et al., 1995; Kuperman et al., 2001; Wilens et al., 2001).

부프로피온은 총 인터넷 게임 시간과 게임에 대한 갈망을 줄이고, 일상생활, 학교 출석률이 개선되어 인터넷 중독의 부적응적 행동을 개선했다. 또한 인터넷 게임에 대한 단서를 주었을 때의 배측전두엽의 반응성도 떨어졌다(Han et al., 2011). 부프로피온은 인터넷게임장애 환자에서 우울감을 감소시켰고(Han & Renshaw, 2012), 또한 default mode network, cognitive network의 활성화 또한 감소시켰다(Bae et al., 2018). 선택적 세로토닌 흡수 차단제인 escitalopram의 연구에서도 인터넷게임장애의 임상 척도가 개선됐다는 결과 또한 알려져 있다(Song et al., 2016).

2) methylphenidate의 치료 효과

ADHD 환자를 위한 1차 치료제인 메틸페니데이트는 ADHD 환자의 80~85%에서 임상 및 심리 증상 관리에 효과적이다(Greenhill et al., 2002; Quay, 1997). 임상연구에서 메틸페니데이트는 임상 증상뿐만 아니라 시각-공간 작업 기억 과제 업데이트와 시각-공간 정보 유지에 대한 성능도 개선했다(Greenhill et al., 2002; Quay, 1997).

앞에서 언급한 바와 같이, 인터넷게임장애와 ADHD의 공존은 인과관계를 나타내거나 전두엽 피질의 기능적 결핍과 도파민 신경 전달과 같은 공통적인 병인을 시사할 수도 있다(Levin et al., 1996; Mihailescu & Drucker-Coli, 2000; Volkow et al., 2001). 선조체의 도파민 수치뿐만 아니라 전두엽 시스템의 도파민 수치도 ADHD와 건강한 비교 대상 간에 집중력의 차이를 설명할 수 있다(Volkow et al., 2007).

ADHD와 인터넷게임장애가 공존되어 있는 환자군에서 메틸페니데이트 치료를 통한 주의력 관련 증상의 회복과 게임 행동의 호전과 관련된 연구결과들이 보고되고 있다(Park et al., 2016).

결론 및 요약

인터넷게임장애 혹은 게임사용장애는 DSM-5-TR과 ICD-11에서 진단기준을 제시하고 있지만, 이번 장에서 살펴본 바와 같이 질환의 정의에 여전히 신중할 필요가 있다. 특히 장기적 종적 연구가 드물고, 처음 알코올 중독이나 마약 중독과 같은 물질 중독의 진단기준에서 시작하여 지금은 '행위 중독'이라는 새로운 카테고리에 해당하는 진단기준의 변화가 심하다. 또한 다른 질환에 비해 공존질환의 비율이 높고 이들 공존질환이 예후와 병적 카테고리에 속하게 만드는 영향력이 크기 때문에 청소년 시기에 고착화된 질환으로 보기에도 고려할 사항들이 많다. 따라서 문제적 게임 사용과 공존질환, 사회 문화적 편견과 관심에 따라 변할 수 있는 진단기준 등 지속적인 관심과 과학적 연구가 계속 필요할 것으로 생각된다.

참고문헌

American Psychiatric Association. (2022). *Diagnostic and statistical manual of mental disorders* (5th ed., text revision). Washington, DC: American Psychiatric Association Publishing.

Areshtanab, H. N., Fathollahpour, F., Bostanabad, M. A., Ebrahimi, H., Hosseinzadeh, M., & Fooladi, M. M. (2021). Internet gaming disorder and its relationship with behavioral disorder and mother's parenting styles in primary school students according to gender in Iran. *BMC Psychol, 9*(1), 110.

Arikan, G., Acar, I. H., & Ustundag-Budak, A. M. (2022). A two-generation study: The transmission of attachment and young adults' depression, anxiety, and social media addiction. *Addictive Behaviors, 124*. Retrieved from 〈Go to ISI〉://WOS:000708440500019

Assoc, A. P. (2013). Diagnostic and statistical manual of mental disorders, *21*(21), 591-643.

Bae, S., Hong, J. S., Kim, S. M., & Han, D. H. (2018). Bupropion shows different effects on brain functional connectivity in patients with internet-based gambling disorder and internet gaming disorder. *9*, 130.

Barrickman, L. L., Perry, P. J., Allen, A., Kuperman, S., Arndt, S. V., & Herrmann, K. J. (1995). Bupropion versus methylphenidate in the treatment of attention-deficit hyperactivity disorder. *34*(5), 649-657.

Bonnaire, C., & Phan, O. (2017). Relationships between parental attitudes, family functioning and internet gaming disorder in adolescents attending school. *Psychiatry Research, 255*, 104-110. Retrieved from 〈Go to ISI〉://WOS:000408177800017

Darvesh, N., Radhakrishnan, A., Lachance, C. C., Nincic, V., Sharpe, J. P., Ghassemi, M., … & Tricco, A. C. (2020). Exploring the prevalence of gaming disorder and internet gaming disorder: A rapid scoping review. *Systematic Reviews, 9*(1). Retrieved from 〈Go to ISI〉://WOS:000523737800001

Feng, W., Ramo, D. E., Chan, S. R., & Bourgeois, J. A. (2017). Internet gaming disorder: Trends in prevalence 1998-2016. *Addictive Behaviors, 75*, 17-24. Retrieved from 〈Go to ISI〉://WOS:000411540400004

Greenhill, L. L., Pliszka, S., Dulcan, M. K, … & Psychiatry, A. (2002). Practice parameter for the use of stimulant medications in the treatment of children, adolescents, and adults. *41*(2), 26S-49S.

Han, D. H. et al. (2009). The effect of methylphenidate on internet video game play in children with attention-deficit/hyperactivity disorder. *50*(3), 251-256.

Han, D. H., Hwang, J. W., & Renshaw, P. F. (2011). Bupropion sustained release treatment decreases craving for video games and cue-induced brain activity in patients with internet video game addiction.

Han, D. H., Lee, Y. S., Shi, X., & Renshaw, P. F. (2014). Proton Magnetic Resonance Spectroscopy (MRS) in on-line game addiction. *58*, 63-68.

Han, D. H., & Renshaw, P. F. J. J. o. P. (2012). Bupropion in the treatment of problematic online game play in patients with major depressive disorder. *26*(5), 689-696.

Hyun, G. J., Han, D. H., Lee, Y. S., Kang, K. D., Yoo, S. K., Chung, U. S., & Renshaw, P. F. (2015). Risk factors associated with online game addiction: A hierarchical model. *Computers in human behavior, 48*, 706-713.

Kim, J. W., Han, D. H., Park, D. B., Min, K. J., Na, C., Won, S. K., & Park, G. N. J. P. i. (2010). The relationships between online game player biogenetic traits, playing time, and the genre of the game being played. *7*(1), 17.

Kim, S. M., Han, D. H., Lee, Y. S., & Renshaw, P. F. J. C. i. h. b. (2012). Combined cognitive behavioral therapy and bupropion for the treatment of problematic on-line game play in adolescents with major depressive disorder. *28*(5), 1954-1959.

King, D. L., Delfabbro, P. H., Wu, A. M. S., Doh, Y. Y., Kuss, D. J., Pallesen, S., & Sakuma, H. (2017). Treatment of internet gaming disorder: An international systematic review and CONSORT evaluation. *Clin Psychol Rev, 54*, 123-133.

Ko, C.-H., Liu, G.-C., Hsiao, S., Yen, J.-Y., Yang, M.-J., Lin, W.-C., & Chen, C.-S. (2009). Brain activities associated with gaming urge of online gaming addiction. *43*(7), 739-747.

Ko, C. H., Yen, J. Y., Chen, C. C., Chen, S. H., Wu, K., & Yen, C. F. (2006). Tridimensional personality of adolescents with internet addiction and substance use experience. *Canadian Journal of Psychiatry. Revue Canadienne de Psychiatrie, 51*(14), 887-894. https://doi.org/10.1177/070674370605101404

Kuperman, S., Perry, P. J., Gaffney, G. R., Lund, B. C., Bever-Stille, K. A., Arndt, S., … Paulsen, J. S. J. A. o. C. P. (2001). Bupropion SR vs. methylphenidate vs. placebo for attention deficit hyperactivity disorder in adults. *13*(3), 129-134.

Lee, J., Bae, S., Kim, B. N., & Han, D. H. (2021). Impact of attention-deficit/hyperactivity disorder comorbidity on longitudinal course in internet gaming disorder: A 3-year clinical cohort study. *Journal of child psychology and psychiatry, and allied disciplines, 62*(9), 1110-1119. https://doi.org/10.1111/jcpp.13380

Levin, E. D., Conners, C., Sparrow, E., Hinton, S. C., Erhardt, D., Meck, W., & March, J. J. P. (1996). Nicotine effects on adults with attention-deficit/hyperactivity disorder. *123*(1), 55-63.

Marci, T., Marino, C., Sacchi, C., Lan, X. Y., & Spada, M. M. (2021). Problematic internet use in early adolescence: The role of attachment and negative beliefs about worry. *Journal of Behavioral Addictions, 10*(1), 194-200. Retrieved from 〈Go to ISI〉://WOS:000662263200016

Mihailescu, S., & Drucker-Coli (2000). Nicotine, brain nicotinic receptors, and neuropsychiatric disorders. *31*(2), 131-144.

Mihara, S., & Higuchi, S. (2017). Cross-sectional and longitudinal epidemiological studies of internet gaming disorder: A systematic review of the literature. *Psychiatry and Clinical Neurosciences, 71*(7), 425-444. Retrieved from 〈Go to ISI〉://WOS:000405999400002

Park, B., Han, D. H., Roh, S. J. P., & Neurosciences, C. (2017). Neurobiological findings related to internet use disorders. *71*(7), 467-478.

Park, J. H., Lee, Y. S., Sohn, J. H., & Han, D. H. (2016). Effectiveness of atomoxetine and methylphenidate for problematic online gaming in adolescents with attention deficit hyperactivity disorder. *Human Psychopharmacology: Clinical and Experimental, 31*(6), 427-432.

Paulus, F. W., Ohmann, S., Von Gontard, A., & Popow, C. (2018). Internet gaming disorder in children and adolescents: A systematic review. *Developmental Medicine and Child Neurology, 60*(7), 645-649. Retrieved from 〈Go to ISI〉://WOS:000434638500012

Quay, H. C. J. J. o. a. c. p. (1997). Inhibition and attention deficit hyperactivity disorder. *25*(1), 7-13.

Scharkow, M., Festl, R., & Quandt, T. (2014). Longitudinal patterns of problematic computer game use among adolescents and adults–a 2-year panel study. *Addiction* (Abingdon, England), *109*(11), 1910–1917. https://doi.org/10.1111/add.12662

Song, J., Park, J. H., Han, D. H., Roh, S., Son, J. H., Choi, T. Y. (2016). Comparative study of the effects of bupropion and escitalopram on internet gaming disorder. *70*(11), 527–535.

Trumello, C., Vismara, L., Sechi, C., Ricciardi, P., Marino, V., & Babore, A. (2021). Internet addiction: The role of parental care and mental health in adolescence. *International Journal of Environmental Research and Public Health, 18*(24). Retrieved from 〈Go to ISI〉://WOS:000737726100001

Volkow, N. D., Wang, G.-J., Fowler, J. S., Logan, J., Gerasimov, M., Maynard, L., & Franceschi, D. J. (2001). Therapeutic doses of oral methylphenidate significantly increase extracellular dopamine in the human brain. *21*(2), RC121.

Volkow, N. D., Wang, G.-J., Newcorn, J., Fowler, J. S., Telang, F., Solanto, M. V., ··· & Swanson, J. M. (2007). Brain dopamine transporter levels in treatment and drug naive adults with ADHD. *34*(3), 1182–1190.

Weng, C.-B., Qian, R.-B., Fu, X.-M., Lin, B., Han, X.-P., Niu, C.-S., & Wang, Y.-H. (2013). Gray matter and white matter abnormalities in online game addiction. *82*(8), 1308–1312.

Wilens, T. E., Spencer, T. J., Biederman, J., Girard, K., Doyle, R., Prince, J., & Monuteaux, M. C. (2001). A controlled clinical trial of bupropion for attention deficit hyperactivity disorder in adults. *158*(2), 282–288.

제3부

심리사회적 문제

개요

제3부는 아동과 청소년들의 심리사회적인 문제를 다양한 측면에서 통합적으로 조망하여 집필되었다. 제28장부터 제35장에서는 2판의 내용을 보강하였으며, 제36장과 제37장은 새로운 제목과 알찬 내용을 새로이 추가하였다.

제28장은 2판 교과서 '제2장 발달론적 견해'에 수록되었던 부모의 자녀양육에 관한 것을 보완하고, 자녀의 양육과 관련하여 나타나는 정신건강의 문제들과 우리나라의 양육 특성을 추가하였다. 제29장과 제30장은 우리나라의 사회적 문제들 중, 아동 학대와 방임 및 아동 성폭력의 피해자들이 겪는 의학적 문제, 정신병리 및 사회정신병리의 실태와 임상적인 양상을 보다 폭넓게 포함하였다. 실용적인 정보들과 새롭고 깊은 수준의 지견들이기에 임상과 사회 현장에서 종사하는 전문가들에게 매우 유익할 것이라 믿는다. 제31장과 제32장은 사회적인 변화와 더불어 대두되는 새로운 형태와 특성을 가진 가정들, 이혼과 재혼가정, 새로운 사회문화를 경험하게 되는 가정들(다문화 가정, 북한 및 해외이주민 가정 등)에서 나타나는 정신건강의 문제들을 사회정신의학 측면에서 조명하였다. 제33장과 제34장은 학교 부적응의 문제들(등교거부, 학교 이탈, 학교 내 폭력 등)과 관련된 정신사회적 문제들과 정신병리를 상세하게 수록하였다. 제35장은 최근 증가하는 청소년들의 자살과 자해 문제를 정신사회적으로 탐색하고 원인, 치료, 예방에 이르기까지 임상적으로 균형 잡힌 접근을 시도하였다. 제36장과 제37장은 이번 3판에서 보강된 새로운 내용이다. 제36장은 아동과 청소년들이 급격하게 변화하는 디지털 문화를 경험하면서 겪을 수 있는 정신건강의 문제들을 제시하고, 교육과 임상 현장에서의 치료와 예방에 필요한 관리지침을 제시하였다. 제37장은 자연적 재난과 사회적 재난을 포함하여 각종 트라우마를 직간접적으로 경험한 소아청소년들의 발달학적 특성과 정신병리 그리고 대응전략과 관리법을 담았다.

제3부는 '심리사회적 문제'라는 제목에서 보듯이 질병은 아니지만, 그 이상의 정신병리적인 현상과 정상발달을 해치는 심각한 문제들을 깊이 있고 통합적인 차원으로 기술하였다. 제3부의 모든 내용이 소아청소년정신과 의사는 물론, 정신건강의학과 의사와 관련 의료인 및 인접분야 전문가들에게 매우 실용적이고 유익한 전문교재로 활용될 것으로 기대한다.

제3부 책임편집 송동호

제28장

소아정신의학

양육과 정신건강 문제

Parenting and Mental Health Problem

노경선 · 이정한

서론

아동에 대한 부모의 양육은 부모-자녀 상호작용의 기반이 되는 전반적인 분위기를 형성한다. 그렇기에 양육은 아동의 발달에 영향을 주는 환경적 요인 중 매우 큰 비중을 차지하고 있으며, 자녀의 발달과 정신병리 형성에 결정적인 영향을 미칠 수 있다. 양육은 생물학적인 과정인 동시에 사회적인 과정이다. 양육은 부모가 아동을 먹이고 재우는 것에 국한되는 것이 아니고 두 세대 간의 교류라 할 수 있으며, 문화라는 큰 틀 안에서 형성된다.

양육은 광범위한 의미를 포함하는데, 일반적으로 양육 인식parenting cognition과 양육 행동parenting practice으로 나누어 설명할 수가 있다. 양육 인식은 부모가 자녀 출산 이전부터 가지고 있는 양육에 대한 신념, 믿음 그리고 방향성을 의미하며, 양육 행동은 자녀를 기르기 위해 실제로 부모가 아동에게 제공하는 행동을 뜻한다. 부모의 양육 인식과 행동은 모두 부모의 신체건강 및 정신건강, 환경요인의 영향을 많이 받으며, 부정적인 양육은 아동이 노출된 정도와 지속 기간에 따라 아이의 발달과 정신병리에 치명적인 영향을 미치기도 한다.

김붕년 등(2018)의 보고서에 따르면, 초등학생의 주의력결핍 과잉행동장애 진단 비율은 3.95%, 적대적 반항장애의 경우 6.87%, 분리불안장애 3.25% 수준이었으며, 역치하 수준으로 범위를 넓힐 경우 주의력결핍 과잉행동장애는 13.14%, 적대적 반항장애 22.90%, 분리불안장애 3.52% 수준이었다. 건강보험 심사평가원의 공개자료에 따르면, 2021년 15세 미만 아동이 우울증 진단으로 진료를 받은 경험은 약 1만 2천 건으로, 2020년도에 비해 약 30% 증가하는 모습을 보였다. 또한 2021년 청소년건강행태조사에 따른 청소년의 우울감 경험률은 남성 22.4%, 여성 31.4%이며, 청소년 자살률은 2018년부터 2020년까지 지속적으로 증가 추세를 보였다. 2013~2015년에 수집된 자료에 따르면, 우리나라 아동의 삶에 대한 만족도는 OECD 국가 중 매우 낮은 편이었으며, 특히 학업, 전반적 대인관계 등에서 불만족감을 나타내었다. 이러한 소아청소년의 정신건강문제는 우리나라에서 최근에 발생한 문제들이 아니다. 2009년 이후 자살은 우리나라 아동청소년 사망 원인 1위가 되었으며, 자살률 또한 증가와 감소를 반복하여 뚜렷한 감소 추세라고 보기 어렵다. 이렇게 만성화된 정신건강문제는 소아 청소년의 개인적인 문제만으로 해석할 수는 없다. 우리 사회 전체를 아우르는 사회적 · 문화적 분위기를 파악하고, 이러한 분위기가 아동의 양육에 미치는 영향을 이해해야 미래 소아청소년의 정신건강 증진에 대한 대책을 마련할 수 있을 것이다.

양육이 아동의 정신병리에 미치는 영향을 살필 때는 몇 가지 고려해야 할 원칙이 있다. 첫째, 대부분의 정신병리는 하나만의 원인으로 인해 발생하지 않는다. 대부분의 정신병리는 여러 생물학적 · 환경적 요인 중 잠재적 보호/위험 요인들의 상호작용에 의해 그 위험도가 달라진다. 둘째, 아동의 발달 중 나타나는 정신병리는 그 경로가 다양하여 같은 원인에 의해서 서로 다른 정신병리가 나타나기도 하고multifinality, 같은 정신병리라도 다른 원인에 의해 나타나기도 한다equifinality. 셋째, 위험요인이 있다고 해서 늘 병리가 나타나는 것이 아니다. 넷째, 같은 위험요소라 할지라도 아동의 발달수준에 따라 다른 영향을 미칠 수 있다.

양육 행동 유형과 아동의 정신건강

권위형authoritative 양육방식은 아이가 유능하고 행복하게 자라나는 데 도움을 줄 수 있는 양육방식으로 알려져 있으며, 그중에서도 신체적 체벌을 가하지 않는 권위형 양육은 자녀의 발달에 가장 긍정적인 영향을 이끌어 내고 부정적인 문제들을 최소화한다고 알려져 있다. 권위형 양육의 환경에서 자란 아동은 자기효능감, 사회성 발달 및 정신건강의 측면 모두에서 다른 양육환경의 아동들에 비해 긍정적인 모습을 나타낸다. 부모의 권위형 양육방식은 자녀의 공격성, 주의력문제, 과잉행동 등과 역의 상관 관계를 보인다. 또한 스스로 충동적인 의사결정을 피할 수 있으며, 사회적 적응 또한 양호하게 이루어 내는 것으로 알려져 있다. 권위형 부모의 따뜻하고 자녀를 격려하는 분위기의 양육은 자녀의 자신감과 세상에 대한 긍정적인 시각을 강화하여 대인관계에서도 좋은 모습을 보일 수 있도록 돕는다. 뿐만 아니라 권위형 부모의 자녀들은 학업적 측면에서도 긍정적인 모습을 보인다. 그들은 내적인 동기부여가 가능하며, 부모의 지원에 힘입어 학업적으로 좋은 성과를 낸다.

권위주의형독재형, authoritarian 부모에게서 자란 자녀들은 순종적이지만 자신감이 적고 사회적·학업적 역량이 낮은 경향을 보인다. 권위주의형 부모가 흔히 보이는 자녀들의 일을 미리 예측하여 지시를 내리는 양육방식은 자녀로 하여금 일상에서의 주도권을 획득하기 어렵게 만든다. 그렇기에 권위주의형 부모의 자녀들은 자발성과 호기심의 부족을 보이는 경우가 많다. 권위주의형 부모의 자녀들은 유년기에 상대적으로 더 많은 외현화(공격성, 주의력문제, 과잉행동문제 등), 내현화(우울, 불안 등) 문제를 보이는 것으로 알려져 있다. 뿐만 아니라 위험을 수반한 행동들도 많이 하는 것으로 알려져 있어 비행, 폭력 및 물질 사용의 위험성이 높아지는 것으로 알려져 있다. 그들은 낮은 수준의 자기조절 능력, 정서 조절 능력, 심리적 융통성을 가지는 경우가 많고, 이는 우울, 불안, 부정적 정서성negative emotionality, 과도한 완벽주의, 자살사고 등의 정신병리들을 발생시킬 가능성을 높인다. 권위주의형 양육방식이 자녀들의 학업에 미치는 영향은 아직 논란의 여지가 있을 정도로 상반된 의견들이 존재한다. 일부 연구들에서는 자녀들이 더 높은 학업적 성취를 보이고 스스로의 직업적 의사결정에 더 수월한 모습을 보인다고 보고된 반면, 부모의 권위주의형 양육방식이 학업성취에 악영향을 미친다는 연구결과들도 다수 존재한다. 다만 한 가지 주목할 점은 양육방식이 주는 긍정적·부정적 영향과 관계없이 그들의 동기부여는 주로 내적인 만족감보다는 외적인 보상으로 이루어지는 경향성이 있다는 것이다.

허용형permissive 부모에게서 자란 자녀들은 굉장히 미성숙한 모습을 보이는 경우가 흔하다. 그들은 충동을 조절하는 데 어려움을 겪기도 하고, 자신의 현재 기분에 맞지 않는 지시를 받았을 때는 반항적인 모습을 보이기도 한다. 허용형 부모들이 흔하게 보이는 자녀들에게 과도하게 자율성을 주는 태도는 아이들의 책임감 함양과 충동 조절, 자기조절에 어려움을 야기할 수 있다. 그들은 상대적으로 높은 자신감, 좋은 사회 기술을 가질 수 있으나, 문제행동의 가능성 또한 높은 것으로 알려져 있다. 허용형 부모의 자녀들은 저항, 적대감 그리고 사회적 책임감의 결여와 같은 행동문제들을 보이는 경우가 흔하다. 이와 동시에 그들은 독립성 또한 부족하여 부모에게 의존하는 경향을 보이기도 한다. 허용형 부모의 자녀들은 충동성과 자기조절문제 등으로 인하여 위험을 수반한 행동에 쉽게 노출이 된다고 알려져 있으며, 정신병리 또한 자기조절 문제, 높은 공격성 그리고 의존성과 관련이 있다. 허용형 양육방식과 자녀의 자살사고의 연관성에 대한 증거는 뚜렷하지 않으나, 자기파괴적 행동의 위험성과는 관련이 높은 것으로 알려져 있다. 학업적 측면에서 허용형 부모의 자녀들은 덜 성취지향적이고 자발성이 부족하며 지속성이 낮아 학업적 성취가 낮은 것으로 보인다. 그와 동시에 그들은 다른 양육방식을 가진 부모의 자녀들에 비해 더 창의적인 모습을 보이기도 한다.

방임형neglectful 부모는 발달의 측면에서 가장 나쁜 결과를 이루어 내는 것으로 알려져 있다. 방임형 부모의 자녀들에게서는 아주 어릴 때부터 행동문제가 나타날 수 있어 빠른 경우에는 3세경부터 잦은 빈도의 분노 발작을 보이거나 공격성을 보일 수 있다. 방임형 부모의 자녀들은 높은 빈도의 우울, 불안, 흡연, 음주 등 다양한 정신병리를 보이는 것으로 알려져 있으며, 학업적 성취 및 인지적 · 사회적 측면에서 다양한 문제를 경험할 수 있다. 이러한 방임형 부모의 영향은 시간이 지남에 따라 누적이 되는 경향을 보이기 때문에 주의 깊게 살펴야 할 필요가 있다.

애착과 아동의 정신건강

1. 불안정 애착 유형과 정신병리

Bowlby(1973)는 애착이 인격 형성, 방어 기제, 그리고 정신병리와 관련이 있다고 주장하였다. 그리고 이후 진행된 여러 연구를 통해 불안정 애착이 교우관계의 문제, 분노 그리고 자기 조절 및 행동 조절의 문제와 연관이 있다는 실증적인 결과들을 확인할 수 있었는데, 이는 애착의 형성 및 변화가 여러 정신병리의 보호요인 혹은 위험요인이 될 수 있다는 것을 뜻한다.

회피형 애착을 가지는 아동의 경우, 애착 형성 당시부터 자신의 애착 욕구에 대한 지속적인 거절을 경험하기 때문에 애착 행동을 배제한 채 탐험에 몰두하는 경향을 보인다. 아동은 성장과정에서도 애착 체계를 활성화시킬 수 있을 만한 감정적인 경험을 억제하고, 거리 두기와 자기의존에 몰두를 하는 경우가 많다. 하지만 애착에 대한 욕구는 분명 존재하는 것이기 때문에 욕구를 회피하는 전략을 택함에도 불구하고 고통은 피할 수 없다. 회피형 아동의 전략은 그들의 감정 인식, 감정 조절 및 유연한 사고에 어려움을 유발한다.

저항/양가형 애착을 가지는 아동의 경우, 자신의 애착 욕구에 대한 양육자의 비일관된 반응에 불안을 느껴 애착 대상에 대한 과도한 집착을 보이고, 자신의 정서를 과장하여 부모의 관심을 이끌어 내려고 한다. 그들은 유기 위협에서 벗어나기 위해 애착 체계를 만성적으로 활성화시키고, 과도한 교감신경의 활성화를 촉진한다. 이러한 시도를 통해 얻어 낸 타인의 표면적인 관심은 아동이 부분적인 위안을 얻도록 해 주지만 만족스럽지 못하고, 그보다 더 큰 고통을 수반하는 경우가 흔하다. 이러한 아동의 전략은 개인의 무력감으로 이어지며, 사회적 상호작용의 발달과 개인의 자율성, 정서 조절의 어려움을 유발한다.

혼란형 애착을 가지는 아동의 경우, 유아기 시절의 양육자에 대한 압도적인 공포의 경험과 애착 욕구 사이의 갈등이 아이들에게 혼란을 야기하여 특정한 애착 전략을 수립하지 못하도록 만든다. 아동은 성장을 하면서 만 6세 즈음에는 이러한 해결 불가능한 혼란을 통제하고 부모와의 물리적 근접성을 유지하기 위해 역할-반전role reversal 된 부모-자녀 관계를 구축한다. 이러한 통제 행동controlling behavior은 돌봄caregiving 혹은 처벌적punitive 행동으로 나타날 수 있으며, 일부 아동의 경우 이러한 전략을 수립하지 못한 채 와해된 상태behaviorally disorganized를 유지하기도 한다. 아동의 통제 행동은 압도적인 공포의 경험을 통합하지 못한 상태에서 거리를 두고자 하는 목적으로 나타나지만, 이 과정에서 회피한 경험들은 여전히 그들을 불안하게 만들며, 때로는 수면 위로 올라와 그들의 불안을 자극한다. 혼란형 애착 아동에게 내재된 만성적인 불안과 공포는 아동의 정서 조절 능력 함양에 지대한 영향을 미치며, 또래관계를 포함한 인간관계에서도 일관된 전략을 수립하지 못하여 관계 형성에 많은 어려움을 겪도록 한다. 혼란형 애착은 여러 정신병리와 깊은 연관이 있다고 알려져 있고, 그 병리의 심각도 또한 다른 애착으로 인한 문제에 비해 심한 경우가 많다.

아동의 정신병리를 이해하기 위해서는 크게 아동의 특징(기질적 요소), 애착의 질, 부모의 양육, 가족의 생태 등을 살펴보아야 하는데, 애착문제를 주된 요인으로 정신병리가 발생할 수 있는 경우는 다음과 같이 요약할 수 있다.

첫째, 다른 전략들이 효과적이지 않거나 활용이 불가능한 상태에서 보호자를 통제 및 조절하기 위해 아동이 보이는 와해된 행동일 수 있다. 이는 단기적으로는 효과적일 수 있으나, 장기적으로는 부적응적인 상호작용을 유발하게 된다. Main과 Hesse(1990)는 이러한 모습이 비일관적이고 예측 불가능한 환경에서 혼란형 애착을 가진 아동이 통제권을 가지고 오기 위해 역할의 반전role reversal을 보이는 것일 수 있다고 주장했다.

둘째, 애착의 문제는 부모-자녀의 2자 관계에서부터 시작된 감정 조절과정emotion regulatory process에 영향을 미쳐 후에 정신병리로 이어질 수 있다. 아동의 안정 애착 경험은 부정적 정서를 견디고 관리하는 능력을 향상시키지만, 회피형/저항형 애착 경험은 효과적인 감정 조절을 방해한다.

셋째, 애착문제로 인한 사회 인지의 편향성이다. 부모와의 애착은 아동 자신과 타인에 대한 '내적 작동 모델internal working model' 형성에 중요한 역할을 한다. 이러한 내적 작동 모델은 다른 사람들과의 관계에서 타인의 행동이나 욕구에 대한 해석에 영향을 미치며, 대인관계 내에서의 행동에도 영향을 미친다. 불안정 애착을 가진 아동은 사회적 정보처리과정에서 부정적인 편향성을 보일 수 있으며, 이러한 편향성이 대인관계에서의 문제를 유발하여 정신병리의 위험요인이 될 수 있다.

넷째, 애착은 동기부여 과정에서도 부적응적인 행동에 기여를 할 수 있다. 애착은 사회적 지향성social orientation이 긍정적으로 발전하도록 돕기도 하고, 저항적으로 변하도록 이끌기도 한다. 이는 아동이 친사회적인 행동을 하는 것뿐 아니라, 반사회적 행동들을 멀리하는 데에도 중요한 영향을 미칠 수 있다.

애착 유형을 안정 애착과 불안정 애착(회피형, 저항/양가형, 혼란형)으로 나누어 보았을 때, 불안정 애착은 외현화 정신병리와 내현화 정신병리의 위험성을 모두 높이는 것으로 나타났다. 애착 유형과 정신병리의 관계는 다중결과성multifinality의 특징을 나타내기 때문에 특정 유형의 애착이 특정 정신병리를 일으킨다고 말할 수 없다.

1) 외현화 문제

외현화 문제에는 공격성, 반사회적 행동, 적대적 반항장애oppositional defiant disorder, 품행장애conduct disorder 등이 포함된다. 외현화 문제는 이전에는 회피형 애착만이 강한 연관성을 가지고 있는 것으로 여겨졌으나, 그동안의 연구결과에 따르면 회피형, 저항/양가형, 혼란형 애착 모두와 연결이 되어 있는 것으로 보이며, 특히 혼란형 애착의 아동이 나이가 들어가면서 그 위험성이 더 높아지는 것으로 알려져 있다. 하지만 적대적 반항장애를 진단받은 아동들의 상당한 비율이 안정형 애착을 가지고 있는 것으로 보고된 만큼, 외현화 문제가 곧 불안정 애착과 연결이 되어 있다고 판단해서는 안 되며, 그 외의 위험요소(성별, 사회적 위기, 나이, 대인관계 문제 등)들을 잘 검토하여야 한다.

2) 내현화 문제

우울, 불안과 같은 내현화 문제는 탐색이 제한되어 있고, 감정 조절에 어려움을 겪는 불안정 애착 아동이 스트레스를 마주하였을 때 겪는 공포감, 무력감으로 인해 나타나는 것으로 알려져 있으며, 주로 저항/양가형 애착과 큰 연관성이 있는 것으로 보고되었다. Brumariu와 Kerns(2010)는 불안정 애착 아동의 세 가지 특징(비적응적이고 편향된 인지, 감정을 인식하고, 조절하고, 대응하는 능력의 결여, 자기개념/가치감의 문제)이 불안정 애착과 내현화 문제를 연결해 준다고 하였다.

① 불안장애: 불안정 애착 형성으로 인해 나타나는 아동들의 가장 기본적인 증상이 불안이라는 것을 고려하면, 아동에게 찾아오는 불안과 공포의 감정을 잘 조절하지 못하여 어려움을 겪는 불안장애의 문제는 여러 형태의 불안정 애착과 관련이 깊다. 불안정 애착 유형 중 특정 유형이 특히 불안장애와 관련이 있는지에 대해서는 아직 결론을 지을 만한 결과가 없는데, 그 이유로는 불안장애의 광범위한 스펙트럼도 함께 고려가 되어야 한다. 분리불안장애는 학령전기부터 학령기까지 가장 흔히 나타나는 불안장애의 일종인데, 분리불안장애의 경우 불안정 애착과의 연관성과 관련된 연구결과가 혼재되어 있다.

② 우울장애: 우울장애 역시 여러 불안정 애착 형성과의 연관성을 드러낸 연구결과들이 반복적으로 보고되었다. 회피형 애착을 가진 아동의 경우 자신이 겪은 애착 경험들로 인해 스스로 사랑을 받을 자격이 없다고 느끼거나 타인을 호전적으로 느껴 소외감을 경험하는 경우가 흔하다. 저항/양가형 애착을 가진 아동의 경우 자신이 양육자의 요구를 만족시킬 수 없다고 느끼면서 어려움이나 상실감을 경험한다. 이러한 불안정 애착의 애착 경험들은 아동의 부정적 자기표상 강화와 무력감으로 이어져 우울장애를 겪게 되는 것으로 알려져 있다.

2. 애착 유형 및 양육방식의 대물림

안정형 애착 형성에 중요한 부모의 민감성sensitivity은 양육 행동 유형 분류에서 강조하는 반응성responsiveness과 상당 부분 의미를 공유한다. 또한 부모의 애착 유형이 양육에 미치는 영향은 적절한 돌봄caregiving의 제공과 관련이 있다. 적절한 돌봄이란 자녀가 어려움을 겪으며 애착 행동을 할 때에 피난처safe haven로서의 역할을 하는 것과 자녀가 환경을 탐색해 나갈 때에 이를 지지해 줄 수 있는 안전 기지secure base를 제공해 주는 것이다. 이를 위하여 부모는 양육과정에서 자녀에게 초점을 맞추어 민감한 돌봄을 제공해야 하는데, 불안정 애착 유형의 부모는 오히려 부모 스스로의 감정에 압도되어 이러한 민감한 돌봄을 제공하는 데 어려움을 겪을 수 있다. 이는 자녀로 하여금 불안정 애착 형성 및 정서 조절문제 등을 야기할 수 있다고 알려져 있다.

양육방식과 성인애착면담adult attachment interview을 통해 알 수 있는 성인의 애착 유형은 모두 높은 비율로 대물림된다. 자신이 부모로부터 경험한 양육방식은 스스로의 양육에 대한 신념, 믿음에 영향을 미쳐 이후 양육 행동에 반영된다. 이와 더불어 어릴 적 부모와의 애착 형성을 통해 만들어진 내적 작동 모델은 자신의 자녀를 양육할 때에도 발휘되어 자녀의 애착 욕구에 대한 반응에 영향을 미친다. 이런 맥락에서 성인의 애착 유형은 부모의 양육방식 경험과 함께 자녀의 실제 양육에 있어서 중요한 예측인자가 될 수 있다.

안정/자율형secure/autonomous 애착을 가진 성인은 자녀에게 안정 애착을 형성할 가능성이 높을 뿐 아니라, 권위형 양육방식을 택할 가능성이 높고, 권위주의형(독재형) 및 허용형 양육방식을 가질 가능성이 낮은 것으로 보인다. 권위형 양육방식 역시 자녀의 안정형 애착 형성과 가장 긍정적인 상관관계를 보이는 것으로 알려져 있다. 무관심형dismissing 애착을 가진 성인은 자녀에게 회피형 애착을 형성할 가능성이 높고, 반응성이 낮은 양육을 제공하여 권위주의형 혹은 방임형 양육방식을 자녀에게 제공할 가능성이 높다고 알려져 있다. 부모의 집착형preoccupied 애착 유형은 자녀의 저항형 애착으로 대물림될 가능성이 높으나, 특정 양육방식과의 연관성이 뚜렷이 보고되지는 않았다.

주의할 점은 성인 애착 유형과 양육방식의 대물림은 절대적이지 않고 전이 공백transmission gap이 있다는 것이다. 한 개인의 양육방식과 애착의 대물림에는 부모로부터의 경험뿐 아니라 다른 사람들과의 애착관계나 여러 환경적 요소들, 교육적 요소들이 추가 매개변수로서 작용하는 것이 주된 이유이고, 일부 메타분석연구에서는 부모의 양육방식이 세대에 걸쳐 대물림이 되는 매개 효과 자체가 크지 않은 것으로 보고되기도 하였다.

양육자의 정신건강과 아동의 정신건강

부모의 정신병리는 유전적인 이유로 인해 직접적으로 자녀에게 전달이 되는 경우도 있지만, 정신병리가 부모의 인지, 행동에 영향을 미쳐 간접적으로 자녀들에게 영향을 끼치기도 한다. 여기에는 여러 환경적인 요소(사회경제적 상태, 부부관계, 가족관계 등)와 함께 자녀가 현재 어느 수준의 발달 단계에 있는지도 중요한 역할을 하며, 유전적 요인, 환경적 요인, 발달 시기 등은 서로 상호작용하여 자녀에게 영향을 미친다. 그렇기에 부모의 정신병리와 자녀의 정신병리는 역동적인 구조를 가지고 있다고 이야기할 수 있다. 그동안의 양육자의 정신건강과 아동의 정신병리에 관한 연구는 주로 양육자의 우울, 불안 및 경계선 성격 장애 위주로 이루어졌기 때문에 다음에서는 이와 관련된 내용들을 살펴보고자 한다.

1. 우울

부모의 우울 증상과 자녀의 정신건강은 부모의 정신병리 중 가장 많이 연구가 된 분야 중 하나이다. 부모의 우울은 자녀에 대한 민감성sensitivity과 반응성responsiveness을 낮추고 상호작용의 빈도를 줄인다.

아동의 유아기(출생부터 만 2세까지)에 부모가 우울증이 있는 경우 안정적인 애착 형성을 위한 정서적 반응이 잘 이루어지지 않고 상호작용의 결핍이 나타나기 때문에 아동이 불안정 애착을 형성할 가능성이 높아진다. 또한 우울 증상의 정도가 심각하거나 장기간 지속되는 경우 혼란형 애착을 형성하기도 한다.

아동의 걸음마기, 학령전기(만 2~5세까지)에 부모가 우울증이 있는 경우 아이가 외부 환경을 경험하면서 시도하게 되는 자율성, 문제해결 및 감정 조절 등에 대해 덜 관심을 가지게 된다. 우울증이 있는 부모는 감정 조절문제나 아이들의 저항에 적절하게 대응하는 노력을 보이기보다는 회피하고 가벼운 문제로 치부하려는 경향을 보일 수 있다. 이러한 부모의 행동은 자녀의 자율성, 자기조절, 정서 조절 및 사회화에 부정적인 영향을 미친다.

아동의 학령기(만 6~12세까지)에 우울증이 있는 부모는 자녀에 대해 상대적으로 더 부정적으로 판단하고, 비판하며 처벌하는 경우가 많다. 아동의 문제행동에 대한 내성이 낮아 쉽게 화를 내거나 처벌을 하기도 하는데, 이러한 부모의 부정적 반응들은 아이가 이 시기에 발달상 성취를 해야 할 인지 발달, 자기-규율 설정, 자율성, 사회적 유능감 향상에 부정적인 영향을 미친다.

2. 불안

부모의 불안 증상은 자녀를 양육하는 데 있어서 과잉보호, 과잉통제, 낮은 민감성과 반응성을 유발할 수 있다.

아동의 유아기에 부모가 불안을 겪는 경우, 부모는 유아의 행동에 대해 과장되고 부적절하게 반응을 하는 경우가 많다. 아이에게 발생하는 일들에 대해서 더 부정적으로 인식하는 경우가 많아 자녀를 과보호하거나 자녀의 행동에 지속적으로 참견하게 된다. 이 과정에서 유아의 긍정적 신호에 대해서는 제대로 반응을 보이지 않거나 부적절하게 대응하는 경우들이 발생하기도 하는데, 이러한 요소들이 아동의 불안정애착을 유발할 수 있다. 더불어 부모의 불안이 외상후 스트레스장애posttraumatic stress disorder 수준의 해결되지 않은 불안일 경우, 이 또한 아동에게 영향을 미쳐 혼란형 애착을 형성하기도 한다.

아동이 걸음마기, 학령전기에 보이는 자율성에 대한 요구, 부정적 정서의 표현 등은 불안 증상을 겪는 부모들에게는 매우 견디기 힘든 모습일 수 있다. 그렇기에 훈육을 하고 규율을 정해 가는 과정에서 부모는 아동들에게 분노를 표현하고 지지적이지 않은 반응을 보이기 쉽다. 이러한 부모의 반응은 아동의 사회성, 자율성 및 자기조절, 정서조절 발달을 저해한다.

아동이 학령기까지 성장한 이후에 나타나거나 지속되는 부모의 불안 증상은 잦은 부모-자녀 갈등을 유발할 수 있다. 정신병리로서의 불안을 겪는 부모는 자녀의 일에 대해 재앙화하고, 비판하고, 이로 인해 아동의 자율성을 존중하지 않고 그들의 의견에 귀를 기울이지 않는 경향을 보인다. 전반적으로 긍정적인 반응을 덜 보이는 편이고, 칭찬보다는 무반응을 보이는 경우들이 많다. 아동에게 이러한 경험은 긍정적 자기수용, 자기효능감 형성에 어려움을 유발할 수 있으며, 사회적 유능감에도 부정적 영향을 미칠 수 있다.

3. 경계선 인격장애

경계선 인격장애는 여러 성격장애 중 양육과 관련하여 가장 많은 연구가 이루어졌다. 경계선 인격장애를 가진 엄마에게 자녀는 자신의 과거로 돌아가 불안, 의존, 유기 불안 등을 다시 겪는 계기가 되기도 한다. 자녀에게 적절한 양육을 제공하고자 하는 마음과 자녀에 대한 부담을 다른 사람에게 미루고 싶은 마음이 서로 갈등하며, 극도의 피로감, 과민, 생활 리듬의 불균형 등을 호소하곤 한다.

유아기에 아동들은 경계선 인격장애 부모로부터 비일관되고 부적절한 양육을 받을 가능성이 높다. 그리고 그 비일관성과 부적절함은 부모가 경계선 인격장애 외의 다른 질환을 가진 경우에 비해 더 심해서 이로 인한 아동의 애착 형성 및 발달의 어려움도 큰 것으로 보인다. 낯선 환경 상황에서 경계선 인격장애 엄마는 유아와 조절이 되지 않은 양상의 정서적 소통을 보였고, 아이와 엄마 사이의 역할에 혼돈을 겪거나 무섭게 행동하고 유아를 겁먹게 만들기도 하였다. 아이는 혼란형 애착의 패턴을 보였다. 이러한 관계의 패턴이 성인기까지 지속될 경우에는 자녀도 경계선 인격장애 진단을 받을 위험성이 높아진다.

아동의 걸음마기, 학령전기에 경계선 인격장애 부모는 여전히 아이에 대해 민감하지 못하게 반응하고, 아이를 통제하는 방식으로 양육하려 한다. 아이의 감정을 인식하고 도움을 주는 데에도 어려움을 겪으며, 역할 반전을 보이기도 한다. 아이의 독립성을 저해하고, 자신의 욕구를 충족시키기 위해 아동이 계속 옆에 있도록 요구하기도 한다. 감정 조절 능력을 함양하는 데 어려움을 겪는 아이들은 감정 자체를 감당할 수 없고 무서운 것이라고 생각한다.

학령기에 들어서도 경계선 인격장애 부모를 둔 아동은 여러 어려움을 겪는 경우들이 많다. 그들이 겪는 외현화 및 내현화 문제, 대인관계에서의 취약성, 부정적 사고 편향, 정신화의 어려움, 높은 수준의 자기비판 등은 일상 및 학업 생활에 큰 지장을 준다.

한국 사회와 양육문제

18세기 제1차 산업혁명 이후, 세계는 서구문화를 중심으로 급속한 성장을 이루어 왔다. 그중에서도 한국은 6 · 25 전쟁 이후 그 어느 나라보다도 빠른 양적인 성장세를 보여 왔다. 빠른 성장세는 물질적인 풍요를 가져왔지만, 물질 만능주의나 과도한 경쟁의식, 사회적 변화에 대한 지원 정책의 부재 등 여러 불균형을 불러오기도 하였다. 이는 '서구화westernization'로 인한 부작용으로 비추어지기도 하지만, 동양의 문화와 서양의 문화 간의 우열을 따지는 것은 옳지 않은 일이다. 오히려 여러 문화가 유례없는 속도로 융합되며 충돌하고, 급속한 경제적 발전으로 인한 가치관의 변화가 함께 영향을 미치며 발생한 혼란이라고 해야 할 것이다(표 28-1). 이러한 전통적 가치관과 현대적 가치관의 혼재는 부모 개인의 가치관 혼란이나 부부간 양육 갈등을 일으키기도 한다. 심지어는 전문가들조차 일관되지 않은 양육에 대한 메시지를 줄 가능성이 높다. 가치관의 혼란은 양육 태도의 비일관성으로 이어질 수 있고, 애착에 부정적인 영향을 미칠 가능성이 높아 아동의 정신건강과 깊은 관련이 있다고 할 수 있다.

표 28-1 전통적·현대적 가치관

	전통적 가치관	현대적 가치관
문화적 가치	감정의 통제 공동체 중심 화합 위계, 경노	자기주장 개인주의 자유 평등, 인권
자녀양육 방식	밀접한 신체 접촉 지향 비언어적 의사소통 지향	원거리 상호작용 언어적 의사소통 지향
사회화	연령에 따른 성숙 기대 비일관적 · 비연속적 훈련	조기훈련과 습득 일관적 · 연속적 훈련

1. 학업 성취 위주의 양육관

학업 성취는 우리나라 소아, 청소년의 성장과정에서 가장 중요한 가치로 여겨져 왔다. 특히 학업 성취 위주의 양육관은 자기 계발과 자아 실현의 계기로 여겨지기보다는 성적과 진학에 그 방점이 찍혀 있어서 성적 위주의 가치관 주입이나 과도한 학구열 그리고 학업 스트레스 등의 부작용을 낳았다. 학업 성취의 중요성을 강조하는 것은 어느 문화에나 존재하나, 우리나라와 같이 학업 성취에 높은 가치를 부여하는 사회적 분위기는 여러 사회적 · 문화적 요인들이 얽혀 만들어 낸 차별성이 분명히 존재한다. 일 연구에서는 우리나라 청소년들의 시험불안이 우울증과도 연관이 있는 것으로 보고된 만큼 각별한 관심이 필요하다.

학업 성취를 중요한 가치로 여기는 풍토는 우리나라에만 국한되지 않는다. 여러 문화권 중에서도 특히 동아시아(한국, 일본, 중국)는 학업 성취에 중요한 가치를 두는 것으로 알려져 있고, 이는 노력을 중시하고 스스로를 연마하는 데 가치를 두는 유교적 문화와 관련이 있는 것으로 알려져 있다. 더불어 현대사회에서는 대학 진학, 취직 등이 신분 상승의 기회로 여겨져 양육에서의 자녀 학업 성취에 대한 갈망이 더 커졌다고 볼 수 있다. 1980년대부터 2000년대까지 개인 교습에 지출되는 비용은 지속적으로 늘어 갔으며, 국내총생산 대비 교육비의 비중도 계속 증가하였다. 우리나라의 아동들은 학령기 이전부터 사교육의 영향 아래에 있으며, 고등학교 생활 중 대부분의 시간을 학업에 쏟고 있다.

우리나라를 포함한 아시아권 국가의 학업 성취 위주의 양육은 분명 장단점을 가지고 있다. 하지만 급속한 산업화와 경쟁적인 사회적 분위기는 부모로 하여금 아동이 학업에 시간을 할애할 수 있게 통제하도록 하였는데, 이러한 통제는 자녀의 성취에 도움을 주기도 하지만 여러 문제를 야기할 수 있다. 적응적인 가족 기능을 발휘하기 위해서는 가족 구성원 간의 경계를 명확히 하는 것이 매우 중요하다. 자녀에 대한 부모의 통제가 자녀의 행동에만 국한이 되어 있고behavioral control, 충분한 애정 공급과 공감적 태도가 동반이 된다면 긍정적인 영향을 발휘할 수 있다. 김충일 등(2015)이 보고한 부모의 성취지향적 양육 태도가 아동의 자아탄력성과 긍정적인 연관성이 있다는 결과 역시 부모의 이러한 행동 통제 및 애정 공급의 결과로 해석할 수 있다. 우리나라 대부분 부모들의 높은 교육열은 권위형 양육 방식의 틀 안에서 에너지를 발휘하였고, 이는 안정 애착이나 애정 공급에 긍정적인 영향을 미치기도 하였다.

하지만 자녀 통제에 대한 부모의 욕구가 과해질 경우 발생하는 다양한 부모-자녀 관계 변화는 구성원 간의 경계를 무너뜨릴 수 있는데, 아동에게 도를 넘은 수준의 학업을 요구하는 것 역시 경계를 무너뜨리는 행동이 될 수 있다. 학업 성취 위주의 양육관이 강조되다 보면 침습적 양육intrusive parenting에 빠질 위험이 높다. 침습적 양육은 심리 통제psychological control라는 표현으로도 이야기할 수 있는데, 이는 부모의 행동이 아동의 생각, 느낌에 깊이 개입하고 그리고 부모에 대한 애착을 조종하는 것을 뜻한다. 부모의 이러한 행동은 아동이 부모의 사랑을 잃을까 봐 두려워하도록 유도하기도 하고, 아동의 순응도를 높이기 위해 미묘한 죄책감을 심어 주기도 한다. 이러한 침습적 양육은 아동의 정신건강에 다양한 부정적 결과를 일으키는 것으로 알려져 있다. 특히 성취 지향의 심리 통제achievement-oriented psychological control는 부모의 따뜻함과 부정적 상관관계를 보이며, 아동이 자기비판적인 경향을 보이고 자신의 성취에 대해 과도하게 높은 목표를 설정하여 자신에게 엄격해지는 경향을 보인다. 부모가 자녀를 통제하고 자신에게 의존하도록 압박을 하면 자녀는 스스로가 독립적인 존재가 되는 데 어려움을 느끼게 되고 자율성을 제대로 확립하지 못하게 된다. 부모의 심리 통제가 아동에게 미치는 부정적 영향은 문화마다 다를 수 있다는 논의도 있으나, 상당 부분의 부정적 영향은 문화와 관계없이 나타나는 것으로 나타났다.

2. 가족의 구조 및 양육 형태의 변화

한국은 여러 아시아 국가와 유사하게 전통적으로 집단주의collectivism 가치관을 가진다. 집단주의 가치관을 중시하는 국가에서는 전통적으로 개인의 독립성에 비해 가족 구성원끼리의 상호 의존interdependence에 중요한 가치를 부여하고, 상호관계를 통해 자기감sense of self을 형성해 나간다. 이에 따라 부모는 자녀를 자신의 연장선으로 여기기도 하고, 유교적 영향으로 인해 부모들은 자녀의 발달에 자신들의 역할이 결정적인 영향을 미친다고 믿기도 한다. 부모는 자녀가 학교에서 잘하고 어른들에게 순종적이며 맡은 바를 열심히 하기를 바라는데, 이를 위해서는 부모의 온전하고 무조건적인 헌신 그리고 희생이 동반되어야 한다고 믿는다. 부모는 헌신해야 하고, 자녀는 기대에 부응해야 한다. 그렇기 때문에 집단주의 문화에서의 양육은 부모를 포함한 어른의 통제가 개인주의 문화에 비해 큰 편이라고 할 수 있다. 이러한 전통적인 바탕에서 한국을 포함한 아시아 국가들은 빠른 발전과 함께 여러 변화를 맞이하였고, 특히 약 50년간 우리나라가 이루어 낸 현대화는 유례가 없을 정도이다. 산업화, 도시화, 서구화는 가족의 물리적 · 심리적 구조를 변화시켰고, 우리나라의 압축적 성장은 다양한 양육 형태가 변화에 적응하지 못한 채 혼재하도록 만들었다. 이러한 급작스러운 변화는 여러 방면에서 부모의 양육효능감을 저하시키는 결과를 가져왔다. 양육효능감은 그 자체로 양육 행동에 영향을 미칠 뿐 아니라 양육 스트레스와 양육 행동 간의 관계에서 매개 역할도 하기 때문에 양육의 매우 중요한 보호자 요인 중 하나로 알려져 있다.

사회환경의 변화와 함께 온 가장 큰 변화는 맞벌이 부부의 증가이다. 2016년 미국에서는 만 18세 이하의 자녀를 둔 어머니들의 67.9%가 취직 혹은 구직 중이었고, 6세 미만 아동의 어머니도 64.7%가 일에 참여하고 있었다. 우리나라 역시 1960년대에는 38.61%였던 어머니들의 경제활동 참가율이 2010년에는 56.70%로 증가하였다. 부모의 맞벌이로 인해 영유아 자녀의 돌봄에 대한 문제가 대두되었고, 맞벌이 가구에서 맞벌이를 지속하는 데 가장 중요한 요인이 조부모의 지원으로 조사될 정도로 조부모에 대한 양육 의존도가 매우 높아졌다. 육아정책연구소에서 발표한 2021년 영유아 주요 통계에 따르면, 연령별 어린이집 이용률이 0세 47.1%, 1세 92%, 2세 98.6%로 현재 영유아들은 아주 이른 시기부터 보육시설의 도움을 받고 있는 것으로 나타났다. 하지만 부모가 생각하는 어린이집 입소 적정 자녀 연령이 평균 31.9개월이며, 직접 양육을 희망하는 자녀 연령이 평균 33.2개월까지였던 점을 고려하면 아동의 조기 어린이집 입소는 문화적 요소가 아닌 보육정책의 부재로 인한 것임을 알 수 있으며 부모는 스스로의 뜻보다 훨씬 일찍 아동을 위탁하고 있다. 아동의 0~2세 시기는 모자 애착 형성에 가장 중요한 시기로, 이 시기에 형성된 애착은 아동의 안정감, 정서발달, 사회성발달 등에 매우 중요한 영향을 미친다. 이렇게 중요한 시기에 부모가 자신들이 원하는 방식으로 양육을 제공하지 못하고 위탁에 의존하게 되는 환경은 부모의 양육효능감을 크게 저하시킨다.

또한 맞벌이 부부의 증가로 인해 전 세계적으로 아버지의 양육 참여가 점점 늘어나는 추세이지만, 우리나라 아버지의 양육 참여 정도는 여전히 다른 나라에 비해 굉장히 적은 편이다. 통계에 따르면, 남성과 여성 모두 이상적인 자녀 양육 분담 비율은 5:5에 가깝게 보고하였으나, 실제 분담 비율은 여성이 남성의 약 2배에 달하여 여성의 부담이 여전히 매우 높은 것으로 나타났다. 이러한 일과 양육의 이중 부담은 여성의 양육 스트레스를 증가시키며, 이는 어머니의 양육효능감을 저하시킨다. 양육효능감에 영향을 미칠 수 있는 또 하나의 요인은 교육의 부재이다. 최근 여러 도서, 미디어 매체 등을 통하여 다양한 종류의 양육에 대한 교육이 이루어지고 있지만, 그 내용이 통일되어 있지 않고 혼란을 야기하는 경우가 많다. 양육에 대한 전문가마다의 관점이 다르며, 미디어 매체의 경우 흥미 위주의 교육을 하는 경우들이 많아 오히려 부모에게 제대로 된 방향성을 제시하지 못해 양육효능감을 저해할 수 있다.

3. 자율과 통제의 혼란

집단주의 문화에서는 상호관계와 조화를 중시한다. 그렇기에 양육과정에서 엄격한 훈육과 어느 정도의 통제가 동반되어 왔다. 전통문화 속에서의 통제는 조화에 그 목적이 있었기 때문에 순응을 통한 사회적 적응을 기대할 수 있었다. 하지만 세계화로 인해 동양의 문화적 가치와 서양의 문화적 가치가 서로 흡수되기 시작하였고, 우리나라는 서구화라는 이름 아래 개인주의를 받아들이기 시작하였다. 하지만 그 속도가 너무 빨라 후기 산업화를 지나 오면서 많은 어려움을 겪었다. 경쟁사회에서의 독립성을 요구하면서도 조기교육을 위하여 과도한 통제를 하는 경우가 늘어났다. 저출산율 및 핵가족화로 인해 자녀에 대한 과잉보호와 아동에 대한 과도한 압박 역시 혼재하여 여러 부작용을 낳았다. 더불어 대중매체와 디지털 미디어 발전으로 인해 아동과 청소년들은 전통적인 가치관과는 상반된 가치(자율성, 독립성 등)를 무분별하게 접하고 혼란을 겪기도 한다. 무엇보다도 현대 산업사회에서 나타나는 지나친 개별화로 인해 공동체의 유대감과 소속감, 이로 인한 안정감이 약화되어 어려움을 겪고 있다.

이와 같이 우리나라에서는 점점 개인주의, 즉 자율성, 독립성이 점점 더 강조됨과 동시에 전통적인 의미에서의 통제와 다른 변형된 통제가 양육에서 적용되었다. 조화보다는 경쟁에서 이기기 위한 통제가 주를 이루었고, 과도한 학습 편향 양육을 부추기는 데 이바지하였다. 이러한 방식의 통제는 아동들의 탐색을 저해하고 자율성을 저해한다. 자기결정이론self-determination theory에 따르면, 인간은 자율성autonomy, 유능감competence, 관계성relatedness에 대한 욕구를 가지고 있다. 이러한 요소들이 만족이 될 경우 내적인 동기를 얻게 되는데, 이는 삶의 만족도와 직접적인 연관이 있다. 자율성이 제대로 존중되지 않았을 때에 아동은 학업을 포함한 많은 상황에서 내적 동기를 발휘하지 못하고 타인이 제공하는 외적 동기에 의해서 행동하게 된다. 자율성의 부재는 스스로 의사결정을 내려 볼 기회가 없다는 것을 뜻하기도 때문에 미래나 직업과 같은 인생 계획에 대해 고민하고 결정하는 데에도 어려움을 겪는다. 성장과정에서 외적 동기에 치중하면 자신의 내적 가치관을 세우기 힘들고, 물질주의와 같은 외부 요인이 자신의 가치관으로 자리를 잡을 수 있다. 일부 연구자들은 양육에서 통제의 요소가 더 깊이 관여를 하고 있는 아시아 국가의 경우 통제가 꼭 나쁜 것만은 아닐 수 있다는 의견을 제시한다. 하지만 이는 위에서 언급한 바와 같이 통제라는 개념의 변화를 충분히 고려하여 판단해야 하는 부분이며, 일 연구에서는 한국의 학생들도 자율성이 만족되는 것에 대해 높은 가치를 둔다고 보고하였다. 부모의 과도한 보호 역시 자율성을 저해할 수 있다. 자녀에 대한 과잉보호는 환경의 위험요소로부터 아이를 보호한다는 원래의 목적을 넘어 적극적으로 아이의 자율성을 저해한다. 또한 부모의 과잉보호는 자기-결정이론에 따른 유능감 역시 저해하여 문제해결, 대인관계에서 발휘되는 자기효능감에 어려움을 유발하기도 한다.

자율성과 통제의 혼란은 양육에 대한 부모의 걱정, 불안의 결과로 나타나는 양육 행동과도 관련이 있다. 한국 부모들의 양육 불안은 다른 나라에 비해 높은 편이며, 부모의 과도한 양육 불안은 부모의 정신건강뿐 아니라 자녀의 정신건강에도 큰 영향을 미친다. 양육 불안을 야기하는 이유는 다양하나, 기본적으로 자녀에 대한 큰 책임감에서 비롯된다. 우리나라는 여전히 자녀의 성취와 결과에 대해서 부모의 역할을 매우 강조하고 있으며, 자녀의 성공이 곧 부모의 성공이 된다는 인식이 널리 퍼져 있고, 부모의 희생이 당연시되는 경향도 존재한다. 이러한 배경에서 자녀 교육에 대한 부담, 학교 폭력과 같은 사회적 문제에 대한 두려움, 경제적 부담 및 양육 교육의 부재 등은 부모의 불안을 악화시키는 다양한 원인이 되고, 이는 과도한 통제나 과잉보호와 같은 부적절한 양육 행동으로 이어진다. 양육 불안은 과잉통제뿐 아니라 과잉보호와도 관련이 있다. 과잉보호는 부모의 교육적 무지, 불안, 자녀 양육에 대한 자신감 부족으로 인해 나타난다고 알려져 있고, 부모 개인의 불안이 클수록 자녀의 심리적 이탈을 허용하기 어렵다고 한다.

4. 가족 개념의 변화

현대사회에서는 가족 개념의 변화, 사회문화적 환경의 변화로 인해 다양한 형태의 가정이 존재한다. 여전히 부-모와 자녀가 가족을 이루는 경우가 대부분이지만, 그 시기나 형태에 따라서 청소년 부모 가정, 한부모 가정, 조부모 가정, 이혼 가정, 재혼 가정 등이 존재한다. 같은 가족 형태라고 하더라도 개개인의 사회경제적 상태, 가족 구조 및 개인적 배경이 모두 다르기 때문에 일반화시키기는 어렵지만, 일부 양육 형태에 대해서 관련 정신병리에 대한 연구가 이루어졌다.

1) 청소년 부모 가정

청소년 부모의 경우 그 유형이 매우 다양하여 그 특징을 단정 짓기 어렵지만, 일반적으로 청소년 임신은 조기 출산, 저체중 출산, 짧은 재태 주수 그리고 낮은 apgar score를 기록할 가능성이 높은데, 이러한 경향은 산모의 나이가 어릴수록 더 강해진다.

발달과정에서 청소년 엄마를 둔 아동은 학령전기 시절부터 언어발달 지연과 인지발달 지연, 학업 성취도에 문제를 보이는 경우가 흔하다. 또한 아동들은 성장을 해 가면서 학업성취의 문제, 고용문제, 청소년 부모, 그리고 폭력적 행동 등을 일으킬 위험이 높은 것으로 알려져 있다. 반면에 이러한 청소년 부모의 아동 발달에 대한 부정적인 영향에 반대 의견을 내는 목소리들도 적지 않다. Levine(2007) 등은 부모 개인 및 가족의 특성으로 청소년 부모의 자녀들의 학업 성취도 문제를 설명할 수 있다고 주장하였으며, National Longitudinal Survey of Youth(NLSY97) 결과에서는 개인의 배경적 특성을 통계 분석에 포함하였을 때 청소년 부모에게서 자란 청소년과 부정적 행동문제들의 연관성은 사라진다고 보고하였다. 그러므로 청소년 부모 가정의 아동들에 대해서는 일관적인 해석보다는 개인, 부모 및 가족의 배경에 대해 개별적인 해석을 하는 것이 필요하다.

2) 한부모 가정

한부모 가정의 형태와 사회경제적 상태는 모두 다르기 때문에 한부모 가정이 아동에게 주는 영향에 대해서 일관된 결과는 아직 보고되지 않았다. 그렇기 때문에 한부모 가정의 아동을 평가할 때는 더욱 포괄적인 시각으로 접근을 해야 한다. 우선, 한부모 가정을 이루기 전의 선행요인들—가난, 낮은 교육 수준, 낮은 임금, 배우자의 부재, 정신건강문제 등—을 평가해야 한다. 이러한 요소들은 종종 부모와 자녀의 삶을 지속적으로 따라다니며 양육 제공의 부족, 부모의 낮은 임금과 불안정한 직업, 불쾌한 주거환경, 좋지 않은 수준의 학교, 위험한 이웃, 불안정한 가족, 가족 내 불화와 같은 결과를 일으킬 수 있다. 이러한 환경은 부모의 양육 행동에 영향을 미쳐 자녀에게 학습의 기회를 덜 제공하거나, 자녀에게 관심을 덜 쏟거나, 엄격하고 비반응적인 양육을 제공할 수 있다. 이러한 요소들은 모두 서로에게 영향을 미쳐 아동의 학업 성취, 행동 적응 및 삶에서의 성취에 영향을 미친다.

3) 조부모 가정

조부모 가정은 조부모의 나이, 가정환경, 조부모가 양육에 참여하는 이유, 부모의 부재 여부, 조부모 양육의 형태, 사회경제적 상태 등에 따라 매우 다양한 모습을 보인다. 뿐만 아니라 그 역할과 형태에 따라서 긍정적인 역할을 하는 경우가 많기 때문에 조부모 가정 자체를 아동의 발달에 악영향을 주는 것으로 판단하는 데에는 무리가 있다.

여러 형태의 조부모 양육 중 전적인 조부모의 양육은 자녀의 행동 및 정서 문제, 낮은 학업 성취도와 연관이 있다는 보고가 있다. 이는 가족이나 사회경제적 상태로 인한 것일 수도 있지만, 아동이 겪는 사회적 고립이나 역할의 혼란은 조부모 가정 내에서 아동이 겪는 심리적 어려움과 관련이 있을 수 있다.

제언

살펴본 바와 같이, 현재 한국은 사회문화적으로 양육에 다양한 어려움을 겪고 있다. 학습 중심 가치관, 심리적 통제를 통한 억압, 아동의 조기 위탁 등은 사회적 요구를 반영하므로 부모 개인이 거스르기 어려운 일일 것이라 생각한다. 이에 보다 나은 양육환경 조성을 위해 다음과 같이 제언한다.

하나, 시대에 맞는 올바른 양육방식에 대한 전문가들의 합의 및 교육이 필요하다. 집단주의 문화와 개인주의 문화는 우열을 따지는 관계가 아니라 상호 보완적인 관계이다. 급속도로 두 문화가 융합되면서 야기된 문제들에 대해서 전문가들이 더 나은 방향을 합의하여야 한다. 이러한 합의에는 양육, 건강, 정신건강뿐 아니라 사회적 가치에 대한 논의도 포함이 되어야 한다. 또한 이를 부모들에게 교육하여 일관되고 건강한 양육을 제공하여야 한다.

둘, 양육 정책이 지속적으로 발전하여야 한다. 육아정책연구소에서는 매년 연구결과를 발표하여 현 양육 실태를 보고하고 새로운 정책 방향을 제시해 나가고 있다. 전문가들의 적극적인 참여로 양육 정책에 지속적인 발전이 있어야 하겠다. 특히 안정적인 애착 형성을 위한 영유아 시기의 양육에 대한 보다 효과적인 정책 지원이 반드시 필요하다.

셋, 아동 청소년을 대상으로 한 가치관 교육이 지속되어야 한다. 현 시대는 무분별한 디지털 미디어 콘텐츠들로 인하여 아동들이 자극적이고 물질주의적인 가치관을 형성하기가 쉽다. 또한 기성세대의 가치관을 맹목적으로 반대하거나 자신의 의견만을 내세우는 편협한 시각을 가지게 되는 경우가 많다. 이에 건강한 콘텐츠를 이용하고, 스스로 비판적 사고를 할 수 있도록 가치관 형성을 모두가 도와야 한다.

참고문헌

공병호, 백승학(2017). 피양육경험이 양육불안과 부모만족에 미치는 영향 – 한 · 일 비교를 중심으로. **한국일본교육학연구**, 22(1), 87-105.

김광호, 조미진(2012). **오래된 미래 전통육아의 비밀**. 서울: 라이온북.

김동훈(2018). 출산 · 육아 가치관 재조명을 통한 육아문화 개선 방안.

김미숙, 문혁준(2005). 유아기 자녀를 둔 어머니의 양육 스트레스 및 양육 효능감과 양육 행동과의 관계. **대한가정학회지**, 43(8), 25-35.

김봉년(2018). 아동 · 청소년의 정신장애 유병률 및 위험요인 연구: 초, 중, 고등학교 대상 학교 중심연구. 보건복지부.

김춘경(2000). 부모의 과잉보호가 아동의 성격발달에 미치는 영향에 관한 개인심리학적 분석. **놀이치료연구**, 4(1), 35-49.

김충일, 이강이(2015). 아동이 지각한 부모의 성취지향적 양육태도가 자아탄력성을 매개로 학교생활적응과 학업성취도에 미치는 영향. Family and Environment Research, 53(5), 503-517.

박아청(1998). 과보호의 발달심리학적 의미에 대한 일 고찰. **인간발달연구**, 5(1), 53-73.

엄연용, 송원영(2022). 아동기 자녀를 둔 부모의 양육불안 경험에 대한 질적 연구. **한국심리학회지**, 34(4), 1229-1251.

이동희(1995). 전통 윤리와 현대의 가족 윤리 문제. **철학연구**, 54, 1-25.

이서영(2021). 유아기 자녀를 둔 맞벌이 취업모의 부부갈등과 양육스트레스가 양육효능감에 미치는 영향. **한국영유아보육학**, 130, 1-20.

이종욱, 최한희, 박병기(2012). 부모양육방식과 자녀발달특성의 관계에 대한 메타분석. **아동교육**, 21(4), 275-296.

장매림, 송하나(2023). 부모의 과잉기대 및 과잉간섭이 청소년 삶의 만족도와 우울에 미치는 종단적 영향: 자아탄력성의 조절 효과 및 발달 단계와 성별에 따른 차이. **청소년학연구**, 30(1), 31-60.

정성훈, 신윤오(2014). 영유아기 정신건강. 홍강의 편, **소아정신의학** (pp. 397-411). 서울: 학지사.

조수철, 정영, 홍강의, 신민섭, 성영훈(2001). 시험불안과 우울, 특성불안 및 상태불안과의 상호관계에 관한 연구. **소아청소년정신의학**, 12(2), 225-236.

조숙인(2021). 코로나 19 상황 속 맞벌이 가구의 일 · 가정 양립 실태와 요구.

Barber, B. K. (2002). *Intrusive parenting: How psychological control affects children and adolescents* (pp. xv-309). American Psychological Association.

Bornstein, M. H. (2002). *Handbook of parenting: Social conditions and applied parenting*, Vol. 4. Lawrence Erlbaum Associates Publishers.

Bornstein, M. H. (2005). *Handbook of parenting: Volume 3 being and becoming a parent*. Psychology Press.

Bowlby, J. (1973). Attachment and loss: Volume II: Separation, anxiety and anger. In *Attachment and loss: Volume II: Separation, anxiety and anger* (pp. 1-429). London: The Hogarth press and the institute of psycho-analysis.

Bronfenbrenner, U., & Morris, P. A. (2007). The bioecological model of human development. *Handbook of child psychology, 1*.

Brumariu, L. E., & Kerns, K. A. (2010). Parent-child attachment and internalizing symptoms in childhood and adolescence: A review of empirical findings and future directions. *Development and psychopathology, 22*(1), 177-203.

Cassidy, J. (1994). Emotion regulation: Influences of attachment relationships. *Monographs of the Society for Research in Child Development, 59*(2-3), 228-249.

Feeney, J. A., Cassidy, J., & Shaver, P. R. (2016). *Handbook of attachment: Theory, research, and clinical applications*.

Greenberg, M. T., Speltz, M. L., DeKlyen, M., & Endriga, M. C. (1991). Attachment security in preschoolers with and without externalizing behavior problems: A replication. *Development and Psychopathology, 3*(4), 413-430.

Guttmann-Steinmetz, S., & Crowell, J. A. (2006). Attachment and externalizing disorders: A developmental psychopathology perspective. *Journal of the American Academy of Child & Adolescent Psychiatry, 45*(4), 440-451.

Hong, K. (2006). Impacts of rapid social and family changes on the mental health of children in Korea. *Psychiatry Investigation*, *3*(1), 6.

Hsin, A., & Xie, Y. (2014). Explaining Asian Americans' academic advantage over whites. *Proceedings of the National Academy of Sciences*, *111*(23), 8416-8421.

Hwang, M. H., Kim, J. H., Ryu, J. Y., & Heppner, M. J. (2006). The circumscription process of career aspirations in South Korean adolescents. *Asia Pacific Education Review*, 7, 133-143.

Jaffee, S., Caspi, A., Moffitt, T. E., Belsky, J. A. Y., & Silva, P. (2001). Why are children born to teen mothers at risk for adverse outcomes in young adulthood? Results from a 20-year longitudinal study. *Development and Psychopathology, 13*(2), 377-397.

Jooste, J. L., Hayslip, B., & Smith, G. C. (2008). The adjustment of children and grandparent caregivers in grandparent-headed families. *Parenting the custodial grandchild: Implications for clinical practice*, 17-39.

Joseph, M. V., & John, J. (2008). Impact of parenting styles on child development. *Global Academic Society Journal: Social Science Insight, 1*(5), 16-25.

Jung, J. H., & Lee, K. H. (2010). The determinants of private tutoring participation and attendant expenditures in Korea. *Asia Pacific Education Review*, *11*, 159-168.

Keown, L. J., Woodward, L. J., & Field, J. (2001). Language development of pre-school children born to teenage mothers. *Infant and Child Development: An International Journal of Research and Practice, 10*(3), 129-145.

Kerig, P. K. (2005). Revisiting the construct of boundary dissolution: A multidimensional perspective. *Journal of Emotional Abuse*, *5*(2-3), 5-42.

Kim, U., Park, Y. S., Kwon, Y. E., & Koo, J. (2005). Values of children, parent-child relationship, and social change in Korea: Indigenous, cultural, and psychological analysis. *Applied Psychology*, *54*(3), 338-354.

Levine, J. A., Emery, C. R., & Pollack, H. (2007). The well-being of children born to teen mothers. *Journal of Marriage and Family, 69*(1), 105-122.

Main, M., & Hesse, E. (1990). Parents' unresolved traumatic experiences are related to infant disorganized attachment status: Is frightened and/or frightening parental behavior the linking mechanism?.

Main, M., & Solomon, J. (1990). Procedures for identifying infants as disorganized/disoriented during the Ainsworth strange situation. *Attachment in the preschool years: Theory, research, and intervention, 1*, 121-160.

Manlove, J., Terry-Humen, E., Mincieli, L., & Moore, K. (2008). Outcomes for children of teen mothers from kindergarten through adolescence. In S. Hoffman & R. Maynard (Eds.), *Kids having kids: Economic costs and social consequences of teen pregnancy.*

McCoby, E. E. (1983). Socialization in the context of the family: Parent-child interaction. *Handbook of child psychology, 4*, 1-101.

Merlin, C., Okerson, J. R., & Hess, P. (2013). How parenting style influences children: A review of controlling, guiding, and permitting parenting styles on children's behavior, risk-taking, mental health, and academic achievement. *The William & Mary Educational Review, 2*(1), 14.

Morley, T. E., & Moran, G. (2011). The origins of cognitive vulnerability in early childhood: Mechanisms linking early attachment to later depression. *Clinical psychology review, 31*(7), 1071-1082.

OECD (2012). OECD stat: Population and labour force. http://dx.doi.org/10.1787/888932758112

Ogawa, J. R., Sroufe, L. A., Weinfield, N. S., Carlson, E. A., & Egeland, B. (1997). Development and the fragmented self: Longitudinal study of dissociative symptomatology in a nonclinical sample. *Development and Psychopathology, 9*(4), 855-879.

Rees, G., Andresen, S., & Bradshaw, J. R. (2016). Children's views on their lives and well-being in 16 countries: A report on the children's worlds survey of children aged eight years old 2013-15.

Ruggles, S., & Heggeness, M. (2008). Intergenerational coresidence in developing countries. *Population and Development Review*, *34*(2), 253-281.

Schwarz, B., Schäfermeier, E., & Trommsdorff, G. (2005). Relations between value orientation, child-rearing goals, and parenting: A comparison of German and South Korean mothers 1. In *Culture and human development* (pp. 184-207). Psychology Press.

Sheldon, K. M., Elliot, A. J., Kim, Y., & Kasser, T. (2001). What is satisfying about satisfying events? Testing 10 candidate psychological needs. *Journal of personality and social psychology*, *80*(2), 325.

Shwalb, D. W., Nakazawa, J., Yamamoto, T., & Hyun, J. H. (2010). Fathering in Japan, China, and Korea: The role of the father in child development, 341-387.

Soenens, B., Park, S. Y., Mabbe, E., Vansteenkiste, M., Chen, B., Van Petegem, S., & Brenning, K. (2018). The moderating role of vertical collectivism in South-Korean adolescents' perceptions of and responses to autonomy-supportive and controlling parenting. *Frontiers in psychology*, *9*, 1080.

Soenens, B., Park, S. Y., Vansteenkiste, M., & Mouratidis, A. (2012). Perceived parental psychological control and adolescent depressive experiences: A cross-cultural study with Belgian and South-Korean adolescents. *Journal of Adolescence*, *35*(2), 261-272.

Sovet, L., & Metz, A. J. (2014). Parenting styles and career decision-making among French and Korean adolescents. *Journal of Vocational Behavior*, *84*(3), 345-355.

Wallin, D. J. (2007). **애착과 심리치료**(김진숙, 이지연, 윤숙경 역). 서울: 학지사.

제29장

소아정신의학

아동 학대와 방임

Child Abuse and Neglect

정운선

아동 학대는 전 세계적으로 지속적인 심각한 아동기 사회문제로 대두되어 왔지만, 최근 전 세계가 경험한 코로나19 팬데믹 동안 육아 부담 증가, 부모 실업, 재정적 어려움, 보호자의 감독 감소, 아동이 혼자 있는 시간 증가, 가족 간의 갈등의 증가로 인해 전 세계에서 아동이 학대와 방임을 경험할 위험성이 이전보다 더 높아졌다(Jin BH et al., 2022).

1960년대 미국 소아과 의사인 헨리 켐프는 입원한 아동의 신체적인 외상을 엑스선 촬영으로 평가하여 오래된 골절과 골격계의 변형을 보이는 '매 맞는 아이 증후군The Battered Child Syndrome'이라는 개념을 의학에 소개하여 아동 학대를 진단할 수 있도록 하였다(Kempe, 1962). 서구 사회에서 1970년대에 아동 성 학대에 대해 인식하기 시작하였고 1980년대와 1990년대에 걸쳐서 정서 학대에 대한 관심을 가지기 시작하였다.

이전의 연구들은 성 학대의 영향과 신체 학대의 영향을 분리하여 연구하였지만, 한 가지 형태의 학대만을 경험하는 아동은 드물기 때문에 최근의 연구 경향은 중복 학대에 초점을 맞추고 있다. 어린 시절 학대로 인하여 아동기 동안 불행한 경험을 한 경우, 아동의 정신건강 문제뿐 아니라 신체 건강에도 심각한 영향이 초래된다. 아동 학대 예방을 위한 노력과 조기 발견, 적절한 개입, 학대를 받은 아동의 회복탄력성을 키우려는 노력은 학대의 장기적인 후유증의 영향을 최소화할 수 있다.

1989년 UN 총회에서 만장일치로 채택된 UN 아동 권리 협약Children's Right Convention: CRC(1989)은 전 세계 대부분의 국가가 비준하여 국제법으로의 효력을 가지고 강제 이행 의무를 진다. 한국은 1991년 이 협약을 비준하여 협약 당사국이 되었으며, 이는 아동 학대 및 방임을 포함한 아동이 겪는 어려움에 국가가 공식적으로 지원해야 한다는 것을 의미한다.

우리나라 아동복지 관련 최초 법은 1961년 12월 30일에 제정된「아동복리법」이며, 이는 한국 전쟁 이후 '요보호아동'을 대상으로 제한적으로 입법되었으며, 1981년 4월 13일「아동복지법」으로 명칭이 변경되고 개정되었다. 1983년 '한국어린이보호회'가 '어린이 상담전화'를 1985년 '서울시립아동상담소'가 '아동권익보호신고소'를 개설하였으나 활성화되지 못하다가 1989년 서울대학교 소아정신과 홍강의 교수와 여러 분야 전문가들이 '한국아동학대예방협회'를 창설하면서 실질적인 아동 학대 예방 활동이 시작되었다. 1990년대 말, 협회와 한국복지재단이 전국 22개 아동학대신고센터와 9개 지역 협회를 '한국이웃사랑회'가 전국 18개 지역에 아동학대 상담센터를 개설하여 운영하였고, '한국어린이보호재단'이 24시간 아동학대 상담 신고 전화와 피학대아동 일시보호시설을 운영하면서 활기를 띠기 시작하였다(안동현, 박재홍, 2014).

1998년 SBS 〈그것이 알고 싶다〉에서 서영훈 남매 사건이 보도되면서 2000년 1월「아동복지법」이 개정되었고, 10월 아동학대예방센터가 각 시도에 17개소 설립되어 활동을 시작한 이후 '아동보호전문기관'으로 명칭이 변경되었다. 2013년 울산에서 7세 여아가 소풍을 보내 달라고 하자 아버지의 동거녀가 폭행하여 갈비뼈 24개 중 16개가 부러져 사망한 사건과 칠곡에서 의붓어머니의 폭행 후 복강 내 출혈로 8세 여아가 사망하는 사건이 발생한 후 2014년 「아동학대범죄의 처벌 등에 대한 특례법 시행령(약칭: 아동학대처벌법 시행령)」이 「아동복지법」에 개정되어 피해 아동 응급조치, 피해 아동 보호명령, 학대 행위자에 대한 긴급 임시조치, 신고의무 강화 등의 내용이 포함되었다. 2022년 6월 「아동복지법 시행령」이 개정되어 18세가 되어 아동복지시설에서의 보호가 종료되는 아동에게 자립 준비 기간을 부여하기 위해 본인 의사에 따라 25세가 될 때까지 아동복지시설에서의 보호를 연장할 수 있도록 하였다.

「아동복지법」에서의 아동은 만 18세 미만의 사람을 말하며, 아동 학대란 보호자를 포함한 성인이 아동의 건강 또는 복지를 해치거나 정상적인 발달을 저해할 수 있는 신체적·정신적·성적 폭력이나 가혹 행위를 하는 것과 아동의 보호자가 아동을 유기하거나 방임하는 것을 말한다. 「아동복지법」에서 금지하는 행위는 아동의 신체에 손상을 주거나 신체의 건강 및 발달을 해치는 신체적 학대 행위, 가정폭력에 아동을 노출시키는 행위를 포함하여 아동의 정신건강 및 발달에 해를 끼치는 정서적 학대 행위, 아동에게 음란한 행위를 시키거나 이를 매개하는 행위 또는 아동에게 성적 수치심을 주는 성적 학대 행위, 자신의 보호 감독을 받는 아동을 유기하거나 의식주를 포함한 기본적 보호, 양육, 치료 및 교육을 소홀히 하는 방임 행위가 대표적이며, 그 외 아동을 매매하는 행위, 장애를 가진 아동을 공중에 관람시키는 행위, 아동에게 구걸을 시키거나 아동을 이용하여 구걸하는 행위, 공중의 오락 또는 흥행을 목적으로 아동의 건강 또는 안전에 유해한 곡예를 시키는 행위 또는 이를 위하여 아동을 제3자에게 인도하는 행위, 정당한 권한을 가진 알선 기관 외의 자가 아동의 양육을 알선하고 금품을 취득하거나 금품을 요구 또는 약속하는 행위, 아동을 위하여 증여 또는 급여된 금품을 그 목적 외의 용도로 사용하는 행위가 있다.

2020년 「아동복지법」에 의해 아동권리보장원이 보건복지부 장관의 명으로 설립되어 아동의 정책 수립을 위한 자료를 개발하고 정책을 분석하며 아동 학대 예방과 방지를 위한 업무를 수행하고 아동에 대한 조사 및 통계를 구축하고 있다. 또한 각 시군구에서 이전에는 아동보호전문기관에서 담당하던 업무를, 사회복지사 자격을 가진 아동복지 전담 공무원을 임용하여 아동 학대 의심 시 아동에 대한 상담 및 보호 조치, 가정환경에 대한 조사, 아동복지시설에 대한 지도, 감독, 아동 범죄 예방을 위한 현장 확인 및 지도, 감독을 수행하게 하였다. 2021년 개정된 「아동복지법」에 따르면, 보건복지부장관은 3년마다 아동의 양육 및 생활환경, 언어 및 인지 발달, 정서적·신체적 건강, 아동 안전, 아동 학대 등에 대해 아동종합실태조사를 해야 하며, 그 결과를 공표하고 기본 계획과 시행 계획에 반영하여야 한다.

2020년 우리나라는, 「민법」 제915조 '친권자는 그 자를 보호 또는 교양하기 위하여 필요한 징계를 할 수 있고 법원의 허가를 얻어 감화 또는 교정기관에 위탁할 수 있다'고 명시한 징계권 조항을, '필요한 징계'라는 표현이 부모의 자녀에 대한 체벌을 합법화하는 근거 규정으로 오인되고 있다는 이유로, 「민법」에서 삭제하고 아동 체벌을 법으로 금지하였다.

아동 학대의 발생 및 현황

연도별 아동 학대 사례 건수 및 아동보호전문기관의 수는 꾸준히 증가하고 있으며, 특히 2021년 아동 학대 사례는 2017년 대비 168.1%, 2020년 대비 121.7%로 크게 증가하였다. 아동보호전문기관의 수는 2017년 60개소에서 2021년 77개소로 17개소 증가했다.

아동 인구 1,000명 대비 아동 학대로 판단된 피해 아동 수를 의미하는 피해 아동 발견율은 2020년 미국의 8.9%에 비해서 한국은 4.02%로 절반에 미치지 못하고 있다. 아동 학대 유형으로 보면 중복 학대가 가장 많으며, 정서 학대, 신체 학대, 방임, 성 학대 순의 경향을 보인다. 아동 학대 신고 후 부모에게 다시 돌려보내는 원가정 보호가 83.9%, 분리 조치는 12.7%에 이른다. 아동 학대로 인한 사망(43명)은 1세 미만에서 제일 많으며(20명), 주로 3세 미만(29명)에서 나타난다. 아동 학대로 인한 사망의 가해자(51명) 연령은 20대(21명), 30대(22명)가 주를 이루며, 사망의 원인 중 아동에게 직접적인 가해의 원인은 2022년 치명적 신체 학대(14명)에 이어 자녀 살해 후 자살(12명)이 뒤따라 사회적 문제로 대두되고 있다. 아동 학대 신고 후 학대 행위자가 법적 조치를 받는 비율은 28.8%였다.

부검 대상인 아동변사사례 전수를 처음 검토한 2016년 우리나라 연구에서는 만 0~18세 아동 전체 사망자 수 약 2,500여 명 중 341명의 아동변사자를 국립과학수사연구원에서 부검하여 최소 84명에서 최대 148명이 학대 관련 사망이라는 것을 확인하였으며, 아동보호전문기관에서 파악한 학대로 인한 사망아동 수보다 훨씬 더 많았다(김희송 등, 2019).

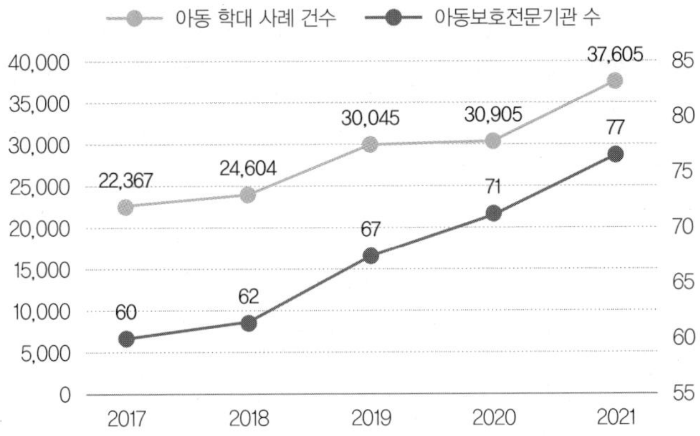

그림 29-1 연도별 아동 학대 사례 건수 및 아동보호전문기관 수 (보건복지부, 2021).

아동 학대 신고는 이전의 경우 비신고의무자(71.8%)의 신고가 신고의무자보다 높았으나 2021년 아동 학대 의심 사례로 신고 접수된 52,083건의 경우 신고의무자에 의한 신고 비율이 44.9%로 높아졌으며, 이에 대한 이유는「아동학대범죄의 처벌 등에 관한 특례법」개정에 따라 2020년 10월부터 사회복지전담공무원 및 아동보호전문기관장과 종사자가 신고의무자로 구분된 점이 영향을 미쳤다. 신고의무자의 신고는 사회복지전담공무원 14.4%, 초·중·고 교직원이 11.6%, 아동보호전문기관장과 종사자 11.1% 순인데, 의료인·의료기사의 신고는 1.1%를 차지한다. 비신고의무자의 경우 아동 본인의 신고가 17.2%로 가장 높으며, 이는 학교에서 학생들을 대상으로 아동 학대를 경험할 경우 신고하라는 의무교육을 실시하고 있기 때문이다. 사회적 격리로 집에서 많은 시간을 보냈던 코로나 2019 팬데믹 동안 아동 본인의 신고가 늘어나고 학교 종사자의 신고가 줄어든 것이 특징적이다(그림 29-2, 29-3).

의료인의 신고율이 낮은데, 국내 한 대학병원 인턴 의사들을 대상으로 한 2008년 연구에서, 아동 학대를 신고하지 않는 이유에 대해 '신고 방법을 몰라서' '법적 문제가 걱정되어서' '시간이 없고 바빠서' 신고하지 못했다고 답했다(양수진 등, 2008). 정신의학적 질환과 아동 학대 경험의 관련성이 높은 만큼, 정신건강의학과 전문의는 이 장에서 기술되는 아동 학대의 정의와 발생률, 그 후유증과 치료뿐만 아니라 법적인 고려 사항들에 대해 숙지하고 있어야 한다(장형윤, 2019). 또한 소아청소년과 의사, 응급의학과 의사, 가정의학과 의사 및 소아를 진찰하고 수술하는 의사들이 아동 학대에 대한 지식과 경험을 쌓아 의료인의 신고를 높이는 것이 아동 학대를 조기 발견할 수 있는 지름길이 될 것이다. 이를 위해서는 신고한 의료인을 보호하는 것이 필요하다(Chung, 2015).

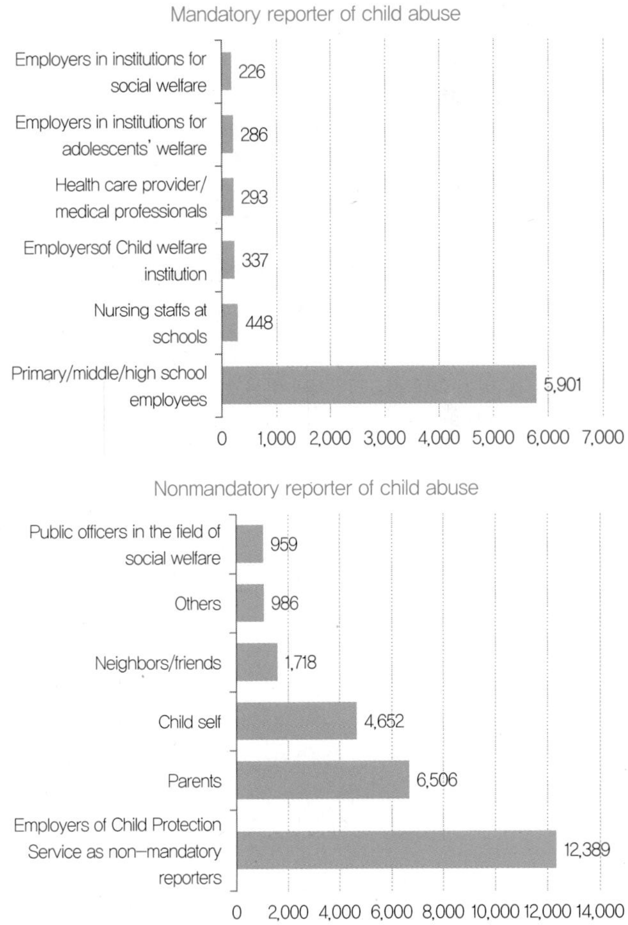

그림 29-2 아동 학대 신고의무자와 비신고의무자의 신고현황과 직업 구성 비교(Jin BH et al., 2022)

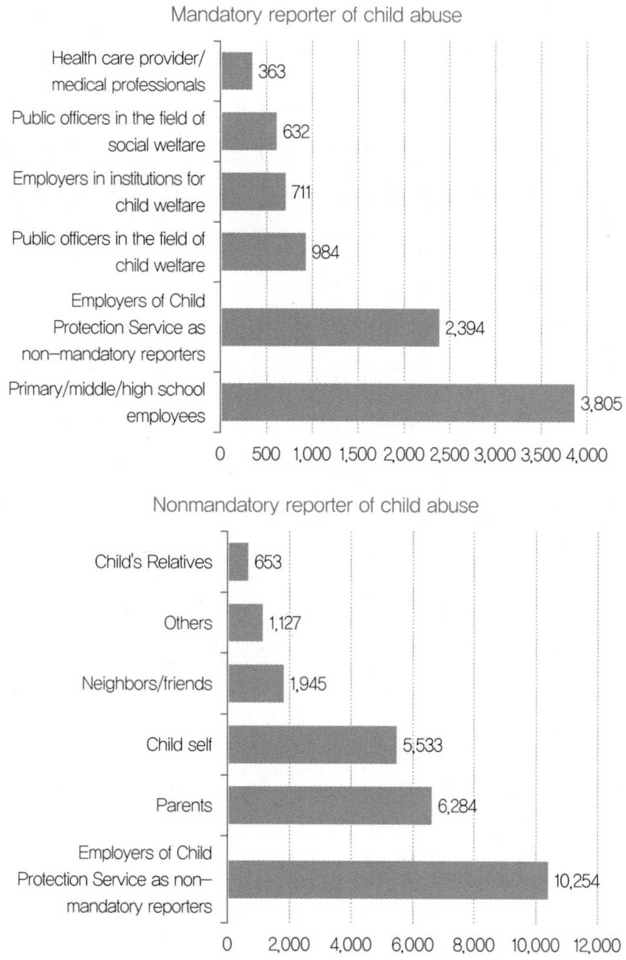

그림 29-3 아동 학대 신고의무자와 비신고의무자 중 신고한 사람의 피해자와의 관계 및 직업 구성 비교(Jin BH et al., 2022)

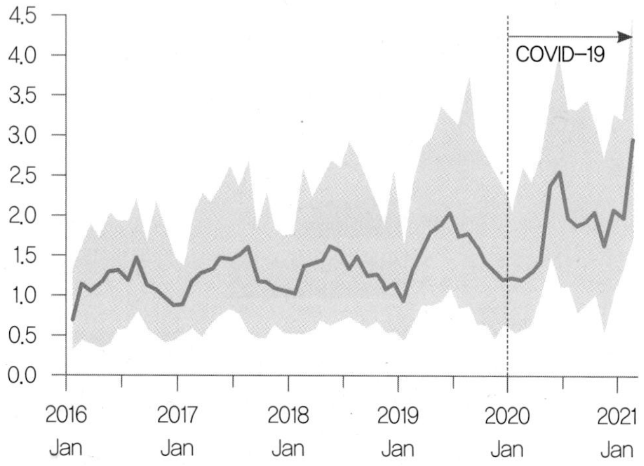

그림 29-4 아동 10,000명당 아동 학대와 관련된 전국 핫라인 통화 수(Kim YE, 2022)

주: 실선은 2016년 2월부터 2021년 3월까지 0~17세 아동 10,000명당 아동 학대와 관련된 전국 핫라인 통화를 나타냄. 음영 처리된 부분은 주 차원의 월별 핫라인 통화에서 2.5~97.5번째 백분위수를 나타냄.

아동 학대의 위험요인

아동의 신체 학대와 성 학대는 아동 양육자와 아동에 관련된 여러 가지 인자가 복합적으로 작용하여 발생하는데, 특히 여러 위험요인으로 인해 문제가 많은 불안정한 가족 환경에서 일어날 확률이 높다. 가족요인으로는 부모의 정신질환, 물질 남용, 사회적 지지가 부족한 경우, 경제적 어려움, 소수 인종, 가정 내에 아동의 수가 4명 이상인 경우, 어린 나이에 부모가 된 경우, 부모가 어린 시절 학대를 경험한 경우, 스트레스 사건이 최근에 발생한 경우, 가정폭력에 노출된 경우를 들 수 있다. 성 학대는 모든 사회경제적 계층에서 일어날 수 있는데, 신체적 학대는 낮은 사회경제 계층에서 일어날 확률이 더 높다.

아동의 위험요인으로는 인지발달장애가 있어서 자신의 감정을 말로 제대로 표현하지 못하는 경우, 판단력이 떨어지는 경우, 신체적인 장애로 도움이 필요한 경우 등이 있다. 중앙아동보호전문기관의 국가 아동 학대 전산시스템에 입력된 학대 사례 총 6,403건 중 256건(4.0%)이 장애 아동 학대 사례였으며, 여아, 초등 학령기(7~12세), 경도 지적장애 아동이 고위험군이었다. 학대 행위자는 대부분이 부모였으며 사회경제적 수준은 전반적으로 낮았고 신고의무자, 특히 교사 신고가 훨씬 적었다. 또한 대부분 원가정 보호 조치가 되고 상담 및 치료 서비스의 제공도 제한적이라는 특징이 나타났다(최복천, 김유리, 2016).

가해자는 특정한 인격이나 성격을 가지기보다는 매우 다양한 모습을 보인다. 대개 자신의 삶에 대해서 불만족스러워하고 수동적인 경우가 많다. 아동을 통해 자신이 힘을 가지고 있으며 조절력을 가진다고 느낀다. 아동을 학대하기 전에 가해자는 아동에게 선물을 주거나 금품을 제공하여 신뢰를 얻는 '그루밍$_{\text{grooming}}$' 행위를 보이기도 한다. 성폭력의 경우 이러한 그루밍이 선행되는 경우가 흔하며 가해자는 아동이 아는 사람인 경우가 흔하다.

한 번의 학대를 받은 경우보다 여러 번의 학대를 경험한 경우$_{\text{polyvictimization}}$가 훨씬 더 많다. 이러한 중복 학대에는 성 학대와 신체 학대뿐 아니라 왕따나 학교폭력을 경험하거나 자신의 물건이 망가지는 경험, 또래나 형제가 학대 피해를 겪는 것을 목격하는 것, 가정폭력과 같이 자신을 돌보아 주는 보호자가 피해를 입는 장면을 목격하는

표 29-1 아동의 위험요인과 양상(IACAPAP)

	위험요인	위험요인의 성격	흔한 양상
아동	어린 나이 신체적인 취약성(뇌성마비, 인지발달장애, 미숙아) 까다로운 기질 만성적 질병 학령기 아동의 경우 여아는 성 학대, 남아는 신체 학대 위험이 높음.	취약하고 의존적인 상태 애착문제	골절 3세 미만의 경우 흔들린 아이 증후군 멍 내출혈 목 졸림 숨 막히게 함.
가족	낮은 사회경제적 상태(가난, 불안정한 주거, 낮은 학력, 실직, 한부모 가정, 어린 나이에 부모가 됨–십대에 원하지 않는 임신) 범죄력 알코올 사용 및 물질 남용 만성 질병과 장애 정신사회적인 인자(정신건강 문제, 대처 기술의 미흡, 배우자, 가족, 지역사회로부터 지지 부족, 부부간의 불화, 가정폭력) 부모가 어린 시절 학대를 경험함. 가족 내의 폭력 법적인 문제에 연루됨. 이전 아동보호전문기관의 개입이 있었음.	자원이 부족함. 교육이 부족함. 양육자의 부담이 늘어남. 양육자의 감시와 통제 부족 대처 능력과 양육 기술이 비효율적임.	영양실조 아플 때 병원에서 치료를 받지 못하는 등과 같이 건강을 제대로 돌보지 못함. 정서 학대 가혹한 신체 체벌 감시의 부족 아동포르노에 노출됨.
사회	실직율이 높음. 사회적 고립 사회문화적인 면–체벌을 허용함. 법적인 면 자연재해나 인간이 만든 재난	특정 학대에 대해서 관습적으로 너그러운 문화 아동 착취를 가능하게 하는 정책 면에서의 취약성 아동 학대를 감시하고 조사할 공권력의 부족	신체 학대와 성 학대에 대한 허용(성기 절단과 같은 관습) 소년 군인 전쟁 기간 동안 일어나는 강간 매춘

출처: IACAPAP(International Association for Child and Adolescent Psychiatry and Allied Professions).

것 등이 포함될 수 있다. 아동기 부정적 경험Adverse Childhood Experience: ACE에 대한 연구에서는 아동기 부정적 경험이 증가함에 따라 누적되는 학대 폭력 피해가 나타났으며, 정신 질환, 자살, 물질 남용, 원하지 않는 임신, 조기 사망, 건강에 위험을 끼치는 행동, 암, 폐질환, 우울증, 가정폭력의 희생자가 될 확률, 직업에서의 어려움을 겪을 확률이 관련되어 있었다(Felitti et al., 1998). 이 연구에 따르면, 아동이 신체 학대를 당했느냐 성 학대를 당했느냐에 따라 장기적인 후유증이 결정되는 것이 아니라 학대의 종류에 관련 없이 더 많은 학대를 경험할수록, 정도가 광범위할수록 부정적인 영향의 후유증은 더 심각했다. 따라서 임상가는 학대 피해를 경험한 아동이 가지고 있는 정신병리의 위험성을 평가하고, 치료 계획을 수립할 때 아동이 경험한 학대와 폭력의 정도나 심각도를 반드시 알아보아야 한다. 어린 시절 부당한 대접을 받은 경우라도 그들의 삶에서 안전하고 정서적으로 지지하며 적절한 양육을 제공하는 어른을 만난다면 이들이 성인이 되어서 제대로 자녀를 양육하는 능력 있는 부모가 될 수 있다는 점은 분명하다.

임상 양상

임상가는 상처가 있는 아동을 평가할 때는 반드시 아동이 신체 학대를 당했을 가능성을 고려해 보아야 한다. 법적으로 아동 학대 신고 의무를 가진 임상가에게 학대를 식별하는 것은 중요하다. 학대로 판명되면 아동이 가족으로부터 분리될 수 있고, 가해자는 법적 처벌을 받을 수 있다. 하지만 법에 따라 학대를 신고한 후 학대가 실제 일어났는지 여부를 가리는 것은 임상가가 아닌 공권력을 가진 경찰의 업무이다.

다음의 질문에 '그렇다'라는 대답을 할 수 있다면 학대를 의심해 보아야 한다(Mcdonald, 2007).

- 상처 부위의 분포나 위치가 특이한가?
- 멍이나 자국에 패턴이 있는가?
- 깨물거나 손자국이 있는가? 그 자국이 성인의 이나 손의 크기인가?
- 화상이 있다면 화상의 깊이가 일정하며, 화상의 가장자리가 피부에서 명확하게 구분되는가?
- 화상이 있다면 장갑을 끼거나 양말을 신은 듯한 모양인가?
- 치유되는 단계나 시기에 다양한 병변이 있는가?
- 다친 경위가 상해를 입은 범위 및 정도와 일치하지 않는가?

특히 피부 상처 중 놀면서 다치기 어려운 부위인 상박이나 허벅지 안쪽과 같은 부위에 있는 멍, 회음부 화상, 다리미와 같은 물체 모양의 화상, 담뱃불로 지진 화상, 아무는 정도가 다른 다수의 화상, 두부 외상 중 뇌출혈이 동반된 복합성 두개골 골절, 망막 출혈, 양측성 안구 손상, 치아 손상, 두부 혈종을 동반한 외상적 머리카락 손실, 귓볼을 비틀어서 낸 상처, 고막 파열은 신체 학대의 증상일 가능성이 높다. 모든 상처는 사진을 찍어서 의무기록으로 남길 필요가 있다. 아동이 상해를 입었을 때 임상가는 엑스레이 촬영과 같은 영상 검사와 혈액학적 검사와 더불어 철저한 병력청취를 하고 신체검사를 꼼꼼히 해야 한다.

학대를 의심해 볼 만한 경우로는 상처에 대한 설명이 합리적이지 않고 미심쩍은 경우, 전후 설명이 모순되는 경우, 설명이 자꾸 달라지는 경우, 상처가 발생한 이유에 대해서 제대로 설명하지 못하는 경우, 아동의 상처에 대해서 과도하게 관심을 보이거나 관심이 전혀 없는 경우, 상처가 난 직후가 아니라 시간이 한참 지난 후에 병원을 찾은 경우 등을 들 수 있다.

임상가가 영아나 걸음마기의 아동을 평가할 때는 좀 더 주의 깊게 보아야 한다. 1972년에 영상의학과 의사인 John Caffey가 외부 충격으로 인한 두부 손상이 없는 영아에게서 망막 출혈과 지주막하 출혈 혹은 경막하 출혈이 나타나는 경우 채찍으로 치는 듯한 힘이 뇌의 표재성 연결 정맥cortical bridging vein을 찢어서 그 결과 경막하 출혈이 나타났다고 보았으며, 이를 목뼈 흔들림 아기 증후군whiplash shaken baby syndrome이라는 용어로 새로이 명명하였다. 영아의 경우 명확하게 설명할 수 있지 않다면 우연히 심각한 손상을 입는 경우가 드물다. 두부 손상이 아동 학대나 외상으로 인해 아동이 사망할 수 있는 가장 흔한 사인이다.

아동의 근골격계 영상 사진이 아동 학대를 조기에 발견

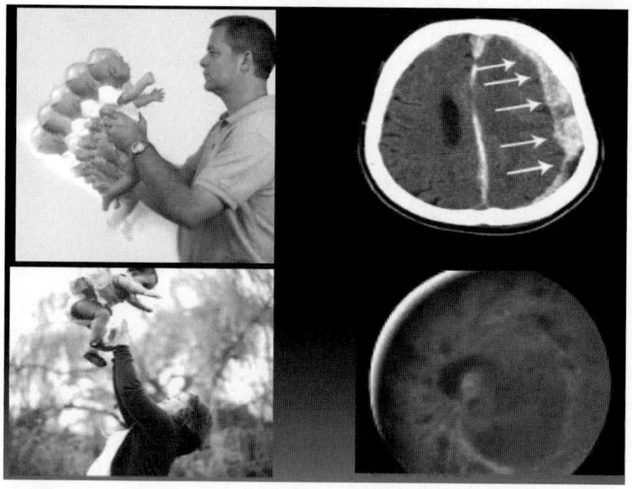

그림 29-5 목뼈 흔들림 아기 증후군(whiplash shaken baby syndrome), 뇌출혈, 망막 출혈

출처: https://www.slideshare.net/islammosman1/child-abuse-32728781

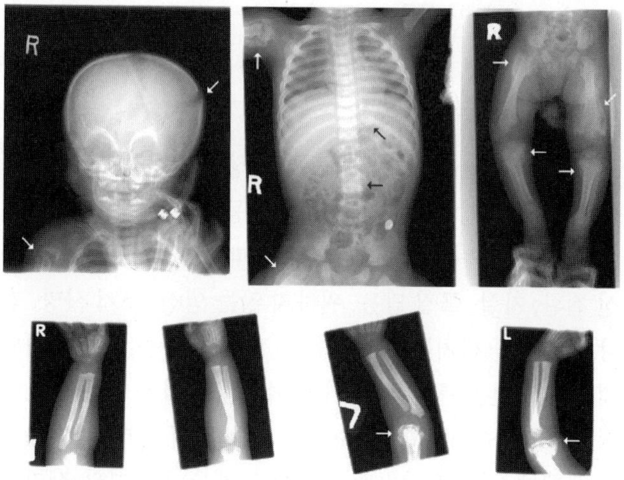

그림 29-6 일련의 단순 필름 방사선 사진에서 나타난 생긴 시기가 다른 다발성 골절(Chuang et al., 2017)

주: 왼쪽 관자두정엽 부위의 두개골 골절 선, 척추의 뼈 기형, 왼쪽 10번째, 11번째 갈비뼈의 뒤쪽 측면, 오른쪽 근위 상완골, 양측 근위 대퇴골 및 경골의 골간단을 포함하는 굳은살이 형성된 여러 오래된 골절(화살표)이 보였으며, 인접한 연조직이 부은 소견이 분명하게 나타나며, 이러한 결과는 아동 학대와 일치함.

출처: 예상치 못한 아동 학대 사례에서 뼈 스캔을 한 다발성 뼈 손상

https://www.semanticscholar.org/paper/Multiple-Bony-Injuries-on-Bone-Scan-in-a-Case-of-Chuang-Hsu/b0e5c91a5b1cd686f78c28b17e60a54d9b9dd222/figure/1

표 29-2 나이와 손상 부위에 따른 신체 학대 진단에 유용한 영상의학적 검사

<table>
<tr><th>나이와 소견</th><th>유용한 검사</th><th colspan="2">특징</th></tr>
<tr><td rowspan="2">만 2세 미만 아동의 경우</td><td>전신 골격 엑스레이 검사</td><td colspan="2">최근 골절이나 시간이 경과된 골절이 있는지 보기 위해</td></tr>
<tr><td>엑스레이상 신체 학대 가능성이 높은 소견</td><td colspan="2">특히 아직 걷지 못하는 영아의 대퇴부 골절, 등쪽 다수 갈비뼈 골절 시, 낫는 정도가 다른 다수의 골절이 동시에 있을 때, 영아의 긴 뼈에서 골간단 골절 metaphyseal fractures in long bones of infants, 나선형 골절, 골막하 출혈 subperiosteal hemorrhage, 골단 분리 epiphyseal separation, 골막의 벗겨짐 periosteal shearing, 골막의 석회화 periosteal calcification</td></tr>
<tr><td>만 5세 이상 아동의 경우</td><td>골 스캔 bone scan</td><td colspan="2">전신 골격 엑스레이의 유용성이 떨어지므로 골 스캔이 미세한 골절을 발견하는 데 더 유용</td></tr>
<tr><td>엑스레이상 골간단 분리가 의심되는 경우</td><td>자기공명영상 MRI</td><td colspan="2"></td></tr>
<tr><td>엑스레이상 골간단 손상이 있는 경우</td><td>초음파 검사 USG</td><td colspan="2"></td></tr>
<tr><td rowspan="2">두부 손상</td><td>즉시 컴퓨터 단층 CT</td><td>뇌내 출혈, 지주막하 출혈, 경막하 출혈, 경막외 출혈을 구분할 수 있음.
출혈로 인해 뇌에 어느 정도의 압력이 가해지는지 mass effect를 알기에 용이하므로 가장 먼저 시행해야 함.</td><td rowspan="2">손상 부위 혈색소의 생화학적인 상태 변화를 알 수 있어 반복된 손상의 확인 용이, 손상 발생 시기에 대한 단서 제공</td></tr>
<tr><td>CT 촬영 2~3일 후, 두부 손상 5~7일 후 자기공명영상 MRI</td><td>MRI의 경우 급성 출혈을 찾아내기 어렵고, 지주막하 출혈과 골절에 관한 정보를 얻기 어려우므로 추가적인 정보를 얻기 위해 MRI 촬영</td></tr>
<tr><td>흉부 손상, 복부 손상</td><td>즉시 컴퓨터 단층 CT</td><td colspan="2"></td></tr>
</table>

할 수 있는 단초가 되며, 학대로 양육자를 기소할 수 있는 근거로 사용되는 경우가 많다.

신체검사 시 처녀막이나 항문에 멍이 들었는지, 흉터가 있는지, 확장된 상태인지, 항문 주변에 찢어진 상처가 있는지를 보아야 하고, 이런 경우라면 반드시 의무기록에 기록되어야 한다. 성매개 감염질환이 있다면 성관계나 성 학대의 증거일 수 있다. 복통이나 두통과 같은 모호한 신체 증상의 호소, 이차적인 유뇨증이나 유분증도 성 학대로 인한 증상으로 나타날 수 있다.

일반적으로 출생 직후가 아니라면 임질구균 감염, 성기 헤르페스 감염, 매독은 성관계가 있었거나 성 학대를 강력히 시사하는 소견이다. 하지만 HIV 감염, 클라미디아 감염, 항문과 성기 주변 콘딜로마 감염의 경우 성 학대를 의심하여 살펴보아야 하지만 반드시 성 학대라고 단정 지을 수는 없다. 임신을 했거나 정액이 존재한다면 이는 성행위가 있었다는 증거가 되며, 청소년이 임신을 한 경우에는 성 학대의 가능성에 대해서 반드시 질문하여야 한다.

응급실에서 의사는 신체 진찰, 증거 채취, 위기 개입을 하게 되는데 학대가 72시간 이내에 일어났다면 신체 진찰을 통해서 증거 채취가 반드시 이루어져야 한다. 성 학대 피해를 입은 경우 증거 채취 방법을 훈련받은 의사가 신체 검진을 할 필요가 있으며, 되도록 진찰하는 의사의 수가 적으면 적을수록 바람직하고 진찰의 횟수도 가능한 한 최소화하는 것이 권고된다. 진찰 시에는 아동에 대한 전반적인 신체검사를 다 시행하여 성기에 대한 검사에만 초점이 맞추어지지 않도록 해야 한다. 성 학대 피해 아동은 성 학대에 상응하는 신체검사 결과가 나오더라도 성폭력 피해를 당했다는 사실을 인정하는 경우가 드물다. 신체 검진에서 성폭력 피해에 대한 증거가 발견되는 경우 성폭력 가해자가 법적인 처벌을 받을 확률이 2.5배 높아지기 때문에 신체검사에서 증거를 확보하는 것은 매우 중요하다.

검사를 할 때는 신체 검진과 함께 발달학적인 측면, 성장에 대한 평가, 심리 평가, 정서적인 평가가 철저히 함께 이루어야 한다. 학대 피해 아동의 행동적인 징후로는 두려움의 정도가 지나치거나, 과도하게 온순하거나, 사람을 믿지 못하고 경계심이 높은 경우, 신체 접촉을 꺼리고 두려

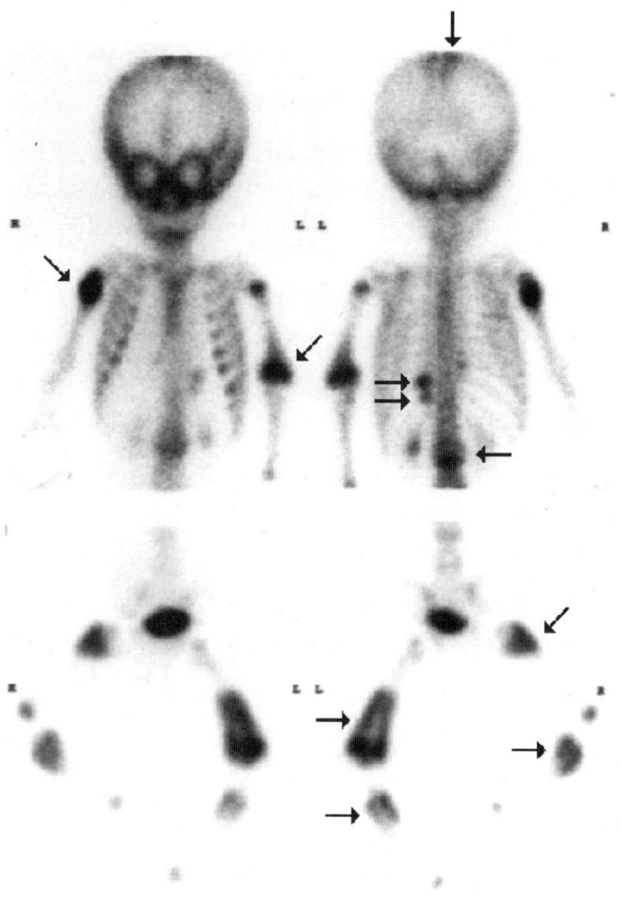

그림 29-7 뼈 스캔: 전신에 걸쳐서 방사능이 증가된 다발성 부위 (화살표)가 우연히 발견되었으며, 아동 학대 가능성이 매우 높음 (Chuang et al., 2017)

출처: 예상치 못한 아동 학대 사례에서 뼈 스캔을 한 다발성 뼈 손상
https://www.semanticscholar.org/paper/Multiple-Bony-Injuries-on-Bone-Scan-in-a-Case-of-Chuang-Hsu/b0e5c91a5b1cd686f78c28b17e60a54d9b9dd222/figure/0

워하는 경우, 지속적으로 위험에 대해서 과민한 경우, 아이가 부모를 돌보려고 하면서 부모가 원하는 바를 들어주려고 하는 경우역할 반전, role reversal, 집에 가는 것을 두려워하는 경우, 분노 반응과 비행 행동, 과도한 성적 행동, 신체 노출, 성적인 주제의 놀이나 그림과 같은 예술활동 혹은 공격성, 물질 남용, 자살 경향성, 방화 행위, 잠을 잘 들지 못하고 악몽을 꾸는 것과 같은 증상이다.

병력청취는 철저히 이루어져야 하는데 신체 검진 전에 하는 것이 이상적이다. 질문에 대한 대답을 확인할 때는 아동에게 암시를 통해 대답을 유도하지 않도록 주의해야 한다.

반드시 법의학적 증거를 채취해야 하지만 아동이 협조

표 29-3 성폭력 피해 아동 검사 시 미국 소아과학회 권고 지침

- 검사가 아동에게 또 다른 정서적인 트라우마를 불러일으키지 않도록 주의하여야 한다.
- 아동이 불안해하는지를 평가하기 위해서 충분한 시간을 할애해야 한다.
- 자살과 같은 정신과적인 응급 상황인지 판단해야 한다.
- 검사를 시행하기 전에 아이에게 충분한 설명을 해 주어야 하며 이 검사 다음에 어떤 검사가 이루어질 것인지 미리 알려 주어야 한다.
- 구강, 성기, 회음부, 항문, 허벅지, 엉덩이를 검사할 때는 특별히 더 주의를 기울여야 한다.
- 아동의 신체검사를 수행할 때는 아동이 신뢰하고 있는 성인이나 간호사가 아동 옆에 같이 있어야 한다.

할 수 없는 상태라면 아동을 재워서 검사를 시행하는 것을 고려해야 한다. 성병이 있는지, 임신 가능성이 있는지 확인하고, 신체 상태에 대한 기록을 남기고, 가능하다면 사진 촬영을 하여 의무기록으로 남긴다. 아동을 데리고 온 기관이 있다면 그 기관에서 하는 보고와 함께 아동의 진술과 행동, 신체검사 결과를 철저하게 기록으로 남겨야 한다.

의사는 회복할 수 있고 나을 수 있다는 점을 아동에게 설명하고 안심시켜야 한다. 청소년 환자가 성폭력을 당했을 때 임상가는 임신의 가능성, 십대가 부모가 될 확률, 유기된 태아가 있는지 여부도 확인해야 한다. 또한 동성 간의 성행위와 같이 문화적으로 받아들이지 않는 성적인 행위가 있었는지 확인하고, 만성적인 염증 질환과 같은 여성 질환의 영향을 고려하고, 만성적인 심리적인 후유증을 살펴보고 성폭력의 피해와 성적인 착취의 영향, 낙인이 있는지 알아보고, 성 학대가 청소년에게 학업의 기회나 직업을 가질 기회를 박탈하지 않는지에 대해서도 살펴보아야 한다.

진단적인 고려점과 동반질환

학대를 경험한 아동은 매우 다양한 정서적인 반응이나 행동 양상을 보인다. 아동이 가진 개인적인 회복탄력성이나 정신질환에 대한 취약성뿐 아니라 아동 학대를 몇 살에 경험했는지, 얼마나 오래 당했는지, 얼마나 자주 당했는지, 어떤 학대를 당했으며 어느 정도 심하게 당했는지에 따라 피해 아동이 보이는 증상과 후유증은 다양하게 나타난다. 학대의 정서적인 후유증을 살펴보면 정서 조절의 어려움, 공격적인 행동, 이전에 하지 않던 행동, 불안정하고 비정상적인 애착 행동, 또래관계의 어려움, 사회적으로 위축되거나 화를 내고 성적이 떨어지기도 한다. 흔히 동반되는 정신질환은 주요우울장애, 품행장애, 적대적 반항장애, 광장공포증, 과불안장애, 주의력결핍 과잉행동장애, 물질남용장애 등이 있다.

미국에서의 연구에 따르면 3~7세 사이 성폭력 피해 아동의 문제행동이 양육자의 가정폭력과 정신질환과 관련되어 있었다. 8~11세 사이 성폭력 피해 아동의 문제행동은 심각한 학대와 가족 사이에 문제가 많은 것과 관련되어 있었으며, 외상후 스트레스 증상은 만성적이고 지속적인 학대와 관련되어 있었다. 성폭력 학대 기간이 긴 경우, 강압적인 힘이 사용된 경우, 성기 삽입이 있었던 경우, 아동과 친밀한 관계인 사람이 가해자인 경우 예후가 좋지 않았다. 성관계나 구강성교를 강요당하는 것과 같은 심각한 성폭력을 경험한 아이들의 경우 우울 증상 이외의 다른 증상이 매우 흔하게 나타났다. 남아보다 여아에게서 우울 증상이 더 흔했다. 8~11세 사이의 흑인 아동의 경우 사회경제적 계층과 무관하게 행동문제가 더 심각하게 나타났으며, 이는 흑인 사회의 문화적인 영향 때문에 피해자의 수치심이 더 심하고 병원에 가서 진료를 받거나 도움을 청하는 경우가 적어서 심리적인 문제가 더 클 수 있다는 것을 시사한다.

1. 학대의 영향

아동의 뇌는 외상적인 사건에 압도되어서 그 결과 뇌의 항상성이 깨지고 이를 보상하기 위해서 적응적이지 못한 반응이 일어난다. 스트레스가 지속되면 시상하부-뇌하수체-부신수질 축Hypothalamic-Pituitary-Adrenal axis: HPA axis을 과활성화시키고 그 결과로 코르티솔 수치가 올라간다. 이론적으로는 뇌피질, 변연계, 중뇌, 뇌간과 같은 모든 부위의 뇌가 영향을 받고 강력한 힘을 가진 외상적 기억이 만들어진다. 코르티솔 항상성이 변화되어 인지적인 기억, 트라우마에 대한 이야기 형태의 기억에 영향을 미치고, 변연계의 항상성이 변화되어 정서적인 기억에 영향을 미치고, 중뇌의 항상성이 변화되어 움직임에 대한 기억motor memory을 바꾸고, 뇌간의 항상성이 변화되어 생리학적인 상태에 대한 기억에 영향을 끼친다.

이렇게 변화된 뇌의 항상성은 과각성과 해리의 자연적인 스트레스 반응에 전반적으로 영향을 끼친다. 과각성, 싸움-도주fight-flight 반응은 중뇌에 위치한 청반핵locus ceruleus으로부터 뻗어 나오는 노르에피네프린계 신경세포다발을 통해 교감신경계의 활성화를 가져온다. 이러한 활성화는 각성, 깜짝 놀라는 반응, 과각성, 자극과민성, 수면에 영향을 끼친다. 학대 피해 아동은 수면의 효율이 떨어지고 잠드는 데 시간이 오래 걸린다. HPA 축이 만성적으로 활성화되고 코르티솔 시스템이 변화되면 해마가 손상된다. 만성적으로 성 학대나 신체 학대를 당하여 외상후 스트레스장애를 앓고 있는 성인의 뇌를 MRI와 PETpositron emission tomographic scan 촬영을 했을 때 해마 크기가 줄어들어 있었다. 이는 학대 피해자들이 겪는 기억력의 장애를 설명해 주는 결과이다. 학대당한 아동의 뇌를 연구해 보면, 해마와 변연계 이상이 나타나며, 이는 이후 나타나는 기억력의 장애와 정서 조절의 어려움의 초래를 설명해 주는 선행 변화이다. 급성 공포 반응을 경험한 뇌는 일련의 기억을 만들어 내는데, 아동이 외상을 상기시키는 인자에 노출되는 경우 이러한 기억은 아동의 뇌에 바로 떠오르게 되는 결과가 초래되어 아이는 급성 공포 반응을 일으킨다. 그 결과 아동의 뇌에서는 만성적으로 공포 상태가 지속되어 과민해지고 정서적으로 과도한 반응을 초래한다. 학대로 인해 초래된 고통에 적응한 결과, 아동은 이인증, 비현실감, 감정적인 마비, 심한 경우 긴장증과 같은 원시적인 심리 방어기제를 통해 외부 세계로부터 자신을 분리해 내어 해리 반응이 나타난다. 이러한 해리 반응은 아동이 학대를 경험하더라도 심리적으로 살아남을 수 있도록 돕는 보호장치로 작동하기도 한다. 시간이 지남에 따라 이러한 방어기제가 적절하지 않은 때에 나타나서 적응적이지 않은 방식으로 발현되는 경우가 흔하다.

학대를 경험한 아동에게는 인지발달이 지연되고, 학업성적이 떨어지고, 언어발달이 느려지는 경우가 매우 흔하게 나타난다. 학령전기 아동의 경우 정상 대조군에 비해 지능이 떨어진다. 한 연구에 따르면, 방임 아동의 60%, 학대 아동의 55%가 유급을 당했는데, 정상 대조군의 경우 24%가 유급을 당했다. 이 인구 집단을 3년간 추적했더니 학대당한 아동에서 언어 지수와 수학 점수가 떨어졌다. 심각하게 학대를 당한 아동의 경우 전두엽과 측두엽에서 전기생리학적인 이상이 나타났다.

골절을 당한 학대 아동은 이후 암이 발생할 위험이 높아진다(Fuller-Thompson et al., 2009). 임신 시 약물이나 알코올에 노출되었던 태아는 신경행동학적, 신경호르몬계의 이상이 초래되어 기억, 학습, 행동에 장기적인 부정적인 영향을 끼친다. 학대와 같은 독성 스트레스는 특정 유전자를 발현시키기도 하고 기능을 정지시키기도 한다(Gunner et al., 2006).

발달학적 정신병리를 연구한 하버드 의대 트라우마 연구소 정신과 의사인 van der Kolk는 매우 어린 시절부터 아동 학대의 영향으로 발달에 부정적인 영향을 받고 성장한 아동에게 적합한 진단명으로 트라우마성 발달장애 Developmental Trauma Disorder: DTD라는 진단명을 2005년에 제안하기도 했다. 트라우마성 발달장애의 진단기준은 정서적 · 생리적 조절 문제, 주의집중 · 행동 조절 문제, 자아 및 대인관계 어려움 등 3개의 영역으로 이루어져 있으며, 이후 외상후 스트레스장애에서 함께 서술할 복합성 외상후 스트레스장애와 유사한 임상 양상을 보인다(장형윤, 2019).

2. 애착 조절의 이상

아동이 애착 대상을 자신의 내면에 표상으로 간직할 수 있으려면 양육자가 아동에게 신경을 쓰고caregiver's availability 반응caregiver's responsiveness해 주어야 한다. 아동이 양육자와 어떤 관계를 맺느냐에 따라 아동의 자존심, 사회적 유능감이 결정되고, 형제관계, 과민성, 스트레스를 받는 정도에 영향을 끼치며, 아동이 보이는 정신병리도 결정된다. 자라면서 영아는 주 양육자와의 상호작용을 통한 경험에 근거해 앞으로 일어날 일련의 상호작용에 대한 기대를 품게 된다. 주요 양육자가 영아가 필요로 하는 것에 민감하게 반응하면 안정적으로 애착을 맺게 된다. 민감하게 반응하지 않거나 반응을 아예 하지 않으면 불안정 애착이 형성되게 되는데, 불안정 애착은 불안 회피anxious/avoidant 애착, 불안 양가anxious/ambivalent 애착, 비조직화disorganized 애착으로 분류될 수 있다. 부모가 학대를 하는 경우 불안정 애착이 형성되는데, 대부분 비조직화 애착이며, 이러한 애착은 이후 정신병리로 발전하게 된다. 아동 학대가 이후 애착 유형에 어떤 영향을 미치는지에 대한 연구에 관한 리뷰에 따르면, 13개의 대조군 연구 중 11개의 연구에서 학대당한 영아는 통계적으로 유의미하게 불안정 애착을 가지는 경우가 많았다. 학대하는 부모가 양육한 경우 아동은 과민하여 과각성 상태가 되고, 정서를 조절하지 못하며, 자극에 대해 문제행동을 보이는 경우가 많고, 이후 발달에서 정신건강에서의 문제를 나타낼 위험이 높다. 반대로 영아와 양육자가 안정 애착을 형성하면 HPA 축을 안정화시켜서 영아가 경험하는 스트레스에 대한 완충 효과를 가지게 된다. 광대를 보고 놀라게 하는 스트레스를 가했을 때 불안정 애착을 가진 18개월 영아에 비해 안정 애착을 가진 영아의 코르티솔 수치가 더 낮았다. 영아와 양육자의 애착이 안정적일 때 아동은 최적의 발달을 하게 되며 부정적인 결과에 대한 보호 효과를 나타냈다.

애착 조절의 이상은 자아 및 대인관계 어려움을 겪는 트라우마성 발달장애를 아동에게 초래한다(장형윤, 2019).

3. 공격성

학대의 가장 흔한 부정적인 영향은 공격성이다. 학대를 당한 아동은 나이에 상관없이 공격성을 보일 확률이 높다. 공격자와의 동일시라는 정신병리적인 방어기제가 작동하기도 한다. 학대 경험은 폭력을 쓰는 것에 대해서 역할 모델을 제시하고 강화를 통해 폭력을 가르치며 고통을 가하고 공격성과 관련된 뇌발달의 이상을 초래하고 정서적으로 불안정하게 하며 판단력을 흐리게 한다. 이러한 경험은 아동이 위험에 처했다고 느끼게 하여 불신감을 느끼게 하며, 이러한 감정을 인식하여 말로 표현하는 대신 행동을 먼저 하게 한다. 국내에서 아동 학대로 신고된 3~18세 대상으로 학대 후유증을 살펴보니, 부모의 입장에서는 사회성이 문제가 된다고 보았으나, 사례 담당자들은 피해 아이들이 학대를 경험하면서 공격성 표출이 가장 문제가 된다고 보았다(안동현 등, 2000).

4. 물질 남용과 자해 행동

아동은 뇌의 내인성 마약성 진통제인 오피오이드 시스템을 활성화시키는 몸 흔들기, 자해, 머리 흔들기를 할 수 있다. 학대를 당한 아동은 고통스러운 자신에게 치료제를 주는 것처럼 물질을 남용할 가능성이 높다. 알코올은 불안을 줄이고, 오피오이드는 자신을 안정시켜 주는 해리 증상을 유발한다. 삶에서 진정한 보상을 경험할 기회가 부족한 아이들에게 ADHD 치료제인 신경자극제는 중뇌 변연계 도파민이 중재한 보상 영역을 활성화시킨다. 정서 학대와 성 학대는 비자살성 자해와 가장 강력한 연관성을 가지는데, 정서 학대의 경우 자신을 비난하는 인지 스타일 때문에 자신에게 벌을 주기 위해서 비자살성 자해를 하게 된다. 우울증이 동반되는 경우 이러한 비자살성 자해가 더 심해진다.

5. 주의력결핍 과잉행동장애

학대당한 아이들에서 ADHD 유병률이 더 높다. 이는 ADHD 아동들의 문제행동으로 인해 어른들에게 더 학대를 유발하기 쉽기 때문이기도 하며, ADHD를 가진 부모가 충동적인 행동을 하고 그들의 자녀가 유전적으로 ADHD를 물려받는 경향이 더 크기 때문이다. 하지만 학대라는 트라우마 자체가 ADHD 증상이 생기는 데 중요한 역할을 한다고 알려져 있다. 국내 한 아동보호전문기관의 자료를 살펴보면, 학대받은 아이들의 50.8%에서 한 가지 이상의 정신질환을 가지고 있는 것으로 나타났고, 가장 많은 유병률을 보인 질환은 주의력결핍 과잉행동장애, 외상후 스트레스장애, 우울장애, 적대적 반항장애의 순서였다(하지혜 등, 2015).

6. 우울증과 자살

학대를 경험한 아동은 정서적으로 위축되어 있으며, 즐거움을 추구할 수 있는 능력이 떨어지며 슬픔이나 스트레스를 받는 경향과 같은 부정적인 정서를 가질 확률이 더 높다. 잠복기에 해당하는 학대당한 아동의 27%가 주요우울장애나 기분부전증을 가지고 있는 것으로 알려져 있다. 학대당한 아동의 8%가 연구 당시 주요우울장애를 가지고 있으며, 40%가 우울증의 평생 유병률을 가지고 있으며, 적어도 30%에서 일생 중 적대적 반항장애나 품행장애와 같은 문제행동을 보이는 정신과문제를 가질 확률이 있다고 한다. 이러한 유병률은 일반 인구 집단과 비교하면 매우 높다. 우울증은 학대의 결과이지만, 이러한 우울증은 아동이 이후 학대를 더 당하기 쉽게 한다. 학대를 당한 아동은 이후 자살을 시도할 확률이 높고 자신을 위험에 처하게 하는 행동을 할 확률이 높다. 아동의 자해, 자살사고와 자살시도가 늘어나면 양육자가 아동을 때리거나 버리겠다고 협박을 할 확률이 높아진다. 성 학대를 당한 후 입원 치료를 받는 소녀의 경우 우울증과 자살 행동이 매우 높게 나타나는데, 성 학대를 당한 소녀의 경우에는 다른 정신병리와는 무관하게 자살시도의 위험성이 특히 높다.

성 학대와 신체 학대를 둘 다 당한 청소년의 경우 신체 학대만 당하거나 학대를 당하지 않은 청소년에 비해서 우울증이나 자살사고, 외상후 스트레스장애가 더 많이 나타난다. 학대의 기간이 길수록 우울증, 수면장애, 불안의 정도가 더 심했다. 친척에게 성 학대를 당한 경우 죄책감이 더 심하며, 식욕문제나 자살사고가 더 빈번하게 나타났으며 희망 없음과 분노 반응과도 관련되어 있었다. 여자 청소년이 남자 청소년보다 우울이 더 심했다. 학대당하거나 방임을 경험한 아동을 전향적으로 연구한 경우 성인이 되었을 때 주요우울장애 위험성이 높았다. 어린 시절 방임을 경험한 아동의 경우에는 성인이 되었을 때 연구 당시의 주요우울장애를 앓고 있을 위험성이 높았지만 신체 학대를 당하거나 중복 학대를 경험한 아동의 경우 성인이 되었을 때 주요우울장애의 평생 유병률이 높았다. 이 연구에서는 놀랍게도 아동 성 학대가 주요우울장애의 위험성과는 관련되지 않았다(Widom et al., 2007). 어린 시절 학대나 방임을 경험한 아동이 성인이 되었을 때 주요우울장애 진단에 해당하는 경우, 외상후 스트레스장애, 물질남용장애, 반사회성 성격장애, 기분부전증과 같은 다른 정신장애 중 적어도 하나의 장애를 평생 유병률로 가질 확률이 더 높았다. 우리나라에서 평균 나이가 10.9세(9±3.60)인 아동 학대 피해 아동 61명(남아 38명)을 대상으로 연구한 결과 27.9%가 자살사고를 가지고 있었으며, 실제 자살시도를 했던 경우도 17.6%였다. 이는 2012년 연구 당시 우리나라 15~24세 청소년의 경우에 자살사고가 8~9% 정도이고 통상적으로 14세 이하에서는 자살사고의 빈도가 더 낮으며, 10세 미만에서 자살사고의 빈도가 극히 낮은 것을 감안한다면 자살 위험도는 심각하게 높은 수준이라고 할 수 있다(하지혜 등, 2015). 이러한 연구결과에 기반을 두고 임상가는 기분장애를 앓은 적이 있는 환자를 진료할 때 환자가 외상을 경험한 이후 우울증이 발생했을 가능성을 반드시 고려하여 어떤 종류의 학대를 경험했든 간에 이러한 외상은 이후 자살사고와 자살시도와 관련된다는 것을 기억해야 한다. 이러한 평가는 반드시 해야 하며 아동이 평가 당시 학대를 당하는 환경에 처해 있지는 않은지 확인하고 자해나 자살의 위험이 높은지도 알아보아야 한다.

7. 해리와 정신병적 장애

해리장애는 학대가 원인이다. 해리 증상이 있는 아동은 명령을 내리는 환청과 같은 짧게 지속되는 정신병적인 증상을 경험할 수 있다. 심한 학대를 경험한 아동은 스스로를 해치라고 하거나 다른 사람을 해치라는 환청을 듣는 경우가 흔하며, 이런 아동은 조현병과 같은 정신병적 장애로 오진되는 경우가 흔하다. 해리 증상이 있는 아동은 주의력결핍 과잉행동장애, 적대적 반항장애, 충동조절장애와 같은 외현화 증상을 가진 장애로 오진될 가능성도 높다. 거주시설에서 치료를 받는 심각한 학대를 경험한 소년의 23%가 해리성 주체장애 진단을 만족했다(Yeager & Lewis, 2000). 일곱 살보다 어린 아동의 경우 구체적 인지 사고 능력이 잘 발달되지 않은 상태이기 때문에 어린 아동에게서 해리장애를 진단하기란 어렵다. 신체 학대를 당한 경우보다는 성 학대를 당한 경우 해리 증상이 더 잘 나타난다. 어떤 아동에게는 해리장애가 방어기제로 작용하기도 하고 재경험의 형태로 나타나거나 자신이 당한 학대의 경험을 이해하거나 조절력을 가질 목적으로 나타나기도 한다.

많은 연구에서 아동기의 학대와 정신병과의 관계를 보여 주었는데, 정상 인구 집단에 비해 정신병 위험성이 높은 젊은 성인 집단에서 트라우마 과거력이 더 높았으며, 우울증과 불안도 더 높았다. 학대가 어떻게 정신병을 일으키는지 명확하게 밝혀야 할 필요가 있지만, 학대와 정신병은 서로 영향을 미치고 후성유전학도 관련되어 있을 가능성이 높다.

청소년 해리 경험 척도가 한국판으로 개발되어 있다(Shin et al., 2009).

8. 불안장애와 외상후 스트레스장애

불안장애는 공포증, 사회공포증, 전반적인 불안장애, 외상후 스트레스장애와 같은 다양한 형태를 띤다. 외상후 스트레스장애 증상에는 공포 반응, 재경험, 플래쉬 백, 수면장애, 깜짝 깜짝 놀라는 반응, 과민성뿐 아니라 일반적인 불안이 높아지고 기능이 떨어지는 것도 포함된다. 학대가 오래 지속되고 심각할수록 외상후 스트레스장애 진단이 동반될 확률이 높다. 성인에게 흔한 공포, 희망 없음, 두려움 같은 증상이 아동에게는 조직화되지 않은 행동이나 안절부절하는 행동으로 나타나기 쉽다. 아동에게서는 트라우마와 관련된 주제를 가지고 반복해서 나타나는 놀이가 전형적인 플래쉬 백이나 외상에 대한 반복적인 생각보다 흔하게 나타난다. 회피 증상이 외상후 스트레스장애의 주된 증상이므로 진단 시 아동이 학대에 관한 생각이나 대화를 피하기 때문에 진단 과정은 쉽지 않다(Chung, 2015a).

Terr(1996)는 외상후 스트레스장애를 유발시키는 트라우마에 대한 연구에서 신체 학대를 포함한 외상적 사건이 아동에게 뭔가 끔찍한 일이 생겨서 자신이 위험에 처했고 스스로 조절할 수 없다는 무기력감을 느끼게 하면 이러한 외상 기억이 암묵적 기억이나 명시적 기억의 형태를 띤 심리적 트라우마로 저장된다고 하였다. 외상적 사건 이후의 놀이는 우울하고 단조롭고 때때로 위험하게 변하지만, 아동은 자신의 놀이와 외상적 사건과 관련되어 있다는 것을 알아차리지 못한다. 외상후 스트레스장애가 발생하지 않게 하는 보호인자에는 지능이 높은 경우, 유머 감각을 가지고 있는 경우, 다른 사람과의 관계를 유지하는 경우 등이 있었다.

외상 사건 후 시간이 어느 정도 지나야 침습하는 사고와 공포, 관련된 꿈과 같은 증상이 좀 더 명확하게 나타나므로 임상가는 이 점을 기억해야 한다. 아동에게는 자신에겐 미래가 없다는 느낌이 흔하게 들며 이러한 생각 때문에 아동은 무모하게 자신을 위험에 처하게 하는 행동을 하기 쉽다. 무의식적으로 외상을 재연하기 때문에 아동은 트라우마를 다시 입는 재희생화를 경험한다. 이러한 외상의 재연이 아동이나 타인에게 위험한 경우가 있다. 신체 학대를 당한 청소년의 외상후 스트레스장애 유병률을 알아본 연구에서 명확한 외상후 스트레스장애보다는 행동 문제, 정서 문제, 사회적 문제가 더 많았는데(Pelcovitz et al., 1994), 이는 신체 학대가 외상후 스트레스장애를 유발할 확률을 높인다는 이전 연구결과와는 상반된 결과였다(Green, 1997). 신체 학대를 당한 청소년이 외상후 스트레스장애의 증상을 통해 자신이 경험한 학대의 영향을 나타내기보다는 자신의 희생화를 '재연'하기 때문이라는 가설을 제시했다.

신체 학대와 성 학대 영향을 비교해 보면, 성 학대의 경우 비밀로 하기를 강요당하고 수치심이 동반되는 경우가 매우 흔하므로 이는 외상후 스트레스장애 증상을 일으키기 쉬운 반면, 멍이나 골절과 같은 신체 학대의 결과는 주변 사람들이 알아채고 지지해 주거나 돌봐 주는 경우가 많아서 이러한 주변의 반응으로 인해 아동이 트라우마를 통합할 수 있도록 돕는 역할을 한다. 신체 학대를 경험한 아동이 외상후 스트레스 증상을 보이지 않는 다른 가설로 이 아동은 학대받는 환경에 머물러 있기 때문에 이러한 환경에서 벗어나 트라우마가 중단되어야 지연된 외상후 스트레스 증상이 나타날 것이라고 설명하였다.

2018년 발표된 International Classification of Diseases 11th Revision ICD-11에는 외상후 스트레스장애보다 더 심각한 만성적인 증상을 보이는 복합성 외상후 스트레스장애가 포함되었으며, 이 진단을 위해서는 외상후 스트레스장애 증상의 세 영역(재경험, 회피, 과각성) 중 각각 하나의 증상과 자기 조직화 장해 Disturbance of Self-Organization: DSO의 세 영역에 해당하는 각각 하나의 증상이 함께 있어야 한다. 자기 조직화 장해의 세 영역은 외상 후에 생긴 ① 정서적 명함 numbing과 조절 장애, ② 자신을 가치 없거나 실패자라고 느끼는 것, ③ 관계에서 정서적 거리를 두고 단절시키는 것 emotional detachment in relationship이다. 주 양육자로부터 학대, 방임, 분리의 심각한 외상적 경험을 한 성인 집단에서 복합성 외상후 스트레스장애의 만성적인 감정 조절의 어려움과 자기 조직화 장해, 해리가 주된 증상으로 나타난다(진보현, 정운선, 2023)

이러한 증상을 평가하기 위해 아동 청소년들을 대상으로 신뢰도와 타당도가 검증된 한글판 척도에는 아동용 외상후 증상 보고 Child Report of Post-Traumatic Symptoms: CROPS, 부모용 외상후 증상 보고 Parent Report of Post-Traumatic Symptoms: PROPS(이광민 등, 2011), 개정판 외상 사건에 대한 아동 반응척도 Korean version of the Children's Response to Traumatic Events Scale-Revised: K-CRTES-R(정유리 등, 2012), 아동 성행동 척도 Child Sexual Behavior Inventory: CSBI(Jim et al,, 2013), 부모용 아동 외상 증상 체크리스트 Trauma symptom checklist for children: TSCC(Chung, 2014), 아동 사건 영향 척도 Children's Revised Impact of Event Scale: CRIES(Oh et al., 2014), 어린 아동용 외상 증상 체크리스트 Trauma Symptom Checklist for Young Children: TSCC(Bae et al,, 2015), 축약형 UCLA 외상후 스트레스장애 반응 척도 Abb-UCLA-PTSD RI(Kim et al,, 2018), 아동 외상후 인지 척도 Child Post-Traumatic Cognitions Inventory(Lee et al,, 2018) 등이 개발되어 있다.

9. 경계성 인격장애와 외상후 스트레스장애, 복합성 외상후 스트레스장애의 관련성

경계성 인격장애 환자 borderline personality disorder: BPD는 다른 진단을 가진 환자에 비해서 어린 시절 외상을 경험한 확률이 3배 높으며 일반군과 비교하면 13배 높다(Porter et al., 2020). 경계성 인격장애는 정서적 반응성, 충동성, 공허함, 버림받는 공포, 파편화되고 불안정한 자아감이 특징적이며 다른 사람과의 관계에서 강렬하면서 금방 사라지는 관계상의 적대감과 그에 따라오는 관계에 대한 집착을 보이지만, 복합성 외상후 스트레스장애에서는 타인과 가까워지는 것을 두려워하면서 회피하고 관계를 맺지 않으려고 하는 차이점을 보인다.

외상후 스트레스장애는 공포와 관련된 침습적 기억, 회피, 과잉 경계 증상이 특징적이고 복합성 외상후 스트레스장애는 감정적 무감각과 공허감, 손상된 자기 인식, 관계를 맺지 않으려는 증상이 특징적인데, 외상에 노출된 후 초기에는 외상후 스트레스장애가 발생하지만 어린 시절부터 더 심각한 방임, 신체 학대, 정서 학대, 성 학대를 경험한 경우 성인이 되면서 점점 더 많은 외상 경험이 축적되어 polyvictimization 복합성 외상후 스트레스장애가 발생하고, 이후 경계성 인격장애 증상이 동반되어 점점 더 증상이 복잡하고 심해지는 쪽으로 진행되어 예후가 나빠지게 된다(진보현, 정운선, 2023).

10. 다양한 신체 증상을 호소하는 건강문제

어린 시절 학대를 경험한 경우 성인이 된 이후, 스스로의 건강에 대해서 나쁘다고 평가하거나, 통증을 느끼거나, 신체적인 장애가 있거나, 응급실을 이용하는 경우가 증가하거나, 의료시설을 방문하는 경우가 더 많았다. 또한 성적으로 위험한 행동을 하여 십대에 임신을 하거나, HIV에 노출되거나, 다른 성적 매개 질환을 앓을 확률도 높았다(Felitti et al., 1998).

예방

아동 학대는 예방이 매우 중요하다.

1. 1차 예방

아이들에게 부적절한 신체 접촉에 대해 가르치고 학대를 하는 사람에게 그런 접촉은 싫다는 뜻을 명확히 밝힐 수 있도록 가르치는 것이 중요하다. 학교에서 어린 아동을 대상으로 거절의 뜻을 명확하게 표현하고 전하는 교육을 하고, 좀 더 나이가 든 아동에게도 지속적으로 이에 대한 교육을 지속하여, 장기간에 걸쳐 아동 학대에 대한 인식을 높이는 교육을 실시하는 것이 효과적이었다. 아동 학대 예방의 1차적 전략으로는 부모교육 프로그램을 실시하여 부모가 아동을 더 잘 다룰 수 있도록 도와주고, 대중매체를 통해 홍보하고, 부모가 서로 어울리고 만날 수 있도록 프로그램을 제공하고, 한부모가정이나 경제적으로 어려운 가정 혹은 신경학적인 질환을 앓는 자녀를 둔 부모와 같은 고위험 가정을 대상으로 한 서비스를 제공하는 것과 같은 접근법이 있다. Triple PPositive Parenting Program는 부모 양육 기술에 초점을 맞추어 다층적으로 개입을 하는 증거 기반 시스템으로, 공중보건과 같은 넓은 범위에서의 개입으로부터 대중매체를 통한 집단 양육교육뿐 아니라, 정신건강 전문가에 의한 개인적인 개입과 지지까지 다 포함한다. 이 시스템은 아동 학대를 줄이는 데 도움이 되었다.

2. 2차 예방

고위험 가정을 대상으로 가정 방문 프로그램을 제공하는 것도 예방에 도움이 되는데, 가정 방문은 다음과 같은 목적을 가진다. 적절한 관계를 맺을 수 있게 하고 가족이 가진 자원을 파악하는 능력을 높이며, 어머니가 영아에게 정서적 안정감을 제공하는 역할과 가르치는 역할을 함께

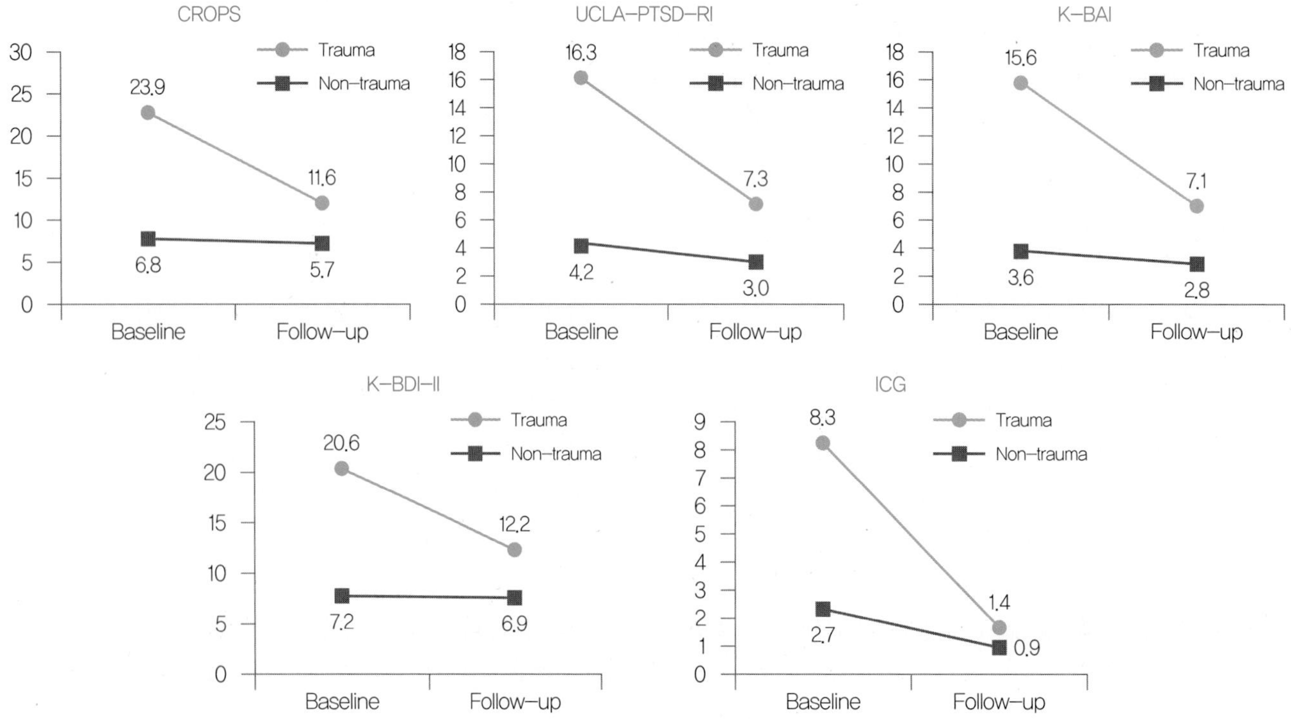

그림 29-8 또래 자살을 경험한 한국 고등학생의 임상 척도의 변화(반복 측정 분산 분석)

기준: 학생 자살 사건 1주일 후, 추적: 기준 평가 후 5개월, 통계: CROPS(F=260.4, P=0.00), UCLA-PTSD-RI(F=136.8, P=0.00), K-BAI(F=127.9, P=0.00), K-BDI-II(F=105.2, P=0.00), ICG(F=86.4, P=0.00).

CROPS=아동 외상 후 증상 보고서, UCLA-PTSD-RI=캘리포니아대학교 로스앤젤레스 PTSD 반응 지수, K-BAI=코리안-벡 불안 척도, K-BDI-II=코리안-벡 우울증 척도-II, ICG=복잡한 슬픔의 목록.

제공할 수 있도록 영아와 어머니 사이에 긍정적이고 발달학적으로 적절한 상호작용을 할 수 있도록 역할 모델을 제시하고 장려하는 것이다. 또한 한 주에 한 번 양육자 모임에 참석하게 하고, 한 달에 한 번 사회적인 관계를 맺을 수 있는 시간을 제공하여, 행동 개입과 심리사회적인 개입을 하면서 사회적 고립을 줄이는 것이다.

18개월의 영아를 키우는 우울한 엄마에게 이러한 가정 방문 프로그램을 실시한 경우, 가정 방문을 하지 않았던 영아보다 가정 방문을 한 영아가 전반적인 발달을 측정하는 베일리 검사에서 10점을 더 받아 정상 발달에 더 가까워졌으며 안정 애착으로 분류될 확률이 2배 높았다. 안정 애착은 학대의 위험을 늦추므로 신체 학대의 가능성을 낮추는 아주 강력한 개입일 수 있다. 대한소아응급의학회에서는 신체 학대의 위험이 큰 아동을 조기 발견하기 위해 finding instrument for non accidental deeds라는 선별 도구를 개발하여 의료인의 신고의무자 교육에 활용하고 있는데, 병력, 신체검사, 인상으로부터 도출된 8개의 문항 중 2개 이상 항목에서 양성일 경우 신고하도록 권고하고 있다(Paek et al., 2018).

어린 시절 아동 학대와 같은 트라우마를 경험한 아동 청소년의 경우 학창기 또래 자살과 같은 이후의 트라우마를 추가로 겪은 경우 외상후 스트레스장애가 생길 위험이 더 크고 시간이 지나도 회복되지 않을 확률이 크다(Cha et al., 2018). 따라서 이후 학교 위기개입이 필요한 집단 트라우마 경험 시 아동 학대와 같은 어린 시절 외상 경험이 있는 아이들을 먼저 선별하여 개입하는 전략이 필요하다(Cha et al., 2018; 그림 29-8).

3. 3차 예방

학대를 당한 아동이 치료를 받는 데 중요한 첫걸음은 아동이 이후에는 더 이상 학대를 당하거나 다치지 않도록 보호하고 안전을 확보하는 것이다. 아동의 학대가 의심되면 확실하지 않더라도 바로 112에 신고하는 것이 중요하다. 학대를 경험한 아동이 자아가 건강하고 회복탄력성이 높은 경우, 자아를 잘 조절하는 경우, 자존감이 높을수록 이후 전반적으로 적응을 잘하였다. 그러므로 치료적인 접근은 자신의 욕구와 행동을 더 잘 조절하고 자신에 대해 더 잘 인식하며 궁극적으로는 자신의 삶에 대한 통합적인 이야기를 만들어 낼 수 있게 된다. 자아 조절과 회복탄력성은 기질적으로 타고나는 부분이 있고 자존감은 환경의 영향을 받는 경향이 있으므로 이러한 작업은 꽤 어렵고 복잡한 작업이다. 뇌발달은 환경적인 인자에 의존하므로 강력한 조기 개입을 하면 이후 아동이 건강하게 발달할 수 있게 될 확률이 높다. 학대를 하는 성인이나 학대를 당하고 있는 성인에게 도움을 주는 것도 필요하다.

McCrea 등(2006)은 어린 시절 부정적 경험을 한 아동에게 특정 학대를 경험한 경우 특정 치료가 필요하다는 가정을 하지 말고 아동의 개별적인 요구에 맞추어 치료를 제공해야 한다고 하였다. 아동 개인의 삶에 대한 기대와 현재 삶에서 필요한 것을 파악하고, 트라우마가 아동에게 미친 영향을 이해하여 제공되어야 하는 치료를 정하는 과정이 필요하다고 보았다.

아동과 부모에 대한 치료

치료의 주요 목적은 아동을 우선 보호하고 가족에게 힘을 부여한 후 치료과정 중에 이전에 일어난 학대의 영향을 파악하고 아동과 가족이 이를 이해할 수 있도록 하는 것이다. 학대하는 부모에게만 초점을 두는 것이 아니라 아동 학대의 다각적인 측면에 초점을 두는 생태학적인 모델이 치료에 필요하다. 애착이론에 따라 부모 아동 관계를 변화시켜 상호작용의 측면에서 일어나는 아동 학대에 대해서 개입해야 하며 결과적으로 아동과 부모가 안정 애착 관계를 맺을 수 있도록 해야 한다. 부모자녀 상호작용치료 Parent-Child Interaction Therapy: PCIT는 애착이론과 사회학습이론에 근거한 근거 기반 부모 행동 훈련 개입법으로, 2세 미만부터 7세까지의 자녀를 둔 부모와 자녀를 대상으로 진행되며, 부모의 양육 기술과 부모 자녀 간 긍정적 상호작용을 향상시킴으로써 아동의 외현화 행동을 감소시키고 부모의 양육 스트레스를 유의미하게 감소시켜 학대받은 아동에서 추후 학대받을 위험성을 감소시키는 것으로 알려져 있다(McNeil & Hembree-Kigin, 2011).

주요우울장애나 외상후 스트레스장애가 있는 경우에는 소아청소년정신건강의학과 의사의 평가를 받아서 즉각적으로 치료받도록 해야 한다. 학대에 초점을 맞춘 치료에서는 언제나 재희생화의 개념을 기억하고 있어야 한다. 치료자는 치료에 저항하는 문제에 아주 민감해야 하고 성공적인 치료를 위해서는 치료 속도를 조절하는 데에도 신경을 써야 한다. 아동 학대의 피해자는 학대의 현실을 직면하지 않으려고 하며, 직면하는 대신 당면한 문제에만 초점을 맞추거나 지지적인 접근에만 의존하려고 하는 경향이 있다. 이런 경향을 보이더라도 치료자는 치료를 시작해야 하는 이유를 조기에 너무 강조하거나 이후 비적응적인 결과가 초래되는 행동 경향을 치료 초반에 지적하지 않도록 주의할 필요가 있다.

가족 기반 치료에서는 부모가 스스로를 비하하거나 자녀를 비난하여 희생양을 삼는 태도를 바꾸게 하고, 어린 시절 부모가 당한 학대와 현재 발생하는 학대를 연결시켜 주고, 아동을 양육하는 긍정적인 모델을 부모에게 제공한다. 영아와 부모 간의 관계에 초점을 맞추어서 병적인 영아와 부모 관계를 개선시킬 수 있도록 치료를 진행하는 것이 필요하며, 아동을 치료할 때는 인형이나 손 인형, 그림과 같이 보여 주는 매개체를 사용하여 상징적인 재연을 통해 트라우마가 재경험되는 것을 조절하고 마스터할 수 있도록 하고 치료적인 환경을 만드는 데 신경을 써야 한다.

아동에게는 학대가 아동의 책임이 아니므로 스스로를 비난하지 않아야 한다는 점을 분명하게 이야기해 주어야 한다. 아동이 가족에게 학대를 당한 경우에는 배신감, 책임감의 문제에 대해서 임상가가 특히 더 관심을 가져야 한다. 놀이치료가 학대당한 아동에게 도움이 되는데, 놀이와 그림 그리기는 아동이 학대에 대해서 느끼는 복잡한 감정과 생각을 대체할 수 있도록 해 주며, 아동이 말로 하기에는 너무 고통스러운 사건을 말로 표현하지 않고 상징적으로 표현할 수 있게 해 주므로 도움이 된다. 치료의 목적은 아동이 좀 더 건강한 대체방식을 사용하도록 돕는 것이다.

임상가는 아동이 학대에 대해서 알게 되는 경우 법적으로 경찰에 신고할 의무를 가지므로 신고에 따른 결과에 대해서 잘 알고 있어야 하며, 아동에게 지킬 수 없는, 예를 들어 신고하지 않겠다는 등과 같은 섣부른 약속을 하지 말아야 한다. 아동 학대를 알고 신고하지 않을 경우 신고의무자는 천만 원의 과태료를 부과받을 수 있다. 여자 청소년의 경우는 남자 치료자에게 학대에 대해서 이야기하지 않으려 할 수 있다. 각 개인마다 치료방식, 치료 기간, 치료 빈도를 개별적으로 생각해 봐야 하며, 치료자 측면에서의 유연함이 반드시 필요하다. 치료는 명백하게 개선해야 하는 행동문제와 아동이 좀 더 잘 기능할 수 있도록 하는 데 초점이 맞추어져야 한다.

집단치료는 상대적으로 자존감이 높은 청소년들에게 효과가 있다. 집단치료나 개별치료가 시작되기 전에 안전한 장소와 분위기가 반드시 마련되어야 한다. 치료 시작 전에 치료자가 환자와 신뢰관계를 맺고 안전한 협력관계를 형성하지 못한 경우, 지나치게 열심히 하는 치료자는 이러한 청소년들에게 새로운 트라우마를 초래할 가능성이 크다. 다른 사람들의 치료를 방해하지 않으면서 자신의 경험으로부터 배울 수 있는 정서적인 능력과 인지적인 능력을 가진 청소년이 이러한 집단치료에 적합하다. 의사소통 기술을 호전시키는 역할 놀이와 게임과 같은 특정 활동은 이러한 집단 세팅에서 효과가 있다. 집단치료를 권유하기 전에 아동이 참여해야 하는 법적인 절차를 먼저 고려해야 한다. 아동이 법적 진술을 하기 전에 집단치료를 하는 것은 바람직하지 못한데, 집단치료에 참여한 후 아동이 진술을 하는 경우 아동의 진술이 오염되었다고 간주되어 증거로 채택되지 못할 가능성이 있기 때문이다.

가족치료나 부모에게 실시되는 개인치료는 아동의 희생화에 대한 부모의 반응을 다룰 수 있도록 도와야 한다. 학대에 가담하지 않은 한쪽 부모의 경우에는 학대를 막지 못했다는 죄책감과 우울감을 가지기 쉬우므로 이를 다루어 주어야 한다. 이러한 부모의 치료에는 학대당한 아동의 심리사회적인 기능을 호전시킬 수 있도록 도와줄 수 있는 방안이 포함되어야 한다. 또한 아동을 치료하는 과정에서 부모가 어린 시절 자신이 경험한 성 학대에 대하여 처음으로 보고하는 경우도 흔하다. 가족치료는 가족 구성원 전체에 대해 적절한 경계와 역할을 정하는 데 도움이 되며 학대 피해 아동을 희생양으로 삼지 않도록 해 준다.

인지행동치료는 12개월 추후 연구에서 지지적인 상담보다 효과적이라는 연구결과가 있다(Cohen et al., 2004). 무작위 대조연구에서 외상 초점 인지행동치료는 외상후 스트레스 증상을 호전시킬 뿐 아니라 학대의 책임을 자신에게 돌리지 않는 것, 수치감, 우울감, 다른 행동을 호전시켰다. 또한 동반된 우울, 불안, 외현화 증상 호전에도 도움이 되었다.

복합성 외상후 스트레스장애의 경우, 자살 시도, 자해, 반복된 폭력 피해, 해리, 역기능적인 성행동 및 과도한 위험행동이 자주 나타나므로 이에 대한 안전 계획safety planning intervention을 세우고 충분한 안정화를 기반으로 한 조심스럽고 장기적인 단계적 치료적 접근phase-approach therapy이 필요하다(장형윤, 2019).

약물치료는 학대당한 아동의 예후를 호전시키는데 특히 외상후 스트레스 증상이 동반될 때 도움이 되었다. 아동 외상후 스트레스장애 환자에게 외상 초점 인지행동치료를 할 때 sertraline을 추가하는 것은 부가적인 이득을 증명하지 못하였다(Cohen et al., 2007). 외상후 스트레스장애를 가진 대부분의 아동, 주요우울장애가 같이 동반된 아동의 치료 시 약물치료를 시도하기 전에 외상 초점 인지행동치료를 먼저 시도해 보아야 한다. propranolol은 학대당한 아동에게 과각성과 과잉경계를 줄인다는 보고도 있었다(Kaplan et al., 1999).

Clonidine은 외상후 스트레스장애를 가진 학령전기 아동에서 과각성, 공격성, 불면과 같은 증상을 낮추는 데 도움이 되었다. Guanfacine은 외상후 스트레스장애 환자에서 수면문제를 줄이는 데 도움이 되었다(Leonard, 1999).

치료가 조기에 효과적으로 적용되었을 때 치료 효과가 높아졌으며, 아주 심각한 학대가 있었을 때에도 긍정적인 결과를 나타났다. 학대 이후의 예후는 여러 가지 인자에 의해 좌우되는데, 가족의 특성, 인구학적인 특성, 치료의 특성에 따라 달라진다. 가족이 얼마나 안정적이냐가 가장 중요한 역할을 한다. 일반적으로 부모가 지지하면서 치료에 참여하는 경우 아동의 예후가 좋다.

아동 학대 경험으로부터의 회복

아동 학대를 경험했음에도 불구하고 부정적인 영향을 최소화하는 회복탄력성을 가지는 아이들을 보면 기질적인 요인으로 평균 이상의 지능, 높은 자존심, 조절하는 힘이 자기 자신에게 있다는 믿음, 자기 자신을 비난하지 않고 외부의 탓으로 돌리는 경향, 초월하는 존재에 대한 믿음, 자아 탄력성, 자기조절력이 강한 것 등이 있다. 가족들 사이에 응집력이 있는 경우, 수양 부모 밑에서 자라더라도 제대로 된 양육을 경험하는 경우 아동은 회복탄력성을 발달시켜 나갈 수 있다. 학교생활이 긍정적인 경우와 같이 가족 이외의 공동체에서 지지를 받는 경우 자기 자신에 대한 가치감과 자신의 운명에 대한 조절력도 높아진다. 아동이 발달해 나가면서 적응할 수 있는 능력을 가질 수 있도록 하기 위해서는 회복탄력성 중 한 가지 이상의 요인을 개발해야 한다. 회복탄력성은 고정된 상태가 아니라 변화할 수 있는 요인이며, 어떤 환경에서 어떻게 돌봄을 받느냐에 따라 아동이 가지고 태어난 신체적인 특성은 좋은 방향으로 변화될 수 있다.

회복을 위한 생태학적인 모델은 트라우마와 관련된 감정과 인지를 통합하는 것이 포함되어 있는데, 특히 청소년기 자아 정체성 형성에 가장 중요한 응집력 있고 지속적인 자기에 대한 인식을 발달시키는 것이 중요하다. 이렇게 안정감과 자기 자신의 안전에 대한 생각이 확립되고 나면 다음 단계로 자존감과 성인과의 안전한 애착을 발달시키는 것이 중요하다. 이러한 과정을 통해 트라우마와 관련된 기억과 감정을 인식하고 이를 자기 자신이 누구인지에 대한 자기감의 범위 안에서 통합해 나간다. 그 결과 건강하게 다른 사람과 관계를 맺을 수 있게 되며, 이전 양육자와 맺었던 학대적인 애착관계와는 다른 관계를 맺을 수 있는 능력을 가지게 된다. 이러한 방식으로 청소년은 회복탄력성을 가지게 된다.

회복탄력성을 예측할 수 있는 네 가지 요인으로 다른 사람을 얼마나 신뢰하는지, 어머니와의 갈등이 있는지, 가족 내 폭력이 존재하는지, 가정에서 다른 곳으로 보내졌는지 등이 있다. 회복탄력성을 기르기 위해서는 장점에 기반을 둔 접근을 하면서 유능감을 높이고, 긍정적인 목표를 세우고, 아동의 기능과 발달을 저해하는 것들을 줄여 나가면서 적응력을 키우고, 다학제적인 방식으로 협력하면서 아동의 발달학적인 단계에 맞는 개입을 해야 한다. 학대받은 청소년을 치료하는 임상가는 신뢰관계를 형성하여 청소년이 자기유능감을 가지고 치료자로부터 도움을 받는다는 느낌을 가질 수 있도록 도와야 한다. 외상을 경험한 청소년의 경우 정신치료 과정에서 무기력감을 재경험하는 경우가 흔하므로 치료에서 안정감이 확립되고 나면 청소년의 회복탄력성을 기르기 위해서 치료에 대한 의견을 낼 수 있도록 하고 조절감을 가지게 하는 것이 중요하다.

법적 증거 수집을 위한 면담과 평가

아동 학대를 평가하는 초기 단계에서 법적인 고려는 매

우 중요하다. 의사, 간호사, 의료인은 법적인 신고의무자이다. 임상가가 작성한 의무기록은 법적인 증거 자료가 되기 때문에 학대를 당한 아동을 면담하고 평가할 때 아동의 신체에 있는 상처나 흉터에 대한 사진, 그림, 자세한 설명을 기록으로 잘 남기는 것이 중요하다. 법적인 면담은 법적 면담을 수행할 수 있도록 훈련받은 임상가가 하여야 하며, 이후 치료를 담당하는 임상가와는 다른 사람이 하여야 한다. 평가와 치료를 구분하지 않으면 평가는 객관적이어야 하는데 치료는 객관적일 수 없으므로 치료 중에 아동의 기억을 오염시키고 새로운 기억을 주입시켰을 가능성이 있다는 이유로 이후 법적인 기소에도 방해가 될 수 있다.

법적 면담 전에 비밀보장에 대해서 먼저 명확히 해야 한다. 처음부터 아동과 부모에게 법적인 목적으로 평가가 이루어진다는 점을 분명히 설명해야 한다. 아동이 학대에 대해 직접적으로 진술한 경우, 따옴표 안에 아동이 말한 그대로 의무기록에 적어 두어야 한다. 이러한 기록들은 법적으로 유용한 근거로 사용되어 법정에서 아동이 직접적으로 진술해야 할 가능성을 줄이는 데 도움이 된다.

걸음마기의 아동의 경우, 시간과 장소를 식별하는 것이 어려울 수 있고 어떤 일이 얼마나 자주 일어났는지, 언제 그 일이 일어났는지를 진술하는 것이 어려우며, 심지어는 일어난 장소를 말하는 것도 잘하지 못할 수 있다.

만 3~5세 정도의 아동의 경우 추상적 사고를 할 수 없고, 면담 도중에 쉽게 주의가 흩뜨러질 수 있고 안절부절못하는 태도를 보이기 쉽다. 이 나이의 아이들은 자신의 생일파티 전에 일어났는지, 후에 일어났는지, 자기 전에 일어났는지 정도로 사건이 일어난 때를 구분할 수 있다. 말로 표현하도록 하는 것보다는 그림을 그려서 표현하거나 직접 행동으로 보여 달라고 하는 것이 더 용이할 수 있다.

만 6~9세까지의 아동은 구체적 사고를 할 수 있는 나이이지만, 개념을 이해하는 능력이 급진적으로 발달하고 시간과 장소를 특정할 수 있게 되고 그림으로 장소에 대해서 그릴 수 있게 된다. 나이 어린 아동보다는 더 잘 숨길 수 있고 좀 더 그럴듯하게 말을 할 수 있게 된다. 면담 중에 이 나이의 아이들은 갈등을 느끼고 혼란스러워하고 죄책감을 느끼고 당황스러워하며 자신이 처벌받을지도 모른다며 두려워한다. 그래서 면담이 지지적이지 않다고 느끼면 위축되어 자신이 경험한 일을 표현하는 것을 꺼리고 명확하게 이야기하지 않는다. 법적 면담에 대한 훈련을 받은 전문가가 아동에게 역할극을 해 보라고 하거나, 그림을 그리거나, 인형을 사용하여 표현하도록 하는 것은 도움이 될 수 있다.

만 10~13세까지 아동의 경우, 같은 성별의 면담자를 대개 더 편해한다. 자신의 신체에 대해서나 성적인 주제에 대해서 이야기해야 할 때 당황스러워하고 자의식이 높아질 수 있다. 이 나이 때의 아동은 대개 자신이 경험한 일이 잘못되었다는 것을 이해하면서도 학대에 대해서 자신이 책임을 져야 한다고 느끼므로 죄책감과 수치심에 압도되어서 학대 자체를 부인한다. 간결하고 의학적인 질문과 좀 더 구조화된 면담에 더 잘 반응한다. 자신이 경험한 것에 대해 비난받지 않는다는 점을 아동에게 명확하게 말해 주는 것이 중요하다.

청소년의 경우, 솔직하고 개방적이며 직접적인 접근에 더 잘 반응하는데, 무슨 걱정을 하는지 물어보고 그러한 걱정을 존중하면서 지지해 주는 것이 도움이 되고, 비판적이고 판단적인 태도는 피하는 것이 좋다.

학대를 발고하는 것은 서서히 일어나는 경우가 많은데, 특히 성 학대의 경우 그러하다. 대부분의 아동은 부인-발고-철회-재확인의 단계를 거친다. 성 학대의 경우 초기에 70%까지 학대 사실을 부인한다. 어린 아동은 성적인 놀이나 부정적인 말이나 행동을 하여 우연히 발견된다. 나이가 더 많은 아동이나 청소년의 경우, 가해자에 대한 분노나 또래들에게 영향을 받아서 발고하는 경우가 흔하다. 면담은 아동에게 친근하고 위협적이지 않은 분위기에서 이루어져야 한다. 가능한 한 여러 직능의 전문가가 함께 초기 면담에 관여하여 면담하는 횟수는 되도록 최소화해야 한다. 이때 여러 명의 전문가들은 일방 거울실 뒤에서 관찰하여 아동이 압도되지 않도록 하는 것이 바람직하며 진술은 녹화하는 것이 권고된다. 임상적인 병력청취가 가장 중요하다. 사회적인 면을 포함하여 아동으로부터 직접 병력을 청취해야 하며 여러 다른 사람으로부터 정보를 모아야 한다. 가족력과 사회력은 가족 배경과 현재 주거 상태, 지지 체계를 이해하는 데 중요하며 앞에서 언급한 위험요인에 대한 평가도 필수적이다.

법적인 면담은 누가, 언제, 어디서, 무엇을 했는지에 초점을 맞추어야 하지만, 아동과 가족의 배경에 대해 더 잘 이해할수록 이런 법적인 면담을 더 잘 수행할 수 있다. 개방적인 질문으로 면담을 시작해야 하며 아동이 불편해하면 면담을 중단해야 한다.

Craig(1998)에 따르면, 이러한 기본적인 면담은 다음과 같은 순서로 이루어진다.

짧은 라포 형성 단계

아동의 발달학적인 상태, 의사소통 기술, 진실과 거짓에 대한 개념, 진실을 이야기하는 것과 모르면서 아는 척하는 것을 구별하는 능력을 알아보기 위한 시도

아동이 신체 부위를 식별하고 말로 표현할 수 있는지 여부와 '위' '아래' '뒤에서'와 같은 표현을 이해하고 할 수 있는지 확인하기

"네가 여기에 왜 왔는지 알고 있니?" "너에게 무슨 일이 있었는지 말해 줄 수 있니?"와 같은 개방적인 질문을 사용하여 누가, 언제, 어디서 무엇을 했는지와 같은 면담의 중요 부분을 수행하기

아동에게 성적인 행위에 대해서 가르치지 않도록 하고 아동의 진술을 수정하지 않아야 하며, 판단하는 언급(예를 들어, 기소된 피고인은 나쁜 사람이라고 이야기하는 등의)을 하지 말 것

아이가 이해할 수 없는 단어를 사용하지 말 것

복잡한 질문을 하거나 이중 부정을 사용한 질문을 하지 말 것

예, 아니오로 대답할 수 있는 폐쇄형 질문을 하지 말 것

"좀 더 이야기해 줄 수 있니" "왜 그렇게 생각했니?" "그리고 나서 무슨 일이 있었니?" "네가 말하고 싶은 것이 더 있니?"와 같은 질문은 더 많은 정보를 얻을 수 있는 좋은 접근법이다.

학대를 당하기 전이나 다치기 전에 무슨 일이 있었는지 자세히 알아보고, 아동이 다쳤다는 것을 처음 알게 된 때가 언제인지, 누가 알게 되었는지, 아동의 증상이 어떻게 나타났고, 어떤 순서로 나타났는지 알아보아야 한다.

맺는말

아동 학대와 방임은 전 세계적으로 지속되고 있는 심각한 문제이며 학대를 경험한 아동은 20% 이상으로 추정된다. 가족 구조, 아동의 정신질환, 신체질환, 양육자의 정신병리, 불리한 환경이 학대의 중요한 위험요인이다. 학대를 여러 번 당하는 중복 학대를 당하는 경우가 생각보다 흔하며 이후 기능이 저해되는 결과가 초래되는 것과 관련된다.

학대당한 아동을 평가할 때는 철저한 신체 검진을 해야 하며, 적절한 기록을 남기고, 그러한 상처를 입을 가능성이 있는 다른 원인을 배제해야 한다. 아동이 성 학대를 당한 경우 이후 성적인 행동이 나타날 가능성이 매우 높다. 아동 학대가 아동에게 끼치는 부정적인 영향 중 가장 흔한 것은 조절되지 않은 공격적인 행동을 보이는 것이다. 아동 학대는 성인기 건강문제와 관련되는데, 응급실에 방문하는 빈도와 병원을 방문하는 빈도가 더 높다.

치료적 접근은 아동을 보호하는 것에 초점이 맞추어져야 하며, 가족을 공고히 하고 아동에게 미치는 학대의 영향을 이해하는 것이 포함된다. 개인적인 장점을 극대화하고 대인관계에서의 신뢰성을 증가시키는 치료적 접근이 회복탄력성을 높이는 데 가장 효과적이며 학대에 수반된 결과를 호전시킨다.

참고문헌

김희송, 이봉우, 최영식, 정규희(2019). 법의부검자료를 기반으로 한 아동학대 사망의 현황과 유형. **형사정책연구 30**(1), 229-263.

보건복지부(2021). **아동 학대 주요 통계.**

안동현, 박재홍(2014). 아동 학대와 방임. 홍강의 외 편저, **소아정신의학**(pp. 412-425). 서울: 학지사.

안동현, 장화정, 이영애, 홍강의, 이재연, 이양희, 조홍식, 곽영숙(2000). 신고된 아동에서 학대후유증 연구. 아동학대의 실태 및 후유증 연구(pp. 173-222). 정책과제 연구개발보고서. 서울: 보건복지부.

양수진, 김선영, 김웅장, 김향화, 김재민, 김성완, 신일선, 윤진상(2008). 의과대학 교육 과정에서 아동 학대 교육의 요구도. **소아청소년정신의학, 19**, 38-42.

이광민, 정성훈, 이원기, 정운선(2011). 한국판 아동용 외상 후 증상 보고와 부모용 외상 후 증상 보고에 대한 신뢰도 및 타당도 연구. **소아청소년정신의학, 22**(3), 169-181.

장형윤(2019). 정신건강의학 관점에서의 아동학대. **신경정신의학, 58**(4), 277-283.

정유리, 김대호, 배활립 등(2012). 개정판 외상 사건에 대한 아동 반응 척도의 요인 타당도 및 정신측정학적 성질 연구. **신경정신의학, 51**, 185-191.

진보현, 정운선(2023). 유병률, 공존 질환, 증상에 기초한 경계선 인격장애, 외상후 스트레스 장애, 복합성 외상후 스트레스 장애의 임상 양상 구분. **정신분석, 34**(2), 17-24.

최복천, 김유리(2016). 아동보호전문기관의 학대사례 분석을 통한 장

애아동 학대 고찰. 법과인권교육연구, 1, 99-120.
하지혜, 임성후, 조수현(2015). 아동학대 피해 아동의 정신질환 유병률 조사. 신경정신의학, 54, 542-548.

Bae, J. D., Jeong, J. H., Lee, J. J., & Chung, U. S. (2015). The study of reliability and validity of the Korean Version of the trauma symptom checklist for young children. *J Korean Med Sci. Sep;30*(9): 1340-1346.

Cha, J. M., Kin, E. J., Kim, M. A. et al. (2018). Five months follow-up study of school-based crisis intervention for Korean high school students who experienced a peer suicide. *J Korean Med Sci. Jul 09;33*(28): e192.

Chuang et al. (2017). Case Reports in Medicine, Multiple Bo ny Injuries on Bone Scan in a Case of Unsuspected Child Abuse.

Chung, U. S. (2014). The Korean version of the trauma symptom checklist for children: psychometric properties and the connection to trauma among Korean children and adolescents. *J Korean Med Sci. Jun;29*(6): 837-845.

Chung, U. S. (2015a). It is time for doctors to start seeing the signs and hearing the cries of abused children as professional guardians. *J Korean Med Sci. Apr;30*(4): 351-352.

Chung, U. S. (2015b). *Post-Traumatic Stress Disorder Is an Important Issue for Korea in 2015 Mar;30*(3): 219-220.

Cohen, J. A., Debringer, E., Mannarino, A. et al. (2004). A multisite, randomized controlled trial for children with sexual abuse-related PTSD symptoms. *J Am Acad Child Adolesc Psychiatry, 43*(4), 393-402.

Cohen, J. A., Mannarino, A. P., Perel, J. M. et al (2007). A pilot randomized controlled trial of combined trauma-focused CBT and sertraline for childhood PTSD symptoms. *J Am Acad Child Adolesc Psychiatry, 46*(7), 811-819.

Craig, B. (1998). *The art of the interview in child abuse cases.*

Dulcan, M. K. (2021). Dulcan's textbook of child and adolescent psychiatry, DSM-5 edition Ch25 Child Abuse and Neglect, p. 539-558.

Felitti, V. J., Anda, R. F., Nordenberg, D., Williamson, D. F. et al. (1998). Relationship of childhood abuse and household dysfunction to many of the leading causes of death in adults. The Adverse Childhood Experiences (ACE) Study. *Am J Prev Med, 14*(4), 245-258.

Fuller-Thomson, E., & Brennenstuhl, S. (2009). Making a link between childhood physical abuse and cancer: Results from a regional representative survey. *Cancer, 115*, 3341-3350.

Gunnar, M., & Vazquez, D. M. (2006). Stress neurobiology and developmental psychopathology. In D. Cicchetti & D. Cohen (Eds.), *Developmental Psychopathology, Vol 2: Developmental Neuroscience* (2nd ed.). New York: Wiley.

IACAPAP(International Association for Child and Adolescent Psychiatry and Allied Professions). *Textbook of Child and Adolescent Mental Health.* Chapter B1 Table B.1.2.

Jin, B. H., Lee, S. H., & Chung, U. S. (2022). Jeopardized mental health of children and adolescents in coronavirus disease 2019 pandemic. *Clin Exp Pediatr 65*(7), 322-329.

Jin, Y. M., Chung, U. S., Jeong, S. H., & Kee, W. K. (2013) The reliability and validity of the Korean Version of the child sexual behavior inventory. *Psychiatry Investigation, 10*(4): 336-345.

Kaplan, S. J., Pelcovitz, D., & Labruna, V. (1999). Child and adolescent abuse and neglect research: A review of the past 10 years. Part I: Physical and emotional abuse and neglect. *J Am Acad Child Adolesc Psychiatry, 38*(10), 1214-1222.

Kempe, C. H., Silverman, F. N., Steele, B. F. et al. (1962). The batter-child syndrome. *JAMA, 181*, 17-24.

Kim, T. H., Han, D. H., Yoo, S. K., Lee, J. J., Kim, J. E., & Chung, U. S. (2018). Validation study of a Korean version of the abbreviated University of California, Los Angeles, PTSD Reaction Index (Abb-UCLA-PTSD RI) for adolescents. *J Korean Med Sci. 2018;33*(5): e37.

Kim, Y. E. (2022). Unemployment and child maltreatment during the COVID-19 pandemic in the Republic of Korea. *Child Abuse Negl. Aug;130*(Pt 1): 105474.

Lee, H. B., Sjin, K. M., Chung, Y. K., KIm, N., Shin, Y. J., Chung, U. S., Bae, S. M., Hong, M. H., & Chang, H. Y. (2018). Validation of the Child Post-Traumatic Cognitions Inventory in Korean survivors of sexual violence. *Child Adolesc Psychiatry Ment Health, Jun 18;12*:32.

Leonard, H. (1999). Guanfacine alleviates sleep disorders in boys with PTSD. Brown Univ Child Adolesc Psychopharmacol Update (October):1

Ma, J., Han, Y., & Kang, H. R. (2022). Physical punishment, physical abuse, and child behavior problems in South Korea. *Child Abuse Negl. Jan;123*: 105385.

McCrea, J. S., Chapman, M. V., & Christ, S. L. (2006). Profile of children investigated for sexual abuse: Association with psychopathology symptoms and services. *Am J Orthopsychiatry, 76*(4), 468-481.

Mcdonald, K. C. (2007). Child abuse: Approach and management. *American Family Physician, 15*, 221-228.

McNeil, C. B., & Hembree-Kigin, T. L. (2011). *Parent-child interaction therapy*. New York, NY: Springer.

Oh, E. A., Park, E. J., Lee, S. H., & Bae, S. M. (2014). Validation of the Korean Version of the Children's Revised Impact of Event Scale. *Clin Psychopharmacol Neurosci. Aug;12*(2): 149-156.

Paek, S. H., Jung, J. H., & Kwak, Y. H. et al. (2018). Development of screening tool for child abuse in the korean emergency de partment: using modified Delphi study. *Medicine (Baltimore) 2018;97*: e13724

Pelcovitz, D., Kaplan, S., Goldenberg, B. et al. (1994). Post-traumatic stress disorder in physically abused adolescents. *J Am Acad Child Adolesc Psychiatry, 33*(3), 305-312.

Porter, C., Palmier-Claus, J., Branitsky, A. et al. (2020). Childhood adversity and borderline personality disorder: A meta-analysis. *Acta Psychiatr Scand 141*: 6-20.

Rey, J. M., & Martin, A. J. M. Rey's IACAPAP C e-Textbook of Child and Adolescent Mental Helath B.1 Early Maltreatment and exposure to violence, p. 1-16

Shin, J. U., Jeong, S. H., & Chung, U. S. (2009). The Korean Version of the Adolescent Dissociative Experience Scale. *Psychometric Properties and the Connection to Trauma among Korean Adolescents Psychiatry Investig. 2009 Sep;6*(3): 163-172.

Terr, L. C. (1996). Acute responses to external events and posttraumatic stress disorder. In M. Lewis (Ed.), *Child and adolescent psychiatry: A comprehensive textbook* (2nd ed.). Baltimore, MD, Wiliams and Wilkins.

Widom, C. S., DuMont, K., & Czaja, S. J. (2007). A prospective investigation of major depressive disorder and comorbidity in abused and neglected children grown up. *Arch GEn Psychiatry, 64*(1), 49-56.

World Health Organization. (2018). *International classification of diseases 11th revision(ICD-11)*. Geneva: World Health Organisation.

Yeager, C. A., & Lewis, D. O. (2000). Mental illness, neuropsychologic deficits, child abuse, and violence. *Child Adolesc Psychiatr Clin N Am, 9*(4), 793-813.

https://www.healthdirect.gov.au/partners/triple-p-positive-parenting-program

https://www.korea.kr/archive/expDocView.do?docId=40139

https://www.law.go.kr/아동복지법

https://www.law.go.kr/아동학대범죄의처벌등에관한특례법시행령

https://www.law.go.kr/법령/민법

https://www.ncrc.or.kr/ncrc/cm/cntnts/cntntsView.do?mi=1030&cntntsId=1034

https://www.semanticscholar.org/paper/Multiple-Bony-Injuries-on-Bone-Scan-in-a-Case-of-Chuang-Hsu/b0e5c91a5b1cd686f78 c28b17e60a54d9b9dd222/figure/0

https://www.semanticscholar.org/paper/Multiple-Bony-Injuries-on-Bone-Scan-in-a-Case-of-Chuang-Hsu/b0e5c91a5b1cd686f78 c28b17e60a54d9b9dd222/figure/1

https://www.slideshare.net/islammosman1/child-abuse-32728781

https://www.unicef.org/child-rights-convention/convention-text-childrens-version

제30장

소아정신의학

아동 성폭력

Child Sexual Abuse

장형윤

아동 성폭력의 개념

아동을 대상으로 하는 성적인 폭력은 아동 성 학대, 아동 대상 성폭력 등 여러 가지 명칭으로 혼재되어 사용되고 있다. 또한 성과 관련된 폭력을 뜻하는 용어도 성추행, 성희롱, 성적인 괴롭힘 등 다양한 개념이 존재한다. 더군다나 각각의 용어에 대한 객관적이고 구체적이고 조작적인 정의가 없는 경우가 많다. 더불어 성폭력 혹은 성 학대의 개념 자체가 사회 및 문화에 따라, 그리고 시대에 따라 많은 차이를 보인다. 외국에서는 일반적으로 child sexual abuse라는 표현을 사용하며, 이 장에서는 가장 보편적인 용어인 '아동 성폭력'이라는 표현으로 통칭하였다.

1. 세계보건기구에서의 정의

세계보건기구에서는 ① 아동이 법이나 사회적 금기를 위반하는 성적인 활동에 연루되었거나, ② 성적인 활동에 대해 아동이 충분히 이해하지 못했거나, ③ 아동이 성적인 활동에 동의하지 않았거나, 사전 동의informed consent를 할 수 없는 상황이거나, ④ 발달학적으로 준비가 되지 않았고 동의를 할 수 없는 경우를 아동 성폭력이라고 정의하고 있다(WHO, 2004). 미국 정신의학회의 DSM-5에서는 부모, 보호자, 또는 아동에 대한 책임이 있는 사람들의 성적 충족을 위하여 아동을 관여시키는 모든 성적인 행동을 아동 성폭력으로 규정하고 있다.

2. 법적인 정의

『아동복지법』 제3조(정의)에서는 '아동학대'를 보호자를 포함한 성인이 아동의 건강 또는 복지를 해치거나 정상적 발달을 저해할 수 있는 신체적 · 정신적 · 성적 폭력이나 가혹행위를 하는 것과 아동의 보호자가 아동을 유기하거나 방임하는 것이라고 정의하고 있고, 같은 법 제17조(금지행위) 제2조에서는 아동에게 음란한 행위를 시키거나 이를 매개하는 행위 또는 아동에게 성적 수치심을 주는 성희롱 등의 성적 학대행위를 금지하고 있다. 또한 성폭력과 관련된 구체적인 내용은『아동학대범죄의 처벌 등에 관한 특례법』 제2조(정의)에서 나열하고 있는데, 보호자에 의한 강간, 유사강간, 강제추행, 준강간, 준강제추행, 미수범, 강간 등 상해 · 치사, 강간 등 살인 · 치사, 미성년자 등에 대한 간음, 업무상 위력 등에 의한 간음 및 미성년자에 대한 간음, 추행의 죄를 의미한다. 그 외에도『성폭력범죄의 처벌 등에 관한 특례법』에 명시된 아동 · 청소년 성착취물의 제작 · 배포, 아동 · 청소년 매매행위를 하는 경우, 아동 · 청소년의 성을 사는 행위, 아동 · 청소년에 대한 강요행위, 알선영업행위 등을 하는 경우도 아동을 대상으로 한다면 아동 성폭력에 포함된다고 할 수 있다. 2021년 3월에 개정된『아동 · 청소년의 성보호에 관한 법률』 제15조의2(아동 · 청소년에 대한 성착취 목적 대화 등)에서는 성인이 성적 착취를 목적으로 정보통신망을 통하여 성적 욕망이나 수치심 또는 혐오감을 유발할 수 있는 대화를 지속적 또는 반복적으로 하거나 그러한 대화에 지속적 또는 반복적으로 참여시키는 행위도 범죄로 정의하고 있다.

3. 디지털 성폭력 등 비접촉 성폭력

인터넷 및 휴대전화의 사용이 보편화되면서 강간 및 강제추행과 같은 접촉 성폭력 외에도 새로운 유형의 성폭력이 빠른 속도로 증가하고 있다. 온라인 성폭력, 사이버 성폭력, 혹은 비접촉 성폭력이라고 불린다. 이러한 유형의 아동 성폭력에는 ① 아동이 온라인상에서 발달학적으로 적절하지 않은 외설적인 언어나 사진, 영상에 노출되는 경우, ② 아동의 신체를 촬영하여 전송받는 경우, ③ 전송받은 아동의 사진을 유포하겠다고 협박하거나 실제로 유포하는 경우, ④ 아동의 사진이나 영상을 성적인 내용으로 편집하여 협박하거나 유포하는 경우 등이 모두 포함된다. 보통 여러 유형의 디지털 성폭력이 동시에 발생하는 경우가 많으므로 처음 공개한 사건 외에 다른 유형의 피해는 없었는지 확인하는 것이 필요하다. 또한 영상 촬영에 동의했으면 유포되는 것도 자기 책임이라고 오해하는 아동청소년들이 있는데, 동의 없이 성적 촬영물이 유포되었다면 그 역시 범죄이다. 디지털 성폭력은 빠른 속도로 지속적으로 증가하고 있으며, 디지털 성폭력 피해자가 경험하는 정신적 후유증은 접촉 성폭력에 견줄 만큼 심하기 때문에 각별한 관심이 필요하다.

표 30-1 디지털 성범죄의 유형

불법 촬영
- 신체 일부, 성관계 장면을 의사에 반하여 촬영
- 지하철, 화장실 등 공공장소에 카메라를 설치하여 촬영

유포, 재유포
- 성적 촬영물을 성인 사이트, 소셜미디어 등에 게시
- 지인에게 제공, 공유
- 촬영 동의 여부와 관계없이 당사자의 의사에 반하여 유포

유포 협박
- 성적 촬영물을 주변인에게 유포하겠다고 협박
- 협박을 빌미로 성행위, 추가 촬영 등 강요

합성 제작, 유포
- 딥페이크 등
- 얼굴, 신체 이미지 또는 음성을 성적으로 합성, 편집, 가공

소지, 구입, 저장
- 불법 촬영, 유포물, 아동청소년의 성 착취물 소지, 구입, 저장, 시청

사이버 공간 내 성적 괴롭힘
- 디지털 성범죄 피해자의 신상 정보 등을 공개적으로 유포
- 성적 명예훼손 및 모욕

4. 의제강간

의제강간이란 성관계 동의 가능 연령 미만인 미성년자와 성관계를 한 경우, 피해자의 동의 여부와 상관없이 이를 범죄로 보는 제도이다. 성관계 동의 가능 연령은 나라마다 다르며, 우리나라의 경우 2020년 5월 법 개정을 통해 만 16세로 결정된 바 있다. 성인과 16세 미만의 미성년자 사이의 성관계는 미성년자의 동의 여부와 상관없이 성폭력으로 처리된다.

표 30-2 「형법」 제305조 미성년자에 대한 간음, 추행

① 13세 미만의 사람에 대하여 간음 또는 추행을 한 자는 강간, 유사강간, 강제추행, 강간 등 상해 · 치상의 예에 의한다.
② 13세 이상 16세 미만의 사람에 대하여 간음 또는 추행을 한 19세 이상의 자는 강간, 유사강간, 강제추행, 강간 등 상해 · 치상의 예에 의한다.

역학 및 특성

1. 발생률

아동 성폭력의 정확한 발생률을 다음과 같은 이유로 정확히 파악하기가 어렵다. 첫째, 연구에 따라 아동 성폭력의 조작적 정의가 다르기 때문이다. 아동의 연령 범위, 비접촉 성폭력의 포함 여부 등에 따라 발생률이 다르게 조사될 수밖에 없다. 둘째, 아동 성폭력은 암수율이 높기 때문이다. 암수율이란 범죄가 발생했으나 수사기관에 인지되지 않거나, 용의자의 신원 파악이 안 되어 공식 범죄 통계에 집계되지 않은 비율이다. 성폭력 피해자는 2차 피해에 대한 염려, 수치심, 가해자의 협박 등 다양한 이유로 피해 사실을 주변으로부터 숨기려는 경향이 있다. 셋째, 대부분의 아동 성폭력 역학조사는 성인 대상 후향적 연구로 진행되는데, 이때 회상 바이어스$_{\text{recall bias}}$가 발생할 가능성이 높

다. 따라서 위와 같은 이유로 수면 위로 드러난 아동 성폭력 사건은 실제 발생한 사건의 빙산의 일각으로 생각하는 것이 합리적이다.

국제적인 대규모 메타연구에 의하면, 남성의 7.6~7.9%, 여성의 18~19.7%가 아동청소년기에 성폭력 피해를 경험한 것으로 보고되었다(Pereda et al., 2009; Stoltenborgh et al., 2011). 국내에서 집계된 통계로는 대검찰청 범죄분석, 경찰청 발표자료, 성폭력피해자통합지원센터인 해바라기센터의 운영 실적 등이 있다. 검찰청 범죄분석 통계에 의하면, 2021년도 인구 십만 명당 63.6건의 성폭력 형법 범죄가 발생하였고, 경찰청 발표자료에 의하면 2021년 한 해 동안 33,035건의 성폭력 신고가 접수되었다. 해바라기센터의 경우, 2021년 성폭력 접수 인원은 17,999명이었으며, 이 중 7,114명이 19세 미만의 아동 및 청소년이었다.

여성가족부에서 3년마다 실시하는 성폭력 실태조사에서 성인 10,106명을 대상으로 연구를 진행한 결과, 여성의 경우 평생 동안의 성폭력 피해율은 18.5%, 남성의 경우 1.2%로 집계되었고, 지난 1년간 성폭력 피해율의 경우, 여성은 0.8%로 집계되었다. 그러나 직접적으로 피해 경험 유무를 묻는 문항 설계의 한계 때문에 피해율이 과소 추정되고 있다는 제한점을 감안하여 해석해야 한다(여성가족부, 2019).

2. 위험요인

아동 성폭력의 위험요인으로는 여아, 어린 연령, 신체학대 등 다른 학대가 동반된 경우, 어머니가 정신질환이 있는 경우, 비밀을 털어놓을 사람이 없는 경우 그리고 사회적으로 고립된 경우 등이 있다(Palusci & Ilardi, 2020). 그러나 이러한 위험요인 없이도 아동 성폭력은 발생 가능하다는 점 역시 잊어서는 안 된다. 아동 성폭력은 아주 드물게 발생하는 사건이며, 주로 낮은 사회경제적 지역이나 계층에서 낯선 남성 성인에 의해 여아들이 피해를 입는 사건이 일반적이라는 잘못된 통념이 널리 퍼져 있다. 실제로는 여아 못지않게 남아들도 아동 성폭력의 피해 대상이 될 수 있으며, 어느 사회경제적 지역이나 계층에서도 두루 발생하고, 믿고 싶은 것보다 훨씬 더 자주 발생하는 사건이다. 또 가해자는 낯선 사람보다 지인이나 친척, 가족인 경우가 더 많다.

3. 아동 성폭력 피해 공개에 영향을 미치는 요인

아동 성폭력은 외부로 알려지지 않는 경우가 많다. 이는 피해 아동이 피해 사실을 주변에 알리지 않거나, 주변에 알리더라도 적극적인 개입 없이 지나치는 경우가 많기 때문이다. 피해 아동이 주변에 피해 사실을 알리지 못하는 이유는 〈표 30-3〉과 같다.

표 30-3 피해 아동이 주변에 피해 사실을 알리지 못하는 이유

- 성폭력 피해의 의미를 아직 모르는 경우
- 아직 본인의 경험을 언어로 표현하고 전달할 능력이 부족한 경우
- 사건이 본인 책임이라고 여겨 죄책감을 느끼는 경우
- 부끄러움 혹은 수치심 때문에
- 가해자가 비밀을 당부하거나 협박한 경우
- 말을 해도 주변 어른들이 믿어 주지 않을 것이라고 예상하는 경우
- 가족이 걱정하거나 속상해할까 봐 걱정하는 경우
- 가해자가 혼이 나거나 처벌을 받거나 다칠까 봐 걱정하는 경우

4. 아동 성폭력의 특성

아동 성폭력은 성인 성폭력과 매우 다른 양상으로 나타난다. 아동 성폭력의 경우 가해자가 낯선 사람보다는 지인이나 친척, 가족 등 아동이 이미 알고 있고 신뢰하고 있는 사람인 경우가 많다. 가해자는 폭력이나 협박을 사용하기보다는 아동에게 애정과 관심을 보이면서 호의를 가장해 접근하며, 시간을 두고 점진적으로 성적 착취를 자행하는 경우가 많다. 그 결과, 아동 성폭력이 외부로 알려지는 상황에서 아동은 폭력으로 인한 공포 혹은 가해자에 대한 분노보다는 현재 상황에 대한 혼란, 누구를 믿어야 할지 혼란스러운 불신 및 가해자에 대한 걱정을 경험하게 된다.

표 30-4 아동 성폭력 사건의 특징(WHO, 2002)

① 신체적 강압/폭력이 매우 드물게 사용되며, 가해자는 아동의 신뢰를 이용하여 성폭력을 숨기려고 노력한다.
② 가해자는 전형적으로 알고 있고 신뢰할 수 있는 사람이다.
③ 아동 성폭력은 종종 수 주일 또는 수년에 걸쳐 일어난다.
④ 아동 성폭력은 흔히 반복적으로 일어나는데, 시간이 지날수록 점점 심해진다. 가해자는 일반적으로 시간을 두고 서서히 성적인 접근을 진행한다.
⑤ 근친/가족 내 성폭력은 전체 아동 성폭력의 1/3을 차지한다.

가해자는 짧지 않은 시간 동안에 피해 아동의 신뢰를 얻는 노력을 기울였기 때문에 피해 아동이 가해자에 대한 양가 감정을 겪는 것은 당연한 결과이다.

표 30-5 성폭력 피해 아동의 연령에 따른 증상과 행동

학령전기	학령기	청소년기
신체 증상 퇴행 행동(손빨기, 야뇨증, 아기처럼 말하기baby talk) 악몽, 수면의 변화 지나치게 매달림 성적 놀이, 성에 대한 관심이 증가함 자위행위	정신신체 증상, 행동장애 수면장애, 야뇨증 가출, 학업 부진 신경질 부정적 신체상 친구관계의 곤란 체육 시간 기피 지나친 성에 대한 지식 우울, 불신감, 해리	자아 손상, 반항 및 자해 수면장애 가출, 학업 부진 신경질 잦은 싸움, 다툼 친구관계의 곤란 약물남용, 불신감 부정적 신체상 성에 대한 혼란, 임신 자살, 신체 증상, 해리

5. 영유아의 성 행동

영유아의 성 관련 행동은 '성 개념의 발달수준'을 반영하며, 성 개념을 획득하는 과정에서 시도하는 탐색적인 행동이 대부분이다. 이러한 행동은 자연스러운 현상이며, 그 자체만으로 성폭력 피해를 시사하는 것은 아니다.

따라서 또래 간에 성적 행동이 나타나는 경우, 성폭력, 학대, 가해 등의 용어 대신 중립적인 용어를 사용해야 한다. 영유아가 성장 및 발달하면서 보이는 성과 관련된 행동은 '영유아의 성 행동', 영유아가 해당 연령의 자연스러운 발달 특성에서 벗어나 우려되거나 위험한 수준의, 혹은 문제가 될 수 있는 성 행동 또는 행동에 따른 문제는 '영유아의 성 행동문제' 라고 하며, 성 행동문제로 또래에게 피해를 입힌 영유아는 '행위 영유아', 또래의 성 행동문제로 심리적 혹은 신체적 피해를 입은 영유아는 '피해 영유아' 라고 지칭한다. 영유아기 아동에게 낙인이 되지 않도록 행위 영유아를 가해자 혹은 가해 아동이라는 용어를 사용하지 않는다.

일상적인 수준의 성 행동에 대해서는 다른 놀이로 관심을 전환시키거나 연령에 적합한 성교육을 통해 영유아의 관심을 해소시켜 주면 된다. 만약 영유아가 우려할 수준 혹은 위험한 수준의 성 행동문제를 보일 때는 상황요소, 가족 특성, 환경요소 등을 평가하고, 영유아의 보호자가 해당 영유아에 대한 개입 및 교육에 함께할 수 있게끔 독려하는 것이 바람직하다.

임상 특성

1. 신체적 상해 및 후유증

아동 성폭력 사건에서는 일반적으로 신체적인 강압을 사용하는 경우가 드물고, 아동 성폭력 피해 아동의 96%에서 외부 생식기 검사가 정상이라는 보고도 있으므로(Johnson, 2004) 외부 생식기 검사가 정상이라고 해서 아동

표 30-6 2~6세 영유아의 성적 행동의 예시(Kellogg et al., 2009)

정상적인 행동	덜 정상적인 행동	정상아동에게는 흔하지 않은 행동	정상적이기 어려운 행동
사람들 앞에서/혼자서 성기를 만지거나 문지르기 또래나 새로운 형제자매의 성기를 보거나 만지기 또래에게 성기를 보여 주기 아주 가까이 앉거나 서기 또래나 성인의 벗은 모습을 보려고 하기 행동이 일시적이고, 가끔 일어나며, 주의를 전환시키는 것이 가능한 행동	다른 것에 대고 성기를 비비기 뽀뽀할 때 혀를 입 안에 넣으려고 하기 또래나 성인의 성기를 만지기 성적인 행동과 연관된 동작을 대강 흉내 내기 드물지만 지속적으로 성적인 행동이 나타나고, 이것이 타인을 방해함 행동이 일시적이고, 어느 정도는 주의를 다른 데로 돌리게 하는 데 반응함	또래나 성인에게 특정한 성적 행동을 하자고 요구함 성기에 사물을 집어넣음 성행위를 명확하게 흉내 냄 동물의 성기를 만지기 성적인 행동이 자주 다른 사람을 방해함 행동이 일시적이고, 부모가 주의를 다른 데로 돌리려고 할 때 저항함	4년 이상 차이 나는 아동들이 성적 행동을 하는 데 섞여 있음 다양한 성적 행동이 매일 나타남 성적 행동들이 정서적인 문제나 신체 증상으로 이어짐 성적 행동들이 신체적으로 공격적인 다른 행동들과 함께 나타남 성적인 행동에 강압이 관련되어 있음 행동이 일시적이고, 아동이 주의를 다른 데로 돌리려고 할 때 화를 냄
	상황요소(집 안에서의 신체 노출 정도, 보육 상태, 동생의 탄생 등) 평가를 추천함	상황요소, 가족 특성(폭력, 학대, 방임), 평가를 추천함	상황요소, 가족 특성, 환경요소 평가를 추천하며, 아동보호 서비스에 보고할 것을 추천함

성폭력이 없었다고 확진할 수 없다. 신체 진찰의 진행 여부 및 그 범위는 피해 아동의 증상, 법적 증거 채취의 필요성 등에 따라 결정하게 된다. 만약 72시간 이내 마지막 접촉이 있었거나, 아동이 통증, 출혈, 분비물 등의 증상을 보고할 때는 즉시 신체검사 및 증거 채취를 시행하여야 한다.

표 30-7 아동 성폭력의 가능성을 고려해야 하는 신체적 징후

- 복통이나 두통 등 막연한 신체 증상
- 원발성이 아닌 유뇨증이나 유분증
- 외음부의 발적이나 염증
- 항문 및 성기 주변의 찰과상, 흉터, 혹은 멍
- 항문의 확장이나 흉터
- 반복적인 비뇨기 감염 혹은 혈뇨
- 항문 열상 혹은 혈변

2. 피해 아동의 정신적 후유증

아동 성폭력은 하나의 진단이 아니기에 각각의 아동 성폭력 피해자에서 나타나는 임상 특성은 개인마다 다르다. 또한 성폭력 발생 시기와 기간, 가해자와의 관계, 사고 이후 주변 반응 등에 따라서도 다른 양상으로 나타난다(Putnam, 2003). 예를 들어, 만성적으로 지속된 아동 성폭력과 한 차례로 끝난 성폭력을 비교하면, 그 정신적 문제의 양상은 상반되게 나타날 수 있다. 전자의 경우는 무기력하고 회피적이며 해리 증상이 주된 반면, 후자의 경우는 과도한 놀람 반응과 불안, 사건에 대한 침습 증상 등이 흔하다.

장기간에 지속된 아동 성폭력은 여러 아동 학대 유형 중 가장 심각한 정신적 후유증을 남긴다고 알려져 있다. 아동 성폭력은 신체적 상해 외에 심한 정신적 충격과 함께 지나친 성적인 자극을 주게 되며, 아동 성폭력 피해 아동은 아동 성폭력 외에도 다른 학대 및 방임에 노출되어 있는 경우가 많다는 것도 아동 성폭력의 후유증이 심각한 이유 중 하나이다.

아동 성폭력 피해 아동은 일생에 걸쳐 불안, 부적절한 성행동, 분노, 죄책감, 수치심, 우울, 외상후 스트레스장애 및 기타 심리·행동 문제의 발생 위험이 더 높은 것으로 알려져 있다. 또한 아동 성폭력 피해 아동은 성인이 되었을 때 알코올 의존, 마약 남용, 자살시도 및 결혼·가족문제 등 사회적 문제나 건강문제를 더 많이 경험하기도 한다. 여러 연구에서 아동 성폭력 피해 경험이 있는 경우 청소년기와 성인기에 또다시 성폭력 피해를 경험하는 비율이 높은 것으로 확인되기도 하였다(Maniglio, 2009; Murray, 2014).

아동 성폭력과 같이 성장과정에서 장기간 반복적으로 대인관계상의 외상 경험을 한 경우, 복합 외상후 스트레스 장애Complex Posttraumatic Stress Disorder: 복합 PTSD의 진단으로 피해 아동의 증상을 이해하는 것이 도움이 되는 경우도 있다. 복합 PTSD는 1988년 Judith Herman 박사가 처음 제안한 이후 외상 피해자들을 이해하는 데 유용한 개념으로 활용되고 있다. 복합 PTSD에 대한 논의는 아동 학대, 아동 성폭력 등을 경험한 외상 피해자들의 증상을 기존의 PTSD 진단기준만으로는 설명할 수 없다는 한계에서 시작되었다. 아직 DSM에 정식 진단으로 추가되지는 않았으나, 2019년 ICD-11에 복합 PTSD가 추가된 바 있다. 복합 PTSD에는 행동 영역, 정서 영역, 인지 영역, 대인관계 영역, 그리고 신체화 증상 등 여러 측면에서의 증상을 포함하고 있다.

아동 성폭력 피해자에서 긍정적인 예후인자로는 자존감, 가족과 친구들로부터의 사회적 지지, 가족의 감정 표현 경향 및 소속감 등이 있으며, 사건 자체의 특성이나 위험요인보다도 사회적 지지와 가족요인이 예후에 더 영향을 많이 끼친다는 주장도 있다(Jonzon, 2006).

3. 손상 관련 성적 행동traumatic sexualization

아동 성폭력 피해 아동은 발달학적으로 부적절한 성행동을 보일 수 있다(Finkelhor & Brown, 1986). 여기에는 뽀뽀할 때 입에 혀 넣기, 다른 사람의 가슴이나 성기 만지기, 골반을 미는 움직임, 자위 등이 포함된다. 이런 아동은 돈, 선물, 관심이나 특권 등의 목적을 위한 하나의 수단으로 성을 이용하는 모습을 보이거나, 성과 관련해서 공포심이나 수치심 등 매우 부정적인 감정을 경험하게 된다. 이러한 피해 아동의 과도한 성적 집착이나 자위행위 등의 성행동이 피해 부모에게 당혹감과 수치심을 유발하여 아동에게 과잉반응을 하게 함으로써 부모-자녀 관계의 문제를 야기하는 경우가 흔하다. 또한 사춘기 이후에 다양한 성충동 조절의 문제와 성착취(청소년 성매매), 체중 관련 문제, 섭식장애, 그 밖에 몸을 돌보지 않거나 자기파괴적인 행동을 일으키기도 한다.

4. 희생자화victimization

학대 아동의 평가와 치료 과정에서 중요한 개념 중의 하나가 희생자화 과정이다. 학대를 받는 순간의 혼란, 공포, 분노, 통증은 아동이 감당하기에 너무도 고통스럽다. 반복되는 학대에서 살아남기 위해서 고통을 표현하는 것을 포기하고 어떻게 하면 느끼지 않는가 하는 것을 배운다. 아동이 학대에 대한 생각과 감정을 변화시키고, 학대 경험에 대해 가해하는 양육자의 판단을 받아들이는 것을 희생자화라고 하며, 이는 아동의 자기개념의 일부가 된다(그림 30-1). 그리고 이것은 학대가 더 이상 일어나지 않더라도 지속되고 성격의 깊숙한 곳에 묻힌다. 이들은 자신을 비난하고 학대받을 만하다고 여기는데, 이것은 오랜 시간이 지나도 잘 지워지지 않는다. 이 같이 임상가는 사건에 관한 망각 혹은 생각의 차단, 자기감정의 부정, 타인의 판단이 침투하는 것에 대한 맹목적인 수용의 과정인 희생자화를 이해하고 있어야 한다.

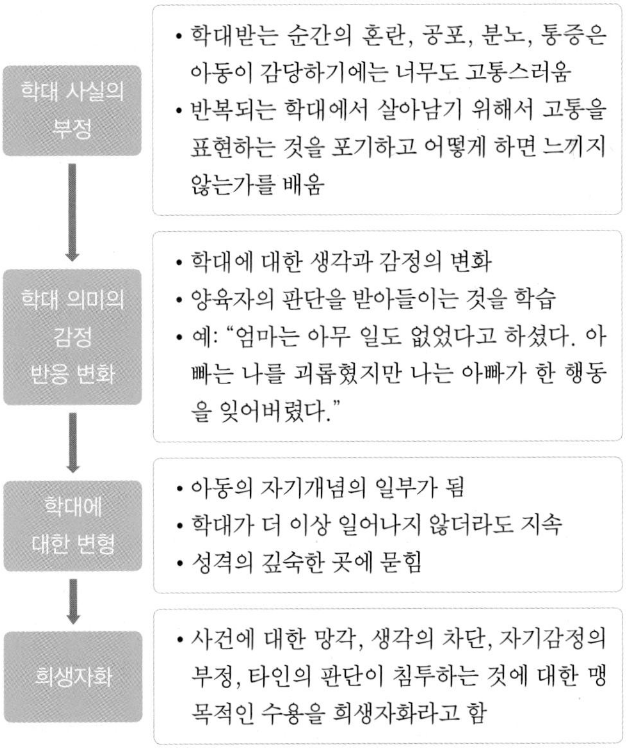

그림 30-1 희생자화 과정

5. 아동 성폭력 순응증후군child sexual abuse accommodation syndrome

아동 성폭력 순응증후군은 Roland Summit이 제안한 현상으로(Summit, 1983), 아동 성폭력 피해 아동이 지속되는 성폭력 피해에 반응하고 적응하는 과정을 설명하였다. 이것은 성폭력 피해 아동은 성폭력에서 도망칠 수 없다는 현재 상황을 인정하고 생존을 위해 스스로를 적응시키는 과정이라고 볼 수 있다. 여기에는 총 5단계가 제시되고 있는데, ① 비밀 유지secrecy, ② 무력감helplessness, ③ 덫에 갇혔지만 적응함entrapment and accommodation, ④ 지연된 사건 공개delayed disclosure, 그리고 ⑤ 진술 철회retraction이다. 이 자체가 하나의 증후군 혹은 진단이라기보다는 성폭력 피해 아동의 반복적인 진술 번복 등의 행동을 이해하는 데 필요한 개념으로 사용되고 있다.

평가 및 진단

성폭력 피해 아동의 평가는 크게 임상적 평가와 법적 평가의 두 가지로 나뉜다. 임상적 평가는 아동 및 가족의 임상적 상태에 대해 평가하는 것이라면, 법적 평가는 성폭력 발생 여부에 초점이 맞춰져 있다. 우리나라에서 임상적 평가는 임상의나 임상심리학자가 주로 하고, 법적 평가는 경찰이나 검사가 진행하고 있다. 해바라기센터 상주 여성 경찰관은 성폭력 피해가 발생한 것으로 의심되는 아동을 조사할 때 NICHDNational Institute of Child Health and Human Development 프로토콜(La Rody et al., 2015)을 사용하여 라포 형성, 규칙 설명, 실제 발생한 중립적 사건에 대한 구술 연습, 사건에 대한 기술 등의 순서에 따라 인터뷰를 진행한다. 또한 법무부 파견 진술 조력인이 경찰 조사 등 법정 평가에 동석하여 아동의 지적 기능이나 발달수준에 대해 경찰에게 정보를 제공하고, 아동이 경찰의 질문을 잘 이해하고 답할 수 있도록 돕는 역할을 한다. 경우에 따라서는 임상의가 법적 평가와 임상적 평가를 동시에 진행할 수도 있으나, 각각의 평가 목적이 다르다는 점을 유의하면서 진행하여야 한다.

1. 임상적 평가

성 학대를 받은 것으로 추정되는 아동의 진단을 위해서는 세심한 배려와 접근이 필요하다. 임상적 평가는 성폭력이 피해 아동과 그 가족에게 미친 영향에 대해 광범위하게 평가하는 것이다. 피해 아동과 가족이 겪는 임상적 증상과 현재의 기능을 제대로 평가하여 치료 계획을 수립하고 치료 효과를 판정하기 위해 꼭 필요하다.

정신질환 중 개인이 매우 극심한 정신적 외상을 경험하면 발생하는 대표적 질환으로 PTSD를 꼽을 수 있다. PTSD의 증상은 침습 증상, 회피 증상, 부정적인 정서와 사고, 과각성 등이 있으며, 6세 미만 아동에서는 발달학적 특성으로 인해 그 양상이 일부 다르게 나타나기도 한다. 일부 아동에서는 초기에는 외상후 스트레스 증상이 PTSD를 진단할 수준에 이르지 않다가, 6개월에서 길면 수십 년의 시간이 흐른 후에 PTSD로 진단받는 경우도 있다. 이와 같은 지연 발현 PTSD의 경우는 증상이 전혀 없다가 갑작스럽게 발병하는 경우보다는 심각한 고통이나 기능의 저하를 일으키지 않는 수준의 외상후 스트레스 증상이 기저에 존재하다가 사건을 연상시키는 트리거 등에 의해 증상이 악화되어 진단을 받게 되며, 그러한 이유로 지연된 발병delayed-onset이라는 표현보다는 지연된 표현delayed-expression으로 사용되고 있다(North, 2013).

아동 성폭력 피해 아동 중에서는 전형적인 PTSD에 해당하지 않는 양상을 보이는 경우도 많으며, 이때는 복합 PTSD 여부를 고려해야 한다(Cook, 2005). 복합 PTSD는 1988년 Herman 박사가 제안한 진단으로, 장기간의 외상 경험의 후유증으로 행동문제(충동성, 공격성, 성적 행동화, 알코올 의존, 자기파괴적 행동 등), 정서문제(감정 기복, 분노, 우울, 공황 등), 인지문제(해리, 자아상이 병적으로 변화 등), 대인관계 문제(혼란스러운 대인관계 등) 그리고 신체화 증상(및 의료 쇼핑 행동) 등의 모습을 보인다. 복합 PTSD를 일으키는 외상의 특징은 주로 아동청소년기에 발생한 경우, 관계 속에서 외상을 경험한 경우(학대, 성폭력, 고문 등) 그리고 장기간, 만성적으로 외상을 경험한 경우이다. 복합 PTSD 환자는 자기조절과 대인관계에 필요한 기본적 역량을 획득하지 못하거나 손실하게 되며, 복합 PTSD 증상 외에도 약물 의존, 기분장애 그리고 성격장애 등 병발 진단이 존재하는 경우가 많다. 그 결과, 일생에 걸쳐 다양한 추가 외상과 누적된 기능 손상이 발생하며, 이러한 문제들은 청소년기뿐만 아니라 성인기까지 이어지게 된다.

2. 법적 평가

법적 평가는 해당 아동이 정말 성폭력을 당했는지 조사하고, 피해자의 현재의 안전, 향후 성폭력에 대한 위험성, 성폭력에 가담하지 않은 보호자가 피해 아동을 보호할 수 있는 능력 등을 평가하는 것이다. 따라서 성폭력 사건에 대한 자세한 정보, 횟수, 기간, 신체적 폭력이나 위협이 동반되었는지 등의 정보를 수집해야 한다.

우선 면담에 들어가기에 앞서 ① 면담자가 법적 평가를 할 수 있는 자격이 있는지 점검하는 것, ② 최대한 적은 횟수의 면담에서 집중적으로 원하는 내용을 충분히 얻어 내는 것, ③ 면담에서 아동이 암시받거나 거짓 진술할 가능성을 줄이기 위한 면담방식을 적용하는 것 그리고 ④ 녹음이나 녹화가 가능한 한 독립된 공간에서 방해받지 않고 편안한 장소에서 면담할 수 있도록 준비하는 것 등이 필요하다. 또한 면담 중 아동이 불필요한 반복 질문으로 추가적인 정신적 외상을 입지 않도록 해야 하며, 정보를 잃어버리거나 변형하지 않아야 한다는 것에 주의하면서 진행해야 한다.

3. 임상적 평가의 절차 및 방법

1) 문진

성폭력 등 아동학대 피해 가능성이 있는 아동을 상대로 문진을 진행할 때는 면담 자체가 이차적인 외상 경험이 되지 않도록 세심한 배려가 필요하다. 충분한 신뢰 형성 없이 외상 경험에 대한 탐색을 시도했을 때, 제대로 된 정보 습득이 어려울뿐더러 아동의 외상 증상이 악화될 가능성이 있기 때문이다. 또한 만약 임상적 평가가 법적 평가보다 먼저 이루어지는 경우라면 유도 질문이나 암시 등을 통해 사건에 대한 아동의 기억이 왜곡되거나 오염되지 않도록 유의해야 한다.

첫 면담에서는 충분한 설명이 우선되어야 한다. 아동에 대한 질문을 시작하기 전에 의료진이 본인을 소개하고 면담이 이루어지게 된 배경을 알려 준 뒤 어떠한 내용의 면담이 이루어질지 대략적인 안내를 해 주는 것이 좋다. 아동은 본인이 원해서 임상적 평가를 받게 된 경우도 있으나, 본인의 의지와 상관없이 부모나 경찰의 안내에 의해 오게 되는 경우도 많기 때문이다. 본인의 거부에도 불구하고 주변에서의 강권으로 정신과 진료를 보게 된 경우에는 본인이 원치 않음에도 진료를 보게 된 상황이 불편하고 불쾌할 수 있음을 공감해 주고, 진료가 궁극적으로는 아동에게 도움이 될 것이라는 점을 설명하여 아동의 거부적 태도를 누그러뜨리는 과정이 필요할 수도 있다.

면담을 진행하는 동안 보호자의 동석 여부도 아동에 따라 주의를 기울여서 판단해야 한다. 어떤 아동은 보호자 없이 낯선 의료진과 단둘이 면담을 진행하는 것을 불안해할 수 있으므로 그런 경우 부모나 기타 신뢰관계인이 함께 동석하여 면담을 진행할 수 있도록 배려해 주는 것이 필요하다. 그러나 또 어떤 아동은 성과 관련된 내밀한 대화를 부모 등 보호자가 있는 자리에서 이야기하는 것을 꺼려할 수 있으므로 그런 경우에는 보호자로 하여금 진료실에서 퇴실하게 하고 아동과 단둘이 면담을 진행하는 것이 바람직하다. 아동의 불안 수준이 높아서 보호자와 분리가 어렵거나 아동이 보호자의 눈치를 많이 봐서 보호자 동석하에 면담이 어려운 경우라면, 초반에는 보호자 동석하에 면담을 진행하다가 아동이 어느 정도 편해졌을 때 보호자와의 분리를 시도해 볼 수도 있다. 이런 경우 애착 담요나 인형, 찰흙 등 아동의 불안을 경감시킬 수 있는 도구를 활용하는 것도 가능하다.

아동은 면담과정에서 비밀보장의 범위에 대해 염려하거나 궁금해할 수가 있다. 그러므로 성폭력이나 자살사고 등에 대한 문진을 진행하기 전에 명시적으로 비밀보장의 범위와 한계에 대해 설명하는 것이 도움이 될 수 있다. 마지막으로 면담을 마치기 전에 아동에게 특별히 더 비밀보장을 원하는 내용이 있는지 확인 질문을 하는 것도 아동과의 신뢰관계를 형성하고 유지하는 데 도움이 된다.

2) 병력

임상적 평가에서 사건에 대한 병력청취는 아동에 대한 심리적 후유증을 파악하는 수준에서 이루어지게 된다. 사건의 실체적 진실을 파악해야 하는 법적 평가와 달리, 임상적 평가에서는 아동이 경험한 심리적 상황을 파악하면 되는 것이므로 사건의 구체적 세부사항까지 모두 기술하게끔 문진을 진행하지 않아도 된다. 충분한 안정화 개입 없이 외상에 대한 노출을 진행하는 것은 아동의 재외상화를 야기할 위험이 있고, 아동이 다시 방문하기를 부담스러워하는 이유가 될 수 있다. 그러나 그런 염려로 인해 꼭 필요한 문진마저 회피하는 것은 지양해야 한다.

낮은 지능은 성폭력 피해의 위험인자이므로 병력청취 과정에서 지적장애나 경계선 지능 여부를 확인한다. 보호자의 방임이나 가족의 무지로 인해 인지적 취약성이 발견되지 못하고 성장한 경우도 있으므로 과거에 인지기능에 대한 평가를 받은 적이 없다면 학습이나 또래관계 등 인지기능을 짐작할 수 있는 발달력을 세심하게 확인하는 것이 좋다. 인지기능을 확인하는 것이 필요한 이유는 아동의 취약점을 확인할 수 있을 뿐만 아니라 아동의 재피해 위험 및 예후를 예측할 수 있기 때문이다.

3) 정신상태검사 소견

전반적인 외양을 관찰할 때 아동의 옷차림이나 위생 상태를 주의 깊게 살펴보아야 한다. 아동 성폭력은 방임 등 다른 유형의 아동학대와 동반되는 경우가 있으므로 신체학대나 방임을 의심할 단서는 없는지 확인한다. 체격이 또래에 비해 왜소하거나 심각하게 마른 경우, 상해의 흔적이 보이는 경우에는 학대 및 방임의 가능성을 진지하게 고려해야 한다.

내재화 증상을 확인한다. 우울이나 불안뿐 아니라, 낮은 자존감, 대인관계에서의 불신과 경계, 스트레스나 부정적인 감정을 조절하는 능력 등을 확인하고, 자아상, 부모상 등을 탐색하도록 한다. 비행 행동이나 반항 행동 등 외현화 증상 여부도 확인하도록 한다. 공격적 행동이나 범법행위 여부, 타인에 대한 폭력 행동, 자해 혹은 자살 시도, 등교거부, 무분별한 성적 접촉, 흡연 및 음주, 마약 복용 여부 등을 확인한다.

정신병리 중 해리 증상 여부를 확인하는 것이 필요하다. 다른 외상에 비해 성폭력 피해 경험은 해리 증상을 유발시키는 경우가 많은 것으로 알려져 있다. 해리 증상이란 의식, 기억, 정체감, 환경에 대한 지각 등 정상적으로 통합되어야 하는 정신적 요소들이 통합되지 못하고 분리되어 있는 상태 혹은 현상을 의미한다. 해리 증상은 고통스러운 사건이나 불안을 회피하면서 자신을 보호하기 위해 발생한다고 하며, 외상 당시에는 적응적이나 외상이 종결된 이후에는 비적응적이 되는 경우가 많다. 기억상실, 재현 현상, 이인화/현실감 상실 등이 해리 증상에 속하는 증상들이다.

4) 성폭력 피해 관련 척도

성폭력 피해가 의심되는 아동을 대상으로 시행할 수 있는 척도는 외상 관련 척도, 우울 및 불안 관련 척도, 전반적 정서 행동 척도 등이 있다. 이러한 척도들은 보호자 보고용과 아동 본인 보고용으로 나눌 수 있다. 본인 보고용 외상 관련 척도로는 Trauma Symptom Checklist for Children$_{TSCC}$, Child Report of Post-traumatic Symptoms$_{CROPS}$, Korean version of the Children's Response to Traumatic Events Scale-Revised$_{K\text{-}CRTES\text{-}R}$, Children's Revised Impact of Event Scale$_{CRIES}$ 등이 주로 사용된다. 보호자 보고용 외상 관련 척도로는 Trauma Symptom Checklist for Youth Children$_{TSCYC}$, Parent Report of Post-traumatic symptoms$_{PROPS}$ 등이 있다. 아동의 성행동을 확인할 수 있는 척도로는 Child Sexual Behavior Inventory$_{CSBI}$가 있다.

표 30-8 외상 관련 척도

척도	대상	해당 연령	문항 수
Trauma Symptom Checklist for Children (TSCC)	아동 청소년	8~16세	54
Child Report of Post-traumatic Symptoms (CROPS)		6~18세	26
Korean version of the Children's Response to Traumatic Events Scale-Revised (K-CRTES-R)			23
Children's Revised Impact of Event Scale (CRIES)		10~19세	23
Trauma Symptom Checklist for Youth Children (TSCYC)	보호자	3~12세	90
Parent Report of Post-traumatic symptoms (PROPS)		6~18세	32
Child Sexual Behavior Inventory (CSBI)		2~12세	38

개입 및 치료

아동 성폭력 사건에 대한 개입 역시 법적·제도적 개입 및 치료적 개입의 두 축으로 살펴볼 수 있다. 법적 개입은 주로 가해자 징계 및 처벌, 피해자 보호 등을 위한 절차이며, 치료적 개입은 피해자가 입은 손상 및 후유증을 회복시켜 일상으로 복귀할 수 있도록 돕는 절차이다. 그 외 피해 아동 및 그 가족을 도울 수 있는 지역사회 기관들도 있다.

1. 법적 · 제도적 절차

1) 형사소송절차

형사소송절차란 국가가 형벌권을 발동하여 범죄를 저지른 사람에게 형사책임을 부과하기 위한 절차를 말한다. 형사소송절차는 경찰, 검찰 등 수사기관에 의한 수사절차와 법원에 의한 재판절차로 구분된다. 수사기관은 신고나 고소를 통해 수사를 시작할 수도 있고, 별도의 신고나 고소가 없어도 경찰에서 확보하거나 알게 된 정보만으로 수사를 시작할 수도 있다. 수사기관이 수사를 시작하여 형사사건이 되는 것을 입건이라고 하며, 경찰이 검찰청으로 사건 관련 기록과 증거물을 보내는 것을 송치라고 한다. 검사는 본 사건이 유죄의 증거가 충분하고 죄질이 무겁다고 판단한 경우에 피의자를 기소하게 되며, 기소된 피고인은 법원에서 재판을 받게 된다. 검사가 불기소 처분을 내리는 경우는 피의자의 죄를 인정할 만한 증거가 부족하거나 법리적으로 죄가 성립하지 않는 경우, 또는 법리적으로 죄가 성립하고 증거도 충분하나 여러 사정을 참작할 때 피고인을 처벌하지 않는 것이 타당하다고 판단하는 경우이다.

2) 학교폭력대책심의위원회

피해자나 가해자가 학생인 경우, 「학교폭력예방 및 대책에 관한 법률」에 따라 교육지원청에 설치된 학교폭력대책심의위원회를 통해 가해학생 징계나 피해학생 보호 등을 결정하게 된다. 피해학생과 그 보호자가 교육지원청의 학교폭력대책심의위원회에 회부를 원하지 아니하는 경미한 사안의 경우 학교장 재량으로 자체 해결할 수도 있다. 학교폭력대책심의위원회에서 결정할 수 있는 가해학생 징계 조치는 피해학생에 대한 서면 사과, 피해학생 및 신고·고발 학생에 대한 접촉, 협박 및 보복 행위 금지, 교내 봉사, 사회봉사, 특별교육, 출석정지, 학급 교체, 전학 또는 퇴학이 있다. 피해학생 보호 조치로는 심리상담 및 조언, 일시보호, 치료 및 치료를 위한 요양, 학급 교체, 그 밖에 피해학생의 보호를 위해 필요한 조치 등이 있다.

3) 아동학대 신고

아동 성폭력 사건이 아동학대로 간주되는 경우, 아동학대 신고를 진행할 수 있다. 아동학대 신고가 이루어지면 경찰과 아동학대 전담공무원이 함께 아동학대 조사에 착수한다. 아동학대 전담공무원은 아동학대에 대한 신고를 접수하고 현장을 조사하며 필요시 응급보호를 진행하게 된다. 또한 피해 아동 보호를 위해 피해 아동과 아동학대 행위자에 대한 상담 및 조사를 진행하고, 피해 아동보호계획 수립 및 통보, 피해 아동 사례관리 지도 및 감독 등의 업무를 수행한다.

경찰 또는 아동학대 전담공무원은 조사 후 사안을 판단하여 응급조치(행위자 격리, 피해 아동을 보호시설 혹은 의료기관으로 인도), 보호조치(가정위탁보호, 아동복지시설 등 입소, 일시보호 등), 임시조치(행위자 퇴거, 접근금지, 친권 제한 및 정지 등) 등을 취할 수 있으며, 만약 친족 성폭력 사례에서처럼 아동 성폭력 피해 아동을 긴급히 가해자로부터 분리시켜야 하는 경우에는 이러한 제도를 활용해야 한다.

4) 민사소송절차

민사소송절차란 사람들 사이의 민사적 분쟁을 법원을 통하여 해결하는 절차로서 폭력 사건 후 피해자가 가해자에게 손해배상을 청구하는 경우 민사소송절차를 밟게 된다.

2. 치료적 개입

성폭력 피해 아동의 치료적 개입을 위해서는 먼저 아동을 진단해야 하며, 그 후 진단에 따른 치료를 진행하는 것이 일반적이다.

성폭력 피해 아동의 개인 치료과정을 촉진하기 위해서는 다음과 같은 요소가 필요하다. 첫째, 치료자는 피해 아동에게 본인이 성폭력 사건을 알고 있으며 치료가 성폭력과 관련된 것이라는 것을 잘 이해시켜야 한다. 둘째, 비밀유지 원칙이 모두 지켜질 수는 없다는 한계를 인식시키고 치료과정에서 과거의 또 다른 성폭력 사건이 드러나더라도 또다시 이 사건 관련 수사가 시작되는 것은 아님을 이해시킨다. 셋째, 피해 아동에게 가해자에 대한 부정적 견해("네게 그런 행동을 했다니 정말 나쁜 사람이구나.")나 주관적인 표현("그 당시에 무섭고 끔찍했지?")을 하지 말고 법을 어긴 사람이라고 표현하는 것이 안전하다. 넷째, 치료자는 피해 가족과 아동의 가치관이 자신과 다를 수 있다는 점을 항상 염두에 두어야 한다. 다섯째, 치료 장소는 피해 아동에게 매우 안전한 곳으로 인식되어야 한다. 여섯째, 치료과정에서 규칙을 숙지시키고 치료자와의 관계에도 경계가 있다는 것을 알린다. 이 모든 요소가 치료과정에 매우 중요한 영향을 미치며, 성공적 치료적 개입을 위해 필수적이다.

성폭력 관련 외상에 초점을 맞춘 치료를 위해서는 적절한 임상적 평가와 법적 평가뿐만 아니라, 피해자의 안전 확보, 위기 개입, 주 양육자의 지지 확보의 네 가지 요소가 선행되어야 한다. 현재 아동학대나 아동 성폭력이 지속되고 있지 않은지 우선적으로 확인하여야 하며, 만약 아동이 위험에 노출되어 있다면 치료적 개입을 시작하기 전에 아동의 안전부터 먼저 확보해야 한다.

1) 심리치료

성폭력 피해자의 심리치료 중 인지행동치료의 외상 초점 인지행동치료가 현재까지 가장 많이 연구되었고, 가장 효과적인 치료법으로 알려져 있다. 인지행동치료법은 어떤 상황에서의 생각, 느낌, 행동, 신체 혹은 생리적 반응을 서로 연결하는 작업이다. 인지행동치료는 크게 인지치료, 노출치료, 불안관리(이완요법)의 세 가지 핵심적인 치료요소가 있다. 구조화된 매뉴얼을 사용하며, 대개 7세 이상을 대상으로 하며, 8~12회기를 매주 90분 정도 시행한다. 실제적으로는 대상자의 발달에 적절하게 PTSD 증상과 원인에 대해 자세히 설명하는 교육, 상상 혹은 실제 외상장면에 노출하는 회기 그리고 치료적 신뢰관계 속에서 외상 관련 기억을 함께 의논하는 내용이 포함된다.

인지행동치료 외에 가장 그 효과를 인정받는 심리치료 기법으로는 안구운동 탈감작 재처리Eye Movement Desensitization and Reprocessing: EMDR가 있다. EMDR은 1987년 Shapiro 박사가 개발한 치료 기법으로, 안구운동과 같은 양측성 자극을 주어 뇌의 정보처리 시스템을 활성화시켜 기억의 처리가 일어나도록 유도하는 방법으로, PTSD 치료에 있어서 그 효과가 여러 연구에서 확인된 바 있다(Shapiro, 2014).

복합 PTSD 환자를 치료할 때에도 PTSD 치료와 마찬가지로 인지행동치료가 효과가 있는 것으로 확인된 바 있다. 그러나 복합 PTSD 환자의 경우, 단순 PTSD 환자에 비해 치료 탈락률이 높다는 보고가 있으며, 이에 대한 대안으로 보다 더 유연한 모듈 기반 치료인 STAIRSkills Training in Affective and

Interpersonal Regulation이 선호되기도 한다(Karatzias et al., 2019).

2) 약물치료

아동 성폭력 등 외상 경험을 한 피해 아동의 경우, 위기 개입, 외상 초점 인지행동치료를 먼저 시행한 후 증상이 지속되거나 치료 반응이 부족할 때 약물치료를 고려할 수 있다. 일반적으로 아동 PTSD에서도 세로토닌흡수저해제SSRI가 일차적으로 추천되며, β-blocker인 propranolol도 재경험과 과각성 증상에 효과적이다.

3) 성폭력 예방교육

성폭력 피해 아동은 성폭력 피해과정이나 가해자를 통해 부적절한 성 지식을 갖게 된 경우가 있으므로 이를 교정하고 올바른 성에 대한 지식을 제공하여야 한다. 그 내용에는 원하지 않는 성적 접촉에 대해 거부 의사를 확실하게 밝히는 훈련과 성병에 대한 지식, 성기와 임신에 대한 과학적 지식, 성폭력 위험이 높은 상황을 빨리 인식하는 훈련, 자신의 안전을 확보하는 계획을 세우는 훈련, 자신과 타인의 성적인 감정과 행동에 대한 교육 등이 포함된다. 성교육이나 성폭력 예방교육 자료는 예방교육통합관리 홈페이지에 매우 다양하게 구비되어 있으므로 이를 검토하여 사례와 사건에 적절한 교육 자료를 활용하면 효과적인 교육을 할 수 있다(https://shp.mogef.go.kr/shp/front/main.do).

3. 지역사회

1) 해바라기센터

해바라기센터는 성폭력 · 가정폭력 · 성매매 피해자 대상 상담지원, 의료지원, 법률 · 수사 지원 등의 서비스를 통합적으로 제공하는 기관으로서 피해자가 폭력 피해로 인한 위기 상황에 대처하고 2차 피해를 방지할 수 있도록 지원하는 기관이다. 2023년 현재 전국에 40개의 센터가 운영되고 있다. 해바라기센터는 아동형, 통합형, 위기지원형 등 세 가지 유형으로 구분된다(표 30-9).

표 30-9 해바라기센터 유형

	대상	이용 시간	지원 내용
위기 지원형	성폭력 · 가정폭력 · 성매매 피해자	365일 24시간	상담, 의료, 수사, 법률 지원
아동형	19세 미만 아동 · 청소년 및 지적장애인 성폭력 피해자	월~금 9:00~18:00	상담, 의료, 법률, 심리 지원
통합형	성폭력 · 가정폭력 · 성매매 피해자	365일 24시간	상담, 의료, 수사, 법률, 심리 지원

성폭력 사건이 발생한 지 72시간이 경과하지 않았다면 해바라기센터에서 응급 키트로 증거 채취를 진행하게 된다. 또한 아동이나 지적장애인 등을 대상으로 한 진술 녹화 피해자 조사 역시 해바라기센터에서 이루어진다. 이때는 아동 성폭력 피해 아동 대상 면담 기법을 훈련받은 센터에 상주하는 여성 경찰관이 조사를 진행하며, 진술조력인, 신뢰관계인, 속기사 등이 진술 녹화과정에서 함께 아동을 지원한다. 또한 해바라기센터에서는 성폭력 피해에 대한 산부인과, 정신과 및 기타 필요한 병원 진료를 받을 수 있고, 이에 대한 의료비 지원도 이루어진다. 그리고 사례 관리, 정보 제공, 상담 및 지역사회 기관 연계 등 포괄적인 상담 지원이 제공된다. 아동형 및 통합형 해바라기센터에서는 심리평가 및 심리치료가 가능하며, 센터에서 지원받은 내용은 이후 수사 재판과정에 서류 등으로 제출되어 피해자의 진술을 뒷받침하거나 피해자의 심리적 후유증을 입증하는 자료로 활용되기도 한다.

2) 아동보호전문기관

아동보호전문기관은 아동학대 피해 아동, 그 가족 및 아동학대 행위자를 위한 상담 · 치료 및 교육, 아동학대 예방교육 및 홍보, 피해 아동 가정의 사후관리 등을 위해 설립된 기관으로, 2023년 현재 전국에 68개의 센터가 운영되고 있다. 아동학대 등 긴급한 사안 발생 시 초기 대응을 주로 수행하는 아동학대 전담공무원 등과 달리 아동보호전문요원은 장기적 · 통합적 관점에서 학대 피해 보호대상 아동을 보살피고, 상담, 건강검진, 심리검사를 수행하여 개별 보호 및 관리계획을 수립하고, 정기적으로 가정방문 등을 통해 아동의 양육 상황을 점검한다.

3) 스마일센터

스마일센터는 범죄 피해 트라우마 통합지원 기관으로서 법무부에서 범죄 피해자의 회복을 지원하기 위해 설립한 기관이다. 스마일센터는 PTSD, 우울증, 불안장애 등 심리적 · 정신과적 · 사회적 어려움을 겪는 피해자와 그 가족을 위하여 심리평가, 심리치료, 법률상담, 사회적 지원 연계 등의 서비스를 제공한다. 또한 범죄 발생 후 신변 보호가 필요하거나 본인의 집에서 생활하기 곤란한 피해자들에게 임시 주거가 가능한 쉼터를 제공하고 있다.

결론

아동 성폭력은 아동학대의 한 유형으로 간주되기도 하고, 여성에 대한 성폭력의 일부로 간주되기도 한다. 따라서 어떠한 시각으로 접근하는가에 따라 판단과 개입이 달라질 수 있다.

아동 성폭력은 하나의 진단명이 아니라 불쾌한 일련의 경험이다. 따라서 이 경험에 대한 반응은 아동에 따라 다르며, 피해 아동이 일반적인 고정관념과 다른 모습을 보인다고 하여 성폭력 경험 자체를 의심해서는 안 된다. 실제로 두려움이나 끔찍함을 보일 것이라는 대중의 고정관념과 달리, 아동 성폭력 피해자는 극도의 혼란스러움이나 가해자를 옹호하는 등의 모습을 보일 때가 잦다. 아동의 진술 자체에 의구심을 표현하는 것은 피해 아동의 입장에서 2차 피해로 느껴질 수 있으므로 아동의 행동이나 모습이 이해가 가지 않더라도 중립적이고 무비판적인 태도로 접근하는 것이 필요하다.

피해 아동이 아동 성폭력의 후유증으로부터 회복하고 법적 과정에 제대로 대처하기 위해서는 정신건강 전문가, 수사기관, 법원, 학교, 지역사회 지지체계가 유기적으로 연계하여 치료적 개입, 합리적 수사, 효율적 복지서비스를 제공하도록 해야 한다. 특히 피해 아동뿐 아니라 그 가족의 치료적 개입이 초기부터 중요하며, 피해자와 가족의 안전이 확보되지 않고는 어떠한 치료적 · 법적 개입도 제대로 수행될 수 없다.

참고문헌

보건복지부, 중앙육아종합지원센터(2020). 어린이집 영유아의 성 행동문제 관리 · 대응 매뉴얼.

양수진(2014). 아동 성 학대. 홍강의 편. 소아정신의학 (pp. 426-437). 학지사.

여성가족부(2019). 2019년 성폭력 안전실태조사 연구.

Cook, A. l., Blaustein, M., Spinazzola, J., & Van Der Kolk, B. (2005). Complex trauma in children and adolescents. *Psychiatric Accals, 35*(5), 390-398.

Finkelhor, D., & Brown, A. (1986). Initial and long-term effects: A conceptual framework. In D. Finkelhor et al. (Eds.), *A sourcebook on child sexual abuse* (pp. 180-198). Newbury Park, CA: Sage.

Herman, J. (1997) *Trauma and recovery: the aftermath of violence from domestic abuse to political terror*. New York: Basic Books.

Johnson, C. F. (2004). Child sexual abuse. *Lancet, 364*, 462-470.

Jonzon, E., & Lindblad, R. (2006). Risk factors and protective factors in relation to subjective health among adult female victims of child sexual abuse. *Child Abuse Negl, 30*, 127-143.

Karatzias, T., & Cloitre, M. (2019). Treating adults with complex posttraumatic stress disorder using a modular approach to treatment: Rationale, evidence, and directions for future research. *Journal of Traumatic Stress, 32*, 870-876.

Kellogg, N. D., Committee on Child Abuse and Neglect, & American Academy of Pediatrics. (2009). Clinical report-the evaluation of sexual behaviors in children. *Pediatrics, 124*(3), 992-998.

La Rody, D., Brubacher, S. P., Aromaki-Stratos, A., Cyr, M., Hershkowitz, I., Korkman, J., Myklebust, T., Naka, M., Peixoto, C. E., Roberts, K.. P., Stewart, H., & Lamb, M. E. (2015). The NICHD protocol: A review of an internationally-used evidence based tool for training child forensic interviewers. *Journal of Criminological Research, Policy and Practice, 2*, 76-89.

Maniglio, R. (2009). The impact of child sexual abuse on health: A systematic review of reviews. *Clin Psychol Rev, 29*(7), 647-657.

Murray, L. K., Nguyen, A., & Cohen, J. A. (2014). Child sexual abuse. *Child Adolesc Psychiatric Clin N Am, 23*, 321-337.

North, C.S., & Oliver, J. (2013). Analysis of the longitudinal course of PTSD in 716 surviviors of 10 disasters. *Soc Psychiatry Psychiatr Epidemiol, 48*, 1189-1197.

Palusci, V. J., & Ilardi, M. (2020). Risk factors and services to reduce child sexual abuse recurrence. *Child Maltreatment, 25*(1), 106-116.

Pereda, N., Guilera, G., Forns, M. et al. (2009). The prevalence of child sexual abuse in community and student samples: A meta-analysis. *Clin Psycho Rev, 29*(4): 328-338

Putnam, F. W. (2003). Ten-year research update review: Child sexual abuse. *Journal of the American Academy of Child & Adolescent Psychiatry, 42*(3), 269-278.

Shapiro, F. (2014). The role of Eye Movement Desensitization and Reprocessing (EMDR) therapy in medicine: Addressing the psychological and physical symptoms stemming from adverse life experiences. *Perm J, 18*(1), 71-77.

Stoltenborgh, M., van Ijzendoorn, M. H., Euser, E. M. et al. (2011). A global perspective on child sexual abuse: Meta-analysis of prevalence around the world. *Child Maltreat, 16*(2), 79-101.

Summit, R. (1983). The child sexual abuse accommodation syndrome. *Child Abuse Negl, 7*(2), 177-193.

World Health Organization (WHO). (2002). *World report on violence and health*. Geneva: WHO.

World Health Organization Regional Committee for Africa, 54. (2011). Child sexual abuse: A silent health emergency: report of the regional director. https://apps.who.int/iris/handle/10665/1878

제31장

소아정신의학

이혼과 재혼가정

Divorce and Step Family

정동선

이혼가정

1. 배경

전 세계적으로 이혼이나 이별로 인해 가족체계의 불안정을 경험하는 아동들은 점점 증가하고 있는 추세인데, 특히 부모의 이혼은 부모와 자녀 모두에게 인생의 중요한 사건으로 외상적인 스트레스를 가져온다(Schaan et al., 2019). 미국에서 이혼은 아동기에 경험하는 두 번째로 흔한 부정적인 사건으로 15세 이전에 30~40%의 아동이 부모의 이혼을 경험한다(O'Hara et al., 2019a). 이혼 전후에 겪는 가정 내 갈등으로 인해 자녀들에게 우울증, 불안증, 알코올을 포함한 약물남용, 공격성과 같은 정신질환의 위험이 증가하기도 한다(Schaan et al., 2019). 어린 시절의 부모의 이혼은 주 양육자의 상실로 인해 사회적 관계의 불확실성을 증가시키고, 부모-자녀 관계의 불안전한 경험이 성장하면서 또래관계 혹은 가까운 이성관계의 문제로 발전되기도 한다. 따라서 아동기 부모의 이혼은 이혼과정에서 많은 심리적 스트레스가 부정적인 영향을 끼쳐 중장기적으로 정신건강에 중대한 문제를 일으킬 수 있기에 지역사회를 중심으로 부모와 자녀에게 많은 도움을 필요로 한다.

2. 임상적 특징

1) 역학

우리나라 이혼은 2000년대 들어 2003년 총 166,600건 -조이혼율(인구 1,000명당 이혼 건수) 3.4‰-으로 최고치에 달한 이후 점차 감소하는 추세로, 2011년에 총 이혼 114,300건-조이혼율 2.3‰-으로 줄었으며, 2021년에는 총 이혼 101,700건-조이혼율 2.0‰-으로 10년 전에 비해 0.3% 감소하였다. 수치상으로만 보면 우리나라에서 이혼이 줄어들어 바람직한 사회현상으로 보일 수도 있지만, 결혼 건수 자체가 2011년도 329,100건에서 2016년도에는 281,600건으로 처음으로 연간 혼인 건수가 30만 건 이하로 떨어졌으며, 2021년에는 192,500건으로 20만 건 이하로 최근 10년간 급격히 결혼 자체가 감소했기 때문에 이혼이 줄었다고 볼 수도 있다.

이혼과 관련하여 다음과 같은 특징을 볼 수 있다(통계청, 2021).

① 이혼을 하는 평균연령이 점차 높아진다. 2011년도부터 2021년까지 10년간 자료를 보면 남성은 45.4세에서 50.1세로 4.7세 증가하였으며, 여성은 41.5세에서 46.8세로 5.2세 증가하였다. 특히 혼인 지속 기간을 보면 30년 이상 혼인 지속 후 이혼이 7.5% 증가하였고, 20년 이상 지속 후 이혼이 전체 이혼의 39.4%를 차지하는 것으로 보아 점차적으로 황혼이혼이 증가하는 것으로 볼 수 있다.

② 미성년 자녀가 있는 이혼의 경우 2011년 52.6%에서 2021년 40.5%로 지속적으로 감소하는 추세다.

③ 이혼을 유형별로 살펴보면 지난 10년간 협의이혼은 75.6%에서 77.9%로 증가하였고, 재판이혼은 24.4%에서 22.1%로 감소하는 추세를 보였으나, 전년(2020년) 대비 협의이혼은 0.7% 감소, 재판이혼은 0.7% 증가하여 갈등을 동반한 이혼이 증가하였다고 볼 수 있으나, 추세는 좀 더 지켜봐야 할 필요가 있다.

2) 이혼가정 자녀들이 겪는 심리적 특징

이혼과정 중 심각한 부모 간 갈등이나 가정폭력 혹은 아동학대에 노출된 경우에는 높은 불안감, 부모로부터 받는 언어폭력이나 방임과 같은 불안정한 환경이 전반적인 두뇌발달에 지장을 초래하며, 특히 다른 사람의 감정을 읽고 자신의 감정을 조절하는 변연계와 전전두엽에 이상이 생겨 분노조절문제, 타인의 감정을 잘 읽지 못하는 감정조절장애를 만든다(Clark, 2013). 일반적으로 이혼과 같은 스트레스에 노출되면 생리적인 반응으로 스트레스 호르몬인 코르티솔$_{\text{cortisol}}$의 분비가 증가하고, 불안, 수면장애, 체중 변화, 예민함 등이 유발된다(Kleinsorge & Covitz, 2017). Clark(2013)은 특히 5세 미만의 영유아기 아동에 있어서는 이 시기가 애착 형성에 중요할 뿐만 아니라 발달학적으로 신체적, 인지적, 언어적, 사회-정서발달 측면에서 매우 중요하고 민감한 시기이므로 이혼 전후로 특별한 배려가 필요하다고 하였다. 따라서 어린 시기에 부모의 이혼을 경험하게 되면 성인이 되어서도 스트레스 체계의 민감성과 심리적 스트레스의 증가로 인해 만성적인 스트레스로 인한 사회적 고립감, 외로움, 애착불안과 회피를 경험하기도 한다(Schaan et al., 2019).

(1) 연령별 정서행동 문제 및 해결방안

연령별로 이혼가정 자녀들이 경험할 수 있는 정서, 행동 및 발달학적 문제와 도움이 되는 해결방안은 다음과 같다(표 31-1).

① 0~1세

영아기에는 직접적으로 이혼의 의미를 이해할 수는 없지만, 양육자나 양육 규칙의 변화로 인한 환경 변화를 감지하게 되는데, 이 시기에는 안정적인 애착을 위해 일차 양육자와 밀접한 관계 및 접촉뿐만 아니라 일상생활의 안정감을 필요로 하며, 스트레스나 방임과 같은 불안정한 환경은 수면과 식이 양상의 문제를 발생시킨다(Kleinsorge & Covitz, 2017). 이 외에도 이 시기는 양육자의 고통과 슬픔에 직접적으로 영향을 받는 시기로, 예민함, 수면 불규칙, 분리불안, 섭식문제, 퇴행을 보이기도 한다. 극심한 부모갈등, 가정폭력, 학대와 같은 불안정한 환경에 노출되면 애착장애와 함께 정서조절능력에 문제가 생긴다(Clark, 2013).

표 31-1 연령별 정서행동 문제 및 해결방안(Lowenstein, 2006)

연령	정서행동 문제	해결방안
영아기 (12개월 미만)	수면장애, 잦은 울음, 매달림	신체적인 안정감 제공, 규칙적인 생활방식
걸음마기 (2~4세)	퇴행(배변훈련, 애착대상에 집착), 수면 시 불안, 유기공포, 예민함, 분노발작	신체적인 안정감 제공, 규칙적인 생활방식, 한쪽 부모와의 분리를 천천히 적응시킴
이른 아동기 (5~8세)	분노, 슬픔, 식사와 수면방식의 변화, 행동문제, 충성 갈등	감정 표현 기회 제공, 부모의 이혼이 자신의 탓이 아니라고 안심시키기, 각각의 부모와 시간 보내기
후기 아동기 (9~12세)	강한 분노, 신체 증상, 이별에 대한 부정, 이혼에 대한 수치심	양쪽 부모에 대한 사랑 표현 허용하기, 다양한 과외활동에 참여, 각각의 부모와 많은 시간 보내기
청소년기 (13~18세)	가족들과 고립, 고위험 행동 증가(약물남용, 성적 문란)	적절한 행동 제한, 면접교섭에 대한 의견 반영

② 2~3세

걸음마기에는 부모의 존재에 대한 변화를 감지할 수 있으며(Kleinsorge & Covitz, 2017), 자책감과 함께 분리불안이나 유기불안을 심하게 보일 뿐 아니라, 외현화 행동문제 및 심각한 유기공포를 보이기도 한다(Clark, 2013).

③ 초기 아동기(유치원)

이 시기에는 한쪽 부모가 자신과 더 이상 같이 살 수 없다는 것을 이해할 수 있다. 그렇지만 이혼이라는 것이 영속적이고 돌이킬 수 없다는 것을 이해하지 못해 반복적으로 이혼에 대해 질문을 하기도 한다. 요구사항이 많고, 발달적으로 퇴행이 흔히 발생하며, 일부 아동들은 부모의 재결합에 대한 환상을 가지기도 한다. 부모가 일대일 밀착 양육과 일정한 행동 기대치, 솔직한 설명과 함께 발달학적으로 적절한 정보를 제공하면 자녀가 편하게 적응할 수 있다(Kleinsorge & Covitz, 2017).

④ 초등학교 시기

아동은 부모의 이혼으로 인해 자책감을 가지거나 지속적인 재결합 환상을 가진다(Kleinsorge & Covitz, 2017). 초등학교 시기에는 아래와 같이 다양한 정서행동 문제를 보인다. 특히 학령기에는 학교에서의 활동이나 또래 간의 관계가 중요하기에 면접교섭이나 공동양육으로 인해 방해를 받아서는 안 되고, 면접교섭을 계획할 때 자녀의 가정 외 활동이 충분히 고려되어야 한다(Clark, 2013).

- 정서문제: 우울증, 불안증, 낮은 자존감
- 행동문제: 반사회적인 행동, 또래관계나 부모-자녀 관계 문제, 충동성
- 학습문제: 낮은 학업성취와 높은 중도탈락

⑤ 청소년기

이 시기에는 이혼과 관련된 복잡하고 혼란스런 상황을 이해할 수 있지만, 여전히 이혼을 받아들이기 어렵고, 자책감을 가진다. 또한 행동화, 이혼에 대한 지나친 자책감, 미래에 대한 걱정을 나타내곤 한다. 알코올을 포함한 약물, 규칙 파괴와 같은 외현화문제와 우울, 불안, 가족과 친구로부터 멀어지는 것과 같은 내재화문제를 가진다. 이 외에도 청소년 임신 등의 문제가 발생할 가능성이 높다(Kleinsorge & Covitz, 2017).

(2) 이혼가정 아동들의 심리적인 예후

자녀들이 가지는 기질에 따라 예후가 달라질 수 있는데, 어려운 기질을 가진 이혼가정의 자녀에서는 그렇지 않은 자녀에 비해 적응문제가 발생할 확률이 2배 이상(10% 대 25%) 높은 것으로 알려져 있다(Gaies & Morris, 2014). 그러나 편안한 기질이나 정상 이상의 지능을 가지는 많은 수의 자녀들(75~80%)은 쉽게 도움을 청하고, 주변 사람으로부터 지지를 받을 줄 알며, 변화에 적응을 잘해서 2~3년 후에는 정상으로 돌아오거나 보다 나아진 정서행동 문제를 보이기에 문제가 장기간 지속되지는 않는다(Kleinsorge & Covitz, 2017; O'Hara et al., 2019a). 따라서 부모가 관심을 가지고 적절히 도와주면 대부분의 자녀들은 이혼 후에도 비교적 적응을 잘한다(Gaies & Morris, 2014).

3) 이혼이 부모에게 미치는 영향

이혼을 하게 되면 부모가 겪는 심리적인 충격도 크다. 마치 암 환자들이 겪게 되는 심리적 과정인 부정-분노-협상-우울-순응의 과정을 거친다고 설명하는 이들도 있다. 이혼을 통해 심리적인 상실감을 느끼고, 이는 심각한 감정적인 동요를 일으키기도 한다. 이러한 상실을 제대로 애도하지 못한다면 부모들은 결혼생활이 끝난다는 것에 대해 해결되지 않은 감정에 휘말릴 것이다. 이런 경우에 공동양육자로서의 관계는 고통과 해결되지 않은 분노감으로 가득 찰 것이다(Demby, 2016). 일반적으로 이혼의 심리적 충격에서 벗어나는 데 길게는 2년이 걸리기도 한다(Gaies & Morris, 2014).

경제적인 손실 혹은 경제적인 압박감 또한 심해질 것이다. 직업생활에도 영향을 주어 정규직으로 일을 하다가도 시간제 일로 바꾸어야만 하는 경우가 생길 수도 있다(Gaies & Morris, 2014). 보통 친모의 경우에는 이혼 후 경제적으로 어려움을 겪는데 수입의 약 50%가 감소하기도 한다(Spremo, 2020).

이혼하는 부모들은 마음의 여유가 없다. 자신들의 복잡한 감정을 추스르기도 힘들다. 따라서 자녀의 감정과 사고를 읽을 여유도 없으며, 심지어는 시도조차 하지 않는다. 따라서 자녀에게 신체적 · 심리적 방임, 외로움을 포함한 만성적인 스트레스와 애착불안과 회피를 유발시킨다. 또한 이혼부부 중 일부는 애초부터 서로의 감정을 읽고 서로의 입장을 배려하지 못해서 부부갈등이 악화되고 이혼을 하게 되는 경우도 많다. 이러한 경우에는 더욱 자녀들의 입장과 감정을 배려하지 못하고 깊은 상처를 주면서 신체적 처벌과 같은 심각한 수준의 학대를 하여 이혼과정과 이혼 후에도 자녀들에게 평생 치유하기 어려운 트라우마를 주기도 한다(Schaan et al., 2019).

4) 이혼이 자녀에게 미치는 영향

아동이 가정에서 성장하면서 부모에게 바라는 몇 가지 공통적인 것들이 있다(Gaies & Morris, 2014). 첫째, 부모가 서로 사이좋게 지내면서 결혼생활을 유지하는 것이다. 둘째, 부모가 다투는 것을 보거나 듣는 것, 심지어는 물리적

으로 그 사이에 끼이는 것은 커다란 스트레스로 작용한다. 셋째, 아동은 자신의 가정사가 복잡해지는 것을 꺼리게 된다. 예를 들어, 서로 다른 두 가정을 오가는 것, 두 가지 서로 다른 규칙을 따르고 자신의 물건을 가지고 이리저리 옮기는 것 등이 그 예이다. 이혼과정을 겪는 아동들은 신체적·정신적·학업적·정신사회적인 안정에 문제를 경험하게 된다.

반복적으로 한쪽 부모로부터 다른 쪽 부모에 대한 부정적인 언급을 많이 듣게 되면 다른 한쪽 부모와의 애착관계가 붕괴될 뿐 아니라 한쪽 부모에게 충성하라는 압력을 받게 된다(Kleinsorge & Covitz, 2017). 따라서 자녀들은 복잡하고 많은 감정을 경험하게 되는데, 예를 들면 슬픔, 혼란, 버림받을지 모른다는 유기불안, 상실감, 자신들의 잘못으로 부모가 이혼하게 되었다는 죄책감, 분노와 좌절감 그리고 현재와 미래의 불확실성으로 인한 불안감이다. 이 외에도 부모와 이별에 따르는 상실감과 한쪽 부모에게 보이는 충성심과 관련된 갈등을 보이기도 한다. 친모가 자녀를 키우는 경우에 친부로부터 단절을 경험하는 자녀들은 친부로부터 버림받았다는 심리적인 문제를 갖게 된다(Spremo, 2020).

이혼하는 부모가 자녀의 심리를 좀 더 잘 이해하는 것이 중요하고, 이혼과정을 자녀가 현실적 수준에서 어떻게 받아들이고 있으며 일상생활에 어떻게 영향을 주고 있는지 잘 파악하는 것이 중요하다.

자녀들이 더 이상 부모와 같이 살 수 없고, 더 이상 한 가족이 아니라는 현실을 받아들이는 것은 쉬운 일이 아니다. 부모 간의 갈등이나 스트레스에 직면하게 되었을 때, 많은 자녀는 자신의 부모가 다시 합쳐질 수도 있다는 환상을 가지기도 한다. 이러한 환상을 가지고 기대하다가 실망하게 되면 분노감을 느끼는 등 심리적인 급격한 변화를 경험하게 된다(Gaies & Morris, 2014).

부모가 갈등으로 인해 서로 적대적인 행동을 보여 주었을 때, 자녀들은 모델링을 통해 부정적인 감정을 분노를 통해 표현하는 방식으로 자연스럽게 습득하게 되고, 특히 남아의 경우에는 주변인들에게 분노와 공격성을 표출하기 쉽다(O'Hara et al., 2019a).

성인이 되어서도 이혼가정에서 성장한 여자는 남자에 비해 좀 더 자살 경향이 높은 것으로 나타났다. 또한 이혼가정에서 성장한 성인은 교육수준이 낮고, 무직의 빈도가 높은 것으로 나타났으며, 대인관계의 문제가 더 많을 뿐만 아니라 결혼을 해도 파국으로 끝날 가능성이 높은 것으로 나타났다(Kleinsorge & Covitz, 2017).

5) 부모 간 고 갈등 이혼 시 자녀에게 생기는 문제

O'Hara 등(2019a)은 일반적으로 부모 간의 갈등은 이혼 후 수년이 경과하면서 감소하는 것으로 보이지만, 15~25%의 부모들에서는 수년간이나 갈등이 지속된다고 주장했다. 보통 부모 간의 갈등은 가족체계 내에서 자녀의 정서적 안정감을 위협하고, 손상된 안정감은 스트레스 상황에서 감정과 행동을 조절하는 능력을 방해하여 정신병리의 증가나 부적응의 위험을 증가시킬 뿐만 아니라, 자녀들이 부정적인 사건을 경험할수록 부정적인 인지체계가 강화되어 부정적인 사건에 대해 위협을 느끼면서 자책감을 가지게 된다. 결과적으로 이혼 후에 갈등이 심한 경우에는 일반 가정에서 갈등이 심한 경우보다 자녀들에게 내재화 및 외현화 문제, 학습문제 등과 같은 더욱 부정적인 결과를 가져온다는 연구결과가 많이 있다(Raub et al., 2013). 이 외에도 갈등이 심한 이혼을 겪으면서 자녀들은 우울증, 불안증, 자살, 약물남용의 위험이 증가하는 것으로 알려졌다(Auersperg, 2019).

우리나라에서도 고 갈등 가족에서는 공동양육보다는 단독양육을 선호하고, 정기적인 면접교섭의 빈도가 적으며, 나아가 부모 간의 갈등을 피하기 위해 비양육친이 자녀와 접촉을 아예 포기하는 경우가 많지만, 갈등 수준이 낮은 부모는 상대적으로 공동양육을 선택하고, 면접교섭과 양육비 지급이 원만하며, 자녀의 적응이 보다 수월한 것으로 나타났다(정용신, 2020).

6) 이혼과정 중 보호 및 위험 인자

이혼과정에서 자녀의 정서행동에 영향을 미치는 보호요인과 위험요인은 〈표 31-2〉와 같다. 이 중에서 긍정적인 부모-자녀 관계, 좋은 양육방식, 부모 갈등의 효과적인 조절 등은 이혼가정 자녀에게 생길 수 있는 정서행동 문제의 보호인자로 꼽힌다. 첫 번째, 부모-자녀 관계에서는 편견이나 선입견 없이 자녀의 말에 경청과 반영을 해 주며 공감을 동반한 반응이 중요하다. 두 번째, 따뜻하고 수용적인 태도의 양육방식을 필요로 한다. 세 번째, 부모 간 갈등의 효과적인 조절을 위해서는 부모 간 서로 존중해 주고 사무적이고 명확한 기준과 경계가 존재하는 관계를 성립하는 것이 중요하다. 이 중 부모 간 갈등은 이혼 후 갈등이 결혼생활 중 갈등보다 더 부정적인 영향을 주는 것으로 알려져 있으며, 특히 갈등과정에 자녀가 포함되는 경우에는 더욱 좋지 않다.

표 31-2 이혼과정 중 보호 및 위험 인자(Clark, 2013)

가족 내 위험인자	가족 내 보호인자
지속적인 부모 간의 갈등	부모 간의 갈등으로부터 보호
부모의 양육 능력이 부족 혹은 상실	상호 협력적인 양육방식
아동의 일상 활동에 대한 무관심	부모-자녀 간에 건강하고 긍정적인 관계
잦은 가정 내 환경 변화	부모의 심리적인 안정
부모의 정신과적인 문제	
불안정한 가정환경	안정적인 가정환경
불안정한 부모-자녀 관계	경제적인 안정감

3. 개입

부부 사이에 이혼을 고려하거나 결정되었을 때 자녀들에게 이를 설명하는 시점이나 방식은 매우 중요하다. 자녀들이 부모의 이혼을 어떻게 받아들이느냐에 따라 심리적인 충격의 정도가 결정되기도 한다.

다음은 자녀에게 설명하는 데 도움이 되는 방식이다(Gaies & Morris, 2014).

① 보통은 부모가 자녀에게 이혼 사실을 알리기 전에 자녀가 받을 수 있는 심리적인 상처로부터 보호하기 위해 소아청소년정신과 의사와 같은 전문가의 자문을 받아 설명을 하는 것이 훨씬 효과적이다. 설명하는 시간은 일반적으로 10~15분 정도가 적당하다. 자녀에게 가능한 한 자세한 설명을 해 줄 필요는 있지만 연령과 상황에 맞게 설명해 주어야 하며, 지나치게 자세한 내용은 오히려 혼란과 심리적 부담을 초래할 수도 있다. 많은 경우에 이미 부모가 서로 반감이 많기에 자녀들과 더 가까운 사람이 설명을 해 주기도 하지만 부득이한 경우가 아니면 바람직하지는 않다.

② 어린 자녀들에게는 비교적 간단히 설명할 필요가 있으며, 나이가 증가함에 따라 좀 더 자세히 설명해 줄 필요가 있다. 자녀들은 이혼과정 중 부모가 하는 모든 말과 행동을 다 기억할 것이다. 이혼 결정을 자녀에게 설명할 때는 부모가 함께하는 것이 좋다. 만약 이혼을 한쪽 부모의 일방적인 선택이었다고 설명을 하면 자녀는 다른 쪽 부모가 자신을 더 이상 사랑하지 않고 영원히 떠날지도 모른다는 불안을 가질 수 있다.

③ 한쪽 부모가 다른 쪽 부모를 일방적으로 비난하면 자녀는 어느 한쪽 편에 서야 한다는 부담감에 힘들어질 수 있다. 무엇보다 중요한 것은 자녀들이 부모 둘 다 앞으로 자신들을 신체적으로, 심리적으로 지속적인 돌봄을 제공해 줄 것이라는 것을 알아야 한다. 부모가 서로 이별을 하는 것이지 결코 자녀들과 이별하는 것은 아니고 결코 자녀들을 버리는 것은 아니라는 것을 명백히 해 주어야 한다.

1) 마음챙김 공동양육

공동양육co-parenting이란 자신과 자녀의 또 다른 부모, 즉 이전 배우자와 더 이상 부부로서가 아니라 부모의 자격으로 자녀 양육과 관련하여 교육 및 중요한 결정을 하는 과정에서 적극적으로 상호 협력 및 참여하는 것을 일컫는다(Lamela et al., 2016). 이혼 후 부모의 높은 수준의 양육은 부정적인 영향으로부터 자녀를 보호하는 가장 중요한 요소이다(Sigal et al., 2011). 따라서 효과적인 공동양육은 자녀에게 갈등 노출을 줄이고, 부모 간 상호작용을 증진시키고, 관계 강화를 가져옴으로써 이혼 후 자녀의 심리적 적응을 돕는 역할을 한다. 이렇게 상호 협력적인 공동양육을 잘하는 경우에는 높은 수준의 가족 기능과 자녀에게 낮은 수준의 내재화·외현화 문제를 보인다고 하였다(Lamela et al., 2016). 그러기 위해서는 부모 자신의 마음속 깊은 곳에 있는 동요와 분노감을 인식하고 가라앉힌 후 최대한 중립적이고 과거에서 벗어나 현재와 미래에 자신의 관심을 집중시켜야 한다(Gaies & Morris, 2014). 이는 단순히 파괴적인 갈등이 없다는 것을 의미하는 것이 아니라 친부모 사이에 적극적인 의사소통과 상호 협력을 의미하는 것이다(Dush et al., 2011). 단독양육에 비해 공동양육을 통해 이혼 후 자녀가 잘 적응하게 함으로써 정서적·행동적·신체적·학습적으로 자녀에게 안정감을 형성할 수 있다(Schaan et al., 2019; Dush et al., 2011). 특히 이런 현상은 부모가 상호 협력적인 공동양육을 하는 경우에 부정적인 요소를 상쇄시켜 자녀의 심리적인 회복탄력성을 키우기도 한다(Schaan et al., 2019). 특히 자녀의 연령이 어릴수록 공동양육의 중요도가 크다고 알려져 있다. 공동양육에서 이혼 후 자녀에게 미치는 부정적인 영향을 최소화시키기 위해 특히 비양육 친부non-residential father의 양육 참여가 중요하지만, 현실에서 마음챙김 공동양육은 쉽지 않기에 미국에서도 이혼 후 2년이 경과했을 때 이혼 부부의 1/4만이 상호 협력적인 공동양육을 하는 것으로 보고되었다(Dush et al., 2011).

다음은 마음챙김 공동양육을 위한 구체적인 원칙이다(Gaies & Morris, 2014).

① 항상 자녀를 우선시하라(아동에게 가장 행복하고 만족스런 방안이 무엇일지 끊임없이 고민하고 배려한다).

자신의 자녀가 필요로 하는 것에 최우선시한다. 특히 아동을 위한답시고 이전 배우자와 다투고 비난하고 싸운다고 하면 과연 이런 상호작용과 대화법을 보고 자란 자녀가 향후 어떤 성인으로 성장할지 생각해 본다. 자녀가 필요로 하는 것을 최우선시하는 것이 바로 아동 중심 마음챙김 공동양육의 핵심이다. 자녀들에게 법적인 분쟁을 상세히 노출시키는 것은 바람직하지 않다. 또한 자녀 앞에서 거짓 주장을 하고 모든 혐의를 상대방 배우자에게 씌우는 것도 바람직하지 않다.

② 현재와 미래에 집중하라.

결혼생활 중 벌어진 갈등과 상처에 집착하고 매달린다면 정서적인 동요와 분노감이 커질 것이고, 이는 부모가 현재 자신의 처해진 일과 자녀의 양육에 집중하지 못하게 할 것이다. 과거에 해결되지 않은 주제가 있다면 최대한 중립적이고 안정된 상태에서 주제에 대해 이전 배우자와 토론을 할 것이고, 쉽지 않을 경우에는 항상 전문가의 도움을 받는다. 현재와 미래에 집중하는 것은 매우 중요하다.

③ 효과적으로 소통하라.

이혼 후에 이전 배우자와 효과적으로 소통하는 것은 쉽지 않다. 하지만 부부로서의 관계는 완전히 끝났지만 여전히 자녀에게는 부모이고, 자녀를 양육하는데 있어 서로 의사소통과 이를 통해 자녀에게 필요한 결정을 함께해야 한다는 사실은 변함이 없다. 따라서 감정의 소모 없이 효과적인 소통은 자녀 공동양육에 있어 필수요소이다.

소통에서 중요한 세 가지 원칙이 있다.

- 비교적 예의 바르게 중립적인 톤을 사용하여 소통하려고 노력한다.
- 전달하고자 하는 내용을 사무적이고 간결하게 정리하여 표현한다.
- 당신의 감정을 다스리면서 차분히 반응하고 표현한다.

④ 합의 내용을 존중하라.

마음챙김 공동양육은 서로 서면 합의한 내용을 인정하고 책임감을 가지고 합의한 내용을 지키려고 노력하는 것이다.

⑤ 서로의 영역을 존중하라.

공동양육의 핵심 요소 중 하나는 서로 명확하게 서로의 영역을 인정하고 존중하면서 지켜 주는 것이다(예를 들어, 사생활, 각자의 생활 스케줄, 경제적인 상황, 다른 이성과의 만남). 필자는 진료실에서 면접교섭 시 상대방, 즉 이전 배우자의 입장을 고려하지 않고 무조건 자신이 지방에 있다는 이유로 이전 배우자에게 아이를 데리고 지방까지 와서 다음 날 다시 데리러 오라는 무리한 요구를 해서 면접교섭이 잘 이루어지지 않고, 스트레스를 가중시키며, 자녀 또한 면접교섭을 좋은 경험으로 받아들이지 않는 것을 종종 보았다.

⑥ 자신의 감정을 잘 다루라.

이전 배우자에게 감정이 남아 있어 자녀에 대해 소통 시 중립적이지 못하고 부정적인 감정을 드러내며 여전히 갈등을 초래한다면 역시 자녀들에게는 부정적인 영향을 미칠 것이다. 과거에 집착하는 것은 감정 소모에 지나지 않는다. 자신에게도 좋지 않지만 자녀에게는 결정적으로 성격 형성에 부정적인 영향을 끼친다.

자신의 감정을 제대로 다스리기 위해서는 가족, 친척, 친구, 자녀의 주변에 있는 사람들, 즉 선생님, 소아과 의사, 종교인, 자녀 친구의 부모 등과 적절히 소통하는 것도 비교적 중립적으로 감정을 유지하는 데 도움이 될 수 있다.

2) 공동양육의 유형

공동양육의 유형은 세 가지로 나눌 수 있는데, 각각의 빈도, 정의, 특징은 다음과 같다(표 31-3).

표 31-3 공동양육의 유형(Lamela et al., 2016)

유형	상호 협력적인 공동양육cooperative co-parenting	수평적인 형태의 공동양육parallel co-parenting	절연된 공동양육encapsulated co-parenting
비율	29%	35%	36%

정의	서로 적대감이 없이 소통하는 가장 이상적인 양육 형태	서로 간의 갈등이 심하여 제한된 양육 형태	부부간 갈등이 극단적인 경우에 해당되는 양육 형태
소통 방식	서로 믿고 의지하며 소통하는 융통성 있는 방식	제한된 양육 계획에 맞춰서 약속에 따르고, 부득이한 경우에만 이메일로 소통	미리 정해진 대로 전문가의 중재나 권유에 의함

(1) 상호 협력적인 공동양육cooperative Co-parenting

서로 적대감이 없이 소통하는 것으로, 갈등을 거의 유발하지 않는 가장 이상적인 공동양육 유형이다. 상대편 배우자가 합리적인 요구를 해 올 때는 가감 없이 받아들이고 인정한다. 상황에 맞게 유연하게 대처함으로써 부모와 아동 간에 서로의 요구에 최대한 부합한다. 부모로서 서로 믿고, 서로에게 만족하며, 상대편 부모의 양육을 방해하지 않고, 적당한 수준의 갈등과 긍정적인 자녀-비양육 부모 관계를 말한다. 이런 공동양육 형태를 갖기 이해서는 양쪽 부모가 모두 서로 믿고, 소통하며, 융통성 있는 양육 태도가 중요하다. 자녀들은 낮은 수준의 내재화 · 외현화 문제를 보인다.

(2) 수평적인 형태의 공동양육parallel co-parenting

서로 간의 갈등이 중간이나 심한 경우에, 즉 소통이 잘 안 되고 유연하게 대처하기 어려우며 서로 경계가 모호하고 소통이 어려운 경우에 선택되는 공동양육 형태이다. 서로 간에 최소한의 스트레스를 주기 위한 방안으로 미리 정해 둔 제한된 양육 계획에 맞춰 서로 따르기로 약속하고 부득이하게 소통을 필요로 할 때는 이메일로 대신한다. 수업계획서, 가정통신문, 병원 예약 등의 중요한 사항은 서로 고지를 하되, 그 외의 영역에서는 소통을 제한한다.

(3) 절연된 공동양육encapsulated co-parenting

부부간에 갈등이 극단적인 경우에 선택되는 공동양육 형태이다. 서로 간에 분노 폭발이나 폭력이 오간 과거력이 있는 경우에 해당된다. 부모 간의 갈등과 자녀가 받을 수 있는 피해를 최소화시키기 위해 다음과 같은 지침을 권고한다.

- 각각의 부모는 정해진 면접교섭 스케줄을 따른다. 심리전문가나 중재자의 참여하에서만 제안을 할 수 있다.
- 자녀가 참여하는 특정 행사에 구체적인 약속사항이 없이 둘이 동시에 참여하지 않는다.
- 부모 간에 통화는 응급 상황에 한해서만 이루어진다.
- 이메일 소통도 소아청소년정신과 의사와 같은 심리전문가의 감독하에 이루어진다.

물론 이 세 가지 유형의 소통방식이 항상 똑같이 유지되는 것은 아니다. 경우에 따라서는 처음에는 상호 협력적인 공동양육의 형태로 진행되다가 경우에 따라서 갈등이 심해지면 수평적인 공동양육의 형태를 취할 수도 있다. 반대로 처음에는 수평적인 공동양육의 형태를 취하다가 나중에 서로 협력이 잘 이루어지면 상호 협력적인 형태를 취할 수도 있다.

4. 이혼과정에서의 법원의 역할

1) 이혼과정에 국가가 개입하는 이유

이혼과정에서 발생하는 문제들은 이혼 당사자인 부부의 개인적인 문제일 수도 있지만, 사회 존립의 기초가 되는 최소 단위 공동체인 가정의 해체에 따른 사회적 비용의 문제이기도 할 뿐 아니라, 자라나는 다음 세대의 복리 및 정신건강과 관련된 국가적 문제이기도 하기에 국가가 직접적으로 개입할 수밖에 없다(정용신, 2020). 우리나라는 이혼 부부의 약 80%가 협의이혼을 하는데, 협의이혼 과정에서 미성년 자녀를 보호하기 위해 2007년에는 협의이혼 절차 개선을 통해 UN 아동권리협약convention on the right of the child의 기본 가치에 입각하여 '아동의 최선의 이익best interest Of the child'을 위해 법원이 직접적으로 개입할 수 있는 계기를 만들었다(정용신, 2020).

2) 자녀양육안내

2007년 「민법」상 '이혼에 관한 안내'가 도입된 후에 일부 이혼한 부모를 위한 부모교육에 관심이 있는 법관과 가사조사관을 중심으로 부모교육 동영상을 제작하여 2011년부터 전국적으로 배포하였으며, 2012년도부터는 자녀양육 안내를 실시하기 위해 가사조사관 또는 상담위원 중에서 '자녀양육안내담당자'를 두었다.

3) 자녀의 심리적 안정을 위한 치료적 개입

법원에서 일부 법관 및 조사관들은 부모의 정신질환, 성격장애 등으로 미성년 자녀의 심리적 안정에 심각한 위해가 우려될 경우, 또는 당사자들의 양육 협의가 미성년 자녀의 정서에 저해가 된다고 판단될 경우에는 판사의 판단에 따라 심리검사 또한 상담명령을 법제화해야 한다고 제안하고 있다(정용신, 2020).

4) 양육권 평가제도

서울가정법원에서는 전문가 자문 의뢰 절차를 도입하여 이혼사건, 즉 가사사건의 경우에 친권자 및 양육자 결정에 어려움이 있는 사례를 대상으로 소아청소년정신과 전문의, 심리학자, 아동학자 등을 자문위원으로 위촉하여 아동의 심리진단과 심리평가 과정을 통한 양육권평가를 2017년 2월부터 시행해 오고 있으며, 이는 점차적으로 인천, 수원을 비롯하여 전국 가정법원으로 확대되고 있는 추세이다.

5. 양육권과 면접교섭

1) 양육권의 역사

양육권 결정 시 19세기 영국과 미국에서는 자식을 아버지의 재산으로 간주하여 양육권을 아버지에게 주도록 결정되었었으나, 20세기에 들어서 아동의 행복과 안녕을 고려하여 양육권을 결정하기 시작하였으며, 어머니와의 애착의 중요성이 강조되면서 어머니 중심tender-years으로 많이 결정되었다. 전통적으로는 친모에게 양육권이 주어지고, 친부가 규칙적으로 면접교섭을 하도록 결정되었지만, 20세기 후반에 이르러서는 좀 더 나아가 아동의 요구와 의지를 반영하여 자녀에 대한 최선의 이익을 최우선시하였고, 양육에서 동거하고 있지 않은 비동거 양육자의 역할이 강조되면서 정기적인 방문과 면접의 중요성이 강조되었다(Raub et al., 2013). 양육과 관련된 용어도 면접교섭 시간visitation time과 면접교섭 계획visitation plan에서 양육시간parenting time과 양육계획parenting plan으로 바뀌면서 친부를 단순히 양육의 보조자인 방문자가 아니라 양육에 책임을 지는 부모로 보기 시작했다(Kleinsorge & Covitz, 2017).

2) 양육계획parenting plan

양육계획을 세우는 데 중요한 요소로 아동의 연령, 양쪽 부모의 가정의 거리, 학교와 직장 상황, 양쪽 부모의 동거 형태, 부모의 심리적 적응, 정신건강 문제 등이 있다(Kleinsorge & Covitz, 2017). 양육계획은 두 부모 사이에서 서로 해결되지 않는 갈등이 발생되는 경우에 안전판 역할을 한다. 특히 특정 상황에 대해 선제적으로 해결방안을 제시해 주는 역할을 하는데, 예를 들어 크리스마스와 같은 특정 휴일에 홀수년에는 엄마와 같이 보내고 짝수년에는 아빠와 같이 보내는 것 등이 있다. 다음은 구체적으로 양육계획을 세우는 데 있어 결정사항과 시간 배분에 대한 설명이다(Gaies & Morris, 2014).

(1) 결정하기decision making

부모가 자녀를 양육하는 데 있어서 단독으로 결정하거나 협의 후에 결정할 수 있는 여러 가지 사항을 포함한다.

① 부모가 단독으로 결정하는 사항으로는 취침 시간, 식사, 의복, 전자기기 사용, 놀이 스케줄, 숙제 감독 등이 있다. 이론적으로는 부모가 협의 후 양쪽의 가정에서 일관성 있게 적용시키는 것이 가장 바람직하다. 그러나 협의가 어려운 경우에는 각각의 부모가 자신의 가정에서 단독으로 결정할 수 있다.

② 부모가 응급으로 단독결정을 해야 하는 경우도 있는데, 이런 경우는 응급으로 하는 의학적인 결정이 이에 해당된다.

③ 양육계획에 포함되어야 하는 사항은 다음과 같다.

- 의학적 결정
- 교육 및 돌봄 교실
- 종교
- 방과 후 활동: 운동, 음악활동, 여름방학 캠프 등

(2) 시간 배분time sharing

자녀와 각각의 부모가 면접교섭을 포함하여 같이 보내는 시간을 결정하게 되는 경우에는 다음과 같은 것들이 있다. 방학과 공휴일, 생일, 각각의 부모가 휴가 기간 중 자녀와 어떻게 여행 계획을 정할지 등이 이에 해당한다. 이 중에서 시간 배분에 반드시 포함되어야 할 사항들은 다음과 같다.

① 각각의 부모가 얼만큼 자녀와 시간을 보내는 것이 최선일지

② 동거·비동거 양육자의 구분과 함께 각각의 부모와 같이 보내는 시간을 얼마로 정하는 것이 자녀에게 가장 좋을지(각각의 부모와 시간을 보낼 수 있는 요일과 주말 스케줄 포함)

③ 면접교섭 시 서로 교환해야 할 물건들

④ 면접교섭 시 자녀 인도 시간

⑤ 어떤 방식으로 자녀를 인도할지

⑥ 얼마나 자주 자녀 면접교섭을 해야 할지

(3) 시간 배분의 원칙

보통은 자녀의 나이와 성숙도를 고려하여 시간을 결정하는데, 1세 미만의 영아기에는 주 양육자인 친모와 많은 시간 떨어지는 것은 주 양육자와 불안정한 애착을 형성하기에 바람직하지 않을 수 있으므로 양쪽 부모가 애착과 모유수유의 중요성에 대해 동의를 한다면 많은 시간을 친모와 보내는 것에 합의할 수 있다. 4세 정도가 되면 각각의 부모와 동일한 시간을 보낼 수 있는데, 최근 많은 연구에서 각 부모의 역할이 자녀를 양육하는 데 있어 중요하다고 강조하고 있다. 일부 전문가는 3세 미만의 유아기에는 숙박면접교섭에 반대하기도 하지만, 자녀의 일상생활에 많은 참여를 하고 있는 적극적이고 능숙한 부모라면 숙박면접교섭이 오히려 각각의 부모와 안정된 애착을 형성하는 데 도움이 된다는 주장도 있다. 학령 전 유아기에 언어발달이 잘되어 있고, 양쪽 부모와 안정적인 애착이 형성되어 있다면 좀 더 잦은 숙박면접교섭이 가능할 것이다(Tornello et al., 2013).

3) 면접교섭의 중요성

Bowlby(1982)의 애착이론에 따르면, 부모와 자녀의 애착 형태를 통해 자녀의 내적 작동 기재internal working model가 만들어지고, 이 내적 작동 기재는 청소년기나 성인기의 또래관계, 이성관계에 영향을 미친다고 알려져 있다. 양질의 부모–자녀 관계와 부모의 온정은 두 세대에 거쳐 전달이 되고 자녀가 성인이 되었을 때 사회적 자신감 형성에 기여한다(Mahrer et al., 2014). 이혼 전후로 부모–자녀 관계는 매우 중요한 것으로 되어 있는데, 양쪽 부모와 시간을 많이 보내는 자녀들은 부모–자녀 관계가 더 좋아지는 것으로 보고되었다. 특히 친모가 자녀를 키우는 경우, 비동거 친부와 많은 시간을 보내는 자녀는(숙박면접교섭을 많이 할수록) 더 좋은 친부–자녀 관계와 친부의 개선된 양육방식을 통해 내재화 문제도 적게 보인다(O'Hara et al., 2019b). 또한 비동거 양육자(주로 친부)와 이혼자녀들과의 면접교섭은 자녀들의 자신감, 학업성취도, 정서적인 안정감을 포함한 심리적 안정에 많은 영향을 주는 것으로 알려져 왔으며, 부모 간에 갈등이 심한 경우에 잦은 비동거 양육자와의 면접교섭은 오히려 자녀의 일상생활 적응을 더욱 어렵게 한다(Raub et al., 2013). 결론적으로 친부–자녀 관계 측면에서 보면 심리적 친근감과 긍정적인 권위를 가진 친부authoritative는 자녀의 높은 학업성취도, 낮은 외현화 및 내재화 문제와 연관이 있다(Sigal et al., 2011).

4) 양육비 지급과 자녀의 심리적 안정

비동거 양육자인 친부의 면접교섭 권리visitation right가 친부의 경제적인 능력, 즉 수입과 관련이 있다고 알려진바, 친부가 경제적인 능력이 있는 경우에 적절한 수준의 양육비 지급은 원활한 면접교섭과 자녀의 이혼 후 적응을 위해 필요하다(Raub et al., 2013). 비동거 친부의 양육 참여와 경제적 지원, 즉 양육비 지급은 자녀의 교육수준과 연관관계가 있다는 연구결과를 보면 비동거 부모의 양육비 지급과 함께 적극적인 양육 참여는 자녀의 교육수준을 결정하는 중요한 요소이다(Sigal et al., 2011).

5) 우리나라 면접교섭의 문제점

이혼의 대부분을 차지하는 협의이혼의 경우에 이혼과정에서 당사자 간에 협의를 위반할 경우 국가가 이를 강제할 방안이 없고, 가사비송사건으로 개인이 별도의 면접교섭 심판청구를 제기하여 심판의 정본을 받아야 하며, 과태료 부과를 통해 이행을 강제할 수 있지만, 과태료가 소액이어서 실제로 효과가 없는 경우가 많다(정용신, 2020). 따라서 우리나라 이혼의 80% 가까이 차지하는 협의이혼의 경우에는 절차상 미성년 자녀의 복리가 충분히 보장되지 못하는 문제가 있다. 이런 문제에 대한 대안으로 우리나라 가정법원에서는 협의이혼 가정을 대상으로 2011년도에 제작한 부모교육 동영상에 이어 2017년도부터는 '우리아이를 위한 면접교섭 바로 알기'라는 면접교섭 동영상을 제작하여 좀 더 심층 있는 부모교육안내 및 교육을 실시하고 있다.

6) 법원 중재하의 면접교섭

부모 쌍방 간의 갈등으로 인해 합의나 법원의 사전처분 결정을 통한 임의적 면접교섭 실시를 기대할 수 없는 경우, 조정조치명령으로 가사조사관의 주도하에 면접교섭센터가 설치된 법원의 경우 면접교섭실에서 전문가 중재 하에 시범면접교섭을 실시하기도 한다. 현재 서울가정법원을 비롯하여 전국 5개(인천, 수원, 대구, 전주, 광주) 가정법원에 설치되어 있고, 향후 2025년까지 전국 18개 법원에서 시행될 예정이다.

7) 지역사회에서 소아청소년정신과 의사들의 역할

2017년도에 아동의 권익보호에 관심이 있는 법관, 조사관, 소아청소년정신과 전문의, 변호사, 교수, 아동상담가 등이 모여 아동권익보호학회Korean Society for Child Right Advocacy를 창립하였고, 특히 학회에서 소아청소년정신과 전문의들이 서구 여러 나라와 같이 이혼 절차에 있는 미성년 자녀를 위한 교육 자료가 필요하다고 제안하여 2018년 인천가정법원, 2019년 법원행정처에서 미성년 자녀를 위한 안내서가 발간되었다.

6. 치료적 개입 프로그램

많은 국가에서 이혼과정에 있는 부모들을 대상으로 의무적인 교육프로그램을 시행하고 있으며, 미국에서는 46개 주에서 어떤 형태로든 이혼 후 부모교육 프로그램을 제공하고 있다. 대부분의 프로그램은 단시간의 교육적인 형태로 이루어져 있으며(Kleinsorge & Covitz, 2017), 이혼 후 양육능력 향상, 부모와 아동의 적응, 원활한 양육계획의 합의에 초점을 맞추고 있다.

이러한 프로그램의 제공을 위하여 전문가들에게 다음과 같은 과정이 요구된다(Demby, 2016). ① 법적인 체계 안에서 훈련과 경험, ② 가족체계와 고 갈등 가족에 대한 지식, ③ 아동 발달과 이혼이 부모와 자녀에게 미치는 영향에 대한 전문성, ④ 확고한 중재 및 타협 기술이 그것이다.

1) 부모-자녀 관계증진 프로그램

소아청소년정신과 전문의와 같은 양육상담 전문가로부터 조언 및 상담은 부모가 자녀들이 어떤 것을 필요로 하는지 이해하는 데 도움이 될 수 있다. 양육상담은 자녀와 부모 모두가 필요로 하는 것을 충족시켜야 하고, 우선적으로 자녀의 이익을 반영해야 한다. 취약계층을 대상으로 자녀와 부모들에 대한 심리적인 지지와 같은 개입 프로그램이 이혼과정과 이혼 후에 전문가에 의해 이루어져야 한다(Auersperg et al., 2019). 특히나 갈등이 심한 가정의 경우에는 부모 자녀 모두가 정신건강문제를 호소할 가능성이 높기에 갈등을 줄여 주는 예방적 차원의 양육 개입 프로그램preventive parenting intervention program이 필요하다(O'Hara et al., 2019a). 이 프로그램의 이론적인 부분을 살펴보면, 사회학습이론social learning theory을 통해 부모의 긍정적인 태도와 행동이 자녀의 심상으로 내재화되고, 이후 그들의 자녀들에게 또한 전달이 되는 세대 간 전이로 나타나는 긍정적인 회로를 보이기도 한다(Mahrer et al., 2014). 이를 통해 부모-자녀 관계 증진뿐만 아니라 효과적인 규율적용을 통해 자녀의 외현화·내재화 문제가 감소하고 자존감 및 학습 향상을 가져오기도 한다(Sigal et al., 2012). 또한 자녀들을 대상으로 긍정적인 인지재구성능력positive cognitive restructuring과 문제해결능력problem-focused coping을 향상시키기 위한 개입 프로그램이 필요하다(O'Hara et al., 2019a).

2) 부모 간 갈등중재 프로그램

많은 연구결과를 통해 부모 간 갈등 해소와 부모의 명확한 역할 구분은 이혼 후 자녀 적응에 좋은 영향을 끼친다고 알려졌다(Owen & Rhoades, 2012). 미국에서도 가정법원을 통해 이혼중재자mediator, 양육 코디네이터parenting coordinator, 정신교육적 개입psychoeducation intervention 방법으로 적대적이지 않으면서 부모 간 합의와 협조를 통해 부정적인 효과로부터 자녀를 보호하는 프로그램을 시행하고 있다(Owen & Rhoades, 2012). 특히 양육 코디네이션 프로그램은 ① 적절한 방식으로 자녀와 관련된 분쟁 해결, ② 법원에서 확정한 양육계획을 따르고 순응하기, ③ 자녀에게 파괴적인 부모 간 갈등 줄이기와 같은 세 가지 방식을 통해서 이루어진다(Demby, 2016).

7. 부모단절증후군Parental Alienation Syndrome:PAS

1) 정의

이혼과정에서 자녀가 겪는 문제 중 가장 힘든 것 중 하나가 한쪽 부모가 자녀를 다른 쪽 부모로부터 멀어지게 만드는 시도alienated parent로 이것은 일종의 정서적 학대로 작용하게 된다(O'Hara et al., 2019a). Gardner(1987)는 부모 단절증후군parental alienation syndrome이란 단어를 사용하여 양육권 분쟁에서 일차적으로 발생하는 부모-자녀 관계를 기술하였다. 이런 형태에서 자녀는 한쪽 부모를 대상으로 적대적으로 비난하는 저항 행동을 보이지만, 저항 행동은 근거가 없으며 논리적이지 않다. 이런 현상은 한쪽 부모가 사고의 주입을 통하여 세뇌시키고, 자녀가 스스로 반대쪽 부모에 대하여 비난함으로써 만들어진다(Moon et al., 2020). 이런 사례에서의 문제는 친모가 적극적으로 친부-자녀 관계를 단절시키려는 시도로 특징지어지는데, 대부분의 자녀는 수년간 부모 간의 갈등에 노출되었기에 한쪽 부모와 강력한 연합관계를 형성하여 지나치게 적대적이고 흔들림 없는 확신에 차서 한쪽 부모를 거부하거나 방문이나 만남을 거절한다(Ellis, 2005). 진단에 있어 신뢰도reliability와 타당성validity에 대한 논란은 수십 년 동안 뜨겁게 이어지고 있으며, 특히 가족치료, 법정신의학, 법학, 심리학, 사회학 분야에서 이 질환에 대해 지속적으로 관심을 보이고 있다(Moon et al., 2020).

2) PAS의 역동

일반적으로 아동(6~8세)은 양쪽 부모에 대한 충성 요구에 부응하는 과정에서 극도의 정서적인 불편함을 느끼게 되고, 연령이 증가함에 따라 정서적인 불편감이 줄어들지만 결국에는 한쪽 편에 서게 된다. 그러면서 한쪽 부모와는 연합을 형성하면서 반대편 부모와는 적대적이 되어 불안감이 줄어들게 된다. 인지 부조화 이론cognitive dissonance theory에 의하면, 인간은 상반되는 두 개의 개념을 동시에 지닐 수 없기에 결국에는 한쪽 부모를 선택하고 다른 쪽 부모는 포기하게 되는 것이다. 이런 아동들은 불평이 많으면서도 친모와 지나치게 가깝고, 복잡하게 얽혀 있으면서 의존적인 특징을 보인다. 친모는 아직 정서적으로 이혼으로부터 회복되지 않았으며, 여전히 상처를 입고 있고, 화가 나 있으며, 우울하다. 갈등이 극심한 부부에서의 이혼은 신체적 학대, 유기, 복수와 같은 외상적인traumatic 요소를 지니고 있다. 단절된 부모는 모든 면all-bad에서 부정적인 의미로 받아들여지고, 상처받고 비난하는 부모는 이혼에 대한 모든 책임을 상대편에 투사하면서 자신의 자존심과 위엄을 지키려고 한다. 이런 가정의 아동은 점차적으로 비난하는 부모의 정서, 행동, 언어를 받아들이기 시작한다. 단절된 부모가 화를 내면서 자녀에게 접촉을 시도할수록 비이성적이고, 동정심이 없으며, 악랄한 사람으로 비춰지면서 친모와 아동은 희생자로 보이게 된다. 지역사회를 포함한 주변인이 단절된 부모의 편을 들게 되면 부모-자녀의 병적인 결합은 더 강해지면서 단절된 부모에 대항하는 강력한 연합체를 구성한다(Ellis, 2005).

3) PAS가 자녀에게 미치는 영향

PAS는 일종의 정서적 학대로 보고 있으며, PAS에 노출된 자녀들은 해리, 공황, 분리불안장애, 반사회적 인격장애, 행동장애, 망상장애, 자기애적 인격장애, 성 정체성 문제를 보이게 된다. 또한 PAS를 경험한 자녀들은 장기간 우울증, 이혼, 약물남용, 자신과 타인에 대한 불신, 자신의 자녀에 대한 영구적인 단절 등의 특징을 보이게 된다(Moon et al., 2020). 특히나 PAS에서는 성 학대나 방임이 흔하므로 반드시 이에 대한 평가를 해야 한다.

4) 진단적 논란

PAS는 DSM 진단기준에 의거한 공식적인 진단기준은 아니다. PAS와 관련하여 많은 연구가 이루어지면서 Bernet 등(2010)은 PAS를 PADParental Alienation Disorder로 명칭하고 DSM 하위 진단기준에 포함시키자고 제안했다. 그러나 PAS나 PAD를 DSM 정식 진단기준으로 포함시키는 것에 대한 논쟁은 지난 10년에 걸쳐 여전히 진행 중이다.

5) 아동학대 및 가정폭력과 PAS의 관련성

양육권 분쟁에 있어 친모가 친부에 대하여 아동학대나 가정폭력의 혐의를 제기하는 사례에 대하여 살펴보겠다. 가해 혐의가 있는 친부는 자신에 대한 친모의 혐의 제기가 자녀에 대한 친부의 접촉 의지를 무력화하려는 친모의 시도라고 주장하며, 흔히 PAS 문제를 친모를 상대로 역으로 제기한다. 이런 경우에는 친부모 모두 상호를 비난하게 되며, 이들이 주장하는 PAS와 가정폭력의 진위 여부에 대하여 가정폭력, 트라우마, PAS와 관련된 특별한 경험과 능력을 갖춘 전문가에 의한 면밀한 평가와 접근이 요구된다(Saunders & Faller, 2016). 실제 학대가 있었던 경우에는 PAS가 아니라 양육자의 자연스러운 방어작용의 하나로 받아들여야 하고, 폭력적인 가해 부모의 접근을 막아야 한다. 일반적으로 피해자가 가해자를 회피하려는 것과 다르게, 가정폭력의 경우에는 가해자가 역으로 단절시키려는 부모가 될 수 있다. 만약 가해자가 단절시키려는 부모라면 잘못된 판단이 아동을 커다란 위험에 빠뜨릴 수 있다. 더욱이 가해자는 다른 사람이 있는 곳에서는 난폭하지 않을 뿐 아니라 특히 전문 평가자 앞에서는 완벽히 정서적 · 행동적 문제를 감출 수도 있다(Johnston et al., 2005). 따라서 전문가들은 PAS 문제가 제기될 때는 반드시 가정폭력 혐의에 대한 모든 측면을 살펴봐야 한다.

8. 요약

전 세계적으로 이혼율이 증가하는 현실에서 우리나라는 서구사회와는 다르게, 혼인을 파탄에까지 이르게 한 책임을 가리는 이혼과정에서 부부 사이에 책임을 전가하고 갈등과 다툼이 심해지는 것을 많이 볼 수 있다. 대부분의 이혼과정 중 부모 스스로도 심리적 스트레스가 심해서 자신의 감정과 생각에 집중하느라 정작 심리적으로 취약한 자녀의 심리적 안녕은 외면되는 경우가 많다. 어린 시기의 심각한 트라우마, 특히 부모와 같이 자신의 안녕을 책임지는 일차 양육자로부터의 트라우마는 평생 해결하기 어려운 정신건강의 문제를 가져올 수 있기에 우리 사회는 특히 관심을 가지고 아동이 부모의 이혼으로 인한 심리적 충격에서 빨리 벗어나 정상 발달과정으로 복귀할 수 있게 돕는 것이 중요하다. 향후 소아청소년정신과 영역에서도 이것에 대해 관심을 가지고 연구와 임상 진료에 집중하여 지역사회에서 전문가로서 중추적 역할을 하는 것이 필요하다.

재혼가정

1. 개념 및 정의

재혼가정이란 한쪽 혹은 양쪽 부모가 결혼하여 이전의 결혼관계에서 낳은 자녀와 함께 새로운 가정을 형성하는 것을 말한다(Jensen et al., 2018). 미국에서는 이혼 후 4년 안에 1/2의 부모들이 재혼을 하고(Kleinsorge & Covitz, 2017), 거의 1/3의 아동들이 재혼가정에서 살 정도로 재혼가정은 점점 증가하고 있다(Jensen et al., 2018).

2. 역학

우리나라에서도 혼인 중 재혼이 차지하는 비율이 지난 10년간 2001년에는 남성에서는 14.7%에서 2021년에는 16.1%로, 여성에서도 2001년에 16.4%에서 2021년에는 18.5%로 증가하는 추세이다(통계청, 2021).

3. 문제점

재혼가정에서는 이혼한 부모끼리의 갈등, 계부모와 친부모 사이의 양육방식에 대한 의견 불일치, 가족의 재배치, 계부모와 자녀 사이의 갈등, 부모-자녀 관계의 악화 등의 문제가 발생할 수 있다(Jensen, 2020). 재혼가정의 스트레스 요인으로는 부모-자녀 관계의 질적 변화, 갈등적인 가족 문화 및 기대, 가족 경계의 모호함, 어떻게 계부모가 자녀의 삶에 들어오는지에 대한 불확실성, 친부모 사이의 갈등 등이 있다(Jensen et al., 2018). 비록 많은 아동이 재혼가정에서 잘 적응하지만, 재혼가정의 아동들은 학습적 · 사회적 · 행동적 · 심리적인 안녕 측면에서 적응문제를 경험할 가능성이 높은 것도 사실이다(Hetherington et al., 1998). 재혼가정의 경우 자녀가 성장했을 때 결혼을 유지한 부모에 비해 이혼한 부모를 덜 만나는 것으로 나타났으며, 특히 이혼한 친부와의 관계가 더 취약한 것으로 나타났다(Wiemers et al., 2019). 아마도 이것은 정서적인 유대감이 적었기 때문에 여러 방면에서 교류가 덜 이루어지는 것이 원인으로 생각된다.

4. 부모의 역할 및 새로운 가정 형성의 원칙

1) 새로운 파트너 만들기

다음은 이혼 후 새로운 파트너가 생겼을 때, 자녀들에게 새로운 파트너를 소개하고 파트너와 자녀들과의 관계를 형성하는 데 필요한 원칙들이다(Gaies & Morris, 2014).

① 새롭게 교제를 하는 사람을 자녀에게 소개하는 것은 아동의 요구를 고려하여 사려 깊고 점진적으로 자녀의 반응을 살펴보면서 이루어져야 한다. 남녀관계는 언제든지 사귀다가 헤어질 수 있으므로 최소한 4~6개월 이상 사귄 후에 둘 사이의 관계가 진지해진 후에 자녀에게 소개하는 것을 추천한다. 또한 이혼 후 4~6개월이 지난 후에 자녀

들이 최소한 친부모의 이혼을 받아들일 수 있도록 시간적 여유를 주는 것을 권장한다.

② 새로 교제하는 사람이 자녀들이 집에 있는 동안에 밤에 자고 가는 것은 최소한 일 년 이상 만남을 한 후, 자녀들이 교제하는 사람을 수개월 동안 알고 지내야 하며, 자녀들의 삶에서 교제하는 사람을 편하게 받아들인 후에 하는 것을 권장한다.

2) 계부모의 역할

어린 아동들은 자신들의 인생에서 계부모를 비교적 잘 받아들이는 경향이 있지만, 후기 청소년인 경우에는 계부모와의 관계를 다양한 형태로 발전시킨다(Gaies & Morris, 2014). 따라서 계부모들은 청소년 계자녀들을 위해 지지적이면서 의미 있는 중요한 역할을 할 수 있어야 한다. 많은 가정에서 십대 초반 자녀들은 계부모와 계형제를 자신들의 삶의 일부로 받아들이는 데 어려움을 겪곤 한다. 그들의 인생에서 새로운 권위적인 부모상은 양가적이고, 혼란스러우면서 위협감을 줄 수 있다.

계부모는 자녀들에게 급작스럽게 부모로서 다가서려고 하는 것을 주의해야 한다. 천천히 아동의 요구와 반응에 부응하면서 다가서고, 친절하고 참을성이 있어야 하며, 자녀가 필요로 할 때 항상 대기하고 있어야 한다. 비록 좋은 환경일지라도 계부모들은 새로운 가족환경에 적응하고 자신들의 역할과 관계를 설정하는 데 수년이 걸리기도 한다(Gaies & Morris, 2014).

일반적으로 여아의 경우는 남아에 비해 계부와의 친밀도가 덜한 것으로 되어 있으며, 남아는 가정에서 새로운 남자인 계부의 존재에 대해 조금 더 신뢰하는 경향이 있다(Jensen & Shafer, 2013).

3) 부모-자녀 관계 및 자녀의 심리적 적응

일반적으로 어린 아동이나 10대 후반 청소년들은 부모의 재혼에 적응을 잘하는 반면에 초기 청소년기 자녀들은 계부모가 생기는 것에 반감을 많이 보인다(Kleinsorge & Covitz, 2017). 재혼가정에서도 좋은 부모-자녀 관계, 특히 좋은 계부모-자녀 관계에서 자녀들이 스트레스를 덜 경험하고, 내재화 · 외현화 문제 및 신체적인 건강문제도 적다고 알려졌다(Jensen & Lippold, 2018). 보통은 생물학적 부모 사이의 공동양육이 재혼가정에 중요한 역할을 하는데, 흔히 친모가 양육권을 가지고 있어 단독양육을 하고 친부는 따로 거주하는 경우에 친부의 자녀에 대한 참여도가 중요하다(Jensen & Shafer, 2013). 친부와 지속적인 만남과 가까운 부모-자녀 관계의 유지는 자녀가 겪을 수 있는 많은 정서적 · 심리적 · 행동적 문제들을 완화시킬 수 있다(Goldscheider & Sassler, 2006). 반면에 친모가 재혼을 하고 친부와의 관계가 단절된 경우에 자녀는 아버지상 역할을 자처하는 모든 남자를 불신하게 될 수 있다(Jensen & Shafer, 2013).

부모-자녀 사이에 적대감이 있는 경우 역시 자녀의 내재화 · 외현화 문제가 증가된다고 하였다(Jensen et al., 2018). 재혼가정 형성 후 자녀들의 입장에서 가족 간의 관계가 긍정적이고 안정적이며, 유용하다고 느낄 경우에 심리적 · 사회적 · 행동적 측면에서 훨씬 더 적응을 잘하는 것으로 알려졌다. 친부모와 계부모 간의 관계에 있어서도 서로 적대적인 부모관계는 부모-자녀 관계를 악화시킬 뿐 아니라 자녀들의 적응에도 부정적인 영향을 줄 수 있다. 즉, 자녀들에게는 결혼의 형태(동거나 재혼)가 중요한 게 아니라 친모와 계부 사이의 관계 결속력을 어떻게 인지하는지가 중요한 것으로 나타났다(King, 2009). 친모와 계부 사이의 높은 수준의 관계가 중요한데, 여기에는 부모 역할에 대한 동의 수준, 갈등과 다툼의 빈도, 자녀가 어떻게 친모와 계부 관계를 받아들이는지, 가족 간의 소통 수준 등이 자녀와 계부모 사이의 관계에 영향을 미치는 것으로 나타났다(Jensen & Shafer, 2013). 특히 친모가 자녀를 양육하고 있는 경우에 자녀와 비동거 친부와 자주 면접교섭을 할수록 높은 학업 수행, 좋은 친구관계, 나은 심리학적 적응을 보인다고 하였다(Sigal et al., 2011). 이 외에도 자녀를 양육하는 친모, 계부와의 관계가 좋을수록 자녀의 우울증, 흡연, 약물남용, 비행의 빈도는 낮게 나타난다고 하였다(Jensen & Lippold, 2018).

부모 중에는 친모의 역할이 중요한데, 친모가 반응적이고 개방적이며, 친숙할수록 급속한 가족체계의 변화에서도 자녀는 안정적이고 지속적인 편안함을 느낄 것이며, 이런 친모의 역할이 꾸준할 경우에는 자녀와 계부 관계도 가까워질수 있다. 자녀들이 계부와 소통하는 데 친모가 도움이 된다고 생각할수록 계부에 대한 적대감은 적을 것이며, 관계도 가까워질 수 있다(Jensen & Shafer, 2013). 결론적으로 재혼가정에서 계부모 간의 관계가 안 좋고, 자녀와 계

부모 사이도 좋지 않은 경우에는 성장할수록 자녀들에서 우울증, 높은 수준의 비행, 낮은 자존감을 보인다고 하였다(Jensen, 2020). 자녀 입장에서 보면 모든 부모와의 관계 및 부모상을 포함하여 가족 구성원들 간의 관계가 안정적이고 갈등이 적을수록 자녀들은 심리적 안정감을 통해 잘 적응하는 것으로 나타났다(Jensen, 2020; Jensen & Lippold, 2018). 자녀들의 성별에 대한 차이를 보면 재혼가족 구성원들 간의 관계가 좋지 않을수록 남아에 비해 여아에서 우울을 포함하여 더 많은 내재화문제를 보여 준다고 하였다. 남아에서는 약물남용을 포함한 외현화문제를 더 많이 보인다고 하였다(Jensen & Lippold, 2018).

4) 확대가족을 포함한 주변 가족들의 역할

부모-자녀 관계뿐만 아니라 주변 가족들을 포함한 사회적 관계에서의 친밀도도 중요한데, 주변 가족들과의 친밀도가 좋고 높은 응집력을 보이는 경우에는 방임형, 가혹한 양육, 가정폭력의 가능성이 줄어든다고 알려졌다(Jensen, 2020). 따라서 좋은 주변 가족환경은 계자녀들이 확대가족이 형성되는 과정에서의 이슈와 별개로 적응하는 데 크게 긍정적으로 작용한다. 재혼가정 형성과정 중 가족 스트레스와 부모의 부담을 줄여 주는 것을 통해 부정적인 영향으로부터 자녀를 보호해 주는 역할을 할 뿐만 아니라 가혹한 양육과 이에 대한 자녀의 외현화문제를 줄여 준다(Jensen, 2020).

5) 계자녀끼리의 관계

자녀들끼리도 자신의 부모를 계형제끼리 공유해야 한다는 것 때문에 갈등이 일어나기도 한다. 특히 재혼가정에서 새로운 자녀가 태어나는 것도 자녀들끼리 또 다른 갈등의 요인이 되기도 한다. 계자녀끼리 잘 지내지 못하는 경우에는 새로운 가족환경에서 다툼의 요인이 되기도 한다. 그렇지만 궁극적으로는 계자녀끼리 좋은 관계를 형성하면 동일한 부모 밑에서 같이 자란 생물학적 형제처럼 가까운 관계가 될 수 있다.

이렇게 가족 구성원들 간의 관계가 자녀들의 적응에 영향을 많이 끼치므로 관계 중심의 재혼가정 교육프로그램과 같은 개입 프로그램이 필요하다(Jensen & Lippold, 2018).

6) 재혼을 하지 않고 동거만 하는 경우

단순히 동거만 하는 경우에는 계부모와 계자녀 간의 관계는 다음과 같은 이유로 문제가 될 수 있다. 첫째, 동거관계인 경우에는 서로 결혼을 한 경우보다 결속력이 약하고 관계가 깨져 헤어질 가능성이 크다(Manning & Brown, 2006). 둘째, 동거 커플인 경우에는 경제적인 지원뿐만 아니라 부모로서의 역할이나 양육 책임감이 약하다. 이러한 불확실성은 자녀에게 부정적인 영향을 줄 수 있는데, 이혼 후 동거가족의 자녀는 재혼가정의 자녀에 비해 심리적으로 불안정하고, 행동문제가 많이 발생할 뿐만 아니라 학교 적응도 힘들다(Heimdal & Houseknecht, 2003).

5. 성본 변경 및 친양자 입양

재혼가정에서 성본 변경이나 친양자 입양문제는 주로 친모가 주 양육자일 경우에 발생하는데, 자녀가 새로운 가정에 잘 적응하기를 바라는 본래의 목적과는 달리, 이혼과 재혼이 반복되는 경우에는 재판을 통해 법원에서 자녀의 성이 여러 번 바뀔 수 있거나, 파양청구를 하는 경우가 발생해 부작용이 심각하게 우려된다(장창국, 2017). 일반적으로는 자녀의 성과 본이 계부의 것과 다르게 되면 자녀가 학교생활에 적응하지 못한다고 믿기에 성본 변경이나 친양자 입양이 자녀의 정서문제를 해결해 줄 것이라고 믿는 부모들이 청구를 하게 된다(장창국, 2017). 그러나 소아청소년정신과 전문의 입장에서 보면 친부모의 바람과는 다르게 성본 변경이나 친양자 입양을 통해 많은 자녀가 자신의 '친부가 누구냐'라는 정체성의 혼란뿐만 아니라 성본 변경을 통해 자신이 친부를 버렸다는 죄책감에 시달리게 된다. 또한 친부도 자녀가 자신의 성을 버렸다는 것에 배신감을 느껴 거부하고 싶은 마음이 들게 된다. 오히려 성본 변경은 자녀와 친부모 사이의 관계를 끊어 버리는 결과를 초래하기에 특별한 경우가 아니면 바람직하지 않다.

6. 재혼가정에서 임상가의 역할

첫째, 임상가는 재혼가정에서 재혼부모와 자녀들 관계의 균형을 맞추기 위해 노력해야 한다. 둘째, 재혼가정이 형성되는 과정에서 친부모와 자녀 사이의 심리적인 연결이 어떻게 변화하는지 주의 깊게 살펴봐야 한다. 경우에 따라서는 임상가가 친부모에게 자녀들과 특히 새로운 계부모에 대해 언급하는 개방된 소통이 필요하다고 조언할 필요가 있다. 셋째, 여아와 남아의 경우 계부모와 친밀해지는 소통 능력과 요구하는 바가 어떻게 다른지 주의를 기울여야 한다. 특히 여아의 경우에는 남아에 비해 재혼가정 구성원 간의 결속력에 적대감을 더 보일 수 있다(Jensen & Shafer, 2013). 재혼가정에서 면접교섭 이행 또는 변경청구, 성본 변경청구 사건 등의 문제가 발생하는 경우 그리고 재혼과정에서 발생하는 양육친과 비양육친의 갈등, 부모와 자녀들 간의 갈등 등의 문제로 인해 국내 법원에서는 재혼가정에 특화된 재혼가정 부모교육 프로그램도 개발하여 시행하고 있다(정용신, 2020).

7. 요약

앞서 언급한 대로 재혼가정의 비율은 점점 증가하는 추세이다. 재혼가정의 특성상 이혼 경험을 통해 트라우마를 경험한 부모와 그들의 자녀들이 다시 새로운 가정을 형성하는 과정에서 많은 심리적 어려움을 경험할 수 있고, 이는 기존의 심리적 트라우마 후유증을 더욱 악화시키는 결과로 나타날 수 있다. 새로운 가정을 형성하는 데 있어 가족 구성원과의 관계가 심리적 안정을 가지는 데 중요한 역할을 하기에 친부모-자녀 관계, 계부모-자녀 관계, 계 자녀끼리의 관계를 아우르는 관계 중심의 전문적 개입이나 조언을 필요로 한다.

참고문헌

장창국(2017). 자녀중심 가사재판. 부모교육공동연구회.

정용신(2020). 이혼절차에서 미성년 자녀를 보호하기 위한 법원의 제반 조치들. 가족법연구, 34(2), 97-140.

통계청(2021). 이혼자료. Available from http://www.index.go.kr/potal/main/EachDtlPageDetail.do?idx_cd=1579

Auersperg, F., Vlasak, T., Ponocny, I., & Barth, A. (2019). Long-term effects of parental divorce on mental health: A meta-analysis. *Journal of Psychiatric Research, 119*, 107-115.

Bernert, W., von Boch-Galhau, W., Baker, A. J., & Morrison, S. L. (2010). Parental alienation, DSM-V, and ICD-11. *The American Journal of Family Therapy, 38*, 76-187.

Bowlby, J. (1982). Attachment and loss: Retrospect and prospect. *American Journal of Orthpsychiatry, 52*, 664-678.

Clark, B. (2013). Supporting the mental health of children and youth of separating parents. *Journal of Paediatrics and Child Health, 18*(7), 373-377.

Demby, S. L. (2016). Parenting coordination: Applying clinical thinking to the management and resolution of post-divorce conflict. *Journal of Clinical Psychology, 72*(5), 458-468.

Ellis, E. M. (2005). Help for the alienated parent. *The American Journal of Family Therapy, 33*, 415-426.

Gaies, J. S., & Morris Jr., J. B. (2014). *Mindful co-parenting: A child-friendly path through divorce*. North Charleston, SC: CreateSpace Independent Publishing Platform.

Gardner, R. (1987). *Parental alienation syndrome and the differentiation between fabricated and genuine sexual abuse*. Cresskill, NJ: Creative Therapeutics.

Goldscheider, F., & Sassler, S. (2006). Creating stepfamilies: Integrating children into the study of union formation. *Journal of Marriage and family, 68*, 275-291.

Heimdal, K., & Houseknecht, S. (2003). Cohabiting and married couples' income organization: Approaches in Sweden and the United States. *Journal of Marriage and Family, 65*, 525-538.

Hetherington, E. M., Bridges, M., & Insabella, G. M. (1998). What matters? What does not? Five perspectives on the association between marital transitions and children's adjustment. *American Psychologist, 53*(2), 167-184.

Jensen, T. M. (2020). Stepfamily processes and youth adjustment: The role of perceived neighborhood collective efficacy. *Journal of Research on Adolescence, 30*(S2), 545-561.

Jensen, T. M., & Lippold, M. A. (2018). Patterns of stepfamily relationship quality and adolescents' short-term and long-term adjustment. *Journal of Family Psychology, 32*(8), 1130-1141.

Jensen, T. M., Lippold, M. A., Mills-Koonce, R., & Fosco, G. M. (2018). Stepfamily relationship quality and children's internalizing and externalizing problems. *Family Process, 57*(2), 477-495.

Jensen, T. M., & Shafer, K. (2013). Stepfamily functioning and closeness: Children's views on second marriages and stepfather relationships. *Social Work, 58*(2), 127-136.

Johnston, J. R., Walters, M. G., & Olsen, N. W. (2005). Is it alienating parenting role reversal of child abuse? A study of children's rejection of a parent in child custody disputes. *Journal of Emotional Abuse, 5*, 191-218.

Kamp Dush, C. M., Kotila, L. E., & Schoppe-Sullivan, S. J. (2011). Predictors of supportive coparenting after relationship dissolution among at-risk parents. *Journal of Family Psychology, 25*(3), 356-365.

King, V. (2009). Stepfamily formation: Implications for adolescent ties to mothers, nonresident fathers, and stepfathers. *Journal of Marriage and Family, 71*, 954-968.

Kleinsorge, C., & Covitz, L. (2012). Impact of divorce on children: Developmental considerations. *Pediatrics in Review, 33*(4), 147-155.

Lamela, D., Figueiredo, B., Bastos, A., & Feinberg, M. (2016).

Typologies of post-divorce coparenting and parental well-being, parenting quality and children's psychological adjustment. *Child Psychiatry & Human Development, 47*, 716-728.

Lowenstein, L. (2006). *Creative interventions for children of Divorce*. Champion Press Toronto.

Mahrer, N. E., Winslow, E., Wolchik, S. A., Tein, J., & Sandler, I. N. (2014). Effects of a preventive parenting intervention for divorced families on the intergenerational transmission of parenting attitudes in young adult offspring. *Child Development, 85*(5), 2091-2105.

Manning, W. D., & Brown, S. (2006). Children's economic well-being in married and cohabiting parent families. *Journal of Marriage and Family, 68*, 354-362.

Moon, D. S., Lee, M. H., Chung, D. S., & Kwack, Y. S. (2020). Custody evaluation in high-conflict situations focused on domestic violence and parental alienation syndrome. *Journal of the Korean Academy of Child and Adolescent Psychiatry, 31*(2), 66-73.

O'Hara, K. L., Sandler, I. N., Wolchik, S. A., & Tein, J. (2019a). Coping in context: The effects of long-term relations between interparental conflict and coping on the development of child psychopathology following parental divorce. *Development and Psychopathology, 31*, 1695-1713.

O'Hara, K. L., Sandler, I. N., Wolchik, S. A., Tein, J., & Rhodes, C. A. (2019b). Parenting time, parenting quality, interparental conflict, and mental health problems of children in high-conflict divorce. *Journal of Family Psychology, 33*(6), 690-703.

Owen, J., & Rhoades, G. K. (2012). Reducing interparental conflict among parents in contentious child custody disputes: An initial investigation of the working together program. *Journal of Marital and Family Therapy, 38*(3), 542-555.

Raub, J. M., Carson, N. J., Cook, B. L., Wyshak, G., & Hauser, B. B. (2013). Predictors of custody and visitation decisions by a family court clinic. *Journal of the American Academy of Psychiatry and the Law, 41*, 206-218.

Saunders, D. G., & Faller, K. C. (2016). The need to carefully screen for domestic violence when parental alienation is claimed. *Michigan Family Law Journal, 46*, 7-11.

Schaan, V., Schulz, A., Schächinger, H., & Vögele, C. (2019). Parental Divorce is associated with an increased risk to develop mental disorders in women. *Journal of Affective Disorders, 257*, 91-99.

Sigal, A., Sandler, I., Wolchik, S., & Braver, S. (2011). Do parent education programs promote healthy post-divorce parenting? Critical distinctions and a review of the evidence. *Family Court Review, 49*(1), 120-139.

Sigal, A. B., Wolchik, S. A., Tein, J., & Sandler, I. N. (2012). Enhancing youth outcomes following parental divorce: A longitudinal study of the effects of the new beginnings program on educational and occupational goals. *Journal of Clinical Child and Adolescent Psychology, 41*(2), 150-165.

Spremo, M. (2020). Children and divorce. *Psychiatria Danubina, 32*(3), 353-359.

Tornello, S. L., Emery, R., Rowen, J., Potter, D., & Ocker, B., Xu, Y. (2013). Overnight custody arrangements, attachment, and adjustment among very young children. *Journal of Marriage and Family, 75*(4), 871-885.

Wiemers, E. E., Seltzer, J. A., Schoeni, R. F., Hotz, V. J., & Bianchi, S. M. (2019). Stepfamily structure and transfers between generations in U.S. families. *Demography, 56*, 229-260.

제32장

소아정신의학

문화적 적응이 필요한 가정: 다문화 · 북한이탈주민 · 이주민 가정

Families in Need of Cultural Adaptation: Multicultural, North Korean Defector, and Immigrant Families

이소희

문화적 적응이 필요한 가정 자녀의 유형

다문화 가족이란 「다문화가족지원법」에 따라 한국인과 결혼한 이민자 및 출생, 귀화, 인지에 의한 한국 국적 취득자로 이루어진 가족을 의미한다. 문화적 적응이 필요한 가정은 크게 국제결혼 가정, 외국인 가정, 북한이탈주민(탈북민) 가정이 있다. 또한 그러한 가정의 청소년, 즉 부모 혹은 본인이 이주의 경험을 지닌 청소년을 '이주배경청소년'(양계민 등, 2021)이라고 부른다. 이들의 유형은 국내 출생과 이주민이 다른 나라에서 데려온 자녀가 있고 탈북민 가정의 자녀가 있을 수 있다(표 32-1).

표 32-1 이주 배경 청소년의 유형(양계민 등, 2021)

본인 출생 / 부모 배경	국내 출생	국외 출생
부모 중 한 명이 한국인	국내 출생 국제결혼 가정 자녀	국외 출생 국제결혼 가정 자녀
부모 모두 외국인	국내 출생 외국인 가정 자녀	국외 출생 외국인 가정 자녀
본인 출생 / 부모 배경	남한 출생	남한 외 지역 출생
부모 중 한 명 이상이 북한이탈주민	남한 출생 탈북배경 청소년	탈북청소년
부모 중 한 명은 외국인, 다른 한 명은 북한이탈주민		제3국 출생 탈북배경 청소년

1. 다문화 가정 자녀

1) 국제결혼 가정의 자녀: 국내 출생

한국인과 결혼한 외국인 배우자 사이에서 출생한 자녀로서 국내 출생과 동시에 한국 국민이 되므로 「헌법」에 따른 교육권이 보장된다.

2) 국제결혼 가정의 자녀: 국외 출생

결혼이민자가 한국인과 재혼한 이후에 본국에서 데려온 자녀로서 국제결혼 가정 자녀 중 외국인 부모의 본국에서 성장하다가 청소년기에 입국한 자녀이다. 국내 입국 시 외국 국적이나 특별귀화를 통해 한국 국적으로 전환 가능하다. 여기에는 외국국적자, 미등록자, 무국적자, 난민, 유학생 자녀가 모두 포함된다. 대부분이(약 90% 이상) 중국인 · 조선족이고 비교적 연령대가 높은 십대 중후반(중고등학생)에 입국하는 경우가 많다.

3) 외국인 가정의 자녀

외국인 부부 사이에서 출생한 자녀로서 「헌법」에 따라 한국 아동과 동일한 교육권을 가진다. 국내 출생 자녀와 국외 출생 자녀가 있을 수 있다. 미등록 외국인 자녀의 경우 거주 사실 확인만으로 초중학교 입학이 가능하다.

2. 탈북민 가정 자녀

1) 탈북청소년

북한에서 출생하여 남한으로 이주한 청소년으로서 이주과정에서의 가족 해체, 중국 등 제3국에서 불안한 은신생활, 심리적 외상 노출로 인한 정신건강문제 및 가족 갈등에 취약할 수 있다(남북하나재단, 2021). 최근 무연고 탈북청소년도 증가하고 있는데 탈북청소년 중 직계존속을 동반하지 아니한 24세 이하의 사람을 의미하며, 부모의 사망 혹은 생존에도 불구하고 홀로 탈북하여 남한으로 입국한 경우로 자신의 생활을 스스로 책임져야 하는 어려움, 탈북 브로커에게 갚아야 할 채무, 심지어 북에 남은 가족들을 위해 돈을 벌어야 하는 상황에 놓이는 경우가 있다.

2) 국내 출생 및 제3국 출생 탈북민 자녀: 탈북배경청소년

탈북청소년 외에 탈북민의 자녀를 탈북배경청소년이라 하는데, 탈북민이 남한에 정착하여 출산한 남한 출생자녀가 있고, 중국 등 제3국에서 장기 체류하면서 자녀를 출산한 후, 남한에 동반 혹은 선 입국하여 초청한 제3국 출생자녀가 있다(남북하나재단, 2022). 후자의 경우는 중도입국청소년으로 범주화되기도 한다.

탈북민 중 배우자가 있는 경우가 46.2%인데, 배우자로서는 주로 여성(84.7%)이 탈북민이다. 제3국 출생 자녀는 한국어가 모국어가 아니라서 의사소통, 학교 수업에 어려움이 있고, 장기간 부모와 이별했다 재결합한 경우가 많아 불안정한 양육환경에서 자라게 될 가능성이 높다. 한 탈북민 가정에 탈북청소년, 제3국 출생 및 남한 출생 자녀가 함께 성장하는 경우도 있다.

문화적 적응이 필요한 가정 자녀의 실태

문화적 적응이 필요한 가정으로서 크게 국제결혼으로 이루어진 가정 혹은 외국인 가정을 다문화 가정으로 묶고 탈북민이 한 명 이상 포함된 탈북민 가정은 특성상 구분하여 기술하고자 한다.

1. 다문화 가정 자녀

1) 다문화 가정 현황

우리나라의 다문화 가구원은 지속적으로 증가하여 2018년부터 100만 명을 넘어섰고 총인구의 2%를 차지하고 있다(최윤정 등, 2022). 그 배경에는 국제결혼international marriage의 증가가 일조를 하고 있는데, 1990년대 이후 세계화에 따른 시장 개방, 상대적으로 높은 소득수준 및 노동시장환경의 변화 그리고 혼인시장의 불균형과 농촌지역의 여성 인구 수 감소로 인해 국제결혼이 가파르게 증가 추세였고, 국제결혼중개업체의 난립에서 오는 부작용을 통제하기 위하여 2005년 이후 정부가 결혼중개업체의 관리를 강화하면서 증가율이 감소하기 시작하였지만, 국내 전체 결혼 대비 국제결혼 비율은 최근 10년 기준 약 6.8~9.9% 수준을 유지하고 있다.

2021년 전국 다문화가족 실태조사에 의하면(최윤정 등, 2022) 전체 약 34만 6천여 가구로 추정되고 결혼이민자 가구 약 80%, 기타귀화자 가구 약 18%이다. 이들의 과거 또는 현재 국적은 한국계중국 34.9%, 베트남 21%, 중국 19.9%이다. 결혼이민자로는 베트남인이 23.9%로 가장 많고, 귀화자는 이전 국적이 한국계 중국인이 47.1%로 다수를 차지한다. 거주 지역은 수도권 비율이 약 56%이다. 혼인상태는 유배우가 84.8%이고, 이혼 별거 사유는 50.7%가 성격차이인데 경제적 문제 14.0%, 학대 폭력이 8.8%를 차지하고 있다. 부부간 문화적 차이는 약 52%에서 경험하고 있는데, 식습관, 의사소통방식, 가족 행사 등 의례에서 가장 큰 차이를 경험하고 있다. 부부간 갈등은 46.3%에서 경험하였고, 갈등 사유는 사고방식과 가치관 차이, 자녀양육문제, 경제적 문제 순이다. 만 5세 이하 자녀에서는 약 74%에서 자녀양육의 어려움을 경험하고 있는데, 가장 큰 어려움은 한국어 지도(26.8%)이고, 만 6세 이상 자녀에 대한 자녀양육 어려움은 약 88%에서 경험하였는데, 학습지도(50.4%)가 가장 큰 어려움으로 나타났다. 사회생활면에서 한국생활의 어려움을 62.1%에서 겪고 있고 차별 경험도 감소 추세이긴 하나 16.3%에서 경험한다.

이주민은 국민 일반과 비교할 때 고용률이 낮고, 실업률과 단순 노무 직종이 높으며, 임금 수준이 낮은 편이다. 결혼이주여성은 대체로 이주immigration를 위한 준비과정이나 타문화에 대한 이해가 부족한 상태에서 언어적 어려움을 가진 채 한국 사회에 정착하였기 때문에 한국 문화에 대한 이해가 부족하고 결혼에 대한 충분한 준비가 되어 있지 않은 경우가 많다. 그리고 결혼의 상대자도 나이 차이가 많이 나고, 한국에서의 경제적 수준이 낮은 경우가 많아 이주 후의 사회경제적 환경도 스트레스의 요인이 될 가능성이 높다. 다문화 가족은 의사소통의 어려움과 문화의 차이, 사회적인 편견이라는 기본적인 어려움을 내재하고 있고, 이는 출산 후 양육문제와 시부모와 같은 확대가족과의 관계 등 일반적인 결혼생활에서 발생하는 스트레스 요인과 결합되어 결혼이주여성 및 자녀의 정신건강문제가 우려된다.

2) 다문화 가정 자녀 현황

2020년 다문화 인구동태 통계에 의하면, 국내 전체 출생아 중 다문화 출생아가 차지하는 비중은 2015년부터 꾸준히 올라 6%에 이르고 있고, 국내 청소년 인구는 감소 추세인데 비해 학령기(8~19세)에 들어선 다문화 가정 자녀는 9년 동안에 3배 이상으로 늘어남에 따라 국내 초·중·고생 100명 중 3명은 다문화 가정 자녀이다. 전체 학생 중 다문화학생 비율은 초등학교에서 4.2%로 가장 높고 고등학교에서도 다문화학생 비율이 1%를 넘어섰다(교육부, 2022).

국내 초·중·고등학교에 다니는 국제결혼 가정 및 외국인 가정 학생이 16만 명을 넘어선 상태인데, 국제결혼 가정 학생은 13만여 명으로 지난 9년 사이 3배 늘었고 그 중 국내 출생 학생이 약 12만 명(74.7%), 외국인가정 학생이 11배 증가하여 약 3만 명(19.4%), 중도입국 학생이 약 1만 명(5.9%)이다. 초등학생의 비율이 가장 높아서 국제결혼 가정의 국내 출생의 약 71%, 중도입국 학생의 약 53%, 외국인 가정의 약 70%을 차지한다. 초등학교 기준으로 대도시(3.4%)와 중소도시(3.5%), 읍·면 지역(7.2%), 도서 벽지(11.1%)로 갈수록 다문화 학생의 비율이 높아진다(교육부, 2022). 부모 출신국별로 베트남이 35.4%로 가장 많고, 2012년(7.3%) 대비 증가 폭도 가장 가파르며, 그다음으로 중국(한국계 제외) 24.3%, 필리핀 9.6%, 중국(한국계) 7.1% 순으로 많다. 반면, 2012년 27.5%에 달했던 일본은 4.7%로 급감했다(교육부, 2022)(그림 32-1).

다문화 가정 아동들은 정체성 혼란, 체류자격이 불안정하거나 한국 생활에 익숙하지 않은 외국인 부모, 양육에 도움을 줄 친인척 부재, 부모의 일-가정 양립의 어려움 등을 경험하는 것으로 보고되고 있다.

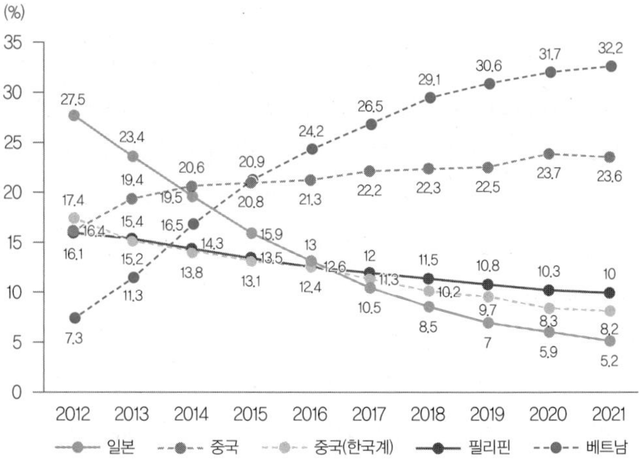

그림 32-1 연도별 부모 출신국별 다문화 학생 비율(2012~2021) (교육부, 2022)

2. 탈북민 가정 자녀

1) 탈북민 현황

국내 입국 북한이탈주민North Korean defectors: 이하 탈북민은 통일부 집계(2022년 6월)에 의하면, 누적 인원이 약 3만 4천 명 되는데, 24세 이하 아동청소년은 매년 입국하는 탈북민의 약 15~20%에 해당한다(남북하나재단, 2022). 탈북자는 1990년대 중반 북한의 식량 사정 악화를 계기로 꾸준히 증가하다가 2000년대 이후 한국 입국이 급증하였는데, 그 원인은 탈북자들이 해외 체류 중 북송 위험 등의 정착 한계를 느끼는 상황에서 보다 나은 삶을 찾아 한국으로 입국을 시도하거나, 제3국에서 우리 공관에 들어간 탈북자들에 대한 우리 당국의 지원 및 한국에 기입국한 가족의 입국 지원 활동에 기인한 것으로 추정된다. 2012년 이후부터는 접경 지역 통제 강화 등의 원인으로 입국 인원이 감소 추세이고, 특히 2020년은 코로나19로 인하여 더욱 감소하였다.

2) 탈북민 가정 자녀 현황

탈북청소년의 남녀 비율은 비슷하고, 58.5%가 고등 연령이다. 수도권에 70.7%가 거주하고 있고, 거주 기간은 41.9%가 5~10년 미만이며, 대부분(81.5%) 부모와 함께 거주하고 있다. 재학 중인 학교는 일반 정규 학교가 87.4%이고, 대안학교가 12.6%이며, 하고 싶은 일은 보건의료직이 13%로 가장 높고 다음이 예술·디자인직이 11.0%이다. 받고 싶은 지원은 학습 · 학업 지원이 57.2%로 가장 높고, 다음이 생활비 지원 18.1%, 진로지원 12.6% 순이다. 44.8%는 북한에서 재학 경험이 있고, 제3국에서의 재학 경험은 5.5%에 불과하다(남북하나재단, 2021).

교육부(2021) 통계에 따르면, 2014년 이후 학교에 재학 중인 제3국 출생 탈북민 자녀들 수가 북한 출생 탈북학생 수보다 더 많아졌고, 2021년 4월 기준 북한 출생이 약 800명, 제3국 출생이 약 1,500명으로 2배 정도이다. 학교 유형별로는 고등학생과 기타 학교(특수학교, 방송통신학교 등)는 북한 출생과 제3국 출생이 약 50%씩이고, 초등학교는 약 80%가, 중학생은 약 70%가 제3국 출생이다(표 32-2).

재학 청소년의 학교생활 어려움으로는 학업 부진(북한 출생 52.6%, 제3국 출생 46.3%)이 가장 높고, 이어 문화, 언어 적응, 친구관계, 교사와의 관계 영역인데, 북한 출생 청소년은 제3국 출생 청소년에 비해 학업 부진이, 제3국 출생 청소년은 문화, 언어 적응문제가 상대적으로 더 높게 나타났다. 학교 중도 탈락률은 2008년 10.8%에서 2021년 1.2%로 감소 추세이고(교육부, 2021), 중도 탈락 사유로는 동급생보다 높은 연령에 기인한 부적응(16.1%), 수학 능력 부족(10.7%) 및 검정고시(10.7%) 등이 있었다(북한이탈주민지원재단, 2011).

비재학 청소년의 학교를 다니지 않는 주된 이유는 재학 준비(탈북 40.8%, 제3국 출생 55.0%)가 가장 높고, 학력 차이, 돈 벌기 위해, 필요성 못 느낌 등의 순이었고, 비재학생 10명 중 6명은 향후 진학 의지가 있다고 하였다. 다만, 비재학생 대부분(탈북 77.5%, 제3국 청소년 90.0%)이 고민 해결에 도움받을 사람이 없다고 느껴 주변 지지자원이 취약함을 알 수 있다. 또한 진학을 위해 탈북청소년은 경제적 지원(51.2%)을 가장 원했으나, 제3국 출생 청소년은 학습 보충(46.2%)을 가장 원하여 차이를 보였다(북한이탈주민지원재단, 2011).

가족 유형을 살펴보면 탈북청소년은 남한에서 한부모 가정이 53.5%로 가장 높고, 이어서 양부모 가정(36.7%), 독거(3.4%), 조손 가정(2.4%) 등의 순이고, 제3국 출생 청소년은 양부모 가정(49.4%)과 한부모 가정(41.8%)이 비슷하게 주류를 이루고, 독거(2.5%), 조손 가정(0.2%)도 있다. 탈북청소년들이 북한에서 함께 살았던 가족 유형은 양부모 가정이 48.7%로 가장 높고, 한부모 가정(30.4%), 조손 가정(10.8%), 독거(3.1%)의 순이며, 기타(7.1%) 형제자매, 친척 등과 살았던 경우도 있다. 탈북 동기는 가족을 따라서(72.4%), 식량 부족과 경제적 어려움(24.2%), 자유를 찾아서(19.6%), 가족을 찾거나 재결합을 위해(16.0%), 북한 체제가 싫어서(9.1%) 등의 순으로 조사되었고, 출신지역은 함경북도(69.6%)가 가장 높다(북한이탈주민지원재단, 2011).

북한 출생 탈북학생뿐 아니라 제3국 출생과 남한 출생 탈북민 자녀들 역시 부모인 탈북민의 남한의 교육제도에 대한 이해 부족, 양육 기술의 부족, 열악한 성장환경, 언어와 문화적 차이로 인한 어려움으로 학교 부적응, 다양한 정서행동상의 문제들을 보이고 있다.

표 32-2 탈북인 자녀의 출생국별 재학 현황(교육부, 2021)

(단위: 명, %)

구분	초등학교		중학교		고등학교		기타 학교*		계	
	학생 수	비율	학생 수	비율	학생 수	비율	학생 수	비율	학생 수	비율
북한 출생	127	(19.4)	238	(32.2)	355	(48)	69	(44.8)	789	(34.5)
중국 등 제3국 출생	527	(80.6)	502	(67.8)	384	(52)	85	(55.2)	1,498	(65.5)
계	654	(100)	740	(100)	739	(100)	154	(100)	2,287	(100)

* 특수학교, 공민학교, 고등공민학교, 고등기술학교, 각종 학교, 방송통신중 · 고등학교 등

문화적 적응이 필요한 가정 자녀의 특성 및 정신건강

이주 배경 아동청소년의 성장 및 발달과업과 관련된 요인을 알기 위하여 심층 면접한 연구결과에 의하면, ① 아동의 이주 경험과 관련하여 한국 공교육 체계로부터의 배제, 한국 또래들과의 단절, 체류 자격 유지를 위한 학습, 이중적 정체성이 있었고, ② 부모의 이주 경험 관련하여서는 자녀 혼자 보내는 영유아기, 부모의 불안정한 체류 자격, 부모의 익숙하지 못한 한국 생활, 친인척 지지의 부재가 있었으며, ③ 가족관계 관련하여서는 입국 초기 불안정한 가족생활, 부모의 일 가정 양립의 어려움, 가정 내에 방치된 아이들, 제한적인 아버지 역할로 분류되었다(신윤정, 2022).

1. 다문화 가정 자녀

1) 정신건강

다문화 가정 자녀의 정신건강과 관련해서는 교육부, 보건복지부가 국내 중고등학생을 대상으로 매년 시행하는 청소년건강행태온라인조사 자료를 분석한 연구를 통하여 짐작할 수 있다. 2017년 제13차 청소년건강행태온라인조사 자료를 이용해 분석한 결과에 의하면, 다문화 가정 청소년은 일반 가정 청소년보다 주관적 행복감이 낮고, 우울 경험, 자살생각, 주중과 주말 스마트폰 과의존, 친구나 선후배 관계에서 스마트폰 관련 문제적 경험 비율이 유의하게 높았다(채명옥, 2018).

한편, 2014년 제10차 청소년건강행태온라인조사 자료를 이용하여 분석한 결과에(김정민 등, 2015) 의하면, 자살계획 경험(다문화 6.2% vs. 대조군 4.4%), 자살시도(다문화 5.4% vs. 대조군 2.9%), 자살시도 후 병원 치료 경험(다문화 33.3% vs. 대조군 17.3%)이 다문화 가정 청소년이 일반 가정 청소년보다 유의하게 높았다. 또한 폭력 경험(다문화 평균 0.24번 vs. 대조군 평균 0.06번), 6번 이상의 폭력 경험(다문화 1.7% vs. 대조군 0.3%)도 다문화 가정 청소년이 더 많았다. 음주 경험(다문화 35.4% vs. 대조군 42.5%)은 일반 가정 자녀가 더 높았고, 흡연 경험은 두 군 간에 유의한 차이가 없었다. 성관계 경험, 음주 후 성관계, 임신 경험, 성병 경험, 약물 경험도 다문화 가정 청소년이 더 높았다. 다문화 가정 자녀의 정신건강 및 건강 행태, 각종 중독 성향을 개선할 수 있는 중재 프로그램 개발이 필요할 것으로 보인다.

2) 정신건강 관련 요인

다문화 가정 자녀의 우울, 인터넷 중독의 요인으로는 성별, 또래관계, 차별 경험, 경제 수준이 영향을 주는 것으로 알려져 있고(김순규, 2011), 가정에서 소통 능력이 중요한 요인인 만큼 다문화 가정 자녀의 학교 적응에 있어서 어머니의 한국어 능력이 긍정적 영향력을 주고 있어 학교 적응에 중요한 요소이다.

한편, 다문화 가정 자녀는 언어 능력 부족, 학업 수행의 어려움, 차별로 인한 학교 부적응을 보고하고 있다(전병주, 2012). 부모의 권위주의적 양육 태도와 스트레스, 낮은 진로성숙도는 우울 및 사회 적응에 부정적 영향을 주는 것으로 조사되었고, 탄력성, 진로성숙도, 문화다양성 태도, 부모의 개방적 의사소통과 지지는 사회 적응에 긍정적 영향을 주는 것으로 보고되었다(김민경, 2018).

다문화 가정 자녀의 우울, 정서행동장애, 학교 중도 탈락과 같은 부정적 결과는 심각한 사회문제를 야기할 수 있어 이에 대한 예방 및 개입 프로그램이 필요하다.

3) 정신건강을 증진하기 위한 개입

다문화 가정 청소년의 정신건강을 증진하기 위한 개입 연구 검토 결과를 살펴보면(이윤미, 최희승, 2018), 공통적인 개입 내용은 자기 인식(자기 이해, 자기표현), 타인 인식(타인 이해), 사회성 증진(관계 향상, 상호작용, 의사소통 기술)과 관련된 것이었다. 일부 연구는 자신감 및 자존감 향상과 관련된 내용, 적절한 감정을 표현하는 방법에 대한 개입이 포함되었다. 개입방법으로는 일방적인 강의보다 아동 청소년이 흥미를 느끼고 자연스럽게 자신을 표현할 수 있는 예술적인 방법을 적용한 프로그램들이 있었고, 역할극, 게임, 놀이를 통해 반복 학습한 후 토론 및 발표 과정으로 연결하여 지식, 감정, 태도 등을 변화시키는 개입 기법을 활용한 연구가 있었다.

2. 탈북민 가정 자녀

탈북민 가정의 자녀는 앞의 다문화 가정 자녀의 정신건강 특성을 공통적으로 가지고 있으나 그들과 구별되는 경험과 특성이 있어서 그와 관련된 정신건강에 대한 연구 결과를 기술하고자 한다. 탈북민 가정 자녀에 대한 연구는 탈북청소년뿐 아니라 국내 출생 혹은 제3국 출생 탈북민의 자녀를 대상으로 하여 이루어지므로 여기서는 탈북배경청소년으로 통칭하여 기술하겠다.

1) 트라우마 경험

청소년을 포함하여 탈북민은 탈북한 이유로 가난과 정치적 억압을 들고 있다. 이들은 정치적 폭력과 기근과 관련된 생명을 위협받는 상황에 종종 노출되고 탈북 후 제3국에서 장기적인 불법적 신분으로 인한 불안정이 특히 트라우마로 경험된다. 탈북청소년의 99.7%가 DSM-5 A기준에 맞는 한 개 이상의 트라우마를 경험하고, 45.2%는 2~4개의 트라우마 사건을 경험하며, 30.6%는 심지어 5개 이상을 경험한다. 더욱이 여자 청소년은 성폭행이라는 추가적 위험에 노출되어서 4명의 여자 탈북청소년 중 1명은 북한 및 제3국에서 강간, 성추행, 성매매와 같은 성적 피해를 보고하였다(Kim et al., 2017a). 트라우마에 노출된 탈북청소년에서 외상후 스트레스장애는 우울, 불면, 물질남용, 신체건강, 성격장애와 같은 다른 정신건강문제를 초래하는 매개인자로 작용한다(Kim et al., 2016).

2) 정신건강

자기보고식 척도를 사용하였을 때 외상후 우울장애 증상이 탈북청소년의 13~30%로 나타났다(Park et al., 2019). 또한 탈북청소년은 일반 남한청소년에 비하여 주의집중력, 생각문제, 외상후 스트레스, 신체화 증상과 같은 심리적 문제가 더 심하고 사회적 기능이 저하되어 있다(김희경, 신현균, 2015). 탈북배경청소년은 외상후 스트레스장애, 불안, 우울, 비행 행동, 공격성, 적대적 행동과 같은 정신건강 증상을 많이 경험하는 것으로 알려져 있다.

탈북배경청소년의 문화적 적응 스트레스는 남한 적응을 더욱 어렵게 하고(김종국, 조아미, 2008), 아동에서 성인으로 발달학적 전환기에 있는 것도 추가 스트레스로 작용한다(Jeong, & Kang, 2019).

탈북배경청소년의 개인별 임상 양상, 정신건강의학과의 진단에 따라 알맞은 치료적 접근이 필요하다. 탈북배경청소년의 트라우마 경험과 정신건강의 어려움에도 불구하고 치료 관련 연구는 미미한 편이다. 트라우마를 경험한 탈북청소년에서 Narrative exposure therapy$_{NET}$가 불면 및 수면의 질 문제에 효과적인 것으로 제안된 바 있다. 이 연구에 의하면 일반적 치료를 받은 집단에 비하여 NET 집단에서 외상후 스트레스장애, 우울, 내재화 및 외현화 증상이 임상적으로 유의하게 감소한 것으로 나타났다.

3) 정신건강 관련 요인

트라우마 경험과 정신건강문제의 관계에 영향을 주는 심리적 요인에 대한 연구도 이루어졌는데 탈북청소년에서 초기 트라우마 경험이 우울과 주의력결핍 과잉행동장애 증상에 부정적 영향을 주고, 표현을 억제하는 것이 그 영향을 더욱 악화시키며, 이때 인지적 재평가가 그 영향을 완충하는 것으로 보고되었다(Lee et al., 2020).

또한 탈북배경청소년에서 초기 트라우마 경험이 우울 증상과 관계가 있는데, 직접적 관련도 있지만 개인적 실패 생각을 통해서 간접적으로도 관련이 있었다. 한편, 탈북배경청소년에서 낮은 회복탄력성은 심한 우울 및 1년 후 추적 조사에서 지속적 심한 우울과 연관이 되어 있었다. 탈북배경청소년에서 낮은 회복탄력성과 낮은 자존감은 우울을 유지하는 요인으로 알려져 있다(Park et al., 2018a). 그리고 낮은 삶의 만족도와 미래에 대한 낮은 기대는 탈북배경청소년에서 우울과 연관된 요인으로 나타났다(Park et al., 2017).

탈북배경청소년은 흡연, 음주, 약물 사용률이 대조군보다 더 높은 것으로 보고되었다. 또한 탈북배경청소년에서 스트레스, 흡연, 음주는 우울과 관련이 있는 것으로 나타났다(Kim et al., 2017b). 탈북배경청소년에서 적절한 건강 행태와 남한 사회에 적응을 촉진하기 위한 특별한 접근이 필요하다.

4) 가정환경 및 사회적 지지

정서적 혹은 실용적인 사회적 지지가 낮은 것은 탈북배경청소년의 우울과 연관되어 있었다(Park et al., 2017). 또한 내부 조절력 혹은 가족의 지지는 탈북배경청소년에서 우울에 대한 보호요인으로 나타났고, 새로운 사회에 적응하게 하는 데 도움이 되는 것으로 보고되었다(Jeong & Kang, 2019).

그런데 탈북민은 대조군에 비하여 배우자 간 가정폭력이 더 높은 것으로(57.1% vs. 9.9%) 보고되었다(Nam et al.,

2020). 북한에서 여성에 대한 가정폭력이 허용적인 태도와 스트레스가 원인인 것으로 보이는데, 이는 아동학대 및 배우자 간 폭력을 목격한 아동의 트라우마 경험으로 연결될 수 있다. 탈북배경청소년이 대조군보다 가정폭력 경험이 더 높은 것으로(56.3% vs. 33.8%) 알려져 있는데, 평생동안 경험하였던 다양한 가정폭력률에 대하여 비교하였을 때 탈북배경청소년이 대조군에 비하여 방임(25.8% vs. 6.2%), 신체적 학대(32.3% vs. 10.8%)를 더 높은 비율로 경험하였고, 심리적 학대에 대해서는 차이가 없는 것으로 나타났다(Park et al., 2019).

주목할 만한 것은 정서적 억제와 가족응집력의 정도가 탈북배경청소년에서 자살생각 및 자살시도와 관련이 있는 것으로 나타났다. 가족응집력을 높이는 개입이 탈북청소년에서 자살생각과 우울에 도움이 될 것으로 보인다(Park et al., 2018b).

탈북민에 대한 양적 · 질적 조사결과를 보면 북한에서 정치적 폭력 피해 경험과 남한에서 자녀 학대가 유의한 관련이 있는 것으로 나타났다. 기전은 아직 밝혀지지 않았지만 아마도 외상후 스트레스장애, 알코올 남용이 매개인자일 것으로 추정된다. 트라우마의 세대 간 전달을 고려하였을 때 탈북민 내 가정폭력을 어떻게 다룰지에 대한 심도 깊은 연구가 필요하다(Emery et al., 2018).

문화적 적응이 필요한 가정 자녀에 대한 해외 연구

해외에서 대표적으로 미국이 이민자들의 자녀들에 대한 정신건강 현황과 관련 요인, 정신건강 증진을 위한 근거 대입 프로그램, 관련 정책들이 이루어졌고, 관련 연구를 검토하면 다음과 같다(Kim et al., 2018).

1. 정신건강 및 관련 요인

미국에서 이민 아동청소년의 정신건강 유병률을 살펴보면 이민 초기에 정신건강문제가 낮고 미국에 살면서 유병률이 증가하는 이민 초기 건강 이득 현상이 있다. 내재화문제에 대해서는 이민 청소년이 초기 우울 증상이 낮은 것이 드러나지 않다가 가족의 지지와 부모의 감독과 같은 보호인자를 처리하면서 비로소 나타나게 되었다. 다른 연구로서 라틴계 아동의 제1세대와 제2세대는 내재화문제가 제3세대에 비하여 높은데, 이것이 이웃의 특징을 처리하면 더 이상 유의하지 않게 되었다. 또한 여러 문헌 검토에 의하면, 미국의 이민 아동 중 아시아 배경을 가진 경우 내재화문제에 특히 더 취약하였다.

자살 행동에 대해서는 이민 건강 이득이 더 두드러진다. 자살위험이 제1세대에는 낮다가 제2, 3세대에서 증가하는데, 라틴계와 아시아계 모두에서 그랬다. 비록 자살위험이 제1세대 아동에서는 낮지만 따돌림, 또래 공격성, 폭력의 피해 위험이 더 높았다. 위험성은 모국어가 영어가 아닐 경우 특히 더 높았다.

외현화문제와 물질 사용에 있어서도 일관된 양상이었다. 특히 청소년에서 범죄, 폭력, 약물 오용과 같은 외현화문제가 이민 초기에 더 낮다. 그런 경향에 대해 더 나이가 들어서 이민을 오거나 미국에서 더 짧게 살았던 것이 보호요인으로 작용하였다.

미국 이민 아동청소년에 대해 스트레스로 작용하는 경로에 대한 횡문화적 그리고 문화-특이적 요인에 대해 검토한 결과, 부모의 사회화와 발달학적 과정이 이민 아동의 정신건강에 미치는 영향에 대한 위험요인 혹은 보호요인으로서 기능하는 것을 알 수 있었다. 횡문화적 요인으로는 경제적 어려움, 거주 지역의 이웃 상황이 좋지 않은 것이 영향을 줄 수 있고, 문화-특이적 요인으로는 문화 적응 스트레스와 차별이 있을 수 있다.

또한 정신건강문제 위험이 높은 이민 아동청소년은 미등록(불법체류)이거나 난민 혹은 무연고 소수민족인 경향이 있다. 이들은 특별한 관심을 요하는데, 이민 전이나 도중에 전쟁, 폭력, 자연재해와 같은 트라우마 경험에 노출되기도 하고, 법적 신분 결여가 정신건강에 부정적 영향을 주기 때문이다.

이민자와 트라우마 경험도 관련이 높은데, 미국에 이민 온 지 3년 미만의 라틴계 청소년(12~17세)을 대상으로 트라우마와 정신건강의 관계를 살펴본 연구에 의하면, 청소년은 모국, 이민 도중, 미국 정착 후에 트라우마 경험을 보고하였다. 청소년의 2/3는 한 개 이상의 트라우마 사건을 경험하였고, 44%는 한 번, 23%는 두 번 이상을 경험하였다. 모국에서 흔한 트라우마는 자연재난, 심각한 사고, 폭력 목격이었고, 이민 도중에 흔한 트라우마는 신체폭력 경험과 목격이었다. 미국 정착 후 흔한 트라우마는 폭력 목격, 심각한 사고 혹은 손상 경험이었다. 모국에서 트라우마 경험은 불안장애와 관련이 있었고, 미국 정착 후 트라우마는 PTSD와 관련이 있었으나 공존질환을 조정한 후에는 관련성이 감소하여 유의미성이 없어졌다. 이민 어느 시기의 트라우마도 우울에 대해서는 독립적 예측인자가 되지 못했고, PTSD와 불안이 우울과 연관이 있었다.

스웨덴에서 1995년부터 2011년까지 이민 청소년과 토박이 청소년의 정신건강을 비교한 연구에 의하면, 이민 청소년이 토박이 청소년에 비해서 더 많은 정신건강문제를 호소하고 있었다. 그런데 장기간 경향에서는 두 군 간에 유의한 차이가 없었다(Kim et al., 2020).

2. 정신건강문제 개입 및 정책

1) 개입

이민 아동청소년의 정신건강문제를 줄이기 위한 근거기반 개입으로는 가족-기반 개입, 인종 정체성에 대한 발달학적 중점 개입, 난민 아동에 특별한 개입이 효과가 있는 것으로 보고되었다(그림 32-2).

가족-기반 개입으로는 부모 아동 갈등과 차별당하는 느낌이 갖는 부정적 매개요소에 중점을 두고 가족주의와 이중문화주의를 증가시키는 프로그램인 Entre Dos Mundos가 연구된 바 있고 아동의 공격성과 반항 적대 장애를 줄이는 데 효과가 있었다. 또 다른 것으로는 Familias Unidas 프로그램인데, 부모에게 이민국의 문화와 이중문화주의를 교육하고, 가족 갈등을 줄이기 위해 의사소통과 협상 기술을 교육하며, 가족과 또래, 학교 등 중요 시스템과 연결을 강화하는 작업을 하는 것이다. 그 결과, 부모가 청소년의 생활에 더 많은 관심을 가지고 청소년의 문제행동이 감소하였다. 중국 이민자 중 고위험군 대상으로 실시한 개입법인 Parent Training은 다양한 양육 기술을 증가시키고 문화 적응을 촉진하기 위하여 세션에서 문화적 장벽이 생길 주제에 대한 부모의 시각을 이끌어 내고 토론하여 어떻게 양육 목표를 달성할 것인지에 대해 배우도록 하는 것이다. 이 프로그램은 부정적 훈육을 감소시키고 아동의 문제행동을 감소시키는 양육을 증가시키는 데 효과적이었다. 멕시코 이민자에게 시행한 프로그램인 Bridges도 있었는데 세 가지 요소인 부모 세션(효율적 양육 행동 강조), 청소년 세션(대처 효과성 강조) 그리고 가족 세션(가족 응집력 강조)으로 구성되어 있다. 저소득층 중학생 가정에 실시되었고, 학생의 학교 참여 증가가 매개인자로 작용하여 내재화문제, 물질 사용, 학교 탈락 감소를 이끌어 냈다.

정체성을 증진하기 위한 프로젝트로는 Identity Project가 있는데, 청소년의 정체성 탐색과 해소를 증가시킴으로써 인종 정체성과 정신건강에 긍정적 영향을 주는 근거 기반 개입법이다. 8주로 구성되어 있고, 학교에서 실시한다.

난민 프로그램으로는 SHIFA(Supportong the Health of Immigrant Families and Adolescents) 프로젝트가 있는데, 소말리아 청소년을 대상으로 개입하였고 지역사회에서 회복탄력성 개발하기, 고위험군에 대한 학교 기반 개입, 심각한 수준의 심리적 스트레스 군에 대한 트라우마 요법으로 구성되어 있다. 결과적으로 난민 청소년의 우울, PTSD 증상 감소에 효과를 나타냈다.

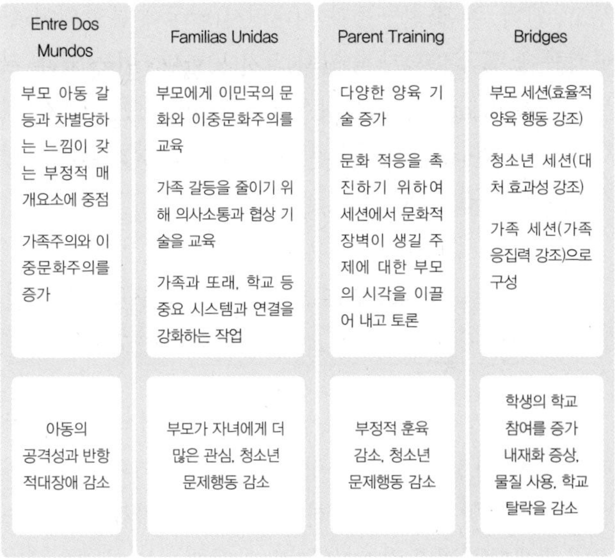

그림 32-2 이주 배경 아동청소년 정신건강문제 감소를 위한 가족-기반 개입(Kim et al., 2018)

2) 정책

미국 정부는 저소득층을 대상으로 재정, 건강, 영양 지원을 위하여 다양한 정책을 제공하고 있지만 저소득층 이민자는 접근이 어려워 혜택이 제한적이다. 신청의 복잡성, 엄격한 자격 요구, 행정상 부담, 언어, 문화적 장벽, 교통수단, 정부 당국에 대한 두려움과 불신 등으로 인해 실제 필요도가 높지만 잘 이용을 못하고 있는 실정이다. 더구나 부모가 미등록자이면 미국 출생 아동이라도 접근을 못하고 추방 위험에 공공 서비스 이용이 감소하는 경향이 있다.

그래서 미등록 아동에 대해서는 한시적으로 추방을 연기해 주고 일자리 허가를 갱신해 주는 Deferred Action for Child Arrivals $_{DACA}$ 제도를 시행하였는데, 이 제도가 심리적 스트레스 감소 등 정신건강에 긍정적 결과를 보여 준 바 있다. 하지만 미등록 이민자가 매년 추방되고 있는 것은 현실이고, 부모가 추방되고 남겨진 미국 출생 아동, 부모 중 한쪽이 추방되고 남은 부모는 미국 출생 아동에 대한 양육권을 잃는 등 아동은 공포, 스티그마 등 스트레스에서 자유롭지 못하다.

보호자를 동반하지 않고 넘어 온 청소년은 주로 온두라스, 과테말라, 멕시코 등에서 미국으로 넘어오는 과정에서 국경에서 체포되어 억류된 경우인데, 난민 정착국에서는 그들에서 거주할 곳을 찾아 주고 법적 재판절차를 밟게 한다. 결과가 나오는데 몇 년씩 걸리고 그동안 청소년들은 부모, 친척, 혹은 친구들과 지내면서 미국에 통합되어 살아가는데 결국 97%가 승인이 되지 못한다. 이는 법적 지위는 얻지 못한 가운데 사회적 프로그램에 대한 접근은 제한적임을 의미하는 것이고 미등록 신분은 불량한 정신건강과 밀접한 관련이 있다.

요약

문화적 적응이 필요한 가정의 유형은 크게 국제결혼 가정, 외국인 가정, 탈북민 가정이 있고, 이들 가정의 청소년을 이주배경청소년이라고 한다. 국제결혼 가정의 자녀는 국내 출생도 있지만 결혼이민자가 본국에 있는 자녀를 데려온 중도 입국 청소년도 있다. 탈북민 가정에도 북한에서 출생한 탈북청소년, 제3국 출생 자녀, 한국 출생 자녀가 있다.

다문화 가구원은 증가 추세로 총 인구의 약 2%를 차지하고 있고, 전체 가구 중 결혼이민자 가구가 약 82%를 차지하는데, 의사소통의 어려움, 문화의 차이, 사회적 편견을 겪고 있다. 다문화 가정 자녀는 증가 추세로 국내 전체 출생아 중 약 6%에 이르고 있고, 국내 초·중·고생 약 2%는 다문화 가정 자녀이다. 이들은 정체성 혼란, 불안정 체류 자격, 한국 생활에 익숙하지 않은 외국인 부모 등의 어려움을 경험한다.

탈북민의 최근 국내 입국이 감소 추세이기는 하나 그동안 누적 인원이 약 3만 4천 명이고, 탈북민 재학생 중 북한 출생보다 제3국 출생이 약 2배로 많아졌다. 학교생활 어려움으로는 북한 출생 청소년은 학업 부진을 제3국 출생 청소년은 문화, 언어 적응문제가 상대적으로 높게 나타났다. 그들은 탈북민 부모의 남한 제도 이해 부족, 양육 기술 부족, 열악한 성장환경 등으로 어려움을 겪는다.

정신건강에 있어서 다문화 가정 자녀는 일반 가정 자녀에 비해 주관적 행복감이 낮고, 우울 경험, 자살생각, 스마트폰 과의존 비율이 더 높다. 또한 자살 계획 경험, 자살시도, 폭력 경험, 성관계 경험 등도 유의하게 더 높았다. 이들의 정신건강 관련 요인은 또래관계, 차별 경험, 경제적 수준이 영향을 주는 것으로 알려져 있고, 가정에서 소통 능력, 외국인종 부모의 한국어 능력, 부모의 양육 태도도 중요하다.

탈북민 가정 자녀는 트라우마 경험률이 북한, 탈북 후 제3국에서 높고, 트라우마 노출 탈북청소년은 외상후 스트레스장애를 포함한 우울, 불면, 물질남용 등 다양한 정신건강 문제와 관련된다. 또한 문화 적응 스트레스와 발달학적 이슈, 회복탄력성 및 자존감, 가정환경 및 사회적 지지가 정신건강에 영향을 주는 주요 요인으로 나타나고 있다.

미국에서 이민 아동청소년은 초기에는 건강 이득 현상이 있으나 시간이 지나가면 내재화문제 및 외현화문제, 자살행동 등이 증가하는 경향이 있다. 여기에 영향을 주는 요인으로는 가족의 지지, 부모의 감독, 따돌림, 또래 공격성, 폭력 피해, 부모의 사회화, 발달학적 과정 등이 있다. 특히 미등록 청소년, 난민, 무연고 청소년이 위험군으로 특별한 관심을 요한다. 이민배경청소년을 위한 개입으로는 가족 기반 개입, 정체성에 대한 중점 개입, 난민 아동에 대한 특별한 프로그램의 효과성이 증명되었다. 정책은 저소득층을 위한 다양한 정책들이 실행되어도 이민자들은 여러 가지 이유로 인한 장벽으로 실효성을 갖지 못하는 문제가 있고, 미등록 아동에 대해 한시적으로 추방을 연기하는 제도를 시행하고 있으나 결국 법적 지위를 얻지 못하였을 때 발생하는 가족해체문제, 사회적 프로그램에 접근 제한과 부정적 정신건강은 여전히 해결해야 할 사회적 부담으로 남아 있다.

결론적으로 국내 다문화 가정 청소년과 탈북배경청소년은 여러 가지 특수한 취약성으로 인해 정신건강에 어려움을 가지고 있고, 이들의 정신건강을 증진하고 우리 사회에 잘 통합되어 살아갈 수 있도록 개입 프로그램의 개발과 효과성 검증 연구가 필요할 것이다. 또한 기존 해외 연구에서 효과성이 검증된 횡문화적transcultural 요소 및 문화적 적응 요소가 포함된 여러 프로그램을 국내에 적용해 보고 효과성을 검증하는 연구도 도움이 될 것이다.

참고문헌

교육부(2021). 2021 교육통계분석자료집-유초중등교육통계편, 서울: 교육부 한국교육개발원.

교육부(2021. 9. 29.). 2021년 탈북학생 교육통계. 탈북청소년교육지원센터. 2022.10.01. https://hub4u.or.kr/usr/portal/board/146/commonBbsDetail.do?p_pageno=1&p_listscale=10&p_bbs_id=146&p_srch_type=p_srch_pst_title_cntnt&p_pst_id=1471&p_srch_text=

김민경(2018). 다문화 가정 청소년의 정신건강에 영향을 미치는 요인에 대한 융합연구. **한국융합학회논문지, 9**(1), 189-197.

김순규(2011). 다문화 가정 자녀의 심리사회적 적응. **청소년학연구, 18**(3), 247-272.

김정민 등(2015). 다문화 가정과 한국 가정 청소년의 정신 건강 비교. **신경정신의학, 26**(4), 279-287.

김종국, 조아미(2008). 새터민청소년의 사회적 지지가 문화적응 스트레스에 미치는 영향. **미래청소년학회지, 5**(2), 103-119.

김희경, 신현균(2015). 탈북 청소년과 남한 청소년의 정신건강 문제 비교: 성과 연령을 중심으로. **한국심리학회지: 여성, 20**(3), 347-367.

남북하나재단(2021). **2020 탈북 청소년 실태 조사**. 서울: 남북하나재단.

남북하나재단(2022). **2021 북한이탈주민 사회통합조사**. 서울: 남북하나재단.

북한이탈주민지원재단(2011). **2011 북한이탈주민 생활실태조사 기초분석 보고서**. 서울: 북한이탈주민지원재단.

신윤정(2022). 이주배경아동의 성장발달의 문제점과 정책과제. **보건복지포럼, 304**, 2-36.

양계민, 정윤미, 장윤선(2021). **이주배경청소년 실태조사**. 서울: 무지개청소년센터 이주배경청소년지원재단.

이윤미, 최희승(2018). 다문화 가정 아동 · 청소년의 정신건강증진을 위한 중재 프로그램에 관한 체계적 문헌고찰. **정신간호학회지, 27**(2), 159-169.

전병주(2012). 다문화가족 청소년의 사회적 자본 및 문화변용스트레스가 학교적응에 미치는 영향. **디지털융복합연구, 10**(11), 29-38.

채명옥(2018). 일반가정과 다문화 가정 청소년의 주관적 건강상태, 정신건강과 인터넷 중독 성향. **디지털융복합연구, 16**(12), 383-393.

최윤정 등(2022). **2021년 전국다문화가족실태조사**. 서울: 여성가족부.

Belhadj, K. E., Koglin, U., & Petermann, F. (2015). Emotional and behavioral problems in migrant children and adolescents in American countries: A systematic review. *Journal of Immigrant and Minority Health, 17*(4), 1240-1258. https://doi.org/10.1007/s10903-014-0039-2

Emery, C. R., Yoo, J., Lieblich, A., & Hansen, R. (2018). After the escape: Physical abuse of offspring, posttraumatic stress disorder, and the legacy of political violence in the DPRK. *Violence Against Women, 24*(9), 999-1022. https://doi.org/10.1177/1077801217731540

Jeong, J. K., & Kang, M. J. (2019, November 22). The mediating effect of internal locus of control in the relationship between family and friend support and acculturative stress of North Korean adolescent refugees. Family and Environment Research. The Korean Home Economics Association. https://doi.org/10.6115/fer.2019.036

Kim J., Kim H., Choi K., & Nam B. (2017a). Mental health conditions among North Korean female refugee victims of sexual violence. *Int Migr, 55*(2), 68-79. https://doi.org/10.1111/imig.12300

Kim Y. J. (2016). Posttraumatic stress disorder as a mediator between trauma exposure and comorbid mental health conditions in North Korean refugee youth resettled in South Korea. *Journal of Interpersonal Violence, 31*(3), 425-443. https://doi.org/10.1177/0886260514555864

Kim, M. J., Yu, S. Y., Kim, S., Won, C. W., Choi, H., & Kim, B. S. (2017b). Health behavior and factors associated with depression in North Korean adolescent defectors in South Korea: The Korea youth risk behavior web-based survey, 2011-2014. *Korean Journal of Family Medicine, 38*(5), 256-262. https://doi.org/10.4082/kjfm.2017.38.5.256

Kim, S. Y., Schwartz, S. J., Perreira, K. M., & Juang, L. P. (2018). Culture's influence on stressors, parental socialization, and developmental processes in the mental health of children of immigrants. *Annual Review of Clinical Psychology, 14*, 343-370. https://doi.org/10.1146/annurev-clinpsy-050817-084925

Kim, Y., Evans, B. E., & Hagquist, C. (2020). Mental health problems among adolescents in sweden from 1995 to 2011: The role of immigrant status and the proportions of immigrant adolescents in their surrounding community. *Journal of Immigrant and Minority Health, 22*(2), 232-239. https://doi.org/10.1007/s10903-019-00951-0

Lee, M., Lee, E. S., Jun, J. Y., & Park, S. (2020). The effect of early trauma on North Korean refugee youths' mental health: Moderating effect of emotional regulation strategies. *Psychiatry Research, 287*, 112707. https://doi.org/10.1016/j.psychres.2019.112707

Nam, B., Kim, J. Y., & Ryu, W. (2020). Intimate partner violence against women among North Korean refugees: A comparison with South Koreans. *Journal of Interpersonal Violence, 35*(15-16), 2947-2970. https://doi.org/10.1177/0886260517699949

Park, J., Catani, C., Hermenau, K., & Elbert, T. (2019). Exposure to family and organized violence and associated mental health in North Korean refugee youth compared to South Korean youth. *Conflict and Health, 13*, 46. https://doi.org/10.1186/s13031-019-0230-0

Park, S., Lee, M., & Jeon, J. Y. (2017). Factors affecting depressive symptoms among North Korean adolescent refugees residing in South Korea. *International Journal of Environmental Research and Public Health, 14*(8), 912. https://doi.org/10.3390/ijerph14080912

Park, S., Lee, Y., & Jun, J. Y. (2018a). Trauma and depression among North Korean refugees: The mediating effect of negative cognition. *International Journal of Environmental Research and Public Health, 15*(4), 591. https://doi.org/10.3390/ijerph15040591

Park, S., Rim, S. J., & Jun, J. Y. (2018b). Related factors of suicidal ideation among North Korean refugee youth in South Korea. *International Journal of Environmental Research and Public Health, 15*(8), 1694. https://doi.org/10.3390/ijerph15081694

제33장

소아정신의학

등교거부와 학교 밖 아동

School Refusal and Children Outside School

최태영

서론

학교는 아동과 청소년에게 발달과정에서 습득해야 할 학업, 기술, 대인관계의 기회를 제공하며, 학생들을 보호하는 역할을 한다. 또한 아동청소년들은 학교에서 많은 시간을 보내며 다양한 경험을 통해 사회 구성원으로서 필요한 지식, 태도를 갖추어 사회적 역할을 수행할 수 있게 된다. 하지만 여러 가지 이유로 학교에 가는 것을 거부하는 아동청소년들이 있다.

등교거부는 한 개인이 학업을 중단했다는 것 이상의 다양한 개인적 · 사회적 · 국가적 문제를 야기한다. 등교거부는 교육 영역에서는 낮은 학업 능력 및 성취도, 낮은 읽기 및 수학 능력, 낮은 문해력, 중도 탈락 등과 관련이 있으며, 정신건강 영역에서는 정신질환(특히 우울증과 불안장애), 사회적 고립(히키코모리/은둔형 외톨이), 내면화/외현화 행동 문제, 법적 문제 발생, 성인기 정신건강, 직업, 결혼문제, 경제적 어려움 등 장기적 문제와 연관되어 중요한 의미를 가진다. 따라서 등교거부와 학교 중퇴는 중요한 공중보건문제로 여겨지며, 학교 출석, 무단결석 및 학교 중퇴 등과 관련해서 역사적으로 의학, 교육, 심리학, 사회학을 포함한 많은 분야의 전문가들에 의해 연구되어 왔다 (Kearney et al., 2020). 등교거부는 우리나라뿐 아니라 많은 나라에서 발생되고 있다. 이러한 등교거부에 대한 관심이 증가하면서 우리나라를 포함한 미국, 영국, 스페인, 칠레, 인도, 일본 등 다양한 국가에서 연구가 진행되고 있다. 또한 교육부, 여성가족부 등 관련 부처에서도 학생들의 등교거부에 대한 관심이 높아지면서 여러 가지 대책 마련을 위해 노력하고 있다.

등교거부는 현재 미국정신의학회의 DSM-5-TR 및 세계보건기구의 ICD-11과 같은 정신과 진단체계 안에 공식적으로 포함되어 있는 진단명은 아니지만, 다양한 정서 · 행동 문제로 나타날 수 있는 증후군으로 개념화할 수 있다. 등교거부는 DSM-5-TR의 특정공포증, 범불안장애, 사회불안장애, 분리불안장애의 진단기준을 충족하는 경우가 많으며, 분리불안장애의 진단기준 중 '학교를 거부하는 것'이 포함되어 있다. 또한 등교거부 아동청소년에서 많은 경우 우울 증상을 보이기도 한다.

정신건강의학과 의사, 심리학자, 교육학자들은 '학생들이 등교를 거부하는 것'에 대해 무단결석truancy, 등교거부school refusal, 학교공포증school phobia, 분리불안separation anxiety 등 다양한 용어로 표현해 왔다. 대개 '무단결석'은 고의적, 반사회적으로 학교를 가지 않는 것을, '등교거부' 혹은 '학교공포증'은 불안 때문에 학교에 가지 못하는 것을 말한다. 최근 들어서는 학교공포증보다 등교거부라는 말을 더 많이 사용하고 있지만, 대부분의 연구에서 무단결석, 등교거부, 학교공포증 등을 상호 보완적으로 사용하면서 세 가지 개념을 함께 사용하고 있다.

'무단결석'은 부모가 동의하지 않는데도 학교 규칙을 위반하고 의도적으로 결석하는 것이라고 정의할 수 있으며, 교육의 의무화가 법적으로 만들어진 초반에는 학교를 고의로 결석하는 학생들에게 '무단결석'이란 말을 흔히 사용하였다. 의무교육이 법적 · 강제적 성격을 띠고 처음 도입된 시기여서 장기 결석 및 등교거부는 심각한 사회적 · 행동적 문제, 즉 사회 일탈, 비행문제로 간주되던 시기였다. 이후 장기 결석하는 학생들을 분석해 본 결과, 반사회적 행동뿐 아니라 불안이나 우울 증상이 있는 학생 중 상당수가 등교거부를 할 수도 있다는 사실을 1932년 Broadwin이 처음으로 주장하였다. 그는 등교거부가 힘들고 위협적인 학교 상황(예: 학업, 친구, 교사, 학급 분위기)에 적응하는 과정에서 나타나는 반응 중 하나라고 기술하며 본질적으로 비행과는 다른 성향을 가진다고 하였다(Broadwin, 1932).

'학교공포증'은 1941년 Johnson이 처음 사용하였는데, 이는 강박 유형의 신경증의 일종으로 어머니로부터 분리를 힘들어하고 이것에서 시작된 공포가 학교로 전치된 현상을 학교공포증이라고 하였다(Johnson et al., 1941). 그는 학교공포증이라고 명명했지만 근원적으로는 모와의 분리가 어렵다는 개념을 처음으로 주장하면서 분리불안장애의 DSM-IV 진단기준 중 학교에 가기 싫다는 증상을 포함하게 되는 결정적인 계기를 마련하였다(Johnson et al., 1941).

학교공포증을 보이는 학생을 신경증적, 성격적인 측면의 두 가지 유형으로 구분하려는 시도가 있었다. 신경증적 유형은 어린 나이에 발생하며 급성적이고, 공황에 가까운 불안 증상으로 나타나게 되고, 성격 유형은 우울과 편집증 증상을 보이고, 좀 더 나이가 든 아동청소년에서 보이며, 점차적으로 증상이 발현하는 것을 특징으로 한다(Coolidge et al., 1957).

1960년 Hersov는 정신병리적 이유로 아동이 등교에 어려움을 겪는 경우를 '등교거부'라 처음 명명하였다. 이는 반사회적 경향이 없는 등교거부를 하는 경우를 지칭하며 현재까지 가장 많이 불리고 있다(Hersov, 1960). 학교공포증은 미국에서, 등교거부는 영국에서 흔히 사용하는데 등교거부가 학교공포증에 의해서만 나타나지 않는다는 점에서 선호하고 있다.

Berg와 동료들(Berg et al., 1969; Bools et al., 1990; Berg, 1997, 2002)은 등교거부의 진단기준을 다음과 같이 제시하였고, 무단결석과 같은 다른 출석문제와 구별하였다.

① 아동청소년은 학교에 가기를 꺼리거나 거부하여, 종종 장기간 결석을 하게 된다.
② 부모는 아동청소년이 집에 있는 것을 알고 있다.
③ 아동청소년을 학교에 보내려고 할 때 아동청소년은 불안, 우울 등의 정서적 반응이나 설명되지 않는 신체 증상을 보인다.
④ 아동청소년을 학교에 보내려는 부모의 시도에 대한 저항을 넘어서는 아동청소년의 심각한 반사회적 행동이 없어야 한다.
⑤ 부모는 아동청소년을 학교에 보내려는 노력을 해야 한다.

역학

1. 등교거부 현황

현재까지 우리나라 학생들의 등교거부에 대한 통계자료는 없어 학업중단율 통계를 통해 등교거부 현황을 간접적으로 파악해 볼 수 있다. 우리나라 교육기본통계에 따르면 전체 학업중단율은 2016년 이후 증가하다가 2020년도

표 33-1 학업중단율(교육부, 2022) (단위: %)

연도	전체	초등학교	중학교	고등학교
2021	0.8	0.6	0.5	1.5
2020	0.6	0.4	0.5	1.1
2019	1.0	0.7	0.8	1.7
2018	0.9	0.7	0.7	1.6
2017	0.9	0.6	0.7	1.5
2016	0.8	0.6	0.6	1.4
2015	0.8	0.5	0.6	1.3
2014	0.8	0.5	0.7	1.4
2013	0.9	0.6	0.8	1.6
2012	1.0	0.6	0.9	1.8
2011	1.1	0.6	0.9	1.9
2010	1.1	0.6	1.0	2.0

학업중단율(%)=학업중단자 수/학생 수 * 100; 초등학교와 중학교는 유예 및 면제자를 학업중단자로 봄; 고등학교의 학업중단 사유는 자퇴(질병, 가사, 부적응, 해외출국, 기타), 퇴학(품행), 유예, 면제, 제적임; 학업중단자에 사망자는 포함되지 않음

에 0.6%로 전 학년도 대비 0.4% 하락했으나, 2021년 전체 학업중단율은 0.8%로 2021년도 대비 0.2% 증가하였다. 그리고 초등학생 0.6%, 중학생 0.5%, 고등학생 1.5%로 연령 증가에 비례해서 학업중단율이 증가하였다(표 33-1).

등교거부는 우리나라뿐만 아니라 다른 나라의 학생들에게도 발생되고 있다. 미국 국가교육통계센터National Center for Education statistics: NCES에 따르면 2019년 기준 6.3%의 학생이 등교를 거부하고 있으며, 2017~2018년도 자료에 따르면 전체 학생의 16%가 상습 결석(연간 수업일수의 10% 이상을 결석한 경우)에 해당하였다. 또한 미국의 만 16~24세 청소년 중 학업중단 청소년의 비율은 2020년 기준 5.3%로 나타났다. 일본은 질병, 경제적 이유 등 특별한 사유를 제외하고 연간 30일 이상 결석한 학생을 '부등교不登校'로 분류하는데, 일본 문부과학성의 보고서에 따르면 2020년 기준 19만 6,127명의 초중학교 학생이 등교거부하였다(초등학교 6만 3,350명, 중학교 13만 2,777명). 일본의 초중학교 부등교 학생은 8년 연속 증가하였고, 2020년은 역대 최고치였다. 부등교 원인으로는 '무기력, 불안'이 46.9%로 가장 많았으며, '불규칙적인 생활 리듬, 비행'이 12%로 그다음이었다.

원인

등교거부의 원인이 완전하게 이해된 것은 아니지만(King & Ollendick, 1989), 등교거부는 한 가지 원인으로 발생하는 것이 아니라 개인, 가족, 학교 및 사회 요인 등 여러 가지 원인이 복합하여 나타나는 현상이다(그림 33-1). 등교거부와 관련된 주요 스트레스 요인으로 가족 또는 또래와의 갈등, 학업적 어려움, 가족 분리family separation, 이사 또는 전학, 신체적 질병이 있었다(McShane et al., 2001). 또한 휴일(King et al., 2001), 어머니의 취업(Ollendick, & Mayer, 1984), 지인의 죽음(Davidson, 1960) 이후에 등교거부가 발생할 위험이 높은 시기이다. 등교거부의 선행요인predisposing factor, 유발요인precipitating factor, 지속요인perpetuating factor을 고려하여 원인을 개념화하는 것도 등교거부를 이해하는 데 도움이 될 수 있다(Heyne, 2006).

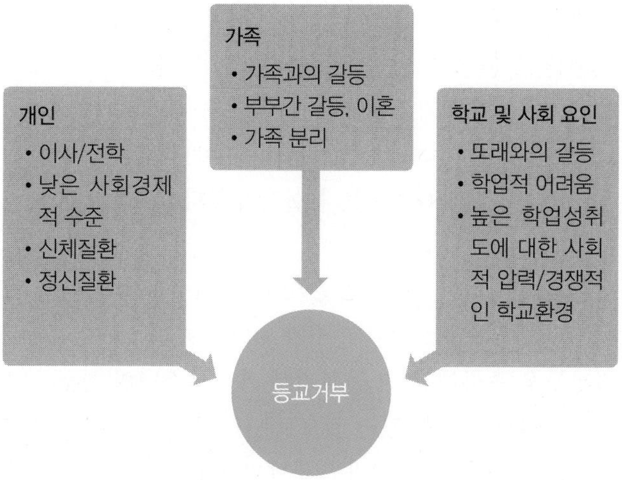

그림 33-1 등교거부의 여러 가지 원인

1. 개인

1) 인구학적 요인

거주지가 자주 바뀌는 경우, 낮은 사회계층, 빈민지역 임신, 부모의 이혼 등은 등교거부와 관련 있는 인구학적 요인이다. 대개 등교거부를 보여 치료기관을 찾는 시기는 12~14세로 알려져 있다. 치료기관으로 의뢰되기 1~2년 전부터 문제가 발생하였다는 결과로 미루어 볼 때, 등교거부가 가장 흔하게 발생하는 시점은 11~12세로 추정해 볼 수 있다. 등교거부는 청소년 초기에 많이 발생하는데, 이 시기가 품행장애, 비행, 사회적 공포, 우울증을 포함하는 정서장애가 많이 발병하는 시기인 것도 관련이 있다. 등교거부는 남녀 거의 동일한 비율로 나타나고 있다. 경제적 수준과도 연관이 있다고 밝혀졌으며, 경제적 수준이 낮을수록, 부모의 사회경제적 지위가 낮을수록 등교거부 행동을 더 많이 보이는 것으로 나타났다.

2) 신체질환

등교거부와 관련이 있다고 알려져 있는 신체질환은 알레르기, 악성 종양, 뇌전증, 두통, 혈우병, 비만, 당뇨병 등이다(Mattison, 2000). 특히 천식은 결석과 연관성이 높은 질환으로 알려져 있고 대조군에 비해 1.5~3배 정도 결석률이 높게 나타난다. 대개 어린 나이, 빈곤, 약물 순응도 저하, 낙후된 거주지 등이 등교거부 위험도를 높이는 것으로 알려져 있다.

3) 정신질환

불안, 우울 및 이와 관련된 사회적 어려움을 겪는 아동청소년에서 등교거부에 취약할 수 있으나(Elliott, 1999) 등교거부가 불안이나 우울의 원인인지 아니면 불안이나 우울의 결과인지에 대해서는 확실하지 않다(Kearney, 2001).

등교거부가 분리불안장애, 공포증과 연관된다는 초기 이론과 병행하여 등교거부를 보이는 학생들에게 흔히 보이는 정신질환을 살펴본 연구가 있다(Last & Strauss, 1990). 결과들을 종합해 보면 등교거부 아동청소년의 상당수가 불안장애를 가지고 있는 것으로 나타났다. 지역사회에서 시행한 Egger 등(2003)의 연구에 따르면 165명의 불안과 관련된 등교거부 학생과 517명의 무단결석을 하는 학생을 대상으로 진단한 결과, 불안과 관련하여 등교거부를 보이는 학생은 우울증 13.9%, 분리불안장애 10.8%, 적대적 반항장애 5.6%였다. 반면 무단결석과 관련된 군은 14.8%에서 행실 장애, 9.7%에서 적대적 반항장애, 7.5%에서 우울증을 경험하고 있어, 양 군이 이질적인 성향을 갖고 있지만 1/3 이상에서 정신질환을 가지고 있는 것으로 나타났다. 등교거부를 보이고 있는 아동청소년은 불안, 걱정, 신체 증상을 많이 보고하였고, 무단결석을 한 군에 비해서 또래관계가 좋지 않았으며, 부모 역시 정신건강 문제로 치료를 받았을 가능성이 좀 더 높은 것으로 나타났다. 143명의 임상군을 대상으로 한 Kearney(2004)의 연구에서도 분리불안장애(22.4%), 전반적 불안장애(10.5%), 적대적 반항장애(8.4%) 순으로 나타나 대부분의 경우 불안장애를 가지고 있는 것으로 보인다.

DSM-III상 분리불안장애를 진단받은 7~12세 사이 등교거부 학생 35명을 20~29년 동안 추적관찰했고, 연령 및 성별을 일치시킨 일반 인구 아동청소년 표본과 비교했을 때 더 많은 정신과 상담을 받았고 부모와 동거하는 경우가 많았으며 더 적은 자녀를 낳는 것으로 나타났다(Flakierska-Praquin et al., 1997). 이러한 연구결과는 분리불안장애가 동반된 등교거부 아동청소년의 경우 성인이 되어서도 자립하는 데 어려움이 있을 수 있음을 시사한다.

주요우울장애와 등교거부 간의 연구도 활발하게 이루어졌다. 미국에서 시행된 등교거부 아동청소년에 대한 연구에서 아동청소년의 50%가 우울 증상을 보였다(Kolvin et al., 1984). 국내에서 시행된 연구에서는 등교거부 청소년 24명과 정상 대조군을 대상으로 가족 기능을 비교한 결과, 등교거부를 보이는 청소년이 학교에 가는 것, 학교에 남는 것에 대한 두려움이 컸으며, 우울 정도가 유의미하게 높은 것으로 나타났다(이소희 등, 2000).

2. 가족

많은 연구에서 아동청소년들의 등교거부에 부모 및 가족과 관련된 요인들을 확인했다. 초기 연구들에서 아동의 의존성이 어머니에 의해 영향을 받거나 허용된다고 하였고(Berg, & McGuire, 1974; Eisenberg, 1958), 일부 최근의 연구들에서도 등교거부를 하는 아동청소년 어머니의 과잉보호 및 과도한 개입이 유사하게 제시되었다(Kameguchi & Murphy-Shigematsu, 2001; Kearney & Silverman, 1995). 부부간 갈등, 이혼 등 가족관계 또한 등교거부와 관련이 있다. 등교거부 아동청소년의 부모에게서 자주 나타나는 불안이나 우울이 적절하게 자녀를 지원하기 어렵게 만들고, 이는 등교거부문제를 지속시킬 수 있다.

3. 학교 및 사회

언어장애 및 학습장애로 인한 낮은 학업성취 및 좌절이 등교거부의 원인이 될 수 있다(Naylor et al., 1994). 학년이 올라갈수록 필요로 되는 학업적 요구가 증가함에 따라 아이가 학교에 대해 느끼는 불편감이 악화될 수 있다. 일본에서는 학업성취도를 높이려는 사회적 압력과 경쟁적인 학교환경이 학생들의 등교거부에 영향을 미친다는 연구 결과가 있다(Iwamoto & Yoshida, 1997; Kameguchi, & Murphy-Shigematsu, 2001). 또한 청소년기에 또래 영향의 중요성이 증가하고 학교환경의 복잡성이 증가하는 중학교에 진학함에 따라 일부 취약한 청소년들은 등교거부를 나타낼 수 있다. 스스로를 또래들과 다르다고 낙인찍고 학업에 더 뒤처짐에 따라 자존감이 저하될 수 있다. 이로 인해 가족 간의 긴장과 부모의 고통이 증가될 수 있다. 따라서 발달학적 과제와 등교거부 사이의 관계에 더 많은 관심을 기울이는 것이 등교거부의 이유를 찾는 데 도움을 줄 수 있을 것이다. 지역사회의 등교거부 아동청소년과 부모에 대한 부족한 전문적인 지원 서비스도 등교거부가 지속되는 것에 영향을 미칠 수 있다.

임상적 진단 및 감별

1. 임상 양상

등교거부는 갑자기 시작될 수도 있고 점진적으로 시작될 수도 있다. 등교시간 전에 예민해지며 학교 출석에 대한 압박을 받을 때면 학교에 대한 불안, 분노발작temper tantrum을 보이고 심할 경우 도망가거나 자해하겠다고 위협할 수도 있다(Berg, 2002; Coulter, 1995). 병이나 휴가 때문에 학교를 결석하는 것이 선행되기도 하고 이는 학교 내 변화, 예를 들면 고학년으로 들어서면서 학습에 대한 요구가 높아지는 등의 변화와 연관이 있을 수 있다. 또한 집, 학교, 또래와 갈등이 생기는 것이 요인이 될 수도 있다. 아동청소년의 증상은 대개 월요일 등 휴일 후 학교에 다시 등교할 때 심해진다. 흔히 복통, 두통, 설사, 어지럼증, 발한, 잦은 배뇨 등을 동반한 각종 신체 증상을 보이고, 등교시간이 지나면서 증상은 점차 호전된다. 등교거부의 인지적 요소에는 등교와 관련된 비합리적이거나 역기능적인 생각이 포함된다. 등교거부 아동청소년은 학교에서 불안을 유발하는 상황이 발생할 가능성을 과대평가하거나, 그러한 불안을 유발하는 상황에 대처하는 자신의 능력을 과소평가하거나, 학교생활의 불쾌한 측면을 확대하거나 선택적으로 주의를 기울이거나, 학교에서 다른 사람들의 생각과 행동을 잘못 해석할 수 있다(Kearney, 2001; King et al., 1998). 등교거부는 심각한 반사회적 행동이 없는 것으로 정의되지만 때때로 부모가 아이를 학교에 보내려고 할 때 논쟁, 공격성과 같은 외현화 행동을 보일 수 있다(Berg, 2002; Hoshino et al., 1987). 하지만 일관되게 다양한 외현화 행동을 나타낸다면 적대적 반항장애 진단이 내려질 수 있다(McShane et al., 2001). Kearney(2008)는 등교거부 현상을 기능에 따라 네 가지로 분류하고 치료에 적용하였다.

① 학교와 관련된 불안감을 회피하기 위한 것
② 혐오감을 주는 사회적 상황을 피하는 것: 친구관계, 교사와의 갈등
③ 부모나 교사의 관심
④ 학교 밖에서 얻을 수 있는 보상적 경험

연령에 따라 발병, 임상 양상, 등교거부 정도가 다르다는 제안도 있다. Hersov(1985)는 나이가 많을수록 점진적인 등교거부의 시작을 보일 가능성이 더 높고, 갑작스런 등교거부의 시작은 어린 나이에서 더 전형적이라고 했다. 진단 및 증상의 연령 관련 경향도 관찰된다. 예를 들어, 분리불안장애는 아동에서 더 흔하며(Last & Strauss, 1990), 청소년 등교거부의 경우 우울 증상뿐만 아니라 사회공포증과 공황장애(Bernstein & Borchardt, 1991; Last & Strauss, 1990)를 경험할 가능성이 더 높다(Baker & Wills, 1978).

등교거부의 진행과정에 대한 연구들이 현재까지는 불충분하지만, 임상 관찰결과에 따르면 시간이 지남에 따라 점차 위축되어 일상 활동에서도 멀어지고 또래와의 접촉을 거부할 수 있다. 또한 기분 증상이 심해지거나 불안이 일상 생활 전반에 걸쳐 발생하게 될 수도 있다(Berg, 2002; Torma & Halsti, 1975).

2. 임상 평가 및 진단

등교거부에 대한 이해와 평가를 위해서 다양한 곳에서 정보를 얻고 다양한 평가방법을 이용하는 것이 도움이 된다(Ollendick & King, 1998). 즉, 등교거부에 대한 다차원적 접근이 필요하며 이를 통해 등교거부의 원인(선행요인, 유발요인, 지속요인)을 찾아 치료 계획에 필요한 정보를 제공받을 수 있다(그림 33-2). 따라서 평가에는 일반적으로 아동청소년 및 부모와의 면담을 통하여 아동청소년 및 부모와의 진단적 면담, 아동청소년의 자가보고식 설문지, 부모/학교 선생님 작성 설문지, 학교생활기록부, 학교 관계자와의 면담, 신체검사를 시행한다.

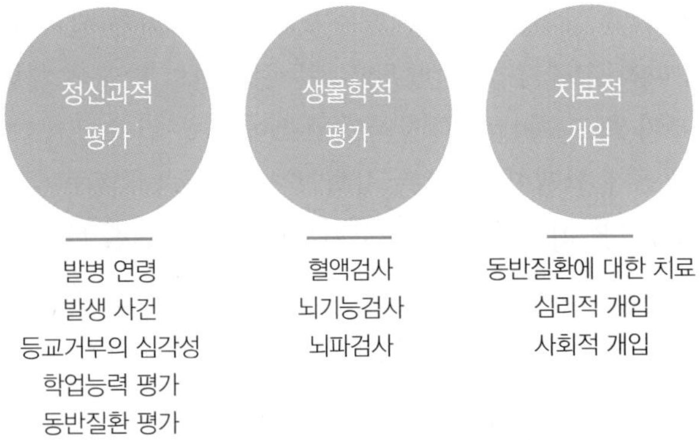

그림 33-2 등교거부에 대한 다차원적 접근multi-dimensional approach

등교거부에 대한 초기 평가를 시행할 때, 등교거부가 다른 문제로 인한 2차적 증상일 수 있음을 인식하는 것이 중요하다(Elliott & Place, 2012). 예를 들어, 두근거림, 복통과 같은 불안과 관련된 신체 증상은 신체질환이 원인일 수 있으므로 이에 대한 진찰, 신체검사 등을 포함한 적절한 의학적 평가가 필요하다. 또한 반대로 스트레스와 관련된 신체 증상을 신체적 질환으로 간주하는 경우, 정신과적으로 적절한 치료가 지연될 수도 있음을 주의해야 한다(Havik et al., 2015).

낮은 학업 능력이 등교거부의 원인일 수 있기 때문에 학습 및 종합 심리 검사를 통해 아동청소년의 학업 능력을 평가하는 것이 필요하다(Fernando & Perera, 2012). 또한 지능 평가, 특히 언어 능력에 대한 평가는 인지치료가 아동청소년에게 도움이 될 수 있는지 판단하는 데 도움이 될 수 있다. 전반적인 정신과적 평가는 아이가 가진 어려움들을 이해하고 동반질환을 식별하기 위해 필요하며, 개개인에게 가장 효과적인 치료 계획을 세우는 데 중요하다. 평가에는 아동청소년 및 부모를 포함한 가족들과의 면담이 포함되는데, 등교거부 아동청소년에서 실패에 대해 더욱 부정적인 생각을 할 가능성이 높았으며(Place et al., 2000, 2002), 이러한 생각이 학교로 돌아가는 것과 관련된 자기효능감self-efficacy을 약화시킬 수 있기 때문에 아동청소년의 등교거부에 대한 생각을 자세히 검토하는 것이 필요하다(Maric et al., 2013).

등교거부로 인해 학교에 결석하는 것은 아동청소년에게 정적 강화와 부적 강화 모두를 나타낼 수 있다. 예를 들어, 아동청소년에게 다른 재미있는 대인활동을 제안하거나 관심 및 보살핌을 제공하는 것이 등교거부에 대한 정적 강화가 될 수 있으며, 학교 활동 및 수업과 같은 스트레스가 많은 상황을 피할 수 있는 것이 부적 강화가 될 수 있다. 따라서 평가를 시행할 때 아동청소년의 학교에 대한 거부가 학교 자체의 특정적인 요소에 대한 반응인지, 스트레스가 발생할 수 있는 사회적 상황에 대한 두려움인지, 가정을 떠나는 것에 대한 거부감인지, 관심을 받는 것에 대한 반응인지, 학교가 아닌 다른 환경에서 더 만족감을 느끼는지 등에 대한 것을 확인해야 한다(Elliott & Place, 2019).

학교와 관련된 요인들을 피하기 위한 아동청소년의 등교거부를 이해하기 위해서는 등교거부와 관련된 학교 요인들을 파악하고, 그러한 요인들이 미치는 영향에 대해 확인해야 한다(Havik et al., 2015). 시험과 같은 학업 부담감이 아동청소년에게 높은 수준의 불안을 일으킬 수 있으며(Connor, 2001, 2003; Denscombe, 2000; Putwain, 2007), 따돌림, 학교폭력, 사이버 폭력 등 또래관계에서의 부정적 경험이 등교거부에 영향을 미칠 수 있다.

3. 증례

1) 분리불안장애 동반 등교거부

초등학교 2학년 가영이가 등교거부를 주 호소로 외래를 내원하였다. 가영이는 '엄마한테 나쁜 일이 생기면 어떡하지?' '내가 학교에 있는 동안에 집에 도둑이 들어서 엄마를 해치면 어떡하지?' 등과 같은 걱정 때문에 학교에서 자주 머리가 아프다, 배가 아프다며 조퇴를 했고, 어떤 날은 등교 도중에 집으로 돌아온 적도 있었다. 또한 아침에 일어나서 등교 준비를 할 시간에 자꾸 늑장을 부리고 짜증을 내는 모습 때문에 엄마에게 혼나는 경우가 많았다. 그러다가 점차 학교에서 조퇴를 하는 횟수가 많아지더니 일주일 전부터는 아예 학교 가는 것을 거부하기 시작했다.

2) 주의력결핍 과잉행동장애 동반 등교거부

중학교 1학년 나준이가 게임중독과 학교를 가지 않은 것을 주 호소로 외래를 방문했다. 나준이는 초등학교 시절 수업 시간에 산만하고 규칙을 잘 지키지 않는 것으로 인해 선생님들에게 자주 혼나고 교우관계 역시 좋지 않았다. 이에 혼자서 시간을 보낼 때가 많았고, 초등학교 고학년부터는 컴퓨터 온라인 게임을 하기 시작했다. 나준이는 게임을 하면서 사람들이 자신의 게임 실력을 인정해 주고 칭찬해 주는 것에서 '나를 싫어하는 사람들만 있는 현실세계보다 게임세계가 더 좋다'는 생각을 하게 되었다. 이에 나준이는 게임하는 시간이 점차 늘어났고, 게임을 한다고 학교를 지각하는 일이 잦아지더니 내원 한 달 전부터는 등교거부를 하며 하루 종일 방 안에서 게임만 하는 모습을 보였다.

치료

1. 등교거부에 대한 치료적 개입

등교거부에 대한 개입 및 치료의 가장 중요한 목표는 아동청소년의 심리적 고통을 줄이고 출석률을 높임으로써 정상적인 발달경로를 따라가는 데 도움이 되는 것이다. 등교거부에 대한 치료의 핵심은 '가능한 한 빨리 모든 방법을 동원해서 학교로 복귀하게 하는' 것이다. 개인의 필요에 따라 다양한 치료법을 적용할 수 있으며, 경우에 따라 약물치료, 정신치료, 부모교육, 가족치료, 인지행동치료, 노출 기반 행동치료, 약물치료를 포함한 체계적인 개입을 해야 한다. 특히 등교거부에 대한 인지행동치료는 가장 많이 연구가 이루어졌고 효과적인 것으로 알려져 있다(King et al., 2000). 많은 치료 접근방식은 아동청소년의 불안을 증가시키거나 완화시킬 수 있는 가정과 학교의 요인들에 초점을 모은다.

1) 인지행동치료Cognitive Behavior Therapy: CBT

인지행동치료는 스트레스와 불안, 학교 출석과 관련된 왜곡된 사고를 개선하고 점차적으로 학교에 적응할 수 있게 도와준다. 치료법의 핵심은 이완훈련, 인지 재구성, 점진적 노출 연습이다. 〈표 33-2〉는 등교거부 현상을 기능에 따라 네 가지로 분류하고 치료에 적용한 예이다.

인지행동치료에서 아동의 적극적인 참여를 위한 준비로 '심리교육psychoeducation을 통해 아동의 어려움을 스스로 인지하고, 그 어려움을 줄이는 데 인지행동치료가 도움을 줄 수 있다'라는 정보를 제공한다. 학교에 가는 것과 관련된 상황(예: 아침에 학교 갈 준비하기, 교실에 들어가기 등)에서 신체적으로 매우 각성된 상태를 경험하고 있는 아동에게는 이완훈련relaxation training이 이루어져야 한다. 이완 훈련은 학교로 다시 돌아갈 때 긴장 등 생리적 불편함을 줄일 수 있는 효율적이고 좋은 수단이 된다. 이완훈련에는 점진적 근육이완 요법progressive muscle relaxation, 자동적 이완 훈련autogenic relaxation training, 상상훈련guided imagery, 호흡훈련breathing retraining이 있다. 이완 기술은 체계적 탈감작에서도 활용된다.

표 33-2 등교거부 행동에 대한 치료(Kearney, 2008)

1. 부정적인 감정을 촉발하는 학교 자극 회피(아동 기반)

- 불안과 불안 구성요소 교육
- 이완훈련과 심호흡 같은 신체 관리 기술
- 불안과 회피 위계표를 이용한 학교현장에서 점진적 재노출
- 스스로 재강화 획득

2. 꺼리고 싶은 사회적 상황 혹은 평가적 상황 회피(아동 기반)

- 불안과 불안 구성요소 교육
- 이완훈련과 심호흡 같은 신체 관리 기술
- 비논리적인 생각을 개선하기 위한 인지적 재구성
- 스스로 재강화 획득

3. 자신에게 중요한 타인의 관심(부모 기반)

- 간단명료하게 부모의 명령 방식 개선
- 등교 전 아침 규칙 확립, 필요시 낮 시간 동안의 규칙 확립
- 학교 출석에 대한 보상과 결석에 대한 벌칙 확립
- 특수한 경우에 학교 출석 강제하기

4. 학교 밖에서 얻는 즐거움을 얻기 위함(가족 기반)

- 출석에 대한 보상의 강화와 결석에 대한 벌칙을 포함한 약속 만들기
- 문제해결을 협상하는 가족을 위한 시간과 장소 확보하기
- 의사소통 방식 훈련
- 필요한 경우 학교와 교실까지 등교 함께하기
- 출석 확인 증가
- 결석을 부추기는 친구의 제안을 거절하는 방법 훈련하기

사회적 유능감social competence을 향상시키기 위한 사회 기술 훈련은 두 가지 주요 상황으로 나누어 생각해 볼 수 있다. 첫 번째로 미숙한 사회 기술underdeveloped social skills(예: 친구관계는 맺고 발전시키는 것, 놀림에 대처하는 것)이 등교거부의 발생 및 유지에 영향을 준 경우이다. 등교거부가 사회적 위축 또는 사회 기술 부족으로 인한 것일 경우 사회적 유능감social competence을 갖게 하는 것이 필요하다. 환아에게 또래들과 어울리고 괴롭힘에 적극적으로 대처하는 기술을 훈련시키는 것이 도움이 될 수 있다. 일반적으로 사회 기술에 대한 교육자료를 이용하며, 바람직한 사회적 행동을 모델링하고, 역할극을 하면서 이러한 행동을 연습하고 강화 및 피드백을 제공한다. 두 번째로 결석(특히 장기간 결석)에 대한 또래나 교사들의 질문에 대답하는 것에 불안감을 느끼는 경우이다. 등교를 거부하는 아동청소년은 학교에 다시 갔을 때 친구들의 질문에 어떻게 답할지 걱정하는 경우가 있다. 따라서 예상되는 질문에 대해 어떤 반응을 보이고 어떻게 대답할지를 의논해야 한다. 필요한 경우 역할극으로 연습하는 것도 도움이 된다. 등교거부를 하는 아동청소년들은 상황을 잘못 해석할 수 있고(예: 나

를 생일 파티에 초대하지 않았으니까 나를 싫어하는 거다. 선생님이 큰 목소리로 나에게 얘기했기 때문에 나를 싫어하는 거다.), 부정적인 사건이 일어날 확률을 과대평가할 수 있다(예: 다른 아이들이 나를 놀릴 것이다. 내가 학교에 간 사이 엄마가 병에 걸릴 것이다.). 또한 스스로 대처할 수 있는 능력을 과소평가하기도 하며(예: 선생님이 나에게 질문을 하면 무엇을 해야 할지 모르겠어.), 부정적인 자기평가를 한다(예: 누가 나와 친구가 되고 싶어 하겠어?, 나는 운동에 전혀 소질이 없다.). 인지 재구성의 목표는 부적응적인 인지를 수정함으로써 아동의 감정과 행동을 변화시켜 등교를 할 수 있게 돕는 것이다. 학교로 돌아갈 때는 점차적으로 학교에 있는 시간을 늘려 가는 방법이 도움이 된다. 불안이 매우 심한 경우에는 상상으로 미리 연습을 하는 것도 도움이 된다. 일부는 다시 등교한 첫날부터 전체 수업에 참석하는 방법을 선택하기도 하는데, 이 방법은 일반적으로 점진적으로 시간을 늘려 가는 방법에 비해 더 많은 스트레스를 주지만, 하교 시간 전에 집으로 가는 이유를 설명해야 하는 어려움과 스트레스를 최소화할 수 있다. 현재까지 점진적으로 시간을 늘리는 방법과 첫날부터 전체 수업을 참석하는 방법의 효과를 비교한 연구는 없다. 따라서 등교거부의 심각성, 만성 정도, 발달수준을 고려하여 방법을 선택해야 한다.

부모는 학교 출석과 관련된 자녀의 부적절한 행동에 대해서는 약화되도록 돕고, 적절한 행동에 대해서는 강화되도록 도와야 한다. 아동의 인지행동치료에 앞서 부모가 적극적으로 참여하기 위해서는 부모에게 정신병리가 있거나 부부 갈등이 있다면 이에 대한 개입도 이루어져야 한다. 가족이나 부모에게 계속 스트레스가 있다면 치료 효과는 반감되기 때문이다.

학교 관계자들은 학생이 학교로 돌아오기 위해 필요한 부분에 대해서 알고 있어야 한다. 동급생에게는 등교거부 학생이 등교했을 때 지지적인 환경을 만들어 주고 배려해 줄 수 있도록 교육해야 한다. 학생이 학교로 돌아가는 과정에서는 아동청소년이 편안하게 느낄 수 있는 교사가 아동청소년을 맞이하고, 조용한 곳으로 가서 안정이 되면 교실에 가도록 배려한다.

2) 행동치료behavior therapy

등교거부에 대한 행동 접근법은 주로 노출 기반이며exposure-based 체계적 탈감작(이완훈련 포함)systematic desensitization, 홍수법flooding, 모델링modeling, 행동 조성shaping 등과 같은 기법을 사용한다. 아동청소년의 불안 감소를 위한 인지행동치료 프로그램의 효과적인 치료 구성요소로서 행동 노출의 효과는 여러 연구를 통해 뒷받침된다(Higa-McMillan et al., 2016; Voort et al., 2010).

3) 가족치료family therapy

치료에 대한 가족들의 영향은 치료 계획을 세울 때 고려해야 할 핵심 요소이다. 이에 가족치료는 등교거부에 대한 치료로 오랫동안 활용되어 왔지만, 환아에 대한 개별 집중 치료만큼 효과적이라는 증거는 부족하다. 이에 현재는 가족치료는 인지행동치료 프로그램에 포함되어 진행되기도 한다.

4) 약물치료

약물치료는 아주 심한 불안이나 우울장애가 있는 경우 사용한다. 또한 대안적으로 인지행동치료에 별 반응이 없는 경우 약물치료가 도움이 될 수 있다. 정서적 문제가 심한 경우 심리사회적 치료를 시행하기 전에 약물치료를 해야 할 수도 있다. 증상에 따라 약물을 투여할 수 있으며 삼환계 항우울제TCA, 선택적 세로토닌 재흡수 억제제SSRI, 부스피론buspirone, 베타 차단제, 항정신병 약물 등을 사용할 수 있다.

5) 지역사회 체계적 개입

등교거부에 대한 체계적 개입은 학교, 지역사회가 함께 노력하는 것을 의미한다. 우리나라에는 학업 중단 징후 또는 의사를 표현한 학생 및 학부모에게 Wee센터/Wee클래스 등에서 외부 전문 상담을 받으면 2주 이상 숙려하는 기간을 갖도록 하는 제도인 '학업중단 숙려제'가 있다. 학업중단의 위기에 처한 아동청소년에게 다양한 체험 및 상담 등을 통한 숙려 기회를 부여하여 충동적인 학업 중단을 예방하기 위한 제도이다. 미국에서는 국립중도탈락예방센터National Dropout Prevention Center에서 체계적 전략을 만들고, 중도 탈락이나 장기 결석을 줄이기 위해서 노력하고 있다. 그 목적은 다음과 같다.

① 학교와 지역사회가 파트너십을 맺고 학교 내의 구조

와 안전을 향상한다.

② 조기에 중재하는 프로그램을 만들어서 가족의 참여를 촉진하고, 학업을 따라가는 데 어렵지 않도록 읽기나 쓰기 능력을 향상한다.

③ 대안교육이나 방과후 학교프로그램을 통해서 학습을 돕는다.

④ 전문 프로그램을 통해서 위기 학생과 함께 활동하는 교사를 양성하고 학생의 학업 필요에 따라 맞춤형의 교육을 제공할 수 있게 한다. 연구를 통해서 도움이 되는 것으로 밝혀진 전략은 〈표 33-3〉과 같다.

표 33-3 등교거부를 줄이기 위한 전략(Kearney, 2008)

- 폭력, 왕따, 부모/아동-학교의 공식적 갈등의 감소
- 부모-교사의 협력 증대
- 긍정적 학교 분위기 조성 증가와 학교 간의 이동 간소화
- 대변인/멘토와 함께 학생의 요구를 알리고, 사용자에 맞는 교육 계획 형성
- 조기 교육, 가족과 건강에 대한 서비스 제공
- 법원 자문과 지역사회 서비스
- 경찰의 결석 학생에 대한 즉각적인 학교로의 이송

예후

등교거부는 의료, 복지 및 교육 분야에서(Nishida et al., 2004) 장단기적으로 부정적인 결과를 낳을 수 있는(Maynard et al., 2018) 심각한 문제로 여겨진다. 단기적 결과에는 성적 저하, 가족 내의 어려움, 또래관계 악화가 포함되며, 장기적 결과에는 낮은 학업성취도, 취업의 어려움, 정신과 질환의 위험 증가가 포함된다(Fremont, 2003; Sewell, 2008; Heyne et al., 2011). 학교 중퇴 청소년은 학교를 정상적으로 졸업한 청소년에 비해 부정적인 자아, 열등감, 낮은 학업성취로 인한 직업적 무능력, 범죄 가능성 등이 높은 것으로 알려져 있다. 등교거부는 환아의 사회성 발달에도 부정적인 영향을 미친다. 따라서 학교 출석은 아동청소년들에게 핵심적인 기본 역량이라고 할 수 있다.

등교거부에 대한 적절한 개입이 이루어지지 않으면 등교거부의 기간은 더욱 길어지고 치료가 더 어려워질 수 있다(Glaser, 1959; Hersov, 1972; King et al., 1998; Okuyama et al., 1999; Sonoda et al., 2008). 등교거부 기간이 길어질수록 학교 복귀에 대한 아동청소년의 불안을 증가시키고 (Warnecke, 1964; Terada, 2015), 학교를 다니려는 동기를 감소시킬 수 있다. McShane 등(2004)이 학교거부로 인해 입원 혹은 외래 치료를 받은 경우를 6개월간 추적관찰하였을 때, 학교로 돌아간 경우는 47%, 홈스쿨링 중인 경우는 23%, 아무 곳에도 가지 못한 경우는 19%였다. 3년간 추적관찰에서는 학교에 남는 경우 22%, 홈스쿨링 중인 경우 35%, 교육을 받지 못하고 있는 경우가 16%로 대개 2/3 이상이 학교로 돌아가지 못하고 있는 것으로 나타났다. 6개월째에 나쁜 예후와 관련이 있었던 요인은 공존질환(주요우울증, 기분부전증, 적대적 반항장애)이 있는 경우였고, 3년째에 나쁜 예후와 관련된 것은 사회공포증, 학습의 어려움, 위축된 행동이었다. 약 30%의 학생이 학교로 돌아가지 못하고 이후의 삶에도 심각한 적응문제를 지속적으로 보이고 있는 것이다. 10년간 추적관찰한 연구에서도 등교거부를 한 학생의 약 30%가 10년 후에도 지속적으로 정신과적 질환의 진단을 충족하고 있어서 성인기까지 지속적인 부정적 영향을 미치는 것으로 나타났다. 등교거부의 만성화와 연관된 예측인자는 정신과적 공존질환, 청소년기 취업, 낮은 사회경제적 수준이었다.

등교거부의 최대 25%가 자연적으로 호전된다는 연구도 있지만(Kearney & Tilotson, 1998), 등교거부에 대한 다양한 견해로 인해 예후에 대해 예측하기가 어렵다. 그러나 등교거부의 심각성, 발병 연령, 등교거부를 인식한 후의 개입에까지 걸린 시간 등이 치료 후 등교거부가 지속되지 않도록 하는 데 있어서 중요한 요소가 될 수 있다(Knollman et al., 2010). 등교거부가 2년 이상 지속된 경우 치료 효과가 떨어질 수 있고(Kearney & Tilotson, 1998), 아이가 사회공포증이나 학습장애가 동반이환된 경우 치료 후 취업 또는 교육이 이뤄질 가능성이 낮다는 불량한 기능적 예후를 보인 연구도 있다(McShane et al., 2004). 또한 다른 연구들에 따르면, 등교거부를 한 적이 있는 청소년들의 최소 1/3에서 성인기에 심각한 적응의 어려움을 겪었다(Kearney, 2001; McCune & Hynes, 2005).

등교거부와 관련된 이슈들

1. 학교 밖 아동청소년

「학교 밖 청소년 지원에 관한 법률」에서의 '청소년'이란 9세 이상 24세 이하인 사람을 의미하며, '학교 밖 청소년'이란 다음 중 어느 하나에 해당하는 경우를 말한다. 1)「초·중등교육법」 제2조의 초등학교·중학교 또는 이와 동일한 과정을 교육하는 학교에 입학한 후 3개월 이상 결석하거나「초·중등교육법」 제14조 제1항에 따라 취학의무를 유예한 청소년, 2)「초·중등교육법」 제2조의 고등학교 또는 이와 동일한 과정을 교육하는 학교에서「초·중등교육법」 제18조에 따른 제적·퇴학처분을 받거나 자퇴한 청소년, 3)「초·중등교육법」 제2조의 고등학교 또는 이와 동일한 과정을 교육하는 학교에 진학하지 않은 청소년이다.

2021년 교육통계연보에 따르면, 2020년도(2020. 03.01~2021.2.28)에 전체 32,027명이 학업을 중단하였고, 학업 중단 사유는 〈표 33-4〉, 〈표 33-5〉와 같다. 의무교육에 해당하는 초등학교와 중학교는 학업 중단 사유를 유예(질병, 장기 결석, 미인정 유학, 기타)와 면제(질병, 해외 출국, 기타)로 나누었고, 유예에서는 미인정 유학이 가장 많

표 33-4 초등학교 및 중학교 학업 중단 사유(교육부, 한국교육개발원, 2021b)

학급	합계	유예					면제			
		소계	질병	장기 결석	미인정 유학	기타	소계	질병	해외 출국	기타
초	11,612	5,797	107	10	1,788	3,892	5,815	26	5,286	504
중	5,976	4,366	169	17	1,204	2,976	1,610	3	1,260	347

표 33-5 고등학교 학업 중단 사유(교육부, 한국교육개발원, 2021b)

학급	합계	자퇴										퇴학(품행)	제적	유예	면제
		소계	질병	가사	부적응					해외 출국	기타				
					소계	학업 관련	대인관계	학교 규칙	기타						
고	14,439	14,140	733	87	3,090	1,386	165	106	1,453	1,327	8,903	211	36	43	9

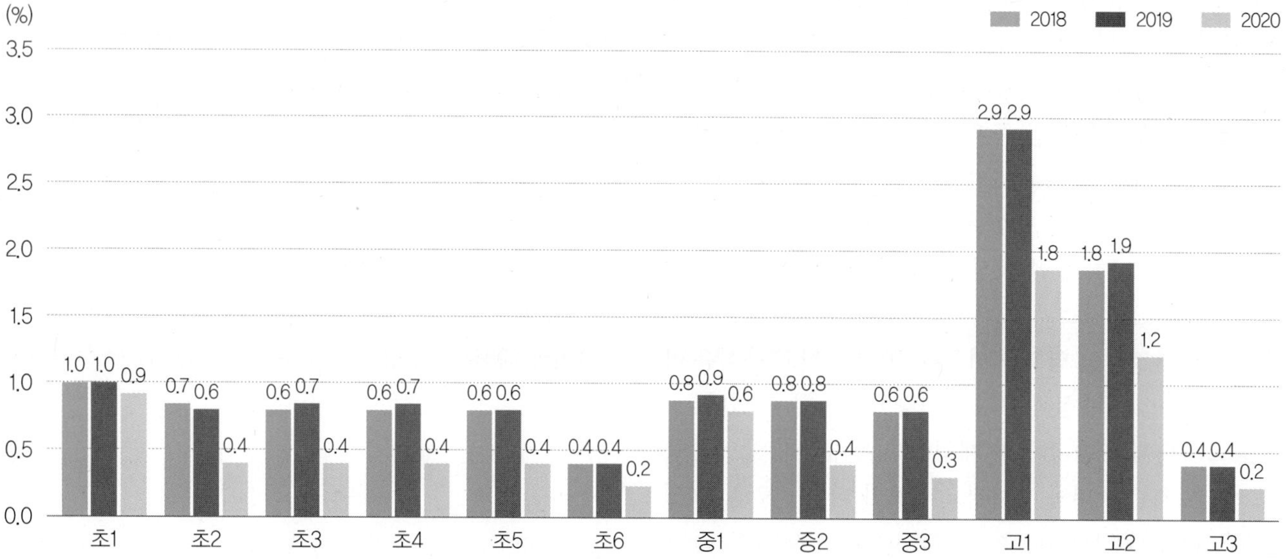

그림 33-3 학년별 학업중단율(2018~2020학년도) (교육부, 한국교육개발원, 2021a)

왔고, 면제에서는 해외 출국이 가장 많은 이유를 차지했다. 고등학교의 경우 자퇴(질병, 가사, 부적응, 해외 출국 및 기타), 퇴학(품행), 제적, 유예, 면제로 사유를 분류하였고, 고등학교의 학업 중단 사유 중 가장 많은 사유는 자퇴의 학업관련 부적응이었다.

[그림 33-3]에서 학년별 학업중단율을 살펴보면 모든 학급에서 1학년 학생들의 학업중단율이 가장 높았으며, 마지막 학년에서 가장 낮았다. 전체 학년에서 고등학교 1학년 학생들의 학업중단율이 월등히 높았다. 또한 고등학교의 경우 고등학교 1학년과 2학년의 학업중단율이 3학년의 학업중단율보다 훨씬 높았다.

한국청소년정책연구원의 '학업 중단 패널 조사(2013~2015)'에 따르면, 학업 중단 후 학교 밖 청소년 유형은 학업형, 직업형, 무업형, 비행형, 은둔형으로 구분할 수 있으며(표 33-6), 학업 중단 후 3년째에 학업형이 50.4%, 직업형이 32.4%, 무업형이 11.1%, 비행형이 6.0%로 확인되었다. 또한 2013년부터 학업 중단 청소년의 3년간 변화 추이를 봤을 때, 중고등학교 중단 상태가 54.0%, 중고등학교 재학 중이 13.8%, 중고등학교 졸업 상태가 3.8%, 대학진학이 27.3%였다. 또한 3년간 복교율은 34.4%, 재중단율은 20.0%로 나타났다. 학업 중단 후 학교 밖 청소년의 경로에 영향을 미치는 것들로는 자아존중감, 학업 중단 사유, 학업 중단 시 제공받은 정보, 중단 후 성인 멘토를 만나는 기관, 청소년의 교육 기대 수준 등이 있었다(윤철경 등, 2015).

표 33-6 학업 중단 후 학교 밖 청소년 유형(한효정, 2019)

구분	내용
학업형	검정고시 공부, 대학 입시 준비, 복교 등
직업형	직업 기술을 배우는 경우, 아르바이트 · 취업 등
무업형	특정 목표 없이 아무것도 하지 않는 경우
비행형	가출하거나 보호시설 · 사법기관의 감독을 받는 경우
은둔형	사회적 관계를 맺지 않고 집에서 나오지 않는 경우

2. 은둔형 외톨이

아동기를 지나 청소년기에 접어들면 부모로부터 독립을 시도하게 되고, 또래와 더 많은 시간을 보내면서 어울리고 관심받고 싶어 하는 욕구가 증가한다. 하지만 일부 청소년들은 사회, 학교, 가정 등 자신이 속한 집단으로부터 이탈하여 수개월간 방 안에서 시간을 보내기도 한다. 청소년들의 경우 이러한 현상에 대해 '등교거부' '학교 밖 청소년' '학교부적응' 등 다양한 명칭으로 불린다.

1970~1980년경부터 일본에서는 등교거부 학생들이 사회적 문제로 떠오르기 시작하였고, Saito(1998)의 저서 『히키코모리-끝나지 않은 청소년기』에서 히키코모리引き籠もり란 용어를 사용하여 "6개월 이상 학교를 결석하거나 일하러 밖으로 나가지 않고 대부분의 시간을 집에서 보내는 사람"으로 규정하였다. 우리나라에서도 1990년대 말부터 점차 사회적 은둔을 보이는 사람들이 나타나기 시작했고, 2000년 무렵 이러한 특징을 보이는 사람들에 대한 정신건강의학과 의사들의 관심과 연구가 시작되었다. 2001년 연구에 따르면, 우리나라에서도 히키코모리와 유사한 사회적 은둔을 보이는 '은둔형 외톨이'가 존재하고 있으며, 그 중 절반 이상이 사춘기가 시작되는 청소년 시기에 발생하는 특징을 보였다(이규미 등, 2001). 이러한 사회적 은둔 현상이 일본, 한국 등 동아시아에 국한되어 나타나는 것이 아닌 미국, 영국, 스페인, 브라질, 인도 등 전 세계적으로 나타나는 현상으로 확인되고 있어 은둔형 외톨이를 '문화관련 증후군culture bound syndrome'이 아니라 현대사회라는 시대적 배경에 의한 상태로 보아야 한다는 새로운 시각이 관심을 받고 있다(이영식, 최태영, 2022).

일본의 정신건강의학과 의사 사이토가 제시한 진단기준은 다음과 같다.

① 6개월 이상 사회로부터 고립(학교 교육, 취업, 가정 내 상호작용 등)되어 주로 집에서 지내는 상태
② 사회적인 대인관계를 전혀 하지 않음
③ 다른 정신질환(조현병뿐 아니라 우울증 등 모든 정신질환 포함)을 가지지 않을 것
④ 기능의 저하, 개인에게 심각한 고통을 초래하는 상태

하지만 이영식 등(2005)이 제안한 국내의 은둔형 외톨이에 대한 진단기준은 상기 진단기준과 몇 가지 차이가 있다.

① 3개월 이상 집 밖 출입을 삼가는 상태
② 사회적 대인관계 상황을 기피함
③ 조현병이나 양극성장애 등 정신병적 양상을 보이는

상태를 제외할 것

④ 기능의 저하, 개인에게 심각한 고통을 초래하는 상태

두 진단기준은 기간과 우울증 등 일부 정신질환의 포함 유무에서 차이를 나타냈다. 일본에서는 초기 성인기에 3개월 정도 은둔하는 것이 자주 있으며 3개월 정도 은둔하는 경우 쉽게 일상생활로 복귀하지만, 우리나라에서는 3개월을 은둔하는 경우가 드물고 특히 아동청소년이 3개월 무단결석을 하게 되면 학년 유급이 되어 인생에 큰 영향을 주기 때문에 3개월을 유병기간duration 진단기준으로 설정하게 되었다. 또한 우울증이 은둔형 외톨이에 동반되는 경우가 매우 흔하며, 초기 평가에서 완전히 배제할 수 없다는 점에서 국내에서는 정신병적 양상을 보이는 경우만을 제외하였다.

2019년 일본의 Kato 등은 새로운 진단기준을 제시하였다.

① 가정에서 뚜렷한 사회적 고립이 있음

② 6개월 이상 지속되는 사회적 고립 시간

③ 사회적 고립과 관련된 유의적인 기능적 손상 또는 괴로움을 충족

* 심각도

–경도: 때때로 집을 나서는 경우(주 2~3회)

–중등도: 가끔 집을 나서는 경우(주 1회 이하)

–고도: 거의 자신의 방을 나서지 않는 경우

–히키코모리 전 단계: 3~6개월간의 은둔 상태

최근 은둔형 외톨이 중 오프라인에서 사람을 직접 만나기 위해 외출하는 것은 거부하면서 인터넷, SNS 등을 통해 활발히 사회활동을 하는 사람들이 늘어남에 따라 관련 진단기준은 삭제되었다. 또한 모든 정신질환이 은둔형 외톨이에 동반이환될 수 있다고 보면서 이전보다 포괄적인 개념이 되었으며, 3~6개월의 은둔 생활도 포함하기 위해 예비 은둔형 외톨이 단계와 심각도 개념이 진단기준에 추가되었다.

은둔형 외톨이는 한 가지의 원인보다는 타고난 개인의 성격, 가정에서의 성장과정, 학교에서의 적응력, 전반적인 사회경제적 상황 등 여러 가지 원인이 복합적으로 작용하여 나타나게 된다. 학교 부적응은 잦은 지각, 조퇴, 무단결석 등 학교 이탈 행동으로 시작해 최종적으로 등교거부를 보이게 된다. 등교거부가 반드시 은둔형 외톨이와 연결되는 것은 아니지만, 은둔형 외톨이의 전 단계(예비 은둔형 외톨이)로서 나타날 수 있는 이러한 등교거부 관련 행동의 이유에 대해 살펴보면 다음과 같다.

1) 또래관계의 문제

일본에서의 연구결과에 따르면, 히키코모리의 약 56%

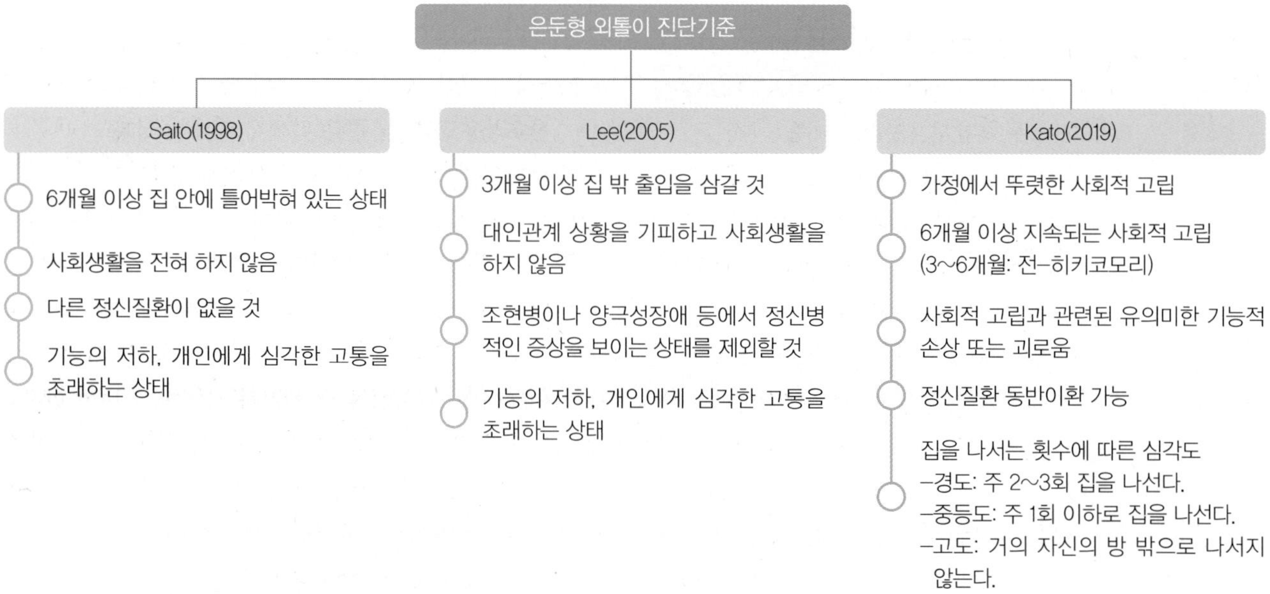

그림 33-4 은둔형 외톨이 진단기준의 시대적 변화

에서 이지메 경험이 있었고(Tanaka, 2001), 2006년 국내에서 발간된 청소년 은둔형 외톨이 보고서에 따르면 사례 중 50%에서 현재 속마음을 털어놓고 대화할 수 있는 친구가 1명도 없었다고 보고하였다. 또한 56.3%에서 학교에서 따돌림 혹은 괴롭힘을 당한 경험이 있다고 보고하였고, 이 중 1/3에서 따돌림/괴롭힘의 경험이 은둔형 외톨이의 직접적인 원인이 되었다고 하였다.

2) 성적·시험 스트레스

시험 기간에 두통, 복통 등을 호소하며 결석을 자주 하는 아이들이 있다. 시험 · 성적에 대한 두려움으로 인해 회피하는 행동이 장기간 습관적으로 진행되면 등교거부의 원인이 될 수 있다. 성적 스트레스로 자퇴를 한 것을 시작으로 은둔형 외톨이가 되는 경우도 있다.

3) 교사, 학교 규칙과 충돌

반항장애 성향이 있는 아이들은 기존의 권위자인 교사에게 반항하거나, 기존 규칙에 위반되는 행동을 하게 되어 갈등이 발생된다. 그로 인해 징계를 받아 수업에 불참하는 것이 장기화되면 등교거부의 계기가 될 수 있다.

4) 정서적 불안정

우울증, 사회불안장애 등 정신과 질환으로 인해 등교거부를 하는 아이들이 있다.

5) 기존의 교육과정에 대한 거부

학교에서 받는 교육은 쓸데없다, 이것저것 구속만 많다, 내 적성에 맞는 학교 밖 교육을 받겠다 등 다양한 이유로 학교교육에 대한 불만을 나타내며 등교를 거부하는 아이들이 있다. 이러한 아이들이 학교를 그만두고 시작한 활동에서 좌절할 경우 은둔형 외톨이가 될 가능성이 있다.

6) 게임 중독

밤새 게임 후 아침에 일어나기가 힘들어 지각, 결석을 자주 하다가 등교거부로 이어지게 되는 경우가 있다. 일본과 비교해 우리나라에서 게임 중독이 등교거부의 문제가 되는 이유는 우리나라의 초고속 인터넷이 아이들이 집에서 게임하기 좋은 여건을 형성하기 때문이다. 하지만 게임 중독이 은둔형 외톨이의 원인인지 아니면 은둔생활을 하면서 할 수 있는 활동이 게임밖에 없어서 자연스럽게 게임에 빠질 수밖에 없었던 것인지에 대해 평가하는 것이 필요하다.

요약

등교거부는 우리나라뿐 아니라 다양한 나라에서 발생되고 있으며, 이에 대한 관심이 높아지면서 여러 나라에서 등교거부에 대한 연구와 대책 마련을 위한 노력이 이루어지고 있다. 등교거부는 한 가지 원인으로 우연하게 발생하는 것이 아니라 여러 가지 원인이 복합하여 나타나는 현상이다. 지속적인 등교거부는 임상적 진단 범주에 속하지는 않지만 발달과정에서 습득해야 할 학업과 기술의 습득 기회를 잃게 하며 다양한 개인적, 사회적, 국가적 문제를 야기하기 때문에 '즉각적인 개입이 필요한 응급상황'이라 할 수 있다. 또한 많은 정신질환을 동반하기 때문에 이에 따른 평가 및 치료가 필요하다. 이와 함께 학교에 대한 공포, 부모와의 분리불안 등 개인적 요인뿐 아니라 등교거부를 강화, 유지시키는 가족 · 학교 요인에 초점을 맞춘 '개별화된 치료'가 중요하다.

참고문헌

교육부(2022). **2022년 교육기본통계 조사 결과 발표**. https://www.moe.go.kr/boardCnts/viewRenew.do?boardID=294&lev=0&statusYN=W&s=moe&m=020402&opType=N&boardSeq=92429

교육부, 한국교육개발원(2021a). **교육통계분석자료집: 유 · 초 · 중등교육통계편**. https://www.moe.go.kr/boardCnts/viewRenew.do?boardID=351&lev=0&statusYN=W&s=moe&m=0310&opType=N&boardSeq=90275

교육부, 한국교육개발원(2021b). **교육통계연보**. https://kess.kedi.re.kr

윤철경, 최인재, 유성렬, 김강호(2015). **학업중단 청소년 패널조사 및 지원방안 연구 Ⅲ**. 한국청소년정책연구원.

이소희, 노경선, 김창기, 고복자(2000). 등교거부 청소년의 환경 및 심리상태. **신경정신의학, 39**(6), 1036-1044.

이영식, 최태영(2022). **은둔형 외톨이 탈출기 우리 모두의 이야기**. 서울: 학지사.

한효정(2019). **학업중단 청소년 현황 통계**(교육정책포럼 308호). 한국교육개발연구원.

文部科学省. (2021). 令和2年度 児童生徒の問題行動・不登校等生徒指導上の諸問題に関する調査結果について. https://www.mext.

go.jp/content/20211007-mxt_jidou01-100002753_1.pdf

Berg, I. (2002). School avoidance, school phobia, and truancy. In M. Lewis (Ed.), *Child and adolescent psychiatry: A comprehensive textbook.* (3rd ed.) (pp. 1260-1266). Philadelphia: Lippincott Williams & Wilkins.

Berg, I., Nichols, K., & Pritchard, C. (1969). School phobia: Its classification and relationship to dependency. *Journal of Child Psychology and Psychiatry, 10*(2), 123-141.

Broadwin, I. T. (1932). A contribution to the study of truancy. *American Journal of Orthopsychiatry, 2*(3), 253-259.

Coolidge, J. C., Hahn, P. B,, & Peck, A. L. (1957). School phobia: Neurotic crisis or way of life. *American Journal of Orthopsychiatry, 27*, 296-306.

Egger, H. L., Costello, J. E., & Angold, A. (2003). School refusal and psychiatric disorders: A community study. *Journal of the American Academy of Child & Adolescent Psychiatry, 42*(7), 797-807.

Elliott, J. G. (1999). Practitioner review: School refusal: Issues of conceptualisation, assessment, and treatment. *Journal of Child Psychology and Psychiatry, 40*(7), 1001-1012.

Elliott, J. G., & Place, M. (2019). Practitioner Review: School refusal: Developments in conceptualisation and treatment since 2000. *Journal of Child Psychology and Psychiatry, 60*(1), 4-15.

Havik, T., Bru, E., & Ertesvåg, S. K. (2015). School factors associated with school refusal- and truancy-related reasons for school non-attendance. *Social Psychology of Education, 18*(2), 221-240.

Hersov, L. A. (1960). Refusal to go to school. *Journal of Child Psychology and Psychiatry, 1*(2), 137-145.

Heyne, D. (2006). School refusal. In J. E., Fisher & W. T. O'Donohue (Eds.), *Practitioner's guide to evidence-based psychotherapy* (pp. 600-619). New York: Springer.

Higa-McMillan, C. K., Francis, S. E., Rith-Najarian, L., & Chorpita, B. F. (2016). Evidence base update: 50 years of research on treatment for child and adolescent anxiety. *Journal of Clinical Child & Adolescent Psychology, 45*(2), 91-113.

Johnson, A. M., Falstein E. I., Szurek S., & Svendsen M. (1941). School phobia. *American Journal of Orthopsychiatry, 11*(4), 702-711.

Kearney, C. A. (2001). *School refusal behavior in youth: A functional approach to assessment and treatment*. Washington, DC: American Psychological Association.

Kearney, C. A. (2008). School absenteeism and school refusal behavior in youth: A contemporary review. *Clinical Psychology Review, 28*(3), 451-471.

Kearney, C. A., & Albano, A. M. (2004). The functional profiles of school refusal behavior: Diagnostic aspects. *Behavior Modification, 28*(1), 147-161.

Kearney, C. A., Heyne, D., & Gonzálvez, C. (2020). Editorial: School attendance and problematic school absenteeism in youth. *Frontiers in Psychology, 11*, 602242.

King, N., Tonge, B. J., Heyne, D., & Ollendick, T. H. (2000). Research on the cognitive-behavioral treatment of school refusal: A review and recommendations. *Clinical Psychology Review, 20*(4), 495-507.

Kolvin, I., Berney, T. P., & Bhate, S. R. (1984). Classification and diagnosis of depression in school phobia. *The British Journal of Psychiatry, 145*(4), 347-357.

Last, C. G., & Strauss, C. C. (1990). School refusal in anxiety disordered children and adolescents. *Journal of the American Academy of Child & Adolescent Psychiatry, 29*(1), 31-35.

Mattison, R. E. (2000). School consultation: A review of research on issues unique to the school environment. *Journal of the American Academy of Child & Adolescent Psychiatry, 39*(4), 402-413.

McCune, N., & Hynes, J. (2005). Ten year follow-up of children with school refusal. *Irish Journal of Psychological Medicine, 22*(2), 56-58.

McShane, G., Walter, G., & Rey, J. M. (2004). Functional outcome of adolescents with 'school refusal'. *Clinical Child Psychology and Psychiatry, 9*(1), 53-60.

National Center for Education Statistics. (2020). Retrieved from https://nces.ed.gov/programs/digest/d20/tables/dt20_230.80.asp

Voort, J., Svecova, J., Jacobsen, A., & Whiteside, S. P. (2010). A retrospective examination of the similarity between clinical practice and manualized treatment for childhood anxiety disorders. *Cognitive and Behavioral Practice, 17*(3), 322-328.

제34장

소아정신의학

학교폭력

School Bullying and Violence

양수진

개념

1. 역사 및 개념

1) 학교폭력의 역사

19세기 영국과 미국에서 「의무교육법」과 「아동노동법」 제정 이후 20세기를 거쳐 대부분 국가에서 교육을 위한 기본법이 제정되었고, 아동·청소년은 사회에 나가기 전에 학교교육을 받는 것이 의무이자 권리가 되었다. 20세기 이후 교육의 현장인 학교 내외에서 학생들의 괴롭힘, 폭력과 관련한 자살 등의 문제점이 알려지게 되었고 이는 어느 특정 지역과 국가에만 한정된 것이 아니라 범세계적으로 나타나는 현상이 되었다.

(1) 해외 학교폭력의 역사

① 유럽

독일의 경우 제2차 세계대전 이후 결손가정이 많아진 환경에서 아동·청소년의 심리적 불안이 학교폭력으로 연결된 것을 유래로 여겼다. 노르웨이의 경우 1982년 북부지방의 10대 학생 3명이 집단적 괴롭힘 때문에 자살한 사건이 국민적 관심사로 등장하게 되었고 이를 계기로 노르웨이 교육연구부에서 학교폭력에 대한 설문조사를 시작하고 국가 과제화 및 체계적 대응 시스템을 갖추고 학교폭력에 대응하였다(김상곤 등, 2013).

② 미국

미국의 경우 총기 소유의 허용으로 총기 난사가 대표적인 학교폭력이 되었다. 1999년 콜럼바인 총기 난사 사건과 2012년 코네티컷 뉴타운의 샌디훅 초등학교 총기 난사 사건이 발생한 후 각 주 정부 차원의 학교폭력 개입에서 연방정부의 정책을 교육에 적용하게 되었다. 미국의 총기사건은 신체적, 물리적, 집단 괴롭힘 등의 학교폭력 유형과는 차원이 다른 학교의 안전 자체를 위협하는 형태라고 할 수 있다(김상곤 등, 2013).

③ 일본

일본의 경우 1950년대부터 학교폭력이 대두되었고 1980년 중학생에 의한 불량 조직인 '우성회憂誠会'라는 폭력단의 결성과 1985년경의 '집단따돌림' '왕따'를 의미하는 '이지메'가 일본의 대표적 학교폭력 문화로 알려졌다. 1986년 도쿄에서 이지메에 의한 자살 이후 정부와 각 지방자치단체와 학교, 가정, 지역사회와 관계 기관이 연결되는 '행동 연계'의 시스템을 구축하였다(김영광, 2013).

(2) 국내 학교폭력의 역사

국내에서는 1995년 5·31 교육개혁을 계기로 정부 차원에서 학교폭력에 대해 논의가 본격적으로 시작되었고 1996년도에 〈학교폭력근절대책협의회〉가 '자녀 안심하고 학교 보내기 운동'을 진행하였다(정시영, 2018).

정부에서 발표한 시기별 주요 학교폭력에 관한 정책 및

법률 변화를 통해 학교폭력 대책을 3시기로 구분하여 〈표 34-1〉에 제시하였다(대한민국 정책브리핑 www.korea.kr; 법제처 http://www.moleg.go.kr).

① 학교폭력 대책 시도기

2004년도 「학교폭력예방 및 대책에 관한 법률」(이하 학교폭력예방법)이 제정되어 학교폭력 문제를 대처하기 위한 전담 기구를 설치하고, 정기적인 학교폭력 예방교육을 실시하며, 학교폭력 피해자의 보호와 가해자에 대한 선도·교육 등 학교폭력의 예방 및 대책을 위한 제도적 틀을 마련하고자 하였다.

이 시기 법률은 학교폭력을 협의의 개념으로 보고 대상을 '학생 간'으로 규정하여 대상의 축소문제가 있었고, 학교폭력의 유형을 폭행·협박·따돌림으로 포괄적으로 제시함으로써 학교폭력을 단지 폭행에 관련된 것으로 한정하여 학교폭력에 대한 문제의식이 낮았다.

② 법률·행정 중심 보완 시기

2011년도 학교폭력으로 인한 대구 중학생 자살 사건이 중대한 사회적 이슈가 되자 정부는 2012년 2월 7대 실천 정책을 직접 대책과 근본 대책으로 구분한 '학교폭력근절 종합대책'을 발표하였다. 직접 대책은 학교장과 교사의 역할 및 책임 강화, 신고·조사 체계 개선 및 가해·피해 학생에 대한 조치 강화, 또래 활동 등 예방교육 확대, 학부모 교육 확대 및 학부모의 책무성 강화였다. 근본 대책은 교육 전반에 걸친 인성교육 실천, 가정과 사회의 역할 강화, 게임·인터넷 중독 등 유해 요인 대책이었다.

그리고 2012년부터 '무관용의 원칙zero tolerance'으로 법 적용을 강화하였고, 따돌림의 정의를 신설하여 강제적인 심부름을 학교폭력에 추가하고, 학교폭력 범위를 학생을 대상으로 발생한 사건으로 확대하며, 피해 학생에 대한 보호 조치를 강화하였다. 학교폭력을 축소·은폐한 학교 교원에게 징계할 수 있는 법적 근거를 마련하고, 학교폭력 예방에 이바지한 사람에게 특전을 지급하며, 학교폭력 전담 기구의 적극적인 운영을 위하여 교감을 위원으로 위촉하였다. 학교폭력 업무 담당자의 비밀보장에 학교폭력 신고자와 관련한 내용을 추가하였고, 〈학교폭력대책자치위원회〉(이하 폭대위)가 가해 학생에 대한 조치를 요청하면 학교의 장은 30일 이내에 이행하도록 했고, 가해 학생이 다른 학교로 전학을 간 이후에는 피해 학생 소속 학교로 다시 전학 오는 것을 금지하였다. 폭대위가 내린 전학 등의 조치에 대하여 이의가 있는 학생과 보호자가 시·도학생징계조정위원회(이하 조정위)에 재심을 청구할 수 있도록 하고, 가해 학생의 보호자가 부담하여야 하는 비용에 피해 학생 치료를 위한 요양비, 심리상담·조언 및 일시보호에 드는 비용을 추가하였다.

2015년부터 실시된 제3차 학교폭력 예방 및 대책 기본계획의 주된 목표는 청소년 유해환경 정화를 통한 건전한 교육환경 조성이었다.

③ 학교 중심 회복 추진기

2019년 8월 개정된 「학교폭력예방법」에 의해 학교에서

표 34-1 국내 학교폭력 정책 및 법률 변화

시기	주요 법률 및 정책	의미
학교폭력 대책 시도기 (1990년대~2010년)	• 2004년 「학교폭력예방 및 대책에 관한 법률」 • 2005년 제1차 학교폭력 예방 및 대책 5개년 기본계획 • 2010년 제2차 학교폭력 예방 및 대책 기본계획	• 학교폭력 근절로 안전하고 즐거운 교육환경 조성, 전인적 성장 도모, 학교폭력 안전도 제고를 위한 학교폭력 예방·근절 교육 및 지원 강화, 맞춤형 예방교육 강화 제시 • 현장에서는 보여 주기식의 일회성 교육, 강당식 집합 교육으로 예방 효과가 크지 않았음
법률·행정 중심 보완 시기 (2011~2019년)	• 2012년 학교폭력 근절 종합대책 • 2012년 무관용의 원칙zero tolerance • 2015년 제3차 학교폭력 예방 및 대책 기본계획	• 엄격한 정책 시행으로 학교폭력 피해율을 줄이고 교사, 학부모, 지역사회 전문가의 참여를 끌어내고자 함. • 학교의 교육적 기능보다 법적·행정적인 기능이 더 부각되어 학생 생활교육을 통한 화해와 교육적 회복을 이끄는 노력이 소원해짐.
학교 중심 회복 추진기 (2019년 이후)	• 2020년 제4차 학교폭력 예방 및 대책 기본계획 • 교육지원청에 〈학교폭력대책심의위원회〉 신설	학교의 교육적 기능을 중요하게 생각하고 학생들의 관계와 회복적 교육을 중시하는 대책을 추구하고자 함.

법률적인 기능으로 작용했던 폭대위를 교육지원청으로 상향 이관하여 〈학교폭력대책심의위원회〉(이하 심의위)를 신설하였고, 학교폭력대책지역위원회와 조정위로 이원화되어 있는 피해 학생과 가해 학생에 대한 재심 기구를 행정심판위원회로 일원화하였다. 학교폭력 관련 학생들이 가해자와 피해자 모두 될 수도 있는 상황에서 학교폭력대책지역위원회와 조정위를 오가는 경우 그리고 사립학교는 행정기관이 아니기에 사립학교 재학생들은 행정심판이나 행정소송을 제기할 수 없어서 민사소송으로 분쟁을 해결할 수밖에 없어 논란이 되어 왔는데, 심의위의 조치 · 결정 권자가 교육장이 되어 재심절차가 공립과 사립학교 모두 행정심판위원회로 일원화되어 체계성을 갖추게 되었다.

치료에 관한 2주 이상의 진단서를 발급받지 않은 때 등 가벼운 학교폭력의 경우 학교의 장이 자체적으로 해결할 수 있도록 하였지만, 여전히 학교폭력 전담 기구에서는 학교폭력 사안이 발생하면 이를 조사하고 학교장 자체 해결 사안인지 심의위에 요청할 사안인지를 확인해야 하는 역할이 남아 있어 학교가 진정한 교육의 기능을 담당하기 위한 구체적인 대안이 계속 요구된다.

2020년 발표된 제4차 학교폭력 예방 및 대책 기본계획의 주된 목표는 존중과 배려가 가득한 학교 문화 조성, 적극적 보호와 교육으로 신뢰받는 학교, 민주시민의 성장을 돕는 가정과 사회의 역할을 강조하고 있다(박지현, 임기호, 2021).

2. 학교폭력의 정의

1) 학교폭력school violence의 국내 법률적 정의

'폭력'의 개념에 명확한 법률적 정의가 있는 것은 아니지만 「형법」 제12조(강요된 행위)에서 '피강요자의 의사 형성에 영향을 미치는 유형력의 행사'를 강제적인 폭력으로 이해하고 있다(법제처 http://www.moleg.go.kr). 그러나 특별법 및 개별법에서 사용되고 있는 폭력의 개념은 「형법」 제12조의 폭력보다는 더 넓은 개념으로 사용되고 있다.

우리나라의 학교폭력에 대한 법률적 정의를 살펴보면 「학교폭력예방 및 대책에 관한 법률」 제2조 제1항에서 학교폭력을 "학교 내외에서 학생을 대상으로 발생한 상해, 폭행, 감금, 협박, 약취略取 · 유인, 명예훼손 · 모욕, 공갈, 강요 · 강제적인 심부름 및 성폭력, 따돌림, 사이버 따돌림, 정보통신망을 이용한 음란 · 폭력 정보 등에 의하여 신체 · 정신 또는 재산상의 피해를 수반하는 행위"라고 정의하고 있다.

따돌림은 "학교 내외에서 2명 이상의 학생들이 특정인이나 특정 집단의 학생들을 대상으로 지속적이거나 반복적으로 신체적 또는 심리적 공격을 가하여 상대방이 고통을 느끼도록 하는 모든 행위", 사이버 따돌림을 "인터넷, 휴대전화 등 정보통신기기를 이용하여 학생들이 특정 학생들을 대상으로 지속적, 반복적으로 심리적 공격을 가하거나, 특정 학생과 관련된 개인정보 또는 허위사실을 유포하여 상대방이 고통을 느끼도록 하는 모든 행위"로 정의하였다.

2) 학교 괴롭힘school bullying의 연구자 정의

1970년부터 노르웨이의 베르겐Bergen대학에서 괴롭힘bullying에 관한 연구를 해 왔던 Olweus는 1973년『학교에서의 공격성: 괴롭히고 채찍질하는 소년들Aggression in the schools: bullies and whipping boys』을 출간하며 학교폭력과 관련된 초기 연구결과를 제시하였고, 이후『학교에서의 폭력: 우리가 아는 것과 할 수 있는 것Bullying at School: What We Know and What We Can Do』이란 책에서 괴롭힘bullying에 대하여 "반복적, 지속적으로 괴롭히고, 의도적으로 다른 사람에게 상해를 입히거나 상처를 입히는 부정적인 행동"이라고 정의하였다(Olweus, 1993).

- 힘의 불균형imbalance of power: 관계에서 힘의 불균형이 존재함. 즉, 힘이 더 센 학생이 약한 학생을, 다수의 학생이 한두 명의 소수의 학생을 괴롭히는 행동. 이 힘의 불균형은 신체적인 힘, 크기, 나이뿐만 아니라 권위, 경제적 능력과 같은 사회적 위치 그리고 인기 등 심리적인 힘의 불균형을 포함
- 고의성intention to cause harm: 실수가 아닌 고의로 해를 입히거나 괴롭히는 말과 행동
- 반복성repetition of the harmful acts: 일회성이 아닌 반복적으로 되풀이되는 행동, 즉 특정 사건에 대한 분노로 일어나는 한 번의 공격이나 충동적이고 우발적으로 일어난 것이 아니라 반복해서 위협하고 상처를 주는 행동. 공격성은 언어적(별명이나 위협), 신체적(구타) 혹은 심리적(즉, 루머 및 소외 등을 포함) 공격 등을 모두 포함

이러한 괴롭힘의 정의는 집단따돌림뿐만 아니라 다른 학교폭력 유형에 적용할 수 있는 개념이지만, 비슷한 힘을 가진 두 학생 사이에서 일어나는 폭력, 우발적인 일회성 사이버폭력, 미국의 일회성 총기 난사 사건과 같은 학교폭력의 경우에는 맞지 않는 특성도 있다. 특히 사이버폭력은 가해자의 익명성이 있고 폭력 자체가 직접적 면대면이 아닌 간접적인 점, 피해자의 반응을 단기간에 알 수 없다는 점에서 차이가 있고 전형적인 힘의 불균형이 '클릭 수 또는 팔로워 수의 권력'으로 변화하여 학교현장에서 학생들 사이의 힘의 불균형을 확인하기가 어려운 점도 있다.

학교폭력이라는 개념을 정의 내리는 데 있어 과거 연구자 사이에는 논란이 있었지만(Swearer et al., 2010), 최근에는 괴롭힘의 평가에 사용되는 도구와 명확한 절단점에 관한 불일치가 남아 있지만, 학교 괴롭힘의 정의 기준과 관련하여서는 합의가 되어 가고 있으며, 최근의 연구자들이 사용하는 괴롭힘은 '힘의 불균형이 나타나거나 인식되고, 여러 번 반복되는, 원하지 않는 공격적인 행동'으로 정의하고 있으며, 메타분석 등을 시행할 때 사용하고 있다(CDC, 2019; Gaffney et al., 2021).

임상 양상

1. 임상 특징

학교 괴롭힘, 폭력의 피해에 대해 과거 연구자들은 직접적 · 간접적으로 분류하였고, 최근 연구자들은 학교폭력 피해 유형을 언어적 폭력, 물리적 폭력, 관계적 폭력, 사이버폭력 등으로 주로 구분한다(CDC, 2019). 국내 학교폭력의 유형은 교육부 · 이화여자대학교 학교폭력예방연구소에서 제작하여 교육청과 학교에 배포하고 있는 『학교폭력 사안처리 가이드북』에 예시의 형태로 제시되어 있다. 2022년도 판에서는 학교폭력의 유형을 '신체폭력' '언어폭력' '금품갈취(공갈)' '강요' '따돌림' '성폭력' '사이버폭력'으로 분류하였다(신태섭 등, 2022).

한 집단 내에서 발생하는 괴롭힘의 과정에서 학생들은 가해자, 피해자, 목격자 등 다양한 역할을 하며 그 집단의 위계질서를 강화하게 되는데 연구자들은 이러한 역할을 세분하여 구분한다(Jan & Husain, 2015).

- 주동적 가해자ringleader bullies: 피해자를 대상으로 오랜 기간에 걸쳐 계속 반복하여 해를 줄 계획을 세우는 사람들.
- 조력자assistants: 가해자를 돕고 친구를 공격하는 데 관여하는 추종자들
- 강화자reinforcers: 가해자에게 관심을 주고 괴롭힘 중에 웃거나 미소 짓는 사람들
- 방어자defenders: 피해자를 위로하기부터 가해를 중단하는 등으로 피해자를 돕는 사람들
- 피해자victims: 괴롭힘에서 자신을 방어할 수 없다고 느끼는 공격 대상이 되는 사람들
- 방관자bystanders: 가해자와 피해자를 관찰하는 사람들

2. 진단기준

미국정신의학회의 DSM-5와 WHO의 ICD-11의 공식 진단명에 '학교폭력'이 포함되어 있지 않지만 다양한 정서 · 행동 문제로 나타날 수 있는 증후군이며, '학교폭력'으로 인해 정신과 질환이 악화할 수 있으므로 정신건강의학과 의사, 심리학자, 교육학자들은 시대에 따라 학생들의 학교폭력 현상을 정의하고 이에 대한 영향을 이해하기 위해 노력해 왔다.

역학

1. 학교 괴롭힘 연구의 유병률

다양한 국가에서 시행된 80개 연구에 대한 메타분석에 따르면, 6학년에서 8학년 학생의 괴롭힘 유병률은 9~98%로 평균 피해 유병률은 35%, 가해율은 34.5%이다(Modecki et al., 2014). 중국의 괴롭힘 피해율은 2~66%, 동남아시아 국가는 1~7.7%이었다(Sittichai & Smith, 2015). 유엔 교육과학문화기구United Nations Educational, Scientific and Cultural Organization 보고서에 의하면, 괴롭힘과 기타 형태의 폭력이 1/3의 청소년에게 영향을 주고 있으며, 피해 유병률은 지역에 따라 다르다고 하였다(United Nations Educational SaCO, 2018). 최근의 연구에 의하면, 오프라인과 온라인 괴롭힘이 중첩되어 나타나는 것으로 보고된다

(Baldry et al., 2017). 국내의 왕따 등 사회적 배제 및 괴롭힘과 관련된 유병율은 6~16% 그리고 10~20% 수준으로 보고되었다(Hong et al., 2014; Yang et al., 2006).

2. 교육부 학교폭력 실태조사의 유병률

1) 조사 근거 및 방식

교육부는 「학교폭력예방법」 제11조에 근거하여 초등학교 4학년부터 고등학교 3학년까지의 재학생 전체를 대상으로 학교폭력 실태조사를 한다. 2012년도 교육과학기술부에서 실시한 제1차 학교폭력 실태조사 결과, 12.3%가 최근 1년간 학교폭력 피해 경험이 있다고 응답한 이후 매년 4월에는 전수조사의 형태로, 9월에는 표본조사의 형태로 2회 실시되는데, 2020년도에는 코로나19 확산 상황으로 9월에 전수조사의 형태로 1회 실시되었다. 2022년 전수조사대상 학생 약 387만 명 중 82.9%가 온라인과 모바일을 통해 참여하였으며, 피해 응답률은 초등학교 3.8%, 중학교 0.9%, 고등학교 0.3%로 나타났다. 교육부의 학교폭력 실태 전수조사 결과에 대한 보도자료를 토대로 최근 5년간의 피해 응답률은 0.9~1.7%이었다(표 34-2)(대한민국 정책브리핑 www.korea.kr).

표 34-2 연도별 교육부 학교폭력 실태조사 피해·유형별 응답률

	2018년 1차	2019년 1차	2020년	2021년 1차	2022년 1차
대상자					
응답 인원(만 명)	5.0	6.0	2.7	3.3	5.4
참여 인원(만 명)	399	372	295	344	321
피해 응답률(%)	1.3	1.6	0.9	1.1	1.7
유형별* 보고					
언어폭력(%)	34.7	35.6	33.6	41.7	41.8
집단따돌림(%)	17.2	23.2	26.0	14.5	13.3
스토킹(%)	11.8	8.7	6.7	6.2	5.7
신체폭력(%)	10.0	8.6	7.9	12.4	14.6
사이버폭력(%)	10.8	8.9	12.3	9.8	9.6
금품 갈취(%)	6.4	6.3	5.4	5.8	5.4
성폭력(%)	5.2	3.9	3.7	4.1	4.3
강요(%)	3.9	4.9	4.4	5.4	5.3

* 유형별 피해는 중복응답 건수 포함.

2) 학교폭력 실태조사 결과 해석 시 고려사항

많은 국내의 정책들이 학교폭력 실태조사의 결과를 토대로 제시하는 경우가 많으므로 학교폭력 실태조사가 실제 현상을 잘 반영하는 문항으로 이루어졌는지 그리고 학생들이 성실히 응답했는지를 고려해야 한다. 만약 학생들이 학교폭력을 제대로 인지하지 못하고 올바르게 설문에 답변하지 않았다면 결과의 신뢰성에 의문이 가게 된다. 최근 국내 고등학생을 대상으로 한 연구에 의하면, 학생들의 36%는 설문에 성실히 하지 않는다고 보고하였고, 그 이유로 '귀찮다' '시간이 아깝다'로 주로 답하여 일반적으로 보복이 무서워서 제대로 하지 않을 것이라는 통념과 달랐다(공영미 등, 2021). 또 학교폭력 실태조사가 학교폭력 예방에 도움이 되지 않는다고 하는 학생은 65.8%였고, 설문조사의 효과가 없는 이유로 '큰 관심이 없음'이 약 65%, '제대로 대답하지 않는 학생들이 많음'이 약 18%, '비밀성 부족'이 약 7%이었다. 이 연구자는 학생들은 현재의 학교폭력 예방 설문방식에 변화가 필요하다고 하였으며 특히 1대1 면담을 선호하는 것으로 보아 담임교사나 상담교사와의 주기적인 상담이나 대화가 필요함을 제안하였다.

3. 기타 국내 기관 조사

방송통신위원회와 한국지능정보사회진흥원은 학생과 성인을 대상으로 매년 사이버폭력 실태조사를 하고 있으며 〈표 34-3〉에 학생 조사결과를 제시하였다(대한민국 정책브리핑 www.korea.kr; 방송통신위원회 kcc.go.kr). 이 조사의 특징은 매년 실제로 발생하고 있는 사이버폭력의 사례를 조사하여 새로운 유형을 추가하고 있는데, 2021년 사이버폭력 실태조사에서는 디지털 공간에서 성별 · 장애 · 종교 등이 다르다는 이유로 특정 개인이나 집단에 대한 편견과 차별을 표현하는 '디지털 혐오' 현상에 대해 처음으로 조사했고, 청소년의 20.8%, 성인의 12.0%가 디지털 혐오 표현에 대한 경험이 있다고 응답하였다. 성인은 정치, 종교, 성소수자에 대한 디지털 혐오 표현 경험을 그리고 청소년은 신체 · 외모, 종교, 국적 · 인종 외에도 다양한 혐오를 표현함으로써 성인보다 특정 개인이나 집단에 대한 편견과 차별을 두루 나타내는 것으로 조사되었다.

2022년 4월에 발표된 2021년도 실태조사 결과 학생 29.2%, 성인 15.7%가 사이버폭력을 경험하였고, 사이버

폭력이 벌어지는 주요 경로는 학생과 성인 모두 '문자 및 인스턴트 메시지(실시간으로 의사소통이 가능한 메시지 서비스: 카카오톡, 페이스북, 줌 메신저 등)가 50% 이상이며, SNS는 30%대 수준인 것으로 나타났다. 학생의 69.9%, 성인의 73%가 혼자서 사이버폭력 가해 행위를 한다고 응답하였다. 학생의 경우 보복(36.8%)과 장난(26.2%)으로, 성인은 상대방이 싫거나 화가 나서(32.7%) 또는 자신의 의견과 달라서(26.9%) 사이버폭력을 한다고 응답했으며, 사이버폭력의 피해를 본 학생의 경우 우울 · 불안 및 스트레스(31.7%)와 가해자에 대한 복수(34.1%)를 느낀다고 응답하였다.

표 34-3 방송통신위원회 사이버폭력 실태조사 학생의 피해 · 가해 및 유형별 경험률

		2018년	2019년	2020년	2021년
조사 학생					
참여 인원(천 명)		4.6	4.7	4.9	9.0
피해 경험률(%)		20.8	19.0	19.7	15.1
가해 경험률(%)		20.8	18.0	9.5	5.8
가 · 피해 경험률(%)		12.2	10.1	6.4	8.3
유형별 경험률*					
사이버 언어폭력(%)	피해	18.7	16.9	16.2	16.4
	가해	19.3	16.8	9.0	12.0
사이버 명예훼손(%)	피해	6.1	6.2	6.6	10.8
	가해	4.6	3.6	1.6	4.2
사이버 스토킹(%)	피해	3.3	3.1	4.0	8.3
	가해	2.1	1.5	0.8	2.5
사이버 성폭력(%)	피해	2.7	2.2	2.9	5.1
	가해	1.5	1.0	0.6	1.8
신상 정보 유출(%)	피해	2.5	2.1	3.1	4.4
	가해	2.2	1.9	0.8	2.4
사이버 따돌림(%)	피해	2.4	1.7	3.0	4.0
	가해	1.9	1.8	1.0	2.3
사이버 갈취(%)	피해	1.7	1.0	2.4	3.5
	가해	1.2	1.0	0.8	1.7
사이버 강요(%)	피해	1.6	1.1	1.7	3.4
	가해	1.5	1.0	0.5	1.6

* 유형별 피해는 중복응답 건수 포함.

국내의 비영리공익법인 중 하나인 푸른나무재단(청소년폭력예방재단)은 1995년 학교폭력 피해로 자살한 학생의 부모가 설립한 재단으로, 독자적인 학교폭력에 대한 조사와 예방 사업을 시행하고 있다. 2022년 전국 6천 4명의 학생을 대상으로 조사된 바로 전체의 7%가 학교폭력을 경험하였으며, 유형은 사이버폭력 31.6%, 언어폭력 19.2%, 따돌림 11.9%이었다. 사이버폭력 중 사이버 언어폭력 28.4%, 사이버 따돌림 15.4%, 사이버 명예훼손 14.3%이었다. 피해 학생의 약 20%는 적극적으로 도움을 구하지 않았는데, 그 이유로는 '요청해도 잘 해결될 것 같지 않다'가 약 30% 정도였고, 피해 및 목격 학생들은 학교폭력 예방으로 '주변 어른들이 적극적으로 도와주는 것'을 보고 하였다(푸른나무재단, 2022년 전국 학교폭력 · 사이버폭력 실태조사 https://btf.or.kr).

원인

1. 학교폭력 현상에 대한 관점

학교폭력은 단일 원인으로 설명할 수 없고 여러 원인이 복합적으로 작용하여 일어나는 현상으로 여기며, 이에 대해 Rigby(2004)의 관점과 Benbenishty와 Astor(2005)의 생태학적 관점을 기술한다.

1) 발달론적 관점developmental theory

발달론적 관점에서는 아동이 발달과정에서 자신의 사회적 우위를 점하기 위해 타인을 희생시키며 이 과정에서 학교폭력이 발생한다고 설명한다. 초기에는 신체적 폭력과 같은 직접적인 폭력을 사용하지만, 나이가 들수록 사회적으로 용인되며 드러나지 않는 방식인 언어폭력이나 따돌림과 같은 간접적인 방식을 띠게 된다.

2) 개인차attributions to individual differences

개인차를 살펴보면 반복적인 가해 학생의 경우 신체적으로 우세하며, 타인의 고통에 대한 공감 능력이 부족하고 정신증적 경향성psychoticism이 높다. 피해 학생의 경우는 신체적인 열세를 가지고, 내향적introverted이며 자존감이 낮고, 자기주장과 같은 사회성이 부족하다. 이러한 개인차를 유전적 요인과 환경적 요인(부모의 양육 태도나 가정폭력 등)의 상호작용의 결과로 이해하고 있으며, 이런 개인차를 인지하여 학교에서는 취약한 학생이 효과적으로 스스로 방어할 수 있는 프로그램을 마련하거나 분노 조절 프로그램의 마련을 권고한다.

3) 사회문화적 관점bullying as a sociocultural phenomenon

사회문화적 관점에서는 국가와 문화마다 조금씩 다르기는 하지만 성별, 인종, 민족성, 사회계급과 같은 요인이 존재하며, 이러한 지위를 유지하기 위해 다양한 형태의 폭력이 발생하고, 학교폭력도 그 결과물이라고 본다. 예를 들어, 남성 위주의 사회에서는 남성이 여성보다 더 많은 힘을 가지고 있어야 하며, 이를 유지하기 위해 반대의 성을 억압하고 통제하는 사회현상이 나타난다. 결국 이러한 행동이 사회적으로 용인되는 문화권에서는 학교폭력이 더 많이 발생하게 된다. 또한 사회적으로 동성애자나 양성애자와 같은 성적 지향의 차이를 경시하는 문화에서는 이들에 대한 다양한 형태의 폭력이 더욱 높게 나타난다. 이 관점에서는 학교에서 다양한 사회문화적 차이를 수용할 수 있도록 학생들을 교육하도록 권고한다.

4) 또래와 집단의 압력bullying as a response to group and peer pressures within the school

아동 · 청소년은 자신들이 친밀하게 유지하는 집단의 영향을 받는다. 대개 이러한 집단은 비슷한 관심사나 목표를 가지며 서로에게 지지와 도움을 주는 역할을 하지만, 자신들의 집단에 속하지 않는 학생이나 집단을 배신한 학생들에 대해서는 위협하고 괴롭히게 된다. 이 관점에서 학교는 소규모 집단에서 가해자, 피해자, 방관자 등 역할이 작동함을 인식하고 개입하도록 권고한다.

5) 회복적 정의의 관점bullying from the perspective of restorative justice

타인을 괴롭히는 아동의 경우에는 학교 안에서도 자존감이 낮으며, 자신이 속한 사회에서 소외되어 있다고 느낀다. 이들은 이로 인한 수치심과 좌절, 분노와 같은 부정적인 감정을 해결하지 못하고 모든 원인을 피해 학생의 탓으로 돌리고 괴롭히게 된다. 자신이 가지고 있는 부정적인 감정을 피해 학생을 통해서 해결하는 과정에서 학교폭력이 일어나게 되므로 이 관점에서 학교에서는 처벌 위주보다는 회복적 관점에서 타인을 존중하는 긍정적인 관계를 회복하며 자신이 속한 사회에서 안전감을 느낄 수 있는 프로그램을 권고한다.

6) 생태학적 관점socio-ecological perspective

Benbenishty와 Astor(2005)는 개인적 요인과 가정환경, 지역사회를 포함한 사회문화적 요인과 같은 학교 외부 요인과 학교폭력에 대한 학교의 정책, 또래 집단과 학급의 분위기, 교사의 반응과 같은 학교 내부 요인의 상호작용으로 학교폭력이 나타난다고 설명하였다.

2. 집단 괴롭힘의 위험요인

1) 개인적Individual 요인

(1) 내분비적 요인

Vaillancourt 등(2009)은 괴롭힘에서 가해 학생은 테스토스테론이 높게 나타나고 반대로 피해 학생은 혈중 테스토스테론이 낮게 나타난다고 보고하였다. 반복적으로 따돌림을 당하는 아동은 세로토닌 운반체의 이상을 보이는 경우가 흔하며, 특히 이들에서 우울증이 높아지는 것과 관련이 있다(Sugden et al., 2010).

(2) 성별

학교폭력과 관련한 행동은 여학생보다 남학생이 더 높다고 알려져 있다. 전반적으로 남학생의 경우 직접적인 공격 행동(때리기, 밀치기)을 더 많이 보이지만, 악성 루머나 따돌림과 같은 간접적이며 관계적인 폭력에서는 이러한 관련성이 줄어든다(Farrington & Baldry, 2010).

(3) 기타 개인적 요인

가해 학생은 주의력결핍과잉행동장애, 품행장애 및 적대적 반항장애 등을 가지는 경우가 많으며, 자해와 정서적인 문제, 신체학대나 성적 학대를 받은 경우가 많다(Reijntjes et al., 2011). 피해 학생은 사회적으로 고립되어 있거나 불안, 우울과 같은 내재화 문제가 많으며, 자존감과 자기주장이 낮은 경향이 있고, 지적장애나 자폐스펙트럼장애와 같은 사회성 문제를 가진 발달장애를 가질 때 피해 위험이 크다(Arseneault et al., 2010). 많은 조사에서 나이가 들수록 학교폭력 보고가 줄어드는 경향이 있지만, 중학교나 새로운 학교로 진학을 앞둔 시기 및 사회경제적 수준의 차이가 증가하는 상황, 남학생의 경우 체중의 U 형태와 같은 신체적 특징, 낮은 사회성 기술, 인종 등이 개인적 위험요인에 포함된다(Ahmed et al., 2022).

2) 부모parental 요인

가해 · 피해 학생 모두 이혼가정이나 부모의 정신병리, 아동학대나 가정폭력 등이 있다(Bowes et al., 2009). 가해 학생의 경우 부모가 자녀에 대한 애정이 없고 부정적인 태도를 보이며, 폭력에 대해서 방임하며 체벌과 같은 물리적인 힘을 자주 사용하는 경우가 많다. 피해 학생의 경우는 강압적이며 지나치게 통제하고 자녀를 거부하는 부모의 태도 등이 더 높게 나타난다.

3) 또래 집단peer group과 학교school 요인

일반적으로 학생들의 행동과 태도는 교사를 비롯한 학교의 전반적인 분위기나 또래의 분위기에 직접적으로 영향을 받는다(Kasen et al., 2010). 학생과 교사 모두가 집단따돌림을 포함한 학교폭력에 대해서 무관심하거나 어느 정도 수용하는 태도를 보이는 경우 학교폭력의 발생 위험이 커진다. 학생의 수가 많고 쉬는 시간이나 개별 활동 등의 시간에 교사의 감독이 부족한 경우에도 폭력이 쉽게 발생한다.

4) 사회societal와 지역사회community 요인

많은 연구자가 아동 · 청소년의 생활에 매우 밀접하게 관련된 TV나 컴퓨터, 비디오 게임과 같은 대중매체나 소셜미디어가 학교폭력의 위험성을 높인다고 주장한다. 이와 함께 지역 내의 범죄가 빈번하고 실직자가 많으며 공원이나 산책, 영화관 등의 여가활동을 위한 시설이 없는 것과 같은 지역적인 환경이 학교폭력의 위험요인이 될 수 있으며, 지나친 경쟁과 공부에 대한 압력과 성공 지향적인 사회적인 분위기 또한 학교폭력과 관련 있다(Barboza et al., 2009).

예후

여러 연구에서 아동기 학교폭력이 일회성으로 끝나지 않고 청소년 후기나 성인기까지 지속되는 장기적인 문제를 초래한다고 보고하고 있다(Wolke et al., 2015). 특히 많은 연구에서 학교폭력은 이후 피해자의 자살 생각과 자살 행동에 영향을 준다는 결과를 보여 주고 있다(Moore et al., 2017). 아동기 학교폭력을 경험한 피해 학생은 청소년기 우울증을 포함한 내현화 장애를 앓을 위험이 크며, 공격성이나 적대적인 성향이 높아진다고 알려져 있다. 최근 연구에서는 아동기 학교폭력의 피해자가 성인이 되어서도 광장공포증이나 범불안장애, 공황장애와 같은 불안장애를 앓을 위험이 크며, 전반적인 건강문제, 학업 실패 및 경제적인 어려움, 대인관계문제 등이 모두 높은 것으로 나타났다(Copeland et al., 2013).

가해자의 경우 자살 생각뿐만 아니라, 무기 소지, 약물 사용 등 반사회성 성격장애를 비롯해 강도, 폭행 등의 범죄가 성인기에 더 높은 것으로 알려졌지만, 가해 행동 자체가 장기적인 영향을 주는 것이라기보다는 기저의 다양한 정신과적인 문제로 인한 영향이 더 크다. 가해-피해자에서 우울증이나 불안장애, 흡연을 포함한 물질남용, 신체질환, 경제적인 어려움과 범죄 위험, 사회적인 기능 저하 등 대부분 영역에서 악화하는 것으로 나타났다(Klomek et al., 2015).

학교폭력 예방과 치료

학교폭력으로 인한 영향을 최소화하고 예방하기 위해서는 학교, 가정, 지역사회가 모두 학교폭력 감소와 해결을 위해 나서야 하며, 학교폭력 예방에는 학교폭력 자체에 대한 인식 및 대처와 같은 인지적이고 행동적인 역량뿐 아니라 학생의 심리적 · 사회적 역량의 함양이 필수적이다.

Gaffney 등(2021)이 학교폭력 개입 프로그램을 메타분석한 결과, 프로그램이 가해 행동을 대략 18~19%, 피해 행동은 15~16% 정도 감소시키는 것으로 계산되어 전체적으로 프로그램이 효과적으로 나타났으나, 프로그램별로 차이가 있어 효과 크기effect size는 보통 수준modest이었다.

이런 개입 프로그램은 대개 사회생태학적 모델(개인, 또래, 부모, 교사 등)을 다층적으로 적용하고 있다. 이러한 해외의 개입 프로그램을 사회 분위기와 문화가 다른 국내 학교 현장에 적용하는 것은 아직도 큰 노력과 과학적인 근거가 필요한 실정이다.

이하 국내에서 개발하고 교육부에서 보급 중인 어울림 프로그램과 외국 개입 프로그램 중 가장 연구결과가 풍부한 올베우스 학교폭력 예방 프로그램Olweus Bullying Preventive Program: 이하 OBPP의 국내 적용과정에서의 교훈을 기술한다.

1. 국내 학교폭력 예방 어울림 프로그램

1) 어울림 프로그램 개발과정과 운영

2013년 교육부가 한국교육개발원에 위탁하여 학생 대상 기본 프로그램 6종을 개발한 이래, 2014년 학생용 심화 프로그램 4종 개발 및 기본 프로그램 6종 개정, 2015년부터 2017년 학생용 심화 프로그램 2종 추가 개발 및 학생용 심화 프로그램 개정 그리고 초·중·고 교원원격연수 콘텐츠가 개발되었다. 2018년 교육부가 한국청소년정책연구원에 위탁하여 문제유형별 대처할 수 있는 어울림 심층 프로그램 개발, 2019년에는 기존에 개발된 어울림 기본과 심화 프로그램을 통합하여 2015년 개정 교육과정에 따른 어울림 기본 프로그램으로 개정했다.

어울림 프로그램은 단위 학교의 프로그램 운영을 지원받는 국가 수준의 학교폭력 예방 프로그램으로 2013년 프로그램 운영 학교는 전국 초·중·고 302개교에서 2019년에 4,506개교로 확대되었고, 교육부는 전국의 12,000개교 초·중·고에 어울림 프로그램을 교과 및 창의적 체험활동 시간에 학급별 11차시 내외로 적용할 계획을 발표한 바 있다.

2) 프로그램 내용 및 효과

프로그램 효과성 검증 연구는 프로그램을 적용한 학생의 사전–사후 역량을 프로그램을 비운영한 학교 학생의 사전–사후 역량과 비교하는 방식으로 진행되었고, 초·중·고 전 학교급에 걸쳐 프로그램 적용 후에 학교폭력 예방 역량의 향상이 있음을 검증하였다(박효정 등, 2016).

학교폭력 예방 어울림 프로그램은 초등학교 저학년, 초등학교 고학년, 중학교, 고등학교 학생들의 공감, 의사소통, 갈등 해결과 같은 사회적 역량 및 자기존중감, 감정 조절과 같은 정서적 역량으로 세분하여 각 역량의 함양과 학교폭력 인식 및 대처 역량을 함양하는 데 목표를 둔다. 프로그램은 역량별 기본 프로그램과 심화 프로그램으로 구분되며 기본 프로그램은 총 4차시, 심화 프로그램은 총 6차시로 구성된다. 학교폭력 인식 및 대처 심화 프로그램은 예외적으로 세부 영역에 따라 언어폭력 2차시, 사이버폭력 2차시, 집단따돌림 3차시의 총 7차시로 구성된다(박효정 등, 2016).

2. 올베우스 학교폭력 예방 프로그램

OBPP는 학교폭력 예방에 관한 선구적 프로그램으로 평가받고 있으며, 다양한 연구를 통하여 그 효과가 입증되면서 오늘날 많은 국가에서 도입하여 운영하고 있다(Gaffney et al., 2021; Limber, 2018). 우리나라 역시 2012년에 '멈춰!' 프로그램으로 교실현장에 적용하였으나 안타깝게도 OBPP는 현재 국내 적용에 어려움을 겪고 있다(김철, 2022).

1) OBPP 개발과정

OBPP는 노르웨이의 학교폭력 근절을 위한 매니페스토 활동Manifesto against Bullying의 결과로 개발되었으며, 학교폭력의 여러 유형 중 당시 노르웨이에서 가장 많이 발생하고 있었던 '괴롭힘' 감소를 목표로 개발되었다. 올베우스는 과거 학교폭력에 대한 책임은 학교라는 인식에서 사회 구성원 전체의 학교폭력에 관한 관심만이 학교폭력을 근절할 수 있다는 인식으로의 전환을 강조하였고, 괴롭힘 없는 '안전한 학교환경의 조성'을 아동 인권의 맥락에서 보았다. 학교에서 아동의 인권은 억압되지 않은 안전하고 자유로운 상태로 나타나야만 하므로, 올베우스는 학생들의 교우관계를 적극적으로 개선함으로써 학교를 안전하고 즐거운 장소로 만들고자 하였다.

2) 프로그램 운영

프로그램의 운영은 단계적으로 구분하여 예방 차원의 1차 프로그램은 모든 학생을 대상으로 하며, 2차 프로그램은 대응 차원으로 학교폭력의 직접적인 가해자와 피해자가 개별적으로 참여하도록 하였다. 올베우스는 학교에서 학생들이 바람직하지 않은 행동과 태도를 감소시키고 교우 간의 친밀한 관계 향상 및 유지, 학교폭력 행위에 대한 성인의 철저한 감독, 괴롭힘 행위에 대한 무관용 원칙 등을 이 프로그램의 핵심 목적으로 삼았다.

3) 프로그램 효과 요인

OBPP가 30년 동안 여러 국가 및 현장에서 운영되면서 지속적인 성과를 나타내고 있는 요인에 대해 국내 교육계는 다음과 같이 분석했다(김이영 등, 2016).

첫째, 국가적인 관심과 지원으로 지속적인 연구 기관의 연구와 결과를 바탕으로 지도안을 수정 · 보완하는 등 주체들의 역할과 활동을 체계화하는 학교폭력 예방 프로그램의 근간을 마련하였다.

둘째, 학교폭력 사안 발생 후의 처리보다 예방교육과 조기 처치에 집중하여 운영되었다.

셋째, 프로그램의 내용이 학교폭력 예방교육에 필수인 인성교육과 소통과 공감 능력을 길러 주기 위한 다양한 프로그램 등으로 구성되어 운영되었다. 즉, OBPP는 학생들의 학교생활뿐 아니라 각종 경기나 경연대회 등에서의 공정한 경쟁 등을 중시하고 반-학교폭력$_{\text{anti-bullying}}$에 적합한 가치관을 교육하는 방식을 지향하였다.

4) 국내 적용의 문제

학교폭력 해결을 위해 공동체 모두가 노력해야 한다는 인식은 우리나라도 크게 다르지 않음에도 OBPP가 국내 적용에 실패한 원인을 한 연구자는 다음과 같이 파악하였다(김철, 2022).

첫째, OBPP의 취지와 실행방법에 관한 잘못된 인식이다. OBPP의 핵심은 폭력 발생 시 'Stop(멈춰)!'라는 외침이다. 학교폭력 피해 학생이 가해 학생을 향해 가해 행동을 멈추라고 소리치는 것인데, 그곳에 있는 모든 학생이 피해 학생의 '멈춰!'를 듣고 다 같이 '멈춰!'를 외치게 되면 가해 학생의 행위가 통제되어 폭력을 예방할 수 있다는 것이다. 하지만 무조건 '멈춰!'의 외침으로만 프로그램의 효과를 달성할 수 있는 것이 아니며, OBPP는 방관 학생의 행동양식 변화가 중요하다. 따라서 학생들 모두 '방관자 효과'에 대한 교육을 통하여 소수의 가해자가 약자를 어떻게 통제하는지 배우고, 괴롭힘 · 폭력이 어떻게 나타나는지를 체험하게 하는 사전 교육이 중요하다. 그러나 국내에서는 '멈춰!'를 외치기까지 필요한 교육과 훈련에 상당한 시간과 노력이 요구됨에도 이를 생략한 채, '멈춰!' 외침만을 강조하여 적용의 문제를 겪었다고 파악하였다.

둘째, 우리나라 교육을 지배하고 있는 특유의 교과 중심 교육의 현실이다. 학교에서 한 시간이라도 더 상급학교 진학에 도움이 되는 교과 수업을 원하므로 교육계는 만약 상당한 시간 학교폭력 예방교육을 한다면 일부 학부모나 학생의 불만이 발생할 것으로 여기고 있다. 또한 학교폭력예방교육이 학교 교육과정에 필수 교육과정으로 구성된다고 할지라도 실제는 다른 중요 교과 수업을 하는 학교가 적지 않을 것이라고 우려하고 있다.

셋째, 우리나라의 교육은 지금까지 수동적이며 경쟁을 지향하다 보니 학생들이 남의 일에 선뜻 나서기를 꺼린다. 이는 OBPP의 4대 규칙 중 "우리는 괴롭힘을 당하는 친구들을 도울 것"이라는 2번째 규칙과 3번째 규칙인 "우리는 혼자 있는 친구들과 함께할 것"을 실천하는 데 걸림돌이 된다는 것이다. 이 밖에도 OBPP가 제시하고 있는 "학생들의 활동을 관찰 · 감독하기, 문제행동 발생 시 즉시 개입하기(1차적 개입), 가해 · 피해 학생과 면담하고 개별 학생에 대한 처치 방안 계획하기, 학부모 면담을 통해 부모역할 인지시키기" 등의 교사의 과도한 역할은 우리나라 학교교육의 현실에서 OBPP의 효과적인 실천을 쉽지 않게 하는 요소가 될 수 있다(임재연, 2018).

요약

괴롭힘은 아주 보편적이고 오래 지속되어 왔지만, 최근에서야 사회는 이 주제에 관한 관심을 주고 있다. 학교폭력은 또래 간에 일어나는 단순한 갈등이나 시간이 지나면 해결되는 문제가 아니며, 청소년기를 비롯한 성인기까지 실제 학교폭력의 피해를 경험한 학생이 시간이 지나도 그 피해를 경험하며 성인기에도 다양한 형태의 부정적인 영향을 받게 되는 매우 심각한 문제이다. 여기에는 기저의 다양한 정신병리와 생물학적인 요인 그리고 사회적 요인 모두가 복합적으로 작용하여 일어나기 때문에 학교폭력에 대한 접근 또한 통합적으로 이루어져야 한다. 우리나라의 다양한 노력에도 불구하고 유감스럽게도 학교폭력으로 인한 영향을 받는 사람들은 여전히 존재하며, 최근에는 폭력이 사이버폭력과 같은 다양한 형태로 나타나고 있다.

이러한 문제를 해결하기 위해서는 피해자-중심victim-centered 지원 강화와 함께 모두가 괴롭힘 · 폭력의 지속을 막는 행동을 배우는 구체적인 방식 그리고 학교와 사회구성원의 괴롭힘 · 폭력에 대한 태도 및 대인관계 행동을 개선하는 보편적 방식이 필요하다. 또한 학교폭력의 예방과 대책에 있어서 가해자의 처벌과 격리가 우선이 아닌 근본적인 문제에 대해서 접근하려는 노력을 지속하는 것과 학교 내 예방 프로그램의 경우 단순히 외국의 프로그램을 가져와 사용하는 수준에서 벗어나 국내 실정에 맞는 보다 현실적인 프로그램의 개발, 보급 그리고 현장의 실천이 무엇보다 필요하다. 경험적인 수준에서 벗어나 체계적이고 표준화된 연구를 바탕으로 향후 국내 학교 내 · 외 근거 중심 예방 및 치료 프로그램이 운영될 수 있도록 정신건강의학과 의사를 포함하여 각 분야의 연구자들의 관심이 필요하다.

참고문헌

공영미, 정선영(2021). 학생들의 관점에서 본 학교폭력설문 실태조사의 효과성과 실태. **한국청소년상담학회지**, 2(3), 55-65.

김상곤, 배진형, 한정숙, 김희영(2013). 영국, 미국, 노르웨이, 독일의 학교폭력 예방과 문제 해결을 위한 대처방안 분석연구. **학교사회복지**, 25, 333-364.

김영광(2013). 학교폭력 대응에 관한 국제 비교 연구: 회복적 정의의 관점에서. 경희대학교 교육대학원 석사학위논문.

김이영, 송창백, 이은희, 조은숙, 최윤희, 하경표(2016). **학교폭력 예방의 이론과 실제**. 경기: 양성원.

김철(2022). 노르웨이 올베우스 학교폭력예방프로그램(OBPP)에 대한 연구. **교육문화연구**, 28(2), 243-284.

박지현, 임기호(2021). 학교폭력 법률 및 정책의 변화에 따른 학교폭력 예방교육의 변화 고찰 및 개선방안. **교육발전**, 40(3), 695-719.

박효정, 한미영, 김현진(2016). 어울림 학교폭력 예방 프로그램의 적용효과 분석. **교육학연구**, 54(3), 121-150.

신태섭, 정윤희(2022). **학교폭력 사안처리 가이드북, 2022년 개정판**. 이화여자대학교 학교폭력예방연구소.

임재연(2018). 한국과 외국(노르웨이, 미국, 독일)의 학교폭력 관련 교사의 역할 및 역량 요인의 차이에 대한 탐색. **교육논총**, 38(1), 143-168.

정시영(2018). 학교폭력예방정책 문제정의의 변화와 정책수단의 선택. 고려대학교 대학원 박사학위논문.

Ahmed, G. K., Metwaly, N. A., Elbeh, K., Galal, M. S., & Shaaban, I. (2022). Risk factors of school bullying and its relationship with psychiatric comorbidities: A literature review. *Egyptian Journal of Neurology, Psychiatry and Neurosurgery, 58,* 16.

Arseneault, L., Bowes, L., & Shakoor, S. (2010). Bullying victimization in youths and mental health problems: Much ado about nothing? *Psychological Medicine, 40*(5), 717-729.

Baldry, A. C., Farrington, D. P., & Sorrentino, A. (2017). School bullying and cyberbullying among boys and girls: Roles and overlap. *Journal of Aggression, Maltreatment, & Trauma, 26*(9), 937-951.

Barboza, G. E., Schiamberg, L. B., Oehmke, J., Korzeniewski, S. J., Post, L. A., & Heraux, C. G. (2009). Individual characteristics and the multiple contexts of adolescent bullying: An ecological perspective. *Journal of Youth and Adolescence, 38*(1), 101-121.

Benbenishty, R., & Astor, R. A. (2005). *School violence in context: Culture, neighborhood, family, school, and gender.* Oxford: Oxford University Press.

Bowes, L., Arseneault, L., Maughan, B., Taylor, A., Caspi, A., & Moffitt, T. E. (2009). School, neighborhood, and family factors are associated with children's bullying involvement: A nationally representative longitudinal study. *Journal of the American Academy of Child and Adolescent Psychiatry, 48*(5), 545-553.

Center for Disease Control.(2019). Violence prevention: Bullying research. https://www.cdc.gov/violenceprevention/youthviolence/bullyingresearch/index.html

Copeland, W. E., Wolke, D., Angold, A., & Costello, E. J. (2013). Adult psychiatric outcomes of bullying and being bullied by peers in childhood and adolescence. *JAMA Psychiatry, 70*(4), 419-426.

Farrington, D., & Baldry, A. (2010). Individual risk factors for school bullying. *Journal of Aggression, Conflict and Peace Research, 2*(1), 4-16.

Gaffney, H., Ftofi, M. M., & Farrington, D. P. (2021). Effectiveness of school-based programs to reduce bullying perpetration and victimization: An updated systematic review and meta-analysis. *Campbell Systematic Reviews, 17,* e1143.

Hong, J. S., Lee, C. H., Lee, J., Lee, N. Y., & Garbarino, J. (2014). A review of bullying prevention and intervention in South Korean schools: An application of the social-ecological framework. *Child Psychiatry and Human Development, 45,* 433-442.

Jan, A., & Husain, S. (2015). Bullying in elementary schools: Its causes and effects on students. *Journal of Education and Practice, 6*(19), 43-56.

Kasen, S., Johnson, J. G., Chen, H., & Crawford, T. N. (2010). School climate and change in personality disorder symptom trajectories related to bullying: A prospective study (2nd ed.). *Bullying in North American schools.* (pp. 181-201). Routledge

Klomek, A. B., Sourander, A., & Elonheimo, H. (2015). Bullying by peers in childhood and effects on psychopathology, suicidality, and criminality in adulthood. *Lancet Psychiatry, 2*(10), 930-941.

Limber, S. P., Olweus, D., Wang, W., Masiello, M., & Brevik, K. (2018). Evaluation of the Olweus Bullying Prevention Program: A large scale study of U. S. students in grades 3-11. *Journal of School Psychology, 69,* 56-72.

Modecki, K. L., Minchin, J., Harbaugh, A. G., Guerra, N. G., & Runions, K. C. (2014). Bullying prevalence across contexts: A meta-analysis measuring cyber and traditional bullying. *Journal of Adolescent Health, 55*(5), 602-611.

Moore, S. E., Norman, R. E., Suetani, S., Thomas, H. J., Sly, P. D., & Scott, J. G. (2017). Consequences of bullying victimization in childhood and adolescence: A systematic review and meta-analysis. *World Journal of Psychiatry, 7*(1), 60-76.

Olweus, D. (1993). *Bullying at school: what we know and what we can do.* Oxford: Blackwell.

Reijntjes, A., Kamphuis, J. H., Prinzie, P., Boelen, P. A., van der Schoot, M., & Telch, M. J. (2011). Prospective linkages between peer victimization and externalizing problems in children: A meta-analysis. *Aggressive Behavior, 37*(3), 215-222.

Rigby, K. (2004). Addressing bullying in schools: Theoretical perspectives and their implications. *School Psychology International, 25*(3), 287-300.

Sittichai, R., & Smith, P. K. (2015). Bullying in south-east Asian countries: A review. *Aggression and Violent Behavior, 23*, 22-35.

Sugden, K., Arseneault, L., Harrington, H., Moffitt, T. E., Williams, B., & Caspi, A. (2010). Serotonin transporter gene moderates the development of emotional problems among children following bullying victimization. *Journal of the American Academy of Child and Adolescent Psychiatry, 49*(8), 830-840.

Swearer, S., Siebecker, A. B., Johnsen-Frerichs, L. A., & Wang, C. (2010). Assessment of bullying/victimization: The problem of comparability across studies and methodologies. In S. R. Jimerson, S. M. Swearer, & D. L. Espelage (Eds.), *Handbook of bullying in schools: An international perspective* (pp. 305-327). Routledge.

United Nations Educational SaCO. (2018). *School violence and bullying: Global status and trends, drivers and consequences.* Paris: UNESCO.

Vaillancourt, T., de Catanzaro, D., Duku, E., & Muir, C. (2009). Androgen dynamics in the context of children's peer relations: An examination of the links between testosterone and peer victimization. *Aggressive Behavior, 35*(1), 103-113.

Wolke, D., & Lereya, S. T. (2015). Long-term effects of bullying. *Archives of Disease in Childhood, 100*(9), 879-885.

Yang, S. J., Kim, J. M., Kim, S. W., Shin, I. S., & Yoon, J. S. (2006). Bullying and victimization behaviors in boys and girls at South Korean primary schools. *Journal of American Academy of Child and Adolescent Psychiatry, 45*(1), 69-77.

제35장

소아정신의학

자살과 자해

Suicide and Self-Harm

권용실

자살

전 세계에서 매년 70만 명 이상이 자살로 생을 마감하며(WHO, 2022), 대부분 국가들은 자살을 중요한 공중보건 문제로 간주하고 국가가 주도하는 자살예방 정책과 프로그램을 개발하기 위한 노력을 기울이고 있다. 자살경향성 suicidality에 영향을 미치는 주요 요인들은 연령대에 따라 차이가 있겠으나, 자살이 청소년기부터 이후 모든 연령에서 주요 사망 원인에 해당되고 자살경향성은 보통 연령이 높아지면서 증가하는 특성을 보인다. 자살생각은 일반적으로 10세 전후에 나타나기 시작하여 청소년 초기부터 급격히 증가하고, 자살계획과 자살시도도 이와 비슷하게 10대 초반부터 늘어나는 경향이 있다. 자살의 원인과 자살에 이르는 경로는 복잡하고 다면적 요인들이 관여하므로 통합적인 예방과 치료 접근이 필요하며 아동기부터 자살위험 요인을 줄이고 보호요인을 강화하는 체계적인 예방을 유지하는 정책이 포함되어야 한다. 이와 함께 사회환경 변화에 따른 자살요인들을 밝혀내는 연구 조사도 병행되어야 한다. 한편, 아동과 10대 초반 청소년 자살은 다른 연령에 비하여 숫자가 적고 근거 자료들이 많지 않아 이 시기의 자살 특성에 대한 이해가 충분하지 않다.

1. 자살 역학

우리나라는 OECD 회원국 중에서 가장 높은 자살률을 유지하고 있다. 최근 수년 동안 자살률이 다소 감소하였으나 2021년 인구 10만 명당 26명의 자살률을 보여 여전히 OECD 평균보다 2배 이상 높은 수치를 유지하고 있다(통계청, 2022).

국내 10대 청소년의 자살률은 OECD 35개 회원국 평균 자살률 3.9명보다 높고 회원국 중에서 8위로 높은 순위에 있다(한국생명존중희망재단, 2022a). 또한 국내 10대 청소년 사망 원인 중에서 자살이 10년 넘게 첫 번째 순위를 유지하고 있어 우려가 크다. 남자 청소년은 자살과 운수사고가 연도에 따라 1, 2위 순서 변동이 있었으나 2016년부터 현재까지 자살이 1위를 차지하고 있다. 여자 청소년은 10여 년간 변동 없이 첫 번째 사망 원인을 보이고 있다. 청소년 자살의 수년간 추이를 보면, 2010년 전후로 감소하였다가 2018년부터 현재까지 증가하고 있다. 2017년 10대 청소년 자살률은 4.7명, 2018년 5.8명이고 이후에도 매년 증가하여 2021년 7.1명으로 나타났다(통계청, 2022)(그림 35-1). 청소년 자살 경향은 외국의 조사에서도 국내 상황과 유사하게 증가하는 수치를 보인다. Dubé 등(2022)은 코로나19 팬데믹 기간에 이루어진 자살 관련 연구들을 메타분석하였을 때 자살생각 10.81%, 자살시도 4.68% 증가를 보였는데, 어린 연령일수록 또는 여성에서 자살생각이 상대적으로 높은 증가를 보인다고 하였다. 이러한 결과는 몇 년에 걸친 코로나19 대유행이 직간접적으로 아동청소년의 정신건강에 부정적으로 작용하였을 뿐만 아니라 향후 자살 증가에도 영향을 미칠 것을 시사한다.

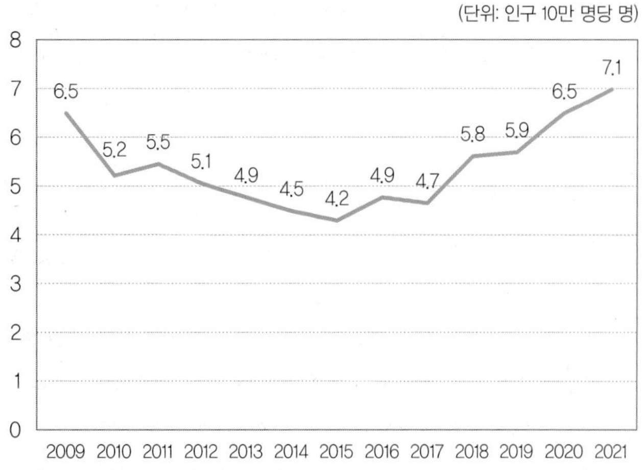

그림 35-1 10대 청소년(10~19세) 2009~2021년 자살 현황 추이(통계청, 2022)

성별에 따른 자살률은 남자 청소년이 6.5명이고 여자 청소년은 6.4명으로 남녀가 비슷한 비율을 보이고 있어 남자 청소년 자살률이 여자에 비하여 2배 정도 높은 외국의 성별 비율과는 차이가 있다(한국생명존중희망재단, 2022a). 성별 비율이 외국에 비하여 차이가 별로 없는 이유에 대한 근거는 아직 명확하지 않으나 여자 청소년에서 우울증이 많고, 또래관계 어려움 등 대인관계 영향을 더 받으며, 성별 불평등 인식 같은 사회문화적 요인이 작용하고, 국내에서는 청소년 자살시도 방법에 투신이 많아 자살 사망에 이르는 치명적 결과가 더 높을 수 있는 가능성 등 요인들을 추정할 수 있다.

국내 초등학생 아동의 자살은 매년 전체 10명 미만으로 보고되고 있다. 이 중 10세 미만 아동의 자살은 1~2명으로 매우 드물어 어린 연령 아동에 대한 역학 자료는 거의 없다. 아동기 자살은 남녀 성별 차이가 없고, 자살사고는 여아에서 먼저 나타나며 자살행동은 남아에서 먼저 시작되는 경향이 있다(Cha et al., 2018).

아동과 10대 청소년 자살방법은 외국에서는 총기를 사용한 자살이 많고. 국내의 경우는 투신 사망이 가장 많다. Lee 등(2020)이 청소년 학생의 자살사망 방법을 분석하여 투신 68%, 목맴24%, 가스중독 등 4.6% 순서로 보고하였다. 투신방법이 빈번한 이유는 외국과 달리 국내에서는 총기 사용이 법적으로 금지되어 있고 아파트와 고층 건물이 많은 주거환경으로 인하여 자살방법 접근이 쉽기 때문일 것이다. 투신은 치명률이 매우 높고 현실적으로 접근 제한이 어려워 자살예방에 어려움이 있다.

2. 발달적 관점

자살위기는 보통 청소년기부터 시작하여 점차 증가하므로 사례가 적은 아동기 자살에 관한 체계적인 분석을 하기 어려워 어린 연령의 자살 특성은 잘 알려져 있지 않다. 이와 함께 자살로 추정되는 어린 아동의 사망 사례를 자살로 규정할 수 있는지에 대한 논란도 있어왔다. 자살을 실행할 수 있는 발달시기는 죽음의 비가역성, 기능의 상실 및 보편성 개념에 대한 이해가 가능해지는 8~9세 이후가 되어야 '자신을 죽이는killing oneself' 자살생각과 실행이 가능한 인지발달이 이루어진다는 점을 기준으로 이후 연령부터 자살행동으로 규정하는 것이 적절하다는 의견이 지배적이었다. 이에 따라 어린 아동의 죽음은 자살보다는 사고사accident로 간주되는 경향이 있었다.

한편, 미디어 보도나 주변으로부터 직간접적으로 죽음에 노출되는 기회가 늘어나는 사회 환경의 영향으로 어린 아동이 죽음의 개념을 정확하게 이해하는 정도가 높아졌으며, 아동기 자살생각과 자살행동 또한 증가하고 있어 최근 들어 아동의 자살과 정신건강 요인들에 대한 연구가 늘어나고 있다(Bridge et al., 2015). Mishara와 Stijelja(2020)은 미국 아동청소년 자살 추이 분석에서 5~11세 자살이 2012년부터 2017년까지 14.7% 증가한 것으로 보고하였고, 아동 자살이 증가하는 이유를 국가 자살예방 정책이 아동기 연령에 효과적이지 않고 이 시기의 자살위험요인들이 전반적으로 늘어난 것으로 설명하였다. Sarah 등(2016)은 정신과 주간 학교psychiatric day school에 의뢰된 3~7세 아동의 13%에서 자살생각과 자살행동을 보였으며 우울 증상이 자살위험의 중요한 예측요인이라고 하였다. 또한 6세 아동의 자살 사례 분석에서, 우울, 죽음에 몰입, 아동학대와 부모 정신병리에 의한 불안정한 가정 요인 등이 학령전기 아동의 자살위험요인으로 나타났다(Pfeffer & Trad, 1988). 최근의 연구 자료들을 종합하면, 아동기 자살은 아동의 우울 및 불안정한 가정환경, 부모-자녀 갈등과 부모의 정신건강 요인들과 관련이 있으며 이러한 위험요인들은 청소년 이후 연령의 만성 위험요인들과 같은 특성에 해당된다. 그렇지만 아동에서 자살위험을 증가시키는 특정 요인들을 발달관점에서 파악하기 위한 조사연구들이 향후 더 이루어질 필요가 있다(Janiri et al., 2020).

3. 자살의 위험요인

자살위험요인은 생물−심리−사회적 모델을 기반으로 발달시기에 따라 다음과 같이 설명할 수 있다.

① 원거리 요인$_{\text{distal factor}}$: 어린 연령에 발생한 역경, 후생유전학, 유전, 가족력 등 유전자 발현에 영속적인 변화를 유발
② 발달요인$_{\text{developmental factor}}$: 유전과 후생학 요인, 만성 물질 오남용, 성격 특성과 관련된 충동 공격성 및 부정적인 정서, 인지적인 취약 등으로 인하여 스트레스 취약성 증가
③ 근거리 요인$_{\text{proximal factor}}$: 생활 사건과 심리 및 생물학적 요인에 의한 우울, 정서조절문제, 절망, 빠져나올 수 없는 느낌 등 정신병리문제 및 행동 탈억제
④ 사회적 결속과 환경요인 등의 사회적 맥락: 지역, 사회문화 기준, 사회구조와 가치의 와해, 경제적 혼란, 사회 고립, 미디어 보도, 치명적 자살 도구 접근성, 정신건강 서비스 접근이 낮음 등(Turecki et al., 2019)

Bridge 등(2006)은 아동과 청소년 발달시기를 구분하여 자살위험요인 경로를 다음과 같이 설명하였다. 청소년기 이전 아동기에는 신경증 특성$_{\text{neuroticism}}$, 불안 등 기분장애 전조 증상이 나타나며, 가정환경과 부모의 정신건강 위험요인들이 이러한 전조 증상에 영향을 미친다. 청소년기부터 자살생각, 자살시도, 자살사망 등 자살행동이 나타나게 되며 이 시기의 우울과 충동 공격성은 기분장애와 전전두엽 피질의 기능 손상이나 세로토닌 변화 등 신경생물학적 특성들과 연결되고 결과적으로 자살행동이 촉발된다. 또한 청소년기에 직면하는 법적 및 징계 문제, 대인관계 갈등과 상실 등 스트레스 자극들이 내재된 자살생각을 자살시도로 옮기게 하는 요인이 된다.

1) 심리 및 정신의학 요인

정신질환이 자살에 미치는 영향은 잘 알려져 있다. 자살 사망자의 30~70%에서 정신질환 진단이 가능하며 생전에 의료기관 치료를 받지 않은 자살 사례가 많은 점을 고려한다면 정신질환 공존율은 더 높을 것이다(Turecki et al., 2019). 이와 유사하게 아동청소년에서 최소 하나 이상의 정신질환과 관련이 있는 경우가 90% 이상으로 조사되었고 나이 어린 청소년의 약 60%에서 정신병리가 있는 것으로 나타났다. 가장 빈번한 정신질환은 우울증이며 남자 청소년은 알코올 사용 및 행동장애와도 연관성이 높다(Gould et al., 2003; Hawton et al., 2012). 그 외 불안장애, 조현병, 외상후 스트레스장애 등 다양한 정신질환에서 자살행동이 나타날 수 있다.

아동 자살은 청소년에 비하여 정신질환 진단 공존율이 낮은 편이다. 14세 미만 아동의 자살 문헌 고찰에서 청소년에 비하여 정신병리가 낮은 빈도로 나타났는데(Soole et al., 2015), 아동이 평소 정신건강문제를 잘 표현하지 않아 진단이 저평가되었을 가능성이 있다. Shaffer(1974)는 15세 미만 아동 30명의 심리 부검 분석을 통하여 매우 지적이나 사회적으로 고립되어 있으며 어머니가 정신의학적 문제가 있는 유형과 공격적이고 신뢰를 못하며 비판에 민감한 유형으로 성격 특성 분류를 제안하였으나 조사 대상의 수가 적어 특성 분류를 일반화하기는 어렵다.

충동 공격성$_{\text{impulsive aggression}}$은 정서조절이 취약한 아동청소년에서 중요한 자살위험요인이다. 특히 아동에서 충동행동, 주의력결핍 과잉행동장애, 파탄적 행동과 관련이 높아 어린 연령일수록 충동 공격성과 관련된 자극예민성 및 정서조절 문제가 자살위험에 영향을 주는 것으로 나타났다(AACAP, 2001; Cha et al., 2018). Lee 등(2020)은 자살사망 학생들의 학교급별에 따른 특성을 비교하였을 때, 초등학생은 외향적이고 학업 성적이 높으며 평소 적응에 어려움이 나타나지 않았으며 급성 스트레스 영향으로 자살행동이 나타나는 경향이 있다고 하였다. 중학생 자살은 충동성과 규칙준수 문제 등의 부적응 행동과 관련이 있고, 고등학생은 내향적인 성향 및 우울 증상이 상대적으로 높은 것으로 나타나 아동청소년 연령에 따라 주요 자살 관련 요인들이 차이가 있었다. 그 외 자살위험성에 영향을 미치는 심리특성은 절망감, 완벽주의, 낮은 자존감, 사회적 문제해결능력의 저하, 신경증 특성 등이 있다(Hawton et al., 2012).

2) 가족 및 환경 요인

아동기 학대와 괴롭힘 피해와 같은 초기 아동기의 부정적인 경험은 전 연령에 걸쳐 자살위험요인으로 알려져 있고, 특히 아동청소년기에는 핵심적인 자살위험요인에 해당된다.

안정적인 가족환경은 자살을 예방하는 보호요인에 속하지만 이와 반대로 불안정한 가족환경은 아동의 자살경향성을 높인다. 어린 시절 부모의 사망, 부모의 정신질환, 가족의 자살, 가족 불화, 부모와 관계가 좋지 않고 갈등이 있을 때에 부모의 꾸지람 등이 만성 및 급성 스트레스 요인으로 작용하여 자살행동을 촉발하기 쉽다. 부모 입장에서 자녀와 사소한 갈등이라고 생각하여 간과하는 문제들도 취약한 상태에 있는 아동과 초기 청소년들에게는 심각한 스트레스로 작용하여 자살위기가 증가할 수 있다(Lee et al., 2020; Hawton et al., 2012; Soole et al., 2015; Turecki et al., 2018).

미디어 보도에 따른 모방자살copycat, 사이버불링, 소셜네트워크Social Networking Service: 이하 SNS 영향들은 디지털 세대인 아동청소년에서 자살위험을 높이는 요인이 되며. 스트레스 대처전략이 미숙한 어린 연령일수록 영향을 더 많이 받을 가능성이 높다. 스크린 타임screen time 증가는 직간접적으로 자살생각을 높일 수 있고(Hawton et al., 2012; Janiri et al., 2020), SNS 사용 시간 증가는 대인관계 갈등에 민감한 어린 연령의 여자 청소년에서 수면장애, 우울증 악화, 자살 정보 공유와 클러스터링clustering 등과 관련이 있으며 자살위험을 높인다(Cha et al., 2018).

학교는 아동이 많은 시간을 보내는 중요한 사회 환경체계로서 또래관계 어려움, 학교폭력, 학업 스트레스 및 일탈행동으로 인한 학교 부적응이 있을 때 학교 체계가 자살위험요인으로 작용할 수 있다. 입시 경쟁이 치열한 학교환경과 학업 부담이 자살위험요인에 해당되므로 아동보다 중학교와 고등학교로 학년이 높아지면서 학업 스트레스 영향이 증가한다(Lee et al., 2020).

3) 이전의 자살시도

자살시도는 향후 자살행동의 가장 강력한 예측인자에 해당된다. 반복된 자해와 자살시도가 고통에 대한 내성을 증가시키고 죽음의 공포를 감소시키는 기능을 가지고 있기 때문이다. 자살사망자의 약 50%에서 사망 전 자살시도가 있고 실제 보고되지 않은 사례를 포함한다면 더 많은 사망 이전 자살시도가 있을 것으로 추정할 수 있다(AACAP, 2001; Hawton et al., 2012). 청소년 비자살적 자해행동도 자살시도 증가와 관련성이 높다.

4. 자살의 보호요인

자살예방에서 위험요인을 줄이는 전략이 필수적이지만 이와 더불어 보호요인을 강화하는 방안도 함께 이루어져야 한다. 보호요인은 위험요인과 유사한 범주에서 파악할 수 있으나 항상 서로 동일한 영역에서 반대되는 특성을 모두 포함하는 것은 아니다. 국내 아동청소년 유가족 심리부검 연구에서 친구, 지지, 활동, 관계, 교사 등의 키워드가 자살 보호요인에 해당되는 것으로 나타나, 또래 집단과의 유대감 및 지지적인 대인관계가 아동청소년기에 중요한 긍정요인이라고 할 수 있다(권용실, 2021). 가족 영역에서는 부모와 높은 애착관계 형성, 화목한 관계, 부모의 돌봄 등의 안정적인 가족환경이 포함된다(Janiri et al., 2020). 학교 영역에서는 학업성취가 자아 존중감, 학교 애착, 교우관계, 자기통제와 함께 자살생각 감소에 영향을 미치는 것으로 나타났다. 그 외 아동청소년 문화에 맞는 건강한 디지털 환경 조성, 자살도구 접근 제한, 사회정서역량 강화 등이 자살의 보호요인에 해당된다.

5. 자살의 평가

자살 평가의 목적은 자살생각, 자살계획, 자살충동, 자살시도 등 일련의 자살경향성 연속선상에서 아동의 자살위험이 어느 지점에 있는지 파악하는 것이다. 이와 함께 아동 개인에 영향을 주는 위험요인, 공존하는 정신질환, 촉발 스트레스 사건, 응급 개입이 필요한 위기 상황 여부 등을 평가한다.

1) 평가 면담

자살 평가는 기본적으로 아동과 직접 면담을 기반으로 이루어진다. 자살에 초점을 둔 면담에서 아동이 쉽게 말하기 어려운 내용들이 드러날 수 있으므로 평가자는 면담 시간을 충분히 확보하고 서두르지 않으며 공감과 비판하지 않는 태도를 유지한다. 간혹 자살에 대한 직접적인 질문이 자살 경향을 악화시킬 것으로 우려하여 주저하는 경우도 있으나 자살 평가 질문은 자살위험을 높이지 않는다고 알려져 있다.

아동의 자살경향성을 평가할 때 포함되어야 하는 내용은 다음과 같다.

① 자살위험도에 대한 전반적인 평가: 평소와 다르게 행동의 변화가 있는지, 신체적인 불편감이나 질환이 있는지, 약물 복용이나 남용 여부, 죽음에 대한 집착, 가족이나 친구의 죽음, 심리사회적 스트레스 여부, 학교적응 등을 파악한다.

② 직접 질문이 필요한 부분: '인생이 살 가치가 없다고 생각해 본 적이 있는가?' '죽었으면 하고 바란 적이 있는가?' '자살에 대해서 생각해 본 적이 있는가?' '자살을 원한 적이 있는가?' '자살하는 방법을 생각해 본 적이 있는가?' '자살을 시도해 본 적이 있는가?' 등의 질문을 아동의 발달수준에 따라 적절한 용어를 사용하여 질문을 한다.

③ 자살시도를 한 아동을 면담할 때는 자살시도에 선행한 사건, 자살 의지의 정도와 이유, 현재 처한 문제, 정신질환의 유무와 진단명, 가족 및 개인력, 과거 정신질환 혹은 자살시도력, 긍정적 적응에 필요한 자원과 지지체계 여부, 자살 재시도 가능성, 주위 사람과 가족의 태도 등을 평가한다. 자살행동을 보인 아동을 면담할 때 자살 의도가 있었던 자살시도인지 여부가 자살위험 정도를 파악하는 데 중요한 단서이지만 자살위기에 처한 아동이 명확하게 자신의 내적 의도를 말하기 어려운 심리 상태에 놓여 있을 수 있다. 죽고 싶은 마음과 살고 싶은 마음이 공존하는 상태에서 자살행동이 나타나는 경우가 많고, 고통스러웠던 자살시도 시점을 다시 생각하는 것이 아동에게 힘들 수 있기 때문이다. 그런 경우 가능하면 보호자, 학교교사 등 아동을 잘 아는 주변으로부터 관련 정보를 얻도록 한다. 어린 연령일수록 자살생각과 자살시도 모두 비슷한 정도로 향후 자살시도 예측이 가능한 위험요인이고, 자살 전에 자살생각과 자살에 몰두하는 경향이 높다고 알려져 있으므로 아동이 자살생각이나 자살 관련 이야기를 할 때 좀 더 주의 깊게 접근하여야 한다(Soole et al., 2015).

2) 척도 평가

자살위험도 평가에 척도 평가지를 활용할 수 있다. 아동청소년에 유용한 검사로는 자기보고 척도인 레이놀드 자살생각척도Reynolds' Suicidal Ideation Questionnaire, Beck 자살생각척도Scale for Suicidal Ideation가 있고, 임상가용 구조화된 평가척도인 컬럼비아 자살심각도 평정척도Columbia Suicide Severity Rating Scale: 이하 C-SSRS가 있다. C-SSRS는 ① 자살생각(막연히 죽고 싶다는 소망부터 계획과 의도가 수반되는 자살생각까지 5항목), ② 자살생각의 심각성(횟수, 기간, 통제 정도, 억제요소, 이유의 5항목), ③ 자살행동(실제 시도부터 비자살적 자해까지 5항목), ④ 자살시도의 치명성(실제 자살시도가 있었을 때 의학적 손상과 치명성의 2항목)으로 구성되어 있다.

3) 자살의 징후

자살위기에 있는 사람의 임박한 자살행동을 예방하기 위하여 주변에서 이들의 자살징후를 놓치지 않고 적절한 도움을 주어야 하지만 실제 위기 아동의 자살 징후를 파악하는 것이 쉽지 않다. 국내 아동청소년 자살학생의 위험요인 특성을 유형화하여 분류하였을 때, 평소에 자살위험요인이 나타나지 않아 겉으로 드러나는 문제가 없었던 잠재형이 49%로 가장 많았고, 우울 증상과 자해 등 자살 경고 신호가 드러난 우울 유형이 27%, 가족문제와 일탈행동이 있는 환경 위험 유형이 24%으로 조사되었다(Kwon et al., 2020). 이러한 결과는 국내 아동청소년들이 자살을 예측할 만한 징후를 잘 드러내지 않는 경우가 많으므로 좀 더 세심하게 자살 징후를 파악하기 위한 방안이 필요함을 시사한다.

자살경고신호warning signs는 자살을 생각하는 사람이 자살

표 35-1 교사용 학생 자살 징후 체크리스트(교육부, 2021)

구분	자살 징후 내용
언어	• 자살이나 살인, 죽음에 대한 말을 자주 함 • 신체적 불편함을 호소함 • 자기비하적인 말을 함 • 자살하는 방법에 대해 질문함 • 자살한 사람들에 관한 이야기를 꺼냄
행동	• 편지, 일기, 노트 등에 죽음에 관련된 내용을 적음 • 수면 상태의 변화(평소보다 너무 많이 자거나 적게 잠. 또는 잠들기 어려워하거나 일찍 깸) • 식사 상태의 변화(평소보다 덜 먹거나 더 많이 먹음. 체중이 급격하게 감소하거나 증가함) • 평소와 다른 행동을 하거나 주어진 일을 끝까지 못 마침 • 집중력 저하, 사소한 일에 대한 결정의 어려움 • 자해행동이나 물질남용(술, 담배 등)
정서	• 감정 상태의 변화(죄책감, 외로움, 무기력 또는 평소보다 화를 잘 내거나 짜증을 내거나 멍한 모습) • 대인 기피, 흥미 상실(평소 기쁨을 느끼던 활동을 더는 즐기지 않는 모습, 타인과의 관계를 피함)

의도를 몇 분, 몇 시간, 며칠 또는 몇 달 이내의 짧은 기간에 나타내는 여러 위험 징후를 말한다. 경고신호는 만성적인 위험요인이 있는 상태와 자살 위험정도가 동일한 것은 아니므로 이와 구분하여 파악할 필요가 있다. 국내 성인 자살심리부검 조사에서 자살자의 94%가 생전에 경고신호가 있었으나 24%에서만 주변에서 경고신호를 인지하였는데(한국생명존중희망재단, 2022b), 자살경고신호와 주변에서의 인지 정도 차이는 아동청소년의 사례에서도 유사하였다(권용실, 2021). 아동청소년 자살경고신호를 언어적·행동적·정서적 신호 영역으로 나누어 볼 때, 국내 아동청소년은 신체적 불편함 호소, 수면 상태 변화 및 감정 상태 변화가 빈번하다(교육부, 2021)(표 35-1).

6. 자살의 치료와 예방

자살경향성은 보통 자살생각으로부터 나타나기 시작하고, 점차 위험요인들이 누적되면서 자살위기가 증가하는 특성을 보인다. 그러므로 자살위험이 시작되는 초기 연령부터 적절한 개입이 이루어져야 향후 자살경향성이 높아지는 것을 방지하고 효과적으로 자살을 예방할 수 있다. 자살의 예방과 치료과정은 명확히 구분되기보다는 비슷한 맥락으로 진행되며, 개인의 자살위기 정도에 맞는 개별화된 치료 및 예방 전략이 세워져야 한다. 치료는 자살위험성에 영향을 미치는 정신질환에 대한 적절한 치료와 자살행동 완화에 직접 초점을 둔 치료개입이 함께 이루어질 필요가 있다.

1) 자살의 치료

아동청소년기 자살 치료에 대한 자료는 자살위기가 늘어나기 시작하는 청소년 대상 연구가 대부분이고 아동기에 국한된 자료는 별로 없다. 자살의 치료는 다양한 심리사회적 치료 전략과 공존 정신병리에 따른 약물치료 및 자살위험성이 높은 경우 입원치료를 고려한다.

(1) 자살위기개입

자살의 주요 위험요인을 줄이는 치료와 함께 자살시도 이후 또는 자살경고신호가 명백한 급성 자살위기 상태에 있다면 안전계획safety planning을 수립하는 것은 향후 자살시도를 줄이는 가장 핵심 전략에 속한다. 안전계획은 아동과 보호자의 참여를 강화하고 아동의 자살위기에 함께 협력하여 진행하기 위한 정신의학적 교육psychoeducation, 치명적인 자살 도구 접근을 제한하기, 아동에 대한 보호자의 밀접 관찰close monitoring, 아동과 보호자와 함께 세우는 구체적이고 문서화된 안전계획, 자살위기에서 도움이 되는 전략들을 모아 놓은 희망 상자hope box, 위기 상황에 도움 요청할 수 있는 전문기관 연락처, 자살을 촉발할 수 있는 일상의 갈등을 최소화하기, 자살의 영향을 줄이기 위하여 자살 관련 온라인 사이트 접속과 자살 정보 공유를 줄이기 등 다양한 전략들이 포함된다. 이러한 안전계획이 자살예방에 효과가 있으려면 아동이 보호자와 함께 실제 적용할 수 있는 방법들을 찾아가는 협력 관계가 필요하다. 자살위기는 시간의 경과에 따라 위험도가 달라지므로 심각한 정도를 평가하면서 개입전략을 적절하게 조절한다.

(2) 심리사회적 치료

자살위험을 낮추는 데 효과적인 여러 심리사회적 치료 방법들이 개발되고 있다. 자살위기에 있는 사람은 괴로움과 어려운 상황에 놓여 있고 문제를 해결할 수 없다는 절망감, 고통스럽고 강렬한 감정상태 및 자살이 고통을 줄일 수 있는 마지막 해결책이라는 생각에 몰두되어 있는 경우가 많다. 어린 연령일수록 이러한 감정과 생각이 있을 때 좀 더 충동적으로 행동화하여 자살시도를 하기 쉽다. 자살 치료의 목표는 견디기 어려운 감정과 생각을 줄이고 현재 상황을 긍정적인 관점으로 재조정하는 것이라고 할 수 있다.

심리사회적 치료 기법들은 공통적으로 아동의 자살생각과 행동을 줄이는 데 효과적인 행동변화, 기술 증진 및 대인관계 연결성 강화에 도움이 되는 전략들을 포함하고 있으며, 가족이 참여하는 치료 회기와 부모 기술 훈련 및 가족의 친밀감을 증진하는 통합적인 전략이 선호되는 편이다(Cha et al., 2018).

인지행동치료Cognitive Behavioral Therapy: 이하 CBT는 절망감과 자살사고 감소에 효과적이다. 자신과 주변 환경 그리고 미래에 대한 역기능적인 자동 사고를 점검하고 자살과 관련한 왜곡된 인지와 부적응적인 행동을 변화시켜 부정적 정서를 개선한다.

변증법적 행동치료Dialectical Behavior Therapy: 이하 DBT는 정서불안정과 자살행동이 높은 경계성 인격장애 환자를 위한 치료 기법으로 개발되었다. DBT는 CBT와 변증법적 접근과 수용과 변화 등 여러 기법들이 통합된 치료법이며 개인 치료와 심리사회적 기술 훈련, 전화코칭 등으로 구성되어 있다. 청소년용으로 개발된 DBT-A DBT for Adolescents는 자살 사고와 자해행동 감소에 효과를 보였다(Kothgassner et al., 2021). 기술 훈련은 마음챙김, 감정조절, 대인관계 효율성, 고통 감내 기술의 네 가지 전략으로 구성되어 있고, 부모 회기가 포함되어 있다.

그 외 통합가족치료SAFETY, 정신화기반치료Mentalization-Based Therapy for Adolescents: 이하 MBT-A, 대인관계정신치료Interpersonal Psychotherapy, 수용전념치료Acceptance and Commitment Therapy 등도 효과적으로 적용할 수 있는 치료 기법이다(Glenn et al., 2019; Turecki et al., 2018).

(3) 약물치료

자살행동을 직접 줄이는 데 효과가 입증된 약물은 아직 없다. 약물치료는 우울증, 극심한 불안, 불면증, 충동성 등 자살행동이 급격히 나타날 수 있는 급성기 증상이 있거나, 공존하는 정신질환의 치료를 해야 할 경우에 시행한다. 증상에 따라 선택적 세로토닌 재흡수 억제제, 비전형 항정신병약물, 기분조절제 등을 사용할 수 있다. 글루타메이트 NMDA 수용체 길항제인 케타민esketaminen이 자살충동이 높은 우울증 환자의 자살위험을 낮추는 효과가 입증되었으나 아직 18세 이하 연령은 적용증이 확립되어 있지 않다.

(4) 입원치료

자살시도로 의료기관 치료를 받게 되거나 또는 자살의도가 명백한 상태에 놓여 있어 향후 자살시도 가능성이 높을 때, 자살위험성이 높고 정신적인 불안정이 심하다면 입원치료가 필요하다(AACAP, 2001). 입원치료는 자살도구 접근을 제한하고, 밀접 관찰과 신속한 정신의학적인 치료를 시행할 수 있으며, 위기를 촉발하는 환경으로부터 분리하여 안전 확보가 가능하다는 점에서 유용한 치료이다. 한편, 제한된 치료환경이 아동의 치료 순응에 부정적으로 작용할 수 있고, 현재의 자살위험 정도가 단기간 입원치료로 개선될 수 있는 문제 영역에 속하는지 등도 고려해야 한다. 입원 초기에는 아동과 치료적 동맹을 맺는 것이 가장 중요하다. 입원 기간 동안 아동의 보호자와 자살위험요인을 줄이고 안전계획을 함께 세워 나가기 위한 교육과 상담을 병행한다.

2) 자살의 예방

그동안 밝혀진 자살에 영향을 미치는 요인과 자살이론들을 기반으로 대부분 국가에서는 자살예방사업을 국가차원에서 통합적인 전략을 수립하고 있으며, 생애주기별로 적합한 전략을 시행하고 있다. WHO(2021)는 여러 국가에서 효과적으로 적용 가능한 자살예방 정책으로 ① 자살 수단 접근의 제한, ② 자살 보도 미디어 가이드라인, ③ 청소년 사회정서기술 증진, ④ 자살에 영향을 받은 개인의 조기 발견, 평가 개입 및 추적 관리를 제시하였다. 높은 자살률을 해결해야 할 국가적 과제를 안고 있는 우리나라도 이러한 근거 기반의 예방사업들을 국내 상황에 맞게 적용하기 위한 노력으로 「자살예방 및 생명존중문화 조성을 위한 법률」(2011) 제정 이후 범부처 합동으로 자살예방 계획을 세우고 생애주기별 자살예방사업을 시행하고 있다. 아동청소년을 위한 예방 사업은 교육부, 보건복지부 및 여성가족부에서 시행되고 있으며, 아동청소년 대부분이 학생이므로 교육부 학생자살예방정책에 따른 학교 자살예방 프로그램의 비중이 큰 편이다. 학생자살예방정책은 자살예방 생명존중 교육, 교사와 학교의 전문 역량 강화, 국가와 사회의 생명존중 문화 조성, 자살 징후 조기 발견 체계, 전문기관 치유 지원 관리, 자살예방정책 근거기반 접근의 6대 중점 추진 과제 영역에서 예방사업들이 시행되고 있다.

(1) 보편적인 자살예방

전체 아동청소년을 대상으로 자살의 징후와 증상에 관한 인식 증진, 자살예방 생명존중 교육, 생명존중 문화 조성 등 교육과 인식 개선 전략들이 중심이 된다. 자살 미디어보도 기준 준수와 자살 수단 접근 제한 등은 국가사회 차원에서 접근해야 하는 보편적 예방 영역이다. 학교 체계에서 보편적 예방은 교육이 중심을 이루고 있다. 초등학생 대상 교육은 생명에 대한 인식 강화, 감정 조절과 긍정적인 정서 증진 등 사회정서역량을 높이는 전략이 주요 영역이고, 초등학교 고학년 이후부터는 자살 인식, 도움 청하기, 정신건강 교육 등 자살에 초점을 둔 교육이 포함된다. 국내의 경우 교육부에서 학교에서 매년 6시간 학생에게 자살예방교육을 하도록 권장하고 있으나 개별 학교 상황에 맞는 탄력적인 운영, 교과 시간 확보, 효과적인 교육 내용과 전달 방식 등에서 실효성 있는 교육을 위한 개선이 필요하다.

게이트키퍼 교육은 자살위기의 학생을 발견하고 적절하게 반응하는 기술 및 도움을 줄 수 있는 전문기관 또는 전문가에게 의뢰하는 방법을 가르치는 것이다. 국내외에서 여러 학교와 아동청소년 대상 프로그램들이 개발되어 활용되고 있다. QPR Question Persuade Refer, Safe TALK suicide alertness for everyone TALK, ASIST Applied Suicide Intervention Skills Training program 등은 국내에서도 많이 활용하고 있고, 한국형 표준 자살예방 교육프로그램인 보고 듣고 말하기는 2013년 개발되어 현재까지 청소년, 교사용을 포함한 다양한 연령과 직역에 맞춘 교육프로그램을 확장 개발하여 보급하고 있다. 게이트키퍼 교육의 효과를 높이려면 프로그램을 적용하는 학교나 기관의 실행 능력이 중요하다. 학교 내 의사소통 문화, 주변 정신건강 서비스 기관들과 실질적인 연계체계가 뒷받침되어야 한다.

(2) 선택적인 자살예방

자살위험성이 있는 아동청소년에 대한 평가와 조기 개입 전략을 말한다. 자살위험 평가는 국내의 경우 학교기반 정신건강 선별검사인 학생정서행동특성검사 청소년 학생용 AMPQ-III Adolescent Personality and Mental Health Problem Screening Questionnaire-Third version를 활용하여 정신건강 관심군과 자살위험군 등 정신건강 지원이 필요한 학생들을 파악한다. 외국의 학교 기반 선별검사는 자살사고설문지 Suicide Ideation Questionnaire, 자살위험선별 Suicide Risk Screen, 컬럼비아 자살선별 Columbia Suicide Screen 등이 활용되고 있다. 선별 도구를 통한 개입 전략은 부모나 교사가 발견하지 못한 자살위기 학생을 자기보고를 통하여 파악할 수 있는 장점이 있지만, 위양성 비율이 높고 국내 학생정서행동특성검사는 3년을 주기로 검사하고 있어 자살의 심각도가 상황에 따라 빠르게 변화하는 청소년 자살 특성을 충분히 반영하지 못한다는 한계가 있다. 학교 교사가 자살위험이 있는 학생을 파악할 수 있도록 교사가 학생 자살 징후를 발견하고 학생 면담 역량을 높이는 전략이 선별도구의 제한점을 보완할 뿐만 아니라 학생과 친밀감을 높이고 정신건강의 어려움을 조기에 파악하는 등 전반적인 정신건강 증진에 기여할 수 있다. 가족에 대한 개입으로 가족 갈등과 스트레스를 완화하는 가족 기반 개입 프로그램도 정신건강 증진과 자살위험을 줄이는 데 효과적인 전략에 해당된다(Cha et al., 2018).

(3) 집중적 자살예방

자살위험성이 높은 상태에 있는 대상자에게 향후 자살위기를 예방하기 위한 치료적 개입을 하는 전략이다. 국내에서 시행되는 학교와 지역사회 프로그램으로는 경제적인 부담을 줄이고 초기 치료 접근을 높이기 위한 자살시도 학생 치료비 지원사업, 정신건강 어려움이 있는 학생의 치료연계를 높이고 통합적인 지역사회 지원체계를 활용하도록 돕기 위한 정신건강전문가 학교방문사업, 학교 위기관리체계 활성화, 자살위기 학생의 전문기관 연계체계 수립, 자살위기 핫라인 서비스 등이 있다. 교육부 청소년모바일센터 '다들어줄개' 서비스는 정신건강 및 자살위기 청소년들이 24시간 쉽게 도움을 요청할 있도록 온라인 기반 접근체계를 갖추고 있다. 집중적 개입에는 정신건강의학과 치료가 매우 중요한 부분을 차지한다. 낮은 치료율에 영향을 주는 정신건강문제에 대한 부정적 인식 개선 사업 및 정신건강 의료기관으로 신속한 진료 연계를 위한 응급 정신의료체계 강화 등은 아직 효과적으로 적용되고 있지 않다.

(4) 자살 사후개입 suicide postvention

사후개입은 자살 발생 후 가족, 주변 가까운 사람들에게 미치는 파급효과를 최대한 줄이기 위하여 위기개입 관점에서 포괄적이고 집중적인 정신건강 개입을 하는 것을 말한다. 학생의 자살은 가족 외에도 학생이 속한 학교의 아동청소년 학생들에게 미치는 영향이 매우 크고 정신건강 및 자살위기가 증가하기 쉬우며, 학교 또한 일상적인 교육활동을 하는 데 어려움을 겪게 된다. 아동청소년은 일상문화를 공유하는 또래나 아이돌 연예인의 자살 사건에 직간접적으로 영향을 받아 자살위기가 늘어나는 모방자살에 취약하므로 학교 구성원의 자살은 자살위기를 높일 수 있다. 사후개입의 중요성에 대한 인식이 늘어나면서 국내 대부분의 학교는 교육청-외부 기관과 연계하여 학교 사후개입 체계를 수립하고 있다. 학교 위기관리위원회, 학생 애도교육과 정신건강 위기 상담, 학부모와 교직원 지원, 언론 대응, 중장기 계획 등 학교 구성원의 안정화에 필요한 종합적인 개입이 사후개입에 해당된다.

자해

자해는 최근 들어 자살행동과 함께 10대 청소년의 심각한 정신건강문제로 대두되었다. 의도적으로 자신의 신체에 상처를 내는 자해행동은 오래 전부터 있어 왔으나, 1960년대 'wrist cutting syndrome'에 관한 논의를 시작으로, 고트 문화the Goth subculture, 종교적인 의식, 라이프스타일 등 사회문화 특성의 변화와 관련하여 자살의도가 없는 비자살적 자해Nonsuicidal Self Injury: 이후 NSSI에 대한 관심이 늘어나기 시작하였다(Plener et al., 2018). NSSI에 대한 체계적인 연구가 시작된 것은 청소년 자해가 사회적인 문제로 대두되기 시작한 2000년대 이후부터라고 볼 수 있다. 국내의 경우도 수년 전부터 청소년 자해가 증가하고 SNS를 매개로 급격히 확산되면서 이와 관련된 정신건강문제, 청소년 문화와 인터넷 영향 등 자해행동을 이해하고 해결하기 위한 다각적인 노력들을 하고 있다.

자해는 'self-injury', 'self-harm', 'self-mutilation' 등의 용어로 자살의도와 관계없이 자신에게 해를 입히는 행동을 모두 포함하는 '의도적인 자해deliberate self-harm'의 개념으로 사용되어 왔다. Favazza(2012)는 자해행동이 증상으로 나타나는 정신질환 유형에 따라 주요형major, 상동형stereotypic, 강박형compulsive, 충동형impulsive으로 나누었는데, 아동청소년에 빈번한 NSSI는 충동형 특성과 관련이 높다. 자해 특성과 심리 기전에 관한 자료들이 축적되고 자살행동과 구분되는 비자살적 자해의 기준을 명확하게 하는 것이 필요하다는 의견이 늘어나면서 NSSI 용어를 사용하는 경우가 많아졌으나, 현재에도 심각한 자해, 자살행동 및 만성적으로 자신의 건강에 해를 주는 행동 등의 여러 용어가 혼용되어 사용되고 있다. 정신장애진단 및 통계편람 5판(DSM-5; APA, 2013)은 처음으로 '비자살적 자해'를 더 연구가 필요한 진단명으로 분류하여 향후 독립된 진단으로의 가능성을 제시하고 자살행동과 구분하였다.

1. 자해 역학

자해는 10대 초반에 시작되어 10대 중반에 급격히 증가하는 양상을 보이다가 20대 이후에 감소하는 추이를 보인다. Barrocas 등(2012)은 초등학교 3학년 아동의 자해 빈도가 10대 초반 아동과 비슷하게 나타나므로 자해 아동의 정신건강 특성에 관심을 가져야 한다고 하였으나, 현재까지 대부분 역학 연구는 청소년기와 이후 연령에 집중되어 있어 아동기 자료는 부족하다. 자해 유병률은 일반 청소년 17.2%, 젊은 성인 13.4% 및 성인 5.5%으로 보고되었고(Swannell et al., 2014), 유럽 국가별 청소년 유병률은 17.1~38.6%로 나타나는 등 연령과 조사 국가에 따라 유병률 차이가 큰 편이다(Brunner et al., 2014). Hauber 등(2019)은 정신과 입원 청소년의 66.4%가 자해문제를 보였고, 경계성 성격장애 외에도 다양한 정신병리와 관련이 있으며, 모방 자해도 빈번하게 나타나는 특성을 보이므로 자해 관련 특성을 고려한 다양한 치료 전략이 필요하다고 하였다.

국내 청소년 자해 역학조사는 아직 자료가 부족하다. 2018년도 학생정서행동특성검사 설문에서 중학생 7.9%, 고등학생 6.4%가 자해 경험이 있다고 보고하였다. 일반적으로 자해가 시작되는 초반에는 주변에 자해를 드러내지 않으므로 설문조사에서 보고된 것보다 실제 자해는 더 많을 것으로 추정된다.

자해 지속 기간은 보통 자해 증상의 개선과 악화가 반복되는 과정을 지나면서 5년 정도 지속되는 경과를 보인다. 자해는 칼과 같이 날카로운 도구로 피부 긋기가 가장 흔하며 손목에 상처를 내는 행동이 대표적이다. 그 외 뾰족한 것으로 찌르기, 화상 입히기, 피부를 긁거나 파기, 주사기 등으로 피뽑기(사혈), 신체에 물건을 넣기, 약물복용 등 다양한 형태를 보인다. 신체의 어떤 부위에도 자해 상처가 생길 수 있으나 손쉽게 닿을 수 있는 손목, 팔, 손등, 복부와 허벅지 부위가 흔하다. 자해는 반복될수록 손상 정도가 심해지고, SNS에서 자해 정보를 공유하는 행동 등이 더 심한 양상으로 진행되는 데 영향을 미친다.

성별 특성은 여자 청소년에서 더 빈번하다고 알려져 있으나, 연구에 따라 빈도 차이보다 자해 시작 연령, 기간 및 자해방법에서 성별 차이가 있다는 의견도 있다. 여자 청소년은 이른 나이에 자해를 시작하고 오래 지속되며 칼로 베기와 상처 내기를 더 많이 나타내는 경향이 있고, 남자 청소년은 자해 상처가 더 심각하고 화상이나 구타가 많다(Cipriano et al., 2017).

2. 자해 위험요인

여러 연구를 통하여 자해에 영향을 주는 생물학적, 심리 및 사회문화 요인들이 밝혀지고 있으나 관련 요인들의 상호 관련성과 발달경로에 대한 이론적인 근거는 아직 충분하지 않다.

Hawton 등(2012)은 청소년기 자해 위험요인을 ① 사회인구학 및 교육 요인(여성, 낮은 경제사회 상태, 성적 소수자, 낮은 교육 성취), ② 부정적 생활사건 및 가족 역경 요인(부모 별거 및 이혼, 부모 사망, 아동기 역경, 신체 및 성적 학대, 부모 정신질환, 자살행동 가족력, 부부 및 가족 갈등, 따돌림, 대인관계 문제), ③ 정신의학적 및 심리 요인(우울, 불안, 집중력 장애 등 정신질환, 약물 및 알코올 오남용, 충동성, 낮은 자존감, 사회문제 해결 능력이 낮음, 완벽주의, 절망감)으로 설명하였다.

1) 심리 및 정신의학 요인

자해행동은 정서조절의 어려움과 스트레스 반응 등으로 괴로운 감정을 견디는 것이 힘든 상황에 있는 개인에게는 일시적이지만, 정서적인 고통을 완화하는 효과가 있다.

Nock과 Prinstein(2004)은 자해가 만성화되는 경로를 학습이론의 자동강화automatical reinforcement 개념을 도입하여 수반 조건과 결과 특성에 따른 기능 모델을 제시하였다. 자해행동에 의한 긍정적 및 부정적 강화 결과와 사회적인 상황을 변화하고 조정하는 목적에 따라 ① 자동적인 긍정적 강화(원하는 자극을 얻음), ② 자동적인 부정적 강화(긴장감 및 불쾌한 감정을 해소함), ③ 사회적인 긍정적 강화(타인의 관심을 받고 필요한 것을 얻음), ④ 사회적인 부정적 강화(대인관계에서 책임을 피하기 위한 것)로 구분하였고, 이러한 기능들이 자해를 지속하도록 역할을 한다는 설명이다. 정서적인 괴로움을 없애는 기능의 부정적 강화는 가장 빈번하게 파악할 수 있는 자해 심리 기전이며. 반복적인 자해가 만성화되면 점차 원하는 느낌과 감정을 얻기 위한 긍정적 강화 기능이 늘어나게 된다. 기능적 강화이론은 유형에 따라 자해가 학습되는 경험을 이해하는 데 유용하다. 이러한 특성은 DSM-5-TR(APA, 2022)의 NSSI 진단기준에 ① 부정적인 감정이나 생각으로부터 벗어나고, ② 대인관계 어려움을 해결하며, ③ 긍정적인 기분을 얻기 위한 동기가 있는 상태로 제시된 것과 같은 개념이라고 볼 수 있다.

다양한 정신질환이 자해와 관련이 있다. 우울증, 불안장애, 약물사용장애가 빈번하고 ADHD와 행동장애 등 외현화 증상 및 외상후 스트레스장애, 경계성 인격장애와 회피성 인격장애와도 관련이 높으며, 자살행동과 관련성도 잘 알려져 있다(Brunner et al., 2014; Hawton et al., 2012).

2) 생물학적 요인

NSSI의 생물학적 요인에 대한 자료는 심리사회적 특성에 비하여 부족하고 아동청소년 대상 연구결과는 드물다. 정서 조절, 사회적 맥락의 스트레스에 취약성, 통증 역치 변화와 같은 NSSI 심리 특성 근거를 설명할 수 있는 신경생물학적 요인의 연구들이 진행되고 있다. 시상하부-뇌하수체-부신축의 기능 변화, 전두엽-변연계 회로, 내인성 오피오이드 체계 등의 기능 변화와 관련성을 설명할 수 있는 자료들이 있으나 일치된 결론은 아직 없다(Kaess et al., 2021).

3) 가족 및 환경요인

아동기 가족환경은 자해행동의 시작과 관련이 많으며, 특히 어린 연령에서 학대와 방임 등 외상 경험은 자해의 중요한 예측인자이다. O'Connor 등(2014)이 자해 청소년의 약 20%가 인터넷이나 SNS에 영향을 받았고 이러한 특성은 앞으로 더 늘어날 것이라고 전망하였듯이 SNS 사용, 인터넷을 통한 자해 정보 공유, 사이버불링 등 디지털 문화 영향력은 계속 커지고 있다. 아동청소년이 처음 자해를 직간접적으로 접하는 시기에는 자해에 허용적인 주변 또래 집단의 영향을 받게 되는 소위 사회적 전염social contagion이 일어나기 쉽다(Plener et al., 2018). 자해를 부추기는 메시지를 받거나 온라인에 있는 자해방법을 따라 하기 등은 특히 정신건강에 어려움을 겪는 아동청소년들이 SNS 사용 시간이 늘어나면서 강화될 수 있다.

3. 자해의 평가와 진단

자해를 보이는 모든 아동청소년이 전문적인 치료가 필요하지는 않으나 자해는 향후 자살행동 및 정신건강문제가 공존하거나 향후 발생할 가능성을 높이므로 정신건강 상태에 대한 면밀한 평가를 권장한다.

1) 자해 평가 면담

자해 평가는 먼저 임상 면담을 중심으로 이루어진다. 자해가 있는 아동을 면담할 때 자해를 멈추는 것이 면담의 우선적인 목적이 아니라 자해를 유발하게 된 생활 스트레스와 심리 상태를 파악하기 위한 것이라는 점을 설명한다. 자해로 인하여 주변에서 부정적인 피드백을 받아 온 아동은 평가자의 태도에 민감하게 반응하여 초기 라포를 형성하기 어려울 수 있으므로 지지적이면서도 자해에 중립적인 태도를 유지한다.

우선적으로 자해 상처의 심각한 상태 여부를 파악한다. 상처의 심각도와 상처 유형을 조사하여 상처에 대한 의학적인 조처가 필요한지를 결정한다. 그리고 임박한 자살위기와 정신병리가 있는지를 파악하기 위하여 자해 빈도, 자해에 영향을 주는 가족 및 환경 요인들을 확인한다. 자해는 공존하는 정신질환과 별개로 자살의 중요한 예측인자이므로 자살에 대한 평가는 자해 아동 면담에서 반드시 이루어져야 한다.

NSSI 진단 기준(DSM-5 TR; APA, 2022)은 '지난 1년간, 5일 이상, 의도적으로 자신의 신체에 손상을 입히는 행동을 하여 출혈, 멍 또는 통증(칼로 베거나 긋기, 화상, 신체 부위 때리기, 과도하게 문지르기)을 유발하며, 이러한 손상의 정도는 경도 또는 중증도'로 제시되어 있다. 아동이 NSSI에 해당되면 자해의 만성화에 영향을 주는 자해의 기능, 사회적 맥락과 강화요인, 변화에 대한 생각과 변화를 방해하는 요인, 자기통제력 등 자해행동의 맥락적인 평가 등을 평가한다.

아동의 보호자와 면담은 일차적으로 아동에 대한 정보를 얻기 위한 목적이지만 보호자가 자해를 잘 이해하고 자해에 대한 오해를 줄이며, 효과적으로 자녀의 자해에 대처할 수 있도록 교육적인 정보를 제공한다. 지속적인 자해는 아동의 가족 구성원 모두에게 영향을 미친다. 보호자인 부모가 경험하는 우울과 불안 및 죄책감 등 부정적 감정, 가족 사이 갈등 증가, 사회적 고립, 다른 형제자매 자녀에 미치는 영향 등 가족 기능의 문제가 발생하거나 결과적으로 자해 아동을 잘 돌볼 수 없는 상황에 놓일 가능성이 있으므로 가족상담이 필요할 수 있다.

4. 자해 치료

1) 상담 전략

반복적인 자해를 보이는 아동에서의 상담은 회복에 대한 동기강화가 매우 중요한 치료요인이지만 실제 치료적 동맹을 맺고 안정적인 치료상담을 유지하기 쉽지 않다. 자해 충동에 의한 긴장과 정서 불안정은 자해 후 완화되는 경과를 보이는데, 상담은 자해를 한 후에 진행되는 경우가 많으므로 고조된 감정이 가라앉은 상태인 아동은 치료 동기가 줄어들 수 있기 때문이다. 또한 자해가 괴로운 감정을 즉각적으로 완화시켜 주는 기능을 하므로 정서적 불안정이 높은 아동은 상담 시점에서는 자해 외 다른 대처 방안이 없기 때문에 자해를 멈출 충분한 의지가 확립된 단계에 도달하지 않았을 가능성이 높다.

상담가는 아동의 자해행동을 찬성하지는 않으나 당장 멈추는 것을 강조하기보다 자해 행동의 기저에 정서적인 괴로움이 있다는 것을 이해하고 충분히 수인$_{\text{validation}}$하면서 차츰 자해를 줄이기 위하여 건강한 대응 기술을 획득할 때까지 회복의 시간을 허용해 주는 태도를 유지해야 한다.

2) 정신치료

특정 치료기법이 자해에 효과적이라고 입증된 것은 없으나 치료 메타분석 연구결과, 정신치료가 아동청소년에 가장 효과적으로 적용할 수 있는 치료 전략이다. 여러 정신치료 기법은 몇 가지 공통의 효과적인 치료요소를 포함하고 있다. 개인 심리치료 접근, 치료동기를 강화할 수 있도록 충분한 기간의 집중 전략, 지지적이고 협력적인 치료관계 유지, 자해 촉발요인에 대한 기능 분석 평가, 대인관계 기술 증진, 가족과 긍정적인 관계 강화, 감정조절, 문제해결 증진 등이 치료에 긍정적으로 작용한다(Glenn et al., 2019; Turner et al., 2014; Ougrin et al., 2015). 심한 정서조절문제와 자기 손상 행동이 있는 아동청소년에 DBT-A가 효과적이며, 그 외 CBT, MBT-A 등 여러 치료방법을 적용할 수 있다(Witt et al., 2021).

3) 약물치료

자해 치료로 근거가 입증된 약물은 아직 없다. 자해 충동이 심할 때 긴장 완화를 위하여 약물을 사용할 수 있고, 세로토닌, 도파민, 오피오이드 계열 작용을 통하여 감정,

충동-공격성을 줄이고, 자해에 따른 잠재적 즐거움을 감소시키는 것이 자해를 억제할 수 있으므로 이와 관련된 약물치료를 적용할 수 있으나 추후 근거 연구가 필요하다. 특히 18세 이하 아동청소년에 대한 약물치료는 아직 근거가 충분하지 않다(Plener et al., 2018; Turner et al., 2014).

4) 학교 기반 개입

학교는 학생들의 교육 성장을 돕는 기관이지만 더불어 아동청소년의 정서행동 문제를 조기에 파악하고 개입할 수 있는 중요한 정신건강 개입 환경이라고 볼 수 있다. 자해행동은 특정 학생 집단이나 학교 전체의 학생들 사이에서 신속히 퍼질 수 있기 때문에 자해 확산 방지에 대한 전략이 필요하다. 자해 학생이 모두 의료기관에서 치료를 받는 것은 아니므로 학교에서 외부 전문치료기관으로 의뢰해야 하는 상태인지 파악하고, 스트레스 관리 상담, 학부모와 소통을 유지하는 등의 역할을 해야 한다. NSSI로 평가된 학생은 정신건강문제가 공존할 가능성이 높으므로 전문치료기관에 의뢰가 필요하다. 학교 교직원이 아동 자해에 대한 정확한 이해와 지도 방안 역량이 증진되어야 하며 자살예방 전략과 유사하게 심각한 자해행동에 대한 체계적인 학교 대응 방안이 수립될 필요가 있다.

요약

2000년대 이후 급격히 증가한 아동청소년의 자살과 자해는 심각한 공중보건문제로 대두되었다. 이에 관한 생물심리사회 요인에 대한 연구가 늘어나고 있으나 아동기 자살 및 자해에 관한 자료들은 성인에 비하여 충분하지 않다. 자살과 자해에 대한 위험요인들은 아동기부터 시작되는 경우가 많아 적절한 조기개입으로 그 영향을 감소시킬 수 있는 경우가 적지 않다. 자살과 자해 문제를 독립된 정신질환 진단 관점에서 구분하려는 움직임이 있으나, 여전히 개인과 사회의 복합적인 요인들이 관여하는 정신건강 및 삶의 질을 포괄하는 전략으로 접근할 필요가 있다. 아동청소년의 자살과 자해를 특정 현상이나 하나의 병리적 현상으로 국한시키지 않고, 복합적인 요인들을 발견하는 과학 기반 연구와 아동의 정신건강 수준에 맞는 예방과 치료전략을 효과적으로 실행하기 위한 노력들이 지속되어야 한다.

참고문헌

교육부(2021). 교사용 학생 자살징후 체크리스트.

권용실(2021). 정책연구소 데이터기반 아동청소년 자살의 이해. 한국학교정신건강의학회 창립 및 자살과 학생정신건강연구소 개소 10주년 기념학술대회 심포지엄 발표자료.

통계청(2022). 2021 사망원인통계결과. http://kosis.kr

한국생명존중희망재단(2022a). 2022 자살예방백서. 보건복지부, 한국생명존중희망재단

한국생명존중희망재단(2022b). 2021 심리부검 면담결과보고서. 보건복지부, 한국생명존중희망재단.

American Academy of Child and Adolescent Psychiatry. (2001). Practice parameter for the assessment and treatment of children and adolescents with suicidal behavior. *Journal of the American Academy of Child Psychiatry, 40*(7), 24S-51S.

American Psychiatric Association. (2013). *Diagnostic and statistical manual of mental disorders* (5th ed.). Arlington, VA: American Psychiatric Association.

American Psychiatric Association. (2022). *Diagnostic and statistical manual of mental disorders 5th ed. Text Revision* (DSM-5-TR). Washington, DC: American Psychiatric Association Publishing.

Barrocas, A. L., Hankin, B. L., Young, J. F., & Abela, J. R. (2012). Rates of nonsuicidal self-injury in youth: Age, sex, and behavioral methods in a community sample. *Pediatrics, 130*(1), 39-45.

Bridge, J., Asti, L., Horowitz, L. M., Greenhouse, J. B., Fontanella, C. A,, Sheftall, A. H., Kelleher, K. J., & Campo, J. V. (2015). Suicide trends among elementary school-aged children in the United States from 1993 to 2012. *JAMA Pediatrcs, 169*(7), 673-667.

Bridge, J. A., Goldstein, T. R., & Brent, D. A. (2006). Adolescent suicide and suicidal behavior. *Journal of Child Psychology and Psychiatry, 47*, 372-394.

Brunner, R., Kaess, M., Parzer, P., Fischer, G., Carli, V., Hoven, C. W., Wasserman, C., Sarchiapone, M., Resch. F., Apter, A., Balazs, J., Barzilay, S., Bobes, J., Corcoran, P., Cosmanm, D., Haring, C., Iosuec, M., Kahn, J. P., Keeley, H., Meszaros, G., Nemes, B., Podlogar, T., Postuvan, V., Saiz, P. A., Sisask, M., Tubiana, A., Varnik, A., & Wasserman, D. (2014). Life-time prevalence and psychosocial correlates of adolescent direct self-injurious behavior: A comparative study of findings in 11 European countries. *Journal of Child Psychology and Psychiatry, 55*(4), 337-348.

Cha, C. B., Franz, P. J. M., Guzmán, E., Glenn, C. R., Kleiman, E. M., & Nock, M. K. (2018). Annual research review: Suicide among youth-epidemiology, (potential) etiology, and treatment. *Journal of Child Psychology Psychiatry, 59*(4), 460-482.

Cipriano, A., Cella, S., & Cotrufo, P. (2017). Nonsuicidal self-injury: A systematic review. *Frontiers in Psychology, 8*, 1946.

Dubé, J. P., Smith, M, M., Sherry, S. B., Hewitt, P. L., & Stewart, S.

H. (2021). Suicide behaviors during the COVID-19 pandemic: A meta-analysis of 54 studies. *Psychiatry Research, 301*, 113998.

Favazza, A. R. (2012). Nonsuicidal self-injury: How categorization guides treatment. *Curr Psychiatry, 11*, 21-26.

Glenn, C. R., Esposito, E. C., Porter, A. C., & Robinson, D. J. (2019). Evidence base update of psychosocial treatments for self-injurious thoughts and behaviors in youth. *Journal of Clinical Child & Adolescent Psychology, 48*(3), 357-392.

Gould, M, S., Greenberg, T., Velting, D. M., & Shaffer, D. (2003). Youth suicide risk and preventive interventions: A review of the past 10 years. *Journal of the American Academy of Child Psychiatry, 42*(4), 386-405.

Hauber, K., Boon, A., & Vermeiren, R. (2019). Non-suicidal self-injury in clinical practice. *Frontiers in Psychology,* 7(10), 502.

Hawton, K., Saunders, K. E., & O'Connor, R. C. (2012). Self-harm and suicide in adolescents. *Lancet, 23*;379(9834), 2373-23882.

Janiri, D., Doucet, G. E., Pompili, M., Sani, G., Luna, B., Brent, D. A., & Frangou, S. (2020). Risk and protective factors for childhood suicidality: A US population-based study. *Lancet Psychiatry,* 7(4), 317-326.

Kaess, M., Hooley, J. M., Klimes-Dougan, B., Koenig, J., Plener, P. L., Reichl, C., Robinson, K., Schmahl, C., Sicorello, M., Westlund Schreiner, M., & Cullen, K. R. (2021). Advancing a temporal framework for understanding the biology of nonsuicidal self-injury: An expert review. *Neuroscience and Biobehavioral Review. 130*, 228-239.

Kothgassner, O. D., Goreis, A., Robinson, K., Huscsava, M. M., Schmahl, C., & Plener, P. L. (2021). Efficacy of dialectical behavior therapy for adolescent self-harm and suicidal ideation: A systematic review and meta-analysis. *Psychological Medicine, 51*(7), 1057-1067.

Kwon, H., Hong, H. J, & Kweon, Y. S. (2020). Classification of adolescent suicide based on student suicide reports. *Journal of Korean Academy of Child and Adolescent Psychiatry, 31*(4), 169-176.

Lee, D., Song, J., Park, S., Lee, K. W., Kweon, Y. S., Lee, Y. J., Yoon, K. Y., Cho, H., Jung, H., Kim, A. R., Shin, B. R., & Hong, H. J. (2020). Youth suicide in Korea across the educational stages: A postmortem comparison of psychosocial characteristics of elementary, middle, and high school students. *Crisis, 41*(3), 187-195.

Mishara, B. L., & Stijelja, S. (2020). Trends in US suicide deaths, 1999 to 2017, in the context of suicide prevention legislation. *JAMA Pediatics, 174*(5), 499-500.

Nock, M. K., & Prinstein, M. J. (2004). A functional approach to the assessment of self-mutilative behavior. *J Consult Clin Psychol, 72*(5), 885-890.

O'Connor, R. C., Rasmussen, S., & Hawton, K. (2014). Adolescent self—harm: A school based study in Nothern Ireland. *Journal of Affective Disorders, 159*, 46-52.

Ougrin, D., Tranah, T., Stahl, D., Moran, P., & Asarnow, J. R. (2015). Therapeutic interventions for suicide attempts and self-harm in adolescents: Systematic review and meta-analysis. *Journal of the American Academy of Child Psychiatry, 54*(2), 97-107.

Pfeffer, C, R., & Trad, P. V. (1988). Sadness and suicidal tendencies in preschool children. *Journal of Developmental and Behavioral Pediatrics, 9*(2), 86-88.

Plener, P. L., Kaess, M., Schmahl, C., Pollak, S., Fegert, J. M., & Brown, R. C. (2018). Nonsuicidal self-injury in adolescents. *Deutsches Arzteblatt International, 115*(3), 23-30.

Sarah, E. M., Richard, T. L., Lauren, R. M., Mia, D., Shayna, M. C., Anthony S., & John R. B. (2016). Suicidal thoughts and behaviors in psychiatrically referred young children. *Psychiatry Research, 246*, 308-313.

Shaffer, D. (1974). Suicide in childhood and early adolescence. *Journal of Child Psychology and Psychiatry, 15,* 275-291.

Soole, R., Kõlves, K., & De Leo, D. (2015). Suicide in children: A systematic review. *Archives od Suicide Research, 19*(3), 285-304.

Swannell, S. V., Martin, G. E., Page, A., Hasking, P., & St John, N. J. (2014). Prevalence of nonsuicidal self-injury in nonclinical samples: Systematic review, meta-analysis and meta-regression. *Suicide and Life-Threatening Behavior, 44*(3), 273-303.

Turecki, G., Brent, D. A., Gunnell, D., O'Connor, R. C., Oquendo, M. A., Pirkis, J., & Stanley, B. H. (2019). Suicide and suicide risk. *Natural Reviews Disease Primers, 24;5*(1), 74.

Turner, B. J., Austin, S. B., & Chapman, A. L. (2014). Treating nonsuicidal self-injury: A systematic review of psychological and pharmacological interventions. *Canadian Journal of Psychiatry, Nov;59*(11), 576-585.

Witt, K. G., Hetrick, S. E., Rajaram, G., Hazell, P., Taylor Salisbury, T. L.. Townsend, E., & Hawton, K. (2021). Interventions for self-harm in children and adolescents. *Cochrane Database System Review, 7;3*(3), CD013667.

World Health Organization. (2021). Live life: An implementation guide for suicide prevention in countries. https://apps.who.int/iris/handle/10665/341726

World Health Organization. (2022). Suicide: Facts and figures globally. https://www.who.int/publications/i/item/WHO-MSD-UCN-MHE-22.03

제36장

소아정신의학

디지털 환경과 아동의 정신건강

Digital Environments and Children's Mental Health

김은주

오늘날의 소아청소년 세대는 디지털 환경에 둘러싸여 있으며, 이에 몰입하고 있다. 최근 저렴하고 성능 좋은 스마트폰, 태블릿, 비디오 게임기 등 디지털 기기의 확산으로 인해 많은 아이가 자신만의 디지털 기기를 가지게 되었고, 유튜브, 페이스북, 인스타그램, 틱톡 등의 소셜미디어 플랫폼으로 인해 아이들은 고도로 개인화된 미디어 사용을 경험할 수 있는 시대에 성장하고 있다. 디지털 미디어는 소아청소년의 교육과 학습, 친구관계를 만들고 유지하는 방식, 여가 시간을 보내는 방법을 획기적으로 변화시켰다.

한편, 디지털 시대가 가져다주는 여러 가지 기회와 더불어 여러 가지 위험과 폐해도 존재한다. 소아청소년의 디지털 미디어 사용 시간이 급속도로 늘어남에 따라 이런 변화가 신체활동과 정신건강, 안전에 미치는 영향에 대한 우려도 증가하고 있다. 일부 웹사이트와 앱은 자해, 자살 또는 거식증을 조장하는 것과 같이 소아청소년들의 정신건강에 위험요인이 될 수도 있다. 사이버 괴롭힘, 온라인상의 미성년자 성적 학대 및 착취문제, 온라인 도박, 개인정보 유출 및 보안문제 등 다양한 양상의 피해들이 발생하고 있으며, 이 문제들은 심각한 사회적 이슈가 되고 있다.

이렇듯 어린이와 청소년은 디지털 기술로부터 가장 많은 이득을 얻는 동시에 가장 위험에 처해 있는 세대이기도 하다. 따라서 이번 장에서는 최근 소아청소년의 디지털 미디어 사용의 현황, 발달에 미치는 영향, 디지털 미디어 사용과 정신건강의 관계에 대한 연구들을 살펴보고자 한다.

디지털 미디어의 특징과 사용 현황

디지털 미디어는 다양한 콘텐츠를 제공하는 플랫폼으로서의 인터넷과 디지털 미디어, 그리고 스마트폰, 태블릿, PC 등 디지털 미디어 콘텐츠를 제공하는 스크린 형태의 전자기기를 뜻하기도 한다. 코로나 19 팬데믹으로 인해 대면 접촉이 제한된 상황에서 디지털 미디어를 통한 의사소통과 사회적 교류가 증가했을 뿐 아니라, 쇼핑과 엔터테인먼트성 콘텐츠를 위해서도 디지털 미디어를 찾는 이용자가 지속적으로 늘고 있다. '디지털 2021년 4월 글로벌 현황' 보고서에 따르면, 전 세계 인구의 절반가량(53.6%)인 43억 3,000만 명이 소셜미디어를 이용 중이다. 국내 소셜미디어 이용자 수는 3,495만 명으로 집계되었는데, 전 세계 국가별 전체 인구 대비 소셜미디어 활성이용자 비율은 우리나라가 전 세계 평균(53.6%) 대비 약 1.7배 높은 89.3%로, 세계 2위로 분석되었다(DMC 리포트, 2021). 소셜미디어 이용자의 상품 구입내역, 검색기록, 방문기록, 연락처 정보 등과 같은 다양한 개인정보 데이터가 SNS 플랫폼에서 수집되어 개인 마케팅에 활용되고 있으며, 2021년 전 세계 소셜미디어 광고비는 1,106억 2,809만 달러로 검색광고에 이어 전체 디지털 광고 시장에서 두 번째로 큰 규모이다. 우리나라의 2021년 소셜미디어 광고 시장 규모는 12억 1,387만 달러에 달할 것으로 추정됨에 따라 전 세계 10위에 랭크되었다(DMC 리포트, 2021).

1. 아동 · 청소년의 미디어 사용 패턴

유니세프의 2017년 세계 어린이 현황 보고서에 따르면, 인터넷 사용자 3명 중 1명은 18세 미만이고, 15~24세 청소년과 젊은이들 중 71%가 온라인에 접속하는 등 소아청소년 시기는 전 세계적으로 가장 온라인으로 연결된 연령대라고 할 수 있다(UNICEF, 2017).

2021년 우리나라에서 시행된 설문조사에 의하면, 한국인의 스마트폰 하루 평균 사용시간은 219분이며, 특히 10대와 20대에서는 각각 239분과 281분으로 다른 연령대에 비해 많은 미디어 사용시간을 보였다. 특히, 코로나 19 팬데믹 이후로 스마트폰, SNS, 온라인 게임 등 모든 유형의 미디어 사용이 늘었고, 이 중 스마트폰 사용과 동영상 시청이 크게 증가했다. 또한 5명 중 1명의 학생이 온라인 수업 전환 후 인터넷 · 미디어 사용 문제로 인해 부모님과의 갈등을 겪었다고 답했다(한국리서치, 2020).

디지털 미디어는 사람들이 소통하는 방식에도 질적인 변화를 가져왔다. 소셜미디어 사이트 및 관련 모바일 앱은 사용자가 온라인 아이디를 생성하고 다른 사람과 소통하며 소셜 네트워크를 구축할 수 있는 플랫폼을 제공한다. 의사소통방식이 대면 및 음성 전용 전화 대화에서 FaceTime 또는 Skype와 같은 앱을 통한 화면 대 화면 상호작용으로 바뀜에 따라 일상의 소통은 스크린과 결합되고 있다. 문자 메시지나 시각적 기호(이모지) 또한 10대들에게 주요한 의사소통 수단이 되었다. 또한 커뮤니케이션을 위한 미디어와 엔터테인먼트를 위한 미디어의 경계가 모호해지고 있다.

대형 테크회사들은 소셜미디어 이용자 저변 확장 및 충성도를 높이기 위한 새롭고 다양한 서비스를 속속 출시하고 있다. 틱톡, 인스타그램 릴스, 유튜브 숏츠 등 숏폼short form 동영상 콘텐츠를 활용한 챌린지 참여가 미래의 주요 소비자이자 트렌드를 주도하는 MZ세대로부터 큰 인기를 끌고 있다. 이러한 챌린지는 놀이나 홍보 등 마케팅 수단으로 활용될 뿐만 아니라, 사회적 논란 및 이슈에 대한 참여 수단으로도 활용되고 있다. 젊은 이용자층이 많이 사용하는 인스타그램은 최근 '어린이용 인스타그램'도 개발하겠다고 밝히는 등 점점 더 어린 연령층에까지 SNS 플랫폼의 영향력이 확대되는 추세이다(DMC 리포트, 2021).

오늘날 청소년들은 여러 가지 미디어를 동시에 사용하는 것이 일반적이며, 이를 '미디어 멀티태스킹'이라고 한다. 이러한 특성은 소셜미디어 사용에도 반영되어 대부분의 청소년들은 1개의 사이트만 집중 사용하지는 않으며, 페이스북, 인스타그램, 스냅챗, 트위터 등을 포함한 여러 사이트의 '소셜미디어 포트폴리오'를 유지하고 있다.

2. 새로운 디지털 미디어의 특징

TV, 라디오와 같은 전통적인 미디어에 비해 새로운 디지털 혹은 소셜미디어 기술은 상호적이고 사회적인 참여를 촉진하는 형태로 소아청소년이 엔터테인먼트, 정보, 사회적 관계나 쇼핑에 즉각적인 접속을 가능하게 한다. 또한 최신 디지털 미디어는 사용자가 수동적으로 콘텐츠를 소비할 뿐만 아니라, 능동적으로 생산하고 창조할 수 있다는 장점이 있다.

디지털 미디어는 텍스트, 사진, 비디오 및 오디오를 포함한 다양한 미디어 형식으로 정보를 공유할 수 있다. 오늘날의 게임은 전통적인 미디어와 소셜미디어를 병합하며, 사용자는 게임 안에 제작된 세계에 가상으로 거주하고 멀리 떨어진 곳에 있는 다른 사용자들과 상호작용하면서 가상 세계를 공동으로 만들기 위해 협력할 수도 있다. 따라서 디지털 미디어는 미디어 경험이 고도로 개인화되는 매력적인 경험을 제공할 수 있다.

이러한 새로운 형태의 미디어는 어린이와 청소년이 노출되는 제품과 행동의 유형을 넓힐 수 있다. 마케팅 관점에서 소셜미디어는 소비자 중심적이며 관계를 구축할 수 있는 상호작용을 제공한다.

디지털 미디어 사용과 발달 간의 상호작용과 연령에 따른 디지털 미디어 사용 이슈

디지털 미디어 사용은 소아청소년의 신체, 인지, 정서 발달 면에서 중대한 영향을 끼친다. 새로운 미디어 사용이 장점이 없는 것은 아니지만, 이러한 장점은 주로 이용자의 나이와 발달단계, 성격 특성, 미디어가 어떻게 사용되는지(예: 부모와 함께 또는 부모가 없을 때) 그리고 미디어 콘텐츠와 디자인에 따라 달라진다.

'소아청소년이 디지털 미디어를 사용할 때 어떻게 해야 자율성을 부여하면서도 그 부정적 영향을 최소화할 수 있을까'라는 주제는 중요한 이슈가 되어 왔다. 소아청소년의 연령대별 디지털 미디어에 대한 반응 특성과 개별적인 아동의 욕구를 이해하면 건강한 디지털 미디어의 사용이 무엇인지에 대한 개념을 확립하고, 어떤 디지털 미디어 환경의 위험이 문제가 될지 추측해 볼 수 있다.

1. 아동의 디지털 미디어에 대한 반응 특성과 사용 이슈

1) 0~8세 아동의 디지털 미디어 사용 현황

디지털 기기 사용이 비교적 최근이고 방법론적으로 평가하기 어렵기 때문에 어린 아이들이 모바일 기기로 정확히 무엇을 하고 있는지에 대해 아직 연구된 것이 많지 않다. 미국에서 0~8세 아이들의 부모에게 시행한 설문조사에 따르면, 어린 아이들의 스마트폰과 태블릿 사용은 큰 폭으로 증가하여 거의 모든 0~4세 아동(96.6%)이 모바일 기기를 사용하고 75%가 자신의 기기를 소유한다. 대부분의 어린이가 유튜브나 넷플릭스를 시청했으며, 일부 아이들은 게임을 하거나 웹툰을 보았다. 교육 및 창의성 발달을 촉진시킬 목적의 교육 동영상이나 게임, 조기 학습 앱(예: 문자나 숫자 세기 앱)을 이용하는 비율은 더 적었다(Kabali et al., 2015). 영유아의 TV 시청은 감소세인데, 이는 스크린 사용시간을 제한하라는 전문가의 권고를 부모들이 따른 결과인지, 또는 TV 시청이 새로운 플랫폼 사용으로 대체된 것인지의 여부는 불분명하다.

2) 디지털 미디어에 대한 아동의 반응 특성

(1) 영유아기(0~2세)

18개월 미만의 영유아는 감각운동 발달기에 있기 때문에 본능적인 감각으로 스크린 미디어에 반응을 보인다. 영유아들은 TV, 스마트폰, 태블릿 등에서 제공되는 다양한 음조의 목소리와 밝고 대조적인 색상의 스크린 미디어에 자연스럽게 주의가 끌린다. 2세 미만의 영아는 디지털 기기와 이 기기를 사용하는 사람에서 관찰되는 감정, 행동과 반응을 모방할 수 있다.

2세가 되면 대부분의 유아는 친숙한 콘텐츠 패턴을 인식하고 프로그램 선호도를 보이기 시작한다. 영유아들은 속도가 느리고 친숙한 상황을 묘사하는 텔레비전 매체에 끌리는데, 이것은 아이가 이미 알고 있거나 이해할 수 있는 것들과 약간만 다른 사물을 보는 것에 대한 선호도를 이론화한 개념인 '중간 정도의 불일치 가설moderate-discrepancy hypothesis'과 일치하는 것이다(Gerwin et al., 2018).

(2) 아동기(2~8세)

2~4세 무렵이 되면 아동들은 도와주는 사람이 없이도 스스로 디지털 기기에 접근하고 채널을 변경하거나 간단한 앱을 탐색할 수 있는 신체적 능력이 생기지만, 일반적으로는 보호자가 미디어 노출을 관리한다. 따라서 2~4세의 아동은 모든 플랫폼에서 교육용 게임을 할 가능성이 가장 높으며(52%), 이 연령대를 대상으로 한 인기 TV 프로그램은 친사회성 및 교육에 초점을 맞춘 경향이 있다. 대부분의 아이들은 만 4세 정도면 전자제품이나 터치스크린을 독립적으로 관리할 수 있으며, 자신의 방에서 이러한 기기를 사용하도록 허용된다. 이러한 디지털 미디어의 독립적 사용으로 인해 부모가 자녀의 디지털 기기 사용을 모니터링하는 것이 어려워져 어린 아동이 청소년이나 성인을 위한 프로그램에 노출될 가능성이 크다.

취학 전 연령 아동은 디지털 미디어 콘텐츠와 같은 새로운 것에 쉽게 끌리고, 빠르고 모험적인 콘텐츠를 선호하는 경향이 있다. 이는 이 나이 아동의 전조작기 발달단계의 특성상 환상과 현실 사이의 경계가 불분명하며 판타지에 쉽게 끌리는 성향과도 관계가 있다.

3) 디지털 미디어가 아동에게 끼치는 영향과 관련 이슈들

현재와 같은 형태의 디지털 미디어가 취학 전 혹은 저학년 아동에게 끼치는 영향에 대한 근거가 아직까지 많지 않으므로 TV에 대한 연구결과를 통해 최근의 디지털 미디어가 아이들에게 끼치는 영향을 추정할 수 있다.

이 연령대의 TV 시청에 대한 연구에 따르면, 발달단계에 적합한 교육프로그램을 단시간 시청하는 것은 아동 발달에 도움이 되지만, 지나치게 긴 TV 시청은 해로운 영향을 끼친다. 5세에 하루 3시간 이상의 TV 시청은 7세에 품행문제의 증가로 이어졌으며, 아동기의 긴 TV 시청시간은 우울 증상의 증가 및 신체활동 저하와 연관이 있는 것으로 보고되었다(Parkes et al., 2013; Kremer et al., 2014).

디지털 미디어가 아이들의 운동, 학업 참여 및 야외 활동을 감소시킨다는 우려를 뒷받침하는 근거도 나오고 있다. 과거 연구들은 유아기에 디지털 기기에 노출된 아동이 아동기에도 이 기기들을 계속 사용하려는 욕구가 커져 잠재적인 악순환을 생성할 수 있음을 보여 준다. 29개월에 TV에 많이 노출된 어린이는 53개월이 되었을 때 밖에서 놀 가능성이 적고, 체력이 떨어지며, 교실에서의 활동 참여가 감소한다(Pagani et al, 2010).

디지털 미디어가 부모-자녀의 상호작용을 방해함으로써 어린 아이들에게 미치는 영향은 더욱 우려스럽다. 부모가 자녀와의 상호작용보다는 자신만의 미디어 사용에 빠져 있거나, 자녀가 미디어에 과다하게 노출될 때 부모-자녀 관계의 손상이 발생할 수 있다. 부모-자녀 사이의 애착은 건강한 인지 및 정서 발달을 촉진하는 토대가 되기 때문에 미디어에 빠져 아이에게 집중하지 못하는 부모는 자녀의 발달에 심각한 문제를 일으킬 수 있다(American Academy of Pediatrics, 2016).

다음은 영유아 및 아동의 디지털 미디어를 통한 학습과 의사소통에 대하여 최근에 논란이 되는 주요 이슈들이다.

(1) 영상매체를 통한 학습

유아들은 생후 15개월부터 터치스크린을 사용하여 새로운 단어를 배울 수 있으며, 생후 24개월에는 성인과의 실시간 화상채팅 또는 관련 학습 항목을 누르도록 설계된 대화식 화면 인터페이스를 통해 단어를 배울 수 있다. 하지만 아직 2세 미만 영유아에 대한 디지털 미디어의 교육적 이점 및 상호작용적$_{\text{interactive}}$ 미디어 사용에 대한 의학적 근거는 제한적이다(Brown, 2011). 2세 이전의 영유아 시기에 인지, 언어, 감각운동, 사회-정서적 능력의 발달적 성숙을 위해서는 실제 체험을 통한 탐색과 신뢰할 수 있는 양육자와의 직접적 상호작용이 필요하다.

따라서 과거 연구들은 부모와의 직접적인 상호작용이 새로운 언어적 · 비언어적 문제해결 기술을 학습하는 데 비디오보다 훨씬 더 효과적임을 시사한다. 예를 들어, 12개월에서 24개월 사이에 유아들은 단어 학습 비디오로부터 새로운 단어를 배우기 시작할 수 있지만, 부모가 아이들과 함께 비디오를 보며 단어를 다시 가르칠 때에만 그 비디오를 언어 능력을 발달시키기 위한 학습 발판으로 사용할 수 있다(Richert et al., 2011). 30개월 미만의 영유아는 2차원적 비디오 표상$_{\text{representation}}$으로 학습하는 데 어려움을 겪는 현상인, 소위 '비디오 결핍$_{\text{video deficit}}$' 을 경험한다. 이 현상은 영유아의 상징적 사고 부족, 주의력 조절 미숙, 2차원 플랫폼에서 3차원 세계로 지식을 효과적으로 전달하는 데 필요한 기억의 유연성 부족에 기인하는 것으로 추측된다(Barr, 2013).

(2) 화상채팅의 이용

요즘에는 영유아 시기에도 화상채팅이 이루어지는데, 영유아가 스카이프나 Zoom과 같은 동영상 플랫폼상에서 그들이 보는 것을 이해하기 위해서는 부모의 도움이 필요하다. 영유아의 비디오 채팅 시간은 대개 짧게 이루어지고, 사회적 연결을 촉진하며, 어른들의 지원을 동반하기 때문에 영유아의 스카이프 사용은 막지 않도록 권고된다(McClure et al., 2015).

(3) 교육 앱과 전자책

앱 스토어의 교육 섹션에서 찾을 수 있는 상업적으로 출시된 앱 중에 학습 효과가 입증된 앱은 매우 드물다. 교육용으로 분류된 수백 개의 유아/미취학 아동 앱에 대한 최근 리뷰에 따르면, 대부분의 앱은 단순 암기적인 학습 기술(예: ABC, 색상)만을 대상으로 하고, 확립된 커리큘럼을 기반으로 하지 않으며, 발달전문가 또는 교육자로부터의 전문적 자문을 거의 받지 않았다(Chassiakos et al., 2016).

과거 연구에 따르면, 영유아용 앱에 실제 사회적 상호작용 요소를 포함시키는 것은 교육면에서 큰 가능성이 있다. 예를 들어, 디지털 놀이와 책 읽기에 부모가 적극적으로 참여하면 아이들의 학습 능력이 향상된다(Lauricella et al., 2014). 하지만 현재 대부분의 게임이 아이가 혼자서 최대한의 이용 시간을 달성해야 점수, 아이템 등의 강화물이 주어지도록 설계되어 있기 때문에 디지털 게임 중 대인 상호작용이 감소하게 되는 측면이 있다. 따라서 어린이용 디지털 제품은 부모와 자녀가 함께 디지털 콘텐츠를 사용하도록 설계되어야 하고, 게임 사용을 일시 중지하고 현실 세계로 전환하도록 권장하는 기본 디자인으로 자동 정지 기능을 삽입하는 것이 권장된다.

(4) 디지털 콘텐츠의 내용

미디어 사용시간뿐만 아니라 콘텐츠의 내용도 발달에 중요한 영향을 끼친다. 고품질의 TV 프로그램은 3~5세 아동의 인지, 언어, 사회성을 향상시킬 수 있다는 근거들은 다수 존재한다. 미국에서 시행된 연구에 따르면, 양질의 교육방송$_{PBS}$ 콘텐츠는 유아기 초기에 미디어를 사용하기 시작하는 어린이에게서 관찰되는 실행 기능 결핍을 완화하는 효과가 있음이 밝혀졌다(Nathanson et al., 2014).

부적절하거나 폭력적인 콘텐츠 대신 양질의 친사회적 프로그램을 시청하도록 지도받은 미취학 아동은 외현화 및 내현화 행동문제에서 상당한 개선이 있는 것으로 나타났는데, 이는 아이들이 시청하는 콘텐츠의 중요성을 보여준다(Christakis et al., 2013). 또한 교육프로그램을 시청한 미취학 아동이 폭력적인 프로그램을 시청한 아동보다 덜 공격적이고 더 건강한 사회적 행동을 하는 것으로 나타났다(Gerwin et al., 2017). 따라서 아동 콘텐츠 제작자들은 부모와 아이들에게 어린이 건강과 발달 요구(예: 비만, 회복탄력성)에 적합한 지식과 기술을 가르치는 프로그램을 제작하며, 전반적인 미디어 사용량을 줄이기 어려운 가정에서는 아이들이 시청하는 프로그램을 고품질의 콘텐츠로 바꾸는 것이 현실적으로 실행 가능한 대안이 될 수 있다.

2. 전청소년기, 청소년기의 디지털 미디어에 대한 반응 특성과 사용 이슈

1) 디지털 미디어에 대한 청소년의 반응 특성

8~12세의 전청소년기 아이들의 삶은 전 단계의 잠복기를 벗어나면서 훨씬 더 복잡해진다. 이들은 어린 시절의 선호도와 가족관계의 많은 부분을 유지하는 한편, 이 시기의 인지, 정서, 사회적 발달은 더 정교화된 사회적 상호작용을 가능하게 한다. 또한 개인의 정체성 및 또래 집단에 대한 소속감, 자율성에 대한 욕구가 더 강해지는 시기이므로 개인적으로 의미 있는 미디어 콘텐츠에 대한 선호도가 생긴다. 디지털 미디어 이용면에서 이 연령층의 상업적 존재감과 영향력도 점점 확대되고 있다. 전청소년기 초기 아이들의 미디어 사용 행태는 가족의 미디어 사용 습관에 의해 크게 영향을 받지만, 후기인 11~12세에는 주로 또래 집단의 영향을 받으면서 가족요인은 개인 미디어 습관에 영향을 덜 미치는 변수가 된다. 전청소년기 아동들은 미디어 사용을 적절하게 조절하는 자제력을 키우기 위해 규칙을 지키는 훈련을 해야 한다.

청소년기(13~18세)는 자율성, 정체성 탐색, 또래와의 사회적 연결성, 가족으로부터의 독립, 사회문화적 탐색 등에 대한 욕구가 특징인 발달단계이다. 디지털 미디어는 이러한 다양한 청소년기의 발달과제 수행에 영향을 미칠 수 있다. 형식적 조작기인 이 시기에는 추상적 사고와 메타인지가 발달하는 등 인지 능력이 향상되고 새로움과 감각을 추구하므로, 청소년들은 다양한 멀티미디어 디지털 콘텐츠에 매력을 느낀다. 또한 디지털 미디어는 또래관계 및 수용에 대한 욕구가 커지는 청소년들에게 수많은 플랫폼에서 다른 사람들과 연결될 수 있는 거의 무한한 가능성을 제공하므로 10대들이 모바일과 디지털 미디어에 관심을 가지는 것은 발달단계적으로 적절하다. 하지만 이 시기에 전두엽의 조절 능력의 미숙으로 인해 사회적·정서적 불안정성이 심해지고 만족지연 능력은 아직 부족하므로 미디어 사용을 둘러싼 다양한 위험이 존재한다. 후기 청소년기 무렵이면 전반적으로 통합된 정체성을 가지게 되며 젊은 성인기의 보다 성숙한 미디어 사용 특성으로 이어지게 된다.

2) 디지털 미디어가 청소년에게 끼치는 영향과 관련 이슈들

과거 연구는 어린 아이들에 비해 전청소년기 및 청소년기 아이들이 디지털 미디어의 부정적인 영향에 덜 민감하다는 것을 시사한다. 청소년의 경우, 스크린타임이 전혀 없거나 하루 6시간 이상 과도하게 사용하는 것은 발달에 부정적인 영향을 끼치지만, 적당한 사용(1일 약 2~4시간)은 인지적·심리사회적 이점 및 삶의 만족감 상승과 관련이 있다(Przybylski & Weinstein, 2017).

10대들의 디지털 미디어 사용은 긍정적인 효과와 부정적인 효과를 모두 가질 수 있다. 디지털 미디어에 등장하는 연예인, 유튜버, 인플루언서 등의 유명 인사들은 10대들의 영웅이자 역할 모델이 되기도 하지만, 종종 비현실적이고 선정적이며 위험한 예들을 제공하는 나쁜 모델이 되기도 한다. 과도한 디지털 미디어 사용으로 인해 오프라인 여가 시간과 기회들이 제한되고, 신체활동 및 개인 사이의 대면 접촉이 더 단절되고 있으며, 청소년들은 미디어에 대한 과도한 의존에 취약해질 수도 있다.

특히 디지털 미디어를 통한 온라인 관계는 자기개방과 새로운 역할에 대한 실험과 같은 청소년기의 우정과 정체성 형성의 핵심 발달 메커니즘에 긍정적 혹은 부정적인 영향을 미칠 수 있다. 대부분의 연구에서는 청소년이 온라인 상에서 낯선 사람보다는 오프라인 친구들과 훨씬 더 많은 소통을 하고 있으며, 전반적으로 그들의 온라인 행동이나 자기표현은 오프라인 활동, 관심사 및 성격을 잘 반영하고 있는 것으로 나타났다(George & Odgers, 2015). 문자 메시지, 인스턴트 메시징 및 소셜 네트워킹을 통해 지속적으로 연결되면서 자신의 생각과 경험을 공유하는 것은 10대들의 인정과 소속감에 대한 욕구를 충족시키기도 한다. 영국의 한 설문조사에서 청소년 응답자의 68%가 힘들거나 어려운 시기에 온라인으로 정서적 지원을 받은 경험이 있다고 답했다(Lenhart et al., 2015). 온라인을 통한 소통은 고립되거나 사회 불안이 높은 청소년들에게 또래와 새로운 접촉의 기회를 제공하여 사회적 유대감을 높이고 우울 증상을 감소시키기도 한다. 하지만 10대에서 10명 중 1명은 인터넷 상에서 종종 다른 사람인 척한다고 보고하는 등 지속적으로 온라인에서만 머무르면 속임을 당하거나, 현실에서 소외감이나 사회적 배제를 당할 위험성도 있다.

디지털 미디어 사용과 소아청소년 발달 및 정신건강의 연관성

디지털 미디어는 소아청소년들이 생각하고 상호작용하며 발달하는 방식을 긍정적 혹은 부정적인 방식으로 변화시켰지만, 연구자들은 아직 디지털 미디어 사용과 정신건강 사이의 인과관계에 대해서는 확신하지 못한다. 디지털 미디어와 정신건강의 관계는 인터넷의 급격한 성장 이후인 1990년대 중반부터 여러 관점에서 연구되어 왔다. 소아청소년에서 발달 촉진 및 교육 목적으로 구조화되고 절제된 방식으로 인터넷을 사용하는 것은 발달적 이점이 있지만, 과도한 사용은 정신건강에 해로운 영향을 미칠 우려가 있다고 보고되었다(UNICEF, 2017). 디지털 기기의 과도한 사용은 소아청소년의 신체적 · 정신적 · 사회적 웰빙과 발달에 영향을 미칠 수 있으며, 심리적 의존 증후군 또는 행위 중독과 유사한 증상을 초래할 수 있다. 특히 행위중독 패러다임과 관련하여 잘못된 표준화와 상반된 연구결과에도 불구하고, 인터넷 중독은 1990년대 중반부터 정신과 진단으로 제시되어 왔으며, 2009년부터는 소셜미디어와 중독과의 관계도 연구되고 있다(Ellis, 2019; La Barbera et al., 2009). 하지만 아직은 디지털 미디어의 유익한 사용과 병적인 사용의 경계가 모호하며, 그 정의는 확립되지 않았다. 일부 전문가들은 미디어 남용을 기저 정신질환의 징후로 간주하는 등 미디어 중독을 독립적 질환으로 인정하는 것에는 전문가들 사이에서도 논란이 많다. 정신질환의 진단 및 통계 편람 제5판DSM-5 및 국제질병분류ICD-11에는 '문제적 인터넷 사용'과 '문제적 소셜미디어 사용'에 대한 진단이 포함되어 있지 않다. 또한 어린이와 가족의 안전한 미디어 사용을 위한 지침이 개발되었지만, 병적인 디지털 미디어 사용의 예방과 치료방법은 아직까지는 표준화되지 않았다.

1. 디지털 미디어 사용과 발달의 연관성

일반 인구 기반 연구Population-based studies에 따르면, 아동기 초기의 과도한 TV 시청과 인지, 언어 및 사회적 · 정서적 발달지연 사이에는 연관성이 있어 보인다. 하지만 디지털 미디어가 소아청소년의 발달에 미치는 영향에 관한 근거들은 혼재되어 있으며, 아이들이 온라인에서 접하는 콘텐츠의 내용과 질이 향후 아동 · 청소년의 발달에 미치는 영향에 대한 연구는 아직 현저히 부족하다.

1) 집중력에 대한 영향

전 연령대에 걸쳐 디지털 미디어의 사용이 폭발적으로 증가함에 따라 한때 청소년기의 특성으로만 여겨졌던 미디어 멀티태스킹Media multitasking이 이제는 4세 미만의 어린이들에게도 관찰되고 있다. 어린 아동들은 새로운 자극에 대한 지향 반응orienting response이 매우 강하기 때문에 그들의 관심은 애니메이션, 소리, 손으로 터치하고 슬쩍 미는 디지털 미디어의 방식에 쉽게 끌리고 빠르게 반응한다. 그러나 디지털 미디어의 이런 멀티태스킹 특징들이 어린 아이들의 이해력을 감소시킬 가능성이 있음이 보고되고 있다(Kononova, 2013).

집중력에 대한 디지털 미디어의 영향은 논란이 많은 이슈이다. 현재까지 디지털 자극으로 인한 급격한 주의전환이 아동 · 청소년의 주의력이나 정보처리 능력에 장기적인 영향을 미치는지에 대해서는 잘 알려져 있지 않다. 일부 논란은 있지만, 과거 연구들은 과도하게 빠른 속도로 진행되는 프로그램이 아이들의 주의력 또는 학습 문제의 원인이 될 수 있음을 시사한다(Valkenburg, 2004). 소아청소년의 미디어 이용과 ADHD 관련 행동과의 관계를 조사한 45개 연구들을 메타분석한 결과, 미디어 이용과 ADHD 관련 행동 사이에 작지만 유의미한 상관관계가 발견되었다. 3~5세 아동 2,322명을 대상으로 한 코호트 연구에서 부모가 보고한 디지털 미디어 사용시간이 2시간 이상인 아동은 30분 미만인 아동과 비교할 때 ADHD의 진단기준을 충족시킬 위험이 7.7배 증가하였다(Beyens et al., 2018). 코로나19 팬데믹 기간 동안 디지털 미디어 사용이 8~16세 ADHD 소아청소년에게 미치는 영향에 대한 연구는 문제적 디지털 미디어 사용Problematic Digital Media Use: PDMU을 하는 ADHD 아동이 PDMU가 없는 아동보다 심각한 ADHD 증상, 부정적인 감정, 실행 기능 저하, 가족 기능의 어려움, 생활 사건으로부터의 압박, 학습동기 저하 등을 보인다고 보고하였다(Shuai et al., 2021). 이런 연구들은 ADHD와 관련된 핵심 증상과 동반 증상을 더 잘 관리하기 위해서는 디지털 미디어 사용을 감독하고 신체 운동을 늘리는 것이 필수적임을 시사한다.

2) 정서, 사회성에 대한 영향

적절한 디지털 미디어 사용은 아이들의 정서와 사회성 측면에서 일부 긍정적인 영향이 있으며, 사회적 지지와 연결을 강화시키는 데 도움이 되기도 한다. 요즘 아이들의 사회적 관계는 대부분 온라인상에서 이루어지며, 소셜미디어 등의 새로운 디지털 환경에서 아이들은 콘텐츠의 시청과 창작을 모두 할 수 있으므로 디지털 기술은 사회적 상호작용을 촉진하고 장려하는 장점도 있다.

하지만 폭력적인 미디어 콘텐츠와 아동의 공격적 행동 사이의 강한 연관성이 보고되고 있으며, 특히 까다로운 기질 또는 ADHD 환아 등 자기조절 문제를 가진 영유아에서 과도한 미디어 사용의 문제가 일어날 가능성이 더 높다(Radesky et al., 2014). 미디어 사용 시작 연령이 어릴수록, 누적 사용시간이 더 길수록 그리고 콘텐츠의 질이 낮을수록 실행 기능(충동 조절, 자기 조절, 정신적 유연성) 저하, 마음이론theory of mind 결여가 심해짐이 보고되었다(Nathanson, 2014). 또한 여자아이들의 소셜미디어 사용과 사이버 괴롭힘cyberbullying에 대한 노출 증가, 수면 및 운동 감소 사이의 상관관계가 보고되었다(Barry et al., 2017).

한편, 단순 콘텐츠 시청과 같이 수동적으로만 소셜미디어를 사용하는 청소년들은 삶의 만족도와 행복감이 하락했다고 보고한 반면, 타인과 교류하고 콘텐츠를 게시하면서 능동적으로 소셜미디어를 사용하는 청소년들은 삶의 만족도나 행복감의 감소가 없었다(Andreassen, 2015). 이러한 연구들은 소셜미디어에 소비하는 시간의 양이 아니라, 개인이 소셜미디어를 어떻게 사용하는지가 정신건강에 중요한 요소임을 보여 준다.

디지털 미디어 사용과 사회성 저하의 연관성을 보고한 연구들도 있다. 자폐스펙트럼장애 환아들을 대상으로 한 연구에 따르면, ASD 아동은 정상발달 아동보다 비디오 게임을 비롯한 전체 디지털 미디어 사용시간이 더 많은 것으로 나타났다. 반대로, 조사 대상 ASD 아동의 절반 이상은 주로 비사교적으로(예: 혼자 또는 낯선 사람과 비디오 게임을 하거나 웹사이트를 서핑하는 것) 미디어를 사용하며, 정상발달 아동처럼 디지털 미디어를 통해 친구와 활발하게 교류하는 것은 부족하다(Zheng et al., 2017).

디지털 기술이 청소년의 행복감wellbeing에 미치는 부정적 영향에 대한 다른 연구는 디지털 기술 사용이 행복감의 변화량에 대해 단지 0.4%만의 설명력을 가지며, 과학 및 공공정책 이슈에서 디지털 스크린타임에 부여된 가중치가 지나치게 크다고 보고하였다. 아일랜드, 미국, 영국의 국가적 대표 샘플 17,247명의 피험자를 대상으로 한 연구에서는 디지털 기기 사용시간이 청소년 웰빙에 끼치는 부정적 영향에 대한 충분한 근거를 찾지 못했으며, 특히 사용시간에 대한 피험자들의 후향적 자기보고와 실제 사용시간 일지 사이의 상관관계가 너무 낮아서 이런 주제의 연구에서 후향적 자기평가의 유용성이 낮다는 점을 발견하였다(Orben et al., 2019).

이런 상반된 연구결과들을 종합해 보면, 소셜미디어의 적절한 사용시간과 사용방식이 디지털 미디어와 정신건강의 상관성에 대한 열쇠가 될 수 있다. 또한 디지털 미디어 사용을 소셜미디어, 인터넷 검색, 게임, 문자 메시지 및 화상채팅과 같은 활동 종류별로 나누어 분석할 것과 성별에 따른 영향이 다름을 시사한다.

3) 수면에 대한 영향

적절한 수면은 아동·청소년의 발달에 매우 중요한데, 미디어 사용이 수면에 부정적인 영향을 미친다는 증거가 늘어나고 있다. 영유아기에 미디어 노출 시간이 증가하고 침실에 TV, 컴퓨터 또는 모바일 기기가 있는 것은 밤 수면 시간의 감소와 관련이 있다. 미디어와 수면 사이의 연관성은 영아에서도 보고되는데, 저녁 시간에 스크린 미디어에 노출된 6~12개월 영아는 노출되지 않은 영아들보다 야간 수면 시간이 현저히 짧았다(Janssen et al., 2020).

더 큰 아동과 10대에 대한 연구에 따르면, 소셜미디어 사용이 많거나 자기 방에서 모바일 기기를 사용하는 아동·청소년들에서 수면 장애의 위험이 더 높았다. 또한 청소년기와 전청소년기의 디지털 미디어 사용과 수면 질에 대한 연구에 따르면, 저녁 생체리듬evening circadian 주기의 선호, 휴대전화 및 인터넷 사용, 오후 9시 이후에 하는 활동의 수, 더 늦은 미디어 끄기turning-off 시간, 침실에 있는 기기의 수는 전청소년기와 청소년의 수면 질과 주간 기능에 유의미한 부정적인 영향을 끼쳤다. 주간 및 취침 시간에 전자기기를 사용하면, 짧은 수면 시간, 긴 수면 개시 잠복기sleep onset latency 및 수면 부족 증가의 위험이 증가함도 보고되었다(Stiglic & Viner, 2019).

2. 디지털 미디어와 정신병리 및 위험 행동과의 연관성

1) 우울증 및 자살

디지털 미디어 사용과 우울증의 연관성에 대한 연구가 비교적 많이 행해졌다. 이전 연구에서는 인터넷 사용과 우울증 사이에 U자형 관계가 있어서 인터넷 사용을 가장 많이 하는 그룹과 가장 적게 하는 그룹 모두에서 우울증 위험이 증가했음을 보여 준다(Belanger et al., 2011). 최근 연구에서는 소셜미디어 사용과 우울 증상 사이에 유의미한 양의 상관관계가 있음이 보고되었다(Boers et al., 2019). 다른 연구에 따르면, 상향적 사회적 비교를 바탕으로 이상화된 이미지에 반복적으로 노출되면 청소년들의 자존감이 낮아지고, 우울증이 유발될 수 있다. 또한 소셜미디어를 지나치게 많이 사용하는 우울증 환자들은 소셜미디어에 소비된 시간, 잠재적으로 그들이 선택한 정보의 특성(예: 자살에 대한 블로그 검색)에 의해 더 부정적인 영향을 받는 것으로 보이며, 결과적으로 시간이 지남에 따라 우울증이 지속되고 더 악화될 수 있다(Barry et al., 2017). 특히 여자 청소년들의 지나친 소셜미디어 사용은 우울, 불안, 자해, 자살률의 증가와 같은 정신건강문제와 연관성이 있으며, 이런 결과들은 디지털 미디어 사용에 대한 연구가 과학적·공공적인 측면에서 무시되어서는 안 된다는 것을 시사한다(Boers et al., 2019; Logrieco et al., 2021).

2) 중독 및 섭식 문제

청소년에서 미디어와 건강 위험 행동 사이의 연관성은 전통적인 미디어를 대상으로 한 수십 년의 연구에 의해 뒷받침되어 왔다. 이전의 연구들은 TV나 영화에서 알코올 혹은 담배에 대한 노출이 청소년기에 이러한 위험 행동의 시작과 관련이 있다는 것을 시사하였으며, 디지털과 소셜미디어에서도 이러한 영향들이 강하다는 것을 시사하는 근거가 축적되고 있다(Dalton et al., 2003; Strasburger, 2008). 최근 소셜미디어를 통한 표적 광고targeted advertising는 청소년의 구매 행동에 상당한 영향을 미칠 수 있는데, 주요 주류 브랜드는 Facebook, Twitter 및 YouTube에서 강력한 입지를 유지하면서 청소년들에게도 연령대에 맞지 않는 주류 광고가 노출되고 있다.

소셜미디어는 특히 신체에 대한 관심이 커지는 성장기의 10대들에게 해로울 수 있다. 특히 섭식문제 및 신체상에 대한 소셜미디어의 영향이 더욱 커졌는데, 지나치게 마른 몸매를 보여 주는 영상이 살찐 몸매를 보여 주는 영상보다 조회수나 '좋아요'를 더 많이 받는 등 신체상의 왜곡을 더 부추길 위험성이 있는 것으로 나타났다(Logrieco et al., 2021).

3) 사이버 괴롭힘

사이버 괴롭힘cyberbulling은 일반적으로 개인이나 집단이 쉽게 자신을 방어할 수 없는 피해자에 대해 전자적 형태의 접촉을 사용하여 반복적으로 행하는 의도적인 공격 행위 또는 행동으로 정의된다. 사이버 폭력을 경험하는 청소년의 수는 연령대와 사이버 폭력을 정의하는 방법에 따라 10~40%까지 다양하다. 사이버 괴롭힘은 가해자가 간단한 버튼 클릭만으로도 피해자들에게 심한 상처와 굴욕감을 주는 새로운 수단이 되었다. 사이버 괴롭힘은 전통적인 괴롭힘과 몇 가지 유사점과 차이점이 있다. 특히 온라인상의 따돌림의 경우, 가해자가 피해자를 하루 내내 언제든지 계속 괴롭힐 수 있고 익명성이 있다는 점, 정보가 온라인에 퍼지는 속도의 신속함 때문에 더 심각한 문제가 될 수 있다.

과거의 연구는 사이버 괴롭힘에 취약한 아이들의 특성이 존재하며, 이들의 경우 괴롭힘의 대상이 될 가능성이 더 높다는 것을 보여 준다. 예를 들면, 자폐스펙트럼장애 아동·청소년은 특히 사이버 따돌림에 취약한 집단으로 쉽게 피해자가 될 수 있다(Rivara et al., 2016).

전통적인 따돌림과 유사하게 사이버 괴롭힘은 가해자와 피해자 모두에게 사회성, 학습, 건강 면에서 단기 혹은 장기적으로 해로운 결과를 초래할 수 있다. 사이버 괴롭힘 가해자와 피해자 모두 높은 수준의 우울감과 낮은 자존감을 보고하는 경우가 많으며, 피해자는 자살사고와 자살시도의 위험이 더 높았다(McDougall & Vaillancourt, 2015).

다행스럽게도 새로운 연구에 따르면, 따돌림에 대한 인지와 적절한 개입이 사이버 괴롭힘을 줄일 수 있음을 시사한다. 부모들은 자녀들에게 적절한 온라인 행동에 대해 교육함으로써 사이버 괴롭힘을 예방하는 역할을 할 수 있다. 미디어 리터러시 교육을 통해 피해자가 사이버 괴롭힘을 신고하고 성인의 지지를 구하도록 장려할 수 있다(David-Ferdon & Hertz, 2009).

4) 아동 음란물과 성적 학대

소셜미디어는 아동 음란물과 성적 학대의 판도를 크게 변화시켰다. 최근 온라인상에서 아동 성범죄자들이 소셜미디어 프로필, 오픈채팅방, 온라인 게임 포럼, 이메일 등을 통해 아동에게 쉽게 접근할 수 있게 되면서 개인적·상업적 목적의 아동 인신매매, 사이버 그루밍, 성적 학대 등 아동에 대한 성적 착취의 규모가 점점 커지고 있는 것은 심각한 문제이다. 성범죄자들은 종종 아동 포르노그래피 제작을 위해 아동을 속이거나 성행위를 강요한다. 온라인에 성적 이미지(음란물 및 섹스팅)를 게시한 피해자들은 학대 이미지가 무기한 동안 수백만 명의 사람들에 의해 다운로드되고 조회된다는 사실과 관련하여 상당한 불안과 스트레스를 경험하고 신고를 꺼리기 때문에 이미지를 보낸 지 수개월에서 수년 후까지도 성적 착취는 계속 된다. 뿐만 아니라, 일부 아이들은 자신이나 또래의 성적인 사진이나 동영상을 쉽게 입수하고, 개인 동의가 없이도 인터넷이나 SNS상에 공유하기도 한다. 게다가 피해를 입힐 목적으로 온라인에 게시된 글, 사진, 동영상들은 오랜 기간 삭제가 어려워 피해는 더욱 증폭된다.

특히 성적으로 노골적인 문자메시지, 나체 또는 반나체 이미지의 전자 전송을 뜻하는 '섹스팅' 은 청소년들에게 심각한 문제가 되고 있다. 10~19세 청소년의 약 12%가 다른 사람에게 성적인 사진을 보낸 적이 있는 것으로 추정되는데, 섹스팅에 참여한 많은 청소년이 음란물을 보내라는 협박을 받고 이런 행위를 저질렀다고 보고했다. 기술의 발전으로 모르는 사람과의 온라인 소통이나 사진 전송이 점점 더 쉬워지면서 섹스팅은 앞으로도 더 늘어날 가능성이 높다. 섹스팅은 일부 청소년의 심리사회적 일탈 및 위험한 성적 행동과 연관성이 있으며, 우울증, 충동성 및 물질남용 증상, 과거의 성행위 경험과 유의미한 관련이 있다고 보고되었다(Ybarra & Mitchell, 2014).

부모들은 자녀가 모르는 사람들과 온라인 대화에 참여할 가능성을 과소평가하는 경향이 있다. 부모와 교사는 새로운 디지털 환경에서 소아청소년들이 처할 수 있는 성적인 위험에 대해 관심을 가지고 소아청소년에게 음란물 전송을 성적 비행으로 인식시키고, 합의에 의한 비강제적 섹스팅이라도 법적 처벌을 초래할 수 있음을 교육해야 한다. 이러한 교육과 지도를 통해 섹스팅과 관련된 위험한 성적 행동과 심리적 증상을 다루는 것은 청소년 집단의 건강과 책임감을 증진시키는 데 도움이 될 것이다.

소아청소년기의 미디어 사용 가이드라인

1. 소아청소년의 미디어 습관에 대한 부모의 영향

부모 및 주 양육자의 미디어 사용은 향후 자녀의 미디어 습관에 대한 강력한 예측인자이다. 부모가 모바일 기기를 많이 사용하면 부모-자녀 간의 언어적, 비언어적 상호작용이 줄어들고 양자 간의 갈등이 더 많이 발생할 수 있다. 따라서 부모 및 주양육자는 백그라운드 TV를 포함한 부모의 TV 시청을 줄이고 부모-자녀 상호작용을 강화하는 것이 자녀의 미디어 사용 행태 및 발달에 매우 중요하다. 또한 부모가 어린 시절부터 자녀와 함께 온라인 안전을 도모하고, 자녀의 인터넷 사용을 모니터링하며, 부모 통제 소프트웨어와 같은 도구를 사용하는 것이 권장된다(Jago et al., 2012).

다른 연구에서는 부모 양육의 질이 미디어 사용과 아동 발달 사이의 연관성을 개선할 수 있음이 보고되었다. 부적절한 미디어 콘텐츠 사용과 일관성 없는 양육은 저소득 미취학 아동의 실행 기능에 부정적 영향을 미쳤는데, 부모의 지지적인 양육과 양질의 교육 콘텐츠가 상호작용하여 아동의 발달에 대한 이득이 부가되었다(Linebarger et al., 2014).

12~18세 사이의 청소년들을 대상으로 스크린타임과 디지털 미디어 사용이 가족 생활에 미치는 영향에 대해 한 연구결과에 따르면, 부모와의 대면 상호작용이 디지털 기기를 사용한 상호작용으로 대체되었지만, 부모-자녀 관계의 질을 유의미하게 저하시키지는 않았다. 또한 오프라인에서 부모-자녀 관계가 돈독할 때, 새로운 디지털 미디어를 이용한 빈번한 온라인 접촉은 부모-10대 관계를 강화하는 것으로 나타났다(Williams et al., 2011).

다만 디지털 미디어 사용시간과 디지털 기기가 언제 어떻게 사용되는지에 대한 규칙을 둘러싼 부모-자녀 사이의 갈등이 종종 일어나며, 많은 부모는 과도한 미디어 사용이 자녀에게 악영향을 끼치지 않을까 하는가에 대해 우려하고 있다. 따라서 신체활동 감소, 부적절한 수면, 사이버 괴롭힘 및 왜곡된 신체상과 같은 디지털 미디어의 정신건강에 대한 잠재적 위험도 가족이 함께 논의하는 것이 중요하다.

이러한 미디어 사용 지침을 실행하는 데 어려움이 예상되는 경우에, 의사는 면담을 통해 현재 상황에서 가능한 솔루션에 대해 부모 및 자녀와 함께 의논하고, 문제해결에 참여하도록 동기를 유발시키기 위해 노력해야 한다.

2. 아동기의 미디어 사용 가이드라인

위의 연구결과들을 토대로 영유아들이 디지털 미디어에 노출되어야 하는가의 여부, 노출된다면 얼마나 많이, 어떤 종류의 콘텐츠가 이 연령대에 적합한지, 어떤 식의 사용이 발달에 해로운 영향을 미칠 것인가 등의 이슈에 대한 논쟁과 지침의 변화가 끊임없이 진행되고 있다. 의학이나 정신건강 전문가 집단에 의해 제공된 가족 미디어 사용 지침은 기존 미디어와 새로운 미디어의 이점과 건강 위험에 대한 정보를 제공하는 유용한 교육 수단이 될 수 있다.

미국소아과학회에서는 TV와 비디오에 대한 연구에 기초하여 스크린 사용 지침을 발표하고 있는데, 1999년에 발표

표 36-1 디지털 미디어 과사용 관련 건강문제 영역별 예방 가이드 (대한민국의학한림원 중독연구 특별위원회, 2022)

영유아 발달 영역: 부모 및 양육자용
• 0~5세 영유아의 디지털 미디어 사용(디지털 TV, 컴퓨터, 모바일기기, 스마트폰, 비디오 게임기, 휴대용 게임기, 스마트 패드 등을 포함)은 얻는 이득보다는 건강과 발달상의 손실이 더 큼. • 0~24개월 미만의 영유아들은 모든 종류의 디지털 미디어의 사용을 하지 않을 것을 권고함. 단, 가족 간의 짧은 화상채팅은 예외임. • 24개월~만 5세까지 유아는 디지털 미디어를 하루 1시간 이하로 사용하는 것을 허용함. 단, 유아가 디지털 미디어를 사용 시 부모는 반드시 곁에서 지켜보며 아이와 함께 사용할 것을 권고함. • 부모는 유아 자녀가 사용하는 디지털 미디어의 내용을 미리 살펴보고 유아가 적절한 콘텐츠를 사용하도록 할 것을 권고함. • 화면이 빨리 진행되고 주의를 분산시키는 어플리케이션은 피해야 함. 폭력적이고 선정적인 내용의 콘텐츠는 어떠한 경우에도 피함. • 식사 시간과 취침 전에는 디지털 미디어를 사용하지 않을 것을 권고함. • 전자기파 노출로 인한 위험을 피하기 위해 모바일폰을 귀에 직접 대고 사용하지 않을 것을 권고함. • 부모가 아이와 함께 있을 때 디지털 미디어를 지속적으로 틀어놓거나 사용하는 것은 간접 노출의 기회를 제공하는 것이므로 백그라운드 노출도 피할 것을 권고함. • 아이들은 부모의 행동을 보고 배우므로 건강한 디지털 미디어의 이용을 위해서 부모가 먼저 모범을 보일 것을 권고함.

표 36-2 디지털 미디어 과사용 관련 건강문제 예방을 위한 건강하고 안전한 디지털 미디어 사용 가이드(대한민국의학한림원 중독연구 특별위원회, 2022)

정신건강 영역
• 사용시간을 포함하여 디지털 미디어 사용에 대한 규칙을 만든다. • 디지털 미디어 사용시간을 정할 때는 디지털 미디어 사용이 가족, 친구들과의 직접적인 상호작용, 취미활동과 신체활동, 학교공부를 포함한 업무, 수면이나 식사와 같은 중요한 생리적 활동과 균형을 이루는지 확인이 필요하다. • 우울이나 불안과 같은 부정적 감정을 벗어나기 위한 방법이 필요하다면, 디지털 미디어 이외의 활동을 우선적으로 고려한다. • 디지털 미디어를 이용하고 있지 않는 동안, 우울이나 불안과 같은 부정적 감정이 더욱 증가되는지를 잘 살핀다. • 디지털 미디어를 이용하고 있을 때나 이용하던 중 중단해야 할 때, 마음이 급해지거나, 짜증이나 분노의 감정이 생기는지를 잘 살핀다. • 취침 시간에는 디지털 미디어 사용을 제한해야 한다. 취침하기 1~2시간 전에는 디지털 미디어 사용을 하지 않도록 하고, 침실(적어도 침대)은 디지털 미디어 프리존이 되도록 장려한다.

- 취침 전 디지털 미디어 사용을 피할 수 없다면, 디지털 미디어 디바이스의 밝기를 줄이거나 블루라이트를 차단하는 기능을 사용한다.
- 만 2세까지는 디지털 미디어 노출을 피한다. 영유아기 때 디지털 미디어에 노출되는 경우, 양육자는 자녀의 디지털 미디어 콘텐츠가 연령에 적합한지, 폭력적인 내용은 아닌지 모니터링이 필요하며 노출되는 동안 자녀와의 언어적 상호작용이 지속적으로 이루어져야 한다.
- 디지털 미디어의 사용시간이 늘어나며, 중독적 사용(예: 사용에 대한 조절력 상실, 디지털 미디어 사용이 다른 일상생활보다 우선순위를 차지, 부정적인 문제가 발생함에도 지속적이고 과도한 사용 등)이 의심되는 경우, 우울과 같은 정서문제, 외현화문제행동, 집중력 저하 등의 징후도 동반되어 있지 않은지 주의 깊게 관찰해야 하며, 의료기관에 방문하여 디지털 미디어 사용 및 정신건강문제에 대한 선별검사가 필요할 수 있다.

된 초기 권고안은 2세 미만 영유아를 스크린에 노출시키지 말 것을 권고했다. 2016년 이 지침은 개정되었지만, 현재에도 18~24개월 이전에 영유아를 스크린에 노출시키지 말 것을 권고하고 있다(American Academy of Pediatrics, 2016).

우리나라에서도 2022년 '디지털 미디어 과사용 관련 건강문제 예방을 위한 건강하고 안전한 디지털 미디어 사용 가이드'(대한민국의학한림원, 2022)가 배포되었다. 그중 디지털 미디어 과사용 관련 건강문제 영역별 예방 가이드에 제시된 미디어 사용 지침은 〈표 36-1〉과 〈표 36-2〉에 제시되어 있다.

3. 온라인 정신건강 관리의 가능성 및 한계

디지털 기술은 또한 온라인으로 정신건강 관리를 할 수 있는 기회를 제공했다. 스마트폰 애플리케이션은 다양한 정신건강 영역으로 확산되어 그 효과성이 검증되고 있다. 우울과 불안에 대한 컴퓨터 인지행동치료는 그 효과성이 입증되었으며, 마음챙김 기반의 온라인 치료 개입은 심리적 스트레스, 우울, 불안 감소, 웰빙의 증진 등 정신건강에 이점이 있는 것으로 나타났다(Blumenfield & Levin-Scherz, 2020). 하지만 아직 연구방법론의 문제로 인해 이 분야의 메타분석이 확실한 결론을 도출할 수 없는 등 소아청소년과 청년층의 디지털 헬스에 대한 연구는 아직은 초기 단계이다. 한 리뷰에 따르면, 디지털 정신건강 중재의 잠재적인 이점은 "모바일 통신의 유연성, 상호작용성 및 자발적 특성이 클리닉 밖의 치료에 대한 꾸준하고 지속적인 접근을 장려한다"는 점이다(Hollis et al., 2017). 그러나 많은 정신건강 앱의 확산에도 불구하고 효과에 대한 과학적 근거는 아직은 부족하며, 연구 초기인 디지털 앱의 효과를 더 명확하게 검증하기 위해서는 대규모의 이중맹검 무작위 배정 디자인의 임상시험이 요구된다.

요약

앞에서 살펴보았듯이, 미디어 사용의 효과에는 다양한 요인이 관여하며, 미디어의 종류, 사용의 양과 정도, 미디어를 사용하는 개별 아동·청소년의 특성에 따라 미디어가 개인에게 미치는 영향은 다르다.

부모는 적절한 미디어 사용시간과 기타 활동 간의 균형에 대한 모델링에 있어 자신의 역할이 중요함을 인식해야 한다. 자녀의 연령, 건강, 기질 및 발달단계에 주의를 기울이고, 아이들이 건강한 식단, 좋은 수면 위생, 적절한 신체 활동 및 긍정적인 사회적 상호작용과 같은 건강한 성장과 발달을 위한 필수 요소들을 골고루 경험하는 데 방해가 되지 않는 범위 내에서 디지털 미디어를 사용하도록 지도해야 한다. 특히 영유아의 경우 발달에 대한 디지털 미디어의 이점에 대한 증거가 제한적이며, 부모-자녀의 안정된 애착, 감각운동 탐색의 격려, 과도한 자극을 피하기 위한 휴식이 이 시기의 발달을 위해 미디어 사용보다 더 우선시되어야 한다. 또한 아이의 특성을 고려하여 개별화된 미디어 사용 계획을 세우도록 노력해야 한다.

부모와 교사, 의료 전문가는 소아청소년들이 널리 사용하고 있는 디바이스와 콘텐츠의 특성에 대해 더 잘 알기 위해 최대한 노력해야 한다. 그러나 디지털 지식과 리터러시에는 세대 간 격차가 크게 존재하며, 어른들이 빠르게 변화하는 디지털 기기와 소아청소년의 미디어 사용 트렌드를 앞서 가기는 현실적으로 어렵다. 이러한 상황에서 아이들을 지도하려면 경험에서 비롯된 일반적 방침과 집단지성을 동원할 필요가 있다. 교사와 부모들은 아이들에게 디지털 기술과 온라인상의 안전에 대해 가르치고, 뉴스와 정보 출처를 적절한 기준에 의해 평가할 수 있도록 비판적 사고력을 키워 가짜 뉴스에 현혹되지 않도록 교육해야 한다. 또한 어린이 및 10대들의 소셜미디어 사용과 관련된 개인정보 보호 위험에 대한 지속적인 토론이 필요하다. 학교폭력 예방프로그램은 전통적인 오프라인에서의 괴롭힘뿐 아니라, 온라인 괴롭힘에 대한 내용까지 포함할 필요가 있다. 이때 정신건강 전문가는 소아청소년의 건강, 웰빙, 발달, 학업성취에 부정적인 영향을 미칠 수 있는 미디어 사용 관련 문제를 인식하고 해결하는 데 도움을 줄 수 있다.

정책적으로는 온라인상의 피해로부터 아동·청소년들을 보호하는 것이 국가 디지털 정책 수립 시 최우선으로 고려되어야 한다. 또한 전 세계적으로 정보 격차가 상당히 커서 빈곤층의 소아청소년들은 가난의 대물림을 끊는 데 도움이 될 수 있는 교육, 훈련 및 일자리에 대한 접근과 건강, 안전 및 권리를 보호하는 데 유용한 뉴스 및 정보에 대한 접근성이 떨어진다. 따라서 지역사회와 국가는 취약층 소아청소년들이 디지털 기술이 제공할 수 있는 기회면에서 뒤처지지 않고 이를 최대한 활용할 수 있도록 정책적 배려를 해야 한다.

참고문헌

DMC리포트(2021). 소셜미디어 시장 및 현황분석 보고서. DMC미디어.

대한민국의학한림원 중독연구 특별위원회(2022). 디지털 미디어 과사용 관련 건강문제 예방을 위한 건강하고 안전한 디지털 미디어 사용 가이드. 대한민국의학한림원.

American Academy of Pediatrics. (2016). Council on communications and media (2016). Virtual violence statement. *Pediatrics, 138*(1).

Andreassen, C. S. (2015). Online social network site addiction: A comprehensive review. *Current Addiction Reports, 2*(2), 175-184.

Barr, R. (2013). Memory constraints on infant learning from picture books, television, and touchscreens. *Child Dev Perspect, 7*(4), 205-210.

Barry, C. T., Sidoti, C. L., Briggs, S. M., Reiter, S. R., & Lindsey, R. A. (2017). Adolescent social media use and mental health from adolescent and parent perspectives. *Journal of Adolescence, 61*, 1-11.

Bélanger, R. E., Akre, C., Berchtold, A., & Michaud, P. A. (2011). A U-shaped association between intensity of Internet use and adolescent health. *Pediatrics, 127*(2).

Beyens, I., Valkenburg, P. M., & Piotrowski, J. T. (2018). Screen media use and ADHD-related behaviors: Four decades of research. *PNAS USA. National Academy of Sciences, 115*(40), 9875-9881.

Blumenfield, S., & Levin-Scherz, J. (2020). *Digital tools are revolutionizing mental health care in the U. S. harvard Business Review*. https://hbr.org/2020/12/digital-tools-are-revolutionizing-mental-health-care-in-the-u-s

Boers, E., Afzali, M. H., Newton, N., & Conrod, P. (2019). Association of screen time and depression in adolescence. *JAMA Pediatrics, 173*(9), 853-859.

Brown, A. (2011). Council on Communications and Media. Media use by children younger than 2 years. *Pediatrics, 128*(5), 1040-1045.

Canadian Pediatric Society. (2019). Digital media: Promoting healthy screen use in school-aged children and adolescents. *Pediatrics & Child Health*, 402-408.

Chassiakos, R., Radesky, J., Christakis, D, Moreno, M. A., & Cross, C. (2016). Council on communication and media. *Pediatrics, 138*(5), e20162593.

Christakis, D. A., Garrison, M. M., Herrenkohl, T. et al. (2013). Modifying media content for preschool children: A randomized controlled trial. *Pediatrics, 131*(3), 431-438.

Dalton, M. A., Sargent, J. D., & Beach, M. L. (2003). Effect of viewing smoking in movies on adolescent smoking initiation: A cohort study. *Lancet, 362*(9380), 281-285.

David-Ferdon, C., & Hertz, M. F. (2009). *Electronic media and youth violence: A CDC issue brief for researchers*. Atlanta, GA: Centers for Disease Control and Prevention.

Ellis, D. A. (2019). Are smartphones really that bad? Improving the psychological measurement of technology-related behaviors. *Computers in Human Behavior, 97*.

George, M. J, & Odgers, C. L. (2015). Seven fears and the science of how mobile technologies may be influencing adolescents in the digital age. *Perspect Psychol Sci, 10*(6), 832-851.

Gerwin, R. L., Kaliebe, K., & Daigle, M. (2018). The interplay between digital media use and development. *Child Adolescent Psychiatric Clinics of North America, 27*(2), 345-355.

Hollis, C., Falconer, C. J, Martin, J. L., Whittington, C., Stockton, S., Glazebrook, C., & Davies, E. B. (2017). Annual research review: Digital health interventions for children and young people with mental health problems-A systematic and meta-review. *Journal of Child Psychology and Psychiatry, 58*(4), 474-503.

Jago, R., Stamatakis, E., Gama, A. et al. (2012). Parent and child screen-viewing time and home media environment. *Am J Prev Med, 43*(2), 150-158.

Janssen, X., Martin, A., Hughes, A. R., Hill, C. M., Kotronoulas, G., & Hesketh, K. R. (2020). Associations of screen time, sedentary time and physical activity with sleep in under 5: A systematic review and meta-analysis. *Sleep Medicine Reviews, 49*(101226).

Kabali, H. K., Irigoven, M. M., Nunez-Davis, R. et al. (2015). Exposure and use of mobile media devices by young children. *Pediatrics, 136*(6), 1044-1050.

Kononova, A. (2013). Multitasking across borders: A cross-national study of media multitasking behaviors, its antecedents, and outcomes. *Int J Communication, 7*, 1688-1710.

Kremer, P., Elshaug, C., Leslie, E., Toumbourou, J. W., Patton, G.

C., & Williams, J. (2014). Physical activity, leisure-time screen use and depression among children and young adolescents. *J Sci Med Sport, 17*(2), 183-187.

La Barbera, D., La Paglia, F., & Valsavoia, R. (2009). "Social network and addiction". *Studies in Health Technology and Informatics, 144*, 33-36.

Lauricella, A. R., Barr, R., & Calvert, S. L. (2014). Parent-child interactions during traditional and computer storybook reading for children's comprehension: Implications for electronic storybook design. *Int J Child-Computer Interact, 2*(1), 17-25.

Lenhart, A., Smith, A., Anderson, M., Duggan, M., & Perrin, A. (2015). Teens, technology and friendships: Video games, social media and mobile phones play an integral role in how teens meet and interact with friends. Pew Research Center.

Linebarger, D. L., Barr, R., Lapierre, M. A., & Piotrowski, J. T. (2014). Associations between parenting, media use, cumulative risk, and children's executive functioning. *J Dev Behav Pediatr, 35*(6), 367-377.

Logrieco, G., Marchili, M. R., Roversi, M., & Villani, A. (2021). The paradox of tik tok anti-pro-anorexia videos: How social media can promote non-suicidal self-injury and anorexia. *International Journal of Environmental Research and Public Health, 18*(3), 1041.

McClure, E. R., Chentsova-Dutton, Y. E., Barr, R. F., Holochwost, S. J., & Parrott, W. G. (2015). Facetime doesn't count: Video chat as an exception to media restrictions for infants and toddlers. *Int J Child-Computer Interact, 6*, 1-6.

McDougall, P., & Vaillancourt, T. (2015). Long-term adult outcomes of peer victimization in childhood and adolescence: Pathways to adjustment and maladjustment. *Am Psychol, 70*(4), 300-310.

Nathanson, A. I, Aladé, F., Sharp, M. L., Rasmussen, E. E., & Christy, K. (2014). The relation between television exposure and executive function among preschoolers. *Dev Psychol, 50*(5), 1497-1506.

Orben, A., & Przybylski, A. K. (2019). Screens, teens, and psychological well-being: Evidence from three time-use-diary studies. *Psychological Science 30*(5), 682-696.

Orben, A., & Przybylski, A. K. (2019). The association between adolescent well-being and digital technology use. *Nature Human Behaviour, 3*(2), 173-182.

Pagani, L. S., Fitzpatrick, C., Barnett, T. A. et al. (2010). Prospective association between early childhood television exposure and academic, psychosocial, and physical well-being by middle childhood. *Arch Pediatri Adolesc Med, 164*(5), 425-431.

Parkes, A., Sweeting, H., Wight, D., & Henderson, M. (2013). Do television and electronic games predict children's psychosocial adjustment? Longitudinal research using the UK millennium cohort study. *Arch Dis Child, 98*, 341-348.

Przybylski, A. K., & Weinstein, N. A. (2017). Large-scale test of the Goldilocks hypothesis: Quantifying the relations between digital-screen use and the mental well-being of adolescents. *Psychol Sci, 28*(2), 204-215.

Radesky, J. S., Silverstein, M., Zuckerman, B., & Christakis, D. A. (2014). Infant self-regulation and early childhood media exposure. *Pediatrics, 133*(5).

Richert, R. A., Robb, M. B., Fender, J. G., & Wartella, E. (2010). Word learning from baby videos. *Arch Pediatr Adolesc Med, 164*(5), 432-437.

Rivara, F., & Le Menestrel, S. (2016). *Preventing bullying through science, policy, and practice*. Washington, DC: National Academies of Sciences, Engineering, and Medicine.

Schmidt, M. E., Rich, M., Rifas-Shiman, S. L., Oken, E., & Taveras, E. M. (2009). Television viewing in infancy and child cognition at 3 years of age in a US cohort. *Pediatrics, 123*(3).

Shuai, L., He, S., Zheng, H., Wang, Z., Qiu, M., Xia, W., Cao, X., Lu, L., & Zhang, J. (2021). Influences of digital media use on children and adolescents with ADHD during COVID-19 pandemic. *Globalization and Health, 17*(48), 1-9.

Stiglic, N., & Viner, R. M. (2019). Effects of screentime on the health and well-being of children and adolescents: A systematic review of reviews. *BMJ Open, 9*: e023191.

Strasburger, V. C., Wilson, B. J., & Jordan, A. (2008). *Children, adolescents and the media*. Thousand Oaks, CA: Sage Publications.

Temple, J. R., Le, V. D., van den Berg, P., Ling, Y., Paul, J. A., & Temple, B. W. (2014). Brief report: Teen sexting and psychosocial health. *J Adolesc, 37*(1), 33-36.

UNICEF (2017). State of the world's children: Children in a digital world.

UNICEF Office of Research. (2017). How does the time children spend using digital technology impact their mental well-being, Social relationships and physical activity? An evidence-focused literature review. Florence: Innocenti.

Valkenburg, P. M., & Peter, J. (2009). Social consequences of the Internet for adolescents: A decade of research. *Curr Dir Psychol Sci, 8*(1), 1-5.

Valkenburg, P., & Vroone, M. (2004). Developmental changes in infants' and toddlers' attention to television entertainment. *Communication Research, 31*(3), 288-311.

Williams, A. L., & Merten, M. J. (2011). iFamily: Internet and social media technology in the family context. *Fam Consum Sci Res J, 40*(2), 150-170.

Ybarra, M. L., & Mitchell, K. J. (2014). "Sexting" and its relation to sexual activity and sexual risk behavior in a national survey of adolescents. *J Adolesc Health, 55*(6), 757-764.

Zheng, Z., Li, S., Zhao, F., Wang, Y., Huang, L., Huang, J., Zou, R., Qu, Y., & Mu, D. (2017). Association among obesity, overweight and autism spectrum disorder: A systematic review and meta-analysis. *Scientific Reports, 7*, 11697.

제37장

소아정신의학

재난과 아동의 정신건강

Disaster and Children's Mental Health

김은지

재난의 특성

1. 재난의 개념과 종류

1) 재난의 개념

재난은 자원을 사용하여 대처할 수 있는 능력을 초과하는 지역사회 기능에 대한 심각한 장애이다. 재난은 자연적 · 인위적 · 기술적 위험뿐만 아니라 공동체의 노출과 취약성에 영향을 미치는 다양한 요인에 의해 발생할 수 있다.

재난 관련 국제기구인 '유엔재난위험경감사무국'에서는 재난을 '지역사회의 기초 조직과 정상적인 기능을 파괴하는 불행한 사건으로 인해 일상적인 능력으로 처리할 수 없는 갑작스러운 피해를 입어 생명, 재산, 경제, 생활시설, 주거환경 등에서 외부의 도움 없이는 극복할 수 없는 상태'라고 정의했다.

「재난 및 안전관리 기본법」(약칭: 「재난관리법」) 제3조 제1호에서 "재난"이란 국민의 생명 · 신체 · 재산과 국가에 피해를 주거나 줄 수 있는 것으로서 (1) 자연재난: 태풍, 홍수, 호우豪雨, 강풍, 풍랑, 해일海溢, 대설, 낙뢰, 가뭄, 지진, 황사黃砂, 조류藻類 대발생, 조수潮水, 화산활동, 그 밖에 이에 준하는 자연현상으로 인하여 발생하는 재해, (2) 사회 재난: 화재 · 붕괴 · 폭발 · 교통사고(항공사고 및 해상사고를 포함) · 화생방사고 · 환경오염사고 등으로 인하여 발생하는 대통령령으로 정하는 규모 이상의 피해와 에너지 · 통신 · 교통 · 금융 · 의료 · 수도 등 국가기반체계의 마비, 「감염병의 예방 및 관리에 관한 법률」에 따른 감염병 또는 「가축전염병예방법」에 따른 가축전염병의 확산 등으로 인한 피해 등으로 구분한다.

2) 재난의 종류

자연 재해는 자연적으로 발생하는 물리적 현상이다.

① 고체 지구에서 발생하는 위험(지진, 산사태, 화산활동 등)
② 지구상의 물의 발생, 이동 및 분포(홍수 및 눈사태 등)에 의해 발생
③ 기후와 관련된 것(가뭄 및 산불 등)
④ 기상 조건(사이클론 및 폭풍 등)과 관련
⑤ 생물체와 그 독성 물질 또는 그들이 옮길 수 있는 질병(예: 질병 전염병, 곤충 · 동물 전염병)에 노출됨으로써 발생

사회 재난은 기술적인 위험 등으로 인해 생기며, 인간에 의해 야기되고, 인간의 거주지 안에서 또는 그 근처에서 발생하는 사건이다. 복잡한 비상 사태, 분쟁, 산업재해, 교통사고, 환경오염을 포함한다.

흔히 우리는 세상에 같은 재해는 없다고 말한다. 자연재해라 하더라도 이후 복구의 과정에서 사회 재난으로 비화되기도 하며, 같은 자연재해라 하더라도 종류나 형태나 피해의 범위에 따라 그 양상은 매우 다르며, 재난 경험자들

의 정신과적 예후도 매우 다를 수 있다.

3) 재난의 단계

재난을 경험한 공동체는 재난의 6단계를 지나가게 된다. 앞에서 이야기한 대로 똑같은 재난은 없기 때문에 각 시기도 각 재난에 따라 기간이나 양상이 다를 수 있다. 각 단계는 다음과 같다.

(1) 재난 이전 단계

- 두려움과 불확실성이 특징
- 공동체가 경험하는 구체적인 반응은 재난 유형에 따라 다를 수 있음
- 예측할 수 없게 일어난 재난은 통제력 상실을 느끼게 하고 자신과 가족을 보호할 수 없다고 느낌
- 다른 한편으로는 위험 신호가 있었던 재난의 경우, 사람들은 재난의 신호에 주의를 기울이지 않은 것에 대해 자책할 수 있음
- 재난 발생 전 단계는 테러 공격과 같이 몇 시간 또는 몇 분 정도로 짧거나 허리케인 시즌과 같이 몇 개월 정도일 수 있음

(2) 충격 단계

- 다양한 감정적 반응이 특징
- 재난 이전 단계와 마찬가지로 특정 반응은 발생하는 재난 유형에 따라 달라짐
- 느리고 위협이 적은 재난은 빠르고 위험한 재난과는 다른 심리적 영향을 미침
- 결과적으로 이러한 반응은 충격에서 극심한 공황 상태에 이르기까지 다양
- 초기의 혼란과 불신은 일반적으로 자신과 가족을 보호하는 데 관심을 쏟기 때문에 발생
- 이 단계는 일반적으로 6단계 중에서 가장 짧음

(3) 영웅 단계

- 이타주의에 기반하여 많은 지역사회 구성원이 놀라운 구조 행동을 보임
- 때로는 정확한 위험 평가가 이루어지지 못할 수도 있음
- 영웅 단계는 종종 4단계로 빠르게 넘어감

(4) 허니문 단계

- 감정의 극적인 변화가 특징
- 허니문 단계에서는 재난에 대한 다양한 지원을 쉽게 이용할 수 있고 커뮤니티 유대가 발생
- 모든 것이 빠르게 정상으로 돌아올 것이라는 낙관이 존재
- 결과적으로 지원을 제공하는 사람들 및 기관이 대상자들과 관계를 맺을 수 있는 충분한 기회들이 존재
- 허니문 단계는 일반적으로 몇 주만 지속

(5) 환멸 단계

- 허니문 단계와 뚜렷한 대조를 이룸
- 환멸 단계에서 지역사회와 개인은 재난 지원의 한계를 깨달음
- 낙관론이 낙담에 빠지고, 스트레스가 계속되면 신체적 소진이나 약물 혹은 알코올 남용과 같은 부정적인 반응이 나타나기 시작
- 필요와 지원 사이의 격차가 커짐에 따라 버려진 느낌을 가질 수 있음
- 특히 큰 공동체가 일상으로 돌아오면 개인과 커뮤니티가 지원을 받을 준비가 되면서 서비스에 대한 수요가 증가할 수 있음
- 환멸 단계는 몇 달, 심지어 몇 년 지속
- 일반적으로 재난의 기념일과 같은 유발요인으로 인해 길어질 수 있음

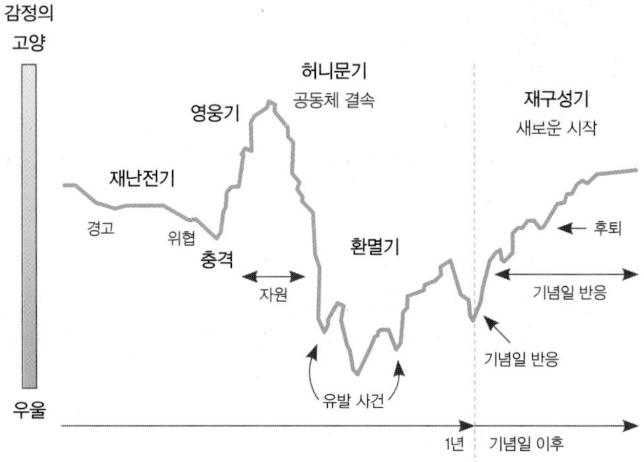

그림 37-1 재난의 단계

출처: https://www.samhsa.gov/dtac/recovering-disasters/phases-disaster

(6) 회복기

- 전반적인 회복 느낌을 특징으로 함
- 개인과 지역사회는 자신의 삶을 다시 구축하기 시작하고, 사람들은 새로운 '일상'에 적응하면서 한편으로는 상실을 슬퍼함
- 재구성 단계는 종종 재난의 기념일에 시작되어 그 이후에도 계속될 수 있음
- 치명적인 사건 이후에 재구성 단계는 수년간 지속될 수 있음

아동 청소년에서의 재난 후 특징

1. 재난에 대한 심리적 반응

1) 임상 특징

재난은 아이들에게 어른들과 다르게 영향을 미친다. 아이들은 어른들보다 체중당 더 많은 공기를 들이마시며 얇은 피부를 가지고 있고 수분 손실(예: 탈수, 혈액 손실)에도 취약하다. 어른들의 세심한 관찰과 이해가 필요하다. 심리적으로도 마찬가지이다. 아이들은 비상시에 어른들의 도움이 필요하며, 자신들의 마음의 안전을 지키는 방법을 완전히 이해하지 못한다. 그들은 무엇이 그들을 아프게 하거나 괴롭히는지 설명할 수 없을지도 모른다. 아이들은 재난 후 자신에 대한 통제감을 느끼기 어려우며 상황을 이해하기 어렵고 적은 경험으로 인해 회복의 경험도 적다. 때문에 재난으로 인한 어려움이 아동 청소년에게는 더 힘들 수 있다.

때문에 아동 청소년의 재난에 대한 반응을 어른들이 잘 숙지하는 것이 필수적이며, 그것은 또한 아동의 발달단계와 환경(재난으로 인한 부모 사별 등) 재난의 시기 등에 영향을 받을 수 있다.

흔히 재난 초기 급성기에는 충격으로 인해 무슨 일이 일어나는지 알아차리기가 어렵다. 생명의 위협 등으로 인해 신체적인 놀람 반응이 있을 수 있다. 이 시기에는 무엇보다도 아이들의 안전을 확보하는 것이 중요하며, 애착 대상과 함께하도록 도와주는 것이 필요하다. 아급성기에는 불안, 공포, 애도 등의 문제들이 나타난다. 그러나 아동 청소년에서는 증상을 직접 말로 표현하는 것보다 신체 증상, 반항 등의 행동문제, 고립, 학교 거부 등 다른 방식으로 표현하기 쉬우며, 특히 청소년에서는 물질남용 등의 증상도 보일 수 있다. 적절한 개입이 이루어지지 않으면 증상은 만성적으로 가게 되며 발달을 지연시킨다. 때문에 발달 측면의 치료 계획도 필요하다. 아동의 발달단계에 따른 재난에 대한 반응은 〈표 37-1〉과 같다.

표 37-1 아동의 발달단계에 따른 재난에 대한 반응(대한아동정신의학회, 2020)

연령	트라우마 반응
미취학 아동	혼자 있는 것에 대한 두려움, 악몽 말로 표현하기 어려워함 대소변 실수, 변비, 야뇨 증상 식욕의 변화 떼쓰기, 징징대기, 매달리는 행동 증가
초등학생	과민성, 징징거림, 공격적인 행동 집착, 악몽 수면, 식욕의 이상 신체적 증상(두통, 복통) 또래 집단에서의 사회적 철수, 흥미에 대한 관심 상실 부모의 관심을 끌기 위한 경쟁 집안일이나 학교에서 배운 새로운 내용을 잊어버림
청소년	신체적 증상(두통, 발진 등) 수면과 식욕 장애 안절부절못함, 에너지 저하, 무관심 건강을 증진하기 위한 행동을 무시하는 것 또래 집단 및 사랑하는 사람들에게서 멀어지기 낙인과 불의에 대한 우려 등교 거부 또는 그만두기

2) 애도 반응

(1) 유아(2~4세)의 애도 반응

아이들의 죽음에 대한 이해는 인지발달과 연관이 되어 있다. 때문에 유아는 죽음이 비가역적인 사건이라는 것을 받아들이지 못하는 것이 일반적이다. 이 나이에는 가까운 사람을 잃음으로써 가족의 구조가 변하고 양육, 혹은 애착 대상의 변화가 생김으로써 아이가 영향을 받는 측면이 많다. 퇴행하거나 식사 및 수면 패턴의 변화, 야뇨, 짜증, 신경질 등이 늘 수 있다. 애착 대상이 충분히 안심시키기, 안정감 제공, 지속적인 일상 등이 중요하며, 놀이는 애도과정을 돕는 좋은 감정 발산 통로가 된다.

(2) 유아동(4~7세)의 애도 반응

죽음이 비가역적인 사건이라는 것을 받아들이지 못하며, 죽음을 의인화하거나 자기의 소망이나 생각과 연관 지어 책임감을 느끼기도 한다. 때문에 죽음과 관련하여 자극적이지 않은 언어로 사실을 설명해 주는 것이 좋다. 퇴행, 악몽, 수면 및 식사 패턴의 변화, 공격적인 놀이를 보일 수 있다. 그림이나 이야기를 이용한 상징놀이 Symbolic play 등이 좋으나 신체활동을 통해 자기 감정을 표현해 보도록 하거나 직접 말로 표현해 볼 수도 있다.

(3) 초등학생의 애도 반응

초등학생은 죽음을 벌punishment로 인식하는 경향이 있다. 죽음이 가역적인 것에서 비가역적인 것으로 인식이 바뀌는 시기이기도 하다. 이를 이해하기 위해 아동은 세부적인 질문들을 할 수 있는데, 이때 자극적이지 않은 언어로 사실적으로 설명해 주는 것이 좋다. 퇴행을 보이기도 하지만 학교문제, 친구관계에 소원해짐, 행동화, 수면, 식사문제, 몸에 대한 관심의 증가, 죽음에 대한 생각(죽은 사람과 함께하고 싶은 욕구) 등이 있을 수 있다. 아이의 질문들에 대답해 주고 여러 다양한 감정을 표현하도록 도우며 애도를 위한 활동에 여러 다양한 선택을 할 수 있도록 격려할 수 있다.

(4) 중고생의 애도 반응

죽음에 대하여 어른들과 비슷한 개념을 가지게 된다. 극심한 슬픔을 느끼고, 부정하거나, 퇴행하거나, 위험 행동을 보일 수 있다. 우울, 부모에 대한 분노, 자살사고, 말을 안 듣는 모습 등의 행동화가 있을 수 있다. 어른들이 말로 표현할 수 있도록 도와주고, 여러 가지 선택권을 가질 수 있도록 하며 애도과정을 겪고 지나갈 수 있도록 교육하는 것도 필요하다. 일반적으로 청소년에게 애도를 교육할 때는 다음의 내용을 알려 준다.

Six Basic Principles of Teen Grief

(1) 애도 반응은 죽음에 대한 자연스러운 반응이다.
(2) 청소년들의 애도 반응은 각각 다르다.
(3) 애도하는 데 '옳고' '그른' 방법은 없다.
(4) 모든 죽음은 고유하며, 모두에게 각기 다르게 경험된다.
(5) 애도과정은 많은 문제의 영향을 받는다.
(6) 애도 반응은 지속된다.

3) 복잡성 애도

일반적으로 재난 현장에서는 트라우마와 상실을 동시에 경험하게 된다. 애도가 진행이 되지 않고, 적응이 이루어지지 않는다. 이러한 상태가 복잡성 애도complicated grief가 일어나는 상황이다. 따라서 이러한 증상들은 애도가 제대로 이루어지지 않고 있다는 신호가 되며, 이는 무엇인가가 상실에 대해 받아들이고 적응하는 것을 방해하고 있음을 뜻한다.

복잡성 애도의 다섯 가지 핵심 증상은 죽음을 받아들일 수 없거나 죽음을 믿지 못함 그리고 고인에 대한 강렬한 열망, 갈망과 갈구, 지속적인 강렬한 애도 감정, 반복적으로 나타나는 사망과 관련된 침습적 생각이나 이미지 혹은 고인에의 몰두, 고인이나 죽음을 생각나게 하는 것들을 회피함 혹은 얼마나 외로운지를 일깨워 주는 것들을 회피함, 가까운 친구나 가족 등의 다른 사람들로부터 소외되거나 고립되는 것 같은 고통스러운 느낌 등을 포함한다.

9 · 11 테러 후 2.5~3.5년이 경과한 후에 애도 반응이 있었던 704명 중 43%가 복잡성 애도를 경험하였으며, 연구에 응답한 대다수는 애도상담이나 정신과 약물 처방을 받았다. 복잡성 애도라고 판단된 사람들의 2/3는 우울증이나 외상후 스트레스장애의 역치 이하로 판단되었다. 복잡성 애도는 장기간 영향을 주는 경우도 있는데, 8~10년 후를 경과관찰한 연구에서 복잡성 애도는 우울, 자살사고와 연관을 가지고 있었으며, 같은 경험을 한 사람들과의 관계 속에서 복잡성 애도 반응이 증가하는 경향을 보였다.

4) 기념일 반응

불의의 사고로 가족, 친지, 친구 등 가까운 사람을 상실한 사람이 피해자의 기일이나 명절, 생일, 어린이날, 어버이날 등 피해자를 연상하게 되는 특정 기념일을 맞았을 때 평소보다 더 우울하고 슬퍼지는 심리적 증상을 이야기한다. 중요한 상실의 결과로 생긴 깊은 슬픔이 아직 해결되지 않아서 나온 개인의 반응으로, 개인에 따라 며칠이나 수 주 동안 불안, 분노, 악몽, 재경험, 우울, 공포 등을 경험한다. 기념일 반응anniversary reaction은 정서적 치유의 기회를 제공한다는 측면에서 긍정적인 면도 가지고 있다.

기념일 반응이 일어나는 이유는 외상이 발생한 날짜가 외상 기억을 촉발시키기 때문이며, 외상 기억에는 사건의 위험성에 대한 구체적인 정보가 들어 있어서 사람들 스스로가 구체적인 위험으로부터 보호하고 안전을 찾도록 한다. 따라서 사건이 일어난 기념일이 되면 특정 날짜가 외상 기억을 촉발시키고 그 기억은 세계에 대한 부정적인 생각, 심리적 반응, 스스로를 지키고자 하는 보호 반응뿐 아니라 우울 등의 강한 정서를 야기하게 된다.

중요했던 사람에 대한 기념일이 되면 깊은 우울, 슬픔을 느끼고, 극심한 경우에는 임상적으로 유의미한 우울 증상을 보이기도 하고, 심지어는 자살을 시도하기도 하며, 집중의 곤란, 식욕 저하, 분노, 악몽, 수면의 어려움, 타인과 분리되는 느낌을 가진다. 그러나 대부분 억제된 정서나 슬픔이 잠시 동안 느끼고 지나가나 일부는 외상후 스트레스장애 증상, 공황발작 등을 경험하기도 한다.

기념일 반응 대처는 먼저 그 시기에 감정의 변화가 있을 수 있음을 아는 것이 중요하다. 애도를 위한 의식을 미리 계획하고 사람들과 만나거나 함께하는 것도 좋다. 주변에서는 각자의 애도방식이 있음을 존중해 주는 것이 좋다.

재난과 아동 청소년의 정신건강

1. 재난 후의 정신건강문제

아동이 재난 후에 겪게 되는 정신질환의 유병률은 재난의 성격과 심각성, 사용된 진단기준, 외상의 의미에 관한 문화적 문제, 이용 가능한 지원 등과 같은 다양한 요인에 따라 연구에 따라 다를 수 있다. 때문에 재난에서의 정신질환 유병률은 매우 차이가 커서 쉽게 예측하기 어려운 면이 있다. 그러나 한편으로는 그만큼 예후에 영향을 미칠 수 있는 요소들이 많다는 이야기이며, 한편으로는 좀 더 긍정적인 예후를 위해 할 수 있는 것들이 많다는 의미도 된다. 때문에 재난 이후 정신건강의 보호요인과 위험요인은 연구의 중요한 부분이다.

아동 청소년에서 재난 이후 보이는 일반적인 정신의학적 증상으로는 급성 스트레스 반응, 적응장애, 우울증, 공황장애, 외상후 스트레스장애, 아동 특유의 불안장애, 정신병적 장애 등이 있다. 또한 재난 후 아동의 정신건강 평가를 위해 다음과 같은 평가 도구들을 쓸 수 있다(표 37-2).

표 37-2 아동과 청소년의 재난 정신건강 평가 - 고위험군의 선별 평가 척도(대한아동정신의학회, 2020)

	평가 분야	대상 연령	평가 척도(평가자)	정상	경증-중등도	고도
1	자살	중·고생 이상 (만 12세 이상)	P4 Suicidality (청소년용)	"당신 자신을 정말 해치겠다는 생각을 했던 적이 있습니까?" 라는 문항에 '없다'라고 응답한 경우 또는 오른쪽 기준에 해당되지 않는 경우	1, 2번 문항 중에 '하나라도 있다'라고 응답하고, 3, 4번 문항에는 해당되지 않는 경우	3번 문항에 '약간' 혹은 '매우 그렇다'라고 응답하거나 4번 문항에 '없다' 라고 응답한 경우
2	외상후 스트레스 증상	초등 저학년 이하 (만 8세 이하)	PROS Parent Report of Post-Traumatic Symptoms (부모용)	15점 이하	16점 이상, 총점이 높을수록 외상후 증상이 많음	
		초등 고학년 이상 (만 9세 이상)	CROPS Child Report of Post-Traumatic Symptoms (아동·청소년용)	18점 이하	19점 이상, 총점이 높을수록 외상후 증상이 많음	
3	우울	초등학생 이상 (만 8세 이상)	CDI The Korean version of the Children's Depression Inventory (아동·청소년용)	21점 이하	22~28점	29점 이상인 경우
4	불안	초등 고학년 (만 9~11세)	SAIC State Anxiety Inventory for Children (아동용)	40점 이하	41~48점	49점 이상인 경우
		중학교 이상 (만 12세 이상)	SAI State/Trait Anxiety Inventory (청소년용)	51점 이하	52~61점	62점 이상인 경우

1) 위험요인과 보호요인

병전 기능, 재난 노출의 심각성, 사회경제적 상태 및 성별은 재난 노출과 신체 및 정신 건강 사이의 관계에 영향을 미칠 수 있다. 한 연구에서는 자연재해에 따른 청소년 PTSS 경과에 대한 8개의 경험적 연구를 분석하였다. 이 연구에는 3~18세 사이의 8,306명의 어린이가 포함되었다. 결과 여성의 성별, 재난 노출, 부정적인 대처 및 사회적 지원 부족은 여러 연구에 걸친 만성 경과의 중요한 위험요인이었다.

세월호 참사 발생 후 20개월이 지나서 생존한 학생들을 대상으로 외상후 스트레스장애PTSD 증상의 유병률 및 관련 요인을 조사하였다. 57명의 학생(남자 29명, 여자 28명)의 자료를 사용하여 분석하였다. 연구 참가자의 26.3%가 외상후 스트레스장애 척도에서 임상 그룹으로 분류되었다. PTSD 증상은 노출된 외상 사건의 수, 동료 및 사회적 지지의 수, 외상 전후의 해리 및 외상후의 부정적인 신념, 그리고 감정적인 어려움과 양의 상관관계가 있었으며, PTSD 증상은 심리적 wellbeing, 가족 응집력, 정신적 외상후 사회적 지지, 정신과 진료 및 여성과 부정적 상관관계가 있었다.

2) 환경요인

아동 정신건강에서 환경이 미치는 영향은 지대하다. 환경에 대한 평가와 치료 계획에 환경 조정을 포함하는 것은 필수이며, 아동 청소년의 정신건강 회복을 빠르게 한다. 여러 환경적인 요인들이 있지만 가장 많이 연구된 것은 가정환경이다. 재난이 부모, 양육, 부모-자녀 상호작용 및 가족환경이 미치는 영향을 통해 아이들의 정신건강에 영향을 미친다는 가설에 대한 광범위한 지지가 있다.

가족의 낮은 사회경제적 지위, 높은 부모 스트레스, 열악한 부모 대처, 언론 보도와의 접촉, 2차적인 트라우마에 대한 노출은 재난 후 아동의 정신건강에 부정적인 결과와 관련이 있었다. 한 연구에서 쓰나미 이후 아동의 아버지의 고용 상태는 아동의 기능에 대한 일관된 보호요소로 밝혀졌다. 이러한 결과는 재난 후의 이동과 그에 따른 가족경제적 혼란이 아동의 일상 활동에서 기능 저하의 중요한 예측 요인임을 시사한다.

현대사회에서 아동 청소년의 또 하나의 중요한 환경 중 하나는 학교이다. 학교는 아동·청소년의 정신건강에 많은 보호요인을 가지고 있다. 친구 및 교사와의 관계를 통해 지지를 받으며, 상담 및 정기적인 선별검사를 통해 정신건강 문제를 감시한다. 또한 재난 시에는 학교를 기반으로 집단 개입을 효율적으로 할 수 있으며, 학교를 기반으로 한 부모교육 등을 통해 가정의 기능을 강화할 수도 있다.

코로나 감염병은 유례없는 휴교와 격리, 사회적 거리두기 등으로 인해 아동·청소년이 정신건강 및 발달에 부정적인 영향을 미쳤다. 불안, 우울증, 수면과 식욕의 장애, 사회적 상호작용의 장애 등이 가장 많이 언급되었으며, 아동은 지속적으로 발달 과정에 있다는 측면을 고려하였을 때 성인과 비교하여 아동과 청소년의 정신건강에 장기적으로 부정적인 결과를 계속 증가시킬 수 있다.

국내 연구 결과에서도 휴교 기간 동안, 아이들은 체중이 늘었고, 신체활동에 더 적은 시간을 보냈고, 미디어 사용에 더 많은 시간을 할애했다. 온라인 학습 콘텐츠(97.2%) 외에도 유튜브의 활용도가 높았고(87.6%), 게임(78.3%) 등이 뒤를 이었다. 부모 우울증은 아동의 수면문제(0.355, $P<0.001$), TV 시청 시간(0.189, $P=0.024$), 태블릿 사용 시간(0.189, $P=0.019$), 행동문제(0.524, $P<0.001$)와 연관되어 있었다. 증가된 아동의 문제행동과 부모의 우울증은 저소득층 가구와 아동의 이전 정신과 병력을 통해 예측되었다.

감염병 재난에서 학교 폐쇄로 인해 얻는 공중보건학적 이득은 아이들의 교육과 심리사회적 발달에 대한 위험과 균형을 이루어야 한다. 다양한 연구에서 코로나 시기에 학교 폐쇄로 인한 어려움을 보고하고 있다. 학교 및 공공시설 폐쇄로 인한 아동의 정신건강 및 발달 문제에 대한 더 많은 연구가 이루어져서 좀 더 아이들의 발달을 도울 수 있는 방법들을 찾아내야 할 것이다. 재난은 평등하지 않다. 안타깝게도 이러한 부정적인 영향은 취약계층 아동에게 집중되는 경향이 있다. 때문에 재난 시 취약계층 아동을 위한 다양한 사회 시스템적인 보완책도 마련되어야 할 것이다.

2. 간접 트라우마

DSM-5로 발전하면서 직접적인 트라우마를 입는 것뿐만 아니라 목격하는 것도 포함되는 등 트라우마에 대한 범위가 넓어졌다. 간접 외상secondary traumatic stress, secondary traumatization, secondary PTSD이란 직접 외상을 경험하지는 않았지만, 실제 그러한 외상을 경험한 사람들을 가까이에서 반복적으로 접촉하고 그들의 감정을 다룸으로써 마치 직접 외상 사건에 놓인 것과 같이 간접적인 외상 자극을 받는 것을 의미한다. 이렇게 간접 외상을 경험한 사람들도 재경험, 회피, 과각성과 같은 외상후 스트레스 증상으로 고통을 받는다. 실제 임상에서도 많이 관찰할 수 있는데, 간접 경험자임에도 불구하고 당사자가 가지고 있는 낮은 병전 기능, 정신과적 과거력, 취약한 지지체계 등에 따라 심각한 증상들이 야기되고는 한다.

세월호 참사 후 안산지역 2개의 피해지역과 사고현장 인근 경기도, 진도, 해남지역 4개의 통제지역에 거주하는 성인(19세 이상) 7,076명 대상으로 자가척도로 우울증, 스트레스, 신체 증상, 불안, 건강 등을 측정하였다. 측정결과, 안산시 응답자 중 우울증의 비율은 11.8%, 자살 충동을 느끼는 비율은 18.4%로 나타났으며, 우울(1.66; 95% 신뢰구간[CI], 1.36~2.04), 스트레스(1.37; 95% CI, 1.10~1.71), 신체 증상(1.31; 95% CI, 1.08~1.58), 불안(1.82; 95% CI, 1.39~2.39), 자살생각(1.33; CI, 95% CI, 1.56)이 통제지역보다 정신과적 장애 유병률이 현저히 높았다.

또한 2014년 5월 세월호 세대라고 불리는 서울, 경기, 인천의 고2 학생 1,051명을 대상으로 한 설문결과, '대한민국 국민으로서의 자긍심을 느낀다'는 응답자는 참사 전 61.9%에서 참사 이후 24.9%로 줄었으며, '내가 위기에 처할 때 국가가 나를 지켜 줄 것이라는 믿음' 역시 46.8%에서 7.7%로 급락했다. 뿐만 아니라 '내가 위기에 처했을 때 주위 사람들이 나를 도와줄 것이라는 믿음'은 참사 전

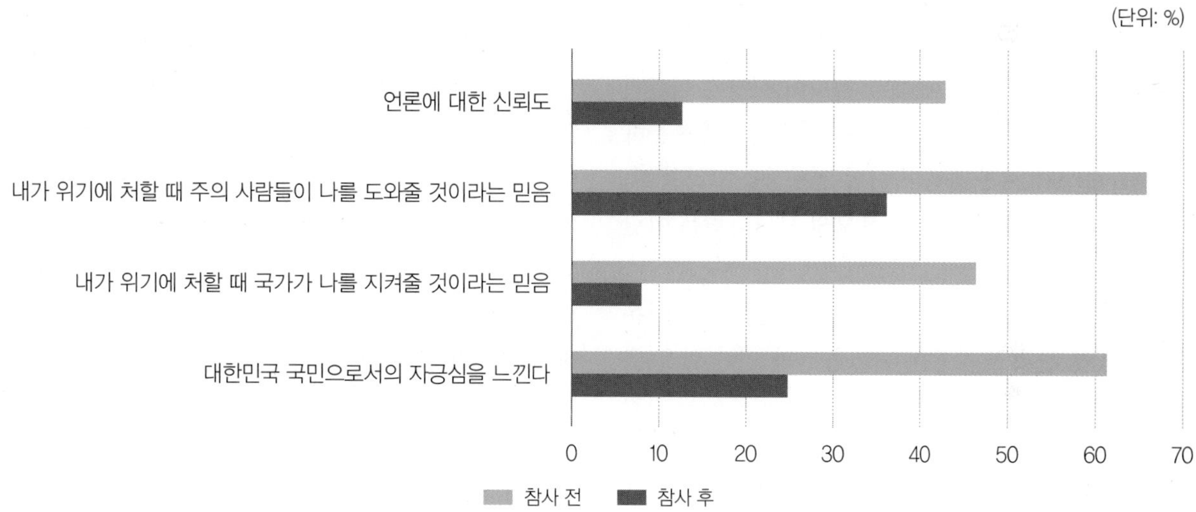

그림 37-2 세월호 참사 이후 변화(1)

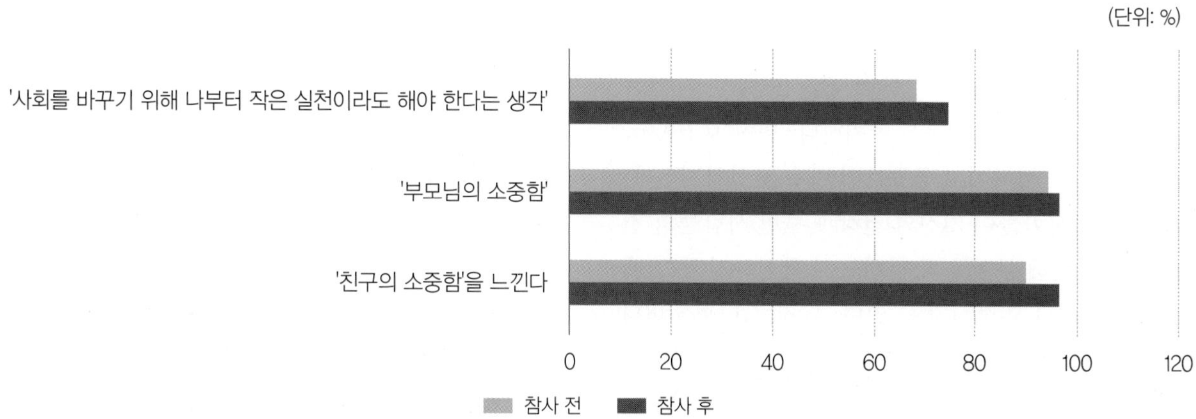

그림 37-3 세월호 참사 이후 변화(2)

66.4%에서 36.1%로 급감했고, 언론에 대한 신뢰도 참사 전 43.1%에서 참사 이후 12.4%로 낮아진 반면에 '친구의 소중함'을 느낀다는 답은 참사 이전 90.7%에서 참사 이후 95.3%로 상승하였으며, '부모님의 소중함' 역시 95.4%에서 96.6%로 강화되었고, '사회를 바꾸기 위해 나부터 작은 실천이라도 해야 한다는 생각'은 74.5%로 참사 이전(68.6%)보다 늘었다.

또한 최근에는 미디어를 통해 재난을 간접 경험하는 것으로도 정신건강문제를 유발할 수 있다는 연구들이 나오고 있다. 언론을 통해 세월호 참사에 노출된 사람(n=811)을 대상으로 전국 설문조사를 실시한 결과, 간접 외상도 직접 외상과 마찬가지로 PTSD 증상과 외상후 성장을 모두 유도한다는 것을 발견했다. 9.11 테러 후 테러에 대한 TV 시청이 정신건강에 부정적인 영향을 미친 연구결과들이 있는데, 특히 9 · 11 테러에 직접 노출되지 않은 166명의 아이들과 84명의 엄마들을 대상으로 PTSD 증상을 평가한 연구에서 비극적인 사건에 대한 미디어 시청은 어린이와 같은 취약한 인구에서 PTSD 증상을 일으키기에 충분하였다. PTSD 증상과 시청 습관 사이의 연관성을 고려할 때, 재난 시기에 미디어 노출에 대한 부모의 모니터링은 어린 아이들에게 중요하다.

미디어의 발달과 아동 청소년의 미디어에 대한 손쉬운 접근은 재난 시 간접 트라우마의 가능성과 연관 있을 뿐 아니라 다양한 방식으로 아동의 정신건강에 영향을 미친다. 코로나 감염병 재난 이후 인포데믹이라는 단어가 다시 조명을 받았다. 최초의 인포데믹이라는 용어의 사용은 2003년 5월 워싱턴 포스트지의 사스 감염병 기사에서 사용되었다. WHO는 인포네믹에 대해 다음과 같이 정의하였다. "인포데믹은 감염병 재난 발생 시 디지털 및 물리적 환경에서 잘못된 정보 또는 오해의 소지가 있는 정보를 포함한 많은 정보가 퍼지며 사람들이 건강을 해칠 수 있는 혼란과 위험을 감수하는 행동을 야기한다. 또한 보건 당국에 대한 불신으로 이어지고 공중보건 반응을 약화시킨다. 정보 전염병은 사람들이 자신의 건강과 주변 사람들의 건강을 보호하기 위해 무엇을 해야 하는지 확신하지 못할 때 발병을 강화하거나 연장시킬 수 있다. 디지털화(소셜 미디어 및 인터넷 사용의 확대)가 증가함에 따라 정보가 더욱 빠르게 확산될 수 있다. 이는 정보 공백을 더 빨리 채우는 데 도움이 될 수 있지만 유해한 메시지를 증폭시킬 수도 있다."

2020년 뉴욕타임스와 파이낸셜타임스가 꼽은 올해의 단어인 '둠스크롤링' 역시 재난 시 정신건강에 영향을 미칠 수 있다. '둠스크롤링'은 불행을 뜻하는 '둠doom'과 스마트폰 또는 컴퓨터 화면을 아래위로 움직이는 '스크롤링scrolling'을 합친 신조어로, 암울한 뉴스만을 강박적으로 확인하는 행위를 뜻한다. 이는 재난 시 불안으로 인해 위험이 되는 정보들을 강박적으로 확인하려는 인간의 생존 본능과 연관되어 있을 수 있지만 자칫하면 미디어를 매개로 한 간접 트라우마의 위험을 높이고 잘못된 정보에 노출될 가능성도 높일 수 있다.

아동 청소년에서의 재난의 개입

1. 심리응급개입

재난 직후 재난현장에서 재난 피해자들을 돕기 위해 심리응급개입Psychological First Aid: PFA을 시행한다. PFA의 목표는 내담자에게 안전감을 제공하고, 안정화할 수 있도록 도와주고, 개인 혹은 집단의 일원으로서 문제를 해결할 수 있다는 자신감을 증진시키며, 사회적 지지를 제공하고, 희망을 전달하는 것이다. PFA를 교육받은 후에 시행하여야 하며, PFA의 원칙에 따라 재난 피해자들을 지지한다. 다음과 같은 점들이 고려되어야 한다.

- 더 이상의 위험에 노출되지 않도록 보호한다. 심한 스트레스를 받는 경우에는 자신과 타인에게 해를 끼치는 결정을 내릴 수 있다. 자신과 타인의 건강을 회복시키는 결정을 내릴 수 있도록 돕는다.
- 사건에 대해 얘기할 기회를 주되 얘기하도록 압력을 주지는 않는다.
- 수용적이고 판단하지 않는 태도로 듣는다.
- 진심 어린 공감을 표현한다.
- 기본적인 요구를 파악하고 도울 방법을 찾아 알려 준다.
- 걱정 혹은 염려를 묻고 이에 대해 다룬다.
- 부정적인 대처방법(자해, 알코올, 담배 등)을 줄일 수 있도록 상담한다.
- 규칙적인 일상을 찾도록 격려하고 긍정적인 대처방법을 쓰도록 제안한다(바람직한 이완방법, 지지적인 사람

표 37-3 PFA-S 제공자가 필수적으로 제공해야 하는 핵심 조치(곽영숙 등, 2017)

필수요소 1. 만남과 경청
경청하면서 수용적이고 비판적이지 않은 태도로 진실한 감정을 전달한다.
필수요소 2. 안전과 보호
추가적인 신체적 그리고 심리적 위해로부터 생존자를 보호한다.
필수요소 3. 정보 수집과 실제적 지원
가장 시급한 분야를 확인하고 지원을 한다.
필수요소 4. 대처에 대한 교육과 정보 제공
스트레스나 트라우마 사건에 영향을 받은 사람들에게 예측 가능한 심리적 반응과 기본적인 대처방식들에 대한 교육을 한다.
필수요소 5. 사회적 지원과 연결
사회적 지원을 다시 연결한다. –가족이 같이 지내도록 하고, 학교에 친구들과 교사가 다시 모일 수 있도록 한다. –학교의 일상과 익숙한 활동으로 돌아가는 등 정상적인 일상 활동에 참여하는 것을 격려하며 건강한 대처방식의 사용을 격려한다. –필요하다면 지역사회에서 이용할 수 있는 지원체계나 임상가에게 연결한다.

들과 대화 나누기, 규칙적인 운동하기, 취미활동 등).

- 감염병의 방역에 도움이 되는 범위에서 다른 사람들과의 연결을 지지한다(전화통화, 화상통화 등).
- 필요한 경우, 지역사회의 자원을 이용하고 전문가 상담을 받을 수 있도록 의뢰한다.

한편, 아동 청소년은 학교를 기반으로 한 PFA를 요한다. 학교를 위한 응급심리지원Psychological First Aid for Schools: PFA-S이란 학교에서 일상적으로 경험하지 않는 응급 상황 직후에 학생, 가족, 교직원, 학교 협력 기관을 지원하기 위한 개입 모델로서 응급 상황으로 인한 초기 고통을 완화하고 단기적·장기적 적응과 대처를 할 수 있도록 한다.

PFA-S는 사건 직후(예: 사고 후 한 시간에서 2주 사이)에 가장 효과적이며, 상황에 따라 학생과 교직원의 안전이 확실할 때는 사건이 진행되고 있는 동안에 대피 장소에서라든지 제재 상황에서도 PFA-S를 시작할 수 있다. 모든 PFA-S 제공자가 반복적, 필수적으로 제공해야 하는 핵심 조치를 〈표 37-3〉에 제시하였다.

2. 심리교육

재난 이후 물리적 및 심리적 안전이 확보되고 심리적 응급처치 이후라면 심리교육을 진행할 수 있다. 일반적으로 애도, 트라우마 관련 증상, 외상후 스트레스 증상의 경과, 정상화, 안전계획 등에 대해 초점을 맞추어 심리교육을 시행한다. 다음과 같은 방식으로 아이들에게 설명해 줄 수 있다.

1) 스트레스, 트라우마 관련 증상

어떤 스트레스나 외상 사건에 의한 충격에 대한 반응으로 재경험, 과각성, 회피와 같은 외상후 스트레스 반응이 나타날 수 있습니다. 깜짝 놀라거나, 아주 무섭거나, 너무 슬픈 일을 직접 겪거나 옆에서 보고 심장이 콩닥대고 어찌할지 몰라 멍해지거나, 정신이 무너지는 듯한 느낌을 받는 후에 나타날 수 있습니다.

2) 정상화와 외상후 스트레스 증상의 경과

이러한 증상이 사건 초기에 나타날 때 처음에는 당황스럽고 '내가 미쳐 가는 게 아닌가?'라는 생각에 무서울 수도 있지만, 절대 아닙니다.

이것은 우리의 몸과 마음이 스스로 이겨 내는 과정에서 나타나는 것입니다. 마치 코로나 바이러스랑 우리 몸 안의 백혈구, 면역체계가 싸우느라 열이 나는 것과 비슷합니다. 너무나 큰 충격을 조금씩 조각내어 정신적으로 하나하나 소화시켜 내는 과정입니다. 절대 잊지 마세요. 이 모든 것은 '비정상적인 상황에 대한 정상적인 반응'입니다.

외상후 스트레스 증상과 경과에 따른 연구결과를 보면, 외상 사건 직후 3일 후에는 60%, 4주 후에는 17%, 52주 이후에는 8%로 점차 감소합니다. 사건 후 한 달이 지나가기 전까지 이러한 반응은 정신적인 반응으로 볼 수 있습니다.

3) 안전계획

지금 상황에서는 우선 몸을 잘 돌보는 것이 중요합니다. 잘 먹고 잘 자고 잘 쉬어야 합니다. 그리고 '할 수 있는 만큼만 하십시오'. 지금 상황에서는 누군가 믿을 수 있는 사람과 이야기하는 것이 도움이 될 수 있지만 친구나 언론 등 다른 사람들에게 아무런 이야기를 안 할 수 있는 자유도 있습니다. 모두가 각자 다른 스타일과 타이밍을 가지고 있기 때문에 그것은 존중받아야 합니다. 하지만 나를 걱정해 주고, 함께 도와주려는 사람들이 있다는 사실도 잊지 마세요.

3. 자원 찾기

우리는 삶에서 역경을 피할 수 없다. 하지만 그 역경을 어떤 사람은 적은 영향으로 지나가고, 어떤 사람은 삶에 돌이킬 수 없는 상처가 되기도 한다. 우리가 당면한 트라우마, 역경을 바꿀 수는 없지만 그것을 수용하고 견디는 나의 능력에 대해서는 할 수 있는 것들이 있다. 그 능력을 증진시키기 위한 중요한 수단 중 하나가 자원resource을 이용하는 것이다. 재난현장에서는 전문적이고 깊이 있는 개입이 가능하지 않거나 또는 필요치 않은 경우들도 있다. 트라우마 초기에는 안정화를 시키고 자원을 확보하는 데 중점을 두어야 하며, 재난에 노출된 다수의 사람들은 자원을 강화시켜 주는 것만으로도 적은 영향을 받고 지나갈 수도 있다. 자원의 종류는 다양하며, 각자에게 가장 도움이 되는 자원을 찾아 재난 시 스트레스를 조절하며 지나갈 수 있도록 안내할 수 있다.

표 37-4 자원의 종류와 예시

관계 자원
내적: 가족과 친구는 소중하고 가치 있다는 느낌, 사람들은 도움이 된다는 일반적인 신념, 타인에게 다가가고 건강한 경계를 만드는 능력, 의사소통 기술, 정서적인 지지를 주고받을 수 있는 능력, 애완동물과의 연결감 등
외적: 친한 친구 또는 가족, 지지적인 모든 집단, 집단 활동, 동료, 어린이나 노인이나 활동의 파트너 또는 애완동물과 같은 다양한 종류의 친구나 지인 등
신체 자원
내적: 건강, 몸과 신체감각을 느낄 수 있는 능력, 발이 땅에 접지하는 느낌, 심호흡, 올바른 자세, 유연하고 탄력적인 근육, 성적 즐거움, 오감, 걷고 뛰고 춤출 수 있는 능력, 각성을 조절할 수 있는 능력, 유연함 등
외적: 헬스클럽, 체육관, 연극 무대, 요가, 춤, 필라테스, 에어로빅, 무술, 스포츠(러닝 머신, 자전거 길, 스키 슬로프, 스케이트보드 공원, 테니스 코트), 각종 장비(자전거, 인라인스케이트, 스케이트보드, 흔들의자), 건강 전문가(의사, 도수치료사, 자연요법사, 약초 재배자, 접골사, 지압사, 운동 코치, 마사지 치료사), 따뜻한 목욕과 오감을 즐겁게 하는 것들(양초, 향기, 부드러운 질감, 색, 맛) 등
정서 자원
내적: 긍정적인 높은 각성의 감정(기쁨, 의기양양, 열정)과 낮은 각성의 감정(부드러움, 평온, 만족)에 폭넓게 접근할 수 있는 능력, 분노와 슬픔과 같은 감정에 빠지거나 감정에 이끌려 가는 것이 아니라 수용할 수 있는 능력, 감정을 표현하고 소통하는 능력, 효과적으로 감정을 조절하는 능력과 적절한 행동으로 옮기는 능력 등
외적: 정서적인 지지를 주고받을 친구, 가족, 애완동물, 풍부한 정서를 끌어내는 상황과 사람, 다사다난한 삶에서 감정을 나눌 수 있는 사람, 기쁨, 열정, 활력과 같은 높은 각성의 감정과 평화, 안정, 부드러움과 같은 낮은 각성의 감정을 고무시키는 사람이나 애완동물 등
지적 자원
내적: 창조적 사고, 곰곰이 생각하는 능력, 문제해결 능력, 지적 명확성, 인지적으로 자신을 자극하는 능력, 마음 성숙에 관한 관심, 학습과 알아가는 것에 대한 즐거움을 느끼는 능력 등
외적: 학교, 수업, 동료, 대학, 도서관, 공부 모임, 워크북, 텔레비전, 라디오, 다큐멘터리, 십자말풀이, 퍼즐게임, 브레인 게임, 컴퓨터 강좌, 책, 어학 코스, 인지 훈련 치료 등
예술 창조 자원
내적: 음악, 춤, 시, 글쓰기, 조각, 시각 예술, 디자인, 바느질, 요리, 연기, 공예, 인테리어 장식, 조경, 집짓기 등
외적: 물감, 악기, CD 재생기, 음악이나 댄스 수업, 글쓰기 수업, 박물관, 공연, 예술 쇼, 극장, 영화, 요리 수업, 특별 관심 그룹, 컴퓨터, 펜과 종이 등
물질 자원
내적: 돈을 벌어 재정적인 안정을 만들어 내는 능력으로, 인생의 즐거움을 높이는 안락의자, 좋은 차, 멋진 집, 물건과 같이 물질적인 것들
외적: 직업, 집, 공공시설, 교통수단, 주방 기구에서부터 세탁기에 이르기까지 노동 시간을 줄여 주는 도구나 장치, 편안한 침대, 자전거, 피아노, 러닝화, 전화기, 컴퓨터, 다른 범주에 도움이 되는 예술품 등
심리 자원
내적: 강한 자기감, 유능감, 자부심, 세상에서 느끼는 안전감, 자신의 경험을 인식하는 능력, 괜찮다는 느낌, 비판단적 자기인식, 자신의 행동, 감정, 사고를 돌아보는 능력 등
외적: 치료사, 자기계발서, 워크북, 치료 그룹이나 지지 그룹이나 워크숍과 같은 지역사회에서 제공되는 것 등
자연 자원
내적: 자연의 소리, 풍경, 향기를 맡고 감상하는 능력, 자연환경에서의 즐거운 활동, 정원 가꾸기, 실내에서 식물 키우기, 자연을 즐기고 계절을 감상할 수 있는 능력 등
외적: 정원, 호수, 산, 산책로, 드라이브 길, 오솔길, 아름다운 경치, 바다, 일몰과 일출, 달, 바위, 꽃, 나비, 새, 야생동물, 자신에게 자양분이 되는 자연에서 발견할 수 있는 것들

출처: 감각운동심리치료.

4. 2차적 외상 증후군과 소진

1) 2차적 외상 증후군

재난현장에서 트라우마를 경험한 사람들과 일하면서 우리는 '동정심의 감퇴'라고 불리는 '2차적 외상 증후군'을 겪게 된다. 이는 외상후 스트레스장애와 유사하며, 의욕, 효율, 공감의 감퇴를 보인다. 그 외에도 탈진, 과각성, 회피, 무감각함, 정신적 외상을 겪은 사람의 경험을 재경험함, 정신적 외상을 겪은 사람의 외상을 부정 등을 경험한다.

재난현장에서 일하는 정신건강 전문가들은 이러한 증상들은 직접적으로 정신적 외상을 당한 사람들뿐만 아니라 주변 사람들에게서도 일반적으로 일어난다는 것을 기억하는 것이 도움이 된다. 이러한 증상들을 보일 때 다음과 같은 메시지를 주는 것이 도움이 된다.

- 자신의 장점과 능력에 대해서 생각합니다. 당신이 할 수 있는 것을 모두 하고 있다는 것을 잊지 않습니다. 아무리 끔찍하더라도 이 사건은 끝이 날 것임을 기억하고, 이런 상황에도 불구하고 감사할 수 있는 것들을 찾습니다.
- 또한 동료들과 그룹을 지어 대화할 수 있습니다. 안전하고 지지적인 환경에서 있었던 일과 자신의 느낌, 생각, 반응을 나누는 것이 도움이 됩니다.
- 2차적 외상 증후군은 트라우마 자체의 속성입니다. 절대로 당신이 정신적으로 약함을 의미하거나 실패를 의미하지 않습니다.

2) 소진

1974년에 미국 심리학자 Herbert Freudenberger가 처음 정의하였으며, 타인을 돌보는 높은 이상을 가진 'helping professionals'이 심한 스트레스 반응과 함께 무기력, 탈진, 동기와 열정의 감소, 좌절, 냉소주의가 동반되면서 업무 능력이 현저히 떨어지는 현상을 말한다. 기술 업무상 만성적으로 지속되는 감정적, 대인관계에서 스트레스원들에 대한 지속적인 반응으로서 exhaustion, cynicism, 그리고 inefficacy라는 세 가지 dimension으로 정의된다.

재난현장은 특성상 소진의 위험이 높다. 극단적인 상황 속에서 자신의 한계를 넘어 다른 사람을 도와야 한다는 생각을 하기 쉬우며, 최소한의 신체적인 휴식조차 취하지 않은 채 업무에 몰두하기 쉽다. 이러한 태도는 정신건강 전문가들을 간접 트라우마에 취약해지게 만든다. 세월호 참사 후 진도에서 자원봉사하였던 사람들을 대상으로 한 연구결과, 불안, 우울 등이 높게 나타났다. 때문에 재난현장에서는 목표 조정, 충분한 휴식, 생활의 구조화, 이완훈련, 사회적 지지 자원 활용 등 스트레스 관리 등이 적극적으로 이루어져야 한다.

재난과 회복

정신의학에서 재난 후의 접근으로 정신병리를 소거시키는 데 중점을 두기 쉽다. 그러나 실제 임상에서 환자들을 만날 때 우리는 정신병리를 넘어선 다양한 측면을 고려해야 함을 발견한다. 최근 트라우마 치료에서는 자원, 회복탄력성, 외상후 성장 등에 대한 접근들이 활발하게 이루어지고 있다. 특히 성장의 과정에 있는 아동에서 상기 개념들은 더욱 빛을 발한다.

1. 외상후 성장

외상후 성장posttraumatic growth은 외상 사건 이전의 기능 수준으로의 회복이 아니라 그 당시의 적응 수준을 넘어서는 성장을 의미하며 다음과 같은 변화들을 포함한다. 첫 번째, 자기지각의 변화로, 자신의 강점과 새로운 가능성을 발견하게 된다. 두 번째, 대인관계의 변화이다. 인간은 혼자서 살아갈 수 없고 서로의 지지와 도움을 주고받는 상호관계 속에서 살아가고 있다는 인식이다. 그 결과 자기 자신의 개방 증가, 타인에 대한 친밀감, 신뢰, 이타심의 증가를 경험한다. 세 번째, 가치관의 변화, 즉 삶에 대한 감사와 실존적인 자각이 증가하고, 삶의 우선순위가 바뀌기도 하며, 종교나 영적인 세계에 대한 관심이 높아지며, 삶의 의미나 목적, 죽음의 필연성과 같은 실존적 물음에 직면하게 된다. 그 과정을 통해 한 개인은 성장할 수 있지만 자신의 삶의 의미를 알아 가고 죽음의 필연성을 인정하는 것이므로 고통을 받아들일 수 있게 된다. 이러한 깊이 있는 고민이 영적·철학적 변화를 기대할 수 있게 한다.

외상후 성장을 이끌어 내기 위한 몇 가지 변인으로 탄력

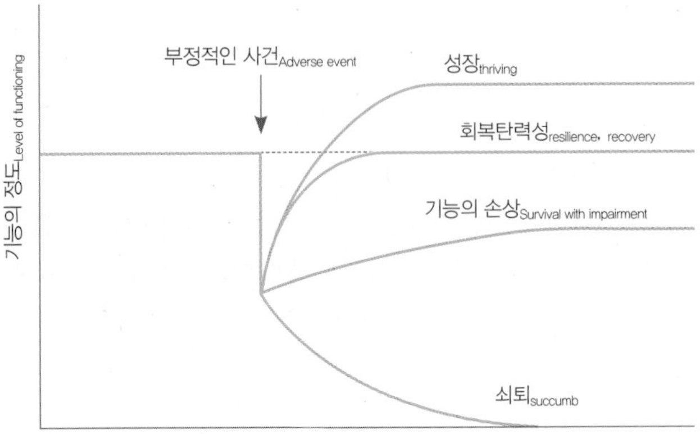

그림 37-4 부정적인 사건 후 기능의 변화(Carver, 1998)

성, 고통 지각, 의도적 반추, 지지체계가 이야기된다. 탄력성은 환경의 요구에 따라 긴장에 대해 인내하는 수준을 이야기한다.

고통을 지각하는 재난 시에는 신체적 · 정서적 고통은 당연하다. 이것을 부정하거나 억압하지 않고 직면하는 것은 그 경험을 보다 잘 이해하려는 의도적인 시도인 의도적 반추로 연결된다. 중요한 위기를 경험한 개인들은 스트레스가 되는 상황들을 이해하고, 해결하고, 무슨 일이 발생하였는지 납득하기 위해 자꾸 생각하는 경향, 즉 의도적 반추가 있다. 외상 경험으로부터 의미를 찾고 자신이 경험한 사건을 이해 가능한 것으로 만드는 과정으로서 그 사건을 생각하는 것과 함께 외상 경험으로부터 벗어나 의미나 유익한 점을 찾으려고 노력하면서 그 사건에 의미를 부여하게 된다.

외상후 성장의 의미 있는 변인 중 하나는 지지체계이다. 지지에는 사회적 지지, 정서적 지지, 정보적 지지, 물질적 지지, 평가적 지지 등이 있다. 이 변인은 재난 경험자 당사자뿐 아니라 주변, 사회에서 적극적으로 증진시키는 데 도움을 줄 수 있다는 측면에서 의미를 갖는다.

2. 회복탄력성

'회복탄력성resilience'은 라틴어에서 유래된 말로, 사전적 의미는 "springing back, rebounding, returning to the original form or position after being bent, readily recovering, and buoyant(다시 튀어 오름, 구부러진 후에 원래의 모양이나 위치로 되돌아옴, 즉각 회복됨 그리고 경쾌함)"이다. 극심한 스트레스 또는 역경의 상황에 처해 있는 것을 전제로 한다. 공에 힘이 가해지지 않으면 튀어 오르는 힘을 관찰할 수 없는 것처럼 역경이 전제되지 않을 경우 회복탄력성을 관찰하기는 어렵다고 본다.

회복탄력성은 하와이의 카우아이섬 원주민을 대상으로 한 30년간의 종단연구에서 비롯되었다. 만성적 가난, 부모의 무관심, 부모의 정신병리, 학대 등에도 불구하고 놀랍게도 몇몇 아이들은 잘 성장함을 관찰하면서 회복탄력성 개념이 처음 소개되었다.

회복탄력성 보호요인으로는 심리적 유연성psychological flexibility, 자기조절, 문제해결 능력, 대인관계 능력, 낙관성, 삶의 목적과 가치 추구, 영성이고, 외부 환경적 요인으로는 사회적 지지가 있다. 오늘날 많은 연구자가 가족, 지역사회가 제공하는 사회적 지지를 정서적 반응, 삶의 만족감, 심리적 · 신체적 건강에 영향을 미치는 중요한 요인으로 간주하며, 사회적 지지가 부족한 경우 재난 후 위기 상황에서 적응력이 손상되어 심각한 외상후 스트레스를 경험하게 될 가능성이 높다. 그와 반대로 가족, 친구, 지역사회로부터 지지와 의미 있고 긍정적인 인간관계 등의 외부 환경적 요인이 회복탄력성과 관련된다.

재난은 예측할 수 없게 발생한다. 안전하다고 생각했던 일상의 공간이 순식간에 위험하고 생명을 위협받는 곳으로 바뀐다. 이러한 충격은 인간을 본능적으로 불안하게 만든다. 알람이 울리는 것이다. 알람이 울리기 시작하면 우리는 모든 것을 의심하고 안전을 확인한다. 살아남기 위해서이다. 안전한 세상에 대한 신뢰가 깨지고 인공 재난에서는 인간, 때로는 사회, 국가에 대한 신뢰가 깨진다. 이런 신뢰의 파괴로 인해 재난 회복을 위한 노력들에 제동이 걸리기도 한다. 재난 시 피해자들은 세상에 대해 불안해한다. 치료자에게도 마찬가지이다. 때문에 치료를 제공하는 기관혹은 치료자는 초기에 관계를 맺기 위해 중립적이고, 세밀하게 조율할 수 있어야 하며, 특히 오랫동안 지속 가능한 것이 중요하다. 그래서 믿을 수 없는 세상에 다시 믿음을 만들 수 있는 시작의 연결고리가 되어야 하며, 그 치료자를 통해 재난 피해자는 다시 세상을 신뢰할 수 있는 용기를 갖게 된다.

아이들도 비슷하다. 아이들에게도 예기치 못한 사고는 어떤 일이 생길지 모른다는 불안과 세상에 대한 불신을 낳을 수 있다. 적절한 설명이 없기에 때로는 나에게서 원인을 찾으려 하기도 한다. 이로 인해 자존감이 손상되기도 한다. 이러한 심리적인 어려움들은 흔히 아동과 청소년들이 적극적으로 세상을 탐색하고 발달하는 것을 저해한다.

하지만 거기서 끝나는 것이 아니다. 우리는 종종 사고 후 소방관이 되고 싶어 하는 아이들을 만난다. 사고 후 부정적인 생각에 사로잡혀 있는 것을 스스로 멈추고, 이 불안하고 믿을 수 없는 세상에 대항하여 나 자신이 세상의 안전기지가 되고자 하는 시도인 것이다. 재난은 세상을 무력감에 빠뜨리지만, 아이들은 종종 무력감을 걷어치우고 스스로 일어난다. 그 자발성에 우리는 주목해야 한다. 재난 피해자가 이후의 다른 재난 피해자를 돕고자 하는 마음을 갖는 것은 흔히 관찰되고 매우 치료적으로 중요하다. 재난 피해자들이 다른 피해자들을 돕고자 하는 바람을 현실화할 수 있도록 지지하고, 성장기에 있는 재난 피해자들이 이러한 것을 모델링할 수 있도록 하는 것이 필요하다.

3. 집단 트라우마

재난은 개인에게만 영향을 미치는 것이 아니라 재난을 경험한 공동체 자체에도 영향을 미친다. 재난으로 인해 공동체의 자원은 파괴되고 고갈된다. 공동체에 대한 신뢰가 떨어지고 무력감과 공동체 스스로의 자존감이 떨어진다. 상황에 따라 폐쇄적으로 되거나 경직되며, 집단 내에 흔히 분열splitting이 일어난다. 이러한 현상들의 밑바닥에는 예측할 수 없는 상황에 대한 불안 및 트라우마로 인한 분노(아무도 우리를 이해하지 못하고 돌봐 주지 않는다)가 관찰된다. 이런 감정들이 분열과 투사를 유발할 때 우리는 재난 피해자들을 공격하거나 특정 대상을 공격하는 사회 심리학적 현상이 일어난다. 이러한 현상은 흔히 재난 피해자들에게 이차 가해를 주고 재난으로부터의 회복을 방해한다.

그러나 재난을 경험한 공동체가 부정적인 경로만을 가는 것은 아니다. 유명한 사회학자 카이 에릭슨 전 세계의 집단 트라우마를 조사하여 집단 트라우마의 경험을 형성하고, 사회생활에서 이러한 예기치 못한 파열로부터 회복을 촉진하는 데 문화가 하는 역할에 대한 통찰력을 얻었다. 또한 재난 후 공동체의 자발적 추모는 더 큰 공동체의 슬픔과 두려움을 인정하고, 애도 기간과 감정 표현의 제약을 풀고 참여하는 누구에게나 애도자의 역할을 제공하는 새롭고 의미 있고 공공적인 의식을 만들기 위한 사람들의 노력을 나타낸다.

요약

재난은 많은 사람의 삶에 영향을 미친다. 특히 성장 시기에 있는 아동 청소년은 재난으로 인해 발달 및 정신건강에 영향을 받을 수 있다. 재난은 한 개인의 불행이 아니라 사회 전체에 영향을 미치기 때문에 여타의 정신건강문제와는 다르게 다각도의 입체적인 접근이 필요하다. 재난으로 야기된 사회 전반의 불신과 갈등은 재난을 경험한 아동 청소년의 정신건강에 악영향을 줄 수 있지만 다른 한편으로 사회적 지지 등을 통해 예상을 넘어서는 성장을 하기도 한다. 재난을 경험한 아동을 만나는 전문가는 이러한 희망을 근거로 절망과 무기력에 빠진 아동 청소년들을 도울 수 있다.

참고문헌

곽영숙, 김지훈, 양수진, 최지욱(2017). 학교를 위한 응급심리지원. 학생정신건강지원센터.

대한아동정신의학회(2020). 아동 · 청소년을 위한 감염병 재난 시 마음 돕기. KACAP.

재난정신건강위원회(2015). 재난과 정신건강. 서울: 학지사.

Carver, C. S. (1998). Resilience and thriving: Issues, models, and linkages. *J. Social Issues, 54*, 245-266. doi: 10.1111/0022-4537.641998064

Cobham, V. E., McDermott, B., Haslam, D., & Sanders, M. R. (2016). The role of parents, parenting and the family environment in children's post-disaster mental health. *Current psychiatry reports, 18*(6), 53. https://doi.org/10.1007/s11920-016-0691-4

Felix, E., Rubens, S., & Hambrick, E. (2020). The relationship between physical and mental health outcomes in children exposed to disasters. *Current Psychiatry Reports, 22*(7), 33. https://doi.org/10.1007/s11920-020-01157-0

Gilbert, R., Abel, M. R., Vernberg, E. M., & Jacobs, A. K. (2021). The use of psychological first aid in children exposed to mass trauma. *Current Psychiatry Reports, 23*(9), 53. https://doi.org/10.1007/s11920-021-01270-8

Henson, C., Truchot, D., & Canevello, A. (2020). What promotes post traumatic growth? A systematic review. *European Journal of Trauma & Dissociation, 5*, 100195. 10.1016/j.ejtd.2020.100195.

Hirschberger, G. (2018). Collective trauma and the social construction of meaning. *Frontiers in psychology, 9*, 1441. https://doi.org/10.3389/fpsyg.2018.01441

https://www.nctsn.org/resources/psychological-first-aid-schools-pfa-s-field-operations-guide

https://www.samhsa.gov/dtac/recovering-disasters/phases-disaster

Kai, T. E. (1995). *A new species of trouble: The human experience of modern disasters.* W. W. Norton & Company.

Kar, N. (2009). Psychological impact of disasters on children: Review of assessment and interventions. *World Journal of Pediatrics, 5*(1), 5-11. https://doi.org/10.1007/s12519-009-0001-x

Kim, S. J., Lee, S., Han, H., Jung, J., Yang, S. J., & Shin, Y. (2021). Parental mental health and children's behaviors and media usage during COVID-19-related school closures. *Journal of Korean medical science, 36*(25), e184. https://doi.org/10.3346/jkms.2021.36.e184

Lai, B. S., Lewis, R., Livings, M. S., La Greca, A. M., & Esnard, A. M. (2017). Posttraumatic stress symptom trajectories among children after disaster exposure: A review. *Journal of Traumatic Stress, 30*(6), 571-582. https://doi.org/10.1002/jts.22242

Lee, C., Du, Y. B., Christina, D., Palfrey, J., O'Rourke, E., & Belfer, M. (2015). Displacement as a predictor of functional impairment in tsunami-exposed children. *Disasters, 39*(1), 86-107. https://doi.org/10.1111/disa.12088

Lee, S. H., Kim, E. J., Noh, J. W., Chae, J. H. (2018). Factors associated with post-traumatic stress symptoms in students who survived 20 months after the Sewol ferry disaster in Korea. *J Korean Med Sci*, 12, 33(11), e90. doi: 10.3346/jkms.2018.33.e90. PMID: 29495137; PMCID: PMC5835586.

Lee, S. H., Nam, H. S., Kim, H. B., Kim, E. J., Won, S. D., & Chae, J. H. (2017). Social support as a mediator of posttraumatic embitterment and perceptions of meaning in life among Danwon survivors of the Sewol ferry disaster. *Yonsei Medical Journal, 58*(6), 1211-1215. https://doi.org/10.3349/ymj.2017.58.6.1211

Meherali, S., Punjani, N., Louie-Poon, S., Abdul Rahim, K., Das, J. K., Salam, R. A., & Lassi, Z. S. (2021). Mental health of children and adolescents amidst COVID-19 and past pandemics: A rapid systematic review. *International Journal of Environmental Research and Public Health, 18*(7), 3432. https://doi.org/10.3390/ijerph18073432

Otto, M. W., Henin, A., Hirshfeld-Becker, D. R., Pollack, M. H., Biederman, J., & Rosenbaum, J. F. (2007). Posttraumatic stress disorder symptoms following media exposure to tragic events: Impact of 9/11 on children at risk for anxiety disorders. *Journal of Anxiety Disorders, 21*(7), 888-902. https://doi.org/10.1016/j.janxdis.2006.10.008

Pat, O., & Janina, F. (2021). 감각운동 심리치료. 하나의학사.

Pfefferbaum, B., Jacobs, A. K., Houston, J. B., & Griffin, N. (2015). Children's disaster reactions: The influence of family and social factors. *Current Psychiatry Reports, 17*(7), 57. https://doi.org/10.1007/s11920-015-0597-6

Pfefferbaum, B., Jacobs, A. K., Jones, R. T., Reyes, G., & Wyche, K. F. (2017). A skill set for supporting displaced children in psychological recovery after disasters. *Current Psychiatry Reports, 19*(9), 60. https://doi.org/10.1007/s11920-017-0814-6

Pfefferbaum, B., Newman, E., Nelson, S. D., Nitiéma, P., Pfefferbaum, R. L., & Rahman, A. (2014). Disaster media coverage and psychological outcomes: Descriptive findings in the extant research. *Current Psychiatry Reports, 16*(9), 464. https://doi.org/10.1007/s11920-014-0464-x

Slone, M., Shoshani, A., & Paltieli, T. (2009). Psychological consequences of forced evacuation on children: Risk and protective factors. *Journal of Traumatic Stress, 22*(4), 340-343. https://doi.org/10.1002/jts.20433

Sugar, M. (1989). Children in a disaster: An overview. *Child Psychiatry and Human Development, 19*(3), 163-179. https://doi.org/10.1007/BF00706040

Wong, A., Lee, H. S., Lee, H. P., Choi, Y. K., & Lee, J. H. (2018). Posttraumatic stress disorder symptoms and posttraumatic growth following indirect trauma from the Sewol ferry disaster, 2014. *Psychiatry Investigation, 15*(6), 613-619. https://doi.org/10.30773/pi.2017.12.03

Yang, H. J., Cheong, H. K., Choi, B. Y., Shin, M. H., Yim, H. W., Kim, D. H., Kim, G., & Lee, S. Y. (2015). Community mental health status six months after the Sewol ferry disaster in Ansan, Korea. *Epidemiology and Health, 37*, e2015046. https://doi.org/10.4178/epih/e2015046

제4부

평가와 진단

개요

제4부에서는 정신의학적 평가를 통한 진단 과정 및 치료계획 수립 과정을 다루고 있다. 정신의학적 평가를 위해서는 임상평가가 가장 중요한 과정이지만 아동과 부모의 면담 과정과 함께 발달평가, 심리평가, 의학평가, 생태 · 환경 평가 등을 시행하여 아동과 부모에 대한 좀 더 포괄적인 정보를 얻을 수 있게 된다. 임상평가는 현병력, 발달력, 가족력 및 정신상태 검사 등을 통해 아동과 부모가 호소하는 증상이나 문제행동 발현 관련 다양한 소인, 촉발인자, 악화인자, 보호인자 등에 대한 평가를 통해 진단 및 치료계획 수립을 세우는 것이다(제38장). 3판에서 처음 독립된 장으로 기술하고 있는 발달평가는 운동, 언어, 인지, 사회성 등 다양한 영역의 발달이 빠르게 일어나는 영유아기에서 시행하는 검사들을 소개하는 장이다. 조기 발견 및 조기 개입이 예후에 상당히 중요한 인자로 알려진 신경발달장애에서 아동들이 갖고 있는 발달의 문제를 정확히 진단하고 적절한 개입계획을 세우기 위해 평가자는 내원한 아동에게 적절한 발달평가를 시행하도록 해야 한다(제39장). 심리평가는 아동의 인지적 기능과 적응능력을 평가하고, 면담과 행동관찰을 통해 잘 드러나지 않는 정서적, 성격적인 특성과 심리적 내적 갈등 및 정신병리의 유형 및 심각성 등을 파악하게 된다(제40장). 의학적 평가는 신체적 · 생물학적 검사를 통해 정신과적 증상의 기질적인 원인을 찾아내거나 치료에 따른 신체 상태의 변화에 대한 관찰과 평가가 주된 목적이며, 아직까지 신체적 · 생물학적 검사만으로 아동기 정신장애의 진단을 명확하게 내릴 수 있는 경우는 일반적이지 않다. 그렇지만 향후 진단, 치료에 대한 선택, 경과나 예후에 대한 예측, 새로운 치료법 개발 등에서 다양하게 중요한 보조 역할을 해 나갈 것으로 기대되는 최근의 분자유전학, 신경생물학, 기능적 그리고 해부학적인 뇌영상학, 신경내분비학, 신경생리학 등에서의 새로운 기술들을 같이 소개하고자 한다(제41장). 가정이나 학교를 넘어 지역사회, 문화권 등 아동을 둘러싼 다양한 측면의 환경요인에 대한 평가를 통해 아동의 발달 및 정서, 행동에 영향을 줄 수 있는 생태학적 측면을 고려하도록 한다(제42장).

아동과 부모 면담을 통해 임상평가를 시행한 평가자는 진단형성과 치료계획 수립을 위해 상기 평가들 중 어떤 평가들이 필요한지, 평가를 통해 획득되는 정보들이 어떻게 유용하게 쓰일지 판단하여 평가를 시행하도록 한다.

제4부 책임편집 정유숙

제38장

소아정신의학

임상평가

Clinical Assessment

정유숙

임상평가의 목적

영유아와 아동의 정신의학적 평가와 진단은 아동의 가족, 학교, 지역사회, 문화 등의 다양한 배경과 맥락을 고려하여 정서 · 인지 · 행동 발달이나 기능을 저해하는 정신의학적 질환에 대해 평가하는 것이다. 아동에게 적합한 치료적 개입이 제공되기 위해서는 무엇보다도 정확한 평가와 진단이 이루어져야 한다. 진단과 평가 과정을 통해 아동의 정신병리와 문제 상황에 대해 위험도를 높이는 요인들과 회복탄력성으로 작용하는 요인들에 대해 포괄적이고 통합적으로 평가하고, 생물–사회–심리적 체계를 수립하기 위한 충분한 정보를 획득하면서 치료적 개입의 방향을 결정하게 된다. 진단평가과정은 정보 수집과 통합적 평가를 통한 정확한 진단뿐 아니라 이 과정을 통해 평가자의 공감적 태도와 과정을 적절하게 이끌어 가는 전문가적 능력으로 아동과 부모가 평가자를 신뢰하고, 좋은 치료적 동맹을 맺도록 함으로써 이후 제안하는 치료적 개입에 아동과 부모가 협조적으로 참여할 수 있도록 한다(AACAP, 1997a).

아동 임상평가 시 특성과 고려사항

1. 내원 동기 탐색

아동과 부모가 처음 내원 시 문제에 대한 평가를 진행할 때, 평가자는 스스로 '왜, 이 시점에 진료를 위해 내원했을까?'라는 질문으로 시작할 수 있다(AACAP, 1997a). 내원의 주 목적이 아동의 문제에 대한 평가와 진단일 수도 있지만 아동이 보이는 문제가 사실은 이상 소견이나 문제행동이 아니라는 결론을 전문가를 통해 확인하기 위해 내원하는 경우도 있다. 또는 아동이나 부모는 원하지 않았으나 학교나 법적 시스템의 요구로 비자발적으로 내원하기도 한다. 부모의 자발적 동기에 의한 내원이더라도 내원한 것이 아동에게 유익한 것인지 염려하는 경우도 있고, 내원 문제를 아동에게 비밀로 해 주기를 요청하는 경우도 있다. 이와 같이 매우 다양한 내원 동기에 대한 충분한 이해가 이후의 평가과정을 좀 더 성공적으로 이끌게 된다(Sadhu & Walkup, 2022). 부모뿐 아니라 내원 이유에 대한 아동의 의견을 알아보는 과정이 필요한데, "엄마, 아빠가 ○○이가 오늘 여기 오는 것에 대해 무엇이라 말씀해 주셨어?"와 같은 질문을 통해 아동이 부모에게 들은 내용을 알 수 있다. 아동에게 '오늘 병원에 어떤 문제 때문에 왔는지, 아동에게 어떤 도움이 필요한지' 등의 직접 질문방식에 대해 아동은 적절하게 대답하기 어려운 경우가 많다. 아동이 내원 이유를 듣지 못했거나 기억 못하는 경우에는 부모에게 오게 된 이유에 대해 다시 물어보도록 한다. 초반에 이런 질문을 함으로써 아동과 부모의 대답 양상을 보고 이후 면담을 어떻게 이끌어 나갈지 단계를 설정할 수 있다.

2. 내원 대상의 특성

성인과 달리 아동의 평가는 기본적으로 아동과 부모, 또는 아동과 부모와 다른 정보 주체 등 최소 2인 이상의 대상과 진료를 하게 된다. 이들 모두와의 면담에서 경청하고 수용하는 태도를 갖는 것이 필요하다.

3. 진료환경

진료 시 아동의 체구에 맞는 가구나 책, 아동의 각 발달 단계에 적절한 놀잇감 등이 비치된 진료실 환경이 아동과 부모에게 편안함을 줄 뿐 아니라 이후의 면담과정을 진행하기 위한 필요요소이기도 하다. 글씨를 쓰거나 그림을 그릴 수 있는 도구들이 비치되어 있으면 아동과 소통의 수단이 되기도 하고, 글씨를 쓰거나 그림을 그리는 동안 아동의 쓰기나 그리기 기능과 미세한 운동 기술을 평가하는 데 유용하다.

4. 상황에 따른 아동의 반응 양상의 차이

연령이 어린 아동일수록 아동의 신체 상태, 때와 장소, 대상이나 상황에 따라 다른 행동 양상을 보일 수 있다. 특정 상황에서 보이는 아동의 행동과 반응으로 아동의 특성을 일반화하기 어려우므로 다양한 경로를 통한 정보를 수집하고, 단회적 면담보다는 몇 차례의 아동과의 면담이 권유된다(Lake et al., 2022). 그렇지만 부모가 맞벌이하는 가정이 늘면서 현실적으로 여러 차례 내원이 어려운 경우에는 아동의 가정이나 어린이집 등의 일상생활에서 아동의 생활 모습을 기록한 동영상 등을 활용하는 것도 대안이 될 수 있겠다.

5. 발달시기별 임상평가의 특성

영유아기, 학령전기, 학령기 아동들에서 상황과 문제 행동을 이해하기 위해 평가자는 각각의 시기에 대한 대근육 운동, 소근육 운동, 수용-표현 언어, 사회성, 정서 등에 대한 발달이정표를 잘 숙지하고 있어야 한다(Sadhu & Walkup, 2022).

1) 영유아아동 평가의 특징

영유아의 정신건강에 대한 평가 시 영유아와 부모와의 관계 평가는 가장 초점을 맞추어야 할 영역이다(AACAP, 1997b). 영유아는 부모(주 양육자)와의 관계를 통해 주변 환경을 이해하고 다른 사람들과 관계를 배우며 안정감과 자아존중감을 얻게 된다. 또한 부모와의 안정 애착 여부는 영아기뿐 아니라 유아기 시기에도 스트레스를 받아도 좀 더 유연하게 대처하고, 아동기에 또래나 다른 어른들과도 좋은 관계를 맺을 수 있는 토대가 된다. 영유아에서는 문제의 주 요인이 영유아 자신이기도 하지만 부모나 부모-영유아 간 관계가 주 요인일 수도 있어 포괄적인 부모-영유아 관계에 대한 평가가 필요하다. 이를 위해서는 영유아에 대한 부모의 지각이나 반응 또는 부모에 대한 영유아의 반응 등이 포함되도록 하여 영유아의 정서적 상태에 절대적인 영향을 미치는 부모와의 관계 질을 체계적으로 평가하도록 한다(Finelli et al., 2022). 영유아의 행동이나 증상은 관계에 따라 다르게 나타나므로 부모 외에도 영유아가 자주 접하는 다른 대상들과의 관계 양상을 평가하도록 한다. 또한 치료적 개입 시 중요한 매개체로 부모-영유아 간의 관계를 활용할 수 있다.

2) 학령전기 아동 평가의 특징

가능하다면 한 명 이상의 양육자와의 양상을 보는 것이 좋다. 학령전기는 빠르게 발달이 이루어지는 시기이므로 사회성 및 정서의 급격한 변화가 나타나게 된다. 따라서 아동이 보이는 문제행동이 발달적으로 정상적인 행동 범주인지 임상적으로 의미 있는 정신병리적 행동인지 구별이 어려운 경우가 있다(Lake et al., 2022). 어린이집을 잘 다니다가 갑자기 등원 시 울면서 현관 바닥에 누워 등원을 거부하는 행동을 보이는 3세의 아동을 보자. 이런 행동이 수일 반복되었는데 이것이 병리적 행동인지를 보기 위해 빈도, 강도, 지속되는 시간, 이로 인한 기능의 어려움을 평가해야 하지만 더불어 문제행동이 유발된 상황을 잘 살펴야 한다. 처음 아동의 문제 행동이 발현된 것은 '내가, 내가'라고 아동이 말하였으나 등원 시간이 촉박한 모가 양말과 신발을 신겨 주면서 시작되었다. 모도 출근 시간이 늦어지고 있어 떼쓰는 아동을 야단치며 억지로 등원시켰고, 이후로 아침마다 이런 양상이 반복되고 있었다. 이전까지 모가 해 주던 대로 받아들이던 아동이 자율성에 대한 욕구가 증가하면서 다른 양상을 보일 수 있는데, 이를 수용해 주지 않는 환경은 병리적 단계까지 아동의 행동을 악화시킬 수 있다.

3) 학령기 아동 평가의 특징

(1) 정보 수집 대상의 관점 차이에 대한 고려

학령전기 아동들이 부모의 주관적 시각에 따라 가정에서의 아동의 정서나 행동에 대해 보고하는 내용이 달라질 수 있음을 고려하는 평가자들도 학령기 아동이 가정 외 학교나 학원 등을 통해 보고되는 내용에 대해서는 아동의 정서나 행동이 주변 또래들과 비교가 될 수 있는 상황이므로 객관적인 보고라고 간주하기 쉽다. 그렇지만 학령기 아동들도 상황에서의 반응이 이전 시기의 아동들처럼 상대적일 경우가 많으며, 상황에 따라 증상이 발현 또는 악화 될 수 있다. 초등학교 저학년 때 수용도가 높은 교사와 지내면서 또래와 비교하여 행동과 정서가 정상 범주로 평가되던 아동이 고학년이 되어 수용도가 낮은 교사를 만나면서 두드러지는 문제행동으로 바뀌는 경우 아동 증상의 절대적인 변화로만 보기보다는 그 상황에서 어른들의 주관적 시각이 반영될 수 있음을 고려할 필요가 있다. 또한 학령기 아동은 부모를 포함한 가정이라는 울타리를 벗어나 독립적으로 다양한 활동을 시도하는 시기므로 평가자는 여러 경로로 아동에 대한 정보를 얻도록 해야 한다.

(2) 면담 순서

첫 면담 시 아동과 부모를 같이 면접할지 아니면 부모만 먼저 면접할 것인지는 상황에 따라 달라질 수 있다. 만약 대기실에서 아동을 기다리게 하고 부모를 먼저 면접할 때 아동은 진료실 안에서 자신에 대해 부정적 대화가 오가는 것이 아닌지 의심하는 경우, 이후 면담 시 평가자와 신뢰에도 영향을 줄 수 있어 어떻게 첫 면담을 할 것인지는 이전 시기에 비해 좀 더 세심하게 정하도록 한다.

(3) 정상적 발달 이정표

평가자는 학령기 아동의 발달적 특성이나 정상 발달 과제를 잘 알고 있어야 아동과의 면담 내용을 통해 아동의 정신병리적 사고나 행동 여부를 파악하는 것이 용이해진다. 인지적으로는 구체적 조작기 시기로서 보존과 분류의 개념을 습득하게 되며 규칙을 받아들이고 시공간 개념이 증가하며 나와 다른 사람의 생각이 다를 수 있음을 이해하는 시기이다. 인지기능 발달과 함께 자신의 내적 기준에 따른 옳고 그름을 판단하고 타인의 입장을 이해하고 공감할 수 있는 도덕적 발달도 증가한다. 자아상에 대한 개념도 이전과는 달리 자신의 외모나 소유물뿐 아니라 자신이 과제나 활동을 상대적으로 얼마나 잘하고 못하는지 또래와 비교하고 이를 통해 자신과 타인을 평가하게 된다. 또래와의 차이를 더 크게 의식하는 시기이기도 하다. 과제를 잘 마치면 스스로 성취감을 느끼고 이는 자신에 대한 긍정적 자아상으로 연결된다. 부모와 독립적으로 또래와의 활동을 시작하고 어울리는 또래 집단이나 절친이 생기기도 한다. 자신을 또래와 비교할 뿐 아니라 가족의 일상이나 부모에 대해서도 다른 가정과 비교하게 된다. 부모 외의 교사나 다른 어른들과 깊은 유대감을 경험하기 시작하는 시기이기도 하다. 이런 특성들 때문에 그전까지는 잘 받아들이고 수용하였던 정해진 게임 시간에 대해 다른 친구들과 비교하며 '○○은 밤늦게까지 한다' '○○의 부모님은 일요일에는 하루 종일 하게 해 준다'며 부모의 제한에 반발하는 모습을 보이기도 한다.

평가와 진단 과정

1. 평가자의 태도

아동과 부모가 처음 진료실에 들어오면 평가자는 먼저 평가자를 소개하고 평가과정에 대해 설명하도록 한다. 평가자는 아동의 문제행동과 그로 인해 가정에 미치는 영향 등을 평가하는 것뿐 아니라, 정신건강과 관련해서 도움을 받으려고 내원한 것 자체에 대한 심리적 불편감을 가질 수 있는 가족의 마음을 고려하여 자연스럽고 비판단적인 정중한 태도로 아동과 부모를 만나는 것이 좋다(Sadhu & Walkup, 2022). '여기는 서로 대화를 하는 곳이고 주사 등 아동을 아프게 하는 것은 없을 것이다'라고 말해 주면 신체질환으로 내원한 것으로 알고 내원을 두려워하는 아동에게는 도움이 될 수 있다. 평가자는 아동과 부모 동반 시 또는 아동과 부모를 각각 면담을 할 때 어떤 내용을 다룰지 미리 계획을 세우는 것이 좋다. 아동과 단독 면담 시에는 부모 동반시 답변이 어려운 가정 내 학대 관련 질문이나 부모에 대한 아동의 의견 등을 평가할 수 있으며, 부모로부터는 발달력 평가와 함께 아동 동반 시 답변이 어려울 수 있는 부모관계, 가족의 질환력, 양육 태도 등을 질문할 수 있다. 부모-아동 동반 면담에서 아동과 공유하기에 부적절한 주제가 다루어지지 않도록 조정하는 것이 평가자의 역할이기도 하다. 일반적으로는 공유될 수 있는 주제이나 어떤 경우에 부모가 아동과 공유되기를 원하지 않는다면 평가자는 부모의 의사를 존중할 필요가 있다.

2. 부모 면담

아동뿐 아니라 평가자와 부모와의 관계 또한 평가와 치료의 중심이라 할 수 있다. 부모와 신뢰로운 관계가 되어야 부모는 자신이 아동에 대해 관찰하거나 느꼈던 것들을 솔직하게 보고할 수 있게 된다. 면담 시 아동의 성향이나 긍정적인 면(부모가 생각하는 아동의 장점이나 잘하는 면)을 먼저 질문하면 부모는 좀 더 안정된 마음으로 면담에 임할 수 있으면서 부모가 갖는 아동의 문제행동뿐 아니라 긍정적인 면에 대한 시각을 통해 부모-아동 관계 이해에 도움을 받을 수 있다.

1) 주 문제

병원에 오게 된 주 문제가 무엇인지 부모뿐 아니라 아동 면담 시 각각 질문하도록 한다.

2) 현 병력

주 문제가 되는 증상의 발현, 기간, 경과, 심각도, 빈도, 증상의 완화와 악화에 기여하는 요인들과 증상에 대한 부모의 내적 · 외적 반응 양상 등을 살펴보아야 한다. 또한 문제행동 등의 증상을 부모가 받아들이는 양상도 중요하다. '문제행동' 을 지나치게 관대하게 보는 것도 적절하지 않을 수 있지만 처음으로 자녀를 양육하는 부모들에게서 영유아가 고집이나 떼를 부리는 것을 '아이가 부모에게 반항한다' '부모를 이기려고 한다' ' 아이가 난폭하다' 등 어른의 시각으로 과도한 문제로 받아들이는 것도 적절하지 않을 수 있다. 평가자는 이런 부모에 대한 시각을 평가하여 향후 양육자에 대한 개입 계획 시 적절히 활용할 수 있다.

3) 발달력

아동 평가 시 발달력에 대한 조사는 매우 중요한데, 진료실에서 면담 전에 발달력 설문지 등을 사용하여 아동의 발달 상태를 평가하는 것도 효율적인 면담 시간 활용에 도움이 된다. 이때 비정상적 발달 징표들이 어떤 것들이 있었는지 확인하도록 한다. 아동의 발달이 이루어지는 환경은 일차적으로 부모-자녀 관계라는 틀이다. 당연히 부모-자녀 관계는 그들을 둘러싸고 있는 사회적 환경에 의해 영향을 받게 된다. 발달력 조사 시 각 발달단계마다 부모-자녀 관계에 영향을 미칠 수 있는 확대가족이나 주변 환경이 주었던 긍정적 · 부정적 요인을 평가하도록 한다.

(1) 임신, 분만, 출산력

산전, 산후 모의 신체질환이나 심리사회적 환경들, 주산기의 중요 사건들, 모성의 산후 우울증 등은 이후의 아동의 발달에 영향을 줄 수 있어 자세한 청취가 필요하다. 그런데 내원하는 일부 부모 중에는 이런 상황들이 아동의 현 상태의 원인이라고 생각하고 직접 인과관계를 질문하기도 하고, 자신에 대한 죄책감 또는 다른 배우자를 비난하는 경우도 있어 의학적인 기여도가 알려진 요인이 있더라도 최대한 중립적인 자세로 병력을 청취하는 것이 필요하다. 이럴 때는 직접 면담을 통한 것보다 사전 면담 전 설문지 등을 활용하는 것도 한 방법이 될 수 있겠다.

- 계획이나 원하는 임신 여부/이전 임신이나 출산의 경험
- 산전 모성의 신체질환이나 임신 관련 합병증 여부
- 약물 · 흡연 · 알코올 남용 여부
- 부모의 정신건강 상태 및 임신 기간 중 부모 관계
- 분만 시 합병증이나 분만 형태
- 출산 시 체중과 신체 이상 또는 신체질환 여부
- 조산아 출생 시 보육기에 머문 기간, 합병증 여부, 부모와의 정기적 접촉 정도

(2) 신생아기

- 모성의 신체적 상태 및 산후 우울증이나 정신병적 증상 등의 정신적 건강 상태
- 수유방식(모유, 분유)/수유는 어떻게 진행되었는지 (모유 수유 시 순조로웠는지, 분유 수유 시 어떻게 먹였

는지)
–수면 패턴
–기질적 특성

(3) 영아기
–양육자로서 부모의 심리적 준비 정도/양육의 물리적·정서적 질
–부모관계가 좋았는지 여부/양육에 대한 부모 간의 기여도
–수면 조절의 정도
–식이 섭취의 수월성과 식이 관련 문제 여부
–눈맞춤(1~2개월)/미소 반응(약 3개월)/옹알이(3~4개월)/낯가림/애착 행동의 발현

(4) 유아기
–언어발달의 정상 여부
–대근육과 소근육의 발달 정도
–분리개별화 과정의 문제 여부
–대상영속성과 대상항상성의 획득 여부
–대소변을 가린 시기 및 훈련방식
–부모와의 분리 경험 여부
–분노발작 등의 행동의 심한 정도
–부모의 훈육 태도(훈육이 적절히 필요한 항목에 대해 공감적이고 일관성 있게 행동 제한을 했는지, 적절한 행동 제한이 필요할 때 훈육이 없었는지, 연령에 과도하게 많은 항목에 대한 행동 제한을 하는 훈육을 하였는지)

(5) 학령전기
–정서 조절을 어떻게 하였는지
–자신의 성별이나 성역할에 대한 아동의 태도
–동성 또는 이성 부모에 대한 아동의 태도
–성에 대한 호기심이나 자위행위 여부
–아동의 성적 표현 또는 동성이나 이성 부모를 향한 표현에 대한 부모의 반응
–다른 형제에 대한 반응
–첫 교육기관(유치원이나 어린이집)에 대한 아동의 적응 정도(분리불안, 집단 내에서 공격성이나 충동성 조절 능력, 또래관계, 교사와의 관계, 단체활동 적응도, 기본적인 학습 습득 능력)

(6) 학령기
–초등학교 입학 후 양육자 분리에 대한 저항과 분리불안 여부
–등교거부 여부
–유급이나 전학 등 변화
–동성 또래와 성인에 대한 성 동일시 여부
–도덕 및 양심 발달이 어느 정도 이루어졌는지
–정서발달 정도(자신의 정서를 어느 정도 인식하고 표현하는지, 긍정적·부정적 정서에 대한 조절이 어느 정도인지, 자신이나 타인의 기분에 관심을 갖고 있는지)
–공격성과 충동성(공격성과 충동성의 표현 양상과 조절 정도)
–단체활동에서 규율과 규칙을 지키는 능력
–또래나 교사와의 관계 및 사회적 기술
–학업수행도, 학업성적, 교운동능력, 예술적 능력
–학업 외에 취미활동이 있고 여가 시간을 즐길 수 있는 능력, 특기
–자해나 자살사고, 계획 또는 시도

4) 과거 병력

신체질환 여부, 언제 앓았는지, 정신질환에 대한 약물 또는 비약물적 치료력, 외래나 입원 치료 병력, 특히 경련성 질환 등 신경학적 질환이나 뇌손상을 야기한 질환이나 사고 등 외상 병력을 확인한다.

5) 가족 병력

가족의 신체질환력과 정신질환력 및 치료력을 알아보고, 이런 질환들이 아동에게 영향을 주었을 가능성에 대해 확인한다.

6) 가족관계, 가족 상황, 양육환경 및 사회력 평가

현재 아동과 주거를 같이하는 가족 구성원에 대해 각각의 특성과 형제자매의 연령 및 아동과의 관계 및 형제자매에 대한 아동의 태도 등에 대해 평가한다. 부모 외에 양육자 여부도 알아보도록 한다. 부모의 과거 경험이 현재 아동의 양육방식에 미치는 영향을 알아보기 위해 부모의 성장 시 주요 경험과 삶에 대한 정보를 얻는다. 부모의 결혼

과정과 결혼생활에 대한 만족도, 아동의 문제가 부부관계에 미치는 영향, 부모 간의 아동 양육이나 훈육에 대한 태도에 차이가 있는지, 이런 차이가 아동에게 어떻게 표현되는지, 다른 가족 구성원과의 갈등이나 부모의 생활사적 스트레스, 부모의 교육에 대한 가치관이나 종교관 등 부모-자녀 관계에 영향을 줄 수 있는 요인들을 탐색한다. 어린 시절의 불행한 사건들과 관련하여 아동학대나 방임, 가정 내 폭력, 부모의 정신병리, 부모의 사망이나 이혼으로 인한 분리 등 사건들에 대한 평가가 필요하다(AACAP, 1997a). 더불어 실제 어느 가정에서나 생길 수 있는 일상적인 상황들이 종종 간과되는 경우들이 있으므로 이에 대한 관심도 기울여야 한다. 즉, 부모에게 물리적 · 경제적 부담을 주는 조부모의 질환이나 조부모나 다른 확대 가족 구성원과의 갈등, 한 명의 양육자에 의한 독박 육아, 주말부부, 터울이 많은 동생의 출생, 부모의 직장 내 과도한 스트레스나 실직 등 부모의 신체 · 정신 상태에 큰 영향을 주는 일상사 스트레스 상황들이 부모-자녀 관계에 부정적 영향을 미칠 수 있다. 또한 확대가족이나 이웃 및 종교 단체 등 지역사회에서의 지지체계가 있는지 알아보도록 한다. 이런 가족과 주변 환경에 대한 평가와 함께 아동의 증상이나 문제행동이 가족의 역동내에서 미치는 영향과 의미를 파악하도록 한다.

3. 아동 관찰과 면담을 통한 평가

평가자는 아동 자신, 아동과 부모 관계 양상, 아동의 평가자에게 대한 반응 양상 등에 대해 관찰하도록 한다.

1) 아동의 관찰

아동의 외모, 활동량, 언어 수준, 평가자와의 사회적 · 정서적 상호 교류, 제한 상황이나 좌절 상황에서 이를 잘 인지하고 조절할 수 있는 능력 등을 볼 수 있다.

2) 아동-부모 관계 관찰

아동 평가 시 아동과 부모가 진료실에 들어오기 전 대기실에서의 아동과 부모의 모습을 관찰하는 것이 도움이 된다. 아동과 부모 사이의 상호작용, 아동의 활동량, 주변 사람들과의 사회적 상호작용, 충동 조절 정도, 부모가 아동에게 얼마나 집중하고 지도감독을 하는지, 아동이 좌절 상황에서 어떻게 반응하는지 등을 좀 더 자연스러운 상황에서 볼 수 있게 된다(Jha, 2022). 진료실 내에서는 부모 동반 시 아동이 부모에게 어떻게 도움을 구하고, 즐거움을 나누고, 안정감을 구하는지, 놀이를 어떻게 요청하는지 살펴보도록 한다. 또한 부모는 아동이 보내는 신호를 잘 알아채고 아동의 연령에 맞게 적절히 반응하는지 등의 양상을 자연스럽게 관찰하는 것이 좋다(Lake et al., 2022). 아동에게 '자세히 설명해 주는 것이 좋다'고 알고 있는 부모는 2세 아동이 진료실에서 놀잇감이 아닌 물건을 만지려 할 때 이를 제지하면서 그것을 왜 만지면 안 되는지, 그러면 어떤 문제가 생기는지 매우 자세하게 설명을 하는 경우가 있다. 이때 아동은 부모가 하는 자세한 설명을 이해할 수 없으며, 이 시기 아동의 특성상 한 번 제지하여도 몇 차례 같은 행동을 반복할 수 있는데, 이때마다 아동의 발달상태에 맞지 않는 자세한 설명은 아동의 훈육에 도움이 되기 어려우며, 때에 따라서는 짜증 등 아동의 부정적 정서 반응을 증가시킬 수도 있다. 평가자와 면담이 진행되는 동안 부모가 아동이 대답하는 데 시간이 걸릴 때 대답을 가로채거나 아동을 심하게 재촉하는 경우도 있지만, 어떤 경우에는 평가자의 질문에 아동이 대답을 못하면 아동이 더 쉽게 이해할 수 있도록 가정에서 아동에게 익숙한 평상시 용어로 평가자의 말을 바꾸어 도움으로써 아동의 대답을 격려하기도 한다. 아동의 생활에 대한 부정적 내용을 아동의 동반과 무관하게 거리낌 없이 보고하는 양상이 있기도 하고, 지나치게 조심하며 일상 내용에 대해서도 아동에게 알려지는 것을 꺼리는 부모의 반응 양상도 볼 수 있다.

부모와 아동을 같이 본 이후에 부모를 진료실 밖으로 보내고 아동을 면담하는 경우에는 부모와의 분리 시 아동이 어떤 정서나 행동 반응을 보이는지 살피도록 한다. 아동에게는 아동이 진료실에서 면담을 하는 동안 부모는 대기실에서 기다리고 있을 것이라 알리고, 어린 연령의 아동에게는 부모가 대기실에 앉아 있는 모습을 보여 줄 수도 있다. 대부분의 경우 분리에 큰 어려움이 없지만, 일부 분리에 대한 저항이 심한 경우 평가자가 그 상황을 직접 다루기보다는 부모가 어떻게 그 상황을 다루는지 관찰하도록 한다. 부모가 적절히 아동을 격려하고 안심을 시키는지, 아동을 야단치거나 계속 고집을 부리면 진료 이후 놀이터에 가지 않을 것이라고 위협하는지 등을 통해 부모가 평상시 아동이 불안하거나 부정적 정서 상태일 때 어떻게 반응하는지

볼 수 있는 기회가 된다(Lake et al., 2022). 부모가 아동의 분리불안에 대해 부적절하게 다루거나 적절히 다룸에도 아동의 분리에 대한 저항이 감소하지 않는 경우 평가자가 개입하도록 하며, 그럼에도 분리가 어려울 때는 아동이 부모 동반을 원하는지 의견을 확인하고 아동이 안정이 될 때까지 부모의 동반을 요청할 수 있다.

3) 놀이활동 평가나 그림 평가

아동에 대한 진단 평가를 위해서는 아동의 발달수준에 맞는 적절한 접근방법과 기술들이 필요하다. 영유아기는 물론이고 학령전기의 아동에서도 내적 정서 상태에 대해 직접 질문을 하더라도 아동들은 정서 상태를 언어로 표현하기 어려우며, 특히 부정적 정서를 표현하는 것을 주저하는 경우가 있어 언어적 소통만으로 충분히 아동의 내적인 양상을 알기 어려우므로 놀이 상황을 통해 평가자가 적절히 개입함으로써 내적 정서 상태를 파악하도록 한다. 언어적 소통이 충분히 가능한 학령기 아동에서도 자신의 감정을 적절히 표현하는 것을 어려워할 때는 퍼펫 또는 피규어 인형들을 활용하면 아동들은 좀 더 편안하게 표현할 수 있게 된다. 구조화된 그림이나 자유 그림을 그리게 하는 것도 아동의 내적 사고나 정서 세계를 평가하는 데 도움이 된다.

놀이 평가는 아동이 편하게 여기는 방식으로 이루어져야 한다. "여기에서 선생님과 ○○분 동안 같이 있을 거야. 네가 하고 싶은 놀이를 해도 좋고, 네가 하고 싶은 이야기를 선생님과 같이 해도 좋아" 등으로 간단하게 설명을 해 준 후 아동이 원하는 방식으로 결정하도록 한다(정선주, 홍강의, 2014). 놀이활동 개시 전 아동들마다 다양한 반응을 보일 수 있는데, 즉시 놀이를 시작하는 아동도 있지만 평가자가 적극적으로 권유할 때까지 기다리는 아동도 있다. 아동이 놀이 평가 시 보이는 초기 반응을 잘 살펴보도록 한다. 자유놀이 시 아동의 놀이 수준이 기계적인지 감각운동 놀이를 하는지 상징놀이가 가능한지를 살펴보고, 상징놀이 시 얼마나 정교한 내용을 갖고 있는지를 통해 아동의 인지기능 발달 정도를, 상징놀이 시 표현하는 내용을 통해 아동의 내적 관심도를 평가할 수 있다. 놀이 평가 시 아동의 놀이에 대해 서술해 주는 것이 평가자로서 가장 적절한 개입방법이다. 이런 개입방법을 통해 아동의 놀이 흐름에 영향을 주지 않으면서 아동의 놀이에 관심을 보일 수 있게 된다(정선주, 홍강의, 2014).

자유로운 놀이활동 이후 아동에게 그림을 그려 보도록 권유할 수 있다. 어떤 아동은 처음부터 놀이활동보다 그림 그리기를 선택하기도 한다. 아동이 원하는 내용의 그림을 그릴 수도 있고, 아동에게 구체적으로 사람, 집, 나무, 가족 등을 그려 보자고 제안할 수도 있다. 그림을 통해 아동의 연령에 적절하게 미세한 운동 능력과 사고 능력이 발달했는지를 관찰할 수 있으며, 가족화를 통해 가족과의 관계를 간접적으로 평가할 수 있다.

4) 언어적 면담 평가

평가자는 아동과 면담 초반에는 나이, 유치원이나 어린이집의 이름, 학교, 학년, 가족 구성원, 친한 친구, 좋아하는 활동, 좋아하는 과목 등 일상적이고 위협적이지 않는 질문으로 시작하면서 '아동이 자신에 대한 것을 잘 말해 주면 선생님이 아동을 더 잘 이해할 수 있다'고 언급하여 아동의 역할이 중요함을 알려 주도록 한다. 아동과의 이런 질문과 대답 과정은 아동의 상황에 대한 병력청취뿐 아니라 아동의 정신상태검사를 확인할 수 있는 과정이기도 하다. 아동이 어느 정도 긴장이 풀렸을 때 비밀 유지에 대한 내용을 설명한다. 아동과의 대화 내용은 아동의 안전이나 아동 주변 사람들의 안전이 걱정될 때 외에는 아동이 원하지 않는다면 다른 사람들에게 말하지 않는다고 알려 주도록 한다.

아동과의 면담 시 아동이 내면을 표현하기 쉽도록 갖고 싶거나 되고 싶은 동물이 무엇인지, 무인도에 갈 때 가져가고 싶은 물건이나 같이 가고 싶은 사람, 세 가지 소원이나 장래 희망이 무엇인지 등의 투사적 질문들을 통해 아동의 욕구와 소망을 알아보도록 한다. 꿈을 자주 꾸는지, 꿈의 내용이 무엇인지, 아동이 현재 느끼는 문제(어려움이나 고민, 스트레스받는 것 등으로 질문을 하는 것이 좋다)가 무엇인지, 기분이 어떤지, 지금까지 지내면서 특정 감정(행복감, 슬픔, 분노, 불안 등)을 느껴 본 적이 있는지, 어떤 상황에서 그런 느낌을 느꼈는지, 그런 느낌일 때 어떻게 하는지, 유치원이나 학교생활을 즐겁게 하고 있는지, 친구관계가 어떤지 등 직접적인 질문을 통해 아동의 정서와 사고 상태를 알아볼 수 있다. 공격성이나 충동 조절을 평가하기 위하여 어떨 때 화가 나는지, 화가 나면 어떻게 표현하는지, 자신이나 타인을 해치고 싶은 충동이 있는지, 화가 날 때 화를 참으려고 하는지, 참으려고 할 때 무엇이 도움이 되고 무엇이 화를 더 나게 만드는지, 화를 내고 나서 마음이 시원한지 아니면 불편한지, 다음에도 같은 상황이 오면 화를 낼 것인지 등의 질문들이 도움이 될 수 있다.

평가자에게 특히 학령기 아동과의 면담이 어렵게 느껴지는 경우가 있는데, 이런 어려움에는 여러 가지 요소가 작용한다. 학령기 아동과 면담 시 일상적 내용에 대한 언어적 소통은 가능하지만 좀 더 정교하고 복잡한 내용을 대화하기는 어려운 경우가 있다. 언어적 내용을 액면 그대로는 이해하지만 말의 행간 또는 표정이나 몸동작 등이나 추상적 내용에 대해서는 이해를 잘 못하기도 한다. 대답을 잘 못하는 경우 질문에 대한 이해가 되지 않은 것인지, 이해는 되었으나 답변할 내용이 없는 것인지, 답변할 내용을 알고 있으나 심리적 제한으로 답변을 못하는 것인지 등 여러 경우에 대해 평가자는 고려하여야 한다. 또한 "너는 친구에게 화낼 때가 자주 있어?" 같은 얼핏 간단해 보이는 질문에 갑자기 대답을 못하고 가만히 있는 경우도 있다. 이 상황을 잘 탐색해 보면 아동 스스로 친구에게 화낼 때도 있고 아닐 때도 있는 양가적 상황에 대한 통합을 어려워하여 어느 한 가지 대답으로 결정을 못하는 경우가 있기도 하다. 대답을 못하는 상황을 그냥 지나가기보다는 "친구에게 화낼 때도 있고 아닐 때도 있는 거야?"라고 결정을 못하는 양가적 마음을 대신 표현해 주면 아동이 여기에 강하게 동조하기도 한다. 질문에 대해서 단답형 답변이 많아 평가자가 지속적으로 추가적인 질문을 통해 이끌어 나가야 필요한 정보를 얻는 경우도 빈번하다. 단답형으로 대답하는 것에 대해 '왜 그렇지?'라고 질문하여도 아동이 면담에 부정적이거나 관심이 없는 것이 아님에도 스스로 분석적 사고를 할 능력이 아직 충분히 발달된 상태가 아니기 때문에 '잘 모르겠다'고 하거나 답을 못하기도 한다. 예를 들면, 친구와 잦은 다툼으로 내원한 아동에게 '친구와 왜 싸웠지?' 라는 것보다는 '무엇 때문에 친구와 싸우게 되었지?' '네가 친구를 노려볼 때 그 친구는 어떻게 했지?'라고 구체적 질문을 하여야 아동이 더 쉽게 대답을 하게 된다. 시간에 대한 개념은 생기고 있지만 어떤 증상이 얼마나 지속되었고, 언제부터 시작되었는지 질문하기보다는 여름방학 전부터 증상이 생겼는지, 여름방학 시작할 때 생긴 증상이 방학이 끝날 때까지 지속되었는지 구체적인 시간이정표를 제시하고 질문하는 것이 좋다. 면접 말미에 아동에게 부모에게 전달되기를 원하는 내용이 있는지 또는 특히 알리지 않았으면 하는 내용이 있는지 질문을 하고, 전달되기 원하는 내용을 부모에게 전하겠다고 언급하는 것도 아동과의 유대감 형성에 도움이 될 수 있다. 면담이 끝나기 전에 아동에게 더 말하고 싶은 것이 없는지, 질문이 있는지 물어보도록 한다.

4. 정신상태검사

정신상태검사 시에는 아동이 언어로 표현하는 정보 외에 행동 관찰을 통해 많은 정보를 얻을 수 있다. 기분이 불안하지 않다고 보고하나 행동 관찰에서는 긴장한 상태로 의자에 앉아 눈맞춤을 잘 못하는 아동들은 실제 불안도가 높을 상태일 가능성이 있다. 부모 동반 시 평가자의 질문에 대해 아동이 어떤 태도를 보이는지도 평가에 도움이 된다. 평가자의 질문에 머뭇거리고 부모의 표정과 반응을 자주 살피는 아동의 경우, 자신의 답이 틀리는 것을 염려하는 경우, 자신의 답에 대한 부모의 반응을 걱정하는 경우, 낯선 상황에서 긴장하여 표현을 못하는 경우 등 다양한 이유로 나타날 수 있으므로 평가자는 이에 대한 탐색이 필요하다. 아동의 면담 이후 동반한 부모에게 아동의 면담 태도가 평상시 익숙한 상황에서 나타나는 태도와 유사한지 아니면 차이가 있는지 확인해 보는 과정은 평가자의 관찰 내용에 대한 주관적 판단 오류를 줄여 줄 수 있다. 아동의 읽기, 쓰기 등 기능을 평가할 때는 아동의 인지기능 정도가 사전에 평가된 것이 아니므로 한글을 처음 배우면서 쓰게 되는 아동 자신의 이름 정도로 시작하여 기능 수준을 가늠하며, 점차 학교 이름, 교사나 친구 이름 등으로 확장하여 시도해 보는 것도 한 방법이 된다.

정신상태검사 시 평가 항목들은 다음과 같다.

① 외모: 연령 대비 체구, 신체 변형, 신체 상처, 위생 상태, 의복 착용 상태
② 태도: 협조 정도, 부모나 평가자와의 관계 및 애착 반응
③ 행동: 전반적인 운동 활성도와 협응 정도, 착석 유지 정도, 신체 움직임, 걸음걸이, 비정상적 신체 움직임, 틱 증상 유무, 신체 떨림, 안구진탕, 상동운동 유무, 눈맞춤
④ 언어: 말 속도, 리듬, 톤, 목소리 크기, 운율, 유창성, 언어적 표현 및 이해 정도

⑤ 기분과 정도
- 기분: 아동이 표현하는 언어로 기술
- 정동: 평가자에 의해 관찰되는 기분에 따른 표정과 변화 정도, 기분의 질, 기분의 안정성, 기분의 강도 및 범위, 사고 내용에 대한 기분의 적절성

⑥ 놀이: 놀이 평가가 시행된 아동에서 평가
- 놀이의 구조: 감각운동기 놀이, 기능적 놀이, 초기의 상징화 놀이, 정교한 상징놀이, 놀이에서 모방이나 상호 교류 양상 또는 문제해결 양상이 나타나는지
- 놀이의 내용: 아동이 선택하는 놀잇감의 종류 및 놀잇감의 사용 양상

⑦ 사고
- 사고과정: 사고의 일관성 및 조직화, 일차 과정의 사고인지 이차 과정의 사고인지
- 사고 내용: 정신병리적 사고 여부, 특정 공포나 공포대상, 공상의 내용, 백일몽, 자살 및 자해사고, 타살 및 타해 사고

⑧ 지각: 아동이 표현하는 언어로 환각 기술, 공상과 실제 경험을 구별하는 능력

⑨ 인지: 지남력, 주의력 및 집중력, 기억력, 읽기 및 쓰기 기술, 학습적 지식, 판단력

⑩ 자기조절 능력
- 충동 조절: 병력을 통해 또는 관찰되는 양상을 평가, 표현방식이나 표현 정도, 조절 양상
- 좌절에 대한 인내 정도

⑪ 병식: 자신의 증상에 대해 알고 표현하는 정도와 문제가 되는 행동이나 스스로 고통감을 느끼는 생각이나 감정을 줄이거나 없애고 싶은 동기가 있는지

⑫ 신경학적 평가: 아동의 행동 관찰과 간단한 수행 검사를 통해 신경학적 기능을 평가한다.

5. 의학적 검사

아동 면담과 부모로부터의 병력청취와 면담을 통한 임상평가 이후 평가자는 아동의 문제에 대한 이해와 잠정적인 진단에 대한 견해를 갖게 된다. 최종 진단을 결론 내리기 전 평가자는 필요하다고 판단되면 의학적 검사를 시행할 수 있다(제41장 참조).

6. 평정척도, 면접 도구, 심리검사, 발달검사 언어검사, 운동 평가

아동과 부모와의 면담이 가장 중요한 임상평가방법이지만 추가적으로 반구조화 또는 구조화된 면접 도구들을 사용하여 평가 내용을 보완할 수 있다. 한국판으로 표준화되어 사용 가능한 면접 도구로는 반구조화 면접 도구인 '학령기 아동용 정동장애와 조현병 스케줄-현재 및 평생형'(Kiddie Schedule for Affective Disorders and Schizophrenia-Present and Life time version: K-SADS-PL, Kaufman et al., 1997; 한국판 K-SADS-PL, 김영신 등, 2004)과 구조화된 면접 도구인 '아동용 진단면담 스케줄'(Diagnostic Interview Schedule for Children version, DISC-IV; Schaffer et al, 2000; K-DISC-IV, 조수철 등, 2007)이 있다. 평정척도로는 전반적인 임상 양상을 평가하는 것과 증상에 따라 특정하게 적용하는 평정척도로 나누어 볼 수 있다. 각각의 평정척도의 종류와 내용, 심리검사, 발달검사, 언어검사, 운동평가 등에 대해서는 제39장 발달평가와 제40장 심리평가에서 세부적으로 다루어질 것이다.

7. 학교 및 교육기관으로부터의 정보 획득

아동에 대한 통합적 이해를 위해 아동이 활동하는 가정 이외 다른 영역에서의 정보 수집을 하도록 한다. 유치원이나 학교, 학원 교사들을 통한 정보는 진단 평가뿐 아니라 이후 치료적 개입 시 협조를 얻기 위해서도 필요할 수 있다. 부모의 동의하에 서면이나 전화통화 등의 방법을 사용하거나 교사가 작성한 아동의 학교생활기록부를 요청 할 수 있다.

8. 진단 및 치료 계획 수립

정보 수집과 부모와 아동의 면담을 통한 임상평가, 추가적으로 시행한 검사결과들을 종합하여 통합적이고 역동적 해석과 함께 진단을 내리게 된다. 진단은 진단기준에 따라 증상과 정신병리를 정의하는 기술적 진단이 있는데, 주로 사용되는 기술적 진단체계는 미국정신의학회에서 발행하여 현재 5판이 사용되고 있는 DSM 체계(APA, 2013)와 WHO에서 발행하여 11판으로 개정된 ICD 체계이다. 그렇지만 각기 다른 발달적 · 환경적 맥락을 갖는 아동의 개별

적 특성을 통합적으로 보기 위해서는 기술적 진단과 함께 통합-역동적 진단이 필요하다. 이는 아동의 발달상태와 성격 형성에 기여한 생물학적(기질, 발달영역별 발달 정도), 심리적(부모와의 애착관계, 심리적 갈등과 방어기제), 사회적(가족환경, 또래관계) 주요 요인이 어떻게 상호작용하여 아동의 증상과 문제행동을 발생시키고 유지하게 만드는지, 증상의 악화와 완화에 영향을 미치는 요인들이 무엇인지 대한 진단을 하는 것이다(정선주, 홍강의, 2014). 이런 역동적 진단 형성dynamic diagnostic formulation은 이후에 추가적인 자료나 면담 등에 의해 보완되기도 하지만 임상평가 직후에 역동에 대한 가설의 설정은 아동의 심리 상태와 생활을 좀 더 깊이 있게 이해하도록 해 주며, 어떤 치료적 개입을 선택할지 결정하는 데 도움을 줄 수 있다(Sadhu & Walkup, 2022). 역동적 진단 형성을 하기 위한 모델들이 제안되고 있는데, 다음에서 제시되는 각각의 모델들은 그 모델마다 장단점이 다르므로 문제행동에 따라 적합한 모델을 단독 또는 병합하여 시용할 수 있다. 이런 과정을 통해 진단평가과정과 같이 치료 계획이 통합적으로 이루어지도록 한다. 진단평가과정에서 밝혀진 생물-심리-사회적 요인들에 대해 각각의 측면을 어떻게 개입하고, 어떤 치료에 중점을 둘 것인지 등을 결정하여야 한다. 이때 약물치료를 고려할지, 다양한 정신치료 중 어떤 형태의 치료가 가장 적합할지, 발달지연이 있는 영역에 대한 개입을 할지 등을 계획하게 된다. 학교생활이나 학업문제에 대해서는 교사의 협조를 구하거나 공교육 체계의 도움이 필요할 수도 있다. 부모나 가족에 대한 개입을 계획할 때는 부모교육으로 충분한지, 역기능적 가족관계를 다루기 위한 가족치료가 필요할지를 결정하도록 한다.

9. 진단 형성 모델

1) 생물-심리-사회적 모델biopsychosocial model과 4개의 P 모델The Four Ps model

생물-심리-사회적 모델(Engel, 1980)은 지난 30여 년간 정신건강의학 영역에서 환자 증례의 진단 형성을 위해 일반적으로 사용해 오던 모델이다. 이는 생물학적, 심리적, 사회적 각 영역에만 국한하여 문제행동이나 증상의 원인을 귀인시키지 않고 세 가지 영역을 모두 아우르면서 이 영역들에서 나타나는 요인들을 탐색하고자 하는 것이다. 각 영역들에 포함되는 요소들은 〈표 38-1〉과 같다(Henderson & Martin, 2017). 그렇지만 이 모델은 각 영역의 요소들이 환자의 문제행동이나 증상에 얼마나 기여하는지, 무엇을 먼저 다루어야 할지, 무엇이 가장 중요한지, 어떤 개입을 해야 하는지 등에 대한 안내는 제공해 주지 못한다.

이런 취약점을 보완하기 위해 생물-심리-사회적 모델에 4개의 P 모델(Henderson & Martin, 2018)을 접목하여 사용한다. 이를 통해 문제행동이나 증상의 연대기와 원인을 제시하고, 어떤 시점에 어떤 치료적 개입을 할 것인지에 대한 방향을 제시할 수 있다. 첫 번째 P인 소인적 요인predisposing factor은 현 증상에 대해 아동을 취약하게 하였던 특성들의 조합이다. 두 번째 P인 촉발 요인precipitating factor은

표 38-1 생물-심리-사회적 모델의 구성요소

생물학적(biologic) 요소	심리적(psychologic) 요소	사회적(social) 요소
유전력	정서발달	가족 구성
기질이나 성향	성격 구조	또래관계
신체 상태 및 신체 질환	방어기제	어린이집, 유치원, 학교
지능	지존감	이웃 환경
발달력	병식	사회경제적 상태
가족 병력	행동이나 사고 양식	인종의 영향
	스트레스 반응도	문화
	대처 전략	종교
	장단점	

표 38-2 생물-심리-사회적 모델에 4개의 P를 접목한 예시

P의 요소	생물학적 요소	심리적 요소	사회적 요소
소인적 요인	유전력 가족력 신체질환력	미성숙 방어기제	가난 학대나 방임
촉발 요인	충동적 반응 양상	최근의 상실 경험	성적 저하 또래와 다툼
지속 요인	불량한 약물 반응	사회적 상호작용을 잘 못함	맞벌이 부모로 치료 시간에 오기 어려움
보호 요인	가족의 양호한 치료반응력 인지기능 양호함	병식이 있음 회복탄력성 있음	주변의 지지체계 있음

최근의 스트레스나 현 증상 발현에 자극에 되었던 사건과 공존질환들이다. 세 번째 P인 지속 요인perpetuating factor은 현 증상이 지속하는 데 기여할 수 있는 특성들로, 증상의 심각도, 순응도 문제, 사회적 상황의 악화, 대처 전략의 부재 등이 포함될 수 있다. 네 번째 P는 보호 요인protective factor으로 아동의 강점, 회복탄력성, 지지체계 등을 포함한다. 생물-심리-사회적 모델에 네개의 P모델을 접목한 예시는 〈표 38-2〉에 기술되어 있다(Henderson & Martin, 2017).

2) 4개의 조망 모델the four perspectives

4개의 조망 모델은(McHugh & Slavney, 1998) 정보의 조합이 아니라 원인과 치료 개입의 선택에 따라 정신건강 상태를 구별하게 되며, 질환disease, 차원dimension, 행동behavior, 인생사life Story 등 네 가지의 조망은 각각의 치료적 파라다임과 함께한다. 이 모델에서는 각각의 치료적 개입에서 있을 수 있는 부작용 범주(약물 부작용 또는 시행되는 안내나 교육이 권위적으로 전달되는 것 등)를 인지하고 평가하도록 한다(McHugh, 2005). 또한 치료적 개입이 효과적으로 작동하기 위한 요구사항 범주가 있는데, 이는 약물순응도에 따라 효과 차이, 안내나 교육의 시행을 위한 발달적 특성 고려, 또한 행동의 변화를 위한 아동의 변화에 대한 의지 선행 여부 등을 포함하고 있다. 평가자는 어떤 종류의 조망이 현재 아동의 상태에 가장 잘 맞는지를 평가하고 그에 적절한 치료적 개입에 대해 아동과 부모와 좀 더 솔직한 방법으로 논의하도록 한다(표 38-3).

① 질환Disease: 생물의학적 조망의 정수로서 원인과 가능한 예후를 갖고 있는 병리적 상태이다. 질환 치료는 직접, 또는 간접적으로 병리적 과정이나 증상 호전에 영향을 줌으로서 완치나 예방을 가능하게 한다.

② 차원Dimension: 개인의 취약성에 근간을 둔다. 지적장애나 기질은 완치되지는 않으나 기능 향상에 대한 안내를 제공 받을 수 있다.

③ 행동Behavior: 생물-심리-사회적 치료개입들을 통해 감소되거나 중단해야 할 비적응적이고 바람직하지 않은 활동이다.

④ 인생사Life Story: 언어를 매개로 하여 해석을 하는 정신치료를 통해 인생사를 재구성하는 것이다. 정서적 고통감 때문에 치료를 하게 된다.

표 38-3 4개의 조망 모델

범주category / 조망perspective	치료 종류/기대하는 효과	부작용	요구사항
질환: 정동장애	약물치료/완치	약물 부작용	약물순응도
차원: 기질이나 인지적 제한	안내나 심리교육/상태 수용	권위적인 전달	개입을 수용할 수 있는 역량
행동: 물질남용	행동치료/중단	낙인효과	변화에 대한 의지
인생사: 사별이나 삶의 침체기	정신치료/재구성	해석에 적대적 반응	병식

10. 진단평가결과 설명과 치료 방향 제시를 위한 부모 회의

평가과정에서 얻은 포괄적이고 통합적인 진단결과와 이에 대한 적절한 치료 계획에 대해 부모가 충분히 이해하고 수용할 수 있도록 평가결과를 상세하고 효과적으로 전달하도록 한다(정선주, 홍강의, 2014). 그렇게 하기 위해서는 평가과정 중 시행하였던 관찰 및 검사 결과와 이런 결과를 통한 종합적 결론과 치료 계획에 대해 단계적인 설명이 필요하다. 평가결과를 설명 시 평가자는 아동의 약점이나 문제뿐 아니라 아동의 장점과 좋은 기능에 대해서 같이 알리도록 한다. 부모들이 자주 질문하는 것 중 하나가 현재 증상이나 문제행동의 원인이 무엇인가에 대한 것이다. 이때는 아동에게 발생한 증상과 문제행동은 생물-심리-사회적 요인들이 서로 긴밀하게 상호작용한 결과로서 설명하는 것이 좋다. 또한 아동의 문제에 대한 설명 시 표면적인 증상과 문제행동보다는 이들에 기여한 심리적 갈등과 정서적 고통감을 이해하고 독립된 개체로서 아동의 생각과 감정을 공감하고 존중할 수 있게 도와야 한다(정선주, 홍강의, 2014). 회의과정에서는 가능하면 전문 의학 용어는 사용하지 않도록 하며, 부모들이 잘 이해할 수 있는 용어와 방식으로 정보를 제공하도록 한다. 평가자는 진단과 치료 계획을 설명한 후 부모의 의견을 들어 보고, 평가자가 제안한 치료 계획에 대해 현실적 상황을 고려하여 부모와 함께 결정하도록 한다.

결론 및 요약

영유아와 아동에서의 정신의학적 평가는 임상평가과정을 통해 진단을 내리고 진단에 적합한 치료 계획을 세우는 통합적인 과정이다. 이 시기 영유아와 아동에 대해 통합적 평가를 위해서 특히 발달에 대한 조망이 필요하며, 정신장애뿐 아니라 정서 · 인지 · 사회성 · 행동 기능 등의 장해 여부를 같이 고려해야 한다. 또한 영유아와 아동은 대상과 상황에 따라 각기 다른 반응을 보이는 경우가 많으므로 가능하면 다양한 경로의 다양한 정보원을 통해 정보를 수집하도록 하고, 가정, 학교, 지역사회 등 아동이 속한 환경으로부터의 영향을 함께 살펴보아야 한다. 평가자는 평가 전 과정을 통해 중요한 역할을 하는 아동과 부모 모두와 신뢰로운 관계를 유지하면서 평가과정을 통해 도출된 통합적 진단과 치료 계획을 부모에게 효과적으로 전달하도록 한다.

참고문헌

정선주, 홍강의(2014). 임상평가. 홍강의 외 편. 소아정신의학(pp. 497-506). 서울: 학지사.

American Academy of Child and Adolescent Psychiatry (AACAP). (1997a). Practice parameters for the psychiatric assesment of children and adolescents. *Journal of the American Academy of Child & Adolescent Psychiatry, 36*(Suppl.), 4S-20S.

American Academy of Child and Adolescent Psychiatry (AACAP). (1997b). Practice parameters for the psychiatric assesment of infants and toddlers (0~36 months). *Journal of the American Academy of Child & Adolescent Psychiatry, 36* (Suppl.) 21S-36S.

American Psychiatric Association (APA). (2013). *Diagnostic and statistical manual of mental disorders* (5th ed.). Washington, DC: American Psychiatric Association Publishing.

Engel, G. L. (1980). The clinical application of the biopsychosocial model. *American Journal of Psychiatry, 137*, 535-544.

Finelli, J., Gleason, M. M., & Zeanah, C. H. (2022). Assessing infants and toddler. In M. K. Dulcan (Eds.), *Textbook of child and adolescent psychiatry* (3rd ed., pp. 18-39). Washington, DC: American Psychiatric Association Publishing.

Henderson, S. W., & Martin, A. (2018). Formulation and integration. In A. Martin, F. R. Volkmar, & M. Bloch. (Eds.), *Child and Adolescent Psychiatry* (5th ed., pp) Philadelphia: Wolters Kluwer.

Jha, P. (2022). Assessing the elementary school-age child. In M. K. Dulcan (Eds.), *Textbook of child and adolescent psychiatry* (3rd ed., pp. 60-73). Washington, DC: American Psychiatric Association Publishing.

Kaufman, J., Birmaher, B., Brent, D., Rao, U. M. A., Flynn, C., Moreci, P., ... & Ryan, N. (1997). Schedule for affective disorders and schizophrenia for school-age children-present and lifetime version (K-SADS-PL): Initial reliability and validity data. *Journal of the American Academy of Child & Adolescent Psychiatry, 36*(7), 980-988.

Kim, Y. S., Cheon, K. A., Kim, B. N., Chang, S. A., Yoo, H. J., Kim, J. W., ... & Leventhal, B. (2004). The reliability and validity of kiddie-schedule for affective disorders and schizophrenia-present and lifetime version-Korean version (K-SADS-PL-K). *Yonsei Medical Journal, 45*(1), 81-89.

Lake, M. B., Navsaria, N., & Luby, J. (2022). Assessing the preschool-age child. In M.K. Dulcan (Eds.), *Textbook of child and adolescent psychiatry* (3rd ed., pp. 40-59). Washington, DC: American Psychiatric Association Publishing.

McHugh, P. R. (2005). Striving for coherence: Psychiatry's efforts over classification. *Journal of American Medicine Association, 293*, 2526-2528.

McHugh, P. R., & Slavney, P. R. (1998). The perspectives of psychiatry (2nd ed.). Baltimore, MD: The John Hopkins University Press.

Sadhu, J. M,, & Walkup, J. T. (2022). Process of assessment and diagnosis. In M. K. Dulcan (Ed.), *Textbook of child and adolescent psychiatry* (3rd ed., pp. 3-17). Washington, DC: American Psychiatric Association Publishing.

제39장

소아정신의학

발달평가

Developmental Assessment

김효원

영유아기는 운동, 언어, 인지, 사회성 등 다양한 영역의 발달이 빠르게 일어나며, 이러한 인지기능과 관련된 뇌발달이 가장 활발히 일어나는 시기이다. 이 시기의 발달 속도는 아이들마다 매우 다르고, 각 영역별로 발달지연을 보이는 아이들도 많다. 영유아기의 아이를 키우는 부모 역시 '혹시 우리 아이가 발달이 느린 것은 아닌가' 하는 고민을 가장 많이 하게 된다.

또한 자폐스펙트럼장애를 포함한 신경발달장애의 경우에는 조기 발견 및 조기 개입이 중요한 것으로 알려져 있으며, 만 5~6세경의 표현 언어와 지능이 예후에 결정적인 영향을 끼치는 것으로 보고되고 있다. 따라서 아이들이 가지고 있는 발달의 문제를 조기에 정확히 진단하고, 적절한 개입방법에 대한 계획을 수립하기 위하여 조기에 적절한 발달평가를 시행하는 것이 중요하다.

영유아 건강검진

영유아 건강검진은 생후 14일부터 71개월(6세 미만)까지의 영유아를 대상으로 성장 이상이나 발달 이상, 비만, 안전사고, 영아 급사 증후군, 청각 이상, 시각 이상, 치아우식증 등의 발달사항을 확인하는 검진이다. 14일, 4개월, 9개월, 18개월, 30개월, 42개월, 54개월, 66개월의 총 8회(구강 검진은 3회)에 결쳐 시행되며, 이 가운데 발달선별검사는 9개월, 18개월, 30개월, 42개월, 54개월, 66개월에 시행된다.

발달선별검사로는 한국 영유아 발달선별검사Korean Developmental Screening Test for Infants & Children: K-DST가 사용된다. K-DST는 다양한 영역의 발달을 종합적으로 평가하여 발달에 문제가 있는 영유아를 선별하기 위한 검사이다. K-DST는 생후 4~71개월 영유아를 대상으로 하며, 나이에 따라 총 5~6개의 발달영역으로 구성되어 있다. 각 영역은 8개의 문항으로 구성되어 총 40~48문항이 한 연령 구간별 검사지에 포함된다. 평가하는 발달영역은 대근육 운동, 소근육 운동, 인지, 언어, 사회성, 자조이다. 다만 자조 능력의 경우 어느 정도 다른 영역의 발달이 이루어진 다음에 획득되는 능력으로, 18개월 이후의 월령부터 검사하도록 구성되어 있다.

K-DST는 부모가 직접 영유아의 발달사항을 점검하는 선별검사로, 실시 절차가 간편하고 표준화되어 있다. 또한

> 주혁이는 31개월 남자아이이다. '엄마' '아빠' 정도의 단어를 의미 있게 사용하였고, 어떤 일이 뜻대로 되지 않으면 '엄마' 하고 부르기도 했다. 그러나 다른 의미 있는 단어를 말하지는 못하고, 강아지 짖는 소리를 '멍멍멍' 하고 흉내 내는 정도였다. 눈맞춤이나 호명 반응도 거의 없었다. 물건을 일렬로 나열하거나, 동그란 물건을 계속 돌리면서 놀았고, 건조기가 돌아가는 것을 계속 유심히 보기도 했다. 30개월에 소아과에서 영유아 건강검진을 받고 대근육 운동, 소근육 운동, 인지, 언어, 사회성, 자조의 6가지 영역에서 추적관찰을 요망한다는 결과를 받았다.

보다 넓은 연령대의 영유아를 대상으로 하며, 발달영역을 폭넓게 평가하고 있어 1차 의료현장에서 빠르고 효과적으로 발달지연을 판별하는 데 유용하다. 국내 영유아를 대상으로 개발되었기에 한국의 문화적 배경에 적합하며, 검사의 신뢰도 및 타당도가 우수하고 모든 문항의 변별도와 난이도가 적절한 것으로 나타났다(정은경 등, 2017).

언어 평가

아동의 언어발달을 평가할 때는 조음/음운, 의미, 구문, 형태 및 문법 그리고 화용 등 언어의 다양한 측면을 고려해서 평가하는 것이 중요하다. 언어 평가에는 연령 규준age-standard을 제공하여 또래와 비교해서 아동의 언어가 어느 정도 발달하고 있는지를 알 수 있는 공식 검사와 연령 규준을 제공하지 않지만 질적인 면에서 언어 사용이 얼마나 원활한지를 평가하는 비공식평가가 있다. 또 언어 평가는 실시 절차에 따라 크게 직접 검사와 간접 검사로 나눌 수 있다. 직접 검사는 검사자가 유아를 직접 검사하고 그 결과를 기록하여 채점하는 검사방법이며, 간접 검사는 유아에게 직접적으로 검사를 실시하는 대신에 부모 보고나 행동 관찰과 같은 간접적인 방식으로 검사를 실시한다.

1. 영유아 언어발달 검사Sequenced Language Scale for Infants: SELSI

SELSI는 생후 36개월 이하 영유아의 수용언어와 표현언어의 발달 지체를 조기에 선별할 목적으로 만들어진 선별검사이다. 생후 5~36개월 아동의 수용언어 영역과 표현언어 영역에 대하여 아동을 잘 아는 주 양육자에게 수준별 언어 행동 수행 여부를 물어서 측정한다. 36개월보다 나이가 많은 경우에도 또래보다 언어발달이 느리고 직접 검사로 평가하기 어려운 경우 SELSI 검사를 사용할 수 있다(김영태 등, 2003).

SELSI는 수용언어능력을 평가할 수 있는 수용언어 검사문항들과 표현언어능력을 평가할 수 있는 표현언어 검사

표 39-1

구분	검사 도구	연령	평가영역	평가방식
종합	영유아 언어발달 검사Sequenced Language Scale for Infants: SELSI	4~35개월	언어 전반(수용 및 표현)	간접 검사
	취학 전 아동의 수용언어 및 표현언어 발달 척도Preschool Receptive-Expressive Language Scale: PRES	만 2~6세	언어 전반 (수용 및 표현)	직접 검사
	영유아 언어 및 의사소통 발달선별검사Korean adaptiation of the LENA™ Developmental Snapshot: K-SNAP	6~36개월	언어 전반 (종단 관찰)	간접 검사
	한국판 의사소통 및 상징행동 척도 발달 프로파일Communication and Symbolic Behavior Scale Developmental Profile: CSBS DP	생후~24개월	초기 의사소통 행동	직접 검사, 간접 검사
조음	조음기관 구조 · 기능 선별검사 아동용Speech Mechanism Screening Test for Children: SMST-C	3~12세	구강 구조 및 기능	직접 검사
	우리말조음음운검사Urimal Test of Articulation and Phonology-2: U-TAP2	만 2세 6개월~만 7세	조음, 음운	직접 검사
	아동용 발음평가Assessment of Phonology & Articulation for Children: APAC	만 2~6세	조음, 음운	직접 검사
의미	수용 · 표현 어휘력 검사Receptive and Expressive Vocabulary Test: REVT	2세 6개월~만 16세 이상	의미	직접 검사
의미, 문법	맥아더-베이츠 의사소통발달평가 영아용Korean MacArthur-Bates Communicative Developmental Inventories: K M-B CDI	8~17개월	의미, 화용	간접 검사
	맥아더-베이츠 의사소통발달평가 유아용K M-B CDI	18~36개월	의미, 구문, 문법	
화용	아동 화용언어 체크리스트Children's Pragmatic Language Checklist: CPLC	만 5~16세	화용	간접 검사
	한국 아동 메타화용언어 검사Korean meta-Pragmatic Language Assessment for Children: KOPLAC	만 5~만 12세	화용	직접 검사
유창성	파라다이스-유창성 검사-IIParadise-Fluency Assessment-II: P-FA-II	전 연령	유창성	직접 검사

문항들로 구성되어 있다. 검사 문항들은 (1) 인지 능력과 관련되는 의미론적 언어 능력, (2) 언어학적인 지식과 관련되는 구문론적 언어 능력, 그리고 (3) 사회적 상호작용 능력과 관련되는 화용적인 언어 능력을 평가하는 문항들로 구성되어 있다.

SELSI에서는 언어발달 연령(개월)과 백분위점수(%tile)을 함께 제공한다. 아동의 통합 언어발달연령이 생활연령보다 2세 이상 낮은 경우 '언어장애', 1세 이상 2세 미만 정도 낮은 경우 '약간의 언어발달지체'로 간주하도록 하고 있다.

2. 취학 전 아동의 수용언어 및 표현언어 발달 척도Preschool Receptive-Expressive Language Scale: PRES

PRES는 우리나라 취학 전 아동들의 표현언어능력과 수용언어능력을 아우르는 전반적인 언어발달 상태를 평가하기 위해 개발되었다. 총 474명을 대상으로 3차에 걸친 예비 검사를 실시하여 문항을 수정 및 조정하였으며, 621명의 아동들을 대상으로 한 표준화 자료를 제시하였다(김영태 등, 2003).

PRES는 (1) 인지 능력과 관련되는 의미론적 언어 능력, (2) 음운 능력, (3) 언어학적인 지식과 관련되는 구문론적 언어 능력 그리고 (4) 사회적 상호작용 능력과 관련되는 화용적인 언어 능력에 대한 평가 문항을 모두 포함한다. 연령 단계를 3개월, 6개월 단위로 세분화하여 단계별로 구체적인 검사 항목을 제시함으로써 자세한 진단과 치료 목표를 세우는 데 유용하다. 컬러 그림책과 아이들이 친숙해하는 여러 가지 장난감과 일상 사물들로 구성되어 있어서 아이들이 어렵고 힘들어하던 검사를 좀 더 편안하게 느끼고, 자신의 능력을 제대로 발휘할 수 있도록 한다.

PRES에서는 SELSI와 같이 언어발달연령(개월)과 백분위점수(%tile)을 함께 제공한다. 언어장애를 포함한 의사소통장애 또는 다른 발달장애를 진단하기 위해서는 언어평가 결과를 다른 발달평가 관련 결과와 함께 확인하는 것이 중요하다.

3. 수용 · 표현 어휘력 검사Receptive and Expressive Vocabulary Test: REVT

REVT는 만 2세 6개월부터 만 16세 이상 성인기까지 수용 및 표현 어휘 발달 정도를 평가할 수 있는 검사이다. 명사, 동사, 형용사, 부사를 포함하여 전반적인 어휘 능력을 평가하며, 수용 어휘 및 표현 어휘 각각에 대하여 등가 연령과 백분위 점수를 제공한다.

> 주혁이는 눈맞춤이나 지시 따르기가 잘 되지 않아서 PRES 검사는 시행하지 못했다. SELSI 검사에서 수용언어 12~13개월, 표현언어 12~13개월 수준으로 나타났다.

인지기능 평가

영유아의 인지기능 발달에 대한 평가는 덴버발달선별검사, 한국형 베일리 영유아 발달검사, 교육진단검사와 같이 표준화된 발달평가 혹은 웩슬러 지능검사를 포함한 지능검사를 통해서 이루어진다. 발달평가는 연령과 발달단계에 맞는 능력을 습득했는지를 평가하는 데 비해, 지능검사는 특정 능력이 정상분포에서 어디에 해당하는지를 평가한다는 점에서 차이가 있다. 지능검사의 경우 제40장 심리평가에서 다뤄질 예정으로 이 장에서는 지능검사를 제외한 인지기능 평가에 대하여 다루고자 한다.

1. 시각-운동 통합 검사Developmental Test Of Visual-Motor Integration: VMI

VMI는 2~90세까지 다양한 연령대의 시각-운동 통합 능력과 시지각 능력, 운동협응능력을 측정하는 검사이다(황순택 등, 2016). 시각-운동통합 검사와 2개의 보충검사(시지각 검사, 운동협응 검사)로 구성되어 있으며, 연령규준에 따라서 표준점수(평균 100, 표준편차 15)와 백분위점수, 등가연령이 산출된다.

VMI는 시각-운동 통합, 시지각 또는 운동 협응에 심각한 결함이 있는 아동에게 필요한 교육적, 의학적, 기타 분야의 개입을 제공하기 위해, 장애를 조기에 식별하기 위해 개발된 도구이다. 국내 임상현장에서 VMI는 수검자가 너무 어리거나 장애 정도가 심해서 표준화된 지능검사를 실시하기 어려운 경우에 발달지수를 산출하거나 장애를 판별하기 위한 비언어적인 지능검사 도구로 활용되고 있다.

2. 덴버발달선별검사2Denver Developmental Screening Test-2: DDST-2

덴버발달선별검사Denver Developmental Screening Test: DDST는 1967년에 발표되어 전 세계적으로 가장 많이 사용되고 있는 아동 발달선별검사의 하나이다. 1992년도에 개선되고 재표준화된 새로운 DDST-2가 발표되어 사용하고 있다. DDST-2 한국어판은 1996년에 표준화되었다(이근, 1996) 유아의 발달 상태를 검사하여 발달상에 이상이 있거나 의심이 가는 아동, 즉 발달장애가 있을 가능성이 있는 아동을 조기에 선별하는 것을 목적으로 한다.

DDST-2는 유아의 발달 상태를 알아보기 위한 104개의 검사 항목이 다음과 같은 4개의 발달영역으로 구성되어 있다.

① 개인성, 사회성: 유아가 다른 사람과 관계를 유지하고 자기 자신을 돌볼 수 있는 능력을 검사한다.
② 미세 운동, 적응성: 유아가 손을 이용하여 물건을 집거나 그림 그리기 등의 능력을 가지고 있는지 검사한다.
③ 언어: 명령을 듣고, 수행하고, 또 말할 수 있는 능력을 검사한다.
④ 전체 운동: 앉고, 걷고, 뛰는 능력을 검사한다.

3. 한국형 베일리 영유아 발달검사Korean Bayley Scales of Infant Development-Third Edition: K-Bayley-III

베일리 영유아 발달검사Bayley Scales of Infant Development: BSID는 1~42개월 영유아의 발달을 평가하여 발달지연이 있는 아동을 조기에 발견하기 위해 개발된 검사이다. 현재는 한국형 베일리 영유아 발달검사 IIIKorean Bayley Scales of Infant Development-Third Edition, K-Bayley-III가 흔히 사용되고 있다(방희정 등, 2019).

K-Bayley-III는 검사자가 실시하는 검사와 주 양육자의 보고에 따른 검사로 이루어진다. 검사자는 아동의 세 가지 발달영역, 즉 인지발달, 언어발달(수용언어와 표현언어), 운동발달(소근육 운동과 대근육 운동)을 측정한다. 그리고 주 양육자는 두 가지 발달영역, 즉 사회-정서 발달과 적응행동에서 아동의 발달에 대해서 보고한다. 이를 통해 발달이 지연된 영유아를 진단 및 평가할 수 있으며, 특히 미숙아, 저체중아, 선천성 난청 등 고위험군 아동들을 추적관찰하여 향후 신경발달장애를 조기에 발견하고 치료적 개입을 제공하는 데 유용한 검사이다.

4. 교육진단검사 개정Psycho Educational Profile-Revised: PEP-R

교육진단검사Psycho Educational Profile: PEP는 1~7세 5개월 아동을 대상으로 자폐 아동 및 유사한 발달장애 아동의 발달수준과 학습 및 행동 패턴을 평가하여 개별화 교육프로그램에 활용하기 위하여 개발된 검사이다. 교육진단검사 개정판Psycho Educational Profile-Revised: PEP-R은 PEP를 모체로 개발되었으며, 발달척도 7개 영역(모방, 지각, 소근육 운동, 대근육 운동, 눈-손 협응, 동작성 인지, 언어성 인지)과 행동척도 4개 영역(대인관계 및 감정, 놀이 및 검사 재료에 대한 흥미, 감각 반응, 언어)으로 구성되어 있다. 우리나라에서는 김태련과 박랑규(2005)가 일반 아동의 발달 규준을 제공하여 자폐 아동과 발달장애 아동을 이해하고 교육하는 데 도움이 되고자 한국 실정에 맞게 개발하였다. 검사결과는 발달연령Developmental Age: DA과 발달지수Developmental Quotient: DQ로 발달수준을 산출하여 개별 아동의 교육 계획과 교육프로그램 구성에 직접적인 관련이 있다는 데 의의가 있다.

주혁이는 인지기능 평가를 위하여 PEP-R을 시행하였다. 발달척도 영역별로 다음과 같은 결과를 보여서 대근육을 제외한 모든 영역에서 발달이 지연되었다. DA 1세 5개월, DQ 55%로 인지발달의 지연을 보였다.

발달척도	모방	지각	소근육 운동	대근육 운동	눈-손 협응	동작성 인지	언어성 인지
발달연령	1세 2개월	1세 2개월	1세 6개월	2세 6개월	1세 1개월	11개월 미만	1세 1개월

자폐스펙트럼장애 평가

1. 자폐증 진단관찰 스케줄2Autism Diagnostic Observation Schedule 2. ADOS2

ADOS(Lord et al., 2002)는 자폐스펙트럼장애의 반구조화된 진단 도구로, 아동과의 상호작용을 유발할 수 있는 상황을 제공함으로써 놀이를 통해 전반적 발달장애와 관련된 사회성 및 의사소통 행동의 질을 관찰할 수 있게 고안된 도구이다. 이는 모듈 1부터 모듈 4까지 모두 4개의 모듈로 구성되어 있고, 언어의 유창한 정도에 따라 하나의 모듈을 선택하도록 되어 있다. ADOS2에서는 12~30개월 사이에 지속적으로 구어, 구절을 사용하지 못하는 대상자를 위하여 모듈 $T_{Toddler}$가 추가되었다. 즉, 이 도구는 아동의 인지기능이나 언어의 발달 정도와 관련 없이 자폐스펙트럼장애와 관련된 증상을 평가할 수 있는 도구이다. 한국판 ADOS2는 유희정 등(2017)이 개발하여 표준화 연구를 수행하였다.

2. 자폐증 진단 면담지-개정판Autism Diagnostic Interview-Revised: ADI-R

ADI-R은 Lord 등(1994)에 의해 개발된 반구조화된 면담 도구로, 아동의 부모 혹은 일차적으로 돌보는 보호자를 면담하는 과정을 통해 유아기 자폐증을 비롯한 전반적 발달장애를 진단하는 도구이다. ADOS와 상호 보완적으로 사용되며, 자폐스펙트럼장애 진단기준에 포함된 의사소통, 사회적 상호작용, 행동과 관심의 제한 등 세 영역에 걸쳐 발달과정과 행동 양상을 포괄적으로 기술하고 평가하도록 되어 있다. ADOS와 마찬가지로 면담 내용에 근거하여 각각의 항목마다 점수를 매기고, 진단 알고리듬에 따라서 진단 범주를 구분하도록 구성되어 있다.

3. 걸음마기 아동 행동 발달 선별 척도Behavior Development Screening for Toddlers: BeDevel

BeDevel은 자폐스펙트럼장애가 의심되는 9~42개월 영유아의 자폐스펙트럼장애 및 자폐스펙트럼장애와 관련된 고위험 행동의 조기 선별을 위한 검사이다(Bong et al., 2019). 부모(양육자) 혹은 영유아를 잘 아는 대상과 면담으로 진행되는 BeDevel Interview와 영유아를 대상으로 검사자가 검사도구 세트$_{BeDevel\ toolbox}$를 활용하여 반구조화된 직접 관찰 평가를 시행하는 BeDevel Play로 구성된다. 연령 구간(9~11개월, 12~17개월, 18~23개월, 24~35개월, 36~42개월)에 따른 선별 기준이 설정되어 있어서 각 연령에 다른 발달적 양상을 반영하여 선별이 가능하다.

4. 한국판 아동기 자폐 평정척도2Korean Childhood Autism Rating Scale2: K-CARS2

K-CARS2는 자폐스펙트럼장애가 있는 아동을 선별하여 이들을 자폐스펙트럼장애가 없는 발달장애 아동들과 구별하기 위해 만들어진 15개 항목으로 구성된 행동 평정 척도이다(Schopler et al., 2010). 한국어판은 이소현 등(2019)에 의하여 표준화되었다.

평가자는 심리검사, 교실에서의 참여 정도에 대한 관찰, 부모의 보고, 병력 기록 등 여러 자료를 기초로 하여 자폐 진단과 관련된 주요 영역에 대해 특성의 강도, 지속 시간, 특이함을 근거로 하여 1~4점까지의 점수를 평정하게 된다. 표준형$_{K\text{-}CARS2\text{-}ST}$ 평가지, 고기능형$_{K\text{-}CARS2\text{-}HF}$ 평가지, 그리고 부모/양육자 질문지$_{K\text{-}CARS\text{-}QPC}$로 구성되어 있다. 고기능형은 IQ 80 이상이면서 의사소통이 유창한 6세 아동을 대상으로 하며, 표준형은 6세 미만의 아동이나 6세 이상이지만 IQ가 80 미만이거나 의사소통에 어려움이 있는 아동에게 적절하다.

K-CARS2-ST는 점수가 29.5 또는 그 이하인 경우 자폐가 아닌 것으로 분류하며, K-CARS2-HF는 26.5 이상인 경우 자폐 범주로 분류된다.

5. 사회적 반응성 척도Social Responsiveness Scale: SRS

SRS는 4~18세 소아 청소년을 대상으로 부모나 교사에게 지난 6개월 동안에 아동이 보인 사회적 상호작용의 특징에 대해 질문하는 설문 척도이다(Constantino, 2003). 일상에서 겪는 사회적 상황들에 대해 사회성이 얼마나 저하되어 있는지를 평정하는 질문 65개 항목으로 이루어져 있으며, DMS-5에 의거한 자폐스펙트럼장애의 진단 특징을 반영한다. 각 문항은 '전혀 그렇지 않다(0점)'에서 '거의 항상 그렇다(3점)'로 응답하도록 되어 있으며, 총 0~195점으로 채점될 수 있다. 평가 내용은 사회적 통찰, 사회정보처리, 상호 사회적 의사소통 능력, 사회적 불안/회피, 자폐적 몰입과 특질로 구성되어 있으며, 점수가 높을수록 사회적 기능이 낮음을 의미한다.

6. 사회적 의사소통 질문지Social Communication Questionnaire: SCQ

SCQ는 ADI-R을 기반으로 부모나 양육자에게 아동의 자폐스펙트럼장애와 관련된 증상(의사소통, 사회적 상호작용, 제한적이고 반복적인 행동과 관심)에 대해 질문하는 총 40개의 문항으로 구성된 선별 도구이다. 정상 발달에서 일탈적인 특성을 보이는 주요 문항을 선택하여 만들어진 1차 선별 척도이다. 각 문항은 '예' '아니오'로 응답하게 되어 있으며, 1번 문항은 아동이 2개 이상의 단어를 말하는 능력이 있는지를 확인하는 문항으로 점수와는 무관하다. 1번 문항이 '예'로 기입될 경우 2~40번의 점수를 합산하게 되고, '아니오'로 기입될 경우 8~40번의 점수를 합산하게 된다. SCQ는 전반적인 문항이 부모가 이해하기 쉽게 제시되어 있어서 전문가의 도움 없이 부모 보고를 통해 자폐스펙트럼 장애 증상을 평정할 수 있으며, 전체 문항에 응답하는 데 10분 이내의 시간이 소요되어 자폐스펙트럼 장애 선별 검사로 간편하게 사용될 수 있다. 한국어판은 김주현 등(2015)에 의해서 표준화되었으며, 47개월 이하에서는 10점, 48개월 이상의 집단에서는 12점이 적정한 진단 분할점으로 생각되고 있다.

자폐스펙트럼장애에 대한 평가를 위하여 주혁이는 ADOS와 K-CARS2-ST를 시행하였다. 검사 중 눈맞춤이 잘 이루어지지 않았다. 간단한 질문(나이, 이름)에도 대답하지 못하였다. "끼끼끼께께께, 끄아끄아" 등의 고음의 특이한 억양을 가진 소리를 반복해서 냈다. 놀이는 주로 자동차를 여러 가지 패턴으로 일렬 배열하거나 계단에서 반복적으로 떨어뜨리고, 트럭에 짐을 가득 쌓아 두는 정도의 단순한 놀이들만 관찰되었다.

평가영역	진단 점수
사회적 상호작용 및 의사소통	14
제한적이고 반복적인 행동	6
총합	20 (Autism cut-off=12)
ADOS2 비교 점수	9
자폐스펙트럼장애 관련 증상 정도	높음

K-CARS2-ST는 35점이었다.

자조 능력 평가

1. 사회성숙도 검사Social Maturity Scale: SMS

적응행동adaptive behavior은 일상적인 활동의 수행에 요구되는 개인적 · 사회적 능력 또는 타인의 요구에 적절히 대처하고 일상생활에 책임을 다할 수 있는 능력이다. SMS는 부모 면담과 아동 관찰을 통해 적응행동을 평가 혹은 측정하는 도구이다. 1936년에 미국의 Edgar Boll이 개발한 바인랜드 사회성숙척도Vineland Social Maturity Scale의 1965년 개정판을 국내에서 김승국 등이 우리나라 사정에 맞도록 수정하여 연구 및 개발한 것이다(김승국, 김옥기, 1985).

실시 연령 범위는 0~30세이며, 검사 구성은 117문항, 6개의 하위 영역(자조, 이동, 작업, 의사소통, 자기관리, 사회화 능력)으로 이루어져 있으며, 사회 연령Social Age: SA과 사회 지수Social Quotient: SQ가 산출된다. 사회지수는 사회 연령을 실제 연령Chronological Age: CA에 대비시켜서 산출하다. SQ=(SA/CA)×100. 지능검사가 실시 불가능한 경우, 연령이 어린 경우, 지적 능력이 지체된 경우에 적응행동을 평가하기 위해서 사용된다.

2. 바인랜드 적응행동척도 2판Vineland Adaptive Behavior Scale II: Vineland-II

사회성숙도검사의 개정판인 바인랜드 적응행동척도 2판(Sparrow et al., 2005)을 황순택 등(2015)이 한국판 바인랜드 적응행동척도 2판K-Vineland-II으로 개발하였다. 0~90세 연령 범위의 영유아부터 성인까지 적응행동의 발달수준을 평가할 수 있는데, 보호자와 면담을 통해 평가하는 면담형과 보호자가 직접 평가하는 보호자 평정형의 두 가지 유형이 있다. 면담형과 보호자 평정형의 문항과 측정 내용은 동일하다.

K-Vineland-II는 의사소통, 생활기술, 사회성, 운동기술의 4개의 주 영역과 이들을 구성하는 11개 하위 영역으로 이루어져 있다. 주 영역의 표준점수가 합해져서 전체 적응행동조합Adaptive Behavior Composite: ABC 표준점수가 만들어진다. 만 연령 0세부터 6세 11개월 30일까지는 4개 주 영역의 표준점수의 합 점수로부터, 7세 및 그 이상의 연령은 운동기술 영역을 제외한 3개 주 영역 표준점수의 합으로부터 개인의 전체 적응행동조합 점수가 만들어진다. 부적응행동 영역은 선택적으로 실시하는데, 4개 하위 지표(내현화·외현화 행동 하위 영역, 부적응행동지표, 부적응행동 결정적 문항)로 산출된다.

K-Vineland-II는 청각 및 시각 장애, 지적장애, 자폐스펙트럼장애, 학습장애와 같이 적응 행동에 상당한 제한을 보이는 신경발달장애가 있는 사람들과 정서 및 행동 장애가 있는 아동의 적응 수준 평가에 사용된다. 아동의 지적 능력이나 언어 능력이 제한되어 정규 지능검사 실시가 불가능한 경우에 K-Vineland-II를 통해 인지적·사회적 기능 수준을 파악할 수 있으며, 자폐증 및 지적장애 임상시험의 일차 유효성 평가척도로 널리 사용되고 있다.

주혁이는 사회성숙도 검사에서 SA 1세 9개월, SQ 68%이었다.

자조 능력			작업 능력	이동 능력	의사소통 능력	사회화 능력
용의	식사	일반				
1세	1세 4개월	1세 2개월	1세 1개월	2세 6개월	9개월	6개월

K-Vineland-II에서는 ABC 점수가 57이었다.

감각 및 운동 평가

1. 단축형 감각프로파일2Short Sensory Profile2: SSP2

SSP2는 Dunn(1999)이 개발한 감각프로파일sensory profile의 단축형인 단축형 감각프로파일Short Sensory Profile: SSP의 개정판이다. 자폐스펙트럼장애를 포함하여 일상생활에서 감각 처리와 관련된 어려움을 보이는 아동의 행동을 선별하기 위한 도구이다. 3~만 14세 11개월까지의 아동을 대상으로 한다. 감각 처리sensory processing 영역과 감각 처리와 관련된 행동 반응behavioral responses associated with sensory processing 영역의 두 영역과 감각/추구자seeking/seeker, 회피/회피자avoiding/avoider, 민감/민감자sensitivity/sensor, 등록/방관자registration/ bystander의 4개의 하위 요소로 구성되어 있다. 점수는 Likert 5점 척도를 사용하여 행동이 '항상'일 경우 5점부터 '전혀' 나타나지 않을 경우 1점으로 표시하며, 아동의 행동을 관찰한 적이 없거나 아동에게 적용 불가하다고 생각하여 설문 작성이 불가하다면 '적용 불가'인 0점으로 표시하도록 하였다. SSP2는 점수가 낮을수록 감각처리능력이 좋다는 것을 의미하며, 한국어판 SSP2의 타당도와 신뢰도도 연구되어 있다(박아름 등, 2017).

2. 발달성 협응장애 질문지Developmental Coordination Disorder Questionnaire: DCDQ

DCDQ는 Wilson이 발달협응력장애를 1차적으로 선별하기 위한 도구로 개발한 5~15세 아동 및 청소년용 행동평가척도이다(Wilson et al., 2016). 보호자가 아동의 일상생활 중 협응 정도를 평가하는 것으로, 소요 시간이 10분 내외로 짧아 간단하게 시행할 수 있다. (1) 움직임 조절control during movement, (2) 소근육 운동/글씨 쓰기fine motor/ hand writing, (3) 일반적인 운동협응general coordination 3개의 하위척도로 구성되어 있다. 각 하위척도와 관련된 15개 문항을 5점 척도로 측정한다. 15개 문항의 합산점수로 DCD 가능성을 평가하며, 총점은 15~75점까지이다. 이 척도에서는 문제가 많을수록 점수가 낮게 평가되는데, 5~7세 아동은 46점 이하, 8~9세 아동은 55점 이하, 10~15세 아동은 57점 이하에서 DCD 의심군으로 분류된다(Wilson, 2009).

3. 브로닝스-오세레츠키 운동 적합성 검사

Bruininks-Oseretsky Test of Motor roficiency-2: BOT-2

BOT-2는 4~21세까지 다양한 운동 기술 숙련도와 운동조절 및 운동협응에 문제를 가진 개인의 운동기술 손상 정도를 평가하기 위해 Bruininks가 개발한 Bruininks-Oseretsky Test of Motor Proficiency: BOTMP를 바탕으로 개발되었다. BOT-2는 미세운동조절fine manual control, 손상지 협응manual coordination, 신체 협응body coordination, 근력과 민첩성strength and agility의 네 영역으로 구성되었다. 이 네 영역은 미세 운동 정확성fine motor precision, 미세 운동 통합fine motor integration, 손기민성manual dexterity, 양측 협응bilateral coordination, 균형balance activities, 달리기 속도 및 기민성running speed and agility, 상지 협응upper-limb coordination, 근력strength의 8개 하위검사로 나뉜다.

결론 및 요약

아이들은 운동, 언어, 인지, 사회성 등 각각의 서로 다른 영역에서 서로 다른 속도로 발달해 간다. 영유아기 아이들을 평가할 때는 연령별로 각각의 발달영역을 잘 평가할 수 있는 평가 도구를 활용하여 평가하는 것이 발달장애를 조기에 진단하고 적절한 치료적 개입으로 연결될 수 있도록 하는 데 중요하다.

참고문헌

김승국, 김옥기(1985). 사회성숙도검사. 서울: 중앙적성문화사.

김영태, 김경희, 윤혜련, 김희수(2003). 영유아 언어발달 검사. 파라다이스복지재단 장애아동연구소.

김영태, 성태제, 이윤경(2003). 취학전 아동의 수용언어 및 표현언어 발달척도(PRES). 시립서울장애인종합복지관.

김영태, 홍경훈, 김경희, 장혜성, 이주연(2009). 수용 · 표현 어휘력 검사 지침서. 시립서울장애인종합복지관.

김주현, 선우현정, 박수빈, 노동현, 정연경, 조인희, 조수철, 김붕년, 신민섭, 김재원. 박태원, 김태련, 박량규(2005). 개정판 PEP-R 심리교육프로파일. 서울: 도서출판 특수교육.

박아름, 김희, 유두한, 차태현(2017). 단축감각프로파일2(Short Sensory Profile2)의 신뢰도 및 타당도 연구. 대한작업치료학회지, 25(3), 131-139.

손정우, 정운선, 유희정(2015). 한국어판 사회적 의사소통 설문지 타당화 연구. 소아청소년정신의학, 26(3), 197-208.

유희정, 봉귀영, 곽영숙, 이미선, 조숙환, 김붕년, 박규리, 반건호, 신의진, 조인희, 김소윤(2017). 자폐증 진단관찰 스케줄 2: 전문가 지침서. 서울: 인싸이트 심리검사연구소.

유희정, 봉귀영, 이경숙, 정석진, 선우현정, 장정윤, 김정흔, 홍유화(2022). 걸음마기 아동 행동 발달 선별 척도 전문가 지침서. 서울: 인싸이트 심리검사연구소.

이근(1996). 덴버II 발육 선별검사와 서울 아동의 발달에 관한 비교 연구. 소아과, 39(9), 1210-1215.

이소현, 윤선아, 신민섭(2019). 한국판 아동기 자폐 평정 척도 2: 전문가 지침서. 서울: 인싸이트 심리검사연구소.

정은경, 양세원(2017). 한국 영유아 발달선별검사(개정판) 사용지침서. 질병관리본부.

황순택, 김지혜, 홍상황(2016). 시각-운동 통합검사(VMI-6) 요강. 대구: 한국심리주식회사.

Bong, G., Kim, J. H., Hong Y., Yoon, N. H., Sunwoo, H., Jang, J. Y., Oh, M., Lee, K. S., Jung, S., & Yoo, H. J. (2019). The feasibility and validity of autism spectrum disorder screening instrument: Behavior development screening for toddlers (BeDevel)-A pilot study. *Autism Res, 12,* 1112-1128.

Bruininks, R. H., & Bruininks, B. D. (2005). *Bruininks- Oseretsky Test of Motor Proficiency* (2nd ed.). Minneapolis, MN: Pearson Assessment.

Cheon, K. A., Park, J. I., Koh, Y. J., Song, J., Hong, H. J., Kim, Y. K., Lim, E. C., Kwon, H., Ha, M., Lim, M. H., Paik, K. C., Constantino, J. N., Leventhal, B., & Kim, Y. S. (2016). The social responsiveness scale in relation to DSM IV and DSM5 ASD in Korean children. *Autism Res, 9,* 970-980.

Chun, J., Bong, G., Han, J. H., Oh, M., & Yoo, H. J. (2021). Validation of social responsiveness scale for Korean preschool children with autism. *Psychiatry Investig, 18,* 831-840.

Constantino, J. N., Davis, S. A,, Todd, R. D., Schindler, M. K., Gross, M. M., & Brophy, S. L.. (2003). Validation of a brief quantitative measure of autistic traits: Comparison of the social responsiveness scale with the autism diagnostic interview-revised. *J Autism Dev Disord, 33,* 427-433.

Dunn, W. (1999). *Sensory profile: User's manual.* San Antonio, TX: Psychological Corporation.

Lord, C., Rutter, M., & Le Couteur, A. (1994). Autism diagnostic interview-revised: A revised version of a diagnostic interview for caregivers of individuals with possible pervasive developmental disorders. *J Autism Dev Disord, 24,* 659-685.

Rutter, M., Bailey, A., & Lord, C. (2003). *Social Communication Questionnaire (SCQ).* Los Angeles: Western Psychological Services.

Schopler, E., Van Bourgondien, M., Wellman, G., & Love, S. (2010). *Childhood Autism Rating Scale-second edition (CARS2): Manual.* Los Angeles, CA: Western Psychological Services.

Sparrow, S. S., Cicchetti, D. V., & Balla, D. A. (2005). *Vineland adaptive behavior scales* (2nd ed.). Circle Pines, MN: American

Guidance Service.

Wilson, B. N., Crawford, S. G., Green, D., Roberts, G., Aylott, A., & Kaplan, B. J. (2009). Psychometric properties of the revised developmental coordination disorder questionnaire. *Phys Occup Ther Pediatr, 29,* 182-202.

Wilson, B. N., Kaplan, B. J., Crawford, S. G., Campbell, A., & Dewey, D. (2000). Reliability and validity of a parent questionnaire on childhood motor skills. *Am J Occup Ther, 54,* 484-493.

제40장

소아정신의학

심리평가

Psychological Assessment

신민섭

심리평가의 정의

임상 장면에서 개인의 인지적, 정서적, 성격적인 특성과 정신장애의 유형 및 심각성, 그리고 내적 갈등을 이해하고 진단하기 위해서 여러 가지 심리검사가 실시된다. 심리학자는 이러한 심리검사 결과를 해석할 때, 행동 관찰이나 면담에서 얻은 정보를 모두 고려해서 세심하게 해석해야 하며, 다각적인 측면에서 개인에 대한 이해를 바탕으로 진단 및 치료적 개입에 대한 제안을 해야 한다. 그러므로 임상 장면에서는 '심리평가'psychological assessment 혹은 '심리진단'이라는 표현이 자주 사용된다. 여러 종류의 심리검사뿐만 아니라 환자나 보호자와의 면담, 행동 관찰 등에서 얻은 다양한 정보와 인간의 행동과 성격, 정신병리 등에 대한 전문적인 지식과 경험을 바탕으로 개인에 대해 포괄적이고 전문적인 진단적 결정을 내리는 과정을 '심리평가'라고 한다. 그중에서 심리검사는 개인의 기능과 문제행동에 대한 객관적이고 표준화된 수치를 제공해 줄 수 있다. 즉, 표준화된 심리검사는 개인에게서 얻은 측정치를 연령별, 혹은 성별 규준과 비교하여 현재의 기능 수준 및 상태를 객관적으로 파악하고, 앞으로의 행동 양상을 예측할 수 있는 정보를 제공한다는 점에서 가치가 있다.

심리평가는 임상 장면에서 환자에게 최적의 치료적 개입을 제공하기 위해 선행되어야 하는 과정이다. 특히 아동·청소년들의 심리평가에서는 성인의 경우보다 더욱 정상적인 발달과정에 대한 이해 및 연령에 따라서 정신장애 증상들이 다르게 표현된다는 사실에 대한 풍부한 경험과 지식이 요구된다. 이 장에서는 심리평가 방법 및 종류들에 대해 간단히 개관한 후, 발달 단계-영유아, 학령전기, 학령기, 청소년기-별로 국내외에서 널리 사용되는 심리검사들에 대해 소개하고자 한다. 이하 기술한 내용에서 아동은 아동·청소년 모두에 해당되며, 필요한 경우에는 유아, 아동 혹은 청소년이라고 따로 명시할 것이다.

심리평가 방법

1. 행동평가

엄밀한 의미에서 행동평가는 증상과 관련된 선행사건, 사건에 대한 반응, 결과를 분석하는 방법으로, 행동(증상)을 나타나게 한 상황이나 맥락적 요인 및 행동의 결과를 이해하는 데 효과적인 평가 방법일 뿐만 아니라, 부적응적인 행동을 변화시키는 데 효과적인 치료법에 대한 유용한 정보를 제공해 준다. 환자가 실생활에서 보이는 행동을 직접 관찰하고 평가하는 것이 가장 바람직하지만, 시간, 장소, 비용 등에서 현실적으로는 실시하는 데 어려움이 있다. 따라서 심리학자는 주로 심리평가 중에 보이는 환자의 행동들(예: 얼굴 표정, 검사 태도, 작거나 큰 목소리, 언어 표현, 지시나 검사 문항에 대한 반응 특성 등)의 관찰을 통해서 실생활에서 환자가 보이는 행동 특성을 이해하고 예측하는 데 중요한 단서를 얻을 수 있다. 특히 유아나 아동 평가 상황에서는 부모와 분리 시 보이는 아동의 행동(예: 검사실에 들어갈 때 저항을 하거나 분리불안을 보임), 눈맞춤, 검사 지시에 대한 이해력, 동기 및 긴장 수준, 운동 협응 능력, 과잉행동 및 주의집중력 등을 관찰하고 기록한 후, 이를 고려해서 심리검사 결과를 해석해야 한다. 또한 아동, 청소년의 경우에 스스로 보고한 것과 보호자가 보고한 증상이나 행동이 불일치하는 경우에 관심을 기울여야 하며, 이러한 행동 특성이 내적 심리적 갈등에 대한 이해나 감별 진단에 중요한 정보를 제공할 수 있다.

2. 면담

구조화된/반구조화된 면담, 비구조화된 면담 등 다양한 형식이 있다. 대체로 심리평가에서 실시하는 것은 비구조화된 면담으로, 환자가 현재 호소하고 있는 문제를 이해하기 위해서 다음과 같은 내용에 대해 질문한다. 첫째, 연령, 성별, 학력, 직업, 주소, 결혼상태 및 가족관계, 경제적 수준 등에 대해 묻는 것으로 면담을 시작한다. 둘째, 병원에 내원하게 된 주 호소 문제에 대해 묻는다. 셋째, 각각의 증상이나 심리적 문제가 언제부터 어떻게 시작되었는지, 빈도와 강도는 어느 정도인지, 어떤 상황에서 심해지고 어떤 상황에서 나아지는지 등 현재 증상의 심각도 및 그러한 증상이 발생되고 유지되는 데 기여하는 요인들을 파악하기 위해 질문한다. 마지막으로 발달력, 특히 아동인 경우에는 출생 시 모의 연령, 조산이나 정상 분만 여부, 임신, 출산 시 모의 의학적 문제, 출생 시 체중, 낯가림, 걷기, 말하기 등의 영역에서 발달지연 여부, 경기나 뇌기능 장애와 관련된 병력, 분리불안, 또래관계 및 학교 적응 등에 대한 정보를 얻는 것이 중요하며, 가족관계 및 정신장애 가족력 등에 대해 체계적으로 질문한다.

면담에서 얻은 정보에 입각해서 환자에 대한 초기 사례 개념화를 할 수 있으며, 환자의 문제에 대한 대략적인 모습을 그려 볼 수 있다. 또한 면담에서 얻은 자료는 행동 관찰 및 심리검사 자료를 통합하는 과정에서 증상에 대한 깊은 수준의 이해와 공감을 할 수 있게 해 주므로 심리평가에서는 빠질 수 없는 중요한 구성요소이다.

아동은 대개 부모와 함께 내원하므로 아동의 주 증상, 발달력, 가족력 등의 정보를 주로 부모 면담을 통해 얻는 경향이 있다. 그러나 임상 면담은 아동과 부모 모두에게 실시해야 하며, 이때 아동 면담을 먼저 실시하는 게 바람직하다. 특히 청소년은 부모로부터 심리적 독립에 대한 욕구 및 자기주장성이 증가하는 시기이므로, 반드시 부모보다 먼저 청소년과 면담을 하는 것이 청소년의 자율성 및 심리적 독립에 대한 욕구를 충족시켜 주며, 라포 형성에 있어서 매우 중요하다. 만일 청소년이 보고한 내용과 부모가 보고한 내용에서 불일치하는 점이 있다면 청소년에게 동의를 구한 후, 부모에게 청소년에게서 얻은 정보에 대해 말하고 서로 다른 점에 대해 확인하고 이해할 필요가 있다.

비구조화된 임상 면담 외에, 임상 장면과 연구에서 널리 사용되는 한국판 아동용 구조화된/반구조화된 면담으로는 "학령기 아동용 정동장애와 조현병 스케쥴-현재 및 평생형"(Kiddie Schedule for Affective Disorders and Schizophrenia-Present and Life time version: K-SADS-PL, Kaufman 등, 1997; 한국판 K-SADS-PL, 김영신 등, 2004)과 "아동용 진단면담 스케쥴"(Diagnostic Interview Schedule for Children version: DISC-IV, Schaffer et al, 2000; K-DISC-IV, 조수철 등, 2007)이 있다. 이에 대해서는 발달 단계별로 자주 사용되는 심리평가 방법을 소개할 때, 보다 구체적으로 설명하고자 한다.

3. 평정척도

제한된 시간 내에 효율적으로 다양한 정보원으로부터 환자에 대한 수량화된 평가치를 얻기 위해 자기-보고형, 혹은 부모나 교사-보고형, 또는 임상가 평정용 척도가 자주 실시된다. 아동에게 널리 사용되는 부모용 평정척도로는 아동・청소년 행동평가척도(Child Behavior Checklist for Ages 6~18: CBCL 6~18, Achenbach & Rescorla, 2001; K-CBCL 6~18, 오경자 등, 2010)가 있으며, 교사가 평가하는 형태Teacher Report Form: TRF와 청소년이 스스로 평가하는 형태Youth Self Report form: YSR도 사용되고 있다(TRF 6~18, Achenbach & Rescorla, 2001; K-YSR, 오경자 등, 2010). 다면적 인성검사-청소년용(Minnesota Multiphase Personality Inventory-Adolescent: MMPI-A, 김중술 등, 2005)도 심리평가에서 자주 사용된다. 임상가 평정용 척도로는 아동기 자폐증 평정척도 2판(Childhood Autism Rating Scale 2, Schopler et al, 2010; K-CARS2, 이소현 등, 2019), 사회

성숙도검사(Social Maturity Scale: SMS, Doll, 1991; 한국판 SMS, 김승국, 김옥기, 1995)와 바인랜드 적응행동 척도 2판(K−Vineland−II, 황순택 등, 2015) 등이 영유아와 아동의 발달장애 및 자폐스펙트럼장애 평가 및 진단을 위해 자주 사용된다.

전반적인 문제에 대한 평정척도 외에도 개별 증상을 측정하는 질문지도 다양하게 개발되어 있다. 임상 현장에서 많이 사용되는 아동용 자기−보고형 질문지로는 한국판 아동 우울척도 2판(K−CDI−2; 김지혜 등, 1987), 소아 상태−특성 불안 척도(State−Trait Anxiety Inventory for Children: STAIC, Spielberger, 1973; 한국판 STAIC, 조수철, 최진숙, 1989), 개정판 아동 불안척도(Revised Children's Manifest Anxiety Scale: RCMAS, Reynolds & Richmond, 1978; 한국판 RCMAS, 최진숙, 조수철, 1990) 등이 있으며, 이 외에도 각 장애 및 증상에 따라 매우 다양한 한국판 질문지들이 표준화되어 사용되고 있다. 부모용/교사용 척도는 ADHD 평가척도−5(ARS−5, DuPaul et al., 2016; 한국판 ARS−5, 신민섭 등, 2023), 임상가 평정용으로는 아동용 예일 브라운 강박 척도(Children's Yale-Brown Obsessive Compulsive Scale: CY−BOCS, Goodman et al., 1989; 한국판 CY−BOCS, 정선주 등, 2000)가 자주 사용된다. 최근에 6~17세 아동 부모/보호자 평정용 한국판 DSM−5 수준 2 교차편집증상 평가DSM-5 Level 2 Cross-Cutting Symptom Measure−부주의, 분노 척도(신민섭 등, 2021), DSM−5 수준2 교차편집증상 평가−우울, 과민성 척도(신민섭 등, 2022)가 개발되어 임상진단과 연구에서 사용되고 있다. 이러한 평정척도들은 특정 증상이 임상적으로 유의미한지 여부를 판단할 수 있게 해 주는 기준 점수cut-off score를 제공하기 때문에 특정 정신과적 문제에 대한 선별검사로서 활용할 수 있다.

4. 심리검사

심리검사는 측정되는 내용과 검사 제작방법에 따라 객관적 검사objective test와 투사적 검사projective test로 분류된다. 객관적 검사는 검사 문항이 이미 정해져 있고, 피검자의 반응에 대한 채점이나 검사 실시 절차, 그리고 규준이 명확하게 정해져 있는 구조화된 검사이다. 국내 표준화 연구가 이루어진 대표적인 한국판 아동·청소년용 객관적 검사로는 K−WISC−IV(곽금주 등, 2011), K−WISC−V(곽금주, 장승민, 2019), K−WPPSI−IV(박혜원 등, 2016), 카우프만 아동용 지능검사−II(KABC−II, 문수백, 2014), 한국판 라이터 비언어성 지능검사 (K−Leiter−R, 신민섭, 조수철, 2010)와 같은 인지기능검사, 정밀주의력검사(Advanced Test of Attention: ATA, 홍강의 등, 2010), 종합주의력검사(Comprehensive Attention Test: CAT, 대한소아청소년정신의학회, 유한익 등, 2009)와 같은 전산화된 주의력검사, 한국판 웩슬러 기초학습기능검사(홍상황 등, 2015), 스트룹 아동 색상−단어 검사(Stroop Color and Word Test, 신민섭, 박민주, 2007), 아동 색−선로 검사(Children's Color Trails Test: CCTT, 신민섭, 구훈정, 2006)와 같은 학습능력 평가 및 신경심리검사가 있다. 앞서 기술한 자기−보고형, 부모/교사 보고형, 임상가용 평정척도 모두 객관적 검사에 해당된다.

객관적 검사의 장점은 검사를 실시, 채점하고 해석하는 것이 간편하고 객관적이며, 신뢰도 및 타당도가 우수하다는 것이다. 또한 검사 수행 시 검사자의 숙련된 정도나 상황변인의 영향을 비교적 적게 받는다는 것도 장점이다. 반면 피검자의 방어적인 태도에 의해 검사결과가 영향을 많이 받을 수 있으며, 내적 심리적 갈등이나 무의식적 갈등을 평가하는 데 제한이 있다는 점이 주된 단점이라 할 수 있다.

투사적 검사는 검사 자극이 불분명하고 모호하며, 가능한 한 지시를 적게 주고 피검자가 자유롭게 반응할 수 있도록 허용하므로, 성격 특성이나 무의식적 욕구와 갈등을 이해하는 데 매우 가치 있고 중요한 검사이다. 대표적인 투사적 검사로는 로르샤흐 검사Rorschach, 주제 통각검사Thematic Apperception Test: TAT, 아동용 주제통각검사CAT, 집−나무−사람House-Tree-Person: HTP 검사, 운동성 가족화Kinetic Family Drawing: KFD 검사, 문장완성검사Sentence Completion Test: SCT 등이 있다. 투사적 검사의 장점은 검사가 무엇을 평가하는지를 피검자가 알지 못하므로 객관적 검사에 비해 방어하기가 어렵다는 것이며, 무의식적 갈등의 평가 및 사고장애나 정서적, 성격적 문제 등 정신병리를 감별진단하는 데 매우 도움이 되는 정보를 제공해 준다는 데 있다. 반면, 객관적 검사에 비해 검사 반응을 수치화하고 신뢰도, 타당도를 검증하기 어렵다는 단점이 있다.

아동 · 청소년용 심리검사

아동 · 청소년용 심리검사는 근본적인 형식은 성인용과 유사하지만, 검사 자극이나 문항 내용을 아동 · 청소년에게 적절하게 변형시킨 것이다. 웩슬러 지능검사, 문장완성검사, 주제통각검사, 다면적 인성검사$_{MMPI}$, 기질 및 성격검사$_{TCI}$ 등은 성인용, 아동, 청소년용이 따로 개발되어 있다. 집–나무–사람 검사는 모든 연령에서 실시하지만, 운동성 가족화 검사(Burns & Kaufman, 1970, 1972)는 아동 · 청소년의 심리평가에서만 사용되는 편이다. 인지 능력의 발달이 크게 지연되지 않았다면 로르샤흐와 같은 투사적 검사는 5세 이상 아동부터 실시 가능하다.

1. 아동에게 심리검사를 실시할 때 유의점

아동을 평가할 때 검사 수행에 영향을 주는 발달적 요인을 고려하고, 인지적 · 정서적 · 사회적 영역에서 예상되는 발달 과업의 성취여부, 그리고 불균형적 발달 특성(예: 지능은 또래보다 우수하지만 사회적 · 정서적 발달은 미숙한 수준) 등을 미리 파악하고 있어야 보다 아동에 적합하게 검사를 실시할 수 있고, 검사 동기를 높여 줄 수 있다. 아동은 부모와 함께 검사받으러 오므로, 부모와 분리되어 검사 수행할 때 아동이 느끼는 분리불안과 긴장감을 줄여 주고, 라포 형성을 위해서는 검사 시작 전에 먼저 아동에게 이름과 생년월일, 학년, 좋아하는 놀이나 스포츠, 만화영화나 게임, 친한 친구 등에 대해 질문함으로써 아동의 긴장을 풀어 주고 검사에 대한 두려움을 감소시켜 주는 것이 필요하다. 특히 어린 유아는 검사 시작 전에 충분한 지시와 워밍업이 필요하다. 낯선 상황에서 말을 잘 안 하는 경우도 종종 있으므로 장난감을 주고 잠시 놀이를 하면서 긴장을 풀어 준 후에 검사를 시작하는 것이 검사 참여에 도움이 될 수 있다. 검사를 실시할 때는 아동 연령이나 발달 수준에 적절한 언어 표현으로 지시해 주어야 한다.

정확하지 않고 연령에 적합하지 않은 검사 실시는 아동의 진단 및 치료에 도움이 되기보다는 오히려 부정적인 영향을 줄 수 있다. 예를 들어, 아동의 검사 동기가 매우 낮거나 산만하고 거부적이어서 검사에 거의 관여를 하지 않은 경우에는 지적장애가 아닌데도 낮은 지능이 산출될 수 있다. 만일 아동이 주의집중에 심한 어려움이 있고, 검사 동기가 매우 낮을 때는 검사를 하루에 다 마치기보다는 검사를 두 번 나누어서 다른 날 평가하는 게 바람직하다.

2. 검사의 선택

일정하게 정해진 아동용 심리검사 배터리$_{battery}$는 없지만, 일반적으로 여러 가지 객관적 검사와 투사적 검사로 이루어진 종합 심리검사 배터리를 실시한다. 그러나 아동은 성인에 비해 언어 유창성이 부족하고, 인지적–정서적으로 아직 발달이 미숙하므로 특정한 검사를 실시하기 불가능한 경우가 많다. 특히 연령이 어리거나 주의집중에 어려움이 있는 경우에는 장시간 동안 검사를 수행하기가 불가능하므로, 심리검사 배터리를 다 실시하기보다는 아동을 이해하고 진단하는 데 꼭 필요한 몇 가지 검사를 선별해서 실시하는 것이 더 바람직하며, 이를 통해서 더 신뢰롭고 타당한 결과를 얻을 수 있다.

3. 심리검사 실시 방법

아동에게 심리검사를 실시할 때도 성인과 마찬가지로 표준화된 실시 절차를 따르는 것이 원칙이지만, 아동의 연령이나 문제 유형을 고려하여 융통성 있게 실시하는 것이 더욱 중요하다. 어린 아동의 경우에는 검사를 게임이나 놀이처럼 재미있게 실시해야 아동의 흥미와 동기를 북돋우고 유지시킬 수 있다. 따라서 아동이 보이는 문제 유형에 따라 검사 제시 순서를 변형하여 실시하는 것이 필요한 경우도 있다. 예를 들어, 의사소통장애가 있는 아동에게 언어적 이해력이나 표현능력이 덜 요구되는 비언어적 검사부터 실시한다면, 아동이 검사 초기부터 위축됨이 없이 검사자의 지시에 잘 따르고 반응할 수 있게 된다. 하지만 표준검사 실시 절차를 변경하여 실시한 경우에는 반드시 심리검사 보고서에 이를 기술해야 한다.

4. 심리검사 결과 해석 시 고려해야 할 점

아동의 심리검사 반응을 해석할 때 명심해야 할 점은 연령과 지능 수준을 반드시 고려해야 한다는 것이다. 즉, 어떤 반응이 그 아동의 연령이나 지능 수준에서 정상적으로 보일 수 있는 반응인지, 아니면 정상 범위에서 이탈된 반응인지에 입각해서 정신병리를 진단해야 한다. 따라서 성인보다 아동 평가 시에는 지능검사가 아동의 발달 수준을 이해하고 정신병리를 진단하는 데 매우 중요한 역할을 한다. 즉, 개별 인지기능의 평가가 아동의 문제를 이해하는 데 가장 기본이 되며, 자폐스펙트럼장애, 의사소통장애, 주의력결핍 과잉행동장애, 학습장애, 우울장애 및 불안장애 등 정신병리의 유무를 판단하는 데 유용한 정보를 제공해 줄 수 있다. 그러나 지능검사와 같은 인지기능 평가는 연습 효과가 결과에 영향을 줄 수 있기 때문에, 6개월 이내에 지능검사나 기억력검사를 재실시하는 것은 바람직하지 않다(Plioplys et al., 2022).

앞서 언급하였듯이, 심리검사 결과만으로는 아동이 보이는 문제에 대한 결정적인 결론을 내리기 어려운 경우가 종종 있다. 따라서 다음 네 가지 사항에 특별한 주의를 기울여서 아동의 문제를 다각적인 측면에서 살펴보아야 한다(Siegel, 1989).

① 발달력: 아동이 현재 보이는 문제에 영향을 주었을 가능성이 있는 소아정신과적 · 심리적 · 의학적 · 신경학적 · 사회적 · 적응적 문제에 대한 정보
② 면담: 보호자와의 면담을 통해 얻은 현 상태에 대한 정보와 증상, 집이나 학교에서 보이는 행동 특성 및 부적응적인 행동에 대한 자료
③ 행동 관찰 및 기타 검사: 행동 관찰에서 얻은 정보 및 신경학적 검사와 같은 기타 검사에서 얻은 정보
④ 정상 발달과 이상 발달에 대한 풍부한 지식: 다양한 원천에서 얻은 준거가 되는 정보

발달 단계별 심리평가

유아용 검사를 제외한 지능검사, 전두엽 실행기능 검사, 학습능력 평가, 주의력 검사, 시각-운동 협응능력 검사, 정서 및 성격 검사를 포함한 다양한 심리검사와 구조화된/반구조화된 면담 등 대부분의 심리평가 방법은 아동, 청소년에게 모두 실시할 수 있다. 그러나 이 책에서는 각 발달단계-영유아기, 학령전기, 학령기, 청소년기-에서 처음 발병하고 빈번하게 보이는 특정 문제를 진단 평가할 때 적용 가능하고, 향후 치료에 중요한 정보를 제공해 줄 수 있는 대표적인 검사별로 구분해서 심리평가 방법에 대해 소개하고자 한다.

1. 영유아기 심리평가(출생~4세)

영유아의 평가 시에는 더 나이 많은 아동, 청소년들과는 다른 특정한 접근 방법이 필요하며, 주 양육자와의 면담 및 평가, 행동 관찰이 매우 중요하다. 태내 환경 및 생애 초기 환경이 유아의 인지, 정서 및 사회성 발달에 큰 영향을 주며, 특히 양육자와의 관계가 어떠했는지가 발달과정에서 보호요인, 혹은 위험요인으로 작용할 수 있으므로, 모-아 애착 관계에 대한 평가가 매우 중요하다.

학령전기 아동에 대한 DSM-5, ICD-11 진단준거의 타당도는 검증된 바 있으나, 영유아 진단준거의 타당도는 거의 검증된 바 없다(Sadhu & Walkup, 2022). 따라서 영유아기 정신과적 문제의 정확한 진단 분류는 어려울 수 있으나, 대표적인 문제는 신경발달장애(언어, 인지, 사회성, 운동협응 기능 발달에서의 문제), 심한 낯가림(달리 명시된 불안장애), 짜증이나 공격적 행동, 식이장애, 부모-자녀 관계 문제 등이라 할 수 있다. 이러한 영유아기 문제를 진단하고 개입할 때 아이의 기질을 평가하는 것이 필요하며, 모-아 상호작용 관찰과 부모 면담이 중요하다. 의학적 과거력도 아동의 인지능력 발달과 정서, 행동에 미치는 영향이 크므로 의학적 검사 및 치료력 정보도 얻어야 한다(예: 경기, 뇌손상 등). 배변훈련 정보와 영유아 발달이정표 developmental milestone 달성 여부도 파악해야 하며, 만일 유아의 발달 양상이 사회적 의사소통, 반복적 행동, 제한된 흥미, 연령에 적절한 표상놀이 등의 영역에서 비전형적이라면 자폐스펙트럼장애 Autism Spectrum Disorder: ASD 여부도 세심하게 고려해 보아야 한다. 영유아의 제반 발달 수준을 객관적으로 평가하고 소아정신과적인 문제들을 정확히 진단 평가하기 위해 실시할 수 있는 영유아용 검사는 다음과 같다.

1) Beery 시각-운동통합 검사

시각-운동통합 발달검사 Developmental Test of Visual-Motor Integration: VMI는 Beery와 Buktenica(1989)가 학령전기와 학령기 아동의 시-지각과 운동-협응 능력을 평가하기 위해 개발한 검사이다. VMI는 2세 10개월부터 규준이 확립되

어 있어 연필을 쥘 수만 있다면 어린 영유아에게도 실시할 수 있다. 현재 2~90세까지 전 연령 범위의 시각-운동 통합 능력을 평가할 수 있는 VMI-6(Beery et al., 2010)가 개발되어 있으나, 한국판(황순택 등, 2016)은 4~18세 규준만 산출되어 있다. 이 검사는 시각-운동통합 검사VMI와 2개의 보충검사(시지각 검사, 운동-협응 검사)로 구성되어 있으며, 연령 규준에 따라서 표준점수(평균 100, 표준편차 15)와 백분위점수, 등가연령이 산출된다.

2) 한국판 라이터 비언어성 지능검사

한국판 라이터 비언어성 지능검사Korean Leiter International Performance Scale-Revised: K-Leiter-R는 2세 0개월부터 7세 11개월까지의 영유아와 아동의 인지능력을 평가하기 위해 개발되었다(신민섭, 조수철, 2010). K-Leiter-R의 개발 목적은 기존의 지능검사로 신뢰롭고 타당하게 평가할 수 없었던 아동의 지적 능력, 기억력 및 주의력을 신뢰롭고 타당하게 평가하기 위해 비언어적 측정도구를 구성하기 위한 것이다. 특히 K-Leiter-R은 이중 언어환경에서 자란 아동이나 의사소통장애를 지닌 아동, 청각 장해 및 운동 장해, 외상성 뇌손상, 주의력결핍 과잉행동장애Attention Deficit/Hyperactivity Disorder: ADHD가 있는 아동들에게 사용할 수 있다.

K-Leiter-R은 시각화, 유추 및 공간 능력을 평가하는 9개의 소검사로 이루어진 '시각화 및 추론'Visualization and Reasoning: VR 검사집, 주의력과 기억력 등의 인지적 처리과정과 관련된 10개의 소검사로 이루어진 '주의력 및 기억력'Attention and Memory: AM 검사집으로 구성되어 있다. VR 검사집을 통해 일반적 지능이 산출되며, AM 검사집은 주로 주의력과 기억 기능에 대한 평가 및 학습장애와 ADHD 아동의 인지처리에 대한 정보를 얻기 위해 사용된다. K-Leiter-R에는 부모나 교사가 평가할 수 있는 아동의 행동 관찰 척도도 포함되어 있다. K-Leiter-R의 모든 소검사는 평가자가 아동에게 보다 재미있는 분위기에서 검사를 실시할 수 있도록 소검사 명칭이 게임처럼 제시되어 있다(예: 숨은그림찾기 게임, 도형 맞추기 게임, 짝 찾기 게임 등). 모든 연령의 아동에게 19개의 소검사를 모두 실시할 필요는 없으며, 연령이나 임상적 필요에 따라 검사를 선택해서 사용할 수 있다. 19개 소검사와 평정척도의 원점수는 표준화된 환산점수(평균=10, 표준편차=3)로 변환되며, 두 가지 IQ 평가치가 산출된다. 즉, 4개의 소검사로 구성된 '단축형 IQ 선별지수'와 6개의 소검사로 구성된 '전체검사 IQ'(평균=100, 표준편차=15)이다.

K-Leiter-R의 임상적 적용 사례

언어적 의사소통능력과 사회성 발달이 부진하여 내원한 4세 남아로 지능검사가 의뢰되어 K-Leiter-R을 실시한 결과, 전체지능은 65로 경도 지적장애 수준이었다. 소검사 간 수행에서 '지체-보통' 수준으로 편차가 크게 나타나 인지능력의 불균형적인 발달이 시사되었다. 이 중 '짝짓기' 소검사와 같이 비교적 단순한 과제의 수행은 양호한 편이지만, '계기적 순서추론' 소검사와 같이 자극 간의 관계를 이해하는 추론능력이 요구되는 과제에서 수행은 상당히 부진한 편이었다. 검사 후반부에 실시하는 주의력 및 기억력과 관련된 소검사에서 더욱 수행이 저조하였고, 검사 도중 소리를 지르거나 검사실 문을 여는 등 주의집중과 충동조절에 상당한 어려움이 관찰되었다.

K-Leiter-R 검사결과를 고려할 때, 단순하고 반복적인 일부 과제에서는 비교적 연령에 적절한 수행이 가능하지만, 보다 적극적인 주의조절과 추론능력 등 상위 인지능력이 요구되는 과제에서는 현저하게 저조한 수행을 보여 향후 학습 및 또래관계 형성에 어려움이 예상되는 바, 인지능력과 주의력 및 행동조절능력을 발달시키기 위한 개별 교육과 심리사회적 치료를 제공할 필요성이 시사되었다.

3) 카우프만 아동용 지능검사-IIKABC-II

카우프만 아동용 지능검사(Kaufman Assessment Battery for Children: KABC, 1983)는 Alan Kaufman과 Nadine Kaufman 부부가 개발한 영유아 및 아동용 지능검사이며, 이를 개정한 것이 KABC-II(2004)이다. 한국판 KABC-II는 문수백(2014)이 표준화하였다. 만 3~18세 아동·청소년들에게 실시할 수 있으며, 순차처리, 동시처리, 학습력, 계획력, 그리고 유동성-결정성 지적능력을 포함하는 광범위한 인지능력과 인지적 강점 및 약점을 평가할 수 있다. 또한 많은 비언어적 과제들이 포함되어 있어서 언어발달에 문제가 있거나 다문화가정 아동들에게도 실시할 수 있다는 장점이 있다.

4) 베일리 영유아 발달검사

베일리 영유아 발달검사 I, II, III(Bayley Scales of Infant Development: BSID-I, 1977; BSID-II, 1993; BSID-III, 2006)는 발달지연이 있는 아동을 조기에 발견하고 치료적 개입에 유용한 정보를 제공하기 위해 개발된 1~42개월 영유아의 발달을 평가하는 검사이다. 방희정 등(2019)이 한국판 베일리 영유아 발달검사 III$_{\text{K-Bayley-III}}$를 개발하였다. 영유아에게 직접 검사를 실시하여 인지, 언어, 운동 발달을 평가하며, 주 양육자의 보고에 입각하여 사회-정서 발달과 적응행동을 평가한다. 이를 통해 발달이 지연된 영유아를 진단 평가할 수 있으며, 특히 미숙아, 저체중아, 선천성 난청 등 고위험군 아동들을 추적관찰하여 향후 신경발달장애를 조기에 발견하고 치료적 개입을 제공하는 데 유용한 검사이다.

5) 바인랜드 적응행동척도 2판

바인랜드 적응행동척도 2판$_{\text{Vineland Adaptive Behavior Scale II}}$은 사회성숙도검사(Doll, 1935)의 개정판으로, 황순택 등(2015)이 한국판 바인랜드 적응행동척도 2판$_{\text{K-Vineland-II}}$을 개발하였다. 0~90세 연령 범위의 영유아부터 성인까지 사회적응능력의 발달 수준을 평가할 수 있는데, 보호자와 면담을 통해 평가하는 면담형과 보호자가 직접 평가하는 보호자형의 두 가지 버전이 있다.

K-Vineland-II에서 면담형 적응행동척도는 4개의 영역-의사소통(수용, 표현, 쓰기), 생활기술(개인, 가정, 지역사회), 사회성(대인관계, 놀이 및 여가, 대처기술), 운동기술(대근육, 소근육 운동)-과 11개의 하위영역으로 이루어져 있다. 보호자형의 척도 구성은 면담형과 동일하나, 일부 하위영역 명칭을 일반인이 이해하기 쉽게 명명하였다. 부적응행동 영역은 선택적으로 실시하는데, 4개 하위지표(내현화, 외현화 행동 하위영역, 부적응행동지표, 부적응행동 결정적 문항)이 산출된다. 각 문항에 대해서 2점, 1점, 0점, D/K$_{\text{Don't know}}$ N/O$_{\text{No Opportunity}}$로 채점한다. 아동의 지적능력이나 언어능력이 제한되어 정규 지능검사 실시가 불가능한 경우에 K-Vineland-II를 통해 인지적·사회적 기능 수준을 파악할 수 있으며, 제반 신경발달장애, 정서 및 행동 장애 아동의 진단평가에서도 사용할 수 있다.

6) 아동기 자폐증 평정척도 2

아동기 자폐증 평정척도 2(Childhood Autism Rating Scale 2: CARS 2, Scholpler et al., 2010)는 자폐스펙트럼장애와 다른 장애를 구별하고, 증상의 심한 정도를 평가하기 위해 개발된 검사로, 표준형$_{\text{CARS2-ST}}$, 고기능형$_{\text{CARS2-HF}}$ 평가지, 그리고 부모/양육자 질문지$_{\text{CARS-QPC}}$로 구성되어 있다. 이소현 등(2019)이 한국판 아동기 자폐증 평정척도 2판$_{\text{K-CARS2}}$을 개발하였다.

표준형$_{\text{CARS2-ST}}$은 자폐 아동과 심각한 지적장애 아동을 구별하는 데 특히 효율적이며(Morgan, 1988; Teal & Wiebe, 1986), 고기능형은 고기능 자폐나 아스퍼거장애 아동을 감별하기 위해 개발되었다. 표준형, 고기능형 모두 15개 항목으로 구성되어 있으며, 모나 주 양육자와의 개별 면담과 아동 관찰을 통해 평정하는데, 각 항목은 1점에서 4점으로 평정된다(1점: '해당 연령의 전형적인 범위에 속함'에서 4점: '해당 연령의 전형적인 범위에서 심각한 정도로 벗어남'까지). 그리고 중간점(1.5, 2.5, 3.5점)이 있어서 각 점수 사이의 중간으로 판단될 때 이 중간점으로 평정하도록 되어 있다.

'표준형'은 6세 미만의 아동, 또는 6세 이상이면서 지능지수가 80 미만이거나 의사소통이 눈에 띄게 손상된 아동

표 40-1 K-CARS2 표준형과 고기능형의 평가 항목

표준형(K-CARS2-ST) 항목	고기능형 (K-CARS2-HF) 항목
1. 사람과의 관계	1. 사회-정서 이해
2. 모방	2. 정서 표현 및 정서 조절
3. 정서 반응	3. 사람과의 관계
4. 신체 사용	4. 신체 사용
5. 사물 사용	5. 놀이에서의 사물 사용
6. 변화에 대한 적응	6. 변화에 대한 적응/제한된 관심
7. 시각 반응	7. 시각 반응
8. 청각 반응	8. 청각 반응
9. 미각, 후각, 촉각 반응 및 사용	9. 미각, 후각, 촉각 반응 및 사용
10. 두려움 또는 불안	10. 두려움 또는 불안
11. 구어 의사소통	11. 구어 의사소통
12. 비구어 의사소통	12. 비구어 의사소통
13. 활동 수준	13. 사고/인지적 통합 기술
14. 지적 반응 수준 및 일관성	14. 지적 반응 수준 및 일관성
15. 전반적 인상	15. 전반적 인상

에게 실시하며, '고기능형'은 지능지수가 80 이상이면서 의사소통이 유창한 6세 이상의 아동에게 실시한다. 표준형과 고기능형 문항은 약간 다르게 구성되어 있다(표 40–1).

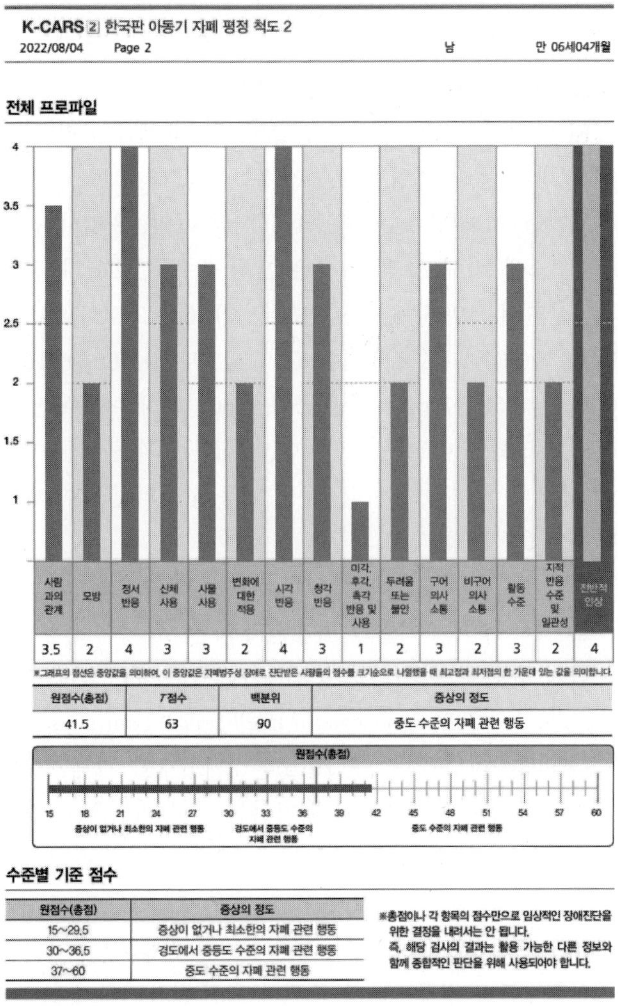
K-CARS 2 한국판 아동기 자폐 평정 척도 2

2022/08/04 Page 2 남 만 06세04개월

전체 프로파일

사람과의 관계	모방	정서 반응	신체 사용	사물 사용	변화에 대한 적응	시각 반응	청각 반응	미각, 후각, 촉각 반응 및 사용	두려움 또는 불안	구어 의사소통	비구어 의사소통	활동 수준	지적 반응 수준 및 일관성	전반적 인상
3.5	2	4	3	3	2	4	3	1	2	3	2	3	2	4

※그래프의 점선은 중앙값을 의미하며, 이 중앙값은 자폐범주성 장애로 진단받은 사람들의 점수를 크기순으로 나열했을 때 최고점과 최저점의 한 가운데 있는 값을 의미합니다.

원점수(총점)	T점수	백분위	증상의 정도
41.5	63	90	중도 수준의 자폐 관련 행동

수준별 기준 점수

원점수(총점)	증상의 정도
15~29.5	증상이 없거나 최소한의 자폐 관련 행동
30~36.5	경도에서 중등도 수준의 자폐 관련 행동
37~60	중도 수준의 자폐 관련 행동

※총점이나 각 항목의 점수만으로 임상적인 장애진단을 위한 결정을 내려서는 안 됩니다. 즉, 해당 검사의 결과는 활용 가능한 다른 정보와 함께 종합적인 판단을 위해 사용되어야 합니다.

그림 40–1 ASD 아동의 표준형 K–CARS2–ST 결과(이소현 등, 2019)

7) 사회성숙도검사

사회성숙도검사(Social Maturity Scale: SMS, Doll, 1991; 한국판 SMS, 김승국, 김옥기, 1995)는 부모 면담과 아동 관찰을 통해 사회 적응 능력의 발달을 평가한다. 실시 연령 범위는 0~30세이며, 지능검사가 실시 불가능한 경우, 연령이 어린 경우, 지적 능력이 지체된 경우에 주로 사용된다. 검사 구성은 117문항, 6개의 하위영역(자조, 이동, 작업, 의사소통, 자기관리, 사회화 능력)으로 이루어져 있으며, 사회 연령$_{\text{Social Age: SA}}$과 사회 지수$_{\text{Social Quotient: SQ}}$가 산출된다.

8) 자폐증 진단관찰 스케줄 2$_{\text{ADOS 2}}$와 자폐증 진단 면담지–개정판$_{\text{ADI-R}}$

자폐증 진단관찰 스케줄 2(Autism Diagnostic Observation Schedule 2: ADOS 2, Lord et al., 2002)은 놀이와 활동을 통해서 자폐스펙트럼장애 아동을 진단하는 반구조화된 관찰, 검사 도구이다. 1세부터 성인까지 실시 가능한데, 총 5개 모듈–모듈 1은 언어 전단계: 단어 사용 단계(31개월 이상), 모듈 2는 구$_{\text{句}}$언어사용 단계, 모듈 3은 유창한 말하기 단계(아동, 청소년), 모듈 4는 유창한 말하기 단계(청소년, 성인) 중에서 피검자의 연령과 표현언어 수준에 맞는 모듈을 선택하여, 전문가에게 수련받은 검사자가 실시할 수 있다. 한국판 ADOS 2는 유희정 등(2016)이 개발하여 표준화 연구를 수행하였다.

자폐증 진단 면담지–개정판(Autism Diagnostic Interview–Revised: ADI–R, Covteur et al, 2003)은 자폐스펙트럼장애가 의심되는 18개월~성인의 주 양육자에게 자폐스펙트럼장애를 감별진단하기 위해 실시하는 반구조화된 면담 평가도구이다. 유희정 등(2007)이 한국판 ADI–R을 개발하여 표준화하였다.

9) 유아 행동평가척도 부모용$_{\text{CBCL1.5-5}}$

한국판 CBCL 1.5–5는 만 18개월에서 5세 영유아에게 실시 가능한 검사로, 대개 주 양육자인 모가 평가한다(오경자, 김영아, 2008). 총 100문항으로 구성된 '문제행동척도'와 310개 단어로 구성된 '언어발달검사'로 이루어져 있다. '문제행동척도'의 증후군 척도를 통해서 영유아의 내현화, 외현화, 수면 문제 등을 평가할 수 있고, DSM 진단척도를 통해서 불안과 같은 정서적 문제와 발달 문제, ADHD 및 반항행동 등을 평가할 수 있다.

2. 학령전기 심리평가(4~7세)

학령전기에는 DSM–5에 포함된 소아정신장애의 진단빈도가 높아진다. 생떼 혹은 분노발작$_{\text{temper tantrum}}$은 이 시기에 어느 정도 발달적으로 적절할 수 있으나, 빈도, 강도, 지속기간(20분 이상), 여러 상황에서 문제가 되는 정도를 고려해야 한다. ADHD와 적대적 반항장애$_{\text{Oppositional Defiant Disorder: ODD}}$가 빈번하게 진단되는 장애이며, 지적장애, 의사소통장애, 자폐스펙트럼장애$_{\text{ASD}}$가 의심되어 소아정신과를 방문하는 경우도 많은 편이다. 아동기 우울증과 범불안장애, 공포증, 분리불안장애와 같은 정서적 문제도 자주 보이게 되며, 섭식장애, 복통과 두통 등 신체증상장애, 악몽, 야경증, 수면보행증과 같은 수면장애도 이 시기에 처음 보이기 시작한다. 유뇨증과 유분증도 대개 5세 및 4세 이후에 진단이 내려진다. 일과성 틱장애는 4~5세경 가장 흔히 나타나며, 만 7세 학교입학 시기에 발병빈도가 가장 높다. 정신병적 장애는 드문 편이다.

학령전기 아동을 대상으로 상술한 소아정신장애를 진단 평가할 때, 자주 사용되는 대부분의 평가도구들은 학령기, 청소년기에도 실시가능하나, 전통적인 정서 및 성격 평가 검사, 학습 및 실행기능 검사는 학령기, 청소년기에서 중점적으로 소개하고자 하며, 여기서는 학령전기 아동에게 자주 실시되는 표준화된 인지기능검사, 주의력 검사, 그리고 투사적 그림검사와 부모평정척도만 소개하였다.

1) 벤더-게슈탈트 검사

벤더-게슈탈트 검사Bender Gestalt Test: BGT는 5세부터 실시 가능하며, 시각-운동 협응 능력, 시지각적 능력의 발달 수준 평가를 통해서 뇌기능 장애 여부를 진단한다. 10세 이하의 아동은 BGT 도형을 그리는 데 여러 가지 발달적 오류를 보일 수 있으므로 이러한 오류가 정상범위에 해당되는지, 아니면 뇌기능 장애의 가능성을 시사하는 결과인지를 정확히 판단하기 위해서는 정상 아동이 보이는 발달적 오류에 대한 연령 규준에 입각해서 해석해야 한다. 대부분의 정상 아동은 9세경이 되면 어떠한 오류 없이 BGT 도형을 그릴 수 있게 되며, 약 10세경에는 성인과 유사한 수준의 시각-운동 협응 능력을 보인다. 따라서 정상 지능을 가진 10세 이상의 아동이 BGT 수행 시 오류를 보일 때는 뇌기능 장애의 가능성을 의심해 볼 수 있다.

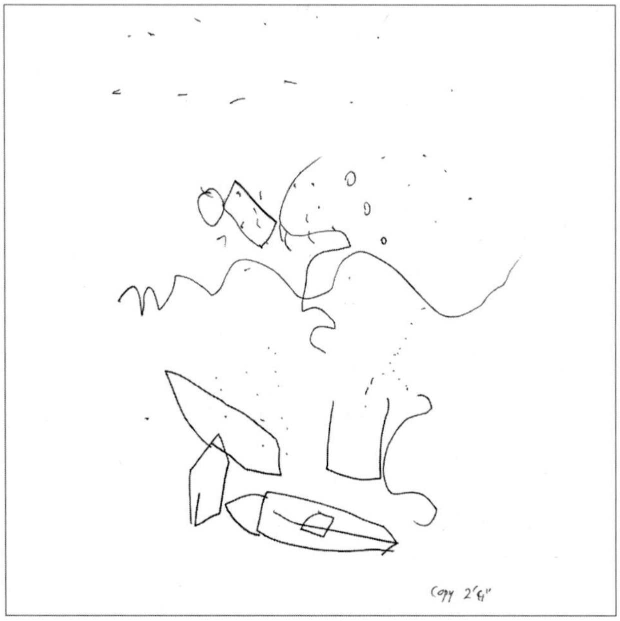

그림 40-2 7세 ADHD 남아의 BGT

Koppitz(1964)가 개발한 발달적 채점체계에 따라 산출된 정상 아동의 연령별 오류점수는 11.7(5세), 9.4(6세), 4.8(7세), 3(8세), 1.6(9세), 1.5(10세)이며, 우리나라 아동은 그에 비해 상당히 낮은 오류점수를 보였다[김민경, 신민섭, 1995: 5세 6.7(SD=3.2), 6세 2.0(SD=1.3), 7세 1.9(SD=1.4), 8세 1.1(SD=1.5), 9세 0.7(1.0), 10세 0.2(SD=0.6)]. Koppitz의 연구가 1960년대에 이루어진 것이므로 정확한 비교는 어렵지만, 이러한 결과는 서구 아동에 비해 한국 아동의 시각-운동 협응 능력의 발달이 빠르다는 점을 시사한다.

2) 한국 유아용 웩슬러 지능검사 IV판

한국 유아용 웩슬러 지능검사 IV판(Korean Wechsler Preschool and Primary Scale of Intelligence-Fourth edition: K-WPPSI-IV, 박혜원 등, 2016)은 2세 6개월~7세 7개월 연령 아동들의 인지능력을 평가하는 검사인데, 두 연령군(2세 6개월~3세 11개월과 4세~7세 7개월)의 소검사 구성이 약간 다르다. 전체지능지수FSIQ와 5개 지표점수(언어이해, 시공간, 유동추론, 작업기억, 처리속도)가 산출되며, 이러한 환산점수들은 평균 100, 표준편차 15인 편차점수이다.

(1) 언어이해 지표Verbal Comprehension Index: VCI

- 상식information: 주변 환경이나 학교로부터 배운 지식, 장기 기억과 인출 능력 등을 평가한다.
- 공통성similarities: 언어적 개념 형성과 추상적 사고를 측정하는 것으로, 언어적 이해와 표현, 범주화 능력 등을 평가한다.
- 어휘vocabulary: 단어 지식과 언어표현, 장기 기억, 어휘 발달 수준 등을 평가한다.
- 이해comprehension: 언어이해와 표현, 과거 경험을 문제 해결에 사용하는 능력, 사회적 규범에 대한 상식과 판단력 등을 평가한다.

- 수용어휘receptive Vocabulary: 수용 언어 능력과 어휘 지식 등을 평가한다.
- 그림명명picture Naming: 표현 언어 능력, 상식, 장기기억 등을 평가한다.

(2) 시공간 지표Visual Spatial Index: VSI

- 토막짜기block design: 추상적인 시각 자극을 분석하고 종합하는 능력으로, 비언어적 개념형성과 시-공간적 조직화, 시각-운동 협응 능력 등을 평가한다.
- 모양맞추기object assembly: 시-지각적 구성 능력, 부분-전체 관계의 통합과 종합, 시각-운동 협응 능력을 평가한다.

(3) 유동추론 지표Fluid Reasoning Index: FRI

- 행렬추리matrix reasoning: 유동성 지능, 분류 및 공간 능력, 부분-전체의 관계 이해, 지각적 조직화 능력 등을 평가한다.
- 공통그림찾기picture concepts: 유동적/귀납적 사고, 시-지각적 재인 능력, 개념적 사고 능력 등을 평가한다.

(4) 작업기억 지표Working Memory Index: WMI

- 그림기억picture memory: 시각적으로 제시되는 자극에 대한 작업기억력을 평가한다.
- 위치찾기zoo location: 시공간적인 작업기억력을 평가한다.

(5) 처리속도 지표Processing Speed Index: PSI

- 동형찾기bug search: 지각 속도, 단기 시각기억, 시각-운동 협응, 인지적 유연성, 시각 변별력, 집중력 등을 평가한다.
- 선택하기cancellation: 시각 처리 속도, 시각적 탐색, 시-지각 재인 및 변별, 주의집중력을 평가한다.
- 동물짝짓기animal coding: 지각 속도, 단기기억, 시각적 주사 능력, 인지적 유연성, 주의력, 동기 등을 평가한다.

웩슬러 지능검사 결과 해석 방법에 대한 자세한 설명과 예시는 한국판 아동용 웩슬러 지능검사 IVK-WISC-IV에서 자세히 제시하였다. K-WPPSI-IV에서 공통성, 어휘, 이해, 행렬추리, 공통그림찾기, 동형찾기, 선택하기, 동물짝짓기 하위척도는 4~7세 아동들에게만 실시한다.

3) 투사적 그림검사

아동이 세상을 어떻게 보고 느끼고 생각하고 있는지를 나타내 주는 세계 공통적인 언어는 그림이다. 투사적 그림검사의 대가인 Koppitz는 그림을 "비언어적 언어non-verbal language"라고 하였다(Koppitz, 1984). 특히 논리적인 사고력과 언어적 유창성이 발달되지 않은 어린 아동에게 그림은 자신의 태도, 소망, 감정, 생각, 관심을 나타내는 가장 자연스러운 표현 수단이다.

그림을 심리평가 도구로 사용한 최초의 심리학자는 Goodenough(1926)이다. 그녀는『그림을 통한 지능 측정』이라는 저서에서 사람 그림Draw-A-Person: DAP 검사를 통해 아동의 지능을 평가하고자 하였다. 정신분석적 지향을 가진 Machover(1949)는 사람 그림 내용의 상징적인 의미와 구조적인 요인(그림의 크기, 위치 등)을 모두 고려하여, 투사적 그림에 심리적 의미를 부여하였으며, 그림에 개인의 정서, 충동, 갈등, 보상 욕구 등이 상징화되어 나타난다고 보았다. Buck(1948)은 HTP를 지능과 성격의 두 영역을 모두 측정하는 수단으로서 체계적으로 발전시켰다. 그는 집, 나무, 사람이라는 소재를 택한 것이 모든 연령층이 누구나 친숙하고 쉽게 그릴 수 있으며, 무의식적 측면을 반영하는 상징성이 풍부한 소재이기 때문이라고 설명하였다. Hammer(1958)는 Buck의 작업을 정교화하여 임상적 평가와 미술치료에서뿐 아니라 치료효과 분석 시 그림의 유용성 등을 포함한 연구들을 모두 정리하여『투사적 그림검사』라는 책을 저술하였으며, HTP를 발달적 측면과 투사적 측면 모두를 고려한 평가도구로 더욱 정교하게 발전시켰다.

이후 HTP 혹은 DAP를 응용한 많은 투사적 그림검사가 개발되었다. Hulse(1951, 1952)는 비운동성 가족화 검사를 개발하였으며, Burns와 Kaufman(1970, 1972)은 운동성 가족화 검사Kinetic Family Drawing Test: KFD를 개발하였고, 학교 장면에 적용하기 위해 운동성 학교화 검사Kinetic School Drawing Test: KSD도 고안하였다. 또한 운동성 HTP를 개발하였는데(1987), 여기서는 HTP와는 달리 한 장의 종이에 집, 나무, 사람을 모두 그리되 어떤 움직임이 들어가도록 그리라고 지시한다. 운동성 HTP에 대한 기본 가정은 로르샤흐 검사에서 운동반응이 가지는 의미처럼 그림에 표현된 움직임을 통하여 개인 내적 욕구에 대한 단서를 얻을 수 있다는 것이다. 또한 Knoff과 Prout(1985)는 KFD와 KSD의 통합적 체계를 고안하였고, 이를 응용하여 다양한 운동성 그림

검사 체계를 발전시켰다.

(1) 집–나무–사람 검사House-Tree-Person Test: HTP

- 집: 집은 가정환경에 대한 아동의 생각과 느낌, 소망, 공상, 갈등 등을 나타내 주며, 가족 간의 관계, 특히 부모와 아동의 관계를 잘 반영해 준다.
- 나무: 나무는 신화, 종교, 전설 등에서 인생과 성장을 상징하는 가장 보편적인 은유로 사용되며, 뿌리에서 가지까지 나무의 발달은 심리적 생애에 비유되기도 한다. 자신을 직접적으로 드러낸다는 느낌이 적어 방어적인 태도가 감소되기 때문에 사람 그림보다 더 깊고 무의식적인 자아상 및 감정과 갈등 등을 잘 반영하는 것으로 간주된다.
- 사람: 사람 그림은 신체적 혹은 심리적 자기, 이상적 자기, 중요한 타인에 대한 표상 등을 상징한다. 상대적으로 보다 의식적인 수준에서 드러나는 문제를 반영하기 때문에 피검자가 가장 그리기 어려워한다.

HTP 그림에 대한 추가 질문을 통해 전반적 인상 및 특정 구성 요소들에 대해 가설적인 해석을 할 수 있다. 구조적 해석에는 그림을 그려 나가는 순서와 방식, 그림의 크기, 위치, 필압, 선의 특징, 세부묘사, 지우기, 대칭, 왜곡 및 생략, 투명성, 움직임, 그림의 개별적 · 구조적 요소 등에 대한 해석이 포함된다. 그러나 특정 구조적 요소의 유무나 특성에 따라 일대일 해석을 해서는 안 되며(예: 집에서 문을 안 그림, 나무에서 뿌리가 드러남, 사람에서 손을 안 그림), 이를 뒷받침하는 다른 평가 결과를 고려하여 신중하게 해석해야 한다. Goodenough–Harris의 '인지적 성숙도 척도', Malony와 Glasser의 '부적응 지표', Oas의 '충동성 지표', McLachlan의 '뇌손상 지표', Koppitz의 '정서장애 지표', Handler와 Reyher의 '불안 지표' 등 투사적 그림검사 해석에 대한 객관적인 기준을 마련하고자 다양한 채점 체계와 해석 지표가 개발되었다(신민섭 등, 2023).

표 40–2 Koppitz의 정서장애 지표(신민섭 등, 2023)

질적인 지표	생략	의미 있는 특징들
• 부분들의 통합이 빈약함 • 얼굴의 음영 • 몸이나 사지 부분의 음영 • 손이나 목의 음영 • 사지의 비대칭성 • 기울어진 그림 • 작은 그림 • 큰 그림 • 투명성	• 눈 없음 • 코 없음 • 입 없음 • 몸 없음 • 팔 없음 • 다리 없음 • 발 없음 • 목 없음	• 손이 잘림 • 다리가 겹쳐 있음 • 성기 • 괴물 그림 • 세 명 이상을 그림 • 구름 • 작은 머리 • 열십자로 그린 눈 • 이가 드러나는 그림 • 짧은 팔 • 긴 팔 • 팔이 몸에 붙어 있음 • 큰 손

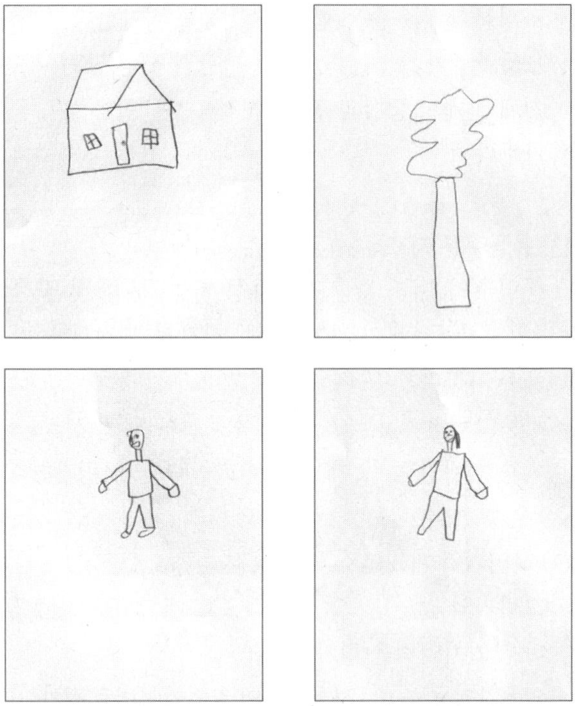

그림 40–3 불안과 짜증이 많은 6세 남아의 HTP

(2) 운동성 가족화 검사Kinetic Family Drawing Test: KFD

KFD는 Burns와 Kaufman(1970)이 개발한 검사로, 아동에게 가족 구성원이 무언가 하고 있는 모습을 그리도록 하는 것이다. KFD를 통해서 아동이 가족 내에서 자신을 어떻게 지각하고 있고, 가족 간의 상호작용 패턴을 어떻게 지각하고 있는지에 대한 정보를 얻을 수 있다. 가족 내에서의 개인의 중요성은 그림의 크기나 위치로 표현되므로, 가족화에서 누구를 가장 크게 그렸고 누구를 자신과 가장 가깝게 그렸느냐를 살펴보는 것이 중요하다. KFD에서 심리적 가까움은 근접성으로 표현되는데, 대개는 가장 좋아하는 사람을 자신의 옆에 그리는 경향이 있다. 그러나 이는 반드시 실제로 가까움을 항상 의미하는 것은 아니며, 친해지고 싶은 갈망과 욕구의 표현일 수도 있다. 가족 내에서 가장 지배적인 사람을 크게 그리지만, 매우 자기중심적인 아동의 경우 자신을 가장 크게 그리기도 한다. 누구를 포함하고 생략했느냐가 매우 중요한데, 부모나 형제 등 특정 가족 구성원을 생략했을 경우 그 사람에 대한 부정적 태도 혹은 상징적인 제거symbolic elimination를 나타내 주며, 자신을 그리지 않았을 경우에는 낮은 자존심과 가족에 대한 소속감과 정서적 유대가 부족함을 나타내 준다. 우울한 아동이나 청소년의 경우 자신을 그리지 않고 생략하는 경우가 종종 있다. 가족 간의 상호작용이 없고, 특히 가족 구성원 사이에 벽이나 구획을 그려 넣었다면 이는 가족 간의 단절감을 강하게 시사한다(Leo, 1973; 신민섭 등, 2023: 그림 40-4).

HTP와 KFD는 아동의 내면세계나 정서 상태에 대한 풍부한 가설적 정보를 제공해 주기는 하나, 엄밀한 의미에서 공식적인 심리검사는 아니며, 때론 소망 충족적인 공상이나 욕구가 표현되기도 하므로 현실과는 다를 수 있음에도 유념해야 한다. 따라서 HTP와 KFD 같은 그림 검사에서 얻은 단서에 입각해서 아동의 문제에 대한 맹목적인 추론이나 결론을 내려서는 안 되며, 반드시 그림을 그린 후 질문Post-Drawing Inquiry: PDI을 통해 추가적인 정보를 얻는 것이 필요하다.

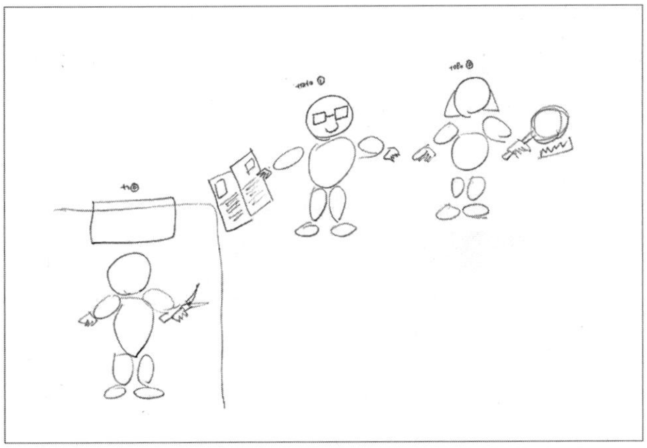

그림 40-4 적대적 반항장애 아동의 KFD

4) ADHD 평가척도-5

ADHD 평가척도-5(ADHD Rating Scale-5: ARS-5, DuPaul et al., 2016)는 DSM-5(2013) ADHD 진단기준을 기반으로 개발된 평가척도로, DSM-5 진단기준에 해당되는 ADHD 증상의 빈도와 관련하여 부모와 교사로부터 평가치를 얻기 위한 목적으로 개발되었다. 부모용과 교사용 두 가지 버전이 있으며, 5～12세 아동용과 13～17세 청소년용이 별도로 구성되어 있다. 한국판 ARS-5는 신민섭 등(2023)이 번역하여 5～17세 아동, 청소년들을 대상으로 표준화 연구를 완료하였다.

부모용 ARS-5와 교사용 ARS-5는 부주의(9문항), 과잉행동-충동성(9문항)의 두 개 하위척도로 구성되어 있다. 지난 6개월간 아동·청소년이 보인 행동에 대해 4점 척도로 각 증상의 빈도를 평정하며('0=거의, 혹은 전혀 그런 적 없다' '1=가끔 그렇다' '2=자주 그렇다' '3=매우 자주 그렇다'), 증상에 대해 총 3개의 원점수가 산출된다(부주의 점수, 과잉행동-충동성 점수, 총점). 각 원점수는 아동의 성별과 연령별 규준에 입각해서 백분위 점수로 환산된다. 예를 들어, 부주의 원점수=15(백분위 91), 과잉행동-충동성 원점수=17(백분위 93), 총점=32(백분위 94)이다.

DSM-5 진단기준에 입각해서 ADHD 진단을 받기 위해서는 해당 증상이 최소 하나 이상의 기능적 영역에서의 손상과 연관이 있어야 한다. 그러므로 ARS-5는 부주의와 과잉행동 및 충동성 측면을 모두 평정하기 위해 기능 손상 척도를 개발하였으며, 여기에는 ADHD 아동이 흔히 보이는 여섯 가지 영역에서의 기능 손상에 대한 문항이 포함된다. 타인과의 관계(부모용의 경우 부모와의 관계, 교사용

표 40-3 ASR-5 가정용(12세 이하) 문항의 예(DuPaul et al., 2016)

지난 6개월 동안 자녀의 행동을 가장 잘 기술한 문항에 표시해 주시기 바랍니다.

당신의 아이는 얼마나 자주 이런 행동을 보입니까?	거의, 혹은 전혀 그런 적 없다	가끔 그렇다	자주 그렇다	매우 자주 그렇다
세부사항에 주의를 기울이지 못하거나, 학교 과제나 다른 활동을 하는 중에 부주의한 실수를 범한다.	0	1	2	3
과제 또는 놀이 활동에 지속적으로 주의집중하는 데 어려움이 있다.	0	1	2	3
직접 바라보고 말할 때 듣지 않는 것처럼 보인다.	0	1	2	3
지시에 따라서 학교공부나 집안일을 마치지 못한다.	0	1	2	3
과제 및 활동을 조직화하는 데 어려움이 있다.	0	1	2	3

의 경우 교사와의 관계), 또래관계, 학업적 기능, 행동적 기능, 과제 수행 기능, 그리고 자존감 영역이다. 부모와 교사는 각 문항에 대해 4점 척도로 평정한다(0=전혀 문제 없음, 1=경도, 2=중도, 3=심도). 예를 들면, 가족관계=0점(백분위 65), 또래관계=2점(백분위 98), 학업=1점(백분위 90), 행동=3점(백분위 99.5 이상), 과제 수행=1점(백분위 90), 자존감=1점(백분위 95)으로 평가치가 산출된다.

5) 아동·청소년 행동평가척도 6-18CBCL 6-18

아동·청소년 행동평가척도 6-18(Child Behavior Checklist: CBCL 6-18, Achenbach & Rescorla, 2001)은 만 6~18세 아동·청소년들의 문제행동과 적응행동을 부모나 주 양육자가 3점 척도(0=전혀 아니다, 1=가끔 그렇다, 2=자주 그렇다)로 평정하는 척도이다. 오경자 등(2010)이 한국판 K-CBCL 6-18을 개발하였는데, 총 120문항으로 크게 문제행동 척도와 적응 척도로 구성되어 있다. 문제행동 척도는 문제행동증후군 척도, DSM 진단척도, 그리고 특수척도로 구성되어 있는데, 8개의 문제행동증후군 척도는 불안/우울, 위축/우울, 신체증상, 규칙위반, 공격행동, 사회적 미성숙, 사고문제, 그리고 주의집중문제 척도이다. 불안/우울, 위축/우울, 신체증상 척도는 '내재화 척도', 규칙위반, 공격행동 척도는 '외현화 척도'로 다시 분류된다. 적응 척도는 2개의 하위척도(사회성 척도와 학업수행 척도)와 적응 척도 총점으로 이루어져 있다. K-CBCL 6-18은 정신과적 장애의 위험이 높은 아동을 선별하거나 아동·청소년기 정신병리나 치료효과 검증 연구 등에 널리 사용되고 있다.

전체 문제행동 문항을 합산한 '문제행동 총점'과 내재화, 외현화 척도' 점수가 T-점수 64 이상이면 임상 범위, T-점수 60-63이면 준임상 범위, T-점수 60 미만이면 정상 범위로 판단한다. 문제행동증후군 척도, DSM 진단척도, 특수척도의 경우에는 T-점수 70 이상이면 임상 범위, T-점수 65-69이면 준임상 범위, T-점수 65 미만이면 정상 범위로 판단한다.

3. 학령기 심리평가(7~12세)

만 7세 이후 학령기는 다양한 환경적 변화에 직면하는 발달적 전환기이다. 아동은 가정이라는 울타리와 부모의 품을 떠나서 학교에서 많은 시간을 보내게 되며, 선생님, 친구들과 새로운 관계를 맺게 된다. 이에 학교에서의 학업성취와 교사 및 또래들과 원만한 관계형성을 이루는 것이 중요한 발달과업이며, 이러한 영역에서의 어려움은 많은 소아정신과적 장애와 연관되어 있다. ADHD와 학습장애Learning Disorder: LD, 경계선 지능을 포함한 지적장애 아동들은 대개 학업성취에서 어려움을 보이며, 틱 장애, 불안장애, 우울장애도 이 시기에 흔히 보이는 장애이다. 또한 파괴적 기분조절부전장애DMDD, 품행문제 등 심한 분노조절 및 행동조절 문제를 보이거나 부모-자녀 간의 문제 및 또래관계 문제로 심리평가가 의뢰되는 아동들도 많은 편이다. 학업성취 및 학교 적응에 정서적 요인이 영향을 주기도 하지만 지능과 주의력, 실행기능 등 인지적 요인이 매우 중요하므로, 학령기 심리평가에서는 인지능력과 실행기능 평가 방법에 주로 초점을 맞추었다.

1) 아동용 웩슬러 지능검사-IV

웩슬러 지능검사Wechsler Intelligence Scale는 David Wechsler가 제작한 개인용 지능검사로서, 지능 수준을 신뢰성 있고 타당하게 평가해 줄 뿐만 아니라, 임상 장면에서 정신병리를 평가하고, 개인의 성격적인 특성과 내적인 갈등 및 문제해결 방식을 이해하는 데 귀중한 정보를 제공한다. 한국판 웩슬러 지능검사는 성인용 K-WAIS-IV(Korean Wechsler Adult Intelligence Scale-IV, 황순택 등, 2012), 아동용 K-WISC-IV(곽금주 등, 2011), K-WISC-V(곽금주, 장승민, 2019)가 있으며, 유아용은 K-WPPSI-IV(박혜원 등, 2016)이다.

성인용과 아동용 웩슬러 지능검사는 수차례 개정판이 나오며, 검사 구성과 평가치 산출방식에서 많은 변화가 있어 왔다. K-WISC-IV에서는 전체지능지수FSIQ와 네 가지 지표점수, 즉 '언어이해' '지각추론' '작업기억' '처리속도'가 산출된다. 아동의 수행수준에 대한 해석에서 WISC-III에서 '지적 결함'이라는 용어를 사용하였지만, K-WISC-IV에서는 '매우 낮음extremely low'이라는 표현을 사용함으로써 낮은 지능검사 점수가 '지적장애' 진단의 충분한 증거가 아니라는 의미를 가지게 되었다. 또한 처리속도 지표와 작업기억 지표 점수가 추가되면서 ADHD나 LD 아동들이 보일 수 있는 신경심리학적 문제를 더욱 민감하게 평가할 수 있게 되었다. WISC-V(2014)는 지능 이론, 인지 및 신경발달, 인지신경과학, 학습과정에 대한 최신 연구들을 반영하여 개발되었고, 곽금주와 장승민(2019)이 한국판 K-WISC-V를 표준화하였다.

웩슬러 지능검사는 아동의 언어적 · 비언어적 인지능력뿐만 아니라 시각-운동 기능을 평가할 수 있으며, 학습능력, 친숙하지 않은 과제의 해결 및 추상적 사고력 등을 평가할 수 있기 때문에 특히 학령기 아동의 뇌기능 장애를 평가하는 데 매우 민감한 검사이다. 현재 K-WISC-V보다는 K-WISC-IV가 임상 장면에서 더 많이 사용되고 있고 누적된 연구와 임상 평가 자료도 더 많이 축적되어 있어서 K-WISC-IV를 기반으로 설명하고자 한다.

(1) 아동용 웩슬러 지능검사 해석 전략 및 절차

FSIQ는 WISC-IV에서 심리측정적으로 가장 신뢰롭고 견고한 점수이다. 또한 FSIQ는 학업성취에서부터 일상생활의 다양한 영역에서의 수행이나 성취를 가장 잘 예측해 준다(Gottfredson, 1998). 그러나 FSIQ는 서로 연관되어 있기는 하나 서로 다른 여러 가지 소검사 점수들의 합산으로 산출되기 때문에, 소검사 측정치를 각각 구별하여 해석할 때 더욱 임상적으로 의미 있는 정보를 얻을 수 있다. 그러므로 K-WISC-IV 해석 시 합산점수와 각 소검사 환산점수의 패턴을 체계적으로 살펴보아야 하며, 이때 '개인 내적 관점'과 '개인 간 관점' 모두에서 소검사 프로파일 분석이 이루어진다. 즉, 어떤 아동의 수행 패턴은 소검사 환산점수 내에서의 점수 패턴을 비교하거나(개인 내적 관점), 표준화 규준집단과 비교하여 점수 패턴을 비교하게 된다(개인 간 관점). 이를 통해서 아동의 인지적 강점과 약점 영역을 알 수 있으며, 아동의 기능적인 손상 영역을 이해하고 치료적 교육계획을 세울 수 있다.

① 1단계: 네 가지 지표점수 기술하기

K-WISC-IV의 네 가지 지표점수는 다음과 같다. '언어이해 지표'는 어휘, 공통성과 이해 소검사로 구성되는데, 언어적인 개념형성 및 추론 능력뿐만 아니라 어휘력, 실생활에서 습득되는 지식을 측정한다. '지각추론 지표'는 토막짜기, 미로, 공통그림찾기 소검사로 구성되며, 시공간적 자극에 대한 추론과 구성능력, 공간적 처리, 시각-운동 협응 능력을 반영한다. '작업기억 지표'는 아동의 작업기억 능력을 측정하는 것으로, 순차연결과 숫자따라하기가 핵심 소검사이며 산수 소검사는 보충검사이다. 최신 연구에 따르면, 작업기억력은 성취 및 학습과 밀접하게 관련되어 있을 뿐만 아니라 고차적인 인지처리에서 핵심 요소이다(신민섭 등, 2012). '처리속도 지표'는 단순한 시각적 정보를 빠르고 정확하게 차례대로 검색하고 구별하는 능력을 측정하는데, 기호쓰기와 동형찾기가 핵심적인 소검사이다. 정보를 빠르게 처리하기 위해서는 작업기억력이 필요하며, 시각적 단기기억력, 주의력, 시각-운동 협응 능력이 요구된다. 따라서 처리속도 지표는 ADHD, LD, 뇌손상과 같은 신경학적 증상에 매우 민감한 것으로 알려져 있다.

② 2단계: 지표점수 간의 차이 비교

아동의 인지적 강점과 약점을 확인하기 위해서 지표점수 간 비교를 한다. 네 가지 지표점수의 평균을 구한 후, 각각의 지표점수를 지표점수 평균과 비교하는 것이다. 예를 들어, 언어이해 지표점수와 지표점수 평균 간의 차이가 8.6 이상이면 $p<.05$ 수준에서 통계적으로 유의미한 차이이다.

③ 3단계: 소검사 군집 비교하기

WISC-IV 소검사의 6개 이론적 군집은 다음과 같다(Flanagan & Kaufman, 2004). 시공간추론=토막짜기 + 빠진 곳 찾기, 지각적 유동추론=미로 + 공통그림찾기, 언어적 유동추론=공통성 + 단어추리, 어휘지식=단어추리 + 어휘, 일반지식=이해 + 상식, 장기기억= 어휘 + 상식이다.

④ 4단계: 소검사별 강점과 약점 평가

대부분의 아동은 모든 능력이 고르게 발달되기보다는 상대적인 인지적 강점 영역과 약점 영역을 가지고 있다. 10개 핵심 소검사의 평균치에 기초하여 각 아동의 인지적 강점과 약점을 파악할 수 있다.

⑤ 5단계: 두 개의 소검사 쌍 비교하기

때때로 두 소검사 환산점수를 비교하는 것이 도움이 된다. 예를 들어, 공통그림찾기와 공통성 소검사를 비교하면 아동의 언어표현력이 범주적 추론능력에 미치는 영향을 알 수 있다.

⑥ 6단계: 소검사 내에서의 수행 패턴 평가

아동의 소검사 프로파일을 좀 더 깊게 이해하기 위해서는 각 소검사 내에서 보인 아동의 환산점수 패턴을 고려해야 한다. 예를 들어, 연속해서 15문항을 맞힌 후 중지 규칙에 따라 10점을 받은 아동과 쉬운 문항에서 틀리고 어려운 문항에서 정답을 말하여 10점을 받은 아동은 같은 점수이지만 임상적으로는 다른 특성을 보일 수 있다. 이처럼 아동이 여러 소검사에서 비일관적인 수행 패턴을 보일 경우에는 주의력에 문제가 있거나 아동이 영리하지만 검사를 지루하게 느꼈기 때문일 수 있다. 특이한 대답을 보이는 경우에도 주목해야 한다. 특이하고 유별난 대답은 아동의 인지기능에 영향을 주는 특정한 정신병리가 있을 가능성을 시사한다.

⑦ 7단계: 처리과정 분석하기

프로파일 분석의 마지막 단계는 아동이 문제를 풀고 대답하는 과정을 검토해 보는 것이다. 즉, 아동이 어떻게 정답을 말하게 되었는지, 혹은 오답을 말하게 되었는지 검토해 보는 것이 유용하다.

⑧ 8단계: 전반적인 지능 요약

FSIQ는 전반적인 인지기능을 가장 잘 대표해 주는 점수이므로 백분위, 신뢰구간 및 능력 범위와 함께 제시하는 것이 바람직하다. FSIQ는 아동의 현재 인지기능에 대한 중요한 요약 정보를 제공해 주지만, 불변하는 고정된 점수가 아니라 일정한 한계 내에서 변화될 수 있다. 한 예로, 우울한 아동은 자신의 잠재능력을 충분히 발휘하기 힘들어 심한 우울상태에서는 저조한 FSIQ를 보이지만, 치료 후에는 FSIQ가 향상될 수 있다.

> K-WISC-IV 임상적 적용 사례
>
> 학업성취가 부진한 초등학교 5학년 남아의 K-WISC-IV 결과, FSIQ는 115로 평균상 수준에 해당되어 양호한 편이었다. 그러나 소검사 수행 패턴을 분석한 결과, 청각적 단기기억력을 평가하는 숫자 바로 따라하기 점수가 평균 수준인 데 비해, 작업기억력이 요구되는 숫자 거꾸로 따라하기 점수는 상당히 낮은 편이었다. 또한 순차연결 소검사에서 짧은 배열의 순서를 기억하고 내용을 재배열하는 데 큰 어려움을 보였다. 이는 아동의 부진한 학업성취가 작업기억력의 어려움과 관련되어 있음을 시사해 주는 결과이다.

(2) 소아정신과 장애별 웩슬러 지능검사 수행 특성

FSIQ와 아동의 학업성취 수준을 비교하여 특정학습장애 여부와 심한 정도를 판단하는 것이 가능하다. 또한 각 지표 점수 간의 차이와 소검사 수행수준을 비교함으로써 ADHD, LD, ASD, 의사소통장애, 불안장애 등의 소아정신과 장애를 평가하고 진단하는 데 도움을 받을 수 있다. LD 아동의 경우에는 약 1/3이 학교 공부나 언어 능력에 크게 영향을 받는 언어성 지능이 동작성 지능보다 낮은 경향이 있다. 작업기억력은 성취 및 학습과 밀접하게 관련되어 있으므로(Lawrence et al., 2012), 읽기장애 아동은 WISC-IV에서 낮은 SCAD 패턴(동형, 기호, 산수, 숫자 소검사)을 보인다. 그러나 이러한 특성은 주로 읽기장애 아동에게서 관찰되며, 우반구 기능장애가 있어 주로 시공간적인 조직화 및 시각-운동 협응에 어려움을 보이는 LD 아동은 오히려 토막짜기, 모양맞추기, 기호쓰기 소검사에서 저조한 수행을 보이는 경향이 있다. ADHD 아동은 작업기억력과 처리속도 소검사에서 저조한 수행을 보인다(Mayes & Calhoun, 2006, 2007; San Miguel Montes et al., 2010).

지적장애가 수반되지 않은 ASD 아동은 일반적으로 비언어적 능력이 상대적으로 높은 경향이 있다. 특히 시공간적 능력이 우수한 반면 언어적 능력 중에서 사회적 이해력과 추상적 사고능력은 지체되어 있어서, 언어적 개념형성능력(공통성 문제)과 사회적 능력과 관련된 소검사(이해문제)에서 매우 저하된 수행을 보이는 반면, 우반구가 담당하는 공간적이고 총체적인 처리과정이 요구되는 토막짜기와 모양맞추기, 그리고 단순하고 기계적인 암기력과 관련된 숫자 소검사에서 상대적으로 우수한 수행을 보이는 등 제반 인지능력의 발달상에 매우 불균형적인 특성을 보인다. 그러나 지적장애가 수반된 ASD 아동은 이러한 인지발달의 불균형적 특성이 두드러지지 않으며, 언어 능력 및 사회적 능력과 관련된 소검사에서 더욱 지체된 수행을 보이는 경향이 있지만, 대부분의 소검사에서 매우 저조한 수행을 보인다. 의사소통장애 아동은 대개 언어적 능력은 발달이 지체된 반면, 비언어적 능력은 평균 수준 혹은 그 이상에 해당되는 경우가 많으므로, 이러한 WISC 소검사 수행 특성이 ASD와 의사소통장애를 감별진단하는 데 유용하다.

2) 아동용 웩슬러 지능검사-V

아동용 웩슬러 지능검사-V$_{WISC-V}$는 만 6세부터 16세 11개월까지 실시 가능하며 21개의 소검사로 이루어져 있는데, 한국판 K-WISC-V는 16개의 소검사로 구성되어 있다. WISC-V는 무게비교, 퍼즐, 그림기억 소검사를 새롭게 추가하여 유동적 추론 능력의 평가를 강화하였고, WISC-IV에 있던 빠진곳찾기, 단어추리 소검사가 삭제되었다. WISC-IV의 '지각추론' 지표가 '시공간' 지표와 '유동추론' 지표로 구분되어, '언어이해' '작업기억' '처리속도'를 포함하여 5개의 기본 지표점수가 산출되며, 7개 소검사(공통성, 어휘, 토막짜기, 행렬추론, 무게비교, 숫자, 기호쓰기)의 환산점수를 합산하여 FSIQ가 산출된다.

3) 실행기능 검사

WISC 외에 위스콘신 카드 분류 검사(Wisconsin Card Sorting Test: WCST, Grant & Berg, 1948), 아동 색-선로 검사(신민섭, 구훈정, 2007), 스트룹 아동 색상-단어 검사(신민섭, 박민주, 2007), 레이-오스테리스 복합도형 검사(ROCF, 신민섭 등, 2009) 등을 실시하여 ADHD, LD, ASD, 투렛장애 등 소아정신장애와 연관된 전두엽 실행기능의 결함을 평가할 수 있다.

(1) 스트룹 아동 색상-단어 검사

스트룹 아동 색상-단어 검사$_{\text{STROOP Color and Word Test-Children's version}}$는 색상을 지칭하는 단어를 읽는 것보다 색상의 색깔을 말하는 것이 항상 더 느리다는 초기 실험심리학자들의 연구를 바탕으로 Charles Golden(1978)이 개발하였고, 5~14세 아동을 대상으로 한국 표준화 연구가 이루어졌다(신민섭, 박민주, 2007). 스트룹 검사는 전두엽의 억제 능력과 선택적 주의력, 즉 경합하는 반응이 존재할 때 이를 억제하고 간섭을 감소시키기 위해 주의전략을 발휘하는 실행기능을 평가하는 데 유용하다.

아동용 스트룹 검사는 ADHD, LD, ASD, 틱장애 등 여러 아동기 신경발달장애를 진단하고 신경심리학적 결함의 정도를 평가하는 데 유용하게 사용될 수 있다. [그림 40-5]는 ADHD로 진단받은 9세 남아의 스트룹 검사 결과이다. 단어자극(T=50) 및 색상자극(T=59)에 대한 자동적 처리속도는 양호한 편이나, 색상-단어 점수(T=41) 및 간섭 점수(T=38)가 저조하여, 간섭자극이 있는 상황에서 반응 억제 및 주의통제 능력이 부진함을 나타내 주는 결과이다.

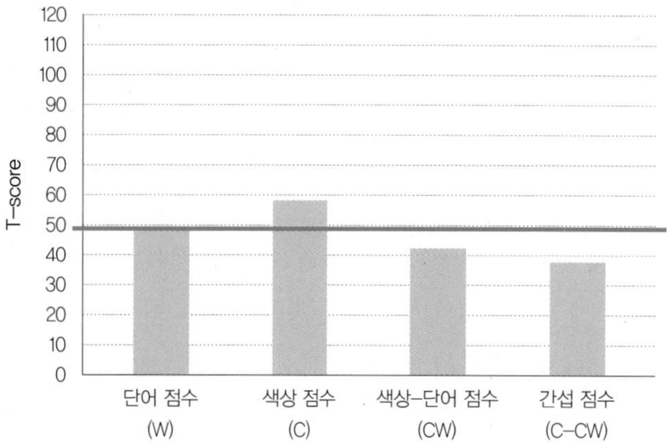

그림 40-5 9세 ADHD 남아의 스트룹 검사 결과

(2) 아동 색-선로 검사

선로 잇기 검사$_{\text{Trail Making Test: TMT}}$ A유형과 B유형은 임상 및 연구 장면에서 전두엽 실행기능을 측정하기 위해 오랫동안 사용되어 온 신경심리검사이다. TMT를 기반으로 언어적 능력이 수행에 미치는 영향력을 최소화하도록 Reitan(1971)이 아동 색-선로 검사$_{\text{Children's Color Trail Test: CCTT}}$를 개발하였다. 한국판 CCTT는 5~15세 아동을 대상으로 표준화 연구가 수행되었다(신민섭, 구훈정, 2007).

표 40-4 9세 ADHA 남아의 CCTT 결과

	원점수	%tile 범위	T점수	%ile 점수
CCTT-1 완성 시간(초)	118		<18	≤1
CCTT-1 숫자 순서 오류	1	11~16		
CCTT-1 근사 오류	2	2~5		
CCTT-1 촉진	3	≤1		
CCTT-2 완성 시간(초)	185		<18	≤1
CCTT-2 색 순서 오류	2	>16		
CCTT-2 숫자 순서 오류	1	>16		
CCTT-2 근사 오류	1	>16		
CCTT-2 촉진	4	≤1		
차이 간섭 지표	67		47	38
비율 간섭 지표	0.57	>16		

CCTT의 실시가 가능한 아동은 1~15까지의 아라비아 숫자를 인식할 수 있어야 하며, 분홍색과 노란색의 차이를 구별할 수 있어야 한다. 또한 검사자극을 연결할 수 있도록 연필을 사용하여 선을 그을 수 있는 시각-운동 협응 능력도 요구된다. CCTT-1에서는 아동에게 "1~15까지의 숫자가 적힌 원을 순서대로 빠르게 선으로 연결해야 한다"고 지시한다. CCTT-2에서는 각 숫자가 두 번씩, 하나는 분홍색 원에, 하나는 노란색 원 안에 제시되어 있는데, 아동은 숫자의 순서를 유지하되 분홍색 원과 노란색 원을 번갈아 가면서 숫자가 쓰인 원을 빠르게 연결해야 한다. 완성시간, 숫자순서 오류, 색순서 오류 등이 채점된다(표 40-4).

(3) 레이-오스테리스 복합도형 검사

레이-오스테리스 복합도형 검사(Rey-Osterrith Complex Figure: ROCF, Rey, 1941)는 아동에게 복잡한 도형을 제시하고 이를 모사하게 함으로써 계획 능력과 조직화 능력, 시각적 기억력, 시각-운동 협응 능력을 평가한다. 1944년 Paul Osterrieth가 검사의 실시 절차를 표준화하고 성인과 아동의 규준 자료를 산출하였으며, 국내에서는 5~14세 연령 범위의 아동·청소년을 대상으로 신민섭 등(2009)이 표준화 연구를 수행하였다. [그림 40-6]은 틱장애와 학습의 어려움으로 낮은 자존감과 우울감을 보이는 10세 남아의 ROCF 모사 단계 수행결과이다.

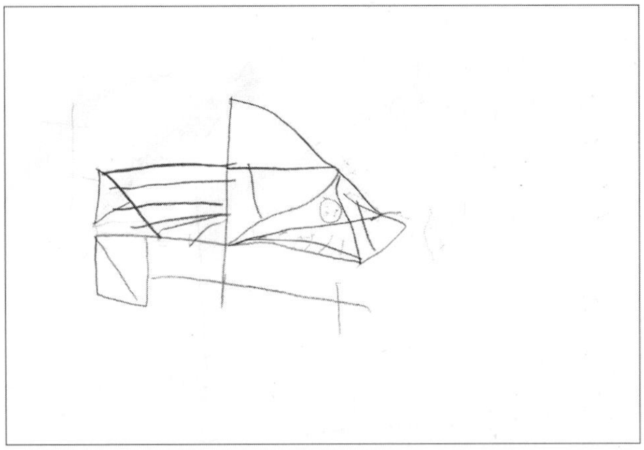

그림 40-6 10세 틱장애 남아의 ROCF 수행결과

(4) 위스콘신 카드분류 검사

위스콘신 카드분류 검사(Wisconsin Card Sorting Test: WCST, Grant & Berg, 1948)는 전두엽의 실행기능을 평가하는 대표적인 검사로, 6세 6개월 이상부터 실시할 수 있다. 실행기능에는 추상적인 개념형성 능력, 전략적인 계획 능력, 행동 억제력, 주의 전환 및 인지적 융통성이 포함된다. 전산화된 WCST에서는 컴퓨터 화면에 1장의 기준카드와 4장의 반응카드가 제시된다. 아동은 분류기준(색깔, 모양, 개수)에 따라 1장의 반응카드를 선택해야 하며, 선택한 카드가 분류기준에 맞는지 여부에 대한 피드백을 받게 된다. 10장의 반응카드를 연속적으로 올바르게 분류하면 추가적인 설명 없이 분류기준이 색깔-모양-개수의 순서로 변화하게 되며, 아동은 '맞다-틀리다'라는 피드백만으로 분류기준의 변화를 인식해야 한다.

4) 학습능력 평가

학습장애LD를 진단하기 위해서는 학습능력 검사나 학업성적 등을 통하여 학습부진의 정도가 아동의 생활연령이나 학년, 그리고 지능 수준에서 기대되는 것에 비해 얼마나 심각한지를 평가하는 것이 필요하다. 다음은 우리나라 임상 장면에서 널리 사용되는 대표적인 학습능력 평가도구이다.

(1) 한국판 웩슬러 기초학습기능검사

한국판 웩슬러 기초학습기능검사Korean Wechsler Fundamentals: Academic Skills: K-WFA는 홍상황 등(2015)이 개발하고 표준화한 학업성취 평가도구로, 유치원부터 고등학교 1학년 학생에게 실시할 수 있다. 학습 장면에서 가장 필요하다고 생각되는 낱말 읽기word reading, 읽고 이해하기reading comprehension, 쓰기spelling, 셈하기numerical operation 기능을 평가하며, 피검 아동의 점수를 같은 학년 혹은 연령의 또래와 비교할 수 있는 표준화된 검사이다. 개별 소검사 표준점수들 간의 비교를 통해 성취 수준에서의 강점과 약점을 파악할 수 있으며, 지능검사에서 측정된 지적 능력과 학업성취의 차이를 비교할 수 있다.

(2) 한국판 학습장애 평가척도

학습장애 평가척도Learning Disability Evaluation Scale: LDES는 Stephen McCarney에 의해 개발되었으며(1988, 1989; 1996년 재표준화), 이를 우리나라 언어와 교육 실정에 맞게 번안·수정하고 표준화 연구를 수행하여 개발한 것이

K-LDES이다(신민섭 등, 2007). 학습장애는 "듣기, 말하기, 읽기, 쓰기, 추론, 혹은 산술 능력의 습득과 사용에서 주된 어려움을 보이는 이질적인 장애집단을 나타내며, 이는 중추신경계의 장애에 기인된 것으로 가정된다."는 정의(Mercer et al., 1976)에 입각해서 구성된 7개의 하위영역(주의력, 사고력, 말하기, 읽기, 쓰기, 철자법, 수학 계산)에서 아동이 보이는 문제를 부모나 교사가 3점 척도로 평정하도록 되어 있다. 각 하위척도의 점수를 합산하여 학습지수(LQ: 평균 100, 표준편차 15)가 산출된다.

5) 전산화 주의력 검사

각성도나 주의집중력을 객관적으로 측정하는 가장 대표적인 방법은 연속수행검사Continuous Performance Test: CPT이다. CPT는 ADHD 아동의 임상적 진단과 치료효과의 평가에 많이 이용되고 있는데, 일반적으로 ADHD 아동은 정상 아동집단에 비해 누락 오류와 오경보 오류 비율이 높고, 정반응을 하는 데 걸리는 시간이 더 긴 편이다. 다음은 한국 아동을 대상으로 연령별 규준이 확립된 표준화된 CPT이다.

(1) 정밀주의력검사

정밀주의력검사(Advanced Test of Attention: ATA, 홍강의 등, 2010)는 5세에서 15세까지의 연령별 규준이 확립되어 있다. ATA는 시각, 청각의 두 가지 검사로 구성되어 있다. ATA에서 사용된 자극은 학습 및 언어의 영향, 문화적 영향을 최소화하기 위해 비언어적인 자극으로 제작되었다. 아동들은 0.1초간 제시되는 자극에 주의집중하여 표적자극인 경우에는 빠르게 마우스 버튼을 눌러야 하며 비표적자극인 경우에는 반응을 하지 말아야 한다. ATA의 검사 시간은 연령에 따라 다르다. 7세 이상은 총 15분으로 초/중/종반 각각 5분씩으로 나뉘어 있고, 5세는 5분(초/중/종반 각각 1분 40초씩), 6세는 10분(초/중/종반 3분 20초씩)이다. ATA에서는 '누락 오류' '오경보 오류' '정반응을 하는 데 걸리는 시간' '정반응 시간의 표준편차'가 아동의 연령별 규준에 따라 T-점수로 환산되어 자동으로 산출되는데, 네 가지 변인 중 어느 하나에서 T-점수 65를 넘게 되면 ADHD가 의심된다. 최근에 ATA를 기반으로 태블릿-PC 버전 한국판 전산화 주의력검사(Korean Attention Test System: KAT, 홍강의 등, 2022)가 개발되었다. KAT는 정상 아동 규준에 입각한 T-점수뿐만 아니라 ADHD 아동집단의 평균과 표준편차에 입각한 임상 T-점수가 산출되므로, 정서적 문제로 주의집중의 어려움을 보이는 정서장애 아동과 ADHD 아동을 감별진단하는 데 도움이 되는 정보를 제공해 준다는 장점이 있다,

(2) 종합주의력검사

종합주의력검사(Comprehensive Attention Test: CAT, 대한소아청소년정신의학회, 유한익 등, 2009)는 만 4~49세까지 평가할 수 있으며, CPT를 통해 측정할 수 있는 단순선택주의력 외에 억제지속주의력, 간섭선택주의력, 분할주의력, 작업기억력을 함께 측정할 수 있도록 총 6개의 소검사로 구성되어 있다. 4~5세의 학령전 아동에게는 단순선택주의력(시각, 청각)과 억제지속주의력 소검사를 실시하며, 6~8세에 해당하는 저학년 아동에게는 단순선택주의력(시각, 청각)과 억제지속주의력, 간섭선택주의력 소검사를 실시한다. 9~15세의 고학년 아동에게는 6개의 소검사를 모두 실시한다. 검사결과에서는 누락 오류, 오경보 오류, 정반응시간 평균, 정반응시간 표준편차에 대해 각 연령 규준집단의 평균과 표준편차에 입각해서 '정상' '경계' '저하'로 결과 보고서가 산출된다.

6) 아동용 진단 면접 스케줄

아동용 진단 면접 스케줄Diagnostic Interview Schedule for Children: DISC은 아동, 청소년의 정신장애 역학 연구에 사용하기 위해 NIMH에서 개발되었다(Costello et al., 1984). DISC는 질문의 순서, 어투, 기록방법까지 명확하게 규정된 고도로 체계화된 진단 면접체계이며, 증상이 거의 없는 아동의 경우 면접시간을 줄일 수 있도록 건너뛰기를 할 수 있는 구조를 가지고 있다. 2~3일간의 도구 사용 훈련을 거친 일반 면접자나 임상의가 실시할 수 있다.

가장 최근 버전인 NIMH DISC-IV(Shaffer et al., 2000)는 DSM-IV(1994)와 ICD-10(1992) 진단기준에 부합되게 개발된 것으로 9~17세까지 적용할 수 있다. 이전 버전과의 차이점은 세 가지 시간 틀-'현재'(지난 4주), '지난 해', 그리고 '이전에 언젠가'-로 평가한다는 것이다. DISC-IV는 30개 이상의 DSM-IV와 DSM-III-R 진단준거뿐만 아니라 거의 모든 ICD-10 진단준거를 포함하며, 부모용(DSC-P: 6~17세)과 아동 · 청소년용(DISC-C, Y: 9~17세)이 있다. 한

국판 K-DISC-IV은 조수철 등(2007)이 개발하였다.

7) 학령기 아동용 정동장애와 조현병 스케줄-현재 및 평생형

학령기 아동용 정동장애와 조현병 스케줄-현재 및 평생형(Kiddie Schedule for Affective Disorders and Schizophrenia-Present and Lifetime Version: 이하 K-SADS-PL, Kaufman et al., 1997)은 성인용 "정동장애와 조현병 스케줄"(SADS, Endicott & Spitzer, 1978)에 기초해서 6~17세 사이의 아동·청소년의 진단을 목적으로 개발된 반구조화된 면담으로, Kaufman 등이 1997년에 K-SADS-PLK-SADS-Present and Lifetime version을 발표하였다. 한국판 K-SADS-PL은 김영신 등(2004)이 개발하였다. K-SADS-PL은 아동·청소년기 정신과적 장애를 대부분 포함하고 있으며, 불안장애의 경우, 분리불안장애, 회피성 장애/사회공포증, 광장공포증/특정 공포증, 과불안/범불안장애, 강박장애, 외상후 스트레스장애가 포함되어 있다. K-SADS-PL은 DSM 체계에 익숙하고, 광범위한 면접 훈련을 받은 임상 경험이 많은 면담자에 의해 실시되는데, 부모와 아동을 모두 면담한다. 아동의 경우에는 부모 면담을 먼저 실시하고, 청소년의 경우에는 청소년 면담을 먼저 실시한다. 각각의 정보원 간에 차이가 있는 경우, 평가자는 최상의 임상 판단을 해야 한다.

4. 청소년기 심리평가(12~18세)

청소년 초기에는 대체로 상술한 학령기 아동용 검사를 실시하지만, 청소년 중, 후기에는 대부분의 성인용 심리검사가 실시 가능하다. 객관적 검사 결과는 청소년 연령 규준에 입각해서 해석하면 되지만, 투사적 검사의 경우에는 반드시 청소년기 고유의 특성을 감안하여 실시, 해석해야 한다. 청소년기는 '질풍노도의 시기'라고 알려진 바와 같이 신체적, 심리적으로 급격한 변화와 더불어 내적, 외적 스트레스가 많은 시기이며, 조현병, 주요우울장애, 자살 및 자해 행동, 양극성장애, 사회불안장애, 물질 관련 및 중독장애, 성격장애 등 성인기 주요 정신장애의 발병 위험이 높은 시기이므로, 정신병리 진단 평가에 핵심적인 로르샤흐 검사를 먼저 소개하고, 문장완성검사, 다면적 인성검사-청소년용MMPI-A과 실행기능검사, 부모평정척도에 대해 소개하고자 한다.

1) 로르샤흐 검사

로르샤흐Rorschach 검사는 정신과의사인 Hermann Rorschach(1951)가 개발한 투사적 검사로, 총 10장의 카드로 구성되어 있다(흑백 5장, 컬러 5장). 로르샤흐 검사에 대한 반응을 통해 무의식적 갈등을 이해하고 사고 및 정서장애, 현실검증력, 성격 및 대인관계 문제, 자아강도, 방어기제 등을 평가하고 진단할 수 있다. 로르샤흐 검사 실시는 반응단계, 질문단계, 한계검증단계로 구성된다. 반응단계에서는 아동에게 카드를 제시하며 "이것이 무엇처럼 보입니까"라고 질문한다. 질문단계에서는 "어느 부분에서 보았는지(잉크반점 영역: 전체, 부분, 공백 등), 그리고 어떤 점이 그렇게 보이게 한 것인지(결정인: 형태, 운동, 유채색, 무채색, 음영 등)" 질문한다. 한계검증단계에서는 다른 사람들이 흔히 지각하는 '평범반응'(예: 1번카드-박쥐, 혹

표 40-5 엑스너 로르샤흐 채점체계

채점 범주	내용
위치location	반점의 어느 영역을 사용하였는지에 대해 채점함. 전체, 흔히 사용되는 부분, 드물게 사용되는 부분, 공백 부분으로 구분됨.
발달질developmental quality	반점을 조직화하는 방식에 대해 채점함. 단순하게 하나의 반응영역에서 대상을 보고하는지, 반점 간의 조합을 보고하는지를 평가함.
결정인determinant	피검자의 반응형성에 기여한 잉크반점의 특징을 채점하는데, 여기에는 형태, 운동, 색채, 무채색, 음영 등의 특징이 포함됨.
형태질form quality	피검자가 보고한 반응 대상이 잉크반점의 특성에 얼마나 적합한지를 채점함. 잉크반점의 지각이 왜곡이 없고, 보고한 대상과 유사성이 높을수록 좋은 형태질을 가진 것으로 채점됨.
쌍반응pair response	자극의 대칭성에 근거하여 동일한 두 개의 대상을 보고한 경우에 채점함.
반응 내용content	피검자가 보고한 반응의 내용 범주를 채점함. 인간, 동물, 음식, 자연물, 예술품 등 26개로 구분됨.
평범반응popular	피검자가 각 카드에서 반응 빈도가 매우 높은 평범반응을 한 경우에 채점함.
조직화 활동organizational activity	반응의 복잡성과 조직화 유형에 따라 가중치를 부여한 조직화 점수로, 높을수록 인지적 활동 수준이 높음을 의미함.
특수점수 special score	반응할 때, 일탈된 언어표현 및 사고를 보이는 경우에 채점함.

은 나비; 2번 카드–동물 등)을 볼 수 있는지 질문한다. 검사자는 반응기록지에 아동의 반응시간과 모든 반응내용, 그리고 언어표현 등을 자세히 기록하고 채점한다. 기록한 반응내용을 토대로 하여 위치, 발달질, 결정인, 형태질, 쌍반응, 반응내용, 조직화 활동, 특수점수를 채점하는데, 각각의 채점 내용은 표 40–5에 간략히 제시되어 있다(Exner, 2003).

과거에는 아주 어린 아동의 로르샤흐 반응이 성인 정신병 환자의 반응과 유사하다는 이유로, 아동에게 로르샤흐 검사를 적용할 수 없다는 주장이 있었다. 그러나 수십 년간 아동・청소년의 로르샤흐 검사에 대한 많은 저서가 출판되었고(예: Ames et al., 1974; Ledwith, 1975; Weiner, 1998; Leichtman, 1996; 신민섭 등, 2007), 현재는 아동의 로르샤흐 반응을 평가하는 연령별 규준이 확립됨에 따라 아동의 정신병리 진단도구로서 로르샤흐 검사의 가치가 다시 인정되었다. 아동의 로르샤흐 반응을 적절히 해석할 경우 인지 및 성격 발달, 정서 상태에 대한 귀중한 정보를 얻을 수 있으나, 반응을 성인의 기준에 비추어 해석할 때는 많은 오류를 범하게 된다. 연령별 반응 특성을 살펴보면 다음과 같다.

2~5세인 어린 아동의 로르샤흐 반응에서 현저하게 보이는 특성 중의 하나는 잘 조직화되지 않고 형태 정확성이 빈약한 전체반응poor whole response이 많다는 점이며, 이는 대개 현실 판단력의 결함으로 해석된다. 어린 아동은 자신의 경험을 환경과 분리하는 능력이 부족하고 상황을 이해・분석・종합하는 능력이 미발달되어 질적으로 빈약한 전체반응을 많이 보이는 것이 정상적인 현상이다. 또한 친숙하지 않은 상황에서는 아동이 관찰한 상황의 특정 측면만을 근거로 결론을 내리므로 비논리적인 반응을 자주 보이게 되는데, 이는 어린 아동의 연령 규준에서는 정상 범위의 반응이며, 크게 이탈된 병리적인 반응으로 볼 수는 없다. 6~7세경이 되면 반응 내용이 다양하지 못하고 구체적인 경향이 있기는 하나, 이전에 보였던 잘 조직화되지 않은 형태 왜곡 반응은 보이지 않는다. 즉, 자기에 대한 지각이 가능해지므로, 자신의 경험을 모호하고 혼돈된 방식으로 지각하기보다는 경험의 여러 측면을 분리하여 지각할 수 있게 되어 잉크반점에 대한 적절한 부분 반응$_D$을 보일 수 있게 된다. 10세경이 되면 현실적이고 조직적인 사고가 가능해지고 현실에 대한 접근이 객관적이 되므로 비교적 형태질이 좋은 반응을 보일 수 있으며, 아동기에서 청소년기로 갈수록 내적인 심리적 활동이 활발해지므로 전체 반응수가 증가된다. 또한 공간반응space response도 증가되는 경향이 있다. 공간반응은 거부적 경향이나 자기주장성으로 해석되는데, 13세 이후에는 거부적 성격을 띠는 사고가 증가하며, 이는 행동적으로 고집이 세고 거부적인 행동으로 표현되기도 하고, 건강한 측면에서는 모든 면에 의문을 제기하는 건전한 의심이나 독립성으로 표현되기도 한다. 7세 이전에는 자기중심적이고 충동적인 방식으로 감정을 표현하고 환경과의 관계에서 요구가 많으므로 형태가 우세한 색채반응(예: '빨간 리본' '무궁화 꽃')보다는 색채가 우세한 반응(예: '물감' '불')을 보이게 되며, 10세 이후가 되어야 정서적인 통제력이 발달하고 환경적인 요구에 대해 보다 융통성 있게 반응할 수 있게 되므로 형태가 우세한 색채반응을 보일 수 있게 된다. 아동기에는 인간 운동반응보다는 동물 운동반응을 더 많이 보이는 것이 보편적인 특성이나, 12세 이후에는 인간반응과 평범반응popular response을 더 많이 보이게 된다. 이는 사회나 집단의 규범에 동조하는 능력이 증가되고, 사회화되었음을 시사한다. 연령이 증가함에 따라 반응 내용도 다양해지는데, 10세 이후에 인간 반응을 많이 보이게 되는 것은 자기 개념의 발달을 반영해 준다.

이와 같이 성인의 경우에 정신병리를 시사하는 반응도 아동에게서는 정상범위로 간주될 수 있는 반면, 그와는 반대로 아동의 연령에서 흔히 보이기 드문 반응을 할 때는 오히려 성인의 경우보다 더 심한 문제를 시사하는 것으로 해석된다. 예를 들어, 10세 이하의 아동은 로르샤흐 잉크반점의 재질texture이나 음영shading과 같은 미세한 자극 특성에 입각하여 반응하는 것이 드물기 때문에, 만일 7세 아동이 '진흙' 혹은 '검은 연기' 같다는 반응을 했다면 이는 그 연령에서 드물다는 점에 입각해서 볼 때 이탈된 반응이며, 더 심각한 정서적 문제를 반영하는 것으로 해석할 수 있다(신민섭 등, 2007).

2) 문장완성검사

문장완성검사Sentence Completion Test: SCT는 문장의 첫 부분을 제시해 주고 미완성된 뒷부분을 완성하도록 하는 투사적 검사이다. Ebbinghaus가 1897년에 처음으로 문장완성검사를 개발한 것으로 알려져 있으며(Rhode, 1957), Jung은 임상 연구를 통해서 SCT의 토대를 마련한 선구자라 할 수 있다. 그 후에 Rapaport 등(1968)이 성격진단에 유용한 투사적 검사로서 SCT를 발전시키는 데 기여하였다(하은혜, 2021). 현재 다양한 종류의 SCT가 있지만, Rotter, Rohde, 그리고 Loevinger가 개발한 3~4가지 종류의 SCT가 널리 사용되고 있다. 성인용과 아동용 SCT는 각각 문항의 수와 내용이 다소 다른데, 아동용은 33문항으로 구성되어 있다. 아동용 SCT를 통해서 아동의 자기 개념, 부모나 가정에 대한 생각이나 태도, 또래나 대인 관계, 미래나 과거에 대한 태도, 소원 등을 이해할 수 있다. 아동용 검사 문항의 예로는 "내가 가장 행복한 때는_____" "나는 친구가_____" "우리 엄마는_____" "나의 나쁜 점은_____" "선생님들은_____" "나를 가장 화나게 하는 것은_____" "내 소원이 마음대로 이루어진다면_____" 등이 있다. 정답이 없으므로 오래 생각하지 말고 생각나는 대로 문장을 완성하도록 지시한다. 또한 아동이 문장을 다 완성한 후에, 검사자는 의미가 있어 보이는 응답에 대해 추가 질문을 하여 아동의 내적 갈등이나 태도를 보다 세밀하게 파악할 수 있다.

3) 다면적 인성검사-청소년용MMPI-A

성인용 MMPI-2가 청소년들에게 사용되기도 하였으나, 성인 규준에 따라 척도 점수가 산출되는 문제점을 해결하고, 청소년에게 부적합한 문항들을 삭제, 수정하여 478문항으로 구성된 청소년용 MMPI-A(1992)가 출판되었다. 13~18세 청소년에게 실시 가능하며, 국내에서는 김중술 등(2005)이 한국 표준화 연구를 수행하였다. MMPI-A에서 MMPI-2의 10개 임상척도는 그대로 유지되었으나, 내용척도와 보충척도에는 청소년의 특정적인 '품행문제' '소외' '낮은 포부' '학업문제' '미성숙' 등에 관한 새로운 척도들이 추가되었다. 전체 문항에 대한 청소년의 응답은 MMPI-2와 마찬가지로, 각 척도별로 연령, 성별에 따라 T-점수(평균 50, 표준편차 10)로 환산되며, 평균에서 2 표준편차 벗어난 T-점수 70이 임상적으로 유의미한 점수이다. 임상 장면에서는 대개 특정 척도에서 T-점수 65 이상일 때(T>64) 그 영역에서 임상적으로 유의미한 문제가 있을 가능성이 있다고 해석한다.

4) 청소년 자기행동 평가척도

청소년 자기행동 평가척도(Youth Self-Report: YSR, Achenbach & Rescorla, 2001)는 CBCL의 청소년 평정용 버전이다. 오경자 등(2010)이 우리나라 실정에 맞게 원판인 YSR에서 사회활동 척도를 제외시키고 사회성 척도를 추가하여 한국판 K-YSR을 개발하였다. 12~17세 청소년에게 실시 가능하며, 총 119문항으로 구성되어 있고, 각 문항에 대해 3점 척도로 평정한다. K-YSR은 사회능력 척도와 문제행동증후군 척도로 구성되어 있는데, 사회능력 척도는 사회성 척도와 학업수행 척도로 이루어져 있으며, 두 척도 점수를 합산해서 총 사회능력 점수가 산출된다. 문제행동증후군 척도는 위축, 신체증상, 우울/불안, 사회적 미성숙, 사고문제, 주의집중문제, 비행, 공격성, 자해/정체감 문제 척도로 구성되어 있다. '내재화문제'는 위축, 신체증상 척도, 그리고 '외현화문제'는 비행, 공격성 척도 점수를 합산해서 산출된다. '총 문제행동'과 '내재화문제, 외현화문제' 척도 점수에서 T-점수 63 이상, 문제행동증후군 척도에서 T-점수 70 이상, 총 사회능력 점수 33이 임상적 판단에 적용되는 기준 점수이다.

5) 기질 및 성격 검사

Cloninger(1994)가 4개의 기질 차원과 3개의 성격 차원을 평가하는 '기질 및 성격 검사Temperament Character Inventory: TCI'를 개발하였다. 기질은 자극에 대한 자동적인 반응에서 개인차를 의미하며, 이는 타고나는 것으로 영아기에 완전히 형성되고 평생에 걸쳐 안정적인 속성이다. 반면 성격character은 우리가 추구하는 자발적인 목표 및 가치에서의 개인차를 의미하며, 영아기에 부모와의 애착 관계로부터 형성되기 시작하여 평생에 걸쳐 성숙한다. 4가지 기질 차원은 '자극 추구' '위험 회피' '사회적 민감성' '인내력'이며, 3가지 성격 차원은 '자율성' '연대감' '자기-초월'이다. Poustka(2000)가 TCI를 청소년에 맞게 개정하여 JTCIJunior Temperament and Character Inventory를 제작하였다. 오현숙과 민병배(2004)가 한국판 JTCI를 개발하였고, 2007년에는 한국판 TCI-성인용, JTCI-아동용, JTCI-유아용 등 다양한 연령대의 성격 및 기질을 평가할 수 있는 검사들을 개발하였다.

6) 신경심리검사

(1) Kims 전두엽관리기능 신경심리검사-II

전두엽-관리기능, 혹은 실행기능을 타당하게 측정하는 것으로 알려진 5개의 검사-스트룹 검사, 단어유창성과 도

안유창성 검사, 언어기억 검사Auditory Verbal Learning Test: AVLT와 시각기억 검사Complex Figure Test: CFT—를 김홍근(2013)이 검사 배터리로 묶어서 한국 표준화 연구를 수행하였다. 16세 이상 69세까지 실시 가능하다.

(2) Rey–Kim 기억검사–II

Rey–Kim 기억검사는 Andre Rey의 언어기억 검사 AVLT와 시각기억 검사CFT를 김홍근(2013)이 한국판으로 개발한 기억력 검사 배터리로, 16세 이상 69세까지 실시 가능하다. 언어기억 검사에서는 검사자가 15개 단어를 불러 주고 피검자에게 회상 및 재인하도록 한다. 시각기억 검사에서는 복잡한 도형을 따라 그리게 하고, 이후 회상해서 그리게 하여 시각 기억력을 측정한다.

심리평가의 미래: 디지털 기반 심리평가

1900년대 초반부터 사용되어 온 전통적인 심리검사들은 대부분 검사자가 1:1로 대면해서 검사를 실시한다. 현재 주의력 검사를 포함한 신경심리검사 등 일부 객관적 검사들은 전산화되어 실시되고 있으나, 정신병리 평가에서 핵심적인 투사적 검사의 전산화는 이루어지지 못한 실정이며 디지털화하기도 상당히 어렵다. 그러나 COVID–19로 인해 비대면 진단과 치료 서비스가 활성화되었고, Post–COVID 시대, '언택트 시대'가 도래하여 의료 분야, 특히 정신건강 영역에서 심리평가나 심리치료의 디지털화가 가속화되는 추세이므로, 디지털화된 심리검사와 디지털 치료제의 개발 등 전통적인 심리평가 및 치료 방식에 대한 패러다임의 변화는 필수적이라 할 수 있다. 디지털 심리평가 도구 개발에서 예상되는 문제점은 라포 형성, 비밀보장 유지, 피검자의 집중력 및 동기수준 유지 등이라 할 수 있다. 하지만 스마트 태블릿, 웨어러블 디바이스 등 포터블 기기를 활용하여 정신건강문제를 평가하는 도구를 개발한다면 임상 장면에서 긴 검사 대기 시간을 줄일 수 있고, 심리치료에 대한 접근성도 향상되리라 생각된다. 즉, 디지털–기반 심리평가를 먼저 실시하고, 전문적인 평가가 권고되는 경우에는 1:1 대면 평가를 실시한 후 치료에 연계한다면 시간–효율적인 평가 및 조기 중재를 통해서 정신장애로의 발전과 만성화를 예방하고, 심리평가 전문 인력의 제한과 비대면 상황 증가 등의 문제에 효과적인 대안이 될 수 있다.

디지털화된 검사가 전통 심리검사를 모두 대체할 수 없으나, 주의력, 작업기억력, 정보처리 속도 등을 정확히 평가하는 데에는 더욱 적합하다. 향후에 다양한 디지털 심리평가 도구를 개발하여 디지털 헬스케어 시스템, 원격의료체계에 적용할 수 있을 뿐만 아니라, 축적된 심리평가 자료에 대한 빅데이터 분석을 통해 개인별로 최적화된 AI 기반 멀티–모달multi-modal 디지털 평가도구 및 개인에게 맞춤화된 중재 프로그램을 제공하는 것이 가능하리라 생각된다. 또한 개인의 이전 평가 결과(반응)에 입각하여 불필요한 검사나 문항을 삭제한 후 각 개인에게 맞추어진 심리평가 시스템personalized psychological assessment system을 개발한다면 시간, 비용–대비 효율적인 심리평가 서비스를 제공할 수 있을 것이라 기대된다.

맺는 말

아동의 성격이나 정신병리를 평가할 때 특정 검사 반응에만 입각해서 성급한 결정을 내려서는 안 되며, 반드시 아동에 대한 여러 정보원에서 얻은 자료와 검사결과를 다각적인 측면에서 살펴본 후 통합하여 신중하게 해석해야 한다. 특히 투사적 검사는 아동의 내적 갈등, 정서 상태, 사고기능, 대인관계 능력 등 의식적·무의식적 측면에 대한 풍부한 정보를 제공해 주지만, 이러한 반응 특성을 해석할 때, 아동의 연령과 지능수준을 고려하고 다른 검사반응을 통합해서 주의 깊고 세심하게 해석해야 한다. 심리검사뿐만 아니라 정신병리, 성격이론, 인간발달에 대한 전문적인 지식과 풍부한 임상 경험을 가지고 사려 깊은 태도로 결과를 해석할 때만이 아동에 대한 가장 안전하고 정확한 이해에 도달할 수 있으며, 이를 통해 아동에게 최적의 치료적 개입을 제공할 수 있을 것이다.

참고문헌

곽금주, 오상우, 김청택(2011). 한국판 웩슬러 아동 지능검사 4판(K–WISC–IV). 서울: 학지사심리검사연구소.
김중술, 한경희, 임지영, 민병배, 이정흠, 문경주(2005). 다면적 인성검사-II 매뉴얼. 서울: ㈜마음사랑.
김홍근(1999). Rey-Kim 기억검사: 해설서. 경북: 도서출판 신경심리.
신민섭 등(2023). 그림을 통한 아동의 진단과 이해(3판). 서울: 학지사.
신민섭, 구훈정(2007). 아동 색 선로 검사 실시요강. 서울: 학지사심리검사연구소.
신민섭, 구훈정, 김수경(2009). 레이-오스테리스 복합 도형 검사 한국판 발달적 채점 체계. 서울: 마인드프레스.
신민섭, 김은정, 김지영(2007). 아동 · 청소년 로샤의 이론과 실제. 서울: 학지사.
신민섭, 도례미, 최지윤, 안현선(2012). WISC-IV 임상 해석. 서울: 시그마프레스.
신민섭, 박민주(2007). 스트룹 아동 색상-단어 검사 실시요강. 서울: 학지사심리검사연구소.
신민섭, 조수철(2010). 한국판 라이터 비언어성 지능검사 전문가 지침서. 서울: 학지사심리검사연구소.
오현숙, 민병배(2004). 기질 및 성격검사-청소년용. 서울: ㈜마음사랑.
유한익, 이중선, 강성희, 박은희, 정재석, 김봉년, 이영식(2009). 국내 아동 및 청소년 주의력 평가를 위한 종합주의력검사의 표준화 연구. 소아청소년정신의학, 20(2), 68-75.
이소현, 윤선아, 신민섭(2019). 한국판 아동기 자폐평정척도2. 서울: 학지사.
홍강의 등(2014). DSM-5에 준하여 새롭게 쓴 소아정신의학. 서울: 학지사.
홍강의 등(2022). KAT 한국판 전산화 주의력 검사. 서울: 인싸이트.
홍강의, 신민섭, 조성준(2010). 주의력장애 진단시스템 사용설명서. 서울: 브레인메딕.

American Psychiatric Association (APA). (2013). *Diagnostic and statistical manual of mental disorders: DSM-5*. Washington, DC: American Psychiatric Association.
Ames, L. B., Metraux, R. W., Rodell, J. L., & Walker, R. N. (1974). *Child Rorschach responses: Developmental trends from two to ten years*. New York: Brunner/Mazel.
Beery, K. E., & Buktenica, N. A. (1989). *The VMI developmental test of visual-motor integration*. Parsippany, NJ: Modern Curriculum Press.
Bender, L. (1938). *A visual motor Gestalt test and its clinical use. Research Monographs 3*. New York: American Orthopsychiatric Association.
Buck, J. N. (1948). The H-T-P technique: A qualitative and quantitative scoring manual. *Journal of Clinical Psychology, 4*(4), 317-317.
Burns, R. C., & Kaufman, S. H. (1970). *Kinetic Family Drawings(KFD): An introduction to understanding children through kinetic drawings*. New York: Bruner/Mazel.
Dulcan, M. K. (2021). *Dulcan's textbook of child and adolescent psychiatry* (3rd ed.). Washington, DC: American Psychiatric Association Publishing.
Hammer, E. F. (1958). *The clinical application of projective drawings*. Springfield, IL: C. C. Thomas.
Kaufman, J., Birmaher, B., Brent, D., Rao, U. M. A., Flynn, C., Moreci, P., ... & Ryan, N. (1997). *Schedule for affective disorders and schizophrenia for school-age children-present and lifetime version* (K-SADS-PL): Initial reliability and validity data. *Journal of the American Academy of Child & Adolescent Psychiatry, 36*(7), 980-988.
Kim, Y. S., Cheon, K. A., Kim, B. N., Chang, S. A., Yoo, H. J., Kim, J. W., ... & Leventhal, B. (2004). The reliability and validity of kiddie-schedule for affective disorders and schizophrenia-present and lifetime version-Korean version (K-SADS-PL-K). *Yonsei Medical Journal, 45*(1), 81-89.
Koppitz, E. M. (1964). *The Bender Gestalt Test for young children*. New York: Grune & Stratton.
Machover, K. (1949). *Personality projection in the drawing of the human figure: A method of personality investigation*. Springfield, IL: Charles C. Thomas.
Martin, A., Bloch, M. H., & Vokmar, F. R. (2017). *Lewis's child and adolescent psychiatry* (5th ed.). Philadelphia, Wolters Kluwer.
McCarney, S. B., & Bauer, A. M. (1983). *Learning Disability Evaluation Scale (LDES)*. Columbia, MO: Hawthorne Educational Services.
Waber, D. P., & Holmes, J. M. (1986). Assessing children's memory productions of the Rey-Osterrieth complex figure. *Journal of Clinical and Experimental Neuropsychology, 8*(5), 563-580.

제41장

소아정신의학

의학적 평가

Medical Assessment

최지욱

소아정신의학 영역에서의 평가와 진단에 있어서 우선시되는 것은 아동 및 부모와의 임상 면담을 통한 자세한 병력과 관찰 그리고 심리평가이다. 그러나 신체적인 발달과 건강 상태에 대한 포괄적인 의학적 병력과 정신과적 증상과 연관될 수 있는 신체적 원인에 대한 고려 또한 필수적이다. 태아기부터 출생, 영아기, 아동기를 거치는 급격한 신체적 발달과정은 인지-정서-행동 발달과 밀접한 관계를 가진다. 최근 뇌발달 과정과 인지-정서-행동 발달과정 사이의 상호작용에 대한 생물학적 이해의 눈부신 발전은 보다 통합적인 관점으로 아동을 평가하고 치료하는 바탕이 되고 있다. 또한 소아정신약물학의 발달과 생물학적 치료 등의 발전으로 인해 치료과정에서 신체 상태의 평가를 위한 의학적 검사의 필요성도 증가하고 있다.

그러나 아직은 신체적 · 생물학적 검사만으로 아동기 정신장애의 진단을 명확하게 내릴 수 있는 경우는 드물다. 즉, 아동기 문제의 정신과적인 평가에 있어서 신체적 · 생물학적 검사는 정신과적 증상을 보이는 기질적인 원인을 찾아내거나 치료에 따른 신체 상태의 변화에 대한 관찰과 평가가 주된 임상적인 목적이라고 할 수 있다. 그러므로 현재 임상에서는 병력이나 가족력, 면담 시 관찰사항, 이학적 검사, 신경검사 등에서 의심되는 특별한 기질적인 원인에 대한 검사가 필요하거나 약물치료 등의 치료과정에서 필요한 경우에 제한적으로 이용되는 것이 일반적이다. 따라서 개별 아동에 대한 적절하고 포괄적인 평가를 위해서는 담당의사가 현명한 임상적 판단을 해야 하며, 필요시 아동의 1차 진료 담당의사나 소아청소년과 의사와의 정보교환 및 협력이 필요하다.

최근 분자유전학, 신경생물학, 기능적 그리고 해부학적인 뇌영상학, 신경내분비학, 신경생리학 등에서의 새로운 기술의 급격한 발전을 통하여 다양한 연구가 진행되어 오고 있으며, 이러한 연구결과와 문헌의 축적과 더불어 아동기 정신장애와 문제에 대한 병인론적 혹은 생물학적 이해가 깊어지고 있다. 현재로서는 소아정신의학 영역에서 최신의 생물학적 검사 기술의 상당 부분이 연구용으로 활발하게 이용되고 있으나, 향후 진단, 치료에 대한 선택, 경과나 예후에 대한 예측, 새로운 치료법 개발 등에서 다양하게 중요한 보조 역할을 해 나갈 것으로 기대된다.

병력청취 및 신체검진

최신의 다양한 검사실 및 생화학적 평가, 뇌영상학 및 유전학적 평가 도구의 발전에도 불구하고, 이것들이 병력청취와 계통문진, 신경학적 검진을 비롯한 신체검진의 중요성을 대신할 수는 없다. 시진을 시작으로 신체 전체에 대해 계통적으로 시행하는 신체검진은 소아청소년과나 내과에서 시행하는 일반 진찰과 크게 다르지 않으나, 시행에 앞서 임상 면담을 통한 자세한 병력과 관찰, 정신상태검사 등을 통해 아동의 상태를 정확히 평가한 후에 융통성을 가지고 신체검진에 임해야 한다.

임신과정과 태아기, 출생과정에서 산모와 태아의 건강 상태나 약물 복용력, 정기적인 예방 접종 및 진료, 정기적인 신체적 발달상태 평가, 수술, 입원, 장애, 알레르기, 복용약물 등 신체적인 발달 및 건강 상태에 대한 의학적 병력청취는 정신과적 평가에서도 필수적이다. 의학적인 상태는 아동의 신체적 발달과 행동에도 영향을 미치지만 동시에 정서적인 발달과 가족의 정서적 상태에도 영향을 미친다. 그러므로 의학적인 병력청취는 신체적 상태뿐만 아니라 다양한 발달영역에 대한 유용한 정보를 제공할 수 있다. 예를 들어, 임신 기간 동안 산모가 신체질환이나 감염, 알코올 등 물질 사용, 폭력에 노출, 정신병리 등을 경험하는 경우 태아기 성장과 이후 발달에 영향을 미칠 수 있다(Yehuda et al., 2005). 또 미숙아로 출산하는 경우 이후 다양한 발달영역에 영향이 있을 수 있으며, 초기 부모-자녀 간의 관계 형성에도 어려움을 겪을 수 있다(Vanderbilt & Gleason, 2010).

키, 체중, 머리둘레 등의 신체 계측을 통해 기본적인 성장 상태를 평가해야 하며, 머리둘레가 큰 경우 유전적인 경향, 수두증, 다른 유전적인 증후군 등을 의심해 볼 수 있다. 정서 · 행동상의 문제나 발달지연 등을 동반하는 유전적인 질환들에 대해 알고 있어야 하며(표 41-1), 얼굴 및 전신 모습에서 이형태dysmorphism의 유무도 찾아보아야 한다. 다양한 신체기관의 이상을 동반하는 유전적인 증후군이나 선천적인 감염 등을 알아보기 위해 전체적인 신체검진이 필요할 수 있다. 예를 들어, 다운증후군의 경우 인지기능의 저하와 함께 특징적인 얼굴과 손금의 이상 등을 관찰할 수 있으며, 결절성 경화증의 경우 자폐스펙트럼장애, 발달지연 등의 정신과적 증상과 동반하여 뇌전증, 흰색 피부 반점, 안면 혈관종 등의 피부병변을 찾아볼 수 있다.

표 41-1 정신과적 증상을 나타낼 수 있는 대표적인 유전 증후군

증후군	동반될 수 있는 정신과적 증상
엔젤만 증후군Angelman syndrome	발달지연, 언어장애, 잦은 웃음, 흥분적 성격, 짧은 집중 시간
코넬리아 드랑게(브라드만 드랑즈) 증후군Cornelia de Lange (Brachmann de Lange) syndrome	발달지연, 과잉행동, 자해행동, 공격성, 수면장애, 사회성 저하, 자폐증 유사 행동
다운증후군Down syndrome	인지기능 저하, 고집스러움, 집중력 저하, 반항, 충동성, 산만함
태아알코올증후군fetal alcohol syndrome	인지기능 저하, 과잉행동, 짧은 집중 시간, 산만함, 집중력 저하, 위축
취약X 증후군fragile X syndrome	인지기능 저하, 자폐 증상, 집중력 저하, 과잉행동, 산만함, 언어 및 의사소통의 장애, 사회적 불안, 눈맞춤 부족, 인지적 이상
레시-니한증후군Lesch-Nyhan syndrome	자해행동, 자해적 물어뜯기, 강박행동, 외설증
신경섬유종유형 I neurofibromatosis I	집중력문제, 사회적 위축, 과잉행동, 인지기능 저하
누난증후군Noonan syndrome	인지기능 저하, 사회성 문제, 집중력 저하, 불안
프래더-윌리 증후군Prader-Willi syndrome	인지기능 저하, 과도한 식탐, 반항적 행동, 대인관계문제, 반복적 행동, 감정 조절의 어려움, 주의력결핍 과잉행동장애나 강박장애, 기분장애 등의 위험도 증가
레트증후군Rett syndrome	인지기능 저하, 언어의 소실, 사회적 위축, 반복적 상동행동 등의 자폐 증상
스미스-렘리-오피츠증후군 Smith-Lemli-Opitz syndrome	자기 자극, 자해행동, 자폐스펙트럼장애
소토스증후군Sotos syndrome	인지기능 저하, 사회성 저하, 또래관계의 어려움
결절성 경화증Tuberous sclerosis complex	집중력 저하, 과잉행동, 충동성, 학습장애, 인지기능 저하
터너 증후군Turner syndrome	인지기능 불균형, 외모와 관련된 불안, 자존감의 저하, 우울감
구개심장안면증후군(22q11염색체미세결실증후군)Velocardiofacial syndrome (22q11 deletion)	언어장애, 인지기능 저하, 반복적 상동행동, 주의력결핍 과잉행동장애나 불안장애, 기분장애, 정신병적 장애의 위험도 증가, 자폐스펙트럼장애
윌리엄스증후군Williams syndrome	인지기능 불균형, 과도한 사교성, 사회적 불안, 불안, 공포, 집중력 저하, 과잉행동, 청각 과민

아동기에는 불안이나 우울감 등의 증상이 두통이나 복통, 구토 등의 신체적인 형태로 나타날 수 있으며, 신체적인 증상을 호소하는 경우 의학적인 평가를 통해 확인하는 것이 필요하다. 혈액학적 이상 혹은 갑상샘 질환 등과 같이 정신과적인 증상으로 나타날 수 있는 많은 의학적 질환이나 상태에 대해 인지하고 있어야 한다(표 41-2). 아동기에 천식이나 피부염, 당뇨병, 신질환, 뇌전증, 백혈병 등의 신체적인 만성질환을 가지는 경우, 신체질환으로 인해 자기상의 변화, 부모로부터의 독립성-의존성 간의 갈등, 사회적 고립 등과 같은 정서적 어려움을 겪을 수 있으며, 경

제적 측면을 포함하여 가족이 경험하는 여러 다양한 형태의 스트레스로 인하여 아동이 2차적으로 심리적인 어려움을 겪을 수 있다.

표 41-2 정신과적 증상을 나타낼 수 있는 의학적 상태들

신경학적 질환들	대사성 전신성 질환들
뇌전증	전해질 불균형
두부 손상	간성뇌증
뇌종양	요독증
기면병	포르피린증
외상후뇌증	간렌즈핵변성증(윌슨병)
정상압 수두증	만성 저산소증
편두통	저혈압
뇌졸중	고혈압성뇌증
헌팅턴병	**감염 질환들**
다발경화증	결핵
특발성 기저핵 석회화	바이러스성 뇌막염과 뇌염
이염(색) 백질형성 장애	박테리아혈증과 바이러스혈증
내분비 질환들	뇌농양
갑상샘 저하증	바이러스성 간염
갑상샘 항진증	감염단핵구증
부신저하증	스트렙토코쿠스감염
부신항진증	PANDAS
부갑상샘저하증	AIDS
부갑상샘항진증	뇌매독
저혈당	**자가 면역 질환들**
당뇨병	전신홍반루프스
뇌하수체저하증	**독성 상태**
크롬친화세포종	약물 혹은 알코올 남용
생식샘자극호르몬이상	독성물질(중금속, 일산화탄소, 유기인 등)
종양	**영양 결핍**
중추신경계종양 (일차성 혹은 전이성)	비타민 B12, 니코틴산, 티아민, 엽산 결핍
내분비계 종양	미량의 금속 결핍
신생물딸림증후군	영양실조와 탈수

아동기 후반에서 청소년 시기에 접어들게 되면 신체적인 성장과 성적인 발달이 두드러지기 시작한다. 호르몬의 변화로 인해 2차 성징의 발달과 신장과 체중의 증가 그리고 생식 기능의 시작 등을 특징으로 하는 사춘기가 되는데, 여자의 경우 10세, 남자의 경우 13세경에 시작되며, 사춘기 초기에 성장의 최고 속도를 보이다가 성적 성숙도의 최고점을 이루게 되며, 남자의 경우 여자에 비해 2~3년 늦게 나타난다(Benton et al., 2010). 이러한 급격한 신체적인 발달은 심리적인 문제들과도 연관되는 경우가 많으므로 키, 체중, 2차 성징의 시작, 월경이나 몽정의 시작 등에 대한 파악뿐만 아니라, 이에 대한 심리적 반응에 대해 파악할 필요가 있다.

신경학적 검진은 정신 상태, 감각계, 운동계, 보행, 뇌신경, 소뇌 기능, 반사, 비정상적인 동작 등을 포함한다. 정상 발달 중인 학령기 아동이라면 대부분 성인과 같은 신경학적 검진을 시행할 수 있으나, 더 어린 아동이나 발달이 늦은 경우 이해와 협조가 어려울 수 있다. 이런 경우 단순한 관찰이나 면담을 통해서도 상당한 부분을 파악할 수 있는데, 보이는 증상이 대상 아동의 연령에 정상적인지 비정상적인 상태인지를 구별하기 위해서는 우선 임상가가 정상적인 발달 이정표에 익숙해야 한다. 예를 들어, 정상적인 발달의 경우 대략적으로 12~17개월경에 걷고, 2세 전에 달릴 수 있다. 3세경에는 한 발로 설 수 있으며, 4세경에는 한 발로 뛰뛰기 그리고 6세경에는 일자보행$_{\text{tandem gait}}$을 수행할 수 있다. 자유놀이나 앉아 있는 자세나 일어서는 동작 또는 걸음걸이를 관찰하거나, 아동의 발달연령을 고려하여 장난감을 잡게 하거나, 공을 발로 차는 시늉을 시켜 보거나, 밧줄이 바닥에 놓여 있다고 생각하고 밧줄을 따라 걸어 보라고 하는 등의 방법으로 진전, 비대칭, 협응능력, 근력, 편마비 등을 관찰할 수 있다.

정신과적 약물치료는 신체에도 영향을 미치므로 약물을 처방하기 전에 기본적인 아동의 신체 건강 상태에 대해 파악해야 하며, 약물 부작용의 위험도를 평가하기 위해 심장질환 혹은 신경학적 질환 등에 대한 과거력이나 가족력에 대한 확인도 필요하다.

이렇듯 자세한 병력청취와 정신 상태나 신체 상태에 대한 관찰을 통해 아동의 의학적 상태에 대한 보다 자세한 평가가 필요하다고 임상가가 판단하는 경우, 활력 징후 측정 및 신경학적 검진을 포함한 자세한 계통적 문진을 바탕

으로 기본 선별검사를 시행해야 한다. 기본 선별검사에서 이상 소견이 발견되거나 유전 이상 혹은 다른 신체 이상이 의심되는 경우 추가로 유전검사나 내분비 검사 등 자세한 검사실 검사가 필요하며, 이를 위해 소아청소년과 및 다른 과와의 협진이 필요하다. 특히 뇌손상, 의식 소실, 경련, 두통, 구토, 마비, 균형감각의 소실, 국소 신경학적 징후를 동반하는 경우, 자세한 신경학적 검진과 뇌파검사, 뇌영상검사 등의 추가 검사와 협진이 필수적이다.

기본 선별검사

일반적으로 병력 조사, 신체검진, 정신상태검사, 약물치료 등의 요소들을 고려하여 임상가가 선별검사를 선택하고 시행한다. 선별검사를 시행하는 주요 목적은 ① 다른 신체질환을 감별진단하기 위하여, ② 동반된 신체질환을 찾아내기 위하여, ③ 치료를 모니터하기 위한 기준치를 찾기 위하여서이다.

아동과 청소년 정신장애에 있어서 기초적인routine 검사실 검사의 진단적 유용성에 대한 연구가 제한적이며, 현재로서는 통상적인 소아청소년 정신건강의학과 약물치료를 시작할 때 반드시 기본 선별검사가 필요한 것은 아니다. 그러나 병력과 계통 문진 그리고 신체검진 소견에서 의식상태의 변화, 기분의 변화나 불안, 인지기능의 저하, 급격한 정신병적 상태 등과 같이 내과적 · 신경과적 질환들을 감별해야 하는 정신과적 증상이 있는 경우에는 이들 원인을 감별하기 위해 선별검사를 시행할 수 있다. 그리고 약물치료 부작용의 위험을 높일 수 있는 가족력이나 병력을 가지고 있는 경우 관련 선별검사를 시행할 수 있다. 또한 사용하는 특정 약물이 가질 수 있는 부작용에 대하여 약물사용 시작 전 기초 평가와 이후 모니터링을 위해 연관된 선별검사를 시행한다(Walkup et al., 2009).

소아청소년 정신건강의학과를 방문하는 아동에 대한 기초적인 선별검사 목록에 어떤 검사가 포함되어야 하는가에 대하여는 아직까지 일치된 의견이 없으나, 일반적인 기본 선별검사로는 일반혈액검사CBC, 전해질, 혈당, 간기능 검사, 신장 기능 검사, 갑상선 기능 검사, 소변검사, 약물 선별검사(요중/혈중) 등이 있다.

1. 혈액검사

혈액의 기능 이상은 여러 정신과적 증상을 유발할 수 있고, 정신과적 치료 중 특히 약물치료의 경우 혈액의 기능에 영향을 미칠 수 있다. 적혈구 수, 혈색소Hb, 적혈구 용적Hct 등을 통해 빈혈, 비타민 혹은 미네랄 결핍 등에 대해 알 수 있다. 무기력함, 우울증, 정신증 등은 빈혈과 연관될 수 있다. 아동학대가 의심되거나 영양 상태가 부적절한 경우, 월경을 하거나 임신 가능성이 있는 십대 등의 경우 빈혈의 가능성을 고려해야 한다. 엽산folate과 비타민 B12 결핍은 섬망이나 정신증과 연관되며, 알코올을 남용하거나 에스트로겐estrogen 계통의 피임제를 복용하는 경우 관찰될 수 있다(Benton et al., 2010). 백혈구 검사는 카바마제핀carbamazepine, 클로자핀clozapine 치료 시작 전에 시행하게 되며, 치료 경과 중에도 추적관찰하는 것이 추천된다(Walkup et al., 2009).

2. 전해질 검사

나트륨Na, 칼륨K, 염소Cl, 인P, 마그네슘Mg, 칼슘Ca 등의 전해질 이상은 여러 정신과적 증상과 연관된다. 칼륨, 염소, 인, 칼슘의 감소, 총 이산화탄소total CO_2의 증가는 섭식장애 환아 중 구토 행동을 하거나 하제laxative를 남용하는 경우에서 관찰될 수 있고, 심인성 구토 환아에서도 관찰된다. 칼륨의 감소는 전신 쇠약감, 피로감, 심전도 변화와 연관될 수 있으며, 치명적인 상태로 진행할 수도 있다. 나트륨의 감소는 항이뇨호르몬분비이상증후군syndrome of inappropriate secretion of antidiuretic hormone: SIADH, 심인성으로 물을 과도하게 마시는 경우 등과 연관되고 섬망의 형태로 나타나기도 한다. 칼슘의 이상은 정신증, 우울증, 섬망, 자극과민성irritability, 쇠약감 등과 연관된다.

3. 간 기능 검사

간 기능 검사에는 알라닌 아미노기전달효소alanine aminotransferase: ALT, 아스파르트산 아미노기전달효소aspartate aminotransferase: AST, 알칼리성 인산염분해효소alkaline phosphatase: ALP, 감마 글루타밀 전이효소gamma glutamyl transferase: GGT, 알부민albumin, 프로트롬빈시간prothrombin time, 빌리루빈bilirubin, 녹

말분해효소amylase 등이 포함되며, 다양한 신체질환에서 간 기능 검사의 이상소견이 나타날 수 있다. 병력과 심체검진 상 관련된 질환이나 상태가 의심되거나, 약물치료의 부작용에 대한 위험성이 높은 경우 간 기능 검사를 시행할 수 있다. 간을 통하여 대사되는 약물 중, 특히 발프로에이트valproate나 카바마제핀과 같은 약물을 사용하기 전에 간 기능 검사를 시행하도록 한다. 녹말분해효소 수치의 증가는 췌장 질환이 있거나 구토행동을 보이는 섭식장애 환아에서 관찰된다.

4. 신장 기능 검사

신장 기능 검사에는 혈액요소질소blood urea nitrogen: BUN, 크레아티닌creatinine: Cr, 소변검사urine analysis: U/A가 포함된다. 신장 기능의 이상은 정신 상태, 특히 의식 상태의 변화를 유발할 수 있다. 리튬lithium을 복용하는 아동 · 청소년의 경우 치료 전 그리고 추적관찰할 때 신장 기능을 측정하며, 치료 범위therapeutic window가 좁으므로 사용 중 혈중 리튬 농도 검사가 필요하다.

5. 신경 호르몬 검사

갑상샘 호르몬 검사는 유용할 수 있는데, 갑상샘 호르몬의 이상은 우울, 불안, 공황 증상, 초조감, 지적 기능 저하, 정신병 증상 등을 유발할 수 있기 때문이다. 갑상샘 이상을 측정하기 위한 검사로는 티록신T4, 삼요오드티로닌T3, 갑상선샘자극호르몬TSH 등이 있다. 갑상샘 기능항진증, 갑상샘 기능저하증, 갑상샘 호르몬 저항증후군 모두 주의력결핍 과잉행동장애와 유사한 증상을 일으킬 수 있는 것으로 이전부터 보고되어 왔다(Weiss & Stein, 1999). 갑상샘 질환의 가족력이 있거나 저체중 출산, 성장지연, 언어 및 청각 결함이 있는 아동에서는 갑상샘 호르몬 검사 시행이 권장된다(Zametkin et al., 1998).

청소년기에 접어들면 항정신병 약물과 연관된 프로락틴prolactin: PRL의 변화에 더 민감한 시기이다. 프로락틴의 생산과 기능은 에스트로겐의 자극과 관련이 있으며, 가임기의 여성과 경구용 피임제를 사용하는 여성에서 항정신병 약물로 인하여 프로락틴 수치가 높아질 위험이 가장 높은 것으로 알려져 있다. 청소년기 고프로락틴 혈증은 항정신병 약물의 용량에 비례하고, 약물을 중단한 후에는 정상적으로 회복되는 것으로 알려져 있다(Correll et al., 2006).

최근 비정형 항정신병약물atypical antipsychotics의 사용 증가와 더불어 고혈당, 인슐린 저항성 및 당뇨, 고지혈증 등 대사질환의 위험이 증가하고 있다. 이에 따라 이러한 약제들을 사용하는 환아들에 대하여 체중, 체질량 지수body mass index, 허리둘레, 혈압 측정과 함께 혈당과 지질 수치를 검사하는 것이 권고되고 있다(Walkup et al., 2009).

6. 심장 기능 검사: 심전도

최근 비정형 항정신병약물 등의 약제를 아동 · 청소년 대상으로 많이 사용하게 되면서 심전도electrocardiogram: ECG로 대표되는 심장 기능에 대한 검사의 중요성이 이전에 비해 더 강조되고 있다. 심장질환의 병력이 있거나 심장질환의 위험이 높은 경우(가족 내 급사, 심장질환, 고혈압, 심장 부정맥 등의 병력이 있는 경우) 그리고 심장에 영향을 미칠 가능성이 높은 약제를 사용하게 되는 경우에는 치료 전에 반드시 심전도를 시행하여야 한다. 섭식장애 환아가 구토 증상을 보이는 경우 칼륨 수치의 감소로 심전도의 변화를 유발할 수 있기 때문에 심전도를 정기적으로 시행하여야 한다.

정신건강의학과 약제 중에서는 삼환계 항우울제tricyclic antidepressants: TCA, 지프라시돈ziprasidone, 티오리다진thioridazine 그리고 리튬이 심장 기능에 영향을 미칠 수 있는 것으로 보고되었다. 삼환계 항우울제는 심전도에서 PR, QT, QRS 간격interval의 증가, ST 분절segment 및 T파의 이상 등과 연관이 된다(Gutgesell et al., 1999). QT 간격의 증가는 다형성 심실빈맥torsades de pointes, 부정맥, 급사 등과 연관되며, 정신건강의학과 약제 중에서는 지프라시돈과 티오리다진이 청소년 및 성인에서 QT 간격의 증가와 가장 관련이 있는 것으로 보고되었다(Blair et al., 2005). 리튬 치료는 양성 가역성benign reversible T파의 변화와 동방결절sinoatrial node: SA node 기능의 문제를 일으킬 수 있다.

주의력결핍 과잉행동장애에서 중추신경자극제 치료를 시작하기 전에 심전도를 기본 선별검사로 시행하는 것은 추천되지는 않지만(AACAP, 2007), 아동 · 청소년이나 가족에서 심장질환이나 문제가 있는 경우 병력을 확인하고 신체 검진을 통하여 필요하다고 판단할 때 시행할 수 있다. 그렇지만 현재의 원칙에서는 신체적으로 건강한 아동 · 청소년의 경우 중추신경자극제 치료 이전에 심전도를 반드시 시행할 필요는 없다(Perrin et al., 2008).

7. 약물 선별검사

약물 남용 및 중독이 의심되는 경우 약물 선별검사를 시행하여야 한다. 아동·청소년에서 약물남용의 문제는 단독으로 나타나는 경우도 있고, 자살시도나 다양한 정신의학적 질환에 동반하여 나타나는 경우도 있다. 알코올, 아편, 암페타민, 코카인, 대마초, 펜시클리딘pencyclidine, 각종 벤조다이아제핀benzodiazepines, 바비튜르산염barbiturate, 아세트아미노펜, 아스피린 등의 약물 남용 및 중독이 의심되는 경우 약물 선별검사를 시행하여야 한다. 혈중 혹은 요중으로 시행할 수 있으며, 소변을 이용한 검사는 혈액을 이용한 검사보다 사용된 약물과 그 대사물질이 더 오랫동안 검출되는 경우가 많아서 흔히 사용된다. 약물 복용 후 소변 내에서 검출될 수 있는 대략적인 시한은 복용 용량과 기간, 신장 기능, 간 기능 등에 따라 다양하게 나타난다. 특히 약물의 종류에 따라 소변검사에서 검출될 수 있는 시한이 약물마다 다양한데, 암페타민, 코데인, 모르핀 등의 아편 물질의 경우 약 2~3일, 코카인의 경우 6~8시간(대사물질의 경우 2~4일), 벤조다이아제핀계 약물의 경우 약 3일, 대마초의 경우 4~6주, 펜시클리딘의 경우 1~2주, 단기 작용 바비튜르산염의 경우 24시간, 알코올의 경우 약 7~12시간, 장기 작용 바비튜르산염의 경우 3주 정도로 알려져 있다. 단, 알코올이나 바비튜르산염의 경우 혈액검사에서 가장 잘 검출되는 것으로 알려져 있으며, 알코올에 의한 중독이 의심되는 경우에는 혈중 알코올 농도를 측정한다. 정신병 증상이 최근 시작되었거나, 최근 심한 불안, 초조감을 보이는 경우, 혹은 설명되지 않는 행동 변화가 최근 나타난 경우 약물 선별검사를 시행할 수 있다. 자살시도 등으로 아세트아미노펜이나 아스피린을 과량 먹은 것이 의심되는 경우 혈중 농도 검사 및 동반될 수 있는 신체적·정신의학적 증상에 대한 평가와 즉각적인 대처가 필요하다.

유전검사

유전질환의 가족력이 있는 경우나, 특징적인 외모 또는 모습, 동반되는 신체적 혹은 행동상의 문제나 발달지연 등이 있는 경우 아동·청소년과 협진 및 유전자 검사를 고려해야 한다(표 41-1).

정신유전학psychiatric genetics의 연구결과가 미래의 DSM 진단체계에 반영되어 유전검사 결과가 정신과 진단의 주요 부분을 이루게 될 것이라는 예측을 하기도 하지만(Kendler, 2006), 현재의 의학 수준은 유전검사를 정신과적 진단 근거로 사용할 정도로 확립되지는 않았다. 그렇지만 정신장애에서의 유전적 및 환경적 위험요인이 계속 밝혀짐에 따라 정신의학 영역에 있어서도 유전상담genetic counselor의 역할이 점점 증가할 것으로 기대된다(Finn & Smoller, 2006).

약물유전학pharmacogenetics 분야에서는 개개인의 유전적 다양성에 따라 치료약물에 대한 반응이나 부작용에 차이가 있을 것이라는 이론적 기반하에 임상적으로는 정신질환을 지닌 개체에게 최적의 맞춤 약물치료를 제공하려는 시도를 하고 있다. 주의력결핍 과잉행동장애에서 카테콜아민catecholamine 체계와 연관된 도파민 및 노르에피네프린 관련 유전자가 주요 치료약제인 메틸페니데이트methylphenidate나 아토목세틴atomoxetine에 의한 임상 증상의 호전 등의 치료 반응을 예측한다는 최근의 연구결과도 주목할 만하다(Cheon et al., 2009). 그렇지만 이러한 연구결과를 실제 임상에서 이용하기 위해서는 대규모의 환자를 대상으로 한 연구에서 계속 확인이 필요하다.

뇌영상 검사

뇌영상 검사brain imaging modalities는 살아 있는 사람의 뇌를 직접적으로 영상화하여 형태와 기능을 평가하는 기술로, 컴퓨터의 급속한 발전과 더불어 혁신적으로 발전한 검사도구이다. 이러한 발전은 뇌의 구조와 기능에 대한 이해와 더불어 소아정신장애의 신경발달학적 모델을 뒷받침하는 데 큰 역할을 하였다(Marsh et al., 2008).

아직까지는 임상에서 뇌영상 검사가 아동·청소년 정신장애의 진단목적으로 사용되기보다는 정신과적인 증상을 보이는 다른 종양이나 뇌손상 등의 신경학적 질환이 의심될 경우에 감별진단하기 위해 전산화단층촬영computed tomography: CT이나 자기공명영상magnetic resonance imaging: MRI이 필요한 경우에 시행하는 것이 일반적이다.

그러나 최근 들어 뇌영상 기법을 이용하여 뇌의 형태적 혹은 기능적 특성을 직접 관찰하는 것은 아동 · 청소년 정신장애의 연구에서 점점 더 중요해지고 있다. 이는 뇌영상 연구가 질환이나 상태에 대한 이해를 높임으로써 향후 보다 개별적이고 구체적인 치료방법의 개발이나 치료 반응 측정 및 예후 예측 등에 활용될 수 있기 때문이다.

소아청소년정신의학에서 관심 질환이나 상태에 대한 뇌의 형태학적 특성을 연구하기 위한 뇌영상 도구로는 해부학적 자기공명영상이나 확산텐서영상diffusion tensor imaging: DTI 등이 있으며, 뇌의 기능적인 특성을 연구하기 위한 것으로는 기능적 자기공명영상functional MRI: fMRI, 양전자방출단층촬영positron emission tomography: PET, 단일광자방출 전산화단층촬영single photon emission computed tomography: SPECT, 자기공명분광검사magnetic resonance spectroscopy: MRS 등이 있다. 최근 들어서 인공 방사능 물질 사용이 필요한 PET나 SPECT보다는 인체에 큰 해로움 없이 반복 촬영이 가능한 MRI가 아동 · 청소년 정신의학의 뇌영상 연구에 있어서 가장 널리 이용되고 있다(Hess et al., 2019). 또한 유전적 지표와 뇌영상을 결합하는 영상유전학 연구도 활발히 진행되고 있다. 특정 유전 형질을 지니고 있으면서 동시에 질환에 걸리는 사람의 뇌 구조적 및 기능적 특징을 섬세하게 구분할 수 있고, 이를 바탕으로 유전자에서 뇌기능으로 그리고 최종적으로 표면적인 정신 행동 증상 및 특징적인 정신질환으로 이어지는 연결고리를 규명해 나갈 수 있다(Kim et al., 2018).

1. 전산화단층촬영CT

전산화단층촬영은 아동 · 청소년 정신장애 자체보다는 종양이나 뇌혈관 질환 같은 기질성 뇌질환을 감별하기 위해 흔히 사용되어 왔다. 수두증, 공뇌증 등의 선천 뇌기형, 경막밑 삼출액, 뇌위축, 두개내 석회화, 두개내 출혈, 뇌종양, 뇌부종, 뇌경색의 진단에 유용하다. 하지만 공간해상도가 훨씬 우수한 자기공명영상의 이용이 일반화됨에 따라 임상 진료, 특히 소아청소년 정신건강의학과에서 전산화단층촬영의 이용은 제한적이며, 연구에 있어서도 방사선 노출과 연관된 윤리적 문제로 이용이 제한적이다. 현재 주로 임상에서 전산화단층촬영이 사용되는 경우는 ① 뇌손상이나 급성 뇌출혈 등으로 급박한 뇌상태 평가가 필요하거나, ② 장시간의 MRI 촬영 협조가 어렵거나, ③ 몸속 금속물질 등 자기공명영상 촬영 금기로 대신 사용되는 경우이다. 작은 석회화 병변을 발견하는 데에는 자기공명영상보다 전산화단층촬영이 우수할 수 있다.

2. 자기공명영상MRI

1980년대부터 임상에서 사용되기 시작한 이후로 자기공명영상은 실제 뇌의 해부학적 모습에 가장 가까운 영상을 보여 주기 때문에 현재에도 임상적으로 가장 널리 쓰이는 뇌영상 도구이다. 전산화단층활영에 비해 촬영 비용이 비싸기는 하나, 해상도가 뛰어나서 백질과 회백질을 구분하기가 쉽고, 피질하 구조물의 관찰에도 유리하기 때문이다.

자기공명영상은 강력한 자기장하에서 수소핵의 자기공명 현상을 이용하여 영상 정보를 얻는 것으로, 뇌 자체의 해부학적인 모습을 보여 줄 뿐만 아니라 최근 급격한 기술 발전에 힘입어 다양한 특수 기법을 사용하면 뇌의 활성도나 조직 자체의 질에 대한 정보도 얻을 수 있다. 이러한 다양한 기법의 발전과 함께 이를 통합하면 상호 보완적인 정보를 제공할 수 있다.

소아청소년정신의학의 여러 분야에서 자기공명영상을 이용한 연구가 활발히 진행되고 있는데, 이는 살아 있는 사람의 뇌 상태를 비침습적으로 직접 관찰할 수 있고, 인공 방사능 물질의 사용이나 방사선 노출의 부담 없이 안전하게 반복하여 촬영할 수 있음으로써, 성장과정에 있는 아동 · 청소년의 뇌발달의 경과나 질환의 특성, 경과나 치료에 따른 변화과정 등에 대한 많은 정보를 얻을 수 있기 때문이다(Hess et al., 2019).

1) 구조적 자기공명영상structural MRI

임상적으로 가장 흔히 사용되는 목적은 육안으로 볼 수 있는 뇌의 국소적 병변이나 해부학적 이상을 찾아내기 위해서이므로 구조적 자기공명영상은 가장 흔히 사용하는 도구이다. 종양, 뇌부종, 퇴행 질환, 선천 기형 등 거의 모든 신경계 질환의 진단에 매우 유용하다. 그러나 대부분의 정신과적 장애는 구조적 뇌영상에서 육안으로 관찰될 정도의 해부학적 이상을 보이는 경우는 드물다. 따라서 주로 정신과적인 증상을 보일 수 있는 뇌손상이나 종양 등의 신경과적인 질환이나 이상을 감별진단하기 위해 사용된다.

① 갑자기 발생한 정신증 증상, ② 의식의 변화, ③ 국소 신경학적 증상, ④ 신체 활력 징후의 이상, ⑤ 경련 등의 증상을 보일 때 뇌 자기공명영상 검사가 필요할 수 있다. 현재 1mm 이하의 얇은 단면을 얻을 수 있을 만큼 해상도가 뛰어나며, 횡단면transverse뿐만 아니라 시상면coronal과 축삭면sagittal으로도 영상을 얻을 수 있어 피질하 구조물의 관찰에도 유리하다. 또한 촬영 시 영상 획득 파라미터를 여러 가지로 조절하여 T1 영상, T2 영상, PD 영상 등 다양한 영상을 만들어 낼 수 있는데, 뇌 실질은 이러한 영상에서 서로 다른 특성으로 표현되므로 뇌 병변도 서로 다른 특성을 보일 수 있어 이상 여부를 판독하는 데 유용하다(그림 41-1).

임상적인 뇌 병변 유무 판독 이외에도 소아청소년 정신의학의 다양한 연구에서 이용되고 있는데, 특정 환자군이나 관심집단에서 뇌 전체나 국소적 뇌 영역의 부피의 미세한 차이나 변화를 알아내는 데 사용되어 왔다(Shaw et al., 2011).

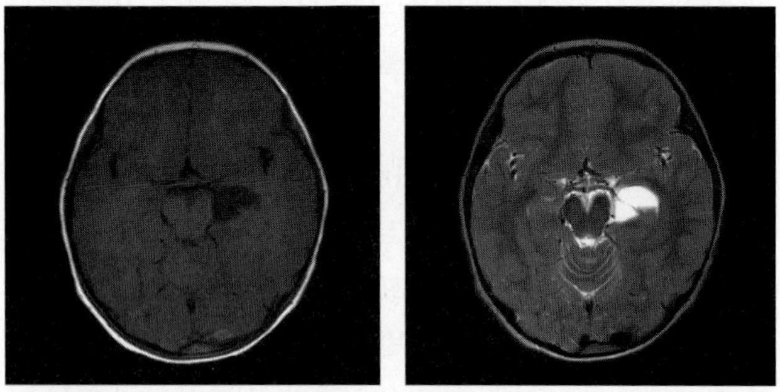

그림 41-1 전반적인 발달지연을 보이는 3세 남아에서 발견된 낭종 (자기공명영상 좌–T1 영상, 우–T2 영상)

최근 영상 처리 기술 및 분석 기술의 급격한 발달로 뇌의 각 영역에서의 부피뿐만 아니라 뇌 피질의 두께, 뇌 이랑의 패턴, 피질하 구조물의 형태 등의 통계적인 차이를 알아낼 수 있다. 해부학적 뇌영상은 높은 해상력을 가지고 있기 때문에 다른 자기공명영상 도구에서 얻는 뇌 활성화, 신경섬유 행로, 뇌 대사물질의 농도 등 정보의 해부학적 위치를 제공하여 뇌발달 과정과 뇌발달에 이상을 보이는 병적인 상태에 대한 좀 더 다양한 정보와 더 깊은 이해를 제공하고 있다.

2) 기능적 자기공명영상fMRI

기능적 자기공명영상은 감각, 동작, 인지 수행 등에 의한 신경세포 활성화에 따른 국소 대사 및 혈역학적 변화를 뇌 자기공명영상상의 신호 강도 차이로 변환하여 영상화하는 검사법이다. 혈액산소수준 의존Blood Oxygenation Level Dependent: BOLD 기법이 가장 많이 이용되고 있는데, 이는 신경세포 활성화에 따른 혈류 증가로 일시적 산화 헤모글로빈 증가와 상대적 탈산화 헤모글로빈 감소에 따른 자성 변화를 감지해 영상 정보를 얻는 기법이다. 현재 임상적으로는 뇌전증 수술 전 평가 및 계획을 목적으로 사용되는 경우가 가장 흔하다(Cascio et al., 2007). 연구 도구로서는 인지, 감정, 감각, 운동 등 인간의 다양한 정신활동에 따른 뇌의 국소적 혹은 네트워크에서의 활성 상태를 몇 초 이내에 간접적으로 관찰할 수 있기 때문에, 현재 소아청소년정신의학에서 정상 발달이나 특정 질환의 상태, 혹은 치료에 따른 뇌기능의 차이에 대한 연구에 활발하게 이용되고 있다(Bush et al., 2008).

3) 확산텐서영상DTI

확산텐서영상은 수초화된 신경섬유 내부에 있는 물분자의 확산을 정량화하고 가시화함으로써 백질의 미세구조 변화나 백질 신경섬유삭white matter tract의 구조적 이상을 알아볼 수 있어, 현재 임상적으로는 허혈성 뇌출혈 혹은 뇌손상의 경우 초기 평가에 사용되고 있다(Hess et al., 2019). 연구 도구로서는 주의력결핍 과잉행동장애나 자폐스펙트럼장애, 조현병 등 특정 질환의 병태생리로 추정되는 뇌 신경회로의 이상이나, 언어나 학습, 작업기억 등 뇌발달 및 경험에 의한 뇌발달의 가소성에 대한 좀 더 직접적인 정보를 제공할 수 있는 유용한 도구이다(Choi et al., 2009). 뇌백질의 통합성integrity을 반영하는 분할 비등방도Fractional Anisotropy: FA 값 등의 정보뿐만 아니라, 신경로 추적법tractography을 이용한 3차원적인 신경섬유의 방향과 구조도 알아볼 수 있다.

4) 자기공명분광검사MRS

수소핵의 자기공명을 이용하는 자기공명영상과는 달리, 자기공명분광검사는 여러 다른 핵의 자기공명을 탐지하도록 고안되었다. 뇌는 여러 가지 단백질, 지질, 아미노산, 신경전달물질 및 신경대사물질 등으로 이루어져 있으며, 이들을 이루는 C, H, O, N, P 등의 원자가 어떤 분자에 속해 있느냐에 따라 핵 주변의 전기화학적 환경이 다르므로 핵자기공명의 주파수가 미세하게 차이를 보이는 것을 이용하여 해당 물질의 농도를 생체 내에서 측정하는 기법이다. 사용되는 원자핵에 따라 1H MRS, 31P MRS, 13C MRS 등으로 나뉘며, 흔히 측정되는 대사물질로는 N-아세틸 아스파테이트N-acetyl aspartate: NAA, 총 크레아틴total creatine: tCr, 콜린 함유 화합물choline-containing compounds: tCh이며, 이 외에도 글루타메이트/글루타민glutamate/glutamine, 감마아미노 뷰티르산γ-amino butyric acid: GABA, 미오-이노시톨myoinositol: Ins 등이 있다. 임상적으로는 대사질환이나 신경퇴행 질환의 평가, 간질 발작의 시작 부위 찾기, 뇌종양 수술 전 평가 등에 이용된다(Wycliffe et al., 2018). 소아청소년정신의학에서는 임상적인 목적보다 주로 연구 도구로서 사용되는데, 주의력결핍 과잉행동장애, 기분장애, 불안장애 등 다양한 정신장애에서 특정 뇌 영역에서 대사물질 이상이 보고되고 있다(Lim et al., 2003).

3. 양전자방출단층촬영PET 및 단일광자방출 전산화단층촬영SPECT

양전자방출단층촬영에서 사용되고 있는 동위원소로는 11C, 18F, 13N, 15O 등이 있는데, 주입하는 방사능 물질의 성질에 따라 뇌 혈류량, 뇌 산소이용도, 뇌 당대사, 중추신경계 신경전달물질 수용체 기능과 분포 등을 다양하게 측정할 수 있다. 임상적으로는 양전자방출단층촬영과 단일광자방출 전산화단층촬영 모두 간질 발작의 시작 부위를 찾는 데 가장 유용하다(Wycliffe et al., 2018). 그러나 양전자방출단층촬영은 짧은 반감기를 가진 동위원소를 만들기 위해 필요한 높은 비용의 시설과 미량이지만 인공 방사능 물질 노출문제로 아동·청소년 뇌영상 연구에는 제한점을 가진다. 단일광자방출 전산화단층촬영은 양전자방출단층촬영과 비슷하게 미량의 방사능 물질을 인체 내에 주입하여 방출되는 감마선을 측정하는 것이나, 양전자방출단층촬영에 비해 상대적으로 긴 반감기를 가진 동위원소를 사용하므로 비용 면에서 유리하여 정신의학 영역에서 뇌 혈류량이나 뇌 신경전달물질 체계 연구에 사용되어 오고 있다(Kim et al., 2010). 그러나 양전자방출단층촬영에 비해 상대적으로 낮은 해상도와 미량이지만 인공 방사능 물질 노출문제로 아동·청소년 뇌영상 도구로서 사용이 제한적이다.

신경생리학적 검사

1. 뇌파검사EEG

뇌파검사electroencephalogram: EEG는 중추신경계 이상을 평가하는 데 있어 중요한 검사로서 두피에 붙인 전극을 통하여 그 부위의 대뇌피질의 신경세포에서 나오는 전기적 활동을 직접적으로 측정하는 검사이다. 뇌파는 아동의 의식상태(명료-졸림-수면), 연령, 약물 사용, 뇌의 구조적 병변, 질병 상태 등에 크게 영향을 받는다. 아동기 뇌파의 판독은 아동 뇌파의 경험이 있는 임상가가 아동의 발달과 임상적인 상태를 고려하여 해석하는 것이 바람직하다.

임상적으로 뇌파의 적응증은 주로 발작, 국소적 신경학적 증상, 인지기능이나 의식의 변화, 갑자기 발생한 환각 등의 정신증 증세나 자동증 등의 뇌전증 양상이 관찰될 때 시행하게 된다(그림 41-2). 이 외에도 의식 상태의 변화를 보일 수 있는 중추신경계 감염이나 대사장애, 외상 등의 기타 신경과적 장애 상태를 평가하기 위해 시행한다. 아동이 이미 획득한 언어 능력이나 다양한 기술이 퇴행하거나 소실하는 증상을 보이는 경우, 뇌파검사를 통해 Landau-Kleffner 증후군, 자가면역 중추신경계 장애autoimmune CNS disorders, 서파수면 시 뇌전증 지속증electrical status epilepticus of slow-way sleep 등을 발견할 수 있다. 아동·청소년기에 갑자기 쓰러지거나 뇌전증과 유사한 증상을 보일 때 다양한 감별진단을 위해 뇌파검사를 시행할 필요가 있다.

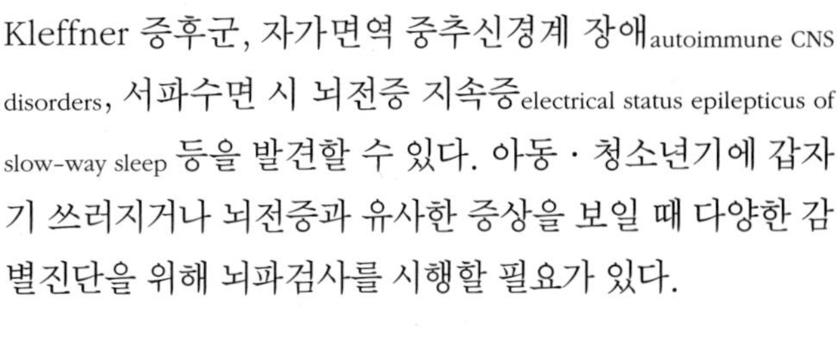

그림 41-2 주의력결핍 과잉행동장애와 뇌전증을 동반한 6세 남아의 뇌파 이상 소견

뇌전증을 가지는 아동의 경우 일반routine 뇌파검사에서 간질파 등의 이상 소견을 보이지 않을 수 있는데, 이때 과호흡, 광자극, 수면 박탈 등을 시행하거나 장시간 비디오 뇌파 감시를 시행하면 이상 소견이 나타날 수 있다. 특히 전반적 발달장애 아동의 경우 20%에서 경련성 장애를 동반하는데, 사춘기에 들면서 두 번째의 발생 증가 시기를 보이므로 이에 대한 고려가 필요하다(Volkmar & Nelson, 1990).

뇌파의 이상 소견이 모두 뇌전증을 의미하는 것은 아니다. 뇌파에서 이상 소견을 보이는 경우 반드시 임상적인 증상과의 연결이 필요하다. 예를 들어, 초등학교 학령기에서의 고진폭 서행high-amplitude slowing은 정상적인 소견일 수 있으며, 반대로 과호흡이나 광자극에 극서파의 복합spike and slow-wave이 나타날 경우 뇌전증의 가능성이 높다. 편두통을 가지는 아동의 경우 뇌파 이상 소견을 보일 수 있으며, 경우에 따라서는 편두통과 뇌전증이 공존하는 경우일 수도 있다(Nye & Thadani, 2015).

임상적인 뇌전증을 동반하지 않는 지적장애나 자폐스펙트럼장애 등의 신경발달장애neurodevelopmental disabilities를 가진 아동 · 청소년에서 기초 뇌파검사상 보이는 이상 소견과 향후 뇌전증 발생과의 연관성에 대해서는 명확히 밝혀져 있지 않다. 그러므로 이러한 기초 뇌파 소견의 이상은 실질적인 뇌전증을 의미하지 않을 수 있으며, 항경련제 치료가 반드시 필요한 것은 아니다(Plioplys et al., 2022). 의심스러운 증상이 항경련제 치료로 호전되었다고 해서 뇌전증을 진단할 수는 없는데, 이는 위약 효과나 기분 안정화 효과mood stabilizing effect로 인한 것일 수 있기 때문이다. 그러나 이러한 발달장애 아동 · 청소년에서 의식 없이 멍하게 빤히 보고 있거나 같은 동작을 반복하는 자동증 등의 뇌전증 의심 소견이 있는 경우 자세한 관찰과 뇌파검사를 통한 뇌전증의 확진이 필요하며, 적극적인 약물치료를 시작하여야 한다.

2. 수면다원검사

수면다원검사polysomnography는 신체에서 발생하는 뇌파, 안구운동, 근전도, 심전도 등 동시에 발생하는 다양한 생리적 신호와 코골이, 호흡기류, 호흡운동, 혈중산소포화도 등을 종합하여 기록하는 검사이다. 불면증, 수면 무호흡증, 주기성 사지운동장애, 야뇨증, 렘수면행동장애, 몽유병 등 각종 수면장애의 진단에 유용하다. 야간 수면을 분석하는 수면다원검사가 대표적인 수면검사이지만, 기면증 등의 과다수면증을 보이는 질환을 진단하기 위해서는 추가로 주간에 수면 잠복기 반복검사multiple sleep latency test: MSLT가 필요하다.

3. 유발전위 검사 및 사건 관련 유발전위

유발전위 검사evoked potential는 시각, 청각, 또는 체성감각계통으로 중추신경계를 자극하여 그 반응으로 나타나는 전기적 활동을 기록하는 것이다. 임상적으로 시각 유발전위 검사는 신경 퇴행 질환의 고위험 신생아에서 시각 기능을 객관적으로 평가할 수 있으며, 청각 유발전위 검사는 협조가 되지 않는 경우 객관적으로 청각 기능을 평가할 수 있는 방법으로 유용하다. 연구 도구로서 인지 자극과 관련된 유발전위를 사건 관련 유발전위Event Related Potential: ERP라 부르는데, 컴퓨터로 평균화하여 양성파positive wave(아래로 내려간 파)와 음성파negative wave(위로 올라간 파)로 나눌 수 있다. 특정한 파가 나타나는 시간에 따라서 P300파(300밀리 초에 나타난 양성파) 등의 명칭을 붙이기도 한다. 위치 정보에 대한 문제점이 있지만 fMRI나 PET와 같은 기능적 뇌영상에 비해 밀리 초msec 단위의 우수한 시간 해상도와 비침습적으로 쉽게 뇌기능을 평가할 수 있다는 장점을 가진 연구 도구이다.

4. 정량화 뇌파

최근 컴퓨터의 발전과 디지털 뇌파기의 개발로 수치화된 뇌파 데이터를 쉽게 얻을 수 있게 되었다. 이 자료들을 전산 분석하여 특정 시간대에 정량화된 파형을 추출하는 것이 가능하게 되었고, 이를 활용한 뇌기능의 평가, 질병의 조기 진단 및 특성화, 약물의 효과 판정, 간질 발작의 예측 등에 활용하려고 하는 연구들이 활발히 진행되고 있다. 이처럼 컴퓨터를 이용하여 뇌파와 사건 관련 전위를 정량화하여 명암이나 색깔로 표현함으로써 뇌의 지형학적 지도를 만들어 내는 검사를 뇌파 매핑 또는 사건 관련 전위 매핑이라고 한다. 정량화 뇌파quantitative electroencephalography: qEEG는 주파수별 뇌파의 활성 정도와 양을 정량화하여 분포 범위와 시간에 따른 변화 정보를 제공해 준다. 이를 통해 우울장애, 주의력결핍 과잉행동장애 등의 정신건강의학과적 진단 및 치료에 관련된 연구들이 진행되고 있다 (Park et al., 2017).

참고문헌

김지웅, 원승희, 조성진(2017). 신경정신의학. 대한신경정신의학회. 서울: 아이엠이즈컴퍼니.

최지욱(2021). 생물의학적 평가. 대한소아청소년정신의학회. 청소년 발달과 정신의학(pp. 630-648). 경기: 군자출판사.

최지욱, 이정섭(2014). 의학적 평가. 홍강의 외 편. 소아정신의학(pp. 525-534). 서울: 학지사.

American Academy of Child and Adolescent Psychiatry (AACAP). (2007). Practice parameter for the assessment and treatment of children and adolescents with attention-deficit/hyperactivity disorder. *Journal of the American Academy of Child & Adolescent Psychiatry, 46*, 894-921.

Benton, T., Njoroge, W., & Kim, A. (2010). Pediatric evaluation and laboratory testing. In M. K. Dulcan (Ed.), *Dulcan's textbook of child and adolescent psychiatry* (pp. 111-122). Arlington, VA: American Psychiatric Publishing.

Blair, J., Schahill, L., State, M., & Martin, A. (2005). Electrocardiographic changes in children and adolescents treated with ziprasidone: A prospective study. *J Am Acad Child Adolesc Psychiatry, 44*, 73-79.

Bush, G., Spencer, T. J., Holmes, J. et al. (2008). Functional magnetic resonance imaging of methylphenidate and placebo in attention-deficit/hyperactivity disorder during the multi-source interference task. *Archives of General Psychiatry, 65*(1), 102-114.

Cascio, C. J., Gerig, G., & Piven, J. (2007). Diffusion tensor imaging: Application to the study of the developing brain. *J Am Acad Child Adolesc Psychiatry, 46*(2), 213-223.

Cheon, K. A., Cho, D. Y., Koo, M. S. et al. (2009). Association between homozygosity of a G allele of the alpha-2a-adrenergic receptor gene and methylphenidate response in Korean children and adolescents with attention-deficit/hyperactivity disorder. *Biol Psychiatry, 65*(7), 564-570.

Choi, J., Jeong, B., Rohan, M. L. et al. (2009). Preliminary evidence for white matter tract abnormalities in young adults exposed to parental verbal abuse. *Biological Psychiatry, 65*(3), 227-234.

Correll, C. U., Penzner, J. B., Parikh, U. H. et al. (2006). Recognizing and monitoring adverse events of second-generation antipsychotics in children and adolescents. *Child Adolesc Psychiatric Clin N Am, 15*, 177-206.

Finn, C. T., & Smoller, J. W. (2006). Genetic counseling in psychiatry. *Harv Rev Psychiatry, 14*, 109-121.

Gutgesell, H., Atkins, D., Barst, R. et al. (1999). AHA scientific statement: Cardiovascular monitoring of children and adolescents receiving psychotropic drugs. *J Am Acad Child Adolesc Psychiatry, 38*, 1047-1050.

Hess, C. P., Xu, D., & Barkovich, J. (2019). Techniques for pediatric neuroimaging. In A. J. Raybaud (Ed.), *Pediatric neuroimaging* (6th ed.) (pp. 1-17). Philadelphia, PA: Wolters Kluwer.

Kendler, K. S. (2006). Reflections on the relationship between psychiatric genetics and psychiatric nosology. *Journal of the American Psychiatric, 163*, 1138-1146.

Kim, B. N., Kim, J. W., Kang, H. et al. (2010). Regional differences in cerebral perfusion associated with the alpha-2A-adrenergic receptor genotypes in attention deficit hyperactivity disorder. *Journal of Psychiatry and Neuroscience, 35*(5), 330-336.

Kim, J. I., Yoo, J. H., Kim, D. et al. (2018). The effects of GRIN2B and DRD4 gene variants on local functional connectivity in attention-deficit/hyperactivity disorder. *Brain Imaging Behav, 12*(1), 247-257.

Lim, M. K., Suh, C. H., Kim, H. J. et al. (2003). Fire-related post-traumatic stress disorder: Brain 1H-MR spectroscopic findings. *Korean Journal of Radiology, 4*(2), 79-84.

Marsh, R., Gerber, A. J., & Peterson, B. S. (2008). Neuroimaging studies of normal brain development and their relevance for understanding neuropsychiatric disorders. *J Am Acad Child Adolesc Psychiatry, 47*(11), 1233-1251.

Nye, B. L., & Thadani, V. M. (2015). Migraine and epilepsy: Review of the literature. *Headache, 55*(3), 359-380.

Park, J. H., Hong, J. S., Han, D. H. et al. (2017). Comparison of QEEG Findings between Adolescents with Attention Deficit Hyperactivity Disorder (ADHD) without comorbidity and ADHD comorbid with internet gaming disorder. *J Korean Med Sci, 32*(3), 514-521.

Perrin, J. M., Friedman, R. A., & Knilans, T. K. (2006). Cardiovascular monitoring and stimulant drugs for attention-deficit/hyperactivity disorder. *Pediatrics, 122*, 451-453.

Plioplys, S., Asato, M. R., & Zelko, F. (2022). Neurological examination, electroencephalography, neuroimaing and neuropsychological testing. In *Dulcan's Textbook of Child and Adolescent Psychiatry* (3rd ed., pp 92-105). Washington, DC: American Psychiatric Publishing.

Shaw, P., Gilliam, M., Liverpool, M. et al. (2011). Cortical development in typically developing children with symptoms of hyperactivity and impulsivity: Support for a dimensional view of attention deficit hyperactivity disorder. *Journal of the American Psychiatric, 168*(2), 143-151.

Vanderbilt, D., & Gleason, M. M. (2010). Mental health concerns of the premature infant through the lifespan. *Child Adolesc Psychiatr Clin N Am, 19*(2), 211-228.

Volkmar, F. R., & Nelson, D. S. (1990). Seizure disorders in autism. *J Am Acad Child Adolesc Psychiatry, 29*(1), 127-129.

Walkup, J., & Work Group on Quality Issues. (2009). Practice parameter on the use of psychotropic medication in children and adolescents. *J Am Acad Child Adolesc Psychiatry, 48*(9), 961–973.

Weiss, R. E., & Stein, M. A. (1999). Thyroid function and attention deficit hyperactivity disorder. In P. J. Accardo, T. A. Blondis, B. Y. Whitman et al. (Eds.), *Attention deficit disorders and hyperactivity in children and adults* (pp. 419–430). New York: Marcel Dekker.

Wycliffe, N. D., Holshouser, B. A., Bartnik-Olson, B. et al. (2018). Pediatric neuroimaging. In K. F. Swaiman, S. Ashwal, D. M. Ferrero et al. (Eds.), *Swaiman's pediatric neurology: Principles and practice* (6th ed.) (pp 78–86). Edinburgh: Elsevier.

Yehuda, R., Engel, S. M., Brand, S. R. et al. (2005). Transgenerational effects of posttraumatic stress disorder in babies of mothers exposed to the world trade center attacks during pregnancy. *J Clin Endocrinol Metab, 90*(7), 4115–4118.

Zametkin, A. J., Ernst, M., & Silver, R. (1998). Laboratory and diagnostic testing in child and adolescent psychiatry. *J Am Acad Child Adolesc Psychiatry, 37,* 464–472.

제42장

소아정신의학

생태 · 환경 평가 –가족, 학교, 지역사회 등 환경 평가–

Ecological Assessment

홍현주

개념, 정의 및 역사

아동의 발달 및 정서, 행동의 이해를 위해서는 통상적으로 진행하는 아동과 부모의 관계를 중심으로 하는 평가뿐 아니라 아동을 둘러싼 다양한 측면의 환경요인에 대한 생태학적 관점에서의 이해 및 그에 따른 평가가 유용하다. 인간발달에서 생태학적 이론은 1970년대 이후에 제기된 개념으로서 인간과 이를 둘러싼 환경과의 고정되어 있지 않은 상호작용을 강조한다. 일반적인 발달이론에서 강조하는 부모와의 관계나 가정의 역할을 뛰어넘어 문화나 사회 체계가 인간의 발달에 미치는 영향까지 다루고 있다. 특히 자살, 등교 거부, 학대, 약물남용과 같은 영역의 평가와 개입에서 유용하며, 최근에는 스마트 기기를 활용한 생태순간평가Ecological Momentary Assessment; EMA에 이르기까지 그 개념이 확대되어 적용되고 있다. 생태학적인 관점에서 인간과 환경의 관계는 마치 중복되는 인형들의 세트인 러시아 인형으로 비유되며, 가장 안쪽의 인형이 발달하는 개별 인간이며 겹겹으로 반복되는 인형들은 인간을 둘러싼 환경으로 이해할 수 있다(Bronfenbrenner, 1979).

Bronfenbrenner는 생태학적 이론의 대표적인 학자이며, 인간발달의 연구에는 인간이 살아가고 있는 실제 환경적인 맥락을 고려해야 한다고 하였다. 그의 이론은 개인을 둘러싼 환경을 다섯 가지의 체계로 구분하였는데, 이 체계들 또한 서로 연관되어 있으며 아동의 발달은 이런 체계의 맥락 안에서 일어난다고 할 수 있다(Bronfenbrenner & Morris, 2007).

다섯 가지 체계 중 첫 번째는 미시체계microsystem인데, 이는 발달하는 개인이 가장 가까이에서 접하게 되는 환경을 의미한다. 미시체계는 가장 직접적으로 접하는 체계이며, 발달하는 개인이 면대면 형태로 다양한 활동과 역할 등을 통해 서로 영향을 주고받는 양식을 의미한다. 가정, 학교, 직장 등이 이에 해당하는데, 이들과의 관계 및 이때 주어지는 사회적인 역할과 활동은 소아 · 청소년의 발달에 가장 직접적이고 강력한 영향을 미친다. 이 영역은 일상적인 소아 · 청소년 평가나 여러 발달이론에서 강조하는 부분이며, 발달이론에서는 주로 어린 시절의 부모와의 관계에 초점을 맞추어 왔다.

중간체계mesosystem는 2개 이상의 미시체계의 관계를 의미한다. 예를 들어, 부모의 양육방식이 청소년이 친구를 선택하는 데 영향을 미치게 되면 청소년의 또래집단 소속과 부모의 양육방식 사이에 간접적인 관계가 형성된 것이라고 볼 수 있다.

미시체계와 중간체계보다 상위에 있는 체계는 외체계exosystem이다. 외체계는 2개 이상의 환경 사이에서 일어나는 연결과 과정을 의미하며, 적어도 하나는 발달하는 개인을 포함하지는 않지만 인간의 근접하는 환경에 간접적으로 영향을 준다. 아동의 경우 간접적으로 가정, 학교, 또래관계에 영향을 줄 수 있는 세 가지 외체계는 부모의 직장, 가족의 사회적 네트워크, 이웃–지역사회 간의 맥락이다(Bronfenbrenner, 1994). 만일 부모가 실직을 한 경우라면 자녀의 심리문제를 해결하는 과정에도 영향을 줄 수 있다. 만일 이웃이 가난하다면 자녀가 받을 수 있는 지지체계나 자원이 부족할 것이며, 이웃에서 무질서 또는 폭력이 많이 발생한다면 자녀가 불안해하거나 외현화문제가 생길 가능성이 높아진다. 학교에서 사용할 수 있는 공공시설의 여부도 소아의 발달에 영향을 미치며, 소아의 발달에 대한 교장 및 학교 관계자들이 공유하고 있는 문화 등도 외체계라고 볼 수 있다(Jones et al., 2007).

네 번째로는 거시체계macrosystem를 들 수 있는데, 거시체계에는 직접적 또는 간접적으로 아동의 발달에 영향을 미칠 수 있는 가치, 법률, 관습, 자원이나 문화가 포함된다. 아동과 관련된 입법체계나 사회의 가치관, 정부에서 운영하는 프로그램, 전체 교육체계가 예가 될 수 있다. 또한 아동과 관련된 기타 사회복지 운영 시설, 종교단체, 또래문화도 포함될 수 있으며, 정신건강에 대한 편견과 선입관 등도 거시체계로 아동의 발달에 영향을 준다(Hess et al., 2012).

마지막 체계는 시간체계chronosystem로, 개인의 환경에서 발생하는 사건들이 시간의 차원 안에서 일어남을 강조하며 각 체계가 시간의 흐름에 따라 어떤 맥락으로 발전해 왔는지를 고려해야 한다.

이러한 체계의 관계는 [그림 42-1]과 같이 도식화할 수 있다.

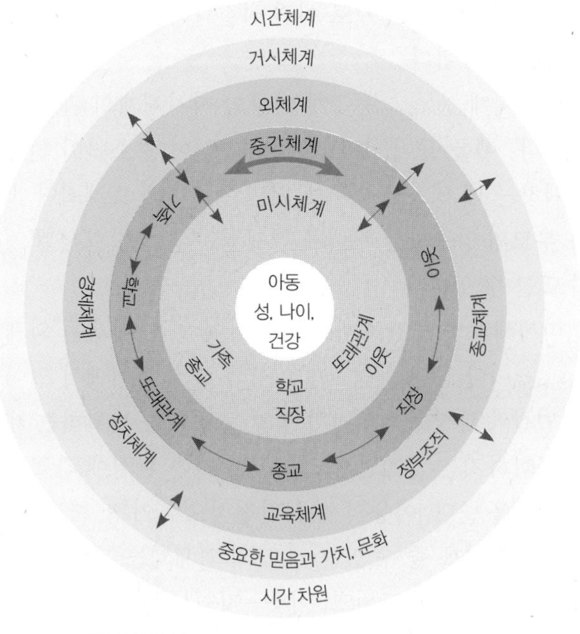

그림 42-1 Bronfenbrenner의 생태학적 이론

평가

1. 일반적인 원칙

생태학적 이론의 관점에서 본다면 아동은 환경과 상호작용하는 능동적인 존재이며, 환경 역시 획일적이거나 정체되어 있지 않고 역동적이며, 아동 발달의 이해를 위해서는 가장 인접한 미시체계뿐 아니라 그들이 속한 가족 및 학교, 이웃, 지역사회, 법체계 및 문화 등에 대한 전체적인 다양한 체계에서의 이해가 중요하다. 생태학적인 관점에서 아동의 상태를 이해하기 위해서는 앞에서 기술한 소아 및 가족의 평가와 아울러 가정, 학교, 이웃, 사회체계에 이르는 보다 포괄적인 평가를 고려하여야 한다. 이러한 영역의 평가 내용에 대해서는 다음에서 증례를 통해 좀 더 자세히 논하겠다.

특히 자살, 등교 거부, 가정학대 등의 문제의 이해에는 개인적인 요인뿐 아니라 다층적인 이해와 평가가 필요하다. 주 문제의 임상 특성, 기분, 적응방식, 정신병리와 같은 개인 특성뿐 아니라 가족 구조, 양육방식, 가족 내 의사소통, 또래관계, 교사와의 관계, 학교 문화, 학교 내 학생의 정신건강 관리체계, 지역사회에서의 소아 청소년 정신 관리체계, 교육제도, 국가의 위기학생 지원체계 및 복지체계 등 다방면의 평가가 요구된다.

2. 생태순간평가

생태순간평가Ecological Momentary Assessment: EMA는 최근에 확대되는 평가방법으로, 다양한 소아정신과 질환에서의 적용이 고려된다. 소아청소년의 삶은 소아청소년 개인과 그들을 둘러싸고 있는 사회적 · 물리적 환경과의 관계에 대한 순간moment들의 집합체이며, 이러한 순간들은 가정, 학교, 지역사회 속에서의 각 개인의 감정, 행동, 생리적 상태가 혼합된 복합체이기에 이를 이해하는 것은 소아청소년의 발달궤적에서의 위험요인과 보호요인에 대한 정보를 주며, 개입에 대한 시사점을 준다는 것에서 시작한다(Russell & Gajos, 2020).

생태순간평가는 실험실 환경이 아닌 자연환경에서 기분, 행동, 증상들에 대한 짧은 일상의 순간을 반복적으로 포착하는 것에 초점을 둔다(Shiffman et al., 2008). 생태순간평가는 자가평가뿐 아니라 PDA Personal Digital Assistant, 스마트폰이나 테블릿을 이용하면서 GPS 센서, 수면과 생리활동을 모니터하기 위한 actigraphy, 피부 전도 skin conductance를 통한 생리학적 각성을 평가하는 Electrodermal Activity EDA 등과 같은 다양한 센서를 결합하여 측정된다(Russell & Gajos, 2020). 이러한 반복 측정으로 얻은 소아청소년들의 삶에 대한 정보들은 마치 한 장의 스냅샷이 아니라 충분히 세밀한 정보가 있는 영화 필름에 비견될 만하다(Shiffman et al., 2008).

ADHD 아동 및 부모에게 PDA를 통한 생태순간평가를 적용한 결과, ADHD 아이들은 약물 복용 기간 동안 안정적인 시기도 있지만 특정 시간이나 환경에서는 일상이 어려웠다(Whalen et al., 2006). EMA를 적용한 평가는 자폐증 아이들이 보이는 특정 증상과 환경의 변화를 포착하여 행동요법이 도움이 될 만한 지점을 보다 쉽게 포착하기도 한다. 스마트폰 앱을 통해서 자살 및 자해 생각의 변동을 평가하고 이와 관련 있는 생각이나 행동을 포착할 수도 있다(Hughes et al., 2019). EMA는 식이, 신체활동, 스트레스, 약물 사용 및 이와 관련 있는 외부의 상황이나 자극과의 관련성을 평가할 수도 있다. 이러한 영역은 대상자가 특별히 신경 쓰지 않더라도 관련 신호를 감지할 수 있기에 활용 범위가 넓어지고 있다. 또한 머신러닝과 결합하여 웨어러블 디바이스나 스마트폰을 통해 빛, GPS 위치, 소음, 움직임, 수면 등에 대한 정보들을 실시간으로 포착한다면 자연상황에서 청소년의 일상생활과 환경을 연결하는 과정에 대한 이해를 넓힐 수 있고, 장기적인 데이터와 결합하여 적절한 개입의 기회를 제공해 줄 수도 있다.

하지만 아직까지는 소아정신과 영역에서 EMA가 임상적으로 활발하게 활용되는 수준은 아니지만 이러한 강력한 파급력을 감안하면 추후에는 주요 평가 도구로 자리매김할 가능성이 있다.

3. 증례

증례 1 >>>

환아는 유치원 때부터 강박사고 및 행동, 불안, 산만함을 보였으며, 초등학교 2학년 이후 강박 증상이 악화되고 학교에서 잘난 척하고 나대며 수업을 방해하고 교사 및 반 아이들에게 공격적인 말과 행동을 하였다고 한다. 담임교사의 권유로 환아는 부모와 함께 소아청소년 정신건강의학과에 방문하였다.

환아의 개인력 및 가족력을 살펴보면, 환아는 4세경 지인의 가정으로부터 입양이 되었으나 부모가 환아에게는 입양에 대해서 아직 알리지 않은 상태였다. 어머니는 환아를 처음 보았을 때부터 아주 예민하고 까다로운 아이로 기억하였다. 아울러 환아의 친부모는 환아의 부모에게 양육비를 주기로 약속하였다고 하나 최근에는 연락이 되지 않는 상태라 이에 대한 갈등도 있었다. 환아보다 7세가 많은 환아의 누나와는 전혀 상의가 되지 않은 상태에서 환아의 입양이 이루어졌기에 현재까지도 환아와 잘 놀아 주지 않는 등 불편한 마음을 표시하고 있다. 가정 내의 분위기 및 문화를 보면, 부모는 독실한 가톨릭 신자로 종교적인 도덕 규칙을 많이 강조한다고 하며, 솔직한 감정의 표현을 억압하는 분위기였다. 환아의 주된 강박 증상은 부모가 말하는 도덕 규칙에 대해서 반대되는 생각이 자꾸 떠오르는 것이었다.

환아는 담임교사가 자신의 말을 무시하고 화나게 해서 학교에 가기 싫다고 호소하였고, 환아의 어머니는 최근 악화된 환아의 문제의 원인이 담임교사와의 관계일 수 있다고 보고하였다. 담임교사는 학기 초에는 환아를 잘 받아 주고 특별히 신경을 더 써 주면서 관계가 좋았지만, 어느 날부터 공격적이고 또래와 잘 어울리지 못하는 환아의 태도와 행동에 대해서 공개적으로 지적하기 시작했고, 어머니께도 환아에게 끌려다니기보다는 단호한 태도가 필요하다며 어머니의 양육 태도에 문제가 있다는 언급을 해 왔다고 한다. 환아의 어머니는 학기 초 상담에서 환아가 정신과 치료를 받고 있다는 것을 말한 이후에 담임교사의 태도가 바뀌었다면서 담임교사의 정신과 문제에 대한 선입관이 작용하는 것 같다고 하며, 환아의 상태에 대한 담임교사와의 면담에 신뢰를 보이고 있지 않았다.

환아의 가족은 1년 전 아버지의 사업 실패 이후 이사를 오게 되었는데, 어머니는 아직 이웃이나 학부모와 교류를 하지 않고 있었으며 성당 내에서도 가까운 인간관계를 형성하지 않고 있었다. 또한 경제적인 어려움으로 환아의 정신과 치료비를 부담하는 것도 부담스럽고 가족끼리 여행, 외식도 하기 어려워졌다.

증례 1에서 환아의 문제에 대한 생태학적 평가는 다음과 같다.

- 미시체계: 환아가 입양아라는 것은 본인 외에 모든 가족이 알지만 환아만 모르는 비밀임. 독실한 가톨릭 신자로 도덕적이고 감정과 행동에 대한 억압적인 가정

의 분위기는 환아의 강박사고나 불안, 성격에 영향을 주고 있음. 그러나 한편으로는 훈육과 통제가 부족하여 산만, 잘난 척 등 절제되지 않은 행동문제를 보임. 이는 입양을 둘러싼 비밀과 부모의 양가적인 양육 태도와 관련됨. 이러한 가정 분위기가 자신에 대한 확신 부족과 불안을 야기하고 학교 내 교사 및 또래관계에서의 갈등을 일으킨 것으로 보임.

- 중간체계: 가정 내 모자관계, 누나-자신의 관계가 입양에 대한 비밀의 영향을 받았을 것이고, 이는 학교 교사와 부모 간의 의사소통문제, 환아의 행동문제에 관한 상반된 시각, 상호 불신과 책임 공방과도 관련이 있는 것으로 보임.
- 외체계: 가족의 이사, 이웃과 고립, 아버지의 사업 실패, 경쟁적인 교육체계
- 거시체계: 입양과 정신과적 문제에 대한 부정적인 편견, 입양을 공개하지 않는 문화적 풍토 등이 환아와 그 가정에, 특히 어머니에게 영향을 주고 있는 것으로 평가됨.

이상의 생태학적 평가는 환아를 개인치료만으로는 도와줄 수 없고 가족과 그를 둘러싼 생태학적 요인을 모두 고려하여 치료 계획을 세워야 함을 시사한다.

평가자는 아동 및 부모를 면담한 후 가족 전체와 만나는 시간을 가질 수 있으며, 평가자가 판단하기에 아동에게 어느 정도 영향력이 있고 소아와 규칙적이고 지속적으로 관계를 맺고 있는 사람은 반드시 가족면담에 포함해야 한다. 예를 들면, 조부모, 형제 등의 다른 가족 구성원, 동거인 등을 포함할 수 있다. 가족평가의 경우에는 통상적인 부모면담에 추가해서 가족 전체의 의사소통, 가족 구조, 가족의 신념과 문화에 대한 평가가 도움이 될 수 있다(Josephson, 2007).

가족 내 의사소통은 가족 구성원 간의 언어적 · 비언어적 상호작용을 의미한다. 가족 의사소통의 구성요소는 선명도, 직접성, 감정표현, 문제해결이다. 선명도는 정서적인 반응과 함께 직접적이고 명확하고 일관성 있는 의사소통을 의미한다. 감정표현의 영역에서 건강한 가정의 의사소통은 메시지와 함께 감정을 전달한다. 문제해결 영역에서 건강한 가족은 문제 발생에 대한 인식의 차이를 인정하여 갈등을 협상하고, 가족 구성원 간의 긍정적인 상호작용을 강조하며, 행동 수정 및 시각 변화를 하는 데 새로운 정보를 사용한다.

가족의 구조를 평가하려면 가족의 적응성, 응집력, 가족 내 하위체계 간의 경계를 평가해야 한다. 적응성은 변화가 필요할 때 바뀔 수 있는 유연한 구조를 지니는가를 통해 알 수 있다. 얼마나 예상 또는 예기치 못한 상황에서 가족이 각자의 역할에 맞게 변했는가를 질문할 수 있다. 또한 가족의 규칙이 무엇인지, 적절한 징계 및 보상이 있는지 질문할 수 있다. 응집성은 가족의 기능이 연결성과 독립 사이에서 균형적인지를 통해 알 수 있다. 어떻게 개개인의 자율적인 자아를 표현하는지, 실망에 대한 반응이 지지적인지 등을 질문할 수 있다. 가족의 경계는 명확하게 존재하는지, 경계 위반이 있는지, 역할이 명확하고 보완적이고 일관적인지 그렇지 않은지를 확인해야 한다.

가족 내 믿음 또는 신념체계는 가족 구성원이 중요하게 생각하는 가치, 목표, 신념 등을 의미한다. 또한 가족의 문화는 가족이 공유하는 전통 가치나 종교 등에 뿌리를 두고 있다. 특히 우리나라에서 다문화가정이 점점 증가하고 있는 것을 고려할 때 가족 내의 전통, 문화적 가치를 평가하는 것은 중요하다.

학교에 대한 생태학적 평가를 하는 것 또한 매우 중요하다. Garcia 등(1996)은 학교의 여러 요인이 아동의 발달에 영향을 미칠 수 있다고 하였다. 즉, 학교의 위치나 학교 체계(정책 등), 공립 또는 사립 학교, 종교단체와 관련된 학교, 인문계 또는 실업계 학교, 특수 목적의 고등학교 또는 자립형 사립고 등의 학교 자체의 특성, 학교에 근무하고 있는 학교 관계자와 여러 학교 자원이 영향을 줄 수 있다. 또한 각 학급의 교사와 학생의 관계, 학급 구조, 학사 일정, 학교의 분위기나 학교의 문화, 학교의 규율도 중요하게 생각해야 할 부분이다. 이에 대한 평가를 위해 일차적으로는 소아 · 청소년이나 부모의 면담을 통해서 파악할 수 있다. 그리고 부모의 동의를 받은 후 담임교사나 학교 관계자와 면담을 할 수도 있으며, 서면이나 전화를 통한 의사소통도 도움이 되며, 학교를 직접 방문할 수도 있다. 우리나라의 학교를 통해서 매년 시행되고 있는 정신건강 평가인 정서 · 행동특성평가는 학생들의 정신건강문제에 대한 관심을 높이고 많은 학생에게 조기 개입의 기회를 제공하였다. 이에 대한 구체적인 예시는 증례 2에 기술되어 있다.

학교에 대한 평가에서는 먼저 아동과 담임교사의 관계

증례 2 >>>

평소 얌전하고 소심한 성격의 환아는 초등학교 5학년 때부터 우울하고 만사에 의욕이 없었으나 맞벌이를 하는 부모는 이를 알아차리지 못하였다. 중학교에 진학한 후에는 공부에 흥미가 점점 떨어졌고, 친구로부터 따돌림을 당한 이후에는 죽고 싶은 생각에 옥상에 올라가 보기도 하였고 혼자 있을 때 손목에 상처를 내기도 하였다고 한다. 환아는 학교에서 학생정서 · 행동특성검사를 시행한 후에 자살의 고위험군으로 선별되어 상담교사와 면담을 하게 되었다. 환아는 이때 처음으로 자신의 마음을 털어놓을 수 있었다고 한다. 교사는 환아의 부모에게 환아의 상태를 설명하고 정신건강의학과 방문을 권유하였으며, 교육청이 주관하는 정신건강의학과 치료비 지원도 받을 수 있게 해 주었다. 환아의 부모는 처음에는 환아의 상태를 받아들이지 못하였으나 환아의 회복을 위해 정신건강의학과 방문을 결심하였다. 2개월이 지난 후 환아는 우울한 기분이 회복되었을 뿐 아니라 부모와의 관계도 더욱 돈독해졌다.

가 중요하다. 담임교사가 얼마나 학생을 잘 통제하며, 학생의 장점과 단점을 파악하고, 정신건강 및 발달에 대해 잘 알고 있으며 이를 적용할 수 있는지를 평가해야 한다. 담임교사와 부모의 의사소통이 원활한지도 평가해야 한다. 학교 내 상담교사나 보건교사와도 학생과 진행한 면담에 대해 정보를 들을 수 있으며, 학교에서 시행 중인 정신건강 관련 교육이나 사업의 종류와 그에 대한 학교 관계자 및 학생들의 반응에 대해 문의해 봄으로써 학교의 정신건강에 대한 분위기를 알 수 있다. 우리나라에서는 학교를 기반으로 하는 다양한 형태의 학생정신건강 관리정책이 시행되고 있으며, 이를 통해서 정신건강에 대한 학교의 인식이 변하고 분위기의 개선이 이루어지고 있기도 하다. 평가자가 학교의 정신건강 관리체계나 학교 문화를 이해하고 학교 관계자의 전문적인 역할, 책임 등을 알고 있으면 학생을 위한 보다 통합적인 치료 계획을 수립할 수 있다.

이웃사회도 아동의 발달에 중요한 영향을 미치는 요인이다. 이웃사회는 같은 지역사회 기반 시설이나 학교 등의 자원을 공유할 수 있어 외적 자원의 역할을 한다. 이웃은 사회적, 학업적, 심리적으로 아동을 지지해 주는 역할도 할 수 있다. 많은 자원봉사 단체 및 사회단체는 지역사회를 기반으로 운영 및 활동을 하고 있으며, 정신건강복지센터, 청소년 상담 복지센터, 지역아동센터 등과 같이 지역을 기반으로 다양한 공공기관 또한 유용한 자원들이다. 이에 대한 정보를 가지고 있으면 아동의 문제에 따라 적절한 지역 지원이나 연계를 제공할 수 있으며, 아동이 이질적인 문화를 접할 때 받을 수 있는 스트레스를 줄여 주는 완충제 역할을 한다.

아동의 발달에 영향을 주는 거시체계를 평가할 때는 아동이 속한 문화가 무엇인지, 그 문화에 변화가 있는지를 평가해야 한다(King, 1997). 특히 아동이 이민, 유학의 경험이 있거나 다문화가정의 자녀인 경우 이 부분에 대한 평가가 중요할 수 있다. 문화적인 요인을 볼 때는 사회에 문화적인 차별 및 편견이 존재하는지, 인종차별이 있는지를 평가해야 한다. 또한 아동이 속한 사회가 주류문화인지 혹은 소수문화인지, 문화 내에 전통이 있고 새로운 문화에 대한 적응 정도는 어떤지를 평가해야 한다. 그 외에 아동 및 가족의 종교가 무엇인지, 가족이 시민사회 모임에 속해 있는지도 중요하다.

아동의 발달에 영향을 미칠 수 있는 법적 체계 또한 중요한 요인이다. 예를 들면, 학교폭력 및 왕따와 관련된 법이나 정책이 변화할 때 교육부의 정책에도 변화가 있으며, 이는 일선 학교 및 지역사회 단체에 영향을 미치게 된다. 이 경우 아동이 사용할 수 있는 자원이나 지지체계가 달라

증례 3 >>>

환아는 어렸을 때부터 산만하고 공격적인 태도를 보여 왔으나 부모는 크면 나아질 것이라는 마음으로 별다른 평가나 치료 없이 지켜보고 있었다. 중학교에 진학한 이후 환아의 행동문제는 더욱 심해져서 사소한 일에도 화를 내고 또래 친구를 때리기도 하였으며 교사에게도 대드는 일이 잦았다고 한다. 이러한 문제로 교사는 환아의 부모에게 환아의 문제를 알리고 환아에게 벌점을 주기도 하였으나 환아의 문제는 개선되지 않았다. 올해 들어서 환아의 공격적인 행동은 더 심해져서, 최근에는 환아가 자기를 무시했다는 이유로 한 아이를 심하게 폭행하는 일이 벌어졌다. 이에 학교에서는 2013년부터 시행된 「학교폭력예방 및 대책에 관한 법률」에 근거해 학교폭력대책자치위원회를 소집하였고, 환아와 피해학생 간의 분쟁 조정 및 환아의 선도를 위해 정신과 평가를 권고하였다. 환아의 부모는 환아를 데리고 소아정신과에 내원하였으며 정신과 평가 및 치료를 시작하게 되었다. 이는 법의 개정이 아동의 정신과적 문제에 대한 접근성의 변화를 가져온 사례이다.

지고 처벌 또한 변화될 수 있다. 따라서 아동과 관련된 입법 및 국가 정책과 관련된 요인을 간과해서는 안 된다. 최근 우리나라에서는 학교폭력에 대한 관심이 커지면서 관련 법규나 대책이 강조되고 있다. 이에 따라 학교폭력 피해자 및 가해자의 의료기관 방문이 늘어나고 있다. 이러한 경우의 구체적인 예시는 증례 3에 기술되어 있다.

아동의 환경을 평가할 때는 아동 주변의 환경이나 의료 서비스 환경도 고려해야 한다(Garcia et al., 1996). 지역에 의료시설이 부족한 경우 아동은 적절한 평가 또는 치료를 받기 어려울 수 있다. 또한 아동이 사는 지역이 범죄나 폭력 사고의 빈도가 높은 지역이거나, 아동이 시간을 보내는 놀이터나 시설이 안전하지 못하거나, 유해물질에 노출된 환경에서 생활할 경우, 아동의 건강에 악영향이 미칠 수 있는 것이다.

이처럼 아동의 평가에서 생태학적인 개념을 가지고 아동을 둘러싼 환경을 이해하고 평가하는 것은 상당한 시간이 걸리는 어려운 작업일 수 있다. 하지만 이러한 평가는 아동을 보다 포괄적으로 이해할 수 있도록 하며, 아동에게 중요한 환경을 변화시키고, 환경 내의 자원을 효과적으로 이용하는 통합적인 치료 계획을 세울 수 있도록 하기에 매우 중요하다.

결론 및 요약

아동의 발달 및 정서, 행동의 이해를 위해서는 개인요인 및 부모와의 관계를 중심으로 하는 통상적인 평가뿐 아니라 다양한 환경요인에 대한 생태학적 관점의 이해 및 평가가 유용하기도 하다. 생태학적 이론의 관점에서 본다면, 아동은 환경과 상호작용하는 능동적인 존재이며 환경 역시 획일적이거나 정체되어 있지 않고 역동적이며, 가장 인접한 미시체계뿐 아니라 그들이 속한 가족 및 학교, 이웃, 지역사회, 법체계 및 문화 등에 대한 다양한 체계에서의 이해가 도움이 된다. 특히 자살, 등교 거부, 가정학대 등의 문제의 평가에 유용하며, 최근에는 스마트 기기를 활용한 생태순간평가에 이르기까지 그 개념이 확대되어 적용되고 있다.

참고문헌

Bronfenbrenner, U. (1979). *The ecology of human development*. Boston: President and Fellows of Harvard College.

Bronfenbrenner, U. (1994). Ecological models of human developmnet. In M. Gauvain & M. Cole (Eds.), *Readings on the development of children* (2nd ed., pp. 37-43). New York: Freeman.

Bronfenbrenner, U., & Morris, P. A. (2007). Bioecological model of human development. In W. Damon, R. M. Lerner, & N. Eisenberg (Eds.), *Handbook of child psychology* (Vol. 1, pp. 793-828). Hoboken: John Wiley & Sons.

Garcia, C. C. T., Lamberty, G., Jenkins, R., McAdoo, H. P., Crnic, K., Wasik, B. H., & Vazquez, G. H. (1996). An integrative model for the study of developmental competencies in minority children. *Child development, 67*, 1891-1914.

Hess, R. S., Short, R. J., & Hazel, C. E. (2012). The continuum of services within a public health model. *Comprehensive children's mental health services in schools and communities: A Public Health* (pp. 40-41). New York: Taylor & Fracis.

Hughes, C. D., King, A. M., Kranzler, A., Fehling, K., Miller, A., Lindqvist, J., & Selby, E. A. (2019). Anxious and overwhelming affects and repetitive negative thinking as ecological predictors of self-injurious thoughts and behaviors. *Cognitive Therapy and Research, 43*, 88-101.

Jones, D. L., Heflinger, C. A., & Saunders, R. C. (2007). The ecology of adolescent substance abuse service utilization. *American Journal of Community Psychology, 40*, 345-358.

Josephson, A. M. (2007). Practice parameter for the assessment of the family. *Journal of American Academy of Child & Adolescent Psychiatry, 46*, 922-937.

King, R. A. (1997). Practice parameter for the psychiatric assessment of child and adolescents. *Journal of American Academy of Child & Adolescent Psychiatry, 36*, 4S-20S.

Russell, M. A., & Gajos. J. M. (2020). Annual research review: Ecological momentary assessment studies in child psychology and psychiatry. *Journal of Child Psychology and Psychiatry, 61*(3), 376-394

Shiffman, S., Stone, A. A., & Hufford, M. R. (2008). Ecological momentary assessment. *Annual Review of Clinical Psychology, 4*, 1-32.

Whalen, C. K., Henker, B., Jamner, L. D., Ishikawa, S. S., Floro, J. N., Swindle, R., & Johnston, J. A. (2006). Toward mapping daily challenges of living with ADHD: Maternal and child perspectives using electronic diaries. *Journal of Abnormal Child Psychology, 34*, 115-130.

제5부

치료와 예방

개요

제5부 치료와 예방은 소아정신의학에서의 치료의 원칙과 계획, 약물치료 및 생물학적 치료, 정신치료, 인지행동치료, 집단치료, 부모교육과 부모상담 및 부모매개치료, 가족치료, 환경치료, 예방과 조기개입에 대해서 다루고, 새롭게 등장하는 치료 기술을 소개하는 부분이다.

각 장의 간략한 내용을 요약하면, 제43장에서는 소아정신질환의 치료 원칙, 소아정신건강 전문가의 기능과 역할, 평가 및 진단 과정의 치료적 의의, 치료 설계의 실제에 대해서 다루고 있으며, 제44장 약물치료와 생물학적 치료에서는 소아기 약물치료의 특성과 그에 따른 원칙을 소개하고, 각 주요 질환별, 주요 약물별 치료에 대해 자세히 소개를 하고 있으며, 약물치료 외에 전기충격치료 및 경두개 자극술 등의 생물학적 치료에 대한 소개를 하고 있다. 제45장 정신치료에서는 정신분석이론과 발달학적 관점을 토대로 한 정신역동적 정신치료를 중심으로 서술하고 실제 임상에 가까운 절충적이며 융통성 있는 치료 모델로서 다양한 학파의 이론을 포함하여 기술하였다. 제46장 소아 대상 인지행동치료는 빠른 변화와 발전을 보이고 있는 분야로, 특정 질환에 대한 새로운 치료 기법이 계속 발전되고 있는 분야이니만큼, 개별 인지행동치료에 대한 소개를 하는 것보다 소아인지행동치료의 근간이 되는 원칙과 개념을 충실하게 설명하고, 이를 활용한 각 질환별 치료에 대한 소개는 질환별 치료부분에서 소개하고 있다. 제47장 집단치료에서는, 치료역사와 이론적 배경을 소개하고, 집단치료를 실제 행하는 각 단계에 대해서 구체적으로 기술하여 집단치료의 과정을 통찰할 수 있게 하였고, 치료회기 구조를 통해 치료시간의 구체적 활용방법을 알려 주고 있으며, 집단치료에 효과성이 잘 확립된 자폐스펙트럼장애 및 ADHD의 사회기술훈련과 트라우마 집단치료 및 만성신체질환을 가진군에 대한 치료법을 기술하고 있다. 제48장에서는 부모교육과 상담의 차이와 역사에 대해서 기술하고, 부모교육에 대한 간략한 기술과 부모상담에 대한 보다 구체적인 적용방법을 상담의 내용과 구성방법을 통해 알려 주고 있으며, 부모를 매개로 한 치료적 작업에 대해서도 소개하고 있으며, 국내에서 개발되어 적용 중인 치료법에 대해서도 소개하고 있다. 제49장 가족치료에서는 체계이론에 기초하여 각 개인을 가족이라는 맥락 속에서 이해하고, 문제를 순환적인 것으로 보며, 가족 구성원을 대상으로 가족체계 내의 상호작용을 개선하는 정신치료과정을 소개하고 있다.

제50장 환경치료에서는 한 공동체 안에서 개인들이 서로 교류하고 움직이는 가운데 적응적인 행동을 배우고, 또 자아가 원숙해짐으로써 문제를 해결하는 데 도움이 되는 치료방법을 소개하고 있으며, 입원병동/낮병원/기숙치료에 대해서 구체적으로 소개하고 있다. 제51장 예방과 조기개입에서는 예방과 조기개입의 중요성과 개념에 대한 상세한 설명과 더불어, 아동 정신건강 예방–조기개입의 일반원칙, 비용–효과분석, 국내외 예방–조기개입의 예를 상세히 소개하고 있다. 제52장 새롭게 등장하는 치료기술에서는 디지털 치료제, 신경조절술인 경두개 자기자극술, 경두개 직류자극술, 마이크로바이옴 치료 등에 대해서 소개하고 있다.

제5부 책임편집 김붕년

제43장

소아정신의학

치료 원칙과 계획

Principles and Planning of Therapeutic Intervention

반건호

서론

이 장에서는 아동기의 정신의학적 문제를 평가하고 진단한 뒤, 치료 계획 설계에 포함해야 할 내용을 알아본다. 이에 대한 세부내용은 치료 원칙, 소아정신건강 전문가의 기능과 역할, 평가 및 진단 과정의 치료적 의의, 치료 설계로 구성하였다.

치료 원칙

치료 계획을 세우는 데 일반적으로 적용되는 원칙에 대해서 논하고자 한다(홍강의, 2014).

첫째, 치료는 진단받은 장애나 문제만을 치료하는 것이 아니고, 장애나 문제로 고통받는 한 개체로서의 아동 전체를 도와주는 것이다. 아동을 생물학적·정신의학적·사회적 존재로 보고 장애의 원인을 탐색하고, 치료 계획을 세울 때에도 이 세 가지 요소를 고려하는 전인적 접근holistic approach을 한다. 그러기 위해 증상을 파악하는 것도 중요하지만, 아동 및 가족이 갖는 강점과 자원을 파악하는 것도 중요하다.

둘째, 임상 진단도 중요하지만 해당 아동이 가지는 증상과 문제가 어느 발달단계의 어떤 발달과업과 관련 있는지 탐색한다. 치료는 이루지 못한 발달과업을 이룰 수 있도록 도와서 최대한 정상 발달을 계속할 수 있도록, 즉 발달론적 접근developmental approach이 필요하기 때문이다.

셋째, 아동의 문제는 그가 속한 여러 체계의 문제를 반영하는 경우가 많다. 가족문제 때문에 아동에게 증상이 생길 수 있고, 아동의 문제가 가족 내 역기능의 표지일 수도 있다. 아동에게 가장 중요한 환경은 가정이므로 부모와 기타 가족을 도와 부정적 상호작용을 해소하고 기능적이고 건강한 가정이 되도록 돕는 가족역동, 체계론적 접근systems approach이 유용하다. 이런 경우 부모는 가장 중요한 치료 교육자이자 치료 파트너이다.

넷째, 문제행동의 원인이 다면적이고 복잡한 만큼 아동의 치료에도 다방면의 전문가, 즉 의사, 간호사, 심리학자, 사회복지사, 교사, 특수교육자 등이 관여할 때가 많다. 이때 전문가 간의 솔직한 의견 교환, 상호 협력, 효율적인 역할 분담을 할 수 있는 다학제적 팀 접근multidisciplinary team approach이 필요하다. 유아기를 지난 아동에게서 유치원 또는 학교는 학습 외에도 또래관계, 단체생활, 단체운동, 교사의 행동지도 등을 통하여 사회생활의 기초를 닦는 중요한 장소이다. 따라서 학령기 아동의 정서·행동 장애 치료는 교사와의 긴밀한 협조와 공동 노력이 필요하다.

다섯째, 아동의 문제와 가정이 속해 있는 지역사회의 관계, 원인 요소, 치료서비스 자원을 평가하고 치료진-가정-학교-지역사회 연계를 적극 활용하는 생태학적 접근ecological approach 원칙을 고려한다.

이상의 여러 원칙을 토대로 인간행동의 복잡한 문제를 통합적으로 이해하고, 인간의 행동문제가 발달과정상 파생된 것으로 보는 접근법을 통합적–발달론적 견해integrated developmental perspective라고 한다(Hong & Greenberg, 1980). 주지하는 바와 같이 발달은 한 개체에게 주어진 생물학적 잠재력과 환경과의 상호 교환에서 얻은 경험으로부터 이루어지는 적응 능력의 조직화 과정이며 산물이다. 대부분의 발달이론은 발달이 단계적으로 이루어진다는 데 의견의 일치를 보고 있다. 발달단계에 따라서 필요한 생물학적 요인과 경험적 요인이 다르며, 각 단계마다 주어진 발달과업이 있어서 그것이 이루어져야만 다음 발달단계로 넘어갈 수 있다는 원칙이 있다.

따라서 특정 단계에서 발달문제는 단계 자체 문제일 수도 있고, 그 전 발달과업이 이루어지지 않아서 생길 수도 있다. 이러한 발달과정은 인지, 정서, 대인관계, 언어 등 분야별로 세분하여 생각할 수 있지만, 특정 영역에만 국한되지 않으므로 발달단계마다 정서, 행동, 인지 등을 통합적으로 보려는 노력이 필요하다. 치료 개입을 계획하는 데 있어서도 성취되지 않은 발달과업을 이루기 위한 해결책을 찾는 게 수월해질 수 있다(제2장, 제5장 참조).

통합적–발달론적 이론에 따르면, 한 아동의 문제에 대해 아동이 어느 발달단계의 어느 발달과업이 무슨 이유에서 성취되지 못하였는가를 찾아내는 것이 진단과정이다. 그 발달과업을 진단 시점에서 성취하려면 부모와 치료자는 무엇을 해야 하는지 찾아내고 수행하는 것이 치료 개입이다(홍강의, 2014).

소아정신건강 전문가의 기능과 역할

1. 종합적–통합적 진단 및 치료

여러 전문가가 아동의 문제에 대해 무엇이 잘못되었고 어떻게 개입해야 할지 개별적으로 판단하고 결정하기보다는 통합과 조절을 통해 진단하고 협동하는 치료 계획을 수립한다(홍강의, 2014). 소아정신건강 전문의는 다양한 출처의 정보를 통합적으로 고려해 전문 지식을 토대로 판단하고, 문제의 본질과 최상의 치료 전략을 결정하며, 치료 개입을 통합, 조정, 지휘, 협동하는 치료기획자 역할을 한다. 특히 신체문제가 있는 경우 소아내분비, 신경계, 호흡기, 순환기, 위장관계, 피부 등 타과 의료진과의 긴밀한 관계가 필요하다(Boland & Verduin, 2022).

2. 자문 및 조력

아동에게 정확하게 무엇을 하라고 말해 주는 것이 항상 좋은 것은 아니다. 아동이 스스로 어떤 것을 시도해 보도록 기회를 주고, 스스로 경험의 의미를 깨닫도록 돕는 것이 중요하다. 자문가로서의 치료자는 아동이 독립적이고 성숙하게 문제를 해결할 수 있도록 아동 자신의 생각과 능력을 자신 안에서 개발하게끔 도와준다. 아동과 치료자는 협력적인 문제해결방식으로 상호작용한다. 치료 시간 내 활동은 실제 생활에서 적용이 가능하고 필요한 기술을 연습할 기회를 제공한다.

3. 교육자

소아정신건강 전문가는 궁극적으로 부모나 교사와 함께 아동의 바람직한 행동을 조성하고 대인관계 기술, 정서와 행동의 조절 및 통제, 효과적 의사소통 등을 가르쳐야 한다. 또한 새로운 것을 배우고자 하는 동기와 용기를 길러 주고 성취감을 경험하도록 돕는다. 좋은 교육자는 학생들이 스스로 생각하게끔 자극을 주고 피드백을 주면서 실제 연습할 기회를 제공한다. 차별화된 교육적 관심을 개인별로 다르게 적용해야 한다.

평가 및 진단 과정의 치료적 의의

정신의학 특성상 어떤 형태로든 아동・청소년과의 접촉이 시작되는 그 첫 순간부터 치료가 시작된다. 따라서 치료자는 평가와 진단 과정을 치료과정과 동일하게 여기고 진행해야 한다(홍강의, 2014).

1. 치료 동맹 수립

치료자는 아동의 문제가 무엇이든 관계 형성이 긍정적인 치료 동맹therapeutic alliance으로 이어지도록 최선을 다해야 한다. 첫 면담은 주로 평가와 진단을 위한 것이지만, 그보다 앞서는 것이 치료적 관계 수립이다. 이것은 아동 발달에 있어서 가장 중요한 첫 단계가 어머니와 애착 형성과 신뢰 관계 수립이라는 것과 유사하다.

2. 평가와 진단의 시각

아동 · 청소년 문제의 평가와 진단에서 치료자는 문제와 증상이 무엇이냐, 진단이 무엇이냐 하는 미시적 접근보다는 그러한 문제와 증상 등을 통하여 그들이 이루고자 하는 발달과업이 무엇인지, 혹은 과거 어떤 발달단계 과업이 이루어지지 않아서 문제로 나타나는가라는 안목을 키워 나가야 한다. 즉, 문제를 아동 · 청소년 중심적으로 생각한다든가 또는 치료자의 지식이나 훈련 배경에 따라서 억지로 맞추려는 오류를 범하지 않도록 조심해야 한다. 현재 정신과 영역의 진단분류는 기술적descriptive이며 조작적 정의에 따른 것이지, 병의 원인이나 질환 모델이 아님을 기억해야 한다.

치료자는 흔히 아동 · 청소년의 자아 결손과 문제에 초점을 맞출 때가 많은데, 그와 동시에 아동 · 청소년이 가진 강점과 드러나지 않은 잠재 능력이 무엇이고 어떤 것을 키워 줄 것인가에 대해서도 신경을 써야 한다. 또한 아동 · 청소년의 문제나 증상은 그 의미와 기능에 있어서 이중성이 있는 것으로 볼 수 있다. 아동 · 청소년과 부모는 소위 병적이고 부적응적인 행동 때문에 치료를 받으러 왔지만, 문제나 증상의 반복은 아동 · 청소년이 정상적으로 이루었어야 할, 그러나 성취하지 못한 발달과업을 성취하려는 강박적인 반복 행위일 가능성을 염두에 두어야 한다. 즉, 어떤 문제나 증상은 이중성이 있어서 부적응적인 동시에 정상 발달과 건강한 문제해결을 위한 노력일 수도 있다.

3. 전문가적 능력과 태도

평가 · 진단 과정에서 치료자는 자신이 도움을 줄 수 있는 유능한 전문가임을 알려야 한다. 이는 아동과 신뢰적 치료 관계를 형성하는 데 도움이 된다. 치료결과와 관련해서 희망을 주는 것도 잊지 말아야 된다. 치료자가 자신의 능력을 입증한다는 것은 자신의 학벌과 자격증을 설명하는 것이 아니라, 면담과정과 치료과정 중에 전문가로서의 능력과 필요한 기술을 가지고 있다는 것을 자연스럽게 보여 주는 것이다. 치료자가 아동과 부모의 치료 · 상담 과정에서 자신의 적절한 능력을 보여 주는 방법은 다음과 같다.

첫째, 적극 경청하는 것이다. 이는 수동적으로 듣기만 하거나 정보 취득에만 급급하여 꼬치꼬치 질문만 하는 것보다는 열심히 들으면서 그에 맞는 적당한 추임새를 넣거나 아동과 부모가 한 말을 반복하여 질문한다든가, 명확성을 위하여 다시 설명을 요청하는 등의 태도를 말한다.

둘째, 아동을 한 개체로 인정하는 것이다. 다른 어느 연령군보다 아동의 정신치료에서는 아동의 개체성과 그들의 의견과 권리를 존중해 준다는 것을 보여 주어야 한다. 그런 의미에서 면담과정에서 아동을 부모와 따로 면담하는 시간을 가져야 한다. 이러한 배려는 치료자가 부모와 결탁하여 아동의 행동을 바꾸고 벌을 주려는 것이 아니라, 무엇이 문제이고 어떻게 도와줄 것인가를 알고 싶다는 의사를 전달하는 것이므로 아동이 치료자를 치료적 동맹자로 받아들이게 돕는다.

셋째, 공감하고 중립을 지키는 것이다. 치료자가 항상 이해하고 공감하는 태도와 중립을 지키는 것은 매우 중요하다. 아동의 문제에 대해 옳고 그름을 따지거나 비판하려는 태도보다는 문제를 있는 그대로 받아들이며 같이 문제를 해결해 보자는 태도를 견지해야 한다. 아무리 끔찍하고 비도덕한 문제라도 '그럴 수도 있다. 무엇이 문제인지 같이 살펴보자' 하는 자세가 필요하다.

넷째, 비밀보장이다. 아동과의 면담에서 알게 된 정보에 대해 철저히 비밀보장을 해 주고, 만일에 부모에게 무엇인가를 알리려고 할 때는 상의하고 필요하면 아동의 허락을 받겠다는 태도를 취해야 한다. 이러한 태도를 통하여 아동은 치료자를 부모와는 다른 존재이며, 부모 편이 아니라 오히려 자신을 객관적으로 보고 도움을 줄 수 있는, 또한 새로운 문제해결책을 알려 줄 수 있는 사람으로 인식하게 한다.

이처럼 치료자의 능력은 한두 번의 면담만으로 입증되는 것이 아니다. 아동이 처음에 부정적이고 의심을 품었더라도 반복되는 치료자의 일관성 있는 태도를 통해 믿음을 갖게 될 것이다.

4. 통합적-발달론적 평가

진단적 초기면담이 끝나면 아동 · 청소년 문제에 대한 복합적인 이해가 이루어져야 한다. 그런데 아동 · 청소년의 어린 시절 경험과 부모와의 관계, 가정환경과 구조, 현재 부모와의 관계, 자아 능력, 학교생활, 또래와의 관계, 사회환경 등을 고려하여 횡적, 종적으로 그들이 어떠한 발달단계에서 어떤 발달과업을 가지고 씨름하고 있는지를 판단할 때 종합적이고 통합적 평가가 가능하며 치료 계획에 반영할 수 있다.

치료 설계

전문가는 치료과정에서 치료 방법과 기법을 신중하게 선택해야 한다. 즉, 진단 및 평가가 이루어지고 아동·청소년의 핵심 문제와 원인적 요소가 이해되면 다음 단계는 어떠한 형태의 치료를 적용할지 결정해야 한다(홍강의, 2014). 치료 설계에 있어서 앞서 논의한 통합적-발달론적 접근을 기본 틀로 사용한다면 적용과정에서 큰 오류를 범하지 않을 것으로 보인다. 소아정신건강 전문가는 다음에 소개하는 다양한 치료방법의 장점과 단점, 그리고 비용-효과적 측면, 경험적 근거와 문헌상 확인된 근거를 토대로 주의 깊은 선택을 하여야 한다. 최근에는 정신건강의학과에서 융통성을 가지고 다양한 기법과 여러 접근방법을 복합적으로 사용하는 다중모델 접근방법multimodal treatment이 시도되고 있다(그림 43-1).

1. 치료 형태

1) 개인치료와 집단치료

치료 대상을 아동 개인으로 할지, 부모상담을 겸할 것인지, 아니면 가족 전체를 치료할 것인지, 또는 개인치료보다는 비슷한 문제가 있는 환아 집단치료가 더 효과적인지 결정해야 한다. 부모의 몰이해나 부모 자신의 문제로 아동·청소년의 문제가 확대되었을 때는 부모상담만으로 충분할 수 있다. 부모는 비교적 원만하나 아동·청소년 자신의 개인적 갈등 때문에 문제가 풀려 나가지 않으면 개인상담만 시도할 수도 있다. 그러나 가족의 역동이 얽히고설켜 있어서 아동·청소년이 발달과업을 수행하는 데 방해를 받는다면 가족치료가 필요하다. 흔한 정서·행동 문제이면서 개인치료에 대한 저항이 클 때는 오히려 같은 문제를 가진 또래와 집단치료를 통하여 더 효과적으로 도와줄 수 있다. 예를 들면, 사회공포증의 치료가 그렇다. 우리나라는 아동·청소년이나 치료자가 개인상담을 선호하는 경향이 있는데, 치료자 수의 부족과 사회적 여건 또는 치료자에 대한 아동·청소년의 저항감을 고려하면 집단치료가 좀 더 효과적일 수 있다. 집단치료를 통하여 같은 문제를 가진 아동·청소년이 많다는 것을 알게 되고 다른 아동·청소년의 의견을 수렴하기 쉽다는 것도 집단치료의 장점이다(Nurcombe, 2015).

2) 단기치료와 장기치료

문제의 해결을 위하여 단기치료를 할 것인가 혹은 장기치료를 할 것인가, 지지치료를 할 것인가 혹은 심층치료를 할 것인가, 또한 어떤 문제나 증상을 제거하는 것으로 충분할 것인가 혹은 근본적으로 자아의 구조나 성격을 변화시키고 병적 방어기제 등을 다루어 주어야 할 것인가를 결정해야 된다. 이러한 결정은 치료자의 훈련과 능력과도 관계가 있다. 지지치료를 하거나 증상의 해결 등 비교적 가벼운 문제를 다루기에 적합한 치료자가 있고, 장기치료나 심층치료가 필요하고 근본 성격 변화가 필요한 문제인 경우에는 그에 상응하는 경험이 있는 치료자가 필요하다. 이 결정과정에서 심각하고 심층적인 치료가 필요할 때는 동료 상담자나 정신치료자에게 의뢰할 수 있는 전문가적인 태도가 필요하다. 과거에는 일반적으로 상담자나 치료자가 장기적이고 심층적 치료를 선호하는 경향이 있었으나, 최근에는 단기적이고 지지적이며 증상에 초점을 맞추는 치료를 선호하는 경향이 있다. 특히 단기정신치료가 개발되어 매우 효과적인 것으로 평가받고 있고, 문제의 핵심을 파악하고 해결하는 데 오랜 시간이 필요한 장기심층치료보다는 문제를 좀 더 구체적이고 특정한 주제 중심으로 이끌어 나가며 단기간 치료 시간을 정하고 실시하는 치료가 더 효과적인 경우도 있다(Muratori et al., 2002).

3) 약물치료와 비약물치료

문제가 심각하거나 증상이 심할 때는 약물치료가 필요한지 고려하여야 한다. 상담치료자 중에는 약물 사용을 기피하며 아동에게 약물을 사용하지 말라는 극단적인 표현까지 하는 경우도 있다. 반면 정신건강의학과 의사는 약물을 주로 사용하는 경향이 있다. 일반적으로 약물과 비약물치료는 상호 보완적인 것으로 보아야 할 것이다(홍강의, 2014). 정신치료를 하기 위해서는 적당한 정도의 불안과 갈등이 존재해야 하지만, 그것이 너무 지나치면 정신치료에 응할 수가 없다. 또 과거에 상담으로만 치료해야 된다고 생각했던 증상들도 최근 신경약물학의 발전으로 약물과 정신치료를 배타적인 것으로 보지 말아야 한다는 사실이 명백해졌다. 예를 들어, 강박 증상의 경우 과거에는 장기간 정신분석 치료가 필요하다는 주장이 있었으나, 오늘날 세로토닌계 조절 약물이 매우 효과적인 것으로 밝혀졌다. 심한 강박행동의 경우 수술요법을 시행하기도 한다(Gadot et al., 2022). 심한 우울증의 경우 약물 없이 정신치료만을 시도한다는 것이 오히려 전문가적 태도에 위배되는 경우도 있다. 예를 들면, 우울증이나 공황장애가 심한 경우 효과적인 약물로 단기간에 증상을 개선할 수 있는데 정신치료/상담만을 고집한다는 것은 전문가다운 태도라고 할 수 없다. 또 다른 문제는 약물치료를 받는 아동이 반드시 정신과 의사에게 정신치료를 받아야 하는가이다. 약물 처방은 의사가 하고 상담은 관련 분야의 전문가가 하는 경우도 얼마든지 있을 수 있다. 단, 치료자 간에 긴밀한 의견 교환과 협조가 요구된다.

4) 외래치료 및 입원치료

환아 중에는 문제의 종류나 심각성 때문에 외래치료/상담만으로 충분한 도움을 줄 수 없는 경우가 있다. 그들을 정신치료/상담만으로 고칠 수 있다고 고집하는 것은 '아동의 최대 이익'을 우선시하는 전문가적 태도에서 벗어나는 것이라 할 수 있다. 따라서 입원치료가 필요한 정신장애에 대한 적절한 지식과 이해가 필요하다.

5) 정신의학 치료 및 관련 분야의 전문가 개입

정신건강의학과 외래치료로는 부족하지만 반드시 입원치료를 할 필요는 없는 상당수의 심각한 아동·청소년의 경우, 지역사회 내의 치료적 대안을 찾아 소개할 수 있다. 일시위탁가정, 입양, 쉼터, 그룹홈group home, 대안학교, 특수학교, 최근 시도되고 있는 방과 후 주간치료소, 장기기숙치료소 등이 있어서 문제의 종류와 정도에 따라 적절히 선택하면 저비용, 고효율 서비스를 연결할 수 있다. 소아정신과 전문의는 이들 관련 분야의 전문가들과 밀접한 관계를 유지하면서 자문에 응하고 약물치료를 제공할 수도 있다.

2. 치료 설계의 실제

치료 형태를 결정하고 나면 치료 목표를 정하고 구체적인 실행 계획을 세운다. 정신장애에서 치료 목표를 정하는 것은 쉽지 않다. 정신병리 자체가 정량화, 정성화, 시각화하는 것이 어렵기 때문이다. 지엽적 문제이기는 하나 최근 결혼이주민과 그 자녀들이 늘어나면서 정신병리 평가 시 문화적 맥락을 고려해야 한다는 주장이 늘고 있다(김민경, 2018). DSM-5(권준수 등, 2015)와 DC:0-5(이경숙 등, 2021)에서도 효과적인 진단평가와 임상적 관리를 위해 질병에 대한 문화적 맥락 이해를 강조하였다. 구체적으로는 개인의 문화 정체성, 고통에 대한 문화적 개념화, 정신사회적 스트레스 인자와 취약성과 탄력성의 문화 특성, 개인과 임상가 간 관계의 문화 특성, 문화 전반 평가 등 다섯 가지 범주를 평가한다. 그 결과를 문화적 개념화cultural formulation 자료로 만들어서 치료 설계에 적용할 수 있을 것이다. 2020년 기준 우리나라에 체류하는 결혼이민자 및 국적 취득자는 372,884명으로 여성은 79.5%이다(한국여성정책연구원, 2022). 이들 가정의 18세 이하 자녀는 275,990명이다. 치료 설계에 문화적 개념화를 반영해야 할 필요성이 커지고 있는 이유이다.

치료 설계 시 우선 고려해야 하는 것은 적절한 치료 목표 설정이다(Nurcombe, 2015). 핵심 문제 중 우선시해야 할 것을 4~6개 정도로 정하고, 대응 전략에 활용할 만한 아동의 잠재 능력을 한 가지 정도 찾아낸다. 핵심 문제는 행동문제, 심리문제, 가족문제, 사회문제, 교육문제, 또는 의학적 문제/신체질환별로 나눌 수도 있다. 각 문제별로 표적과 목적을 구체적으로 정한 뒤에 치료팀과 계획을 수립한다. 이때 예상되는 치료 기간, 치료 비용, 치료비 지원 가능성 등도 논의한다. 치료 계획이 수립되면 치료에 직간접으로 참여 내지 관여할 가족 구성원과 가능한 부분에 대해 공유할 수 있다. 치료 개시 후 환자나 주변 상황 변화에 따라 치료 설계를 변경할 수 있다.

결론

성인과 마찬가지로 아동·청소년의 정신과적 치료는 장애보다는 사람 전체를 생물학적-심리적-사회적 존재로 보고 치료하는 것이 원칙이다. 그러나 큰 차이 중의 하나는 성인은 대개 스스로 치료를 받으려고 하는 반면, 아동 · 청소년은 다른 사람에 의해 의뢰된다는 것이다. 그러므로 아동 · 청소년이 치료 상황에서 자기성장을 경험하고, 이후에 치료에 참여하고 싶은 동기를 갖게 하려는 치료자의 노력이 반드시 필요하다.

소아청소년 정신건강 전문가는 아동 · 청소년이 정상발달을 경험하여 자신의 잠재 가능성을 최대한 발휘할 수 있도록 돕는 조력자, 교육자 그리고 진단자이자 치료 교육의 기획자로서 항상 최선의 치료가 이루어질 수 있도록 노력해야 할 것이다.

모든 인간의 행동이나 행동문제는 매우 다양하며, 원인적으로도 복합적인만큼 상담과 치료도 여러 접근방법을 적절히 사용하는 절충식으로 해야 하는데, 그것을 통합적이고 체계적으로 수용할 수 있는 접근은 통합적-발달론적 접근임을 밝힌 바 있다. 통합적-발달론적 접근은 아동 · 청소년의 문제를 종류나 증상별로 분류하여 해결하려고 하기보다는 그러한 문제와 증상을 통하여 아동 · 청소년이 어떠한 발달과업을 이루려고 하는가에 초점을 맞춤으로써 그 발달과업을 잘 성취할 수 있는 방향으로 상담하거나 치료하는 것을 말한다. 아동 · 청소년의 신체적 변화, 정서적 변화, 사회적 역할 등을 통합하여 궁극적으로 정상 성장과 발달과정을 회복하는 방향으로 치료 접근이 이루어져야 한다. 대개 아동 · 청소년이 경험하는 정신의학적 문제는 그 원인을 발달론적 안목으로 이해할 수 있으며, 유전/생물-환경의 상호작용 문제로 발생하고, 가족의 적절한 도움이 제공되지 못할 경우에 계속되고, 학교와 지역사회 적응의 문제가 공존하는 경우가 대부분이다. 그러므로 치료 개입은 다학제 치료팀이 발달론적-역동적-체계론적-생태학적 이론에 근거하여 시행하는 것이 이상적이다.

치료 목표는 진단에 맞는 치료를 제공하는 것을 넘어서서 아동 · 청소년이 발달상 정체arrest, 이탈deviation, 퇴행regression으로부터 정상 발달궤도로 돌아올 수 있도록 돕는 것이며, 발달과정 중에 경험했어야 할 내용을 치료적 상황에서 제공하여 교정적 발달체험corrective developmental experience을 할 수 있게 돕는 것이다.

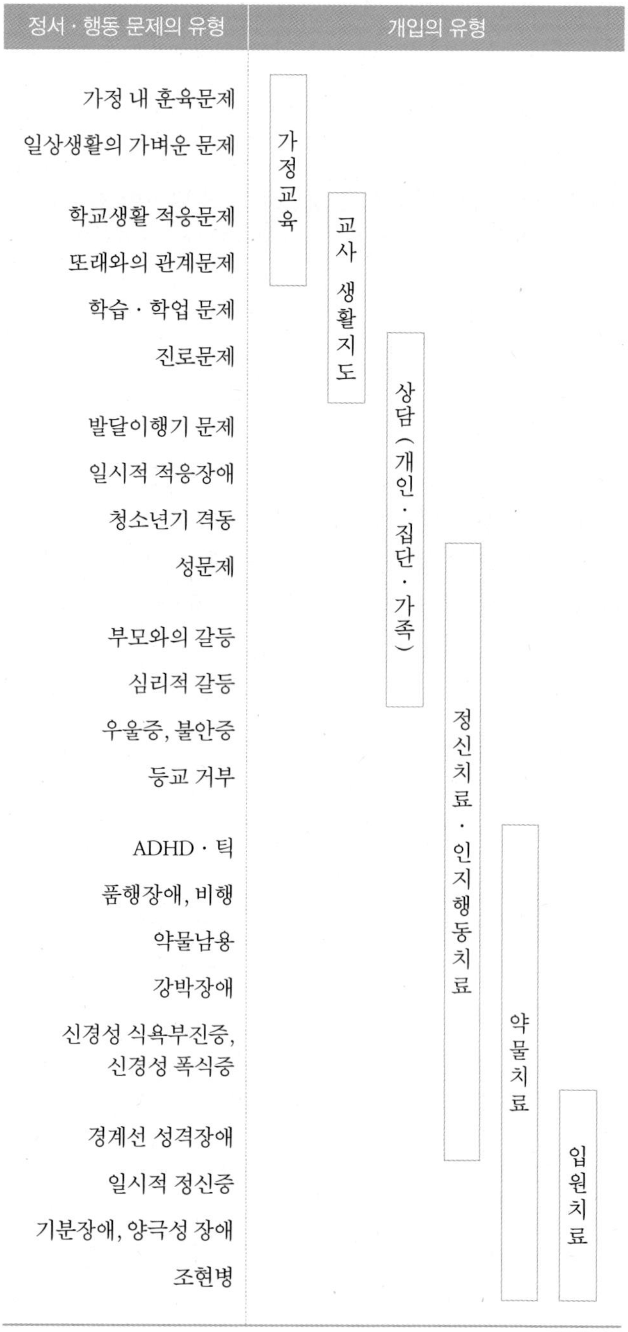

그림 43-1 소아청소년 정신건강 문제에 대한 치료 설계 구성(홍강의, 2014 재구성)

참고문헌

권준수 등(2015). 정신질환의 진단 및 통계 편람(제5판). 서울: 학지사.
김민경(2018). 다문화가정 청소년의 정신건강에 영향을 미치는 요인에 대한 융합연구. 한국융합학회논문지, 9(1), 189-197.
이경숙, 홍민하, 박진아, 반건호 공역(2021). DC:0-5™: 영유아기 정신건강 및 발달장애 진단분류. 서울: 세원프레스.

한국여성정책연구원(2022). 결혼이민자 체류현황. https://www.index.go.kr/potal/main/EachDtlPageDetail.do?idx_cd=2819

홍강의(2014). 치료계획과 원칙. DSM-5에 준하여 새롭게 쓴 소아정신의학(pp. 543-552). 서울: 학지사.

Boland, R. J., & Verduin, M. L. (editors). (2022). *Kaplan & Sadock's synopsis of psychiatry* (12th edition). Philadelphia: Wolters Kluwer Health/Lippincott Williams & Wilkins.

Gadot, R., Najera, R., Hirani, S., Anand, A., Storch, E., Goodman, W. K., Shofty, B., & Sheth, S. A. (2022). Efficacy of deep brain stimulation for treatment-resistant obsessive-compulsive disorder: Systematic review and meta-analysis. *J Neurol Neurosurg Psychiatry, 2022 Sep 20*, jnnp-2021-328738.

Hong, K. M., & Greenberg, L. M. (1980). Developmental approach to teaching and practicing child psychotherapy. *Psychiatry Bulletin, 4*, 202-210.

Muratori, F., Picchi, L, Casella, C., Tancredi, R., Milone, A., & Patarnello, M. G. (2002). Efficacy of brief dynamic psychotherapy for children with emotional disorders. *Psychother Psychosom, 71*(1), 28-38.

Nurcombe, B. (2015). Diagnosis and treatment planning in child and adolescent mental health problems. In. Rey, J. M. (Ed.), *IACAPAP textbook of child and adolescent mental health,* Volume 1.

제44장
소아정신의학

약물치료와 생물학적 치료
Pharmacological and Biological Treatments

김붕년 · 김예니

약물치료의 원칙 및 적응증

1. 아동기 약물치료의 특성

소아정신의학 영역에서는 여러 정신질환의 신경생물학적 배경이 성인의 경우와 비교하여 충분하게 연구되지 않았을 뿐 아니라, 심리사회적인 환경의 영향이나 신체적 조건과의 관계에 대한 연구도 아직 부족한 편이다. 그럼에도 약물치료는 과거에 비하여 다양한 소아 정신병리에서 시도되고 있을 뿐 아니라 새로운 약물을 이용한 임상약물학적 연구도 점차 활발해지고 있다. 소아정신의학에서는 그 진단이 질환의 원인론에 기초하기보다는 증상, 즉 현상학적인 정신병리에 근거를 두기 때문에 약물치료 또한 각 질환에서 나타나는 특이한 행동이나 정서적 증상군을 치료 목표로 시행되고 있다(Campbell & Cueva, 1995a).

아동 · 청소년의 약물치료는 몇 가지 특성을 나타낸다. 첫째, 어떤 약물은 여러 가지 질환에서 증상을 개선한다. 예를 들어, 아리피프라졸aripiprazole의 경우 양극성장애와 관련된 급성 조증 및 혼재 삽화의 치료에 사용되는 한편 소아 투렛장애tourette disorder의 치료제이다. 또한 쿼티아핀quetiapine은 조현병과 양극성장애 1형과 관련된 조증 삽화의 급성 치료제이다. 둘째, 특정질환의 치료에 있어 체계적인 이중맹검 연구에서 충분히 효과가 입증된 약일지라도 실제 임상 상황에서는 그 치료반응이 만족스럽지 않거나 전혀 반응을 보이지 않을 수도 있다. 예를 들면, 주의력결핍 과잉행동장애attention deficit hyperactivity disorder: ADHD 환아의 일부는 중추신경자극제에 치료반응을 보이지만 일부는 그 외의 약물, 즉 항정신병 약제, α-작용제α-agonist 등에 반응하기도 하며, 중추신경자극제에 대한 반응이 중추신경계 역기능 정도에 따라 달라서 다른 중추신경자극제가 필요할 수 있다. 셋째, 아동 환자의 경우 병용치료를 이용한 사례보고가 많다. 병용치료는 통상적인 약물을 투여한 치료에 저항을 보이는 경우, 공존질환이 있는 경우, 한 종류의 약물에 대한 치료반응이 만족스럽지 못한 경우, 부작용이 나타나 충분하게 증량하지 못한 경우 등에서 사용된다. 최근 약물대사와 약물 간의 상호작용에 관한 연구와 정보가 많아 이전에 비하여 보다 안전하게 병용약물을 투여할 수 있으며, 특정 약물을 더 적은 용량으로 투여할 수 있게 되어 공존 증상의 치료효과 외에 부작용을 감소시킬 수 있는 장점도 있다(Campbell & Cueva, 1995b).

아동 · 청소년에게 약물치료를 적용하는 데 있어서 몇 가지 유의할 점이 있다. 소아 정신병리의 경우 주로 부모와 자녀 간의 문제, 즉 심리사회적인 측면에 두고 심리적인 치료를 해야 하는 경우가 많다. 특히 불안이나 우울 등의 정서적인 공존 증상이 나타날 때 주의가 필요하다. 또한 발달과정에 놓인 아동에게 투여되는 약물이 그 성장과 발달에 미치는 영향을 충분하게 이해하지 않고 약물을 투여하는 것에 대하여 유의해야 한다.

2. 약물치료의 원칙

임상가로서 아동과 청소년에게 약물치료를 시행함에 앞서 적어도 다음과 같은 사항을 염두에 두어야 한다.

① 약물치료와 관련된 정신병리는 물론 신체적인 상태를 평가한다.
② 약물을 투여하는 양육자가 안전하고 일관되게 약물을 투여할 수 있을지를 평가한다.
③ 약물 투여로 얻을 장단점을 모두 평가하고 이를 환자 및 양육자에게 충분히 설명한다.
④ 약물을 투여하기 전에 치료효과를 측정할 임상척도를 기초적으로 시행한다.
⑤ 투여용량을 소량으로 시작하고 약물에 대한 반응과 부작용을 고려하면서 서서히 증량한다.
⑥ 부적절한 장기간의 약물 투여와 복합처방을 최소화한다.
⑦ 약물치료가 환아 치료의 유일한 방법이 되어서는 안 된다.
⑧ 질환과 치료에 대하여 환자와 가족에게 설명할 때, 환자의 발달단계를 고려한다.
⑨ 약물 투여가 환아와 가족 그리고 교사나 친구에게 어떻게 이해되는지를 고려한다.
⑩ 약물치료와 함께 심리사회학적 치료가 행해질 때 증상개선 효과가 더욱 극대화되므로 약물치료 이외에도 부모훈련 및 심리치료나 행동치료를 병행하는 것을 반드시 고려한다.

1) 포괄적인 평가와 치료동맹의 구축

병력과 가족력 및 정신상태를 포함하여 신체이학적 검사와 심리검사 등 체계적인 정신의학적 평가를 거친 후 진단을 내리고 적절한 치료계획을 세워야 한다. 약물치료는 포괄적인 치료의 일부일 뿐으로 약물치료를 시작하기 전에 최소한의 신체이학적 검사와 검사실 검사, 그리고 정서・행동 특성에 관한 기초평가를 선행하여야 한다(표 44-1, 표 44-2).

표 44-1 약물치료 전에 시행할 신체이학적 평가와 검사

신체검사 및 진찰
체온, 혈압, 맥박, 호흡, 신장/체중, 임신 여부(청소년의 경우)
검사실 및 이학적 검사
일반혈액검사$_{CBC}$, 소변검사, 간기능검사를 포함한 일반화학검사, 심전도(삼환계 항우울제, 리튬$_{lithium}$, 클로자핀$_{clozapine}$), 갑상선기능검사, 신장기능검사(리튬)

표 44-2 약물을 투여하기 전에 시행할 임상평가척도

질환	임상평가척도	평가자
전반적	K-CBCL Korean-Childhood Behavior Checklist	P, T
	K-PIC Korean-Personality Inventory for Children	P
ADHD	SNAP-IV Swanson, Nolan and Pelham-IV	P, T
	ADHD Rating Scale	P, T
불안	RCMAS Revised Children'S Manifest Anxiety Scale	Ch, A
강박증	CY-BOCS Children'S Yale-Brown Obsessive Compulsive Scale	C
우울증	CDI Children's Depression Inventory	Ch, A
품행장애	DSM-IV Aggression and Conduct Disorder Rating Scale	P, T
자폐스펙트럼장애	ABC Aberrant behavior checklist	P, T
	Vineland Adaptive Behavior Scale-II CARS Childhood Autism Rating Scale	P
조현병	BPRS-C Children'S Version of Brief Psychiatric Rating Scale	C
틱장애	YGTSS Yale Global Tic Severity Scale	C
야뇨증	Calendar of Dry Nights(Diary for Bed-wetting)	Ch, P

주: P(부모$_{parent}$), T(교사$_{teacher}$), C(임상가$_{clinician}$), Ch(아동$_{child}$), A(청소년$_{adoescent}$).

2) 약물치료의 목표 증상과 진단

약물의 선택과 효능에 대한 평가를 위해서 질환을 정확하게 진단하고 목표 증상을 설정하고 정량화하는 일은 필수적이다. 결국 약물은 진단과 목표 증상을 고려하여 선택되어야 한다. 예를 들어, ADHD와 아동기 정신증 환자에서 과잉활동증을 치료할 경우 일차적으로 선택되는 약물은 다르며 아동기 정신증 환자에서 ADHD의 치료제인 중추신경자극제를 사용하면 증상이 악화될 수 있다.

임상가와 보호자 또는 교사 등의 보고에 근거한 목표 증상의 기초평가와 관찰사항, 그리고 식사습관이나 수면습관을 의무기록에 기록하는 것이 좋다. 약물의 효능을 정확하게 평가하기 위해서 응급 상황을 제외하고는 약물 투여 전 일주일 정도의 관찰이 필요하다(Campbell & Cueva, 1995a, b).

3) 약물의 선택

일반적으로 아동·청소년의 약물치료에 대해 미국 식품의약청FDA에서 인정하는 사항은 성인의 경우와 비교하여 제한적이다. 그러나 1995년 이후 아동·청소년을 대상으로 한 임상약물 연구의 결과들을 통해 그 효능과 안전성에 관한 자료가 상당히 축적되어 왔다. 환자의 나이와 진단 및 목표 증상을 고려한 표준화된 치료를 우선적으로 선택하는 것이 좋으며, 합당한 과학적 이론이나 숙련된 의학적 소견에 바탕을 두어야 함은 물론, 잘 통제된controlled 임상 연구에 근거를 둔 약물과 가능한 한 부작용이 적은 약물을 선택하는 것이 바람직하다. 그 외에 약물치료의 과거 반응력, 약물의 효과에 대한 가족력, 임상가의 과거 약물치료 경험 등을 고려하여야 한다.

4) 약물 간의 상호작용

모든 정신과적 약물은 다른 약물과 상호작용을 가지고 있어서 처방할 때 이를 유의해야 한다. 최근 싸이토크롬 P450cytochrome P450: CYP450 효소에 대한 연구가 활발해지면서 중추신경계 약물의 약물 간 상호작용에 대한 정보가 많이 밝혀지고 있다. CYP450은 동물이 진화하면서 독성물질을 중화하기 위하여 발달한 생물학적 체계로서 그 활성도의 유전적 차이genetic variability가 존재하므로 종족이나 개인에 따라 약물의 대사반응이 다양하게 나타난다. 이 효소들은 태내에서 이미 발달하여 생후 3~4개월에 대부분의 활성도를 나타낸다. 현재 약 40개의 CYP450 효소가 발견되어 있으나 그중 6개(1A2, 3A4, 2C9, 2C19 2D6, 2E1)의 활성도가 인간 약물대사의 90%를 차지한다(표 44-3: Cozza et al., 2003).

표 44-3 **CYP450 효소의 발생 시기 및 활성도**

CYP450	염색체	발생 시기	성인활성도 대비율(%)
1A1	15	임신 초기	
1A2	15	출생 후 3~4개월	1세 때 50%
2C8/9	10	임신 중기~후기	생후 1개월에 30%
2C18	10	임신 중기~후기	
2C19	10	출생 시	
2D6	22	임신 중기~후기	생후 1개월에 50%
2E1	10	임신 중기~후기	출생 시 40%
3A4	7	출생 후 1주	생후 1년 이내
3A5	7	임신 중기~후기	
3A7	7	임신 초기	

5) 초기 투여용량의 설정과 증량

약물의 효능이 부족하거나 치료용량에 도달하기까지 오랜 시간이 걸리더라도 임상가는 초기에 저용량으로 처방하는 것이 좋다. 그 이유는 첫째, 연령이나 개인에 따라 약역학이 다를 수 있고, 둘째, 어떤 약(예: 메틸페니데이트 methylphenidate)은 혈중 약물농도에 따라 치료반응에 차이가 있고, 셋째, 초기의 과용량은 행동학적 독성behavioral toxicity을 일으킬 수 있으며, 넷째, 서서히 증량하여야 부작용을 최소화할 수 있기 때문이다.

약물치료의 목표는 최소한의 부작용으로 최대한의 치료 효과를 거두는 것이다. 그러므로 이를 효과적으로 수행하려면 환자가 치료적 반응을 보이는 용량을 결정해야 한다. 일반적으로는 다음과 같은 요령으로 투여용량을 증량하여 치료용량을 정하는 것이 바람직하다.

① 만족할 만큼 증상이 관해되어야 한다.
② 임상가의 경험이나 약물정보에 근거하여 안전하다고 판단되는 한도 내에서 추천 용량의 최대 허용용량까지 증량한다.
③ 목표 증상의 변화를 측정하여 유의한 호전이 있는 경우, 더욱 증량하면 증상이 호전되거나 악화되는 과정을 거치면서 효능의 평형상태를 기대할 수 있다.
④ 약물 투여의 횟수는 약역학과 관련이 있지만 치료용량 이하에서 부작용이 나타날 경우에는 감량하는 것보다는 분복하는 것이 바람직하다.
⑤ 실제 임상에서는 부작용이 나타나는 용량에서 증상이 호전될 수 있으므로 부작용이 나타날 때까지 증량하여 최적의 용량을 설정할 수 있다. 부작용이 있으나 치료 효과가 기대 이하라면 약물을 바꾸어야 한다.
⑥ 투여용량은 환자의 임상반응에 근거하여 증량하거

나 감량해야 하며, 이에 대한 적절한 설명을 의무기록에 표시하여야 한다.

6) 부작용

모든 약물은 위약placebo이라 할지라도 부작용을 가진다. 과민반응allergic(또는 특이체질성 반응idiosyncratic reaction)이 아니라면 대부분의 부작용은 약물의 약리적 특성만큼이나 많고, 약물의 치료적 효과를 예측할 수 있는 만큼이나 부작용은 예측이 가능하다. 한편, 부작용은 치료효과로 이용되기도 한다. 예를 들면, 어떤 환자에서는 진정작용이 치료적 효과일 수 있다.

아동 · 청소년의 약물치료에서 중요하고 흔한 부작용에 대한 정보를 숙지하는 일은 약물의 효능을 아는 것 이상으로 중요하다. 일반적으로 부작용은 투여용량이나 혈중농도와 관계가 있으나 그렇지 않은 경우도 있다. 또한 단기간에 나타날 수도 있고 수년에 걸쳐 서서히 나타날 수도 있으며, 생명을 위협할 정도로 치명적일 수도 있고 상대적으로 경미할 수도 있다. 약물의 효능보다 부작용을 고려하여 약물을 선택하거나 용량을 정해야 하는 경우가 적지 않다.

따라서 부작용을 주의 깊게 관찰할 때 약물치료의 만족도를 높일 수 있으므로 부작용에 대하여 세밀하고 정기적인 관찰이 필요하다.

7) 약물 및 그 대사물의 혈중농도의 측정

최근의 약물들은 안전성이 높고 허용용량의 범위가 넓어서 용이하게 투여할 수 있으나 아동 환자에서는 주의가 필요하다. 약물 혈중농도의 모니터링monitoring은 약물의 순응도를 알아볼 수 있는 방법으로, 환자가 약물을 적절하게 복용하고 있는지를 확인하여 준다. 적정치료범위therapeutic window가 작은 리튬이나 삼환계 항우울제tricyclic antidepressants의 경우 정기적으로 혈중농도를 측정해야 하며, 특히 삼환계 항우울제는 같은 용량이라도 개인에 따라 혈중농도가 다를 수 있어 심장 독성을 피하기 위해서 정기적인 모니터링이 필요하다.

8) 지속적 투여기간의 설정

아동 · 청소년은 아직 발달과정 중이며, 특히 약물이 중추신경계의 발달에 어떠한 영향을 미치는지에 관한 명백한 연구자료가 충분하지 않다. 대체로 아동 · 청소년에서 지연성 운동장애tardive dyskinesia나 퇴행성 운동장애withdrawal dyskinesias 또는 성장지연 등의 장기적인 부작용에 대한 정보가 충분하지 않으므로 가능한 한 최소 기간의 약물치료를 권장하고 있다. 더욱 분명한 심리사회적인 원인이 작용할 경우 약물은 다른 치료방법의 보조적 역할을 할 수도 있음을 명심해야 하며, 생물학적인 원인을 가진 자폐증, 조현병, 우울증의 경우에도 약물이 치료의 모든 것이 아니며 부모훈련 및 심리사회학적 접근을 함께 해야 할 필요가 있음을 명심해야 한다.

약물의 투여를 중단할 때 반감기가 짧은 약물(예: 메틸페니데이트)은 급격하게 투여를 중단할 수 있으나, 반감기가 긴 약물(항우울제, 항정신병 약물)은 서서히 감량해야 한다.

3. 약역학

여러 정신병리에 대한 투여약물의 용량을 결정하는 주요인은 약역학이다. 약역학pharmacokinetics이란 체액과 조직에서 시간이 지남에 따른 약물농도의 변화를 야기하는 생물학적 과정에 관한 것으로서, 약물을 섭취한 후 약물이 흡수, 분포, 대사, 배설되는 동안에 일어나는 변화이다. 이는 약물의 효과가 얼마나 지속하는지를 결정하는 데 중요하다. 흡수와 분포는 약물효과의 발현속도와 관련이 있는 반면, 대사와 배설은 약물효과의 소멸과 관련이 있다. 약물의 흡수, 분포, 대사 및 배설 과정 중 흡수와 배설 기능에 있어서는 아동이 성인과 유사하여 큰 영향을 미치지 못하나, 약물의 체내 분포와 대사 과정에 관해서는 아동의 발달적 특성을 반드시 고려하여야 한다(Clein & Riddle, 1995).

1) 흡수

아동 · 청소년에서 중추신경계 약물의 흡수에 대한 정보는 그리 확실하지 않지만 대체로 성인에 비하여 흡수율이 적거나 늦은 편이다. 예를 들어, 아동은 성인에 비하여 위의 산성도가 덜하여 약산성 약물을 더 쉽게 이온화하므로 약산성인 약물은 천천히 흡수되는 반면, 이온화되지 않은 약물은 더 빨리 흡수된다. 또한 아동은 약물이 장에 머무는 시간이 짧기 때문에 전반적인 흡수가 줄어 더 많은 양의 약물을 복용해야 한다. 그러나 이는 이론상의 설명이며, 실제로는 아동에서 약물의 전반적인 흡수가 적다는 연구자료가 없을 뿐 아니라 일부 약물의 경우(예: 이미프라민)나 임상경험에서는 성인에 비하여 흡수가 빨라서 부작용이나 독성이 더 빠른 시기에 나타날 수 있다(Clein & Riddle, 1995).

2) 분포

흡수된 약물은 혈액과 그 외의 조직에 분포된다. 그런데 체액의 분포, 지방조직의 저장 정도, 심장 박출량, 조직의 혈류 및 혈압, 세포막의 투과력, 산과 염기의 평형, 혈액과 조직에 결합하는 데 필요한 단백질 등의 영향으로 약물이 분포되는 정도가 다르며, 이 요인들은 아동의 발달과정을 통하여 변화하므로 결국 약리학적 효과가 변화할 수 있다. 이러한 요인 중 약물의 체내 분포에 영향을 끼치는 가장 중요한 요인은 체내 지방의 저장력과 전체 체액 중의 세포외 체액(혈액 등)의 양이다.

항정신병 약물과 항우울제는 대체로 지방친화성$_{\text{lipophilic}}$을 띠는 지용성 약물이므로 체내 지방의 양에 따라 저장량과 분포가 다르다. 체내 지방은 생후 1세경에 가장 많고 그 후 차차 감소하여 사춘기에 이르는 시기에 가장 적어서, 아동 · 청소년은 나이에 따라 지방의 약물 저장량이 다르다. 청소년기를 거쳐 성인기에 이르면 체내 지방량이 증가하여 성인의 체내 지방은 아동에 비하여 더 많다. 그러나 실제로 아동, 청소년, 성인 간의 체내 지방량의 차이가 약물의 체내 분포에 미치는 영향은 크지 않다.

아동에서는 전체 체액과 세포외 체액의 양이 성인에 비하여 많고 점차 성장하면서 감소한다. 미숙아의 경우 전 체중에서 체액이 차지하는 무게의 비율은 약 85%, 정상 신생아는 70%이고, 생후 1세에는 60%로 감소한다. 전 체액에서 세포외 체액이 점유하는 비율도 신생아기에는 40~50%였던 것이 10~15세가 되면 15~20%로 감소한다. 그러므로 체중에 용량의 약물(특히 수용성 약물)을 투여하였을 때 성인에 비하여 아동의 혈중농도가 더 낮다고 예상할 수 있다. 아동은 그러나 실제 혈중농도가 성인에 비하여 낮으므로 혈중농도의 유지에 있어 분포 외의 다른 요인, 즉 대사력의 증가와 약물과 단백질의 결합 등이 작용한다고 볼 수 있다(Clein & Riddle, 1995).

3) 대사

약물의 체내 분포와 혈중농도는 대사과정의 영향을 받는다. 대사작용을 촉진하는 효소는 소장, 신장, 폐 및 근육에 존재하나 간에 가장 많다. 또한 일부 약물(예: 리튬)은 대사되지 않고 배설되나 대부분의 약물은 간에서 광범위한 생합성을 거쳐 대사된다. 간에서의 대사는 간의 크기와 대사효소 활성도의 영향을 받는다. 간 자체의 무게보다는 전체 몸무게에 비하여 간이 차지하는 상대적 비율이 약물의 대사율과 연관되어 있다. 2세경의 상대적인 간 크기는 성인의 간에 비하여 40~50% 더 크며, 6세경에는 30% 더 크다고 알려져 있다. 성인에 비하여 아동에서 간의 대사효소 활성도가 더 높을 뿐 아니라 CYP 효소의 활성도도 더 활발하여, 간의 대사기능은 출생 시에는 가장 낮지만 생후 6개월에 성숙하여 1~5세까지 가장 활발하다가 15세에 이르러서야 성인 수준으로 서서히 감소한다. 결국 아동기의 약물대사는 보다 활발하여 성인의 2배에 이르다가 사춘기에 도달할 때까지 대사율이 점차 감소하는데, 청소년 초기의 대사율은 성인의 1.5배 정도이므로 성인에 비하여 혈중농도가 낮게 유지된다. 그리하여 성인과 비교할 때 비슷한 혈중농도를 유지하기 위하여 투여할 약물의 kg당 용량은 성인보다 크다(Clein & Riddle, 1995).

4) 배설

약물의 배설은 주로 신장을 통하여 이루어지며 대부분의 약물은 수용성$_{\text{water soluble}}$으로 변환되어 대사되므로 약물의 수용성이 배설의 정도를 결정하는 가장 중요한 요인이다. 그러나 아동의 신장기능은 성인의 경우와 유사하여 성장과 발달에 따른 영향은 적은 편이다(Clein & Riddle, 1995).

4. 약동학

약역학이 약물의 투여용량과 투여방법에 대한 정보를 제공한다면, 약동학$_{\text{pharmacodynamics}}$은 약물이 작용하는 조직이 어떻게 반응하고 변화하여 약물효과를 나타내는가를 결정한다. 즉, 혈중에 있는 약물이 치료효과를 나타낼 신체조직에서 약리작용을 나타내는 생물학적 과정을 말한다. 약역학과 비교하여 볼 때 인간의 성장과 발달이 약동학에 어떤 영향을 미치는가에 대해서는 잘 알려져 있지 않다.

중추신경계 약물은 대뇌의 여러 부위에서 활동하는 신경전달물질과 상호 반응하는데, 신경세포가 서로 접하고 있는 신경접합 부위에서 유리되거나 재흡수되는 신경전달물질과 약물이 상호작용하면서 그 효과를 나타낸다. 약물의 효과는 개인에 따라 차이가 있으며, 특히 작용 부위에서의 약물의 농도와 작용반응의 강도에 따라 차이가 크다(그림 44-1).

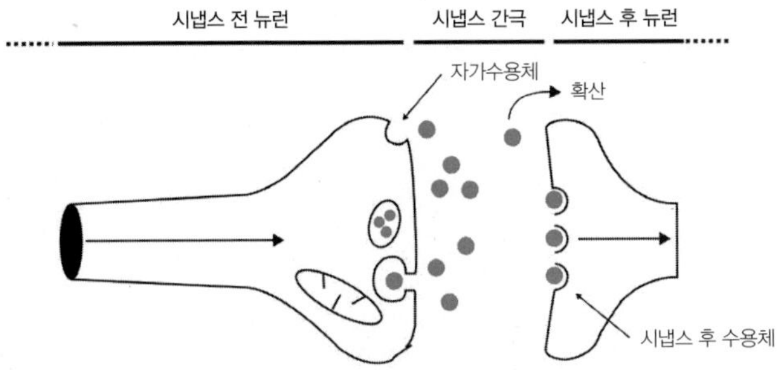

그림 44-1 신경접합(시냅스)에서 신경전달물질의 전달과정(유리, 재흡수 및 흡수)

약물과 주로 작용하는 신경전달물질은 도파민dopamine: DA, 노르에피네프린norepinephrine: NE, 세로토닌serotonin, 가바gamma-aminobutyric acid: GABA, 글루타메이트glutamate, 오피오이드opioids, 아세틸콜린acetylcholine 등 수십 개에 이르며, 약물은 대뇌 여러 부위에서 서로 다른 신경전달물질과 상호작용하여 그 효과를 나타낸다. 이와 관련하여 더 상세한 기술은 각 약물에 대한 설명 또는 앞 장들의 각론에서 다루어졌다.

5. 약물치료의 적응증

약물치료의 적응증은 상당히 다양하다. 대부분의 정신질환에서 그렇듯이 아동의 약물치료에서도 증상을 치료하거나 경감하기 위하여 약물을 투여한다. 예를 들어, 주의력결핍 과잉행동장애, 우울불안장애, 틱 및 투렛장애, 강박장애, 야뇨증, 수면장애, 조울증, 조현병에서와 같이 질환의 주요 증상을 개선 내지 치료하기 위하여 약물치료를 일차적으로 시행하는 경우가 많으나, 지적장애, 자폐스펙트럼장애, 학습장애 등의 경우에는 질환의 본질적인 병리를 치료하기보다는 부수적 증상, 즉 공격적 행동, 자해행동, 과잉운동 등의 행동 증상이나 정서적 증상을 경감하거나 인지적 기능을 개선하기 위하여 약물을 투여하기도 한다. 아동·청소년의 여러 정신질환에 대하여 투여 가능한 약물은 매우 다양하나, 미국 FDA에서 공인된 약물과 그 적응증은 매우 제한적이다. 그러나 1995년 이후 많은 아동·청소년을 대상으로 한 임상약물 연구를 통하여 허용된 약물의 종류와 적응증의 범위는 과거와 비교하여 더욱 확대되었다. 그럼에도 미국 FDA나 한국 식품의약청이 공인하지 않은 약물, 즉 오프라벨off label 약제가 국내외적으로 많이 사용되고 있다. 대표적으로 투렛장애에서의 비전형 항정신병 약물은 유일하게 국내 공인된 약인 아리피프라졸을 제외하고는 임상 영역에서 모두 오프라벨로 사용되고 있다.

중추신경자극제

일찍이 임상에서 널리 사용되는 중추신경자극제psycho stimulants는 덱스트로암페타민dextro-amphetamine, 메틸페니데이트이다. 미국 FDA는 덱세드린Dexedrine(d-암페타민계)과 리탈린Ritalin(메틸페니데이트계)을 기면증과 ADHD의 치료제로 인정해 왔다. 임상에서 흔히 처방되던 암페타민과 메틸페니데이트는 반감기가 짧아 하루에 2~4회 투여해야 하는 문제가 있었으나, 최근 서방형slow-release or extended-release type의 약제가 개발되어 사용되고 있다. 1996년 이후 미국 FDA는 애더럴Adderall과 애더럴 XR을 3세 이상 ADHD 환자의 치료제로 인정하였고, 리탈린 LA, 메타데이트 CD, 콘서타Concerta(메틸페니데이트 OROS)를 6세 이상 ADHD 환자의 치료제로 승인하였다. 이 외에도 미국에서는 덱스트로스탯Dextrostat과 데속신Desoxyn 등의 암페타민 제제, 그리고 포칼린Focalin과 메틸린Methylin 등의 메틸페니데이트 제제가 ADHD의 치료제로 처방되고 있다. 중추신경자극제는 아니나 항우울제 약물인 아토목세틴atomoxetine(스트라테라Strattera)가 6세 이상 ADHD 환자의 치료제로 승인받은 바 있고, 국내에서도 틱 및 투렛장애를 동반한 ADHD, 중증 불안장애를 동반한 ADHD의 1차 선택제로 승인되어 처방되고 있다. 또한 국내에서는 중추신경자극제로서 콘서타와 메디키넷Medikinet, 페니드Penid 등이 처방되고 있다. 한편 미국 FDA에서 기면증의 치료제로 승인받은 모다피닐modafinil이 이미 국내에 도입되었으나, ADHD치료제로서의 효능이 충분히 입증되지 않아 향후 연구가 필요한 상황이다(Elia et al., 1991; Green, 1991; Greenhill, 1995).

1. 약역학

중추신경자극제는 위장관을 통하여 잘 흡수된다. d-암페타민d-amphetamine은 투약한 지 1시간 안에 효과가 나타나고, 2~3시간 후에 최고 혈중농도에 도달하며, 반감기는 6~8시간이므로 1일 2회 분복이 필수적이다. 간에서 대사되고, 일부는 신장을 통하여 대사되지 않은 형태로 배설된다. 메틸페니데이트는 투약 후 30분 이내에 효과가 나타나고, 1~2시간에 최고 혈중농도에 도달하며, 반감기는 2~3시간이기 때문에 역시 분복하여야 한다. 일부만 간과 혈장에서 대사되고, 80% 정도는 대사되지 않은 상태로 배설된다. 서방형의 새로운 중추신경자극제는 반감기가 6~8시간 이상으로 약물의 지속시간이 12시간에 이르므로 대체로 1일 1회 복용이 가능하다.

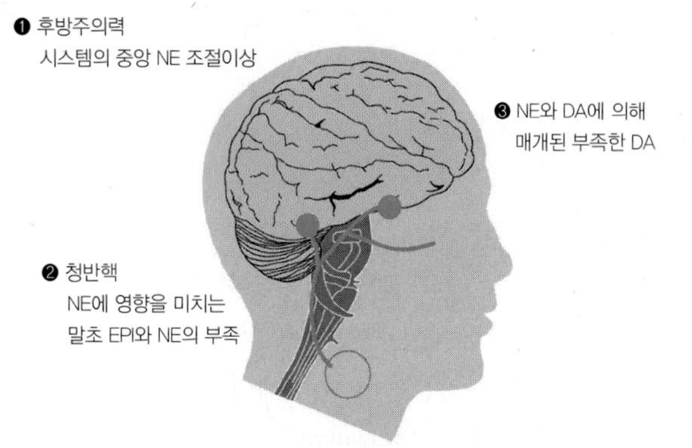

그림 44-2 ADHD에서 주의력과 관련된 대뇌 신경회로에서의 도파민DA과 노르에피네프린NE의 역할

2. 약동학

d-암페타민은 세포질 내에 저장된 도파민의 유리를 자극하고, 메틸페니데이트는 소수포vesicle 내에 저장된 도파민의 유리를 자극한다. 또한 메틸페니데이트는 도파민의 재흡수를 차단하고, 단가아민 산화효소monoamine oxidase: MAO를 억제한다. 중추신경자극제는 ADHD의 병태생리와 연관된 것으로 알려진 상행성 망상 활성계ascending reticular activating system, 선조체striatum, 전측 대상회anterior cingulate 및 전전두엽prefrontal cortex에 이르는 신경회로에서 신경접합 부위의 도파민의 양과 활동을 증가시킨다(그림 44-2).

ADHD는 노르에피네프린NE 활동과도 관련되어 있어 암페타민과 메틸페니데이트는 신경접합 부위에서 NE의 양과 활동을 증가시키며, 새로운 치료제인 아토목세틴(스트

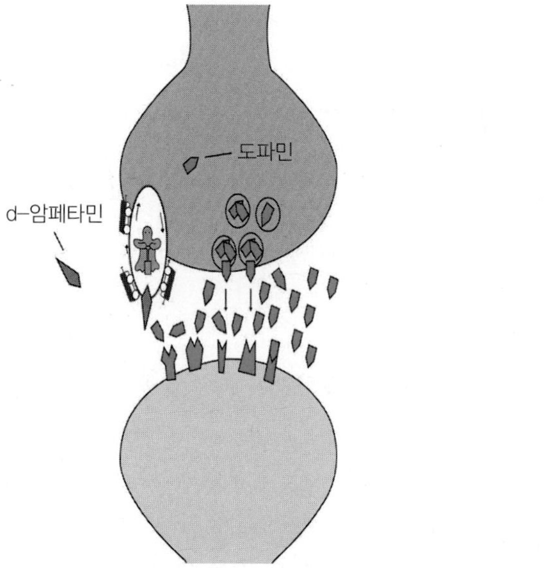

그림 44-3 신경접합(시냅스)에서 d-암페타민에 의한 세포질 내 도파민의 유리

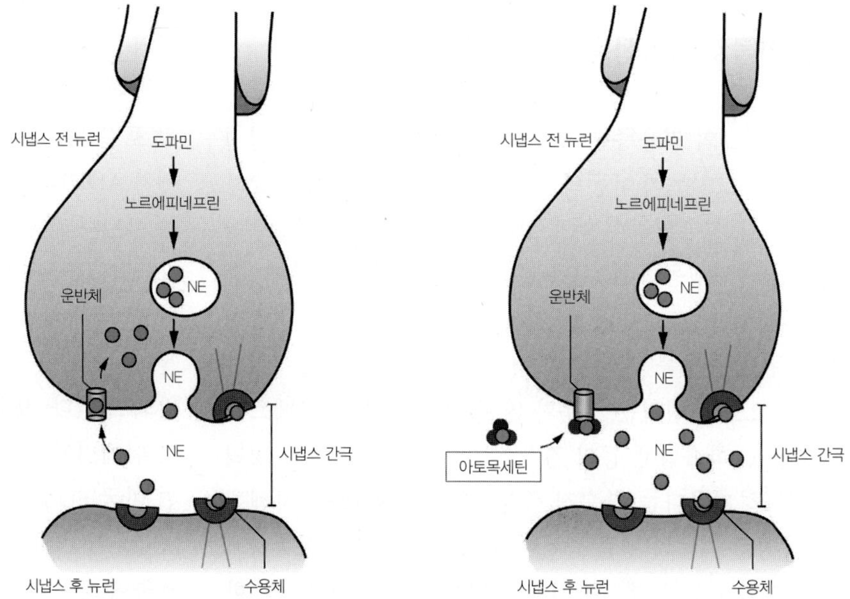

그림 44-4 신경접합부(시냅스)에서 아토목세틴의 노르에피네프린의 재흡수 억제

라테라)은 NE에 대한 작용을 선택적으로 항진함으로써 대뇌의 주의력을 높이는 효과를 나타낸다(그림 44-3, 그림 44-4).

3. 치료 적응증

1) ADHD

임상에서 중추신경자극제의 가장 주요한 적응증은 ADHD이다. 중추신경자극제는 ADHD 환자의 75%에서 치료효과가 나타난다. 이 약물은 주의폭attention span과 집중력을 증진하는 한편 과잉운동과 충동성 및 반항적 행동을 감소시킨다. 이러한 효과가 한때는 역설적 영향paradoxical effect이라고 생각되었다. 그러나 여러 신경인지검사를 통한 연구에서 이 약물의 효능이 입증되었으며, ADHD가 아닌 아동에게 이 약물을 투여하여도 운동량이 저하되고 인지기능의 수행능력이 향상됨이 관찰되었다. 또한 중추신경자극제는 학급에서의 행동이나 학업의 수행능력 및 대인관계를 증진한다(Elia et al., 1991).

메틸페니데이트가 가장 흔히 사용되는 약물이나 최근 메틸페니데이트의 서방형 제제인 콘서타와 메타데이트 CD의 사용이 크게 증가하고 있다. 암페타민도 메틸페니데이트와 동등한 임상효과를 나타낸다.

2) 기면증

미국 FDA에서 허가한 중추신경자극제의 적응증 중 하나이다. 메틸페니데이트와 d-암페타민은 고용량(1일용량 40~200mg)이 투여되므로 ADHD 환자에서와는 달리 중추신경자극제에 대한 내성이 나타날 수 있다. 허탈발작cataplexy이 동반된 경우에는 대체로 중추신경자극제에 반응하지 않으므로 삼환계 항우울제가 투여된다.

4. 부작용

중추신경자극제와 연관된 흔한 부작용은 불안, 흥분성, 불면증, 두통, 불쾌감이다. 중추신경자극제는 식욕을 감소시킬 수 있으며 심장박동수를 증가시키고 혈압을 상승시킬 수 있다. 또한 틱이 유발될 수 있으며 틱 또는 투렛장애를 가진 경우 틱 증상이 악화될 수 있다. 지적장애나 발달장애 아동에서 과잉운동증이 오히려 악화될 수 있다. 이전의 연구에서는 ADHD 아동에게 중추신경자극제를 장기투여할 경우 그들의 성장이 일시적으로 억제될 수 있으며 이러한 성장 억제는 약물과 성장 호르몬의 상호 관련성에 의한 것임이 보고된 바 있다. 그러나 최근 보고에서는 ADHD 아동에서 성장 억제는 유의하지 않을 뿐 아니라 성장 호르몬과 이 약물들과의 상호 연관성 또한 유의하지 않음이 밝혀지고 있다.

중추신경자극제는 녹내장, 고혈압, 심혈관계 질환, 갑상선 기능항진증, 불안장애와 조현병, 뇌전증 등을 악화할 수 있다. 고용량을 투여할 경우 구갈, 동공산대, 이갈기, 의주감formication, 정서 불안정, 고혈압, 빈맥, 고열, 독성 정신증, 섬망, 뇌전증 등의 부작용을 초래할 수 있으며, 심한 경우에는 심부정맥으로 인하여 사망할 수도 있다. 고용량을 장기간 투여할 경우 편집형 조현병과 유사한 망상장애를 유발할 수 있다.

5. 약물 상호작용

중추신경자극제는 삼환계 항우울제, 와파린warfarin 및 프리미돈primidone, 페노바르비탈phenobarbital, 페니토인phenytoin, 페닐부타존phenylbutazone 등의 대사를 감소시켜 이들 약물의 혈중농도를 증가시킨다. 반면에 항고혈압제인 구아네티딘guanethidine과 중추신경자극제를 병용 투여할 경우 구아네티딘의 혈압강하 효과를 감소시킨다. 중추신경자극제는 단가아민 산화효소 억제제monoamine oxidase inhibitors: MAOIs에 의해서 대사가 억제되므로 병용 투여할 경우 상당히 조심하여야 한다. 한편 도파민성 신경전달dopaminergic neurotransmission을 강화하므로 도파민 수용체의 길항제antagonists나 세로토닌 길항제와 같은 약물에 의해 중추신경자극제의 효과가 차단될 수 있다.

6. 약물의 투여

약물의 투여는 다음과 같이 시행한다(Compbell & Cueva, 1995a, b).

1) 메틸페니데이트

메틸페니데이트의 초기 1일 용량은 0.3mg/kg이며, 아침과 점심 및 오후에 분복 투여한다. 3~5일 간격으로 환아의 임상적인 상태를 관찰하며 1일 5mg씩 증량한다. 투여시간은 식사 전 또는 식사 후 어느 쪽이나 무방하다. 대개 상용 1일 용량으로 0.3~1.0mg/kg를 유지하며, 1mg/kg를 넘어서는 용량은 추천되지 않는다. 충분한 양에 도달한 후 약 2주 정도 복용시킨 후에 반응이 불량하다고 판단되는 경우에는 다른 약물을 고려한다. 장기간 복용하게 되는 경우, 과거에는 약물휴일drug holiday을 두어 주말 또는 방학 기간 등 학습에 영향이 적다고 생각되는 기간에는 약물 투여를 일시 중단하는 방법을 사용하였으나 최근에는 약물휴일을 권장하지 않는다. 서방형 메틸페니데이트의 경우 1일 1~2회 투여로 충분하다. 메틸페니데이트 OROS(콘서타)는 상용 1일 용량이 18~54mg으로 아침식사 직전 또는 직후에 1회 복용하며, 메타데이트 CD는 표준형immediate-release type과 서방형extended-release type이 3:7로 혼합된 메틸페니데이트 캡슐형으로 1일 1~2회 복용이 충분하며 1일 상용량은 10~30mg이다. 메디키넷(메디키넷 리타드Medikinet retard)은 역시 캡슐형으로 서방형과 속방형이 5:5로 분포되어 있으며 최고 농도에 빠르게 도달한다. 1일 1~2회 복용하며, 1일 상용량은 5~40mg이다(표 44-4).

표 44-4 ADHD 치료제인 중추신경자극제의 특성 비교

	작용시작 시간	최고 효과	작용지속 시간	1일 투여
속방형 제제				
메틸페니데이트	20~60분	1~2시간	3~6시간	2~3회
암페타민	20~60분	1~2시간	4~6시간	2~3회
D, L-암페타민 (애더럴)	30~60분	1~2시간	3~6시간	2회
서방형 제제				
MPH OROS (콘서타)	30분~2시간	이원성 형태	12시간	1회
MPH SR (메타데이트 CD)	30분~2시간	이원성 형태	6~8시간	1~2회
MPH XR (메디키넷)	30분~2시간	이원성 형태	5~7시간	1~2회

2) 덱스트로암페타민

덱스트로암페타민dextroamphetamine의 치료용량 범위는 1일 0.15~0.5mg/kg이나 국내에서 사용되지 않는다. 덱스트로암페타민은 식욕부진을 초래할 수 있기 때문에 시작 용

표 44-5 미국 FDA에서 17세 이하 청소년을 대상으로 사용승인이 된 약물(2022)

적응증	약물	승인 나이
주의력결핍 과잉행동장애	메칠페니데이트methylphenidate	6세 이상
	아토목세틴atomoxetine	6세 이상
	클로니딘 서방형clonidine, extended-release	6세 이상
우울장애	플루옥세틴fluoxetine	8세 이상
	에스시탈로프람escitalopram	12세 이상
강박장애	설트랄린sertraline	6세 이상
	플루옥세틴fluoxetine	7세 이상
	플루복사민fluvoxamine	8세 이상
	클로미프라민clomipramine	10세 이상
범불안장애	듀록세틴duloxetine	7세 이상
조현병	할로페리돌haloperidol	3세 이상
	팔리페리돈2(<51kg 최고 6mg, >51kg 최고 12mg)	13세 이상
	루라지돈Lurazidone 치료저항성 조현병에 한해서, 6주 이상 2가지 이상 항정신증약물 시도	16세 이상
	리스페리돈risperidone	13세 이상
	올란자핀olanzapine	13세 이상

	아리피프라졸aripiprazole	13세 이상
	쿼티아핀quetiapine	13세 이상
	클로자핀clozapine 치료저항성 조현병에 한해서, 6주 이상 2가지 이상 항정신증약물 시도	16세 이상
양극성장애	리튬lithium(0.8~1.2mEq/L)	7세 이상
조증삽화와 혼합형삽화	리스페리돈risperidone(0.5~6mg)	10세 이상
	올란자핀olanzapine(2.5~30mg)	13세 이상
	아리피프라졸aripiprazole(10~30mg)	13세 이상
조증삽화	쿼티아핀quetiapine(400~600mg)	10세 이상
자폐스펙트럼장애 이자극성, 공격성 자해행동 등	리스페리돈risperidone	5세 이상
	아리피프라졸aripiprazole	6세 이상
투렛장애	아리피프라졸aripiprazole	6~18세
	피모자이드pimozide (0.05~0.2mg/kg/day, 〈10mg/day)	12세 이상
	할로페리돌haloperidol(0.05~0.075mg/kg/day)	3세 이상

량으로 아침과 점심 식사 후에 2.5mg을 복용한다. 30kg이 넘는 아동은 아침, 점심에 각각 5mg의 덱스트로암페타민이 투여된다.

항정신병 약물

전형적 항정신병 약물은 성인 환자에서와 달리 아동·청소년에서는 그리 널리 사용되지 못하였다. 그 주요한 이유는 장기간 약물을 사용할 경우 나타날 수 있는 신경발달적 후유증, 주의력과 학습능력의 저하, 불쾌감, 졸림 등의 부작용 때문이었다. 그러나 최근 비전형적 약물이 임상에 쓰이면서 주의력과 인지기능의 저하 및 졸림 같은 부작용이 많이 개선되었다.

소아정신과 영역에서 사용되는 비전형적 약물로는 리스페리돈risperidone, 올란자핀olanzapine, 클로자핀clozapine, 아리피프라졸, 쿼티아핀, 팔리페리돈paliperidone이 있다. 그중 하나인 아리피프라졸은 2004년 국내에 도입된 새로운 기전의 항정신병 약물이며, 2011년 소아청소년 정신질환을 대상으로 하는 네 가지 적응증(조현병, 양극성장애와 관련된 급성조증 및 혼재 삽화의 치료, 자폐스펙트럼장애와 관련된 과민증, 투렛장애)을 취득하여 국내에서 활발히 사용되고 있다. 또한 쿼티아핀도 2001년 국내 출시 이후 2012년 소아청소년 조현병과 양극성장애 1형과 관련된 조증 삽화의 급성 치료에 적응증을 가지고 임상적 치료약물로 사용되고 있다(Findling et al., 1996; Martin et al., 2002).

1. 약역학

항정신병 약물의 흡수와 대사에 대한 대부분의 연구는 성인에서 시행된 것들이고, 아동에서의 연구는 매우 적은 편이다. 따라서 아동 환자의 약물치료에는 성인과 다른 약물역동학적 차이점을 반드시 고려하여야 한다. 즉, 아동에게 항정신병 약물을 투여할 때 그 흡수율이 높고 혈장 내에서 단백질 결합이 적으며 체내 지방비율이 낮아 저장량이 적으므로 상대적으로 혈중농도가 높으며 대사는 더 빠른 편이다.

전형적 항정신병 약물은 혈장 단백질과의 결합이 강하고 대체로 지용성이다. 부티로페논제계butyrophenones(할로페리돌)나 디페닐부틸피페리딘계diphenylbutylpiperidines(피모지드) 약물은 페노티아진계phenothiazine 약물에 비하여 반감기가 더 길다. 최고 혈중농도는 경구 투여할 경우 1~4시간 후, 비경구 투여할 경우는 30~60분 후에 도달한다. 대부분의 항도파민성 약물은 간에서 대사되며 5~10일 이내에 항정상태의 혈중농도를 유지한다. 그러나 클로르프로마진, 더오틱센thiothixene(나반Navane), 티오리다진thioridazine 등의 경우 약물 복용 후 수 주일이 경과하면 대사효소가 활성화되어 약물의 혈중농도를 저하한다는 보고가 있다.

클로자핀은 위장관을 통해 빠르게 흡수되며 최고 혈중농도는 투여 1~4시간 후에 도달한다. 반감기는 10~16시간(평균 12시간)이며 항정상태는 1일 2회 분복하였을 경우 보통 3~4일 이내에 도달한다.

리스페리돈의 70~80%는 위장관을 통해 흡수된다. 약물대사는 CYP2D6을 통해 이루어지며 그 대사물이 리스페리돈과 거의 동등한 생물학적 활성을 가진다. 리스페리돈과 활성화된 대사물의 반감기는 20~24시간이다. 따라서 리스페리돈은 1일 1회 투여로 충분하다.

올란자핀은 약 85%가 위장관을 통해서 흡수된다. 투여용량의 약 40%가 간에서 대사되어 불활성화된다. 최고 혈중농도에는 6시간 만에 도달하고 반감기는 약 31시간이다. 역시 1일 1회 복용으로 효과적이다(Pathak et al., 2013).

아리피프라졸은 약 87%가 위장관을 통해서 흡수되며, 투여 후 3~5시간 이내에 최고 혈중농도에 도달한다. 주로 2개의 P450 동위효소인 CYP2D6와 CYP3A4에 의한 간대사를 통해 소실된다. 아리피프라졸의 평균 소실 반감기는 약 75시간이며, 정상상태의 농도는 투여 14일 이내에 도달하고, 정상 상태에서 아리피프라졸의 약물동태는 용량 비례적이다. 음식섭취 유무에 관계없이 투여할 수 있으며 1일 1회 복용으로도 효과적이다.

쿼티아핀은 위장관으로 흡수되며 주로 간을 통해 대사된다. 임상용량 범위 안에서 평균 최종 반감기는 쿼티아핀이 약 7시간, 활성대사체인 N−데살킬N-desalkyl 쿼티아핀은 9~12시간이었다. 정상 상태 농도는 복용 2일 안에 도달함을 예상할 수 있다. 쿼티아핀은 시토크롬 P450 효소에 의해서 대사되는 약물의 대사를 방해하지 않는 것 같다(Pathak et al., 2013).

2. 약동학

전형적 항정신병 약물은 뇌의 중변연mesolimbic 또는 중피질도파민 경로mesocortical dopamine pathway에 있는 도파민 수용체 중 D2 수용체를 주로 차단함으로써 중추신경계 효과를 나타낸다(그림 44−5). 이 약리학적 효과는 약물을 투여한 즉시 일어나지만 임상적 효과는 서서히 나타나므로 약물 투여 초기의 항정신병 효과는 D2 수용체의 차단효과 외에 다른 기전에 의한 것이라고 볼 수 있다. 일반적으로 각 약물의 수용체 차단 정도는 임상효과와 대체로 비례한다. 한편 무스카린 콜린성 수용체muscarinic cholinergic receptor에 친화성이 있어 항콜린 작용도 있으며, 히스타민histamine 수용체와 아드레날린adrenergic 수용체에 대한 친화성도 나타낸다(그림 44−5).

클로자핀의 수용체 효과는 전형적 항정신병 약물과 상당히 차이가 있다. 클로자핀은 D2 차단제로서는 역가가 낮은 반면, D1, D3, D4, 5−HT2, 노르아드레날린noradrenergic α수용체(특히 α1)에 대해서는 역가가 훨씬 높다. 또한 무스카린 수용체와 히스타민 1형 수용체에 대해서도 중간 정도의 역가를 나타낸다. 양전자단층촬영Positron Emission Tomography: PET을 이용한 연구자료에서 할로페리돌 10mg은 선조체striatal D2 수용체에 80%의 점유율을 지니는 데 반하여, 클로자핀은 상당량에서 40~50%의 점유율을 나타낸다. 이는 클로자핀에서 추체외로 증상이 더 적음을 설명해 주는 것이다.

리스페리돈의 수용체 친화도는 5−HT2, D2, α1−및 α2−아드레날린, H1 수용체 등에 대해 높으며, β−아드레날린, 무스카린 콜린성 수용체에 대해서는 낮다. 할로페리돌과 같이 D2 수용체 차단효과가 강력하지만 추체외로 증상을 훨씬 적게 일으키며, 동물실험에서는 할로페리돌에 비하여 강경증catalepsy을 훨씬 덜 야기한다.

올란자핀이 높은 친화도를 보이는 수용체는 5−HT2,

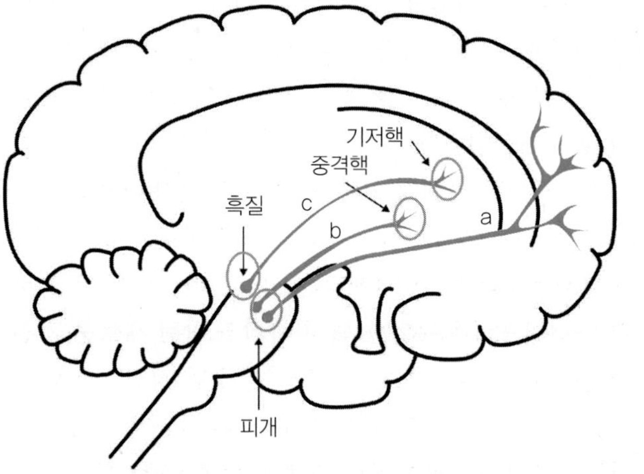

a: 중뇌피질, b: 중변연, c: 흑질선조체 경로

그림 44−5 중추신경계의 도파민의 경로와 기능(사고, 인지, 정서 및 운동 기능)

D1, D2, D3, D4, α1-아드레날린, M1, M2, M3, M4, M5, H1 수용체이며, 올란자핀이 거의 작용을 하지 않는 수용체는 α2-및 β-아드레날린 수용체이다. 올란자핀의 항정신병 약리작용은 세로토닌과 도파민 수용체 모두에 대한 차단효과에 의하여 매개된다고 생각된다.

아리피프라졸은 D2 및 D3, 5-HT1A 및 5-HT2A 수용체에 높은 친화력을 보이며, D4, 5-HT2C 및 5-HT7, α1-아드레날린 및 H1 수용체에는 중등도의 친화력을 보인다. 반면 무스카린 콜린성 수용체에는 친화력이 감지되지 않았다. 아리피프라졸은 기존의 항정신병 약물과 다르게 D2와 5-HT1A 수용체에 부분 작용제partial agonist로 작용하고, 5-HT2A 수용체에는 길항제antagonist로 작용하는데, 이러한 작용의 조합을 통해 효능이 나타난다고 생각된다(Kevin et al., 2002; Paul et al., 2003).

쿼티아핀은 디벤조티아제핀dibenzothiazepine 계열의 비전형적 항정신병 약물이다. 다른 항정신병 약물과 마찬가지로 정확한 작용기전은 알려져 있지 않으나, 주로 D2와 5-HT2 수용체에 대한 길항작용을 통해 항정신병 작용을 나타내는 것으로 생각된다. 쿼티아핀은 이 외에도 히스타민 H1 및 아드레날린 1 수용체 등에도 작용한다(Pathak et al., 2013).

3. 치료 적응증

항정신병 약물을 투여하기 전에는 철저한 신체이학적 검사와 기본적인 검사실 검사를 시행해야 한다. 특히 클로자핀을 투여하는 환아의 경우 투약 전 뇌파검사와 투약 이후 매주 백혈구 검사를 필수적으로 시행하여야 한다. 약물의 투여용량은 개인에 따라 차이가 많으며, 나이와 체중 및 증상의 심각도에 따라 용량이 정해지는 것도 아니다.

초기의 투여용량은 가능한 한 소량이어야 하며 1주일에 1~2회 증량할 수 있다. 1일 2~3회 분복이 원칙이나 적정용량에 도달하면 1일 1회 복용할 수 있다. 아동은 성인보다 약물의 대사가 빠르므로 동일한 치료효과를 보기 위해서 성인에 비하여 체중 대비 투여용량이 많은 편이다.

1) 조현병

조현병을 가진 아동 환자를 대상으로 전형적 항정신병 약물을 투여한 연구는 매우 드물지만 청소년 환자에 대해서는 항정신병 약물효과가 확립되어 있다. 약물로 인한 부작용은 진정작용과 추체외로 증상이 주된 것이고, 아동에서는 약물의 부작용이 나타날 위험성이 성인에 비하여 크다. 아동기에 발병한 청소년의 치료저항성 조현병에서는 전형적 항정신병 약물에 비하여 클로자핀에 대한 반응이 우수했으나 클로자핀에 의한 심각한 부작용(무과립구증, 뇌전증, 체중 증가 등)이 나타날 수 있으므로 매우 주의해야 한다.

아동기 조현병에 대한 리스페리돈의 효과는 양성 증상과 음성 증상 모두에서 대체로 우수하였다. 궁극적으로는 리스페리돈과 같은 우수한 비전형적 항정신병 약물이 전형적 약물을 대체할 것으로 생각되지만 향후 더 많은 임상연구가 필요할 것으로 보인다.

아리피프라졸은 13~17세의 청소년 조현병 환자를 대상으로 6주 동안 진행된 연구를 통해 양성 증상과 음성 증상 모두에서 우수하며 전반적 기능 또한 개선되는 것을 입증하였다. 이때의 용량범위는 2~30mg/d이었다(Kevin et al., 2002; Paul et al., 2003).

쿼티아핀은 13~17세의 DSM-IV-TR을 통해 조현병으로 확진되고, PANSS 총점≥60인 환자(n=220, ITT)에게 6주간 쿼티아핀을 1일 400, 800mg을 투여해 PANSS 총점 변화를 측정한 연구결과 두 용량에서 PANSS 총점의 유의한 감소(1일 400, 800mg에 대하여 위약 대비 각각 p=0.043 그리고 0.009)가 나타났다. 치료의 내약성은 전반적으로 좋았으며, 이미 알려진 성인과 청소년 환자에서의 쿼티아핀의 안전성 프로파일과 전반적으로 유사했다(DelBello et al., 2008; Pathak et al., 2013).

17~18세 이후에는 성인의 용량을 투여하나, 12~13세 이하에서는 임상 연구자료가 충분치 않아 경험적으로 투여용량을 결정하여야 한다. 진정작용이나 인지기능 손상 등의 부작용을 예방하기 위하여 역가가 높은 약물이 권장된다. 투여 후 수 주일이 경과해야 치료효과가 나타난다. 클로자핀 투여는 매우 적은 용량(1일 12.5~25mg)에서 시작해야 하고 1일 용량 25~500mg를 유지하여 부작용을 최소화하여야 한다. 리스페리돈은 매우 적은 용량(0.5~1.0mg)에서 시작하고 천천히 증량한다. 유지용량의 범위는 1일 2.0~4.0mg이다. 아리피프라졸은 성인의 용량에 비해 낮은 용량(1일 2mg)에서 시작하여 유효용량인 10~30mg까지 증량한다. 쿼티아핀은 1일 2회 복용해야 하나 환자의 반응과 내약성을 고려하여 필요시 1일 3회

복용할 수 있다. 처음 5일간의 1일 총 용량은 1일째 50mg, 2일째 100mg, 3일째 200mg, 4일째 300mg, 5일째 400mg 이다. 5일 이후부터는 반응과 내약성을 고려하여 1일 150~750mg의 범위로 조절하도록 권장된다. 용량조절은 1일 100mg 이내여야 한다. 이 약의 유효성은 400, 800mg에서 증명되었으나 800mg 투여군에서 추가적인 이점은 관찰되지 않았다.

2) 자폐스펙트럼장애

할로페리돌 1일 용량 0.5~4.0mg은 자폐스펙트럼장애 아동에서 과잉운동, 공격성, 분노발작, 퇴행, 상동증과 같은 행동 증상을 감소시키는 데 효과적인 것으로 알려져 있다. 학습기능에 관한 효과는 아직 논란의 여지가 있지만, 고도로 구조화된 행동 및 교육 프로그램이 없다면 학습의 기능은 향상되지 않는다. 공격적 또는 파괴적 행동을 나타내는 발달장애 아동의 경우 리스페리돈이 효과적이라고 보고되고 있다. 아리피프라졸의 경우, 6~18세의 아동 · 청소년 자폐스펙트럼장애 환자를 대상으로 8주 동안 진행된 연구에서 자폐스펙트럼장애 아동에게 동반되는 자극 과민성 및 과잉 행동, 공격성, 분노발작, 충동 등과 같은 증상에 효과적임이 입증되었다. 또한 52주의 장기추적 연구의 결과에서도 장기적인 효과가 나타나는 것을 볼 수 있었다.

부작용을 최소화하면서 약물이 효과가 있다면 충분한 기간 동안 투여하는 것이 좋다. 상용량은 할로페리돌의 경우 1일 0.5~4mg이며 약물이 효과가 있다면 최소 수개월은 지속적으로 투여하여야 한다. 3~6개월 간격으로 약물의 부작용을 평가하여야 한다. 자폐스펙트럼장애가 있는 아동에서 사용하는 리스페리돈의 상용량은 1일 0.5~1.0mg이다. 리스페리돈은 아동에게 비교적 안전하다고 알려져 있는데, 최근 연구에서는 자폐스펙트럼장애에 동반된 행동 증상의 치료에 있어 적어도 1년 이상 투여할 수 있다고 보고되었다. 아리피프라졸은 낮은 용량(1일 2mg)에서 시작하여 점진적으로 용량을 조절할 것을 권장하고 있으며, 최대 용량은 15mg이다.

3) 투렛장애

투렛장애의 치료제는 도파민 수용체 차단제로서 대체로 항정신병 약물이다. 전형적 항정신병 약물 중 할로페리돌과 피모지드가 가장 널리 쓰이고 있다. 할로페리돌을 소량 투여하면 70%의 환자에서 투여 초기에 효과적이나 약물의 부작용이 나타날 가능성이 많아 약물의 순응도가 저하될 수 있다. 약물을 중단하면 증상이 악화되므로 수개월 동안 약물의 지속적 투여가 중요하다. 피모지드 역시 할로페리돌만큼 투렛장애의 치료에 효과적이며, 소량을 투여할 경우 할로페리돌에 비하여 인지적 부작용이 적게 나타난다. 따라서 증상을 감소시키기 위해서는 두 약물이 동등한 효과를 가지지만 부작용 면에서 피모지드가 우수하므로 임상에서 더 많이 권장되고 있다. 최근 리스페리돈도 만성 틱장애와 투렛장애의 증상을 감소시키는 데 효과적인 것으로 보고되고 있다. 그러나 일반적으로 투렛장애의 치료에서는 항정신병 약물의 임상효과를 평가하기 어려운데, 그 이유는 질환의 자연적 경과를 볼 때 증상의 악화와 완화를 부단히 반복하며 이러한 변화에 대한 예측이 매우 어렵기 때문이다. 따라서 틱 증상이 뚜렷한 이유 없이 악화되거나 완화되는 자연적인 경과를 밟을 때 증상의 변화에 따라 투여용량을 증감하지 않고 유지하는 한편, 틱 증상의 경과를 관찰하면서 조심스럽게 약물의 용량을 조절하는 것이 바람직하다(Cohen et al., 1992).

아리피프라졸은 2011년 국내 허가 임상 연구를 통해 투렛장애에 대한 적응증을 취득한 항정신병 약물로, 10주의 연구기간 동안 투렛장애 환자에서 나타나는 틱 증상을 효과적으로 감소시켰다. 그뿐 아니라 기타 여러 가지 개방 연구 및 사례보고에서 틱 증상에 효과적임이 입증되어 왔으며, 틱장애 환자에서 동반되는 과잉행동, 강박, 기분 증상 등에도 효과적인 것으로 보고되고 있다.

투렛장애는 만성적이며 응급질환이 아니므로 약물을 사용하기 전에 수개월 동안 환자를 관찰하는 것이 필요하다. 이러한 관찰을 통하여 의사는 증상의 기초선baseline을 설정하고 심리교육적 접근을 통한 평가를 한다. 할로페리돌의 초기 용량은 1일 0.5mg이며 하루 2회 분복으로 1일 용량 1~3mg까지 서서히 증량한다. 하루 1회 복용이 가능한 피모지드는 1일 1mg으로, 투여 시작 후 1일 6~10mg까지 서서히 증량하며 통상적인 용량은 1일 2~6mg이다. 리스페리돈은 1일 상용량 1.0~2.5mg에서 효과가 있다. 아리피프라졸은 초기 용량은 1일 2mg이며 2~20mg의 용량 범위에서 효과적이었다.

4) 양극성장애

아리피프라졸은 급성 조증 및 혼재성 삽화를 보이는 10~17세의 양극성장애 환자를 대상으로 한 4주간의 임상연구를 통해 효과가 입증되었다. 부가적으로 환자에서 동반되어 나타나는 ADHD 증상에 있어서도 효과적이었으며, 전반적인 기능에 있어서도 충분한 개선을 보였다. 또한 아리피프라졸은 장기간의 임상 연구가 진행된 바 있는데, 72주의 개방 연구를 통해 환자를 안정화하는 데 효과적이라고 보고되었다.

쿼티아핀은 아동 10~17세로 DSM-IV-TR을 통해 양극성장애와 관련된 조증manic episode associated with bipolar I disorder으로 확진되고, YMRS 총점≥20을 만족하는 환자(n=277, ITT)에게 3주간 쿼티아핀(1일 400 또는 600mg) 또는 위약을 무작위 배정해 투여해 YMRS 총점변화를 본 연구결과, 두 용량에서 YMRS 총점의 유의한 개선(1일 400, 600mg에 대하여 위약 대비 모두 $P<0.001$)이 나타났다. 아동에서는 치료의 내약성이 전반적으로 좋았으며, 성인 양극성장애 환자에서의 쿼티아핀의 안전성 프로파일과 동일한 이상반응을 나타냈다.

5) ADHD

항정신병 약물은 ADHD의 일차적인 치료제는 아니다. ADHD의 파괴적disruptive 행동에 항정신병 약물이 효과적이라는 사례가 보고되었고, 할로페리돌을 소량 투여하여 과잉활동증과 집중력장애를 호전하는 효과가 메틸페니데이트와 동등하다는 보고가 있으나 인지기능을 저하하는 부작용이 흔하다. 아리피프라졸의 경우, 여러 소규모 임상연구 및 사례보고에서 ADHD 환자의 과잉행동 및 부주의, 충동 증상에 효과적임이 보고되고 있으며, ADHD 환자에서 동반되어 나타나는 틱 증상에 대한 효과도 몇 차례 보고된 바 있다.

4. 부작용

1) 항콜린성 부작용

항콜린성 부작용으로는 시력 불선명blurred vision, 협각성 녹내장에서 안압 상승, 변비, 초조, 섬망 등이 나타날 수 있으므로 섬망상태나 의식의 변화가 있는 환자, 녹내장 환자, 다른 항콜린성 약물을 복용하는 경우에서는 항정신병 약물의 사용을 피해야 한다.

2) 추체외로 증상

일반적인 추체외로 증상은 근육의 경직, 진전, 서동bradykinesia, 가면안masked face, 셔플링 보행shuffling gait 혹은 가속보행festinating gait, 침흘림 등을 수반하는 파킨슨 증후군이다.

3) 급성 근긴장이상증

아동에서는 후궁반장opisthotonus, 척추의 측만증scoliosis과 전만증lordosis, 몸부림 등의 증상으로 나타나며, 급성 근긴장 이상은 근육의 통증과 심한 불안을 야기하므로 약물치료에 대한 비순응을 초래한다.

4) 좌불안석증

주관적인 근육 불편감으로 주로 운동성의 좌불안 증상이며 환자의 의지로 조절할 수 없다. 초조하고 쉴 새 없이 걷게 되고, 앉았다가 일어나는 행동을 바삐 반복하게 되며, 기분이 불쾌해진다.

5) 지연성 운동장애

운동장애 증상으로 두부, 사지, 몸통의 근육에 나타나는 비정상적이고 불수의적이며 불규칙한 무도성-무정위 운동choreoathetoid movement으로 나타난다. 운동장애의 심각도는 경미한 정도에서 육안적으로도 뚜렷할 정도까지 광범위하다. 입 주위의 이상운동이 가장 흔한 증상이며 손가락의 이상운동이나 손을 움켜쥐는 행동 증상도 흔히 나타난다.

6) 항정신병 약물 악성 증후군

항정신병 약물을 투여하는 동안 언제라도 발생할 수 있으며 생명을 위협할 수 있다.

운동성 및 행동 증상으로는 근강직과 근긴장 이상, 무운동 및 서동, 함구증, 둔화, 초조 등이 포함되며, 자율신경계 증상으로는 고열, 발한, 맥박과 혈압의 증가 등이 나타난다. 검사실 소견으로는 백혈구의 증가, 근수축 활성화 효소creatinine phosphokinase: CPK의 상승, 간효소의 상승, 혈중 내 미오글로빈myoglobin의 상승, 미오글로빈뇨증myoglobulinuria 등이 있다. 증상은 보통 24~72시간에 걸쳐서 발생하고, 속히 치료하지 않으면 10~14일간 지속된다. 초기에는 퇴행 증상이나 초조 증상을 정신병 증상의 악화로 오인할 수 있다.

7) 급사

항정신병 약물을 투여받는 환자에서 발생하는 급사sudden death는 약물의 심장에 미치는 영향이 연관되는 것으로 생각된다. 항정신병 약물 자체는 급사의 유병률의 직접적인 상승을 일으키지 않으며, 급사가 약물의 역가가 높거나 낮은 경우 모두에서 일어나고, 다른 내과적인 기왕질환previous medical illness을 가진 환자에서 많았다는 점을 고려하여 볼 때 급사가 항정신병 약물의 단독 사용으로 인하여 발생한다고 단정하기는 어렵다.

8) 기타 부작용

기립성 저혈압은 아드레날린성 차단효과에 의해 일어나며, 역가가 낮은 약물에서 더 흔하다. 피모지드와 티오리다진은 치료용량에서 심전도상 QT 연장 증후군QT prolongation을 유발하여 부정맥을 초래한다고 알려져 있으므로 주의한다. 그 외에 체중 증가와 뇌전증이 일어날 수 있다.

무과립구증은 치명적일 수 있는 부작용으로 클로자핀을 사용하는 경우의 약 1%에서 관찰된다고 알려져 있다. 유즙호르몬(프로락틴prolactin)의 분비를 증가시켜 유방 비대, 유즙 분비, 남성에서의 발기부전, 여성에서의 무월경 및 오르가슴 장애 등을 유발할 수 있다.

5. 약물 상호작용

대부분의 항정신병 약물은 간에서 대사되므로 다른 약물과 많은 약리학적 상호작용을 나타낸다. 또한 항정신병 약물을 복용한 지 2시간 이내에 제산제antacids, 시메티딘cimetidine(타가메트Tagamet), 라니티딘ranitidine(잔탁Zantac), 파모티딘famotidine(펩시드Pepcid), 니자티틴nizatidine(액시드Axid) 등의 위장약을 복용하면 항정신병 약물의 흡수가 감소된다.

항콜린성 약물은 항정신병 약물의 흡수를 감소시킬 수 있다. 티오리다진은 디페닐히단토인diphenylhydantoin의 대사를 감소시키며 바비튜레이트barbiturates는 항도파민성 약물의 대사를 증가시킨다. 삼환계 약물과 항도파민성 제제는 서로의 대사를 감소시켜 두 가지 약물 모두의 혈중농도를 높인다.

할로페리돌, 페르페나진perphenazine, 티오리다진을 포함한 많은 항정신병 약물은 시토크롬계 간 대사효소인 CYP2D6에 의하여 대사된다. 따라서 플루옥세틴이나 파록세틴paroxetine과 같이 CYP2D6을 억제하는 약물을 같이 투여할 경우에는 항정신병 약물농도를 높일 수 있다.

프로프라놀롤propranolol과 항도파민성 제제를 같이 투여하면 두 약물이 서로의 혈중농도를 높이며, 항도파민성 제제와 캅토프릴captopril, 하이드랄라진hydralazine, 미녹시딜minoxidil, 오피오이드opioids, 트라조돈trazodone, 삼환계 항우울제 등을 함께 투여하면 저혈압을 악화할 수 있다.

항도파민성 약제는 진정제, 항히스타민제, 아편제 또는 아편양 제제, 술 등에 의한 중추신경계 억제효과를 강화한다. 와파린(쿠마딘Coumadin)은 항정신병 약물에 의해 혈중농도가 감소되어 출혈시간bleeding time이 감소된다. 페노티아진계phenothazines와 피모지드는 QT 간격QT interval을 연장할 수 있는 약물과 함께 복용해서는 안 되며, 특히 마크롤라이드계 항생물질macrolide antibiotics(예: 에리트로마이신erythromycin, 클래리트로마이신clarithromycin, 아지트로마이신azithromycin, 드리트로마이신dirithromycin)과 함께 복용해서는 안 된다.

클로자핀은 무과립구증이나 골수 억제를 유발할 수 있는 다른 약물과 병합 투여해서는 안 된다. 예를 들면, 카바마제핀, 프로필티오우라실propylthiouracil, 설폰아미드계sulfonamides, 캅토프릴captopril(카포텐Capoten)과 같은 약물이 포함된다. 벤조디아제핀류와 클로자핀을 병합 투여하면 기립성 저혈압과 실신syncope이 더 많이 발생할 수 있다. 클로자핀의 배설을 증가시키는 약물은 페니토인, 카바마제핀 등이고, 배설을 감소시키는 약물은 시메티딘cimetidine, 선택적 세로토닌 재흡수 억제제serotonin-specific reuptake inhibitor: SSRI, 삼환계 항우울제, 발프로에이트(데파코트Depakote), 에리트로마이신erythromycin, 케토코나졸ketoconazole 등이다.

리스페리돈을 카바마제핀과 함께 장기적으로 사용하면 리스페리돈의 배설이 증가될 수 있으며, 올란자핀을 카바마제핀과 장기적으로 사용하여도 올란자핀의 배설이 50% 이상 증가될 수 있다.

아리피프라졸은 주로 CYP3A4와 CYP2D6에 의해 대사되기 때문에 이를 유도하거나 억제하는 약물을 함께 복용할 시 주의를 기울여야 한다. 예를 들어, 강력한 CYP3A4 유도체인 카바마제핀을 함께 복용하였을 때 아리피프라졸의 AUC 및 Cmax가 약 70% 감소되었으며, 따라서 이런 경우 아리피프라졸의 용량을 2배로 증량하여야 한다.

쾌티아핀의 경우 CYP3A4는 대사 매개체인 시토크롬 P450의 주요 효소이다. 시메티딘, 이미프라민, 플루옥세틴의 병용 투여에 영향을 받지 않았다. 쾌티아핀과 강력한 CYP3A4 억제제(아졸계azole 항진균제, 마크로라이드 항생제, 단백분해효소 억제제 등)의 병용 투여 시에는 본제의 용량을 줄여야 한다.

항우울제 및 기분안정제

소아정신과에서 사용되는 항우울제로는 삼환계 약물, SSRI, MAOI, 부프로피온bupropion 등이 있다. 아동의 우울증 치료에서 삼환계 약물은 성인에 비교하여 치료효과가 뚜렷하지 않으나, SSRI는 성인에서만큼 좋다고 알려져 있다(Riddle, 1995a, b; Strober et al., 1992).

1. 삼환계 항우울제

1) 약역학

대부분의 삼환계 약물은 경구 투여 후에 완전하게 흡수되지 않으며, 단백질 결합은 75% 이상이고 높은 지용성을 보인다. 3차 아민tertiary amines은 탈메틸화demethylation되어 2차 아민secondary amines을 형성한다. 삼환계 약물의 반감기는 10~70시간으로 약물에 따라 차이가 많다. 반감기가 대체로 길어서 하루에 1회 투여할 수 있으며 혈중 항정농도steady-state concentration에 도달하는 기간은 5~7일이다. 대부분의 삼환계 약물은 CYP2D6에 의해 대사된다.

2) 약동학

삼환계 약물의 단기적 약리효과는 신경 시냅스에서 노르에피네프린NE과 세로토닌(5-하이드록시트립타인5-HT)의 재흡수를 감소시키고, 무스카린성 아세틸콜린 수용체muscarinic acetylcholine receptor와 히스타민 수용체histamine receptor를 차단하는 것이다. 결국 삼환계 항우울제의 주된 중추신경 효과는 NE와 세로토닌의 작용을 활성화하는 것이다(그림 44-6). 삼환계 약물은 약동학적 작용에서 서로 차이가 있다. 삼환계 약물의 장기투여 효과는 β-아드레날린 수용체β-adrenergic receptors의 수가 감소하는 것이다. 반복적인 약물 투여 후에 나타나는 수용체의 하강조절down regulation이 임상적 효과가 나타나는 데 걸리는 기간과 밀접하게 연관되어 있다.

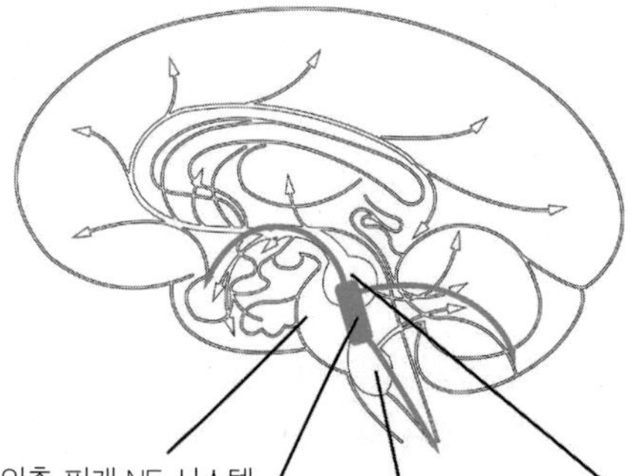

중추신경계에서 세로토닌과 노르에피네프린의 조절 기능: 기분, 수면, 인지, 식욕, 교감신경 조절, 감각지각, 온도 조절, 성행동

그림 44-6 중추신경계에서 세로토닌과 노르에피네프린의 기능과 관련된 뇌의 구조

3) 치료 적응증

성인과 비교하여 아동에서는 이미프라민의 경우 체중에 따라 용량을 결정해야 하며, 혈중농도의 변화가 심하여 안정된 혈중농도를 유지하기 위하여 분복 투여하는 것이 좋으나 혈중농도에 따라 용량을 조절하지는 않는다. 삼환계 약물을 과복용한 경우에 나타날 심각한 부작용 때문에 부모는 안전한 장소에 약물을 보관하여 약물에 따른 사고를 예방하여야 한다.

야뇨증의 경우 우울증 치료용량에 비하여 더 적은 용량이 투여된다. 이미프라민을 취침 전에 10~25mg 투여하기 시작하여 매주 10~25mg씩 증량하여 50~75mg까지 증량한다. 약물에 대한 내성이 발생하여 증량이 필요할 수도 있다. 장기적으로 약물을 사용할 경우에도 야뇨증은 자연 호전될 가능성이 높기 때문에 치료 도중 최소한 6개월이 경과하면 약물 투여를 중단하는 것이 바람직하다. 이때 매우 서서히 소량씩 감량하여야 재발을 줄일 수 있다.

(1) 우울증

삼환계 약물이 우울증에 효과가 있다는 보고가 성인에 비하여 적은 편이나, 이중맹검 연구를 통한 전반적인 치료 반응률은 45~65% 정도이다(Strober et al., 1992).

(2) ADHD

삼환계 약물은 중추신경자극제에 반응이 없거나 중추신경자극제를 복용하는 동안 우울증이 발병한 경우, 틱장애 혹은 투렛장애 환자에서 ADHD 증상이 동반된 경우, ADHD와 불안장애가 함께 나타날 경우에 투여될 수 있다. 인지장애 증상을 호전하는 효과는 중추신경자극제만큼 현저하지 않다.

(3) 강박장애

클로미프라민clomipramine은 항우울 효과와는 상관없이 아동의 강박장애 치료제로 사용된다. 강박 증상을 완전히 없애기는 어려우나 강박사고 및 강박행동을 유의하게 줄여 삶의 기능을 향상한다.

(4) 야뇨증

모든 종류의 삼환계 약물이 야뇨증의 치료에 효과적임이 밝혀졌으며 이미프라민이 가장 널리 사용되고 있다. 그 기전은 명확히 알려져 있지 않으나 중추성으로 수면의 구조를 변화시키거나 우울증을 치료하는 효과 혹은 말초성 항콜린 작용에 의한 효과로 추정된다. 치료 첫 주에 야뇨증 환자의 80%에서 야뇨의 횟수를 줄이지만 완치는 드물다. 약물의 투여를 중단하면 재발하기 쉬우며, 재발한 경우에는 행동치료를 일차적인 선택법으로서 약물치료와 함께 병행할 수 있다.

4) 부작용

삼환계 약물은 퀴니딘quinidine 효과를 통하여 심장의 전도속도를 저하한다. 1일 체중당량 3mg 이상의 이미프라민과 데시프라민은 맥박을 증가시키며 심전도의 유의한 변화를 초래한다. 즉, PR 간격, QRS 파군QRS complex 및 QT 간격의 연장이 심장에 미치는 주요한 영향이다. 항콜린성 부작용은 성인에 비하여 적게 나타나며 대체로 일시적이고, 감량할 경우 즉시 소실된다. 입마름, 기관지 분비물의 감소, 진정, 식욕부진, 변비, 빈맥 등이 있다. 다른 부작용으로는 복통, 흉통, 두통, 실신, 경도의 진전, 체중 감소, 틱 등이 있다. 뇌전증에 대한 역치를 떨어뜨리는 한편 이자극성의 증가, 조현병의 악화, 망각, 혼돈 등의 행동변화를 초래한다.

5) 약물 상호작용

삼환계 약물은 항고혈압 약물의 항고혈압 작용을 차단한다. 삼환계 약물과 항정신병 약물을 병용 투여할 경우 서로의 혈중농도를 상승시킨다. 삼환계 약물을 중추신경자극제와 병용 투여할 경우에는 심각한 심혈관계 부작용을 초래할 수 있다. 경구피임약을 병용할 경우 간효소를 유도하여 삼환계 약물의 혈중농도를 낮출 수 있다.

2. 선택적 세로토닌 재흡수 억제제

1) 약역학

선택적 세로토닌 재흡수 억제제SSRI 간에 임상효과의 차이점은 별로 없으나 약역학적 특성에서는 차이점이 나타난다. 일차적인 차이는 특히 약물의 반감기가 다른 점이다. 플루옥세틴fluoxetine은 반감기가 가장 길어서 1~4일이나 그 대사물인 노르플루옥세틴norfluoxetine의 반감기는 더욱 길어서 4~16일이다. 다른 SSRI는 반감기가 비교적 짧아 약 20시간 내외이다.

대체로 SSRI는 경구 복용으로 잘 흡수되고 최고 혈중농도에 도달하는 시간은 4~8시간이며, 뇌 내에 충분한 항정농도steady-state concentration를 보이려면 6개월 이상 투여하여야 한다. 모든 SSRI는 간에서 대사되며 파록세틴과 플루옥세틴은 CYP2D6을 억제한다. 설트랄린sertraline은 CYP2D6을 경미하게 억제하며, 플루복사민fluvoxamine은 CYP3A4를 강력하게 억제한다(표 44-6).

표 44-6 선택적 세로토닌 재흡수 억제제의 약리학적 비교

	플루옥세틴	플루복사민	파록세틴	설트랄린	시탈로프람
1일 복용량 (mg)	20~80	50~300	20~50	50~150	1~60
약물반감기	1~4일	15시간	20~26시간	36시간	
안정화 시간	>4주	10일	7~14일	5~7일	6~10일
선운동역학 (L/kg)	−	−	−	+	+
CYP 억제: 억제제 양(mol/L)					
CYP2D6	.07~3.5	.15~8.2	.15~2.0	.7~22.7	5.1~19
CYP1A2	4−>100	.2	5.5	8.8~70	>100
CYP3A4	60~83	10~60	39~100	23~100	>100
CYP2C9		+			
CYP2C19	5.2	+	7.5	2.0	87

2) 약동학

SSRI는 세로토닌 재흡수의 선택적인 억제효과를 보이지만 임상적 효과는 세로토닌 수송체serotonin transporter의 70~80%가 점유될 때 나타난다. 대체로 초기 용량에서도 임상적인 반응이 나타나기 시작하며, 적정용량 이상의 고용량에서는 임상적 효과가 증가하기보다 주로 부작용이 증가하는 경향이 있다. SSRI는 각각의 특이적인 역가의 차이를 보이지만 임상적 효과에서는 유의미한 차이가 없다. 대체로 항히스타민성 또는 항아드레날린성(α1) 작용이 없으나, 파록세틴, 플루복사민, 설트랄린은 경미한 항콜린성 효과를 보인다(그림 44-7).

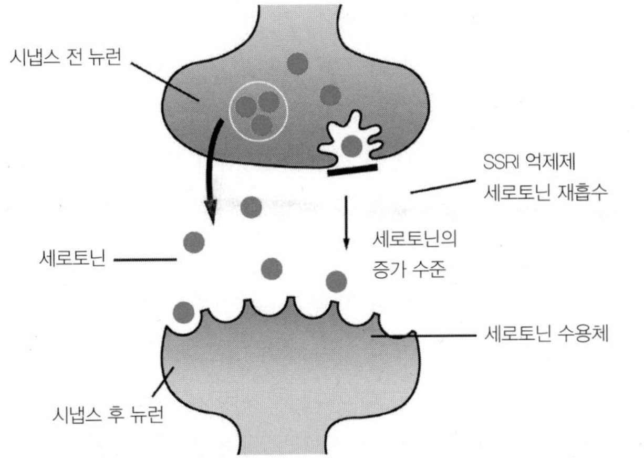

그림 44-7 신경접합(시냅스)에서 SSRI에 의한 세로토닌 재흡수 억제

3) 치료 적응증

SSRI의 항우울 효과는 치료를 시작하고 나서 2~4주 사이에 나타난다. 플루옥세틴은 아침에 1일 용량 5~10mg으로 투여를 시작하며 보통 유지용량은 10~20mg이다. 통상적으로 아동에서 그 이상의 용량을 투여하지 않는다.

플루옥세틴은 1일 용량 25mg으로 투여하기 시작하며 유지용량은 50~200mg이다. 설트랄린은 소아에서 불면보다는 진정작용을 야기하므로 대체로 저녁시간에 투여하나 아침에 복용할 수도 있다.

(1) 우울증

SSRI는 아동과 청소년의 우울증에 효과적이며 심리사회적 치료와 병용할 경우 더욱 효과적이라고 알려져 있다. SSRI를 이용한 개방 연구에서는 그 치료효과가 70~90%에 이르나 이중맹검-위약조절 연구에서는 그 효과가 다소 낮다. 플루옥세틴의 경우 약물효과가 나타나는 데 4~8주 이상의 투여기간이 필요하다. 이중맹검 연구결과 40~58%의 치료반응률이 보고되었고, 파록세틴과 설트랄린을 이용한 이중맹검 연구에서는 48~65%의 치료반응률을 보여 삼환계 항우울제의 효과와 유사하였다(Birmaher et al., 1994). 6~18세 주요우울장애를 진단받은 아동청소년을 대상으로 한 26개의 이중맹검 연구들을 분석한 메타연구에서 파록세틴, 데스벤라팍신, 설트랄린, 플루옥세틴, 에스시탈로프람이 높은 또는 중등도의high to moderate 효과성 근거가 있는 것으로 보고하였다(Cochrane Database Syst Rev, 2021).

(2) 강박장애

아동·청소년의 강박장애 치료에 주로 사용되는 약물은 플루옥세틴과 플루복사민이다. 플루옥세틴을 이용한 연구가 가장 많이 시도되어 아동·청소년 환자를 대상으로 한 이중맹검 연구의 결과 30~74%의 증상이 호전되었고, 이는 위약에 비하여 우수한 효과였다. 플루복사민은 안전성에 있어 플루옥세틴에 비하여 우수하나 치료효과는 다소 낮아 최근의 이중맹검 연구에서 42%의 치료반응률이 보고된 바 있다. 플루복사민과 설트랄린의 효과도 이와 유사하여 각각 25~29%, 42%의 치료반응을 나타냈다. 새로운 SSRI 제제인 시탈로프람의 경우 아동·청소년에서 이중맹검 연구를 통한 치료효과가 검증되지 않은 상태이다(Apter et al., 1994).

(3) ADHD

SSRI는 대체로 주의집중력과 과잉운동 증상의 치료에는 효과적이 아니지만 충동성 증상에는 비교적 효과적이라고 알려져 있다. 6주 동안 플루옥세틴을 ADHD 환아에게 투여한 결과 60%에서 환아의 행동 증상이 호전되었다고 보고되었다.

(4) 신경성 식욕부진증

신경성 식욕부진증Anorexia Nervosa: AN에서 시행된 SSRI를 이용한 개방 연구는 상당하나 그 결과들은 확정적이지 않다. 다만 플루옥세틴을 이용한 몇몇 이중맹검 연구의 결과, 플루옥세틴은 AN 증상의 호전에는 효과적이지 않으나, 일단 호전되어 체중이 증가한 이후에는 재발률을 낮출

뿐 아니라 증가된 체중을 유지하는 데 효과적임이 보고되었다. 특히 AN에 동반된 우울 증상의 치료에 효과가 있음을 보고되었다.

(5) 신경성 폭식증

SSRI는 신경성 폭식증Bulimia Nervosa: BN의 일차적인 치료 약물로 알려져 있으며, 미국 FDA는 플루옥세틴을 BN의 유일한 치료제로 공인하였다. 플루옥세틴의 경우 아동에서는 1일 용량 40mg 이상, 청소년에서는 60mg 이상에서 BN 증상을 치료하는 데 효과적이다. 삼환계 항우울제의 치료효과가 20~25%인 것에 비하여 SSRI의 치료효과는 50% 이상이다. SSRI를 이용한 다기관 이중맹검 연구의 결과, BN 증상이 50% 이상 호전되었으며 재발률도 유의하게 낮았다.

4) 부작용

플루옥세틴의 가장 흔한 부작용은 중추신경계와 위장관계 증상이다. 흔한 중추신경계 부작용은 두통, 피자극성, 불면, 졸림, 불안 등이며, 흔한 위장관계 부작용은 식욕부진, 구역질, 설사, 소화불량 등이다. 그 외에 성기능장해나 다양한 발진이 나타날 수 있으며, 혈당이 저하될 수 있는데 특히 저나트륨증이나 ADH 분비이상 증후군syndrome of inappropriate antidiuretic hormone secretion: SIADH 환자에서 이뇨제diuretics를 투여받고 있는 경우 드물게 나타난 바 있다. 자살을 포함한 난폭한 행동이 유발된다는 보고가 있었으나 최근의 연구에서는 플루옥세틴과 공격성의 관련성이 입증되지 못하였다(Birmaher et al., 1994).

설트랄린의 부작용은 위장관계 증상으로서 복통, 설사, 구역질이 흔한 증상이며, 다른 부작용으로 진전, 어지럼증, 발한, 입마름, 사정지연 등이 있다. 파록세틴의 흔한 부작용은 항콜린성이나 위장관계 증상과 졸림이다. 플루복사민의 부작용은 오심, 소화불량, 성기능 저하, 수면장애, 두통 등이다.

SSRI 중단 증후군은 파록세틴, 설트랄린, 플루복사민과 같이 비교적 반감기가 짧은 SSRI 약물을 갑자기 중단했을 경우에 나타나는 것이다. 신체적 증상으로는 평형이상 증상(어지럼증, 현훈, 보행실조), 오심과 구토, 피로감, 전신 무력감, 근육통, 감각이상, 진전, 불면증, 편두통성 전조증상이 있을 수 있고, 심리적 증상으로는 불안, 갑작스러운 울음, 이자극성, 과잉운동, 이인증, 저조한 기분, 혼돈이나 생생한 꿈, 집중력이나 기억력 장애 등을 들 수 있다. 이 증후군을 예방하기 위해서는 서서히 감량하는 것이 좋다.

6~18세 주요우울장애를 진단받은 아동청소년을 대상으로 한 26개의 이중맹검연구들을 분석한 메타연구에서 에스시탈로프람은 자살 관련 행동을 위약에 비하여 "미세하게" 감소시키는 것으로 보고하였으며, 플루옥세틴, 파록세틴, 설트랄린, 벤라팍신은 자살관련 행동을 위약에 비하여 "미세하게" 증가시키는 것으로 보고하였다(Cochrane Database Syst Rev, 2021).

5) 약물 상호작용

SSRI의 약물 상호작용에서 가장 주의할 문제는 세로토닌 증후군이다. 특히 L-트립토판L-tryptophan이나 MAOI를 어느 SSRI와도 함께 투여하면 치명적인 세로토닌 증후군을 일으킬 수 있다. 또한 리튬을 SSRI와 병합 투여할 경우에도 뇌전증이나 세로토닌 증후군을 야기할 가능성이 있으므로 주의해야 한다.

플루옥세틴은 삼환계 약물과 같이 투여할 경우 삼환계 약물의 용량을 낮추어서 사용해야 하며, 카바마제핀, 항신생물제antineoplastic agents, 디아제팜, 페니토인phenytoin과 병용투여할 경우 이 약물들의 대사를 억제할 수 있다(Birmaher et al., 1994). 설트랄린과 와파린을 같이 사용하면 설트랄린이 혈장 단백질로부터 항응고제를 대체할 수 있어 프로트롬빈 타임prothrombin time: PT을 증가시킬 수 있다. 플루복사민은 CYP3A4에 의해 대사되며 알프라졸람이나 디아제팜의 반감기를 증가시키기 때문에 이들 약물과 같이 사용할 경우 주의한다.

3. 탄산리튬

기분안정제로 사용되는 약물은 리튬, 카바마제핀carbamazepine, 소듐 발프로산sodium valproic acid(발프로에이트valproate), 토피라메이트topiramate, 라모트리진lamotrigine, 클로나제팜clonazepam 등이 있다. 카바마제핀, 발프로에이트, 토피라메이트는 항경련제에서, 클로나제팜은 항불안제에서 설명한다.

1) 약역학

리튬은 섭취 후 위장관에서 완벽하게 흡수된다. 약물을 복용한 후 최고 혈중농도에 도달하는 시간은 1~1.5시간이며, 서방형 약물의 경우는 4~4.5시간이다. 리튬은 혈장 단백질에 결합하지 않으며, 대사되지 않고 체내의 수분에 분포된다. 일반적으로 반감기는 약 20시간이며 5~7일 후에 항정상태에 도달한다. 대부분이 신장을 통해 배설되며 아동에서는 신장에 의한 배설속도가 더 빨라서 반감기가 짧다.

리튬은 치료효과와 혈중농도 간에 밀접한 상관성을 나타낸다. 즉, 혈중농도가 0.6~1.2mEq/L의 범위여야 안전하고 효과적이며, 그 이상의 혈중농도에서는 부작용이 흔하고 리튬 독성이 나타날 수 있다.

2) 약동학

리튬의 작용기전은 아직 불확실하지만 리튬 이온이 Na, K, Ca, Mg 등의 이온과 유사하여 다양한 신경전달물질계neurotransmitter systems 및 막구조membrane structure에 관여하는 것으로 알려져 있다. 특히 리튬이 신경세포 내의 이노시톨 포스파타제inositol phosphatases를 차단함으로써 포스파티딜-이노시톨 2차 전달체계phosphatidyl-inositol 2nd messenger system와 관련하여 신경전달물질에 대한 세포막 반응을 감소하는 효과가 있다.

3) 치료 적응증

리튬은 양극성장애의 치료에 처방되며, 재발의 병력이 없으면 아동에서는 예방적으로 투여되지 않는다. 삼환계 약물에 효과가 없는 우울증 환아에게 병합 투여될 수 있으나 성인에서만큼 효과적이지 않다. 또한 아동기에 발병하거나 기분의 변화가 급한 초급속 순환 양극성장애rapid cycle bipolar disorder에는 효과가 좋지 않은 편이다.

리튬은 일반적으로 부작용이 가볍지 않으며 위에 기술한 부작용 증상과 관련하여 약물을 투여하기 전에 신장과 체중을 측정하고 철저한 이학적 검사와 검사실 검사를 시행하여야 한다. 즉, 기본적인 혈액검사, 간기능 검사, BUN과 Cr, 소변검사, 전해질 검사 외에 심전도 검사와 갑상선 기능검사를 시행하여야 하며, 장기 투여할 경우 신장, 체중, 갑상선 자극 호르몬TSH, Cr 등을 3~6개월마다 정기적으로 측정하여야 한다.

리튬의 용량은 다른 약제와 마찬가지로 체중당 일정 용량으로 정하기가 어렵다. Cooper와 Simpson(1976)이 성인에서 리튬 600mg을 투여한 후 혈중농도를 측정하여 적정 투여용량을 결정한 바 있는데, Geller와 Fetner(1989)가 이 방법을 아동·청소년 환자에서도 적용할 수 있음을 확인하였다. 그러나 아동에서는 체내 수분의 양과 배설기능의 개인 차이가 심하여 이 방법을 조심스럽게 사용하여야 하며, 리튬을 소량부터 투여하면서 혈중농도를 자주 측정하는 방법이 더 바람직하다.

리튬은 적절한 치료효과와 적절한 혈중농도에 이르기까지 매주 측정하여야 하며, 그 이후에는 매달 측정하여야 한다. 치료 혈중농도인 0.6~1.2mEq/L에 도달하려면 통상적으로 1일 용량 900~1200mg이 필요하다. 투여 시작 1일 용량은 150~300mg이며 분복하여 점진적으로 증량한다.

4) 부작용

리튬의 가장 흔한 부작용은 오심, 구토, 설사 등의 위장장애증상, 체중 증가, 진전, 피곤함, 인지기능의 경미한 저하 등이다. 위장장애 증상을 줄이기 위하여 1일 3회 투여로 분복하며, 음식물과 함께 리튬을 투여하는 것이 좋다. 특히 리튬을 투여하는 환자에서 심한 진전증이 나타나면 리튬 독성의 가능성을 의심해 보아야 한다.

리튬의 또 다른 부작용으로는 다뇨증polyuria, 다음증polydipsia이 있으며, 리튬은 갑상선 기능에 영향을 미쳐 일시적으로 순환 중인 갑상선 호르몬의 농도를 감소시킨다. 따라서 리튬을 투여받는 환자의 경우 1년에 1~2회 갑상선 자극호르몬 농도를 측정하는 것이 좋다. 또한 리튬을 투여하는 동안에 우울증 삽화가 나타나면 리튬으로 유발된 갑상선 기능저하증을 고려하여야 한다.

리튬의 심장에 대한 영향은 저칼륨혈증hypokalemia에 의한 심전도의 변화와 유사하다. 즉, T파의 편평화flattening내지 역전inversion이 가장 흔한 심전도 소견으로서 일시적이며 리튬이 체외로 배설된 후에는 사라진다. 피부의 부작용으로는 여드름성acneiform·여포성follicular·반구진성 발진maculopapular eruptions 또는 경골전 궤양pretibial ulcerations, 건선psoriasis의 악화 등이 흔하며 때로는 탈모증이 나타날 수 있다.

리튬 독성의 초기 징후 및 증상은 거센 떨림coarse tremor, 구음장애dysarthria, 운동실조ataxia이며, 후기 징후와 증상은 의식의 장애, 근육섬유속연축muscular fasciculations, 근육간대

경련myoclonus, 발작seizures, 혼수 등이다. 리튬 독성은 영구적인 신경계 손상이나 사망을 초래할 수 있으므로 응급 상황으로 간주하여야 한다.

5) 약물 상호작용

티아지드thiazide 등의 대부분의 이뇨제는 리튬 농도를 증가시킬 수 있는 반면, 삼투압성 이뇨제와 탄산 탈수효소 억제제carbonic anhydrase Inhibitor, 크산틴xanthines, 카페인caffeine 등은 리튬 농도를 치료수준 이하로 감소시킬 수 있다. 앤지오텐신angiotensin 변환효소 억제제와 비스테로이드성 소염진통제가 리튬 농도를 증가시킬 수 있으나 아스피린aspirin과 술린닥sulindac(클리노릴clinoril)은 리튬 농도에 영향을 미치지 않는다.

항정신병 약물과 리튬을 병용 투여하면 리튬에 의한 신경계 부작용을 증가시킬 수 있다. 카바마제핀, 발프로에이트, 클로제팜 등의 항경련제와 리튬을 병용 투여하면 리튬의 농도가 증가하고 리튬에 의한 신경계 부작용이 악화될 수 있다. 따라서 리튬을 병용 투여할 때는 통상적인 용량보다 조금 낮은 용량으로 시작하고 점진적으로 증량해야 한다.

항불안제 및 수면제

아동 · 청소년에게 사용되는 항불안제와 수면제는 안정성과 치료효과에 있어 일관적인 연구결과가 적으나 성인 환자에서의 치료효과와 유사하다. 대체로 항불안제는 병용 투여로 사용되고 있다.

1. 벤조디아제핀

1) 약역학

모든 벤조디아제핀benzodiazepine은 위장관에서 변화되지 않은 상태로 흡수된다. 최고 혈중농도에 이르는 시간은 1~3시간이다. 그러나 장관 재순환enterohepatic recirculation을 거치기 때문에 투여 후 6~10시간에 최고 혈중농도에 다시 이를 수 있다.

2) 약동학

벤조디아제핀은 GABAA 수용체의 특정한 부위에 결합함으로써 GABAA 수용체의 GABA 친화성을 증가시킨다. GABA에 대한 친화성이 증가하면 이온채널ion channel이 지속적으로 활성화되고 신경세포 안으로 Cl 이온의 통과가 증가함으로써 신경세포막이 안정화된다. 최근의 연구에서 중추신경계 벤조디아제핀 수용체의 두 가지 유형이 발견되었는데, BZ1(ω1) 수용체는 수면효과에 관여하고, BZ2(ω2) 수용체는 인지와 기억 및 운동조절의 기능에 관여하는 것으로 알려져 있다.

3) 치료 적응증

아동의 불안 증상의 치료에 단기간 투여할 수 있으며, 저역가low potency 벤조디아제핀에 비하여 고역가high potency 벤조디아제핀을 투여한 임상 연구가 많다. 알프라졸람alprazolam이 범불안장애, 사회공포증, 분리불안장애를 보이는 아동환자에서 효과가 있음이 보고되었다. 클로나제팜clonazepam의 경우 아동 · 청소년의 공황장애와 신경이완제 유도 정좌 불능증neuroleptic-induced akathisia에 효과적이고, ADHD를 동반한 틱장애 환자에서 클로니딘과 병용 투여하면 효과적임이 보고되었다.

아동은 디아제팜diazepam을 성인에 비하여 빨리 흡수하고, 빨리 대사한다. 상용 1일 용량은 로라제팜lorazepam 0.25~6mg, 디아제팜 1~20mg, 알프라졸람 0.25~4mg, 클로나제팜 0.5~3mg이다. 약물을 중단 시에는 약물금단경련withdrawal seizure이나 반동불안을 예방하기 위하여 매우 점진적으로 감량해야 한다.

4) 부작용

약물남용이나 신체적/심리적 의존성이 생길 수 있으며, 진정, 인지기능의 장애, 보행실조ataxi, 혼돈, 정서적 불안정lability, 조현병의 악화, 탈억제 반응 등이 일어날 수 있다. 탈억제 반응의 증상은 급성적 흥분, 이자극성, 불안의 고조, 환청, 공격성과 적대감, 분노반응, 불면, 기분의 앙양, 운동 협응의 장애 등이다.

5) 약물의 상호작용

2-케토 벤조디아제핀계2-keto benzodiazepines의 혈중농도를 상승시키는 약물은 시메티딘(타가메트Tagamet), 디술피

람disulfiram(안타부스Antabuse), 이소니아지드isoniazid(나이드라지드Nydrazid), 에스트로겐estrogen 등이다. 제산제와 음식물은 벤조디아제핀계의 혈중농도를 저하하며, 흡연은 벤조디아제핀계의 대사를 증가시켜 혈중농도를 저하한다.

2. 부스피론

1) 약역학

부스피론buspirone은 위장관에서 잘 흡수되며 섭취된 음식물의 영향을 받지 않는다. 간에서 대사되고, 신장을 통해 배설된다. 경구 복용 후 60~90분 내에 최고 혈중농도에 도달한다. 반감기는 2~11시간으로 짧기 때문에 1일 3회 분복이 필요하다.

2) 약동학

부스피론은 5-HT1A 수용체에 대한 작용제agonist 혹은 부분작용제partial agonist로서 작용하며, 5-HT2A와 D2 수용체에 대해서도 작용한다.

3) 치료 적응증

부스피론의 치료적 적응증은 범불안장애를 포함한 여러 불안장애이다. 강박장애 치료의 보조적인 치료제뿐 아니라 지적장애나 자폐스펙트럼장애의 공격성과 불안 증상의 치료제로 사용된다. 최근의 연구에서 ADHD 환아에게 부스피론을 경피첩포transdermal patch형으로 매일 투여한 결과, 투여 용량과 비례하여 현저하게 임상적인 호전을 보였다. 그러나 이는 아직 예비연구 단계이며, 향후 더욱 체계적인 연구가 필요하다.

아동 · 청소년에서 초기 용량은 1일 2.5~5mg이며 2~3일마다 증량한다. 3회 분복하고 서서히 증량하며 최대 1일 용량은 아동에서 20mg, 청소년에서 60mg이다. 치료효과는 적정용량에 도달한 후 1~2주 후에 나타날 수 있다.

4) 부작용

진정작용은 없으며, 가장 흔한 부작용은 두통, 오심, 어지럼증이고 불면증이 드물게 나타난다.

5) 약물 상호작용

할로페리돌과 부스피론의 병용 투여 시 할로페리돌의 혈중농도를 증가시킨다고 보고된 바 있다. MAOIs와 같이 투여하여서는 안 되며, 할로페리돌으로 대체할 경우 MAOIs를 중단하고 2주간 약물세척 기간을 거친 후 할로페리돌을 투여해야 한다.

항경련제 및 기타 약물치료

1. 항경련제

많은 임상 연구에서 항경련제는 뇌전증의 치료 외에도 기분장애, 공격성 증상, 충동조절장애의 치료에 효과적임이 입증되었다. 페노바르비탈phenobarbital과 페니토인phenytoin이 주로 사용된 과거와 달리, 근래에는 발프로산과 클로나제팜이 1차 약물로서, 카바마제핀과 토피라메이트는 2차 약물로서 투여되고 있다.

1) 발프로에이트

(1) 약역학

쇼듐 발프로에이트sodium valproate를 함유한 약물을 복용하면 위에서 발프로산valproic acid으로 변환되며, 발프로산 자체로 된 약물은 위장관을 통해 쉽게 그리고 거의 완벽하게 흡수된다. 최고 혈중농도는 약물의 형태preparation나 음식물에 따라 다르다. 일반적으로 정제형은 반감기가 12~17시간으로 1일 2회 분복이 가능하나, 시럽형은 반감기가 8시간 정도이므로 1일 3회 분복하여야 한다. 그러나 안정된 혈중농도를 유지하기 위해서는 1일 3회 분복하는 것이 좋다.

(2) 약동학

뇌전증과 양극성장애에 대한 발프로에이트의 주요 치료기전은 GABAA 수용체에 약물이 작용하는 것이며, 글루타메이트 수용체나 칼슘 채널Ca channel에 작용하기도 한다. GABA 수용체가 활성화되면 신경세포막의 흥분도가 감소하여 안정화된다.

(3) 치료 적응증

양극성장애와 공격성 증상이 적응증이다. 치료효과는

투여 후 1~2주 이내에 나타난다. 발프로에이트는 조증에서 예방적인 효과를 보여, 약물을 투여받은 환자의 경우 조증 삽화가 드물고 덜 심하며 삽화의 기간이 짧다. 일반적으로 초급속 순환 양극성장애Rapid-cycling bipolar disorder, 불쾌성 조증dysphoric mania, 혼재성 조증mixed mania, 리튬치료 저항성 조증에 발프로에이트가 효과적이다. 10세 이하의 아동에서는 간 독성이 나타날 수 있으므로 주의한다.

발프로에이트를 투여하기 전에 철저하게 임상적 평가와 검사를 시행하여 간과 췌장의 질환이 있는지 확인하여야 한다. 위장계 부작용을 최소화하기 위하여 점진적으로 증량하는 것이 좋다. 스프링클sprinkles(액체형 디발프로엑스divalproex)은 음식물에 첨가하여 투여할 수 있어 어린 나이의 아동에게 편리하다. 초기 투여용량은 1일 체중당 용량 15mg으로 시작하며 유지용량은 1일 체중당 용량 30~60mg까지 증량한다. 치료적 혈중농도는 50~100μg/mL로 뇌전증과 정신장애의 경우에서와 거의 동등한 수준이다.

(4) 부작용

일반적으로 발프로에이트는 안전하고 내성이 좋은 편이나 흔한 부작용은 오심과 구토 및 속쓰림이다. 위장 부작용 때문에 식사 직후에 복용하여야 한다. 그 외에 설사, 진정작용, 운동실조, 구음장애, 진전, 체중 증가, 탈모, 혈소판 감소증 및 혈소판 기능이상 등이 나타날 수 있다. 간효소의 수치가 지속적으로 상승할 수 있으나 보통 증상이 없다. 드물지만 치명적인 부작용으로 췌장염과 간 독성이 일어날 수 있는데, 간 독성의 위험요인은 2세 미만, 항경련제의 복합 사용, 뇌전증에 다른 신경과적 질환이 동반되어 있는 경우 등이다.

(5) 약물 상호작용

발프로에이트와 병용 투여 시 혈중농도가 상승하는 약물은 디아제팜, 아미트립틸린amitriptyline, 노르트립틸린nortriptyline, 페노바르비탈이며, 반대로 혈중농도가 감소하는 약물은 페니토인과 데시프라민 등이다. 또한 병용 투여 시 발프로에이트의 혈중농도를 증가시키는 약물은 아미트립틸린, 플루옥세틴 등이며, 발프로에이트의 혈중농도를 감소시키는 약물은 카바마제핀이다.

2) 카바마제핀

(1) 약역학

위장관에서 서서히 흡수되며 흡수율이 일정하지 않다. 최고혈중농도는 복용 2~8시간 후에 도달하며 항정상태는 일정량을 복용한 2~4일 후에 도달한다. 반감기는 치료초기에는 18~54시간이지만 장기간 투여한 후에는 간효소의 유도로 인하여 반감기가 12~17시간으로 줄어든다. 간에서 대사되며 신장을 통하여 배설된다. 습한 환경에서 보관될 경우 역가의 30% 정도가 감소될 수 있다고 보고되고 있다.

(2) 약동학

카바마제핀의 항경련 효과로는 카바마제핀이 불활성화 상태의 나트륨 채널Na channel에 결합하여 불활성화를 연장하며, 이 결합은 칼슘 채널과의 시냅스 전달synaptic transmission을 감소시킨다. 그 외에 NMDA 수용체를 통한 신경세포전위의 감소, 아데노신 A1 수용체adenosine A1 receptor의 경쟁적 길항작용, 중추신경계 카테콜아민catecholamine 신경전달의 강화 등의 작용에 의하기도 하며, 신경세포 내 cAMP의 유전적 표현gene expression에 영향을 미친다는 보고도 있다. 그러나 카바마제핀의 항조증 효과에 대해서는 아직 확실한 기전이 확립되지 않았다.

(3) 치료 적응증

양극성장애의 치료에서 카바마제핀은 성인의 경우 리튬 및 항정신병 약물과 동등한 효과를 보여 주고 있으나 아동·청소년의 경우는 만족스럽지 않다. 뇌전증은 없으나 행동장애를 보이는 청소년을 대상으로 카바마제핀을 투여한 결과 80%의 환자에서 증상의 호전을 보였으며, 비정상적 뇌파소견을 보이는 아동의 공격성 증상에 카바마제핀이 효과적이었다는 보고가 있다. 또한 카바마제핀은 3차 신경통으로 인한 만성 통증의 일차적인 치료약물이며, 여러 신체질환으로 인한 이차적인 신경손상에도 효과적이다. 신경손상이 있은 후 첫 수 주일 이내에 통증의 치료를 위하여 단기간 투여될 수 있다.

ADHD의 공격성, 충동성, 과잉운동 등 행동 증상의 치료나 또는 중추신경자극제나 항우울제에 의한 약물치료가 실패한 경우에 카바마제핀이 투여될 수 있으며, 비교적 높은 혈중농도를 유지하는 용량에서 품행장애의 행동 증상을 감소시켰다.

말초전혈검사hemoglobin, hematocrit: WBC, 간기능 검사, BUN, Cr 등을 약물 투여 전에 검사하여야 한다. 일반적으로 첫 4주 동안 매주 말초전혈검사와 간기능 검사를 시행하고, 4개월까지는 매월 1회씩, 그 이후에는 3개월에 1회씩 시행한다. 그러나 발진, 인후통, 전신피로, 구토, 빈뇨, 식욕부진, 황달 등이 발견되면 즉시 상기 검사를 시행하여야 하며, 다핵 백혈구의 수가 1000/mm^3 이하이거나 혹은 간염이 발병하면 약물 투여를 중지하여야 한다.

(4) 부작용

카바마제핀의 가장 흔한 부작용은 복시diplopia, 사시, 구역질, 구토, 복부 불편감, 변비, 설사, 식욕부진 등이다. 신경독성 증상은 졸림, 혼돈스러움, 보행실조ataxia, 건반사 항진, 간대clonus, 진전tremor이다. 대부분의 부작용은 혈중농도가 9μg/mL 이상으로 올라간 것과 연관되며, 보행실조, 복시, 진정작용sedation, 어지럼증dizziness은 12μg/mL 이상의 혈중농도에서 흔하다. 카바마제핀의 드물지만 심각한 부작용은 혈액이상blood dyscrasias, 간염, 박탈피부염exfoliative dermatitis이다. 발열, 인후통, 발진, 점상출혈, 멍이 잘 생기는 증상은 재생불량성 빈혈이나 백혈구 무과립구증 등과 같은 혈액 이상임을 교육하고 즉시 의사의 진찰과 검사를 받도록 알려 주어야 한다.

치료초기 수 주일 이내에 혈중 빌리루빈과 알칼린 포스파타제alkaline phosphatase가 증가할 수 있으며 투여 수 주일 이내에 10~15%에서 소양성 발진benign pruritic rash이 나타날 수 있다. 이 경우에는 대개 카바마제핀을 끊는 것이 좋다. 카바마제핀은 직접적으로 항이뇨 호르몬ADH의 분비를 자극하므로 저나트륨혈증, 수분중독증, 기면, 두통, 구토, 소변증가, 뇌전증이 일어날 수 있다. 이 경우에는 약물 투여를 중지하고 다른 약물로 변경하여야 한다.

(5) 약물 상호작용

카바마제핀은 CYP3A3/4를 활성화한다. 리튬, 항정신병 약물, 에리트로마이신, 베라파밀, 니페디핀nifedipine, 딜티아젬, 이소니아지드, 데메롤demerol, 알코올 등과 병합 투여할 경우 카바마제핀의 혈중농도가 증가하여 신경 독성이 나타날 수 있다.

2. 아토목세틴

1) 약역학

아토목세틴atomoxetine은 24시간 효과가 있고 수면이나 불안 그리고 틱을 악화시키지 않으며, 하루 중 아무 때나 복용해도 된다. 한편 중추신경계 비자극제인 아토목세틴의 경우 1일 용량이 0.5~1.2mg/kg이며, 1.8mg/kg까지 증량할 수 있으며, 1일 2~3회 투여한다.

2) 약동학

아토목세틴은 노르에피네프린의 재흡수를 억제하여 시냅스 틈에서 그 농도를 높이고 전전두엽에서의 도파민을 증가시켜 증상의 호전을 가져온다. 아토목세틴은 최고 효과에 이르는 데에 6주 정도 소요되지만, 첫 용량에서도 효과가 관찰될 수 있다. 아토목세틴을 연구한 13개 연구를 취합하여 601명의 12~18세 청소년의 결과를 메타분석한 결과 537명(89.4%)에서 3개월 이상 치료를 지속하였고 219명이 2년 이상 치료를 지속 중이었으며, 평균 용량은 1.41mg/kg/day 였다(Wilens et al., 2006b).

3) 치료적응증

(1) ADHD

아토목세틴은 ADHD가 주 적응증인 약물이다(Michelson et al., 2001, 2002). ADHD에 불안이나 틱이 동반된 경우 또는 중추신경자극제로 인한 불안(Geller et al., 2007)과 틱(Allen et al., 2005) 증상이 악화되는 경우에 사용할 수 있다. 약물남용의 병력, 중추신경자극제를 시도에도 임상적 효과 부족한 경우도 고려해 볼 수 있다. 아토목세틴을 복용하는 경우 불안, 우울 그리고 틱의 완화를 보고하는 경우도 있다(Klykylo et al., 2014).

4) 부작용

아토목세틴의 흔한 부작용으로 복통, 식욕 저하, 메스꺼움, 피로감, 어지러움이 있을 수 있다(Kratochvil et al., 2011). 아토목세틴은 수면이나 불안 그리고 틱을 악화시키지 않으며, 수축기 이완기 혈압에도 영향을 주지 않는다(Kratochvil et al., 2011).

5) 약물 상호작용

아토목세틴 복용 시 부분적으로만 효과가 있었던 6~17세의 아동 청소년을 대상으로 중추신경자극제를 병용하였을 때 ADHD 증상과 실행기능의 호전을 보고하였다(Wilens et al., 2009). 이 연구에서 참여자들은 평균 1.1mg/kg/day의 아토목세틴과 1.0mg/kg/day의 중추신경자극제를 복용하였다. 불면, 이자극성, 식욕의 저하 등의 부작용은 아토목세틴을 단독 복용하는 경우보다 유의하게 높은 비율로 나타났다. 또한 중추신경자극제의 병용 복용은 아토목세틴의 혈중 농도에는 영향을 주지 않는 것으로 보고하였다.

3. 기타 약물치료

1) 클로니딘

클로니딘clonidine은 아드레날린 수용체 항진제로서 위장관에서 잘 흡수되고 경구 투여 후 1~3시간이 지나면 최고 혈중농도에 도달한다. 35%는 간에서 대사되고, 65%는 대사되지 않은 상태로 신장을 통해 배설된다. 반감기는 6~20시간이다. 시냅스 전 α2-아드레날린 수용체에 대한 항진효과로 인하여 시냅스 전 신경말단에서 신경전달물질의 농도가 감소한다.

치료 적응증으로는 투렛장애에서 할로페리돌과 피모지드를 투여할 수 없을 경우 1차 치료약제로 선택할 수 있는데 투렛장애에서 보이는 주관적인 불쾌감, 과잉활동성과 충동성을 감소시킨다. 초기 용량은 1일 0.05mg이며 0.3mg까지 증량할 수 있다. 투렛장애의 경우 클로니딘의 치료효과가 나타나기까지 3개월의 긴 기간 동안 투여해야 한다는 것이 단점이다. 클로니딘은 ADHD의 치료에서 중추신경자극제나 항우울제를 투여한 후 효과가 없는 경우에 사용하는 제3의 약제이다. 투여용량은 투렛장애에서와 같아 1일 용량 0.05~0.3mg이다. 일부 임상보고에서는 ADHD의 치료에서 클로니딘과 중추신경자극제를 병용투여한 후 최소 5명이 사망하였으므로 이 경우 중추신경자극제의 용량을 40% 정도 감량 투여하고 심장 모니터링cardiac monitoring을 하는 등 철저한 주의가 필요하다고 하였다. 그 외에 클로니딘은 공황장애, 공포증, 강박장애, 외상 후 자극장애, 범불안장애 등에 투여될 수 있다.

클로니딘의 흔한 부작용은 구강건조증 및 안구 건조, 피로, 신경질, 진정작용, 어지럼증, 오심, 저혈압, 변비 등이며, 불면증, 불안, 우울증, 선명한 꿈이나 악몽, 환각 등이 나타날 수 있다. 클로니딘은 아드레날린 수용체 α1과 α2 모두에 작용하므로 임상적으로 부작용이 많고 치료효과가 늦다는 단점이 있어 투여하는 데 어려움이 많다. 최근 약물의 흡수를 지연하여 혈장 약물농도의 정점peak을 감소시키는 서방형 제제인 클로니딘-XR이 출시되어 국내에서도 사용되고 있다(Hunt et al., 1990; Jain et al., 2011).

2) 데스모프레신

야뇨증을 치료하기 위해 개발된 합성형의 항이뇨 호르몬ADH이다. 작용시간은 빠르며 신장에서 수분의 재흡수를 증가시켜 소변의 양을 감소시키는 작용을 한다. 콧속으로 분사하는 데스모프레신desmopressin: DDAVP의 경우 비점막의 건조나 자극, 두통, 비출혈, 구역질 등의 부작용이 많아, 최근에는 경구형의 약제를 많이 투여한다. 약물의 사용 시에는 수분중독을 피하기 위해 저녁에 수분섭취를 제한하도록 한다. 치료효과는 이미프라민과 유사하여 재발이 잦으므로 매우 서서히 장기간에 걸쳐 감량하여야 한다. 1일 상용량은 분사형의 경우 10~40μg이며, 경구형은 0.1~0.2mg으로 취침 전에 투여한다.

3) 프로프라놀롤

분노반응과 충동적인 공격성, 자해행동의 치료에 투여될 수 있다. 프로프라놀롤propranolol(베타 차단제beta-blocking agents)은 아동·청소년에서 초조하고 과잉각성 증상의 치료에 효과적일 수 있으며, 시험불안을 감소하고 인지수행 능력을 호전한다. 약물을 투여하기 전에 금기증을 충분히 고려하여야 한다. 즉, 천식, 당뇨, 서맥, 심부전, 부정맥, 갑상선 기능저하 등에서는 프로프라놀롤의 투여를 피해야 한다. 아동·청소년에서 프로프라놀롤의 초기 용량은 1일 10mg이며, 3~4일마다 10~20mg씩 증량하고 증량할 때마다 혈압과 맥박을 측정하여야 한다. 맥박이 1분당 50회 이하, 혈압이 수축기 80mmHg, 이완기 50mmHg 이하일 때에는 투여를 중단한다. 1일 상용량은 아동의 경우 10~120mg이며 청소년의 경우 20~300mg이다. 아동에서는 반감기가 짧아서 1일 4회 분복을 권장하며, 투여 후 8주가 경과하면 효과가 나타난다. 약물의 중단 시에는 반동성 고혈압과 빈맥을 방지하기 위하여 서서히 감량해야 한다. 약물의 부작용은 피로, 경도의 저혈압, 서맥이 가장 흔하며, 성욕 감소, 불쾌감, 불면, 악몽이 나타날 수 있다.

전기충격치료

성인에 비해 아동에서의 전기충격치료electroconvulsive therapy는 매우 제한적이어서 체계적인 임상 연구는 거의 없고 사례보고만 일부 있는 실정이다. 성장 중인 아동의 뇌에 전기자극을 가한다는 것에 대하여 대다수 의사는 효과와 후유증을 확신할 수 없으므로 시행하기 꺼리지만, 1990년 미국정신의학회는 전기충격치료를 아동에게 사용하는 것을 금지하지 않으며 오히려 다른 여러 치료가 실패할 경우 사용하도록 권장하였다. 그러나 미국에서도 임상 자료가 부족한 실정이어서, 12세 미만의 아동의 경우 전기충격치료를 시행하기 전에 '전기충격치료가 반드시 필요한지' 신중하게 평가하기 위하여 또 다른 임상가의 의견second opinion을 받도록 권장하고 있다.

미국 소아 및 청소년 정신의학회American Academy of Child and Adolescent Psychiatry, AACAP의 가이드 라인에 따르면, 전기경련치료에 대한 임상적 결정을 위하여 종합적 정신과적 진단 평가, 자세한 병력 청취, 목표 증상 임상척도를 이용한 평가, 기존의 모든 약물치료력 및 기타 정신치료력에 대해서도 평가가 필요하다. AACAP 가이드라인은 10~12회기의 전기경련치료를 권고하고 있다. 전기경련치료를 5, 6회기 실시한 이후에 임상적 호전 여부에 대하여 평가하고 전기경련치료에 반응이 없다고 판단되는 경우에는 치료를 지속 여부를 임상적 득실을 고려해야 한다(AACAP, 2004).

전기충격치료의 절대적 금기증은 없으나 뇌전증 등의 신경계 질환 또는 마취를 시행하기 어려운 주요 신체질환을 가진 경우는 가급적 시행하지 않는다. 전기충격치료를 시행하기 전에는 혈액검사, 요검사, 간기능 검사, 갑상선 기능 검사, 심전도 검사 그리고 뇌파검사를 포함하여 뇌단층촬영이나 뇌자기공명검사 등의 뇌검사를 시행하여야 한다. 또한 전기충격치료에 대한 부모의 동의서와 환아의 구두 동의를 얻어야 하며, 인지기능 검사를 치료 전후에 시행하여야 한다(APA, 1990).

아동에서는 자살사고가 심하거나 자해행동이 빈번한 경우, 심한 우울 증상이나 긴장catatonia을 동반한 양극성장애 및 우울장애에서 전기충격치료가 효과적이라는 사례가 보고되었으며, 청소년에서는 더 흔하게 시행되고 있다. 무작위 대조군 연구는 없지만 기존 연구들을 종합하면, 전기경련요법은 소아청소년에서 기분장애의 경우 75~100%의 호전이 보고되며 정신증의 경우에는 50~60%의 호전이 보고되고 있다(Ghaziuddin et al., 2004). 보다 구체적으로 긴장증(80%), 조증(80%), 우울증(63%), 조현병(42%)에서 효과가 있었다(Kutcher & Robertson, 1995).

경두개 자기 자극술

18세 미만 아동청소년에서 경두개 자기 자극술Transcranial Magnetic Stimulation, TMS은 다양한 중추 신경계 신경세포의 성숙/활성, 경련성 질환에서 신경세포의 가소성, 운동 피질 기능 등을 측정하는 데 사용되었다. 또한 반복적 경두개 자극은 주의력결핍 과잉행동장애, 주의력결핍 과잉행동장애를 동반한 투렛증후군 및 우울증과 같은 정신과적 질환에 적용되었다. 아동청소년(2~17세) 대상으로 한 48건의 연구 결과의 메타분석에 따르면 비침습적 뇌자극의 부작용은 일반적으로 경미하고 일시적인 것으로 나타났으며[두통(11.5%), 두피 불편(2.5%), 경련(1.2%), 기분 변화(1.2%), 피로(0.9%), 이명(0.6%)] 심각한 부작용은 비교적 적었다(Krishnan et al., 2015). 효과성 부분에 있어서는 치료 저항성 우울증 환자(103명)에서 무작위로 군을 나누어 6주에 걸쳐 매일 활성 TMS 단일 요법(48명) 또는 허위sham TMS(55명)를 실시한 결과 TMS 군과 허위 TMS 군에서 항우울 효과의 차이가 나지 않았다(Croarkin et al., 2021).

참고문헌

대한소아청소년정신의학회(2021). 청소년 발달과 정신의학(제2판). 경기: 군자출판사.

이홍식(2009). 임상신경정신약물학. 서울: 엠엘커뮤니케이션.

AACAP Official Action. (2004). Practice parameter for use of electroconvulsive therapy with adolescents. *J Am Acd Child Adolesc Psychiatry,* 43, 12.

Allen A. J., Kurlan, R. M., Gilbert, D. L., Coffey, B. J., Linder, S. L., Lewis, D. W. et al. (2005). Atomoxetine treatment in children and adolescents with ADHD and comorbid tic disorders. *Neurology, 65*(12), 1941-1949.

Aman, M. G., Marks, R. E., Turbott, S. H. et al. (1991). Clinical effects of methylphenidate and thioridazine in intellectually subaverage children. *Journal of the American Academy of Child & Adolescent Psychiatry, 30*, 246-256.

American Academy of Child and Adolescent Psychiatry Work Group on Quality Issues. (1992). Practice parameters for the assessment and treatment of conduct disorders. *Journal of the American Academy of Child & Adolescent Psychiatry, 31*, v-vii.

American Psychiatric Association (APA). (1990). The practice of ECT: Recommendations for treatment, training, and privileging. *Convulsive Therapy, 6*(2), 85-120.

Apter, A., Ratzoni, G., King, R. A. et al. (1994). Fluvoxamine open-label treatment of adolescent inpatients with obsessivecompulsive disorder or depression. *Journal of the American Academy of Child & Adolescent Psychiatry, 33*, 342-348.

Bastiaens, L. (1992). Knowledge, expectations and attitudes of hospitalized children and adolescents in psychopharmacological treatment. *Journal of Child and Adolescent Psychopharmacology, 3*, 157-171.

Bastiens, L., & Bastiens, D. K. (1993). A manual of psychiatric medications for teenagers. *Journal of Child and Adolescent Psychopharmacology, 3*, M1-M59.

Bernstein, G. A., & Shaw, K. (1993). Practice parameters for the assessment and treatment of anxiety disorders. *Journal of the American Academy of Child and Adolescent Psychiatry, 32*, 1089-1098.

Beyer, J. L., Weiner, R. D., & Glenn, M. D. (1998). *Electroconvulsive therapy*. Washington, DC: American Psychiatric Press.

Birmaher, B., Waterman, G. S., & Ryan, N. et al. (1994). Fluoxetine for childhood anxiety disorders. *Journal of the American Academy of Child & Adolescent Psychiatry, 33*, 993-999.

Campbell, M., & Cueva, J. E. (1995a). Psychopharmacology in child and adolescent psychiatry: A review of the past seven years, I. *Journal of the American Academy of Child & Adolescent Psychiatry, 34*, 1124-1132.

Campbell, M., & Cueva, J. E. (1995b). Psychopharmcology in child and adolescent psychiatry: A review of the past seven years, II. *Journal of the American Academy of Child & Adolescent Psychiatry, 34*, 1262-1272.

Cantwell, D. P., Swanson, J., & Connor, D. F. (1997). Case study: Adverse response to clonidine. *Journal of the American Academy of Child & Adolescent Psychiatry, 36*, 539-544.

Chappell, P. B., Riddle, M. A., Scahill, L. et al. (1995). Guanfacine treatment of comorbid attention-deficit hyperactivity disorder and Tourette's syndrome: Preliminary clinical experience. *Journal of the American Academy of Child & Adolescent Psychiatry, 34*, 1140-1146.

Clein, P. D., & Riddle, M. A. (1995). Pharmacokinetics in children and adolescents. *Child and Adolescent Psychiatric Clinics of North America, 4*, 59-75.

Coffey, C. E., & Brumback, R. A. (1998). *Textbook of pediatric neuropsychiatry*. Washington, DC: American Psychiatric Press.

Cohen, D. J., Riddle, M. A., & Leckman, J. F. (1992). Pharmacotherapy of Tourette's syndrome and associated disorders. *Psychiatric Clinics of North America, 15*, 109-129.

Cooper, T. B., & Simpson, G. M. (1976). The 24-hour lithium level as a prognosticator of dosage requirements: A two-year follow-up study. *American Journal of Psychiatry, 133*, 440.

Cozza, K. L., Armstrong, S. C., & Oesterheld, J. R. (2003). *Concise guide to drug interaction principles for medical practice*. Washington, DC: American Psychiatric Press.

Croarkin (2021). Left prefrontal transcranial magnetic stimulation for treatment-resistant depression in adolescents: A double-blind, randomized, sham-controlled trial. *Neuropsychopharmacology, 2021 Jan; 46*(2):462-469.

Davis, K. L., Charney, D., Coyle, J. T., & Nemeroff, C. (2002). *Neuropsychopharmacology: The fifth generation of progress*. Philadelphia: Lippincott Williams and Wilkins.

DelBello, M. P., Findling, R. L., Earley, W. R. et al. (2008). Safety and tolerability of quetiapine in children and adolescents with bipolar I disorder and adolescents with schizophrenia: A 26-week open-label study [poster]. Presented at: 55th annual meeting of American Academy of Child & Adolescent Psychiatry; October 28-November 2, 2008; Chicago, IL.

DeVeaugh-Geiss, J., Moroz, G., Bierderman, J. et al. (1992). Clomopramine hydrochloride in childhood and adolescent obsessive-compulsive disorder: A multicenter trial. *Journal of the American Academy of Child & Adolescent Psychiatry, 31*, 45-49.

Dulcan, M. K. (Ed.). (1998). *Understanding drug medications for behavioral and emotional problems: Guidance for parents, youths and teachers*. Washington, DC: American Psychiatric Press.

Elia, J., Borcherding, B. G., Rapport, J. L. et al. (1996). Methylphenidate and dextroamphetamine treatments of hyperactivity: Are there true nonresponders? *Journal of Psychiatric Research, 36*, 141-155.

Findling, R. L., Grcevich, S. J., Lopez, L. et al. (1996). Antipsychotic medications in children and adolescents. *Journal of Clinical Psychiatry, 57* (suppl 9), 19-23.

Findling, R. L., McKenna, K., & Earley, W. R. (2012). Efficacy and safety of quetiapine in adolescents with schizophrenia investigated in a 6-week, double-blind, placebo-controlled trial. *Journal of Child and Adolescent Psychopharmacology, 22*, 327-342.

Gadow, K. D. (1992). Pediatric psychopharmacology: A review of recent research. *Journal of Child Psychology and Psychiatry, 33*, 153-195.

Geller, D., Donnelly, C., Lopez, F., Rubin, R., Newcorn, J., Sutton, V., et al. (2007). *Atomoxetine treatment for pediatric patients with attention-deficit/hyperactivity disorder with comorbid anxiety disorder. J Am Acad Child Adolesc Psychiatry, 46(9): 1119-1127.*

Geller, B., & Fetner, H. H. (1989). Children's 24-hour serum lithium level after a single dose predicts initial dose and steady-state plasma level. *Journal of Clinical Psychopharmacology, 9*, 155.

Ghaziuddin, N., Kutcher, S. P., Knapp, P., Bernet, W., Arnold, V., Beitchman, J. et al. (2004). Work Group on Quality Issues; AACAP: Practice parameter for use of electroconvulsive therapy with adolescents. *J Am Acad Child Adolesc Psychiatry, 43*, 1521-1539.

Green, W. H. (1991). *Child and adolescent clinical psychopharmacology*. Baltimore, MD: Williams & Wilkins.

Greenhill, L. L. (1995). Attention-deficit hyperactivity disorder. *Child and Adolescent Psychiatric Clinics of North America, 4*, 123-168.

Hetrick, S. E., McKenzie, J. E., Bailey, A. P., Sharma, V., Moller, C. I., Badcock, P. B., Cox, G. R., Merry, S. N., & Meader, N. (2021). *Cochrane Database Syst Rev, 2021 May 24; 5*(5): CD013674. New generation antidepressants for depression in children and adolescents: a network meta-analysis.

Hunt, R. D., Capper, S., & O'Connell, P. (1990). Clonidine in child and adolescent psychiatry. *Journal of Child and Adolescent Psychopharmacology, 1*, 87-102.

Hunt, R. D., Lau, S., & Ryu, J. (1991). Alternative therapies for ADHD. In L. L. Greenhill & B. B. Osman (Eds.), *Rtalin: Theory and patient management* (pp. 75-95). New York: Mary Ann Liebert.

Jain, R., Segal, S., Kollins, S. H., & Khayrallah, M. (2011). Clonidine extended-release tablets for pediatric patients with attention-deficit/hyperactivity disorder. *Journal of the American Academy of Child & Adolescent Psychiatry, 50*(2), 171-179.

Kevin, D. B. et al. (2002). Aripiprazole, a novel antipsychotic, is a high-affinity partial agonist at human dopamine D2 receptors. *The Journal of Pharmacology and experimental therapeutics, 302*, 381-389.

Klykylo, W. M., Bowers, R., Weston, C., & Jackson, J. (2014). *Green's child and adolescent clinical psychopharmacology* (5th ed). (pp. 9-12). Philadelphia: Lippincott williams & wilkins.

Kratochvil C. J. et al. (2011). A *double-blind, placebo-controlled study of atomoxetine in young children with ADHD. Pediatrics, 2011 Apr; 127(4): e862-e868.*

Krishnan (2015). Safety of noninvasive brain stimulation in children and adolescents. *Brain Stimul, 2015 Jan-Feb; 8*(1): 76-87.

Kutcher, S., & Robertson, H. A. (1995). Electroconvulsive therapy in treatment resistant bipolar youth. *J Child Adolesc Psychopharmacol, 1995*(5), 167-175.

Kutcher, S. P., Reiter, S., Gardner, D. M. et al. (1992). The pharmacotherapy of anxiety disorder in children and adolescents. *Psychiatric Clinics of North America, 15*, 41-67.

Lewis, O. (1997). Psychological factors affecting pharmaclogic compliance. *Child and Adolescent Clinics of North America, 6*, 53-68.

Mallikaarjun, S. et al. (2000). Pharmacokinetics, tolerability and safety of aripiprazole following single and multiple oral dose administration. *European Neuropsychopharmacology, 10* (Suppl. 3), 306-307.

Martin, A., Oesterheld, J., Konradi, C., Clein, P., & Heckers, S. (2002). Pediatric psychopharmacology I: Pharmacokinetic and pharmacodynamic principles. In M. Lewis (Ed.), *Child and adolescent psychiatry: A comprehensive textbook* (3rd ed., pp. 939-950). Philadelphia: Lippincott Williams and Wilkins.

Michelson, D., Allen, A. J., Busner, J., Casat, C., Dunn, D., Kratochvil, C. et al. (2002). Once-daily atomoxetine treatment for children and adolescents with attention deficit hyperactivity disorder: A randomized, placebo-controlled study. *Am J Psychiatry, 159*(11):1896-1901.

Michelson, D., Faries, D., Wernicke, J., Kelsey, D., Kendrick, K., Sallee, F. R. et al. (2001). Atomoxetine ADHD Study Group. Atomoxetine in the treatment of children and adolescents with attention deficit/hyperactivity disorder: A randomized, placebo-controlled, dose-response study. *Pediatrics, 2001; 108*(5): E83.

Pathak, S., Findling, R. L., Earley, W. R. et al. (2013). Efficacy and safety of quetiapine in children and adolescents with mania associated with bipolar I disorder: A 3-week, double-blind, placebo-controlled trial. *Journal of Clinical Psychiatry, 74*(1), e100-e109.

Popper, C. W. (1995). Combining methylphenidate and clonidine: Pharmacologic questions and news reports about sudden death. *Journal of Child and Adolescent Psychopharmacology, 5*, 157-166.

Riddle, M. (Ed.). (1995). Pediatric psychopharmacology I. *Child and adolescent psychiatric clinics of North America.* Philadelphia: W. B. Saunders.

Ryan, N. D. (1990). Heterocyclic antidepressnats in children and adolescent. *Journal of Child and Adolescent Psychopharmacology, 1*, 21-31.

Sallee, F., Stiller, R. L., & Perep, J. M, (1992). Pharmacodynamics of pemoline in attention deficit disorder with hyperactivity. *Journal of the American Academy of Child and Adolescent Psychiatry, 31*, 244-251.

Scahill, L., & Martin, A. (2002). Pediatric psychopharmacology II: General principles, specific drug treatments, and clinical practice. In M. Lewis (Ed.), *Child and adolescent psychiatry: A comprehensive textbook* (3rd ed., pp. 951-973). Philadelphia: Lippincott Williams and Wilkins.

Strober, M., Freeman, R., Rigali, J. et al. (1992). The pharmacotherapy of depressive illness in adolescence, II: Effects of lithium augmentation in nonresponders to imipramine. *Journal of the American Academy of Child and Adolescent Psychiatry, 31*, 16-20.

Walsh, P. M., & Barsamian, D. N. (2003). Physicians' desk reference ABILIFY(aripiprazole) tablets. *Thomson PDR at Montvale* (5th ed.), NJ07645-1742.

Wilens, T. E., Hammerness, P., Utzinger, L., Schillinger, M., Georgiopoulous, A., Doyle, R. L. et al. (2009). An open study of adjunct OROS-methylphenidate in children and adolescents who are atomoxetine partial responders: I. Effectiveness. *J Child Adolesc Psychopharmacol, 19*, 485-492.

Wilens, T. E., Newcorn, J. H., Kratochvil, C. J., Gao, H., Thomason, C. K., Rogers, A. K. et al. (2006). Long-term atomoxetine treatment in adolescents with attention-deficit/hyperactivity disorder. *J Pediatr, 2006b; 149*(1): 112-119.

Wilens, T. E., Biederman, J., Baldessarini, R. J. et al. (1996). Cardiovascular effects of therapeutic doses of tricyclic antidepressants in children and adolescents. *Journal of the American Academy of Child and Adolescent Psychiatry, 35*, 1491-1501.

Winter, H. R., Earley, W. R., Hamer-Maansson, J. E. et al. (2008). Steady-state pharmacokinetic, safety, and tolerability profiles of quetiapine, norquetiapine, and other quetiapine metabolites in pediatric and adult patients with psychotic disorders. *Journal of Child and Adolescent Psychopharmacology, 18*, 81-98.

제45장
소아정신의학

정신치료
Psychotherapy

정선주

생물정신의학의 발달과 치료 효과의 객관적 평가를 중요시하는 의료시스템의 변화로 인해 소아정신과 영역에서도 정신치료의 중요성이 상대적으로 감소되고 있다. 인지 기능 및 자아 기능의 심각한 손상이 있는 아동, 심한 행동 문제를 갖고 있는 아동을 대상으로 약물치료나 기타 교정적인 치료 개입 없이 장기간 정신치료만을 시행하는 것은 바람직한 치료 행위로 판단되기가 어렵다. 하지만 아동의 심리적 갈등, 특히 불안이나 우울과 같은 정서적인 문제나 발달과정에서 일어나는 심리적 위기 및 만성적인 부적응을 일으키는 인격발달의 왜곡 등을 다루는 데 있어서 정신치료는 여전히 유용한 치료적 개입으로 받아들여지고 있다(곽영숙, 홍강의, 2005).

아동 정신치료는 이론적 배경과 치료 목적 등에 따라 다양한 치료와 기법의 차이가 있는데 이 장에서는 정신분석이론과 발달학적 관점을 토대로 한 정신역동적 정신치료를 중심으로 서술하고자 한다. 정신역동적 정신치료는 정신분석보다는 좀 더 실제 임상에 가까운 절충적이며 융통성 있는 치료 모델로서 다양한 학파의 이론을 포함하며, 심층적일 뿐 아니라 지지적인 치료 기법을 포함하고 있다.

아동 정신치료의 역사적 · 이론적 배경

1. 아동 정신치료의 역사

아동을 대상으로 한 최초의 정신치료는 Freud가 5세 된 소년 한스의 아버지를 통해 치료한 사례라고 하겠다(Freud, 1919). 그는 오이디푸스기 소망과 아버지의 보복에 대한 두려움이 말에 대한 공포증으로 나타난 것을 해석해 줌으로써 한스를 치료했다. Hug-Hellmuth(1921)는 아동과 청소년을 대상으로 최초로 정신분석이론에 입각한 정신치료를 시행하였는데, 그녀는 성인 정신치료와 달리 아동은 언어적 소통 대신 자발적인 놀이를 통해 무의식으로 접근할 수 있다는 점과 부모가 치료에 큰 영향을 미친다는 사실에 주목하였다. 1920년대 후반부터 아동 정신분석의 개념을 정립시키고 실제적인 적용에 기여한 사람으로는 Anna Freud(1928)와 Melanie Klein(1932)을 들 수 있다. 두 사람은 아동이 심리적 갈등이나 어려움을 극복하고 통찰을 획득하는 것을 치료의 목표로 생각하고 놀이를 치료의 주요한 재료로 사용한다는 공통점을 갖지만, 실제 치료 기법에서는 큰 차이를 보였다. Klein 학파에서는 놀이를 성인에서의 자유연상의 대체물로 간주하며 아동이 놀이를 통해 내적인 소망이나 두려움, 내재화된 관계를 상징한다고 주장하고 있다. 또한 아동을 대상으로 한 정신분석에서도 전이 신경증transference neurosis이 발생할 수 있고, 분석가는 엄격한 중립성을 지켜서 아동이 가지고 있는 불안의 무의식적 의미를 해석하는 것 외에 치료적 기법을 사용해서는 안 된다고 주장하였다. 반면 Anna Freud를 중심으로 한 Freud 학파에서는 아이의 놀이를 자유연상과 동일시하는 것에 대해서 의문을 품었고, 전이 신경증보다는 치료자와의 새롭고 긍정적인 관계 형성을 중요한 치료 인자로 보았다. Anna Freud는 자아의 방어기제로서의 기능에 대해 연구하였으며, 아동 정신분석에서도 심층적인 해석보다 방어에 대한 분석을 중요시하였다.

1930년대 후반에는 구조화된 치료structured therapy 기법들이 발달하게 되었다. 이 치료 기법들의 공통점은 정신분석적 이론을 사용하면서 동시에 놀이의 정화적cathartic 가치와 치료자의 능동적인 역할을 중요시했다는 점이다. Levy(1938)는 '이완 치료release therapy'를 제안하면서 아동이 놀이를 통해 외상을 준 사건에 직면함으로써 갈등과 긴장의 정화적인 해소가 이루어진다고 주장하였다. Solomon(1938)은 충동적이거나 행동-지향적인 아동이 놀이를 통해 분노와 두려움을 표현하도록 하는 것이 중요하고, 치료자와의 상호작용을 통해서 적절한 행동과 에너지를 조절하는 방법을 배울 수 있다고 하였다.

1930년대 후반부터 미국에서는 관계 안에서의 감정적 경험과 창조성을 중요시하는 Otto Rank(1936)의 이론적 개념을 토대로 관계치료relation therapy라고 불리는 치료 기법이 발달하게 되었다. Allen(1942)은 아동이 치료 초기에는 치료자를 이전에 경험한 관계와 유사하게 받아들이지만 점차적으로 자율적이고 창조적인 방식으로 관계를 맺게 되는데, 이러한 아동-치료자 간의 자유로운 상호작용이 가장 중요한 치료적 요소라고 하였다. 비지시적 치료nondirective therapy를 발달시킨 Axline(1947)은 아동이 스스로 자신의 문제를 만족스럽게 해결할 수 있는 능력을 갖고 있다는 가정하에 치료자의 개입을 최소로 줄인 상태에서 아동이 자유롭게 자신의 감정을 표현하도록 도와야 한다고 주장하였다. 이들은 놀이에서 나타나는 무의식적인 동기나 갈등에 대한 해석보다는 아동의 현재 상태와 소망, 확신 등을 반향reflection해 주는 기법을 주로 사용하였다.

1960년대 후반 Bowlby에 의해 시작된 애착이론은 정신역동적 이론과 발달심리학을 연결하는 가교의 역할을 하였다. Fonagy 등은 생후 초기 양육자와의 애착관계가 아동의 정신화 기능mentalization capacity의 발달에 영향을 준다는 것을 알아냈다. 이러한 연구를 토대로 최근 아동을 위한 정신화-기반정신치료Mentalization-Based Treatment of Children: MBT-C가 개발되었는데, 이는 정신역동적 이론을 바탕으로 애착이론, 정서조절이론affect-regulation theory, 시스템 가족 치료system family therapy의 기법과 정신화 기능에 대한 연구결과를 접목시킨 통합적 접근을 표방하고 있으며, 아동과 가족의 정신화 기능의 촉진을 목표로 하고 있다(Midgley et al., 2017).

2. 아동 정신치료의 치료적 목표와 성인 정신치료와의 차이점

1) 치료 목표

아동을 대상으로 하는 정신치료는 무의식의 파생물이나 전이의 해석을 통한 병식 획득만이 아니라 아동이 자유롭게 자신과 타인의 마음을 관찰하고 이해할 수 있게 도와줌으로써 다양한 현실적인 문제에 대한 해결 능력을 촉진하는 것을 목표로 한다. 즉, 치료과정을 통해 증상의 소실뿐 아니라 불안의 감소, 정서 조절 능력의 강화, 자신감의 회복, 좌절에 대한 내성의 증가, 연령에 적합한 자율성, 또래 및 성인과의 관계 증진, 학습 능력의 개선 등을 기대할 수 있고 이러한 변화를 통해 아동이 이전에 밟아 오던 정상적인 발달궤도에 진입하도록 하는 것이 아동 정신치료의 궁극적인 치료 목표라고 하겠다.

2) 성인 정신치료와의 차이점

아동을 대상으로 정신치료를 하게 되는 경우 성인 환자와 다른 몇 가지 특성들을 고려하여야 한다(Chethik, 2000). 첫째, 아동의 경우 치료에 관한 결정이 부모에 의해 내려지는 경우가 많으므로 치료에 대한 동기가 없거나 적을 수 있다. 하지만 아이들 역시 자신의 정신적 고통을 인식하고 있고 치료자가 이에 대해 공감해 주고 자신을 관찰할 수 있는 능력을 키워 준다면 점차 치료에 대해 동기를 가질 수 있게 된다. 두 번째로 고려해야 할 점은 성인과 비교해 아동의 인지와 감정 발달의 수준이 미숙하다는 점이다. 따라서 아동의 인지발달 수준 및 연령에 적합한 의사소통 방법을 선택할 필요가 있고, 각 발달단계에서 나타나는 특정한 갈등에 초점을 맞추는 등 치료 기법의 변화가 요구된다. 치료자는 놀이와 언어적 의사소통의 내용을 모두 치료를 위한 자료로 사용할 수 있어야 하며, 해석 역시 단순하고 구체적인 것에서부터 고도의 개념화를 요구하는 것까지 아동의 발달수준에 맞는 방식으로 전달해야 한다. 세 번째 고려사항은 아동의 행동 지향성이다. 아동은 욕구 좌절에 대한 내성이 약하고 언어적 표현보다는 행동을 우선적인 표현방식으로 사용할 수 있는데, 이는 치료자에게 다양한 역전이 반응을 일으킬 수 있다. 하지만 아동의 행동 지향성을 행동화acting out로 오인해서는 안 된다. 본능에 의해 촉발되는 미성숙한 방어기제로서의 행동화와는 달리 아동에게서 나타나는 행동 지향성은 일종의 극화dramatization로서 이는 아동의 발달수준에 적절한 자아 중심의 의사소통 방식으로 받아들여져야 할 것이다. 네 번째 고려해야 할 점이자 가장 중요한 성인 정신치료와의 차이점은 아동의 정신치료를 위해서는 부모와 만나야 한다는 것이다. 부모와의 면담이 필요한 이유는 아동이 부모에게 신체적, 감정적으로 의존하고 있으며, 부모가 아이에게 필수적인 성장 및 발달의 동기를 제공하는 중요한 대상이기 때문이다. 아동의 정신치료에 부모를 얼마나 적극적으로 개입시킬까를 결정하는 것은 치료 모델에 따라 이견이 있을 수 있으나 치료자가 부모와 얼마나 좋은 작업 동맹관계를 맺는가 하는 것이 아동 정신치료의 경과에 큰 영향을 준다는 것에 대해서는 의문의 여지가 없다고 하겠다.

3) 아동을 위한 정신치료에서 놀이의 기능

놀이는 발달수준 및 아동의 정신병리에 따른 왜곡을 포함하여 아동이 이 세상을 어떻게 지각하는가를 가장 잘 표현하는 매체이다. 아동 정신치료에서 놀이는 다음의 세 가지 방식으로 사용된다(O'Conner, 2001).

(1) 치료자와의 관계 형성

놀이는 아동에게 친숙한 활동이므로 놀이를 함께하는 것은 아동과 치료자와의 관계 형성을 도와준다. 만일 치료자가 충분히 공감적이고 판단하지 않는 태도를 견지한다면 아동은 점차 놀이를 통해 자신을 더 자유롭게 표현하게 될 것이다.

(2) 관찰 자료이자 정보의 자원

놀이는 언어로 사건을 서술하는 능력이 부족한 아동에게서 정보를 얻는 주요 자료material가 된다. 놀이를 통해 아동의 행동과 사고의 내용과 감정의 표현을 이해함으로써 아동의 문제점을 파악할 수 있다. 아동은 놀이를 통해 두려움이나 죄책감 없이 자신의 감정이나 소망을 표현할 수 있으므로 놀이 활동 중 아이에 의해 창조되는 상황과 인물들을 관찰함으로써 아동에 대한 많은 정보를 얻을 수 있다.

(3) 치료적 개입을 위한 의사소통을 증진하는 도구

치료자는 놀이를 통해 문제를 해결하기 위한 제안이나 해석을 제시할 수 있다. 또한 놀이 안의 은유를 사용하여 해석을 전달하면 아동이 더욱 쉽게 해석을 받아들이게 된다. 예를 들어, '엄마가 너를 사랑하지 않을까 봐 불안한가 보다.'라고 해석하는 것이 아니라 '이 아이(인형)는 엄마(인형)가 화를 내니까 걱정스러운가 봐'라고 말함으로써 아동이 직면하기 힘들어하는 갈등을 다루어 주는데, 이러한 기법을 '전치 안에서의 작업working in the displacement'이라고 부른다.

아동 정신치료의 적응증과 치료적 환경을 위한 기본 조건들

1. 적응증

정신역동적 정신치료의 적응증은 진단명으로 정의될 수 없다. 주의 깊은 평가 면담을 통해 형성된 아동의 정신역동적 진단형성psychodynamic formulation은 정신병리가 발생하게 된 환경적 요인, 증상과 문제행동의 병리생리학, 발달수준, 주된 갈등과 방어기제 등을 포함한다. 정신역동적 정신치료는 정신적 갈등으로 인한 증상이나, 발달적으로 퇴행된 방어기제나 대상관계에 고착되어 발생한 정신병리를 가지고 있는 아동에게 가장 효과적이다. 하지만 내재화된 갈등뿐 아니라 경도 내지는 중등도의 외현화문제를 가진 아동, 발달과정에서 일어난 성격적 문제, 환경적인 문제로 정서적 고통을 경험하고 있는 아동에게도 적용될 수 있다. 정신치료가 적합한 치료인가를 고려할 때에 있어서 진단뿐 아니라 놀이나 언어를 통해 자신의 심리적 갈등을 드러낼 수 있는지, 자신에 대해서 돌아볼 수 있는 능력을 갖추고 있는가, 그리고 부모가 치료를 지속해서 지지해 줄 수 있는가에 대한 평가가 이루어져야 할 것이다. 과거 부모나 보호자가 치료의 지속성을 보장해 주지 못해 반복적인 치료 중단이 일어난 경우, 특히 아동의 어려움이 불안정한 애착관계나 유기로 인한 정신적 외상을 동반하고 있는 경우 장기간의 정신치료를 시작하기 어려울 수 있다.

심한 지적장애, 뇌기능의 심각한 장해를 가진 아동, 정신증이나 심한 전반적 발달장애 및 초자아의 심각한 결함을 동반한 품행장애로 진단된 아동의 경우 일반적으로 심층 정신치료에 적합하지 않다. 하지만 이러한 상태를 가진 아동일지라도 개별적인 아동의 요구에 맞춘 지지적 정신치료는 도움이 될 수 있다(O'Brien et al., 2000).

2. 치료적 환경을 위한 기본 조건들

1) 물리적인 환경

치료실은 안전해야 하고 아동의 비밀보장을 지켜줄 수 있는 공간이어야 한다. 어린 아동들을 치료하는 경우 아이를 기다리는 성인이 편하게 대기할 수 있는 공간 역시 고려되어야 한다. 독립된 놀이 영역은 아동에게 놀이를 하는 시간과 이야기를 하는 시간에 대한 인공적인 구분을 짓게 하는 단점이 있지만, 한편으로는 아동이 훼손할 수 있는 물건들을 따로 배치함으로써 아이가 더욱 자유롭게 놀게 한다는 장점이 있다.

치료실에 갖추어야 할 장난감으로는 그림 또는 색칠 재료, 나무 블록 등 비구조화된 장난감과 인형 가족과 간단한 인형집, 장난감 자동차, 장난감 병정 등이 있고, 조금 큰 아동들을 위한 게임 도구 역시 유용하다. 장난감이 너무 많이 있을 필요는 없고, 오히려 너무 많으면 치료에 방해가 될 수 있다. 치료자가 명심해야 할 점은 아동에게 도움이 되고 놀이에 참여할 수 있게 하는 것은 장난감 자체가 아니라 치료자의 세심한 관심과 아이에 대한 집중이라는 것이다(Coppolillo, 1991).

2) 치료자

치료자는 몸과 마음을 편안하게 하고 자신의 기술이 아동을 돕기에 충분하다는 자신감을 가지고 치료에 임해야 한다. 또한 자신의 개인적 삶 속에서 놀이에 대한 욕구가 충분히 충족되어야 하는데, 이는 치료 중 놀이가 치료자 자신이 아닌 아동을 위한 것이 될 수 있어야 하기 때문이다. 이러한 조건들을 매번 완벽하게 유지할 수는 없지만, 자신에게 치료 작업에 집중할 수 없게 만드는 문제가 있다는 것을 인식한다면 이를 교정하는 것이 필수적이다. 이러한 끊임없는 자기관찰 외에도 효과적인 정신치료를 위해서는 놀이에서 드러나는 아동의 발달적 문제와 심리적 갈등을 알아낼 수 있는 지식과 기술을 쌓기 위한 수련이 필요하다.

정신치료 중 치료자는 균형 잡힌 중립적인 자세를 취하되, 따뜻하고 친절하며 활기찬 모습으로 아동을 대해야 한다. 치료 시간 중 아이의 요구(예: 장난감을 가지고 나가겠다는 요구나 놀이 시간의 연장)에 대해서 지나치게 충족을 시켜 주면 자신의 요구에 대해서 제한을 둔 치료자에 대해 부정적인 감정을 표현할 기회 역시 놓치게 됨으로써 중요한 심리적 갈등에 대해 탐색하지 못하게 된다. 아동이 치료자 개인에 대해 질문을 하면 질문들 밑에 깔린 감정이나 생각을 물음으로써 치료적으로 이용할 수 있다. 하지만 이러한 원칙들을 적용할 때 아동의 나이와 발달수준에 대한 고려가 선행되어야 하며, 이에 따라 융통성 있게 태도를 바꿀 수 있어야 한다.

3) 치료 세션의 시간과 횟수

치료자의 수련 배경에 따라 다소의 차이는 있겠으나 치료 회기의 길이는 45~50분 정도가 적당하다. 치료 횟수는 개별 환자에 대한 치료 목표와 현실적 여건을 고려하여 결정해야 하며, 적어도 주 1회 이상이 되어야 의미 있는 치료 과정이 일어날 수 있다.

평가 및 치료 세팅setting의 수립

1. 평가

1) 평가 면담을 위한 준비

평가 면담에서부터 중요한 치료적 상호작용이 시작될 수 있으므로 치료자는 아동이 자율적으로 자신의 내면을 보일 수 있도록, 그리고 부모에게도 안전하고 존중받는 느낌을 가질 수 있는 태도를 견지해야 한다. 아동과의 첫 면담에서 불필요한 불안을 느끼지 않도록 부모가 아동에게 미리 평가 면담과 치료자에 대하여 적절히 설명해 주어 안심할 수 있도록 돕는다.

2) 평가해야 할 사항들

흔히 아동을 만나기 전에 부모와의 면담을 통해 아동의 발달력, 주요 문제 및 가정환경 등에 대한 정보를 얻게 되며, 이 과정에서 치료자와 부모 간의 작업 동맹이 형성되기 시작한다.

아동이 부모와 함께 있을 때와 분리될 때의 감정과 행동 반응을 살핌으로써 부모와의 애착 패턴 및 소통방식을 관찰할 수 있다. 아주 어린 아동이나 분리불안이 극심한 아동의 경우 부모와 아동을 함께 만날 수 있으나 가능하다면 부모 없이 아동과 단독의 평가 면담을 하는 것이 좋은데, 그 이유는 아동이 부모의 반응에 영향을 받지 않고 안전하게 자신의 마음을 드러내는 경험을 제공할 수 있기 때문이다. 평가 면담 중 아동의 자유로운 놀이나 창작 활동(그리기나 만들기), 대화를 통해 주된 갈등과 중요한 대상 관계에 대한 아동의 감정과 생각을 알 수 있다.

3) 정신역동적 진단형성

평가 면담과 심리검사 결과 등을 통합하여 치료자는 정신역동적 진단 형성을 수립한다. 이는 임신부터 현재에 이르기까지 아동의 발달과 성격 형성에 기여하는 주요 요인들(기질, 가족력, 발달과정, 일차 양육자와의 애착관계, 가족환경, 지적 능력, 주요 심리적 갈등 및 방어기제 등)에 대해서 알아보고, 이들이 어떻게 상호작용하여 현재의 증상과 문제행동을 발생시키고 유지하게끔 하였는가에 대한 가설적 모델을 세워 보는 것이다. 이는 치료과정을 통해 알게 되는 추가 자료에 의해 점차 수정되겠지만, 환아의 삶과 심리 상태에 대한 깊은 이해와 더불어 치료적 개입방법을 선택하고 앞으로 치료과정에서 맞닥뜨리게 될 문제들에 대해서 예측하는 데에도 도움이 된다.

2. 치료 세팅의 수립

아동 및 부모와의 평가 면담을 거쳐 정신치료를 하기로 결정이 되었으면 치료 횟수를 포함한 치료 세팅을 결정해야 한다. 아동이 가진 문제의 특성과 치료 목표에 따라서 치료 횟수와 기간(단기 또는 장기)을 결정하는 것이 가장 바람직하지만, 부모가 아이를 치료기관에 얼마나 자주 데리고 올 수 있을지, 아동의 일과 및 가정의 경제적 수준과 같은 현실적인 상황에 대한 충분하고 세심한 고려가 요구된다. 만일 아동이 위기 상황(부모의 심각한 질병, 외상적 사건을 경험한 직후, 자살사고를 표현하는 경우 등)에 있다고 판단되는 경우 주 2~3회의 빈도가 필요할 수 있으며, 이후 상황이 안정되면 횟수를 주 1회로 감소시킬 수도 있다. 부모와의 정기적인 면담의 빈도 역시 치료 초기에 설정하는 것이 바람직하다. 치료 초기에 나타날 수 있는 아동의 일시적인 퇴행이나 치료 저항에 대해서도 미리 알려 부모가 치료과정의 적극적인 파트너로서의 역할을 할 수 있도록 한다. 정신치료의 경우 아동의 정신병리의 심각성뿐 아니라 치료과정에 따르는 저항의 세기, 예측할 수 없는 환경적 요소에 의해 영향을 받기 때문에 특수한 치료 목적을 갖는 단기 정신치료의 경우를 제외하고는 미리 구체적인 종결 시점을 제시하지 않는 것이 바람직하다.

정신치료의 경과process와 이에 따른 주요 치료 기법technique

1. 치료 초기 단계Initial phase

1) 치료적 동맹therapeutic alliance

초기 단계의 주요 과제는 치료적 동맹을 맺고 아이가 치료실 안에서 최대한 자유롭게 자신을 표현할 수 있도록 해주는 것이다. 치료적 동맹의 수립은 아동이 치료과정에서 보일 수 있는 저항과 부정적인 전이를 극복하고 치료를 지속할 수 있게 하는 필수적인 요소이다.

치료적 동맹을 맺기 위한 노력은 아이와의 첫 면담에서부터 시작된다. 아동에게 치료에 대한 감정이나 생각을 물어보고, 치료과정에 관해 설명해 주고, 치료 작업이 아동과의 상호 협조적인 존중을 바탕으로 이루어진다는 사실을 알려 준다. 또한 아동이 경험하고 있는 감정적 어려움과 적응문제의 어려움의 원인을 이해하고 보다 잘 조절할 수 있게 도와주려고 한다는 치료 목적에 대해서도 아동이 이해할 수 있는 방식으로 설명해 준다.

2) 비밀보장confidentiality과 제한 설정limit setting

치료를 시작하기 전에 치료 시간 중에 놀이의 내용이나 이야기한 것을 부모를 포함한 타인에게 이야기하지 않을 것을 알려 준다. 치료를 일종의 처벌로 생각하거나 치료자와 부모가 한편이라고 생각하고 있던 아동이라면 치료자가 비밀보장을 통해 신뢰를 얻게 되면 치료에 대한 태도가 변할 수 있다. 부모와의 면담 중에는 전반적인 치료 경과에 대한 치료자의 의견을 전달하되, 아동이 치료 시간에 말하거나 놀이를 한 구체적인 내용에 대해 노출하지 않아야 한다. 비밀보장과 함께 치료 초기에 반드시 언급되어야 할 또 다른 중요한 사안은 제한 설정이다. 치료 시간 중의 폭력적인 행동의 제한, 놀이가 끝나는 시간을 지켜야 한다는 것, 치료실의 물건을 가지고 나갈 수 없다는 것 등 제한 설정에 대해서 친절하되 단호한 태도로 전달되어야 한다. 공격적인 행동에 대한 제한은 아동과 치료자, 치료환경을 보호함과 동시에 아동이 자신의 조절되지 않는 행동 때문에 불안이나 죄책감에 압도되지 않도록 함으로써 중요한 치료적 개입의 기능을 갖는다.

3) 치료 초기의 치료적 개입과 기법

치료 초기에 치료자는 아이가 치료 시간을 이끌어 가도록 하되, 은근히 촉진하는 역할을 한다. 치료자는 놀이의 의미보다는 놀고 있는 순간의 감정과 활동에 관심을 기울이고 해석이나 적극적 개입을 삼가는 것이 좋다. 아동이 어떤 놀이를 선택하였는가 하는 것뿐 아니라 이 놀이를 어떤 방식으로 하고 이것이 아이의 내적 갈등과 관계 패턴에 대해서 어떤 정보를 주는가 하는 것에 관심을 기울여야 한다. 또한 치료자는 자신이 관찰하고 있는 놀이의 의미를 다양한 관점에서 이해하려고 노력해야 한다. 예를 들면, 경찰차, 구급차, 소방차를 반복하는 아동의 경우, 이러한 놀이가 실제 겪었던 심리적인 응급 상황으로 경험된 외상을 재현하는 것인지, 아동이 정상적으로 외부 환경으로부터의 자극에 대해 반응하는 감정을 상징적으로 보여 주는 것인지 아동의 병력과 현재의 감정 상태 등을 고려하고 이어지는 아동과의 대화나 놀이 전개의 관찰을 통해 그 의미를 탐색한다.

치료 초기에 아동이 치료자와 상호작용을 하거나 치료에 오는 것을 거부하는 경우 그 이유가 무엇인지를 이해하고 해결법을 생각해 보아야 한다. 첫째, 부모의 치료에 대해서 무의식적인 양가감정이 아동의 저항으로 나타나는 것으로 생각된다면 부모와의 정기적인 면담을 통해 작업 동맹을 다짐으로써 해결될 수 있을 것이다, 둘째, 아동의 정신병리 특성상 타인을 신뢰하기 어렵거나 자신의 감정이나 생각이 드러나는 것에 대한 거부 또는 억압이 있는 경우인데, 이것은 치료로 해결되어야 할 문제이다. 마지막으로 아동이 치료를 지겹고 재미없는 시간으로 여기는 이유 중에는 치료자의 기법적 미숙함에 기인하는 경우가 있을 수 있는데, 이는 지도감독을 받거나 동료들로부터 피드백을 받음으로써 개선될 수 있을 것이다.

2. 치료 중기middle phase

치료가 중기에 접어들면 아동은 치료의 목적이 자신의 감정과 행동을 이해하기 위한 것이라는 것을 자연스럽게 인식하고 이를 위해 다양한 방식으로 갈등을 표현할 수 있게 된다. 초기와 종결기에 비해 상대적으로 매우 긴 기간인 치료 중기 동안 아동의 정신 구조는 새로 형성되거나 재조합되어 보다 성숙한 방어기제로 대치된다. 아동 정신치료에서는 놀이나 언어적 소통 외에도 아동의 행동, 태도나 매너리즘 등 비언어적 자료들이 아동의 심리적 갈등에 대한 실마리를 제공한다. 치료자는 아동을 총체적으로 오랜 기간에 걸쳐 관찰하고 갈등을 발견하여 해석해 줌으로써 아동이 자신의 마음에 대해 이해하고 조절할 수 있는 능력을 키우도록 돕게 된다. 치료의 성과는 놀이의 관찰 및 참여와 해석적 개입이 반복되는 훈습과정working through을 통해 견고해진다.

1) 치료적 관계: 전이 대상과 발달 대상

전이transference란 과거의 중요한 대상에 대한 감정이나 갈등이 치료자에게 옮겨져서 동일한 패턴으로 반복되어 나타나는 것으로 정의된다. 아동에 대한 정신분석이 시작된 초기에는 아동에게서도 성인과 같은 전이 현상이 나타날 수 있는가에 대한 논란이 있었으나 현재는 아동에서도 전이가 발생한다는 것에 동의하는 추세이다. 하지만 아동과의 치료에서 나타나는 전이는 성인 정신치료에서 관찰되는 것과는 다르게 나타날 수 있는데, 그 이유는 다음과 같다. 첫째, 아동은 성인과 달리 근본적인 갈등의 원인이자 현재까지도 지속적인 영향을 미치고 있는 부모에게 의존하고 있기 때문에 치료자에 대한 전이가 성인 정신치료에 비해서 희석될 수 있다. 둘째, 아동은 치료자와 동등한 위치에 있기가 어렵다. 즉, 아동은 치료자와 관계를 맺는 환자임과 동시에 어른과 관계를 맺는 아이이므로 환자와 치료자 간의 상호 존중 외에도 아동이 어른에 대해 흔히 가질 수 있는 기대를 하는데, 이를 전이 감정과 구분해야 한다. 셋째, 아동이 발달하게 되면서 전이의 내용 역시 변화된다. 이러한 이유들로 아동 정신치료에서 나타나는 전이는 성인 정신치료에서 나타나는 것에 비해서 다소 불완전하고 불안정하다. 아동과의 치료 작업 중 가장 흔히 나타나는 상황은 현재 부모에 대해 갖는 감정이나 갈등이 치료자에게로 전치되는 것이다. 명백하고 단순한 전치 현상이라도 여기에서 전이의 요소가 발견되고 해석된다면 치료적 가치가 있다.

또한 치료자는 아동에게 새로운 발달 대상의 역할을 한다. 치료자는 아동에게 일관성 있게 반응하고 수용적인 태도로 상호작용함으로써 궁극적으로 아이의 중요한 자아

임상 사례

어머니에 대한 심한 분리 불안으로 인해 유치원 적응에 어려움을 겪는 6세 된 여아 지수는 정신치료를 시작하고 7개월이 지난 시점부터 조금씩 끝나는 시간을 넘겨서 놀려고 하였고, 이에 대해 탐색하려는 치료자의 질문에는 못 들은 척 얼버무리기만 하였다. 하루는 인형의 집에 도둑이 들어와서 가족의 물건을 훔치려고 하는데 경찰이 출동하여 일망타진하는 놀이를 매우 집중하면서 하였고, 끝날 시간을 5분가량 남긴 시점에서 치료자는 곧 놀이 시간이 끝난다는 것을 아이에게 알렸다. 지수는 치료자의 말이 끝나자마자 갑자기 거대한 회오리바람이 분다고 하면서 인형의 집을 밀쳐서 날아가게 하더니 바닥에 쓰러져서 몸부림을 치기 시작했다. 치료자는 순간 당황했지만, 자기에게 분리의 고통스러운 감정을 느끼게 하는 치료자에 대한 분노가 '회오리바람'처럼 지수의 마음을 압도하는 장면으로 생생하게 느껴지면서 안타까운 감정이 들었다. 치료자는 지수에게 다가가 '선생님과 헤어지게 되니까 화가 나고 슬픈 마음이 마치 회오리바람처럼 일어나서 모든 것을 휩쓸어버리네. 엄마와 아침에 헤어질 때에도 이런 마음이 엄마를 다치게 할까 봐 불안한가 보다'라고 이야기했다. 지수는 고개를 파묻고 가만히 있다가 조금 후 일어나서 바닥에 떨어진 물건들을 줍기 시작했다. 치료자는 지수의 분리불안 밑에 깔린 어머니에 대한 공격성이 치료자와의 전이관계 안에서 분리에 대한 과격한 반응으로 나타난 것을 관찰했고, 이를 치료자가 수용해 주고 이해한 것을 해석으로 돌려 주자, 아동은 자신의 마음을 '알아차려 준' 치료자의 말에 반응하여 무너졌던 자기 조절 능력을 되찾게 되었다.

능력—충동 조절, 좌절에 대한 내성, 자기 성찰 능력 등—의 발달을 촉진하는 역할을 하게 된다. 특히 양육자와의 애착관계의 어려움으로 인해 대상 항상성object constancy을 갖지 못하는 아동의 경우 아동에게 관계의 연속성과 규칙성, 이해받는 느낌을 제공하는 새로운 대상의 역할이 강조된다. 때로는 치료자에 대한 감정이 부모에게 전이되어 나타나기도 하는데, 치료자가 휴가를 떠나자 거절당한 감정을 느낀 아동이 이 시기에 부모들에게 평상시와 다르게 공격적인 태도를 보이는 경우가 그 예이다.

2) 역전이countertransference

아동 정신치료에서 치료자는 다음과 같은 역전이 현상을 쉽게 경험하게 된다(Feigelson, 1974). 첫째, 치료자가 아동 외에 부모와도 관계를 맺게 되면서 아동에 대한 부정적인 감정이 부모에게 전치될 수도 있고 치료자가 부모와 동일시되어 아동의 내적 갈등의 해소보다는 행동 개선에 더 신경을 쓰게 될 수도 있다. 둘째, 행동화하려는 경향이 높고 좌절에 대한 내성이 낮아 욕구 충족을 미루지 못하는 아동의 일반적인 성향이 치료자가 치료 시간 중 자신의 마음을 관찰하고 자유롭게 집중하는 데 지장을 줄 수 있다. 셋째, 청소년이나 청소년 전기 아동의 경우 이 시기의 발달학적 특성으로 인해 치료 초기부터 치료에 대한 강한 불신을 표현하고 적극적으로 반항할 수 있는데, 이에 대한 치료자의 역전이 감정이 실행enactment으로 나타날 수 있다. 이 외에도 아동의 의존성, 긍정적·부정적 전이, 아동이 표현하는 원초적 환상 등은 모두 치료자 자신의 무의식적인 불안을 건드려서 치료에 장해가 되는 역전이 반응을 일으킬 가능성이 있으므로 치료자는 스스로에게서 일어나는 감정을 인식할 수 있도록 훈련을 받아야 한다. 한편, 환자에 대한 역전이 감정에 대한 관찰과 인식을 통해 아동이 과거 주요 대상과의 관계에서 경험한 감정을 치료자에게 투사적 동일시 방어를 통해 소통하고 있다는 것을 이해하고 치료적 개입에 활용할 수 있다.

3) 해석interpretation

해석은 해석되는 내용의 깊이에 따라서 다음과 같이 구분한다. 우선 가장 낮은 수준의 해석은 나이가 어리거나 자아 기능의 결함으로 인해 자신의 감정이 행동의 중요한 동기가 된다는 것을 인식하지 못하는 아동들에게(정신

화 기능의 미성숙) 감정과 행동을 연결할 수 있도록 돕는 것이다. 두 번째 형태의 해석은 아동들이 아직 충분히 언어로 표현할 수 없는 복잡한 감정들을 표현할 수 있게 도와주는 것이다. 가장 높은 수준의 해석은 아동에게 무의식적인 감정, 소망, 갈등에 대한 방어가 어떻게 행동으로 나타나는지, 그리고 이러한 방어 밑의 갈등이 어떤 것인지를 장기간에 걸쳐서 반복해서 관찰하고 인식할 수 있게 하는 것이다. 방어에 대한 해석을 반복적으로 하다 보면 치료자와 마찬가지로 아동 역시 자신의 방어적인 행동을 인식할 수 있게 되고, 어떤 감정들이 그렇게 받아들일 수 없는 것인지를 이해하기 위한 탐색을 시작하게 된다. 아동이 치료 시간에 보여 주는 모든 행동과 대화, 놀이뿐 아니라 치료자에 대한 전이, 그리고 치료자 자신이 아이의 거부적인 태도에 대해서 느끼는 역전이 감정까지도 탐색의 대상으로 포함된다. 해석은 아동의 나이와 인지발달 수준, 저항의 세기 등을 고려하여 조심스럽게 준비하여 적절한 시점에 제공한다. 아주 어린 아이에게 지나치게 심각한 해석을 길게 한다면 도움을 주는 말이 아닌 놀이를 방해하는 소음으로 받아들여지게 될 가능성이 크고, 결과적으로 저항을 증가시키거나 심한 경우 놀이를 중단하게 한다. 또한 너무 어리거나 대상 항상성이 불안정한 경우 양가감정을 견뎌내는 것이 어렵고, 특히 호전적이거나 공격적인 소망이나 환상을 받아들이는 것이 어렵다. 해석은 감정적인 스트레스를 일으키지 않는 평이하면서도 구체적인 표현으로 전달되어야 한다. 위트나 농담, 비꼬아서 표현하는 것도 아이가 이해하기 어렵거나 공격적으로 받아들여질 수 있으므로 삼가야 한다.

> 임상 사례
>
> 9세 된 남아인 영준이는 또래관계에서 따돌림을 자주 당하며. 복통을 이유로 잦은 조퇴를 한다는 문제로 내원하였다. 주 1회 정신치료 초반에는 치료자를 즐겁게 해 주려는 듯한 순응적인 태도를 보였으나 9개월가량이 지나 치료 중기로 접어든 후부터는 조금만 마음에 거슬리면 짜증스러워하다가 갑자기 폭발적으로 화를 내면서 "선생님 때문에 다 망쳤어요. 선생님이 날 힘들게 한단 말이에요"라며 울부짖었다. 치료자는 이럴 때마다 순간 멍해지면서 호흡이 답답해지는 느낌이 들었고, 영준이가 스스로 가라앉을 때까지 아무런 개입도 할 수 없었다. 치료자는 자신의 반응이 다른 환아들이 화를 낼 때와 매우 다르기에 의아한 마음이 들었다. 그는 이후 동료 치료자와 대화 중에 문득 영준의 어머니가 산후 우울증으로 인해 아이가 만 3세가 될 때까지 거의 돌보지 못했고 자주 아이 앞에서 분노발작을 드러냈다고 보고했던 사실이 떠올랐다. 그는 자신이 아동의 공격적인 모습 앞에서 멍해지고 숨쉬기 어려웠던 현상이 예측할 수 없이 감정적 폭발을 보이는 어머니 앞에서 영준이가 경험했던(또는 아직도 경험하는) 반응일 수도 있겠다는 생각이 들었다. 치료자의 자기 성찰과 숙고reverie는 비록 영준이에게 직접 해석으로 돌려줄 수 있는 성격의 것은 아니더라도 영준이가 경험했을 감정적 고통을 공감하고, 자신의 역전이 감정을 조절하는 데 도움이 되었다.

4) 저항resistance

저항은 정신역동적 정신치료 과정에서 불가피한 현상이다(Lewis & Blotcky, 2017). 적극적 저항이란 치료 시간에 오지 않으려고 하는 등 직접적인 반감을 표현하는 것이며, 수동적 저항은 침묵이나 놀이를 하지 않으려고 하는 등 치료과정에 개입되지 않는 행동을 말한다. 마지막으로 순응적인 저항은 치료 시간에 항상 좋은 모습만 보이려고 하거나 적극적으로 참가하는 것 같지만 진심 어린 감정은 느껴지지 않는 경우이다. 치료에 대한 전반적인 태도로 나타나는 위의 세 가지 형태의 저항 외에도 치료자의 개입(해석)에 대한 부인이나 주제를 바꾸려는 등 순간적으로 나타나는 저항들이 치료 중기부터 나타나게 되는데, 이는 아동이 자신의 마음에 대한 새로운 인식을 받아들이기 어려워한다는 것을 의미하며, 이러한 저항 반응은 아동의 초자아의 세기와 방어의 취약한 정도를 치료자가 가늠할 수 있게 해주는 지표이기도 하다.

3. 치료 종결기termination phase

1) 종결 여부와 종결 시점의 결정

아동 정신치료에서 종결을 고려하게 되는 시점은 모든 갈등이 완벽하게 해소되는 시점이 아니라 아동이 정상적인 발달궤도로 재진입하여 발달과정이 재개되었다고 판단될 때이다. 이는 아동이 스스로에 대해서 더 잘 이해하게 되고, 유아기적 갈망, 좌절, 감정을 행동화하는 것을 중단하고 보다 적응적인 방식으로 행동할 수 있게 되는 시점이라고도 하겠다. 종결기는 이별과 상실에 대한 감정적 반응, 의존 대 독립, 발달과 이로 인한 변화에 대한 불안 등의 주제에 대해 탐색할 수 있는 유용한 시기이다. 정신치료의 빈도, 기간, 강도에 따라 다르겠지만 이 같은 주제를 다루기 위해서는 상당한 정도의 기간이 필요하며 대체로 4주에서 3개월가량이 소요된다. 종결 시기는 아이, 부모, 치료자 간의 상호 동의를 통해 결정되어야 하며, 미리 충분한 시간을 두고 정하는 것이 좋다. 종결 시기 동안 치료 횟수를 일정하게 유지할지, 아니면 치료 횟수를 점차로 줄여 나갈지의 여부는 각 환자의 요구에 맞춰서 판단한다. 흔히 치료가 일시적으로 중단되었던 시기인 방학이나 휴가 기간에 맞춰서 종결 시점을 결정하는 경우가 많은데, 이는 종결에 대한 충분한 감정적 경험을 회피하게 만드는 결과를 초래할 수 있으므로 바람직하지 않다. 치료 종결 후 일정 시간이 지난 시점에서 추적 면담을 시행하는 것이 종결 시의 치료적 성과를 공고히 하는 데 도움이 되기도 한다.

임상 사례

6세 여아인 혜민이는 소변이 마렵다고 화장실을 들락거리느라 일상생활이 어렵다는 주소로 내원하였다. 평가 세션을 통해 아동의 증상이 감정적으로 방임하는 어머니에 대한 억눌린 공격성과 남동생처럼 아기가 되어서 어머니에게 계속 매달리고 보채고 싶은 소망 간의 타협 형성으로 이해가 되었다. 주 1회 정신치료와 부모교육을 시행하였다. 2년간의 치료 후 아동의 발달적 전진을 방해하던 정신내적intrapsychic 갈등이 해소되고, 자아 성찰 능력이 증가하고, 자아 기능이 발달하면서 보다 성숙한 방어기제를 사용하는 등 치료적 성과가 충분하다고 판단되어 아동, 치료자, 부모의 동의하에 8주간의 종결기 이후 치료를 마치기로 하였다. 종결기에 접어들어 첫 주에 혜민이는 치료자에게 '오줌 참기 놀이'를 제안했다. 이것은 어머니가 딸에게 계속해서 물을 마시게 하고는 화장실에 못 가게 하는 놀이였다. 치료자는 아동의 화장실 강박 증상이 사라진 지 오래되었음에도 종결을 앞두고 치료를 찾게 한 증상을 놀이로 만들게 한 이유에 대해서 생각해 보았다. 이 놀이에서 마치 벌을 받듯 오줌을 참아야 하는 딸 역할을 하면서 치료자는 내원할 당시의 증상들 밑에 있던 공격적이고 통제적인 초자아에 의해 고통받았던 혜민이의 마음에 대해서 더욱 깊이 이해하게 되었고, 혜민이가 이 놀이를 통해 아직 충분하게 해소되지 못한 아이의 내적 대상인 어머니에 대한 감정을 치료자가 담아 주고containment 언어로 돌려주기를 원하는 것으로 생각되었다. 이것은 치료를 통해서 발달한 아동의 자아와 초자아 기능을 이용하여 치료 초기 충분히 다룰 수 없었던 감정과 욕구들을 종결기 동안 훈습한 예라고 할 수 있다.

2) 종결기의 치료적 과제

종결기 동안 아동은 전이관계의 해소와 치료자와의 실제 관계를 상실하는 것에 대한 감정적 경험을 갖게 된다. 종결에 대한 전이 반응이 아동이 과거에 경험한 분리와 상실 경험에 대한 감정으로 나타나기도 한다. 또한 일시적으로 자아 기능이 퇴행되어 치료 초기의 증상이 재발할 수도 있다. 치료자는 아동이 치료 종결과 관련된 감정과 생각들을 언어적으로 표현하고 치료를 통해 얻게 된 새로운 정신기능을 사용하여 훈습할 수 있도록 돕는다. 치료자가 아동에게 제공했던 기능은 치료가 종결되어도 자신의 내적 갈등을 인식하고 조절할 수 있는 능력으로 내재화된다. 과거에 수동적으로 경험한 이별과 분리 경험이 반복되지 않도록 종결 여부와 시점을 결정하는 과정에서 아동이 적극적인 역할을 하도록 한다. 이 과정에서 치료를 그만두게 되는 이유, 치료의 목적, 아동이 치료를 통해 얻게 된 것, 그리고 아직 남아 있는 걱정들을 함께 검토할 수 있다. 비록 상호 동의된 치료 종결이라고 하여도 아동은 두려움, 분노, 공격성 또는 우울감을 호소할 수 있고, 과거의 갈등이나 증상이 재현되거나, 치료 종결을 취소하려는 시도를 할 수 있는데, 이러한 감정이나 행동을 다루는 과정에서 종결기에만 가능한 훈습이 이루어진다.

부모와의 치료적 작업

1. 부모와의 작업 동맹Working Aliance의 중요성

아동 정신치료에서 부모와의 작업 동맹은 필수적이다. 긴 시간 동안 아동과의 치료를 이끌어 가기 위해서는 부모의 일관성 있는 치료에 대한 신뢰와 지원이 필요하기 때문이다. 아동을 치료에 데리고 오게 된 부모는 자신들이 부모로서 무능력하다고 느끼고 자녀의 정신적 고통에 대한 죄책감을 느끼게 된다. 또한 자녀가 치료자에게 애착을 갖게 되면 자신들이 배제된 듯한 감정과 함께 어린 시절 형제간에 가졌던 경쟁의식을 재경험하기도 한다. 치료자가 이러한 부모의 정신역동을 이해하는 것이 부모와의 작업 동맹을 수립하기 위해 매우 중요하다. 치료자는 아무리 역기능적인 부모라고 해도 그들의 마음속에 좋은 부모가 되고자 하는 소망이 있다는 것을 믿고 부모의 노력을 지지해 주어야 한다.

2. 부모와의 치료적 작업

부모와의 면담은 가급적 아동과의 치료 시간과 구분하여 갖는 것이 바람직한데, 그 이유는 아이가 부모와 치료자가 만나는 동안 대기실에서 기다리면서 자신이 소외되는 것에 대한 분노, 자신의 비밀을 부모 또는 치료자가 발설할 것에 대한 두려움을 느끼게 될 가능성이 크기 때문이다.

치료자는 부모와의 면담 시간을 통해 아동의 생활 습관이나 학교, 가정에서 일어나는 일들에 대한 정보를 얻고, 부모가 치료에 대한 참여의식을 가질 수 있도록 치료과정이 어떻게 진행되고 있는지를 알려 주고, 아이의 변화에 대해서 부모가 어떤 태도로 대해야 할지에 대해서 조언해 준다. 하지만 부모와의 작업이 단순히 아동에 대한 정보를 얻고 치료에 대한 협조를 구하는 것 이상의 목표를 가져야 할 경우가 있다. 만일 아이가 겪는 심리적 고통의 근본적인 원인이 부모와 아동 간의 의식적 · 무의식적인 갈등이라면 이는 아동에 대해 부모에게 충고하고 지도하는 방식만으로는 다루어 줄 수 없다. 이런 경우 부모와의 작업이 이루어지는 형태는 다음과 같이 세 가지 방식으로 요약할 수 있다(O'Conner, 2001). 첫 번째는 치료자가 일종의 감독자로서 부모가 자녀에게 좀 더 바람직하게 반응할 수 있도록 돕고, 이를 통해 치료에 도움을 주는 협력자로서의 역할을 하도록 한다. 두 번째 방식은 부모가 아동과 함께 가족치료에 참여하는 것이다. 세 번째는 부모 자신이 개인 또는 부부 치료의 형태로 치료를 받는 것이다. 부모가 아이와의 관계 안에서 자신의 근본적인 심리적 갈등이 어떻게 반복되어 나타나고 있는지를 이해하게 된다면 정체되었던 아이와의 작업도 새로운 국면으로 접어들 수 있게 될 것이다. Novick과 Novick(2005)은 부모 역할을 방해하는 문제들을 극복하고 자녀의 발달단계에 따라 일어날 수 있는 부모로서의 새로운 과제와 도전을 받아들일 수 있도록 치료자의 보다 적극적인 개입이 필요하다고 하였다.

아동 정신치료의 효과에 대한 연구와 향후 과제

아동을 대상으로 한 약물치료에 비해 정신치료의 효과에 대한 연구는 방법론적 한계로 인해 그 수가 제한되어 있으며 결과에 대한 해석에도 논란이 많다. 최근까지 보고된 연구 중 영국의 Anna Freud 센터에서 763명의 파탄적 행동장애disruptive behavioral disorder 및 정서장애 아동들을 대상으로 한 후향적 연구가 가장 널리 인용되고 있다(Fonagy & Target, 1996). 연구결과, 정서장애 아동군의 호전율이 파탄적 행동장애 아동군보다 높았으며, 파탄적 행동 장애 중 적대적 반항장애oppositional defiant disorder의 진단을 받은 아동들이 주의력결핍 과잉운동장애와 품행장애 진단을 받은 아동들보다 높은 호전율을 보였다. 이들 파탄적 행동장애군의 아동 중에서 정신치료 기간이 길거나 정서장애의 공존진단이 있는 경우가 좋은 치료 경과의 예측요인으로 나타났다. 한편, 정서장애 아동 중 6개월 이상 치료를 받은 경우에 72%가 유의미한 호전을 보였으며, 집중적인 치료(더 자주 치료를 받는 경우)를 받은 아동들이 치료 기간이나 나이와 무관하게 좋은 치료 경과를 보였다. 모든 연령군 중 11세 이전의 연령군에서 치료 종결 시에 호전율이 가장 높았다. 이는 정서장애가 있는 경우, 치료 기간이 길거나 집중적인 경우, 나이가 어릴수록 치료 효과가 높다는 임상적인 인상과 유사한 결과라고 하겠다.

Trowell 등(2007)은 우울장애로 진단된 9~15세의 아동 72명을 단기 정신역동적 정신치료와 가족치료 군에 배치한 후 두 군의 치료 효과를 비교하였다. 두 군 모두에서 치료 종결 시 75%의 아동이 더 이상 우울장애의 진단기준에 부합되지 않는 호전을 보였다. 6개월 후의 추적 평가 시 개인 정신치료의 100%에서, 가족치료 군의 80%에서 치료 효과가 유지되었다. 개인 정신치료의 경우 추적 조사 시 사례 누락이 없었으나 가족치료 군에서는 11%의 누락이 있었다. 이 연구결과는 개인 정신치료의 잠자는 효과sleeper effect를 지지하는 것으로써 저자들은 개인 정신치료를 받은 아동의 경우 종결 이후에도 지속적인 증상의 개선을 보인다고 주장하였다.

Gottken 등(2014)은 4~10세의 불안장애 아동을 위한 20~25주간의 단기 정신역동 정신치료 프로그램PaCT을 개발한 후 30명의 아동을 대기 명단 또는 정신치료 군에 임의로 배치한 후 40주가 경과되었을 시점에 치료 효과를 평가하였다. 그 결과, 대기 명단에서는 호전된 아동이 없었던 것에 비해 정신치료 군에서는 2/3의 아동이 치료 종결 후 증상의 관해를 나타냈다. 위와 같이 최근에는 특히 특정 진단군을 위한 매뉴얼화된 단기 정신역동 정신치료에 관한 연구들이 활발하게 이루어지고 있다. 향후 아동 정신치료의 발달을 위해서는 치료 효과나 예측인자 등을 알아보기 위한 임상연구뿐 아니라 뇌과학 및 유전학, 영상의학적 연구 기법 등을 활용하여 정신치료의 기전을 규명하기 위한 연구 또한 꾸준히 이루어져야 하겠다.

참고문헌

곽영숙(2000). 놀이정신치료. **소아청소년정신의학, 11**(2), 161-178.

신석호(1999). 정신분석적 놀이치료에 관한 소고. **정신분석, 10**(1), 158-179.

정선주(2003). 놀이치료의 개념과 실제. **서울대학교 신경정신과 춘계연수강좌 초록집**, 7-22.

정선주, 곽영숙(2014). 놀이정신치료. 홍강의(편), **소아정신의학**(pp. 581-591). 서울: 중앙문화사.

홍강의, 박민숙, 남민(1993). 집단지도감독과정을 통해 본 초기 놀이치료의 기법과 과제. **소아청소년정신의학, 4**(2), 142-163.

홍강의, 조수철(1985). 놀이의 기능과 의미. **정신의학보, 8**(6), 191-196.

Allen, F. (1942). *Psychotherapy with children*. New York: Norton.

American Academy of Child and Adolescent Psychiatry. (2012). Practice parameter for psychodynamic psychotherapy with children. *Journal of the American Academy of Child & Adolescent Psychiatry, 51(5)*, 541-557.

Axline, V. (1947). *Play therapy*. Boston: Houghton-Mifflin.

Chethik, M. (2000). *Techniques of child therapy: Psychodynamic strategies* (2nd ed.). New York: Guilford Press.

Coppolillo, H. P. (1991). Use of play in psychodynamic psychotherapy. In M. Lewis (Ed.), *Child and adolescent psychiatry: A comprehensive textbook* (pp. 809-815). Baltimore: Williams & Wilkins.

Feigelson, C. (1974). A comparison between adult and child analysis. *Journal of the American Psychoanalytic Association, 22*, 603-611.

Fonagy, P., & Target, M. (1996). Predictors of outcome in child psychoanalysis: A retrospective study of 763 cases at the Anna Freud Centre. *Journal of the American Psychoanalytic Association, 44*, 27-77.

Freud, S. (1955). Analysis of a phobia on a five-year-old boy. In J. Strachey (Ed. & Trans.), *The standard edition of the complete psychological works of Sigmund Freud* (Vol. 10, pp. 1-149). London: Hogarth Press. (Original work published in 1909)

Freud, A. (1928). *Introduction to the technique of child analysis*. New York: Nervous and Mental Disease.

Gottken, T., White L. O., Klein, A. M., & von Klitzing, K. (2014). Short-term psychoanalytic child therapy for anxious children: A pilot study. *Psychotherapy, 51*, 148-158.

Hug-Hellmuth, H. (1921). On the technique of child-analysis. *International Journal of Psychoanalysis, 2*, 287-305.

Klein, M. (1932). *The psycho-analysis of children*. London: Hogarth Press.

Levy, D. (1938). Release therapy in young children. *Psychiatry, 1*, 387-389.

Lewis, J. M., & Blotcky, M. J. (1997). *Child therapy: Concepts, strategies, and decision making*. Washington, DC: Brunner/Mazel.

Midgley, N., Ensink, K., Lindqvist, K., Malberg, N., & Muller, N. (2017). *Mentalization-based treatment for children: A time-limited approach*. Washington, DC: American Psychological Association.

Novick, K. K., & Novick, J. (2005). *Working with parents makes therapy work*. Lanham, MD: Jason Aronson.

O'Brien, J., Pilowsky, D., & Lewis, O. (2000). *Psychotherapies with children and adolescents: Adapting the psychodynamic process*. Northvale, NJ: Aronson.

O'Conner, K. J. (2001). *Play therapy primer*. New York: John Wiley & Sons.

Peller, L. E. (1954). Libidinal phases, ego development and play. *Psychoanalytic Study of Child, 9*, 178-198.

Rank, O. (1936). *Will therapy*. New York: Knopf.

Ritvo, R. Z., & Shapiro, M. (2018). Psychodynamic principles in practice. In A. Martin, F. R. Volkman, & M. H. Bloch (Eds.), *Lewis's child and adolescent psychiatry* 5th ed. (pp. 2259-2300). Philadelphia: Wolters Kluwer.

Solomon, J. C. (1938). Active play therapy. *American Journal of Orthopsychiatry, 8*(3), 479-498.

Terr, L. (2021). Individual psychotherapy. In M. K. Dulcan (Ed.), *Dulcan's textbook of child and adolescent psychiatry* 3rd ed. (pp. 848-871). Washington, DC: American Psychiatric Association Publishing.

Trowell, J., Joffe, I., & Campbell, J. et al. (2007). Childhood depression: A place for psychotherapy. An outcome study comparing individual psychodynamic psychotherapy and family therapy. *European Child and Adolescent Psychiatry, 16*, 157-167.

제46장

소아정신의학

인지행동치료

Cognitive Behavioral Therapy

박준성

인지행동치료

사람은 잘 변하지 않는다. 이처럼 잘 변하지 않고 평생 유지되는 사람의 특성을 성격이라고 부른다. 외향적이다, 내향적이다, 겁이 많다, 욱한다, 소심하다, 호기심이 많다, 신중하다, 부주의하다, 예민하다, 온순하다, 깔끔하다, 꼼꼼하다 등 성격을 묘사하는 단어를 떠올리며 주변을 살펴보면 우리는 평생 살아가면서 간혹 성격의 일부가 바뀌기도 하지만, 훨씬 많은 부분이 평생 동안 변하지 않고 일관되게 유지되고 있다는 것을 알 수 있다. 이처럼 잘 변하지 않는 한 사람의 특성으로는 외모, 키, 체중, 피부색 같은 신체적 특성뿐 아니라, 지능, 어휘력, 스포츠, 악기 연주 같은 능력들도 해당된다. 어떤 사람은 젊은 나이에 5~6개의 언어를 쉽게 터득하지만, 다른 사람은 평생 동안을 노력해도 간단한 영어 회화조차 할 수가 없다. 이 외에도 인간의 잘 변하지 않는 특성 중 대표적인 것으로 습관이 있다. 자는 습관, 먹는 습관, 입는 습관, 말하는 습관, 걷는 습관, 잡는 습관, 던지는 습관, 하물며 자주 취하는 자세나 숨쉬고 소변을 보는 데에도 그 사람만의 고유한 패턴이 있다. 의식적으로 노력하면 잠시 변하는 것 같지만, 금세 몸에 익은 원래 패턴대로 돌아가고 마는 것이 습관이다. 실제로 우리가 하는 행동의 대부분은 습관적이며, 하루 중 의식적으로 선택하는 행동은 극히 일부일 것이다. 이처럼 습관적으로 몸에 배서 하는 행동을 우리는 무의식적 행동이라고 불러왔다. 이 중에서도 특히 자신이나 타인의 건강과 인생에 해로운 음주, 흡연, 마약, 게임중독, 폭력, 자해, 자살시도, 걱정, 반복 행동 등은 치료의 대상으로 보았다. 하지만 이런 행동들도 결국 습관의 일종인 만큼 그렇게 쉽게 변하지 않는다는 것이 항상 문제였다.

인지행동치료는 이처럼 이미 몸에 배서 쉽게 변하지 않는 습관을 변화시키기 위해 그동안 인류가 해 온 다양한 시도 중 경험적으로 효과적이었던 방법을 모아 놓은 것이다. 설명, 교육, 설득, 정보 제공, 선동, 오리엔테이션, 훈련, 홍보 광고, 강요, 협박, 최면, 사기, 가스라이팅, 착취 등 한 사람이 다른 사람의 행동을 변화시키기 위해 사용하는 수많은 방법 중 한 가지라고 볼 수 있으며, 이 중에서도 특히 상대방에게 도움이 되는 변화를 꾀할 때 치료라고 부른다. 좁은 의미의 인지행동치료는 '공황장애에 대한 인지행동치료'처럼 특정 질환에 대한 치료방법을 요리책처럼 매뉴얼로 표준화해 놓은 것을 말한다. 정신의학 수련과정에서 흔히 접하게 되는 정신치료에서는 전체 치료 시간 중 공감, 수용에 할애하는 시간이 해석, 통찰 같은 변화에 할애하는 시간에 비해 압도적으로 많은 반면, 인지행동치료에서는 수용보다는 변화에 훨씬 많은 시간을 할애한다. 따라서 인지행동치료자는 일반적으로 선생님이나 쇼핑호스트처럼 말이 많고 열정적이며 활동적인 모습을 띠게 된다.

인지행동치료의 종류는 치료 제공방식에 따라 ① 치료자와 환자가 일대일로 시행하는 개인치료, ② 일 대 다수로 시행하는 집단치료, ③ 가족에게 환자에 대한 대처방법을 교육한 후 가족을 보조 치료자로 활용하는 방법, ④ 환자와 가족을 하나의 치료 대상으로 보고 치료하는 가족치료로 나누어 볼 수 있다. 소아 대상 집단 인지행동치료는 흔히 '사회기술훈련'이라고 부르며, 대개 4~6명 정도 비슷한 문제를 가진 아동들을 모아 집단으로 시행하고, 질환별로 치료자용 매뉴얼과 아동용 워크북이 함께 출간되는 경우가 많다. 소아 대상 개인 인지행동치료에서는 대개 집단용 프로그램을 개인적으로 적용해서 시행하며, 간혹 아동의 이해를 돕기 위해 동화책처럼 만들어진 자조서적이 출간되기도 한다. 아동의 가족을 보조 치료자로 활용하는 인지행동치료는 흔히 '부모교육'이라고 부르며, 다음 장에서 보다 자세히 다루게 될 것이다.

소아 대상의 인지행동치료는 지적장애, 자폐스펙트럼장애, 주의력결핍 과잉행동장애, 틱장애, 우울장애, 불안장애, 품행장애, 강박장애, 외상 관련 장애 등 거의 모든 소아 정신질환에 적용 가능하다. 하지만 이는 하나의 인지행동치료 기법을 모든 질환에 공통적으로 적용하는 방식이 아니라, 질환이 비슷하면 인지행동치료의 여러 치료요소 중 핵심 요소도 중복되거나 비슷하며, 질환이 다르면 핵심 요소도 완전히 달라지는 방식이다. 사실 인지행동치료는 약물치료를 제외하고 각 질환에 가장 실용적이고 반복적으로 효과적이었던 방법들을 묶어 놓은 것이라고 볼 수 있다.

성인은 이미 특정 행동 패턴이 수십 년간 굳어져 있어 변화가 어려운 데 반해, 소아는 아직 발달 중이며 환경 변화에 취약한 만큼 환경 변화와 인지행동치료에 보다 잘 반응할 것으로 기대된다. 그래서인지 소아 대상 인지행동치료 분야는 어쩌면 성인 대상 인지행동치료나 약물치료보다도 굉장히 빠르게 변화, 발전하는 분야이다. 특정 질환에 대한 새로운 치료 기법이 나와서 널리 알려지기도 전에 다른 곳에서 또 다른 치료 기법이 개발되어 나오기 때문에 새로운 기법을 인지하고 따라잡기가 힘들 정도이며, 개발된 지 수십 년이 지나 근거가 충분한 치료법조차도 국내에 잘 알려지지 않은 경우가 많다. 이러한 소아 대상 인지행동치료의 보급과 확산의 문제는 해외에서도 계속 지적되고 있으며, 따라서 최근에는 인터넷을 통한 치료자 교육 및 환자와 보호자에 대한 직접적인 치료프로그램 등이 시도되고 있다.

1. 행동의 원리

다른 사람의 행동이 변하기를 바란다면 어째서 그 행동을 하는지 제대로 이해할 필요가 있다. 바닥에 떨어진 과자 조각을 발견한 아기가 기어가서 과자를 주워 먹었다고 하자. 아기는 어째서 그 과자를 주워 먹었을까? 아마도 아기는 눈에 보이는 무엇이든 입에 가져가 먹어 보는 본능을 가지고 있어서일 것이다. 인지행동치료자는 이 다음에 주목한다. 아기는 아무 바닥에서나 집어먹는 동작을 하지는 않는다. 분명히 과자 조각을 발견하고, 그곳으로 기어가서 정확히 과자 조각을 집어먹는다. 이런 행동이 나타나기 위해서는 반드시 아이의 눈에 과자 조각이 보였어야 한다. 이를 행동에 앞서는 선행사건antecedent이라고 부른다. 그 다음 과자 조각을 향해 기어가고, 집어먹는 행동behavior을 한다. 그리고 아마도 그 행동의 결과consequence로서 입에서 달콤한 과자 맛을 느꼈을 것이다. 이 달콤한 맛에 대한 경험은 다음에 색다른 무엇인가 눈에 보이면 이 아기가 또 다가가서 먹는 행동을 할 가능성을 높여 줄 것이다. 이처럼 우리가 관심을 가지는 행동을 중심으로 그 행동에 영향을 미치는 전후의 환경 변화에 주목하는 방법을 행동분석, ABC분석이라고 부른다. 그리고 선행사건에 변화를 줌으로써 행동을 바꾸려는 치료방법을 자극통제stimulus control, 결과에 변화를 줌으로써 행동을 바꾸려는 치료방법을 수반성 관리contingency management라고 부른다(Ramnero & Torneke, 2016).

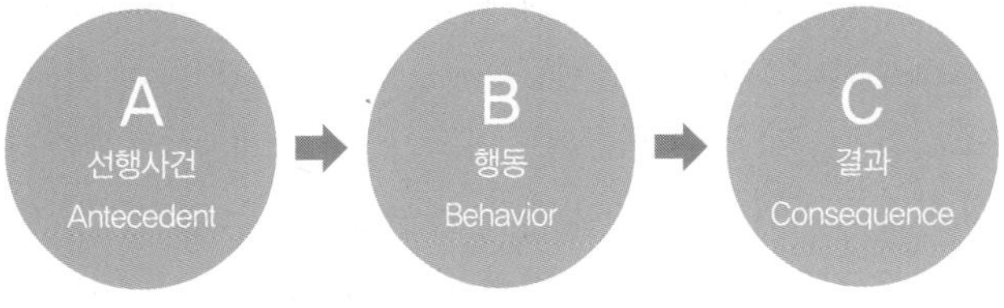

그림 46-1 선행사건-행동-결과

2. 학습의 원리

본래 인간은 배우지 않아도 간단한 행동은 할 수 있다. 숨쉬기, 먹기, 마시기, 아프면 피하기 등 생존에 필수적인 타고난 행동패턴을 본능이라 부른다. 뜨거운 물체를 만졌을 때 빠르게 손을 떼는 행동은 배워서 하는 것이 아니다.

이때 뜨거운 물체를 자극stimulus이라 부르고, 본능적으로 손을 빠르게 떼는 행동을 반응response 또는 반사reflex라고 한다. 이처럼 배우지 않아도 할 수 있는 본능적인 행동을 무조건반사unconditioned reflex라고 하며, 이와 달리 경험을 통해 배워서 하는 행동, 즉 학습된 행동을 조건반사conditioned reflex라고 한다.

인간의 학습방식은 다시 두 가지로 나누어 볼 수 있다. 하나는 직접체험을 통한 학습이고, 다른 하나는 간접체험을 통한 학습이다. 직접체험을 통한 학습은 대개 수없이 반복되는 직접적인 체험을 통해 몸에 배게 되는 배움이며, 다시 수동적 학습과 능동적 학습으로 나눌 수 있다. 간접체험을 통한 학습은 직접적인 체험 없이 배우는 것을 말하며, 다시 시각적 학습과 청각적 학습으로 나눌 수 있다.

1) 수동적 학습

어릴 때 아빠로부터 많이 맞으며 자란 아이를 상상해 보자. 이 아이가 체격이 큰 남자를 보거나, 굵은 남자 목소리만 들어도 벌벌 떨며 무서워하는 행동은 어쩌면 당연한 것일지 모른다. 이 아이가 배운 성인 남성에 대한 두려움은 이 아이가 그 사실을 의식하든 하지 못하든 몸 어딘가에 새겨져 있을 것이다. 또 엄마와 아빠가 싸우고 난 후 엄마가 꼭 내게 화풀이하는 일이 반복된다면 이 아이는 '부모가 싸우고 나면 엄마가 내게 화풀이할 가능성이 높다'는 점을 배우게 될 것이다. 이런 배움을 수동적 학습이라고 한다. '수동적'인 이유는 배움을 위해 이 아이가 특별히 한 행동이 없기 때문이다. 환경으로부터 그냥 배운 것이다. 이를 고전적 조건화classical conditioning, 반응적 조건화respondent conditioning, 연상을 통한 학습learning by association이라고 한다. '조건화'란 '학습했다'는 의미이고, 이때 하게 되는 행동이 대개 움츠리거나, 심장이 뛰거나, 두려움이 느껴지거나 하는 등 즉각적인 생리 반응처럼 자동적으로 나타나기에 '반응적'이라고 한다. Pavlov의 개 실험에서 개가 배운 내용은 '종이 울리면 그다음에 고기가 나온다'는 정보이다. 수동적 학습에서는 선행사건이 행동에 미치는 영향에 주목한다.

임상적으로 외상후 스트레스장애의 증상 대부분이 반응적 조건화로 설명이 가능하다.

(1) 학교에서 괴롭힘을 당했을 때 고통을 느끼고 아파하고 울고 심장이 뛰는 것은 배우지 않아도 나타나는 무조건반사이다.

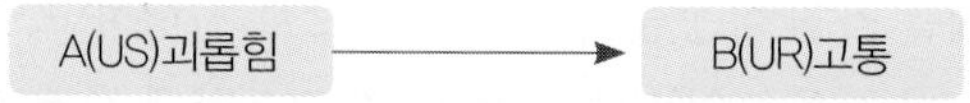

그림 46-2 수동적 학습 (1) 무조건자극과 무조건반응이 연결된 상태

(2) 그런데 이런 괴롭힘이 학교에서 반복적으로 발생하면 처음에는 중립적인 자극이었던 학교가 새로이 '학교=괴로운 곳'이라는 연상학습을 하게 되면서

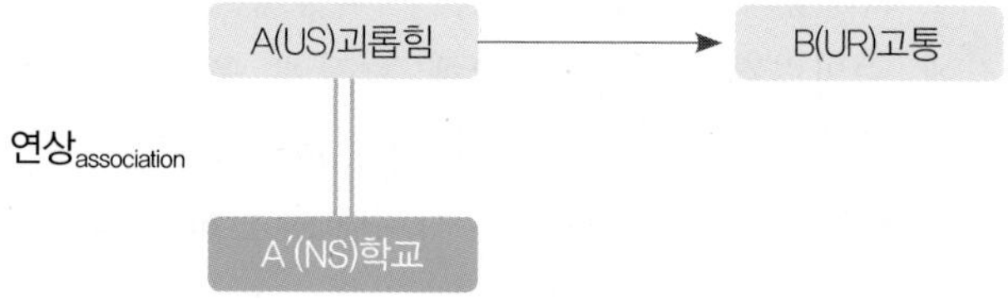

그림 46-3 수동적 학습 (2) 무조건자극과 중립자극이 연결됨

(3) 결국 나중에는 학교에 가려고만 하면, TV에서 학교라는 단어를 듣기만 해도, 심장이 뛰고 눈물이 흐르게 된다. 즉, 학교(학습된 자극)만 떠올리면 고통(학습된 반응)을 느끼게 되는 수동적 학습이 발생하는 것이다.

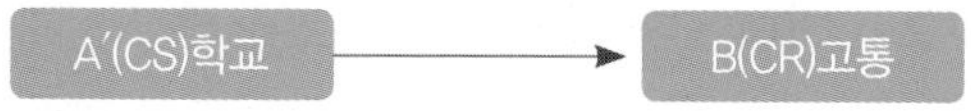

그림 46-4 수동적 학습 (3) 조건자극이 주어지면 조건반응이 나타남

2) 능동적 학습

과자를 좋아하는 아이를 떠올려 보자. 과자가 먹고 싶었지만 눈에 보이지 않아 아무 곳이나 만지고 열어 보며 놀던 아이는 우연히 냉장고 옆 찬장에서 과자를 발견하고 맛있게 먹는 경험을 하게 된다. 이후 이 아이는 집안 구석구석을 뒤지며 혹시 어딘가에 과자가 숨겨져 있지 않을지 찾아 나서는 탐험가가 된다. 이 아이가 배운 것은 '우리집 어딘가에 과자가 있을 수 있다'는 정보이다. 이 아이의 과자 탐색 행동은 어째서 생긴 것일까? 무작위적인 행동(B) 중에 우연히 자신이 좋아하는 과자를 발견하는 경험(C)을 하게 되고, 이런 긍정적인 경험은 보상으로 작용하여 향후

과자 탐색 행동의 빈도를 늘리게 된 것이다. 이처럼 스스로 다양한 행동을 시도하다가 선호하는 결과가 발생했을 때, 그 행동의 빈도가 늘어나기에 '능동적' 학습이라고 한다. 이를 조작적 조건화operant conditioning, 수반성을 통한 학습learning by contingency이라고 한다. 무작위적으로 다양한 시도를 하다가 터득하기 때문에 '조작적'이라고도 부른다. Skinner의 쥐 실험에서 배가 고파서 우리 속에서 다양한 행동을 하던 쥐가 배운 내용은 '레버를 누르면 먹이가 나온다'는 정보이다. 능동적 학습에서는 결과가 행동에 미치는 영향에 주목한다.

임상적으로 각종 중독 증상이 조작적 조건화로 아주 잘 설명된다.

(1) 다양한 행동을 시도하며 다양한 결과를 체험하다가,

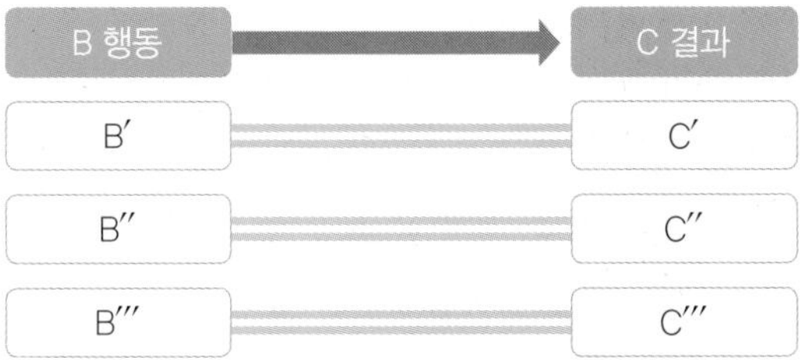

그림 46-5 능동적 학습 (1) 다양한 행동을 하고 그에 따른 다양한 결과를 체험함.

(2) 특정 행동을 했더니 자신이 선호하는 결과를 체험하면서

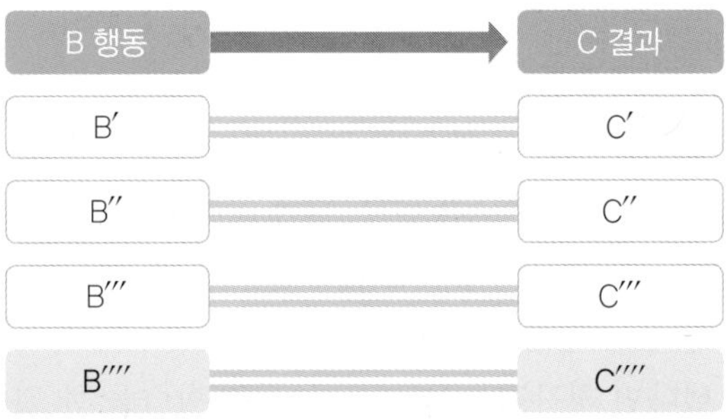

그림 46-6 능동적 학습 (2) 특정 행동(B⁗)을 하자 원하는 결과(C⁗)를 체험함.

(3) '이 행동(B⁗)을 하면 내가 원하는 결과(C⁗)를 얻을 수 있다'는 정보를 알고, 그 행동을 더 하게 되는 능동적 학습이 발생한 것이다.

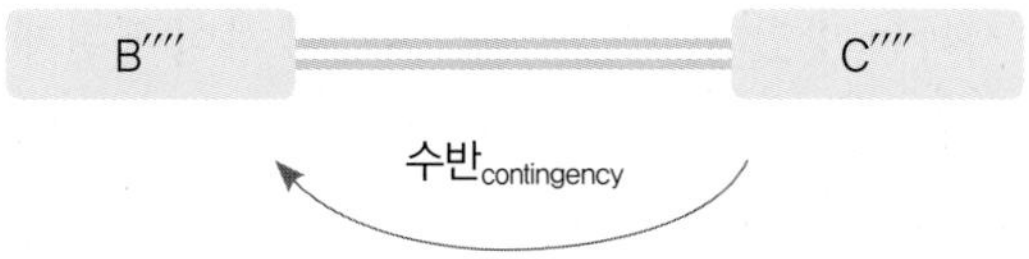

그림 46-7 능동적 학습 (3) 다른 행동보다도 특정행동(B⁗)을 하는 빈도가 늘어남.

3) 시각적 학습

인간은 꼭 직접 경험을 해 봐야 배우는 것은 아니다. 부모가 심하게 부부싸움을 하는 모습을 보고 자란 아이가 학교에서 자주 싸우는 경우, 중학생이 되어 친구가 욕하고 학교에 자주 빠지고 물건을 훔치는 것을 보더니 우리 아이도 욕하고 학교에 빠지고 물건을 훔치는 경우, 어린 시절 내내 아빠가 엄마를 무시하는 것을 보고 살다가 어느 순간 아이도 엄마를 무시하는 말을 하는 경우 등 우리는 직접 경험하지 않고 다른 사람이 하는 행동을 간접적으로 보는 것만으로도 배울 수 있다. 사실 요리를 하는 사람을 보고 따라 하거나, 옷을 입는 방법, 리모컨 사용법을 배우는 데에는 시각적 학습이 가장 중요하다. 이를 사회적 학습social learning, 관찰학습observational learning이라고 부르며, 보고 배움, 보고 따라 하기, 모방, 모델링도 다 여기에 해당된다. Bandura의 실험에서 공격적인 모습을 보이는 어른들을 보게 한 아동들이 배운 것은 '비슷한 상황에서도 보다 공격적으로 반응하는 법'을 보고 배운 것이다.

임상적으로 공격적인 언행, 문제 회피 성향, 음주, 흡연, 게임중독 등 많은 문제행동이 보고 배운 것이라고 생각된다.

4) 청각적 학습

과자가 어디에 있는지 몰라서 엄마에게 물으니 엄마가 '부엌 찬장 오른쪽 아래에 있다'고 설명해 주었고, 그 말을 들은 아이가 과자를 바로 찾아냈다고 하자. 이 아이는 과자의 위치를 단 한 번 듣고 알았을 뿐, 과자를 찾기 위해 여기저기를 찾아 헤매지 않았다. 사실 학교에서 수업으로, 다른 사람에게 들어서, 유튜브를 보며, 책을 읽고 배우는 등 우리가 무언가를 새로 배웠을 때 청각적 학습이 차지하

는 비중이 매우 크다. Hayes는 이를 관계적 조건화relational conditioning, 관계 구성에 의한 학습learning by relational framing이라고 불렀으며, 듣고 배움, 듣고 따라하기 등이 여기에 해당한다. '사과'라는 개념과 '맛있다'는 개념 두 가지를 연결하여 '사과는 맛있다'고 말할 때, 두 단어 사이에 관계가 생기면서 우리는 '사과가 먹는 음식이며 맛도 좋다'는 정보를 배우게 되기에 '관계적'이라고 표현한다. 인간의 언어는 이처럼 2단어 사이에 관계를 지어 주면서 사용하기에 '관계 구성'이라고 한다(Ramnero & Torneke, 2016).

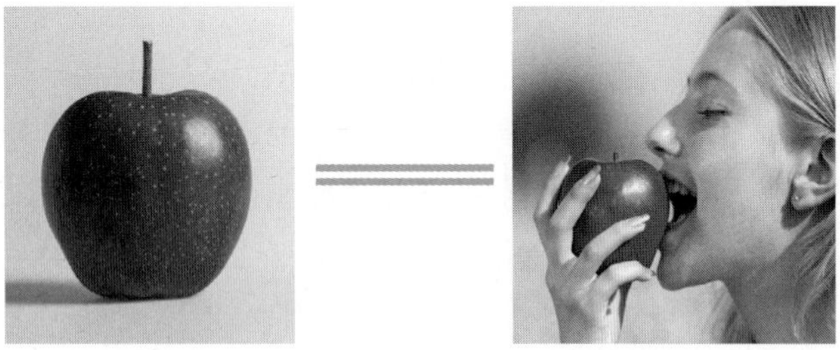

사과 대등관계 맛있다

그림 46-8 관계 구성에 의한 학습

"올해 담임선생님은 호랑이래. 엄청 무섭대" "고등학교 생활은 죽음이래" "○○편의점에서는 청소년에게도 담배를 판대" "○○커피가 정말 맛있대" 등 일상적으로 우리가 나누는 수많은 대화 속에 청각적 학습은 끝없이 이루어지고 있으며, 대화, 생각, 걱정, 후회, 예상, 판단 등 인간의 고위 인지기능 대부분이 청각적 정보 처리와 관련되어 있다. 임상적으로는 '수능에 떨어질 것 같아'라는 생각은 불안과, '해 봐야 안 될 것 같아'라는 생각은 우울과 밀접한 관련이 있다.

5) 직접체험을 통한 학습 VS. 간접체험을 통한 학습

눈 깜빡이기, 숨 쉬기, 쥐기, 먹기, 마시기, 팔다리 구부리기처럼 배우지 않아도 할 수 있는 본능적인 행동을 바탕삼아, 새로운 자극을 경험할 때마다 그 자극이 더 좋으면 추구하려고 하고, 싫으면 피하려 하면서 새로운 자극에 어떻게 반응할지 자극 목록을 추가해 나간다. 이렇게 새로 학습하게 된 행동들을 조건반사라고 한다. 조건반사에는 다시 그 학습이 직접체험을 통한 것인지, 간접체험을 통한 것인지에 따라 둘로 나뉘게 된다.

매우 충격적인 체험은 단번에 뇌에 각인되는 경우도 있지만, 대개의 반응적 조건화, 조작적 조건화 같은 직접체험을 통한 학습은 수많은 반복체험을 통해 학습된다. 따라서 학습에 소요되는 시간이 매우 오래 걸린다. 하지만 일단 학습되고 나면 그 효과는 매우 강력하며, 상당히 오래 유지되고, 생각하지 않아도 몸에 배서 자동적으로 나타나기 때문에 나중에 그 학습효과를 없애는 것도 쉽지 않으며 오랜 시간이 걸린다.

반대로 시각적 학습, 청각적 학습 같은 간접체험을 통한 학습은 단 한 번만 보거나 들어도 배울 수 있다는 엄청난 장점을 가지고 있다. 직접 수차례 체험하지 않아도 간접적인 경험만으로 단번에 손쉽게 배울 수 있다는 간편함 때문에 우리가 새로운 것을 시각적 또는 청각적 학습을 통해 배울 가능성은 그야말로 무궁무진하다. 하지만 간접체험을 통한 학습은 학습효과가 약하며, 쉽게 까먹을 수 있다. 예를 들어, 프라이팬에 불이 붙은 경우 물을 부으면 불이 더 크게 번진다는 사실을 대개 우리는 들어서 알고 있지만, 실제로 프라이팬에 불이 붙으면 몸에 밴 습관대로 프라이팬을 싱크대로 가져가 물을 붓는 경우가 있다. 즉, 간접체험을 통한 학습은 직접체험을 통한 학습과 충돌할 경우 질 가능성이 매우 높다.

다만 여기서 주의할 점은 직접체험이든 간접체험이든 반복될수록 학습될 가능성이 높아지는 것은 사실이지만, 많이 반복한다고 해서 반드시 배운다는 보장은 없다는 점이다. 또 어떤 것을 보거나 들었다고 해서 다 배우는 것은 아니라는 점이다. 만약 이 말이 사실이라면 우리 아이들은 어른이 담배를 피우는 것을 처음 보는 순간에 담배를 피워야 하며, 부모가 열심히 공부를 하는 모습을 보면 아이들도 열심히 공부를 해야 한다.

실제로는 네 가지 학습 중 몇 가지가 동시에 또는 연속적으로 일어나는 경우가 많다. 담배를 피워 보라는 친구의 권유를 듣고, 친구가 담배를 피우며 기분 좋아하는 모습을 보고, 자신도 직접 담배를 피워 보니 기분이 좋아지는 경험을 했다면 청각적 · 시각적 · 능동적 학습을 한 것이다. 만약 자신이 직접 담배를 피워 보니 기침과 눈물만 나고 기분이 나빠졌다면 청각적 · 시각적 학습은 담배를 피울 가능성을 높였지만, 능동적 학습이 강력하게 담배를 피울 가능성을 낮춘 것이다.

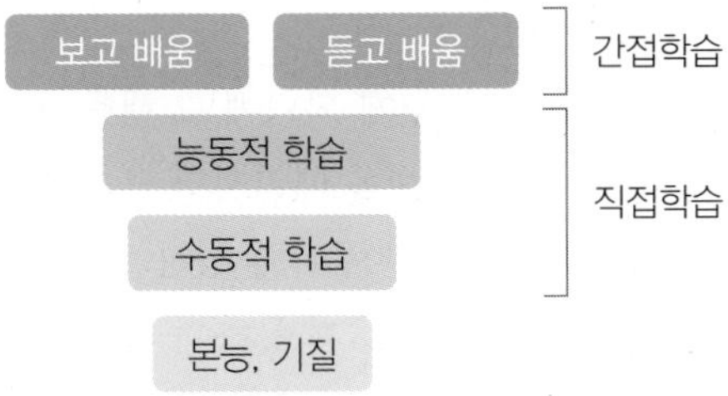

그림 46-9 네 가지 학습방식

6) 학습방식에 따른 치료 전략

저녁에 불을 끄고 잠을 자려고 하면 극도로 무서워하는 아동이나 사람이 많은 학교에 가면 심장이 터질 것처럼 빨리 뛰어서 학교에 못 가겠다는 경우에는 어떻게 치료할 수 있을까? 불을 끄고도 비명을 지르지 않고 편안하게 잠들 수 있을까? 학교에 들어가지 않으려고 울고불고하지 않고 즐겁게 학교에 갈 수 있을까?

인지행동치료에서 치료란 행동의 변화를 의미한다. 비명을 지르며 겁에 질린 행동을 하는 것이 아니라, 편안하게 침대에 누워 잠을 청하는 새로운 행동을 하는 것을 의미한다. 그리고 이런 새로운 행동을 할 수 있으려면 이전에 학습된 내용이 사라지는 것이 아니라, 반대되는 새로운 학습이 일어나야 한다고 본다.

예를 들어, 어둠을 두려워하는 아동에게는 '어둠 속에 있어도 안전하다', '학교에 가도 심장이 빠르게 뛰지 않는다'는 새로운 학습이 필요하다. 이런 학습은 단지 보거나 들어서 배울 수 있는 것이 아니다. 직접 어둠 속에 있어 보고, 학교에 가도 심장이 그렇게 빠르게 뛰지 않는 것을 반복적으로 체험해 봐야 한다. 이처럼 수동적으로 학습된 부분을 치료하는 데에는 노출치료가 제격이다. 하지만 이 치료과정은 필연적으로 엄청난 두려움과 고통을 동반하기 때문에 충분한 설명과 마음의 준비, 충분한 안전 확보, 문제가 생길 경우의 대처방법에 대한 충분한 연습 후에도 아주 천천히 도전과 직면을 시행할 필요가 있다.

스마트폰이나 게임중독 같은 문제는 그 재미가 주는 보상과 쾌감이 엄청나기 때문에 능동적으로 학습된 행동이다. 이런 행동을 치료하는 데에는 수반성 관리가 필수적이다. 스마트폰이나 게임 같은 중독성 행동에는 제재를 연결해서 행동 자체의 쾌감 효과를 상쇄시키고, 학습 같은 다른 바람직한 행동에는 보상을 수반시킴으로써 동기를 강화시키는 것이다.

'친구들이 나를 싫어할 것 같다' '시험을 망칠 것 같다' 등의 인지정서적 문제는 모델링, 기술훈련, 교육 등 간접체험을 통한 새로운 학습을 통해서 치료가 되는 경우도 있지만, 증상이 심하면 결국에는 노출치료나 수반성 관리처럼 직접체험을 통한 학습이 필요한 경우가 많다.

3. 결과가 행동에 미치는 영향

조작적 조건화를 통한 학습은 사실 네 가지로 분류할 수 있다. 정적 강화, 부적 강화, 정적 처벌, 부적 처벌이 그것이다. 이 네 가지 능동적 학습의 유형은 소아뿐 아니라 사실 모든 인간의 행동을 이해하고 치료 전략을 세우는 데 기초가 되므로 반드시 잘 알아 둘 필요가 있다.

1) 정적 강화

행동을 할수록 원하는 결과를 얻기에 그 행동의 빈도가 늘어나는 현상을 말한다. 성적이 오르자 부모에게 칭찬을 들으면서 더욱 공부를 열심히 하는 경우, 게임을 하면서 레벨이 오르니까 성취감이 들고 그러면서 더욱 게임을 열심히 하는 경우, 술을 마시니 기분이 좋아져서 술을 더 마시게 되는 경우, 떼를 쓰니까 엄마가 핸드폰을 사 준 일이 있었고 이후에 원하는 것이 생기면 떼를 더욱 심하게 쓰게 되는 경우, 아무리 말로 해도 엄마가 용돈을 주지 않다가 핸드폰을 던져서 부수자 바로 용돈을 준 이후 걸핏하면 물건을 던져서 부수는 경우 등 보상, 중독, 떼쓰기, 폭력이 정적 강화에 해당된다. 쉽게 생각하자면 이 행동이 마약과 비슷한 기능을 하는 것이다.

맛있는 음식을 먹으면 자꾸 손이 가고 더 먹게 되는 행동이 정적 강화의 기초가 되는 무조건반사, 즉 본능이다. 여기에 어떤 새로운 것을 먹어 봤더니 우리에게 즐거움을 유발한다면 우리는 그 자극이 맛있다는 것을 체험을 통해 알게 되고, 그것을 자꾸 먹으려고 할 것이다. 이런 식으로 우리는 우리가 추구하는 목록을 늘려 나가게 된다.

주의할 점은 정적 강화를 의도했으나 정적 강화가 일어나지 않을 수도 있다는 점이다. "이번 시험에 80점 이상을 맞으면 10만 원을 줄게"라고 보상을 걸어도 공부를 전혀 하지 않을 수 있다는 것이다. 심지어 10만 원을 먼저 줘도 용돈만 받아 쓰고 공부는 안 할 수 있다. 이런 경우 "정적 강화를 해도 효과가 없다"고 표현하는 경우가 있는데, 이는 엄밀하게는 틀린 표현이다. 여기서는 '정적 강화'라는 용어를 '보상을 주는 행위'로 사용했는데, '정적 강화'의 정확한 의미는 '보상을 줌으로써 행동 빈도가 증가하는 현상'이기 때문이다. "보상이라 생각하는 결과를 제공했으나 정적 강화가 발생하지 않았다"고 표현하는 것이 맞다. 상대가 보상을 그다지 원하지 않을 때, 즉 보상이 주는 즐거움이 그다지 강하지 않을 때, 보상이 아니라 오히려 처벌로 작용할 때 이런 현상이 발생할 수 있다.

2) 부적 강화

행동을 할수록 고통이 줄어들기에 그 행동의 빈도가 늘어나는 현상을 말한다. 부모가 싸워서 괴로울 때 유튜브를 보면서 잠시 괴로움을 잊는 경험을 한 후 점차 유튜브에 빠져드는 경우, 엄마에게 심하게 혼난 후 울면서 벽에 머리를 박다 보니 뭔가 시원해지면서 마음이 편해지는 경험을 한 후 괴로울 때마다 벽에 머리를 박는 경우, 손에 뭐가 묻어서 불쾌한 기분이 강하게 드는데 손을 물티슈로 닦으니 좀 기분이 편해지는 경험을 한 후, 손이 더러워진 느낌이 들 때마다 자주 손을 닦는 버릇이 생긴 경우 등 회피, 강박, 자해가 대표적인 부적 강화의 사례이다. 이 외에도 학교에서 괴롭힘을 당한 후 등교 거부, 부모의 학대로 인한 가출, 스트레스를 받을 때 음악, 영화, 게임에 몰입, 술 · 담배 남용, 수다, 먹기, 쇼핑 등의 행동을 통해 일시적이나마 정신적 고통을 줄이기 위해 자꾸 하게 되는 다양한 행동이 모두 부적 강화의 예이다. 쉽게 생각하면 이 행동이 진통제 역할을 하는 것이다.

뜨거운 물체에 손을 데는 순간 비명을 지르며 재빠르게 손을 떼는 행동이 부적 강화의 기초가 되는 무조건반사, 즉 본능이다. 이처럼 어떤 자극으로 인해 우리가 고통받는 상황에서 어떤 특정 행동을 하니 그 고통이 줄어든다는 것을 반복체험을 통해 알게 되면서 점차 이런 행동의 빈도가 늘어나게 된다.

임상적으로 문제가 되어 외래에 방문하게 되는 행동 대부분은 정적 강화 내지는 부적 강화이며, 이는 전부 직접 체험에 의한 학습이기 때문에 일단 형성되면 변화시키기가 매우 까다롭다. 학습된 행동이 소거되고 새로운 건전한 습관이 형성되려면 꽤 오랜 시간과 반복체험이 필요한 경우가 대부분이다.

3) 정적 처벌

행동을 할수록 고통을 겪게 되기에 그 행동의 빈도가 줄어드는 현상을 말한다. 동생을 때려서 부모가 엄하게 혼냈더니 이후 동생을 때리는 행동이 줄어든 경우, 숙제를 안 해서 하루 동안 스마트폰을 보지 못하게 하니 숙제를 빠뜨리는 행동이 줄어든 경우 등 잘못된 행동을 줄이기 위해 제재나 처벌을 하는 것이 대표적인 정적 처벌의 예이다. 쉽게 생각하자면 이 행동이 독약과 비슷하게 기능해서 우리에게 고통을 유발하는 것이다.

우리가 변한 음식을 먹고 나서 복통, 설사를 했다면 이러한 고통체험을 기억하는 한 우리는 변한 음식을 다시 먹지 않으려 할 것이다. 이런 방식으로 고통을 유발하기에 피해야 할 자극 목록을 늘려 나가게 된다.

주의할 점은 우리가 행동을 줄이기 위해 처벌이라 생각한 결과를 제공했으나, 오히려 행동이 늘어날 수도 있다는 점이다. 학교에 오기 싫어하는 학생이 선생님에게 대들었다고 등교정지라는 처벌을 내리면 실제로 학생에게는 보상으로 작용하고 선생님에게 대드는 행동이 더 심해질 수도 있다. 즉, 정적 처벌을 의도했으나 정적 강화 현상이 발생한 것이다. 또 동생을 때렸다고 해서 하루 동안 스마트폰을 사용하지 못하게 하는 처벌을 한 경우, 동생을 때릴 때 얻는 쾌감이나 분노 해소 효과가 훨씬 강력한 경우 스마트폰 하루 금지라는 처벌에도 불구하고 동생을 때리는 행동은 지속될 수 있다. 이는 정적 처벌 효과보다도 정적 강화나 부적 강화가 훨씬 강력할 경우, 처벌이 효과가 없을 수도 있다는 것을 보여 준다.

4) 부적 처벌

행동을 할수록 원하는 결과가 줄어들기에 그 행동의 빈도가 줄어드는 현상을 말한다. 전에는 숙제를 잘하면 용돈을 줘서 숙제를 열심히 했는데, 최근에 부모가 바빠서 숙제 확인을 하지 못했더니 점차 숙제를 안 하게 된 경우, 게임에 잘 참여하고 있다가 반칙을 해서 잠시 퇴장당한 경우, 회사에 큰 손해를 끼쳐 월급이 삭감된 경우 등 소거, 타임아웃, 삭감이 부적 처벌의 대표적인 예라고 할 수 있다.

중요한 점은 한 행동이 동시에 여러 가지 조작적 학습효과를 가질 수 있다는 점이다. 예를 들어, 술을 마시는 행동은 괴로움을 잊으려고 술을 마셨는데 마시다 보니 기분이 좋아져서 계속 마셨다면 부적 강화, 정적 강화가 동시에 있었던 것이다. 자해는 원래 처음에는 마음이 너무 괴로울 때 했는데 하다 보니 자신에 대해 벌을 주는 의미와 자꾸 기분이 좋아지는 경험을 했다면 부적 강화, 정적 처벌, 정적 강화가 동시에 있었던 것이다. 동생을 때리면 부모에게 혼나겠지만 극심한 분노가 즉각적으로 해소되기에 정적 처벌, 부적 강화 현상이 동시에 일어난다고 볼 수 있으며, 이 경우 어떤 효과가 강하냐에 따라 동생을 때리는 행동이 늘어날 수도, 줄어들 수도 있는 것이다.

따라서 '용돈을 주면 공부를 열심히 할 것이다' '심하게 혼내면 문제행동을 다시는 하지 않을 것이다'라고 순진하게 기대해서는 안 된다. 인간의 마음은 이보다 복잡하다.

- **정적 강화**: 행동 → 선호하는 결과 Cg ↑ → 행동 ↑ 보상, 중독, 폭력
- **부적 강화**: 행동 → 혐오스런 결과 Cb ↓ → 행동 ↑ 회피, 강박, 자해
- 정적 처벌: 행동 → 혐오스런 결과 Cb ↑ → 행동 ↓ 처벌
- 부적 처벌: 행동 → 선호하는 결과 Cg ↓ → 행동 ↓ 타임아웃, 삭감, 소거

그림 46-10 조작적 조건화의 네 가지 유형

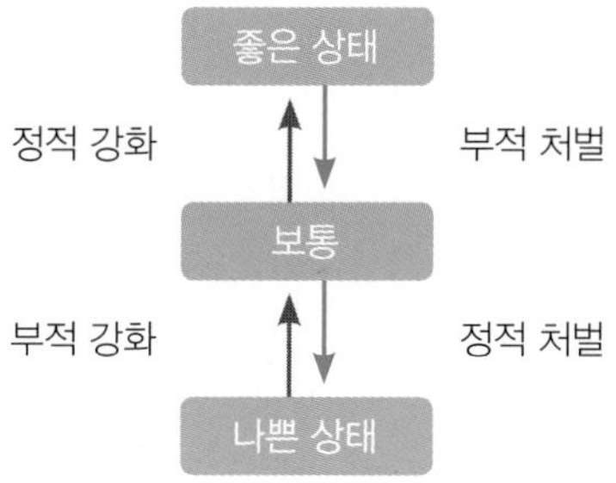

그림 46-11 조작적 조건화의 네 가지 유형에 대한 도식적 이해

소아 인지행동치료의 핵심 전략

1. 불안장애

불안장애를 가진 소아에게 인지행동치료를 시행하면 약물치료만큼이나 불안 증상을 줄이고 기능을 향상시키는 데 효과적이다. 또한 약물치료와 함께 사용할 경우, 각각 단독으로 시행하는 경우에 비해 더욱 효과적이다(Wang et al., 2017). 불안장애에 대한 인지행동치료의 치료요인으로는 노출, 사회기술훈련, 이완훈련, 인지 재구조화 등 여러 요인이 있지만, 가장 핵심적인 것은 노출이다. 노출이란 두려워하는 대상에 다가가고 직면하고 도전한다는 의미로, 강한 자극에 갑자기 노출되면 트라우마가 생길 위험성이 높기에 일반적으로 점진적 노출을 권장한다. 불안장애에 노출치료가 효과적인 이유에 대해 예전에는 두려운 자극에 반복적으로 노출되면 점차 습관화되면서 두려움이 줄어드는 것이라고 생각했으나, 최근에는 두려운 자극에 노출되어도 안전하다는 새로운 체험이 반복되면서 두려움이 줄어든다는 억제학습inhibitory learning 이론이 보다 널리 받아들여지고 있다.

대표적인 프로그램으로는 Coping Cat이 있다(Kendall, 2006). 처음에는 분리불안장애, 사회불안장애, 범불안장애 아동을 대상으로 연구되었으나, 점차 다양한 불안장애를 가진 소아청소년에게 널리 적용되면서 현재는 소아청소년 불안장애 분야에서 가장 경험적으로 지지받는 치료라고 할 수 있다. Coping Cat의 치료접근성을 높이기 위해서 인터넷으로 할 수 있도록 한 프로그램(Camp Cope-A-Lot)도 있다. 또 사회불안을 보이는 아동에게 보다 효과적인 프로그램으로 Social Effectiveness Therapy for ChildrenSET-C가 있다(Beidel, 2013). SET-C의 핵심적인 치료요소는 노출과 함께 사회기술훈련을 하는 것이다. 선택적 함묵을 보이는 아동을 위한 통합적인 행동치료 매뉴얼도 있다(Bergman, 2012). 이 외에도 Mindfulness-Based Cognitive Therapy for Children, the Inner Kids, Integrative Body-Mind Training, Mindful Education, Mind-Up, the Mindful Schools, Still Quiet Place 등 마음챙김 프로그램들이 아동의 불안, 스트레스, 우울, 공격성, 수행 기능, 집중력, 자기조절기술 등 다양한 부분에 유의한 효과가 있는 것으로 보이지만, 아쉬운 점은 그 효과 크기가 작다는 점이다(Dunning et al., 2019).

2. 우울장애

소아 우울장애에서 인지행동치료는 그다지 효과가 크지는 않지만, 약물치료와 함께 매우 중요한 치료 수단으로 자리매김하고 있다. 인지행동치료는 소아청소년의 우울 증상을 줄이고 기능을 향상시키며 약물치료와 함께 사용될 경우 재발을 예방할 수 있음을 보여 준다(Viswanathan et al., 2020).

다만 청소년에 비해 소아 우울장애를 위한 매뉴얼은 많지 않은 편이다. ACTION은 원래 9~13세 여아들을 위해 개발된 후 다양한 소아청소년 우울장애 치료매뉴얼의 원형이 된 프로그램(Stark & Kendall, 1996)으로, 감정에 대한 교육, 대처기술훈련, 문제해결훈련, 인지 재구성, 행동 활성화 등을 핵심 치료요인으로 제시하고 있다(Kendall, 2015). 치료가 성공적이려면 노출이나 행동 활성화와 관련된 숙제를 완수하고, 아동이 어릴수록 부모가 적극적으로 참여하고, 대상 아동의 나이에 적절한 보상을 선택하는 것이 매우 중요하다.

3. 강박장애

소아 강박장애에 대한 치료연구에서 위약군, 약물치료군, 인지행동치료군, 약물치료+인지행동치료군의 관해율은 각각 3.6%, 21.4%, 39.3%, 53.6%로 인지행동치료는 약물치료보다도 뛰어난 효과를 보여 주고 있다. 따라서 소아 강박장애에서는 그 증상이 가볍든 심하든 인지행동치료가 1차 치료로 널리 인정받고 있다(Pediatric OCD Treatment Study Team, 2004).

소아 강박장애의 경우 가족이 아동의 강박 증상을 비난만 하거나, 당장의 증상 악화를 견디지 못하고 강박적 요구를 다 들어주면서 강박 증상이 악화되는 경우가 흔하다. 따라서 소아 강박장애의 치료를 위해 가족에게 강박장애에 대해 잘 교육하고 긴밀하게 협조하는 것이 중요하다(Franklin et al., 2015).

널리 알려진 소아 강박장애에 대한 매뉴얼로는 이미 국내에 번역되어 출간된 것도 있으며(March, 2001), 보다 나중에 Treatments that work 시리즈로 출간된 것도 있다(Piacentini et al., 2007). 강박적 불편함은 일단 떠오르면 매우 고통스럽기 때문에 아예 증상이 심해질 상황을 회피하거나, 일단 심해지면 빨리 강박적 행동을 함으로써 고통을 줄이려고 시도하게 된다. 이런 전형적인 부적 강화 상황에서 핵심 치료요소인 노출 및 반응 방지를 아동이 스스로 하기를 기대하는 것은 매우 어렵다. 이럴 때 가족이 노출 및 반응 방지 상황을 조성하고 치료에 협조한 아동에게 수반성 관리를 하는 것이 매우 효과적이다.

4. 외상후 스트레스장애

소아 외상후 스트레스장애에 대한 치료연구에 따르면, 비지시적이고 비특이적인 치료보다는 아동이 회피하려는 외상 경험을 직접 다루는 것이 확실히 효과적이다. 하지만 무턱대고 외상 경험에 대한 노출을 시도하다가 외상 경험만 반복될 수도 있다. 따라서 노출의 속도와 강도는 아동의 반응에 따라 조심스레 진행할 필요가 있다. 또 부모를 치료에 참여시키는 것이 중요하다(Cohen et al., 2010).

다양한 정신적 충격을 경험한 소아청소년들에게 가장 강력한 효과를 보여 주고 있는 치료로는 외상초점 인지행동치료trauma-focused cognitive behavioral therapy가 있다(Cohen et al., 2012). 이 프로그램에서는 양육 기술, 이완 기술, 정서 조절 기술, 인지 재구성, 점진적 노출 등의 기술이 핵심적으로 적용된다. 국내에 번역된 프로그램으로는『마음을 다친 아동청소년을 위한 핸드북』이 있다(Greenwald, 2011).

5. 주의력결핍 과잉행동장애

주의력결핍 과잉행동장애ADHD 아동에 대한 다중치료연구Multimodal Treatment study of children With ADHD:MTA 결과, 치료 성공률은 지역사회치료군(약물치료 포함), 인지행동치료군, 약물치료군, 인지행동치료+약물치료군 각각 25%, 34%, 56%, 68%로 분석되었다(Swanson et al., 2001). 2000년대 초반까지만 해도 ADHD에 대한 인지행동치료는 Barkley의 Direct Contingency Management, MTA에서 사용된 Summer Treatment Program처럼, 엄청난 치료 자원이 투입된 것에 비하면 효과는 실망스럽기 그지없었다. 하지만 ① 약물치료의 효과가 없거나 충분하지 못한 경우, ② 부작용 때문에 약물치료를 하기 어려운 경우, ③ 반항, 품행, 우울, 불안 같은 문제가 동반된 경우 때문에 비약물학적인 치료에 대한 필요성은 계속 제기되었다(Faraone et al., 2015).

이후 부모나 교사를 통해 행동을 치료하는 STEPPStrategies for Enhance Positive Parenting, COACHES, Parent Friendship Coaching, Strongest Families, IPIIntegrated Parenting Intervention, MOSAIC, 정리 기술을 가르치는 PATHKOParents and Teachers Helping Kids with Organization, 여러 치료요소를 함께 적용하는 Collaborative Life Skills, Family School Success,

Incredible Years, 5 steps to Success, Challenging Horizons처럼 수많은 인지행동치료가 개발되었다(Nathan & Gorman, 2015). 이 중 Parents Friendship Choaching(Mikami & Normand, 2022), IPI(Chronis-Tuscano et al., 2020)의 경우 매뉴얼이 출간되어 있다.

6. 적대적 반항장애, 품행장애

적대적 반항장애와 품행장애는 오랫동안 정신의학에서 치료하기 어려운 영역, 치료가 아닌 처벌의 영역으로 여겨져 왔으나, 현재는 일차적으로 인지행동치료를 시행함으로써 효과적으로 치료가 가능하다는 것이 입증되었다. 약물치료는 오히려 부가치료로 여겨진다(Fairchild et al., 2019). 반항 · 품행 문제에 대한 인지행동치료는 크게 ① 부모, 교사, 보호자를 통한 접근, ② 아동에 대한 접근, ③ 가족치료적 접근방식으로 나누어 볼 수 있다. 이 중 ① 부모, ② 아동에 대한 접근방식은 대개 처벌 전략을 지양하며 소아 대상으로 매우 효과적임을 보여 주고 있고, ③ 가족치료적 접근방식은 대개 사법 시스템과 함께 강력한 처벌 전략을 사용하면서 청소년 대상으로 매우 효과적임을 보여 주고 있다(Nathan & Gorman, 2015).

보호자를 통한 프로그램으로는 Incredible years, Parent Child Interaction Therapy, Triple P, Parent Management Training 등이 있으며, 이 중 부모관리훈련이 가장 강력한 근거 기반을 가진 프로그램으로 번역서도 나와 있다(kazdin, 2007). 아동에 대한 프로그램으로는 Anger Control Program, Problem Solving Skill Training, Good Behavior Game이 있으며, 이 중 Anger Control Program이 번역되어 있다(Larson, 2014).

7. 자폐스펙트럼장애

자폐스펙트럼장애의 치료에 있어 행동치료의 일종인 응용행동분석applied behavioral analysis은 수많은 다른 치료들의 기초가 되는 핵심적인 치료기법이다. 이들은 대개 동시에 여러 가지 도움을 필요로 하는 경우가 많고, 개인마다 필요로 하는 부분이 매우 달라 각 대상자마다 맞춤형 치료가 필요하다. 자폐에 대한 행동치료는 거의 대부분의 시간을 행동치료환경에서 지내게 하는 고강도 방식과 의사소통이나 특정 기술만을 가르치는 저강도 방식의 두 가지로 크게 나눌 수 있다. 또 특정 행동을 늘리려 하느냐, 줄이려 하느냐의 방향에 따라 구분할 수도 있는데, 눈맞춤, 자조 기술, 소통 기술 등 늘려야 할 목표 기술의 경우는 단계별로 쪼개서 가르치고, 반복행동, 식습관, 자해, 공격성처럼 줄여야 할 문제행동은 ABC 분석을 통해 해결한다. 치료 전달 방식에 따라서 ① 아동에게 직접 적용하는 방식, ② 부모에게 가르쳐서 가정에서도 치료환경이 유지되도록 하는 방식, ③ 사회적 의사소통 기술을 체득하기 위해 또래와 집단프로그램을 하는 방식 등 세 가지로 나눌 수 있다(Weitlauf et al., 2015).

가장 오랫동안 널리 보급된 프로그램으로는 Early Intensive Behavioral InterventionEIBI가 있으며, 이와 비슷한 고강도방식으로 부모요소가 추가된 Early Start Denver ModelESDM이 유명하다(Vivanti et al., 2016). 사회적 의사소통능력 향상을 목적으로 한 저강도 프로그램으로 JASPERJoint Attention, Symbolic Play, Engagement, & Regulation가 있다(Kasari et al., 2021). 국내 번역서로는 ABA(Leaf, 2013)와 ESDM(Rogers et al., 2018), 문제행동에 대한 부모훈련(Bearss et al., 2020)이 있다.

8. 틱장애, 발모증

틱장애에 대한 1차 치료는 습관반전habit reversal을 기반으로 한 인지행동치료이다. 습관반전이란 특정 근육을 수축하는 틱 행동을 하고 싶은 충동이 드는 순간, 대신에 다른 행동을 하는 습관을 들이는 치료법이다. 가장 흔하게 권장되는 대체 행동은 근육이완이다. 예를 들어, 순간적으로 목근육을 수축시키는 틱이라면 그 목근육을 천천히 스트레칭하는 새로운 습관을 들이는 것이다(Woods et al., 2010).

발모증에 대한 근거 기반의 치료로 습관반전과 수용전념치료에 기반한 인지행동치료가 있다. 역시 핵심은 발모 충동이 올라올 때 대신 새로운 대체 행동을 습관으로 숙달시키는 것이다(Woods & Twohig, 2008).

현재 세계적으로 소아정신의학 영역에서 수많은 인지행동치료가 개발되고 있다. 하지만 이 중에는 국내에 잘 알려지지 않은 경우가 많다. 앞으로 단순한 번역만이 아닌 국내에서의 효과검증 및 우리나라에 적합한 프로그램 개발도 활발하게 이루어져, 보다 많은 아동청소년들이 효과적인 인지행동치료 서비스를 받을 수 있는 날이 오기를 기대해 본다.

참고문헌

Bearss, K., Johnson, C. R., & Handen, B. L. (2020). 자폐증의 문제행동에 대한 부모훈련: 치료자 매뉴얼. 김붕년, 김예니 공역. 서울: 학지사.

Beidel, D. C. (Director). (2013. 12. 23.). *Social effectiveness therapy for children SET-C behavioral treatment for children with social phobia*. Taylor and Francis.

Bergman, R. L. (2012). *Treatment for children with selective mutism: An integrative behavioral approach* (1st edition). Oxford University Press.

Chronis-Tuscano, A., O'Brien, K., & Danko, C. M. (2020). *Supporting caregivers of children with ADHD: An integrated parenting program, therapist guide*. Oxford University Press.

Cohen, J. A., Bukstein, O., Walter, H., Benson, R. S., Chrisman, A., Farchione, T. R., Hamilton, J., Keable, H., Kinlan, J., Schoettle, U., Siegel, M., Stock, S., & Medicus, J. (2010). Practice parameter for the assessment and treatment of children and adolescents with posttraumatic stress disorder. *ADOLESCENT PSYCHIATRY*, *49*(4), 17.

Cohen, J. A., Mannarino, A. P., & Deblinger, E. (Ed.). (2012). *Trauma-focused CBT for children and adolescents: Treatment applications* (Reprint edition). The Guilford Press.

Dunning, D. L., Griffiths, K., Kuyken, W., Crane, C., Foulkes, L., Parker, J., & Dalgleish, T. (2019). Research review: The effects of mindfulness-based interventions on cognition and mental health in children and adolescents-a meta-analysis of randomized controlled trials. *Journal of Child Psychology and Psychiatry*, *60*(3), 244-258.

Fairchild, G., Hawes, D. J., Frick, P. J., Copeland, W. E., Odgers, C. L., Franke, B., Freitag, C. M., & De Brito, S. A. (2019). Conduct disorder. *Nature Reviews Disease Primers*, *5*(1), 43.

Faraone, S. V., Asherson, P., Banaschewski, T., Biederman, J., Buitelaar, J. K., Ramos-Quiroga, J. A., Rohde, L. A., Sonuga-Barke, E. J. S., Tannock, R., & Franke, B. (2015). Attention-deficit/hyperactivity disorder. *Nature Reviews Disease Primers*, *1*(1), 15020. https://doi.org/10.1038/nrdp.2015.20

Franklin, M. E., Kratz, H. E., Freeman, J. B., Storch, E. A., & March, J. (2015). Cognitive-behavioral therapy for pediatric obsessive-compulsive disorder: Empirical review and clinical recommendations. *Psychiatry Research*, *227*(1), 78-92. https://doi.org/10.1016/j.psychres.2015.02.009

Greenwald, R. (2011). 마음을 다친 아동청소년을 위한 핸드북. 정성훈, 정운선 공역. 서울: 학지사.

Kasari, C., Gulsrud, A. C., Shire, S. Y., & Strawbridge, C. (2021). *The JASPER model for children with autism: Promoting joint attention, symbolic play, engagement, and regulation*. The Guilford Press.

kazdin, A. E. (2007). 말썽 많은 아이 제대로 키우기. 정영조, 김종남, 이종임 공역. 서울: 시그마프레스.

Kendall, P. C. (2006). *Cognitive-behavioral therapy for anxious children: Therapist manual*. Workbook

Kendall, P. C. (2015). 아동청소년 심리치료: 인지행동적 접근. 신현균, 김정호, 최영미 공역. 서울: 학지사.

Larson, J. (2014). 아동 청소년의 분노조절 사회기술훈련. 김봉석, 박은진, 박준성 공역. 서울: 학지사.

Leaf, R. (2013). (자폐증 치료를 위한) ABA 프로그램. 서울: 학지사.

March, J. S. (2001). 소아청소년기 강박장애(인지행동치료) 연규월 역. 서울: 하나의학사.

Mikami, A. Y., & Normand, S. (2022). *Parents as friendship coaches for children with ADHD: A clinical guide* (1st edition). Routledge.

Nathan, P. E., & Gorman, J. M. (2015). *A guide to treatments that work*. Oxford University Press.

Pediatric OCD Treatment Study Team. (2004). Cognitive-behavior therapy, sertraline, and their combination for children and adolescents with obsessive-compulsive disorder: The Pediatric OCD Treatment Study (POTS) randomized controlled trial. *Jama*, *292*(16), 1969-1976.

Piacentini, J., Langley, A., & Roblek, T. (2007). *Cognitive-behavioral treatment of childhood OCD: It's only a false alarm therapist guide* (Illustrated edition). Oxford University Press.

Ramnero, J., & Torneke, N. (2016). 인간행동의 ABC. 곽욱환, 박준성, 조철래 공역. 서울: 삶과 지식.

Rogers, S. J., Dawson, G. (2018). 어린 자폐증 아동을 위한 ESDM. 정경미, 신나영, 김민희, 김주희 공역. 서울: 학지사.

Stark, K., & Kendall, P. C. (1996). *Treating depressed children: Therapist manual for "taking action"*. Workbook Publishing.

Swanson, J. & M., Kraemer, H. C., Hinshaw, S. P., Arnold, L. E., Conners, C. K., Abikoff, H. B., Clevenger, W., Davies, M., Elliott, G. R., Greenhill, L. L., Hechtman, L., Hoza, B., Jensen, P. S., March, J. S., Newcorn, J. H., Owens, E. B., Pelham, W. E., Schiller, E., Severe, J. B., … Wu, M. (2001). Clinical relevance of the primary findings of the MTA: Success rates based on severity of ADHD and ODD symptoms at the end of treatment. *Journal of the American Academy of Child & Adolescent Psychiatry*, *40*(2), 168-179.

Viswanathan, M., Kennedy, S. M., & McKeeman, J. (2020). *Treatment of depression in children and adolescents: A systematic review*. Agency for Healthcare Research and Quality (US).

Vivanti, G., Duncan, E., Dawson, G., & Rogers, S. J. (2016). *Implementing the group-based early start denver model for preschoolers with autism* (1st ed. 2017 edition). Springer.

Wang, Z., Whiteside, S., & Sim, L. (2017). *Anxiety in children*.

Agency for Healthcare Research and Quality (AHRQ).
Weitlauf, A. S., McPheeters, M. L., & Peters, B. (2015). *Therapies for children with autism spectrum disorder: Behavioral interventions update*. Createspace Independent Pub.
Woods, D. W., & Twohig, M. P. (2008). *Trichotillomania: An ACT-enhanced behavior therapy approach therapist guide* (Therapist Guide ed. edition). Oxford University Press.
Woods, D. W., Piacentini, J. C., & Chang, S. W. (2010). **뚜렛 증후군 조절하기(치료자 매뉴얼)**. 임명호, 도진아, 이혜진 공역. 서울: 학지사.

제 47 장

소아정신의학

집단치료

Group Therapy

박민현

집단치료의 개념과 정의, 역사

집단치료는 치료적 목적을 위해 집단과 구성원들 간의 상호작용을 이용하는 방법으로서 집단치료에는 집단정신치료 이외에 사이코드라마, 활동치료, 예술치료 등 다양한 치료방법이 포함되지만(윤성철, 이후경, 1998). 집단치료 자체가 여러 정신치료 이론의 영향을 받았기 때문에 집단치료와 집단정신치료는 동의어로 사용될 수 있다.

집단치료는 소아 청소년 집단에 서비스를 제공하는 전문가들이 이용할 수 있는 강력한 개입방법 중 하나이다. Hartup은 '성인기 적응adaptation을 예측할 수 있는 가장 훌륭한 조기 예측인자는 지능이나 학교 성적이 아니며, 학교에서 보이는 행동도 아니며, 또래와 얼마나 잘 어울리느냐'라고 하였는데(Hartup, 1993), 이는 자존감과 자아정체성과 같은 소아청소년 발달에 있어서 집단이 얼마나 중요한 역할을 할 수 있는지를 강조해 온 학자들의 견해와도 궤를 같이한다(Grunebaum & Solomon, 1987).

소아청소년 집단치료의 효시는 19세기 말에서 20세기 초에 걸쳐 의학적 질환이 있는 소아청소년에 대한 집단 재활을 위한 치료 설계(Kraft & Riester, 1986) 및 집단치료요소를 포함하였다는 점에서 심각한 행동문제가 있는 청소년을 위한 그룹홈을 집단치료의 효시로 보기도 한다(Rachman & Raubolt, 1984).

1911년 Moreno는 비엔나에서 일반 청소년을 대상으로 사이코 드라마를 실시하였고(Rachman & Raubolt, 1984), 최초의 청소년 집단치료자로 인정받고 있는 Aichhorn은 정신분석에 기초한 품행장애 청소년을 치료하기 위한 집단치료를 개발하였는데, 모든 소아청소년의 정신문제가 애정 결핍에서 출발한다면서 체벌 금지를 주장하며 치료자가 중립을 유지할 것을 강조하였다(Aichhorn, 1935).

저널리스트이자 교사인 Slavson은 뉴욕에서 1940년대 자기표현과 자기발견에 기초한 활동집단치료를 개발하였고, 이를 미국교정정신의학회에 소개하면서 그룹치료가 과학의 한 분야로 인정받는 데 큰 기여를 하였다(MacKenzie & Association, 1992). Redl은 Slavson의 진단적 집단을 치료적 집단으로 확장하는 데 기여하였으며, 제자들이 이를 더 확장해 나감으로써 Slavon과 Redl은 치료적 목적의 소아 집단치료의 선구자로 여겨지게 되었다(Scheidlinger, 1984).

1960년대 미국에서 「정신보건법」이 제정된 이후 지역사회 정신보건센터로 집단치료 프로그램이 활발하게 확장되었으며, 1980년대 정신건강의학과 전문 병원이 급증하면서 집단치료는 치료방법의 표준으로 자리 잡게 되었고, 1990년도에는 소아청소년 병동에서도 집단치료가 표준치료법으로서의 위치를 차지하게 되었다(Kraft, 1996).

집단치료 초기 타당도, 신뢰도, 비용 효율성 등의 측면에서 의문이 제기되기도 하였으나 긴 시간을 거치면서 여러 연구결과가 누적되면서 현재에 이르러서는 특정 소아청소년 집단에게 집단치료가 매우 효과적이라는 것에 전문가들은 의견을 같이한다(Wolfe et al., 2011).

집단치료의 이론적 배경과 분류

임상 실제에서 치료집단이 종종 이론적 기초 없이 설계되고 시행되는 경우가 있는데, 그러한 비이론적 접근은 효율적인 집단 운용을 현저하게 방해할 수 있다(Moss et al., 2007). 이론에 기반한 집단치료를 함으로써 집단치료자는 풍부한 임상적 데이터와 정보를 활용하여 가장 적절한 개입을 효과적으로 결정할 수 있다.

소아청소년 집단치료에 있어 1960년대까지는 정신분석적 이론이 주로 사용되어 왔으며, 1970년대에 들어서면서 인지행동, 일반체계, 게슈탈트, 만남집단 등 다양한 이론이 적용되기 시작하였다(Kraft, 1996).

정신분석적 집단치료는 집단 내 개인individual within group, 대인관계interpersonal, 전체로서의 집단group as a whole에 초점을 맞추는 세 가지 범주로 구분된다.

Bion의 하나의 전체로서의 집단group-as-a-whole은 집단치료자가 이용할 수 있는 강력한 이론이다(Agazarian, 1992). 이는 집단을 하나의 유기체organism로 보는 것이다. 개인은 공통의 집단 목표와 역량과 상호작용하면서 자신의 개별적인 필요와 역량에 따라 집단에 참여하는 것으로 여겨지며(Moss et al., 2007), 치료집단은 개인이 우연히 모이게 된 집단과는 구별되는 특성을 가지고 있다는 뜻이다.

정신분석적 집단치료에서 또래집단에서 흔히 발생하는 관심과 통제력에 관련된 집단역동, 희생양, 하위집단화, 나이, 성별, 학년 간에 벌어지는 복잡한 문제들을 직접 관찰하고 경험하게 된다(이후경, 김선재, 2001). 소아청소년들은 정신분석적 집단치료를 통해 자신의 문제행동을 파악할 수 있고, 정체성, 자율성, 자존감을 발견할 수 있으며, 자신의 잠재력을 가로막는 내부 갈등을 해결할 수 있게 된다. 이렇듯 정신분석적 집단치료는 강력한 영향력과 지속적인 효과를 지니게 된다(Riester, 1993).

인지행동적 집단치료는 분노조절훈련, 자기주장훈련, 자기탐색훈련, 대인관계훈련 등 다양하고 구조화된 인지행동치료가 실시되고 있다(이후경 등, 2000). 인지행동적 집단치료는 당면한 문제해결에 초점을 두기 때문에 목표로 설정한 문제의 뚜렷한 개선을 가져오지만 원인적 통찰이나 궁극적 행동 변화를 일으키기에는 부족하다는 지적도 있다(Weissberg et al., 1991).

소아 청소년 대상의 집단치료의 유형은 크게 다음의 다섯 가지 범주로 분류할 수 있다(Moss et al., 2007).

① 전통적 정신역동적 정신치료 그룹: 무의식을 의식하도록 돕기 위해 말과 놀이를 모두 적절히 사용하여 더 큰 심리적 건강을 얻는 것을 목적으로 한다.
② 사회 기술 집단: 연령에 적합한 구성원의 사회적 기술 레퍼토리를 증가시킴으로써 참가자의 전반적 대인관계, 특히 또래관계를 개선하는 것을 목적으로 한다.
③ 지지집단: 구성원들이 외상적 경험traumatic experience이나 혹은 공통적인 일련의 상황circumstance을 가지고 있는 경우 이를 인정하게 하고, 양호한 대처기술coping skills을 촉진할 목적으로 임상적 정보에 입각한 지지를 제공한다.
④ 심리적 교육 집단: 교육을 통해 특정 문제에 대한 지식과 기술을 알려 준다.
⑤ 목표지향적 집단: 구성원들이 구체적이고 명확한 목표와 성과를 획득하도록 형성하게 만들기 위하여 내적 · 외적 자원을 동원하도록 이끌어 낸다.

집단치료의 설계

1. 집단 구성원의 모집과정

집단치료에 의뢰된 잠재된 집단치료 구성원들이 해당 집단에 적절할지를 평가하는 것은 매우 중요하다. 대상자의 평가결과를 주의 깊게 검토하여 집단과 조화될 수 있는지를 살펴보아야 하며, 만약 평가가 최근에 수행되지 않았다면 대상자에 대한 면밀한 정보를 가진 치료진에게 임상정보를 획득하거나 집단치료자가 필요한 평가를 직접 수행할 필요가 있다. 만약 어떠한 의뢰 소아청소년이 집단에 부적합한 것으로 판정되었을 때 그 대상자와 보호자에게 대안적인 치료옵션이 제안되어야 한다.

의뢰 소아청소년이 치료에 참여하게 되는 경우, 치료자들은 집단의 세부사항을 설명하고, 집단 구성원의 보호자를 만나 집단의 세부사항을 설명하고 질문에 답변하는 시간을 갖도록 한다. 이후 치료자는 집단 예비 구성원들을 만나 과정에 대해 설명하고 질문에 답변한다. 그러한 과정을 거쳐 모든 이가 동의하고 납득하는 경우, 집단에 들어갈 날짜를 정해야 한다(Moss et al., 2007).

2. 집단치료의 적응증과 금기

집단치료의 적응증과 금기는 기본적으로 집단에 참여하는 개인 구성원이 집단치료를 통해 이득을 얻을 수 있는 것인가의 관점에서 검토되어야 하지만, 소아 청소년 집단치료에 대한 절대적인 적응증이나 금기에 대한 전문가들의 합의가 이루어진 바는 없다(Swanson, 1995).

Slavon 등은 가장 집단치료에 가장 적합한 경우로서 ① 자존감이 낮으면서 또래 관계에 문제가 있는 경우, ② 성정체성 문제가 있는 경우gender identity problems, ③ 어른과의 일대일 관계에 대한 공포가 있는 경우를 꼽았다(Slavson & Schiffer, 1975).

행동문제가 있는 소아청소년 집단치료의 적응증으로 Kernberg와 Chazan은 다음의 다섯 가지 경우를 꼽았다(Kernberg & Chazan, 1991).

① 또래관계에서 주로 행동문제가 드러나는 경우
② 개인치료에 반응하지 않는 경우
③ 성인 권위자adult authority figures와 부정적인 관계를 형성하고 있는 경우
④ 집단 내 피드백이 도움이 될 수 있다고 여기는 경우
⑤ 사회 기술이 부족한 경우

다음은 집단치료의 금기사항으로 고려될 수 있는 경우이다. 첫째, 다른 집단 구성원 그리고 치료자의 안전에 위협을 줄 수 있는 개인은 집단치료에 포함하여서는 안 된다. 즉, 지나치게 공격적이고 충동적이거나 빈번한 위험행동을 보이는 아동·청소년은 집단치료에 포함하기보다는 약물치료 등 다른 방법을 먼저 고려해야 한다(유희정, 전성일, 2014). 둘째, 동질성이 있는 집단에 이질성이 강한 단 한 명의 구성원이 참여하는 것은 피해야 한다. 셋째, 일대일 치료적 관계에서 보다 잘 드러날 수 있는 크고 심각한 문제점이 있는 경우나 일대일 치료로써 보다 효율적인 개입을 할 수 있는 경우이다(Moss et al., 2007).

3. 집단 구성원들의 동질성과 이질성

집단의 성질에 따라 집단 구성원들의 동질성homogeneity이 요구될 수도, 이질성heterogeneity이 중요시될 수도 있다.

예를 들면, 당뇨를 가진 아동의 심리교육적 집단은 모든 구성원이 당뇨를 진단받았다는 동질성이 전제되어야만 한다.

반면에 대조적으로 발달적 또는 심리치료적 과제를 수행하는 집단은 진단적 이질성이 치료적 요소로 크게 작용할 수 있다. 자연스러운 환경에서 서로 간의 다른 점을 관찰하고 상호작용함으로써 도움을 받을 수도 있다. 사회기술훈련 그룹을 예로 들자면, 사회성 결핍이 있으나 서로 다른 이유로 사회성 결핍이 있는 경우 서로 간에 적절한 피드백을 제공할 수 있다. 예를 들어, 입원치료 세팅에서 품행장애 소아청소년과 정신증적 증상이 있는 소아청소년의 혼합집단치료가 운영되면 구성원들은 서로 이질적인 증상, 문제, 주변 환경 등을 통해 상호 간에 호기심이 유발되고, 상호 보완적인 효과를 거둘 수 있다(윤성철 등, 1997; 이후경 등, 1987).

항상 집단의 진단적 구성diagnostic composition을 고려하는 것은 매우 중요하다. 현실적인 만일의 사태에 대비하기 위하여 어느 하나의 극단적인 카테고리만을 포함하는 것은 지양하여야 한다. 인종, 종교, 민족, 성별 또는 임상적 증상의 심각도 같은 것이 좋은 예인데, 이러한 요소들이 고립을 초래하고 잠재적으로 치료자의 유용한 치료적 개입을 방해할 수 있다(Moss et al., 2007).

4. 집단의 크기, 성별, 연령대

집단의 크기는 복합적이고 도전적인 대인관계적 상호작용을 만들어 낼 수 있고, 두 명이서 하는 활동, 세 명이서 하는 활동 그리고 전체 집단활동을 할 수 있도록 충분히 커야 함과 동시에 친밀감을 허용하고 가까운 개인적인 관심을 기울일 수 있을 만큼 충분히 작아야 한다. 이러한 점을 고려할 때 4~6명의 구성원으로 구성된 집단이 가장 이상적이며, 일부 집단 구성원이 질병 등의 이유로 부재할 때도 집단이 유지될 수 있다(Moss et al., 2007).

집단의 성별 관련 전통적으로는 단일 성별의 집단이 선호되어 왔으나 최근에는 관점이 바뀌어 다른 성별의 사람

들과 상호작용하는 현실 세계의 경험과 가장 유사한 혼성 그룹이 보다 유용한 것으로 여겨진다. 그러나 성생활이나 성적 학대와 관련된 민감한 문제들을 다루도록 설계된 집단에서는 동성 집단으로 유지되어야 할 필요성도 있다(Scheidlinger, 1985).

그룹치료에 있어서 연령의 범위는 2~3년 차이 정도가 적정한 것으로 여기며, 그러한 연령대는 하나의 발달단계를 포함하는 것으로 간주될 수 있다. 때로는 집단의 경험을 증폭시키기 위해 관찰자(관객)를 둘 수도 있고, 친구, 애완동물, 과거 구성원 등을 참여시키는 경우도 있다(Richmond, 1991).

5. 장소 및 사용 도구

집단치료 장소는 집단과 관련 없는 사람이 무단으로 접근하기 어려운 곳이어야 하며, 발달적으로 적절한 가구와 도구들이 갖추어지도록 해야 한다. 또한 소아청소년들과 작업할 때 부득이하게 물리적 환경들이 훼손될 수밖에 없음을 인지하여야 하므로 불필요하고 값비싼 내부 장식 등은 지양하여야 한다. 치료자는 때로는 매력적인 치료 도구에 현혹당하기도 하지만, 실제로 과도하게 현란한 도구들은 집단을 자극하고 과도하게 활동적이며 무질서한 상호작용을 초래할 염려가 있다. 치료 공간이 지나치게 협소한 경우는 활동적인 집단활동에 제약이 될 수 있다(Slavson & Schiffer, 1975).

집단의 연령과 무관하게 많은 도구가 제공되는 것보다는 적은 수의 도구가 제공되는 것이 바람직하다. 미취학집단에는 블록, 상상을 자극할 수 있는 인형, 간단한 카드 게임, 미술 도구 등이 적당하다. 초등학교 및 중학교 아동들에게는 카드 꾸러미, 보드게임, 미술 재료, 블록, 고무 볼과 같은 인전한 실내 운동용 놀이 도구를 제공할 수 있다(Schamess, 1986).

좀 더 나이가 많은 청소년에게도 역시 카드 꾸러미, 보드게임, 미술 재료 등이 제공될 수 있으나, 이러한 연령대의 집단은 활동보다는 대화에 더 집중하는 경향이 있다(Moss et al., 2007).

6. 집단의 기간

한 회기당 시간 및 전체 집단의 지속 기간$_{\text{lifespan}}$ 모두 중요하다. 그러나 치료적 요소 외에 실질적으로 여러 조직적 자원, 환경, 시간적 압박, 치료 비용 등의 외부적 여건에 의해 집단의 기간이 좌우되는 경우도 적지 않다.

대체로 한 회기당 시간은 1시간 30분 정도가 적당하다. 1시간보다 시간이 적은 경우 구성원들이 시간에 대한 지속적인 압력을 느끼게 되고 끝내기 위해 서두르는 데 그들의 대부분의 에너지를 소모하게 된다. 반대로 1시간 30분 이상의 시간은 치료 집단 외에도 학교 수업 등의 바쁜 일상생활을 수행해 내야 하는 구성원들을 지치게 만들기 쉽다.

단기간의 집단은 특정되고 개별화된 기술을 가르치거나 구체화된 정보를 전달하여야 하는 경우에 유용하며, 장기간의 대인관계적 상호작용의 강도를 견디지 못하는 경우에도 유용할 수 있다(Moss et al., 2007).

장기간의 집단은 근본적이고 광범위한 변화를 촉진하는 데 유용하며, 때로는 끝이 없는 집단$_{\text{open-ended}}$을 구성할 수도 있다.

7. 집단의 규칙

집단에는 정해진 규칙이 필요하고, 이를 구성원이 모두 알 수 있게 치료의 첫 시간부터 알려 주는 것이 좋다. 공통으로 필요한 규칙은 다른 사람의 말을 경청하기(즉, 다른 사람이 말할 때 이야기하지 않기), 지시에 따르기, 하고 싶은 이야기가 있을 때는 손을 들어 알리기, 다른 사람을 존중하기(놀리거나 비웃지 않기, 욕하지 않기), 다른 사람을 만지지 않기(때리거나, 발로 차거나, 밀치거나, 안지 않기) 등이다. 이러한 규칙이 있다고 해도 집단치료에서는 행동문제가 종종 일어난다. 이것은 소아청소년이 기존에 갖고 있던 문제가 드러나는 것일 수도 있고, 그런 행동을 통해 함께 작업해야 하는 치료의 어려운 과정에 저항하는 것일 수도 있다(유희정, 전성일, 2014). 이에 Soo(1991)가 제시한 행동관리를 위한 5단계 접근법이 유용하게 사용될 수 있다.

① 치료자의 판단: 다루기 어렵고 부적절한 행동이 발생하는 경우, 치료자는 그러한 행동을 통해 전달하고자 하는 의도와 행동의 근본적인 의미를 먼저 고려해야

한다. 치료자는 언제나 변함없는 자세를 유지하여야 하며, 부정적 행동에 대한 치료자의 합리적인 이해는 리더십의 좋은 토대가 된다. 만약 부정적 행동이 집단 구성원과 치료환경의 안전을 해칠 수 있는 경우에는 즉각적인 조치를 먼저 시행한 이후에 행동의 의미와 동기를 파악하는 것이 옳다.

② 치료 구조 또는 과정의 일시적 변경: 행동의 의미를 이해한 뒤에는 부정적 행동을 통해 구성원이 표현하고자 하는 욕구를 다루기 위해 치료 구조 또는 과정을 변경하는 것이 가능한지 탐색해 본다. 구조적 변경의 예는 자유활동시간을 치료자 주도의 구조적 놀이 시간으로 변경하는 방법이다. 과정적 변화의 예는 전체 집단에서 하위 집단으로 구성방식을 변화하는 것이다. 하위 집단으로 구성되면 전체 집단에 비해 자극이 줄어들고, 보조 치료자를 포함한 지도의 밀접한 지도하에 조직적인 행동이 가능하다.

이러한 정도의 개입에 반응하지 않는 문제행동은 다음과 같이 다룬다.

③ 언어적 해석: 치료 구조 또는 과정의 변경에도 불구하고 부정적 행동이 지속된다면 그 행동이 가지는 의미를 소리 내어 명료화하는 기법을 사용한다. 이러한 과정은 구성원이 부정적인 행동을 지속적으로 외현화할 필요성을 완화시킨다. 구성원의 행동에 대해 논의하고 결정하는 과정은 다수의 구성원이 관여하는 경우 가장 강력한 영향력을 행사한다. 구성원에게 그룹 전체의 반응과 의견은 치료자의 개별적인 의견보다 훨씬 더 많은 동기를 부여한다. 대부분의 집단에서 행동 관리는 대체로 이 정도의 수준에 머물게 된다.

④ 언어적 중재와 제한 설정: 위의 조치에도 불구하고 부정적인 행동이 지속된다면 구성원에게 적절한 행동을 다시 상기시켜 주고 허용 가능한 행동에 머물도록 지시한다. 이때 구성원들은 하지 말아야 할 것보다 해야 하는 것을 이야기할 때 가장 잘 반응할 것이다.

⑤ 물리적 제한: 모든 노력에도 불구하고 부정적인 행동이 지속된다면 집단의 안전을 위해 물리적 제한을 반드시 시행해야 한다. 그 구성원이 선호하지 않는 장소로 이동하게 하거나, 타임아웃 조치를 하거나, 허용 불가한 물건을 소지한 경우 물리적으로 빼앗거나, 때로는 집단치료 자체에서 배제할 수 있다. 이러한 물리적 제한은 사전에 구성원에게 명확하게 설명되어 구성원들이 사전에 인지하고 있어야 한다. 구성원을 집단에서 영구적으로 배제하는 것은 위험이 명백하고 다른 대안이 없는 경우에만 수행되어야 하는데, 구성원들이 구성원의 배제가 정당하게 시행되더라도 그것을 치료자의 공격적인 행동으로 받아들일 수 있기 때문이다.

8. 집단의 발달단계

Garland 등은 소아청소년 집단치료에 있어서의 단계를 다음과 같이 다섯 단계로 구분하였다(Garland et al., 1973).

① 형성기pre-affiliation approach and avoidance stage: 이 기간 동안에는 구성원들의 마음속에 내가 과연 이 그룹에 적합할까 하는 우려와 관련된 상당한 불안이 내재된다. 치료자는 상황에 대해 이리저리 눈치를 살피는 구성원들의 관심의 초점이 되며, 구성원들이 그룹에 대해 만족하게 되면 다음 단계로 이동한다.

② 갈등기stage of power and control: 많은 갈등과 힘겨루기가 이어지고, 약간은 미완성의 불안정한 상태로 우열순위pecking order가 정해진다. 치료자와 집단의 한계를 시험하려는 일탈 행동이 나타날 수 있다.

③ 친밀기stage of intimacy: '우리'라는 집단의식이 눈에 띄게 나타난다. 가족과 같은 감정을 느끼기도 하고, 형제간 경쟁sibling rivalry과 비슷한 양상을 보일 수도 있다.

④ 분화기stage of differentiation: 앞선 단계들에서 나타나던 전이과정을 벗어나 보다 현실적인 또래, 어른의 인식이 정립된다. 그리고 집단의 목적이 명확해지고, 의미 있는 대화를 주고받게 되며, 신뢰하는 분위기가 형성된다.

⑤ 종결기stage of termination: 슬픔과 애도의 감정을 수반하게 되며, 이는 퇴행과 갈등이 반복하여 나타나는 촉매제의 역할을 할 수 있다.

치료 회기의 구성 및 구조

다음은 Moss 등에 의해 소개된 치료 회기의 구성 및 구조이다(Moss et al., 2007).

1. 치료 시작

때로는 치료자가 도착지에서 치료 장소로 구성원들을 안전하게 이동시켜야 할 필요성이 있다.

2. 대화 시간

집단은 좌석에 앉은 채로 진행되어야 하며, 이는 모두가 서로를 볼 수 있게 하기 위함이다. 대부분의 집단에서 바닥에 앉거나 의자에 앉되, 원형, 정사각형, 또는 직사각형으로 된 좌석 배치가 적절하다.

대화시간talking time에는 치료자가 구성원의 부재, 현실적인 문제 등에 관한 필수적인 공지사항을 전달하고, 진행 중인 상황에 대한 논의로 집단을 이끈다. 이어 집단 구성원 사이에서 언어적 상호작용을 촉진한다. 구성원들이 스스로를 관리할 수 있는 범위 내에서 리더는 자유로운 대화를 허용할 수도 있으나, 집단 구성원이 어리고 미성숙할수록 대화시간에 대한 구성원들의 참여는 치료자에 의해 더 신중하게 관리되어야 한다. 도움이 되는 모형은 구성원이 한두 가지 중요한 주제에 대해 집단에서 이야기한 후에 다른 구성원에게 방금 관련되었던 것에 대한 질문이나 의견을 이끌어 내는 것이다. 이 모형은 집단 구성원에게 타인의 의견을 듣고, 주제에서 벗어나지 않고, 질문과 의견을 구분하는 것에 대해 가르치는 데 매우 유용하다.

대화시간은 전통적인 정신역동적 정신치료 집단이나 지지집단에서는 꽤 길어질 수도 있다. 반면 사회기술집단에서 리더는 집단 구성원이 더 많은 사회적 상호작용에 참여할 수 있는 충분한 기회를 허용하기 위해 대화시간을 약 10분으로 제한해야 한다.

3. 활동 시간

활동 시간activity times은 발달에 적합한 보드게임, 카드놀이, 역할놀이, 과제, 예술, 공예, 실내 신체활동 등을 진행하는 시간이다. 활동 시간은 연령에 적절한 다면적인 대인관계의 상호작용을 촉진, 그룹 과제를 완수하는 것을 목표로 한다. 활동 시간은 그룹 활동 시간과 자유 활동/놀이 시간으로 나뉜다. 그룹 활동 시간에는 모든 구성원이 전체 그룹 활동에 참여한다. 이 시간에 집단의 구성원들은 치료자가 설정한 한계 내에서 그룹 활동을 자유롭게 선택하는데, 이러한 선택의 과정은 활동 그 자체만큼 중요하다. 사회기술집단과 지지집단에서 치료자는 집단에 필요한 것이 무엇인지 관찰한 것을 바탕으로 그룹 활동을 설계해야 하며, 치료자가 설계한 활동을 구성원들이 즐길 수 있어야 한다.

자유 활동 시간은 치료자가 설정한 한계 내에서 구성원들이 놀이를 선택할 수 있는 시간이다. 이 시간 동안, 치료자는 개입이 필요하거나 구성원들에게 초대받은 경우에만 직접 관여할 수 있다. 직접 참여하지 않을 때, 치료자는 능동적인 관찰자로서 구성원들의 상호작용을 해석하거나 촉진하는 방식으로 움직인다. 이 시간에 리더는 비교적 자연스러운 상황에서 구성원들에게 적응적인 행동에 대해 가르칠 수 있다. 따라서 자유 활동 시간은 구성원들이 자발적인 상호작용과 비공식적 관계에서 나타날 수 있는 문제에 대해 보다 많은 것을 배울 수 있도록 설정된 시간이다. 그러나 연령대가 매우 낮고, 장애의 정도가 심한 집단에서는 자유 활동 시간을 지나치게 혼란스럽게 경험할 수 있다. 이러한 집단에서 모호한 상황은 집단의 불안을 증가시키기 때문에 비구조적인 환경이 구성원들의 부적응적 행동을 야기할 수 있다. 이러한 집단의 경우, 치료자 주도의 놀이 시간leader-guided play time이 자유 활동 시간의 좋은 대안이 될 수 있다. 이 시간에 보조 치료자들은 일부 그룹에게 개별적으로 발달상 적합한 게임과 활동을 유도한다. 그룹 구성원들은 리더가 설정한 일정에 따라 활동을 번갈아 진행한다.

활동 시간 말미에 간식 시간snack time을 가질 수 있다. 간식 시간에 구성원들은 간식 준비, 냅킨 다루기, 식탁보 펴기 등과 같은 지속되는 '업무'를 할당받는다. 간식 시간의 목적은 구성원들에게 그룹에 실제적인 도움을 제공하게 하고, 편안한 상호작용을 촉진시키며, 적절한 비공식적 행동을 가르치는 것이다. 또한 이 시간에 치료에 대한 서면 기록을 회람하여 자유롭게 코멘트를 추가할 수 있도록 할 수 있다.

4. 해산 시간

해산 시간에 구성원들은 대체로 긴장한다. 상호작용을 경험했던 구성원들에게 이별을 준비하고 각자의 삶으로 돌아가는 것이 힘겹게 느껴질 수 있다. 치료자는 구성원들이 스스로 이별을 준비하도록 돕고, 집단의 질서를 유지하며, 집단의 재회 가능성을 열어 두는 것에 적극적으로 관여해야 한다. 특별히 활동적이거나 기능 수준이 낮은 집단의 경우, 구성원들을 한 번에 분리시키지 않고 1~2분의 간격을 두어 교대로 돌려보내는 과정이 필요할 수 있다. 2~3명의 멤버로 구성된 하위 그룹을 남겨 두는 것은 부모와 보호자가 상황을 더 관리하기 쉽게 도와준다.

집단치료의 운용에 있어서 치료자가 고려해야 할 사항들

1. 치료자의 요건

치료자는 소아청소년 발달 정신병리, 다양한 심리적 개입에 대한 철저한 지식을 갖추어야 하며, 성인 집단에 대한 경험이 풍부한 치료자라도 소아청소년 집단에 대한 경험이 풍부하지 않은 경우 소아청소년 집단을 이끌기 위해서 별도의 훈련 및 지도감독을 거쳐야 한다.

치료자는 소아청소년 그룹의 역동과 특정 치료요인에 대한 지식을 갖추어야 하며, 치료과정에서 발생 가능한 저항, 전이, 치료자 자신의 어렸을 때의 경험에 대한 재회상과 같은 요인들을 잘 인지할 수 있어야 한다(Kolodny, 1984).

치료과정은 치료자의 판단에 크게 의존하므로 성공적인 치료과정을 수행하는 데 있어 치료자의 역할은 매우 중요하다. 치료자의 리더십 중에서도 가장 중요한 기능은 집단의 안전 보장이다. 또한 비밀보장도 중요한데, 학대 가능성, 자살 가능성 등을 제외하고는 집단치료에서 다루어지는 대화들은 비밀이 보장되어야 한다. 또한 구성원들의 행동화 가능성에 대비하여 치료자는 항상 지나친 자기개방은 삼가는 것이 좋다(이후경, 김선재, 2001).

공동 치료자가 있는 경우 단독 치료자의 경우보다 안전 보장, 방대한 분량의 임상 정보의 적절한 처리, 하위 그룹 분리 등에 유리하다. 하지만 공동 치료자의 기능을 향상시키기 위해서는 치료자 간의 관계가 신중하게 관리되어야 한다. 한 치료자가 관리 책임을 맡는 것이 일반적이며, 공동 치료자들은 공동의 치료 과제에 대해 공개적이고 정직하게 의사소통을 하여야 한다. 공동 치료자는 종종 전이 왜곡의 표적이 될 수 있는데, 적극적이고 엄격하며 자주 직면을 시키는 치료자는 아버지로, 지지적이고 수용적인 치료자는 어머니로 비추어지는 식이다(이후경, 김선재, 2001).

2. 부모의 참여

부모의 참여 정도와 필요성은 치료 세팅에 따라 크게 달라진다.

입원환경이나 거주 시설의 치료집단인 경우 부모의 참여 수준이 상대적으로 크지 않으며, 진행 사항에 대해 정기적으로 보고받는 정도에 그친다. 반면 외래환경 등의 경우는 참여를 위해 부모가 교통, 시간, 노력 등 다양한 지원을 해 주어야 하며 부모의 지식과 지원이 필수적이다.

사전에 소아청소년에 대한 부모의 염려와 관점을 면밀하게 이해하여 부모의 우려를 해결할 수 있도록 집단이 구성될 필요가 있다. 집단치료가 시작되면 부모의 참여는 구성원의 발달단계에 따라 관리되어야 한다. 적절한 경우, 정기적으로 부모와 모임을 열어 집단과 자녀의 진전 상황에 대한 정보를 제공해야 한다. 대면으로 모이기 어려운 경우에는 서면 통신문을 통해 부모에게 작업에 대해 알리는 것이 좋은 대안이 될 수 있다. 가능할 때마다 부모에게 집단에서 얻은 정보에 기초한 제안을 함으로써 삶의 모든 영역에서 구성원의 기능을 향상시켜야 한다(Moss et al., 2007).

또한 부모가 질문이나 우려가 생기는 경우, 언제든지 그룹치료자에게 연락할 수 있어야 하며 구성원들은 부모가 치료자와 연락할 수 있다는 사실을 충분히 인지하고 있어야 한다. 적절한 부모-치료자의 상호작용은 구성원들에게 매우 유익하게 작용할 것이다. 구성원들은 종종 특정 문제를 해결하기 위해 어른들 사이의 직접적인 소통을 요구할 수 있으나 어른들 간의 소통은 치료 시간 외에 이루어져야 한다. 치료 시간에 대한 부모의 직접적인 개입이 치료과정을 방해할 수 있으나(Moss et al., 2007), 정기적인 부모-자녀가 함께하는 회기를 집단치료 과정 사이 사이에 삽입하는 방안이 시도되기도 하였다(Cunningham & Matthews, 1982). 자녀 집단과 분리된 부모 집단 회기를 동시에 진행하는 "parallel group psychotherapy"를 제안하였는데, ① 자녀 집단을 지지하는 데 대한 동기 부여, ② 자녀의 일상에 대한 정보 공유, ③ 자녀의 어려움에 대한 부모의 조력에 대해 배움, ④ 양육법 학습, ⑤ 정서적 지지 등이 장점으로 꼽힌다.

3. 집단의 구조와 경계의 유지

구성원들이 치료를 계속 진행하기 위해서는 집단의 예측가능성과 신뢰성이 있어야 하며, 이를 위하여 치료자는 일관되고 규칙을 준수하는 방식으로 집단의 경계와 구조를 유지하여야 한다. 지정된 장소에서만 치료를 진행하여야 하며, 구성원들의 개인정보가 존중될 수 있는 장소가 필요하며, 치료집단의 정보가 집단으로 들어오고 나가는 방식에 대한 규칙을 설정해야 한다. 그러한 규칙 설정을 집단에서 했더라도 결정된 규칙이 부적절한 경우에는 치료자는 거부권을 행사할 수 있다. 집단의 무결성과 신뢰성을 훼손할 가능성이 있는 집단 외 손님의 참여에 대해서도 치료자는 단호히 거부하여야 한다.

치료자가 집단을 강력한 힘으로 일방적으로 이끌어 나간다면 민주적인 집단이라고 할 수 없다. 민주주의적인 집단을 유지하기 위하여 치료자는 권위와 책임감이 있어야 하며, 구성원에 대한 적절한 임상적 민감성과 존중을 지속적으로 전달하여야 한다. 치료자와 구성원의 역할이 구분된다는 것이 일견 비민주적으로 생각될 수 있으나, 실제 치료가 진행되면 구성원들은 치료자에게 억압받는다고 느끼는 것이 아니라 치료자에게 크게 의지할 수 있게 될 것이다.

많은 치료집단이 병원 또는 지역사회의 후원하에 진행될 것이다. 치료집단과 유관 기관들과의 관계를 관리하는 것은 치료자의 책임이다. 물론 치료자가 유관 기관을 통제할 수 있는 권한을 가진 경우는 거의 없지만, 치료자는 더 큰 조직 내에서 집단의 요구를 분명히 할 수 있어야 하며, 모든 유형의 필요한 자원을 강력하게 요청하여야 한다. 또한 유관 기관과 집단 구성원이나 구성원의 부모 사이에 치료에 잠재적 방호가 되는 상호작용이 발생하는 경우 치료자의 개입이 필요하다(Moss et al., 2007).

4. 집단치료 중 발생하는 주요 변화

치료자의 변경, 신규 구성원의 추가, 구성원 개인의 예정된 또는 갑작스러운 참여 종료, 치료 장소의 변경 등이 집단치료 과정에서 발생할 수 있는 주요한 변화이다. 이러한 경우 치료자는 변경 사항을 구성원에게 매우 명확하고 가시적으로 전달해야 하며, 구성원의 우려와 의견을 충분히 경청하며 안심시켜야 한다. Open-ended group에서 새로운 구성원이 참여하게 되는 경우, 위에서 언급한 집단의 5단계 중 집단의 소속감이 가장 최소인 형성기$_{\text{pre-affiliation approach and avoidance stage}}$에 참여하는 것이 가장 바람직하며, 사회성이 있는 개인의 경우 친밀기$_{\text{stage of intimacy}}$에 참여하는 것도 가능하다(Lomonaco et al., 2000).

소아청소년 집단치료의 효용성이 잘 알려진 대표적인 경우들

1. 자폐스펙트럼장애 사회기술훈련

자폐스펙트럼장애 소아청소년은 타인의 감정이나 생각, 불편감이나 정서적 메시지를 인식하거나 이해하거나, 다양한 상황에서 상호작용을 하는 데 어려움이 있고, 나이가 들어감에 따라 더욱 미묘하고 복잡한 사회적 상황에 노출되면서 더 많은 갈등을 경험하게 된다(황지희, 곽영숙, 2013). 이로 인해 자존감, 자아개념의 문제뿐 아니라 우울, 불안장애, 분노, 자살 충동 등의 다양한 문제를 야기하고 심각한 사회적 기능 손상을 일으킬 수 있다(Green et al., 2000). 이에 사회기술훈련$_{\text{Social Skills Training}}$을 통해 사회성의 결함을 보이는 소아청소년들에게 사회 기술을 획득하게 함으로써 부정적인 또래관계를 감소시키고, 친사회적인 행동이 증가하도록 도울 수 있다.

특히 집단치료는 실제 삶의 상황에서 사용하는 사회적인 그리고 대인관계적인 기술을 배우기에 적합하며, 집단은 모든 사회적인 요구를 실행해 보는 축소판과 같은 기능을 한다. 집단치료는 자폐스펙트럼장애를 지닌 개인들이 겪을 수 있는 고립감과 압박감을 다른 구성원들과 함께하며 방지할 수 있다(Mishna & Muskat, 2004).

자폐스펙트럼장애 사회기술집단은 저기능 집단과 고기능 집단으로 구분된다(Moss et al., 2007).

저기능 집단은 교육과정curriculum을 기반으로 하며, 일반적으로 제한된 회기 내에서 몇 가지 구분되는 일련의 사회기술을 가르친다. 예를 들면, 어떻게 인사를 나누면 좋을지, 어떻게 감사함을 표현하면 적절할지 등을 가르친다.

고기능 집단은 긴 기간 또는 기간 제한이 없는 open-ended 방식으로 진행되기도 한다. 치료적 구조는 유지하되, 보다 자연스러운 상태에서 상호작용이 일어나는 것을 관찰하고 그러한 상호작용들을 치료의 재료로서 활용할 수 있다.

2. ADHD 사회기술훈련

ADHD 소아청소년은 부주의, 과잉행동, 충동성이라는 일차적 증상에서 파생하여 여러 이차적 문제가 발생할 수 있다. 특히 상대방의 감정을 명확하게 파악하는 데 어려움을 겪거나(Rich et al., 2009), 일방적인 의사소통 패턴 혹은 타인에 대한 공격적인 모습을 보이는 등(Mrug et al., 2001)의 사회성문제가 이차적인 문제 중에서도 특히 두드러져서 사회기술훈련이 도움이 될 수 있다(홍승연, 2014).

사회성프로그램의 목적은 건설적인 사회적 관계를 확립하고 유지하기 위하여 필요한 행동 및 능력을 발달시키는 것으로서 사회성프로그램이 ADHD 소아청소년에서의 효능은 여러 연구를 통해 입증되어 있다(De Boo & Prins, 2007).

ADHD 집단의 사회기술훈련은 대부분 8~12주 정도 지속되는 상대적으로 짧은 개입이며, 각 회기는 50~90분 정도 소요된다. 학부모 집단parental group이 포함되는 경우가 많은데, 이는 학부모 집단이 ADHD에 대해 이해하고 치료프로그램의 내용을 이해함으로써 집단에서 훈련받는 것을 돕기 위함이며, 때로는 교사들이 포함되기도 하는데, 사회기술훈련의 영역을 숙제나 과제를 통한 학습 목표와 연관지을 수 있게 하기 위함이다(Storebø et al., 2019).

몇몇 연구들에 의하면, ADHD 사회기술훈련은 행동문제가 있는 소아청소년에게는 문제행동을 증가시키는 등의 부정적인 효과가 나타날 수도 있다고 보고되기도 하였다(Storebø et al., 2019).

3. 트라우마를 겪은 소아청소년에 대한 집단치료

자신이 겪고 있는 외상 관련 증상을 그룹 안에서 유사한 외상 증상을 경험한 구성원들과 교류함으로써 증상을 완화할 수 있는 기회를 제공받는다. 또한 그룹 구성원들은 트라우마 생존자라는 공통된 특성 때문에 그룹 치료자가 할 수 없는 방식으로 서로에게 도움이 될 수 있는데, 낙인과 수치심을 완화하는 데 특히 탁월하다(Feiring & Taska, 2005).

또래 간에 지지를 얻을 수 있고, 상호 간에 피드백을 받을 수 있으며, 고립감을 줄여 주고, 자존감을 높여 준다는 점에서 트라우마를 겪은 소아청소년들에게 집단치료는 최선의 치료treatment of choice로 여겨지기도 한다(Knittle & Tuana, 1980).

4. 만성 신체질환이 있는 소아청소년에 대한 집단치료

만성 신체질환이 있는 소아청소년의 사회적 적응은 매우 취약하며, 또래관계는 질병에 대한 적응에 영향을 미친다(Harbeck-Weber & McKee, 1995).

집단치료를 통해 구성원들은 모델링modeling, 문제해결, 타인을 돕는 방법, 비슷한 상황을 공유하는 또래들을 이해하는 데 도움을 받게 되는데, 이는 개인치료로서는 얻기 힘든 요소들이다(Gilbert, 1990).

보통은 동일한 질병을 가진 동질 집단homogeneous group으로 구성되는 것이 일반적이나, 다양한 만성 질병군으로 구성된 단기 구조적 집단a short-term, structured heterogeneous group이 제안되기도 하였다(Williams & Baeker, 1983).

만성 신체질환이 있는 소아청소년의 집단치료는 그 방법 및 목표를 기준으로 ① 정서적 지지emotional support, ② 정신교육psychoeducation, ③ 적응/기술 발달adaptation/skill development 및 ④ 증상 감소symptom reduction 집단으로 구분할 수 있다(Plante et al., 2001).

① 정서적 지지emotional support 집단: 유사한 상황에 처한 또래와 만나 논의하도록 함으로써 질환에 대한 심리적 적응의 증가를 목표로 한다. 정보를 제공하거나 구체적인 기술 혹은 증상을 조절modifying하는 것

이 아니라, 명백하게 그리고 전적으로 지지를 제공하는 것을 강조한다. 암, 낭포성 섬유증cystic fibrosis, 비만, 경련seizure disorders, 두통, HIV, 신경근질환neuromuscular disorders, 신장질환renal disease, 겸상적혈구빈혈증 등에 대한 치료 사례가 알려져 있다(Telfair & Gardner, 1999).

② 정신교육psychoeducation 집단: 사회적 그리고 심리적 문제issue에 관한 논의는 물론, 질병과 그 관리에 대한 정보를 제공함으로써 질병에 대한 심리적 적응향상을 목표로 한다. 의학적 서비스 및 약물에 관한 순응도에 관한 태도 개선, 전반적인 가족 갈등을 경감시키는 효과를 보이나, 증상을 개선하는 데 대한 효과성에는 의문이 제기된다. 천식, 당뇨, AIDS, 겸상적혈구빈혈증 등의 사례가 있다(Wamboldt & Levin, 1995).

③ 적응/기술 발달adaptation/skill development 집단: 질환에 대한 정신사회적 적응의 증가, 구체적인 기술 향상을 통한 신체적 증상 개선이라는 이중 목표를 가지고 있으며, 가족 의사소통과 기능functioning, 사회적 기술, 문제해결 기술, 증상 모니터링 그리고 신체적 증상을 관리하는 것과 직접적으로 관련된 기술들(예: 식습관diet 개선)을 향상시키고자 한다. 천식, 암, 당뇨, 비만 등에 대한 사례가 알려져 있으며, 부모집단이 동시에 진행되거나 소아청소년과 부모를 포함한 여러 가족이 함께 집단에서 만나게 되는 다가족 집단multifamily groups의 구성을 취하는 경우도 있다.

④ 증상 감소symptom reduction 집단: 행동 변화를 통해 신체적 증상을 감소하거나 제거하기 위한 분명하고 배타적인 치료 목표가 존재한다. 심리적 혹은 사회적 적응은 치료의 초점이나 목표가 아니다. 증상감소집단은 신체적 증상뿐만 아니라 소아 환자 지식, 질병 관리 및 문제해결 기술 개선을 위한 잘 확립된 치료로 인정받고 있다. 겸상적혈구빈혈증, 당뇨, 유분증encopresis 및 두통, 비만, 낭포성 섬유종cystic fibrosis 등의 사례가 알려져 있다(Stark et al., 1990).

참고문헌

유희정, 전성일(2014). 집단치료. 홍강의(편), **소아정신의학** (pp. 605-616). 서울: 학지사.

윤성철, 이후경(1998). 집단정신치료의 활성화. **신경정신의학, 37**, 3-13.

윤성철, 이후경, 함웅, 이규항(1997). 주치의 중심의 통합적인 입원환자 집단정신치료 모델. *J Korean Neuropsychiatr Assoc, 36*(1), 162-176.

이후경, 김선재(2001). 청소년 집단정신치료. *J Korean Neuropsychiatr Assoc, 40*(5), 751-766.

이후경, 유계준, 이혜련, 김수영, 김진학(1987). 단기 집단 정신치료의 치유인자에 대한 태도 조사. **신경정신의학, 26**, 749-766.

이후경, 윤성철, 김선재, 백인석, 이연수(2000). 한국 집단치료의 역사와 현황. *J Korean Neuropsychiatr Assoc, 39*(1).

홍승연(2014). 학령기 ADHD 아동의 사회성 향상 프로그램 효과에 관한 메타분석. **정신건강과 사회복지, 42**(3), 33-62.

황지희, 곽영숙(2013). 주의력결핍 과잉행동장애 아동과 아스퍼거장애 아동에서 사회기술훈련의 효과 비교. **소아청소년정신의학, 24**(4), 199-206.

Agazarian, Y. M. (1992). Contemporary theories of group psychotherapy: A systems approach to the group-as-a-whole. *International journal of group psychotherapy, 42*(2), 177-203.

Aichhorn, A. (1935). *Wayward youth*. New York: Viking.

Cunningham, J. M., & Matthews, K. L. (1982). Impact of multiple-family therapy approach on a parallel latency-age/parent group. *International journal of group psychotherapy, 32*(1), 91-102.

De Boo, G. M., & Prins, P. J. (2007). Social incompetence in children with ADHD: Possible moderators and mediators in social-skills training. *Clinical psychology review, 27*(1), 78-97.

Feiring, C., & Taska, L. S. (2005). The persistence of shame following sexual abuse: A longitudinal look at risk and recovery. *Child maltreatment, 10*(4), 337-349.

Garland, J., Jones, H., & Kolodny, R. (1973). A model for stages of development in social work groups. In S. Bernstein (Ed.), *Explorations in group work* (pp. 17-71). Milford House.

Gilbert, M. C. (1990). Developing a group program in a health care setting. *Social Work with Groups, 12*(4), 27-44. https://doi.org/10.1300/J009v12n04_03

Green, J., Gilchrist, A., Burton, D., & Cox, A. (2000). Social and psychiatric functioning in adolescents with Asperger syndrome compared with conduct disorder. *Journal of autism and developmental disorders, 30*(4), 279-293.

Grunebaum, H., & Solomon, L. (1987). Peer relationships, self-esteem, and the self. *International journal of group psychotherapy, 37*(4), 475-513.

Harbeck-Weber, C., & McKee, D. H. (1995). Prevention of emotional and behavioral distress in children experiencing hospitalization and chronic illness. In M. C. Roberts(Ed.), *Handbook of pediatric psychology, 2nd ed.* (pp. 167-184). The

Guilford Press.
Hartup, W. W. (1993). Adolescents and their friends. *New directions for child and adolescent development*, *1993*(60), 3-22.
Kernberg, P. F., & Chazan, S. E. (1991). *Children with conduct disorders: A psychotherapy manual*. Basic Books.
Knittle, B. J., & Tuana, S. J. (1980). Group therapy as primary treatment for adolescent victims of intrafamilial sexual abuse. *Clinical Social Work Journal*, *8*(4), 236-242.
Kolodny, R. L. (1984). "Get'cha After School": The professional avoidance of boyhood realities. *Social Work with Groups*, *7*(4), 21-37. https://doi.org/10.1300/J009v07n04_04
Kraft, I. A. (1996). *Group therapy with children and adolescents* (P. Kymissis & D. A. Halperin, Eds.). American Psychiatric Pub.
Kraft, I. A., & Riester, A. (1986). *Past as prologue to the future in child group psychotherapy practice*. International Universities Press, Inc. Madison.
Lomonaco, S., Scheidlinger, S., & Aronson, S. (2000). Five decades of children's group treatment-An overview. *Journal of Child and Adolescent Group Therapy*, *10*(2), 77-96.
MacKenzie, K. R., & Association, A. G. P. (1992). *Classics in group psychotherapy*. Guilford Press.
Mishna, F., & Muskat, B. (2004). "I'm not the only one!" group therapy with older children and adolescents who have learning disabilities. *International Journal of Group Psychotherapy*, *54*(4), 455-476.
Moss, N. E., Racusin, G. R., & Moss-Racusin, C. A. (2007). Group therapy with children and adolescents. In A. Martin, F. R. Volkmar, & M. Lewis (Eds.), *Lewis's child and adolescent psychiatry: A comprehensive textbook* (pp. 842-853). Williams & Wilkins.
Mrug, S., Hoza, B., & Gerdes, A. C. (2001). Children with attention-deficit/hyperactivity disorder: Peer relationships and peer-oriented interventions.
Plante, W. A., Lobato, D., & Engel, R. (2001). Review of group interventions for pediatric chronic conditions. *Journal of Pediatric Psychology*, *26*(7), 435-453.
Rachman, A. W., & Raubolt, R. R. (1984). The pioneers of adolescent group psychotherapy. *International journal of group psychotherapy*, *34*(3), 387-413.
Rich, E. C., Loo, S. K., Yang, M., Dang, J., & Smalley, S. L. (2009). Social functioning difficulties in ADHD: Association with PDD risk. *Clinical child psychology and psychiatry*, *14*(3), 329-344.
Richmond, L. H. (1991). The influence of the non-member on an adolescent psychotherapy group. *Journal of Child and Adolescent Group Therapy*, *1*(2), 159-163.
Riester, A. (1993). Creation the adolescent group psychotherapy experience. In A. Alonso & H. Swiller (Eds.), *Group therapy in clinical practice* (pp. 216-236). American Psychiatric Pub.
Schamess, G. (1986). Differential diagnosis and group structure in the outpatient treatment of latency age children. *Child group psychotherapy: Future tense*, 29-68.
Scheidlinger, S. (1984). Short-term group psychotherapy for children: An overview. *International journal of group psychotherapy*, *34*(4), 573-585.
Scheidlinger, S. (1985). Group treatment of adolescents: An overview. *American Journal of Orthopsychiatry*, *55*(1), 102-111.
Slavson, S., & Schiffer, M. (1975). *Group psychotherapies for children*. International Universities Press.
Soo, E. S. (1991). Strategies for success for the beginning group therapist with child and adolescent groups. *Journal of Child and Adolescent Group Therapy*, *1*(2), 95-106.
Stark, L. J., Owens-Stively, J., Spirito, A., Lewis, A., & Guevremont, D. (1990). Group behavioral treatment of retentive encopresis. *Journal of Pediatric Psychology*, *15*(5), 659-671.
Storebø, O. J., Andersen, M. E., Skoog, M., Hansen, S. J., Simonsen, E., Pedersen, N., Tendal, B., Callesen, H. E., Faltinsen, E., & Gluud, C. (2019). Social skills training for attention deficit hyperactivity disorder (ADHD) in children aged 5 to 18 years. *Cochrane Database of Systematic Reviews*(6).
Swanson, A. J. (1995). Children in groups: Indications and contexts. In P. Kymissis & D. A. Halperin (Eds.), *Group therapy with children and adolescents* (pp. 97-110). American Psychiatric Press.
Telfair, J., & Gardner, M. M. (1999). African American adolescents with sickle cell disease: Support groups and psychological well-being. *Journal of Black Psychology*, *25*(3), 378-390.
Wamboldt, M. Z., & Levin, L. (1995). Utility of multifamily psychoeducational groups for medically ill children and adolescents. *Family Systems Medicine*, *13*(2), 151.
Weissberg, R. P., Caplan, M., & Harwood, R. L. (1991). Promoting competent young people in competence-enhancing environments: A systems-based perspective on primary prevention. *Journal of Consulting and Clinical Psychology*, *59*(6), 830-841.
Williams, K., & Baeker, M. (1983). Use of small group with chronically ill children. *Journal of School Health*, *53*(3), 205-207.
Wolfe, J., Hinds, P., & Sourkes, B. (2011). *Textbook of interdisciplinary pediatric palliative care: Expert consult premium edition*. Elsevier Health Sciences.

제48장

소아정신의학

부모교육과 부모상담 및 부모매개치료

Parent Education, Parent Counseling, and Parent-Mediated Treatment

유한익 · 박은진

개념과 정의, 역사

1. 개념과 정의

아동 · 청소년의 정신건강문제는 가족 전체에 영향을 미친다. 부모는 아이의 행동을 파악하고 도움을 줄 수 있는 가장 중요한 대상이며, 아이의 행동이 치료가 필요한지를 판단하고 도움을 구하는 것도 거의 전적으로 부모에게 달려 있다. 아이의 성장과 발달에 미치는 부모의 중요성을 고려한다면 부모를 위한 교육과 상담은 아동의 정신건강 진단과 치료에 필수적이다. 또한 부모 스스로가 아동 · 청소년의 행동 변화에 많은 영향을 미칠 수 있어 부모를 매개로 활용한 치료 역시 일상생활의 전반적인 영역에서 효과적일 수 있다.

소아청소년 정신의학은 아동 · 청소년의 정상 발달과정을 포함하여 정신건강문제의 진단, 치료, 예방을 위한 과정에서 아동 · 청소년뿐만 아니라 부모, 학교, 지역사회의 역할과 기능에도 초점을 맞춘다. 아동 · 청소년의 개별 행동과 문제에 대해 아이를 직접 진료하고 치료하는 부분도 매우 중요하지만 아동 · 청소년을 둘러싼 환경과도 협력하여 적극적인 개입을 하는 것이 중요하기 때문이다. 부모 역할의 중요성과 아동 행동에 대한 부모의 영향을 고려한 치료적 개입이 다양하게 발전하였고, 부모를 위한 치료적 개입이 효과적이라는 연구결과가 증가하고 있다. 부모상담은 부모에게 초점을 맞춘 양육기술훈련부터 교육 및 정신 치료에 이르기까지 매우 다양하다.

부모교육parent psychoeducation이란 부모에게 자녀의 상태에 대한 지식과 정보는 물론 실제 사용할 수 있는 기술을 알려 주기 위해 계획된 활동 및 프로그램으로서(Fine, 1989) 아동의 치료를 위해 꼭 필요한 핵심 정보의 통합적 교육을 강조한다. 통상적으로 아동과 부모, 가족에게 정신치료적인 방법뿐만 아니라 진단, 질병의 경과, 치료약물, 치료법, 증상 조절에 대한 다양한 심리교육을 함께 제공한다(Lukens & McFarlane, 2004). 초기의 부모교육은 부모가 전문가에게서 일방적으로 배우는 수동적 학습자로서의 역할이 주를 이루었다. 하지만 1960년대부터는 아동 · 청소년의 생활에 개입하는 능동적 참여자로서의 부모 역할이 점차 강조되기 시작했다.

부모상담parent counselling은 일반적으로 아이를 대상으로 하는 개입과는 별개로 진행되는 부모 대상의 교육이나 치료를 의미한다. 부모상담을 통해 부모는 아이에 대해, 그리고 아이를 키우는 부모 자신의 감정과 행동에 대한 이해를 높인다. 이 과정에서 부모의 태도나 행동의 변화에 초점을 맞추기도 한다. 개입은 기본적인 교육부터 정신치료까지 다양하며, 명확화, 조언, 설득, 감정에 대한 설명 등 여러 기법이 사용된다(Arnold, 1978). 어떤 기법이 적용되는지는 문제의 성질, 가족의 성격이나 강점, 여러 환경적 요소, 참여 동기 등 상황에 따라 달라진다. 어떤 경우든 부모가 아이를 돌보는 경험과 자신의 아이에 특성에 대한 이해를 존중받아야 한다. 치료적 관계가 강할수록 결과는 더 효과적일 수 있기 때문이다.

부모교육이 자녀의 정서행동에 대한 정보를 전달하고 치료에 영향을 미치는 자녀 양육 관련 지식과 기술의 전달 및 숙달에 강조를 둔 접근이라면, 부모상담은 부모와 자녀 관계 문제, 부모 자신의 콤플렉스나 정신병리, 부부관계 문제 등이 자녀에게 직간접적으로 부정적인 영향을 주는 경우에 주로 적용된다. 즉, 부모상담은 부모가 자신의 문제를 이해하는 것을 목적으로 다양한 상담 기법을 사용해서 돕는 접근법이라고 정의할 수 있다. 물론 실제 임상 상황에서는 부모교육과 부모상담을 명확히 분리하기가 어렵고 함께 진행되는 경우가 흔하다. 효과적인 부모교육을 위해서는 적절한 상담 기법을 활용해야 하며, 부모상담 중에도 교육적인 접근이 필요한 경우가 적지 않기 때문이다.

부모매개치료는 아동의 행동 및 정서적 문제를 감소시키기 위해 부모의 양육 기술을 향상시키는 행동치료의 일종이다. 양육기술훈련을 받은 부모가 가정과 일상에서 아이의 행동을 파악하고, 이를 긍정적인 방향으로 변화시키기 위한 전략과 기술을 사용하도록 돕는 것이 주된 목적이다. 이 과정에서 전문가는 기술의 원리와 적용방법을 설명하고, 시행한 결과들에 대한 피드백을 통해 부모의 양육 기술, 효능감을 증진시키게 된다. 양육기술훈련이나 부모-아동 관계치료 등 다양한 치료가 임상 현장에서 진행되고 있다.

정신과적 문제가 있는 아동·청소년을 효과적으로 돕기 위해서 부모를 돕는 이러한 접근들은 반드시 필요하다. 그 이유는 임상적 측면에서 크게 세 가지로 나누어 생각해 볼 수 있다. 첫째는 병인적 측면이다. 아동·청소년의 정신건강 질환 중에는 자폐스펙트럼장애나 발달장애와 같이 유전적·기질적 요인이 대부분의 원인을 차지하는 질환도 있다. 하지만 반응성 애착장애, 외상후 스트레스장애, 적응장애, 우울증이나 도전적 반항장애와 같이 환경적 요인이 정신병리 형성에 핵심적인 원인으로 작용하는 질환 또한 적지 않다. 이런 질환의 다양한 환경적 요인 중 가장 중요한 요인은 바로 부모와 관련된 요인이다. 부모 자신의 정신병리나 비일관적이고 지나치게 허용적인 양육 태도, 때로는 폭력적이거나 강압적인 양육 패턴이 아동·청소년의 정신건강문제를 일으키는 병인으로 작용한다. 그래서 양육에 대한 이해는 아동·청소년 정신질환의 환경적 원인을 이해하는 데 꼭 필요한 부분이다.

두 번째는 치료적 측면이다. 일단 정신건강에 문제가 발생한 아동·청소년을 치료할 때 부모의 역할은 매우 중요하다. 아동·청소년의 문제를 가장 먼저 발견하여 적절한 평가를 받게 하거나, 더 나아가 권장된 치료나 개입을 지속적으로 제공해야 하는 주체가 대부분 부모이기 때문이다. 그뿐 아니라 치료를 위한 경제적인 부담도 부모의 몫이다. 물론 아동·청소년의 의사나 사회적 지원도 중요하지만, 현실적으로 부모의 결정이나 도움 없이 치료를 시작하거나 지속하는 일은 불가능하다. 치료자와 원활히 소통하며 최적의 치료환경을 조성하고 유지하는 데에도 부모의 역할이 막중하다. 또한 환자의 치료 동기를 유지하고 치료 중에 발생하는 예상치 못한 부작용이나 난제를 극복해 나가는 것도 부모의 도움이 꼭 필요하다. 결국 효과적인 치료를 위해서는 부모의 역할이 큰 영향을 미치므로 부모를 대상으로 한 체계적인 접근은 반드시 필요하다.

세 번째는 예방적 측면이다. 아동·청소년의 정신건강 문제를 예방하는 핵심적인 방법은 보편적인 양육환경, 즉 가정환경을 최적화하는 것이다. 부모가 양육이라는 중요하고도 피할 수 없는 인생 과제를 잘 수행해 나가도록 도와주는 것이야말로 아동·청소년의 건강한 성장뿐만 아니라 사회와 미래를 위해 반드시 필요하다. 무엇보다도 부모 자신이 신체건강과 정신건강을 유지할 수 있도록 도와야 한다. 특히 취약한 환경이나 고위험군에 대해서는 일반적인 부모교육과 부모상담 외에도 사회적인 지원을 통해 부모의 역할을 원활하게 수행할 수 있도록 해야 한다. 모든 부모가 건강한 양육을 할 수 있도록 미리 돕는 것이 아동·청소년의 정신건강문제를 예방하는 지름길이다.

2. 역사

초기의 부모교육은 조현병의 예후를 향상시키기 위하여 시작되었다(Goldstein et al., 1978). 가족들이 질환을 이해하고 위기 상황에서 대처할 수 있는 방법을 교육하는 것이 주된 내용이었다. 이후 아동·청소년 영역에서는 연령, 발달단계, 질환 상태에 따라 병과 치료의 정보를 교육하는 내용으로 확장되었다. 추가적으로 사회기술훈련을 적용하기도 하였고, 가족의 역할에 대한 설명과 양육 기술과 적응 기술 향상을 위한 훈련 등으로 발전해 갔다. 부모교육을 받은 경우, 부모는 아이의 증상을 더 잘 이해하고 적절한 치료적 개입을 진행하는 것에 협력하게 된다. 교육에는 다양한 이론과 전략이 포함되는데, 대표적으로 인지행동기법, 스트레스 조절 훈련, 사회지지 이론 등이 포함된다(Lukens & McFarlane, 2004).

아동 · 청소년의 정신건강문제, 정서행동에 영향을 미치는 부모교육, 상담, 치료의 역사를 이해하기 위해 우선 양육parenting에 대한 인식이 어떻게 변해 왔는지를 아는 것이 필요하다. 최근 아동 양육방법, 양육 기술의 중요성에 대한 인식은 지속적으로 증가하고 있다. 오랜 세월 동안 양육에 대한 관점은 당시 사회문화적 배경이나 유행의 변화에 따라 다양하게 변화되어 왔다. 양육의 태도는 엄격하고 규범적인 부모 역할을 강조하는 한쪽 극단과 자녀의 자율성을 최대한 보장하는 대신 부모 역할은 최소한으로 제한하는 반대편 극단 사이의 넓은 스펙트럼이 존재한다고 볼 수 있다.

이론적 배경

행동이론behavioral modification(skinner, 1953), 사회인지이론social cognitive model(Bandura, 1977), 가족 상호작용에 대한 이론coercive family interaction(Patterson, 1982) 등이 부모교육과 상담, 부모매개치료의 이론적 배경을 이루고 있다. 1960년대 이후 치료자가 아동 · 청소년을 직접 치료하는 방식에서 부모의 행동을 변화시켜서 부모가 치료에 적극적으로 참여하도록 하는 접근이 시도되기 시작했다.

행동이론을 통해 부모는 자녀와의 상호작용과 연관되는 특정 행동과 상황들이 있음을 알게 되고, 관심, 칭찬과 같은 긍정적 강화와 일부 부정적 강화기법을 사용하여 자녀의 행동에 영향을 줄 수 있다. 가령, 자녀의 문제행동은 부모의 관심을 받아 오히려 더 강화될 수도 있다는 것과 긍정적 행동을 했을 때 부모가 관심을 주지 않는다면 감소하게 되는 것을 이해하게 된다. 또한 사회인지모델을 통해 부모의 인지와 이해가 아동의 믿음, 결정, 행동에 영향을 준다는 것을 배우게 된다. 자녀의 행동과 부모의 신념과 행동이 서로 영향을 주고받는다는 것을 이해하고, 치료의 중심을 효능성에 두도록 훈련받는다. 가족환경에서 강압적이고 부정적인 양육이 있을 경우, 이는 장기적으로 가족 전체에 영향을 주게 된다. 부모는 강압적 훈육을 대체할 다른 방법을 배우게 된다. 체계적 이론system theory은 부모들이 다양한 시스템, 즉 가정, 학교, 직장, 사회적 네트워크와 정신건강의 연관성을 이해할 수 있도록 돕는다. 또한 그룹으로 진행되는 교육의 경우 사회 학습을 적용하여 다른 부모의 행동을 모델링하고, 지지적 분위기를 제공한다. 아동 · 청소년의 행동문제에 대한 생물-심리-사회적 접근을 통해 부모는 비난받지 않으면서 아동의 정서행동과 건강에 대한 이해를 높일 수 있다.

예를 들어, 부모관리훈련parental management training은 고전적, 조작적, 사회적 학습이론에 근거를 두고 있으며, 행동문제가 있는 아동에게 효과적인 중재방법이다. 그동안의 연구들은 양육방식과 아동의 반사회적 행동 간에는 상당한 연관성이 있음을 보고하였다. 특히 가혹하거나 비일관적인 훈련, 거부와 방치, 강한 비판, 지도감독의 소홀 등은 아동의 반사회적 행동을 증가시키며, 따뜻하고 지속적인 부모의 개입과 독려와 같은 긍정적인 양육 행태는 반사회적 행동을 감소시키는 것으로 알려져 있다. 이런 연구결과는 부모관리훈련의 이론적 배경이 되었다. 예를 들면, 반사회적 아동의 가정에서 중요한 두 가지 사실이 발견되었다(Patterson, 1982). 첫째, 잔소리와 비판과 같은 부모의 부정적인 언급은 아동의 문제행동을 강화하고, 이어서 나타나는 부정적이고 강압적인 상호작용이 반복되어 행동문제를 더욱 악화시킨다는 사실이다. 둘째, 만약 부모의 부정적인 협박이 통하지 않으면 부모는 한발 물러서게 되는데, 이때 아동의 행동이 강화된다. 이런 이유로 부모가 강압적인 양육 행동을 할 때 자녀의 반사회적 행동의 빈도가 증가되는 것이다. 대신 부모가 적절히 아동의 행동을 무시하거나 약속된 일정한 처벌, 혜택 철수, 타임아웃 등을 실시하면 부정적인 행동이 소거된다. 물론 바람직한 행동을 했을 때 관심과 보상을 주는 것 또한 아주 효과적이다. 부모관리훈련은 행동주의 원칙에 기반을 두고 있지만 인지적인 변화 또한 중요하게 생각한다. 즉, 행동문제를 제대로 수정하려면 부모 자신의 내면의 소리를 점검해서 지나친 절망이나 패배주의적 인지 구조가 있는지를 확인해야 한다. 이런 인지 구조는 아동의 긍정적 행동을 알아차리지 못하게 만들며, 아동의 부정적 행동도 더 적게 지각하게 만든다. 따라서 인지 구조의 교정은 아동의 행동을 더 정확히 지각하고 좀 더 적절히 대응하기 위한 필수과정이다.

부모교육

부모교육은 성인기 환자를 대상으로 하는 교육과는 다르다. 우선 아동과 가족에게 무엇이 질환인지, 아동의 기질과 배경이 무엇인지 명확화하는 과정이 수반된다. 각 아동의 특성과 문제의 특성을 구분하는 것이다. 예를 들어, 사회성문제를 가진 아동들 중에 연령에 적합한 사회 기술을 발달시킬 기회가 없어서 이차적으로 행동문제가 발생한 경우가 있다. 이런 경우에는 행동문제 자체에 집중하기보다는 적절한 사회 기술을 함양시키는 것이 필요하다. 또한 증상이 있더라도 아동이 건강한 발달을 지속할 수 있도록 환경의 기대치를 조정하거나 학교와 같은 외부 환경까지 치료적 개입을 확장해야 하는데, 아동 · 청소년은 의존적이고 부정적인 환경에 더 많은 영향을 받기 때문이다. 따라서 각 아동 · 청소년의 연령과 발달 상황에 따라 상담과 교육의 내용이 조정되어야 한다.

부모교육을 통해 특정한 질환에 대한 이해뿐만 아니라 전반적인 정서 행동의 어려움에 대해서 개입할 수 있다. 주요 내용은 증상 관리, 약물에 대한 정보 제공, 양육법, 의사소통과 적응기술훈련 등이 포함된다. 교육은 정신건강 전문가에 의해 강의, 비디오, 역할극, 독서, 토론 등 다양한 방식을 활용한 구조화된 형식으로 진행된다. 대체로 부모교육은 10~20회기, 60~90분 세션으로 구성되며 아동 · 청소년의 연령이나 질환, 환경에 따라 개별 가족만 참여할 수도 있지만 여러 가족이 참여하는 그룹치료 형식으로 진행될 수도 있다.

부모교육의 핵심 내용은 질환과 증상에 대한 설명, 약물치료와 부작용, 인지적인 재구성, 행동치료 기술과 방법들, 문제해결 기술 연습, 재발 방지를 위한 교육, 하루 일상과 건강한 습관을 위한 방법들, 의사소통 기술, 사회적 기능 향상을 위한 논의들이 주를 이루고, 주의력결핍 과잉행동장애, 자폐스펙트럼장애, 행동장애, 섭식장애, 기분장애, 외상후 스트레스장애 등 다양한 질환에 적용될 수 있다. 안내 책자나 영상, 웹사이트 등을 활용하여 행동에 영향을 줄 수 있는 수면, 식사, 활동과 관련된 하루 일과를 확인하고, '기분일기'를 통해 상황과 감정의 연관성을 이해할 수 있도록 돕는다. 또한 아이의 증상과 아이의 성격을 분리하여 이해하는 연습을 하며, 감정, 생각, 행동 사이에 있는 연결고리에 대한 이해를 높인다. 더불어 아이들이 감정을 조절할 수 있고 이완시킬 수 있는 즐거운 활동에 대한 강조와 교육이 진행된다.

부모상담

임상 상황에서 사용할 수 있는 부모상담의 구체적인 기법은 매우 다양하다. 성인을 대상으로 하는 일반적인 개별 및 집단 상담 기법이 모두 사용되고 있다고 해도 과언이 아니다. 가족치료나 부부치료 중에도 부모상담이 한 부분을 차지한다. 그리고 꼭 부모상담 시간을 정해서 만나지 않더라도 일반적인 소아청소년정신과 진료에서는 아동 · 청소년을 진료하기 전후에 부모와 따로 면담하는 경우가 대부분이다. 이런 과정 역시 부모상담의 일부이다. 이처럼 부모상담은 소아청소년정신과 진료 영역에서 늘 시행되고 있는 과정이므로 임상의는 여러 기법을 시기적절하게 자유자재로 사용할 수 있어야 한다.

1. 부모상담의 내용

1) 자녀의 문제 이해

무엇보다도 자녀의 정신건강과 관련된 문제로 인해 부모상담을 실시하게 되었다는 사실을 주지해야 한다. 즉, 부모상담의 일차적인 목표가 자녀의 문제를 해결하는 데 있고, 그 목표를 효과적으로 달성하기 위한 첫 단계로 자녀의 문제를 정확히 파악하고 이해하는 과정이 필요하다. 부모와 아동은 아주 친밀한 관계지만, 부모 자신의 콤플렉스나 정신병리는 자녀의 문제를 객관적으로 바라보기 어렵게 한다. 더욱이 일반적인 부모의 경우 정상 발달과정이나 정신건강에 대한 지식과 경험이 부족해서 자녀의 상태를 정확히 이해하기 어렵다. 시중에는 양육과 관련된 수많은 서적과 자료가 있지만, 일반 부모는 각 정보의 신뢰도와 정확도를 구분할 능력을 갖고 있지 않다. 또한 현재 자신의 자녀에게 필요한 적합한 정보를 골라 습득하기가 쉽지 않다. 정보의 옥석을 가리고 요긴한 내용을 선택하는 과정에는 부모와 자녀의 사정과 필요를 충분히 이해하고 있는 전문가의 도움이 있어야 한다.

자녀의 문제를 이해하기 위해 가장 먼저 해야 할 과정

은 자녀의 행동이나 태도, 정신 상태 중 어떤 부분이 현상적으로 문제이고, 그 심각도는 어느 수준인지를 파악하는 것이다. 흔히 부모는 과거와 현재의 문제점을 쉽게 혼동하며, 더 나아가 닥치지 않은 미래에 대한 근거 없는 걱정과 불안으로 현재의 중요한 문제를 파악하기 어려워한다. 따라서 면담자는 부모가 과거, 현재, 미래의 문제점을 구분하고, 현재의 문제는 반드시 심각도나 위급도에 따라 우선순위를 결정하도록 도와야 한다. 모든 문제를 동시에 다룰 수 없기 때문에 우선순위에 따라 중요한 순서대로 접근하기 위해서이다.

일단 문제의 내용이 구체화되면 원인에 대한 이해로 넘어가야 한다. 기질이나 유전적인 요인과 환경적인 요인, 뇌손상과 같은 생물학적 원인 등을 잘 구분해야 한다. 부모는 자녀의 문제에 대해 죄책감과 책임의식을 갖기 쉬우므로 지나치게 환경적인 문제로 귀인하는 경향이 있고, 때로는 사회나 다른 가족의 탓으로 투사하는 경우도 있다. 생물학적 원인이 주된 경우는 약물치료와 같은 생물학적 접근이 중요하기 때문에 부모상담 역시 치료에 대한 이해를 늘리고 걱정이나 낙인stigma과 같은 심리적 측면을 다루어 주는 데 집중해야 한다. 하지만 환경적인 요인, 특히 양육환경이나 부모의 심리적 문제가 주요 원인이라고 판단되면 부모상담을 통해 적절한 치료적 접근을 제공하여야 한다.

2) 부모의 상태 이해

양육은 부모와 자녀 간에 일어나는 상호작용이다. 게다가 대부분의 경우 양육은 부모가 주도권을 갖게 된다. 따라서 부모의 상태와 문제를 파악하지 않고서는 자녀의 문제를 해결하기 어렵다. 부모의 문제는 내적 문제와 외적 문제로 구분할 수 있으며, 내적 문제는 심리적인 문제와 신체적인 문제로 나눌 수 있다. 심리적 문제는 부모 자신의 양육환경, 즉 부모의 부모와의 상호작용과 깊게 관련되어 있기 때문에 임상의는 환자의 조부모와 외조부모에 대한 정확하고 자세한 정보를 확보해야 한다. 임상 상황에서는 3~4대에 걸쳐 특정한 심리적인 갈등과 문제가 전해 내려오거나 증폭되는 경우를 쉽게 만날 수 있다. 이런 경우 그 악순환의 고리를 끊거나 약화하는 방법 혹은 대처할 수 있는 힘을 길러 주는 것이 부모상담의 핵심을 차지한다.

정신건강을 다루는 임상의가 자주 소홀하게 다루는 부분 중 하나가 부모의 신체적 상태에 대한 부분이다. 부모의 신체질환이나 장해 여부와 심각도 정도가 자녀의 정신건강에 미치는 영향은 지대하다. 따라서 임상의는 이 부분에 대한 정확한 정보와 예후, 향후 계획 등에 대해 자세히 파악함은 물론 적절한 도움을 받을 수 있도록 도와주어야 한다.

부모의 외부적 상황에 대한 정확한 파악과 이해 또한 소홀하게 여겨서는 안 된다. 경제적 상태, 직장문제, 다른 사람(본가 및 외가 친척, 이웃, 친구 등)과의 관계, 주거환경, 종교적 경향 등에 대한 이해는 종합적인 접근을 위한 유용하고도 필수적인 자료이다. 임상의는 부모의 내외적 상태에 대한 포괄적인 이해를 위해 철저하고 체계적인 조사를 시행해야 한다.

3) 부모-자녀 부조화 문제

부모와 자녀의 상태와 문제점을 꼼꼼하게 조사했음에도 특별한 문제가 발견되지 않는 때가 종종 있다. 또한 부모 혹은 자녀의 약점에 비해 부모-자녀 관계에 특히 더 심각한 어려움이 관찰되는 경우도 있다. 이런 경우는 부모와 자녀 간의 부조화mismatching 때문은 아닌지 고려해야 한다. 가령, ADHD 아동과 꼼꼼하고 매사에 정확한 부모 간에는 갈등이 더 심각해질 가능성이 높다. 급한 성격의 부모와 여유롭고 낙천적인 아동 간에도 마찬가지이다. 감정 조절이 어려운 자녀와 잔소리꾼 부모 사이도 만만치 않다. 모든 면에서 탁월하고 독립적인 부모와 의존적이고 겁이 많은 자녀 간에도 갈등이 많이 발생한다. 임상의는 부모상담을 통해 부모와 자녀 간의 성향과 기질 차이에 대해서도 정확히 파악해야 하며, 적절한 대처 방안을 논의해야 한다.

4) 구체적인 해결 방안 모색

부모상담의 궁극적인 목적은 부모가 구체적인 해결 방안을 찾고 실천하도록 돕는 데 있다. 때로는 분석적인 기법을 통해 부모 자신의 문제점에 대한 병식을 갖게 하는 것도 필요한 과정이다. 하지만 이런 과정은 반드시 자녀를 양육하는 데 직접 적용할 수 있는 구체적인 방식에 대한 모색과 실천을 위한 지지와 격려로 이어져야 한다. 즉, 과거의 경험을 이해하고 깨닫는 과정에서 얻게 되는 부모 자신과 자녀에 대한 이해가 지금 여기here and now의 변화까지 이어져야 한다. 이처럼 자녀의 정신과적 문제로 인해 시작한 부모상담은 결국 부모의 태도와 행동의 구체적인 변화가 필요하며, 그 결과는 궁극적으로 자녀의 변화로 연결된다. 이것이 부모상담의 최종 과정이며 결과가 된다.

이를 위해 자녀를 양육하고 문제를 해결하기 위한 기술이나 태도를 습득하고 훈련하는 것이다. 양육은 이론이 아닌 실제이며 생활이다. 머리로 하는 것이 아니라 생활에서 실천해야 하는 것이므로 아무리 좋은 결심을 하고 풍부한 지식을 갖고 있다고 해도 적절한 기술이나 태도가 준비되어 있지 않으면 아무 소용이 없다. 따라서 자녀양육에 대해 배운 이론을 실제 생활에 적용할 수 있도록 세심한 안내를 받아야 한다. 남에게 효과가 있었다고 자신의 경우에도 효과가 있다고 장담할 수 없으므로 자신의 환경에 적합하도록 맞추는 과정이 필요하다. 부모교육 및 부모상담의 최종 목표는 자생적인 문제해결 능력을 획득하는 데 있다. 자녀는 발달수준에 따라 정서적 · 행동적 특성과 문제의 내용이 계속 변화한다. 부모의 사정 또한 유동적이다. 사회나 환경 역시 끊임없이 변화한다. 따라서 한두 가지 사실이나 기술만으로 좋은 양육을 지속할 수 없지만, 유연하고 열린 양육 태도를 통해 불확실한 미래에 대처할 수 있다. 자녀와 부모 자신의 특성을 객관적으로 이해하고, 때에 맞는 필요한 원칙과 정보를 얻을 수 있고, 적절한 태도와 기술을 배울 수 있다면 앞으로도 적절한 양육을 제공할 수 있는 자생적인 능력을 획득했다고 판단할 수 있다.

2. 부모상담의 구성

아동 · 청소년 상담을 하다 보면 자연스럽게 부모상담을 실시하게 된다. 물론 짧은 시간의 부모면담을 통해 자녀에 대한 정보를 주기도 하고, 간단한 교육이나 조언을 하기도 한다. 하지만 부모 자신이나 자녀와의 부조화 문제 수준이 심각하여 따로 시간을 확보해야 할 필요를 느끼는 경우도 적지 않다. 이럴 때는 주저하지 말고 부모상담을 따로 실시해야 하며, 일반적으로 이는 다음과 같은 구성으로 진행된다.

1) 예비상담

실제 예비상담은 아동과 부모를 같이 만나는 일반적인 진료 시간에 이루어진다. 보다 심층적이고 체계적인 부모상담이 필요하다고 판단된 경우에는 먼저 부모에게 그 필요성과 효과에 대해 자세히 설명해야 한다. 성급히 본 상담 과정으로 들어가지 말고 여러 번에 걸쳐서라도 충분히 필요성에 대해 논의하는 것이 좋다. 이 과정이 소홀하게 되면 실제 상담 중 상담 순응도가 낮아지고 중간 탈락률이 높아지기 때문이다. 부모가 필요성에 공감하면 실제적인 계획을 수립해야 한다. 여기에는 방문 시간과 빈도, 대략적인 기간 및 상담료에 대한 계획이 포함된다.

2) 초기 상담

상담이 본격적으로 시작되면 가장 먼저 전체적인 소개와 설명이 필요하다. 상담의 구체적인 목표 및 부모와 상담자의 역할에 대해서 이야기를 나눈다. 그다음에는 자녀 및 부모의 어려움에 대한 전체적인 정보를 다시 정리하는 시간을 갖는다. 처음부터 너무 자세하게 들어가지 말고 전체적인 그림을 먼저 그리는 것이 좋다. 상담자가 일방적으로 주도하는 것보다는 부모가 적극적으로 참여하면서 충분히 이야기를 할 수 있도록 지지적이고 허용적으로 접근하는 것이 좋다. 이런 시간을 통해 상담 기간 중 가장 중요한 내담자와의 공감적 관계rapport를 형성해야 한다.

3) 본 상담

본 상담에 들어가면 자녀와 부모 자신의 어려움에 대해 좀 더 자세히 다루면서 자연스럽게 원인과 배경에 대한 접근을 시작하여야 한다. 일반 정신치료에서 나타나는 전이, 역전이, 저항, 방어 등이 출현하며, 적절한 해석과 반응이 중요한 요소로 작용한다. 자녀와 부모 간의 갈등 사이에 놓여 있는 부조화의 문제 역시 깊게 다루어야 한다. 가족의 분위기와 가치관, 부모의 양육관, 훈육방식, 의사소통 방식 등을 반복적으로 다루어야 하며, 부모 자신이 가지고 있는 기대, 불안/우울과 같은 정서적인 문제 역시 중요한 내용으로 다루어야 한다.

이런 내용이 충분히 다루어지는 과정에서 먼저 부모가 문제에 대한 이해가 깊어지며, 사고방식의 변화가 일어나게 된다. 결국 부모는 균형감 있는 양육관을 획득하고 자녀를 깊이 있게 이해하고 공감할 수 있게 된다. 그다음에 부모가 어떻게 자신의 약점을 극복하고 자녀의 어려움을 도울지에 대한 구체적인 실천 방안을 상의해 나간다. 구체적인 태도와 양육방식의 변화를 실제 생활에서 적용해 보고 피드백을 주고받으며 점점 더 세밀하게 조정하고 발전시켜야 한다. 최종적으로 부모 스스로가 문제를 파악하고 이해하여 구체적인 해결 방안을 찾을 수 있고, 자녀의 상태에 따라 최적화할 수 있는 능력을 획득하게 만드는 것이 본 상담의 궁극적인 목표이다.

4) 종결 상담

본 상담의 목표가 달성되면 수차례의 종결 상담을 통해 그간 상담했던 내용을 정리하는 시간을 갖는다. 상담자가 직접 정리해 주는 것보다는 충분한 질문과 대답을 통해 부모 스스로 정리하도록 돕는 것이 좋다. 부모 자신의 수고와 노력에 대해 인정해 주고 양육에 대한 자신감을 다지는 것 역시 종결 회기의 중요한 목표이다.

부모매개치료

문제행동에 대한 근거 기반의 부모훈련 프로그램으로 Defiant Children(DC 프로그램), Helping the Noncompliant Child$_{HNC}$, Incredible Years$_{IYS}$, Parent-Child Interaction Therapy$_{PCIT}$, Parent Management Training$_{PMT}$, The Community Parent Education Program$_{COPE}$, Triple P-Positive Parenting Program 등이 있다. 다양한 연령의 아동·청소년을 둔 부모에게 적용이 가능하며, 주로 주의력결핍 과잉행동장애, 반항장애 증상을 가진 아이들과 공격적인 행동이나 정서 및 행동의 어려움을 보이는 아동의 부모를 대상으로 프로그램을 진행할 수 있다. 부모훈련은 그룹치료로 진행되기도 하며 다른 부모의 적용 경험을 배우는 기회가 된다. 사용 가능한 기술과 원리를 치료자에게 배우고 역할극으로 미리 연습할 수 있으며, 가정에서 실행해 보고 효과 여부에 대해서 다음 회기에 논의할 수 있다. 실시간으로 부모와 자녀의 상호작용, 행동들을 코칭하는 것도 효과가 있다. 관찰실에서 치료자가 상호작용을 보고 효과적인 전략을 직접 코칭하기도 한다. 최근에는 영상과 통신기술이 발달하면서, 온라인으로 모니터링을 하고 문자메시지로 양육기술의 팁을 알려 주는 실시간 코칭이 이루어지기도 한다. 또한 행동 기술을 훈련하기 위해 아동과 부모의 상호작용이 녹화된 영상을 보고 피드백을 하는 등 다양한 기술이 활용되고 있다.

1. 부모관리훈련Parent management training, parent training

부모관리훈련은 아동·청소년의 행동문제에 초점을 맞춘 치료이다. 부모는 자녀와의 상호작용을 향상시키는 과정을 훈련하게 된다. 이를 통해 자녀의 문제행동을 줄이고, 친사회적인 행동을 증가시키는 것이다. 또한 아동의 부적절한 행동은 계획적으로 무시하면서 억압적이고 처벌적인 훈육은 감소시키고, 효과적이고 적절한 부모-자녀 상호작용의 기술을 익히는 것이다. 이 치료는 10~12주의 치료 기간으로 이루어진 구조화된 세션으로 구성된다. 치료 시간에는 아동 발달에 대한 이해, 부모의 자기효능감 향상, 의사소통 기술 증진, 훈육과 행동 관리방법을 교육하며, 가정, 지역사회, 병원 등 다양한 세팅에서 개별 가족치료나 그룹치료 형태로 진행될 수 있다. 모델링, 역할 연습, 라이브 코칭, 과제 수행 등을 통해 행동 기법을 배우게 된다.

사례 >>>

4세 남자아이인 ○○은 떼쟁이이다. 특히 6개월 전 남동생이 태어난 뒤로는 떼가 더 심해졌고, 화가 나면 남동생을 때리는 행동도 있었다. 부모가 혼도 내 보고 말로 잘 타일러도 소용이 없었다. 아이의 어머니는 이유 없이 떼를 부리고 징징거리는 행동에 대해서는 무시하고 아무런 반응을 보이지 않았고, 동생을 때리는 행동에 대해서는 타임아웃을 실시했다. 환아는 어머니의 무관심과 제한에 처음에는 행동이 나빠지는 듯했지만, 1주일 정도 지나면서 두 가지 행동 모두 유의하게 감소하기 시작했다.

초등학교 5학년인 △△은 ADHD 진단을 받고 치료 중이다. △△은 약물치료를 받은 후 수업 태도와 친구관계가 많이 호전되었다. 하지만 최근 들어 방과 후 친구들과 노느라 학원을 지각하거나 간혹 결석하는 행동은 좀처럼 나아지지 않았다. 부모가 맞벌이어서 방과 후의 아이의 행동에 직접 개입할 수 없기 때문이었다. 부모는 △△가 주간에 학원 시간을 잘 지키면 주말에 환아가 가장 좋아하는 햄버거 가게에 가기로 약속했다.

부모관리훈련은 부모의 권위를 활용하여 아동의 긍정적인 행동과 부정적인 행동에 수반하는 반응을 균형 있게 사용하며 양육할 수 있도록 돕는다. 아이와 부모 사이의 우호적 분위기는 증진시키되, 관계의 경계와 아동의 행동에 대한 기대치를 적절하게 설정하는 것이다. 적절한 행동에는 긍정적 관심과 칭찬을 제공하지만, 부정적이고 공격적인 행동에는 관심을 주지 않는다. 또한 즉각적인 결과에 대한 직접적인 반응을 사용한다. 순응하지 않을 경우에는 타임아웃 기법을, 순응적인 행동에는 칭찬을 사용하는 것이다. 이것은 PCIT의 기본 이론 중의 하나이기도 하다. 프로그램은 아동의 행동에 대한 평가, 교육, 예방 전략의 수립, 결과와 일반화, 유지를 위한 전략들로 구성된다. 행동을 관리하기 위해서 부모의 일관성consistency과 예측가능성predictability이 중요하다. 부모훈련을 통해 아이들이 원하는 것을 얻기 위해 문제행동을 일으키고 문제행동 이후 결국 원하는 것을 얻게 되는 과정이 건강하지 않음을 보여 주게 된다. 예방 전략을 통해 아동의 행동문제를 유발하는 자극인자를 확인하고 조정하는 방법을 훈련하며, 환경을 조절하거나 일상 루틴을 변경하여 행동문제를 예방하는 방법을 연습하게 된다. 또한 긍정적인 행동에 대한 관심과 칭찬을 늘리는 전략을 연습한다. 구체적인 행동에 대한 명시적 칭찬이 아동의 행동 개선에 도움이 된다. 동생을 때리는 것이 문제행동이라면 동생과 잘 놀고 있을 때 '동생과 재밌게 놀고 있는 것'을 칭찬하는 것이고, 고함치는 것이 문제라면 조용히 이야기할 때 '차분하게 말하는 것'에 칭찬하고 관심을 주는 것이다. 부적절한 행동에만 관심을 기울이는 것이 아니라 적절한 행동을 하는 순간을 잘 파악하도록 강조하는 것이다. 5~15분가량 아동이 주도하는 놀이를 해 보도록 하는 것도 긍정적인 부모-자녀 상호작용을 증진시키는 데 도움이 된다. 이 시간 동안은 부모가 지시 또는 질문을 하거나, 아동의 행동에 제한을 두지 않는 것이다. 대신에 부모는 매 순간 아이의 행동을 묘사하고, 적절한 놀이를 칭찬하고, 아이의 말을 반영해 준다. 아동의 연령과 흥미에 따라 퍼즐, 레고, 그림이나 만들기 등 다양한 활동이 포함될 수 있다. 또한 부적절한 행동에는 계획된 무시planned ignoring를 한다. 문제행동이 사라질 때까지 조용히 돌아서거나, 눈맞춤을 하지 않고, 아이 앞에서 감정과 언어 표현을 하지 않는 것이다. 지시에 대한 이해를 높이고 아이가 잘 따르게 하려면 부모가 명확하고 효과적으로 표현해야 한다. 직접적이고 단순하며, 한 번에 하나씩 지시하는 것이 필요하다. 모호하게 지시하거나, 한꺼번에 여러 가지 내용을 복잡하게 표현하는 것은 아이가 이해하고 따르기가 힘들다. 명확하게 지시하고 아이가 잘 수행하면 즉각적으로 칭찬하는 것이 필요하다. 부모관리훈련은 아동의 연령이 높을수록, 초기 심각도가 심각할수록 그리고 부모가 사회적으로 고립되어 있거나 우울증이 있는 경우에는 예후가 나쁘다. 또한 최근에는 부모관리훈련을 통해 행동문제 외에도 생각 및 감정의 문제, 사회성 및 자존감 부족 등도 향상할 수 있는 것으로 알려졌다.

전형적인 부모관리훈련 프로그램의 구성은 다음과 같으며, 통상적으로 8~12회기로 진행된다.

부모관리훈련 프로그램의 주요 구성

① 아동의 특성에 대한 이해(예: ADHD에 대한 전반적인 교육)
② 아동과 관계 맺기(예: 놀이 시간 활용법, 칭찬하기)
③ 효과적인 지시와 규칙 만들기
④ 보상 기법(예: 스티커 활용, 토큰제도)
⑤ 처벌과 타임아웃
⑥ 다양한 환경에서의 문제행동 다루기(예: 공공장소에서 아동 다루기)

2. 부모역할훈련 혹은 부모효율성훈련

1962년 임상심리학자인 Thomas Gordon은 캘리포니아주 패서디나에서 17명의 부모를 대상으로 부모역할훈련을 시작하였다. Gordon은 내담자 중심 치료를 창안한 Carl Rogers의 영향을 받아 '아동의 정신문제는 부모와의 관계에서 비롯한 것이 많으며, 교육을 통해서 상당 부분 개선하고 예방할 수 있다'는 생각을 갖게 되었다. 시카고대학 심리학과의 전임교원으로 근무하던 중 그는 민주적인 리더십을 통한 갈등 해소방법과 문제해결 과정에 관심을 가졌는데, 후에 이것을 부모교육 프로그램으로 응용하여 부모역할훈련Parent Effectiveness Training: PET으로 체계화하였다.

Gordon은 인간관계에서는 언제나 힘의 차이가 존재하며 갈등이 불가피하다고 보았다. 하지만 갈등을 해결하기 위한 인간관계 기술이 존재하며, 이를 통해 건강하고 만족스러운 인간관계에 도달할 수 있다고 생각했다. 그가 생각한 인간관계 향상의 핵심 기술은 수용acceptance, 일치congruence, 민주적 이상democratic ideals이다. 즉, 상대를 최대한 수용하되 내가 수용할 수 없는 것은 솔직하지만 비난하지 않는 태도로 이야기하고, 갈등 상황이 있을 때 힘으로 대결하기보다는 양쪽 모두 지지 않는 제3의 해결책을 모색하는 것이다. 이것을 Gordon은 민주적 인간관계 모형이라고 이야기하기도 하였다.

프로그램은 8주간 매주 진행하는 방식으로, 교육 시간은 회당 3시간이며, 강사의 강의와 토론, 시범과 실습으로 이루어져 있다. 시범과 실습 없이 강의로만 이루어진 교육의 경우 충분한 효과를 내기가 어렵다고 보았다.

부모역할훈련 프로그램의 구성

1회 네모꼴 수용 도식과 문제의 소유자 파악하기
2회 반영적 경청의 이해: 의사소통을 방해하는 열두 가지 장애물
3회 반영적 경청의 실제
4회 부모의 문제해결 방안: 나-전달법I-message
5회 나-전달법의 다양한 방법 익히기
6회 갈등 예방을 위한 환경 재구성
7회 갈등 해소 기술: 무승부법
8회 가치관 대립에 대처하는 기술

부모역할훈련에서 기존의 부모교육에서 볼 수 없었던 독창적인 부분은 누구의 문제인지를 구별하기 위한 네모꼴 수용 도식, 의사소통의 열두 가지 장애물, 반영적 경청, 나-전달법, 무승부법인데, 이러한 기술은 이후 개발된 다양한 부모교육 프로그램에서도 자주 응용되고 있다. 이제 개발된 지 50년이 지난 부모역할훈련은 그간 많은 후속 연구를 통해 효과가 충분히 입증되었다. 무엇보다 이 훈련을 통해 부모는 스스로 부모 역할에 대한 자신감이 증가하고 자녀 양육 행동이 질적으로 개선된다. 또한 부모와 아동의 자아존중감이 향상되고 의사소통 기술이 향상되어 가족의 응집력이 높아진다. 다만 교육프로그램이라는 성격상 교육에 참여하는 각 개인의 특성과 노력의 정도에 따라 효과의 차이가 크며, 일반적인 양육 기술의 향상은 가져오지만 소아 정신질환을 가진 아동의 경우 이것만으로는 아동의 문제행동을 효과적으로 해결할 수 없다는 한계를 갖고 있다.

3. 국내에서 개발된 프로그램: ADHD 부모교육 프로그램

ADHD 부모교육 프로그램Comprehensive ADHD Teaching System: CAT은 국내 ADHD 아동의 부모에게 표준화되고 검증된 교육을 지속적으로 제공하기 위해 대한소아청소년정신의학회에서 2012년에 개발한 프로그램이다. 국내 현실에 맞는 총 10개의 주제로 구성되어 있으며, 각 주제마다 부모가 직접 참고할 수 있는 소책자와 강의를 위한 슬라이드 자료 그리고 의사가 진료실에서 직접 활용할 수 있는 애플리케이션이 구비되어 있다. 시범 부모교육을 실시하여 수정·보완한 후에 대한소아청소년정신의학회 연수교육을 통해 회원에게 프로그램 활용 방안에 대한 심층교육을 실시하였으며, 현재 각 소아청소년정신과 병의원에서 ADHD 아동 및 청소년 부모를 대상으로 널리 사용하고 있다. 프로그램은 총 10회기로 구성이 되어 있다.

한국 ADHD 부모교육 프로그램의 내용

- 1회 ADHD란 무엇인가?
- 2회 ADHD 약물치료
- 3회 좋은 부모 되기: 첫걸음
- 4회 좋은 부모 되기: 지시하기
- 5회 좋은 부모 되기: 보상 기법
- 6회 좋은 부모 되기: 처벌과 타임아웃
- 7회 공부가 어려운 아동
- 8회 자기관리가 안 되는 아동
- 9회 말 안 듣는 아동: 초등/청소년
- 10회 총정리

4. 효율적인 양육을 위한 체계적 훈련Systematic Training for Effective Parenting: STEP

STEP은 Adler의 개인심리학 이론, Dreikurs의 민주주의 자녀교육론을 바탕으로 PET의 방법론이 절충되어 있는 프로그램이다. 인간이란 우월성을 추구하는 본성을 갖고 있는데, 이러한 본성이 부모에 의해 수용되지 못할 경우에 아동은 잘못된 행동 목표를 설정하기 쉽다. 대표적으로 관심 끌기, 힘 행사하기, 앙갚음하기, 무능함 보이기 등이다.

그렇지만 부모가 이러한 행동을 무조건적으로 거부하고 처벌하기보다는 이해하고 수용하며 관심을 보일 때 아동은 스스로 적절한 행동을 하게 된다.

STEP는 9주간 9회기를 실시하는데, 이 과정에서 부모는 우선 자신을 이해하고 자신의 가치관을 돌아보는 시간을 갖는다. 왜냐하면 부모는 말이 아닌 자신의 행동과 태도 전체로 아동을 만나고 교육하는 것이기 때문이다. 무엇보다 부모가 자기 자신을 이해하고 수용해야 아동도 이해하고 수용할 수 있다. 이후 부모와 자녀 간의 민주적 관계를 강조하는데, 부모가 아동을 일방적으로 이끌어 가는 것이 아니라 아동이 스스로 자기 행동을 선택하고 그 행동의 자연적 결과를 통해 배우는 것을 원칙으로 강조하고 있다.

STEP 프로그램 구성

- 1회 아동 행동의 이해
- 2회 자녀 이해와 부모 자신의 이해
- 3회 자신감과 자아존중감 길러 주기
- 4회 효과적인 의사소통: 적극적 경청
- 5회 의사소통과 문제해결을 위한 대안 찾기: 나-전달법
- 6회 책임감과 훈육방법: 자연적 결과의 사용
- 7회 자연적 · 논리적 결과의 활용
- 8회 가족회의
- 9회 자신감 개발과 잠재력 발휘

5. 적극적 부모훈련Active Parenting Training: APT

APT 역시 Adler의 개인심리학과 Dreikurs의 민주적 자녀교육론, Gordon의 PET가 결합된 프로그램이지만 Ellis의 합리적 정서치료의 영향으로 사고와 신념체계의 중요성을 강조하고 있다. 또한 기존의 프로그램과는 달리 다양한 영상 자료를 시청하는 방법을 자주 사용하는데, 이는 부모의 이해 수준을 높이고 교육의 흥미를 높이는 데 매우 효과적이다.

적극적 부모훈련에서는 부모의 유형을 독재자형, 자유방임형, 민주형으로 나누는데, 이 중 민주형을 적극적 부모라고 칭하면서 이상적인 부모로 보고 있다. 적극적 부모는 아동에게 한계 안에서 자유를 허용하는 부모인데, 아동은 자신의 길을 스스로 선택함으로써 자존감과 내면의 힘, 용기가 자라게 된다. 또한 자기 선택의 결과를 받아들이게 함으로써 책임감을 기르고 스스로 성숙할 기회를 제공한다. 보통의 부모는 아동의 잘못된 행동을 미리 차단하거나 처벌한다. 처벌이란 아동의 그릇된 행동에 대해 부모가 고의적으로 보복하는 것으로 아동이 자신에게 복종할 것을 기대하는 행위이다. 반면에 아동이 자기 선택의 결과를 받아들이게 하는 것은 비록 아동이 괴로운 경험을 하게 되더라도 그에 대한 부모의 고의성은 없으며, 그저 책임감 있는 행동을 가르치려는 의도이기에 아동의 성숙에 해가 되지 않는다. 적극적 부모훈련은 각각 3시간씩 8회기로 진행하며, 각각의 교육 내용은 다음과 같다.

APT 프로그램의 구성

- 1회 적극적 부모란?(1): 부모의 유형 구분과 부모 역할의 목적 설명
- 2회 적극적 부모란?(2): 선택의 방법
- 3회 용기와 자아존중감 불어넣기: 생각하기-느끼기-행동하기 회로의 이해
- 4회 자녀를 이해하기
- 5회 책임감을 발전시키기(1): 나-전달법
- 6회 책임감을 발전시키기(2): 자연적 결과와 논리적 결과
- 7회 협동심을 구하기: 적극적 의사소통
- 8회 민주사회에서의 적극적 부모: 민주주의 원칙과 가족회의

6. 부모아동 상호작용치료Parent-Child Interaction Therapy: PCIT

부모아동 상호작용치료는 행동문제를 보이는 어린 아동들을 위한 근거 기반 치료방법 중 하나이다(Thomas & Zimmer-Gembeck, 2007). 특히 반항장애와 품행문제를 동반한 학령전기 아동과 부모가 플레이룸에서 함께 놀이하는 동안에 코칭 세션을 통해 치료를 진행하게 된다(Loeber, Burke, & Pardini, 2009). 아이와 부모가 상호작용하는 것을 미러one-way mirror나 실시간 비디오를 통해 직접 관찰하고, 이어폰을 통해 치료자가 아이의 행동과 관련한 기술을 직접 코칭한다. 이 치료를 통해 부모는 아이가 안정감을 느낄 수 있는 기술들을 적용하여 자녀와 긍정적이고 따뜻한 관

계를 형성한다. 그 이후에 차분하며 일관적인 상태에서 아동의 문제행동을 다루는 기술을 익힌다. 코칭받은 전략을 통해 아이는 적절한 제한을 받아들이고, 부모의 지시를 따르며, 규칙을 존중하고, 긍정적으로 행동하는 것을 배우게 된다. 12~20세션 정도로 구성이 되며, 아동과 부모의 상황에 따라 치료 횟수는 조절될 수 있다. 한국에서도 여러 연구를 통해 프로그램의 효과는 검증이 되었다.

적응증 및 주의사항

부모상담, 부모교육 및 부모매개치료는 아동·청소년의 외현화 증상과 내현화 증상 모두에 효과가 있다(Furlong et al., 2012). 부모프로그램은 행동문제에 대응하는 기술을 가르치고 훈련하는 것에 강조를 두어 다양한 증상과 상황에 적용될 수 있다. 반항적이고 공격적인 행동, 충동적인 행동에도 효과가 있었으며, 우울과 불안과 같은 정서 증상의 조절과 예방에도 효과적이었다(Kendall et al., 2008). 부모개입 프로그램을 실시한 후 반항장애와 품행장애 아동·청소년의 증상에서도 변화가 있었다. 부모프로그램은 ADHD, 기분장애와 같은 치료에 추가적으로 병행될 수 있다. ADHD 아동은 약물치료와 더불어 부모교육프로그램을 통해 행동 조절에 도움을 받을 수 있고, 자폐스펙트럼장애의 경우 응용행동분석이나 사회기술훈련을 통해 적응 기능을 향상시킬 수 있다. 또한 다양한 문제행동, 위험 유발 행동 등도 부모프로그램을 통해 변화와 예방이 가능하다. 신체적 체벌은 아동의 공격성, 반사회적 행동을 증가시키므로(smith, 2012) 신체적 체벌을 사용하는 부모와는 논의를 통해 대체 방법의 훈육에 대해 교육하는 것이 필요하다.

부모프로그램을 시행하는 동안 아동의 안전과 보호가 매우 중요하다. 아동·청소년의 보호와 관련된 우려가 있을 때는 1순위로 다루어져야 하며, 치료자는 적절하게 이 부분을 부모와 논의하고 필요한 조치를 취해야 한다. 아동학대와 가정폭력의 상황이 있는 경우에는 이에 대한 해결이 우선시되어야 한다. 문제의 상황에 따라 전문기관의 개입이 필요하며, 부모프로그램 진행이 어려울 수 있다. 부모의 정신건강문제를 확인하고 부모가 프로그램을 시행하기 위한 적절한 건강 상태에 있는지를 판단하고 결정해야 한다. 부모의 우울증이나 불안, 정신병적상태는 양육 기능에 영향을 주기 때문이다. 정신건강문제가 있는 경우 부모가 적절한 치료를 우선적으로 받을 수 있도록 전문기관 또는 전문가와 연결한다. 프로그램 진행과정에서도 부모의 감정 상태, 프로그램에 대한 반응 등을 지속적으로 모니터링하는 것이 중요하다. 부모프로그램에서 프라이버시와 개인정보 보호는 특히 중요하다. 그룹프로그램으로 진행되는 경우 프라이버시에 대한 규칙을 명확히 해야 한다. 치료 시간에 나누게 되는 개인정보는 치료 외의 시간에는 공유해서는 안 된다는 것을 치료 초기에 공지한다. 물론 아동·청소년의 안전에 영향이 있는 경우 이러한 비밀 유지가 제한되는 상황에 대해서도 초기에 논의한다.

아동의 질환에 따라 부모프로그램의 훈련 내용은 달라져야 한다. 자폐스펙트럼장애나 발달장애의 경우 감각적 과민성 등의 이유로 행동문제가 발생할 경우, 질환의 특성을 고려한 개입이 진행되어야 한다. 부모프로그램은 가족의 상황, 부모의 기대치나 건강 상태, 프로그램에 대한 반응 정도를 고려하면서 융통성 있게 진행해야 하며, 프로그램이 적절하고 도움이 되는지를 판단하기 위해 전반적인 평가가 필요하다. 프로그램 진행 중 부모의 우울증이나 가정폭력 등 다른 주요 문제가 있는 경우 적절한 서비스와 도움을 받도록 전문기관에 연계하는 것이 필요하다.

프로그램에 참여하는 부모가 부모의 잘못이라는 비난이나 낙인을 받지 않도록 세심한 배려가 필요하다. 아이의 행동을 변화시키기 위해 부모가 훈련받는 것은 아이의 행동이 부모의 잘못이라는 뜻은 아니다. 행동문제가 있는 아동은 특별한 양육 기술이 필요하기 때문에 부모가 이것을 훈련한다는 것을 치료 초기에 설명하고 이야기 나누는 것이 중요하다. 모든 아이에게 적용될 수 있는 양육 기술은 존재하지 않는다. 다만 아이의 행동을 다루는 가장 중요한 위치에 부모가 있고, 부모를 통해 다양한 환경에서 아동의 행동 변화를 유발할 수 있기 때문에 부모가 이 훈련을 받는 것임을 강조할 필요가 있다. 물론 한 부모에게 맞는 전략이 다른 부모에게는 맞지 않을 수도 있다. 임상현장에서 각 가정마다, 부모와 아이마다 적절하게 조정하여 훈련을 진행하는 것이 중요하다.

치료의 효과

행동적 양육훈련Behavioral parent training은 다양한 아동·청소년의 정서 및 행동 문제에 도움을 주는 근거기반의 치료이며, 다양한 연령과 발달수준에서 적용될 수 있다. 부모매개치료는 아동의 문제 행동과 증상을 감소시키고, 순응도를 증가시키며, 양육 기술, 부모-자녀 상호작용의 질적 향상을 돕는다(Evans et al., 2018; Pfiffner & Haack 2015; Piquero et al., 2016). 이는 부모의 스트레스 조절력, 부모로서의 효능감과 삶의 질에도 긍정적 영향을 준다. 이는 부모의 양육 패턴의 변화가 직접 아동 행동의 개선으로 이어지기 때문이며(Forehand et al., 2014), 치료 대상이 아닌 다른 자녀에게도 치료 효과가 영향을 주고(Herschell et al., 2002), 아이 양육과 관련된 부부 갈등을 감소시키며(Beauchaine et al., 2005), 장기간에 걸쳐 지속된다(Nock, 2003). 청소년기에도 가족 중심의 행동치료적 개입은 긍정적 효과를 보이며(Sibley et al., 2016), 부모의 양육 스트레스와 우울 증상을 감소시키고(Gerdes et al., 2012), 자녀 행동 조절에 대한 효능감을 증가시킨다(Jiang et al., 2018). 이러한 부모훈련은 지역사회 기반의 치료 세팅에도 효과적이며(Michelson et al., 2013), 행동문제의 위험이 있는 아동들에서도 예방적인 효과가 있었다(Breitenstein et al., 2016).

생활환경이 어렵거나 아이와 부모의 기능이 저하된 경우, 치료 효과가 적었다. 사회경제적 상황이 어려운 부모는 생활스트레스, 주거, 직업 등 다양한 문제로 인해 효과적인 돌봄이 어려울 수 있으며, 만성적 스트레스가 증가할 수 있어 치료 유지가 어려운 경우가 많았다(Chacko et al., 2016). 이에 대한 국가와 지역사회의 돌봄과 지원이 꼭 필요하다. 또한 아동·청소년의 증상과 문제가 심하고 공격적 행동과 반항적 패턴이 많은 경우에도 치료 효과는 제한적일 수 있어서 가족 기반의 개입을 함께 진행하는 것이 더욱 필요하다(Greene, 2016). 그리고 아버지가 치료에 참여하는 경우 치료 유지에 긍정적 영향을 미쳤다. 주 양육자를 포함한 다양한 양육자가 같이 참여하는 것이 치료의 효과를 높일 수 있다.

결론

부모교육과 상담, 부모매개치료는 부모가 양육자로서의 유능성을 키우고, 아이의 정서행동 문제를 조절할 수 있도록 돕는 지식과 기술을 습득하게 하는 치료적 개입이다. 부모교육과 부모상담을 통해 부모는 아이의 정신건강에 대해 이해하고 이를 다루는 법을 배우게 된다. 부모교육, 부모상담, 부모매개치료 모두 부모가 결국은 아이들의 성장과 변화에 가장 핵심적인 인물이며, 가족 내에서는 가장 전문가임을 인정하고 중요한 역할임을 인식하는 데서 시작한다. 또한 이 과정을 통해 아이들을 잘 돕기 위해 부모 스스로의 건강과 정서를 돌보는 것을 격려한다. 부모의 지식, 신념, 행동의 변화를 통해 아동·청소년의 정신건강 문제를 감소시키는 다양한 개입은 아동의 특성과 가정환경에 맞추어 시행되어야 한다. 또한 이러한 부모 개입방법들이 약물치료, 심리치료, 학교 개입 서비스와 함께 결합될 경우 아동·청소년의 증상을 감소시키고, 아동·청소년의 삶의 질 향상에 도움을 줄 수 있다. 가족치료, 개인치료, 약물치료, 심리사회적 서비스 등이 포괄적으로 제공될 때 아동·청소년과 가족은 더 큰 도움을 받게 된다.

참고문헌

홍강의 외(2014). DSM-5에 준하여 새롭게 쓴 소아정신의학. 서울: 학지사.

소아청소년정신의학회(2013). ADHD 부모교육 자료(Comprehensive ADHD Teaching Program). 서울: 소아청소년정신의학회.

정옥분, 정순화(2008). 부모교육. 서울: 학지사.

Axline, V. (1947). *Play therapy*. Boston: Houghton Mifflin.

Beauchaine, T. P., Webster-Stratton, C., & Reid, M. J. (2005). Mediators, moderators, and predictors of 1-year outcomes among children treated for early-onset conduct problems: A latent growth curve analysis. *J Consult Clin Psychol 73*(3):371-388.

Breitenstein, S. M., Fogg, L., & Ocampo, E. V. et al. (2016). Parent use and efficacy of a self-administered, tablet-based parent training intervention: A randomized controlled trial. *JMIR Mhealth Uhealth, 4*(2): e36.

Chacko, A., Jensen, S. A., & Lowry, L. S. et al. (2016). Engagement in behavioral parent training: Review of the literature and implications forpractice. *Clin Child Fam Psychol Rev, 19*(3): 204-215.

Dinkmeyer, D. Sr., McKay, G., & Dinkmeyer, D. Jr. (2012a). 아동의 부모 STEP: 당신은 좋은 부모입니다. 황옥자, 이지은 공역. 서울: 창지사. (원저는 2007년에 출판)

Evans, S. W., Owens, J. S., Wymbs, B. T. et al. (2018). Evidence-based psychosocial treatments for children and adolescents with attention deficit/hyperactivity disorder. *J Clin Child Adolesc Psychol, 47*(2): 157-198.

Fine, M. J. (1989). *The second handbook on parent education: Contemporary perspectives*. New York: Academic Press.

Forehand, R., Lafko, N., Parent, J. et al. (2014). Is parenting the mediator of change in behavioral parent training for externalizing problems of youth? *Clin Psychol Rev, 34*(8): 608-619.

Gordon, T. (2002). 부모역할 훈련. 이훈구 역. 서울: 양철북. (원저는 1970년에 출판)

Greene, R. W. (2016). *Raising human beings: Creating a collaborative partnership with your child*. New York: Simon & Schuster.

Herschell, A. D., Calzada, E. J., & Eyberg, S. M. et al. (2002). Parent-child interaction therapy: New directions in research. *Cogn Behav Pract, 9*(1): 9-6.

Jiang, Y., Haack, L. M., & Delucchi, K. et al(2018). Improved parent cognitions relate to immediate and follow-up treatment outcomes for children with ADHD-predominantly inattentive presentation. *Behav Ther, 49*(4): 567-579.

Lukens, E. P., & McFarlane, W. R. (2004). Psychoeducation as evidence-based practice: Considerations for practice, research, and policy. *Brief Treatment and Crisis Intervention, 4*(3): 205-225.

Michelson, D., Davenport, C., & Dretzke, J. et al. (2013). Do evidence-based interventions work when tested in the "real world?" A systematicreview and meta-analysis of parent management training for the treatment of child disruptive behavior. *Clin Child Fam Psychol Rev, 16*(1): 18-34.

Nock, M. K. (2003). Progress review of the psychosocial treatment of child conduct problems. *Clinical Psychology: Science and Practice, 10*(1): 1-28.

Patterson, G. R. (1982). *Coercive family process: A social learning approach*. Eugene, OR: Castalia.

Pfiffner, L. J., & Haack, L. M. (2015). Nonpharmacological treatments for childhood ADHD and their combination with medication. In A guide to treatments that work, 4th Edition. Edited by Nathan, P., Gordon, J. New York: Oxford University Press.

Piquero, A. R., Jennings, W. G., & Diamond, B. et al. (2016). A meta-analysis update on the effects of early family/parent training programs on antisocial behavior and delinquency. *J Exp Criminology, 12*(2): 229-248.

Popkins, M. H. (2007). 부모 코칭 프로그램: 적극적인 부모 역할, Now! 홍경자 외 공역. 서울: 학지사. (원저는 2002년에 출판)

Popkins, M. H. (2013). 52주간의 멋진 부모 코칭: 적극적인 부모역할 마스터. 홍경자, 김유정 공역. 서울: 학지사. (원저는 2005년에 출판)

Scott, S. (2002). Parent training programmes. In M. Rutter & E. Taylor (Eds.), *Child and adolescent psychiatry* (4th ed., pp. 949-982). Oxford: Blackwell

Sibley, M. H., Graziano, P. A., & Kuriyan, A. B. et al. (2016). Parent-teen behavior therapy motivational interviewing for adolescents with ADHD. *J Consult Clin Psychol, 84*(8): 699-712.

Smith, B. L. (2012). The case against spanking. *Monitor Psychol, 43*, 60.

제49장

소아정신의학

가족치료
Family Therapy

신원철

정의

가족치료는 체계이론에 기초하여 각 개인을 가족이라는 맥락 속에서 이해하고, 문제를 순환적circular인 것으로 보며, 가족 구성원을 대상으로 가족체계 내의 상호작용을 개선하는 정신치료이다. 가족치료에서는 개인을 둘러싼 가족이나 사회 맥락 속에 병리적인 초점을 두고, 체계 속에서 역기능적인 상호작용 양상에 의해 문제가 발생한다고 본다. 따라서 치료 대상을 보는 관점이 특징적인데, 가족치료에서는 '환자'라는 표현을 사용하지 않고 '지목된 환자Identified Patient: IP'라 표현하며, 가족이 병들고 가족체계가 잘 기능하지 못하였을 때 가족 구성원 중의 한 사람이 증상을 드러내어 가족병리를 표현하게 된다고 본다. IP는 진료를 받기 위해 내원하는 과정에서 가족에게 환자로 지목된 것일 뿐이며 사실은 가족체계가 치료 대상이 되는 것이다. 소아정신과에서는 가족 구성원이 진료의 과정에 함께 참여하게 되기 때문에 초진과정에서부터 가족의 상호작용과 역동을 파악하고 개입하기 용이하다. 아동·청소년 환자의 경우에는 IP의 정신병리가 부모-자녀 관계와 연관된 경우가 많고, IP의 정신병리로 인해 가족체계에 역기능적인 영향을 주게 되는 경우도 많다. 그러므로 아동·청소년을 치료하는 전문가는 가족치료적 관점 및 기법에 익숙해지는 것이 필수적이라고 할 수 있다(Josephson et al., 2007).

가족치료의 역사

Sigmund Freud는 어린 시절의 환자와 부모의 관계문제가 신경증으로 표현된다고 보고, 이것이 치료자와의 관계에서 전이관계로 나타나는 것을 치료의 대상으로 삼았다. 하지만 1950년대 이전까지만 해도 가족 자체는 치료 대상이 아니었다. 초기 가족치료는 1950년대 이후 정신의학에서 가족의 중요성을 인식하게 되면서 시작되었다. 정신분석학자인 Nathan Ackerman은 선구적인 인물로서 1957년 뉴욕가족연구소를 설립하고 가족 진단과 치료를 하였다. 영국의 John Bowlby도 가족상담의 중요성을 강조하고 타비스톡Tavistock클리닉에서 부모와 자녀를 함께 치료하기도 하였다. 1950년대에 미국 동부에서 정신과 의사들이 조현병 가족에 대한 연구를 진행하면서 가족치료가 본격적으로 발달하기 시작하였는데, Theodore Lidz는 부부가 자녀의 사랑을 얻기 위해 경쟁하고 다투는 부부분열marital schism과 한 배우자는 심하게 의존하고 다른 한 배우자는 지배하는 부부왜곡marital skew이라는 개념을 도입하였다. Lyman Wynne은 조현병 환자의 부모를 면담하면서 가족 내에는 겉으론 좋아 보이지만 속에는 갈등이 숨겨져 있는 가성상호성pseudomutuality, 겉으론 적대적인 것 같지만 사실 속으로는 관계가 좋은 가성적대감pseudohostility이라는 특징이 있다고 하였다. Murray Bowen도 미국 국립정신보건연구원National Institution of MentalHealth: NIMH에서 Wynne과 함께 조현병 환자 가족에 대한 연구를 하며 '가족치료'라는 용어를 처음 사용하였다. 미국 서부의 팔로알토에서 활동한 연구팀들은 1950~1960년대 가족치료의 선도적 역할을 하면서 향후 각자 다양한 가족치료이론의 선구자가 되었다. Gregory Bateson이 조현병 가족의 의사소통 연구를 하면서 이중구속$_{\text{double bind}}$이라는 개념을 소개하였는데, 이는 겉으로 한 말과 안에 담긴 암묵적 메시지가 일치하지 않는 상태를 말한다. Bateson과 함께 연구하던 Donald Jackson은 1959년 정신건강연구소$_{\text{Mental Research Institute: MRI}}$를 설립하고 의사소통이론을 임상에 적용하며 전략적 가족치료에 영향을 주었다. 그는 변화에 저항하는 가족을 설명하며 가족항상성$_{\text{family homeostasis}}$, 가족 내 관계에 대해 기술하는 용어로서 상호보완적 관계$_{\text{complementary relationship}}$, 대칭적 관계$_{\text{symmetrical relationship}}$ 등의 용어를 사용하였다. Jay Haley는 팔로알토에서 의사소통이론과 최면치료에서 많은 아이디어를 얻었으며, 이후 MRI로 옮겨 전략적 가족치료를 하다가 Salvador Minuchin의 필라델피아 아동상담소에서도 활동하였다. Virginia Satir도 MRI를 거쳐 의사소통과 정서적 경험을 중시하는 경험주의 가족치료를 창시하였다. Bowen은 정신과 의사로서 메닝거$_{\text{Menninger}}$클리닉에서 조현병 자녀에 관한 연구를 하면서 가족체계치료 이론을 발달시켰으며, 이후 1960~1970년대에 이론을 가다듬어 삼각화의 개념을 정리하였다. Minuchin은 소아정신과 의사로서 도시 빈민가의 비행청소년 가족을 치료하며 1960~1970년대에 구조적 가족치료이론을 발전시켰으며, 이는 초기 가족치료 분야에서 영향력 있는 가족치료 모델이었다. 1980년대 이후, 지금까지 독자적으로 발달한 각 학파의 이론, 기법을 통합하는 움직임이 일어났다. 전략적 가족치료, 포스트모더니즘과 사회구성주의에 영향을 받은 해결중심치료와 이야기치료, 경험주의, 체계이론, 애착이론이 통합된 정서중심적 부부가족치료가 가족치료 분야에서 큰 흐름을 차지하고 있으며, 애착과 상호 주관성, 대인 신경생물학에 기반한 애착중심가족치료도 개발되어 사용되고 있다(Nichols, 2017).

가족치료 모델

가족을 상호작용의 맥락 속에서 체계로서 이해하려는 것은 모든 가족치료의 공통점이지만, 가족 상호작용을 어떻게 이해하며 어떤 치료방법을 사용하는지에 따라서 여러 가지 가족치료 모델이 있다. 가족치료 모델의 주요 인물, 각 개념과 기법을 살펴보면 다음과 같다.

1. 보웬 가족체계치료

보웬 가족체계치료$_{\text{Bowen family systems therapy}}$에서는 가족을 한 단위로 서로 엮여 있는 관계의 연결망으로 보아서, 가족원이 자율적인 심리적 존재라기보다는 가족관계 체계의 영향을 강하게 받는 존재라고 본다. 정신과 의사인 Bowen은 정신분석 훈련을 받은 뒤 메닝거 연구소와 NIMH에서의 연구를 거치며 가족체계이론을 발달시켰다. Bowen은 가족문제의 대부분은 가족 구성원이 자신의 원가족에서 정서적으로 분리되지 못했기 때문이라고 하였다. 핵가족보다는 확대가족에 초점을 맞추고, 체계의 한 부분으로서 자신을 직시하며, 원가족과의 관계에서 자신을 변화시키려는 노력을 하는 것이 치료적으로 중요하다고 하였다(Kerr & Bowen, 2005). 구조적으로는 핵가족화되어 있으나 정서적으로는 원가족과의 유대가 중요시되는 한국 가족에서 특히 유용하게 활용될 수 있다.

1) 주요 개념

가족체계치료 이론의 주요 개념은 다음과 같다(Papero, 1990).

(1) 자기분화

자기분화$_{\text{differentiation of self}}$란 내적 또는 외적인 정서적 압력에 자동적으로 반응하지 않고 생각할 수 있는 능력을 갖게 되는 것을 말한다. 자기분화가 잘된 사람은 사고와 감정이 균형을 이루어 충분히 사고하고, 자신이 믿는 바에 따라 결정하고 자신의 신념에 따라 행동하기 때문에 어떤 문제에 있어서도 분명하게 자율적으로 판단할 수 있다고 본다. 가족체계이론에서의 주요 치료 목표는 '자기분화'로서 가족생활의 강력한 집단 압력 속에서도 자신을 유지하는 능력을 키우는 것이다.

(2) 삼각화

삼각화$_{\text{triangulation}}$란 사람들이 불안감에서 벗어나기 위해 또 다른 사람과 관계를 맺게 되면서 생겨난다. 부부관계에서 불안이 고조될 때는 어머니가 자녀에게 걱정을 털어놓으며 아버지를 비난하면서 아버지, 어머니, 자녀의 삼각화가 만들어질 수 있다. 어머니의 긴장은 사라지지만 아버지의 불편감이 심화되어 긴장은 아버지와 자녀의 관계로 이동하게 될 수 있다. 정서적 융합emotional fusion으로 인해 미분화된 자아를 분화하기 위해서는 삼각화를 중지해야 한다.

(3) 핵가족 정서과정

핵가족 정서과정nuclear family emotional process은 해소되지 못한 불안이 개인에서 가족에게 투사되는 것을 말한다. 원가족과 분화가 이루어지지 못한 부부는 자신의 부모와 정서적 단절을 하고, 현재의 가족과의 강한 정서적 융합을 통해 안정을 찾으려 하며, 그 과정에서 감정반사적 대처 행동을 나타낸다.

(4) 가족투사과정

가족투사과정family projection process은 부모의 문제가 자녀에게 전달되는 과정을 말한다. 자아 분화 수준이 낮은 부모는 미분화에서 오는 불안을 삼각관계를 맺으며 회피하려고 하며, 부모와 밀착된 자녀 역시 자아가 미분화된다.

(5) 다세대 전수과정

가족투사과정이 가족의 여러 세대에 걸쳐 작용하게 되는 것을 다세대 전수과정multigenerational transmission process이라고 한다. 사람들은 자신과 유사한 분화 수준을 가진 배우자와 결혼하여 여러 세대에 걸쳐 각 세대에서 부모의 관심 대상이었던 자녀가 배우자와 더 심각한 정서과정으로 관계를 맺어 나간다.

(6) 형제순위

같은 가족 내에서 자란 형제도 형제순위sibling position에 따라 제각기 다른 환경을 경험하게 된다. 자녀의 출생순위는 다세대 과정에서 가족투사과정이나 삼각관계 형성, 다세대 전수과정 등에 영향을 미치고 다양한 가족역동을 만들어 낸다.

(7) 정서적 단절

정서적 단절emotional cutoff은 사람들이 부모 등 중요한 사람들과의 정서적 융합을 다루는 방식에 대한 개념이다. 개인은 융합을 부정하기 위해 고립되어 있거나 부모와 연락을 끊기도 한다.

2) 주요 개입 기법

가족체계이론의 가장 중요한 치료 목표는 자기분화 수준의 향상이다. 이를 위해서 전체 체계의 구조와 과정에 대한 통찰을 돕고 현재 증상을 나타내기까지의 가족의 정서과정을 주로 살펴본다. 가족관계체계의 구조와 과정에 대한 통찰을 돕기 위해 가계도를 주요 개입 도구로서 활용하며, 가계도를 탐색하는 과정에서 가족의 정서과정에 대한 질문, 탈삼각화, 관계실험, 자기 위치 지키기 등의 기법을 활용한다.

(1) 가계도

가계도genogram는 여러 세대에 걸친 가족의 정서체계를 도식화하는 방법이다. 가족체계에서 주요 삼각관계를 파악하여 그 유형이 한 세대에서 다음 세대로 어떻게 계속되는지 살펴볼 수 있으며, 가족 자신도 스스로를 체계적인 관점으로 볼 수 있도록 도와줌으로써 치료 효과도 높다. 가계도와 함께 중요한 가족 사건의 연대기를 기록하는데, 이를 통해 가족의 변화와 발달과정, 가족 유형을 파악할 수 있다(McGoldrick, 2011).

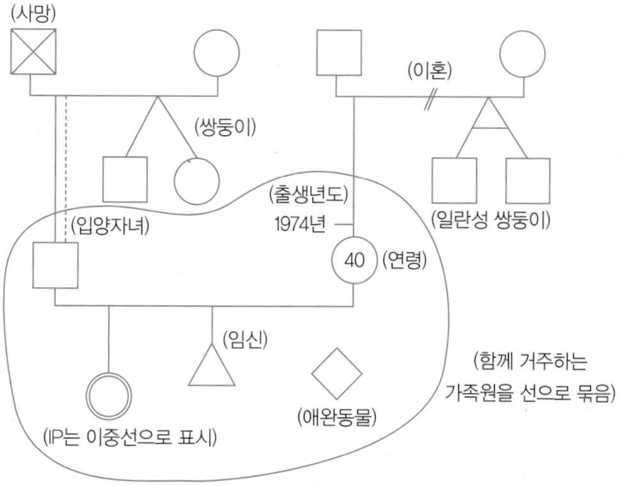

그림 49-1 가계도의 기본 도식

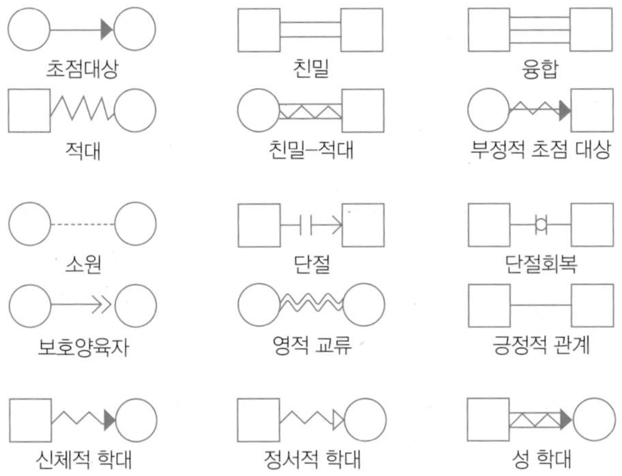

그림 49-2 대인 간 상호작용 패턴

주: 화살표는 방향을 나타냄

(2) 과정질문

과정질문process question은 정서적 반응에 의해 유발된 불안을 경감하며 사고를 촉진하기 위한 질문으로, 가족의 문제에 대한 지각과 관계 유형에 어떤 방식으로 참여하였는지를 질문하는 것이다. 가족이 말하는 내용에 초점을 두지 않고, 그 내용에 대한 가족의 상호작용과정에 초점을 맞춘다. 가족에게 일어난 관계과정에 대해 생각하게 하는 동안, 가족원은 가족 전체 체계를 볼 수 있게 되고, 증상이 가족과정의 결과라는 것을 발견하게 되며, 분화 수준이 향상되어 갈 수 있다. 과정질문의 예는 다음과 같다. "아들이 집에 늦게 들어오면 당신의 마음속에는 어떤 일이 일어나지요?" "결혼 직전에 어머니가 돌아가셨다고 했는데요. 그 일은 결혼에 대한 생각에 어떤 영향을 주었나요?"

(3) 탈삼각화

가계도를 이용하여 가족의 관계 패턴과 주요 삼각관계를 인식하게 되면 탈삼각화detriangulation를 시도하는 개입을 하게 된다. 가족은 치료자를 끌어들여 반치료적인 삼각관계를 형성하려는 경향이 있는데, 치료자의 중립적 위치 및 자기 위치 지키기는 치료적 삼각관계를 맺는 데 중요한 기법이 된다.

(4) 관계실험

관계실험relationship experiment은 삼각관계를 구조적으로 바꾸기 위해 사용하는 기법이다. 정서적으로 의존된 상대방에게서는 조금 떨어지도록 요구하고, 정서적으로 소원한 관계에는 다가가서 새로운 관계를 맺도록 시도하여 자신과 상대방의 사이에서 어떤 정서과정이 발생하는지 경험하도록 한다. 이를 통해 자신의 정서과정을 분명히 인식할 수 있다.

(5) 자기 위치 지키기

자기 위치I-position 지키기는 상대방을 비난하거나 자신을 억압 또는 회피하지 않고 자신의 입장을 표현하는 것을 말한다. 성장기에 분화 수준이 낮은 부모와의 역기능적인 삼각관계로 인해 미분화된 개인이 치료과정을 통하여 가족체계의 정서과정을 이해하고 탈삼각화의 과정을 거치면 자기 자신과 타인의 사고와 감정을 분리하여 인식하고 현실적이고 객관적인 자기표현을 할 수 있게 된다.

2. 전략적 가족치료

전략적 가족치료strategic family therapy는 기본적으로 치료자가 가족의 문제를 해결하기 위해 다양한 전략을 고안하는 것을 중요시한다. 문제의 원인에 대한 이해나 이론보다는 문제를 지속시키고 있는 상호작용을 발견하고 문제해결을 위한 새로운 전략을 세우는 데 주력한다. 전략적 치료는 의사소통이론에 기초해 성장하였는데, Bateson의 인공두뇌학 이론과 Milton Erickson의 최면치료에서 많은 영향을 받은 세 가지 다른 모델로 발전하였다. MRI 학파에서는 Paul Watzlawick 등이, 전략적 가족치료에서는 Haley와 CloeMadanes, 밀란 그룹Milan Group에서는 Selvini Palazzoli 등이 대표적 인물이다.

전략적 가족치료자가 자주 사용하는 임상 기법은 재정의reframing, 역설적 개입paradoxical intervention, 은유metaphor, 의식ritual 등이다. 재정의란 어떤 행동, 관계, 현상을 지금과는 다른 측면에서 보고, 그 특징에 새로운 의미를 부여하는 과정이다. 증상이나 행동에 다른 긍정적인 의미를 부여함으로써 가족이 지각하고 있는 맥락을 바꾸려는 치료적인 의도가 담겨 있다. 역설적 개입이란 치료자가 목표와 반대되는 것을 실행하도록 지시하여 더 효과적인 결과를 얻게 하려는 시도이다. 역설적 개입의 하나로 증상 처방이 있는데, 가족이 그 가족 내에서 문제시해 온 행동을 과장하여 계속하도록 하는 것이다. 은유는 직접적인 의사소통이 효과적이지 않을 때 그 메시지를 비유로 전달하는 것이다.

의식이란 가족에게 구체적인 행동을 지시하여 변화를 시도하는 방법이다(Nichols, 2017).

3. 구조적 가족치료

구조적 가족치료structured family therapy 모델에서는 모든 가족이 일정한 구조를 가지고 있고, 그 구조는 가족 구성원 사이에 일정한 방식을 만들고, 각 구성원은 그 방식에 기초하여 상호작용한다고 본다. 이를 개발한 인물은 Minuchin으로서, 소아정신과 의사로서 훈련받던 중 가족의 중요성에 관심을 갖게 되었고, 빈민가 가족을 치료하면서 이론을 발전시켰다.

1) 주요 개념

주요 개념은 가족구조family structure, 하위체계subsystems, 경계boundary이다(Nichols, 2011).

(1) 가족구조

가족이 하위체계 안에서 조직되어 있는 방식을 말한다. 이러한 하위체계 사이에서 일어나는 상호작용은 경계선에 의해 조절된다. 가족은 세대, 성별, 기능에 기초하여 하위체계로 분화되는데, 이 하위체계는 상호 간의 경계선으로 구별된다.

(2) 하위체계

체계의 부분으로서, 체계 내의 요소들과 상호작용하고 서로 영향을 끼치기도 한다. 가족체계 내에는 네 가지 유형의 하위체계가 존재한다. 핵가족 하위체계에서 가장 핵심적인 하위체계는 배우자 하위체계이다. 두 사람이 결혼하면서 배우자 하위체계가 형성되는데, 새로운 연합을 위해서는 적절한 적응accommodation과 경계선 설정이 중요하다. 각각의 배우자는 서로 자신에게 익숙한 방향으로 관계를 만들어 가면서 상대방이 자신에게 맞춰 주기를 바라며 서로에게 적응해 가야 한다. 부부간의 경계선은 물론 각자를 원가족에서 분리하는 경계선도 분명히 설정되어야 한다. 부부 사이에 자녀가 생기면 부모 하위체계가 형성된다. 부부 하위체계에서 성공적으로 협상 · 적응하였다면 그 기술이 부모 하위체계 발전에도 유용하게 사용된다. 부모는 자녀의 발달단계에 따른 요구에 협상하고 적응해야 한다. 형제 하위체계 내에서는 아동이 또래집단과의 관계를 실험하도록 허용되어야 한다. 이상적인 부모는 형제끼리 경쟁하고, 서로를 지지할 수 있는 능력을 계발할 수 있도록 도와야 한다. 부모-자녀 하위체계도 형성되는데, 체계 간 권위의 한계가 분명해야 건강한 가족 구조를 유지할 수 있다. 예를 들면, 어머니의 부재 시에 맏딸이 어머니의 역할을 대신하게 되는데, 이때는 모든 가족 구성원에게 맏딸의 역할이 명확히 전달되어야 하며, 자녀가 지속적으로 부모의 역할을 하여 혼동을 주는 일이 없어야 한다. 부모-자녀 하위체계에서 심각한 경계의 문제가 발생하는 경우가 있는데, 남편과 소원한 어머니가 맏아들을 자신의 배우자로 기대하여 심각한 갈등을 초래하기도 한다. 가족 구성원 중 한 사람을 반대하기 위해 한편이 되는 부모-자녀 세대 간 연합cross-generational coalition이 나타나는 경우도 있다.

(3) 경계

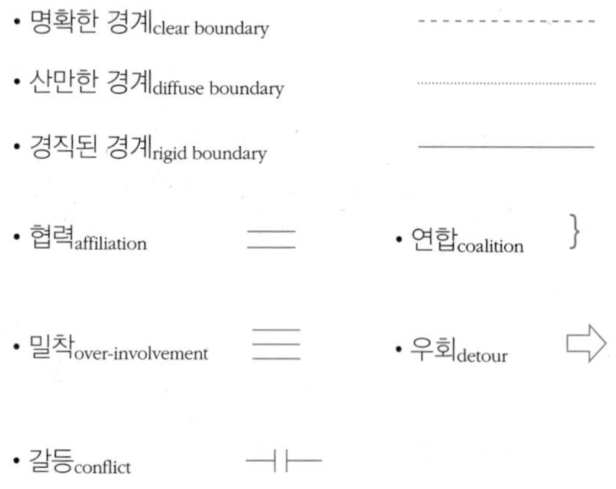

그림 49-3 가족지도family map에 사용되는 기호

하위체계 간의 차이를 보호하는 기능을 한다. 경직된 경계 rigid boundary는 지나치게 엄격하고 외부의 하위체계와의 접촉을 거의 허용하지 않기 때문에 유리된 관계disengagement를 초래하는데, 이는 독립적 · 자율적이기는 하지만 고립되어 있고 애정을 느끼기 어렵다. 산만한 경계diffuse boundary는 밀착된 관계enmeshed를 만들게 되어 친밀함과 지지는 있으나 독립할 수 있는 능력이 제한받을 수 있다. 부모-자녀 체계 사이의 명확한 경계clear boundary는 자녀와 부모의 상호작용이 가능하면서도 자녀가 부부 하위체계에는 끼어들지 못하게 한다. 명확한 세대 간 경계선은 위계구조hierarchical structure를 형성하고 부모가 권위 있는 지도자의 역할을 수행할 수 있게 한다. 자녀와 밀착된 부모는 규칙에 대해 자녀와 언쟁하고 부모가 해야 할 결정을 엉뚱하게 자녀와 나누거나 심지어 자녀에게 맡기는 경향이 있다. 자녀가 스스로 옷을 고르고 친구들을 선택할 수 있도록 선택권을 주는 것은 자립심을 키우는 데 도움이 되지만, 자녀에게 학교에 가고 싶은지 아닌지를 묻는 것은 단지 권위의 경계를 흐리게 만들 뿐이다. 한국 가족에서 흔히 나타나는 고부간의 문제, 최근 문제로 대두되고 있는 장모-사위 간의 문제, 자녀 양육을 도와주는 조부모와 부모 사이의 문제 등에서 이러한 하위체계 간의 경계선에 대한 개입이 필수적이다.

2) 주요 개입 기법

구조적 가족치료는 가족의 문제가 역기능적인 가족의 구조에 의해 생겨나고 유지된다고 보기 때문에 가족구조를 변화시키는 것을 개입의 목표로 삼는다. 가족구조가 변화되면 가족 구성원은 변화된 자신의 위치와 역할을 갖게 되는데, 이 같은 새로운 위치와 역할로부터의 변화된 경험이 개인을 변화시키면서 가족 전체 체계가 기능적으로 변화하며, 가족 내에 효과적인 위계질서가 만들어진다. 부모에게는 책임감과 의무가 주어지고, 자녀 하위체계는 체계 내에서 결속력을 갖고 부모를 돕게 된다. 밀착된 가족의 경우에는 각 구성원을 개별화하는 것을 개입 목표로 하는데, 이를 통해 결과적으로 하위체계 간 경계가 강화된다.

구조적 가족치료에서 활용하는 기법은 다양하며, 많은 가족치료 분야에서 활용되고 있다. 가족과의 교류transaction 기법, 재구성reframing, 재명명relabeling 등을 통해서 가족체계의 상호 교류 규칙을 재구조화한다. 구조의 수정은 가족체계의 경계선, 제휴, 권력에 직접 관여하여 가족구조를 변화시키는 독특한 구조적 가족치료 기법이다(김유숙, 2012).

4. 경험주의 가족치료

체계론적 가족치료에서 문제행동을 가족 상호작용에 있다고 본다면, 경험주의 가족치료experiential family therapy 모델은 가족체계에서 주고받는 상호작용의 모든 수준에 개인적인 경험이 내재되어 있다고 전제한다. 따라서 치료과정에서 가족문제에 대한 통찰이나 설명을 해 주기보다는 '지금 여기'의 상황에서 가족의 특유한 갈등과 행동 양식에 맞는 대인관계를 경험하도록 돕는 것이 치료자의 역할이라고 본다. Carl Whitaker와 David Kantor, Satir 등이 주요 인물이다.

1) 주요 개념

우리나라에도 많이 알려진 Satir의 경험주의 모델은 자아존중감self-esteem, 생존 유형survival stances, 가족규칙family rules을 중요하게 다루고 있다(이영분 등, 2008).

(1) 자아존중감

부모와의 관계를 중심으로 발달된 자기에 대한 신뢰와 존중을 말한다. 경험주의 치료에서는 제시된 문제를 자아존중감의 측면에서 평가하고, 가족 구성원의 자아존중감을 회복시키는 것을 개입의 필수적인 요소로 본다.

(2) 생존 유형

스트레스 상황에 대처하는 역기능적 의사소통 및 대처유형을 의미한다. 의사소통에 담겨 있는 비언어적 메시지는 특히 사람의 내면 상태를 반영하는데, 언어적 메시지와 비언어적 메시지가 다른 경우를 불일치한 의사소통이라고 한다. 자아존중감이 낮고 심리적 평형이 깨진 상태에서는 회유형placating, 비난형blaming, 초이성형super-reasonable, 산만형irrelevant의 불일치한 의사소통 및 대처 유형을 사용한다. 회유형은 자신 내면의 진정한 감정을 존중하지 못하며 타인의 비위에 맞추려고만 한다. 비난형은 자신을 보호하기 위해 다른 사람을 괴롭히거나 비난하는데, 외면적으로는 공격적이지만 내면적으로는 소외감을 느끼고 있다. 초이성형은 자신과 타인 모두를 무시하고 상황만을 중시한다. 산만형은 자신, 타인, 상황 모두를 무시하며 산만하고 매우 혼돈되어 있는 심리적 상태를 보인다. 경험적 가족치료는 이와 같은 역기능적인 의사소통 유형을 일치형congruent으로 변형시키고자 한다. 일치형은 의사소통의 내용과 내면의 감정이 일치하는 유형이다. 가족 구성원의 생존 유형을 일치형으로 변화시키기 위해서는 생존 유형 이면에 숨겨져 있는 충족되지 못한 기대 및 욕구에 관심을 두고, 각 생존 유형에 내재된 강점을 믿어야 한다. 이 과정에서 중요한 것은 가족 구성원이 이미 지각하고 있는 내면의 경험에 새로운 경험을 추가하는 것이다. 회유형은 다른 사람을 돌볼 줄 아는 자원을 가지고 있음을 인식하게 하고, 다른 사람을 돌보듯이 자신을 돌보도록 이끈다. 비난형은 자기주장이 자원이므로 비판하는 대신 주장하는 것이 중요함을 깨닫도록 하고, 취약한 자신의 감정을 인식하도록 돕는다. 초이성형은 내면이 지각 수준에 머물고 있음을 인식하도록 돕고 '감정에 귀 기울이기'를 훈련하도록 한다. 산만형은 내면 어디에도 초점이 없으므로 신체를 통하여 내면으로 들어갈 수 있도록 신체활동을 권고한다.

(3) 가족 규칙

개인의 원가족과의 경험을 통해 획득되고 내재화되어서 가족 구성원의 행동을 지배하는 규준이다. 귀가 시간, 가사 책임 등과 같은 명시적인 가족 규칙도 있으며, 부모의 재혼 사실이나 아버지의 외도 등에 대해서 언급하지 않는 것처럼 가족 모두가 의식하고 있으면서도 말하지 않는 암묵적인 가족 규칙도 있다.

2) 주요 개입 기법

경험주의 가족치료는 가족의 내면적 경험 수준을 성장시킴으로써 보다 정직하고 친밀한 가족 상호작용을 만들어 낼 수 있다고 보았다. 치료 기법으로는 접촉하기contact, 가족조각 기법family sculpting technique, 가족인형극family puppet interview, 빈 의자 기법empty chair technique이 있다.

(1) 접촉하기

관계 맺기를 위한 것으로, 치료사가 언어적 · 비언어적 차원에서 가족 구성원의 내면에 접촉하는 것을 말한다. 경험적 가족치료의 전 과정에서 흔하게 사용된다.

(2) 가족조각 기법

진단과 치료적 목적 모두를 위해 사용된다. 가족 중 한 명을 조각가로 선정하고, 가족을 배치하여 가족의 관계나 서로의 상호작용 형태를 나타내는 위치나 자세를 만들어 보도록 한다. 조각으로서의 가족 배치가 끝나면 잠시 그 자세를 유지하고 자신의 내면에 있는 감정을 느끼고 함께 나누도록 한다. 이상적인 상태를 나타내는 조각을 다시 한번 조각해 보도록 하여 가족의 변화에 대한 통찰을 도울 수도 있다. 경직된 가족의 경우에는 각 가족을 상징하는 이미지나 피규어로 표현하게 하는 은유적 기법이 사용되기도 한다.

5. 정신역동적 가족치료

다른 가족치료에서 개인 간에 일어나는 상호작용의 관계에 초점을 맞추는 것과는 다르게, 정신역동적 가족치료psychodynamic family therapy에서는 상호작용하고 있는 개인 내의 문제를 이해하고자 한다. 정신역동적 가족치료는 주로 관계를 중심으로 하는 대상관계이론object relations theory과 자기심리학self psychology에 이론적 기초를 두고, 가족 성원이 과거의 무의식적 이미지보다는 현실에 기초하여 건강한 개인으로서 서로 가족 내 상호작용을 할 수 있도록 돕는 것을 목표로 한다. Ackerman, Ivan Boszormenyi-Nagy, David Scharff, Jill Scharff 등이 주요 인물이다. 경청, 공감, 해석, 분석적 중립의 기법을 기본으로 한다(Nichols, 2017).

6. 인지행동 가족치료

인지행동 가족치료cognitive behavioral family therapy는 가족이 직면하는 문제에 행동치료와 인지치료의 이론과 기법을 적용한 것이다. B. F. Skinner의 조작적 조건화operant conditioning 이론은 특히 아동의 행동 교정에 효과적으로 사용되는데, 부모가 자녀의 부적절한 행동을 무시하고 적절한 행동은 보상을 주도록 훈련하였다. Gerald Patterson은 사회학습이론social learning theory을 부모훈련에 적용하였다. Robert Liberman은 역할시연role rehearsal과 모델링modeling을 소개하였으며, Richard Stuart는 유관계약contingency contracting 접근법 및 상호작용 강화reinforcement reciprocity를 사용하였다. 그러나 이러한 고전적인 행동주의적 접근의 한계로 인해 최근에는 여러 가지 인지적 기법이 통합되어 왔다(Nichols, 2017).

7. 해결중심 단기치료

정신건강연구소MRI에서 같이 일했고, 나중에 부부가 된 Steve de Shazer와 Insoo Kim Berg(김인수)는 해결중심 단기치료solution focused brief therapy의 핵심 인물이다. 김인수는 나중에 국내의 해결중심치료 교육에 힘써 국내에서도 널리 사용되는 가족치료 모델이 되었다. De Shazer는 "문제에 대한 대화는 문제를 낳고, 해결에 대한 대화는 해결을 낳는다"라고 하면서 기존의 치료적 접근은 모두 문제가 어떻게 발생했는지에만 초점을 맞추었을 뿐 정작 해결하는 데는 그다지 도움이 되지 못하였다는 점을 강조하였다. 아무리 어려운 문제 상황이라고 해도 거기에는 항상 예외적인 상황이 있다. 즉, 문제가 될 수 있는데도 그렇지 않았던 때가 있는 것이다. 따라서 문제와 해결 간에 인과관계가 꼭 있다고 볼 수는 없다. 해결중심치료는 실행 가능한 해결책을 탐색하는 것으로 시작한다. 즉, 내담자가 상담을 통해 기대하거나 추구하는 결과를 먼저 살펴보는 것이다. 이 과정을 통해서 내담자에게 있는 능력, 기술을 찾아내고, 해결을 위해 이 자원을 어떻게 활용할지를 상의한다. 모든 활동의 초점은 내담자나 내담자 주변에 있는 기존의 자원을 강화하는 것에 있다. 이를 통해 내담자는 자신에 대한 희망을 갖게 되고, 기대하는 변화를 이루어 내고자 하는 동기도 높아진다. 그렇기 때문에 여러 가지 치료로도 도움받지 못했던 절망에 빠진 내담자를 돕는 초기과정에서 효과적으로 사용될 수 있다. 해결중심치료의 주요 개입기법은 다음과 같다(Shazer & Dolan, 2011).

1) 면담 전 변화에 대한 질문

첫 회기 상담을 시작할 때나 상담 초반에 "상담 약속을 위해 전화하신 후 어떤 변화가 있었나요? 혹은 변화가 일어나기 시작한 것을 알아차리셨나요?"라는 질문을 한다. 이미 시작된 변화가 있다면 이에 대해 상세하게 되물으면서 '해결 중심 대화'의 과정이 시작되며, 상담 시작부터 내담자의 강점과 회복력resilience을 강조하게 된다. "이러한 변화가 계속되기를 원하시나요?"라고 질문하면서 구체적이고 긍정적이며 변화 지향적인 목표를 세우도록 한다.

2) 해결중심적 목표 설정

큰 목표보다는 명확하고 구체적이며 세부적인 작은 목표를 이끌어 내기 위해 노력한다. 문제가 없어지는 것보다는 하나의 해결책을 목표로 설정하도록 한다. '아들이 욕을 하지 않았으면 좋겠다'라는 목표보다는 '아들이 우리에게 좀 더 상냥하게 말했으면 좋겠다'와 같이 좀 더 상세하게 기술하는 것이 좋다.

3) 예외질문

예외질문exception question은 모든 사람은 많은 강점과 성공 경험을 가지고 있다는 믿음에서 내담자에게 문제가 없는 문제 예외 상황을 조사하여 스스로 잠재적인 해결책을 가지고 있음을 깨닫게 할 수 있다. "아이가 화내지 않았던 순간에는 무엇이 다른가요?" "단 5분이라도 두 분이 잘 지냈던 때는 최근 언제인가요?" "아들에 대해서 부모님이 좀 다르게 행동하고 계신 점은 뭔가요?"

4) 기적질문

기적질문miracle question은 복잡한 문제를 가지고 있고 목표 설정 자체를 어려워하는 내담자가 예외 상황을 찾기 힘들어하는 경우, 문제가 심각하다는 것을 존중하면서 목표를 설정하기 위한 방법으로 사용한다. 기적에 대한 대답을 하면서 사실 그런 일이 이전에 일어났던 일임을 깨닫게 되기도 하며, 긍정적이고 희망적인 느낌을 가지게 된다. "제가 지금부터 좀 색다른 질문을 드릴게요. 우리가 오늘 이 시간을 마치면 집으로 가실 테죠. 그다음 저녁을 먹고, 집안일을 하고, 필요한 일과를 마칩니다. 그러고 나서 주무시러 가실 겁니다. 그런데 온 식구가 잠들어 있는 사이에, 한밤중에 아무도 모르게 기적miracle 같은 일이 일어났어요. 오늘 여기 오시게 된 바로 그 문제가 감쪽같이 해결된 겁니다. 하지만 모두가 잠든 사이에 일어난 일이기 때문에 가족 누구도 이런 기적과도 같은 변화가 생겼다는 것을 몰라요. 내일 아침에 일어났을 때 무엇이 달라져 보인다면 '어? 무슨 일이 일어난 것 같은데? 문제가 사라진 것 같아.'라고 말하게 될까요? 그 변화는 어떤 변화일까요? 깨어나서 처음에 무엇을 보면 기적이 일어났다는 것을 알 수 있을까요?"

5) 척도질문

척도질문scaling question은 각각의 목표에 대해 척도화하는 질문이다. 문제의 심각성을 양적으로 측정하고 가족이 다음 상담까지 도달하고자 하는 지점을 알고자 사용하기도 하며, 진전 상태를 측정해 보는 도구로서도 유용하다. 상담과정 동안에 치료의 초점을 분명히 유지하도록 도와주며, 척도질문 그 자체도 훌륭한 치료과정이 된다. "0점에서 10점까지의 척도에서 0점은 처음 치료를 받으러 왔을 때의 상태이고, 10점은 문제가 다 해결된 상태라고 하면 오늘은 몇 점인가요?" "아, 그러면 0점이 아닌 3점이라는 것을 어떻게 아셨나요?" "1점이 올라가게 된다면 어떻게 알 수 있을까요?"

6) 대처질문

대처질문coping question은 비관적이고 기적질문에도 잘 반응하지 않는 가족, '문제가 나아지지 않았다'고 말하는 내담자에게 자신이 이미 대처 방안의 기술을 가지고 있음을 깨닫게 해 주는 질문이다. 단지 견디고 있는 것만으로도 스스로 알고 있는 것보다 자원이나 강점이 많음을 인식하게 한다. "어떻게 상황이 더 나빠지지 않았죠?" "그렇게 어려운 상황에서 견딜 수 있었던 건 무엇 때문인가요?" "이 어려운 시기를 견디어 내는 데 너에게 도움이 되는 것은 무엇이니?"

7) 관계성 질문

관계성 질문relationship or interactive question은 내담자에게 중요한 다른 사람의 시각에 대한 질문으로, 예외질문, 기적질문, 척도질문 등과 병행하여 상담과정 동안 언제든 자주 사용한다. "기분이 나아지게 된 것을 엄마는 어떻게 알게 될까요?" "아버지는 당신의 어떤 면을 보고 그런 점수를 주실 것 같은가요?"

8) 칭찬

칭찬compliment은 내담자가 이미 무엇인가를 성취해 왔다는 사실에 주목하여 '하지 말아야 할 행동'이 아니라 '더 해야 할 행동'에 초점을 두도록 돕는다. "어떻게 그렇게 하실 수 있었어요?" "와! 어떻게 그렇게 하셨어요?"

9) 견고화 질문

견고화 질문consolidating question은 예외적 행동을 견고하게 하는 질문이다. "계속해서 이런 변화가 생기게 하려면 어떻게 하셔야 할까요?" "어떻게 해서 그런 변화가 생기게 하셨나요?" "퇴보하지 않게 하려면 무엇을 하셔야 하나요?"

10) 메시지와 과제 제안

상담 후반에 휴식을 갖고 상담 전 변화나 내담가족에 대한 칭찬과 과제 그리고 그 제안에 대한 근거를 토대로 '칭찬+연결문+과제'로 된 메시지message를 작성한다. 긍정적인 것을 관찰하기, 예외를 발견하기 등의 관찰 과제를 주거나 효과적인 행동을 더 하도록 하는 행동 과제를 주기도 한다.

8. 이야기치료

사람들은 이야기를 통해 자신의 정체성을 말하고, 자신을 남들에게 이해시키며, 자신을 이해한다. 이야기치료는 사람들이 이야기를 만드는 동시에 그 이야기에 따라 살아가고 있다는 관점에서 시작되었다. 문제가 개인이나 가족에게 있다는 개념에 반대하며, 대신에 사람들이 자신을 자기패배적으로 보도록 세뇌되었기 때문에 문제가 발생한다고 믿는다. 그래서 이야기치료narrative therapy에서는 문제를 외재화externalization하며, 문제로 가득 찬 이야기problem-saturated story를 희망과 가치로 가득 찬 대안적 이야기alternative story로 바꾸도록 도와주려고 노력한다. 호주의 Michael White와 뉴질랜드의 David Epston이 개발하였으며, 개인치료로서도 가능하지만 주로 가족치료의 한 분야로서 자리매김하고 있다. 이야기치료는 기존의 정신의학, 심리치료 이론에 대해 비난적인 입장을 취하고 있고, 경험적 연구가 충분하지 못하다는 비난도 받고 있지만, 1990년대 이래 섭식장애, ADHD 가족치료 등에 널리 이용되고 있다. 사용되는 개념과 기법은 다음과 같다(White, 2010).

1) 외재화

외재화externalization는 문제와 사람을 분리하는 대화과정을 말한다. 내담자들은 삶의 문제가 자신이나 타인의 본질을 반영하는 것이라고 생각하여 문제 속으로 깊이 빠져들게 된다. 문제를 대상화하여 외재화하는 대화를 통해 내담자는 자신의 호소문제가 더 이상 자신의 본질을 반영하는 것이 아님을 알게 된다. 외재화 대화에 대한 개입과정은 다음의 네 가지 단계로 구성된다.

① 1단계: 문제의 특성을 기술하고 이름 짓게 된다. 내담자가 사용한 언어를 그대로 사용하는 것이 좋다(예: 'ADHD'라는 용어보다는 내담자가 표현한 '말썽쟁이'라는 표현을 사용한다).

② 2단계: 그 문제가 자신의 삶과 관계에 어떤 영향을 미쳤는지 찾아보게 된다(예: "학교에서 '말썽쟁이'가 서준

이의 학교생활을 어떻게 방해했지요?" "이제 알았어요. '말썽쟁이'가 서준이를 다른 사람에게서 멀어지게 하고 자기만의 친구로 삼으려고 하는군요.").

③ 3단계: 그 문제가 자신의 삶에 미치는 주요한 영향력을 내담자가 평가하도록 한다(예: "서준이는 어떻게 생각해요? '말썽쟁이'가 서준이에게 이렇게 하는 게 괜찮아요?").

④ 4단계: 내담자의 평가에 대해 '왜'라는 질문을 던지는 것이다(예: "그동안 '말썽쟁이'가 저질렀던 일이 서준이에게 왜 문제가 되는 건지 설명해 줄래요?").

2) 독특한 결과

독특한 결과unique outcome란 내담자 자신은 자각하지 못했을지라도 문제의 영향을 받지 않았던 순간을 말한다. 독특한 결과에 대한 개입의 4단계는 다음과 같다.

① 1단계: 독특한 결과 정의하기
② 2단계: 독특한 결과의 영향 탐색하기
③ 3단계: 독특한 결과의 영향 평가하기(예: "이러한 일이 당신에게 좋은 일인가요?")
④ 4단계: 평가의 근거 제시하기(예: "왜 그런 생각이 들었나요?")

3) 다시 쓰기 대화

다시 쓰기re-authoring 대화는 내담자가 자기 삶의 이야기를 발전시키고 이야기하도록 하기 위한 것으로, 이야기의 지배적인 이야기dominant story에서 '비껴 나가' 현재는 간과되고 있으나 잠재적으로 중요한 '독특한 결과' 혹은 '예외 상황'을 자기의 이야기 속에 포함하게 하여 대안적 이야기alternative story를 만들어 가게 된다. 대화과정에서는 사건, 상황, 순서, 시간, 줄거리 등을 살펴보는 행동 조망landscape of action과 가치, 내면 상태, 깨달음, 교훈, 지향 상태 등을 살펴보는 정체성 조망landscape of identity의 질문을 병행하게 된다.

9. 정서중심적 부부치료 및 가족치료

정서중심적 부부치료Emotionally Focused Couple Therapy: EFT는 1980년대에 Susan Johnson과 L. S. Greenberg가 Bowlby의 이론에서 발전된 성인애착이론을 기초로 경험주의적 관점과 체계적인 관점을 통합하여 개발하였다. 의사소통 기술과 협상방법을 가르치거나 과거 원가족의 영향을 분석하는 등의 기존 부부치료와는 달리, 부부에게 광범위한 변화를 유도할 수 있는 최종 목표이자 변화의 매개체로 정서 경험과 정서 표현을 중요시한다. EFT에 기초하여 개발된 정서중심적 가족치료Emotionally Focused Family Therapy: EFFT는 가족의 배려와 유대감을 강조한다. 안정적으로 결합된 가족은 서로 지지하고 위로하고 보호해 주며 정서적으로 반응하고 접근한다. 잘 조직되고 융통성 있는 가족은 안정적인 애착 결합을 형성하며, 갈등이 심하고 거리감이 있는 가족은 회피적이고 불안정한 애착관계를 형성한다. 따라서 애착불안을 유발하는 부정적인 불화 고리를 개선하고 가족 간의 접근성accessibility과 반응성responsiveness을 높이는 긍정적 고리를 강화하여 자녀가 성장하고 떠날 수 있는 안전기지secure base로서 가족의 기능을 강화하는 것이 치료 목표가 된다(Johnson, 2006).

EFT 치료과정에는 중요한 세 가지 과제가 있다(박성덕, 이우경, 2008).

1) 과제 1

치료적 동맹therapeutic alliance의 형성과 유지가 중요하다. 부부가 치료과정 속에서 이면의 정서와 상호작용과정을 탐색할 수 있기 위해서는 치료자가 부부에게 안전기지가 되어 주어야 한다. 그러기 위해서는 공감적 조율empathetic attunement, 수용acceptance, 진실성genuineness, 치료적 동맹에 대한 지속적 · 적극적 모니터링continuous active monitoring, 부부체계에 합류하기join the system 등이 필요하다. 이를 통해 내담자는 자신이 치료자로부터 정확하게 이해받고 있다는 안도감을 느끼게 되어 자신의 정서를 방어하려는 태도가 줄어들고 안전감을 기반으로 스스로의 경험을 더욱 깊이 탐색할 수 있게 된다.

2) 과제 2

정서 경험에 접근하고 재구조화reformulating를 할 수 있어야 한다. 서로의 일차적 정서에 접근할 수 있게 되면 상대의 행동을 이해하고 애착적인 새로운 의미를 느끼게 되고, 이에 따라 새로운 반응을 보일 수 있게 된다. 회기 중에 정서 개입을 촉진하기 위해서는 RISSSC(반복하기Repeat, 심상

Image, 단순함Simple, 천천히 진행Slow, 부드러움Soft, 내담자의 언어 사용Client's word)의 태도, 일차적 정서와 이차적 정서의 반영reflection, 인정validation, 강조heightening, 환기적 반응evocative responding, 공감적 추측empathetic conjecture의 기법을 사용하여야 한다.

3) 과제 3

핵심 상호작용의 재조직화reconstructuring를 하여야 한다. 감정에의 접근과 상호작용의 재구조화라는 두 과제는 치료과정 중에 항상 얽혀서 나타나는데, 새로운 정서 경험을 사용하여 새로운 대화방식을 만들고 이를 통해 상호작용의 계기를 만들어서 부부의 감정 생활에 영향을 주게 된다. 치료자는 부부의 상호작용의 순차적 흐름에 주목하며 부부의 반응 패턴을 추적tracking하고, 서로에게 보이는 반응 패턴을 부부에게 다시 반영reflecting해 준다. 불화 부부에서는 비난하는 추적형, 철수하는 담쌓기형의 반응이 보편적이다. 이러한 부부의 패턴과 부정적 고리negative cycle가 확인되면 개인의 결함보다는 부정적 고리를 공동의 적으로 외재화하며, 부부의 불화는 애착 두려움과 불안감으로 인해 생기는 것으로 재구성reframing하게 된다. 이와 함께 안정애착의 이미지를 제공하고 안정감 있고 반응적인 접촉의 가능성을 비춰 주면서 긍정적 고리positive cycle도 구성할 수 있어야 한다. 부정적 고리의 단계적 약화가 이루어지면 새로운 상호작용을 형성하고 재조직reconstructuring하기 위해서 재연enactment을 사용할 수 있다. 이를 통해 부부가 애착 욕구와 두려움을 서로 표현하고 수용할 수 있게 되며, 배우자에게 자신의 애착 욕구를 충족해 달라고 요구하면서 새로운 결합bonding이 형성된다.

EFFT도 EFT와 마찬가지로 단계적 약화 및 상호작용의 재구조화과정 등 유사한 치료과정을 거친다. EFFT에서는 부모는 비판하고 요구하는 추적자가 되며, 자녀는 위축하고 반항하는 위축자가 되는 경우가 일반적이다. 자녀는 자신이 사랑받을 가치가 없고 매사에 부적절하다는 생각을 갖고 있으며, 부모는 자신과 타인에 대한 부정적인 내적 모델로 인해 자녀와의 관계가 더욱 어려워진다. 위축되어 있던 자녀가 용기를 갖고 개입할 수 있게 되려면 비난하고 추적하던 부모에 대한 순화softening과정이 먼저 이루어져야 한다는 점이 EFT와의 다른 점이다.

10. 애착중심 가족치료

애착중심 가족치료attachment focused family therapy는 애착, 상호 주관성, 대인 신경생물학, 트라우마에 대한 이론과 연구를 기반으로 개발된 치료 모델이다. 학대받고 방임된 아동의 발달 트라우마를 치료하기 위한 양자 발달 심리요법dyadic developmental psychotherapy으로서 Daniel A. Hughes에 의해 개발되었고, 현재는 발달 트라우마를 경험하지 않은 가족으로 대상을 넓혀 애착중심 가족치료 방법으로 활용되고 있으며 국내에도 소개되어 사용되고 있다(2017).

애착안정성 속에서 부모와 자녀의 상호 주관적 경험이 가능해지며, 상호 주관적 경험이 반복되면서 애착안정성이 강화된다. 안정 애착에서 부모는 안전기지의 역할을 하여 아이는 안전감 속에서 새로운 대상과 사건들을 탐색할 수 있게 된다. 부모가 자녀와 상호 주관적 관계를 맺을 때 부모는 자녀의 경험을 공동조절co-regulation하고 그 의미를 공동창조co-creation하게 된다. 이렇게 일차적 · 이차적 상호주관성 상태 내에서 아동은 통합되고 일관된 자기감sense of self을 형성하며 일관된 자서전적 이야기를 만들게 된다. 트라우마를 겪은 아동은 일관된 자기감을 형성하지 못하고, 가족 구성원 간의 상호 주관적 경험을 하지 못하게 된다. 애착중심 가족치료는 아동이 과거에 겪은 관계 트라우마의 영향에서 벗어나 현재의 삶에서 중요한 사람들과 건강한 관계를 맺게 되려면 긍정적인 상호 주관적 경험과 심리적 안전이 필요하다는 것을 기본 전제로 한다. 치료적 관계를 활용하여 아동이 새로운 상호 주관적 관계를 경험할 수 있도록 하고, 자신과 자신을 돌보는 사람들에 대한 새로운 경험을 할 수 있도록 하는 것이 목표이다. 애착이론을 기반으로 한다는 점에서 정서중심가족치료EFFT와 유사성이 있으나 EFFT는 사춘기 이전 아동의 참여가 쉽지 않고, 치료자의 상호 주관적 입장이 애착중심 가족치료에서 만큼 강조되지 않는다는 차이점이 있다.

1) 주요 개입 기법과 치료적 효과

상호 주관적 경험의 변화를 촉진하는 데 중요한 치료자의 자세는 PACE, 즉 유쾌함Playfulness, 수용Acceptance, 호기심Curiosity, 공감Empathy의 4가지 요소이다. 이러한 태도를 통해 '만남의 순간Moment of meeting'이 쉽게 만들어질 수 있게 된다. 유쾌함을 통해 가족치료가 가족 구성원의 안전을 위협하지 않을 것이라는 느낌을 전달할 수 있다. 수용은 대화에 안전감을 부여하는 바탕이 된다. 행동은 평가될 수 있지만, 그 행동 밑에 있는 생각과 감정, 의도와 지각, 그리고 기억은 평가되지 않고 수용되어야 한다. 호기심은 우리가 삶을 더 깊이 개방적으로 탐색하도록 열려 있는 '알지 못한다not-knowing'는 자세이다. 호기심이 대화의 반영적reflective 요소와 연관되어 있다면, 공감은 정서적affective 요소와 연관되어 있다. 치료자의 공감을 통해서 정서가 공동 조절되며 사건에 대해 더 깊이 경험할 수 있게 된다.

정서적-반영적 대화affective-reflective dialogue는 중요한 치료 기법이다. 치료자는 안전한 분위기에서 아동의 정서 상태와 조율하며 부정적 감정 경험에 대해 수용과 공감의 태도로 소통한다. 이 대화는 정서적이어서 아이의 삶의 주제와 사건에 관련된 다양한 감정을 불러일으킨다. 치료자의 의사소통에 담긴 정서적 요소를 통해 부정적 정서는 공동 조절되고 아동은 안전감을 느끼게 되며, 치료자와의 대화에 더 마음을 열게 될 수 있다. 치료자는 이제 호기심의 태도로 아동이 자신의 행동 이면에 있는 자신의 생각과 감정을 이해하도록 돕는다. 치료자는 아동의 생각과 느낌, 바람에 대한 자신의 추측을 이야기할 수 있고, 치료자의 도움을 통해 아동은 자신의 생각과 느낌을 발견하게 될 수 있다. 이렇게 정서적 요소가 반영적 요소와 맞물릴 때 상호 주관적 치료 효과는 가장 강력해진다.

정서의 공동 조절 및 의미의 공동 창조를 통해 일관된 자기감을 발달시킬 수 있게 된다. 부정적 정서가 공동 조절되지 못하여 안전감이 확보되지 않으면 자신의 마음이나 외부의 경험에 대한 탐색은 중단될 수밖에 없다. 치료자의 도움으로 아동의 부정적 정서가 공동 조절되어 안전감이 보장되면 자신과 자신의 과거 사건에 대한 탐색이 가능해지면서 수치심, 분노, 두려움의 사건들에 대해 새로운 의미들을 공동 창조할 수 있게 된다.

애착중심 가족치료는 부모치료 회기와 가족공동치료 회기의 두 단계로 나뉜다. 초기 부모 면담 단계의 목표와 개입 내용은 다음과 같다.

① **부모와의 동맹을 발달시키기** 치료자가 부모에게 애착 대상의 역할을 하고 안전한 환경을 제공하여 부모가 치료자의 표현에 상처받을까 하는 걱정 없이 자녀에 대한 부모 자신의 생각과 감정이 표현될 수 있도록 한다. 부모와 치료자가 함께 아동에게 애착 대상의 역할의 역할을 하게 될 것이라는 것을 알린다.

② **부모 자신의 애착 이력을 탐색하기** 자녀와 부모 사이의 애착 패턴에 부모 자신의 과거 애착 이력이 영향을 미치고 있는지 확인한다. 부모가 자신의 과거 경험이 현재 자녀의 경험과 유사하다는 것을 깨닫게 되면 부모가 자녀의 행동에 대해 반영적reflective이 되기 쉬워진다.

③ **애착 중심의 치료 원칙과 양육 원칙을 소개하기** 부모가 자녀의 정서를 공동 조절co-regulation해 주어야 하며, 그 과정에서 자녀는 정서의 자가조절auto-regulation 기술 발달에 필요한 안전감과 상호 주관적 기술을 얻게 된다는 것, 안정 애착 내에서 조율의 실패로 인해 관계의 균열break이 생기더라도 대개 부모의 노력을 통해 상호적 회복interactive repair을 할 수 있다는 것을 알 수 있도록 한다.

④ **치료에 부모가 적극적으로 개입할 수 있도록 하기** 부모-자녀 공동 회기를 갖기 전에 부모가 가족치료를 찾게 된 이유를 다룬다. 치료 회기의 구조와 회기 내에서 치료자의 역할 및 부모의 역할을 설명한다. 치료자는 애착과 치료의 문제에 대한 전문가이지만, 부모도 자기 가족과 가족 구성원에 대해서는 전문가라는 것을 인정해 준다.

자녀와 함께하는 부모-자녀 공동치료 단계의 목표와 개입 내용은 다음과 같다.

① 치료자는 일차적 및 이차적 상호 주관성의 경험 안에서 자녀와 머무른다. 치료자가 지속적으로 아동의 내면의 삶을 발견하고, 상호 주관적으로 경험하며, 그 경험에 정서적/반영적으로 반응하면서 아동에 대한 치료자 자신의 경험을 드러낸다. 치료자가 아동의 증상 속에 존재하는 아동의 강점을 발견하고 공명하면 아이도 치료자가 자신을 경험한 방식으로 자신을 경험하게 된다. 치료자와 아이의 상호 주관적 경험을 부모도 경험하면서 부모도 이전에는 몰랐던 아이의 모습을 발견하게 된다.

② 치료자-자녀의 대화에서는 아동의 특수성을 고려하

여야 한다. 아동과는 대화 중간에 쉬는 시간을 더 많이 가져야 한다. 치료자가 대화를 주도하면서 아동의 활력 정서vitality affect에 적극적으로 맞출 필요가 있다.

③ '아이를 대신해서 말하기speak for' 기법을 활용할 수도 있다. 아동들은 종종 자신의 경험을 이야기하는 것이 어려울 수도 있고, 말하길 꺼릴 수도 있다. 치료자는 아동에게 그 당시 아동이 생각하고 느끼고 원했을 것으로 여겨지는 것들을 추측해서 이야기해도 되겠는지 허락을 구한다. 치료자가 일인칭 시점으로 아동을 대신해서 말해 주면 대화는 아동에게 더 많은 감정적 의미를 갖게 된다.

④ '아이에 대해 말하기speak about' 기법을 활용할 수도 있다. 치료자가 부모에게 아동에 대한 이야기를 할 때는 아동의 긍정적인 면, 강점, 희망을 이야기해야 한다. 이를 통해 정서보다는 반영적 기능을 증가시키고, 아동이 치료자에게 주는 상호 주관적 영향을 부모와 공유할 수 있게 된다.

⑤ 치료자-아동 간의 상호 주관적 경험으로부터 정서적 · 반영적 대화를 통해 아동-부모 간의 상호 주관적 경험이 반복되면 애착안정성이 촉진되며, 부모와 아동 모두 일관된 이야기를 만들 수 있게 되고, 가족이 더 효율적으로 기능할 수 있게 된다.

가족생활주기

아동 · 청소년의 가족을 진료할 때는 가족의 생활주기를 고려하여야 한다. 가족생활주기family life cycle는 가족의 발달단계와 그에 따른 발달과업을 개념화한 것이다. Betty Carter와 Monica McGoldrick은 일반체계이론을 통합한 가족생활주기의 개념을 발표하였으며, 이혼 및 재혼 가정에서 생기는 새로운 가족 형성의 문제도 고려하였다. 핵가족을 중심으로 한 가족생활주기의 각 단계에서 접하게 되는 발달과업과 가족문제는 다음과 같다(McGoldrick & Carter, 2010).

① 1단계: 어디에도 소속되지 않은 성인단계이다. 원가족과 분화된 개인이 되어 부모의 경제적 · 정서적 지원에서 독립하고 사회의 일원이 되는 것이 과제이다.

② 2단계: 새롭게 출발하는 가족단계이다. 결혼한 부부가 자신들의 기본 욕구를 원가족이 아닌 서로에게서 추구하며 정서적으로 결합해야 한다. 한국 사회에서는 원가족과의 적절한 균형 유지가 중요한 발달과업이 된다. 부부체계를 형성하는 2단계의 성공 여부는 이후의 가족생활주기 단계에도 큰 영향을 미친다. 3단계로의 이행 시기에는 자녀를 갖는 것에 대한 결정이 분기점이 되는데, 이에 대한 부부간의 의견 조율도 중요한 발달과업이다.

③ 3단계: 어린 자녀를 둔 가족단계이다. 자녀가 태어나면 부부체계와 부모체계가 함께 기능할 수 있도록 적응되어야 한다. 부부 중 어느 한쪽이 부모 역할에만 전념하고 배우자 역할에는 소홀한 경우 위기가 초래되기도 하므로 적절한 세대 간 경계가 필요하다. 조부모와 손자 관계의 체계도 시작되는데, 조부모가 양육자의 역할을 하게 되는 경우 적절한 역할 분담과 경계 설정이 중요하다. 두 명 이상의 자녀가 생겨나면 형제체계가 생겨나며, 이러한 가족체계의 확대로 인해 차츰 부부간의 경계, 부모체계의 경계에 적절한 변화가 요구된다. 자녀는 성장하면서 친구나 학교 등 가족 밖의 체계와도 관계를 가지게 되는데, 체계 사이의 경계가 유연하고 명료해야 자녀의 성장이 촉진된다.

④ 4단계: 청소년기의 자녀를 둔 가족단계이다. 청소년기의 자녀는 자유롭게 가족 밖으로 나가 또래 친구, 이성 친구와 친밀한 관계를 가지기도 하면서 부모에게서 벗어난 자기를 경험할 수 있어야 한다. 부모는 청소년에게 보호와 피난의 장소가 될 수 있는 안정된 심리적 대상으로 남아 있어야 한다. 부모가 중년이 되고 조부모가 노화하면서 여러 가지 스트레스가 가족에게 부과되기도 한다.

⑤ 5단계: 자립하는 자녀를 둔 가족단계이다. 첫 자녀가 독립할 때부터 막내 자녀가 독립하는 시기로서 부모-자녀의 심리적인 유대감이 단절되지 않은 채 부모와 자녀가 분리되어야 한다. 부부체계는 자녀, 자녀의 배우자, 손자를 포함한 확대된 가족체계 속에서 긴밀한 협력관계로 재구성되어야 한다. 부부체계보다 부모 역할에 과도하게 몰입되었던 경우에는 자녀가 떠나는 과정에서 세대 간의 갈등이 초래되기도 한다.

⑥ 6단계: 노년기를 보내는 가족단계이다. 모든 가족이 다양한 상실을 경험하게 된다. 일반적으로 이 시기에는 부모-자녀 관계와 같이 기존의 돌보는 사람과 돌봄을 받는 사람의 역할이 바뀌게 된다.

이혼으로 인해 가족생활주기에 혼란이 오게 되고, 재혼에 의해 새로운 가족이 형성되는 등 다양한 가족과정의 문제도 증가하고 있다. 부부의 별거, 이혼, 한부모가족, 조손가족, 재혼가족 등 여러 가지 가족 구조가 증가하고 있으므로 이에 대한 다양한 고려가 필요하다(이혜련, 2011). 이혼가족의 자녀는 이혼 이전부터 부모의 불화로 인해 한쪽 부모와 밀착되면서 자아가 미분화되기도 하고, 부모의 불화로 인해서 공포감을 갖게 된다. 이혼과정을 예고 없이 맞게 되면 부모와의 애착관계의 손상은 물론, 갑작스럽게 이사, 전학, 양육환경의 변화를 겪게 된다. 부모의 이혼 이후에 하위체계나 경계가 변화되며, 부모의 일부 기능이 자녀에게 맡겨지기도 한다. 특히 한국에서는 이혼가족이 일반 가족에 비해서 문제가 많을 것으로 여기는 부정적인 사회 인식과 이혼을 부끄럽게 생각하는 부모의 태도가 흔하기 때문에 자녀가 타인에게 부모의 이혼을 알리지 않으려는 태도에 익숙해지면서 이혼과 관련 없는 개인적인 욕구와 감정들도 억압하고 부인하게 되는 현상이 생기기도 한다. 이혼을 결심한 부모는 이혼이 자녀의 탓이 아니고, 이혼 후에도 부모-자녀 유대는 지속될 것임을 자녀에게 반복적으로 알려야 한다(신원철, 2020). 한부모가족에서는 한부모가 양 부모 역할을 모두 수행해야 하면서 부모가 피로와 고독감을 느끼며, 자녀가 자신의 성숙 수준 이상의 역할을 수행해야 한다는 역기능의 위험이 있다. 재혼가족은 모든 가족 구성원이 중요한 상실 경험을 가지고 있고, 가족의 역사를 공유할 수 없기 때문에 적응과정의 어려움을 경험한다. 재혼가족의 자녀가 겪는 가장 큰 문제는 충성심의 문제이다. 계부모와의 새로운 구조가 형성되면 친부모를 배신한다고 생각하기 쉽기 때문에 계부모와의 관계 형성은 천천히 이루어져야 한다. 재혼가족의 궁극적인 목적은 통합이지만, 자녀들이 이전 가족과 현재 가족에 대해 모두 안정감을 갖도록 하는 것도 중요 과제이다.

가족 구조의 변화로 인해 다양화되고 있는 양육의 형태에 대한 고려도 필요하다. 맞벌이 부부의 경우에 가사와 양육의 분담이 불화의 원인이 되는 경우도 많다. 맞벌이 부부나 이혼가족의 경우에 조부모가 동거하며 양육하거나 혹은 자녀가 조부모 집에서 살게 되기도 하며, 입주도우미가 양육하기도 한다. 자녀가 조부모와 살다가 부모에게로 돌아오는 이행과정에서는 부모의 양육 기술이 부족하거나 부모가 훈육과 교육에만 집중하여 부모-자녀 관계의 문제가 생기기도 한다. 입주도우미가 양육하는 경우에는 정서적 공감이나 훈육자의 역할이 부족하기 쉽다는 점을 염두에 두어야 한다(이혜련, 2011).

소아정신의학에서의 가족치료

소아정신의학에서 가족치료의 필요성은 다음과 같다(Josephson et al., 2007).

① 소아정신과에 오는 아동은 혼자 오지 않는다. 반드시 가족을 동반하며, 이는 '모든 소아정신과의 진료 상황은 언제나 가족치료 상황임'을 의미한다.
② 아동의 가족(주로 부모)은 모든 치료적 결정에서의 법적인 결정권자이며 경제적 지원의 결정권자이다. 따라서 부모에 대한 설득과 동의 없이 아동에 대한 치료는 이루어질 수 없다.
③ 가족 없이 아동의 평가가 정확히 이루어질 수 없다.
④ 개인 정신병리의 발생과 유지에 가족이 영향을 미치는 경우가 많다. 다른 가족 구성원이 정신적, 성격적, 양육 기술의 문제가 있거나 가족 간 양육방식에 갈등이 있는 경우 등에서 아동에게 정신병리가 생기게 된다.
⑤ 아동이 가지는 개인 정신병리의 영향으로 가족이 영향을 받는 경우도 많다.
⑥ 가족의 변화 없이 아동의 치료가 진행될 수 없는 경우가 많다.
⑦ 가족치료는 약물치료 외의 주요한 정신사회적 치료 수단이 될 수 있다.

소아정신과 의사는 임상에서 아동을 평가하고 치료하는 데 있어서 다음과 같은 가족치료적 관점을 유지하여야 한다(Josephson et al., 2007).

① 가족의 구조, 부모의 부재, 각 구성원의 발달력, 개인

력, 관계력, 병력, 성격, 성취도, 물질남용, 양육방식, 부부간의 갈등과 형제의 질환 등 잠재적으로 아동의 현재 문제에 영향을 줄 만한 모든 가족요인을 탐색하여야 한다. 가계도나 양식지 등도 적극 활용한다.

② 가족의 상호작용을 직접 관찰하면서 가족 구성원이 기술한 양상과 실제가 일치하는지, 따로 볼 때와 같이 볼 때의 차이는 무엇인지, 각자의 강점과 약점, 의미를 받아들이는 방식은 어떠한지에 주목한다.

③ 증상의 기능, 의미, 맥락과 가족 내 경계와 하위체계, 통제 수준, 가족 규칙, 의사소통 방식, 가족 내 믿음, 문제해결방식, 양육에 대한 헌신 정도 등을 파악한다.

④ 개인이 가족의 영향을 받을 수밖에 없듯이, 가족은 그 가족이 속한 사회나 문화의 영향을 받는다. 한 문화에서는 정상인 모습이 다른 문화에서는 비정상일 수 있으며, 유교적인 전통이 강한 가족의 경우 서구적인 가족의 분위기와는 많이 다를 것이다. 따라서 가족의 세계관, 종교, 철학 등이 어떠한지 문화적 차이를 고려하며 접근한다.

⑤ 평가 및 치료 과정에서 개인 정신내적 · 가족 내 상호작용적 요소를 모두 고려하면서 어느 한쪽으로 결론을 너무 빨리 내리지 않도록 주의한다.

⑥ 가족생활주기의 관점에서 현재의 문제를 이해하여야 한다. 예측 가능한 생활사의 문제뿐 아니라, 예기치 않은 사건에 대한 가족 반응의 측면에서 살펴보아야 한다.

아동 · 청소년의 많은 문제에 대해서 가족치료가 적용되고 있으며, 가족치료연구의 대략 반 정도가 아동 · 청소년 문제와 관련이 있다고 한다. 하지만 과거에 유명했던 가족치료 학파들은 대개 그 당시에는 연구에 그다지 주력하지 않다가 창시자가 죽으면서 세력이 서서히 약화되어 근거에 기초하여 치료 효과를 입증한 논문은 많지 않은 실정이다. 구조적 가족치료와 행동적 가족치료가 품행장애와 섭식장애에 그리고 해결중심치료가 약물남용에 효과를 보이는 것을 입증한 정도이다. 최근에는 여러 가족치료의 이론과 기술을 필요에 따라 통합하여 사용하는 접근이 활발해지면서 행동적 · 구조적 · 전략적 가족치료를 통합적으로 사용하는 기능적 가족치료Functional Family Therapy; FFT, 다체계적 가족치료Multisystemic Family Therapy: MST 등이 개발되었고, 근거 기반 치료가 중요시되면서 이에 대한 결과 연구outcome research가 이루어졌다. 아동 및 청소년의 행동장애와 비행의 치료에 대한 연구에서 FFT는 매우 효과적인 것으로 입증되었다. MST는 부모에게 자녀를 양육하는 기술과 자원을 제공하고, 청소년이 가족 · 또래 · 학교 문제에 대처하는 것을 돕는데, 소년 범죄자를 대상으로 한 무작위 통제 임상연구에서 약물남용과 품행장애 등의 외현화 문제에 효과적일 수 있다고 보고되고 있다. 내재화 문제에 대한 가족 개입의 활용에 대한 근거는 아직은 부족한 편이지만, 아동기 우울에 대한 가족치료의 효과성에 대한 증거는 점차 증가하고 있는 추세이다. 가족치료에 대한 결과 연구, 즉 증상의 개선 및 재발 방지와 같은 상기의 연구 외에도 가족치료의 어떠한 과정이 치료적인지를 알아보기 위해 각 회기를 직접 관찰하거나 기록하면서 이루어지는 과정 연구process research도 이루어지고 있다(Nichols, 2017). 아동 · 청소년 문제에 대한 가족치료 분야의 국내 임상 치료 연구는 아직은 주로 단일 사례의 질적 분석을 통한 연구들이 많고, 복수 사례 연구에서도 통제 집단이 없거나, 추후평가가 포함되지 않는 등 연구 설계상 보완이나 개선할 여지를 많이 남겨 두고 있는 상황이다.

한국에서의 가족치료

우리나라에서는 1970년대 중반에 미국에서 공부를 하고 돌아온 소수의 정신과 의사를 통해서 가족치료가 소개되기 시작하였고, 1977년에 Satir의 『공동가족치료Conjoint Family Therapy: A Guide to Theory and Technique』가 번역되면서 가족치료라는 개념이 일반에게 알려지기 시작하였다. 1979년 이화여자대학교 사회사업학과 대학원에 가족치료 과목이 개설되었고, 이후 여러 대학의 사회복지학과와 가족학과의 대학원 과정에 가족치료 과목이 개설되어 많은 논문과 번역서가 발표되었다. 1986년 이후 미국 단기가족치료센터의 Steve de Shazer와 Insoo Kim Berg(김인수)의 워크숍이 개최되는 등 매년 가족치료에 관한 학술대회와 워크숍이 열리고 있다. 1988년에 한국가족치료학회(초대회장 노동두)가 결성되었으며, 현재는 정신과 의사나 심리학자 외에도 가족학, 아동학, 사회복지학 등 여러 분야의 전문가들이 참여하여 활동하고 있다. 현재 한국가족치료학회에서 독자적으로 가족치료사 자격증을 발급하고 있다(박수룡, 2001).

현대의 한국 가족은 핵가족화 외에도 높아져 가는 이혼율, 편부모가정, 혼합가족, 맞벌이 부부, 청소년 문제 등으로 인해 다양한 형태의 가족문제가 나타나고 있어 가족치료의 필요성이 높아지고 있다. 임상현장에서 아동의 가족을 효과적으로 돕기 위해서는 한국 가족의 특징을 고려해야 한다. 한국 문화는 개인보다 집단을 중요시하는 집단주의 문화이며, 부부체계를 강조하는 서구 가족과 달리 부모-자녀 체계를 강조하는 특징이 있어 이에 따라 고부 갈등 등 서구와는 다른 독특한 가족문제를 보여 왔다. 한국 가족의 특징으로는 위계질서, 간접적인 자기표현과 의사소통, 감정의 억제, 갈등의 회피, 갈등 해결을 위한 제삼자의 사용 등이 있다. 위계질서와 역할 분화가 뚜렷한 특성에 대해서는 구조적 가족치료가 효과적일 수 있는데, 한국 가족은 밀착되어 있고 하위체계 간 경계가 불분명하기 때문에 경계의 명확화, 역할 및 가족 규칙의 재정립이 필요할 수 있다. 전통적 가족치료 모델들은 문화요인의 영향을 받기도 하지만, 해결중심 가족치료, 이야기 가족치료는 가족의 경험을 토대로 새로운 해결책과 내러티브를 구성해 가는 치료방법이기 때문에 문화요인의 영향을 덜 받는 장점이 있다. 애착은 생리적 생존과 직결되는 본능이기 때문에 애착안정성과 상호 주관적 경험의 강화를 주된 목표로 하는 애착중심 가족치료도 사회문화적 배경과 상관없이 광범위하게 적용될 수 있다.

한국 가족을 위한 가족치료의 임상적 적용에서는 다음을 고려해야 한다(박우철 등, 2015).

① 가족과 친지의 영향이 강할 수 있음을 유념해야 한다.
② 아버지가 치료에 참여하는 것에 저항하고 체면을 중시하는 경향이 많으므로 치료자가 아버지의 역할 수행을 인정, 칭찬하며 아버지 참여의 중요성을 설명하고 협조를 구해야 한다.
③ 현재 제기된 문제와 행동의 변화에 먼저 초점을 둔다.
④ 가족을 중심으로 목표를 설정하며, 가족 안의 위계질서를 인정한다.
⑤ 가족의 체면 손상을 최대한 막기 위해 재명명, 긍정적 의미 부여 등 온건한 기법을 사용하며, 비유적인 의사소통을 활용한다.
⑥ 자녀의 욕구 변화에 따른 독립적 행동을 불순종으로 보기 때문에 가족생활주기에 대한 교육이 필요하다.

참고문헌

김유숙(2012). **심리치료이론과 가족치료**. 서울: 학지사.

김현수, 노미화, 조성봉(2018). 한국가족치료학회지 분석을 통한 가족치료 연구의 동향분석: 임상치료연구를 중심으로. **가족과 가족치료, 26**(4), 729-760.

박성덕, 이우경(2008). **정서중심적 부부치료: 이론과 실제**. 서울: 학지사.

박수룡(2001). 부부 가족 치료의 개관. **정신의학평론, 3**(1), 17-39.

박우철, 김수지(2015). 가족치료의 한국적 적용에 대한 문헌분석. **가족과 가족치료, 23**(4), 687-710.

박준성, 신원철(2014). 가족치료, 홍강의(편), **소아정신의학**(pp. 628-643), 서울: 학지사.

신원철(2020). 부모의 이혼을 겪은 청소년에 대한 개입. **2020년도 대한청소년정신의학회 추계학술대회 자료집**.

엄예선(2005). 가족치료. 홍강의(편), **소아정신의학**(pp. 668-681). 서울: 중앙문화사.

이영분, 신영화, 권진숙, 박태영, 최선령, 최현미(2008). **가족치료: 모델과 사례**. 서울: 학지사.

이혜련(2011). 가족형태의 변화에 따른 양육문제. **2011년도 대한아동 · 청소년 정신의학회 춘계학술대회 심포지엄 자료집**.

정문자, 송성자, 이영분, 김유순, 김은영(2008). **해결중심단기치료**. 서울: 학지사.

Berg, I. K. (2009). **아동과 청소년을 위한 해결중심 상담**(유재성, 장은진 공역). 서울: 학지사. (원저는 2003년에 출판)

Fosha, D., Siegel, D., & Solomon, M. (2013). **감정의 치유력**(노경선, 김건종 공역). 서울: 눈출판그룹. (원저는 2009년에 출판)

Hughes, D. (2014). **애착중심 가족치료**(노경선 외 공역). 서울: 눈출판그룹. (원저는 2007년에 출판)

Hughes, D. (2017). Dyadic Developmental Psychotherapy (DDP): An attachment-focused family treatment for development trauma. *Australian & New Zealand Journal of Family Therapy, 38*, 595-605

Johnson, S. M. (2006). **정서중심적 부부치료**(박성덕 역). 서울: 학지사. (원저는 2004년에 출판)

Josephson, A. M., & AACAP Work Group on Quality Issues. (2007). Practice parameter for the assessment of the family. *Journal of the American Academy of Child and Adolescent Psychiatry, 46*(7), 922-937.

Kerr, M. E., & Bowen, M. (2005). **보웬의 가족치료이론**(남순현 역). 서울: 학지사. (원저는 1988년에 출판)

Martin, M. A., Volkmar, F. R., & Lewis, M. (2018). *Lewis's child and adolescent psychiatry: A comprehensive testbook* (5th ed.). London: Lippincott Williams & Wilkins.

McGoldrick, M. (2011). **가계도 사정과 개입**(이영분 외 공역). 서울: 학지사. (원저는 2008년에 출판)

McGoldrick, M., & Carter, B. (2010). *The expanded family life cycle:*

Individual, family, and social perspectives. Boston: Allyn and Bacon.

Minuchin, S. (2006). *Assessing families and couples from symptom to system*. Boston: Allyn and Bacon.

Nichols, M. P. (2017). **가족치료: 핵심개념과 실제적용**(김영애 외 공역). 서울: 시그마프레스. (원저는 2016년에 출판)

Papero, D. V. (1990). *Bowen family systems theory*. Boston: Allyn and Bacon.

Shazer, S. D., & Dolan, Y. (2011). **해결중심가족치료의 오늘: 기적 그 이상의 것**(한국단기가족치료연구소 역). 서울: 학지사. (원저는 2007년에 출판)

White, M. (2010). **이야기치료의 지도**(이선혜, 정슬기, 허남숙 공역). 서울: 학지사. (원저는 2007년에 출판)

제50장

소아정신의학

환경치료 -입원 · 낮병원 · 기숙치료-

Milieu Therapy

홍순범

환경치료의 정의

환경 또는 주변을 의미하는 프랑스어 'milieu'는 물리적 · 사회적 · 문화적 환경을 포괄하는 용어이다. 환경이란 개인이 접하는 사람, 시설, 규칙, 제도를 포함한 모든 것이라 할 수 있다.

개인은 사회나 환경 속에서 자신이 받아들여지는 느낌이 들고 주위 사람과 즐길 수 있으며 안정되고 편안함을 느끼면 자기 능력을 발휘하기가 쉽다. 하지만 어떤 환경이나 사회에 속해 있는 것이 불편하고 불안하거나 부적절하다고 느끼면 능력을 발휘하기가 어렵다. 환경치료milieu therapy는 한 공동체 안에서 개인이 서로 교류하고 움직이는 가운데 적응적인 행동을 배우고, 또 자아가 원숙해짐으로써 문제를 해결하는 데 도움이 되는 치료방법이다. 이는 인간과 환경이 상호작용하며 개인의 발달에 영향을 준다는 가정을 전제로 한다. 그렇게 상호 영향 속에서 개인이 발달할 수 있는 토대를 병동에 그대로 옮겨 놓아 치료적인 환경을 만드는 것이다. 즉, 환경치료의 목표는 병을 발현시킨 인간관계나 가족 상황 등을 병원환경을 이용해 보다 건강하고 치료적인 방식으로 재현하여 환자에게 효과적이고 건강한 방법으로 재적응할 수 있는 기회를 제공하는 것이다.

환경치료는 입원 병실이나 각종 재활시설, 낮병원 등 다양한 치료 행위가 일어나는 장소를 치료적인 환경으로 구조화하는 데 초점을 맞춘다. 정신치료기관에서의 물리적 시설, 직간접적으로 치료에 관여하는 모든 직원, 다른 환자 그리고 제도와 문화, 규범을 포함하는 모든 것이 환경에 속하며 치료적 도구로 활용된다. 이러한 치료적 환경 속에서 익힌 것을 퇴원 후 환경에서도 일반화하도록 하는 것이 중요한 목표이다(Gunderson et al., 1983).

환경치료의 역사

18세기 중반 프랑스의 정신의학자 Pinel은 정신질환자에게 최초의 인도주의적 입장을 표명한 적이 있으며, 이후에 차차 정신질환에 대한 관점이 변화되기 시작했다. 즉, 정신질환을 가진 사람을 사회로부터 격리하는 사회안전주의에서 점차 의학 중심 모델로 이동하게 되었다. Sullivan은 치료에 있어 지지적인 환경을 제공하는 것이 중요하다고 강조하였고, 이에 정신질환자를 단지 수용하는 것이 아니라 치료적 수단을 이용하여 치유하고자 하는 노력이 대두되기 시작하였다. 1930년대 후반에 치료자들은 환경 내에서 환자의 정신병리에 대한 설명을 찾으려 한 바 있고, Bettelheim의 Orthogenic School에서 처음으로 환경치료라는 용어를 사용하여 치료적 환경을 만들고자 하였다. 1950년대 중반까지 점차 치료현장에서 치료적 공동체therapeutic community를 운영하였고, 개방 병실 운영, 제복 없애기, 직원 감수성 훈련 등의 치료적 요소를 강화하였다. 1963년 미국의 케네디 대통령은「지역사회 정신보건법」을 제정하였고, 현재 미국에서는 환경치료가 병실 운영의 철학으로 자리를 확고히 하고 있다(이경순 등, 2007).

환경의 구조

1. 물리적 환경

병원이나 병실환경은 그 사회의 가치를 반영한다. 병실환경을 어떻게 설계했는가를 살펴보면 그 사회에서 환자와 치료자를 어떤 관점으로 바라보고 생각하는가를 짐작하게 된다. 역으로 병실환경은 환자를 바라보는 관점의 형성에 영향을 주기도 한다. 정신병동은 사생활을 보호하고 안전을 도모하면서도 사회화를 촉진하는 병실 구조가 중요하다. 이 같은 목표는 때로 상충되기 때문에 끊임없는 타협과 개선의 정반합과정이 필요하다.

사람은 그가 속한 환경 및 주변 사람이 기대하는 방향으로 마음이 움직이는 경향이 있다. 로마에 가면 자연스럽게 로마법을 따르게 되는 것과 같다. 우리는 주변의 물리적 환경이 제공하는 단서에 자신을 맞추고 자신의 정체성을 확인한다. 따라서 환경은 환자로 하여금 자신이 누구인가 하는 정체성을 암시할 수 있어야 한다. 치료환경은 환자가 일시적으로 머무는 곳으로, 퇴원 후의 자기개념 및 자아정체성을 가질 수 있도록 도와야 하므로 연속성continuity과 친숙함familiarity을 확보하는 것이 중요하다. 또한 치료적이고 구조화된 분위기뿐만 아니라 편안하게 쉴 수 있는 집 같은 분위기를 함께 갖추도록 할 필요가 있다. 예를 들면, 병동 내 가구를 구입할 때도 적정한 가격의 일반적으로 널리 사용되는 가구와 비슷한 것을 선택하는 것이 친숙함과 연속성을 확보하는 방법이 된다.

전체적으로 병실환경은 환자의 지남력orientation을 향상하는 방향으로 설정되는 것이 중요하다. 정상인도 물리적 단서가 없어지면 지남력이 혼란스러워질 수 있기 때문이다. 더욱이 정신과적 질환을 갖고 있는 환자에게는 지남력을 유지할 수 있는 환경이 중요하다. 세상을 이해하는 능력과 경험이 아직 부족한 아동 환자의 경우도 마찬가지이다. 실제적이고 구체적인 표시를 시각적·청각적 단서를 통해 알려 주는 것이 필요하다. 환자가 자신을 돌보는 치료진이 누구이고, 그들의 역할은 무엇인지 쉽게 알아볼 수 있게 설정해야 한다. 병동을 드나드는 직원 모두 그 사람이 누구이고, 어떤 역할을 하는 사람인지 명확히 알 수 있어야 한다. 시간에 대한 지남력도 쉽게 유지할 수 있도록 달력이나 시계 등을 눈에 잘 띄는 곳에 설치해야 하고, 식사 메뉴나 병동 프로그램 등은 구체적인 날짜나 시간이 정해져 있어야 한다. 장소와 관련해서도 구체적이고 실용적인 표시가 되어 있어야 한다. 문마다 그곳이 무엇을 하는 곳인지(예: 병실 번호, 창고 표시) 적혀 있어야 하고, 전반적인 병동 내 지리를 환자에게 잘 가르쳐 주어야 한다(Cumming & Cumming, 1962).

주변의 구조물이나 직원뿐 아니라, 환자가 자기 자신을 볼 수 있어야 자기개념을 확립하는 데 도움이 된다. 따라서 자신의 모습을 자유롭게 볼 수 있는 거울이 있어야 하며, 적어도 전신 거울이 1개 이상은 있어야 한다. 환자가 스스로 씻고 외모를 가꾸는 일도 일상생활과 유사해야 한다. 즉, 꼭 필요한 예외 상황을 제외하곤 사적인 공간이 보장되어야 하고, 궁극적으로는 가급적 정해진 일정 없이 스스로 위생 관리를 할 수 있어야 한다. 이를 위해 비누, 치약 등도 자유롭게 쓸 수 있어야 한다(박기창, 김광호, 1989; Goldsmith & Jacqueline, 1993).

치료진과 환자가 쉽게 상호작용할 수 있도록 공간을 설계하는 것도 고려한다. 의자도 서로 이야기할 수 있는 구조로 배치하는 동시에 다른 한편에서는 개인적인 시간을 보낼 수 있도록 다양한 공간을 만들어 두는 것도 필요하다. 병실 환자의 수를 제한하는 것도 하나의 방법이 될 수 있다. 소외되는 사람 없이 서로에게 주의를 기울일 수 있는 적정 인원수를 고려해야 한다(김종하 등, 1990; Cumming & Cumming, 1962).

2. 문제해결 경험

병동환경의 목표는 친숙함과 연속성을 제공하여 환자를 지지하면서 환자가 자신의 자아를 성장시킬 수 있게 돕는 것이다. 이를 위해 병실환경 자체가 환자에게 해결이 필요한 문제를 제공해 줄 수 있어야 한다. 의사결정을 하는 것은 자아 성장 및 회복에 있어 핵심적이기에 병실활동을 통해 환자 스스로 의사결정을 하고 선택할 수 있는 기회가 주어져야 한다.

병동에서 흔히 이루어지는 각종 활동 시간을 예로 들면,

자율학습 시간에 어떤 공부를 할지, 체조 시간에 누구와 짝이 될지 등이 모두 의사결정을 할 수 있는 기회가 된다. 식사 메뉴도 어느 정도 선택의 폭이 있는 것이 도움이 된다. 공동의 TV 시청 시간에 환자가 함께 토론을 하여 결정하는 것도 같은 맥락이다. 비록 그 과정에서 시간이 다소 오래 걸리더라도 서로 의사소통하면서 결정을 내리고, 그 결과도 함께 누리는 환경을 제공한다.

이처럼 병동에서 생활하는 매 순간이 일종의 문제해결 과정이라 할 수 있다. 그 과정을 통해 환자는 자기 자신과 병동환경이 적절히 조화와 타협을 이룰 수 있는 방법을 찾게 된다. 병동환경이 외부 사회와 비교해서 친숙함과 연속성을 갖고 있다면 이렇게 병동환경에서 잘 지내는 방법을 찾음으로써 외부 사회에서 잘 지낼 수 있는 길도 발견하게 된다. 그런 점에서 병동환경은 환자가 답을 찾아야 하는 적절한 문제들을 자연스럽게 환자에게 제시해 주는 곳이어야 한다.

타의에 의해 강제로 입원하였다면 통상적으로 그 자체가 환자에게 해결해야 할 하나의 중요한 문제가 된다. 즉, 어떻게 하면 여기서 나갈 수 있을까 하는 것이다. 특히 규칙을 거부하는 데 익숙한 품행장애 환자는 어떻게 하면 병동에서 탈출할 수 있을까 고민한다. 하지만 그러한 문제에 몰두하여 시간을 보내는 것은 치료적이지 못하다. 따라서 입원 초기부터 아동으로 하여금 올바른 문제에 집중할 수 있도록 도와주어야 한다. 다음과 같은 간단한 정보를 아동에게 제공하는 것이 도움이 될 수 있다.

“여기서 탈출하는 건 쉽지 않아. 하지만 전혀 불가능한 일은 물론 아니야. 실제로 탈출에 성공한 아이도 몇 명 있지. 그럼 탈출에 성공했다고 치자. 그다음엔 어떤 일이 기다리고 있을까? 어차피 여기 입원한 건 밖에서 더 두고 볼 수 없었기 때문이잖아. 그러니 탈출에 성공하더라도 또 입원하게 되겠지. 하지만 여기서 한 번 탈출했으니 다시 여기로 오게 될 가능성은 낮지. 다음번엔 탈출이 더 어려운 시설로 가게 될 거야. 그럴 일은 없겠지만 만일 거기서도 탈출한다고 치자. 그런 일이 자꾸 반복되면 어떻게 될까? 지금이야 부모님이 네가 조금만 나아지면 퇴원시켜서 함께 지내길 기대하시지. 하지만 계속 탈출만 하고 나아지는 게 없다면 어떻게 될까? 사람 마음이란 똑같아. 지칠 수밖에 없지. 그럼 차츰 포기하게 되겠지. 되도록 빨리 치료해서 퇴원시키는 게 목표가 아니라 탈출하지 못하고 오래 있을 수 있는 시설로 보낼 수밖에 없어. 다른 선택의 여지가 없으니까. 그게 탈출을 꿈꾸는 사람에게 일어나는 일이야. 그럼 어떻게 해야 할까? 이왕 들어왔으니 좋은 기회로 생각하고 여기서 잘 지내서 네가 하는 행동이 남과 너 자신에게 해가 안 되고 네 마음도 안정될 때, 이제 퇴원해도 되겠다고 할 때 당당히 걸어 나가는 게 좋겠지? 그게 밖으로 나가는 가장 좋은 길이 아닐까?”

이 같은 설명은 아동에게 일종의 지남력을 제공한 것이다. 바로 미래에 대한 지남력이다. 물론 환자가 올바른 문제해결에 집중할 수 있으려면 올바른 지남력이 전제되어야 한다.

3. 치료진의 인력 구조와 의사결정

병원 및 치료 환경 내의 다양한 치료진은 서로 연합이 되어 있으면서도 명확한 역할 분담을 통해 체계적이고 일관성 있는 치료 전략을 수립하는 것이 필요하다. 치료진의 역할을 설정할 때는 효율성 및 융통성, 공동체의 질서 및 균형을 고려하여야 한다. 치료기관 운영과 책임을 맡고 있는 장은 실행 계획에 대한 정확한 정보를 치료진과 공유하며, 행정과 임상적인 조언, 사회적 기여나 사회에서 요구하는 역할을 반영하는 운영에 대한 책임을 갖는다. 또한 환자를 위해 실제로 일하고 있는 사람들에게 적절하게 권한 및 권위를 분배하여 기관을 운영할 수 있어야 하며, 이에 대한 중개자의 역할을 담당하여야 한다. 환자가 이 같은 치료진의 인력 구조와 좋은 의사결정과정 속에서 상당 기간을 생활하면 자연스럽게 공동체의 구조와 질서, 협동적 문제해결, 의사소통을 관찰하고 받아들임(내재화함)으로써 치유가 일어난다고 할 수 있다.

의사는 환경치료팀의 실질적인 리더의 역할을 수행하게 된다. 정신과적 치료환경에서 의사들은 의료 권한뿐 아니라 환자의 전반적인 복지까지 관여하는 경우가 많다. 그런데 한 의사가 담당하는 환자의 수가 많기 때문에 간호사와의 의사소통이 강조된다. 간호사는 환자와 더 많은 시간을 함께하므로 치료자로서의 영향력도 직접적이고 효과적일 수 있기에 서로 신뢰관계를 형성하여 치료 목표를 달성할 수 있어야 한다.

간호사는 환자의 일상생활을 다루면서 자신의 능력을 최대한 발휘할 수 있도록 직접적으로 도와주는 역할을 한다. 또한 의료에 대한 기능적 의무도 병행하는데, 행동 관찰, 신체적 증상의 치료와 관찰을 담당하게 되며 치료환경에서 안정감을 갖도록 돕는다.

다양한 치료진의 정확한 정보 전달 및 의사소통을 위해서는 적어도 일주일에 한 번 환자의 경과, 치료 그리고 팀원의 관심사에 대하여 논의하는 팀 모임을 갖는 것이 좋다. 지속적으로 치료 팀원 간에 의견을 나누고 수렴하는 것은 치료적으로 중요하다. 이러한 논의를 통해 각 치료 분야의 전문가가 서로 다른 시각에서 제시하는 의견을 공유하고, 주치의는 환자의 역동적 자료를 통합하여 팀원에게 치료 방향을 이해시킨다.

환경치료의 등장은 사회적으로 민주적인 의사결정이 강조되면서 병동 내에서도 의사결정을 할 수 있는 권한이 분산되었기에 가능했다. 왜냐하면 문제를 해결하는 과정이 환경치료의 필수요건인데, 문제해결과정의 핵심은 결정을 내릴 수 있는 권한에 있으며, 이 권한을 획득하는 것이 궁극적으로 자아를 회복시키고 환경치료의 목표가 되기 때문이다(Cumming & Cumming, 1962).

민주적인 의사결정이라는 관점에서 병동 운영을 이해하자면 직원 개인은 물론이고 환자에게까지 모두 동등한 권한을 부여하는 게 옳아 보일 수도 있다. 그러나 이 같은 방식으로 의사결정을 하는 것은 지나치게 소모적인 수준을 넘어 불가능에 가까울 것이다. 일반적으로 병동의 치료진과 직원 간에는 교육, 수련, 경험 등에서 직능의 다양성과 권한의 상하관계가 존재한다. 다시 말해, 평등한 체계가 아니다. 이처럼 평등하지 않은 병동체계가 민주적으로 운영되기 위해서는 모든 직원이 병동 운영에 대한 아이디어를 낼 수 있도록 격려받고 또 누군가가 아이디어를 내면 모두가 경청하는 분위기가 되어야 한다.

그렇다면 구체적으로 의사결정은 어떻게 이루어져야 할까? 병원장, 의사, 간호사, 간병인과 같이 각기 다른 수준의 의사결정 권한을 가진 치료진 중에서 환자들은 권한의 수준이 낮은 직원들과 대부분의 시간을 보낸다. 즉, 병원장보다는 의사, 의사보다는 간호사, 간호사보다는 간병인과 함께 지내기 때문에 이들에게 적절한 수준의 정보를 제공하고 또 권한을 위임하는 것이 필요하다(Cumming & Cumming, 1962).

이렇듯 권한이 분산되어 행사되려면 공동의 원칙이 중요해진다. 치료진 개개인이 자신의 권한을 행사함에 있어서 가장 중요한 원칙은 그 권한이 환자를 위해 행사되어야 한다는 점이다. 바꿔 말하면, 병동 자체나 치료진 자신을 위해 권한이 행사되는 것이 아니라 환자가 향후 병동에서 퇴원했을 때 도움이 되는 방향으로 의사결정이 이루어져야 한다.

환자의 위생관리를 위해 치료진이 행동에 나서는 상황을 예로 들어 보자. 원칙적으로 위생관리는 환자의 신체와 생활 습관을 건강하게 유지하는 데 중요한 부분이다. 따라서 다소의 강제성을 동원해 환자가 위생을 관리하도록 하는 것은 환자를 위한 일이라 할 수 있다. 하지만 위생관리가 다소 되지 않는다고 해서 곧바로 어떤 병에 걸릴 위험이 높아지지는 않는다. 게다가 궁극적으로는 환자가 자발적으로 위생관리를 하여 퇴원 후에도 그것이 유지될 수 있어야 한다. 단지 병동의 규칙이었기 때문에 입원 기간 동안 세수를 하던 환자의 경우 그것이 습관으로 자리 잡아 퇴원 후에도 그 습관을 유지하기가 쉽지 않을 것이다. 어쩌면 위생관리에 지나친 강제성을 동원하는 일은 환자를 위해서라기보다 그것이 병동의 규칙이기 때문일 수도 있다. 물론 규칙이 유지될 때의 장점이 있다. 모든 환자에게 위생관리의 중요성을 일일이 설명하고 설득하느라 지나치게 시간과 에너지를 소모하지 않아도 된다. 반면 규칙이 무너지면 위기가 닥칠 수도 있다. 다른 환자가 위생관리에 소홀한 환자를 가리키며 왜 자기는 위생관리를 해야 하느냐고 반문할 수도 있다. 이를 막기 위해 모든 환자에게 일정 수준 이상의 위생 상태를 강제할 수도 있을 것이다. 그러나 이같이 반문하는 상황은 환자에게 위기가 될 수도 있지만 타인이 위생관리를 형편없이 하더라도 자신은 청결을 유지해야 함을 오히려 납득하는 계기가 될 수도 있다. 그리하여 위생관리의 자발성을 획득하는 좋은 기회가 된다. 위생관리를 해야 한다는 규칙이 아니라 위생관리를 하는 문화가 병동 내에 형성되는 것이다. 다시 이것은 위생관리를 거부하던 환자에게도 변화의 계기로 작용할 수 있다. 만일 이와 같은 일련의 일이 일어난다면 환경치료가 잘 적용된 예에 해당할 것이다.

요약하면 직원 간에도 의사결정의 권한이 적절히 분산되고, 이를 통해 궁극적으로 환자가 의사결정의 권한을 획득하고 자아정체성을 확립하게 되는 것이 환경치료가 지향하는 점이다. 이것이 가능하기 위해서는 치료진 사이에 공동의 원칙과 같은 공감대의 형성이 있어야 하는데, 이것은 효율적인 의사소통을 통해 이루어진다(Goldsmith & Jacqueline, 1993).

4. 의사소통

의사소통은 인지적 · 언어적 내용 외에 의사소통과정에 내포된 감정적 · 상징적 내용이 모두 전달되는 것이다. 인지적으로 전달되는 대화의 내용과 받아들이는 의미가 다를 경우, 혹은 그 의미가 불분명할 경우 환자에게 혼돈과 불안을 초래하게 된다. 따라서 환자에게 그들의 상태와 치료자의 입장을 명확하게 전달하고 대화를 함에 있어 간결하고 분명한 의사소통이 이루어지도록 노력해야 한다. 여기에 이중구속double bind과 같은 모순된 메시지가 잠재하지 않도록 하는 것은 물론이거니와, 실제 상황에서는 더 미묘하게 고려해야 할 점이 많다. 앞서 위생관리를 안 하는 환자의 예를 다시 살펴보자. 위생관리를 강제하기보다는 환자의 자율적인 변화에 우선순위를 두어 시간을 두고 지켜보고 있다고 하자. 그런데 이때 치료진 측에서 아무런 설명이 없다면 환자는 이상하게 느낄 것이다. 자신이 그토록 지저분하게 지내고 있는데 아무런 조치가 없는 것에 대해 불편하게 느낄 수 있다. 혹은 이상하다거나 불편하게 느끼지는 않지만, 자신의 생활 태도가 묵인되고 있다거나 심지어 긍정적으로 받아들여지고 있다고 오해할 수도 있다. 따라서 치료진의 의도나 기대에 관해 의사소통을 하는 것이 필요하다. 환경치료가 효율적으로 수행되기 위해서는 원활한 의사소통이 중요함을 알 수 있다. 긍정적이고 말하고자 하는 바가 분명한 의사소통은 환자가 자기개념을 확인하고 자기정체성을 획득하는 데 도움이 되며 자아 성숙의 기회가 된다.

이와 같이 분명한 대화가 환자에게 이루어지기 위해서는 먼저 치료진 간에 명확한 의사소통 및 업무상의 공감대가 이루어져야 함은 물론이다. 치료진이 환자와 대화를 하면서 자신의 발언이 팀 전체의 지지를 받을 만한지 확신하지 못하면 분명한 의사전달을 할 수 없을 것이다. 또한 치료진 각자는 환자에게 분명한 의사전달을 하더라도 그것이 치료진 간에 일관되지 않으면 환자 입장에서는 의사소통이 명확하지 않거나 모순된다고 느낄 것이다. 특히 의사결정의 권한이 분산되어 행사되어야 하는 환경치료 병동에서는 이것이 더욱 중요하다. 하지만 쉬운 일이 아니다. 환경치료에 참여하고 있는 병동의 구성원들은 각자 환자의 정신병리를 관찰하고 이해하는 안목에 차이가 있으므로 이를 통합하고 체계화하여 일관성 있는 치료 전략을 수립하는 것이 필요하다. 따라서 일관된 치료환경을 유지하기 위해 모든 직원이 효율적으로 의사소통하고 공통의 가치관을 유지하기 위한 정규 연수교육을 받을 필요가 있다.

이 과정에서 의사는 환경치료팀의 실질적인 리더 역할을 수행하게 된다. 그런데 의학적인 진료 업무와 치료환경을 조성하는 역할에는 차이가 있기 때문에 주의가 필요하다. 적당한 권한의 경계가 필요할 수 있는데, 간호사나 다른 직원의 역할에 지나치게 간섭하고 명령한다는 인식을 주지 않게 효율적이고 융통성 있는 역할을 수행해야 한다. 원칙과 질서를 지키는 동시에 각각의 상황에 따라 유연하게 판단하는 것이 조화를 이루어야 한다. 간호사들이 환자와 더 많은 시간을 함께하기에 서로 신뢰관계를 형성하여야 치료 목표를 달성할 수 있다. 환자의 일상생활을 직접적으로 접하는 사람은 간호사이며, 따라서 환경치료가 환자에게 실제 전달되는 데에는 간호사의 역할이 매우 중요하다. 앞서 언급했듯이, 의사소통의 내용에는 인지적 · 언어적 부분과 감정적 · 상징적 부분이 모두 포함된다. 따라서 의사와 간호사를 포함한 병동의 모든 직원은 환자에게 역할 모델이 되는 셈이므로 평소 감정을 건전하게 표현하고 갈등을 적절하게 해결하는 기술을 보여 줄 수 있어야 한다(Goldsmith & Jacqueline, 1993).

5. 생활-활동 일과와 환자의 책임

병동생활에도 구조와 일과routine가 있어 환자가 다음 할 일을 생각할 수 있게 해야 하고, 그에 대한 환자의 기대나 두려움, 불안을 줄이기 위해 시간 및 공간 면에서 구조화되고 일과가 잘 짜여 있어야 한다. 이러한 환경은 아동이 스스로 조절하는 능력을 증진하는 데 중요한 부분이다. 아침 기상에서부터 개인 위생관리, 식사, 병동활동 및 자유시간, 공부, 취미 · 오락 활동 등 자신의 집이나 학교에서 하던 일상활동을 할 수 있는 기회가 계획에 포함되어야 하며, 이에 맞추어 활동할 수 있게 도움을 주어야 한다. 일과나 활동 계획표를 작성하여 쉽게 볼 수 있는 곳 또는 간호사실에 배치하고 치료자와 아동이 함께 일과를 수행한다.

입원환경에서 일하는 치료자, 간호사, 그 외 모든 사람은 애정 어린 돌봄과 한계 설정 사이의 균형을 잘 유지하여 환자에게 발달적으로 적절한 지지환경을 제공해야 한다. 이러한 치료 계획이 효과적으로 수행되기 위해서는 무엇보다도 아동의 적극적인 참여가 중요하다. 더욱 건강한 생활을 유지하기 위해 주체자로서 활동을 해야 함을 고지하고, 환자의 의무와 책임을 강조한다. 또한 강화 및 보상을 통해 환자에게 동기 부여를 해 준다. 하지만 힘들 때는 도와주고, 의료진에게 언제든지 도움을 요청할 수 있음을 알려 준다. 의료진은 신뢰의 대상이 될 수 있도록 환자가 자신의 느낌, 생각, 동기를 이해하는 데 감독자로 협조한다. 발달적으로 미숙한 환자는 필요에 따라 물리적으로 도와주고, 적대적인 환자는 규칙교육이나 강화체계 활용 등을 통해 도움을 얻을 수 있는 방향으로 지지하고 격려한다(Cumming & Cumming, 1962).

6. 문화

병동 내의 문화는 병동 밖 사회의 문화와 연속성과 친숙함으로 연결되어 있어야 한다. 친숙한 문화는 일단 환자가 처음 병동에서 생활하게 되었을 때 혼란과 소외감을 막아 줄 수 있다. 또한 환자가 병동생활을 통해 그 문화에 적응함으로써 자아정체성을 형성하면 퇴원 후 사회로 복귀했을 때도 호전된 상태를 유지할 수 있다.

따라서 병동에서의 치료가 문화에 적합하게 이루어지도록 고려해야 하며, 병동은 환자에게 문화적으로 적합한 과제를 제공해야 한다. 환자는 병동에서의 생활을 통해 병동 밖 세상의 문화를 이해할 수 있어야 하기 때문이다. 이것은 환자가 그 문화에 무조건적으로 순응하는 법을 배워야 한다는 의미는 아니다. 오히려 자신의 개별성이 사회의 문화와 어떻게 조화를 이룰지 그 타협점을 잘 찾는 과정이 필요하다. 이를 통해 궁극적으로 환자가 그 사회에서 자신의 역할을 발견하는 것이 자아정체성을 확립하는 것이며, 환경치료가 지향하는 목표이다(Cumming & Cumming, 1962). 병동에서 개최하는 음악회, 영화 감상, 시낭독회, 연극psychodrama 등도 문화적 경험을 제공한다.

아동 · 청소년이 입원한 경우에는 환자가 적응해야 할 문화가 그 사회의 문화이기도 하지만 일차적으로 환자가 속한 가정의 문화이기도 하다. 그런데 이때 가정의 문화와 사회의 문화 간에 간극이 너무 큰 경우가 종종 있다. 특히 우리나라처럼 단기간에 산업화와 경제발전이 이루어지고 전통 유교문화에서 서구문화의 급속한 유입이 이루어진 상황에서는 더욱 그렇다. 사회의 문화가 급변했기 때문에 개인이 그 변화에 적절히 발맞추기란 쉬운 일이 아니다. 따라서 부모가 형성해 놓은 가정의 문화가 그 사회의 문화와 크게 차이가 날 수 있고, 그로 인해 아동 · 청소년은 혼란을 겪기 쉽다. 이럴 경우 병동환경이 문화적 중심을 잡아 주어야 한다.

치료과정

1. 환영과 수용, 병동 소개, 치료적 관계 수립

환자는 병동에 들어오면 안도감을 느끼기도 하지만, 이와는 반대로 불안하고 혼란스러움을 느낄 수도 있다. 초기에는 변화된 환경에 대한 환자의 반응을 다루어 주고 안심시키며 치료 동기를 부여하고 치료 동맹을 형성한다. 초기에 잘 형성된 치료 동맹은 치료결과나 퇴원에 큰 영향을 미친다. 새로운 환경에 익숙해질 수 있게 환영하는 분위기에서 병동을 소개하며, 기본적인 규칙, 치료과정 및 프로그램 등을 설명하고, 질문을 주고받는 과정에서 환자에 대한 정보도 얻을 수 있다(최귀순, 고성희, 2011).

2. 치료적 환경에의 적응 관찰 및 분석

입원환경에서는 이미 정해진 또래집단이 있게 되고, 환자는 그들과 상호작용하고 차례를 기다리고 놀고 갈등을 해결하게 된다. 따라서 이러한 요소와 기능을 평가하게 된다. 아침에 일어나서 밤에 잠들기까지의 기능이 여러 영역을 넘나드는 활동을 통해 시험받게 되므로 장점과 단점이 드러나고 행동상의 어려움과 패턴이 관찰된다. 이를 통해 아동의 또래나 성인과의 대인관계의 문제점을 파악할 수 있고 개별화된 행동치료적 계획의 기초를 세울 수 있다(이경순 등, 2007).

3. 병실환경 반응을 통한 진단

어떤 환아가 입원하게 되면 병실 직원과 다른 환자가 반응을 보이고 병실 분위기가 변화되기 마련인데, 이런 반응과 변화를 관찰하고 분석하는 것은 환아의 진단milieu diagnosis을 내리는 데 도움이 되고, 병실 분위기의 변화가 반치료적이 되는 것을 미리 막을 수 있다. 예를 들면, 경계선 성격장애 청소년이 입원하게 되면 환자는 물론 치료진까지도 동요하고 패가 갈리는splitting 현상이 일어난다. 일부는 그 청소년을 좋아하고 일부는 싫어하고, 치료진 사이에도 의견 일치가 어렵다. 이런 반응과 변화에 대해 즉시 팀 회의에서 논의하고 병실 분위기의 동요를 차단하는 것은 그 환자가 더 이상 다른 사람을 조정하지 못함을 깨닫게 하는 데 도움을 준다.

공격적인 행동장애아가 입원하면 몇몇 환자 내지 병실 전체가 공포 분위기에 빠지기도 한다. 의심 많은 편집증paranoid 환자가 들어오면 많은 사람이 불편해진다. 히스테리성 여자 청소년이 들어오면 남녀관계가 부적절해질 수 있다. 이러한 병실 내의 반응과 변화는 진단에 도움이 되는 정보로 받아들이고, 병실 전체 치료진 회의에서 다른 환자가 피해를 입거나 병실의 치료적 환경이 손상을 입지 않도록 조치를 취해야 한다.

4. 팀 접근

환경치료에 참여하고 있는 각 분야별 전문 치료자(의사, 간호사, 심리학자, 사회복지사 등)는 환자의 정신병리를 관찰하고 이해하는 관점과 안목에서 차이가 있다. 일반적으로 의사는 환자와 보호자와의 면담을 통하여 주 문제와 그와 관련된 정보, 과거 병력 등에 대한 정신과적 면담을 하게 된다. 심리학자는 심리검사 등을 통해 심리적인 취약점이나 속성을 밝혀내고 인지기능과 신경학적·기질적 어려움 및 내재된 자아 결손을 알아내는 데 도움을 준다. 병동에서 대부분의 시간을 환자와 함께하는 간호사는 환자의 병동생활을 다루며 실제적인 계획을 수행하거나 목표 행동과 같은 기능을 발휘하는 데 있어 환자를 격려하고 지지하는 역할을 한다. 이후 얻은 정보를 갖고 치료팀이 회의를 통하여 전반적인 치료 목적, 입원 목적, 퇴원 기준 등을 준비한다. 정기적인 팀 회의를 통해 환자 상태의 역동적인 경과에 맞춰 치료를 조율해 가야 하며, 퇴원 시기와 퇴원 후의 치료에 대해서도 논의해야 한다. 마치 부모가 가정의 대소사를 결정하여 운영하는 것을 아동이 보고 배우듯이, 효율적이고 협조적인 팀 운영은 입원한 아동에게 좋은 모델이 되며 매우 치료적이라 할 수 있다.

5. 치료적 활동

치료적 활동은 환자의 개별화된 목표 및 환자 공동의 목표에 맞춰 구성된다. 비약물 치료로는 개인정신치료, 놀이치료 등이 이루어질 수 있으며, 목표 행동을 수정하기 위한 행동수정 등이 활용될 수 있다. 환자가 다른 구성원과의 상호작용을 통해 자기인식을 증진하고, 대인관계 기술 및 사회 기술을 향상하며, 병동에 적응하고, 직원과의 의사소통을 증진하도록 하기 위한 소집단 활동이나 병실 모임도 병행된다(안영실 등, 2002). 이 외에도 음악이나 미술, 게임이나 놀이도 병동 프로그램에 포함된다. 이는 특별한 목적을 갖고 치료적인 접근을 한다는 점에서 자유놀이와는 구분된다(Kornerup, 2009). 치료진의 감독 아래 게임을 배우거나 일정한 규칙을 갖고 협동하여 같이 노는 것을 배우는 것으로, 이를 통해 경쟁적인 상황 또는 자기애적 상처를 다루는 법이나 사회성을 배우고 체육을 위한 기술을 배울 수도 있다.

표 50-1 치료적 활동의 예

상담치료	개인상담, 집단치료, 가족치료
상담 외 치료	놀이치료, 미술치료, 음악치료, 사이코드라마
일상생활 훈련	식사, 위생관리, 수면 위생, 자유시간
학습/기술/예술	공부 시간, 그림 그리기, 음악 감상, 공연 관람, 요리
운동/이완/오락	체조, 요가, 명상, 탁구, 단체 산책, 보드게임, 노래방, 댄스 타임

6. 약물의 사용

입원환경에서는 면밀한 관찰을 통해 외래에서보다 더 신속하게 약물을 적정 용량으로 사용할 수 있으며, 약물교육도 실시간으로 이루어질 수 있다. 입원치료를 통해 외래에서는 시작하기 어려웠던 새로운 치료를 병행할 수도 있으며, 입원 중의 관찰을 토대로 퇴원 후의 약물 효과도 예측할 수 있다. 그뿐 아니라 가족에게서 약물에 대한 효과, 부작용, 또는 그 외의 다른 면에 대한 정보를 들을 수도 있다. 반면 환자의 행동이 병동환경에 심한 악영향을 미치는 경우 병동환경 내에서 빠른 안정을 도모하기 위해 필요 이상으로 높은 용량의 약물을 복용하게 될 수도 있으므로 주의해야 한다. 이러한 경우 외래에서 유지할 적정한 용량으로 조절한 상태에서 퇴원이 이루어져야 한다.

7. 문제행동 발생 시 치료적 문제해결 경험

환자가 적극적으로 치료환경에 참석하도록 이끄는 과정이 필요한데, 되도록 많은 치료과정 결정에 환자 본인 및 가족이 참여하도록 하여 치료 목표에 대한 동기를 높이고, 성취 경험을 통해 환자가 더 능동적으로 활동에 참여하도록 돕는다. 칭찬과 격려와 같은 강화나 토큰제도는 목표 행동을 장려하는 것을 도울 수 있다. 환자는 반복적인 치료활동 참여와 피드백을 통해 현실적 행동을 하고 새로운 통찰력을 가질 수 있게 된다. 특히 치료진뿐만 아니라 다른 환자의 피드백이 도움이 되는 경우가 있으며, 가능하면 환자가 스스로 바람직한 행동을 판단하도록 유도할 수 있어야 한다.

규칙을 잘 따르도록 하고 입원 초기에 있을 수 있는 부적절한 행동을 막는 조치가 벌이나 직원의 편리를 위하여 사용되어서는 안 된다. 환자의 잘못된 행동에 대해 그런 방식이 왜 부적절한지, 그럴 때는 어떻게 평화적으로 해결할 수 있는지 그리고 긍정적인 해결법과 부정적인 해결법이 각각 어떤 결과를 가져올 수 있는지를 이해하도록 도와주는 언어적 중재가 필요할 수 있다. 문제행동에서 벗어나 있게 하거나 타임아웃time out을 활용할 수 있고, 자해 및 폭력의 위험이 있는 경우는 의사의 처방하에 격리, 속박 등 물리적 구속도 이루어질 수 있다. 이러한 행동관리방법은 어디까지나 환아를 보호하고 환아의 행동문제 해결에 도움을 주기 위해 실행되어야 하며, 치료진의 편의를 위해 행사되어서는 안 된다.

병실 내에서는 때로는 환자 사이에 싸움이나 사건이 터지게 마련이다. 이때 이상의 행동관리방법으로 사건을 정지시키는 것만으로는 충분하지 않고, 더 나아가 그것을 치료적 경험이자 새로운 문제해결방법을 배우는 기회로 만들어야 한다. 이를 위해서 생활공간면담life space interview을 활용할 수 있다. 첫 번째 단계로, 사건이 터지면 관련된 환자들을 분리시키거나 타임아웃 등을 사용하여 우선 상황을 효과적으로 정지시킨다. 두 번째 단계로, 관련된 환자의 분노, 흥분, 울음 등 감정 반응이 정리되도록 행동적 자제를 강화한다. 이때 특히 피해가 큰 환자의 마음의 상처를 공감해 주면서 정서적 지지를 제공한다. 세 번째 단계로, 감정 상태가 어느 정도 조절되면 사건이 어떻게 일어나게 되었는지 상대방의 행동과 자신의 행동을 살피고 반성할 수 있도록 돕는다. 네 번째 단계로, 이 사건을 돌아보건대 또는 비슷한 사건이 다시 일어날 경우 문제해결의 다른 방법, 대안이 무엇일까 생각하도록 도와주고 의견을 나눈다. 이 생활공간면담은 자신의 행동을 돌아보고 대인관계문제 발생 시 새로운 행동과 효과적 문제해결방법을 배우는 좋은 기회가 된다.

8. 치료 후반기

치료 후반기에는 병동환경에서 학습하고 재구조화된 행동 등을 일상생활에서도 이어 갈 수 있게 돕기 위해 외출을 허용하기도 한다. 이는 교육목적으로 또는 토큰제도의 보상과 같은 긍정 강화로 사용될 수 있다. 단계적으로 치료진 혹은 보호자와의 동반 외출, 집 방문, 집에서 자고 오기, 학교 출석 등을 시도할 수 있다. 그러나 무엇보다도 안전이 우선되어야 함을 명심해야 한다. 또한 그 내용이 치료를 위한 것이어야 하고 병동 내에서는 할 수 없는, 환자의 경험을 폭넓게 할 수 있는 것이어야 한다.

9. 가족상담 및 가족방문

입원은 환아 가족의 역동과 문제점을 다룰 수 있는 절호의 기회이다. 또한 가족이 아동을 입원시키고 자신들의 역할과 책무를 다했는지 반성할 기회이기도 하다. 외래치료 중에는 좀처럼 하기 힘든 가족상담에서 가족 간의 상호 교환을 관찰하고 가족역동을 진단할 수 있다. 필요하면 가족치료를 시도한다. 이는 환자 가정환경의 변화를 촉진하고 가족역동에 변화를 줄 수 있는 좋은 기회이다. 가족치료의 또 다른 이점은 집에서도 환자에게 일관성 있는 기준과 규칙을 제공할 기회를 가질 수 있다는 점이다. 또한 시시각각 환자에 대한 결정과 문제해결을 같이할 수 있어 부모가 보조 치료자로서의 역할을 할 수 있게 된다. 특히 아동은 부모와 강하게 연결되어 있으므로 부모와의 상호 협력은 필수적이다. 때로는 부모가 자신의 아이에 대해 양가적이거나 비현실적인 기대를 가져서 중재가 필요할 수 있다. 개인 또는 집단 부모치료, 부부치료, 가족치료 등이 제공될 수 있다.

10. 퇴원

입원치료의 성공적인 요건으로는 치료프로그램의 완수, 계획된 퇴원, 성공적인 치료적 동맹, 퇴원 후 사후관리 프로그램 참여, 개선된 가족 기능, 환자의 치료에 대한 가족의 높은 참여도 등을 꼽을 수 있다(대한소아청소년정신의학회, 2012). 퇴원과정은 미리 계획된 것이어야 한다. 치료팀은 환자가 퇴원하기 위한 구체적인 과정을 결정하고, 퇴원 후 치료에 대하여 논의하며, 가족과도 퇴원 날짜와 이후 지속되어야 하는 치료에 대하여 상의한다. 퇴원 준비과정 중에는 퇴원 후 치료의 목적과 이를 위한 계획에 대해 논의하고, 새로 배운 행동을 연습하기 위한 외박도 시행하며, 입원환경으로부터의 분리와 퇴원에 대한 문제를 다룬다. 퇴원 후 생활에서 야기될 수 있는 문제를 예측하여 적응훈련을 가질 시간적 여유도 고려한다.

11. 치료의 평가와 치료기전

입원치료 환경에서 환자가 받게 되는 복잡한 치료요법의 효과를 평가하기 위한 접근이 필요하다. 치료와 연관된 반응을 수량화하는 방법이 매우 유용한데, 간호사 혹은 다른 의료진이 검증된 평가척도를 이용해 환자가 얼마나 좋아지고 있는지를 주기적으로 평가한다. 간단한 것이라면 매일 시행하여 현재 진행되는 치료와 관련된 정보를 수치화할 수 있다.

입원치료를 통해 환자가 좋아졌다면 치료진이 무엇이 도움이 되었는지를 이해하는 것이 중요하고, 때로는 이것을 환자 및 보호자도 이해하고 있어야 한다. 퇴원 후의 환경은 입원치료 환경과 많이 다를 수 있기 때문에 치료에 도움이 되었던 요인이나 치료기전에 대한 이해가 퇴원 후에도 연속적으로 환자에게 제공되어야 하기 때문이다. 또한 퇴원 시에 환자 및 보호자로부터 입원생활에 대한 건의사항이나 피드백을 받는 것이 유용할 수 있다. 입원 중에는 건의하기 어려웠던 생각을 퇴원할 때는 치료진에게 털어놓기가 좀 더 수월할 수 있고, 이것은 입원치료환경을 개선하는 데 유용할 수 있다.

환경치료적 접근을 바탕으로 한 다양한 치료시설

1. 일반 종합병원의 소아청소년 병동

우리나라에서는 1985년 서울대학교병원에 어린이병원이 개원하면서 처음으로 독립적인 소아청소년 병동이 생겼다. 주로 외래치료로는 어렵거나 응급 위기 상황의 심한 정서 · 행동 문제, 발달장애나 심각한 정신장애가 있는 아동과 청소년을 대상으로 하여 우선 종합적 진단을 내리고, 필요하면 단기 내지 중기 치료를 실시하고 있다. 입원치료에서는 철저히 앞서 기술한 환경치료적 접근을 시행하여야 한다. 단순히 병동에 수용하는 것은 반치료적일 수도 있다.

양산부산대학교병원은 2014년 소아청소년 전용 보호병동을 대학병원에서 두 번째로 운영하기 시작하였으며, 소아청소년정신건강의학과 의료진, 임상심리사, 사회복지사 등으로 다학제적 접근을 시행하고 있다.

종합병원 정신건강의학과의 입원치료 시설은 대부분 보호병동, 낮병원, 개방병동 등으로 구분되어 있고, 입원치료뿐만 아니라 외래진료, 응급실진료를 수행한다. 또한 심리검사실, 발달검사실, 집단치료실, 특수교육실 등이 갖추어져 있다. 신경과적 문제를 의심할 만한 병력, 뇌전증, 소아 심장질환, 소화기 장애, 천식 등의 신체질환이나 그 밖에 정신과적 문제와 병행되어 나타날 수 있는 문제 및 치료가 필요한 다른 요인에 대해 각 분야의 전문가에게 신속하게 의뢰하거나 협진이 가능하다는 장점이 있다.

2. 정신과 전문치료병원의 소아청소년 병동

1989년에는 국립서울정신병원(현 국립정신건강센터)에서도 소아병동 증축으로 독립된 병실을 갖추었고, 1996년 3월에는 소아자폐증 진료소가 개원함으로써 환경치료적 접근을 통한 치료서비스를 더 많이 제공할 수 있게 되었다.

국립나주병원은 1992년부터 독립된 소아청소년 전문병

동을 운영하고 있다. 권익보호체계 및 공동사회모임 등 환경치료 프로그램과 정신병리에 대한 치료와 개별적인 문제 접근을 위한 전담간호팀제를 도입하여 운영 중이다.

정신과 전문치료병원의 소아청소년 병동에서는 보통 외래진료와 입원치료, 소아청소년 낮병원 운영을 병행한다. 아동·청소년의 특징적인 정신질환을 주로 다루며 자폐스펙트럼장애, 행동문제를 주로 나타내는 품행장애, 주의력결핍 과잉행동장애, 적대적 반항장애, 우울증 및 불안장애와 강박장애, 틱장애, 섭식장애, 조기 발병한 조현병과 양극성 정동장애, 약물남용 및 인터넷 중독 등에 대한 치료에 역점을 두고 있다.

3. 낮병원

낮병원은 입원치료와 외래치료의 장점을 살려 주간에는 병원에서 재활을 위한 치료 및 훈련을 받고 저녁에는 집으로 돌아가는 일종의 부분입원 형태의 서비스이다. 외래진료에서는 제공하지 않는 집중적이고 포괄적인 서비스를 제공하며, 사회생활을 하는 데 필요한 다양한 지식과 기술을 가르치는 등 광범위하게는 취업 전 단계의 훈련까지도 한다. 입원치료에 비해서는 상대적으로 환자 개개인의 다양한 필요 및 기능 수준에 맞춰 융통성 있는 치료적 접근이 가능하다. 부분입원이고 24시간 통제할 수 없는 상황이지만 치료적 환경은 역시 환경치료적 접근을 최대한 반영하여 운영하여야 한다. 환자의 장기입원을 막고 사회복귀 및 직업재활을 도울 수 있으며, 환자의 가족이 겪게 되는 심리적·경제적 부담도 줄여 주는 장점을 갖고 있다. 환경치료를 잘 응용하면 환자의 잠재적 능력을 이끌어 낼 수 있는, 좀 더 사회와 소통이 가능한 환경을 제공함으로써 환자의 자아를 성장시키며 치료 효과를 기대할 수 있다. 또한 장기입원으로 인한 환자의 퇴행과 사회적 고립을 막을 수 있고 동시에 아직 남아 있는 증상을 완화하여 지역사회 내에서 적응하도록 도울 수 있다. 낮병원은 24시간 입원 병동 생활 후 사회로 복귀하기 전에 머무를 수 있는 곳이기도 하다.

장점은 환자 개개인에 맞추어 다양한 경험이나 기회를 제공하여 빠른 사회복귀를 유도할 수 있다는 점이다. 장기 입원시설에서보다 다양한 대인관계를 경험할 수 있으며, 스스로 문제를 인식하고 판단하고 해결할 수 있는 문제해결 능력을 증진할 수 있다. 질환을 스스로 관리하는 능력 역시 중시되며 퇴행이나 질환의 재발도 줄일 수 있다. 그리고 가족과의 접촉도 용이해 긍정적인 가족관계를 유도할 수 있고 전반적인 대인관계에도 좋은 영향을 미친다(강경미, 2005).

반면 단점은 24시간 치료진이 관찰하는 것이 불가능하기에 위험한 상황에서 환자를 전적으로 보호하는 데 어려움이 따른다는 점이다. 또한 치료 중간에 병원 방문을 하지 않을 경우 치료가 중단될 확률이 높다. 그래서 공격성이 높거나 자살 위험성이 있는 환자에게는 적절하지 않다.

참고문헌

강경미(2005). 입원 및 기숙치료. 홍강의(편), 소아정신의학(pp. 682-703). 서울: 중앙문화사.

김종하, 이기연, 정문용(1990). 환경 요법의 발전에 따른 2년간의 병실환경에 대한 추적. 신경정신의학, 29(2), 429-439.

대한소아청소년정신의학회(2012). 청소년정신의학. 서울: 시그마프레스.

박기창, 김광호(1989). 환경치료병실에서 집단치료군의 치유인자. 신경정신의학, 28(3), 483-490.

안영실 외(2002). 정신보건 영역에서의 치료적 개입. 서울: 양서원.

이경순 외(2007). 정신건강간호학(3판). 서울: 현문사.

최귀순, 고성희(2011). 정신간호 이론의 이해와 적용(2판). 서울: 메디컬코리아.

Cumming, E., & Cumming, J. (1962). *Ego and milieu: Theory and practice of environmental therapy*. New York: Aldine.

Goldsmith, J. M., & Jacqueline, S. (1993). Milieu therapy: Significant issues and innovative applications. New York: Routledge.

Gunderson, J. G., Will, O. A., & Mosher, L. R. (1983). *Principles and practice of milieu therapy*. New York: Jason Aronson.

Kornerup, H. (2009). *"Milieu-therapy" with children: Planned environmental therapy in Scandinavia*. Denmark: Perikon.

제51장

소아정신의학

예방과 조기개입

Prevention and Early Intervention

신윤미

아동 정신건강의 중요성

아동의 행동문제, 우울, 학교폭력, 인터넷 과몰입 등 정신건강문제가 개인과 가정의 범위를 넘어서 사회적인 우려가 될 정도로 증가하면서 전 세계적으로 아동기 정신건강 현황에 대한 관심과 논의가 활발히 이루어지고 있다. 국내에서 시행한 학생-정서행동특성검사 및 여러 역학조사를 보면 대략 8~10%의 아동이 정신건강문제가 있는 위험군에 속하는 것으로 나타났고, 정신건강에 취약한 아동의 비율 역시 늘어나는 추세다. WHO는 정신건강문제가 있는 아동 · 청소년의 약 77%가 전혀 치료를 받지 못하고 있다고 하였으며, 미국의 경우도 개입이 필요한 아동 중 약 20% 정도만이 적절한 치료를 받는다는 것(최인재 등, 2011)을 감안할 때 많은 아동이 정신건강에 취약한 상태로 성장하고 있음을 알 수 있다. 정신건강문제가 드러나는 초기 단계에 적절한 평가와 개입이 이루어지지 않으면 치료 개입의 효과가 감소하며, 이러한 영향이 아동기의 문제로만 국한되지 않고 건강한 발달을 방해하여 성인기와 일생 전반에 걸쳐 정신건강에 부정적인 영향을 주는 등 만성 정신질환으로 이어질 위험성을 높인다. 즉, 인지 능력 저하, 학업 중단, 또래관계에서의 어려움과 같은 부적응과 문제행동으로 연결되고 성인기 대인관계, 직업 적응 등 생활적응의 어려움을 야기할 가능성이 높다. 특히 개인과 가족 및 사회 문제로 영향력이 확대될 수 있다는 점에서 더 많은 관심을 가져야 한다.

아동 정신건강 현황

1. 국내 아동 정신건강 현황

최근 시행된 국내 아동 · 청소년 정신건강 현황 조사에 따르면, 대략 10~20%의 아동 · 청소년이 도움과 관심이 필요한 상태에 있는 것으로 나타났다. 서울시 소아청소년 광역정신보건센터(2005)의 아동 · 청소년 정신장애 유병률 조사에서 18세 이하 아동 · 청소년의 약 25%가 정신건강의 어려움을 겪는 것으로 나타났다. 이는 국내 아동 정신건강문제의 예방과 조기개입을 위한 서비스체계를 강화해야 할 필요성을 보여 준다. 코로나 19 팬데믹은 아동의 정신건강에도 영향을 미친 것으로 나타나고 있다. 성인에 비해 아동은 코로나 19 감염률이 낮은 편이나 사회적 · 심리적 스트레스에는 취약할 수 있다. 또한 방역 조치의 일환으로 대부분의 학교가 문을 닫고 외부 활동이 제한되고 집에서 지내는 시간이 길어지면서 고립감, 우울감, 불안감, 인터넷 사용 증가, 과도한 수면 등이 보고되고 있다(최지욱, 2021).

2. 외국 아동 정신건강 현황

외국의 정신건강문제가 있는 아동 · 청소년 비율을 살펴보면 연구마다 차이는 있으나, 호주는 14%, 캐나다는 15%, 미국은 20% 정도가 정신건강문제가 있고, 약 10%는 심각한 정서문제serious emotional disturbance로 고통을 겪고 있다고 한다. 외국의 경우도 코로나 19로 인한 아동의 정신건강문제가 대두되고 있다. 2019년 12월부터 2020년 12월까지 4~19세 아동·청소년 65,508명을 대상으로 그간 연구들을 종합한 결과, 코로나 19 이후로 아동·청소년들은 불안, 우울, 외로움, 스트레스, 공포, 긴장, 분노, 피곤, 걱정 등을 호소하는 경우가 많았다. 특히 발달학적, 정신과적 문제가 있는 아동의 경우 코로나 19로 인한 정신건강의 영향을 많이 받은 것으로 나타나고 있다(Theberath, Monique et al., 2022). 성인기 정신질환의 약 50%가 10대 중반 이전부터 문제가 나타나기 시작하고(Jones, 2013), 일생의 건강 행동health behavior 습관이 성장기에 형성된다는 점을 고려할 때, 국가 차원의 건강 증진과 정신질환 부담을 줄이는 전략으로서 아동 정신건강 조기개입은 중요한 영역이라고 할 수 있다. 그렇지만 정신건강의 어려움을 겪는 아동·청소년의 비율이 10~20%나 되는 상황인데도 그 일부만 정신건강문제에 대해 도움을 받고 있는 실정이며(Morris et al., 2011), 특히 위기 상황에 있지만 임상 증상이 드러나지 않는 경우에는 정신건강 서비스를 거의 받지 못하고 있다(Knitzer, 2001).

개념과 정의

1. '예방' 의 역사적 배경 및 개념

정신질환 예방 모델은 공중보건 예방 정책이 감염질환, 대규모 예방접종사업 및 위생개선사업에서 성과를 거두면서 정신질환과 아동기 정서·행동장애 같은 만성질환 예방에도 공중보건 모델을 도입함에 따라 시작되었다고 할 수 있다.

초창기에는 1차, 2차, 3차 예방의 개념을 적용하여 1차 예방은 질환이 생기기 전에 예방 전략을 활용하여 발병률을 낮추고, 2차 예방은 질환 발생 즉시 치료를 시작하여 유병률을 낮추며, 3차 예방은 질환에 의한 후유증 발생을 최소화하는 전략으로 제안되었다(Commission on Chronic Illness, 1957).

Gerald Caplan은 정신건강에서의 1차 예방을 "질환이 발생하기 전 위해한 환경을 제거함으로써 정신장애의 새로운 발생을 줄이는 것"으로 정의하였다(Caplan, 1964). 예방에 대한 카플란의 분류체계는 전통적 질병 개념, 즉 질환의 발생을 피하는 데 초점을 맞추며 정신건강 증진을 통한 정신건강 예방이라는 광의의 개념을 포함하지 못하고 있다. 1983년 Gordon은 예방적 개입을 비용cost 및 이득benefit에 기반하여 다음과 같이 분류하였다.

① 전 인구를 대상으로 하는 보편적 예방universal prevention
② 질환의 발생 가능성이 높은 고위험군을 대상으로 하는 선택적 예방selective prevention
③ 이미 질환의 초기 증상을 보이는 대상에 대한 표적 예방indicated prevention

이를 모두 통합하여 1994년 미국 의학연구소Institute of medicine: IOM는 육체적인 질환과 정신질환에 대한 예방 개념의 구분이 필요하다는 판단하에 정신건강스펙트럼 개념을 정의하였다(Mrazek & Haggerty, 1994) (그림 51-1). 정신건강스펙트럼 개념에서는 정신건강 중재를 예방, 치료, 유지의 연속선상에 두고 예방활동에 대한 분화된 인식과 더불어 좀 더 구체적 개입을 할 수 있는 틀을 제공해 주었다.

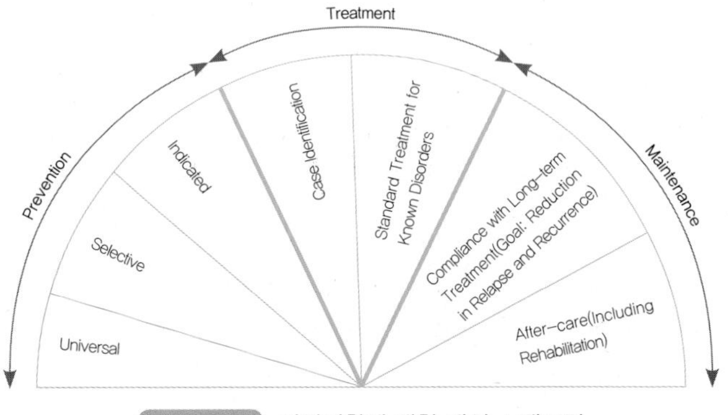

그림 51-1 정신질환에 대한 개입 스펙트럼

2. 건강 증진

최근 들어 예방 정책의 한 영역으로 포함되어 그 중요성이 강조되고 있는 건강 증진health promotion은 아동의 정신건강 강화 및 긍정적 발달positive development을 극대화하기 위한 활동과 전략을 말한다. 정신건강 증진은 연령에 따라 적절한 발달과업을 성취하도록 강점strengths을 강화하고, 긍정적 자존감을 형성하며, 부정적 환경을 극복할 수 있는 능력을 증대하는 것을 포함한다. 또한 이것은 전체 예방 모델의 연속선에서 개념적으로는 보편적 예방에 선행하지만 겹치는 부분이 있다.

3. 예방

정신건강문제나 질환에 영향을 주는 다양한 요인이 나타나기 이전에 정신건강을 유지하려는 목적의 전략을 말한다. 예방prevention의 목적은 보호요인을 늘리고 위험요인을 줄임으로써 정신건강과 웰빙을 유지하고 강화하는 것이다. 보편적 예방은 전체 인구(집단)를 대상으로 하며, 정신건강 증진 전략과 겹칠 수 있다. 선택적 예방은 정신건강문제가 나타날 수 있는 위험이 높은 집단을 대상으로 하고, 지시적 예방은 진단에는 해당하지 않으나 정신질환과 관련된 증상을 나타내는 집단을 대상으로 하며, 조기개입이 필요한 대상군과 비슷하다.

4. 조기개입

조기개입early intervention은 정신건강문제의 초기 증상을 발견하여 병의 진행을 예방하고 후유증을 줄이기 위한 활동을 의미한다. 아동기 증상에 대한 치료 자체가 성인기 정신질환의 건강문제와 질환 발생을 예방할 수 있다는 점에서 조기개입의 한 형태가 될 수 있다. 조기 진단과 적절한 치료를 통하여 예후가 좋아질 수 있으며, 예방 스펙트럼에서 지시적 예방의 목적과 겹치는 부분이 있다.

5. 재발 예방

재발 예방relapse prevention은 정신질환이 있는 개인이 재발의 조기 경고 신호를 인지하게 하고, 이에 대처할 수 있도록 돕는 것을 말한다. 정신질환 대상자의 건강과 삶의 만족도를 극대화하면서 재발 위험성을 줄이는 전략으로, 회복과정에서 매우 중요한 부분이다. 재발 예방에는 재발과 관련이 있는 위험요인risk factor과 보호요인protective factor을 파악하여 보호요인을 증진하고 위험요인의 영향을 줄이는 전략이 중요하다.

정신건강에 영향을 미치는 요인 및 비용 효과

1. 정신건강에 영향을 미치는 보호 및 위험 요인

아동기의 심리·사회적 건강과 긍정적 발달에는 다양한 생물·심리·사회적 요인이 관여하고 있으며, 이러한 요인은 개인뿐만 아니라 개인이 속한 가족, 학교 및 사회 영역 등 다양한 환경에 포괄적으로 영향을 미친다. 정신건강의 부정적 요인으로는 부적절한 양육환경, 부모의 정신건강, 폭력 노출, 학대 및 방임, 영양결핍, 만성질환 등이 알려져 있다(Kieling et al., 2011; Walker et al., 2007).

아동기에 위험요인에 많이 노출될수록 발달경과에 부정적인 영향이 늘어나고 여러 심리·사회적 문제를 경험할 확률이 높아진다(Sameroff et al., 2003). 반대로 긍정적 보호요인을 많이 경험할수록 성인에 이를 때까지 정신건강과 웰빙을 지속할 확률이 높아진다(Currie & Todd, 2003).

보호요인을 강화하고 위험요인을 약화하는 것이 예방의 핵심 내용이다. 아동의 정신건강에서 위험요인은 크게 개인적 요인과 환경적 요인으로 구분하여 설명한다(표 50-1). 개인적 요인으로는 성별, 저체중, 주산기 건강문제, 언어발달 지연, 만성 신체질환과 같은 생물학적 요인과 아동학대 혹은 방임 등 환경적 요인이 있다. 사회·심리적 요인에는 가정불화, 부모의 정신건강문제 혹은 범죄, 대가족 등의 가족요인이 있으며, 빈곤은 가정환경에 영향을 주고 부모의 정신적 스트레스를 증가시킨다. 그리고 이러한 부모의 정신적 문제는 결과적으로 아동의 정서·행동에 부정적 영향을 준다. 학대나 방임과 같은 부모의 관심과 돌봄을 받기 어려운 환경에서 품행문제가 증가한다고 하며, 경쟁사회에서의 입시와 학업으로 인한 압박감이나 스트레스 및 가정, 학교와 사회 위기 상황 등이 아동·청소년의 정신건강에 위협이 되고 있다.

보호요인에 속하는 부모 및 가족과의 지지적 관계, 부모의 관심과 적절한 훈육은 아동의 정신건강문제를 예방할 수 있으며, 효과적이고 적절한 보건 및 복지 서비스가 제공되는 사회안전망이 예방 효과를 나타낸다. 위험요인과 보호요인이 반대 특성을 나타내기는 하지만, 낮은 사회경제적 상태가 위험요인이라고 하더라도 반대로 부유

표 51-1 아동기 정신건강의 보호요인과 위험요인

개입영역	보호요인	위험요인
아동	• 쉬운 기질 • 우수한 사회 · 정서 기술 • 긍정적 대응방식 • 낙관적 태도 • 양육자와의 안정적 애착	• 출생, 영아 초기의 문제 • 어려운 기질 • 자존감이 낮은 경우 • 지능이 낮은 경우 • 양육자와의 불안정 애착
가족	• 가족의 화목과 안정성 • 지지적 양육 • 강한 가족의 가치 • 일관성(엄격한 경계 및 제한)	• 가족 간의 불화, 불안정, 갈등 • 가혹하고 비일관적 훈육 방식 • 부모의 정신병리 • 형제의 심각한 질환 및 장애
학교	• 긍정적 학교 분위기 • 학교에 대한 소속감 • 가족과 학교의 연계 • 다양한 활동 참여 기회 • 학업성취	• 학교폭력, 또래의 거절 • 학업문제 • 출석율 저조 • 학교와 가족 간의 단절
생활 사건	• 정서적 지지 • 돌봐 주는 성인과의 관계	• 전학 • 가족의 죽음 • 정서적 외상 • 신체적 · 성적 학대 경험
사회	• 지역사회 참여 • 서비스에 대한 접근도 • 경제적 안정성 • 강한 문화적 정체성 및 자부심	• 차별 • 고립 • 사회경제적 불이익 • 지원 서비스에 대한 접근이 어려움

출처: http://www.kidsmatter.edu.au

함이 보호요인에 해당하지 않는 경우처럼 단순히 위험요인이 감소한다고 해서 보호요인이 증가하는 것은 아니다(Durlak, 1998). 또한 위험요인과 보호요인이 여러 정신건강문제에 모두 같은 영향력을 갖는 것은 아니므로 예방 전략에서 위험요인과 보호요인 각각의 특성과 이것이 특정 정신건강문제에서 어떠한 상호작용을 하는지 고려해야 한다. 위험요인이 있다고 해서 반드시 정신건강문제가 발생하는 것은 아니고, 반대로 보호요인이 정신건강을 전적으로 예방할 수 있는 것도 아니다. 보호요인과 위험요인이 개인의 정신건강에 어떠한 기전을 통하여 작용하는지는 충분히 알려져 있지 않으나, 한 가지 확실한 것은 하나의 위험요인보다 여러 요인이 있을 때 정신건강에 미치는 부정적 결과가 몇 배 이상 중첩되어 나타난다는 것이다(Durlak, 1998).

정신건강의 예방과 관련해서 회복탄력성resilience을 자주 언급한다. 이것은 아동이 어려움과 위기를 겪을 때 그것을 잘 극복하고 원래의 기능으로 회복할 수 있는 능력을 의미한다. 이는 아동이 가족, 학교, 사회와 안정적이고 지지적인 관계나 지원을 유지할 때 더욱 잘 발휘될 것이다.

2. 예방 및 조기개입의 비용 효과

정신건강에 취약한 아동 대상군과 위험요인이 되는 사회환경을 개선하는 예방 및 조기개입은 질환의 예방과 악화를 방지하는 효과가 있으며, 이는 여러 비용 대비 효과cost-effectiveness 연구를 통하여 입증되고 있다(O'Neill et al., 2013).

Knapp 등(1999)은 영국의 조사에서 10세에 나타난 품행장애를 치료하지 않을 경우, 27세에 이르렀을 때 개인당 약 7만 파운드의 추가 비용이 발생하고, 보건의료 서비스 비용보다 교육, 사회복지, 범죄 처벌 관련 비용이 훨씬 더 많은 비중을 차지할 것이라 보고하였다. 또한 미국의 청소년 범죄 관련 통계에 따르면, 범죄를 저지른 청소년 중 70.4%가 적어도 한 가지 이상의 정신건강문제를 지닌다는 평가를 받았으며, 고위험군 청소년은 재활, 구금, 희생자에 대한 비용 등을 고려하면 1인당 100~200만 달러의 사회비용을 사용한다고 하였다(Dodge et al., 2007). 이와 같이 아동기 정신건강문제의 예방과 조기 평가 및 개입이 적절히 이루어지지 않을 경우 개인의 삶과 가정에 미치는 심각한 심리적 결과뿐만 아니라, 국가가 부담해야 하는 사회경제적 비용 역시 크게 증가할 것이다. 정신건강 증진과 질환의 부담을 줄이기 위해서는 의학, 건강, 교육, 복지의 협력을 통하여 부모, 가족, 교사, 정책가 등 아동 · 청소년과 관련한 모든 영역에서 참여하여 지속적인 네트워크와 의사소통을 유지하는 것이 매우 중요하다.

아동 정신건강문제 예방 및 조기개입

1. 아동 정신건강문제의 예방과 조기개입의 일반 원칙

아동 · 청소년 대상 정신건강문제의 예방과 조기개입 시행을 위한 일반적인 권고 사항은 다음과 같다(WHO,

2005; WHO/WONCA, 2008).

1) 건강 증진 서비스의 통합

전체 건강 증진 서비스health promotion service에 정신건강을 통합하여야 한다. 신체건강과 정신건강은 흔히 같이 나타나고, 정신건강문제가 신체 증상으로 표현되는 경우가 많으며, 만성 신체질환을 가진 아동·청소년에게 정서·행동 문제가 생길 가능성이 더욱 높기 때문이다. 또한 정신건강문제가 있는 아동·청소년의 신체건강문제를 간과하지 않아야 한다.

2) 예방과 조기개입 서비스의 접근성 향상

정신건강문제가 있는 사람이 스스로 전문 서비스를 찾는 경우는 많지 않으며, 정신건강 서비스 이용에 부정적 인식을 지닌다. 따라서 이러한 서비스를 일차 건강 서비스에 포함하여 제공한다면 접근도가 더욱 높아질 것이다.

3) 연속 서비스 제공

서비스 제공은 연속적이어야 한다. 아동·청소년 정신건강 예방 활동에는 다양한 배경을 가진 여러 분야의 전문가가 참여한다. 다학제 전문가들이 유기적으로 연계하여 정신건강 서비스를 제공하는 것은 현실적으로 쉽지 않지만 매우 중요하다. 아동·청소년의 심리·사회적 건강은 부모의 정신건강, 가족이나 학교 환경의 영향과도 밀접한 관련이 있으므로 정신건강문제를 다룰 때는 부모, 가족, 학교 등 다양한 부분에서 요구도와 자원을 조사하고 활용해야 한다.

4) 생애주기별 접근

아동·청소년의 발달시기에 따른 적합한 생애주기별 접근이 필요하다. 아동·청소년 정신건강은 생애 초기부터 다양한 생물학적·심리적·사회적 요인에 영향을 받으므로 발달시기에 따라 중요한 요인을 중재하는 전략을 수립하여야 하고, 특히 발달 초기일수록 부정적 요인의 개선이 이루어지지 않을 경우 성인기까지 그 영향이 오래 지속된다.

5) 인권에 기초한 서비스

정신건강문제가 있는 아동·청소년은 차별을 받기 쉬워 적절한 건강 서비스를 받을 기회를 얻지 못할 수 있다. 아동·청소년은 필요한 서비스를 받을 권리가 있으므로 가족, 학교, 사회가 아동·청소년이 적절한 권리를 행사할 수 있도록 도와야 한다.

6) 사용자 중심의 서비스 개입

아동·청소년도 자신의 건강문제에 대한 정보를 듣고 연령과 발달수준에 맞게 치료 결정에 참여할 수 있도록 기회를 제공해야 한다.

7) 예방과 조기개입

예방과 조기개입은 위험요인을 줄이고 회복탄력성을 늘릴 수 있는 전략에 기초해야 한다. 또한 이러한 전략이 일차 의료에서부터 자연스럽게 스며들 수 있도록 계획하여야 한다.

2. 연령별 예방과 조기개입 전략

정신건강문제의 정확한 평가와 조기개입 및 예방 전략의 핵심은 발달론적 측면에서 아동의 심리발달 특성을 이해하고, 경제적으로는 사회적 이득과 긍정적 결과를 극대화하면서 개인에게 부정적 영향을 최소화할 수 있는 근거기반 프로그램을 시행하는 데 있다. 이를 위해 정신건강에 미치는 환경적 요인을 고려하여 아동, 부모 등 당사자뿐만 아니라 정신건강 및 관련 전문가의 상호 연계체계를 기반으로 위험요인을 개선하는 전략을 세워야 한다. 아동의 연령에 따라 취약한 정신건강문제가 다르고, 이에 따른 예방개입 내용도 차이가 있을 것이므로 각 발달시기에 적합한 보편적, 선택적 및 지시적 예방 전략을 시행한다.

1) 영유아기

영유아기의 정신건강은 주산기요인에 영향을 받으며, 이때의 정신건강문제는 일생 전반에 걸쳐 부정적 발달경과를 유발할 수 있다. 안전하고 긍정적인 환경, 양육 기술 및 정보 제공, 애착 증진, 부모의 정신적·육체적 건강 향상을 목표로 하는 전략은 영유아의 안녕을 증진하고 만성화될 수 있는 정신건강문제를 예방하는 데 있어 매우 중요하다. 대표적인 영유아기 선택적 예방 전략인 엘미라 태아/영유아 프로젝트Elmira Prenatal/Early Infancy Project는 취약계층

편모/편부를 대상으로 한 프로그램이다. 태아기와 영유아기에 부모가 프로젝트에 참여하여 지속적인 관리를 받은 대상은 15년이 지난 후에도 가출, 범죄, 흡연, 음주, 행동 문제 등이 참여하지 않은 집단에 비하여 낮고, 학대나 방임을 경험하는 빈도도 낮은 등 긍정적 결과를 나타냈다(Olds, 1998).

2) 학령전기 아동

학령전기 아동에게 흔히 나타나는 공격성 및 불순종 행동 등 외현화 문제externalizing problems의 예방 및 조기개입 전략은 대부분 부모양육 프로그램을 중심으로 시행된다. 부모의 양육 기술과 부모–자녀 관계를 개선함으로써 아동의 문제행동에 긍정적인 결과를 가져올 수 있으며(Dretzke et al., 2009), ADHD 증상 감소, 교육 참여율 증가, 안전사고 감소 및 모의 정신건강 증진 효과(National Institute for Health and Clinical Excellence, 2006) 등 여러 영역에서 긍정적 결과를 나타낸다. 내재화 문제internalizing problems로 위축되고 높은 불안 성향을 지니는 아동을 위한 부모 양육을 돕는 선택적 예방프로그램인 '쿨 리틀 키즈Cool Little Kids'의 장기적인 예방 효과 역시 입증되었다(Rapee, 2013). 그러나 학령전기 아동의 내재화 문제 조기개입 전략은 외현화 문제 영역에 비하여 적은 편이다.

3) 학교 기반 프로그램

21세기 들어 학교를 기반으로 하는 예방 및 조기개입 프로그램이 아동·청소년 정신건강 정책에서 차지하는 비중과 중요성이 강조되며, 많은 국가에서 정신건강 증진과 예방 사업을 학교를 중심으로 시행하고 있다.

외국의 프로그램으로는 미국에서 시행된 학령전기부터 초등학교 3학년까지 아동의 학교 적응문제를 조기 발견하여 개입하는 일차 정신건강 프로젝트Primary Mental Health Project: PMHP와 경제적 취약계층 아동에게 사회, 보건, 교육 서비스를 통합적으로 제공하여 또래관계 향상, 결석 예방, 반사회적 행동 예방 등 사회적 역량을 강화하는 헤드스타트Head Start 프로그램 등이 있다. 호주의 MindMatters, KidsMatters는 학교 중심의 대표적인 정신건강 예방 프로그램이다. 학교 기반 프로그램의 효과성 연구에서 펜실베이니아 예방 프로그램Penn Prevention Program: PPP은 10~13세 학생의 자기보고에 따른 우울 증상, 부모와 갈등을 바탕으로 우울증 고위험군을 선정한 후 인지훈련 프로그램과 문제해결 프로그램 및 이 두 내용이 결합된 프로그램 등 세 가지 개입을 시행했는데, 대조군에 비하여 프로그램 대상 집단이 우울 증상과 부모와의 갈등에서 유의미한 긍정적 효과를 나타냈다(Beardslee & Gladstone, 2001). 최근에는 예방과 조기개입 프로그램에 대한 부정적 낙인을 줄이고 참여율을 높이기 위한 전략으로서 교과과정에 포함하는 정신건강 프로그램을 긍정적으로 시도하고 있다.

3. 근거 기반한 외국의 예방적 개입들

미국의학연구소IOM에서는 예방의 중요성을 강조하고 있지만 개념적 이론을 기반으로 한 근거 기반 프로그램은 제한적이다. Annie E. Casey 재단에서 후원한 blueprint는 근거 기반 프로그램을 평가하는 시스템이다. 1,400개 이상의 프로그램을 검토한 결과, 14%만이 프로그램 인증요건을 충족했다. '모델' 프로그램으로 지정되기 위해서는 최소 2개 이상의 질 높은 무작위 실험결과와 개입 종료 후 12개월이 지난 후에도 유의미한 결과, 개입의 특화성, 보급의 편이성 등을 만족해야 한다. 다음은 '모델' 프로그램에 해당하는 대표적 프로그램들이다.

1) 보편적 예방 개입들universal preventive interventions

(1) 생활기술훈련프로그램The Life Skills Training Program: LST

생활기술훈련프로그램은 교실을 기반으로 한 알코올 및 약물 사용, 폭력적인 행동 예방 프로그램이다. 청소년들을 대상으로 자기관리 및 사회적 기술을 가르친다. 연구결과 대상자들은 흡연, 알코올, 불법 약물, 폭력 등의 문제행동이 감소하고, 6~10년 추적관찰한 결과 난폭운전, HIV를 포함한 성적 위험 행동이 감소하였다. 최근에는 모바일 폰 기반 프로그램이 개발되었고, 18개월 추적관찰 결과 흡연, 약물남용이 감소하였다(Castro, Raquel Paz et al., 2022).

(2) 긍정적 행동프로그램The positive action program

긍정적 행동프로그램은 사회성을 향상시키기 위해 고안된 학교 기반 프로그램이다. 초등·중학생이 긍정적인 행동을 할 때 스스로에 대해 긍정적 사고를 할 수 있도록 도움을 주어 궁극적으로는 자기 관리기술과 전략을 알려 준다. 대상자들의 학교생활의 질 향상뿐 아니라 약물남용, 폭력, 성문제 감소, 사회정서적 발달의 긍정적 효과, 우울 및 불안의 감소 등의 결과를 보였다(Lewis et al., 2013).

(3) 대안적 사고 전략 촉진The Promoting Alternative Thinking Strategies: PATHS

대안적 사고 전략 촉진 프로그램은 학동기 아동들을 대상으로 공격성 감소, 자기 조절, 정서 이해 및 사회적 능력 향상을 위한 학교 기반 프로그램이다. 프로그램 결과, 대상자들은 내면화, 외현화 문제행동 감소, 감정 인식 증가, 학습 능력 향상 등의 결과를 보였다(Averdijk, 2016).

2) 선택적/표적 예방적 개입들selective and/or indicated preventive interventions

(1) 영아기 조기개입 가정방문 프로그램nurse-family partnership

영아기 조기개입 가정방문 프로그램은 저소득층 가정의 모와 아동의 건강을 도와주는 프로그램이다. 아동의 삶을 개선시키기 위해서는 조기부터 부모 개입이 필요하다는 취지하에 1970년대부터 시작되었다. 프로그램은 흡연, 알코올, 약물남용, 원치 않는 임신, 가정폭력을 감소시키고, 휴식, 운동, 건강한 생활 습관을 증진시켜 영유아 발달을 촉진시킨다. 18년의 장기 연구에 따르면, 아동학대 예방과 함께 아이의 학업 성적, 건강, 범죄 예방에도 긍정적인 결과를 보였다(Kitzman et al., 2019).

(2) 새로운 시작new beginnings

새로운 시작 프로그램은 이혼과정을 겪으며 적응에 영향을 미칠 수 있는 스트레스 요인을 감소시키고 가정 내 변화에 적응을 돕기 위한 프로그램이다. 모가 효과적으로 자녀의 문제행동을 조절하는 법, 모-자녀 상호작용의 질적 향상, 부모 간의 갈등, 폭력 노출 감소를 목적으로 하게 된다(Wolchik, 2013).

(3) 기능적 가족치료Functional Family Therapy: FFT

비행, 약물남용, 반항, 학교 부적응을 비롯한 행동문제를 가진 11~18세의 아동·청소년의 문제해결을 위해 기능적 가족치료가 고안되었다. 양육 기술, 청소년 자녀의 순응도, 가족 내 의사소통을 향상시키고 부정적이고 비기능적인 행동 패턴을 감소시키는 것이 목적이다.

(4) 부모 훈육 훈련Parent Management Training Oregon Model: PMTO

부모 훈육 훈련은 효과적인 가족 관리 강화를 목적으로 유아기부터 아동기까지의 부모를 위한 훈련으로 설계되었다. 프로그램의 결과 반사회적 및 문제적 행동을 감소시키고 개입 후 9년이 지난 시점에서도 비행·법적 문제행동의 감소를 보였다.

4. 국내 정신건강 예방

국내 아동 정신건강 예방 정책은 정신건강 증진과 고위험군 조기 발견 서비스와 치료시스템 구축 및 효과적인 실행을 목표로 교육부, 보건복지부, 여성가족부 등 범부처가 단독 또는 협력하여 Wee센터, 정신건강증진센터, 청소년상담복지센터 등을 거점 기관으로 진행해 왔다. 여성가족부의 위기청소년 통합시스템CYS-Net은 위기청소년을 돕기 위한 서비스를 제공하고, 보건복지부는 지역별 정신건강증진센터를 기반으로 정신건강 조기 검진 및 조기중재 사업, 사례관리 서비스 제공을 통해 아동·청소년의 정신건강 증진사업을 시행하고 있다(보건복지부, 2013). 그 외에도 교육청 예산으로 고위험군 아동의 검사와 치료비를 지원하는 프로그램을 운영하고, '희망스타트'와 '드림스타트' 등 시범사업을 통해 취약지역의 12세 이하 아동을 위한 복지·보육 서비스를 지역별 특성에 맞게 제공하고 있다. 최근 들어 아동의 정신건강 증진사업을 실행하는 데 있어 학교의 중요성이 증가하고 있다. 교육부는 2006년「학교보건법」개정 및 학생 정신건강문제 파악과 조기개입 요구도 증가에 따라 2007년도 시범학교 초중고 학생을 대상으로 정서·행동 문제의 선별검사를 시작하였고, 대상과 연령군을 확대하였다. 선별검사를 통해 정신건강의 평가와 조기개입 연계 서비스를 시행하고 있다. 추가 평가가 필요하다고 판단된 경우에는 학교 상담 및 Wee센터로 연결하여 상담, 평가, 진로 선택 프로그램, 위기 유형별 상담 서비스를 받게 하였다. 자살 위기에 있는 고위험군 아동은 위기대응체계를 확립하여 자살예방센터, 정신건강 증진센터, 학교 등을 통해 적극적인 개입 노력을 하고 있다. 2012년에는 학교폭력과 관련한 사회적 관심의 증가로 전 학년에

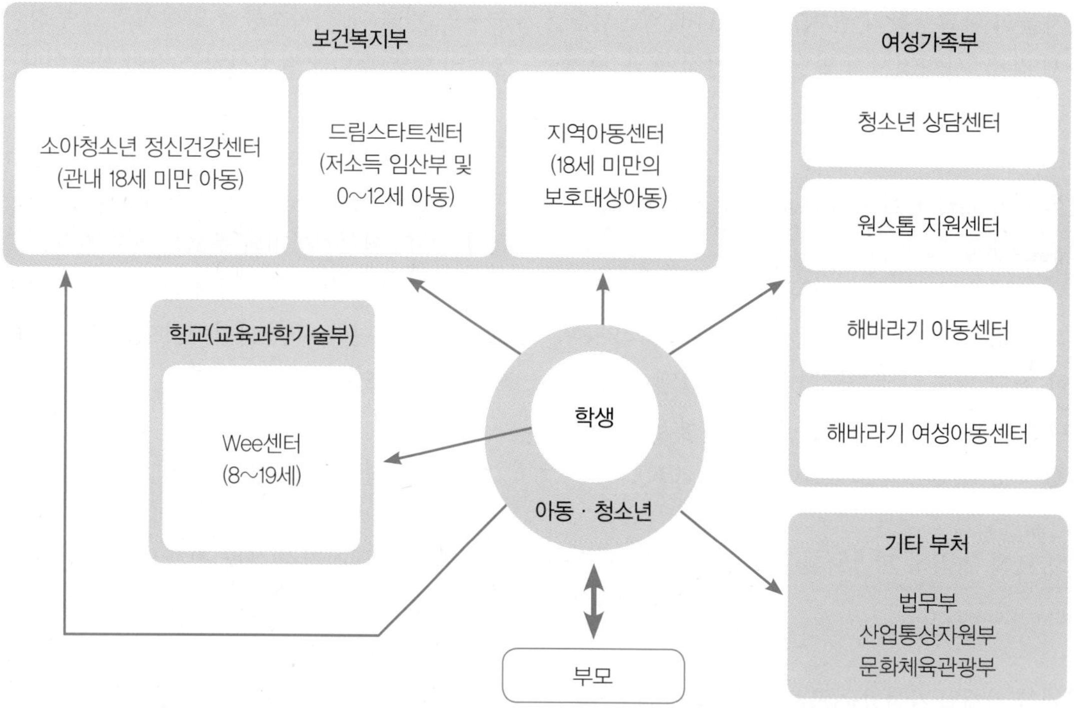

그림 51-2 아동 · 청소년 대상 중앙정부 부처의 정신건강 관련 정책 및 서비스 개요(최인재, 2012)

서 정신건강선별검사를 진행하였고, 2013년에는 초등학교 1 · 4학년, 중학교 1학년, 고등학교 1학년에게 정서행동선별검사를 진행하는 등 학교를 중심으로 한 정신건강 조기개입 전략을 활발하게 실시하고 있다. 부처별 아동 · 청소년 정신건강과 서비스 체계는 [그림 51-2]에 제시하였다.

학교 중심의 정신건강 사업에 대한 욕구가 증가하며 2013년부터 교육부와 보건복지부는 '학생정신건강지역협력모델 구축 · 지원사업'을 시작하여 지역사회 정신건강 전문기관과의 협조체계를 구축하고자 하였다. 하지만 정신건강 위험성이 높은 학생이 정서 · 행동특성검사에서 선별되지 않고, 부모님들의 치료에 대한 거부 등의 문제가 생기면서 2016년부터 교육부는 '정신건강전문가 학교방문 지원사업'을 실시하여 정신건강 전문가가 학교를 방문하여 관심군 학생의 심층평가, 지역사회 연계를 통한 개입과 지원을 시작하였다.

참고문헌

강은정(2007). 한국아동정신건강현황과 정책과제. 보건복지포럼, 128, 60-72.

교육과학기술부(2012). 학생 정서 · 행동발달 선별검사 및 관리매뉴얼.

교육과학기술부, 보건복지부(2012). 제8차 청소년건강행태온라인조사.

김미숙, 우국희, 양소남, 이주연, 이정현(2011). 선진국의 아동사례관리체계비교연구: 영국, 미국, 뉴질랜드를 중심으로. 서울: 한국보건사회연구원.

보건복지부(2013). 2013년 아동 · 청소년 정신건강증진사업안내. 서울: 보건복지부.

서울특별시, 학교보건진흥원, 서울대병원 소아정신과, 서울시소아청소년광역정신보건센터(2005). 2005년도 역학사업보고서: 서울시 소아청소년 정신장애 유병률 조사.

최은진(2013). 청소년 정신건강 지원 및 연계체계 개선방안. 보건복지포럼, 201, 61-70.

최인재(2012). 청소년 정신건강 실태 및 대응방안. NYPI 청소년정책 리포트, 30. 서울: 한국청소년정책연구원.

최인재, 모상현, 강지현, 김윤희, 이재연(2011). 아동 · 청소년 정신건강증진을 위한 지원방안 연구 I : 총괄보고서. 서울: 한국청소년정책연구원.

최인재, 모상현, 이선영, 김혜인, 이재연(2012). 아동 · 청소년 정신건강증진을 위한 지원방안 연구 II . 서울: 한국청소년정책연구원.

최지욱(2021). 코로나19가 성인 및 소아청소년에 미치는 영향과 지원 방안. *Journal of Korean Neuropsychiatric Association, 60*(1): 2-10.

Abdel-Khalek, A., & Lester, D. (2007). The psychometric properties and correlates of the Reynolds' suicide ideation questionnaire with Kuwaiti and American students. *Archives of Suicide Research, 11*(3), 309-319.

Aos, S., Phipps, P., Barnoski, E., & Leib, R. (2001). *The comparative costs and benefits of programs to reduce crime*. Olympia: Washington State institute for Public Policy

Averdijk, M., Zirk-Sadowski, J., Ribeaud, D., & Eisner, M. (2016). Long-term effects of two childhood psychosocial interventions on adolescent delinquency, substance use, and antisocial behavior: A cluster randomized controlled trial. *Journal of Experimental Criminology, 12*, 21-47.

Beardslee, W. R., & Gladstone, T. R. (2001). Prevention of childhood depression: Recent findings and future prospects. *Biological Psychiatry, 49*(12), 1101-1110.

Brent, D. A. et al. (1998). Risk factors for adolescents suicide: A comparison of adolescent suicide victims with suicidal impatient. *Archives of General Psychiatry, 45*(6), 581-588.

Caplan, G. (1964). *Principles of preventive psychiatry*.

Castro, Raquel Paz, et al. (2022). Longer-term efficacy of a digital life-skills training for substance use prevention. *American Journal of Preventive Medicine*.

Clarke, G. N., Hawkins, W., Murphy, M., Sheeber, L. B., Lewinsohn, P. M., & Seeley, J. R. (1995). Targeted prevention of unipolar depressive disorder in an at-risk sample of high school adolescents: A randomized trial of a group cognitive intervention. *Journal of the American Academy of Child and Adolescent Psychiatry, 34*(3), 312-321.

Commission on Chronic Illness. (1957). *Chronic illness in the United States* (Vol. 1). Cambridge, MA: Harvard University Press.

Currie, C., & Todd, J. (2003). HBSC briefing paper 2. *Mental well-being among schoolchildren in Scotland: Age and gender patterns, trends and cross-national comparisons*. Edinburgh: University of Edinburgh.

Dodge, K., & Conduct problems prevention Research Group. (2007). Fast track randomized controlled trial to prevent externalizing psychiatric disorders: Findings from grades 3 to 9. *Journal of the American Academy of Child and Adolescent Psychiatry, 46*(10), 1250-1262.

Dretzke, J., Davenport, C., Frew, E., Barlow, J., Stewart-Brown, S., Bayliss, S., Taylor, R., Sadercock, J., & Hyde, C. (2009). The clinical effectiveness of different parenting programmes for children with conduct problems: A systematic review of randomised controlled trials. *Child and Adolescent Mental Health, 3*(1), 7.

Due, P., Morgan, A., Currie, C., Nic Gabhain, S., Rasmussen, M., Samdal, O., & Smith, R. (2008). In WHO Regional Office for Europe (Ed.), Mental well-being in school-aged children in Europe: Associations with social cohesion and socioeconomic circumstances. *Social cohesion for mental well-being among adolescents* (pp. 12-14). Copenhagen: World Health Organization.

Durlak, J. A. (1998). Common risk and protective factors in successful prevention programs. *American Journal of Orthopsychiatry, 68*(4), 512-520.

Eaton, D. K. et al. (2012). Youth risk behavior surveillance-United States, 2011. *Morbidity and Mortality Weekly Report, 61*(SS-4), 1-162.

Eposite, C. L., & Clum, G. A. (2002). Psychiatric symptoms and their relationship to suicidal ideation in a high-risk adolescent community sample. *Journal of the American Academy of Child & Adolescent Psychiatry, 41*(1), 44-51.

Friis, R., & Stock, S. (1998). Mental health. In A. Henderson, S. Champlin, & W. Evashwick (Eds.), *Promoting teen health: Linking schools, health organziations, and community* (pp. 151-165). Thousand Oaks, CA: Sage.

Gordon, Jr., & Robert, S. (1983). An operational classification of disease prevention. *Public health reports, 98*(2): 107.

Greening, L., & Stoppelbein, L. (2002). Religiosity, attributional style, and social support as psychosocial buffers for African American and white adolescents' perceived risk for suicide. *Suicide & Life-Threatening Behavior, 32*(4), 404-417.

Haggerty, R. J., & Mrazek, P. J. (1994). Can we prevent mental illness? *Bulletin of the New York Academy of Medicine, 71*(1), 300-306.

Henggeler, S. W., Sonja K. S., & Susan G. P. (1995). Multisystemic therapy: Bridging the gap between university-and community-based treatment. *Journal of consulting and clinical psychology, 63*(5): 709.

International Association for Child and Adolescent Psychiatry and Allied Professions. (2012). *IACAPAP textbook of child and adolescent mental health*. Geneva: IACAPAP.

Jenkins, R., Meltzer, H., Jacobs, B., & McDaid, D. (2010). Child and adolescentmental health: Infrastructure, policies and practices in England—The CAMHEE project. *Journal of Public Mental Health, 9*(1), 26-39.

Jones, P. B. (2013). Adult mental health disorders and their age at onset. *British Journal of Psychiatry, 202*, S5-S10.

Kieling, C., Baker-Henningham, H., Belfer, M. et al. (2011). Child and adolescent mental health worldwide: Evidence for action. *Lancet, 378*, 1515-1525.

Kim, H. S., & Kim, H. S. (2008). Risk factors for suicide attempts among Korean adolescents, child psychiatry. *Human Development, 39*, 222-235.

Kitzman, H., et al. (2019). Prenatal and infancy nurse home visiting and 18-year outcomes of a randomized trial. *Pediatrics 144*, 6.

Knapp, M. R. J., Almond, S., & Percudani, M. (1999). Costs of schizophrenia. In M. Maj & N. Sartorius (Eds.), *Evidence and experience in psychiatry* (Vol. 1). London: John Wiley and Sons.

Knitzer, J. (2001). Federal and state efforts to improve care for infants and toddlers. *The Future of Children, 11*(1), 78-97.

Lewis, K. M. et al. (2013). Effects of positive action on the emotional health of urban youth: A cluster-randomized trial. *Journal of Adolescent Health, 53*(6): 706-711.

Morgan, A., & Ziglio, E. (2007). Revitalising the evidence base for public health: An assets model. *Promotion and Education, 14*, 17-22.

Morris, J., Belfer, M., Daniels, A. et al. (2011). Treated prevalence of and mental health services received by children and adolescents in 42 low-and-middle-income countries. *Journal of Child Psychology and Psychiatry, 52*, 1239-1246.

Mrazek, P. J., & Haggerty, R. (1994), *Reducing risks of mental disorder: Frontiers for preventive intervention research*. Washington: National Academy Press.

National Institute for Health and Clinical Excellence. (2006). *Parent-training/education programmes in the management of children with conduct disorders*. London: Gaskell.

O'Neill, D., McGilloway, S., Donnelly, M., Bywater, T., & Kelly, P. (2013). A cost-effectiveness analysis of the incredible years parenting programme in reducing childhood health inequalities. *European Journal of Health Economics, 14*, 85-94.

Olds, D., Henderson, C. R., Cole, R., Eckenrode, J., Kitzman, H., Luckey, D., Pettitt, L., Sidora, K., Morris, P., & Powers, J. (1998). Long-term effects of nurse home visitation on children's criminal and antisocial behavior: 15 year follow-up of a randomized controlled trial. *Journal of the American Medical Association, 280*, 1238-1244.

Rapee, R. M. (2013). The preventive effects of a brief, early intervention for preschool-aged children at risk for internalising: Follow-up into middle adolescent. *Journal of Child Psychology and Psychiatry, 54*(7), 780-788.

Saldana, L., Campbell, M., Leve, L., & Chamberlain P. (2019). Long-term economic benefit of Treatment Foster Care Oregon (TFCO) for adolescent females referred to congregate care for delinquency. *Child Welfare, 97*(5): 179-195.

Sameroff, A., Gutman, L. M., & Peck, S. C. (2003). Adaptation among youth facing multiple risks. In S. S. Luthar (Ed.), *Resilience and vulnerability: Adaptation in the context of childhood adversities* (pp. 364-391). Cambridge: Cambridge University Press.

Shochet, I. M., Dadds, M. R., Holland, D., Whitefield, K., Harnett, P. H., & Osgarby, S. M. (2001). The efficacy of a universal school-based program to prevent adolescent depression. *Journal of Clinical Child Psychology, 30*(3), 303-305.

The National Research Council and the Institute of Medicine of the National Academies. (2009). *Preventing mental, emotional, and behavioral disorders among young people: Progress and possibilities*. Washington, DC: National Academies Press.

Theberath, M. et al. (2022). Effects of COVID-19 pandemic on mental health of children and adolescents: A systematic review of survey studies. *SAGE open medicine, 10*(2022): 20503121221086712.

U. S. Department of Health and Human Services. (1999). *Mental health: A report of the surgeon general*. Rockville, MD: U. S. Department of Health and Human Services.

Walker, S. P., Wachs, T. D., Gardner, J. M., Lozoff, B., Wasserman, G. A., Pollitt, E., & Carter, J. A. (2007). Child development: Risk factors for adverse outcomes in developing countries. *Lancet, 369*(9556), 145-157.

Walker, S. P., Wachs, T. D., Grantham-McGregor, S., Black, M. M., Nelson, C. A., Huffman, S. L., & Richter, L. (2011). Inequality in early childhood: Risk and protective factors for early child development. *Lancet, 378*(9799), 1325-1338.

Weissberg, R. P., Caplan, M., & Harwood, R. L. (1991). Promoting competent young people in competence-enhancing environments: A systems-based perspectives on primary prevention. *Journal of Consulting and Clinical Psychology, 59*(6), 830-841.

Weisz, J. R., Sandler, I. N., Durlak, J. A., & Anton, B. S. (2005). Promoting and protecting youth mental health through evidence-based prevention and treatment. *American Psychologist, 60*, 628-648.

Wolchik, S. A., Sandler, I. N., Tein, J.-Y., Mahrer, N. E., Millsap, R. E., Winslow, E., & Reed, A. (2013). Fifteen year follow-up of a randomized trial of a preventive intervention for divorced families: Effects on mental health and substance use outcomes in young adulthood. *Journal of Clinical and Consulting Psychology, 81*, 600-673.

World Health Organization (WHO). (2005). *Mental health policy, plans and programme*. Geneva: WHO.

World Health Organization and World Organization of Family Doctors (WHO/WONCA). (2008). *Integrating mental health into primary care: A global perspective*. Geneva: WHO.

http://www.kidmatter.edu.au

제52장

소아정신의학

새롭게 등장하는 치료기술

Emerging Therapeutic Techniques: Innovations in Treatment Methods

천근아 · 안재은

서론

이 장에서는 소아청소년 정신의학 분야에서 새롭게 등장하는 치료기술들에 대해 논하자고 한다. 최근 ICT_{Information and Communications Technologies}와 AI_{Artificial Intelligence} 등 디지털 기술의 급속한 발전으로 디지털과 과학 기술의 융합이 확산함에 힘입어 디지털 기술과 의료 및 제약 기술의 융합이라는 기술적 배경 속에서 디지털 치료제digital therapeutics가 등장하였다. 디지털 치료제는 미충족 의료 수요를 해소할 수 있는 대안으로 관심을 받기 시작했고, 코로나19 팬데믹 출현 이후 더욱 각광받고 있다. 특히 디지털 치료제는 질병의 진단, 환자 모니터링, 의사결정 지원 등을 넘어 장애나 질병을 예방, 관리 또는 치료에 직접적인 효과를 보이면서 더욱 주목을 받고 있다. 이에 더하여 신경조직의 기능을 정상화하거나 조절하기 위해 사용되는 반복적 경두개자기자극술repetitive Transcranial Magnetic Stimulation: rTMS과 경두개직류자극술transcranial Direct Current Stimulation: tDCS과 같은 신경 조절술neuromodulation이 소아청소년 정신질환의 치료 방법으로 새롭게 두각을 나타내고 있다. 이뿐만 아니라, 최근에는 장-뇌 축Brain-gut axis에 대한 중요성이 대두되면서 인간의 장내 미생물이 인간의 건강에 영향을 미친다는 연구결과들이 발표되며 마이크로바이옴microbiome에 대한 관심이 증가하고 있다. 마이크로바이옴은 미생물microbe과 생태계biome가 결합된 용어로 우리 몸에 살고 있는 미생물의 유전 정보 전체를 통칭하며, '제2의 게놈(Genome, 유전정보)'으로 불린다. 마이크로바이옴은 다양한 질환에 연관성이 있는 것으로 잇달아 보고되고 있으며, 합성생물학의 발전으로 이를 이용한 차세대 의료기술이 개발되고 있다. 이 장에서는 디지털 치료제, 신경조절술, 마이크로바이옴과 관련하여 각 치료제의 정의, 개발 현황, 소아청소년 정신질환에서의 적용, 문제점과 한계점 및 향후 발전 방향에 대해 다루고자 한다. 마지막에는 원격의료telehealth의 정의, 현황 및 전망과 국내 적용과 관련된 쟁점 사항을 논하고자 한다.

디지털 치료제digital therapeutics

소아청소년의 정서 행동 문제는 그들과 가족들에게 심각한 고통과 갈등을 초래하며, 이들이 속한 공동체 또한 사회적 비용을 지불하게 된다. 해마다 소아청소년의 정신건강문제의 유병률은 증가하고 있는 추세를 보일 뿐 아니라, 연령에 따라서도 증가하는 추세를 보인다. 많은 소아청소년이 정신과적 증상의 재발을 경험하고, 여러 가지 동반질환을 보이기 때문에 정신건강문제에 대해 조기 개입하고 적절한 치료를 하는 것이 매우 중요하다. 하지만 현실적으로 의료 시스템에 대한 접근의 어려움, 경제적 어려움 등의 여러 가지 이유로 인해 정신건강문제에 대해 적절한 시기에 평가받고 치료받지 못하는 경우가 많다. 이러한 현상은 고소득 국가에서도 동일하게 나타나는데, 미국 정부의 2020년 12월 보고에 따르면, 근거 기반의 정신과적 치료를 제공하기 위해서는 미국에서만 4백만 명의 훈련된 전문가가 추가적으로 필요한 상황이라고 한다. 전 세계적으로도 정신건강문제에 대한 늘어나고 있는 수요를 모두 대면치료로 만족시키는 것은 한계가 있다.

현재 빠른 속도로 발전하고 있는 디지털 헬스 기술이 이러한 치료 수요와 치료 전달의 간극을 좁히는 역할을 할 수 있을 것으로 기대되고 있다. 최근의 정보통신기술의 발전은 보다 혁신적이고 효과적이며 접근성이 높은 디지털 치료제를 수요자에게 전달하는 것을 가능하게 하고 있다. 디지털 치료제 개발이 본격화되면서 소프트웨어 자체가 질병의 진단 및 치료에 직접 영향을 미칠 수 있게 되었다. 디지털 헬스 기술의 발전에 더하여 코로나19 팬데믹 출현으로 인한 변화는 정신건강문제에 대한 디지털 헬스 기술의 도입에 새로운 패러다임을 열고 있다. 17개국을 대상으로 한 최근 연구에 따르면, 정신건강문제에 대한 디지털 헬스 기술의 사용은 전반적으로 증가하였으며, 디지털 헬스 기술에 대한 수요를 충족시키기 위한 지원도 증가하고 있는 추세를 보이고 있다.

1. 디지털 치료제의 정의 및 종류

디지털 치료제는 '의학적 장애나 질병을 예방, 관리, 치료하기 위해 환자에게 근거에 기반한 치료적인 개입evidence-based therapeutic intervention을 제공하는 소프트웨어 의료기기'로 정의된다. 디지털 치료제는 광범위한 디지털 헬스 환경의 일부이지만, 디지털 치료제로 정의되기 위해서는 여러 연구와 평가를 통해 의학적 장애나 질병을 예방하거나 관리하거나 치료할 수 있는 목적에 대해 효과성을 가지고 있다는 치료 효과의 검증이 필요하며, 위험성이 효과성에 비해 현저하게 적어야 한다는 근거를 가지고 있어야 한다는 요건이 필요하다. 디지털 치료제는 2017년 미국에서 약물 의존 치료를 위해 개발된 프로그램 '리셋reSET'의 최초 허가 승인을 계기로 시작되었고, 이후 현재 전 세계적으로 다양한 디지털 치료제가 연구 개발되고 있다. 디지털 치료제에 적용되는 기술로는 애플리케이션, 게임, 가상/증강 현실, 인공지능/빅데이터, 뇌-컴퓨터 인터페이스 등이 있다. 세부 기술의 발전 수준에 따라 디지털 기술의 적용 범위가 확대되고 있어 지속적인 기술 개발과 치료 효과에 대한 실험이 진행될 필요가 있다.

2017년 출범한 국제비영리협회인 디지털치료제협회Digital Therapeutics Alliance: PTA는 디지털 치료제를 주요 사용 목적에 따라 ① 건강 상태 취급, ② 의학적 장애나 질병의 관리 및 예방, ③ 복약 최적화, ④ 의학적 질병 및 장애 치료 등 네 가지로 분류한다. 이러한 디지털 치료제는 질병의 치료에 직간접적으로 영향을 줄 수 있는데, 영향을 주는 유형에 따라 독립형standalone, 증강형augment, 보완형complementaty으로 구분하기도 한다. 첫째로, 독립형 디지털 치료제는 다른 약물의 개입 없이도 독립적으로 질병을 치료하도록 설계된 것으로, 기존 치료제를 대체하여 단독으로 사용할 수 있고, 다른 치료와 병행할 수 있다. 대표적으로 인지행동치료에 사용되는 모바일 어플 등이 있다. 둘째로, 증강형 디지털 치료제는 기존 치료방법과 병용하여 치료 효과를 강화하기 위해 만들어진 디지털 치료제로 만성질환의 치료 효과의 향상을 위해 사용된다. 마지막으로, 보완형 디지털 치료제는 기존 치료법을 보완하도록 설계된 디지털 치료제로 치료 약물과 함께 자가 건강 상태 관리를 개선시키며 질병의 치료에 영향을 미치는 행동 패턴 및 생활 습관을 관리하는 디지털 치료제이다.

2. 디지털 치료제의 특징

디지털 치료제는 기존 의약품과 다음과 같은 차별점을 가진다. 첫째, 형태가 없는 소프트웨어로서 인지행동치료 등의 치료방식을 통해 치료적인 기능을 하며 독성과 부작용이 적다. 둘째, 신약 개발과 달리 연구 개발 및 인허가에 필요한 시간과 비용이 적어 의료 비용 절감 효과가 기대된다. 셋째, 독립적 사용뿐만 아니라 의약품 및 의료기기와의 병용이 가능하다. 넷째, 다양한 정보통신기술을 탑재할 수 있다.

3. 소아청소년 정신질환에서의 디지털 치료제의 적용 및 개발 현황

2010년대 전후부터 2020년대 중반 사이에 출생한 현재의 소아청소년들은 영유아 시기부터 디지털 사회의 영향을 받으며 자라 온 세대여서 디지털기기에 대한 접근성이 높아 소아청소년 정신질환에서의 디지털 치료제의 개발이 더욱 활발히 진행되고 있다. 현재 출시된 제품으로는 EndeavorRX$_{\text{Akili interactive}}$, ATENTIVmynd$_{\text{ATENTIV}}$, Limbix Spark$_{\text{Limbix}}$가 있다. EndeavorRX는 2020년 FDA에서 승인된 스마트폰 및 태블릿 장치에서 몰입형 비디오 게임 경험을 통해 8~12세 주의력결핍 과잉행동장애를 치료할 수 있는 디지털 치료제이다. 이 외에도 ADHD 주의력을 개선하기 위한 ATENTIVmynd가 개발되어 있으며, 청소년기 우울장애 증상 개선을 위한 Limbix Spark 등이 개발되고 있다. 또한 다양한 디지털 치료제에 대한 연구가 여러 분야에서 임상 시험 결과를 지속적으로 축적하며 기반을 다지고 있다. 코로나 19 팬데믹으로 인해 의료 분야의 디지털 전환이 촉진되면서 디지털 치료제의 성장 잠재성이 더욱 크게 조명되고 있어 앞으로의 성장 가능성은 더 높을 것으로 예측된다.

소아청소년에서 우울, 불안, 강박장애, 파괴적 행동장애, 약물남용, 섭식장애와 신체이미지문제 등을 다루는 인터넷 기반의 인지행동치료에 대한 연구도 활발히 진행되고 있다. 인지행동치료는 구조화되어 있어 인터넷으로 전달하기 적절하고, 매뉴얼화하기 쉽고, 시간을 절약할 수 있어 소아청소년 정신질환에서는 가장 먼저 인터넷을 통해 시행되게 되었다. 7~18세에 이르는 소아청소년들의 불안장애 치료를 위해 고안된 브레이브 온라인, 스톡홀름 아동 인터넷 프로젝트로 강박장애, 자해, 불안장애, 기능성 위장장애 소아청소년들을 위한 프로그램이 개발되어 있는 BiP$_{\text{The BarnInternetprojektet}}$ 등이 개발되고 있다. 현재까지 소아청소년에서 인터넷 기반의 인지행동치료는 우울, 불안에서의 효과가 가장 입증되어 있고, 이러한 인터넷 기반의 인지행동치료의 중재 효과는 치료사 혹은 부모의 도움이 있을 때 더 나은 효과가 보고되었다. 하지만 아직까지 인터넷 기반의 인지행동치료는 무작위 대조연구가 부족하여 효과 및 장기적 치료 효과에 대한 근거가 부족하고, 치료 효과가 확인되더라도 어떠한 기전에 의해 효과가 있었는지 입증되지 않았고, 치료 순응도가 상대적으로 낮아 한계점이 있다. 그럼에도 불구하고, 현재까지의 인터넷 기반의 인지행동치료 효과에 대한 연구결과들은 매우 고무적이어서 소아청소년 정신질환을 예방하고 치료하는 데 있어 앞으로 치료 도구로 활용될 가능성이 많다.

나아가 향후에는 디지털기기의 센서로 수집되는 기기 사용에 대한 통계, 가속도계, 위성위치확인시스템$_{\text{GPS}}$, 목소리 톤, 얼굴 표정 등의 수동적 데이터들이 활발하게 사용될 가능성이 높다. 아직까지는 초기 단계에 있지만 디지털기기를 통해 수집된 수동적 데이터를 통해 소아청소년의 기분 증상, 불안 증상 등이 그들의 행동에 어떠한 영향을 미치는지 이해하는 데 도움이 될 수 있음을 시사하는 연구들이 늘어나고 있다. 이러한 데이터들이 수집되어 임상에서 활용되게 되면 디지털 치료제는 정밀 의학의 흐름에 맞추어 더욱 개인화되어 적용될 수 있을 것이다.

표 52-1 소아청소년 정신질환에서의 디지털 치료제의 개발 현황

기업	제품명	적응증
Akili Interactive (미국)	EndeavorRX	주의력결핍 과잉행동장애
	AKL-T02	자폐스펙트럼장애
	AKL-T03	주요우울장애
Cognoa (미국)	Canvas Dx	자폐스펙트럼장애
	Autism Therapeutic	자폐스펙트럼장애
ATENTIV(미국)	ATENTIVmynd	주의력결핍 과잉행동장애
Limbix (미국)	Limbix Spark	청소년 우울장애

4. 디지털 치료제의 발전 방향

향후 디지털 기술의 발전과 함께 정신건강문제에 개입하기 위한 디지털 치료제는 더욱 괄목할 만한 성장을 이룰 것이다. 첫째로, 소아청소년 정신건강에서의 디지털 치료제의 적용 범위가 더욱 확장될 것이다. 현재 다양한 질환에 대한 디지털 치료제의 개발 연구가 활발히 진행되고 있어 앞으로는 디지털 치료제가 자폐스펙트럼장애, 주의력결핍 과잉행동장애, 우울성 장애, 불안장애, 수면장애, 조현병 등의 여러 질환의 원인을 밝혀내고 치료하는 데 활용될 것이다. 둘째로, 디지털 치료제는 개개인의 특성에 맞추어 차별화되어 사용될 수 있을 것이다. 디지털 치료제는 유전자 정보, 생활 습관 정보, 웨어러블 기기 등을 통해 생성, 수집되는 정보 등을 통합하여 개개인에 최적화된 치료를 제공할 수 있게 될 것으로 기대된다. 셋째로, 디지털 치료제는 소프트웨어 기반의 치료제이기 때문에 환자에게 처방한 디지털 치료제가 환자의 증상, 반응, 순응도 등을 고려하여 지속적으로 업데이트될 수 있어 개개인의 특성

에 맞추어 차별화되어 적용될 수 있을 것이다.

디지털 치료제의 잠재력은 높고, 기술적인 발전은 괄목할 성장을 이루었지만, 실제 임상현장에서 활용되기 위해서는 아직까지 여러 가지 해결해야 할 점들이 남아 있다. 소아청소년에서의 디지털 치료제가 적극적으로 활용되기 위해서 첫째로, 디지털 치료제에 대한 연구 개발이 적극적으로 진행되어 소아청소년 정신질환에 대한 치료 효과 및 안전성에 대한 과학적 근거의 축적이 이루어질 필요가 있다. 둘째로, 개인정보 보호 및 보안문제와 스크린 타임 문제에 대한 해결책이 필요하다. 셋째로, 국내에서 디지털 치료제가 실제 임상에서 활용되기 위해서는 건강보험 수가산정 등 명확한 기준 마련이 요구된다. 더하여 임상현장에서 디지털 치료제의 사용 표준, 정책 및 규제의 수립 등의 기준 마련이 필요하다. 넷째로, 디지털 치료제에 대한 임상가와 환자의 인식 개선 등 디지털 치료제 채택, 구현을 위한 노력이 병행될 필요성이 있다.

신경조절술neuromodulation

신경조절술은 '신체의 특정 신경학적 부위로 전기 자극이나 화학물질과 같은 자극의 표적 전달을 통해 신경활동을 변화시키는 치료법'이다. 신경조절술은 신경조직의 기능을 정상화하거나 조절하기 위해 사용되며, 침습적인 방법과 비침습적인 방법이 있다. 2022년까지 Food and Drug Administration_{FDA}에서 소아청소년 정신질환의 치료에 대해 승인한 치료법은 없는 실정이다. 하지만 신경조절술 중 비침습적인 신경조절술은 비용과 위험 부담이 큰 침습적인 신경조절술보다 적용이 용이하고, 안전하여 소아청소년 정신질환에서 적용을 위한 노력이 시도되고 있다. 비침습적인 신경조절술 중 가장 잘 알려진 치료법으로 반복적 경두개자기자극술repetitive Transcranial Magnetic Stimulation, rTMS과 경두개직류자극술transcranial Direct Current Stimulation, tDCS이 있다. 1990년대 초반부터 소아청소년 정신질환의 치료를 위해 신경조절술의 적용이 시작되었지만, 안전성 문제나 임상적 적용에서의 실질적인 제한으로 치료법의 발달은 더디 이루어져 왔다. 하지만 소아청소년은 뇌의 가소성neuroplasticity이 가장 큰 시기이므로 신경 조절술이 매우 효과적일 수 있어 몇몇 연구에서 우울증, 자폐스펙트럼장애, 주의력결핍 과잉행동장애, 조현병, 투렛장애 등에서 신경조절술의 잠재적 적용 가능성이 시사되고 있다.

1. 반복적 경두개자기자극술repetitive Transcranial Magnetic Stimulation: rTMS

1) 반복적 경두개자기자극술의 작용 기전 및 정의

반복적 경두개자기자극술은 대뇌 피질 영역 및 관련 신경 회로의 활동을 조절하여 치료하는 비침습적인 신경조절술neuromodulation techniques이다. 경두개자기자극술은 1985년 Anthony Barker와 동료 연구자들에 의해 소개된 치료 기법으로, 초기에는 운동 시스템에 대한 평가 및 여러 신경정신과적 질환에 대한 생리적 연구를 위해 사용되다가, 최근 들어 정신과적 질환의 치료 기법으로 각광받고 있다.

경두개자기자극술Transcranial Magnetic Stimulation: TMS은 두개골 외부에서 유도시킨 국소 자기장 파동을 이용하여 두뇌 피질을 자극하는 비침습적 두뇌 자극술이다. 경두개자기자극술은 두피에 위치한 전도 전자기 코일을 통해 급속하게 변동하는 강력한 전류를 흘려 순간적으로 강력한 자기장을 형성하게 한다. 이때 형성된 강력한 자기장은 두개골을 통과하여 피질 특정 부위의 신경세포의 탈분극을 일으킴으로써 신경 세포를 활성화 및 억제하게 된다. 이렇게 경두개자기자극술의 코일로 생성된 자극은 피질 및 피질하 백질의 신경세포들의 활성에 영향을 줄 것으로 추정된다. 자극의 세기에 따라 차이가 있지만, 이 자극들은 두피 아래 1.5~3cm 깊이의 피질 신경세포들을 활성화시킬 수 있는 것으로 알려져 있고, 활성화 역치가 높은 세포체cell body보다는 축삭axon을 활성화시키는 것으로 추정된다.

경두개자기자극술은 자극을 가하는 횟수에 따라 단 한 번의 자극을 한 번에 가하는 single-pulse TMS, 간격을 두고 쌍을 이룬 자극을 가하는 paired-pulse TMS, 한 번에 여러 번의 반복적인 자극을 가하는 반복적 경두개자기자극술로 나누게 된다. 이 중 반복적 경두개자기자극술이 1990년대에 우울증의 치료에 적용되기 시작하여 2008년에 미국 식품의약안전처Food and Drug Administration: FDA에서 우울증 치료의 허가를 받게 된 치료 기법이다. 반복적 경두개자기자극술은 그 효과가 지속되어 시냅스 연결에 장기 저하long-term depression나 장기 강화long-term potentiation 현상을 일으킬 수 있는 것으로 알려져 있다. 현재 우울증 외에도 다양한 질환의 치료 기법으로 모색되고 있으며, 2000년대 초부터 소아청소년 정신질환에서 반복적 경두개자기자극술 치료의 적용이 시도되기 시작하였다. 다양한 소아청소년의 정신질환을 대상으로 한 반복적 경두개자기자극술의 치료 효과를 입증하기 위한 연구들이 진행되었지만, 아직까지는 명확한 치료 효과에 대한 근거가 마련되지 않아 2022년까지 소아청소년 정신질환의 치료에 대해서 미국 식품의약안전처와 식품의약품안전처KFDA의 승인을 받지 못한 실정이다.

2) 부작용

반복적 경두개자기자극술은 두피를 통해 비침습적으로 신경세포를 자극하여 침습적이지 않고, 통증을 유발하지 않는 치료 기법으로, 훈련받은 전문가가 지침을 지켜 시행한다면 전반적으로 부작용이 많지 않은 시술이다. 흔한 부작용은 두통이나 자극 부위의 통증이나 미미한 정도이다. 가장 심한 부작용으로는 경련, 실신 등이 보고되기도 하였지만 흔치 않다. 소아청소년을 대상으로는 안전성에 대한 많은 연구가 진행되지는 못하였지만 성인에 준하는 정도로 안전한 것으로 여겨지고 있으며, 추후 지속적인 연구가 필요할 것으로 판단된다.

3) 소아청소년 정신질환에서의 적용

(1) 우울성 장애

소아청소년 우울성 장애 치료의 여러 연구에서 반복적 경두개자기자극술 치료가 효과적일 수 있다는 몇몇 연구결과들이 보고되고 있다. 반복적 경두개자기자극술은 청소년에서 치료 저항성 우울증을 치료하는 데 효과적인 치료법일 수 있다고 제안되고 있다. 가장 일반적인 반복적 경두개자기자극술의 적용 프로토콜은 좌측 배외측 전전두피질left dorsolateral prefrontal cortex에 10Hz 고주파를 적용하는 방법이다. 반복적 경두개자기자극술의 적용방법은 세션숫자, 적용 시간 그리고 강도에 따라 다양하게 제시된다. 좌측 배외측 전전두피질left dorsolateral prefrontal cortex에 10Hz의 고주파의 반복적 경두개자기자극술을 적용한 결과 우울 증상 개선에 효과가 있었다는 보고가 있으며, 이러한 우울 증상의 개선이 반복적 경두개자기자극술을 적용하고 6개월에서 3년이 지난 후에도 효과적이었다는 연구결과들이 보고된 바가 있다. 지금까지 연구결과에 따르면, 고주파 TMS 치료는 glutamatergic neurotransmission을 조절하는 것으로 보이고, 이는 반복적 경두개자기자극술에 대한 정밀 의학의 접근 기회를 제공할 것으로 보인다.

(2) 자폐스펙트럼장애

자폐스펙트럼장애에 초점을 맞춘 초기 연구는 일정 기간에 걸쳐 전전두엽 피질에 적용되는 기존의 1Hz의 반복적 경두개자기자극술을 시행했으며, 이는 자폐스펙트럼장애 아동에서 행동 및 전기생리학적인 결과의 호전을 보였다는 결과를 보고한 바 있다. 최근에는 운동 피질에 적용되는 고주파의 세타 돌발 자극theta-burst stimulation 프로토콜이 적용되는 연구가 진행된 바 있다. 하지만 아직까지 자폐스펙트럼장애에서 반복적 경두개자기자극술의 적용은 치료 효과와 안전성에 대해 명확히 입증되지 않아 미국 식품의약안전처와 식품의약품안전처KFDA의 승인을 받지 못하였다. 향후 무작위 배정 임상시험Randomized Controlled Trials: RCT 등의 연구를 통해 반복적 경두개자기자극술의 유효성, 안전성 등의 입증이 필요하다.

(3) 투렛 증후군

투렛 증후군은 기저핵과 운동 피질의 과흥분성이 연관되어 있는 것으로 생각되고 있다. 몇몇 연구에서 투렛 증후군 소아청소년들을 대상으로 운동 보조 영역에 저주파의 반복적 경두개자기자극술(1Hz, 110% MT, 10~20 sessions)을 적용했을 때 6개월까지 증상의 개선을 보인 것으로 보고되었으며, 이는 16세 미만의 소아청소년에서 휴지기 운동 역치의 증가와 연관이 있는 것으로 보고된 바 있다.

(4) 주의력결핍 과잉행동장애

주의력결핍 과잉행동장애에서도 반복적 경두개자기자극술 치료의 효과와 안전성을 보고자 하는 연구가 진행된 바가 있다.

(5) 조현병

소아기 발병 조현병은 발병율이 매우 낮은 편이다. 소아청소년을 대상으로 한 제한된 연구에서 우측 전두엽 피질right frontal cortex에 고주파의 경두개자기자극술(10 daily sessions of 20 Hz TMS), 좌측 측두정엽 피질left temporoparietal cortex에 저주파의 경두개자기자극술(10 sessions of 1 Hz TMS)이 적용된 경우 조현병의 양성 및 음성 증상이 개선되었다는 보고가 있다.

2. 경두개직류자극술transcranial Direct Current Stimulation: tDCS

1) 경두개직류자극술의 기전 및 정의

비침습적인 신경조절술인 경두개직류자극술은 미세한 직류 전류(1~3mA)를 두피에 흘려 뇌를 자극하는 치료 기법이다. 두피를 통해 미세한 직류 전류 자극을 하게 되면 그중 일부인 10~20% 내외의 약한 직류 전류가 대뇌 피질cortical area에 도달하여 뇌신경의 활성에 영향을 미치게 된다. 경두개직류자극술은 일정 크기 이상의 음극 전극과 양극 전극을 사용하여 자발적인 뇌신경의 활성을 촉진 혹은 억제하게 되는데, 역치하의 전류의 크기가 사용되어 활동 전위action potential가 유발되지는 않고 뇌신경을 조절하는 기능만 하게 된다. 경두개직류자극술은 신경세포의 안정막 전압resting membrane potential을 조절하여 NMDAN-Methyl-D-Aspartic acid 수용체 활성화와 신경세포의 자발성 방전율에 변화를 주는 것으로 알려져 있다. 양극 자극은 대뇌 피질의 활성도를 증가시키고 음극 자극은 활성도를 억제하게 되는데, 자극이 끝난 후에도 30~120분까지 효과가 지속된다. 경두개직류자극술은 장비가 작아 이동이 간편하고 장비 가격이 저렴하며 소음이 적고 통증이나 불편감이 적은 장점을 가진다.

2) 부작용

경두개직류자극술은 부작용이 적은 신경조절술로, 자극 부위 두피의 가려움, 따끔거림, 작열감, 두피 불편감을 호소하는 경우가 있으나 심각하거나 극심한 부작용은 거의 없으며, 순응도가 높은 치료법이다. 일반적으로 두뇌에서 직류 전류가 뇌신경을 직접 자극하는 효과는 교류 전류에 비해 약하기 때문에 직류 전류를 사용하여 시술하게 되면 뇌피질이 자극되어 발생되는 이상 감각, 운동 이상, 경련, 의식 소실 등의 부작용의 위험이 적다. 자극 부위 관련 증상은 일반적으로 전극의 면적 및 시술 시간과 관련이 있어 이에 대한 안전 규칙을 준수해야 하며, 시행 시 충분한 양의 생리식염수를 사용하여 두피와 전극 간의 저항을 불이는 것이 매우 중요하다. 비록 드물고, 약하게 발생하지만 위와 같은 부작용에 관해 시행 전 미리 정보를 고지하고 처치법을 알리는 것이 필요하다.

성인에서의 안정성 및 부작용에 관해서는 비교적 많은 연구가 이루어졌지만 현재까지 소아청소년에서의 경두개직류자극술의 적용 가이드라인은 확립되지 않았다. 소아청소년을 대상으로 시행되었던 몇몇의 경두개직류자극술 관련 연구를 살펴보면, 성인에서와 마찬가지로 심각하거나 중대한 부작용이 보고된 바는 없었고, 자극 부위의 가려움, 따끔거림 등의 증상이 보고되었다. 소아청소년에서 경두개직류자극술을 사용함에 있어 성인의 뇌와는 달리 발달단계에 따라 두피, 두개골의 두께, 두피에서 대뇌 피질까지의 거리, 뇌척수액의 양의 차이가 있으므로 이에 대한 고려 및 발달에 미치는 영향을 고려하여 향후 안전하고 효과적으로 경두개직류자극술을 시행하기 위해 근거가 되는 많은 연구가 필요하다.

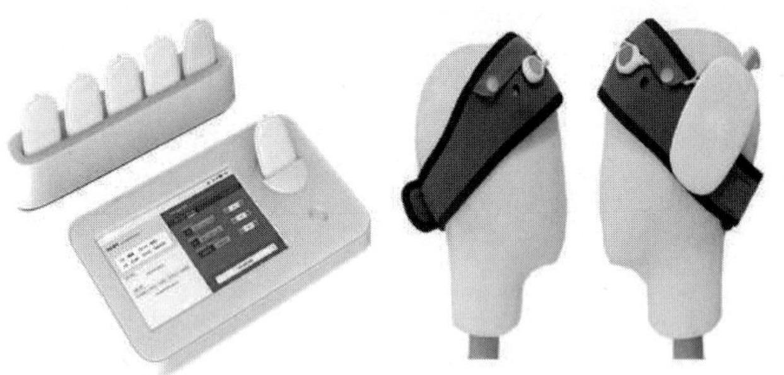

그림 52-1 경두개직류자극술 기기 및 적용

3) 소아청소년 정신질환에서의 적용

현재까지 소아청소년 정신질환에서 경두개직류자극술을 적용하는 것과 관련해서는 제한된 연구만 진행되어 왔다. 비교적 자폐스펙트럼장애, 주의력결핍 과잉행동장애와 같은 신경발달장애에서 비교적 활발히 연구가 진행되고 있으며, 난독증, 학습장애, 소아기 발현 조현병, 섭식장애, 우울장애 등에 대해서도 탐색적인 임상연구들이 진행되고 있다. 현재까지 소아청소년 정신질환에서 경두개직류자극술을 치료방법으로 적용하기에는 근거가 부족하지만, 치료 효과, 안전성 등에 대한 근거가 마련된다면 향후 효과적인 치료법으로 활용될 수 있는 잠재력을 가지고 있는 치료방법이다.

마이크로바이옴microbiome과 소아청소년 정신질환

마이크로바이옴microbiome은 Microbe(미생물)과 Biome(생물군계)의 합성어로 인간의 몸 안팎에 서식하고 있는 미생물들과 유전 정보 전체를 일컫는다. 우리 몸에는 매우 많은 미생물이 서식하고 있고 마이크로바이옴이 건강, 질병, 성장 등에 미치는 영향도 매우 커서 '두번째 유전체'라고 불리기도 한다. 최근 Next Generation SequencingNGS 기술 등이 비약적인 발전을 이루면서 마이크로바이옴의 정신질환의 진단 및 치료에서의 역할이 더욱 각광받고 있다. 사람의 전체 세포 수는 약 50~60조 정도로 추정되는데, 인체의 마이크로바이옴의 미생물 종류는 약 6,000종에 달하며, 그 숫자는 사람의 전체 세포 수의 10배 이상으로 추정되고 있다. 마이크로바이옴의 미생물 중 95%는 소화기관에 서식하고 있으며, 이 외에도 호흡기, 구강, 피부, 생식기 등에도 서식한다. 마이크로바이옴의 분포는 유전적 요인, 식습관, 건강에 따라 달라지는데, 특히 질병 상태에 따라 미생물 군집 구조는 급격히 바뀌기도 한다. 이러한 상태를 장내 미생물 군집의 불균형gut dysbiosis이라고 일컫는데, 이는 '장-뇌 축 gut-brain axis'의 변화를 일으키게 된다.

2000년 초기부터 주목받기 시작한 '장-뇌 축'이론은 위장관과 중추신경계 사이에서 일어나는 양방향의 생화학적 신호 전달을 의미한다. '장-뇌 축'은 장신경계enteric nervous system, 중추신경계central nervous system, 자율신경계autonomic nervous system, 시상하부-뇌하수체-부신축hypothalamicpituitary-adrenal axis으로 구성되어 있어, 뇌의 정서적 · 인지적 중추와 말초 장기능을 연결한다. 최근에는 이러한 '장-뇌 축'의 상호작용에 장내 마이크로바이옴이 중요한 역할을 함이 알려지면서 '마이크로바이옴-장-뇌축microbiome-gut-brain axis'이라는 용어가 사용되기도 한다.

마이크로바이옴은 직간접적으로 '장-뇌 축'의 상호작용에 영향을 준다. 직접적으로, 장내 마이크로바이옴의 구성의 변화는 미주 신경vagus nerve의 장벽과 특정 뇌간brainstem 핵을 연결하는 구심성afferent 연결의 활성화에 직접적으로 변화를 줄 수 있다. 이에 더하여 중추신경계의 교감 글루타메이트성 뉴런sympathetic glutamatergic neurons을 장에 연결하는 원심성 연결은 위장관 운동 기능 및 장내 마이크로바이옴의 구성을 조절하기도 한다. 간접적으로는 장내 마이크로바이옴은 단쇄 지방산short-chain fatty acids, 엽산, 비타민B12 및 세로토닌의 전구체인 트립토판 등의 세포 대사의 부산물인 다양한 생체 활성 대사산물을 생성하는 역할을 한다. 또한 장내 마이크로바이옴의 불균형이 장의 국소적인 염증 반응을 유발할 뿐만 아니라, 장 상피 장벽과 혈액뇌관문blood-brain barrier의 투과성에 영향을 주어 중추신경계에 염증 반응을 유발하기도 한다. 이러한 기전을 통해 장내 마이크로바이옴은 신경계 기능에 광범위한 영향을 미치게 된다. 최근 동물과 인간을 대상으로 한 여러 연구에서 장내 마이크로바이옴이 다양한 소아청소년 정신질환과 연관이 있다는 근거들이 쌓이고 있고, 특히 자폐스펙트럼장애와 주의력결핍과잉행동장애와 같은 신경발달질환에서의 연관성에 대한 근거들이 주목받고 있다.

1. 마이크로바이옴과 자폐스펙트럼장애

자폐스펙트럼장애 환자에서 장내 미생물 군집의 불균형gut dysbiosis이 특징적으로 관찰되면서 자폐스펙트럼장애와 장내 미생물의 연관성에 대한 관심이 높아지고 있다.

한 동물연구에서 임신 중인 생쥐에 바이러스를 인위적으로 감염시켜 뇌의 S1DZ 영역에 바이러스 감염으로 인한 'Th17'이라는 면역 세포가 쌓이게 되고 이로 인해 새끼 쥐에서 자폐스펙트럼장애 증상이 나타나는 변화를 확인한 바 있다. 해당 연구에서 장내의 절편섬유상세균SFB이 장내에서 염증을 일으키는 'Th17' 면역 세포를 늘리는 역할을 하는 것을 확인하여, 절편섬유상세균SFB을 항생제로 사멸시켰을 때 뇌에 흡착되는 'Th17' 면역 세포가 줄어들면서 새끼 쥐에서 상동행동이나 사회성 저하 등의 증상이 호전되는 결과를 보고하였다. 이 외에도 다른 동물연구에서는 자폐스펙트럼장애 환아의 대변을 무균 쥐에게 이식하여 대조군과 비교하는 연구를 진행해, 장내 세균이 자폐스펙트럼장애 증상 발현에 직접적으로 영향을 줄 수 있음이 밝혀지기도 하였다. 자폐스펙트럼장애 환아의 대변을 이식받은 쥐들은 자폐스펙트럼장애에서의 특징적인 증상을 보였고, 대조군에 비해 더 반복적인 행동을 취하는 경향을 보였으며, 사회적 활동을 하는 시간이 적은 모습을 보였다. 또한 자폐스펙트럼장애 환아의 대변을 이식받은 쥐의 뇌에서 뚜렷한 유전자 발현의 차이가 관찰되기도 하였으며, 대사산물metabolites인 5-아미노발레르산5-Aminovaleric Acid, 5AV 및 타우린의 수치가 현저히 낮아지는 변화를 관찰할 수 있었다. 더 나아가 5-아미노발레르산 및 타우린의 수치가 증가하면 자폐스펙트럼장애 증상이 완화되는 결과가 확인되었고, 쥐의 뇌 활동을 조사한 결과 5-아미노발레르산의 증가가 뇌의 흥분성 감소로 이어지는 것이 관찰되기도 하였다.

인간을 대상으로 한 연구에서도 자폐스펙트럼장애 특유의 마이크로바이옴 조성물 분석을 시도하고 있고, 자폐스펙트럼장애 병인에서의 마이크로바이옴의 역할을 찾는 노력이 꾸준히 이루어지고 있다. 현재까지 밝혀진 바에 따르면, 자폐스펙트럼장애 환아에서 대조군에 비해 Bacteroidetes 비 Firmicutes의 비율이 저하되는 추세를 보이며, Clostridium 풍부도abundance가 높은 특성이 보고되고 있다. 최근 국내에서도 최초로 한국인 자폐스펙트럼 아동들을 대상으로 한 장내 마이크로바이옴 분석연구가 진행된 바 있다. 최초의 국내 연구에서는 자폐스펙트럼장애에서 대조군에 비해 의간균류bacteroidetes의 박테로이드bacteroides 속genus이 낮은 비율을 보였고, 방선균류actinobacteria의 비피도박테리움bifidobacterium은 높은 비율을 보이는 것이 확인되었다. 하지만 아직까지 자폐스펙트럼장애에서 장내 마이크로바이옴의 표현형의 특징에 대해 합의는 이루어지지 않아 앞으로 지속적인 연구가 진행될 필요가 있다.

그 뿐만 아니라, 자폐스펙트럼장애에서 '마이크로바이옴-장-뇌축'을 변화시켜 행동문제를 호전시키고자 하는 중재연구 또한 활발히 진행되어 오고 있다. 자폐스펙트럼장애에서 lactobacilli, bifidobacteria, S. thermophile 등의 프로바이오틱스의 복용이 상동행동과 반항적 행동문제 조절, 위장관 증상의 개선에 도움이 되었다는 몇몇 연구가 진행된 바 있다. 하지만 아직까지는 프로바이오틱스 복용에 대해서 단기적인 효과만 입증되어 있다. 이에 반해 자폐스펙트럼장애 환자에서의 미생물 이식 요법Microbiota Transfer Therapy: MTT의 행동문제와 위장관 증상 개선 효과는 치료 후 2년가량 지속되었다는 보고가 있다.

2. 마이크로바이옴과 주의력결핍 과잉행동장애

마이크로바이옴과 주의력결핍 과잉행동장애 사이의 연관성에 대한 연구는 현재까지는 매우 제한적으로 이루어져 왔다. 진행되어 온 연구들을 살펴보면, 한 연구에서 주의력결핍 과잉행동장애 환아의 장내 마이크로바이옴에서 더 낮은 수준의 alpha-diversity가 보고된 바 있다. 다른 연구에서 주의력결핍 과잉행동장애에서 비피도박테리움Bifidobacterium의 풍부도가 눈에 띄게 증가했고 이에 상응하는 대사산물인 도파민의 전구체인 페닐알라닌의 생성에 관여하는 cyclohexadienyl dehydratase가 증가한 결과가 밝혀진 바가 있다. 또한 영아기에 Lactobacillus rhamnosus GC를 포함한 프로바이오틱스를 보충한 것이 주의력결핍 과잉행동장애로 이환되는 것의 위험도를 낮춘다고 보고된 바가 있다.

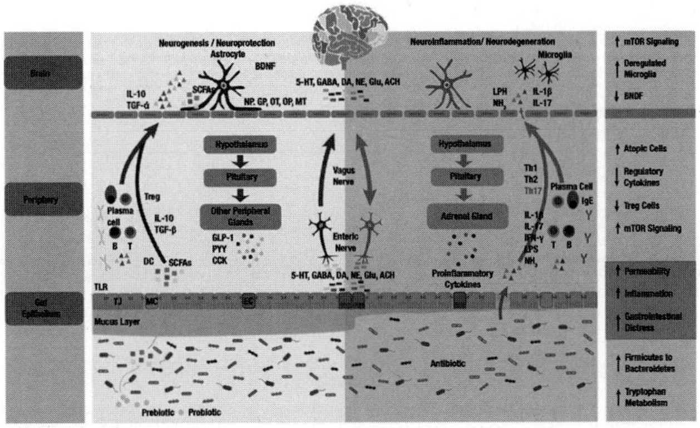

그림 52-2 자폐스펙트럼장애에서의 마이크로바이옴–장–뇌축(좌) 안정적인 장내 환경에서와는 달리(우) 자폐스펙트럼장애에서 장내 미생물 군집의 불균형은 장 투과성 증가, 혈액뇌관문의 투과성 변화 및 전신의 염증 반응, 중추신경계의 염증 반응을 유발함(Davies, 2021)

3. 마이크로바이옴의 소아청소년 정신질환 치료에의 활용

마이크로바이옴과 소아청소년 정신질환 사이의 연관성을 밝히고자 한 다양한 연구들을 기반으로, 이를 응용한 질병의 예방 및 치료를 위한 노력이 행해지고 있다.

첫째, 체내에서 숙주의 건강에 이로운 역할을 하는 살아 있는 미생물을 의미하는 '프로바이오틱스'를 활용하는 시도가 이루어지고 있다. 프로바이오틱스는 장내 유해균의 생육을 저해하여 정장작용을 하고, 불균형 상태의 장내 미생물 군집의 구조를 복원하여 장내 마이크로바이옴 환경을 건강한 상태로 유지시켜 주는 역할을 한다. 지금까지 알려진 공생 프로바이오틱스commensal probiotics는 Akkermansia, Bacteroides, Faecalibacterium 속 미생물 등으로 이들은 단쇄지방산short-chain fatty acid 및 신체에 이로운 대사체 등을 장에서 생산하여 우리 몸의 면역 및 대사를 조절하는 역할을 하는 것으로 알려져 있다. 일부 프로바이오틱스 제품들은 여러 질환의 증상을 완화시켜 준다고 알려지고 있다. 이에 더하여 최근에는 프로바이오틱스로 사용되는 균주가 특정 질병에 대한 치료 물질을 유전적으로 생산하게 함으로써 치료에 좀 더 적극적으로 사용하려는 시도도 이루어지고 있다. 그리고 이와 함께 개인의 장내 마이크로바이옴을 사전에 조사한 후 어떤 미생물을 섭취하였을 때 더 이로운 효과가 나타날 것인지를 분석하여 개인별 맞춤 프로바이오틱스를 개발하려는 시도 또한 이루어지고 있다.

다른 치료방법으로 분변 미생물총 이식 치료Fecal Microbiota Transplantation: FMT, 미생물총 이식 치료Microbiota Transfer Therapy, MTT로 일컫는 분변 세균총, 미생물총을 장에 이식하는 치료방법이 있다. 이는 건강한 사람의 분변을 섭취 또는 내시경, 관장 등의 방법으로 이식하는 방법이다. 분변 미생물총 이식 치료는 동시에 장내 미생물, 미생물 유전체, 단백체 및 대사체들을 이식하게 되어 오래 전부터 질병의 치료에 사용되어 온 방법이다. 최근에는 경구로 섭취할 수 있는 기증자의 대변을 담은 캡슐도 개발되기도 하였다. 분변 미생물총 이식 치료는 최근 장내 마이크로바이옴의 중요성과 분변 미생물군 이식의 효과가 여러 질환에서 입증됨으로써 각광받고 있다. 미국에서는 비영리 연구기관인 오픈바이옴Openbiome이라는 최초의 대변 은행을 국가가 운영하여 대변 이식 연구와 시술이 안전하고 광범위하게 운영될 수 있도록 지원한다. 일반적으로 분변 미생물총 이식 치료는 비교적 안전한 것으로 간주되지만, 2019년 미국에서 감염된 대변 샘플을 받은 환자 두 명이 항생제 내성균에 감염되고 한 명이 사망한 사례가 발생한 이후 미국식품의약국FDA에서는 안전 가이드라인을 강화하여 기증자의 대변에 대한 약제내성 유기체 선별검사 시행을 필수적으로 시행하도록 하고 있다. 국내에서는 2022년 클로스트로이데스 디피실 감염Clostridioides Difficile Infection: CDI을 중점으로 한 '대변 이식 임상 가이드라인'이 발표된 바 있다. 이렇게 현재의 권고안들은 감염성 질환 및 수여자에 영향을 미치는 기저 질환들을 배제하는 데 중점을 두고 위해요소를 선별하고자 한다. 자폐스펙트럼장애에서 분변 미생물총 이식 치료가 효과를 보인 근거가 되는 연구들이 나오고 있지만 아직까지는 연구과정에 있는 만큼 검증된 절차와 방법에 따라 이식이 이루어져야 하며, 지속적으로 추가적인 연구가 필요하다. 앞으로 효용성, 안정성에 대한 근거가 충분히 마련되어 분변 미생물총 이식 치료가 상용화되기 위해서는 대변을 기증받아 보관해 저렴한 비용으로 분양하는 대변 은행 등의 시스템이 갖추어지고 지원되는 과정 또한 필요할 것이다.

소아청소년 정신질환에서의 원격의료

1. 원격의료의 정의

정보통신기술의 발전과 의료 기술의 융합으로, 원격의료telehealth, 원격진료telemedicine, 원격모니터링telemonitoring 등 다양한 용어가 사용되고 있다. 원격의료에 대한 정의는 아직 표준화되지는 않아 주체나 관점에 따라 다양하게 정의되고 있지만, 현재까지 여러 기관에서 정의된 바를 요약하면 ① 정보통신기술Information and Communication Technologies: ICT을 활용하여, ② 의료 수요자와 의료 공급자 사이에 원거리에서, ③ 의료 및 건강 관련 서비스를 제공하는 것의 세 가지 요소를 중심으로 정의된다. The Center for Medicare and Medicaid ServicesCMS는 원격의료를 e-Health의 하위 개념으로서 환자와 의료 공급자 간의 원거리에서 정보통신 기술telecommunications and information technology을 사용해 의료 서비스를 제공하는 것으로 정의한다. 원격의료는 진료보다 넓은 범위의 개념으로 원격진료, 원격모니터링, 원격수술, 원격상담(교육)등의 개념을 포함한다. 원격진료는 정보통신기술을 이용해 양방향으로 실시간 의사소통함으로써 먼 거리에 있는 의사가 환자의 증상을 듣거나 간단한 기기들로 검사를 진행한 후 진단 혹은 처방 등을 진행하는 진료 방식을 의미한다. 이때 사용되는 전자통신은 최소한 오디오 및 비디오 장비를 포함하는 대화형 통신 장비를 사용하게 된다. 원격모니터링은 병원 밖의 환경에서 디지털 헬스케어 기기 등 다양한 방식으로 측정한 '환자 데이터'를 병원 등으로 전송해 의료인에게 데이터를 분석받고, 이에 따른 진료 등의 권고를 받는 것을 의미한다.

원격의료가 정신의학 및 정신건강 서비스를 제공하기 위해 사용될 때 'telepsychiatry' 'telemetnal health' 같은 용어가 사용된다. 이러한 원격의료의 유형은 서비스의 ① 제공 대상에 따라 '의사–의료인 간'과 '의사–환자 간', ② 제공 방식(기술)에 따라 '동기화'와 '비동기화', ③ 종류에 따라 '원격진료' '원격모니터링' '원격수술' 등으로 나뉜다.

2. 국내에서의 원격의료 적용과 관련된 쟁점

국내에서 원격의료는 「의료법」 제34조에서 "의료인(의료업에 종사하는 의사, 치과의사, 한의사만 해당한다)이 정보통신기술을 활용하여 먼 곳에 있는 의료인에게 의료지식이나 기술을 지원하는 것"으로 정의되어 있다. 국내에서는 2002년 원격의료가 최초로 도입된 이후 원칙적으로 의사–의료인 간 원격의료만 허용되며, 의사–환자 간 원격의료는 허용되지 않는다. 미국, 일본, 유럽, 호주 등 원격의료를 시행하고 있는 국가에서 원격의료는 환자를 대상으로 하고 있으며, 스웨덴에서는 의료인과 환자 가족 간 원격의료까지도 허용하고 있다. 글로벌 원격의료 시장은 코로나 19 팬데믹 이후 각국 정부의 원격의료 지원 정책, 정보통신기술 및 의료 기술의 발전, 의료 이용자의 수요 증가 기인에 빠르게 성장하였다. 국내에서도 코로나 19 팬데믹 대응을 위해 한시적으로 지역, 대상을 제한하지 않고 전화 상담, 처방을 허용하였고, 당시 원격의료를 경험한 의료이용자가 빠르게 증가함에 따라 원격의료와 관련된 논의가 재부상했다.

국내에서 의사–환자 간 원격의료 등 원격의료 허용 범위 확대와 관련하여 주요 쟁점 사항은 크게 의료의 질, 접근성, 비용, 전달체계 관련 사항이다. 첫째로, 정보통신기술 및 의료 기술의 발전으로 적용 가능한 원격의료의 범위가 넓어지고 있지만, 다양한 원격의료에 대한 의학적 효용성 및 안정성에 대한 근거가 아직까지는 충분치 않은 것이 현실이다. 원격의료를 시행하게 되면 환자가 스스로 건강 및 의료 정보를 측정하게 되는 데다가 의사가 활용할 수 있는 진단방법이 제한적이다 보니 대면의료에 비해 의료의 질이 저하될 수 있다. 둘째로, 미국 등 여러 나라의 의료 접근성과 달리, 국내의 경우 의료 접근성이 매우 높은 편이고, 물리적 의료 접근성이 낮아 원격의료의 필요성이 높은 지역일수록 거주 인구의 고령화 수준이 높고 정보통신기술의 활용 역량이 떨어져 디지털 정보에 접근하는 데 어려움을 겪어 순응도가 떨어질 수 있다. 그뿐만 아니라 원격 약국을 허용하지 않아 원격으로 진단 처방을 허용하더라도 의약품은 직접 방문해서 구매해야 하기 때문에 실제 의료 접근성 제고 효과가 낮을 수 있다. 셋째로, 원격의료를 위한 의료 장비 및 시스템의 구축 및 유지에 추가적인 비용이 발생하고, 기존 의료 수요가 대체되지 않고 불필요한 의료 이용량 증가로 이어질 경우 의료 비용이 상승하는 문제가 생길 수 있다. 넷째로, 의료 이용자의 수도권 및 대형병원 쏠림이 심화되어 지역 간 의료 자원의 불균형이 심해지고, 1차 의료기관의 역할이 약화되는 등 의료전달체계의 왜곡이 심화될 수 있다. 다섯째로, 의료 기기·시스템의 오작동 등 다양한 원인으로 발생할 수 있는 의료사고에 대한 책임 소재가 불분명하고, 개인 의료 정보의 오남용 및 도용·유출 가능성이 있어 이러한 쟁점에 대한 충분한 논의가 필요하다.

여러 가지 쟁점에도 불구하고 코로나 19 팬데믹 이후 전세계적으로 원격의료는 새롭게 조명을 받으며 폭발적으로 성장하고 있다. 원격의료는 환자와 의료진 간, 환자와 환자 간의 접촉을 줄여 감염의 위험을 낮추어 코로나 19 팬데믹 기간 동안 사실상 이상적인 대안으로 떠올랐다. 원격의료는 시공간의 제약 없이 의료 서비스에 대한 접근성을 높일 수 있는 방법이어서 의료 사각지대에 있는 환자들, 거동이 불편한 환자들, 응급 상황에 있는 환자들에게 시간과 공간의 제약 없이 전문 의료 서비스를 제공할 수 있도록 돕는다. 자해·자살 사고를 호소하는 응급 상황에 있는 소아청소년 환자들, 전문적인 의료 시스템에 접근하기 어려운 지역의 소아청소년 환자들, 신체적 질환 등으로 인해 거동이 어려운 소아청소년 환자들에게 원격의료는 새로운 대안이 될 수 있다. 이에 더하여 병원 밖에서도 환자들의 증상에 대해 주기적인 관리를 할 수 있어 치료의 연속성을 높일 수 있다는 장점을 가진다. 나아가 원격의료는 의료 제공자들의 진료 효율성을 증가시키고, 환자의 진료, 증상 관리, 재활, 추적관찰을 보다 수월하게 할 수 있게 도와 의료 비용을 절감시키기도 한다. 아직까지 원격의료가 상용화되기까지 해결되어야 하는 과제들이 남아 있지만, 원격의료는 더 이상 피해갈 수 없는 시대적 흐름이기에 국내에서도 원격의료가 안착되기 위해 필요한 점들은 보완하고, 환자의 치료를 위해 필요한 강점들을 십분 활용할 수 있도록 각 분야의 전문가들이 개입하여 주도해 나가는 노력이 필요하다.

참고문헌

이준명, 곽동철(2020). 디지털 헬스케어 활성화를 위한 산업 · 통상 전략: 원격의료 서비스를 중심으로. Trade Focus, 35, 1-58.

Allegretti, J. R., Mullish, B. H., Kelly, C., & Fischer, M. (2019). The evolution of the use of faecal microbiota transplantation and emerging therapeutic indications. *The Lancet*, *394*(10196), 420-431.

Camsari, D. D., Kirkovski, M., & Croarkin, P. E. (2018). Therapeutic applications of noninvasive neuromodulation in children and adolescents. *Psychiatric Clinics*, *41*(3), 465-477.

Cowan, K. E., McKean, A. J., Gentry, M. T., & Hilty, D. M. (2019, December). Barriers to use of telepsychiatry: Clinicians as gatekeepers. *Mayo Clinic Proceedings* (Vol. 94, No. 12, pp. 2510-2523). Elsevier.

Davies, C., Mishra, D., Eshraghi, R. S., Mittal, J., Sinha, R., Bulut, E., ... & Eshraghi, A. A. (2021). Altering the gut microbiome to potentially modulate behavioral manifestations in autism spectrum disorders: A systematic review. *Neuroscience & Biobehavioral Reviews*, *128*, 549-557.

Davies, C., Mishra, D., Eshraghi, R. S., Mittal, J., Sinha, R., Bulut, E., ... & Eshraghi, A. A. (2021). Altering the gut microbiome to potentially modulate behavioral manifestations in autism spectrum disorders: A systematic review. *Neuroscience & Biobehavioral Reviews, 128*, 549-557.

Di Carlo, F., Sociali, A., Picutti, E., Pettorruso, M., Vellante, F., Verrastro, V., ... & di Giannantonio, M. (2021). Telepsychiatry and other cutting-edge technologies in COVID-19 pandemic: Bridging the distance in mental health assistance. *International Journal of Clinical Practice*, *75*(1).

Dorsey, E. R., & Topol, E. J. (2016). State of telehealth. *New England journal of medicine*, *375*(2), 154-161.

Garfan, S., Alamoodi, A. H., Zaidan, B. B., Al-Zobbi, M., Hamid, R. A., Alwan, J. K., ... & Momani, F. (2021). Telehealth utilization during the Covid-19 pandemic: A systematic review. *Computers in biology and medicine, 138*, 104878.

Gupta, A., Saha, S., & Khanna, S. (2020). Therapies to modulate gut microbiota: Past, present and future. *World Journal of Gastroenterology, 26*(8), 777.

Ha, S., Oh, D., Lee, S., Park, J., Ahn, J., Choi, S., & Cheon, K. A. (2021). Altered gut microbiota in Korean children with autism spectrum disorders. *Nutrients*, *13*(10), 3300.

Han, K., Yoon, J., & Jun, E. (2022). Proposal for health insurance policy when telehealth is legalized: Focused on telemedicine platform, remote monitoring device, digital therapeutics, and homecare medical device. *HIRA, 2*, 36-46.

Insel, T. R. (2014). The NIMH Research Domain Criteria (RDoC) project: Precision medicine for psychiatry. *American Journal of Psychiatry*, *171*(4), 395-397.

Kim, S., Kim, H., Yim, Y. S., Ha, S., Atarashi, K., Tan, T. G., ... & Huh, J. R. (2017). Maternal gut bacteria promote neurodevelopmental abnormalities in mouse offspring. *Nature*, *549*(7673), 528-532.

Kollins, S. H. et al. (2020). A novel digital intervention for actively reducing severity of paediatric ADHD (STARS-ADHD): A randomised controlled trial. *Lancet Digital Health, 2*, e168-178.

Kollins, S. H., DeLoss, D. J., Cañadas, E., Lutz, J., Findling, R. L., Keefe, R. S., ... & Faraone, S. V. (2020). A novel digital intervention for actively reducing severity of paediatric ADHD (STARS-ADHD): A randomised controlled trial. *The Lancet Digital Health*, *2*(4), e168-e178.

Lee, J. C., Kenney-Jung, D. L., Blacker, C. J., Camsari, D. D., & Lewis, C. P. (2019). Transcranial direct current stimulation in child and adolescent psychiatric disorders. *Child and Adolescent Psychiatric Clinics*, *28*(1), 61-78.

Lenhard, F., Andersson, E., Mataix-Cols, D., Rück, C., Vigerland, S., Högström, J., ... & Serlachius, E. (2017). Therapist-guided, internet-delivered cognitive-behavioral therapy for adolescents with obsessive-compulsive disorder: A randomized controlled trial. *Journal of the American Academy of Child & Adolescent Psychiatry*, *56*(1), 10-19.

Lenhard, F., Vigerland, S., Andersson, E., Rueck, C., Mataix-Cols, D., Thulin, U., ... & Serlachius, E. (2014). Internet-delivered cognitive behavior therapy for adolescents with obsessive-compulsive disorder: An open trial. *PloS one*, *9*(6), e100773.

Ligezka, A. N., Sonmez, A. I., Corral-Frias, M. P., Golebiowski, R., Lynch, B., Croarkin, P. E., & Romanowicz, M. (2021). A systematic review of microbiome changes and impact of probiotic supplementation in children and adolescents with neuropsychiatric disorders. *Progress in Neuro-Psychopharmacology and Biological Psychiatry*, *108*, 110187.

March, S., Spence, S. H., Donovan, C. L., & Kenardy, J. A. (2018). Large-scale dissemination of internet-based cognitive behavioral therapy for youth anxiety: Feasibility and acceptability study. *Journal of medical Internet research*, *20*(7), e9211.

Mathee, K., Cickovski, T., Deoraj, A., Stollstorff, M., & Narasimhan, G. (2020). The gut microbiome and neuropsychiatric disorders: Implications for Attention Deficit Hyperactivity Disorder (ADHD). *Journal of medical microbiology*, *69*(1), 14.

Pandian, G. S. B., Jain, A., Raza, Q., & Sahu, K. K. (2021). Digital health interventions (DHI) for the treatment of Attention Deficit Hyperactivity Disorder (ADHD) in children-a comparative review of literature among various treatment and DHI. *Psychiatry Research, 297*, 113742.

Sharon, G., Cruz, N. J., Kang, D. W., Gandal, M. J., Wang, B., Kim, Y. M., ... & Mazmanian, S. K. (2019). Human gut microbiota from autism spectrum disorder promote behavioral symptoms in mice. *Cell*, *177*(6), 1600-1618.

Yim, S. Y., Park, A., Berrios, J., Lafourcade, M., Pascual, L. M., Soares, N., ... & Choi, G. B. (2017). Reversing behavioural abnormalities in mice exposed to maternal inflammation. *Nature*,

549(7673), 482-487.

Simkin, D. R. (2019). Microbiome and mental health, specifically as it relates to adolescents. *Current Psychiatry Reports*, *21*(9), 1-12.

Snoswell, C. L, Chelberg, G., De Guzman, K. R., et al. (2021). The clinical effectiveness of telehealth: A systematic review of meta-analyses from 2010 to 2019. *Journal of Telemedicine and Telecare*. doi:10.1177/1357633X211022907

Somma, F., Rega, A., & Gigliotta, O. (2019). Artificial intelligence-powered cognitive training applications for children with attention deficit hyperactivity disorder: A brief review. *Child World*, *2*(4).

Torous, J., Bucci, S., Bell, I. H., Kessing, L. V., Faurholt-Jepsen, M., Whelan, P., ... & Firth, J. (2021). The growing field of digital psychiatry: Current evidence and the future of apps, social media, chatbots, and virtual reality. *World Psychiatry*, *20*(3), 318-335.

Tuckson, R. V., Edmunds, M., & Hodgkins, M. L. (2017). Telehealth. *New England Journal of Medicine*, *377*(16), 1585-1592.

U. S. National Library of Medicine. (2020). Cognoa Autism Spectrum Disorder (ASD) digital therapeutic engagement and usability study. *ClinicalTrials.gov*. https://clinicaltrials.gov/ct2/show/NCT04326231

Yerys, B. E. et al. (2019). Brief report: Pilot study of a novel interactive digital treatment to improve cognitive control in children with autism spectrum disorder and co-occurring ADHD symptoms. *J. Autism Dev. Disord*, *49*, 1727-1737.

제6부

소아정신과 관련 전문분야와의 협업

개요

제6부에서는 '소아정신과 관련 전문분야와의 협업'에 대해 다각적인 측면에서 상세하게 소개하고 있다. 성인에 비해 아동, 청소년들의 정신장애를 진단하고 최적의 치료를 제공하기 위해서는 아동의 연령과 그 시기에 이루어야 할 발달과업을 고려한 체계적이고 통합적인 치료적 개입을 제공하는 것이 중요하며, 이를 위해서는 학교와 지역사회 정신보건 관련 전문기관의 자문, 소아청소년과의사, 소아정신과간호사, 아동임상심리사, 아동복지전문가, 특수교사 및 학교교사 등 관련 분야 전문가들과의 협업을 통한 다학제적 접근이 필수적이다. 제53장에서 제61장까지는 임상 및 현장 경험이 풍부한 전문가들이 신체질환을 가진 아동, 청소년에 대한 정신과적 자문과 개입(제53장), 학교기반 정신건강 중재 및 자문(제54장), 지역사회 정신건강서비스와 소아청소년정신과의사의 역할 및 정신보건 관련기관(제55장), 소아정신과의 협업과 직접 개입이 필요한 소아청소년과 질환(제56장), 소아정신과에서 아동임상심리사의 활동과 소아정신과의사와의 협업(제57장), 장애아동, 학대 피해아동, 아동복지시설 내 아동 등에 대한 아동복지와 소아정신의학의 협업(제58장), 아동정신간호의 개념과 활동(제59장), 소아정신과적 중재 및 교육장면에서 특수교사의 협업(제60장), 예방적 측면에서 소아정신의학과 교육심리학의 관계 및 교사와 협업(제61장)에 대해 매우 심도 있게 자세히 소개하고 있다. 마지막으로 소아청소년정신과의사가 임상 진료나 연구, 자문 등을 수행할 때 염두에 두거나 반드시 알고 있어야 할 형사적, 민사적 문제에 대한 법적 사항(제62장) 그리고 아동 · 청소년 정신건강과 관련된 정책(제63장)에 대해 알려 줌으로써 다양한 소아정신과 문제를 가진 아동, 청소년들을 임상 현장에서뿐만 아니라 학교나 가정, 지역사회에서의 적응과 발달을 돕기 위한 이상적이고 실행가능한 다학제적 중재 방법에 대해 포괄적으로 소개하고 있다.

제6부 책임편집 안동현 · 신민섭

제53장

소아정신의학

병원 내 자문 · 연계

Pediatric Consultation-Liaison Psychiatry

정경운 · 이정

소아청소년 자문조정 정신의학의 개념 및 역할

자문조정 정신의학consultation-liaison psychiatry은 정신의학의 한 영역으로 신체질환을 가진 환자에게 정신과적 평가와 개입을 통해 생물학적, 정신적, 사회적, 발달학적 측면을 아우르는 포괄적이고 전인적 치료를 제공하는 것을 목표로 한다. 자문조정 정신의학은 "정신신체의학psychosomatic medicine"이라는 용어와 혼용하여 사용하기도 하나, "정신신체psychosomatic"라는 용어가 정신과 자문조정 서비스의 영역을 신체증상 관련 장애somatic symptom and related disorder에 국한되는 것으로 오해를 살 수 있기 때문에, 2017년 미국 신경정신과협회American Board of Psychiatry and Neurology에서는 공식적인 세부전문의 영역의 명칭을 "자문조정 정신의학"으로 변경하였다(Boland et al., 2018).

소아청소년은 발달적 특성상 신체질환에 대한 이해와 심리적 반응이 성인과 다르고 심리적인 문제가 신체증상으로 발현될 가능성이 높기 때문에, 신체질환을 가진 아동을 위한 자문조정은 소아청소년에 대한 정신의학적 지식을 함께 필요로 한다. 따라서 국내에서는 소아정신과 전임의 수련 프로그램의 필수적인 구성 요소로 소아청소년 자문조정의학을 포함시키고 있다.

소아청소년 자문조정 정신과 의사(이하 자문의)는 소아정신과적 진단과 정신역동적 추론 능력에 더하여 내외과적 혹은 신경학적 질환에 대한 지식, 동반될 수 있는 정신과적 질환, 정신과적 증상을 일으킬 수 있는 약물 등에 대한 지식을 함께 갖추고 있어야 하며 이를 바탕으로 환자에 대한 포괄적 평가를 시행한다. 그리고 환자의 신체질환과 정신사회적 요소 간의 상호작용을 파악하여 포괄적이고 전인적인 개입 방향을 제시한다. 이에 더해 필요하다면 자문조정 정신과 의사는 효과적인 의사소통을 통해 아동에게 자신의 질환과 치료과정에 대해 알기 쉽게 이해하도록 설명해 주는 통역자 역할도 수행하며 동시에 그들의 대변인으로서 환자와 가족의 의견을 다른 의료진에게 전달하는 역할도 함께 수행할 수 있다. 마지막으로 자문조정 정신과 의사는 타과의료진과 공동협력 관계를 유지하며 이들을 교육하거나 의료진의 정서적 소진을 관리하는 역할도 수행할 수 있다.

소아청소년 자문조정 정신의학의 중요성과 필요성

소아청소년기 신체질환에 대한 의학의 발전과 공중보건의 향상으로 인해 암, 선천성 질환과 같은 생명을 위협하는 질환을 가진 아동의 생존율이 증가하게 됨에 따라 신체질환을 가진 아동과 가족의 삶의 질에 대한 관심이 증가하였다. 이에 따라 신체질환을 가진 아동과 그 가족이 경험하는 급성기 질환과 치료과정에 대한 심리적 적응 과정, 치료 이후 일상으로의 복귀 과정, 만성질환의 경우 일상생활과 치료를 병행하며 살아가는 적응과정에 대한 정신의학적 평가와 개입의 중요성이 점차 강조되고 있다.

만성 신체질환을 가진 아동의 경우 일반 인구집단에 비해 우울, 불안 증상을 동반할 위험이 높다는 것이 알려져 있다. Conham 등(2020)은 체계적 문헌 고찰을 통해 만성 신체질환(천식, 1형 당뇨, 선천성 심장질환, 염증성 장질환, 소아특발성 관절염, 겸상적혈구증 등)을 가진 아동에서 일반 인구집단에 비해 불안 장애의 유병률이 높다는 것을 확인하였으며, Malas 등 (2019)은 천식, 낭성섬유종, 선천성 심장질환, 염증성 장질환, 만성 통증을 가진 아동의 경우 우울증상을 동반한 경우가 질환에 따라 8~45%에 해당하는 것으로 보고하였다.

또한 신체질환을 가진 아동의 정신과적 문제는 신체질환의 경과에도 악영향을 미친다. 최근 천식(Shams et al., 2018)과 염증성 장질환(Reigada et al., 2016)을 가진 아동에 대한 종단 연구들에서 불안증상을 동반한 경우, 향후 질환의 재발이 잦고 응급실 이용이 더 많아지는 경향을 보이는 것이 확인되었다. 또한 미국 전역의 입원 환자 데이터베이스를 바탕으로 한 분석에서 내외과적 사유로 입원한 소아청소년 환자가 정신과 질환을 동반한 경우 입원 기간이 길고 의료비용이 증가하는 것이 확인되었다(Doupnik et al., 2012).

따라서 시의적절한 자문정신의학적 평가와 개입은 신체질환을 가진 아동의 정신건강을 개선할 뿐만 아니라, 신체질환의 예후와 의료이용의 측면에도 긍정적인 영향을 미침으로써 전반적인 삶의 질 향상에 기여할 수 있다.

신체질환에 대한 아동의 심리적 반응과 자문의의 역할

1. 신체질환으로 인한 급성기 디스트레스distress와 불안

대다수의 아동들은 신체질환의 급성기에 경험하는 신체증상과 병원에서 이루어지는 일련의 낯선 검사와 처치 과정 속에서 상당한 디스트레스와 불안을 경험하며, 본인의 기질과 대처유형에 따라 다양한 반응을 보인다. 일부 아동들은 이러한 상황에서 언어적/신체적으로 반항하며 치료에 협조하지 않는 행동 문제를 보이는데, 이는 외부의 위협으로부터 자신을 보호하기 위한 일종의 대처방식으로 이해될 수 있다. 한편으로 일부 아동들은 정서적으로 위축되어 수동적으로 치료에 협조하는 경우가 있는데, 이 경우에도 겉으로 드러나지 않았을 뿐 실제로는 상당한 불안과 두려움에 압도된 상황일 수 있어 면밀한 주의가 필요하다.

자문의는 아동의 대처 반응이 적절한지를 평가할 때, 아동의 보호자와 의료진이 다른 관점을 가질 수 있다는 점을 명심해야 한다. 예를 들어, 부모는 곁에서 간병하며 목격하는 아동의 디스트레스를 최소한으로 줄이는 데 중점을 두는 반면에, 의료진은 아동의 치료 순응행동을 최대한으로 올리는 데 중점을 둘 수 있다. 따라서 자문의는 아동의 급성기 심리반응을 이해하고 평가할 때 여러 사람들로부터 정보를 수집하고 다양한 관점을 동시에 고려하여야 한다.

2. 신체질환에 대한 장기적 적응

만성 신체질환을 가진 아동의 경우 건강한 아동에 비해 정신과적 질환을 동반할 위험성이 높다는 것이 알려져 있으며, 종단 연구들을 통해 정신질환으로 진단될 수준은 아니더라도 역치하의 정신과적 문제를 동반하는 경우가 상당하고 이로 인해 삶의 질이 저하되어 있다는 점이 확인되었다(DeMaso et al., 2014, 2017; Szigethy et al., 2014; Holland et al., 2017; Malas et al., 2019; Conham et al., 2020). 따라서 자문의는 임상적인 수준의 정신질환에 대한 진단과 치료뿐만 아니라, 역치하수준이라 하더라도 삶의 질과 기능에 악영향을 미치는 심리사회적 문제를 파악하고 이에 대한 적절한 개입 방향을 모색하여야 한다.

그런데 한편으로 자문의는 신체질환을 가진 아동과 가족의 심리사회적 위험성뿐만 아니라, 그들이 가진 회복탄력성과 강점에 대해서도 주목해야 한다. 만성질환을 가진 아동들의 심리적 적응에 대한 보다 최근의 연구들은 부정적 영향뿐만 아니라 긍정적 영향을 모두 추적하였는데, 그 결과 대부분의 아동과 가족들이 신체질환으로 인한 여러 어려움에도 놀라운 회복탄력성을 보이며 비교적 잘 적응하고 기능을 회복함을 확인하였다(Herzer et al., 2010; Hilliard et al., 2012; Kazak et al., 2012; Kupst, 2019). 예를 들어, 암을 가진 아동과 가족의 적응에 대한 장기 추적 연구들에 대한 체계적 문헌 고찰에 따르면 과반수의 아동과 부모 모두 가족단위로서 응집력과 적응력을 유지하고 긍정적인 의사소통 과정을 경험할 뿐만 아니라 가족의 지지가 향상되는 것으로 나타났다(Van Schoors et al., 2015). 따라서 자문의는 신체질환을 가진 아동과 가족을 대할 때 그들이 지닌 강점과 회복탄력성을 평가하고 질환에 대한 적응 과정에서 이러한 요소들이 잘 작동될 수 있도록 촉진시킴으로써 향후 장기적인 심리사회적 문제를 예방할 뿐만 아니라 이들이 오히려 역경을 바탕으로 성장할 수 있도록 지원할 수 있다.

신체질환에 대한 아동의 심리적 적응에 영향을 미치는 요인

아동이 신체질환에 심리적으로 적응하는 과정에는 아동의 기질과 발달단계, 대처유형, 신체질환의 특성, 과거 의료경험, 가족과 의료진의 반응 양상과 같은 다양한 요인들이 함께 상호작용을 하며 영향을 미친다. 자문의는 이러한 다양한 요인들을 포괄적으로 파악하여 그에 맞는 적절한 개입을 수립하여야 한다.

1. 대처유형coping style

대처유형이란 스트레스 요인에 대한 개인의 인지적, 정서적, 행동적 반응양식을 의미한다. 아동이 선택하는 대처유형은 선천적 기질에 따라 스트레스에 자동적으로 반응하는 양상과 후천적으로 습득하여 의도적으로 반응하는 양상 사이의 상호작용 속에서 결정된다(Compas et al., 2012; Rudolph et al., 1995).

1) 대처유형의 분류

신체질환에 대한 아동의 대처유형 〈표 53-1〉은 크게 접근지향적approach-oriented 대처와 회피지향적avoidance-oriendted 대처로 구분할 수 있다(Rudolph et al., 1995). 접근지향적 대처유형은 스트레스 요인을 변화시키거나 혹은 그에 대한 정서적 반응을 조절하려 노력하는 방식을 의미한다. 반면에 회피지향적 대처유형은 스트레스를 대면하지 않고 최대한 회피하고자 노력하는 방식을 말한다.

접근지향적 대처유형을 통제 대상에 따라 두 가지로 나누면, 대처유형은 크게 세 가지로 분류된다(Compas et al., 2012; Snell & DeMaso, 2010). 이러한 모델에서는 대처유형을 ① 일차조종primary control, ② 이차조종secondary control accommodative coping 혹은 순응적 대처, ③ 수동적 대처passive coping disengagement 혹은 철수로 구분한다. 일차조종 대처유형은 객관적인 외부 상황과 환경을 변화시키고 조절하고

표 53-1 신체질환에 대한 아동의 대처유형 분류모델

Rudolph 등(1995)	Compas 등(2012)	Snell과 DeMaso(2010)	예시
접근지향적approach-oriented **대처** 스트레스 요인이나 그에 대한 감정적 반응을 조절하고 관리하려고 노력하는 대처방식	**일차조종**primary control 객관적인 사건과 상황을 조절하고자 노력하는 대처방식	**문제중심**problem-focused 외부 스트레스 상황과 환경을 변화시키고자 하는 대처방식	–질환과 치료 과정에 대해 적극적으로 질문함. –신체질환을 가진 유아가 의사놀이나 의료기구에 관심을 보임. –당뇨 관리를 위해 적극적으로 식이조절을 함.
	이차조종secondary control **혹은 순응적 대처**accommodative coping 현재 당면한 상황에 최대한 자신을 맞추어 가고자 하는 대처방식	**정서중심**emotion-focused 스트레스에 대한 자신의 심리적 반응을 조절하고자 하는 대처방식	–시술 전 적극적으로 주위 사람들에게 지지를 요청함. –병원에 입원 시 마음을 편안하게 해주는 애착 인형, 이불을 챙겨 감.
회피지향적avoidance-oriented **대처** 신체적, 인지적, 정서적인 수준에서 스트레스를 경험하는 것 자체를 최대한 회피하고자 노력하는 대처방식	**수동적 대처**passive coping **혹은 철수**disengagement 대처를 위한 노력을 보이지 않는 경우		–입원 중 대부분의 시간을 잠을 자려고 노력함. 질환에 대한 대화나 언급을 회피함.

자 노력하는 방식으로 문제중심problem-focused 대처방식으로 불리기도 한다. 다음으로 이차조종 혹은 순응적 대처는 당면한 스트레스 상황에 대해 자신을 맞추어 가는 방식으로 스트레스에 대한 자신의 심리적 반응을 조절하는 데 초점을 맞추기 때문에 정서중심emotion-focused 대처방식으로 불리기도 한다. 마지막으로 수동적 대처 혹은 철수 유형은 대처를 위한 어떠한 노력도 보이지 않는 것으로 스트레스에 대해 부정하거나 회피하려는 대응을 일컫는다.

2) 대처유형에 따른 심리적 적응양상

신체질환이 심각한 것일수록, 급성기에 해당할수록, 질환과 치료 과정에서 환자가 외부 상황을 수정할 수 있는 여지가 적기 때문에, 외부 상황을 변경하려 하기보다는 당면한 상황을 수용하고 이에 대한 심리적 반응을 조절하여 상황에 자신을 맞추어 가고자 하는 이차조종/정서중심secondary control/emotion-focused 대처유형이 보다 바람직한 적응방식으로 여겨진다(Compas et al., 2012). 반면에 당뇨와 같은 만성질환에서 환자 스스로 꾸준한 건강관리와 조절이 필요한 경우에는 장기적인 적응 과정에서 일차조종/문제중심primary control/problem-focused 대처유형이 보다 효과적인 것으로 확인되었다(Snell & DeMaso, 2010). 회피와 부정 기제를 주로 사용하는 수동적 대처passive coping 유형은 정서적 스트레스 조절을 어렵게 하고 대처전략의 활용을 방해하기 때문에 신체질환에 대한 심리적 적응을 저해하는 것으로 확인되었다(Compas et al., 2012).

또 다른 견해로는 아동의 심리적 적응 과정에서 특정 대처방식을 사용하도록 강조하기보다는 아동의 특성에 따라 아동이 주로 선호하는 대처방식을 충분히 활용할 수 있도록 허용되는 것이 중요하다는 견해도 있다(Shaw & DeMaso, 2006). 종합하면 아동 개개인의 선호에 따라 신체질환의 특성과 시점에 따라 대처유형이 유연하게 적용될 수 있을 때 보다 나은 심리적 적응 과정을 이루어낼 수 있을 것이다.

2. 발달단계

아동은 각 발달시기마다 독특한 인지 및 정서 발달을 보이며, 발달과업과 갈등도 다르다. 따라서 아동의 적응을 효과적으로 도와주기 위해서는 발달단계에 따른 심리적 반응에 대한 충분한 이해가 필요하다.

1) 1~4세

5세 미만의 아동은 질환에 대한 개념을 갖추기 어렵다. 이러한 상태에서 의학적 검사 및 처치로 인한 낯선 상황, 처치 과정에서 유발되는 통증 등으로 인해 이러한 과정들을 위협으로 인지하고 두려움을 느낀다. 또한 아동들은 부모가 자신에게 침습적인 의료 처치가 이루어지도록 내버려 두는 상황을 이해하지 못하여 불안과 혼돈을 경험할 수 있다. 이 시기 아동은 인지발달 특성상 사건을 자신만의 마술적 사고로 이해하는 경향을 가지는데, 이 때문에 질환과 침습적인 처치들을 자신의 나쁜 행동에 대한 처벌로 받아들이기도 한다. 또한 학령 전기 아동은 시간과 양에 대한 추상적인 개념을 인지적으로 이해하기 어렵기 때문에, 고통이 일시적이라거나 적을 것이라는 설명들["아프지만 금새 끝날 거야. 수분 기다리면 다시 엄마를 만날거야(시간)", "조금 따끔하고 끝날 거야(양)"]로 쉽게 달래지기 힘들다. 이에 더해 발달상 언어적, 주의력의 제한으로 처치 전 미리 설명을 들은 경우에도 막상 그 상황에 마주하면 떠올리지 못하는 경우도 흔하다. 대처방식 측면에서는 스스로 접근지향적 대처기술을 형성하기 어렵기 때문에 수동적 대처 혹은 회피지향적 대처방식을 보이는 경향이 있다

2) 5~12세

5세 이후부터 학령기에 이르기까지 아동은 언어, 인지, 사회적 측면에서 숙달mastery 동기를 가지고 자율성과 주도성을 확립하는 시기이다. 이 시기의 아동이 신체질환의 진단과 치료과정으로 인해 불가피하게 자신의 신체와 일상에 대한 통제감을 상실하게 되면 상당한 불안과 무력감을 느낄 수 있다.

학령기 아동은 인지발달상 간단한 신체 구조 및 기능에 대해 이해하고 질환과 의학적 처치의 목적에 대해서도 이해할 수 있다. 따라서 의학적 처치 전 보호자와 의료진이 아동의 발달 수준에 맞추어 적절하게 설명함으로써 아동이 의학적 처치 과정의 필요성에 대해 이해하고 받아들일 수 있게 도울 수 있다. 하지만 한편 이 시기의 아동은 질환과 침습적 처치 과정 등이 그들의 신체에 어떤 결과를 초래할지 미리 예상할 수 있게 되는데, 신체 손상과 죽음 등 파국적인 미래를 떠올리며 과도한 두려움을 느끼는 경우

도 있다. 또한 학령기 아동은 여전히 마술적 사고를 가지거나 자신의 신체질환과 통증에 대한 자신만의 논리를 가지고 오해를 하는 경우도 발생한다. 따라서 학령기 아동의 인지발달의 특성을 이해하고 아동의 발달 수준에 맞는 적절한 설명을 제공하고, 아동이 이러한 설명을 어떤 방식으로 해석하여 본인의 논리 구조에 받아들였는지 살필 필요가 있다.

다행히도 학령기 아동은 인지발달과 함께 사용할 수 있는 대처기술들의 목록이 다양해지고 나이가 들면서 접근지향적, 이차조종 대처방식을 발전시켜 나갈 수 있기 때문에 질환과 의학적 처치에 대한 부정적인 정서 행동 반응은 점차 줄어들 수 있다.

3) 13~18세

청소년의 경우 사춘기 이차 성징으로 인한 신체의 급격한 변화를 경험하며 자연스럽게 자신의 외모와 신체상에 대한 관심이 많아지는데, 신체질환과 치료로 인해 가시적인 외모 변화가 생기거나 기능상의 장애를 가지게 될 경우 이에 특히 예민하게 반응하게 되며 자존감에 상당한 영향을 끼친다.

심리적으로 청소년 시기는 개별화 과정을 거치며 부모로부터 점차 독립하여 자아정체성을 확립해 가는 시기이다. 이러한 시기에 청소년이 신체질환을 가지게 될 경우 전문가인 의료인의 권위를 수용하고, 자신의 신체와 일상의 일부에 대한 통제감을 양도하여 치료과정에 순응하여야 하는데, 이러한 과정에서 자신의 주체성을 침해당하는 것을 느끼며 무력감과 함께 다양한 심리적 반응을 보이게 된다. 어떤 경우에는 무력감으로 퇴행하여 과도하게 의존하는 모습을 보일 수도 있고, 반대로 통제감과 자율성을 침해받는 것에 대한 저항으로 치료에 순응하지 않고 거부하는 행동을 보이는 경우도 있다.

청소년들은 부모와의 개별화 과정에서 또래 관계를 보다 중요하게 여기며 또래 집단에서 소속감과 유대감을 느끼려 하는데, 신체질환으로 인해 또래 집단과 구분되는 특이점(외형의 차이, 입원 등으로 인한 잦은 결석과 조퇴 등)을 가지게 될 경우 또래 관계 형성에 어려움을 초래하여 고립감, 외로움을 느낄 수 있다.

청소년기의 인지발달은 질환의 적응 측면에서 장단점을 동시에 가진다. 청소년들은 추상적 사고 능력의 발달로 질환의 장기적 예후와 치료의 잠재적 결과에 대해 숙고할 수 있으며 이로 인해 과도한 예기불안과 두려움을 느낄 수 있다는 약점을 지니는 반면에, 동시에 이러한 두려움을 다룰 수 있는 인지적 대처기술을 다양하게 발달시킬 수 있는 가능성을 가지는 측면에서 강점으로 작용한다.

4) 18세 이후 성인기

신체질환을 가진 청년은 성인기에 다다르면 부모의 지도 감독에서 벗어나 본인이 주체적으로 자신의 건강과 질환을 관리하여야 한다. 또한 일부 환자들은 성인이 되며 기존에 치료받았던 소아 진료분과에서 성인 진료분과로 바꾸어야 하는데, 이 과정에서 새로운 의료진과 시스템에 적응해야 한다. 이러한 변화 속에서 많은 환자들이 상당한 어려움을 겪는데, 청년 시기에 사회경제적 독립을 위한 삶의 다른 측면에 치중하게 되면서 건강관리를 소홀하게 되는 경우도 있고, 의료진과 의료시스템의 변경이 충분한 준비 없이 성급하게 이행되게 될 경우 혼란을 겪을 수 있다(White et al., 2018).

발달단계에 따른 죽음에 대한 이해

죽음에 대한 이해도는 죽음의 4가지 특성인 보편성universality(모든 생물은 죽는다), 비가역성irreversibility(죽음은 돌이킬 수 없다), 중지finality(사망시 모든 신체 기능이 중지한다), 인과성causality(죽음에 이르게 하는 생물학적 원인이 있다)에 대해 얼마나 이해하고 있는지를 살펴 확인하는데 아동은 연령에 따른 인지적 발달에 따라 다른 죽음에 대한 이해도를 보인다. 학령전기 아동은 죽음을 가역적이거나 일시적인 것으로 여긴다. 이 시기 아동은 죽음을 의인화하거나 잘못에 대한 벌이라고 여길 수 있으며, 관련된 마술적 사고를 가질 수 있다. 학령기 아동은 더욱 구체화된 사고를 가지기 시작하며, 인과관계에 대해 이해할 수 있기 때문에 죽음의 비가역성과 최종성에 대한 개념을 갖기 시작하나, 여전히 자기 자신의 죽음에 대해서는 정확한 이해를 가지기 어렵다. 청소년기에는 추상적이고 철학적인 사고가 가능하며 죽음의 비가역성, 보편성 등에 대한 이해가 가능하나, 일반적으로 자신의 죽음이 먼 미래에 있을 것이라고 생각한다. 이렇듯 연령이 중요한 인자로 작용하나, 개인의 인지발달 속도와 선행 경험에 따라 각각의 아동은 개별화된 죽음에 대한 이해와 애도반응을 보인다. 따라서 치료자는 사별을 경험한 아동 혹은 죽음에 직면한 아동과 면담할 때에는 해당 아동이 죽음의 개념에 대한 4가지 요소 보편성, 비가역성,

중지, 인과성에 대해 각각 어떻게 이해하고 있는지 살피고 이에 따른 심리적 반응을 살펴야 한다.

부모와 의료진은 생명을 위협하는 질환을 가진 아동과 대화할 때 질환과 죽음에 대한 이해도를 고려하여 가능한 솔직하고 열려 있는 대화를 하는 것이 바람직하다. 일부 부모는 아동이 이러한 대화를 나누기에 너무 어린 것은 아닌지, 또한 죽음에 대해 알게 되는 것이 고통스럽지는 않을지 걱정한다. 하지만 대부분의 아동청소년은 부모가 비밀로 할 경우에도 부모와 의료진의 대화를 엿듣거나 그들의 표정과 행동을 통해 무슨 일이 일어나고 있는지 눈치를 채며 오히려 본인만 모르는 것이 있다는 것에 소외감을 느끼거나 혼자 고민하며 상황에 대한 오해를 쌓아 가기도 한다. 따라서 솔직하고 열린 소통은 아동을 소외시키지 않고 대화에 참여할 수 있도록 하며 아동이 비논리적인 오해에 사로잡히지 않도록 할 뿐만 아니라 솔직하게 자신의 감정을 표현하고 처리할 수 있는 기회를 제공한다.

부모가 죽음과 관련한 자신의 부정적인 감정을 지나치게 숨기고 철회하면 아동은 두려움과 함께 또 다른 상실을 느낄 수 있다. 대신 자녀와의 열린 소통 속에서 부모가 자신이 경험하는 슬픔과 분노의 감정을 적절한 방식으로 자녀에게 보여 주고 함께 위로하는 시간을 가지게 되면 아동은 부모가 슬픔과 상실에 대처하는 방법을 모델링할 수 있는 기회를 얻는다.

3. 신체질환의 중증도

장기간의 투병기간, 복잡한 치료 지침, 불확실한 예후를 가지는 신체질환일수록 심리적 대처에 더 큰 어려움을 초래하고 부정적인 적응을 보일 위험성이 높아진다.

중추신경계를 침범하는 신경계 질환의 경우 인지발달에 직접적인 영향을 초래하며 뇌손상의 부위와 정도, 뇌전증 동반여부 등에 따라 그 심각성이 달라진다. 최근에는 중추신경계와 직접적인 관련이 없는 중증 신체질환의 경우에도 장기적으로 인지발달에 영향을 줄 수 있다는 보고들이 있는데 예를 들어 복잡성 심기형이나 염증성 장질환을 가진 아동의 경우 장기적으로 신경발달장애를 동반할 위험성이 높아지는 것으로 보고되었다(DeMaso et al., 2014, 2017; Holland et al., 2017; Szigethy et al., 2014).

이러한 신체질환과 연관된 인지발달의 결함은 학습 능력을 떨어뜨려 학교 적응에 악영향을 미칠 뿐만 아니라, 신체질환에 대한 적절한 대처유형의 습득을 어렵게 하여 다양한 정서와 행동의 문제를 초래하고 나아가 가족 및 또래 관계를 포함한 사회적 기능에 결함을 초래할 수 있다.

4. 기질

타고난 기질의 어려움은 향후 질환에 대한 행동 및 정서적 적응 과정에 부정적인 영향을 미친다(Snell & DeMaso, 2010). 예를 들어, 기질적으로 불안도가 높은 아동은 입원 상황에서 자신의 신체질환에 대해서는 무관심한 채 동영상 시청에만 몰두하는 등의 회피전략을 주로 사용하는 경향을 보이는 경우가 많고, 반면에 불안도가 낮은 아동의 경우 입원하여 이루어지는 검사 치료과정에 대해 궁금해하고 질환에 대해 적극적으로 알아 가려는 시도를 보이기도 한다. 아동이 신체질환에 대해 건강하게 적응하기 위해서는 아동의 기질과 신체질환의 특성, 환경적 요인들이 적절한 조화를 이루는 것이 중요하다.

5. 아동의 과거 의료경험

아동의 질환 및 치료에 대한 과거의 경험은 아동의 적응에 큰 영향을 미친다. 통증이 심한 시술의 경험이 있거나 치료 실패의 경험이 있는 아동은 향후의 치료에서 과거의 경험이 반복될 것이라 염려하며 불안수준이 높아진다(Dahlquist et al., 1986; Lerwick et al., 2016). 이로 인해 아동은 적시에 받아야 할 검사와 치료에 대해 거부적인 태도를 보일 수 있으며 이러한 비순응은 질환의 악화를 초래할 수 있다.

따라서 자문의는 아동의 과거 의료경험과 관련된 심리적 외상 반응들을 확인하여야 하며 이러한 불안을 완화시킬 수 있는 개별화된 전략을 수립하여야 한다. 예를 들어, 이미 과거에 여러 번 해당 시술을 받은 경험이 있는 환자에게는 해당 시술에 대해 설명과 시연을 반복하는 것은 도움이 되지 않는다. 대신 시술 직전 불안을 다루기 위해 복식호흡과 같은 안정화 기술을 교육하거나 아동이 몰입할 수 있는 놀이 활동(바람개비 불기, 비디오게임 등)을 확인하고 시술 중에 해당 활동을 활용하여 적극적으로 주의를 전환할 수 있도록 행동전략을 세워야 한다.

6. 부모 및 가족 요인

아동의 질환에 대한 반응은 부모의 반응과 밀접한 관련이 있다. 부모의 과도한 불안은 부모가 아동의 정서적 요구에 적절한 반응을 보이기 어렵게 하여 아동이 효과적인 대응방식을 사용할 수 있도록 도와주는 데 장애가 될 수 있으며, 단기 및 장기적 예후 모두에 영향을 미친다. 아동의 질환에 대해 가족이 보이는 일반적인 심리적 반응은 별도로 자세히 설명한다.

7. 의료진의 대처유형과 행동방식

의료진은 자신의 의사소통과 행동방식이 아동과 가족의 적응과정에 상당한 영향을 미칠 수 있다는 점을 명심해야 한다. 예를 들어, 의료진이 침습적인 처치 과정에 대한 염려가 많을 경우, 무의식적으로 환자와 보호자를 안심시키기 위해 지나치게 자세하게 설명하거나 동일한 내용을 반복하여 말하는 경우가 있는데, 이러한 방식은 효과적이지 않을뿐더러 도리어 치료의 부작용과 위험성에 대해 강조하여 전달하는 결과를 초래하기도 한다. 반대로 의료진이 질환의 부정적인 예후와 치료와 관련된 위험성을 부인하거나 축소화하려는 회피전략을 쓰는 경우, 환자와 가족의 회피적 대응을 강화시킴으로써 적시에 사전의료계획이 이루어지지 못하고 고통을 수반하는 침습적인 치료를 불필요하게 연장하는 결과를 초래하기도 한다.

자문의는 이러한 의료진과 환자와 가족 사이의 상호작용을 파악하여, 필요한 경우 의료진을 대상으로 보다 적절한 의사소통 방식에 대해 안내해야 한다.

아동의 질환에 대한 가족의 심리적 반응

신체질환이 있는 아동의 가족 구성원은 아동의 질환에 대해 불안, 우울, 분노 등의 감정을 흔히 경험하면서도 대부분은 비교적 건강한 기능수준을 유지한다. 가족의 적응에 영향을 미치는 요인으로는 가족 강인성이 가장 크며, 가족 강인성에는 가족의 문제해결 의사소통이 가장 큰 영향을 미친다(심미경, 2004).

1. 부모

만성 신체질환을 가진 아동을 양육하는 것은 누구에게나 상당한 스트레스로 작용한다. 부모는 자녀의 신체질환과 관련하여 치료과정과 장기적 예후, 일상생활의 제한, 가족의 생활과 삶의 질에 미칠 영향, 경제적 비용 등에 대해 염려한다. 질환의 급성기 상황에서 부모들은 다양한 수준의 두려움을 경험하며 이를 불안, 죄책감, 우울감, 때로는 분노의 형태로 드러낸다. 생명을 위협하는 질환을 가진 아동을 가진 부모의 과반수가 우울감을 경험하며 이는 아동의 신체적, 심리사회적 삶의 질 수준과 밀접한 관련성을 보인다(Lee et al., 2022). 따라서 질환을 가진 아동의 삶의 질을 높이기 위해서는 아동을 둘러싼 가족의 심리사회적 상황에 대한 평가와 개입이 함께 필요하다

부모는 자녀가 아플 때, 비록 직접적으로 물어보지 않는다 하더라도, 다음 질문들—'내 아이가 나을 수 있을까?' '나을 때까지 얼마나 걸릴까?' '그 과정에서 비용이 얼마나 들까?'—에 대한 답을 찾으려 애쓴다. 부모는 이러한 질문들에 충분한 대답을 얻지 못했거나, 때로는 질환의 특성상 정확한 대답을 얻기가 불가능한 상황에 놓이면 상당한 스트레스를 경험한다. 이러한 불확실성으로 인한 스트레스를 비유하자면 감정의 롤러코스터를 탄 상태에서 언제 내릴지 모르는 것과 유사하다. 어떤 부모들은 불확실성을 해결하려는 시도로 인터넷 등을 통해 정보를 검색하는 데 필요한 정보를 얻는 경우도 있으나 정제되지 못한 다양한 정보에 압도되어 더 혼란스러워지는 경우도 있으며, 여러 병원에 찾아가 불필요한 검사와 진료를 반복하는 경우도 있다. 자문의는 부모로 하여금 이러한 불확실성을 피할 수 없는 질환 경험의 한 일부로 수용하고, 불확실성 속에서 이루어지는 최선의 선택들을 긍정하며 선택한 과정에 전념할 수 있도록 도와야 한다.

부모의 반응과 행동이 아동에게 미치는 영향은 긍정적일 수도 있고 부정적일 수도 있다. 일반적으로 부모의 지지적인 반응과 침착한 태도는 아동의 적응에 긍정적 영향을 미치는 반면에, 부모의 과도한 불안, 아동의 정서적 반응에 대한 무관심은 아동의 적응에 부정적 영향을 미친다. 일부 부모는 의학적 세부 사항에 대해 과도하게 집착하며 아동 및 자신의 심리사회적 문제에 대해서는 간과하는 경우도 있다. 반대로 부모가 아동의 고통에 대해서만 과도하

게 관심을 갖는 것 또한 아동의 적응을 방해한다. 아동이 익숙하게 느끼는 가족 내의 규칙을 유지하고 적절한 한계를 설정해 주는 것은 아동에게 안전감을 주지만, 과잉보호는 적응에 부정적인 영향을 미친다.

신체질환을 앓는 아동을 돌보는 부모의 스트레스는 부부 관계에도 영향을 미친다. 어떤 부모는 서로를 지지하며 더욱 가까워지기도 하지만, 질환 이전부터 관계문제가 있었던 부모는 아동의 질환에 대한 분노를 서로에게 전치할 수 있다. 유전적 요인이 있거나 양육자가 질환 발생에 영향을 준 경우에는 자책하거나 상대의 잘못을 탓하게 되는 경우가 잦다. 이러한 반응은 부모 자신의 슬픔에 대한 방어기제일 수 있으며 자문의는 이러한 자책과 원망의 기저에 당면한 상황에 대한 슬픔, 절망이 근원적으로 자리하고 있음을 부부가 인식하고 서로를 책망하기보다는 슬픔을 공유하고 서로 위로할 수 있는 관계가 되도록 중재할 수 있다.

2. 형제자매

만성질환을 앓고 있는 아동의 형제자매는 새로운 행동문제를 보이거나 불안수준이 높아질 수 있다. 각 가족 내에 시간적 경제적 자원은 한정되어 있기 때문에, 건강한 형제들은 아픈 아동의 '질환'과 경쟁해야 하는 상황에 놓이게 된다. 형제들은 아픈 아동이 받게 되는 관심에 질투를 느낄 수도 있고, 아픈 아동에게만 집착하는 부모로부터 유기된 느낌 혹은 정서적으로 분리된 느낌을 받기도 한다. 한편, 부모는 건강한 형제들에게 발달적으로 가능한 정도를 넘어선 이해심을 바라고, 형제가 이러한 이해심을 보이지 않을 때 화를 내기도 한다. 학령 전기의 형제는 질환에 대한 이해의 부족으로 혼란스러워할 수 있으며, 자신의 어떤 감정이 형제의 질환을 일으켰을 것이라는 마술적 사고를 하기도 한다. 또한 자신은 아프지 않은 것에 대해 죄책감을 느끼는 경우도 있다.

질환을 가진 아동보다 심리적으로 성숙한 형제의 경우, 아픈 형제에 대해 책임감을 느끼고 부모처럼 보살피는 역할을 스스로 맡을 수 있다. 그들은 이러한 역할을 수행하기 위해 여가활동에 참여할 기회를 잃는 경우도 있다. 이러한 영향은 일시적일 수도 있지만 질환의 상태에 따라 지속될 수도 있기에 형제의 삶에 장기적 영향을 미칠 수 있다.

자문조정 평가

이 장에서는 신체질환을 가진 아동청소년에 대한 정신과적 평가와 개입 과정에 대해 다루고자 한다. 먼저 미국 소아청소년정신의학회에서 발표한 신체질환을 가진 아동과 청소년에 대한 자문의의 평가 및 개입 원칙을 〈표 53-2〉에 요약하여 소개한다(DeMaso et al., 2009).

표 53-2 신체질환을 가진 아동청소년에 대한 정신과적 평가와 개입 원칙(DeMaso et al., 2009)

① 자문의는 신체질환을 가진 아동의 건강관리를 위해 타과의료진과의 효과적인 협력 체계를 갖추어야 한다.
② 자문의는 타과의료진이 정신과 자문을 의뢰한 이유와 목적을 명확하게 파악해야 한다.
③ 자문의는 자문평가과정에서 아동의 발달력을 바탕으로 생물-정신-사회적 모델을 통해 통합적인 사례개념화case formulation를 도출해야 하며 신체질환이 아동의 발달과 심리사회적 기능에 미친 영향을 평가해야 한다.
④ 아동이 보이는 심리행동 증상의 원인으로 아동의 의학적 상태와 치료가 미치는 영향이 있는지를 검토하여야 한다.
⑤ 정신과 약물을 처방할 때에는 아동의 의학적 상태와 치료 상황을 고려하여 적합한 약물과 투약 방식을 선택하여야 한다.
⑥ 정신과적 개입은 약물치료뿐만 아니라 정신치료를 포함한 다양한 중재방법을 고려하여야 한다.
⑦ 신체질환을 가진 아동을 둘러싼 가족 내 전반적인 역동을 이해하고 다루어야 한다.
⑧ 신체질환에 대한 치료 순응도를 평가하고 향상시켜야 한다.
⑨ 아동과 보호자가 의료진이 처방한 치료 이외에 다른 보완대체치료를 이용하고 있는지에 대해 파악해야 한다.
⑩ 아동과 가족의 종교적 문화적 특성을 파악하고 고려해야 한다.
⑪ 필요하다면 학교 및 지역사회 기관과의 연계와 협력을 고려한다.
⑫ 신체질환과 관련한 법적인 이슈가 있는지에 대해 파악하여야 한다.
⑬ 환자와 가족이 놓인 사회경제적 환경이 질환과 심리적 적응에 미치는 영향을 파악하여야 한다.

일반적으로 정신과적 자문조정은 ① 자문의뢰 목적 파악, ② 의무기록 검토, ③ 환자 및 보호자 면담, ④ 추가적인 정신의학적 평가, ⑤ 통합-역동적 사례개념화 및 개입 방향 결정, ⑥ 자문보고서 작성 및 타과의료진/가족과의 소통을 통한 치료계획 이행 과정으로 이루어진다.

1. 자문의뢰 목적 파악

자문의는 우선 자문의뢰의 목적과 다루어야 할 문제가 무엇인지 구체적으로 파악해야 한다. 필요하다면 자문의는 타과의료진과 직접 소통하여 표면적인 의뢰 사유 이외에 다른 잠재적인 의뢰 사유가 있는지에 대해 확인할 필요가 있다. 예를 들어, 서면상으로는 아동의 심리적 상태에 대한 평가 요청이 기술되어 있지만, 타과의료진과 직접 소통하여 보면 그들이 실제 염려하는 부분은 보호자의 심리적 문제일 수 있다. 또한 자문의는 환자와 보호자를 만나기 전에 타과의료진으로부터 아동과 보호자가 정신과 자문의뢰 내용에 대해 어떻게 알고 있는지, 이에 대한 동의가 되어 있는지 미리 파악해야 한다. 따라서 효과적인 자문을 위해서는 자문의와 타과의료진이 직접적으로 소통할 수 있는 창구와 협력체계를 만들어 두는 것이 필요하다.

2. 의무기록 검토

자문의는 아동과 보호자를 만나기 전에, 의무기록을 통해 아동의 신체질환에 대한 병력, 현재 의학적 상태와 치료 과정, 앞으로의 예후와 치료계획에 대한 정보를 파악해야 한다. 특히 환자에게 투여되고 있는 약물 중 정신과적 부작용 혹은 금단 증상을 일으킬 수 있는 약제가 있는지에 대해 철저하게 검토해야 한다. 또한 아동의 심리, 행동상의 변화에 직접적인 원인으로 작용할 수 있는 중추신경계 질환, 갑상선 기능문제, 전해질 이상 등의 의학적 상태에 대해서는 주의 깊은 확인이 필요하다.

아동의 식사량, 수면, 행동 특성에 대해서는 간호기록에서 중요한 정보를 얻을 수 있으며, 의료사회복지팀의 상담기록이 있다면 이를 통해 아동의 사회경제적 상황과 가족에 대한 정보를 미리 파악할 수 있다.

3. 환자 및 보호자 면담

1) 자문조정 과정에 대해 환자와 가족을 준비시키기

자문조정 과정은 정신과적 평가와 개입을 요청하는 주체가 아동과 보호자가 아니라, 의료진이라는 점에서 다른 정신과 진료와의 차별점을 가진다. 때때로 환자와 보호자는 정신과에 자문의뢰가 되었다는 사실을 모르는 경우도 있으며, 신체질환의 치료에 집중하여 정신과 자문과정을 불필요한 것으로 느끼는 경우도 있다. 따라서 자문의는 환자/보호자와의 첫 만남에서 우선 자문의로서 본인을 소개하고 정신과 자문의 목적에 대해 환자와 보호자에게 설명해야 한다. 그리고 이러한 자문 사유에 대한 환자/보호자의 이해와 태도를 파악하고 자문 면담에 참여해 줄 것을 요청하고 준비시키는 과정이 필요하다.

대부분의 환자/보호자들이 신체질환과 치료과정이 심리사회적 기능에도 영향을 미친다는 점에 동의하며 자문면담에 긍정적으로 반응한다. 이때 아동의 신체질환과 심리사회적 건강 사이의 상호작용에 대한 일반적인 정보에 대해 간단히 소개하는 것도 환자/보호자의 참여도를 향상시키는 데 도움이 된다.

만일 환자/보호자가 정신과 자문에 대해 완강하게 거부의사를 밝히는 경우 우선 그들의 의사를 존중하는 것이 필요하다. 그리고 자문의뢰를 한 타과의료진과 상의하여 자문 과정을 종결할지, 타과의료진이 환자/보호자에게 자문과정의 필요성에 대해 다시 설득할지를 결정한다.

2) 아동 및 보호자 면담

자문조정 과정에 대해 환자/보호자의 동의를 얻은 후에 구체적인 면담의 시점과 장소를 상의하여 결정한다. 아동은 발달 수준 및 연령에 따라 자신의 질환에 대한 이해 정도가 다를 수 있으므로 이에 대한 세심한 고려가 필요하다. 따라서 대개는 보호자와 면담을 우선 시행하여 환자의 질환에 대한 이해 정도에 대해 미리 파악한 후 환자와의 면담을 진행하는 것이 일반적이나, 청소년의 경우에는 본인이 원한다면 환자와의 면담을 먼저 시행하는 것도 가능하다.

면담을 할 때에는 가능하다면 아동과 부모를 분리하여 면담을 시행하는 것이 바람직하나, 환자의 의학적 상태에 따라 유연하게 면담 방식을 정한다. 면담 장소에 대해서도 세심한 배려가 필요한데, 여러 침습적인 시술 경험으로 인해 입원병실에서 긴장도가 높은 아동의 경우 외래 진료실이나 상담실로 이동하여 편안한 면담 환경을 제공해 주는 것이 좋다.

아동 및 보호자와의 면담을 통해 주된 의뢰 사유에 대한 파악과 함께, 신체질환에 대한 아동의 심리적 적응양상과 관련된 요인들, 신체질환이 아동의 심리사회적 기능에 미치는 영향 등에 대해 파악한다. 또한 아동의 경우, 성인에 비해 양육자와 다른 가족구성원, 주변 환경으로부터 받는 영향이 크기 때문에 아동을 둘러싼 가족, 사회적, 의료적 환경에 대한 평가도 함께 이루어져야 한다. 신체질환이 있는 아동에 대한 자문조정 평가과정에서 파악되어야 할 사항에 대해 〈표 53-3〉에 기술하였다.

표 53-3 신체질환이 있는 아동의 자문조정 평가 프로토콜(Shaw et al., 2020)

질환 요인
- 질환의 단계: 초발, 재발, 만성
- 질환의 경과: 재발(암 등), 단발성 질환 후 불완전한 회복 (뇌경색, 두부외상 등), 삽화간 완전한 회복, 만성적 악화(진행성 근육질환 등)
- 예후: 치료 시 기능 보존(당뇨, 장기이식 등), 점진적인 기능 감퇴(진행성 근육질환 등), 질환 말기 상태
- 치료력: 입원 횟수, 외래 주기, 치료법, 약물 부작용(외형, 인지, 수면, 에너지 수준에 미치는 영향 등), 치료 순응도, 침습적 시술 경험, 통증 동반 여부

아동과 부모의 질환에 대한 이해도
- 질환에 대해 아동에게 어떻게 설명되었는가. (완전한 혹은 부분적 설명 등)
- 아동과 부모는 각각 질환과 그 예후에 대한 현실적인 이해를 가지고 있는가.
- 치료에 대한 이해와 기대가 적절한가.
- 질환과 치료에 대한 이해에 영향을 주는 인지적, 문화적 요인

질환이 아동에게 미치는 정서적 영향
- 발병 전 아동의 정서 및 성격 특성
- 질환에 대한 아동의 현재 정서적 반응: 우울(이해 가능할 수준의 좌절감 vs. 심한 절망감, 무망감), 불안(재발에 대한 두려움, 외상후 스트레스 증상 등) 자존감에 미치는 영향(신체상의 변화, 장애 여부 등), 분노(반항, 공격행동, 퇴행행동 등)
- 질환에 대한 수용 정도: 부인$_{\text{denial}}$ 수용과 통합

질환이 가족기능에 미치는 영향
- 가족기능: 병전 가족기능, 질환이 가족의 일상에 미치는 영향 [가정 내 치료요구도(경관 영양, 가정용 인공호흡기 사용 등), 아동의 신체적 의존도 증가, 부모의 간병노동의 증가, 여가활동의 제한, 가족 갈등의 증가]
- 부부관계: 부부갈등(간병 부담의 분배, 치료 관련 의견 불일치, 배우자에 대한 비난 등), 부부 관계의 질적 변화(이혼 위기 vs 친밀감 강화)
- 부모의 직업기능: 간병으로 인한 직업능력의 변화(휴직, 잦은 결근 등), 심리적 스트레스로 인한 업무능력의 저하
- 질병의 경제적 부담: 의료비용, 교통 및 병원 근처 체류 비용, 의료기기 유지비용, 부모의 소득 저하, 간병 노동으로 인한 기회비용

질환이 건강한 형제자매에게 미치는 영향
- 질환으로 인한 영향: 주양육자의 변화, 돌봄과 경제적 자원의 불평등한 분배
- 형제의 정서적 반응: 분노와 원망, 죄책감, 형제의 외형 및 기능상의 변화에 대한 당혹감, 아픈 형제에 대한 불안, 자신의 건강에 대한 과도한 염려

질환이 사회/또래 관계에 미치는 영향
- 또래 관계 미치는 영향: 질환 관련 낙인(놀림, 따돌림 등), 특정 친구들과의 친밀감 강화
- 사회적, 여가활동 참여의 제한: 외출 및 등교 제한, 또래와의 접촉 감소
- 이성 관계에 미치는 영향: 외모의 변화, 성장 및 이차 성징 지연

질환이 학업에 미치는 영향
- 발병 전 학업 기능
- 학업에 미치는 영향: 질환으로 인한 결석, 질환 및 치료로 인한 학습저하, 가정학습의 필요도
- 학교 복귀의 어려움
- 특수교육 등 적절한 교육자원 지원 여부

아동이 평소 사용하는 대처방식
- 아동이 의지하는 사회적 지지(가족, 친구 등), 종교적 영역 지지 체계
- 사회적 위축과 고립 여부
- 부인과 회피 대처, 부적응적 대처방식 여부

신앙 및 영성의 역할
- 아동과 가족의 종교적 특성
- 질환과 죽음에 대한 종교적 믿음
- 가족 내 지지 기반으로서 종교의 역할

가족과 의료진과의 관계
- 가족의 의료진에 대한 신뢰도
- 의료진과의 의사소통의 질
- 가족의 의사결정에 대한 참여 요구도

병원 여러 상황에서 아동과 보호자의 행동 양상을 직접 관찰하거나, 환자를 담당하는 간호사 등 다른 의료진으로부터 이에 대한 정보를 간접적으로 얻을 수 있다. 검사 및 치료를 위해 보호자와 분리되는 상황에서 아동의 행동양상, 투약 및 처치 과정에서 아동과 보호자 사이의 상호작용, 입원실에서의 아동의 놀이 양상 등을 관찰하여 객관적인 정보를 파악한다. 예를 들어, 신체화 증상을 가진 아동의 경우, 보호자 및 의료진들과의 상호작용 속에서 아동의 증상 호소 양상이 변화하는지 살피고, 부모 혹은 의료진의 행동에서 아동의 신체화 증상을 강화시키는 요인이 있는지 확인할 수 있다. 또한 섬망 등 의식 수준에 변화를 보이는 상태인 경우 여러 번 방문하여 반복적인 관찰과 평가를

진행할 필요가 있다.

그리고 필요하다면 아동의 우울, 불안 증상을 평가하기 위해 아동우울척도Children's Depression Inventory(조수철, 이영식, 1990), 아동청소년 불안장애 선별척도Screen for Child Anxiety-Related Emotional Disorders(김민정, 2010), 개정판 아동불안척도Revised Children's Manifest Anxiety Scale(최진숙, 조수철, 1990) 등의 자가보고형 평가척도를 활용한다.

4. 추가적인 정신의학적 평가

의무기록 검토, 아동 및 보호자 면담을 통해 얻어진 정보들을 토대로 가능한 진단을 감별하며 추가적으로 확인해야 할 검사들을 확인한다. 예를 들어, 약물 부작용이 의심될 경우 특정 약물의 혈중농도를 확인하거나, 섬망이 의심될 경우 혈중 암모니아, 전해질 수치 등을 추가로 확인할 수 있다. 정서, 행동의 변화가 급성으로 나타나는 경우 기질적 원인에 대한 감별을 위해 뇌파검사, 뇌 MRI 검사 등을 권고할 수 있다. 그리고 뇌전증, 뇌종양과 같은 중추신경계 질환을 가진 아동의 심리, 행동을 평가할 때에는 기저의 인지기능 수준을 정확히 평가하기 위한 신경인지평가를 시행하는 것을 고려해야 한다.

5. 통합-역동적 사례개념화 및 개입 방향 결정

자문평가 과정에 얻어진 정보를 종합하여 통합적 진단을 내린다. 자문 상황에서는 진단을 내리기에 정보가 부족한 상태에서 개입을 시작해야 하는 경우나, 진단기준에는 부합하지 않으나 임상적 주의를 요하는 증상이 있는 경우를 종종 접하게 되는데, 이런 경우에는 DSM-5 체계의 "명시되지 않는unspecified" 분류를 활용하여 진단을 기술할 수 있다.

자문의는 기술적 진단뿐만 아니라, 신체질환을 가진 아동에 대한 통합-역동적 사례개념을 제시하여야 한다. 생물-심리-사회적 모델biopsychosocial model과 4개의 P 모델the four Ps model은 신체질환을 가진 아동에 대한 사례개념 시에도 효과적으로 활용될 수 있다. 신체질환을 가진 아동을 파악할 때 고려해야 할 각각의 요소의 예시는 〈표 53-4〉에 제시하였다.

이러한 신체질환을 가진 아동에 대한 통합-역동적 사례개념화는, 특히 생물학적 모델에 익숙한 타과의료진과 환자의 가족들에게, 신체질환이라는 생물학적 요소가 심리적, 사회적 요소들과 어떻게 상호작용하며 현재 아동의 기능과 삶의 질에 영향을 미치고 있는지에 대한 포괄적인 이해를 제공한다.

자문의는 환자에 대한 통합-역동적 사례 개념을 바탕으로 자문 개입의 목표를 수립하고 생물학적-심리적-사회적 요인들에 대해 어떻게 중재할지 결정한다. 이때에는 정신과적 약물치료뿐만 아니라 다양한 정신치료들을 함께 활용한다. 때로는 환자를 둘러싼 의료적 환경에 대한 개입(1~2인실로의 이동, 간병 보호자의 변경)이 필요한 경우도

표 53-4 자문 통합-역동적 사례개념화: 생물-심리-사회모델에 4개의 P모델을 접목한 구성 요소 예시

생물-심리-사회모델 / 4개의 P모델	생물학적 요소 (biological factors)	심리적 요소 (psychological factors)	사회적 요소 (social factors)
소인적 요인Predisposing factors	유전력, 가족력, 기질이나 성향, 신체운동발달, 신체질환, 낮은 지능	심리정서발달, 성격구조, 미성숙한 방어기제, 회피지향적 대처경향, 외상적 치료경험	가난, 학대나 방임
촉발 요인Precipitating factor	질환 발병, 악화, 치료약물 부작용, 외모 변화	통제감 상실, 자존감 저하, 미래에 대한 불확실성, 상실, 죽음에 대한 두려움	원거리병원 이용으로 인한 거주지의 변화, 가족의 분리, 잦은 조퇴 및 결석, 성적 저하, 치료비, 간병 부담
지속 요인Perpetuating factor	질환후유증, 장애	낮은 치료순응도, 사회기술 저하, 학습 공백	장기간의 입원치료, 사회적 고립
보호 요인Protective factor	양호한 지능	병식이 있음, 성숙한 방어기제, 접근지향적 대처경향, 회복탄력성	환자-보호자-의료진 간의 원활한 의사소통, 양호한 확대 가족 지지체계, 병원학교 등 신체질환 아동을 위한 특수교육적 지원, 종교적 · 영적 지지체계

있다. 또한 자문의는 의료진과 환자 및 가족 사이에 갈등을 중재하는 조정 역할을 맡아야 하는 경우도 있으며, 환자와 가족의 대변인으로서 역할을 해야 하는 경우도 있다.

6. 자문보고 및 타과의료진/가족과의 소통을 통한 치료계획 이행

자문의는 사례개념화를 통해 얻어진 통합-역동적 진단과 개입 방향에 대해 타과의료진과 환자/가족들과 공유한다. 자문보고서에는 타과의뢰의 주된 사유뿐만 아니라, 진료과 의료진이 미처 파악하지 못한 심리행동 증상 및 정신과적 개입이 필요한 문제를 발견했다면 이에 대한 내용도 함께 포함한다. 의무기록에 남기는 자문보고서를 작성할 때에는 의료진뿐만 아니라 환자와 가족 또한 열람할 수 있기 때문에 분쟁의 여지가 있는 언어의 선택을 피하고 좀 더 객관적이고 주의 깊게 기술하여야 한다.

자문회신 과정은 의무기록에 자문보고서를 남기는 것만으로 마무리되는 경우도 있으나, 가능하다면 자문의가 타과의료진 및 보호자와 직접 소통하여 통합-역동적 이해와 권고되는 치료에 대해 설명한 후 구체적인 치료 절차에 대해 함께 논의하여 수립하는 것이 바람직하다. 그리고 이러한 논의과정에 환자 본인 또한 발달 수준에 맞게 참여시킨다. 이러한 공유의사결정과정은 자문의-타과의료진-환자/가족 사이의 치료적 동맹을 형성하고 향후 정신과적 개입이 효과적으로 이루어지는 데 도움을 준다.

자문조정 치료

1. 약물치료

자문의는 적절한 약물치료를 통해 신체질환을 가진 아동의 심리적 증상을 조절할 수 있다. 또한 때때로 아동을 돌보는 부모나 가족을 대상으로 그들의 심리적 증상을 조절하기 위해 약물치료를 고려하기도 한다.

소아정신과 자문 영역에서 약물치료를 고려할 때에는 목표증상 접근방식target symptom approach이 유용하다. 물론 평가 과정에서 정신과적 진단이 이루어지며 그 진단에 따라 증상 조절을 위한 효과적인 약물을 선택하는 것이 원칙이지만, 정신과적 진단기준에는 만족하지 못하는 상황이라 하더라도, 특정 증상이 환자와 가족에게 상당한 고통과 기능저하를 초래하고 있다면 이러한 증상을 조절하기 위한 약물치료적 개입을 고려하여야 한다(Shaw et al., 2020).

정신과 약물을 신체질환을 가진 환자에게 투여할 때는 저용량에서 시작하고 천천히 증량해야 한다. 신체질환을 가진 환자는 약물의 대사와 반응이 일정하지 않기 때문에, 가능하면 반감기가 짧은 약물을 선택하고 여러 약물을 동시에 투여하지 않아야 한다. 그리고 약물치료지수therapeutic index가 좁은 약물은 피하고 약물 용량 조절이 용이한 약물을 선택하는 것이 좋다. 또한 자문의는 정신과 약물치료를 시작하기 전에 환자가 기존에 투약 중인 약물들과의 상호작용 여부를 확인하여 적절한 약물을 선택하여야 한다.

다음은 신체질환을 가진 아동에게 정신과 약물 사용 시 주의점이다.

1) 간질환

간질환은 약물의 일차통과효과first-pass effect, 생체내변환biotransformation에 영향을 미치고, 약물의 단백질 결합에 영향을 주어 약물의 분포에도 변화를 초래할 수 있다.

급성 간염의 경우 일반적으로 간 기능의 변화는 일시적이기 때문에 약물 용량을 조정할 필요가 없다. 간 트랜스아미나제transaminase 수치의 경미한 상승은 비교적 흔하며 특별한 주의가 필요하지 않고 기준치보다 2~3배 이상 상승한 경우에만 추가 검사가 필요하다. 반면에 간경화 또는 빌리루빈, 알칼리인산분해효소alkaline phosphatase의 상승은 보다 심각한 간 손상을 시사하는 소견이며 간 기능과 간 혈류에 상당한 변화를 일으킬 수 있다. 따라서 이 경우에는 간에서 대사되어 제거되는 약물의 사용에 특별한 주의를 기울여야 한다. 심각한 간질환을 가진 경우 일차통과효과가 감소하고 간 대사기능의 저하로 약물 제거가 약화될 수 있어 삼환계 항우울제와 같이 효과 농도의 범위가 적은 약물의 경우, 부작용 발생의 위험성이 높아진다. 또한 간질환은 약물의 혈장 단백질과의 결합에도 예측하기 힘든 변수를 만들 수 있다. 만성 간부전의 경우 알부민과 같은 혈장 단백질이 감소하여 혈장단백질과 결합하지 않은 활성화된 약물 농도가 증가하는 경향이 있기 때문에 해당 약물의 약물 용량을 줄일 필요가 있다. 그리고 간 기능이 저하된 환자의 경우 항정신병약제 사용 시 기립성 저혈압이 발생할 위험성이 더 높아지는 것으로 알려져 있다. 따라서 간질환을 가진 아동에게 정신과 약물을 사용할 경우 소량의 약물부터 천천히 증량하며 그 효과와 부작용을 주의 깊게 살펴야 한다.

항우울제 중에서는 imipramine, amitriptyline, duloxetine, trazodone, bupropion이 간독성을 일으킬 위험성이 높고, escitalopram, paroxetine, fluvoxamine은 간독성이 가장 적은 것으로 알려져 있다(Martini et al., 2016; Voican et al., 2014). 또한 carbamazepine, valproate, phenothiazine 또한 간독성 위험이 있기 때문에 간질환이 있는 경우 피해야 할 약물이다.

2) 위장관질환

다양한 위장관질환이 약물의 흡수에 영향을 미친다. 위장관 점막 손상을 초래하는 크론병과 같은 염증성 장질환이나, 단장증후군short bowel syndrome, 장 우회술, 위루관gastrotomy tube, 공장루jejunostomy tube를 가진 경우 약물의 흡수가 저하될 수 있다. 한편으로 대부분의 약물이 위장관의 근위부에서 흡수되기 때문에 대장 질환의 경우 약물의 흡수에 거의 영향을 미치지 않는다.

여러 소아과 질환과 약물들이 위장관 운동성gastic motility에 변화를 초래한다. 당뇨, 위염, 유문협착증, 항콜린성 약물은 위장관 운동을 지연시키는데 이러한 경우 난수용성poorly soluble 약제의 흡수율은 일반적으로 높아진다. 반대로 metoclopramide와 같은 위장관 운동 촉진제는 위장관 운동을 촉진하여 반대의 효과를 보인다. 위장관질환으로 인해 약물의 흡수에 상당한 지장이 예상되는 경우에는, 경구 투여 대신에 설하 투여 약제나 근육주사, 정맥투여의 방식을 먼저 고려해야 한다.

정신과 약물 중에는 위장관계 기능에 영향을 미치는 경우가 많다는 것 또한 주의해야 한다. 항콜린성 작용이 큰 정신과 약물은 부작용으로 위장관 운동성을 떨어뜨려 변비를 일으킬 위험이 있다. 반대로 SSRISelective Serotonin Reuptake Inhibitors의 경우 위장관 운동을 촉진시켜 설사를 유발할 수 있다. 또한 SSRI는 NSAIDsNonsteroidal Anti-Inflammatory Drugs와 함께 투약할 경우 위장관 출혈의 위험성을 증가시킬 수 있다. 일반적으로 서방형제제의 경우 약제의 혈중 농도가 서서히 증가하기 때문에 위장관계 부작용이 덜한 것으로 알려져 있다.

3) 신장질환

대부분의 정신과약물은 지용성으로 간에서 대사되어 담즙으로 배출되기 때문에 신장질환에 영향을 받지 않는다. 하지만 lithium, gabapentin, topiramate의 경우 신장을 통해 소변으로 배설되기 때문에 신장질환을 가진 환자에서 투약 시 주의를 기울여야 한다. 일반적으로 신장으로 배설되는 약물을 신장질환자에게 투여할 경우에는 약물 투여량을 50~75% 정도 줄이고 약물 투여 간격을 늘려야 한다. lithium의 경우 급성신부전 환자에서는 투약 금기에 해당하나, 만성신부전 환자에서는 투약 용량을 감량하고 혈중 농도를 모니터링하면 안전하게 투약될 수 있다.

대부분의 정신과 약물은 혈액 내에서 단백질과 결합되어 있는 경우가 많아 혈액투석으로 제거되지 않는다. 반면에 lithium과 gabapentin은 투석으로 대부분 제거되기 때문에 투석 직후 추가 투약이 필요할 수 있다. 일반적으로 혈액투석 환자에게는 신기능에 영향을 받으며 약물치료지수therapeutic index가 좁은 약물은 피하는 것이 바람직하다. 또한 투석 직후 탈수 증상과 저혈압이 발생하는 경우가 있기 때문에 항정신병약제와 같이 기립성 저혈압 부작용이 있는 약제를 처방할 경우 주의를 기울여야 한다.

4) 심장질환

심장질환은 신장과 간의 관류량에 영향을 주어 약물의 약동학에 변화를 초래할 수 있다. 울혈성 심질환은 위장관 관류량을 줄이고 체액저류fluid retention를 초래하여 경구약물이나 근육투여 약물의 흡수율을 감소시킨다.

일부 정신과 약물은 기립성 저혈압, 전도장애, 부정맥과 같은 심혈관 부작용을 야기할 수 있다. 항우울제 중 삼환계 항우울제TCA는 기립성 저혈압, 전도 장애 등 심혈관계 부작용 위험이 크기 때문에 심장질환 환자에서는 투약을 피하는 것이 바람직하다. 삼환계 항우울제에 비해 SSRI와 bupropion는 심장질환을 가진 아동청소년에게 비교적 안전하게 사용할 수 있다. 단, SSRI 중 citalopram, escitalopram의 경우 QTc 연장 부작용이 있기 때문에 심장질환 환자에게 사용을 피하는 것이 좋다.

심장질환 환자에서는 QTc 연장 부작용을 가진 일부 정신과 약물(삼환계 항우울제, citalopram, escitalopram, quinidine 유사효과를 가진 항정신병약제 등)의 사용에 주의를 기울여야 한다. QT 연장 부작용이 있는 약물의 목록은 https://crediblemeds.org/에서 확인할 수 있다. 소아에서 QTc 간격의 정상 범위는 400 ± 25~30 msec(milliseconds)인데, QTc가 450~460 milliseconds을 초과하는 경우 torsades de pointes와 같은 심각한 부정맥이 발생할 위험성이 높아진다. 심장질환을 가진 환자에게 해당 약물을 투약할 때는 투약 전 심전도 검사를 실시하여 기저 QTc 간격을 확인하고 투약 후에 정기적으로 심전도를 확인하여 QTc 연장 여부를 확인하여야 한다. 심전도에서 QTc 간격이 480msec 이상인 경우 즉시 소아 심장전문의에게 의뢰를 하여야 하며, 투약 후 60 msec 이상 증가한 것이 확인된다면 약제 중단을 고려해야 한다.

ADHD 치료제로 사용되는 흥분제psychostimulants와 atomoxetine은 심박수 증가, 혈압 증가 부작용을 가지고 있기 때문에 이러한 부작용에 특히 취약한 심장질환 환자라면 투약을 피해야 한다. 심장질환을 가진 환자에게 이러한 약제를 투약하고자 하는 경우에는 사전에 소아 심장전문의와 상의하여 약물의 효과–위험성을 따져 투약 여부를 결정해야 한다.

5) 폐질환

폐질환을 가진 환자에서 호흡저하 부작용이 있는 benzodiazepine 처방은 특히 주의를 기울여야 하지만 아예 사용이 불가능 한 것은 아니다. 예를 들어, 불안 증상을 동반한 천식 환자에게 benzodiazepine을 적절히 사용하면 호흡곤란 증상을 완화시키고 호흡 기능을 개선시킬 수 있다. 반면에 심각한 제한성 폐질환(폐섬유화증, 호흡근육 약화를 보이는 근육질환 등)을 가진 환자의 경우 이산화탄소 축적 위험으로 benzodiazepine의 호흡저하 부작용에 특히 취약하여 주의를 기울여야 한다. 또한 만성 폐질환이나 수면 무호흡증을 가진 환자에서도 benzodiazepine 처방은 가급적 피해야 한다. benzodiazepine 중에서는 intermediated acting benzodiazepine인 oxazepam, temazepam, lorazepam이 호흡저하 부작용이 상대적으로 덜한 것으로 알려져 있다. 폐질환 환자의 불면과 불안 증상 조절 시에는 benzodiazepine 대신 buspirone, trazodone이 안전하게 사용될 수 있다.

propranolol과 같은 베타차단제는 기관지 수축 부작용이 있기 때문에 천식환자에서 피해야 한다. SSRI는 폐질환 환자에서도 안전하게 사용될 수 있다. 대부분의 항정신병약제 또한 폐질환 환자에서 안전하게 사용될 수 있으나, clozapine의 경우 호흡저하, 알레르기성 천식 부작용과 연관된 것으로 알려져 사용에 주의를 기울여야 한다.

6) 뇌전증

뇌전증 환자의 경우 다양한 정신과적 질환의 공존율이 높기 때문에 임상에서 뇌전증 환자에게 항경련제와 함께 정신과 약물 처방을 고려해야 하는 경우가 많다. 뇌전증 환자에서 정신과 약물 투약 시에는 경련역치를 높일 수 있는 약제 사용을 가능한 피해야 한다. SSRI, trazodone, alpha−2 효현제는 뇌전증 환자에서는 안전하게 사용할 수 있다. 삼환계 항우울제는 SSRI에 비해 경련 유발 위험이 높은 것으로 알려져 있어 사용 시 주의해야 한다. Lithium은 고용량에서 경련역치를 낮추는 경향이 있기 때문에 혈중 농도를 주의 깊게 모니터링하며 사용하여야 한다. Bupropion은 경련 역치를 낮추므로 뇌전증 환자에서는 사용을 피해야 한다. 대부분의 항정신병약제는 저용량을 사용할 경우, 항경련제 투약하에 경련이 잘 조절되는 뇌전증 환자에서는 경련 위험성을 증가시키지 않는다(de Toffol et al., 2018). 단, clozapine은 다른 항정신병 약제들에 비해 경련 역치를 낮추는 위험성이 높다 알려져 있다.

Methylphenidate와 같은 psychostimulant는 경련 역치를 낮추는 경향이 있으며 특히 과거 경련 병력이 있을 경우 경련 부작용 발생의 위험성이 높아지는 것으로 알려져 뇌전증 환자에서 투약 시 주의를 기울여야 한다. 하지만 뇌전증 환자에서 일반 인구 집단에 비해 ADHD의 공존율이 높다는 것이 확인되며 최근에는 뇌전증 환자에서 ADHD의 효과적 약물치료의 중요성 또한 강조되고 뇌전증 환자에서 ADHD 약물치료의 효과와 안정성에 대한 연구들이 활발하게 이루어졌는데, 이러한 연구들을 통해 경련이 잘 조절되는 뇌전증 환자의 경우 ADHD 치료 목적으로 psychostimulant의 사용하는 것이 장기적으로 경련 유발 위험성을 높이지 않으며 안전하게 사용될 수 있다는 근거가 축적되고 있다(Santos et al., 2013; Wiggs et al., 2018). 따라서 뇌전증 환자에서 ADHD 증상으로 인한 학교 및 일상생활 기능 저하가 뚜렷한 경우에는 psychostimulant를 포함한 ADHD의 약물치료를 보다 적극적으로 고려해야 한다(Ravi & Ickowicz, 2016).

2. 개인정신치료

지지적 정신치료supportive psychotherapy는 환자가 신체질환 진단과 치료과정에서 경험하는 두려움, 슬픔, 분노 등의 감정을 표현할 수 있게 도와주고 치료자는 지지, 확신, 암시, 설명 등의 기법으로 부정적인 감정에 대한 원인과 해소 방안에 대해 탐색을 할 수 있다. 신체질환과 장애에 대한 감정반응은 애도반응처럼 초반에는 부정하고 화내고 두려워하다 적응해 가는 과정을 거치게 된다. 지지적 정신치료는 자아를 지지하고 스트레스를 해결하는 방식을 강화하여 감정적 어려움을 처리하는 과정을 지원할 수 있다(Shaw & DeMaso, 2020).

정신역동치료psychodynamic therapy는 환아와 가족이 신체질환으로 인해 당면한 심리적 어려움을 파악하고 그 기전의 감정적 갈등과 역동을 확인하여 이를 해결할 수 있도록 도모하여 심리적 성숙을 증진한다(Green, 2000).

이야기치료narrative therapy는 아동과 가족으로 하여금 질환과 관련된 자신들의 경험을 이야기하며 이를 문제로만 바라보는 부정적인 시각에서 벗어나 다양한 방향에서 바라보고 새로운 의미를 부여할 수 있도록 돕는다. 이를 통해 환자와 가족은 질병경험에 대해 보다 긍정적으로 해석하는 대안적 이야기를 형성하는데, 그 과정에서 환자와 가족은 질환에 대해 수용하고 그 경험에 긍정적 가치를 부여할 수 있게 되어 치료 과정에 보다 적극적으로 협력하게 할 수 있다(Adler, 1996).

3. 인지행동치료

인지행동치료Cognitive Behavior Therapy는 왜곡된 생각을 개선하고 문제해결 능력과 사회기술을 향상할 수 있다. 행동수정은 기능적인 면을 향상하고 부정적 행동을 감소시키는 것을 목표로 한다. 불안 증상에는 체계적 탈감작 기법을 사용하고, 감정적 불편함이나 자율신경계 과활성에는 바이오피드백, 이완훈련, 상상훈련, 최면 등의 기법을 사용한다(Szigethy et al., 2007).

인지행동치료는 심리증상뿐만 아니라 통증과 같은 신체증상의 치료에도 직접적으로 적용할 수 있다. 국제통증연구협회International Association for the Study of Pain에서는 2020년 통증에 대한 정의를 "실제적이거나 잠재적인 조직 손상과 관련되거나 이와 유사한 불쾌한 감각 및 감정적 경험"으로 개정하였고 통증pain은 통각nocieception과 다르며, 통증은 항상 생물학적, 심리사회적 요소가 함께 작용하는 총체적 경험으로 이해되어야 한다는 점을 강조하였다(Raja et al., 2020). 이러한 맥락에서 인지행동치료는 통증과 관련된 불안 등의 정서적 반응, 파국화와 같은 왜곡된 사고, 과도한 회피 및 의존행동 등의 악화요인들을 파악하고 이에 대한 개입으로 대안적사고 제시, 복식호흡 등의 이완요법, 점진적인 노출훈련 등의 행동치료를 적용한다. 그리고 이러한 치료과정을 통해 환자가 통증에 대처하는 인지행동전략을 익히고 스스로 활용하도록 하여 일상 기능을 회복시키는 것을 목표로 한다. 환자가 스스로 통증에 대처하는 인지행동전략을 활용하여 일상 기능을 회복시키는 것을 목표로 한다. 이러한 인지행동치료는 아동청소년의 만성통증의 치료에 효과적임이 여러 연구를 통해 확인되었다(Palermo, 2012).

4. 입원 및 침습적 처치 과정에 대한 준비, 놀이 전략

신체질환을 가진 아동은 입원기간 중 다양한 침습적 과정에 노출된다. 준비, 놀이 전략은 아동이 그 과정을 이해하고 두려움을 완화할 수 있도록 개입해 주는 것이다.

우선 아동에게 질환, 검사와 치료, 입원생활 등에 대한 정보를 발달 수준에 맞게 편지, 그림책 안내, 동영상 등을 활용하여 다양한 방식으로 제공한다. 그리고 이에 대한 아동의 정서반응을, 그것이 부정적인 것이라 하더라도, 있는 그대로 수용하고 인정해 준다. 이때 환아의 생각, 질문, 감정을 표현하는 놀이나 게임을 이용하기도 한다.

입원을 하면 아동은 가족이나 일상에서 분리되고 대개 불안, 공포, 분노, 통증을 경험한다. 이를 달래기 위해 평소 아동이 좋아하는 동물 인형을 곁에 두거나, 가족의 음성을 녹음한 오디오, 좋아하는 노래를 자주 들려 주는 것이 도움이 되며 정기적으로 간병하는 보호자 이외의 다른 가족들을 만나 볼 수 있도록 하는 것도 도움이 된다.

침습적 처치 시에는 아동이 경험하는 부정적 정서를 완화하기 위해 심호흡, 근이완, 주의전환, 행동시연, 긍정적 강화, 모델링, 시각적 상상, 최면 등을 사용할 수 있다. 예를 들어, 환자가 편안함을 느낄 수 있도록 개인 공간을 제공해 주거나, 바늘이 사용되는 처치에는 국소 마취를 통해 통증을 경감한다. 곁에서 보호자가 이야기해 주거나, 농담을 하거나, 주의전환을 위해 게임을 할 수 있게 격려하는 것 또한 도움이 될 수 있다.

5. 집단치료 및 자조모임

같은 진단이나 질환과 관련된 또래와의 모임은 환자와 가족에게 도움을 줄 수 있다. 같은 경험이나 대처전략을 공유할 뿐만 아니라, 가족이나 환자에게 서로가 도움이 된다는 것 자체가 스스로 놀라고 자존감도 증가되는 효과를 가져 온다. 교육집단, 적응기술 훈련 집단, 증상완화 집단 등을 운영할 수 있다.

결론 및 제언

현대 의학의 발전에 따라 생명을 위협하는 질환을 가진 아동의 장기 생존율이 현저히 상승하게 되면서, 한편으로는 복합적인 만성 신체질환을 가지고 장기간 생존하는 아동청소년의 숫자 또한 증가되어 그들의 삶의 질이 중요한 화두가 되었다. 따라서 생물사회적 관점에서 신체질환이 환자와 가족에게 미치는 심리사회적 측면을 통합적으로 평가하여 적절한 개입을 제공하는 정신과 자문의 필요성과 중요성은 갈수록 증가하고 있다.

하지만 안타깝게도 임상 현실에서는 소아정신과 의사 인력과 시간의 부족, 입원 중 신체질환에 대한 검사와 치료와 정신과적 개입의 병행 어려움 등으로 아동에 대한 정신과적 개입에는 상당한 제약이 따른다. 이러한 현실적인 제약으로 입원 중 정신과 자문은 단편적인 면담 후 정신질환의 가능성을 평가하고 환자를 선별하여 외래치료로 연결하는 것으로 그치는 경우가 많다. 또한 효과적인 정신과 자문 진료가 이루어지기 위해서는 자문의와 타과의료진 간의 다학제 협력과 소통이 중요한데 이러한 다학제적 개입에 소요되는 비용에 대한 적절한 수가 보상이 이루어지지 않은 의료적 환경에서 타과의료진 간 긴밀한 협력 시스템을 갖추기 어려운 상황이다.

하지만 자문의는 신체질환을 가진 아동과 가족에 대한 통합적 이해와 개입이 중요해지는 상황에서, 기존의 정신질환에 대한 단편적 진단평가와 개입이라는 제한된 역할에 머무르지 않고, 적극적으로 개입의 영역을 확대하여 신체질환을 가진 아동과 가족의 심리적 적응과 회복을 도와 향후 심리사회적 문제를 예방하고 삶의 질을 향상시키는 역할을 수행하여야 하며, 아동과 의료진 사이의 소통을 촉진하는 조정자로서의 역할, 타과의료진을 대상으로 한 교육자로서의 역할도 함께 수행할 필요가 있다. 그리고 이것이 가능하도록 자문조정을 담당하는 소아정신과 의사의 인력 확보와 의료 환경의 개선에 노력을 기울여야 할 것이다.

참고문헌

김민정 (2010). 아동청소년 불안장애 선별척도(SCARED)의 타당화 연구. 숙명여자대학교 대학원 석사학위논문.

조수철, 이영식(1990). 한국형 소아 우울척도의 개발. 신경정신의학, 2, 138-149.

최진숙, 조수철(1990). 소아불안의 측정 RCMAS의 신뢰도와 타당도 검사. 신경정신의학회, 29(3), 291-702.

Adler, H. (1996). The history of the present illness as treatment: Who's listening, and why does it matter? *Journal of the American Board of Family Practice, 10*(1), 28-35.

Boland, R. J., Rundell, J., Epstein, S. et al. (2018). Consultation-liaison psychiatry vs psychosomatic medicine: What's in a name change? *Psychosomatics, 59*(3), 207-210.

Cobham, V. E., Hickling, A., Kimball, H. et al. (2020). Systematic review: Anxiety in children and adolescents with chronic medical conditions. *J Am Acad Child Adolesc Psychiatry, 59*(5), 595-618.

Compas, B. E., Jaser, S. S., Dunn, M. J. et al. (2012). Coping with chronic illness in childhood and adolescence. *Annu Rev Clin Psychol, 8*, 455-480.

de Toffol, B., Trimble, M., Hesdorffer, D. C., Taylor, L., Sachdev, P., Clancy, M., ... & Kanemoto, K. (2018). Pharmacotherapy in patients with epilepsy and psychosis. *Epilepsy & Behavior, 88*, 54-60.

Dahlquist, L. M., Gil, K. M., Armstrong, F. D. et al. (1986). Preparing children for medical examinations: The importance of previous medical experience. *Health Psychol, 5*(3), 249-259.

DeMaso, D. R., D. Martini, D. R. & Lucienne, A. C. (2009). Practice parameter for the psychiatric assessment and management of physically ill children and adolescents. *Journal of the American Academy of Child & Adolescent Psychiatry, 48*(2), 213-233.

DeMaso, D. R., Labella, M., Taylor, G. A. et al. (2014). Psychiatric disorders and function in adolescents with d-transposition of the great arteries. *J Pediatr, 165*(4), 760-766.

DeMaso, D. R., Calderon, J., Taylor, G. A. et al. (2017). Psychiatric disorders in adolescents with single ventricle congenital heart disease. *Pediatrics, 139,* e20162241.

Doupnik, S. K., Lawlor, J., Zima, B. T. et al. (2016). Mental health conditions and medical and surgical hospital utilization. *Pediatrics, 138*(6), e20162416

Green, S. A. (2000). Principles of medical psychotherapy. In A. Stoudemire & B. S. Fogel (Eds.), *Psychiatric care of the medical patient* (2nd ed.). New York: Oxford University Press.

Herzer, M., Godiwala, N., Hommel, K. A. et al. (2010). Family functioning in the context of pediatric chronic conditions. *J Dev Behav Pediatr, 31*(1), 26-34.

Hilliard, M. E., Harris, M. A., & Weissberg-Benchell, J. (2012) Diabetes resilience: A model of risk and protection in type 1 diabetes. *Curr Diab Rep, 12*(6), 739-748.

Holland, J. E., Cassidy, A. R., Stopp, C. et al. (2017). Psychiatric disorders and function in adolescents with tetralogy of Fallot. *J Pediatr, 187*, 165-173

Kazak, A. E., Brier, M., Alderfer, M. A. et al. (2012). Screening for psychosocial risk in pediatric cancer. *Pediatr Blood Cancer, 59*(5), 822-827.

Kupst, M. J. (2019). Commentary: Ameliorating the psychological impact of chronic physical disease on the child and family. *J Pediatr Psychol, 44*(7), 777-778.

Lee, J., Kim, M. S., Kim, C. H., Moon, Y. J., & Choi, Y. H. (2022). Factors associated with quality of life in children receiving pediatric palliative care. *Journal of Pain and Symptom Management, 63*(3), 395-403.

Lerwick, J. L. (2016). Minimizing pediatric healthcare-induced anxiety and trauma. *World J Clin Pediatr, 5*(2), 143-150.

Palermo, T. M. (2012). *Cognitive-behavioral therapy for chronic pain in children and adolescents*. Oxford University Press.

Reigada, L. C., Satpute, A., Hoogendoorn, C. J. et al. (2016). Patient-reported anxiety: A possible predictor of pediatric inflammatory bowel disease health care use. *Inflamm Bowel Dis, 22*, 2127-2133.

Rudolph, K. D., Dennig, M. D., Weisz, J. R. (1995). Determinants and consequences of children's coping in the medical setting: Conceptualization, review, and critique. *Psychol Bull, 118*(3), 328-357.

Santos, K., Palmini, A., Radziuk, A. L., Rotert, R., Bastos, F., Booij, L., & Fernandes, B. S. (2013). The impact of methylphenidate on seizure frequency and severity in children with attention-deficit-hyperactivity disorder and difficult-to-treat epilepsies. *Developmental Medicine & Child Neurology, 55*(7), 654-660.

Shams, M. R., Bruce, A. C., Fitzpatrick, A. M. (2018). Anxiety contributes to poorer asthma outcomes in inner-city black adolescents. *J Allergy Clin Immunol Pract, 6*, 227-235.

Malas, N., Plioplys, S., & Pao, M. (2019). Depression in medically ill children and adolescents. *Child Adolesc Psychiatr Clin N Am, 28*(3), 421-445.

Raja, S. N., Carr, D. B., Cohen, M., Finnerup, N. B., Flor, H., Gibson, S., ... & Vader, K. (2020). The revised IASP definition of pain: Concepts, challenges, and compromises. *Pain, 161*(9), 1976.

Shaw, R. J., & DeMaso, D. R. (2020). *Clinical manual of pediatric consultation-liaison psychiatry* (2nd ed). Washington, DC: American Psychiatric Association Publishing.

Snell, S., & DeMaso, D. R. (2010). Adaptation and coping in chronic childhood physical illness, in Textbook of Pediatric Psychosomatic Medicine (pp. 21-31). Edited by Shaw R. J., DeMaso, D. R. Washington, DC: American Psychiatric Publishing.

Szigethy, E., Kenney, E., Carpenter, J., Hardy, D. M., Fairclough, D., & Noll, R. (2007). Cognitive-behavioral therapy for adolescents with inflammatory bowel disease and subsyndromal depression. *Journal of the American Academy of Child & Adolescent Psychiatry, 46*(10), 1290-1298.

Szigethy, E., Bujoreanu, S. I., Youk, A. O. et al. (2014). Randomized efficacy trial of two psychotherapies for depression in youth with inflammatory bowel disease. *J Am Acad Child Adolesc Psychiatry, 53*(7), 726-735.

White, P. H., & Cooley, W. C. (2018). Transitions Clinical Report Authoring Group, et al: Supporting the health care transition from adolescence to adulthood in the medical home. *Pediatrics, 142*(5), e20182587.

Wiggs, K. K., Chang, Z., Quinn, P. D., Hur, K., Gibbons, R., Dunn, D., ... & D'Onofrio, B. M. (2018). Attention-deficit/hyperactivity disorder medication and seizures. *Neurology, 90*(13), e1104-e1110.

Van Schoors M., Caes, L., Verhofstadt, L. et al. (2015). Systematic review: Family resilience after pediatric cancer diagnosis. *J Pediatr Psychol, 40*(9), 856-868.

제54장

소아정신의학

학교 자문 · 연계

School Consultation and Liaison

강윤형

학교기반 정신건강 중재의 필요성

아동 · 청소년의 발달과정에서 학교는 가정과 더불어 아동의 사회화를 증진시키고 인지, 정서, 행동발달에 가장 큰 영향을 미치는 기관이라 할 수 있다, 지식 습득뿐만 아니라 또래와의 관계형성 및 상호교류를 통해 본격적인 사회화 과정이 이루어지는 공간이며, 교사라는 새로운 권위 대상과의 관계, 선후배 등과의 위계적 교우관계, 이성과의 만남을 통해 사회적인 관계형성을 배우고, 학업 및 신체활동을 통해 자신감이나 열등감이 발생하고, 이러한 다양한 활동과 관계 속에서 성취와 좌절을 통해 자아 정체성을 확립해 가는 데 결정적인 역할을 하는 공간이기 때문이다.

따라서 소아정신과 전문의나 학교 정신건강 전문가로서 아동 · 청소년의 정신건강을 증진시키기 위해서는 병의원에서 이루어지는 정신건강 서비스뿐만 아니라 학교라는 공간을 활용한 정신건강 서비스를 제공해야 할 것이다. 대부분의 아이들이 학교를 가고, 많은 시간을 학교에서 보내고, 정신건강문제들이 가정뿐만 아니라 학교에서도 드러나게 되고, 아동 · 청소년들에게 도움이 되는 여러 정신건강 중재방식들이 학교에서 다양하게 적용될 수 있기 때문이다.

세계보건기구(World Health Organization: WHO, 2002)에 따르면 소아 · 청소년의 20%가 정신질환을 가지고 있고, 성인 정신질환의 약 50%가 14세 이전에 발생한다고 보고하였다. 15~44세 사이의 사람들에게서 장애$_{\text{diability}}$를 일으키는 우선순위 10개 중에 3개가 정신장애이며, 나머지 원인들도 종종 정신질환과 관련이 있다고 한다. 미국의 경우(CDC, 2013)도 13~20%의 아이들이 정신질환을 경험하고 있으며, 3~17세 사이의 아동 · 청소년의 9.6~10.1%가 정신건강 서비스를 받고 있으며, 7.8%의 아동 · 청소년이 정신과적 약물을 처방받고 있다고 보고하였다. 우리나라 아동 · 청소년의 정신장애 유병률 및 위험요인 조사(김붕년 등, 2018)에서도, 전체 대상자의 19%에서 정신장애[적대적 반항장애(5.7%) > 특정공포증(5.3%) > 주의력결핍 과잉행동장애(3.1%) > 틱장애(2.6%) > 분리불안장애(2.3%)]가 있는 것으로 나타났고, 자살사고 18%, 자해 행동 6%로 많은 아동 · 청소년이 정신건강상의 어려움을 겪고 있는 것으로 보고되었다. 하지만 치료를 필요로 하는 대상군의 15%만이 정신건강 서비스를 받았다고 보고하였고, 그중 실제적 효과가 있는 전문적 서비스를 받은 비율은 6%가 채 되지 않았다.

뿐만 아니라 우리나라 청소년 자살률은 인구 10만 명당 7.7명으로, 2008년 이후 청소년 자살이 청소년 사망원인 1위로 기록되고 있고, 해마다 시행되는 청소년건강행태조사(2019)에서도 스트레스 인지율(스트레스를 '대단히' '많이' 느끼는 비율)이 39.9%, 우울감 경험률 28.2%, 자살생각률 11.0%, 자살계획률 4.0%로 보고될 만큼 우리나라 아동 · 청소년의 정신건강에 적신호가 켜져 있는 상태라고 할 수 있다.

이러한 상황에서 정신건강상의 어려움을 가지고 있는 아동 · 청소년을 조기에 발견하고 치료, 예방, 관리를 위한 지역사회의 역할은 절박하다고 할 수 있다. 특히 학교는 아동 · 청소년과 가족 모두에게 정신건강 서비스에 대한 접근성이 좋으며(의료기관 접근성이 낮은 아동 · 청소년의 발굴 및 지원에 효과적), 치료적인 효과를 얻기에 좋은 구조화된 환경(교사를 통한 개입도 가능)을 제공할 뿐만 아니라, 아동 · 청소년 개개인들의 교육적 요구를 충족할 수 있는 서비스를 제공할 수 있으며, 병원에 비해 낙인을 줄일 수 있다는 장점이 있다.

실제로 학교정신의학의 발전은 아동 · 청소년의 정신건강에 영향을 미치는 여러 가지 역사적 사건, 사회적인 상황과 맞물리면서 진행되어 왔다고 할 수 있다. 미국의 학교정신의학의 역사만 보더라도 제2차 세계대전 이후 급증한 전쟁 고아들에 대한 대책, 시민운동으로 부각된 인권문제가 장애아동의 교육기본권으로 이어진 과정들, 1960년대 청소년들의 약물중독 및 학교폭력의 증가, 1990년 이후의 정신과 입원 및 시설 수용의 감소 등의 영향을 받아 왔다(Dulcan, 2021). 지역사회 정신의학의 출현과 함께 학교기반 정신건강 서비스가 급증해 왔다. Dryfoo's book(1994)에서 제안된 대로 학교는 학생들이 종합적인 서비스를 받는 장소로 자리매김되었고, 정신건강문제 해결을 위한 교육과 관련한 중요 정책들이 학교를 기반으로 이루어졌다. 뿐만 아니라 학교 정신건강 전문가들이 사회정서교육social emotional learning, 마음챙김mindfulness교육, 실행 능력 기술 코칭executive function skill coaching 등의 보편적universal 정신건강 지원을 제공하거나 자연재해(허리케인, 토네이도 등), 학교나 지역사회 폭력, 코로나 감염병 위기 등의 재난 상황에서 위기개입을 하도록 요구되어 왔다. 이처럼 현실적인 요구와 맞물리면서 학교에서의 정신건강 증진을 위한 중재들이 확대되며 발달해 왔다.

우리나라의 경우도 2000년에 들어서면서 학교폭력, 인터넷 중독, 청소년 자살 등과 같은 학생들의 정신건강문제에 대한 사회적 관심이 커지고 문제해결 및 개입에 대한 요구가 점점 커지면서 전문가들의 학교자문과 지역사회 전문기관으로의 연계에 대한 요구가 점점 늘어났고, 소아정신과 전문의들의 적극적인 참여로 이어지는 계기가 되었다.

학교기반 정신건강 중재의 내용들

1. 종합적인 학교 정신건강 접근 모델comprehensive approach

학교기반 정신건강 중재는 WHO 모델(1994)에 의해 ① 일반학생과 교사를 대상으로 정보제공, 인식도 증진, 문제해결능력 증진 등을 위한 보편적 예방 프로그램universal prevention program, ② 정신건강상의 문제가 발생될 위험이 있는 학생 및 이들에게 도움을 주어야 하는 교사를 대상으로 선택적 예방 프로그램selective prevention program, ③ 정신건강상의 문제가 이미 발생하여 다각적인 도움을 필요로 하는 학생들에 대한 집중 예방 프로그램indicated prevention program으로 크게 구분할 수 있으며, 각각 전체 학생의 80%, 15%, 5%에 해당되는 것으로 추정된다. 전체학생들을 대상으로 건강한 발전을 촉진하기 위한 1차예방 프로그램, 고위험군 관리를 위한 2차 예방 프로그램, 주요 대상군 집중지원을 통한 후유증의 감소를 목표로 하는 3차 예방 프로그램으로 구분하기도 한다. 이들 프로그램은 서로 유기적으로 연결되어 상호작용하며, 균형 있게 구성하여 제공할 필요가 있다. 최근 들어서는 종합적인 접근이 강조되는 있는 추세다. 종합적인 학교 정신건강 접근 모델이란 ① 학교에 필요한 지원과 서비스를 제공하기 위한 학교와 지역사회의 협력, ② 정신건강 선별검사와 관리를 통해 도움이 필요한 학생들에 대한 맞춤형 지원 제공, ③ 증거기반의 개입방식을 통해 모든 학생의 정신건강을 증진시키는 것이다. 즉, 전체 학생을 위한 것, 경미한 정신건강문제를 가진 학생들을 위한 것, 정신질환을 가진 학생들을 치료하는 것의 세 가지 층위를 다 포함하는 것이다(Hoover et al., 2019).

1) 학교와 지역사회의 협력School-Community Collaboration

학교와 지역사회 정신건강전문가들은 대상 학생을 위한 통합적인 서비스를 제공하기 위해서 조율coordination과 협력이 필요하며, 이를 위한 파트너십 구축이 매우 중요하다. 이를 위해 지역사회 정신건강전문가들은 증거기반 프로그램을 사용해야 하며, 효과성을 검증할 수 있어야 하며, 그들의 데이터를 공유해야 한다. 학교는 이들이 팀 사례회의에 함께 참여하는 것을 보장하여 학교에 이미 존재하는 서비스들과 통합되도록 조율하는 것이 필요하다(National Center for School Mental Health, 2020). 가정, 학교, 지역사회의 협력을 통해 다양하고 종합적인 서비스가 제공될 때, 정신건강 위기 학생들의 어려움을 효과적으로 해결할 수 있다. 이 과정에서 학교정신건강 전문가가 중심에 서서 학교와 가정과 지역사회의 효과적 협력을 이끌어 낼 수 있도록 리더십을 발휘해야 할 것이다.

2) 정신건강 선별검사와 관리

최근 추세는 필요한 정신건강 지원 서비스를 제공하기 위해 보편적인universal 사회 · 정서 · 행동 면에서의 선별검사들이 이루어지고 있다(Romer et al., 2020). 단순히 정신건강 증세에 대한 평가를 넘어서서 개별 학생의 성공적 삶과 연관된 다른 요소들, 즉 웰빙이나 삶의 만족도, 학교에 대한 소속감 등에 대한 평가를 포함한 종합적인 접근이 보편적으로 자리잡고 있다(Dowdy et al., 2015). 최근 미국에서 흔하게 사용되는 선별검사 도구로는 BASC-3Behavioral and Emotional Screening System for Children,3rd Edition(Kamphaus & Reynolds, 2015), PSC-17The Pediatric Symptom Checklist-17(Gardner et al., 1999), SDQStrengths and Difficulties Questionnaire(Goodman, 2001) 등이 있다. 우리나라에서도 선별검사 도구로 교육부에서 개발된 학생정서 · 행동특성검사는 정신적인 증상에 대한 선별뿐만 아니라 학생의 강점 및 성격 특성에 대한 평가를 포함하고 있다(황준원, 2017; 학생정신건강지원센터, 2020). 학생정서 · 행동특성검사는 초1, 4학년, 중1, 고1학년 전 학생을 대상으로 시행되어 대상 학생 기준으로 3년에 1번씩 검사가 시행되고 있으며, 검사결과 관심군 학생들에 대한 관리 시스템 구축을 위한 노력들이 이어졌다(홍현주, 2016).

3) 다층위적, 증거기반 서비스multitiered, evidence-based supports and services의 제공

학교기반 정신건강 중재는 세 가지 층위tier로 분류할 수 있는데, 학생들은 여러 층위로부터의 지원을 받을 수 있다. 보편적 정신건강 서비스와 지원(tier1)은 대략 80~85% 학생들을 위한 지원으로, 사회정서교육social emotional learning curricula이 대표적인 예라고 할 수 있다. 사회정서교육을 통해서 학생들은 자신의 감정을 조절하고, 다른 친구들과 교제하고, 자기자각self awareness, 사회적 자각social awareness, 자기관리, 관계기술, 책임 있는 결정 내리기 등을 배우게 되는데, 이러한 교과과정이 학생들의 학업능력향상, 자신과 타인에 대한 긍정적인 태도의 배양, 타인을 돕는 행동 증가, 공격성과 정서적 스트레스의 감소 등의 결과를 보고한 연구가 있다(Durlak et al., 2011). 선택적 정신건강 서비스와 지원(tier2)은 경미한 스트레스나 기능장애 혹은 특정 문제로 인해 위기에 처한 학생들을 위해 제공된다. Tier2 서비스는 10~15%의 학생들이 대상이며 사회기술 훈련 그룹이나 경미한 문제해결을 위한 동기강화상담이나 낮은 강도의 교실기반 지원(매일 교사가 체크한다거나, 매주 가정과 알림장을 통해 연결하는 시스템) 등이 대표적인 예라고 할 수 있다. Coping Power Program 같은 학교기반 그룹개입이 고위험 학생들의 물질남용을 줄이고 공격적인 행동을 감소시켰다는 연구가 있다(Lochman & Wells, 2021). 끝으로 집중 개입 정신건강 서비스와 지원(tier3)은 이미 현저한 기능적 장애를 보이는 학생들의 고유한 요구에 맞게 제공된다. 전형적인 학교에서 대략 5%의 학생들에게 적합한 서비스이며, 불안, 우울, 외상후 스트레스, 행동장애, 물질사용 문제 등에 효과적이라는 보고들이 있다. 무엇보다도 같은 서비스일지라도 학교에서 제공되었을 때, 접근성이 좋고 훨씬 참여율이 높기 때문에 더 큰 효과를 내는 것일 수 있다. 소아정신과 전문의나 학교 정신건강 전문가들은 tier2와 tier3의 개입을 필요로 하는 학생들을 만나거나 tier1의 개입에 대한 학교자문 요청을 받을 가능성이 많을 것이다. 학생들에 대한 직접적인 평가에 의해 tier3의 개입을 제공할 수도 있고, 때로는 학교와 지역사회 돌봄체계들(복지시설들, 법정, 병의원 등)과의 중간 역할을 수행해야 할 수도 있다. 또한 학생들의 고유한 요구에 맞게 tiers를 넘어선 개입들을 제안할 수도 있다.

2. 학교 위기개입

학교에서의 위기는 일상적으로 대처할 수 없는 상황으로 인해 학교가 본연의 정상적인 기능을 수행하지 못하는 응급 상황을 의미한다. 학교 내외에서 심각한 안전사고가 발생한 경우, 구성원의 자살 사건이 발생한 경우, 자연재해로 인한 학교 구성원의 사망 등의 사건이 발생한 경우, 특정 사건으로 인해 정상적인 학사 일정 운영에 어려움이 있다고 학교장이 판단하는 경우 등을 포함한다. 이러한 위기상황에서 학교응급심리지원을 통해, 학교를 정상화하기 위한 목적으로 작동하는 프로세스를 학교 위기개입이라고 한다. 학교 위기개입은 학교 정상화를 목표로 하는데, 학교의 정상화란 사건이나 재난 이전의 상황으로 완벽하게 되돌리는 것이 아니라, 학교 구성원인 학생, 교사, 학부모의 정서적 안정을 바탕으로 '교육'이라는 학교 본연의 기능이 정상적으로 수행될 수 있을 만큼 안정된 학교환경을 마련하는 것을 의미한다(학생정신건강지원센터, 2017). 이를 위하여 학교 내 응급심리지원체계를 구축하고 학생 및 교직원에 대한 심리지원, 사회적 위기 확산 방지를 구체적 목표로 하는 학교응급심리지원Psychological First Aids: PFA이 이루어진다. 학교의 위기개입은 학교 관리자가 조직화하고 중심을 이루어 학교 관계자 및 협력자의 역할이나 책임, 협력관계 안에서의 공조, 의사소통의 틀을 마련하여야 한다. 그 과정에서 학교 위기개입에 전문성을 가진 소아정신과 전문의나 학생정신건강 전문가가 자문가로서 역할을 수행할 수 있다. 학생들을 포함한 학교 구성원들에게 정서적 · 사회적 지지를 제공하고, 위기상황(외상사건)에서 나타나는 정상적인 반응에 대한 정보를 제공하고, 교사와 학부모에게 학생의 발달연령을 고려하여 위기상황에 대해 적절히 대화하는 방법과 학생들에게 모델링이 되는 방법에 대한 지침을 제공할 수 있다. 또한 외상 관련 장애의 증상과 징후를 알아채는 방법을 교육해야 하며, 외상 사건에 크게 영향 받은 학교 구성원들에게 필요한 적절한 치료를 위한 의뢰방법과 체계를 마련하는 데 역할을 해야 한다.

3. 학교기반 정신건강 중재에서 소아정신과 전문의 및 학교 정신건강 전문가의 역할

소아정신과 전문의들과 학교 정신건강 전문가들은 학교기반 정신건강 중재에서 다양한 역할을 할 수 있다. 자문가로서 혹은 직접적인 서비스 제공자로서 기능할 수 있다. 자문가로서 역할을 할 때는 의사-환자 관계가 아니라 자문가로서 학교에 필요한 권고 내지 추천을 제공할 수 있다. 해당 학생의 고유한 요구사항이나 증세들을 해결하기 위한 증거기반의 학교개입방법들을 권고할 수 있다. 하지만 학교는 자문가의 권고를 따를 수도 있고, 부분적으로 따를 수도 있고, 따르지 않을 수도 있다. 자문가는 학교가 종종 특정 학생에 대한 자문을 요청했지만, 사실은 다른 이슈(교사, 학교프로그램 등)일 수가 있기 때문에 실질적인 자문요청 이유에 대해서 주의 깊게 살펴볼 필요가 있다. 비밀보장의 원칙, 의료적 · 법적인 파장까지를 고려해야 한다. 소아정신과 전문의가 직접적인 서비스 제공자로서 역할을 할 때는 의사-환자 관계가 작동하며, 우선적인 관심의 초점은 환자임을 기억해야 한다. 그 경우에도 적절한 비밀보장의 원칙이 지켜져야 하고, 해당 학생이 학교에서 적절한 교육을 받고 있지 못할 때는 학생의 적절한 교육받을 권리에 대한 옹호자로서의 역할을 해야 한다. 만약에 학교에서 자문가로서의 역할과 직접적 서비스 제공자로서의 역할에 갈등이 생긴다면, 학교기반 정진건강중재에 개입하기 전에 우선적인 역할이 무엇인지를 분명히 하는 것이 필요하다.

4. 국내 학교기반 정신건강 중재의 역사

최근 들어서 학교폭력, 학생자해 · 자살 등 학생정신건강문제가 심각해지면서 학교기반 정신건강 증진사업이 점차 확대되고 있다. 모든 학교기반 정신건강 중재를 위해서는 무엇보다도 법적 근거가 중요하다. 학생정신건강과 관련된 대표적 법률로는 1967년에 제정된「학교보건법」을 들 수 있다. 그 이전 학교보건과 관련한 법적 근거는 1949년「교육법」(법률 제86조)으로 학교는 학생 · 원아 · 교직원의 건강 증진을 위하여 '신체검사'를 하고 적당한 '위생과 양호시설을 설치'하도록 규정하였다. 이 법의 제정으로 학교 양호실(보건실) 및 보건교사 배치가 이루어졌고, 전체 학교에 신체검사가 실시되었다.「학교보건법」이 제정되고 난 이후에 학교약사제도(1975), 학교의사제도 및 학교치과의사제도가 도입(1976)되었다. 하지만 이 시기에는 신체검사, 급식, 감염병 등 시급한 신체건강의 문제해결에 주된 초점이 주어지면서 정신건강에 대한 관심은 부족했다. 1990년대 말부터 사회문제화된 학교폭력의 문제를 해결하기 위한 노력 과정에서도 학생정신건강의 문제로 접근하는 시각은 거의 반영이 되지 않았다. 이후 자살, 폭력 등 정신건강상의 어려움을 갖는 학생정신건강문제의 심각성이 부각되면서 학교를 통한 조기개입에의 요구가 증가하였고, 2006년「학교보건법」의 개정으로 이어지게 되었다. 개정된「학교보건법」의 근거하에 2007년 전국 96개교를 대상으로 학생정신건강 검진사업이 개시되었고, 이후로 대상이 확대되면서 학생정신건강 검진체계로 발전되어갔다(방수영, 2011). 2012년에는 학생정서행동특성검사 전수조사가 시행되었고, 2013년부터는 전국의 초등 1학년, 초등 4학년, 중학 1학년, 고등 1학년을 대상으로 매해 3월에 시행되기에 이르렀다. 이후로 현재까지 학생정서행동특성검사는 우리나라 학교 정신건강 중재에서 가장 중요한 근간을 이루고 있으며, 여러 가지 제기되는 문제점들에도 불구하고, 학생정신건강문제의 조기 선별, 개입의 중요성에 대한 학교와 가정에서의 인식을 개선시키는 데 결정적인 역할을 해 왔다. 이 시기와 맞물려서 교육부 내에 자살과 학생정신건강연구소와 학생정신건강지원센터가 생겨나서 소아정신과 의사의 전문성이 국내 학교 정신건강 정책을 수립하고 집행하는 과정에 결합하게 되었다. 학생정서행동특성검사를 통해 고위험군으로 1차 선별된 학생들에 대한 심층평가와 지역 병의원 등에의 연계를 위한 교육부 지역협력 모델사업(2013~2016)(하경희 등, 2016), 지역협력 모델사업을 통해 충분히 연계되지 않는 고위험군에 대한 촘촘한 연계를 위한 정신건강전문가 학교방문관리사업(2016~2018, 2021~), 자해·자살 등 고위험군 학생에 대한 치료비지원사업(2017~), 위기문자 상담망 구축사업(2019~) 등의 사업으로 이어졌다. 이 과정에서 자살과 학생정신건강연구소와 학생정신건강지원센터 등을 중심으로 소아정신과 전문의들이 광범위하게 결합하여, 학교기반 정신건강 중재의 제반 프로그램들에 참여하게 되었다. 지역협력모델사업에서의 학교마음건강 자문의사로서 학생 및 학부모 상담, 교사가 지도하기에 어려운 정신건강상의 어려움을 가진 학생에 대한 교사자문이나 사례회의 개최, 학교별 정신건강 증진 프로그램의 자문, 교사교육, 학부모 대상 정신건강교육 등을 시행하였다. 이 과정에서 학교현장에서 정신과 전문의의 방문에 의한 자문에 만족도와 요구도가 점점 높아져 갔으나, 그 수요를 다 채우기에는 인력의 한계문제에 봉착하게 되었다. 이를 보완하기 위해서 정신건강전문가 학교방문관리사업에서는 학교 정신건강에 전문성을 가진 정신과 전문의가 권역 센터장을 맡아서 직접 학교를 방문하는 지역사회 정신건강전문가들에 대한 훈련교육 및 모든 고위험군 학생 사례에 대한 사례회의를 통해 슈퍼비전을 제공하는 방식으로 개입하였다.

학생정서행동특성검사가 국내 학교기반 정신건강 중재의 큰 축의 하나라면, 다른 하나는 학교 위기개입이라고 할 수 있다. 공주사대부고 학생들의 해병대캠프에서의 사망사건을 계기로, 학교 위기개입과 그 과정에서의 소아정신과 전문의들의 리더십에 대한 부분이 크게 조망되었다. 이후 세월호사건의 단원고에 대한 위기개입을 포함해서 자살학생 발생 시 학교 위기개입에 이르기까지 정신과 전문의들이 참여하면서 모든 학교에 위기개입 매뉴얼이 배포되었고, 위기로 인한 학교 구성원들의 정신건강에 실질적인 도움이 되는 체계구축이 이루어졌다. 2020년에도 코로나 감염병으로 인해 학교 등교가 불안정해지면서 감염병 학교 위기개입 매뉴얼을 만들어 배포하였고, 감염병 위기상황에서 고통받는 학생, 교사들을 위한 지원 시스템들이 마련되는 데 역할을 하였다. 실제 학교현장에서 많은 정신과 전문의가 참여하여 현장의 요구에 맞는 전문성을 발휘하면서 학교현장의 신뢰를 얻었고, 그 결과로 많은 시도단위 교육청에서 정신과 전문의들을 직접 채용한다든지, 병원 위센터나 위센터 자문의 제도를 운영한다든지 지역에 맞는 방식으로 정신과의 전문성과 결합하려는 노력들을 보였다. 전국 최초로 소아정신과 전문의를 채용한 제주교육청의 경우, 채용공고에서 전문의의 역할을 학생정신건강 증진교육(학부모, 교직원), 위기학생 상담, 학생 지도와 관련한 교사 및 학부모 상담, 직무소진 교직원 상담 및 힐링프로그램 지원, 정신건강 관계자 및 교사 교육, 정신건강 관련 컨설팅 및 자문, 지역사회 관계기관 협의체 운영 지원, 기타 학생 건강 지원을 위해 필요한 조치 등으로 규정한 것을 보면 학교현장의 요구도를 이해할 수 있으며, 앞으로 정신과 전문의의 학교 정신건강 증진을 위한 활동은 더욱 확대되어야 할 것이다.

이처럼 최근 10여 년간 우리나라에서의 학교기반 정신건강 중재는 큰 발전을 이루었고, 새로운 단계로의 도약을 요구받고 있다. 3년에 한 번 시행되고 있는 학생정서·행동특성검사가 국민 건강 증진 차원에서 진행되고 있는 영유아검진사업의 연장선상에서 해마다 정신건강 검진사업의 일환으로 진행될 필요가 있으며, 학교에서 시행되고 있는 제반 학교기반 정신건강 중재들에 대한 과학적 근거기반 마련을 위한 연구들이 안정적으로 진행되어야 할 필요가 있다. 뿐만 아니라 학교현장의 요구를 반영한 다양한 프로그램의 개발 및 시행을 위해 학교 정신건강 전문가들의 역량 강화를 위한 지속적인 체계의 마련도 필요하다.

이러한 일들을 위한 중앙컨트럴 타워로서의 학생정신건강지원센터가 법적 근거를 가지고 근거기반 연구 및 프로그램의 개발, 학교 정신건강 전문가들에 대한 교육훈련, 학교 구성원(학생, 학부모, 교사)에 대한 정신건강 인식개선 교육(정신건강 리터러시 교육) 등을 장기적인 관점에서 체계적으로 진행되어 나갈 필요가 있다.

학교자문의 모형과 기법 및 원칙들

1. 학교자문의 모형

제2차세계대전 이후에 생겨난 수많은 고아가 가정을 잃게 되면서 이들과 작업하는 교사들을 돕기 위해 Caplan이 학교기반 개입을 시작으로 학교자문이 태동되었다. 학교자문과 관련하여 Caplan(1963)은 네 가지 형태로 학교자문을 분류했는데, 내담자 중심의 사례자문client-centered case consultation, 프로그램 중심의 행정자문program-centered administrative consultation, 피자문가 중심의 사례자문consultee-centered case consultation, 피자문가 중심의 행정 자문consultee-centered administrative consultation이다. 내담자 중심의 사례자문에서 자문가는 피자문가가 내담자와 함께 작업하면서 갖게 되는 문제에 유용한 전문지식을 제공한다. 학교현상에서 흔히 피자문가는 교사이고, 내담자는 학생이다. 자문가는 교사를 대상으로 자문하지만, 초점은 학생에게 있는 것이다. 프로그램 중심의 행정자문에서는 일반적으로 문제가 되는 행정상의 프로그램을 개혁하거나 새로운 프로그램이나 정책을 수립할 수 있도록 자문가는 여러 명의 피자문가들과 만나서 자문을 제공하게 되는 것이다. 피자문가 중심의 사례자문과 피자문가 중심의 행정자문도 처음의 두 유형과 유사하다. 다만 이들 자문에서는 학생이나 프로그램 자체보다는 학생이나 프로그램에 대하여 피자문가가 갖고 있는 문제에 초점을 맞춘다. 예를 들어서 교사의 어떤 면이 학생과의 문제를 발생시키는지에 대하여 교사를 자문하는 것이다. Caplan이 학교자문 모델을 제시한 이후로 학교자문 모형과 관련해서 여러 가지가 제시되었지만, 크게 보면 사례자문case consultation과 체계자문system consultation으로 나눌 수 있다. 사례자문의 경우는, 의학적 접근이냐? 교육적 접근이냐?에 따라 정신건강자문과 행동자문으로 나뉠 수 있다. 최근에는 대체로 정신건강자문, 행동자문, 구조적 자문 세 가지로 나눠서 각각의 장단점을 비교하는 추세이다. 어떤 모형의 자문이 되더라도 소아정신과 의사의 역할은 협력자collaborator, 전문적 자문가expert consultant, 예방과 조기개입 및 서비스 전달체계의 파트너partnet in prevention, early intervention, service delivery로서의 역할이 부여된다.

1) 정신건강자문mental health consultation

정신건강자문의 목표는 당면한 문제에 도움을 주는 것과 앞으로 비슷한 문제가 생겼을 때 다룰 수 있는 새로운 지식과 기술을 피자문자에게 제공하는 것이다. 정신건강자문의 초점은 학생의 정신건강 기능이 학교에서의 성취에 어떻게 영향을 미치는지를 이해하고, 해당 학생에 맞는 학교개입에 대한 권고를 제공하는 것이다. 이런 유형의 자문은 자문가가 해당학생을 직접 만나지 않고, 부모나 교사를 통해 학생의 어려움에 대해 듣고 자문하는 간접적 방식인 경우가 많다. 또한 이 경우에 제공된 자문내용을 따르느냐 아니냐는 피자문가의 판단에 달려 있다. 예를 들어, 학생들의 연령에 따른 신체적, 정서적 발달 특성, 교실에서 발생하는 학생들 간의 갈등과 정신의학적 문제와의 연관성, 교실에서의 폭력행위나 자해, 자살시도 등의 위기상황에 대한 대처방법, 병의원 의뢰가 반드시 필요한 정서, 행동상의 문제와 연계를 위해 학부모를 설득하는 방법 등을 자문해 줄 수 있다.

2) 행동자문behavioral consultation

행동자문은 다음과 같은 네 가지 과정에 초점을 맞춤으로써 교사와 학생의 행동을 변화시키려고 시도한다. 첫째는 문제인식problem identification 단계인데, 자문가와 교사는 바람직하지 못한 학생의 행동문제, 즉 해결해야 할 특정 문제를 확인하고 해결 목표를 세우고 행동주의적 관점에서 문제를 구성한다. 둘째는 문제분석problem analysis 단계로, 자문가와 교사는 문제행동에 영향을 미치는 요소들에 대한 가설을 수립하고 문제해결을 위한 계획을 세운다. 세 번째는 계획실행plan implementation 단계로 자문가와 교사는 계획을 실행하면서 수반되는 문제행동 변화에 대한 데이터를 수집한다. 네 번째 문제평가problem evaluation 단계에서는 의도했던 목표가 달성되었는지, 새로운 문제가 생기지는 않았는지, 계획을 지속할 것인지, 변경할 것인지, 없앨 것인지에 대한 결정을 내려야 한다. 행동자문은 행동주의적 접근법에 기초를 두고 있고, Greenne와 Ablon(2006)에 의해 제시된 협력적 문제해결 모델collaborative problem solving을 통해 발전되었다. 행동주의적 접근법은 문제행동을 보이는 학생들의 경우, 복잡한 상황에 대응할 만한 다양한 행동 레퍼토리를 가지고 있지 못하기 때문에 매번 원시적이거나 공격적인 행동을 취하는 것이라고 본다. 이런 문제행동들에 대해서 부모나 교사도 그 행동을 멈추게 하거나 무시하는 노력보다는 학생의 문제행동에 담긴 메시지에 반응하게 된다. 학생이 자발적으로 바람직한 행동을 했을 때 이루어지는 통상적인 강화나 문제행동을 했을 때 처벌보다는 교사와 학생에 의해 바람직한 행동이 무엇인지 의견의 합치를 이루고, 학생 행동의 친숙한 레퍼토리가 되도록 연습해야 한다는 것이 협력적 문제해결 모델인 것이다. 예를 들면, 욕설이나 수업방해 등의 행동으로 부교사와 친구들로부터의 부정적 관심 끌기로 문제되는 학생의 경우에, 긍정적 관심을 보여 줄 수 있는 교실에서 필요한 봉사업무 등의 새로운 레퍼토리를 학생에게 제시해서 시행토록 하여 지속적인 긍정적인 피드백과 긍정적 관심을 제공해 주고, 부정적 행동에 대해서는 무시하는 방식으로 접근하는 것이다.

3) 구조적 자문organizational consultation

구조적 자문은 체계로서의 학교에 초점을 두고 행동과학 개념을 적용해서 구조적 변화과정에 학교 관리자나 교사들을 포함시켜서 학교기능의 향상을 촉진시킨다. 이 모형에 따르면 정신건강과 학업의 어려움은 학생들의 요구와 교육체계 간의 불일치 때문에 생기는 것으로 바라본다. 의사소통의 단절이나 책임소재의 모호성 같은 체계의 문제들이 교사들의 불안과 좌절감을 유발하고 이로 인해 학생들의 행동에 영향을 준다는 것이다. 개별 학생의 문제는 그에 기여하는 학교체계의 문제를 반영하는 것이므로 체계, 즉 학교의 방침이나 규칙이 변화되어야 한다고 주장한다. 특히 자문가들은 학생들의 정신건강에 영향을 주는 학교의 문화, 학교 분위기, 학생들의 자존감, 동기부여 ,성취에 영향을 주는 학교의 구조적 요소들을 찾아낼 수 있어야 한다는 것이다. 실제 현장에서 교사와 관리자 사이의 갈등, 교사의 정서적 · 행동적 · 윤리적인 문제들, 학부모들의 불만족이나 잦은 민원제기, 부서 간의 의사소통의 어려움 등의 구조적 자문요청이 흔하다. 예를 들어, 수업 때 소리지르거나 급우를 괴롭히거나 하는 등의 행동을 하는 ADHD 학생 한 명의 어려운 문제가 담임교사의 소진, 같은 반 급우들의 학습권이 침해되는 문제, 그로 인한 학부모들의 민원 등 학교체계 전체에 영향을 주는 문제로 발전되는 경우에 해당 학생에 대한 도움뿐 아니라, 관리자-담임교사의 갈등, 학부모들-담임-학교관리자 사이의 갈등 등 복잡한 문제들을 잘 살펴서 구조적 자문을 진행해야 할 것이다.

2. 학교자문의 과정

학교자문의 목적은 피자문가와의 협력관계를 구축하고 문제해결을 위해 알아야 할 정보를 공유하는 것이다(Lewis, 2017). 이러한 목적을 이루어 가는 학교자문 과정은 다음의 세 가지 과제로 나눌 수 있다(Bostic JQ et al., 1999). 첫째는 피자문가와의 동맹allying with consultees으로, 피자문가를 충분히 공감하면서 가능한 저항을 줄이는 것이다. 둘째는 피자문가의 목적에 부합하는 것aligning consultee objectives인데, 자문가가 피자문가의 말과 행동으로 재구성해서 모두에게 매력적인 공통의 목적을 만들어 가는 과정을 의미한다. 셋째는 필요한 개입들에 따르도록 피자문가를 움직이는 것mobilizing consultees이다. 문제해결을 위해서 참여를 촉진하고 개입이 성공할 수 있는 기술들로 피자문가를 강화empower시키는 것이다. 이 세 가지 과정에서 사용될 수 있는 기술들은 다음과 같다.

(1) 어떤 해결책을 제시하기 전에 피자문가의 생각을 인정해 주라.

그들의 생각을 인정해 주는 과정에서 자문가가 자신들의 어려움을 이해하고 있다는 신뢰감이 커진다. 해결책을 질문방식으로 물어보는 것도 좋은 방법이다(만약에 우리가 ______한다면, 어떤 일이 일어날 거 같은가요?).

(2) 불안을 나누라.

자문가가 시행하는 모든 것은 학교체계 안에서 불안을 증가시키거나 감소시킨다. 문제를 공유하는 사람이 많을수록 개개인은 불안을 덜 느끼게 된다. 자문가가 다양한 문제들에 대한 해답을 찾기 위해 심사숙고하는 것은 피자문가의 불안을 감소시킨다.

(3) 관여된 모든 사람을 존중하라.

교사, 학생, 학부모가 분열되는 것을 최소화해야 자문가의 개입에 반대할 가능성이 줄어든다. 각자가 고유하게 직면하고 있는 상황을 알아내고, 모두의 공통된 목표를 찾아내서 현재 사용되고 있는 용어에 초점을 둠으로써 문제와 사람들을 분리시킬 수 있다.

(4) 좋은 의도가 엉망이 되어 버렸음을 알아차리라.

학생이나 교사가 부적절하게 행동할 때는, 그들의 행동에 동기부여했던 선한 의도로 돌아가서 새롭게 다른 행동을 기꺼이 시작하려는 의도와 자존감이 극대화되도록 해야 한다. 예를 들어, 교사가 학생에게 고함을 지를 때 자문가는 교사가 학생으로 하여금 주의를 기울여 교과과정을 배우게 하려고 했던 성실한 노력을 상기시킬 수 있다. 그러면서 자문가는 교사가 고함치는 행동에 대해서 비난하지 않고, 대안적 행동(눈짓으로 신호를 준다든지, 부드러운 목소리로 말한다든지)을 제시해 줄 수 있다.

(5) 사람들이 학생(혹은 교사, 피자문가)을 다르게 바라볼 수 있게 도우라.

비적응적 행동은 다른 어떤 해결책도 먹혀들지 않을 때 문제해결의 방법으로 사용되곤 한다, 예를 들어, 학업수행능력으로는 긍정적인 관심을 얻기 어려운 학생이 수업 속도를 늦추게 하거나 수업시간에 떠드는 것이 다른 사람들의 관심을 얻기 위한 유일한 방법일 수 있다는 것을 알게 한다.

(6) 다른 사람들과 연결하라.

학생이나 교사에게 도움이 될 수 있는 사람들과 연결될 기회를 찾아야 한다. 학교나 지역사회에 존재하는 여러 서비스들을 학생과 교사에게 도움이 되도록 사용할 수 있어야 한다.

(7) 사람들이 논쟁할 수 없는 방법들을 제공해서 공유된 가치에 호소하라.

학생과 교사에게 필요한 요구들을 탐색하고, 목표를 실현하기 위한 개입들이 제공될 수 있도록 하라. 예를 들어, 학생이 대학교에 진학하거나 특정 직업을 갖기를 원한다는 것을 알았을 때, 개입방법들에 그 프레임을 적용하는 것이다. '당신이 대학진학(취업)을 원하는데, 대학(직장)에서는 당신이 제시간에 공부(일)하는 것을 요구할 거예요. 그러니, 아침에 일찍 일어나기 위해서 저녁 10시에 잠자리에 드는 것을 연습해야 하는 거예요.'

(8) 기회가 생길 때마다 피자문가의 기술을 확대하라.

가능할 때는 언제든지 자문가는 피자문가가 상황을 해결하는 데 도움이 되는 기술들을 선택해서 활용할 수 있도록 도우려고 해야 한다.

(9) 개입방법들을 구성할 때는 피자문가 자신의 언어를 사용하라.

피자문가의 언어로 개입방법들을 구성하는 것은 존중받는 느낌을 들게 하고 제안된 해결방법을 위해 노력할 가능성을 높힌다.

(10) 현재 상황에서 한 걸음 나아가는 것을 찾으라.

자문가는 피자문가가 적절한 행동을 향해 나아가는 단계들을 알 수 있도록 도울 필요가 있다(예를 들어, 신체적으로 타인을 공격하던 사람이 험한 말로만 공격성을 표현한다면, 그 또한 한 걸음 나아간 것으로 볼 수 있다). 아주 작은 긍정적인 변화라 할지라도 더 큰 변화를 만들어 내는 모멘텀이 될 수도 있다.

(11) 문제가 발생한 후에 반응하지 말고, 예상되는 문제들을 향해 나아가라.

문제들이 어떻게 생겨나고 어떻게 예방될 수 있을지를 알도록 피자문가를 돕는 노력을 하면, 피자문가는 일찍 문제를 발견하고 문제에 직면할 수 있도록 강화empower된다. 즉각적인 반응들이 적절한 해결책도 아니고 오히려 추가적인 갈등과 문제들을 유발할 수 있기 때문이다.

3. 학교자문과 관련한 미국소아청소년 정신의학회의 권고안(Walter & Berkovitz, 2005)

미국소아청소년정신의학회에서는 학교자문과 관련한 권고안을 제시했는데, 한국의 실정에 부합되지 않는 면들도 있지만, 학교자문과 관련한 전반적인 개념과 원칙을 이해하는 차원에서 도움이 된다(김봉년, 홍현주, 2013).

① 소아정신과 전문의는 학교와의 자문관계를 어떻게 시작하고 발전시키고 유지시키는지 알아야 한다. 자문 소아정신과 의사는 학교체계에서 외부인임을 늘 기억해야 하고, 체계 내에 들어갈 경우에는 서로 존중하는 협력관계를 맺도록 해야 한다.

② 소아정신과 전문의는 학교관리체계, 학교 인력, 학교 내의 사회문화적 배경에 대해 알아야 한다. 자문 소아정신과 의사는 학교 내 다양한 인력 및 각 전문가의 역할을 이해하고 다학제적인 협력관계를 계발하고 제한된 자원을 효율적으로 사용해야 하며, 학교 위원회나 관리자들이 우선순위로 생각하는 문제에 대해 민감해야 한다.

③ 소아정신과 전문의는 정신장애가 있는 학생의 교육권리를 보호하기 위한 법 제정에 대해 알아야 한다. 각 지역별로 법을 해석하는 데 차이가 있을 수 있기 때문에 각 지역에서의 법과 시행규칙에 대해 알고 있어야 한다.

④ 소아정신과 전문의는 정신질환을 앓는 학생의 적절한 적응, 특수교육 및 관련 서비스와 학생의 배치를 위해 학교에서 다학제적이고 포괄적인 평가를 진행하고 전문가와 부모에게 조언을 하여야 한다.

⑤ 소아정신과 전문의는 학습의 어려움을 겪는 학생을 포괄적으로 평가하고 병원, 학교, 가정, 지역사회와 함께 포괄적인 치료계획을 세우는 데 참여해야 한다. 첫 번째 단계에서 자문소아정신과 전문의는 적절한 범위에서 서면동의서를 받아야 한다. 동의서는 법 전문가와 자문의사가 표준화하고 확인하여야 하며, 동의서에는 자문의 목적이 무엇인지, 어떤 정보가 사용될 것인지, 어떤 정보가 비밀 유지될 것인지를 명시해야 한다. 학생의 보호자는 이 정보가 교육 프로그램을 짜거나 학생의 학급 배치를 바꾸기 위해 사용될 수 있음을 알아야 한다. 두 번째 단계에서 자문소아정신과 전문의는 학교 전문가를 만나서 학생의 문제에 대한 양상, 범위, 환경을 알고 특별한 자문의 이유를 들어야 한다. 이 과정에서 자문소아정신과 전문의는 학생의 학업, 징계조치, 출석, 건강 기록 및 학교 특수교육 서비스 계획, 시각 및 청각 검사결과, 이전 심리학적, 교육학적, 신경심리학적, 언어적 평가 기록, 교사 및 부모의 평가척도 결과 등의 적절한 정보를 요청한다. 세 번째 단계에서 자문소아정신과 전문의는 학습과 관련된 장벽을 확인하고, 학생의 장점, 부모와의 관계 및 학교 관계자와의 의사소통, 학교 징계조치에 대한 부모의 반응, 습관적인 결석의 이유, 부모의 학교생활에 대한 기대, 방과 후 돌봄과 여름방학 활동, 또래관계 등도 파악한다. 그 이후 자문소아정신과 전문의는 학생을 여러 학교 상황에서 관찰하게 되는데, 최소 두 가지의 수업 상황을 관찰하고 최소 한가지의 비수업적 상황을 관찰해야 한다. 다섯 번째 단계에서 자문소아정신과 전문의는 학교관계자와 부모에게 제공될 서면 보고서를 작성해야 한다. 보고서는 학생의 학습의 어려움을 야기하는 요인에 대해 기술해야 하는데, 정신과적 진단과 교육적 및 치료적 제안을 포함해야 한다. 여섯 번째 단계에서 자문소아정신과 전문의는 이 보고서를 학생 지지팀 및 학생, 부모에게 면대면으로 보고한다. 마지막 단계에서 자문소아정신과 전문의는 후속자문을 해서 이전의 개별자문을 확인하고 제안된 중재의 과정을 검토한다.

⑥ 자문소아정신과 전문의는 학교 관계자와 함께 학교기반 정신건강 중재에 대한 필요도를 평가하는 데 협력할 수 있다.

⑦ 자문소아정신과 전문의는 학교 관계자와 함께 학교기반 전체 예방 프로그램을 보급하기 위해 협력할 수 있다. 예를 들면, 효과적인 학급관리 기술, 발달단계별 정신건강 필요에 대한 정보, 학업성취와 정신건강과의 관계, 가장 흔한 아동 · 청소년 정신과 질환, 경고신호 등이 도움이 될 수 있다. 일반적으로 효과가 있는 프로그램은 사회 적극성 프로그램, 물질남용 예방 프로그램, 갈등 해소 프로그램, 성교육 프로그램이다.

⑧ 자문소아정신과 전문의는 학교 담당자가 고위험 학생을 알 수 있도록 교육하고, 학교기반 선택적 예방 프로그램을 보급하기 위해 학교 관계자와 협력할 수 있다. 고위험 학생은 학교에서 수행이 저조하거나 문제행동을 보이거나 최근 스트레스가 있었던 학생일 수 있으며, 학교에서 장기결석 또는 징계조치가 취해지는 학생의 상위 10% 또는 학업수행능력의 하위 10%가 문제행동군이 될 수 있다. 이러한 학생에게는

우울장애, 불안장애, 품행장애나 외현화된 정신병리, 학습장애 또는 언어장애가 기저에 있을 수 있다.

⑨ 자문소아정신과 전문의는 정신과적 평가가 필요할 수 있는 증상이 있는 학생을 찾는 데 선별척도를 적절히 사용하기 위해 학교 관계자에게 조언할 수 있다.

⑩ 자문소아정신과 전문의는 학교기반 정신건강 관련 예방 프로그램을 전달하기 위해 학교 관계자와 협력할 수 있다. 집중개입 예방프로그램은 감정, 행동, 사회적 증상을 보이지만 진단기준 전체를 만족시키지 않는 학생을 대상으로 한다. 이때는 의사와 함께 협력하면서 훈련된 학교 정신건강 전문가(예: 심리학자, 상담가)가 집단으로 서비스를 제공한다. 기존에 효과가 알려져 있는 프로그램으로는 공격적인 학생을 대상으로 하는 학교기반 폭력 예방프로그램, 고등학생을 대상으로 하는 스트레스에 대처하는 과정, 초등학생을 대상으로 하는 우울 예방프로그램, 불안증상 및 불안장애 대처 프로그램, 외상에 노출된 초등학생 대상 프로그램 등이 있다.

⑪ 자문소아정신과 전문의는 학교기반 치료 프로그램을 효과적으로 전달하기 위해 학교 관계자와 협력할 수 있다. 기존에 효과가 있다고 연구된 것은 ADHD 치료에 국한된다.

⑫ 자문소아정신과 전문의는 위기상황 대응을 위한 학교위기 계획을 수립하고 시행하기 위해 학교 관계자와 협력할 수 있다.

우리나라 학교자문 · 연계의 실제

우리나라의 경우 학교자문 요청은 대부분 위센터나 위클래스, 교육부 사업 등을 통해 들어온다. 학교에서 자문요청이 왔을 때, 자문의사는 우선적으로 태도를 가다듬을 필요가 있다. 자문을 의뢰하기까지 교사나 학교는 여러 가지 노력들을 기울여 왔고, 그 노력들이 충분치 않다고 판단했기 때문에 자문의사에게 자문의뢰를 했다는 사실을 알아야 한다. 그동안의 노력에 대해서 경청하고 존중하려는 마음을 갖고 자문에 임하는 것이 중요하다. 비록 그들이 정신건강 분야에서는 비전문가이기 때문에 실수가 있었다 할지라도 대부분의 경우 학생에 대한 깊은 애정과 책임감에 바탕을 둔 노력들을 해 왔고, 자문의뢰를 받은 소아정신과 의사가 예상하는 것보다 더 많은 정보와 지식을 가지고 있는 경우도 많다는 사실을 기억해야 한다. 무엇보다 학교체계와 행정에 대한 최소한의 이해를 갖추고 학교현장을 방문하는 것이 필요하다. 특히 학교현장은 학생들에게 지식을 전달하고, 졸업 후의 진로 및 직업적인 준비를 시켜야 하기도 하고, 타인과의 상호작용을 통한 사회화 과정도 효과적으로 이루어지도록 가르쳐야 하고, 학생들에게 안전과 건강도 제공해야 하는 등, 많은 중첩적이고 때로는 상충되는 요구들에 직면한다는 사실을 잘 이해하여야 한다(Dulcan, 2021).

1. 우리나라 학교체계에 대한 이해

우리나라는 대한민국 정부 수립 이후 6 · 3 · 3 · 4 학제가 정립되어서 초등학교 6학년, 중학교 3학년, 고등학교 3학년, 대학교 4학년(의과대학 6년)의 과정으로 이루어져 있으며, 2004년 이후로 중학교까지의 의무교육이 실시되고 있다. 교육과정은 6~8년 간격으로 수정, 보완, 개편되고 교육정책을 수행하기 위한 중앙기구로 교육부가 있고, 지방교육의 집행기관으로 17개 시도에 교육청이 있다. 시도교육청은 중앙정부에 대한 재정적인 의존성이 높고 정책적 동질성이 높으나, 학교 정책과 사무에서 독자적인 자치권을 인정받아 대부분의 인사정책들을 자율적으로 행사하고 있다. 2022년 기준 교육부에서 정신건강 영역을 담당하는 부서는 교육부 학생지원국 산하의 학생건강정책과이고, 학교폭력과 관련되어 Wee프로젝트를 관할하고 있는 부서는 학교생활문화과이다. 17개 시도교육청으로 내려와서도 학생 정신건강 영역만 전담하는 부서가 따로 존재하지는 않으며, 대개의 경우 일반적인 학생건강업무를 담당하는 부서에서 정서행동특성검사와 정신건강 영역의 정책 수행을 담당하고, 학교폭력과 관련 대책은 다른 부서에서 수행된다. 학교 단위에서는 학생 정신건강 업무 분장은, 학생정서 · 행동특성검사의 시행은 보건교사가 담당하는 경우가 많고, 학생정서 · 행동특성검사상 관심군에 대한 관리 및 학교폭력 피해자, 자해자살 고위험군, 위기개입 등의 업무는 상담(교)사가 맡고 있는 경우가 많다. 이 부분과 관련해서 시도교육청이나 교육부 단위에서부터 학교에 이르기까지 업무통합이 필요하다고 생각한다. 각 단위학교에서 정신건강 관련 업무를 둘러싼 보건교사와 상담(교)사 간의 갈등이 불거지는 경우도 있지만, 역할 혼란에서 비롯되는 문제로 보여지고, 특히나 현장의 교사들의 업무의 과중함을 생각할 때, 비난받을 일이라기보다는 업무분장이 분명해져야 할 문제로 보인다. 사실 이러한 문제의 뿌리에는 Wee프로젝트가 뿌리내리는 과정에서, 학교폭력의 문제 이면에 있는 학생의 정신건강문제를 충분히 고려해서 정책에 반영되지 않은 면도 작용한다. 실제로 학교폭력의 가해자나 피해자의 상당수가 치료가 제대로 이루어지지 않은 ADHD학생들이고, 가해자는 재발방지에 초점을 맞추고, 피해자는 학교폭력으로 인한 정신적 고통으로부터 회복되기 위한 노력을 기울이는 모든 과정이 학생들의 정신건강과 직결되는 문제이고, 이 과정에 정신과 전문의의 전문성이 결합되는 것은 너무나 당연한 일이라고 생각된다. 학교폭력 가해, 피해 학생들에 대한 제대로 된 정신건강에 대한 평가가 이루어지고, 그에 맞게 상담이나 치료가 진행될 수 있도록 체계가 마련된다면, Wee프로젝트에 참여하는 모든 선생님에게도 큰 도움이 될 거라 생각한다. 실제로 Wee센터에 자문 제도 등을 시도하는 움직임도 있고, 현장에서는 이미 정신과의사와 상담(교)사들 간의 협력collaboration이 이루어지고 있기 때문에, 그에 상응하여 시도교육청이나 교육부에서도 업무통합이 이루어져 가리라 기대해 본다. 실제로 Wee프로젝트는 학생 정신건강과 관련된 가장 중요한 체계이며, 2008년에 학교 부적응 학생 지원과 교육안전망 구축을 위해 진단-상담-치유가 가능한 원스톱 프로그램을 제공하기 위해 마련되었다. Wee프로젝트가 계속 확대되어서 2020년 기준으로 학교단위의 Wee클래스는 7,631개(전국의 단위학교 수 11,418개), 교육(지원)청 단위에서 Wee센터는 233개, 기숙형 장기위탁 서비스를 제공하는 Wee스쿨은 15개, 그 밖에도 가정형 Wee센터에 이르기까지 광범위하게 운영되고 있다. 학생들의 정서·행동문제와 학교폭력 관련 상담을 지원하는 기관들로서 최근 급성장은 학생 정신건강에 대한 사회적 관심을 반영하는 것이라 볼 수 있다. 하지만 상담을 담당하는 실무자들의 자격요건이 정신건강 영역에 대한 전문성의 관점에서 확립되어 있지 않고, 고용문제 등 해결해야 할 문제들이 산적해 있어서, 현장에서 제공되는 서비스의 편차가 아주 큰 것이 현실이라 할 수 있다.

단위학교 차원에 오면, 각 학교는 교육지원청(유치원, 초등학교, 중학교)이나 시·도 교육청(고등학교, 특수학교)의 지도·감독을 받고 교육부의 교육정책에 맞게 학교장이 운영을 한다. 학교는 교장, 교감, 수석교사, 부장교사(교무, 연구, 생활 안전 등), 담임교사, 보건교사, 특수교사, 상담교사(전문상담사), 교육복지사, 영양(교)사, 관리직종, 보조교사, 보조직원 등의 다양한 직능과 위계 체계를 가진 인력구성을 가지고 있다. 학교 운영의 책임은 교장을 중심으로 하는 고유의 운영체계를 가지고 있지만, 외부 전문가 및 학부모가 참여하는 운영위원회, 학부모회 등도 학교의 운영에 영향을 준다. 학교자문에서 학교의 인력들과 협동적인 관계를 발전시키고, 개입들의 효과성을 증진시키기 위해서는 학교 내 인력의 역할을 이해하는 것이 중요하다. 각 단위학교의 정신건강 관련 업무는 주로 보건교사 및 상담교사(전문상담사)가 담당하고 있으나 담당교사가 배정되지 않은 학교도 상당수 존재한다. 성공적인 학교기반 정신건강 증진사업을 위해서는 관리자인 교장의 의지와 관심이 필수적이며, 학교자문의 영역에 반드시 학교장의 관심과 참여를 이끌어 내는 것이 포함되어야 한다.

2. 학교자문에서의 학교평가 및 학교 구성원들에 대한 이해

학교자문을 요청받았을 때, 학교를 평가하는 것이 매우 중요하다. 의뢰된 학생의 문제에 학교라는 체계가 어떤 영향을 끼치는지에 대한 파악을 위해서뿐만 아니라, 자문의사가 그 학교의 문화에 잘 맞는 개입들을 제공하기 위해서도 꼭 필요하다. 학교평가는 우선 외형상의 학교건물이 학생들의 안전과 보안에 적절한지, 안락함을 제공하는지, 여러 시설들이 학생들의 발달단계에 맞게 설치되어 있는지, 선이 적절한지 등에 대한 평가부터 시작된다. 공간적인 측면이나 교육적 측면에서나 담임이 모든 학생에게 골고루 관심을 주기에 적절한 학급당 학생 수인지도 평가한다. 다음으로 학교평가에서 중요한 요소는 학교분위기school climate, 소속감, 학교인력 간 관계에 대한 평가이다. 학교의 분위기는 정신건강 중재에 영향을 미치는 핵심요인으로, 지지적이고 환영하는 분위기, 또래와 어른을 존중하는 자세, 다양한 배움의 경험, 성취와 자기조절을 높게 평가하는 경향, 공정하고 효과적인 훈육 등이 긍정적인 분위기 조성에 영향을 미친다. 긍정적인 학교분위기는 학교에 대한 소속감으로 연결된다. 소속감은 교사와 동료로부터 받는 돌봄을 인식하게 된 결과로 느끼는 감정이다. 소속감이 높을수록 감정적으로 안정되고, 건강수준이 높으며 물질사용 · 공격행동 · 부당한 대우가 적고, 자살사고나 우울 · 비행행동 · 10대 임신이 적다고 한다(김붕년, 홍현주, 2013). 끝으로 학교평가에서 가장 중요한 요소는 학교인력 간의 관계일 것이다. 실제로 학교자문 과정에서 교사와 관리자 간 갈등이나 교사 간 갈등, 부서 간의 의사소통의 어려움, 학부모의 잦은 민원 등 학교와 가정 간의 의사소통의 문제들이 제기되며, 이런 관계상의 문제들은 자문을 요청한 문제 발생에서부터 문제해결 과정에 이르기까지 영향을 미치게 된다.

학교자문을 요청받았을 때, 학교평가와 더불어 중요한 것은 자문가와 직접적으로 협력적 관계를 형성해야 하는 학교 구성원들에 대한 이해도를 높이는 것이다.

1) 관리자

학교에서 관리자의 위치는 의사결정 구조에 있어서 절대적이다. 실제로 관리자의 리더십에 따라서 학교의 전체적인 분위기가 정해지고, 교사의 부담이 가중되거나 학부모와의 갈등이 악화되는 경우도 많다. 관리자의 적극적인 관심과 참여의지가 정서위기학생을 위한 전체적인 문제해결, 교사보호에 중요한 역할을 한다는 사실을 꼭 기억해야 한다. 따라서 학교자문을 위해 학교를 방문하는 경우, 교장실을 방문하는 것은 필수이며, 자문 대상 학생의 어려움과 해결책을 과정 전체를 통해 반드시 공유해야 한다. 특히 관리자와의 만남에서는 교사들의 수고와 어려움에 대해서 언급하고, 일선 교사들에 대한 적극적인 옹호와 지지가 필요하다. 실제 학교현장에서는 한 명의 위기학생에만 집중하기 어려운 현실이고, 오히려 다른 학생들이 교사를 배척하게 되는 결과로 이어지는 경우에 교사로서의 무능감과 자괴감에 빠지는 경우도 흔하게 있기 때문이다. 관리자 입장에서는 담임교사나 상담교사 선에서 문제가 해결되지 못한 데 대한 비판적인 시선이 있을 수 있고, 외부인의 도움을 받는 것에 대한 거부감이 있는 경우가 많기 때문에 교사로서 최선을 다하고 있음을 지지하고, 책임의 한계를 설정하도록 돕는 것이 자문의 전체적 프로세스가 잘 진행되는 것을 돕는다.

2) 담임교사

담임교사는 학생의 어려움을 가장 잘 알고 고민하는 위치에 있다. 최근에는 점점 정서위기학생으로 소문난 학생을 맡게 되는 경우의 교사 트라우마나 소진문제가 점점 심각해져 가고 있고, 담임에 대한 선호도가 많이 떨어지고 있다고 한다. 담임교사를 만났을 때, 특히 협조적인 교사의 경우에는 과도하게 개입하는 경우가 있어서 교사의 역할이나 정체성에 대한 설명(role confusion이 있을 수 있다)이 필요한 경우도 있고 정서위기학생으로 인한 담임교사의 소진문제를 다뤄야 하는 경우가 있다(특히 학생에 의한 트라우마뿐만 아니라 학부모에 의한 트라우마, 관리자나 동료교사들에 의한 트라우마도 있을 수 있다).

3) 상담(교)사

학교의 상황에 따라서 상담교사 혹은 전문상담사가 있고, 붙박이 혹은 순회상담사인 경우가 있는데 학교 내에서 상담(교)사의 위치나 역할에 대한 관리자나 일반교사들의 이해도에 따라서, 또는 그분들의 개별 역량에 따라서 천차만별의 상황이 전개되고 있는 것이 현실이다. 상담(교)사의 능력 및 태도에 대한 파악, 학생상담 외에 담당하고 있는 업무들에 대한 이해가 필요하다. 학생에 대한 평가 후 반드시 교육을 겸해서 사례에 대한 공유가 필요하다. 참고로 담임교사나 상담(교)사가 제공한 정보와 관련해서 학교현장에 직접 나가 보면 학부모 정보와 교사 정보가 다르거나 담임교사와 상담교사의 정보가 다른 경우도 종종 발생한다. 따라서 학교의 자문 목적과 의도에 대해서 정확히 파악해야 한다.

4) 학부모

자문의는 학부모가 학생문제 해결을 위해 학교와 협력할 수 있도록 중간에서 역할을 잘해야 한다. 대부분의 학부모는 담임교사가 언급하는 자녀의 문제를 인정하기 어려워하는 경우가 많으며, 학교에 대한 불신이나 피해의식 등을 표출하는 경우가 많다. 자문의는 외부전문가이기 때문에 학부모들이 덜 방어적일 수 있고, 학생의 치료 필요성에 대해서 수용하기도 쉽다. 많은 경우, 학교의 입장에서는 보호자를 설득하기가 쉽지 않기 때문에 외부의 전문가가 학무모를 만나서 학생의 상태를 설명하고, 협력을 요청해 주는 것만으로도 큰 힘을 얻게 된다. 학부모의 입장에서 학교에 대한 불만이나 불신 등의 요소들을 자문의가 경청해 주고, 학교에 잘 전달해 주는 역할을 기대하기도 하는데, 이런 과정들이 학생의 정신건강문제 해결에 학교와 가정이 힘을 모아 가는 과정에 중요한 부분이 된다.

3. 학교자문의 구체적 과정 및 학생에 대한 포괄적 평가

학교에서 소아정신과 의사에게 자문의뢰가 오는 경우의 대부분은 고위험군 학생으로 인해 학교가 어려움을 겪는 경우가 대부분이다. 고위험군 학생이라 함은 학업의 어려움이나 규칙위반으로 자주 연계되거나 반복되는 결석, 폭력, 자해나 자살위협 등의 문제로 학교 생활에 어려움을 겪는 경우라 할 수 있을 것이다. 학교자문을 위해 학교를 방문해서 해당 학생에 대한 평가를 시행할 때, 병원에서의 환자 진료와는 구별되는 여러 특징들이 있다. 병원에서의 환자 진료는 분명한 의학적 맥락, 치료적 동기가 있고, 환자 및 보호자와의 면담 등을 통해 진단을 내리고, 그에 합당한 치료를 진행해 가는 모든 과정에서 환자와 보호자와의 의사소통이 효율적이며 경과진행이 중요하다.

그와는 달리 학교자문에서는 의학적 맥락과 교육적, 상담적 맥락이 혼재되어 있고, 동기의 애매함, 의사소통의 복잡함에 더해 즉각적인 해결을 원하는 마술적 사고가 작동하는 경우가 흔하다. 따라서 우선적으로는 학교의 구체적 요구 사항 및 맥락적 의미를 확인하는 것이 중요하고 자문 상황에 대한 부모의 태도와 생각들을 확인할 수 있어야 하며, 개인 및 가정의 문제를 설명할 수 있는 통합적인 Bio-Psycho-Social 모델이 적용되어야 한다. 학생의 학교적응을 목표로 학교와 부모가 협력할 수 있도록 돕고, 단기적·구체적 목표와 장기적인 최종목표를 구분할 필요가 있다. 가정, 교실 내, 학교 전체에서 해야 할 노력과 부모, 교사, 학교관리자가 각각 노력할 부분을 명료화하는 것이 중요하며, 관리자에게 교사 대신 요구 사항을 제시하기도 하고, 학교와 연계할 수 있는 자원들과 이용방법에 대한 정보를 제공해야 한다. 전문가로서의 의견은 제시하지만, 의견 수용 여부는 학교 관리자가 최종결정을 내리게 된다.

자문의가 학교를 방문하여 학생상담이 이루어지기 위해서는 사전에 부모와 학생의 동의를 얻고 약속을 잡는 과정이 필수적이다. 이 과정에서 교사가 부모와 학생을 설득하는 일이 필요하며 비밀유지의 원칙이 지켜져야 하고, 학생과의 약속을 잡는 과정에서 학생을 배려한 교사의 접근 방식이 매우 중요하다. 따라서 그 부분에 대한 교사 대상의 사전교육이 도움이 될 수 있다.

이렇게 약속이 잡힌 이후에 학교자문을 위해 학교를 방문하며 대체로 다음과 같은 과정들이 이루어지게 된다. 그 순서는 꼭 정해진 것은 아니고, 대략적인 과정에 대한 기술은 다음과 같다.

① **사례회의 참석**: 관련자 교사회의에 참석해서 학생 문제의 양상과 범위, 문제행동을 가진 학생의 특별한 상황, 학교에 문의하고 싶은 질문들, 학업능력, 징계유무, 출결현황, 건강기록, 특수교육 경험유무, 이전의 심리적·정신적 과거력, 교사 또는 학부모 등에 의한 평가지 등을 파악할 수 있다. 때로 사례회의는 학생, 부모상담을 마친 후에 이루어지는 경우도 있으며, 그러한 경우의 사례회의 목적은 학교가 학생을 지원하기 위해서 해야 할 일들에 대한 안내 및 학생의 어려움에 대한 교사들의 이해를 증진시키는 데 초점이 맞춰진다.

② **학생과 부모면담**: 학습, 인지, 사회성, 정서, 신체적 문제 등에 대한 확인, 학생, 부모 및 선생님과의 상호간 의사소통, 학교의 규칙에 대한 부모의 태도 및 반응, 학생의 수행능력에 대한 부모의 기대, 방과후 스케줄 및 여가활동, 습관적인 결석이 있다면 그 이유 등에 대해 이야기를 나눌 수 있다. 의학적 평가를 고려해야 하지만, 그보다 포괄적인 평가로, 학생의 학교적응이라는 측면에서의 접근이 더욱 중요하다.

③ **학생 관찰**: 외국의 경우에는 학생의 수업 시 태도를 최소 2가지의 수업 상황과 최소 1가지 이상의 비수업적 상황을 관찰함으로써 학생의 인지, 언어, 정서, 행동, 사회 및 운동 영역에서 확인이 이루어지는 데 반해, 아직까지 우리나라에서는 학생 관찰이 허용되지 않으며, 그에 부응할 수 있는 자문의의 시간적 여력에도 제한이 있는 상황이다. 직접관찰은 어렵다 하더라도 학생의 학교생활에 대한 구체적인 정보를 획득하는 것은 매우 중요하다. ①, ②, ③의 과정을 거친 이후에는 사례에 대한 개념화가 필요한데, 학교의 자문목적과 의도, 부모의 자문 관련 태도, Bio-psycho-social 모델적 요인, 학생의 약점과 강점, 단기 및 장기목표, 가족 내 개입, 교실 내 개입 학교 개입, 외부연계자원 연결에 대한 계획까지 작성하는 것이 필요하다.

④ 끝으로 결과보고가 이루어지는데, 대개의 경우는 대면방식의 설명이나 사례회의의 형식을 띤 자리가 마련되기도 한다. 결과보고는 가급적 문서로 남기도록 하며, 가능하다면 주기적인 경과추적follow up을 권유한다. 이 과정에서 제기될 수 있는 문제는 어디까지 담임교사나 학교 관리자와 학생의 정보를 공유할 것인가?이다. 특히 문서화를 요구받았을 때는 더욱 신중해야 한다. 진단명을 작성하는 것도 자제하는 것이 낫다. 학생의 문제행동의 원인에 대해 이해시키고, 학교에서의 생활지도방법에 대해서 안내하는 것만으로도 교사의 태도변화에 크게 기여한다. 학교에 정신과적 평가가 필요한 증상에 대한 선별척도 사용을 조언하거나, 효과적인 학교기반 예방 및 치료 프로그램 보급을 위해 협력하거나 위기상황 대응을 위한 학교위기계획을 수립하고 시행하기 위한 협력을 할 수 있다. 또한 교육부(2015)에서 제작한 『교사를 위한 정신건강 핸드북』 등을 통해 학생의 정신질환과 관련된 학교생활 지도에 대한 조언을 제공할 수 있다.

4. 학교자문에서의 가족개입

학교 정신건강자문에 있어서 중요하면서도 신중하게 고려해야 할 점은 가족에 대한 개입이다(Lowie et al., 2003). 가족과의 협력이 학생 정신건강 증진을 위해 중요한 일임을 부정할 사람은 아무도 없겠지만, 학교기반 서비스에 가족을 개입시키는 일은 매우 어렵다. 실제 학교현장에서 가족에게 정신건강 서비스의 필요성을 알리고 연계를 권고하였을 때 부모(가족)가 동의하지 않거나 협력하지 않아서 서비스가 좌초된 경우는 너무나 많다. 교육부(2019) 보고에 따르면, 학생정서행동특성검사상 고위험군에 속한 학생의 지역사회 정신건강 서비스 연계와 관련해서 부모의 미동의로 연계되지 않는 경우가 20%가 넘으며, 그 이유는 학생문제에 대한 부모의 낮은 인식(67%)과 정신과 치료에 대한 거부감(26.6%) 및 사회적 낙인 우려(6.4%) 순이었다. 연계를 원하는 경우에는 연계기관에 대한 정보부족, 연계기관의 낮은 접근성, 동행자 부재, 치료비에 대한 부담 등의 원인으로 연계가 되지 않았다고 보고하였다. 따라서 다양한 학교 정신건강 프로그램에 부모교육이 반드시 포함되어야 하며, 양육기술, 의사소통방법, 문제해결 기술의 제공을 포함해서 학생 정신건강문제에 대한 객관적이고 전문적 이해를 제공함으로써 정신건강문제에 대한 인식 부족이나 편견을 해소해야 한다. 특히 학생 정신건강문제가 부모의 잘못으로 잘못 인식되지 않도록 교육이 이루어져야 하며, 학생 정신건강문제에 대한 부모로서의 적절한 자신감을 갖도록 해야 한다. 잘 훈련된 자문의사가 학생들의 정신건강 증진을 위해서는 부모의 참여가 매우 중요하다는 것과 이들의 인식 개선을 위한 노력에 앞장서서 부모(가족)의 민감한 입장을 충분히 헤아리고, 가족들이 학교자문을 더 손쉽게 받기 위한 방법들(가령 상담시간의 조절이라든가, 상담장소의 선정 등)이 제공될 수 있도록 학교와 소통해야 한다. 우리나라의 실정상 부모교육을 통한 인식 개선 사업은 너무나 시급하며, 2015년부터 시작된 뉴스레터(자살과 학생정신건강연구소, 학생정신건강지원센터)의 제공이나 유튜브 등을 통한 대대적 인식 개선 사업이 앞으로도 더 필요하다.

5. 지역사회와의 협력

학생 정신건강 서비스의 완성은 학교기반 서비스뿐만 아니라 지역사회에 존재하는 여러 기관에서 제공되는 서비스와의 협력을 통해 이루어져야 한다. 현재 교육부 체계 외부에 존재하는 학생 정신건강과 관련한 대표적인 기관으로는 보건복지부 산하의 정신건강증진센터와 여성가족부 산하의 청소년상담복지센터가 대표적이고, 그 밖에도 청소년 관련 제반 시설들(쉼터, 복지관, 지역아동센터 등)이나 민간단체들이 많다. 이들 기관에는 정신건강전문 사회복지사, 간호사, 상담사 등 다양한 직역의 전문가들이 활동하고 있으며, 이들의 수련배경은 매우 다양하다. 따라서 다양한 수련배경을 지닌 전문가들을 학교 정신건강 증진이라는 공통된 목표에 협력할 수 있도록 힘을 모아내는 협력의 과정이 반드시 필요하다. Blank 등(2003)에 따르면, 학교를 통한 연계개입을 위해서는 학교와 지역사회 기관이 목표를 공유하며 깊은 의도적인 동반자 관계를 수립해야 한다. Lever 등(2003)은 이런 협력관계가 다음과 같은 이유로 제한될 수 있다고 하였다. 우선은 각 기관 간의 독립성의 문제 또는 각 기관이 담당하는 영역의 문제나 체계 안에서 사용할 수 있는 자원이 다른 문제가 있을 수 있다. 또한 각 기관 간 환경이나 문화적인 영향의 차이가 있을 수도 있다. 마지막으로 각 기관 간에 의사소통이 원활하지 않은 문제가 생길 수 있다. 이 문제를 해결하기 위해서는 각 기관이 서로 같은 힘을 가지면서 의사결정과정에 참여해야 한다. 이 과정에서 학생 정신건강 증진이라는 공통의 목표를 위한 각 기관 간의 협력을 가능케 하는 리더십은 너무나 중요해진다. 리더십은 전문성과 훈련을 통해 발휘되는 것이며, 다른 직역이나 기관에 대한 개방적이고 포용적인 태도를 지녀야만 협력을 이끌어 낼 수 있다. 소아정신과 의사들의 수련과정에서의 치료팀 단위의 접근방식이나 통합적 접근(생물학적–심리적–환경적 차원)방식은 지역사회 협력을 끌어내기 위한 리더십을 발휘하는 데 큰 도움이 되는 훈련이라고 할 수 있다. 아무런 이론적 근거 없이 의료적 도움(특히 약물치료)에 대해 부정적이거나 거부적인 태도를 취하는 경우도 있고, 과학적 근거 없이 자문의사의 의견에 반대하는 경우도 있을 수 있다. 이러한 경우에도 의료적 도움 및 다른 치료적 방법들에 대한 정확한 정보를 제공하고, 당장이 아닌 나중에라도 과학적 근거 기반의 치료와 도움을 받을 수 있도록 가능성을 열어 놓는 자세도 중요하다. 정신과 의원이나 전문병원으로 연계가 된 경우, 연계를 받은 소아정신과 의사는 충분한 자료를 제공받아야 하고, 학생을 적절히 평가하며 치료계획을 세워야 한다. 이후의 치료과정에서도 학교와의 지속적인 협력은 필수적이다.

실제 학교현장에서 자문의뢰된 사례들은 학생 정신건강문제와 가정문제가 복합적으로 작용하는 경우가 대부분이다(자살과 학생 정신건강연구소, 2017, 2018, 2019). ADHD, 우울장애, 품행장애, 불안장애 등의 학생 정신건강문제와 아동학대 및 방임, 가정폭력, 다문화, 학교폭력, 학업 중단 위기, 특수교육의 문제 등이 복합적으로 작용하는 사례들로서, 문제해결이 어려운 경우가 점차 증가하고 있는 추세다.

뿐만 아니라 정신건강문제로 병원치료를 받고 있으나, 학교에서는 여전히 문제를 일으키고, 학교와 병원 간 소통이 어려워서 학생 생활지도에 어려움을 호소하는 사례들도 많아지고 있다. 더욱이 어려움을 겪고 도움이 필요한 학생의 문제가 해당 학생만의 문제가 아니라 교사들, 다른 학생들, 학부모의 문제로까지 확대되어 학교 전체가 몸살을 앓는 일도 비일비재하다. 이런 상황에서 소아정신과 전문의나 학교 정신건강 전문가들은 문제해결을 위해 동원할 수 있는 모든 자원을 활용하여 학생, 교사, 학부모에 대한 종합적인 지원이 이루어져야 할 것이다. 또한 전문가들 사이에서의 활발한 사례토론 등을 통해서 문제해결의 지침들을 새롭게 숙지해야 할 것이다.

참고문헌

교육부(2015). 교사를 위한 정신건강 핸드북. 강원도교육청, 대한소아청소년정신의학회.

교육부(2019). 정신건강전문가 학교방문지원사업 성과보고서.

김붕년 등(2018). 4대권역 소아청소년 정신질환 유병률 및 위험요인. 보건복지부.

김붕년, 홍현주(2013). 학교자문 · 연계. 홍강의 외. 소아정신의학(2판). 서울: 학지사.

방수영 등(2011). 청소년용 정신건강 선별검사 개정연구: 청소년 정서행동발달 검사의 개발. 소아청소년정신의학, 2011-12 22(4): 271-286.

보건복지부(2019). 2019 청소년건강행태조사.

자살과 학생정신건강연구소(2017). 2016년 정신건강전문가 학교방문지원사업단 사업보고서. 교육부.

자살과 학생정신건강연구소(2018). 2017년 정신건강전문가 학교방문지원사업단 사업보고서. 교육부.

자살과 학생정신건강연구소(2019). 2018년 정신건강전문가 학교방문지원사업단 사업보고서. 교육부.

하경희 등(2016). 학생정신건강지역협력모델이 학교 정신건강 인식에 미치는 영향. 소아청소년정신의학, 2016-06 27(2): 100-108.

학생정신건강지원센터(2017). 학교를 위한 응급심리지원–실행자 입문서. 교육부.

학생정신건강지원센터(2020). 2020 학생정서행동특성검사 및 관리매뉴얼. 교육부.

홍현주 등(2016). 한국에서의 학교 기반 정신건강사업의 효과적 요인에 대한 연구–학생 정신건강 지역협력모델 구축, 지원사업을 중심으로. 정신보건과 사회사업, 44권, 2호.

황준원(2017). 달라지는 2017년 학생정서행동특성검사의 이해. 2017 학생정서행동특성검사 업무담당자 연수. 교육부.

Blank, M. J., Quinn, J., & Kim, H. (2003). The community schools approach. In M. D. Weist, S. W. Evans, & N. A. Lever (Eds.), *Handbook of school mental health: Advancing practice and research* (pp. 119-133). New York: Kluwer.

Bostic, J. Q., & Rauch, P. K. (1999). The 3R's of school consultation. *J Am Acad Child Adolesc Psychiatry, 38*(3): 339-341.

Caplan, G. (1963). Types of mental health consultation. *American*

Journal of Orthopsychiatry, 57, 246-252.

CDC. (2013). Mental health surveillance among children-United States, 2005-2011. *MMWR(Morbidity and Mortality Weekly Report) 2013; 62*(suppl 2): 1-35.

Dowdy, E., Furlong, M., Raines, T. C. et al. (2015). Enhancing school-based mental health services with a preventive and promotive approach to universal screening for complete mental health. *J Educ Psychol Consult, 25(2-3)*: 178-197.

Dryfoos, J. G. (1994). *Full-service schools: A revolution in health and social services for children, youth, and families*. San Francisco, CA: Jossey-Bass.

Dulcan's Textbook of Child and Adolescent Psychiatry, 3rd Edition(2021).

Goodman, R. (2001). Psychometric properties of the strengths and difficulties questionnaire. *Child Adolesc Psychiatry, 40*(11): 1137-1145.

Greene R. W., & Ablon, J. S. (2006). *Treating explosive kid: The collaborative problem-solving approach*. New York: Guilford.

Hoover S., Lever N., Sachdev, N. et al. (2019). *Advancing comprehensive school mnetal health: Guidance from the field*. Baltimore, National Center for school Mnetal Health at the University of Maryland School of Medicine.

Kamphaus, R. W., & Reynolds, C. R. (2015). *Behavior Assessment System of Children-third edition (BASC-3): Behavioral and Emotional Screening System (BESS)*. Bloomington, MN: Pearson.

Lever, N. A., Adelsheim, S., Prodente, C. A., Christodulu, K. V., Ambrose, M. G., Schlitt, J., & Weist, M. D. (2003). System, agency, and stakeholder collaboration to advance mental health programs in schools. In M. D. Weist, S. W. Evans, & N. A. Lever (Eds.), *Handbook of school mental health: Advancing practice and research* (pp. 149-162). New York: Springer Science + Business Media.

Lowie, J. A., Lever, N. A., Ambrose, M. G., Tager, S. B., & Hill, S. (2003). Partnering with families in expanded school mental health programs. In M. D. Weist, S. W. Evans, & N. A. Lever (Eds.), *Handbook of school mental health: Advancing practice and research* (pp. 135-148). New York: Springer Science + Business Media.

Martin, A. et al. (2017). *Lewis's child and adolescent psychiatry: A comprehensive textbook* (5th ed.). Philadelphia: Wolters Kluwer.

National Center for school Mental Health (2020). School mental health quality guide: Teaming. Baltimore: National Center for School Mental Health, University of Maryland School of Medicine, 2020a.

Romer, N., von der Embse, N., Eklund, K. et al. (2020). *Best practices in social, emotional, and behavioral screening: An implementation guide, Version 2.0*. Madison, WI, School Mental Health Collaborative 2020. Available at: https://smhc.wceruw.org/universalscreening. Accessed October 29, 2020.

Walter, H. J., & Berkovitz, I. H. (2005). Practice parameter for the psychiatric consultation to school. *Journal of American Academy of Child & Adolescent Psychiatry, 44*, 1068-1083.

WHO (2002). *The world health report 2002: Reducing risks, promoting healthy life*. Geneva.

제55장

소아정신의학

지역사회 자문 · 연계

Community Consultation and Liaison

곽영숙 · 강나리

서론

아동 · 청소년기에서 정신질환을 포함한 정신건강 문제는 매우 흔하며, 아동 · 청소년의 정신건강문제는 성인이 된 이후의 정신건강문제로 생애 전반에 걸쳐 이어질 수 있으므로 아동 · 청소년의 정신건강 위험요인의 조기 발견 및 정신건강문제의 치료는 매우 중요한 문제이다. 모든 아동 · 청소년은 가족, 학교, 지역사회, 국가를 포함한 다양한 생태학적 환경 안에서 성장하며, 아동 · 청소년이 건강하게 발달할 수 있도록 돕고, 정신건강의 어려움을 조기에 진단하고 개입하기 위해서는 정신건강의학 관련 의료기관뿐만 아니라 다양한 지역사회의 정신보건 관련 기관과의 협력이 매우 중요하다.

지역사회에서 아동 · 청소년의 정서행동 문제를 예방하고 조기 발견하며 치료하기 위해서는 정신보건 및 정신건강에 대한 의료체계 외에도 특수교육, 아동복지, 사법체계와 같은 특별한 체계를 부수적으로 필요로 한다. 자세히 보자면 이들 체계 안에는 병원 및 의원, 아동보호전문기관 및 보호시설, 사회복지관 및 발달장애지원센터, 사법기관, 위센터, 위클래스와 같은 다양한 기관들이 있다. 특히, 학교폭력, 자해 및 자살, 비행문제, 인터넷 및 스마트폰 과의존, 성문제, 아동학대 등의 정서행동 문제를 경험하는 아동 · 청소년은 변화가 가능한 심리사회적인 위험요인과 보호요인을 가지고 있기 때문에 정신질환의 의학적 개입만으로는 한계가 있으며, 가정과 학교, 지역사회의 다양한 체계에서의 지원과 개입이 중요하다. 따라서 지역사회에서 의료 및 임상심리, 사회복지, 교육과 같은 다학제적인 개입을 통합하는 포괄적인 체계를 수립하고 운영하는 것이 매우 중요하며, 아동 · 청소년 지역사회 정신보건은 이러한 통합적인 체계를 개발하고 운영하는 것에서 중요한 역할을 할 수 있다(안동현, 서동수, 2014).

이 장에서는 아동 · 청소년을 대상으로 하는 지역사회의 정신건강 서비스의 원칙과 관련 기관, 우리나라의 아동 · 청소년 지역사회 정신보건사업의 역사와 향후 발전 방향, 지역사회 기반 정신보건서비스에서 소아청소년정신의학의 역할 등을 제안하고자 한다.

지역사회 기반 돌봄체계systems of care

돌봄체계는 가정, 학교, 지역사회에서 아동 · 청소년의 건강의 중요성을 강조하며, 지역사회 안에서 다양한 서비스를 통합하고 연계하는 것을 원칙으로 제시하고 있다. 돌봄체계는 강점을 기반으로 가족을 참여시키며, 가족 고유의 요구와 목표를 존중하는 것을 포함하며, 아동과 가족의 요구, 지역사회 기반의 서비스, 문화적 배경에 맞는 돌봄을 핵심적인 가치로 추구한다(Poncin & Woolston, 2010).

미국소아청소년정신의학회에서 발표한 'Clinical update: Child and adolescent Behavioral Health Care in Community Sytstems of Care'에서는 최근까지의 연구와

경험을 토대로 이전의 돌봄체계의 개념을 더 확장시킨 영역과 원칙을 제안하였으며 주요 내용과 Stroul 등이 제안한 돌봄체계의 기본 원칙을 소개한다.

1. 소아청소년의 지역사회 돌봄체계에 관한 주요 원칙(Larson et al., 2023)

1) 생물심리사회적 평가biopsychosocial framework
2) 가족 중심, 청소년 참여, 강점 기반의 돌봄family-drive, youth-guided, strenghts-based care
3) 외상 기반 돌봄trauma-informed care
4) 종합서비스 계획과 돌봄의 조직화wraparound service planning and care coordination
5) 근거 기반 서비스와 지원evidence-informed services and supports
6) 최소한의 제한적인 환경least restrictive setting
7) 전환기의 돌봄의 연속성continuity of care across transitions
8) 공공 보건 체계public health framework
9) 웰니스, 예방, 조기개입, 회복력의 증진promotion of wellness, prevention, early intervention, and resilience
10) 건강 격차의 해소elimination of health disparities

2. 돌봄체계의 지침(Stroul, 2003)

1) 정서적 문제를 가진 아동 · 청소년은 정서적, 사회적, 교육적, 신체적 욕구에 따른 서비스를 제공받는다.
2) 가족과 아동 · 청소년에게 개별화된 서비스가 제공된다.
3) 서비스는 아동 · 청소년의 발달에 적합하며 최소한의 제한적 환경에서 제공된다.
4) 돌봄제공자caregiver는 계획과 치료과정에 충분히 참여한다.
5) 통합되면서 연결되어 있는 서비스가 제공된다.
6) 필요하면 돌봄을 조율하기 위해 사례관리가 제공되어야 한다.
7) 조기 발견과 개입은 성과를 증진시킬 수 있다.
8) 성인에 대한 서비스로의 자연스러운 전환이 필요하다.
9) 정서적 문제를 가진 아동 · 청소년의 권리를 보호해야 하며, 권익을 증진하도록 노력한다.
10) 모든 정서적 문제를 가진 아동 · 청소년은 인종, 성, 신체적 장애, 종교, 다른 특성들과 상관없이 서비스를 받을 수 있다.

3. 지역사회 기반 돌봄체계의 임상적 적용

1) 가족 기반의 돌봄

아동 · 청소년의 개인뿐만 아니라 아동 · 청소년의 가족을 대상으로 하는 돌봄은 돌봄체계를 시행할 때 기초가 된다. 가족과 협력적인 관계를 형성하며, 이를 위해 정기적인 만남을 계획하여 아동 · 청소년과 가족이 서비스의 목표와 바라는 성과를 같이 수립하고 기관 간의 서비스를 계획하며, 서비스의 효과를 평가하는 등의 과정에 참여함으로써 임상적 수준의 개입에 동참하는 것이 중요하다.

2) 종합서비스wraparound process

심각한 정신건강문제를 가진 아동 · 청소년과 그 가족을 돕는 종합서비스는 돌봄체계 안에서 경험적으로 누적된 아동과 가족 기반의 특별한 팀 모델로서, 지역사회에서 가정과 아동의 요구들을 '감싸는wraps' 서비스이다. 즉, 아동과 가족의 강점을 강화시키고, 문제 위주보다는 가족의 요구에 초점을 맞춰 의논하여 가족이 서비스 계획 활동에 더 적극적으로 참여하도록 한다. 이를 위해 아동과 가족팀을 구성하여 치료 목표와 계획의 틀을 짜는 중요한 역할을 할 수 있도록 격려하며, 임상 전문가팀은 위기와 돌봄 계획에서의 역할을 구체화하고, 가족구성원이 치료를 통해서 아동의 상태와 요구를 이해하도록 돕는다. 이러한 모델은 서비스 제공자와 서비스를 제공받는 가족의 전통적 관계를 변화시켜 자원이 빈곤한 가족이 아동에게 좋은 돌봄을 할 수 있도록 돕는다. 지역사회에서 종합서비스의 적용은 고위험 아동 · 청소년에서 행동문제를 감소시키며 아동의 기능을 회복하고, 탈가정화를 낮추며, 가족기능을 증진시키는 것으로 보고되었다(Farmer EM, 2004). 국내의 경우, 정서행동 문제가 많은 아동 · 청소년을 위한 지원은 개별적이고 제한된 문제에 대한 지원 또는 사례관리를 통한 지원 위주이다. 향후 아동 · 청소년과 가족의 적극적 참여와 지지체계를 포함한 팀을 구성하고 강점에 기반한 개별 서비스 계획을 수립하며 객관적인 평가방법을 활용하여 서비스의 효과성을 평가하는 과정을 통해 종합서비스 모델을 적용해 보는 것이 필요할 수 있다(이지숙, 2016).

3) 지역사회 정신보건서비스의 통합

정서행동 문제를 겪는 아동·청소년은 대부분 하나 이상의 체계와 연결되어 있고, 대체로 학교교육과 일차 의료서비스와 연결되어 있는 경우가 많다. 그러나 더 많은 도움과 지원이 필요한 아동·청소년은 사회복지, 사법체계, 정신보건 관련 기관 등 다양한 기관의 도움을 받지만 활발한 협력과 조정이 어려울 때가 있어서 전반적으로 통합적인 서비스를 제공하기 어려울 가능성도 많다. 국내에서 임상가는 대부분 1차로 정신보건 기관의 사례관리자와 협력해야 할 경우가 많으며, 필요에 따라 정신보건 기관의 자문을 통해 교육체계, 사회복지 영역과 같은 타 기관과의 협업을 조정하고 통합을 촉진하는 역할을 하지만 아직 통합 서비스 체계의 개발과 시도가 부족한 편이다. 향후 서비스의 통합을 위해 기관 간에 계획 수립 팀을 구성하여 각 기관에서 아동을 담당하는 전문가가 모여 팀으로써 아동과 가족에게 단일화된 서비스 계획을 제공하는 방법이나, 한 공간에 다른 기관에서 파견된 전문가들을 같이 배치해서 협업을 증진시키고, 다양한 기관에서 제공하는 서비스를 체계적으로 제공하는 방법 등을 시도해 볼 수 있을 것이다.

4) 정신의학적 치료

정서행동 문제를 보이는 아동·청소년에서는 정신장애의 유병률이 높으며, 심리사회적 측면에서 부정적 요인을 가지고 있어 다양한 기관의 개입을 필요로 하며 간혹 약물치료와 입원치료와 같은 의료서비스를 필요로 하기도 한다. 다학제적인 정신보건서비스의 제공에서 약물치료를 포함한 의료서비스를 제공하는 것은 중요한 일이다. 임상가가 약물치료를 고려할 때는 다양한 정보원을 통해서 아동의 증상 패턴을 평가하고, 증상뿐만 아니라 기능 회복에 중점을 두며, 소아청소년정신건강의학과 전문의로서 정신의학적 자문을 제공하는 것은 매우 중요하다.

지역사회에서 소아청소년정신의학의 역할

지역사회 기반의 돌봄체계는 가정을 벗어난 치료환경 대신 아동의 가정과 지역사회 안에서 유연하게 개별화된 서비스를 제공하는 것을 의미한다. 돌봄체계의 전통적인 원칙과 더불어 최근에는 서비스의 질, 비용-효과, 근거 기반의 개입을 통합하는 것이 지역사회 기반의 돌봄체계에서 중요하게 강조되고 있고, 이러한 모델에서 특히 소아청소년정신건강의학과 전문의는 과학적·임상적 지식을 발전시키고, 효과적인 서비스를 통합시키고 제공하는 중요한 역할을 해야 한다.

소아청소년정신건강의학과 전문의는 한정적인 임상적 역할을 벗어나 임상적 자문, 타 전문가 및 가족과의 협업, 치료팀의 리더십, 체계/조직에서의 리더십, 서비스와 자문의 질 향상, 기관 간의 소통과 자문, 돌봄체계에서의 성과 평가 및 연구와 같은 역할을 맡는다. 특히 광범위한 생물학적, 심리적, 사회적, 발달학적 관점에서 다양한 전문가들과 지역사회 기반의 치료를 협업하고 통합할 수 있어야 한다. 특히 소아청소년정신의학 관련 가장 최신의 과학적 근거와 지식을 배경으로 한 가족 기반의 돌봄체계를 개발하고 시행할 때 핵심적 역할을 맡는다.

2007년 미국소아청소년정신의학회는 지역사회 돌봄체계에 기반한 소아청소년 정신건강 임상 지침서를 발표하였다(Winters & Pumar-iega, 2007). 권고안의 주요 내용을 요약하여 소개한다.

① 가족과 아동이 속해 있는 지역체계의 생태학적 관점에서 임상적 평가와 치료적 계획을 세워야 한다.
② 임상가는 가족과 협력적이며 강점에 기반한 관계를 발전시켜야 한다.
③ 정신건강 개입은 1차 진료의를 포함한 다른 사회 기관에 의해 제공되는 개입들과 적극적으로 조율되어야 한다.
④ 서비스는 문화적 배경에 민감해야 하며, 다양한 문화에서 소외되어 있는 위험군의 요구에 다가가야 한다.
⑤ 심각하며, 복잡한 정신건강문제를 가진 아동·청소년의 개별화된 돌봄을 위해서 임상가는 종합서비스 wraparound process를 고려한다.

⑥ 돌봄체계에서 치료계획은 근거 기반의 효율적인 개입을 포함해야 한다.
⑦ 돌봄체계에서 소아청소년정신건강의학과 전문의의 역할은 정신의학적 분류, 정신의학적 치료(약물치료, 정신사회적 치료)의 제공, 기타 서비스제공자의 자문, 프로그램 개발과 평가, 질적 향상에 기여해야 한다.
⑧ 약물치료는 아동과 가족 혹은 양육자의 면담과 관련 병력 평가를 포함한 생물심리사회적 평가가 이루어진 후 다학제팀의 치료계획 안에서 임상가에 의해 이루어져야 한다.
⑨ 임상가는 아동과 가족의 필요한 요구를 충족시키기 위해 임상가가 속한 체계의 조직과 기능에 친숙해져야 한다.
⑩ 임상가와 가족은 치료 성공을 위해 책임을 공유하며, 더 나은 효과를 위해 적극적으로 노력해야 한다.
⑪ 서비스는 최대한 자연스럽고 최소의 제한이 있는 환경에서 제공되어야 하며, 아동에게는 임상적으로 합리적인 결정에 의해 돌봄이 연속적으로 제공되어야 한다.
⑫ 돌봄, 서비스, 기관 또는 체계 사이의 이동이 있을 때는 지속적인 돌봄이 적절하게 이루어지는지 주의를 기울여야 한다.

지역사회 내 타 아동 · 청소년 서비스 체계와의 협력

1. 사법체계

사법기관에 연계된 청소년 중 심각한 정서적 문제를 가진 경우가 50~70%로 보고되며, 사법기관에 의뢰된 청소년은 공격적 또는 품행 문제를 보이며 아동복지서비스에 연결되어 있는 경우가 많은데, 그에 반해 정신건강 서비스를 받았거나 연계된 비율은 매우 낮다. 정신건강문제는 청소년 범죄의 중요한 위험요인일 뿐만 아니라, 향후 안정적인 사회생활과 적응을 예측하는 중요한 요인이다. 지지, 방임 및 학대, 가족관계 등의 가족 기능이 소년원 및 보호관찰 청소년의 정신건강에 의미 있는 영향이 있기 때문에(김정숙, 2018), 아동 · 청소년과 그 가족을 돕기 위한 지역사회의 포괄적인 정신건강서비스를 제공하는 것은 매우 중요하다. 따라서 소년 범죄 예방을 위한 공공서비스 중에 정신건강 서비스를 포함하는 것이 바람직하며, 이는 사법체계 내의 정신건강서비스 체계를 개발하는 계기가 될 수도 있다. 국내에서는 2017년 법원 산하 판사, 가사조사관과 소아청소년정신의학과 전문의들을 중심으로 한국 아동권익보호학회가 설립되어 청소년 비행을 포함하여 아동학대, 이혼 가정 아동의 보호와 같은 법적 상황에서 아동 · 청소년의 정신건강과 권리 보호를 목적으로 학술 활동을 할 뿐 아니라 자문, 양육권 평가 등 연계 활동을 하고 있다.

2. 사회복지

아동학대와 방임, 가족의 정신병리, 사회경제적 빈곤과 같은 사회심리적 요인은 아동 · 청소년의 정신질환 및 정서행동 문제의 중요한 위험요인이며 예방 및 조기개입의 중요한 목표가 되기도 한다. 이러한 의미에서 사회복지 영역은 우리나라 취약계층의 아동 · 청소년과 가장 밀접한 관련 분야이며, 지역주민센터, 지역사회 복지관 및 지역아동센터, 학교 내 교육복지서비스 등 각종 사회적 지원 및 심리사회적 서비스를 제공하고 있다.

3. 교육

학교 기반의 정신건강서비스는 아동 · 청소년의 통합적 접근에서 매우 중요한 체계이다. 국내에서는 2012년부터 정서 · 행동특성검사가 전국적으로 시행되고 있고 정신건강문제에 대한 선별 및 심층평가, 치료연계가 이루어지고 있다. 학교, 가정, 지역사회 간의 협력은 학교에서만 해결할 수 없는 학생의 발달과 성취를 지원하기 위한 다양한 통합적 접근을 가능하게 한다(하경희, 2017). 학교와 지역사회 정신건강서비스의 협력의 가장 중요한 기반으로 정기적 의사소통 체계를 갖춘 협력모델을 개발하고 정서행동 문제를 가진 소아청소년과 가족을 위한 팀 접근 및 가족 지원, 지역기반서비스 연계 등이 효율적으로 이루어지는 것이 필요하다.

4. 장애 관련 지원

장애가 있는 아동 · 청소년과 가족은 경제적, 정서적으로 많은 부담과 정신건강문제를 겪을 수 있기 때문에 지역사회에서 특수교육, 의료 지원, 아동 · 청소년 복지와 사회적 지원 등 넓은 범위의 정신건강서비스를 필요로 하는 주요한 대상이다. 국내에서는 발달지연 아동을 위한 발달재활 서비스, 장애아동의 특수학급 지원, 장애아동 · 청소년의 부모상담을 위한 바우처 사업을 하고 있으며, 장애인 활동 지원제도를 지원하고 있다. 또한 발달장애인지원센터가 발달장애 아동 · 청소년을 위한 맞춤형 서비스 지원을 목표로 운영되고 있으며, 발달장애인 거점병원과 연계하여 통합적 지원을 시도하고 있다.

국내 아동 · 청소년 정신보건서비스의 역사와 발전과정

2022년 기준으로 국내의 아동 · 청소년 정신보건사업은 교육부, 여성가족부, 보건복지부의 세 개 부처에서 이루어지고 있다. 교육부는 학교 중심의 선별 및 개입, 여성가족부는 학교 밖 아동 · 청소년 및 위기 청소년을 중심으로, 보건복지부는 의료서비스의 필요성이 높은 아동 · 청소년에 기반하여 접근하고 있다.

이전까지 국내의 아동 · 청소년 정신보건서비스는 병의원을 중심으로 내원한 환자를 대상으로 의료서비스 위주로 이루어지다가, 1998년 이후 지역사회 정신보건 사업이 시작되며 정신보건센터에서 아동 · 청소년 정신보건서비스가 주요사업으로 시도되었다. 국가적 차원에서 2002년에 아동 정신건강사업이 16개 정신보건센터에서 실시되었고, 대부분 선택적 예방selective prevention, 표적 예방indicated prevention 개입의 형태로 제공되었다. 이후 2007년 성남시 소아청소년 전담 정신건강증진센터가 개소하였고, 저소득 아동 및 가족을 대상으로 보건복지부 드림스타트사업이 2008년에 시작되었다(배은경, 2015).

교육부에서는 2007년에 학생정서 · 행동특성검사의 시범운영을 시작으로 2012년부터 전국적으로 확대되어 학교 정신건강사업의 기본 사업이 되었다. 검사 결과 정신건강 고위험군에 대해서는 심층평가와 서비스를 제공하고 결과에 따라 의료기관으로 의뢰하는 것으로 체계화되었다.

우리나라의 아동 · 청소년을 위한 정신건강서비스는 과도기 상태로, 성인을 대상으로 하는 정신건강서비스에 비해 상대적으로 늦게 시작됐을 뿐만 아니라, 복합적 문제를 보이는 청소년들에게 단편적인 서비스로 한정되어 지원되는 경우가 많으며, 이는 복잡한 정신건강문제를 가진 아동과 가족의 다양한 문제를 완화시키기 어려운 면이 있다. 추후 지역사회 기반 아동 · 청소년 정신건강서비스의 다양한 시도와 발전이 필요하다.

국내 지역사회 정신보건 관련 기관

1. 보건복지부 관련 아동 · 청소년 지원 기관

1) 기초정신건강복지센터

보건복지부는 「정신건강증진 및 정신질환자 복지서비스 지원에 관한 법률」 제11조 제2항에 따라 기초정신건강복지센터를 중심으로 아동 · 청소년 정신건강증진사업을 시행하고 있다. 2021년 12월 말 기준으로 244개의 기초정신건강복지센터에서 정서특성행동검사를 통해 연계된 아동 · 청소년의 사례관리, 정신건강 증진 및 정신질환 예방 교육 실시, 정신의학적 치료를 필요로 하는 아동 · 청소년에게 진단 및 치료비용을 지원하고 있다(박진우, 2021).

2) 드림스타트

「아동복지법」 제37조 취약계층 아동에 대한 통합서비스 지원을 근거로 2006년부터 보건복지부에서 취약계층 아동을 돕기 위한 드림스타트 시범사업을 시작하였다. 전국 229개(2015년 기준)의 시군구 소속 드림스타트에서 취약계층 아동에 대한 통합 사례관리를 위해 건강, 정서행동 문제, 부모 교육, 기초학습 등을 지원하고 있다.

3) 지역아동센터

「아동복지법」 제52조 제8항을 근거로 전국에 총 4107개의 지역아동센터가 운영되고 있으며, 빈곤 아동 · 청소년 돌봄, 방임 아동보호, 일상생활 지도, 급식 제공을 통해 보호프로그램을 제공하며 안전교육 및 학업지원과 같은 교육프로그램, 다양한 문화 체험, 사례관리 및 상담, 정서적 지원과 같은 복지프로그램을 운영하고 있다.

4) 아동보호전문기관

학대받은 아동의 발견, 보호, 치료 의뢰, 교육 등 학대받은 아동의 보호를 위해 필요한 지원을 수행하며, 2021년 12월 기준으로 전국에 73개의 시군 아동보호전문기관이 운영되고 있다. 2022년부터 경기도에서 최초로 광역 단위 거점 아동보호전문기관 운영을 시행하고 있다.

5) 복지관 및 장애인복지관

「사회복지사업법」 제34조를 근거로 지역사회를 기반으로 사회복지 문제를 예방하고 종합적인 복지서비스를 제공하는 것을 목표로 설립되었으며, 2020년 기준으로 475개의 사회복지관이 운영되고 있으며, 이 중 사례관리 및 가족기능 강화사업, 아동 · 청소년 교육문화 및 복지사업 등이 아동 · 청소년을 대상으로 운영되고 있다. 또한 장애인의 재활자립과 복지를 증진하기 위한 장애인복지관이 2022년 기준으로 전국에서 248개소가 운영되고 있다. 중증 장애인에 대한 서비스를 우선적으로 제공하며 사례관리 및 다양한 치료를 통한 기능 강화, 가족지원, 직업지원을 수행하고 있다.

6) 발달장애인지원센터

장애아동 및 발달장애인을 위한 복지지원을 위해 2013년 중앙장애아동 · 발달장애인지원센터가 개설되었고, 2016년부터 17개 광역시도에 지역발달장애인지원센터가 설치되어 발달장애인의 통합적 서비스 지원을 목표로 운영되고 있다.

2. 여성가족부 관련 아동 · 청소년 지원 기관

1) 청소년상담복지센터

「청소년 복지 지원법」 제29조에 근거하여 청소년상담복지센터를 설립하여 청소년과 부모에 대한 상담, 폭력, 학대 등으로 피해를 입은 청소년의 긴급구조와 법률 및 의료지원, 자립능력 향상을 위한 자활 및 재활 지원을 수행하고 있다. 2022년 기준으로 전국에 240개소의 청소년상담복지센터가 있으며, 청소년상담복지센터 중심으로 지역사회청소년 통합지원체계Community Youth Safety-net: CYS-net가 운영된다. CYS-net은 지역사회 청소년 관련 기관이 협력하여 위기 청소년에게 필요한 각종 서비스를 제공하고 문제해결을 돕는 체계이다.

청소년 동반자프로그램을 통해 고위기 청소년 지원을 하고 있으며, 청소년 청소년 쉼터를 통해 가출 등 위기 청소년의 보호 및 맞춤형 지원서비스를 제공한다.

2) 청소년사이버상담센터

여성가족부는 2011년 비대면 상담을 운영하기 위한 청소년사이버상담센터를 개소하여 현재 만 9~24세의 청소년을 대상으로 청소년 사이버상담센터를 운영하고 있으며, 청소년 상담 1388채널(전화, 온라인, 모바일 등)을 통해 가출, 학업중단, 인터넷 중독, 가정폭력, 학교폭력, 성폭력, 성매매 등을 겪고 있는 위기 청소년을 상담하고 있다.

3) 국립중앙청소년디딤센터

국립중앙청소년디딤센터와 국립대구청소년디딤센터는 만 9~18세의 정서행동 장애를 겪는 청소년에게 전문적 치료 및 재활서비스를 제공하는 기숙형 보호시설로, 대안교육과 상담 및 치료, 보호서비스가 이루어진다.

4) 인터넷 · 스마트폰 과의존 치유 지원

매년 학령전환기 청소년을 대상으로 인터넷 · 스마트폰 이용 습관을 조사하여 과의존 위험 청소년을 위해 청소년상담복지센터에서 개인상담 및 치료비를 지원하며, 기숙형 치유프로그램을 운영하고 있다. 또한 국립청소년 인터넷드림마을에서 인터넷 · 스마트폰 과의존 청소년의 치유프로그램을 제공하고 있다.

5) 청소년지원센터 꿈드림

2007년 청소년자립준비 아카데미의 시범운영이 시작된 후 2015년부터 「학교 밖 청소년 지원에 관한 법률」에 따라 전국 청소년지원센터 꿈드림 운영이 시작되었다. 2021년 기준, 총 220개 지역에서 운영되고 있으며, 학교 밖 청소년의 상담, 교육, 직업 및 자립 지원의 프로그램을 통해 학교 밖 청소년을 지원하고 있다.

3. 교육부 관련 정신건강 지원 기관

교육부에서 Wee프로젝트의 일환으로 교육지원청 소속

의 Wee센터가 2009년부터 시작되어 2021년 기준 206개의 Wee센터에서 지역사회에서 심리평가 상담 치유 서비스를 제공하고 있다. Wee스쿨은 대안교육 겸 중장기 위탁기관이며, 가정형 Wee센터는 가정의 문제로 학업을 유지하기 어려운 학생들의 보호, 상담, 교육 등을 실시한다. 2017년부터 병원 치료까지 지원하는 병원형 Wee센터가 시도되어 2021년 기준 13개의 병원형 Wee센터에서 정신건강 고위험군 학생의 치료와 심리프로그램을 운영 중이다.

교육부는 2012년 학생정신건강지원센터를 설립하였고, 2018년부터는 모바일 기반 24시간 청소년 위기문자상담망을 시범운영 후 2019년부터 청소년모바일상담센터를 설립하여 전국적으로 시행하고 있다(홍현주, 2021).

국내 아동 · 청소년 지역사회 정신건강사업의 한계와 발전 과제

1. 정신건강 관련 전문성 강화

아동 · 청소년 정신건강서비스는 점차 사업 대상, 기관 등이 확장되고 있지만, 서비스를 제공할 정신보건 인력이 부족하며, 정신건강문제에 대한 전문성이 부족하다. 학교에서는 매년 시행하는 정서행동특성검사를 기반으로 한 정신건강서비스가 1차적으로 제공되지만, 대부분의 정신건강 고위험군 학생은 교내 상담서비스만으로는 한계가 있는 경우가 많아 학교-지역사회-정신건강 전문가 간의 효과적인 연계가 매우 필수적이다. 그러나 2020년 정서행동 특성검사 후 고위험군 학생의 전문기관 비연계율이 25%로 보고되었으며, 학교 및 교육청 산하기관에서의 정신건강 전문 인력이 현저히 부족하여 아동 · 청소년의 정신건강문제를 체계적으로 연계하고 전문적인 관리를 받기는 어렵다(김진아, 2013). 교육부에서 13개소의 병원형 Wee센터를 운영 중이지만, 교육청에서 운영하고 있는 206개소의 지역 Wee센터에는 상담사, 임상심리사, 사회복지사를 통한 심리검사 및 상담 위주의 사업이 주로 이루어지며, 정신건강 및 정신질환에 대한 별도의 전문인력 고용지원은 매우 부족하다.

또한 기초정신건강복지센터 중에서 아동 · 청소년에 특화하여 정신질환의 예방, 조기발견, 치료가 가능한 아동 · 청소년 정신건강복지센터는 고양, 성남, 부천, 수원에 설치된 4개소에 불과하다. 아동 · 청소년 인구를 기준으로 권역별로 균등한 아동 · 청소년 정신건강에 특화된 사업을 제공할 필요가 있으며(박진우, 2021), 호주에서는 사례관리자 1인이 5~8명의 아동 · 청소년을 맡는 것에 비해 국내에서는 아동 · 청소년 전담 인력이 부족하여 전담 인력 1명이 평균 50여 명의 사례관리 및 다양한 정신건강증진사업 등을 수행해야 하는 등 수행 부담이 크다(배은경, 2015).

여성가족부에서 담당하는 학교 밖 청소년 정신건강 지원관리 사업의 경우, 청소년 사회안전망 강화프로그램의 일환으로 국립중앙청소년디딤센터를 통해 정서행동 장애 청소년을 대상으로 하는 종합적인 서비스를 제공하는 것 외에 정신건강 증진 혹은 정신질환의 평가와 개입을 1차 목적으로 하는 독립적인 사업은 없다. 청소년상담복지센터에서도 종사자의 자격이 정신건강 분야에 대한 경력보다는 상담복지 분야에 한정되어 있어 정신건강 및 정신질환에 대한 전문적인 시스템이 부족한 상태로, 고위험군 청소년에 대한 명확한 진단과 치료 연계를 위해 전문성을 강화한 체계를 마련할 필요가 있다(전진아 등, 2019). 또한 학교 밖 청소년의 경우에는 이러한 정신건강문제 선별검사에서 사각지대에 있어 학교 내, 학교 밖에 따른 대상자의 형평성에서도 불균형이 있다. 향후 학생정서 · 행동특성평가 결과 고위험군 학생의 전문기관 연계를 제도적으로 개선하고, 학교 밖 청소년지원센터에서 정서행동특성검사를 시행하고 심층평가와 전문적 치료연계 등을 추진할 필요가 있다. 2022년 발표된 여성가족부의 청소년 사업계획서에 따르면, 자살, 자해, 폭력에 노출된 고위기 청소년 맞춤형 프로그램이 20개소에서 운영되어 심층심리검사 및 정신건강, 가정, 학교, 비행 등 문제 영역별 집중 심리지원을 시도하고 있다(여성가족부, 2021). 이는 정신건강 및 아동 · 청소년의 가정, 학교, 주변 환경을 통합적으로 지원하는 시도로서 의미가 있으며, 전문적 치료연계와 함께 점차 체계적으로 지역별로 균형에 맞춰 확대될 필요가 있다.

2. 생애주기에 따른 정신건강 개입

영유아시기부터 취학 전 시기는 장기적으로 발달에 큰 영향을 미치는 환경적 요인에 특히 취약한 시기이다. 정부에서는 영유아 정신건강 발달검사를 실시하고 정밀검사비를 지원하고 있으며, 육아종합지원센터를 중심으로 영유아 발달지원체계 구축사업을 하고 있다. 그러나 영유아 검진 시 발달문제 외에 정서행동문제 선별은 포함되어 있지 않아 정서행동문제에 대한 개입과 예방의 어려움이 있다. 취학 전 아동은 긍정적인 사회적 상호작용을 통해 가장 기초가 되는 사회성, 정서발달을 이루는 시기로 이 시기의 정서행동문제는 추후 학교적응 및 또래관계 어려움뿐만 아니라 정신질환의 위험요인이 되기 때문에 취학 전 아동의 정서행동 문제에 대한 조기 선별과 개입 및 정신보건서비스의 제공은 매우 중요한 과제이다. 그러나 현재 취학전 아동에 대한 정서행동문제 선별과 서비스 연계는 부족한 실정이다. 다행히 현재, 영유아 발달평가에 정서 및 사회 부분이 추가되어 보완 중에 있다.

학령기와 청소년 시기는 학교기반 정신건강지원체계와 학교 밖 청소년을 중심으로 하는 지원체계가 점차 확대되고 있다. 특히 교육부에서는 개정된「학교보건법」을 기반으로(2021) 매년 학생정서행동특성검사를 통하여 관리군 학생을 선별하고, 전문기관 연계를 목표로 운영을 하고 있으나, 선별된 학생의 구체적인 지원방안을 명시한 법령 또는 학교중심 정신건강사업계획이 아직은 부족하다. 미국의 경우 국립학교정신건강센터를 수립하여 학교중심 정신건강사업을 주도하고 있는 반면, 국내의 경우 학교정신건강사업에 대한 정체성의 확립과 표준화가 부재하여 지역사회에서 학교정신건강사업의 정착이 어려움을 겪는 경우가 많다(이주용, 2022).

따라서 생애주기 개입을 위해 향후 영유아부터 취학 전 아동의 정서행동문제 예방과 개입에 대한 조기 선별과 정신건강서비스의 개발이 필요하다. 또한 문제가 이미 생긴 아동 · 청소년에게 선별적으로 개입하는 것과 함께 호주에서 실시되는 회복탄력성이나 사회적 정서 교육처럼(이주용, 2022) 보편적 접근이 중요한데, 우리나라에서는 인성교육이 비슷한 취지에서 실시되고 있으나 정신건강증진을 위한 좀 더 전문적인 교육이나 프로그램 실시가 요구된다. 그 예로 최근에 정신건강 문해력 프로그램이 개발되고 시범적으로 실시되고 있다. 향후 아동 · 청소년의 보편적 정신건강지원을 포함하는 다차원적인 아동 · 청소년 지원 시스템을 운영하여 정신건강을 지원하는 것을 목표로 아동 · 청소년 정신건강사업이 확대될 필요성이 있다.

2021년에 발표된 제2차 정신건강복지기본계획(2021~2025)에 따르면, 생애주기별 특성을 고려한 정신건강 위해요인의 관리를 강화하고자 정신건강복지센터와 영유아 교육기관 간 협력체계를 구축하여 정신건강 심층교육 제공, 영유아기 정신건강지원을 위한 교육자료 개발 및 보급, 정신건강복지센터에서 영유아 부모 대상 양육스트레스 관리 및 양육상담 등 심리지원서비스 제공을 제안하였다. 또한 아동 · 청소년 시기에 Wee클래스와 전문 상담교사를 확대 배치하고, 위기 상황 시 즉각 개입할 수 있도록 계획하였으며, 초 · 중 · 고 정신건강 교육자료 개발과 보급을 통해 심리상담 문화 정착을 제안하였다. 학교 밖 청소년지원센터에서 학교 밖 청소년의 정서행동특성검사를 시행하고, 학교에서는 전문기관에 연계되지 않거나 의료취약지역에 거주하는 위기학생을 지원하기 위해 '정신건강전문가 학교 방문을 추진할 것'을 제안하였다. 그러나 아직 이러한 목표를 실행하기 위한 구체적인 제도와 계획은 부족한 상태로 이에 대한 다학제적인 전문가 의견수렴과 제도 마련을 통해 제도가 마련될 필요가 있다.

3. 정신건강증진을 위한 개입

정신건강 고위험군의 조기발견과 치료를 목표로 하는 선택적 개입을 넘어, 모든 아동 · 청소년과 부모를 대상으로 하는 보편적 개입, 즉 일차 예방이 필요하다. 긍정성과 자존감을 증진시키고 회복력을 강화할 수 있는 정신건강증진 개입들이 여기에 해당된다. 특히 아동 · 청소년 정신보건서비스는 예방과 증진이 매우 중요함에도 불구하고 국내에서 일부 프로젝트 형태의 시범사업 위주로 단기간 특정 지역 혹은 학교 내의 모델로 시행된 편이며, 이에 대한 효과 검증 연구도 현저히 적은 상태이다. 따라서 향후 이를 위해 영유아기부터 발달단계에 맞춰 아동 · 청소년 및 가족 대상으로 정신건강 리터러시 교육을 포함하여 정신건강 관련 교육, 사회정서 학습 및 사회정서 기술 습득 프로그램이 체계적으로 이루어져야 한다. 어린이집, 유치원, 초등, 중등, 고등학교와 대학 등 보육 · 교육 기관뿐아니라 지역사회 내 다양한 기관에서 이루어져야 한다. 이러한 다양한 접근을 통해 정신질환에 대한 편견을 없앨 뿐 아니라 자신의 정신건강 상태를 알고 도움을 적절한 시기에 받을 수 있는 능력과 위기 상황에서의 회복력을 키울 수 있다.

4. 아동 · 청소년 대상 정신질환 실태조사의 주기적 실시와 체계적인 정신건강문제의 예방 계획 수립

아동 · 청소년 정신건강문제의 조기 파악 및 개입을 위해서는 현재 문제와 위험요인에 대한 파악 및 그에 따른 예방 계획을 수립하는 것이 중요하다. 현재 여성가족부에서 실시하는 청소년종합 실태조사에서 주관적 안녕감, 수면, 스트레스와 같은 정신건강 관련 변수에 관한 일부 항목을 포함하고 있지만, 아동 · 청소년 정신질환 실태에 대한 체계적인 자료가 부족하다. 교육부의 정서행동특성검사와 별도로 보건복지부 주도하에 이루어지는 주기적인 아동 · 청소년의 정신건강문제 실태조사를 통해 아동 · 청소년의 정신건강문제에 대한 체계적인 예방과 개입이 필요하다. 보건복지부에서는 「정신건강복지법」 제10조에 따라 5년 주기로 정신질환 실태조사를 하고 있으나 만 18세를 대상으로 한 아동 · 청소년 정신질환에 대한 정보는 제공되지 못했다. 2018년에 보건복지부에서 정신건강기술개발사업의 일환으로 진행한 국내 4개 권역의 소아청소년 정신질환 실태 결과가 발표되었다. 이 조사결과에서는 공격성 및 충동성 관련 문제에 대한 조기검진과 개입, 신경발달문제에 대한 치료프로그램 강화, 청소년 자살사고 및 행동에 대한 의료–복지–교육의 통합적 접근, 소아기 외상 및 부모 스트레스 관리를 통한 예방 정책을 제안하였다(김붕년, 2018). 2021년 보건복지부 국립정신건강센터에서는 소아청소년 정신건강실태조사 도구개발 및 예비 조사를 시행하였고(신윤미, 2021), 2022년에 만 6~17세의 소아청소년을 대상으로 정신장애의 유병률, 정신건강 위험요인, 정신건강 서비스 이용 경험 등의 정신건강실태 1차 본조사를 진행하였다. 2023년에 학교 밖 청소년에 대한 실태조사가 이루어지며 5개년마다 주기적으로 아동 · 청소년 정신질환 실태조사가 이루어지게 된 것은 다행이다.

5. 지원체계의 통합과 다학제적인 통합적 서비스 구축

국내에서 정서행동 문제를 보이는 아동 · 청소년을 위해 이루어지는 지원의 형태는 청소년상담복지센터, Wee센터, 보호관찰소 등을 통해 개별적으로 제한된 문제에 대해 제공되는 지원이거나 정신보건센터에서 제공되는 사례관리를 통한 지원 형태로 나타난다. 아직은 개별 기관 위주의 특정 문제에 대한 개입인 경우가 많으며 전문 지원인력의 부족으로 사례관리 또한 매우 부족하다. 지역 기반의 돌봄체계를 국내 현실에 적용하기 위해 종합서비스 wraparound process의 개발 혹은 통합서비스 제공을 위한 모델 개발 등의 시도와 적용이 필요하다.

결론

아동 · 청소년에게 필수적인 돌봄체계를 위해서는 개별적 수요에 맞는 서비스를 제공하며 지역사회에서 아동 · 청소년과 가정의 강점을 기반으로 한 통합적인 서비스를 제공하는 것을 강조한다. 다양한 서비스를 통합해서 제공하는 것은 가정 밖 거주나 양육시설 이용을 줄이고, 정서행동 문제를 가진 청소년의 적응과 기능을 호전시킬 수 있다. 국내에서는 지역사회 기반의 아동 · 청소년 정신보건서비스의 짧은 역사에 비해 학교정신건강, 복지, 의료 체계에서 다양한 시도들이 이루어지고 확장되고 있으나, 향후 의료, 복지, 교육, 사법체계에 이르는 다양한 영역을 통합한 체계가 시도되고 개발되는 것이 필요하다. 또한 소아청소년정신건강의학과 전문의는 지역사회에서 정신건강의학 전문가로서 다양한 참여를 요구받고 있으며, 병원 진료 안에서 사례 자문을 하거나, 교육청과 같은 공공기관 소속 전문의 또는 정신건강복지센터의 센터장 혹은 자문의로 지역사회 아동 · 청소년 정신보건사업에 참여하고 있다. 그러나 사례에 대한 자문 위주의 현재 참여 형태보다는 아동 · 청소년의 정신건강문제에 대한 전문적인 이해를 바탕으로 지역사회 정신보건서비스의 통합체계의 개발 · 시행과 이에 대한 근거를 확립하고, 다른 체계와의 소통에 적극적으로 참여할 수 있어야 하고 이를 위한 기회와 지원이 필요하다. 또한 전문성 및 다학제 통합서비스의 강화와 더불어 아동 · 청소년의 정신보건서비스에서 지역사회 기반의 예방적 접근을 위해 생애주기에 따른 취약한 정신건강문제에 대한 선별과 개입, 주기적인 정신질환 실태조사와 이에 따른 예방 계획을 수립해야 한다. 그렇게 할 때 지역사회에서 아동 청소년의 정신건강문제에 대한 개입 및 정신건강증진을 더 체계적으로 수립할 수 있을 것이다.

참고문헌

김붕년(2018). 아동 · 청소년의 정신장애 유병율 및 위험요인 연구–초, 중, 고등학교 대상 학교 중심연구. 보건복지부 정신건강기술개발사업단.

김정숙(2018). 소년원 및 청소년의 정신건강결정요인. 형사정책연구, 29(1), 177-209.

김진아, 하경희, 홍현주, 김희영(2013). 2013 학생 정신건강 지역협력 모델 구축 · 지원사업: 정신건강 고위험군 관리와 학교 내 정신건강 인식의 변화. 대한소아청소년정신의학, 26(3), 94-103.

박진우, 허민숙(2021). 아동 · 청소년의 정신건강현황, 지원제도 및 개선방향. 서울: 국회입법조사처.

배은경(2015). 한국 공공 아동 · 청소년정신건강서비스의 변천: 정신건강증진을 위한 과제. 정신건강과 사회복지, 43(2), 283-312.

보건복지부(2021). 제2차 정신건강복지기본계획(2021~2015). 보건복지부 정신건강정책과.

신윤미(2021). 보건복지부 청소년지원체계. 대한소아청소년정신의학회(편), 청소년 발달과 정신의학 제2판(pp 849-856). 서울: 군자출판사.

신윤미(2021). 소아청소년 정신건강실태조사 도구개발 및 예비조사 최종보고서. 보건복지부 국립정신건강센터 정신건강연구소.

안동현, 서동수(2014). 제49장 지역사회 자문 · 연계. 홍강의 편, DSM-5에 준하여 새롭게 쓴 소아정신의학(pp 673-681). 서울: 학지사.

여성가족부(2022). 청소년 사업 안내.

이주용, 이은진, 백형의(2022). 학교중심 정신건강사업의 해외(싱가포르, 미국, 호주)와 한국의 비교분석. 디지털융복합연구, 20(5), 789-802.

이지숙(2016). 복합적 문제를 나타내는 청소년을 위한 랩어라운드 모델의 국내적용 가능성에 관한 문헌적 연구. 한국콘텐츠학회논문지, 16(3), 476-487.

전진아 등(2019). 정신건강복지 기본계획(2021~2025) 수립 연구. 보건복지부 한국보건사회연구원.

하경희 (2017). 학생정신건강을 위한 학교와 지역사회 간의 협력방안에 관한 연구. 정신보건과 사회사업, 45(3), 64-91.

홍현주(2021). 교육부 정신건강정책. 대한소아청소년정신의학회(편), 청소년 발달과 정신의학 제2판(pp 831-843). 서울: 군자출판사.

Farmer, E. M., Dorsey, S., & Mustillo, S. A. (2004). Intensive home and community interventions. *Child and Adolescent Psychiatric Clinics, 13*(4), 857-884.

Larson, J., Kazura, A., Hodas, R., Metz, P., McGinty, K., Bellonci, C. et al. (2023). Clinical update: Child and adolescent behavioral health care in community systems of care. *Journal of the American Academy of Child and Adolescent Psychiatry, 62*(4), 367-384.

Poncin, Y., & Woolston, J. (2010). Systems of care, wraparound services, and home-based services. *In Dulcan's textbook of child and adolescent psychiatry* (pp. 925-938). American Psychiatric Publishing, Inc, Arlington (VA).

Stroul, B. A. (2003). Systems of care: A framework for children's mental health care, in the handbook of child and adolescent systems of care. *The New Community Psychiatry* (pp17-34). San Francisco: Jossy-Bass.

Suter, J. C., & Bruns, E. J. (2009). Effectiveness of the wraparound process for children with emotional and behavioral disorders: A meta-analysis. *Clinical child and family psychology review, 12*(4), 336-351.

Winters, N. C., & Pumariega, A. (2007). Practice parameter on child and adolescent mental health care in community systems of care. *Journal of the AmericanAcademy of Child and Adolescent Psychiatry, 46*(2), 284-299.

제56장
소아정신의학

소아청소년과
Pediatrics

문진수

소아과학은 임신부터 청소년기에 이르기까지 아동의 성장과 발달을 다루는 의학의 한 분야로서 그 모든 발육과정을 통하여 아동으로 하여금 그가 가진 신체, 지능, 정서 및 사회적 능력을 충분히 발전시키도록 하며, 앞으로 훌륭한 성인이 될 수 있도록 기틀을 마련해 주는 것을 목적으로 한다(안효섭, 2020). 그러므로 성장과 발달에 대한 평가는 아동 및 청소년의 진료에 가장 기본적인 영역으로서 소아를 돌보는 모든 의료인은 각 발육단계에 따라 특징을 잘 이해하고 환자 관리에 임해야 할 것이다.

이 장에서는 소아청소년과 전반에 대한 소개를 하고, 소아청소년 임상 의료현장에서 나날이 늘어나고 있는 소아정신과적 중재 및 치료가 필요한 질환에 대하여 소아청소년과 입장에서 기술할 것이다. 학문으로서 소아과학 그리고 임상 진료과로서 소아청소년과로 용어를 병용한다. 여기서 기술되는 질환들은 협진이 필요한 질환 중에 중요한 일부 질환일 뿐이며, 임상현장의 필요에 따라서 다양한 양상의 협진이 가능하다. 소아청소년과에서 소아정신과로 협진이나 그 반대 방향으로의 협진이 있을 수 있으며, 관련된 전문가들의 적극적이고 원활한 협진은 환자에게 항상 유리하다. 임상적인 필요에 따라 크게 두 개의 분류로 기술될 것이다. 첫째는 주로 소아청소년과에서 진료하지만 소아정신과적인 학문적 지식과 임상적 기술이 자주 적용되는 임상군이며, 이 환자군에서는 주로 소아청소년과에서 소아정신과로 간헐적인 자문 의뢰가 가게 된다. 둘째는 소아청소년과로 외래 방문이나 입원을 하게 되지만 소아정신과 의사의 전문적인 진단과 치료가 필수적인 환자군이다. 이 환자군은 거의 항상 적극적인 개입을 요청하는 자문 의뢰나 전과 전동이 일어나는 환자군이다. 마지막에는 소아청소년과와 소아정신과의 협력의 전망에 대해서 기술할 것이다.

소아청소년과의 역사와 21세기

1. 역사

임상적인 영역으로서 소아 질환에 대한 기술은 기원전으로 거슬러 올라가지만, 현대적인 소아과학은 19세기 후반부터 유럽과 미국에서 소아 환자에 대한 특별한 접근이 필요함을 인식한 선구자들에 의해서 구체적인 형태를 갖추기 시작했다. 성인 병원과 구별되는 소아 병원이 시작된 역사는 체계적인 전문 분야의 형성 시기보다 오래되었는데, 프랑스 파리에서 17세기 후반에 Enfants-Trouves(1674~1838), 런던에서 GOSH(Great Ormond Street Hospital, 1852~)가 19세기에 설립된 것이 시초이다. 학문적으로 미국에서 독일 출신의 Abraham Jacobi(1830~1919)가 1860년부터 뉴욕에서 소아과학을 가르치고, 1870년 이후에는 컬럼비아 대학과 마운트시나이 병원에서 소아과학을 개설하여 운영한 것이 선구자로 기록되며, 1897년에 연소성 류마티스병을 처음 기술한 것으로 유명한 George Frederic Still(1868~1941)이 런던 King's College에서 처음으로 소아 담당 교수가 되어 소아과학 교과서를 저술한 것이 초기의 역사이다. 당시에 의학의 주류는 지금과 마찬가지로 성인 중심, 장기 중심, 분석적 과학 중심이었음에도 불구하고, 소아과학의 창시자들은 소아에는 보다 통합적인 접근이 필요함을 역설하면서 소아에 초점을 맞춘 임상 진료, 의학 교육, 교과서 출판 등이 필요함을 주창하였고, 이러한 노력으로 1900년에 미국에 10개의 의과대학에서 전임 소아과학 교수를 채용하게 되었다. 이와 같은 배경으로 근대의 소아과학은 태동기부터 성장, 발달, 가족, 심리, 환경, 영양, 보건 등을 통합적으로 고려하는 학문이었다. 하지만 20세기에 들어서 세계대전 및 대공황과 같은 사회 경제문제의 악화로 소아 보건 상황은 어려움이 많았으며, 극도로 높은 영아 사망률 등으로 이어졌다.

20세기 초반에 세계를 휩쓴 공산주의 혁명은 소아 임상과 보건 분야에 큰 영향을 남겼다. 사회주의 이론에 따른 보건 시스템은 모든 아동에 대한 무료 의료서비스 제공, 예방접종을 포함하는 광범위한 예방의학 서비스 기반 구축, 체계적인 탁아 보육 시스템 등을 강점으로 각종 지표에서 높은 성과를 내었으며, 이는 서구의 소아 보건체계에도 큰 영향을 주게 된다. 하지만 이데올로기적인 한계는 의학교육과 임상에도 영향을 주어, 개인의 정신심리적인 부분을 무시하는 경향성과 급속히 발달한 서구 의학과의 교류 단절을 초래하고 말았다. 1990년대 사회주의권의 붕괴로 인하여 사회주의 보건의료는 퇴조하였으나, 보편적인 보건의료서비스, 체계적인 예방의학과 보건인프라 구축 부분에서는 여전히 영향력이 남아 있다. 이러한 역사적인 경험을 바탕으로 1959년에 UN에서는 어린이권리장전Declaration of the Rights of the Child을 선포하였고, 이는 아동 보건과 복지 영역에서 중요한 이정표로 여겨진다.

우리나라의 소아과학은 1945년 조선소아과학회朝鮮小兒科學會로 창립되었는데, 1945년 9월 15일 발기인 모임 후, 같은 해 10월 6일 창립 총회를 개최하였다. 1956년에 대한소아과학회로 명칭이 변경되었으며, 창립 74주년을 맞이한 2019년에 늘어나고 있는 청소년 건강문제에 대한 책임을 다하고자 대한소아청소년과학회라는 새로운 이름으로 다시 태어났다. 학회의 영문 명칭은 The Korean Pediatric Society이다. 대한소아청소년과학회는 1955년 12개의 지회를 갖는 전국적인 규모로 확대된 후에 1958년에는 아시아소아과학회, 1965년에는 국제소아과학회에 가입하였고, 그 이듬해부터 한일소아과학회 교류를 시작하면서 국제적인 교류를 확대하였다. 1982년에는 제4차 아시아소아과학회를 서울에서 유치하였고, 2011년 일본 대지진 및 쓰나미로 피해를 입은 일본에 일본소아과학회를 통해 100만 엔을 기부하였으며, 2012년 제8차 아시아 소아과학연구학회(ASPR 2012)를 국내에서 개최하는 등 국제적인 교류를 활발히 해 오고 있다. 소아청소년과 내에서 분과전문의가 인정되는 의학회 인정 분과학회로는 소아감염, 소아내분비, 소아소화기영양, 소아신경, 소아신장, 소아알레르기호흡기, 소아혈액종양, 신생아 분과가 있고, 타 전문과와 함께 공동으로 운영하는 세부 전문의 인정 분과학회로 소아심장, 소아응급이 있다. 현재 전국적으로 10개의 어린이병원이 있으며, 학문의 발달과 더불어 세계적인 수준의 소아보건의료 인프라를 구축하고 임상의학을 발전시켜 왔다. UNICEF에서 집계한 우리나라의 인구 10만 명당 5세 미만의 아동 사망률은 1960년 112명에서 2021년 2.89로 세계적으로도 우수한 소아 보건지표를 달성해 왔다.

2. 현황과 이슈

보건 측면에서 가장 중요한 현황은 저출산이다. 우리나라의 지속적이고도 급격히 악화되는 저출산 현상은 보건의료 시스템의 핵심인 전국민 건강보험 체계의 근간을 흔들고 있다. 2022년 합계 출산율은 0.78로 건국 이래로 가장 낮았고, 이는 OECD 국가에서도 가장 낮은 값이다. 이로 인해 인구가 지속적으로 늘었던 시대에 저수가 다빈도 진료를 전제로 설계된 보험 보상체계는 인구가 급감한 소아 분야에서 더 이상 작동하기가 어렵게 되었고, 수련병원에서 전공의 지원의 급감과 지역 중심 병원의 기능 부전을 초래하고 있다. 이로 인해 별도의 보건의료 보상체계와 인프라 지원체계 구축이 필요하며, 대한소아청소년과학회, 의사회, 어린이병원협의회 등이 정부와 협의를 진행 중이다. 특히 21세기에 들어서는 비만, 고혈압, 당뇨, 고지혈증과 같은 만성질환이 성인의 주요 사망 원인으로 부각됨에 따라 아동기부터의 이른 중재의 중요성이 강조되고 있으며, 이는 급성 감염성 질환을 주로 치료하기 적합한 체계로부터 생활 습관 중재가 가능한 체계로의 전환을 요청하고 있다. 영유아 건강검진의 발달 선별도구 도입으로 부각된 발달장애에 대한 선별과 학교현장에서의 정서행동특성검사 등은 소아청소년과 의사들에게 발달 정서문제의 평가와 진단 능력을 강화할 필요를 높였으며, 소아정신과 전문의와의 협진이나 연계 진료에 대한 수요를 높였다. 이에 대하여 대한소아청소년과학회에서는 동기 유발 상담 기법 등을 연수교육으로 신설하였고, 발달위원회 등을 구성하여 중장기적인 대응을 하고 있다.

서울대학교 어린이병원 소아청소년과의 경우에 전공의 수련 프로그램과 환자 진료를 중심으로 다음과 같은 대응을 하고 있다. 상담/면담 능력의 향상을 위한 '상담 기술 교육', 자기 관리와 공감 능력 향상을 위한 '자기관리 프로그램', 정신과 질환에 대한 이해와 치료 능력 향상을 위한 '소아청소년과-소아정신과 합동 증례 컨퍼런스' 등을 운영하고 있으며, 소아정신과적인 개입과 중재를 포함하고 가족 중심의 진료를 활성화하고자 '통합케어센터'를 설치하고, 이에 외래와 입원 소아 환자의 소아정신과 치료에 대한 진입 장벽을 낮추는 '감성 센터', 중증희귀질환 환자들에 대한 지지서비스 및 완화 의료를 제공하는 '완화의료센터' 등을 운영하고 있다.

소아정신과의 협력이 필요한 소아청소년과의 임상 문제

1. 영유아 건강검진

성장이란 연령의 증가에 따라 신체를 이루고 있는 장기의 무게 및 크기가 증가하는 일련의 과정을 이르며, 발달이란 일정한 순서에 따라 이들이 새로운 기능을 획득하여 가는 것을 말한다. 인간의 발달은 신체적인 발달 이외에도 정신적 · 사회적인 발달을 포함하여 이해하여야 한다. 즉, 성장 · 발달이란 궁극적으로 주위 환경에 적응하여 생존해 가기 위하여 개체가 신체적 · 사회적 · 경제적인 독립성independence을 획득해 가는 일련의 과정이라고 할 수 있다. 따라서 아동의 성장 · 발달을 평가하는 것은 장차 학교에서의 학습활동과 더 나아가 사회생활을 하는 데 필요한 신체적 · 정신적인 능력을 조기에 예측하여 적절한 대책을 수립하기 위한 기초가 되는 것이라고 할 수 있다. 영유아의 성장 · 발달 평가의 목적은 성장과 발달 이상을 조기에 발견 및 치료하여 향후 나타날 수 있는 장애를 최소화하고 이차적으로 나타날 수 있는 장애를 방지하는 것이다.

이러한 목적을 달성하기 위하여 우리나라에서는 2007년 11월부터 국가 주도로 전 국민을 대상으로 영유아 건강검진을 시작하였다. 현재 우리나라 영유아 건강검진은 출생 직후부터 초등학교 입학 전까지 총 8차에 걸쳐서 진행되며, 모든 의료기관에서 수행할 수 있고, 최근의 수검률은 90%를 상회하고 있다(표 56-1). 주요 검진 항목은 문진 및 신체 진찰, 신체 계측, 발달 평가 및 상담, 시력 검사로 구성되어 있고, 각 수검 시기마다 사전에 구성된 예방적인 건강교육을 하게 되어 있다. 건강교육은 성장 시기에 맞게 구성되어 안전사고 예방, 영양, 수면, 구강 관리, 대소변 가리기, 전자미디어 교육, 정서 및 사회성, 개인 위생, 취학 전 준비 등으로 구성되어 있다. 특히 3차 검진 이후의 모든 수검 시기에는 한국형 영유아 발달검사를 사용한 발달평가를 하게 되어 있고, 이상 소견이 있는 경우에는 해당 전문가에게 의뢰하여 추가적인 정밀 진단과 치료로 연계하게 되어 있다. 이를 통하여 자폐스펙트럼장애, 의사소통장

표 56-1 현행 우리나라의 영유아 건강검진 일정표

검진 항목	1차 검진	2차 검진	3차 검진	4차 검진	5차 검진	6차 검진	7차 검진	8차 검진
	14~35일	4~6개월	9~12개월	18~24개월	30~36개월	42~48개월	54~60개월	66~71개월
문진 및 진찰	●	●	●	●	●	●	●	●
신체계측	●	●	●	●	●	●	●	●
발달평가 및 상담			●	●	●	●	●	●
시력 검사						●	●	●

건강교육	안전사고 예방	●	●	●	●		●	●	●
	영양	●	●	●	●	●	●	●	●
	수면	●	●						
	구강 관리			●					
	대소변 가리기				●	●			
	전자미디어 노출		●		●			●	
	정서 및 사회성			●		●			
	개인 위생				●				
	취학 전 준비					●			●
구강 검진					●		●	●	

애, 애착 관련 장애, 주의력결핍 과잉행동장애 등이 선별될 수 있으며, 소아정신과 전문의에게 의뢰될 수 있다. 만성적인 질환의 예방과 적절한 육아를 위한 건강교육의 과정에서는 생활 습관을 바꾸게 하는 중재 기술이 중요하여 동기유발상담과 같은 상담 기법이 매우 적절하게 사용될 수 있으며, 이는 향후에도 영유아 건강검진에 참여하는 의사들에게 소아정신과적인 교육과 훈련에 대한 필요를 증가시키게 될 것이다.

2. 소아 비만과 대사증후군

소아의 비만율은 전 세계적으로 점차 증가하고 있으며, 세계보건기구WHO에서는 비만을 전 세계적으로 퍼지고 있는 유행병이라고 지칭하고 치료가 필요한 만성질환이라고 경고하였다. 우리나라의 학교 건강검진 결과에 따르면, 2021년도 기준 전체 학생 중 과체중과 비만을 합친 유병률이 30.8%로서 지속적으로 증가되는 상황이다. 소아 비만은 성인의 비만으로 이어지며, 그 외에 2형 당뇨병과 같은 대사성 질환, 심혈관 질환의 위험요인으로 나타나므로 이 시기의 비만관리가 중요하다. 이 시기에는 전반적인 신체 성장과 기능의 발달이 성인의 기초를 형성하면서 발달 특성상 건강 생활 습관이 형성되고, 고착될 가능성이 높기 때문에 소아 비만에 영향을 미치는 요인을 파악하여 정확한 중재를 제공하는 것이 중요하다. 비만은 다양한 요인에 의한 것이지만, 대개 식습관 개선과 신체활동 증진이 비만 대응 정책과 사업의 주요 내용으로 제시되고 있다. 또한 대부분의 중재는 어린이집, 유치원, 학교의 자원을 활용하는 것으로 치우쳐 있으며, 대부분의 시간을 보내는 가정에서의 중재가 간과되고 있다. 특히 7세 이전의 학교 등의 시설에 다니지 않는 아동에 대한 비만 대책이 절대적으로 부족한 실정이며, 이는 중재를 위한 근거와 사회적인 자원이 부족하기 때문이다. 소아 비만 환자들은 우울증, 정서장애, 수면장애와 같은 정신과적인 문제를 갖고 있는 경우가 많으며, 치료를 위해서도 인지행동치료, 동기유발상담과 같은 정신과적인 기법이 도움이 되는 경우가 많다. 최근 미국소아과학회, 미국정신과학회의 지침에도 소아 비만에 대한 적극적인 개입과 치료를 강조하고 있으며, 특히 치료적 중재를 할 때는 낙인 효과를 피할 것을 명시하고, 동기유발상담 등을 적극 활용할 것을 강조하고 있다. 예를 들어, 가족 기반의 행동중재family-based multicomponent behavioral interventions의 경우에는 최소 26시간 이상으로 권장하고 있으나, 효과적이고 구체적인 중재방식에 대한 추가적인 연구가 시급하다.

3. 기능성 신체질환과 신체화 증상

소아청소년과 환자들의 흔한 주소인 복통, 두통, 관절통과 같은 증상은 스트레스와 심리적인 요인에 기인하는 경우가 많다. 특히 만성반복성복통증, 기능성 두통, 관절통, 근육통이 다른 병리적인 요인을 찾을 수 없으면서도 정신사회적인 스트레스 요인과 시간적인 연관성이 있는 경우에는 신체화 증상을 강력하게 의심할 수 있다. 기능성 위장장애의 진단과 분류를 다루는 로마 위원회Rome Foundation에서는 2016년에 기능성 질환들이 단순한 기능 이상이 아닌 위장관과 뇌의 상호작용 이상에 의한 문제라는 근거가 충분히 확보되었다는 결론으로 기존의 기능성 위장장애를 위장관–뇌 연관 이상질환disorders of gut-brain interaction으로 개명을 하였다. 이러한 변화는 기능성 질환으로 여겼던 많은 만성 통증 질환들에 대해서 뇌과학적인 개념을 반영한 적극적인 진단과 치료를 추구하게 되었다. 소아청소년과 영역에서도 기능성 위장 질환에 대하여 이전보다 더 적극적으로 삼환계 항우울제를 사용하는 경향이 있어서 소아정신과로의 협진 의뢰가 왔을 때에 주의를 요한다. 이러한 기능성 신체질환과 신체화 증상의 환자들은 정신과로 먼저 방문하는 경우도 많다. 이러한 경우에 기질적인 질환을 의심할 수 있는 요인은 〈표 56–2〉 〈표 56–3〉과 같다. 의심 요인이 있는 경우에는 보다 적극적인 검사가 필요하며, 해당 소아분과 전문의 등과 협진이 도움이 될 수 있다. 복통의 경우에는 증상에 따라서 복부초음파, CT, MRI 영상검사와 함께 상부 또는 하부 위장관내시경을 시행해 볼 수 있고, 필요한 경우에는 위장관 운동검사, 24시간 산도검사 등을 추가로 할 수 있다. 두통의 경우에는 증상에 따라 뇌파 검사, 뇌 MRI 검사 등을 할 수 있다.

표 56–2 소아 복통의 위험요인

병력	진찰 소견
복통이 감기 등의 부수적인 증상이 아니라 주된 증상인 경우	아파 보이는 정도가 심한 경우 (창백, 탈수 소견, 움직임이 없음)
복통으로 인한 수면장애	
병원 재방문	움직임이 없거나 괴성을 지름
담즙이 섞인 구토	국소 동통
금식 중의 구토	비대칭적인 동통
배변에서의 혈액	복부팽만
좌우측 구석에서의 복통	복막 자극 증상
비대칭적인 복통	• 반발통 • 복벽 긴장도 증가 • 기침이나 움직임을 피하는 자세
방사통	
(만성일 경우) 성장 장애나 영양 문제 의심	

표 56–3 소아 두통의 위험요인

신경학적 검진에서 이상 소견
국소적인 신경학적 증후나 증상
경련 또는 짧은 전조(<5 min)
소아에서 드문 두통
- 비전형적 전조including basilar-type, hemiplegic
- 삼차자율신경두통trigeminal autonomic cephalalgia, including cluster headaches in child or adolescent
- 급성으로 보이는 이차성 두통headache with known underlying illness or insult

6세 미만의 두통(두통을 잘 표현하지 못하는 아동의 두통 호소)
짧은 기침 유발 두통
잠에서 깰 때 악화되는 두통
가족력이 없는 편두통성 두통

4. 이물 섭취와 모발위석trichobezoar

소아에서 위장관의 이물 섭취는 대부분 부주의로 인한 사고가 원인이다. 동전을 먹고 오는 경우가 많고, 수은 전지와 같은 납작한 전지가 식도에 걸려 있거나, 뾰족한 이물 그리고 두 개 이상의 자석을 먹고 오는 경우에는 응급으로 제거하여야 한다. 간혹 반복적인 이물 섭취를 하는 경우가 있는데, 이러한 경우에는 소아정신과적인 평가가 필요하다. 특히 모발위석을 갖고 있는 일부 환자는 발모벽trichotillomania으로 진단될 수 있으며, 학령전기와 이른 사춘기에 호발하는 것으로 알려져 있고 만성적인 경우가 많다. 발모벽은 정신과적인 진단과 치료가 필수적이고, 행동 중재와 약물요법이 모두 사용될 수 있다.

5. 정신과 질환을 동반하는 대사 이상 질환inborn error of metabolism

대사 이상 질환은 영유아 시기부터 시작하는 경우가 대부분이며, 임상 양상이 매우 다양하고, 뇌신경발달에 영향을 주는 경우가 많다. 따라서 정신과적인 증상과 연관되는 경우도 많다. 소아 환자가 명백한 정신과적인 질환을 보이고 있더라도 다른 이유로 설명이 안 되는 신체검진 또는 검사상의 이상 소견이 있는 경우에는 소아청소년과의 협진이 필요하다. 정신과적진 증상과 연관되는 대사 이상 질환의 요약은 〈표 56–4〉와 같다.

표 56-4 주요 정신과적인 증상과 연관되는 대사 이상 질환

연관 증상	주요 기타 증상	연관 대사 이상 질환
자폐스펙트럼장애	지능 저하 행동장애(공격적 행동, 행동과잉, 흥분 등)	치료 안 된 Phenylketonuria(PKU) Purine 대사 이상 Lesh-Nyhan Succinic semialdehyde dehydrogenase deficiency Smith-Lemli-Opitz syndrome Mucopolysaccharoidosis type II(Hunter) X-linked ichthyosis
	Seizure or epilepsy	치료 안 된 PKU Purine 대사 이상 Succinic semialdehyde dehydrogenase deficiency Urea cycle disorders Hyperammonaemia Acute intermittent porphyria(AIP) L-2-hydroxyglutaric aciduria Mitochondrial disorders OXPHOS defects
주의력결핍 과잉행동장애	자폐스펙트럼장애	치료 안 된 PKU Succinic semialdehyde dehydrogenase deficiency X-linked ichthyosis Mitochondrial disorders
	언어 지연	Succinic semialdehyde dehydrogenase deficiency Succinyl-CoA: 3 oxo acid CoA transferase(SCOT) deficiency Mucopolysaccharidosis Type III(Sanfilippo syndrome)
학습장애	신경 퇴화	Adrenoleukodystrophy(X-linked) Metachromatic leukodystrophy Glutaric aciduria type 1 Mucopolysaccharidosis Type III(Sanfilippo syndrome)
	경련	Untreated PKU Glucose transporter type 1 deficiency Hyperinsulinism-Hyperammonaemia syndrome Urea cycle disorders Juvenile neuronal ceroid lipofuscinosis
정신증	경련	Mitochondrial disorders Acute intermittent porphyria(AIP) Urea cycle disorders Methylenetetrahydrofolate reductase deficiency
	지능 저하	Alpha-Beta-mannosidosis Niemann-Pick type C Homocystinuria
	우울증	Wilson's disease Fabry's disease(X-linked) Tay-Sachs Sandhoff disease or GM2 gangliosidosis Niemann-Pick type C Homocystinuria
섭식장애		Mitochondrial neurogastrointestinal encephalomyopathy(MNGIE) Mitochondrial encephalopathy lactic acidosis and stroke-like episodes(MELAS) Methylmalonic and propionic aciduria Urea cycle disorders

소아정신과의 직접 개입이 중요한 소아청소년과 의뢰 질환

1. 소아과적 합병증을 동반한 섭식장애

섭식장애eating disorders 중에서 증상이 심하여 소아청소년과로 내원하게 되는 신경성 식욕부진anorexia nervosa 환자는 청소년의 0.5% 정도가 이환되고, 20~30% 정도는 만성적인 경과를 겪으며, 2~8%의 높은 사망률을 보이는 것으로 알려져 있다. 최근 우리나라에서 섭식장애는 증가하는 양상으로 알려져 있으며, 체질량지수에 따라서 경증(>17 kg/m^2), 중등증(16~16.9 kg/m^2), 중증(15~15.9 kg/m^2), 심각(<15 kg/m^2)으로 나누기도 한다. 중증 신경성 식욕부진 환자를 진료하는 데 있어서 소아과적으로 가장 중요한 것은 사망으로 이어질 수 있는 주요 장기 손상을 동반하는 중증 환자를 놓치지 않고 치료하는 것과 치료 중에 발생할 수 있는 영양재개 증후군refeeding syndrome을 막는 것이다. 합병증을 동반하여 입원이 필요한 신경성 식욕부진 환자를 선별하는 것은 낮은 체질량지수, 탈수, 전해질 이상, 심전도 이상, 낮은 심박수, 저혈압 등으로 판단할 수 있다(표 56-5). 중증 신경성 식욕부진 환자의 소아과적인 치료목표는 대사적으로 이화적 상태catabolic status를 동화적 상태anabolic status로 바꾸고, 체중을 회복시키며, 의학적 합병증을 교정하여 소아정신과적 치료로 연계하는 것이다. 영양재개 증후군은 중증 신경성 식욕부진 환자의 치료 중에 발생할 수 있는 심각한 합병증이며, 티아민 결핍thiamine deficiency, 전해질 이상 등을 동반하여 사망에 이를 수 있다. 저인산혈증, 저칼륨혈증, 저마그네슘혈증, 저혈당 등을 특징적으로 나타내고, 티아민 결핍으로 인한 각기병beriberi 발생으로 심부전 증상wet beriberi이나 경련, 감각 이상, 코마 등의 신경 증상dry beriberi을 나타낼 수 있다. 따라서 이의 방지를 위한 수일에서 10일에 걸친 점진적인 수액 및 영양 보충을 해 주고, 전해질 보충 및 모니터링과 함께 비타민도 보충을 병행해야 한다. 이러한 치료를 통해서 중증 신경성 식욕부진 환자가 내과적으로 안정을 이루게 되면 협진 또는 전과 전동을 통하여 적극적인 정신과적인 치료가 제공되어야 한다.

최근에는 DSM-V에서 새롭게 회피제한성 섭식장애Avoidant/Restrictive Food Intake Disorder: ARFID라는 질환이 등재되었다. 이 질환은 체중이 빠지도록 영양 섭취를 제한하지만, 신경성 식욕부진과는 달리 자기 체중이나 신체 이미지에 대한 왜곡이 없는 것이 특징이다. 특정한 음식의 맛, 질감, 냄새 등에 매우 민감한 감각 반응을 보이고, 음식 거부의 증상으로서 구토, 사레 들림, 복통 등을 표현하는 것이 흔하다. 해외 문헌 보고에 따르면, 소아 섭식장애 환자가 10~20%에 이르는 것으로 추정되며, 남아에서 흔하고 상대적으로 어린 나이에서 호발하며, 동반되는 정신과적인 문제가 많은 것으로 알려져 있다. 아직 명확한 진단적 도구는 없으나 최근 Pica ARFID and Rumination Disorder Interview, Eating Disorders in Youth Questionnaire, Nine-Item ARFID Screen과 같은 도구가 사용되고 있다. 진단이 된 이후에는 다분과적인 협력 진료가 필수적이며, 다양한 약물치료도 시도되고 있으나 확립된 치료는 없는 상태이다.

표 56-5 청소년 섭식장애 환자의 입원 치료 적응증

다음 중 하나 이상의 문제가 있을 경우에 입원

- 체질량지수가 중앙값의 75% 미만(성별, 연령별 기준 대비)
- 탈수 소견
- 전해질 이상
- 심전도 이상prolonged QTc or severe bradycardia
- 활력 증후 이상
  낮은 심박수(분당 50회 미만)
  저혈압(90/45mmHg)
  저체온(35.6℃)
  체위 변화에 따른 심박수 상승(분당 20회 이상 상승)
  체위 변화에 따른 혈압 하강(수축기 20mmHg 초과 상승 또는 이완기 10mmHg 초과 상승)
- 성장발달의 지체
- 외래치료가 실패하거나 불가능한 상황
- 전혀 먹지 않는 상황, 식이 거부
- 조절되지 않는 폭식
- 급성 영양불량 합병증(기절, 경련, 심부전, 췌장염 등)
- 동반된 정신과적 또는 내과적 문제(심한 우울증, 자살 충동, 당뇨 등)

2. 아동학대

아동은 정신적, 신체적으로 미성숙한 상태에 있는 이들로 자기방어 능력이 없다는 점에서 특히 정신적 · 신체적 장애를 일으킬 수 있다. 특히 외상으로 인해 소아응급실이나 소아청소년과 외래로 방문하는 경우가 많으며, 두개골 골절, 복부 · 흉부 · 고막 파열, 열창, 화상, 시력 상실, 치아 · 사지 골절, 담뱃불로 지진 상처, 할퀴거나 깨문 상처 등의 외상이 남는다. 방임된 아동에게서는 발육부진이 가장 흔히 관찰되는데, 체중과 키가 3백분위수 이하로 부적절한 양육과 관련하여 적절한 영양섭취의 부족으로 인하여 체중이 증가하지 못하고 성장이 지연되는 것을 말한다. 심리적으로는 집에 들어가기 싫어하고 살기가 싫다고 하며, 화가 나서 물건을 부수거나 누군가를 때려 주고 싶다고도 한다. 우울증, 자살행동, 공포 증상을 보이기도 하며, 등교 거부, 학습 부진 등의 행동장애, 두통, 식욕부진, 호흡곤란, 말더듬, 빈뇨, 복통 등을 호소한다.

보통 가해자는 아동이 신뢰하고 의존하는 보호자라는 점에서 아동학대의 심각성이 특히 크다고 할 수 있다. 이런 폭력의 결과가 그 자녀의 전 생애에 부정적인 영향을 미쳐 학대받는 아동은 다른 사람을 신뢰하거나 사랑하지 못하게 된다. 또한 학대를 받은 아동은 쉽게 청소년 비행을 저지르거나 범죄 또는 반사회적 행동을 하게 된다. 또한 남의 관심을 끌기 위하여 몹시 공격적이고 부정적인 행동을 계속하거나 극도의 수줍음을 타며 또래와의 관계 형성에 심각한 어려움을 겪게 된다. 아동은 자신의 아동기에 부모 역할에 대한 대부분의 것을 배우게 된다. 따라서 학대받은 아동은 그들이 자신의 아이를 가지게 되었을 때 학대를 되풀이할 가능성이 높다.

이러한 아동학대의 선별과 조기 진단을 위해 국가에서는 영유아 건강검진 수검이나 국가 필수 예방접종 접종력을 선별도구로 사용하기 시작하였으며, 모든 의료인을 신고 의무자로 지정하여 의심이 되는 경우에는 적극적으로 아동보호기관에 신고하도록 하고 있다. 아동학대의 대책방안은 아동학대의 원인을 이론적으로 어떻게 접근하느냐에 따라 다양하게 제시될 수 있다. 즉, 정신병리 관점에서는 학대 부모의 병리적인 성격의 특성을 변화시키는 데 초점을 둘 것이고, 발달론적 관점에서는 아동의 행동을 수정하거나 변화시킬 필요가 있음을 강조할 것이고, 사회심리적 관점에서는 아동학대와 관련된 가정환경, 가정경제, 사회문화에 초점을 둘 것이다. 그리고 생태학적 관점에서는 아동, 가족 및 지역사회가 상호 관련된 대처 방안을 강조할 것이다. 소아응급실이나 소아청소년과 외래 또는 입원을 통하여 소아정신과로 진단과 치료를 위한 협진 의뢰가 필수적이고, 응급 상황에서의 정신과적인 중재와 더불어서 중장기적인 치료가 모두 필요하다.

3. 완화의료

완화의료는 생명을 위협하는 질환을 가진 모든 환아와 그 가족을 대상으로 하며, 진단과 함께 초기 개입을 시작으로 말기 단계에서 제공되는 호스피스 돌봄과 사별서비스에 이르기까지 연속적으로 이루어진다. 소아완화의료의 개념은 아동과 청소년의 신체적, 정신적, 사회적, 영적인 부분뿐만 아니라 가족에 대한 지지를 포함한 적극적이고 총체적인 돌봄을 내포한다. 사실상 호스피스와 완화의료의 개념을 정확히 구분하는 것이 의미가 없기에 대부분의 학계에서는 '호스피스 · 완화의료'라는 단일 용어를 사용하곤 한다.

현대 의학과 의료 기술의 발전으로 신생아와 소아청소년 질환의 사망이 감소하고, 성인까지 생존이 불확실한 중증 질환의 생존율이 상승하면서 생명을 위협하는 질환을 가지고 살아가는 소아청소년이 증가하고 있다. 생명을 위협하는 질환을 가진 소아청소년 환자와 가족의 건강 및 삶의 질을 향상하기 위해 증상 관리, 사전의료계획 수립, 심리사회적 지지 등의 통합적인 지원을 제공하는 완화의료가 필요하다.

국내에서는 2003년 말기 환자 호스피스 시범사업을 실시한 이래 2017년 81개 호스피스 전문기관에서 말기 환자에게 입원형, 가정형, 자문형 서비스를 제공하고 있으나 소아청소년의 이용은 미미한 실정이다. 이는 소아완화의료가 성인과 상이한 요구를 가지기 때문인데, 암 등의 특정 질환이 주요 대상인 성인 호스피스와 달리 소아청소년의 경우 사망의 주요 원인 질환이 다양하고 환자 수가 적기 때문에 서비스를 정형화하기 어려워 개별적으로 제공해야 하며, 각 질환의 예후를 예측하기 어려운 불확실성으로 진단 초기부터 질병 치료와 완화의료의 계획을 함께 세워 주기적으로 재평가를 시행해야 한다. 또한 소아청소년의 신체적 · 정서적 · 인지적 발달단계를 고려한 맞춤형 접근이 필요하며, 대부분의 의사결정이 부모를 중심으로 이루어지고 가족이 돌봄의 대상으로 포함되어야 한다. 특히 소아청소년의 사망은 가족뿐만 아니라 주변인에게도 매우 충격적인 일이므로 가족과 의료진의 감정 소진이 심하며 사망 후에도 정서적 고통이 크고, 적절한 지원이 이루어지지 않으면 우울증과 같은 심리적 문제의 발생률이 높다. 따라서 국제적으로 별도의 소아완화의료 제공체계를 구축하는 추세이다.

WHO에서는 소아완화의료의 대상을 '생애 말에 완화의료 요구를 가지는 소아청소년Children in need of palliative care at the end-of-life'으로 제시하고, 전 세계적인 규모가 약 120만 명인 것으로 추산하였으며, 대상의 주요 진단군은 선천성 기형(25.1%), 신생아 질환(14.6%), 영양실조(14.1%)였다. 또한 소아완화의료의 대상을 규정할 때는 진단명만으로 판단해서는 안 되며, 질환의 특성과 진행과정을 고려하도록 권고하였다. 국내에서 2005년부터 2014년까지 사망한 만 20세 미만의 소아청소년은 36,808명으로 그중 34%인 12,515명이 소아완화의료의 대상인 중증 만성질환으로 사망하였다. 또한 생명을 제한하는 질환을 가지고 사망한 24세 이하의 소아청소년은 한 해 약 1,300명으로 24세 이하의 인구 100,000명당 9.3명이 소아완화의료를 필요로 하는 것으로 보고되었다. 그러나 국내 소아완화의료 제공체계의 부재로 사각지대에서 고통받는 대상 환자와 가족의 미충족 요구와 소아완화의료의 필요성이 대두되었다. 2018년 7월 보건복지부에서는 소아형 완화의료 시범사업(이하 소아 시범사업)을 2개 상급종합병원에서 전문 완화의료팀의 자문형 서비스로 시작하였고, 2019년에는 총 4개 기관으로 확대하였으며 점차 확대되는 추세이다. 이러한 소아완화의료에서 소아정신의학의 역할은 매우 광범위하고 다양할 수 있으며, 향후에 중추적인 역할을 담당할 수 있을 것으로 기대된다.

4. 뇌전증 및 신경계 질환의 정신과적 문제

뇌전증에서는 우울장애, 불안장애, 정신병, 성격장애 등 각종 정신질환이 동반질환으로 나타날 수 있다. 특히 이들 정신질환은 뇌전증 자체보다 건강 관련 삶의 질에 더 나쁜 영향을 주고 정신사회적·직업적 장애를 직접적으로 일으킬 수 있으므로 뇌전증 환자의 진료에 이 점을 고려하여야 한다(대한뇌전증학회, 2013).

뇌전증 환자에서 우울장애의 평생 유병률은 8~48%로, 일반인구의 6~17%보다 높다. 또한 뇌전증 환자의 자살률은 일반인보다 4~5배가 높으며, 특히 뇌전증 수술치료 환자와 관자엽뇌전증 환자는 더욱 높다. 특히 주의하여야 할 점은 이들이 흔히 복용하고 있는 약물이 자살 충동을 일으킬 수 있다는 점이다. 범불안장애는 뇌전증 환자에서 10~25%의 유병률을 보여 일반인구의 2.5~6%보다 높다. 공포장애, 공황장애, 강박장애 등도 일반인구보다 유병률이 높으며, 특히 난치 뇌전증에서는 유병률이 훨씬 높다.

정신병의 유병률이 일반인구에서 약 1%인 데 비해, 뇌전증 환자에서는 2~9%이며, 난치관자엽뇌전증에서는 10~19%까지 높게 보고되고 있다. 정신병은 명료한 의식 상태에서 망상, 환각과 함께 말, 생각, 행동에 이상을 보이는 질환이다. 뇌전증 환자는 발작 중, 발작 후기 및 발작 사이에 정신병 증상을 보일 수 있다. 소발작 지속상태absence status나 복합부분발작의 뇌전증 지속상태에서 발작 중 이상한 몸짓과 행동을 보여 정신질환으로 오진될 수 있으나 의식이 혼탁되어 있다는 점이 주요 감별점이며, 뇌파 검사로 감별진단이 가능하다. 발작 후기의 정신병 증상은 뇌전증 관련 정신질환으로 가장 흔하다. 발작 후 두통, 피곤함, 의식의 혼탁 등의 발작 후 증상이 호전되고 수 시간에서 수십 시간lucid interval이 지난 후 의식이 명료한 상태에서 정서적 색채가 강한 망상, 환청 등의 정신병 증상이 수 시간에서 수십 일 이상 지속된 후 회복된다. 대체로 뇌전증이 발병한 후 10년 이상 지난 경우에, 뇌전증 발생 부위가 양쪽 변연계일 때 오래 지속되는 대발작이나 군집성의 잦은 발작 이후에 잘 나타난다. 발작 사이의 정신병 증상은 발작과는 관련 없이 망상과 환시가 주된 증상이며 조현병에 가깝다.

한편, 문헌 보고상 자폐스펙트럼장애autism spectrum disorder에서 뇌전증의 동반은 8~42%로 다양하게 보고되고 있다. 정상인에서 약 0.5~1% 정도의 발생률을 보이나, 자폐스펙트럼장애에서는 약 1/3 정도에서 동반되는 것으로 알려져 있어 일반인에 비해 훨씬 높다. 일부 자폐스펙트럼장애 환자에서는 뇌전증이 없이도 뇌파상 이상 소견이 동반되는데, 자폐스펙트럼장애 환자의 35%에서 뇌파 이상을 나타내며, 이 중 뇌전증은 13%에서 동반되고, 뇌전증을 진단받지 않은 환자군에서도 22% 정도가 뇌파 이상을 보였다. 특히 심한 중증 뇌전증이 동반되는 경우에 뇌파 이상 소견은 언어 및 행동 발달의 퇴보와 관련이 있을 것이며, 이는 대뇌기능의 점진적인 장애에 기인한다는 보고가 있다. 자폐스펙트럼장애 환자에서 뇌전증 발생의 위험요인으로 인지장애, 운동기능장애, 뇌전증의 가족력 등이 보고되었다. 자폐스펙트럼장애 환자에서 뇌전증의 호발 연령은 5세 이전과 10세 이후 사춘기로, 두 구간에서 높은 특징을 보인다. 나이와 원인에 따라 뇌전증의 종류는 다양하여 모든 종류의 뇌전증이 나타날 수 있지만 뇌전증의 유형 중에서도 부분발작이 45~62% 정도로 가장 흔하며, 여아의 경우 남아에 비해 경련에 더 취약하다는 보고도 있다.

5. 소아 만성질환, 희귀질환, 암, 장기이식 환자의 정신과적 문제

일반적으로 12세 이전에 발병하여 3개월 이상 지속되는 질환 또는 장애를 '아동기 만성질환 또는 장애'로 구분하는데, 대개 천식이나 피부염, 당뇨병, 신질환, 뇌전증, 백혈병 등의 만성질환을 앓고 있는 경우가 많고, 그 외 선천 기형 및 사고로 인한 후천적 장애 등을 보이는 경우도 있다(안효섭, 2012). 최근 의학의 눈부신 발전으로 고위험군 환자의 생존율이 증가할 뿐만 아니라 산업화와 공해, 유전요인 등으로 장애를 갖고 있는 인구가 서구의 경우 전체 인구의 10%에 육박하고 있고, 전체 아동의 5~10% 정도가 이런 만성질환이나 장애를 지니고 있는 것으로 보고되고 있다.

만성질환이나 장애는 아동의 신체적 · 심리적 · 사회적, 경제적 측면에 영향을 미치게 되는데, 대개 신체질환으로 인해 자기상의 변화, 부모로부터의 독립성-의존성 간의 갈등, 사회적 고립 등과 같은 정서적 어려움을 겪는다. 투병 기간이 장기화되고 예후가 심각할수록 불안, 우울, 신체화 장애와 같은 정신적인 문제가 나타나는 경우가 많다. 따라서 만성 신체질환을 가진 아동은 장차 심리적 장애가 생기지 않도록 그들이 겪을 수 있는 심리적 어려움을 먼저 이해하고 도와주는 것이 반드시 필요하겠다. 또한 만성질환이나 장애 아동이 가족에게 미치는 영향은 지대하며, 경제적 측면을 포함하여 가족에게 요구되는 부담이나 역할 또한 막대하다. 따라서 환자로 인한 변화에 가족이 적절하게 대처하지 못할 경우 가족은 상당한 고통과 부정적인 감정을 경험하게 되며, 가족의 이러한 대처 양식은 다시 환자의 적응과 발달에 영향을 미치게 된다. 그러므로 만성질환이나 장애 아동으로 인하여 가족이 겪는 문제, 가족의 적응과 관련된 요인, 가족의 심리사회적 욕구의 측면도 매우 중요하다.

특히 발달장애 아동의 부모는 장애아로 인해 상당한 스트레스를 받고 있는 것으로 보고되고 있으며, 이러한 스트레스에 잘 대처하지 못할 경우 가족은 우울과 분노, 절망감과 같은 부정적 정서를 경험할 뿐 아니라 가족 해체의 위기까지 직면하게 된다. 실제로 이들이 만성질환 아동 부모나 정상 아동 부모보다 부정적 정서를 더욱 경험하고 있으며(Cummings et al., 1966), 이들 부모의 이혼율이 정상아동 부모의 이혼율보다 2배 이상 높다는 연구결과도 제시되었다(Tew et al., 1974). 부모가 자녀의 만성질환이나 신체장애를 알게 되었을 때, 처음에는 진단이나 현실을 거부하다가 차차 아동의 미래에 대한 불안감, 자기원망, 죄책감 등을 느끼게 된다. 때에 따라서는 죄의식으로 인한 부모의 과잉보호나 자기희생 등의 비정상적 반응이 나타나기도 한다. 반대로 어떤 부모는 신체장애아나 만성질환 아동을 의식적, 무의식적으로 거부하는데, 이로 인하여 아동은 우울증, 행동문제를 일으킬 수 있다. 만성 신체질환이나 장애로 인해 신체의 일부분을 상실하거나 그 능력이 변화될 수 있는데, 이러한 기능의 소실은 활동을 제한하고 의존감을 높이며 환경이나 자기 자신에 대한 통제감 상실을 야기한다. 그래서 아동은 죄책감과 함께 자기 자신이 무가치하다는 생각으로 자존감이 낮아지고 슬퍼하게 된다. 또한 아동이 신체질환으로 인해 영구적이든 일시적이든 이동하지 못하는 것은 다양한 활동에 참여할 기회를 줄이기 때문에 사회적 상호작용에서 제외되어 결국 사회적으로 고립될 가능성이 있다. 따라서 이러한 모든 신체적 · 정서적 · 사회적 상태가 스트레스를 가중하면서 우울증이 생기기도 한다.

예컨대, 제1형 당뇨병 아동과 청소년의 거의 절반 정도가 정신질환 진단기준에 부합하며, 이 중 주요우울증의 빈도가 27%로 가장 높았다는 보고가 있다(Butwicka et al., 2012). 또한 제2형 당뇨병은 주요우울증의 발병 위험이 일반인구에 비해 1.6~2배 정도 높고, 우울증의 평생발병률은 24~29%이며, 한 시점의 유병률point prevalence은 10~15%였다(Markowitz et al., 2011). 따라서 미국당뇨병학회American Diabetic Association: ADA의 가이드라인에 따르면, 10세 이상의 모든 환자와 치료 목표에 도달하지 못하거나 당뇨병성 케톤산증이 반복되는 경우 정신질환에 대한 정기검진을 할 것을 권고하고 있다. 제1형 당뇨병에서 정신질환에 관련된 논문 34편의 문헌 고찰에 따르면, 당뇨병 진단 당시 환자 부모의 정신질환은 10~74%(평균 33.5%)의 빈도였고, 진단 1~4년 후에는 19% 정도의 부모가 고통을 호소했다. 또한 부모의 심리적 불안정은 환자의 당뇨병 관리에도 부정적인 영향을 미치고 있었다(Whittemore et al., 2012).

의사는 해당 부모에게 아동의 진단과 예후, 장래에 예상되는 문제에 대하여 솔직한 태도로 설명해 주어야 한다. 신체장애 아동에게도 그 아동의 발육 정도와 능력에 맞는 교육의 기회가 주어져야 하며, 아동이 가진 잠재 능력을 개발해 주고, 일상생활에서 남에게 의존하지 않고 살 수 있도록 훈련하고 교육해야 한다. 이렇게 하기 위해서 의사는 이와 같은 아동들을 위한 그 지역의 수용시설이나 교육기관에 대하여 알고 있어야 한다. 환자의 상태가 타인의 도움이 필요한 경우가 많고 그 장애가 심할 경우에는 특수기관에 수용해야 하는 경우가 생기는데, 이때의 결정은 부모나 가족이 해야 하며, 의사는 수용기관의 장점과 단점, 기대할 점 등에 대한 정보를 제공하고 토론함으로써 도와주는 입장이 되어야 한다. 때로는 아동을 위한 상담보다도 아동의 장애로 기인된 가족 내의 문제가 더 심각한 상담 대상이 되기도 한다.

6. 소아 중환자실의 섬망

섬망delirium은 의식, 주의력, 사고, 언어 등에 대한 인지기능 전반에 대한 장애와 함께 기분 증상이나 정신병적 증상을 유발하는 이차성 정신질환으로서 전형적으로 급격하게 발생하여 하루 중에도 증상의 기복이 나타나는 것이 특징이며, 단일 질환이 아니라 여러 원인에 의해 나타날 수 있는 임상 증후군이다. 이러한 섬망은 중환자실 입원 환자에게 흔히 발생하는데, 수면 주기의 변화, 언어 및 사고 장애, 주의력 변화, 망상, 환각 및 지각장애, 무관심, 불안, 우울, 흥분 등의 감정 변화로 다양하게 나타난다. 소아의 섬망은 성인과 전반적으로 비슷한 증상을 보이지만, 성인에 비해 급성으로 발생하는 경우가 많으며, 단기 기억력 저하, 수면장애, 지남력장애, 불안감, 망상, 환각 등의 증상이 더 많이 나타나는 특징을 보인다.

일반적으로 섬망은 일반 병원 환자의 10~30%, 3차병원 중환자실에서는 80%까지도 보고되고 있으며, 소아 중환자에서는 20~30%로 보고되고 있다. 위험요인은 어린 나이, 중환자, 많은 투약이나 검사, 낮은 지능, 과거력 등이다. 섬망 발생은 인지기능 장애 및 많은 합병증을 동반하며, 질병 예후에 부정적인 영향을 주고, 인공호흡기 적용 일수, 진정제 및 수면제 사용 증가, 중환자실 입실 기간과 재원 기간 연장에 따른 의료비 증가와 같은 문제를 발생시킨다. 하지만 일반적으로 소아는 성인에 비하여 섬망이 있더라도 잘 회복되고, 좋은 예후를 보여 주기 때문에 긍정적으로 대응하고 치료를 하는 것이 좋다.

소아 섬망의 치료 원칙은 성인과 크게 다르지 않다. 비약물적 치료로서 오감에 대한 자극을 줄여 주면서 부모 동실을 하는 것이 권장된다. 구체적으로는 조명을 은은하게 해 주고, 좋아하는 장난감이나 물건, 가족 사진 등을 곁에 두어 안심과 정서적 지지를 제공해 준다. 불필요한 약물이나 검사는 최소화해 주고, 가능한 한 빨리 일어나서 침대에만 누워 있는 것은 피해야 한다. 약물로는 심한 경우에는 haloperidol을 정주할 수 있으며, 경구로 haloperidol이나 risperidone을 사용할 수 있다.

결론 및 요약

바야흐로 소아 의과학 분야에서도 학문의 융합과 정보화의 흐름이 강하다. 소아 임상에서도 오믹스omics 기술의 적용이 보편화됨에 따라서 엑솜전장분석whole exome sequencing과 같은 차세대 유전자 분석 기술을 활용하여 이전에는 진단하기 어려웠던 희귀난치질환의 정확한 진단이 가능하게 되었으며, 치료 영역에서는 위장관-미생물-뇌축gut-microbiota-brain axis에 대한 중재를 위하여 분변 미생물총 이식술fecal microbiota transplantation을 자폐스펙트럼장애나 주의력결핍 과잉행동장애에 적용하는 연구가 활발히 시도되고 있다. 이와 같은 첨단 의학도 소아청소년과와 소아정신과를 포함한 다양한 전공을 배경으로 하는 전문가 간의 협력이 필수적이다.

앞서 기술된 바와 같이, 소아청소년과에 내원하는 많은 환자는 다양한 이유로 소아정신과적 진단과 치료를 필요로 한다. 소아정신과 환자들도 마찬가지로 소아과학적인 도움을 필요로 하고 있다. 최근에는 이러한 임상적 수요를 바탕으로 소아청소년과 전문의들에게 소아정신과적 지식과 기술을 교육하려는 노력이 활발해지고 있고, 소아정신과 안에서도 자문연계전문 소아정신과Pediatric consultation-liaison psychiatry의 영역이 점차 확립되면서 하나의 독자적이고 전문적인 진료 영역으로 분화되는 추세이다. 이와 같이 양 전문 분야의 협력이 보다 다양하고 체계적으로 발전되어 갈 것이다.

참고문헌

김초희, 김민선, 신희영, 송인규, 문이지(2019). 한국 소아청소년 완화의료의 발전 방안 제언: 국외 제공체계의 시사점을 중심으로. *Korean J Hosp Palliat Care, 22*, 105-116.

김효진, 김동희(2019). 소아중환자실 입원 아동의 섬망 발생 관련 요인. *Child Health Nurs Res, 25*, 103-111.

대한뇌전증학회(2013). **임상뇌전증학(개정판)**. 서울: 범문에듀케이션.

문이지, 염명용(2020). 소아완화의료 심리정서지원 자원봉사자 연계 프로그램에 참여한 환자와 부모의 경험 연구: 꿈틀꽃씨의 사례를 중심으로. **보건사회연구**, 40, 351-39.

문진수(2010). 영유아 건강검진. **대한의사협회지**, 53, 377-385.

안효섭(2020). **홍창의 소아과학(12판)**. 서울: 미래엔.

이인숙, 정소정, 문진수, 이혜정 등(2015). **소아청소년비만 실태분석 및 관리 대책 개발**. 국민건강보험 비만대책위원회 연구보고서.

American Psychological Association, Clinical Practice Guideline Panel. (2018). *Clinical practice guideline for multicomponent behavioral treatment of obesity and overweight in children and adolescents: Current state of the evidence and research needs*. Washington, DC: American Psychological Association.

Becker, J. E., Smith, J. R., & Hazen, E. P. (2020). Pediatric consultation-liaison psychiatry: An update and review. *Psychosomatics, 61*, 467-480.

Brigham, K. S., Manzo L. D., Eddy, K. T., & Thomas, J. J. (2018). Evaluation and treatment of Avoidant/Restrictive Food Intake Disorder (ARFID) in adolescents. *Current Pediatrics Reports, 6*, 107-111.

Bruce, T. O., Barwick, L. W., & Wright, H. H. (2005). Diagnosis and management of trichotillomania in children and adolescents. *Paediatr Drugs, 7*, 365-376.

Butwicka, A., Fendler, W., Zalepa, A., Szadkowska, A., Mianowska, B., & Gmitrowicz, A. et al. (2012). Efficacy of metabolic and psychological screening for mood disorders among children with type 1 diabetes. *Diabetes Care, 35*(11), 2133-2139.

Child Welfare Information Gateway. (2019). *What is child abuse and neglect?: Recognizing the signs and symptoms*. Washington, DC: U.S. Department of Health and Human Services, Children's Bureau.

Cummings, S. T., Bayley, H. C., & Rie, H. E. (1966). Effects of the child's deficiency on the mother: A study of mothers of mentally retarded, chronically ill and neurotic children. *American Journal of Orthopsychiatry, 36*(4), 595-608.

Fiertag, O., Taylor, S., Tareen, A., & Garralda, E. (2019). Somatic symptom, bodily distress and related disorders in children and adolescents. In Rey J. M., & Martin A. (Eds), *IACAPAP e-textbook of child and adolescent mental health*. Geneva: International Association for Child and Adolescent Psychiatry and Allied Professions.

Hampl, S. E., Hassink, S. G., Skinner, A. C., Armstrong, S. C., Barlow, S. E., Bolling, C. F., Avila Edwards, K. C., Eneli, I., Hamre, R., Joseph, M. M., Lunsford, D., Mendonca, E., Michalsky, M. P., Mirza, N., Ochoa, E. R., Sharifi, M., Staiano, A. E., Weedn, A. E., Flinn, S. K., Lindros, J., & Okechukwu, K. (2023). Clinical practice guideline for the evaluation and treatment of children and adolescents with obesity. *Pediatrics, 151*, e2022060640.

Hornberger, L. L., Lane, M. A., & Committee on Adolescence. (2021). Identification and management of eating disorders in children and adolescents. *Pediatrics, 147*, e2020040279.

Ligon-Borden, B. L. (2003). Abraham Jacobi, MD: Father of American pediatrics and advocate for children's health. *Semin Pediatr Infect Dis, 14*(3), 245-249.

Markowitz, S. M., Gonzalez, J. S., Wilkinson, J. L., & Safren, S. A. (2011). A review of treating depression in diabetes: Emerging findings. *Psychosomatics, 52*(1), 1-18.

Morais, L. H., Schreiber, H. L., & Mazmanian, S. K. (2021). The gut microbiota-brain axis in behaviour and brain disorders. *Nat Rev Microbiol, 19*, 241-255.

Radbill, S. X. (1966). The history of paediatrics: The progress of the study of diseases of children up to the end of the XVIIIth century. *Pediatrics, 37*(6), 920.

Rosen, D. S., & Committee on Adolescence. (2010). Identification and management of eating disorders in children and adolescents. *Pediatrics, 126*, 1240-1253.

Salpekar, J. A., & Mula, M. (2019). Common psychiatric comorbidities in epilepsy: How big of a problem is it? *Epilepsy Behav, 98*, 293-297.

Schieveld, J. N. M., Ista, E., Knoester, H., & Molag, M. L. (2015). Pediatric delirium: A practical approach. In Rey J. M. (Ed), *IACAPAP e-textbook of child and adolescent mental health*. Geneva: International Association for Child and Adolescent Psychiatry and Allied Professions.

Simons, A., Eyskens, F., Glazemakers, I., & van West, D. (2017). Can psychiatric childhood disorders be due to inborn errors of metabolism?. *Review Eur Child Adolesc Psychiatry, 26*(2), 143-154.

Tew, B. J., Payne, H., & Laurence, K. M. (1974). Must a family with a handicapped child be a handicapped family? *Developmental Medicine and Child Neurology, 16*(6), 95-98.

UNICEF. Under 5 Motality. Accessed on 5 Mar 2023 at https://data.unicef.org/topic/child-survival/under-five-mortality/

Whittemore, R., Jaser, S., Chao, A., Jang, M., & Grey, M. (2012). Psychological experience of parents of children with type 1 diabetes: A systematic mixed-studies review. *Diabetes Education, 38*(4), 562-579

제57장

소아정신의학

아동임상심리
Child Clinical Psychology

김현수

아동임상심리의 개념, 정의 및 역사

1. 아동임상심리의 개념 및 정의

아동임상심리child clinical psychology란 심리학의 한 하위 분야로, 이 분야 종사자인 아동임상심리사child clinical psychologist는 정신적 · 신체적 · 정서적 · 행동적 장애를 가진 아동 및 청소년을 평가하고 치료하는 일을 하는 고도의 숙련된 정신건강 임상전문가들이다. 의학적 이론과 발견에 근거하여 평가와 치료를 진행하는 의학자들과는 달리, 아동임상심리사들은 심리학적 이론과 발견에 근거하여 평가와 치료를 진행하는 것이 특징이다. 또한 발달과정 중에 있는 아동 · 청소년을 평가하고 치료하는 업무를 수행해야 하기 때문에 이들은 평가와 치료와 같은 전문적 임상실천에 능해야 할 뿐 아니라 아동의 인지, 사회, 정서적 발달에 정통한 특징이 있다. 이에 이들은 교육 및 훈련을 받는 과정에서 성격발달, 언어발달, 운동발달, 성역할 및 성발달, 인지발달, 정서발달, 사회발달 등 다양한 발달관련 학문들을 접한다.

또한 이 영역 전문가들은 아동 특수한 정상normality 대비 '이상abnormality'의 개념을 형성하기 위해 아동정신병리child psychopathology 혹은 아동발달정신병리child developmental psychopathology라는 교과를 수강하고 관련 연구들을 섭렵한다. 이와 관련하여 Weisz와 Weiss(1991)는 아동정신병리가 지향해야 할 바를 논한 바 있는데, 이들은 아동정신병리child psychopathology는 두 개의 구별되는 현상을 연구해야 한다고 주장한다. 하나는 아동의 행동이고 다른 하나는 이런 아동의 행동에 대한 성인의 반응이다. 기술적 역학 연구descriptive epidemiological study는 아동의 행동에 관한 것인데 반해, 생활 맥락context 안에서 아동 행동의 중요성과 그 결과물을 연구하는 것은 아동 행동에 대한 성인의 반응에 관한 것이다. Weisz와 Weiss(1991)는 특히 첫 번째 연구 영역은 두 번째 연구 영역에 의해 보강되어져야 한다고 주장하며, 아동을 파악함에 있어서 아동이 보이는 이상 행동뿐 아니라 아동을 둘러싼 맥락의 반응과 맥락의 역할을 이해할 것을 요구했다.

아동발달병리의 주요 설명 틀로 자리하고 있는 거래적 상호작용모형transactional model 또한 아동을 둘러싼 맥락의 중요성과 이들 맥락과 아동 행동 간 상호 교류에 초점을 두고 있다(Sameroff & Chandler, 1975). Transactional model에 따르면, 아동 특성, 부모 특성, 환경의 힘은 서로가 서로에게 영향을 주는 관계에 있으며, 이들 변인 간 양방향적bidirectional 혹은 호혜적reciprocal 상호작용이 아동에게 있어 중요한 사건을 발생시키거나 특정한 발달적 결과물을 만들어 낸다. 이러한 발달정신병리적 교육 및 훈련 배경으로 인해 아동임상심리사들은 아동의 문제를 파악함에 있어 드러난 병리뿐 아니라 주변 맥락의 역할을 함께 탐색하며 임상적 개입에서도 이를 적극 활용한다.

아동임상심리는 소아심리pediatric psychology와 유사한 영역으로 비춰지나, 구별되는 특징이 있다. 미국 심리학회American Association of Psychology: APA의 54분과에 해당하는 Society of Pediatric Psychology(소아심리 분과)는 심리학적 원칙이 '소아건강pediatric health'이라는 맥락 안에서 적용되는 과학과 임상을 결합한 분야가 바로 소아심리라 소개하고 있다(https://www.apa.org/about/division/div54). 이에 더해 분과는 근거 기반한 방법evidence-based methods을 사용하여 아동, 청소년 그리고 가족의 건강과 발달을 증진시키는 것이 소아심리의 주요한 목표라 공표하고 있다. 소아심리학은 따라서 소아의 의학적 문제 상태의 원인 · 진행 · 결과에 기여하는 심리사회적 · 발달적 · 맥락적 요인의 파악, 질병 · 상처 · 발달장애에 동반하여 나타나는 심리적 · 행동적 · 정서적 · 사회적 문제의 평가와 치료, 질병과 부상의 예방, 건강 및 건강 관련 행동의 증진, 심리학자와 의료 제공자들을 위한 교육 · 훈련 · 멘토링 의료전달체계의 개선 및 아동 · 청소년 · 가족의 요구를 만족시키는 공공서비스 정책 옹호 등에 주요 관심을 두며, 이 관심 영역과 주제를 위해 임상, 학술, 교육, 사회 활동을 펼치는 분야로 이해할 수 있다.

이와 비교되게 아동임상심리는 이 장의 서두에서도 언급한 바 있듯이 정신적 · 신체적 · 정서적 · 행동적 장애를 가진 아동 및 청소년을 평가하고 치료하는 일을 수행하는 심리 전문영역이다. 미국심리학회는 아동임상심리를 다루는 영역을 53분과에 포함시키고 있는데, Society of Clinical Child and Adolescent Psychology(임상아동 · 청소년심리 분과)가 그것이다. '임상아동심리'를 사회적 맥락 안에서 영유아, 아동, 청소년들에게 심리적 서비스를 제공하기 위해 과학적 지식을 발전시키고 적용하는 전문 분야라 소개하고 있다(https://sccap53.org/; https://www.apa.org/about/division/div53). 이 정의에 기반해 볼 때, 아동임상심리사는 아동, 청소년의 기본적인 심리 욕구를 잘 이해하고 있고 가족과 기타 사회적 맥락이 아동, 청소년의 사회정서적 적응, 발달과정, 심리 및 행동 장애, 발달정신병리, 행동적응, 건강 상태에 미치는 영향을 잘 이해하고 있는 전문가 집단이라 할 수 있다. 아동임상심리사의 구체적인 전문성 영역과 활동은 이후의 절에서 소개하겠다.

전술된 소아심리와 아동임상심리에 관한 설명에 기초해 볼 때, 소아심리의 핵심은 아동의 신체적 건강health에 있음을 알 수 있다. 즉, 건강을 중심에 둔 채 이 건강에 영향을 주는 심리적 문제 혹은 건강문제에 동반한 심리적 문제의 평가, 치료, 예방에 중심을 두는 영역임을 알 수 있다. 반면, 아동임상심리는 심리, 사회, 행동, 건강 영역을 포함한 제반 영역에서 발생하는 아동 문제를

표 57-1 APA의 임상아동청소년심리분과와 소아심리분과에서 다루고 있는 주요 문제들

아동임상심리 영역에서 다루어지는 문제	소아심리 영역에서 다루어지는 문제
근심들concerns • 집단따돌림(왕따) • 전학 • 코로나19 • 죽음과 자살 • 이혼 • 자연재해와 테러 • 수면문제 • 낙인stigma **증상들**symptoms • 강박사고와 강박행동 • 약물 및 알코올 남용 • 섭식 및 신체이미지 문제 • 공포, 걱정, 고통 • 부주의와 과활동성 • 급격한 기분 변화 • 비만과 과체중 • 주의집중문제 • 규칙 위반과 행동화acting out • 슬픔, 무망감, 자해 • 사회적 기능의 장해 • 특정 학습 문제/장애 **심리적 문제/장애**disorders • 주의력결핍 과잉행동장애ADHD • 신경성 식욕부진증 & 신경성 폭식증 • 불안장애 • 자폐스펙트럼장애 • 양극성장애 • 신체 초점화된 반복행동 장애 • 우울장애 • 파괴적 행동장애 • 배설장애(유분증, 유뇨증) • 성별 불쾌감 • 비만 및 과체중 • 강박장애 • 외상후 스트레스장애 • 조현병 • 자해 사고 및 행동 • 약물남용	• 만성질환에 대한 소아 의학적 처방 고수 • 아토피성 피부염 • 자폐스펙트럼 장애 • 아동, 청소년 암 • 아동, 청소년 심혈관계 질환 • 아동, 청소년 비만 • 아동기 천식 • 아동, 청소년 만성 통증 • 구순 구개열/ 구개 파열 • 복합 두개안면 상태 • 낭포성 섬유증 • 발달장애 • 성발달장애 • 아동, 청소년 유분증 • 아동, 청소년 유뇨증 • 아동, 청소년 간질(뇌전증) • 아동, 청소년 애도 • 아동, 청소년 습관 장애와 틱 • 아동, 청소년 혈우병 • 아동, 청소년 HIV/AIDS • 면역글로불린 E-매개 알레르기(두드러기) • 통합된 1차 진료 • 소아 특발성 관절염 • 아동, 청소년 말기 환자 간병 • 소아 화상 • 소아 급식문제 • 소아 염증성 장질환 • 소아 다발성 경화증 및 탈수초질환 • 소아 척수 손상 • 조산 • 아동, 청소년 의료 절차 통증 • 겸상鎌狀 적혈구 빈혈증 • 수면 • 고형 장기 이식 • 이분척추 • 아동, 청소년 외상성 뇌손상 • 아동, 청소년 제1형 당뇨병

출처: https://effectivechildtherapy.org/concerns-symptoms-disorders/와 https://pedpsych.org/fact-sheets/에서 발췌(2023).

개선하는 데 그 목적이 있다고 할 수 있다. 두 전문 영역 간 차이를 확인할 수 있게 각 전문 영역이 다루는 주요 문제를 한 표로 정리해 보았다. 〈표 57-1〉이 그것인데, 〈표 57-1〉에서도 볼 수 있듯 아동임상심리도 비만과 과체중, 수면문제와 같은 일부 신체장애를 포함하고 있다. 하지만 보다 큰 비중은 신체적 건강보다는 심리적·사회적·정서적·행동적 건강에 있다. 이러한 점들을 고려해 볼 때 아동임상심리 영역은 소아심리를 포괄하는, 그러나 그보다는 더 큰 개념임을 알 수 있다. 아동임상심리사 중 주로 의학 세팅(소아과 세팅, 종합병원 세팅, 암병원 세팅을 포함한), 발달클리닉에서 활약하는 아동임상심리사가 바로 소아심리사pediatric psychologist라 할 수 있는 것이다.

2. 아동임상심리의 역사

성인 이상심리abnormal psychology에 대한 임상적 관심이 상당히 긴 역사를 가진 것과는 대조적으로 아동의 심리문제에 대한 임상적 관심은 상대적으로 짧은 역사를 가지고 있다. 이상심리나 임상심리 교과서들의 초반부를 보면 역사를 개관하는 장들이 있는데, 이들 장은 이상심리나 임상심리의 초기 역사를 고대로까지 거슬러 올라가고 있다. 고대에는 이상의 문제를 귀신에 들린 것으로 간주하여 이를 위한 치유법으로 악령 쫓기exorcism나 두개골 천공trephination의 방법을 사용하였다. 여러분들은 Hippocrates와 Galen이 포함된 고대 그리스 로마 시대로 이어지는 이상과 관련된 역사도 익히 듣거나 읽어 알고 있을 것이다. 하지만 치료적 개입으로 소개된 절차들은 모두 성인을 위한 절차였지 아동을 염두에 둔 절차가 아니었다.

반면 아동의 정신건강 치료나 임상 문헌들을 보면 아동 심리문제에 대한 공식적 관심이 20세기 초가 되어서나 나타나고 있음을 확인할 수 있다(Achenbach, 1974; Kanner, 1948). 유일한 예외는 정신지체, 요즘의 용어로 지적장애라 진단되는 장애로, 정신지체 아동에 대한 돌봄의 내용이 1799년 문헌에 등장하고 있다. 또한 1800년대 중반 Edward Seguin이 정신지체의 원인, 특성, 치료를 연구하였다는 내용도 찾아볼 수 있는데, 이들 자료를 통해 1700년대 말기 정신지체 아동들에 대한 관심이 1800년대에도 이어지고 있음을 짐작할 수 있다(Achenbach, 1974). 이러한 아동 정신지체에 대한 치료적 관심은 20세기에 들어 아동의 정서·행동 문제로까지 그 영역을 확산하게 된다. 그리고 21세기에는 현재 우리가 관찰하는 아동임상심리 영역의 활동으로까지 크게 발전하게 된다.

비교적 짧은 역사를 가진 아동임상심리가 현재의 위상과 모습을 갖추기까지 몇 가지 사건이나 운동이 공헌을 했다(Morris & Kratochwill, 1998). 여기에 해당하는 19세기 초중반 사건이나 운동을 살펴보면 다음과 같다.

첫 번째는 Mental Hygiene Movement와 Child Guidance Movement라 할 수 있다. Clifford Beers의 노력으로 주립병원 정신과 환자들이 처해 있는 열악한 상황과 이들에게 제공되는 비효율적·비인간적 치료가 일반 대중에게 알려지게 되었고, 이는 정신질환에 대한 새로운 치료법의 제안 및 시행으로 이어졌다. 특히 Beers가 불러일으킨 Mental Hygiene Movement(정신위생운동)는 이후 학교장면에서는 정신위생 프로그램의 도입 및 시행으로 이어졌고, Child Guidance Movement(아동상담운동)를 촉발하는 계기가 되었다. Child Guidance Movement의 초기 시도로 William Healy는 행동문제를 보이는 청소년들(비행청소년들)을 위한 다학제 팀을 구성, 개입을 진행하였고 관련 연구도 수행하였다.

두 번째 중요한 사건은 20세기 초 정신역동이론의 성장이라 할 수 있다. Freud의 1909년 'Little Hans' 사례에 대한 기술은 정신역동 영역에서 아동에게 보인 최초의 임상적 관심이라고도 할 수 있다. 보다 직접적인 아동심리치료에의 영향은 Freud의 제자인 Melanie Klein과 Freud의 딸인 Anna Freud에 의해 이루어졌다. Melanie Klein과 Anna Freud는 '정신역동적 놀이치료psychoanalytic play therapy'라는 정신역동이론에 기반한 새로운 아동 전문 임상 영역을 개척하였고, 기존의 성인 중심 정신역동에서 사용하던 자유연상을 놀이활동으로 대체하고 아동문제의 깊이 있는 이해를 위해 그림과 꿈을 적극적으로 활용하는 등 아동에 특화된 치료적 접근을 실시하였다(Knopf, 1979).

세 번째는 Alfred Binet와 David Wechsler에 의해 촉발된 지능 측정 운동이다. Binet와 Wechsler에 의해 개념화된 지능과 그 측정방법은 아동 연구에 있어 특히나 큰 영향을 미쳤다. 지능 측정의 후속 발전의 산물인 표준화된 점수로 환산된 IQ는 특정 아동의 인지적 능력을 같은 연령대의 다른 아동(규준)과 비교할 수 있는 길을 열었고, 이는 교실장면에서의 아동 적응이나 수행의 예측은 물론 특별한 돌봄이 필요한 아동의 선별 및 지원에도 큰 도움을 주었다.

마지막으로 행동주의behaviorism라 불리는 행동 수정 운동의 등장이 아동 임상심리 영역 발전에 중요한 공헌을 하였다고 말할 수 있다(Kazdin, 1994). 실험 심리학의 전통에서 출발한 행동주의는 John B. Watson과 B. F. Skinner를 거치면서 임상적 활용의 가능성을 보여 주기 시작했고, 1960년대 중반에서 1970년대 중반에 이르러서는 본격적으로 임상 및 교육 현장에 적용되기 시작하였다. 구체적으로 아동 거주치료 세팅, 특수학급, 정신건강 외래 세팅 등에 행동 수정 원칙이 체계적으로 그리고 본격적으로 적용되기 시작하였고(Morris & Kratochwill, 1998), 증가하는 성공 사례들은 아동의 정서, 행동 문제도 치료를 통해 호전될 수 있구나 하는 대중의 믿음을 만들어 내는 데 크게 일조하였다.

종합하면 20세기 초반에 새롭게 등장한 정신 · 심리 건강에 대한 태도와 학문 사조가 성인은 물론 이전 임상 영역에서 소홀히 취급되던 아동에게까지 영향을 미친 것으로 평가된다. 특히 Mental Hygiene Movement와 이에 뒤따른 Child Guidance Movement, 정신역동이론의 등장과 성장, 지능 측정 운동, 행동주의의 대두와 행동수정 전략의 임상 · 교육 현장에의 성공적 정착 등은 아동임상심리 영역 탄생과 발전을 가능하게 한 초석이자 일등공신이라 말할 수 있다.

아동임상심리사의 전문성 영역 및 이론적 · 훈련적 배경

1. 아동임상심리사의 전문성 영역

아동임상심리사는 앞서도 언급하였듯, 정신적 · 신체적 · 정서적 · 행동적 장애를 가진 아동 및 청소년을 평가하고 치료하는 일을 수행하는 전문가들이다. 구체적으로 아동임상심리사는 영유아, 아동, 청소년의 정신적 · 신체적 · 정서적 · 행동적 · 사회적 · 인지적 · 학업적 · 발달적 영역 등 다양한 영역에서의 문제와 관련한 과학적 지식을 발전시키는 역할을 하는 동시에 이들 문제의 예방 및 개선에 과학적 지식을 활용하는 역할을 한다. 특히 아동이 위치한 사회적 맥락의 중요성을 인식하여 아동문제의 발달과 유지에 있어 맥락이 어떤 역할을 했는지 주목하며 이를 사례개념화와 개입에 적극 활용한다.

주요 전문성 영역은 아동과 청소년이 경험하는 다양한 심리, 행동, 발달, 학업, 가족, 또래, 건강과 관련한 어려움 및 문제의 연구, 평가, 치료, 예방을 포함한다. 연구, 평가, 치료, 예방 외의 교육, 훈련과 자문도 전문성 영역에 포함된다. 각 업무 활동 영역에 대한 설명은 다음 절에서 구체적으로 하도록 하겠다.

아동임상심리 영역에 해당하는 APA의 분과 53Society of Clinical Child and Adolescent Psychology에서는 이 영역 전문가들이 〈표 57-1〉의 왼쪽 열에 제시된 문제영역들을 다루고 있다고 소개한다. 특징적으로 분과 53은 아동, 청소년의 문제를 근심 영역concerns, 정신적 문제들과 관련이 있을 수 있는 증상들symptoms 그리고 실제 아동임상심리 영역에서 다루는 임상 문제나 장애disorders로 나누어 제시하고 있다. 〈표 57-1〉에서 볼 수 있듯, 코로나19 팬더믹 상황이 아동, 청소년, 가족에게 근심을 야기하고 있음은 매우 흥미롭다. 한편, 〈표 57-1〉의 증상들symptoms과 장애들disorders을 통해 여러분은 불안/우울과 같은 내재화문제에서부터 ADHD, 파괴적 행동장애와 같은 외현화문제, PTSD와 같은 스트레스 및 외상 대처 문제, 섭식장애, 자해문제, 성별 불쾌감, 조현병에 이르기까지 매우 다양한 문제가 아동과 청소년에게서 나타나고 있음을 확인할 수 있다. 이 영역들이 바로 아동임상심리사들이 임상현장에서 다루는 주요 문제 종류라 하겠다.

APA의 임상아동 · 청소년심리분과에서 소개하고 있는 아동임상심리사들이 다루고 있는 문제들은 DSM-5(APA, 2013)의 아동, 청소년과 관련된 장애들이다. DSM-5의 이전 판인 DSM-IV-TR(APA, 2000)은 '유아기, 아동기, 청소년기에 보통 처음으로 진단되는 장애들'이라는 범주를 만들어 아동기와 청소년기에 흔히 발병하는 정신장애들을 한자리에 모았다. 하지만 이런 체계는 2013년 DSM-5 개정과 함께 사라졌다. 대신 DSM-5 체계로 오면서 이전 '유아기, 아동기, 청소년기에 보통 처음으로 진단되는 장애' 범주에 속했던 장애들은 여러 장애 범주로 흩어지게 되었다. 그에 대한 정보는 〈표 57-2〉에 제시되어 있다.

〈표 57-2〉에 제시된 장애들이 아동, 청소년에서 관찰되는 장애의 전부는 아니다. 몇몇 성인 특수한 장애(예: 신경인지장애)를 제외하고 거의 모든 DSM 장애가 비록 빈도

는 낮아도 아동, 청소년 집단에서 발견된다는 사실을 기억할 필요가 있다. 이 외에도 DSM-5는 몇몇 장애를 새롭게 추가하고 있는데, 그중 일부는 아동, 청소년에서 관찰 가능한 장애이다. 대표적으로 우울장애 범주에 새롭게 추가된 파괴적 기분조절부전장애disruptive mood dysregulation disorder와 월경전 불쾌감장애premenstrual dysphoric disorder 그리고 섭식장애 범주에 속하는 폭식장애binge eating disorder는 아동, 청소년 집단에서 주로 발생할 수 있는 문제들로 이 또한 아동 임상심리사들이 다루고 있는 문제 종류이다.

2. 아동임상심리사의 이론적 향성과 훈련 배경

아동임상심리사의 이론적 향성theoretical orientation 및 훈련 배경은 매우 다양하다. 하지만 지난 수십 년간 국내·외 임상현장에서 일고 있는 중요한 변화 중 하나는 이는 아마도 가장 중요한 변화라 할 수 있는데, 많은 임상가, 임상학자, 교육·훈련가들이 근거 기반한 평가와 치료의 제공을 매우 중요시하게 되었다는 점이다. 근거 기반한 임상활동Evidence-Based Practice: EBP이라 일컫는 이 변화에서 강조하고 있는 사안은 다음의 네 가지다. ① 내담자 문제와 관련하여 경험적으로 효과성이 인정되고 있는 개입방법을 선택하고 있는가?, ② 이러한 개입에 임상가는 전문성을 가지고 있는가?, ③ 환자가 이 방법을 선호하고 동의하는가?, ④ 치료가 진행되고 있는 환경이나 기관에서 이 개입을 허용하고 있으며 개입에 유리한 환경을 제공하는가?이다. 전술한 요인들을 고려한 후 최선의 치료법을 선택, 이로 내담자를 치료하는 것이 바로 근거에 기반한 임상활동이라는 말이며, EBP의 수행은 지난 몇십 년간 임상가들에게 강력히 요구되고 있다. EBP의 개념은 [그림 57-1]에 요약되어 있다.

임상현장에서의 EBP의 강조는 아동임상심리를 포함 임상심리 관련 학회들의 홈페이지나 학술대회, 워크숍 내용에서 쉽게 확인할 수 있다. 예를 들면, APA에서 임상 분과들에 속하는 12분과 Society of Clinical Psychology(임상심리), 53분과 Society of Clinical Child and Adolescent Psychology(임상아동·청소년심리), 54분과 Society of Pediatric Psychology(소아심리)의 홈페이지들은 각각 EBP를 위한 별도의 공간을 마련하여 여기에 장애별, 문제 양상별 EBP 목록을 제공하고 있다. 목록을 얼마나 자세히 제시하는가는 분과마다 차이가 있으나 대체로 4~5개로 근거의 수준을 마련하여 이에 해당하는 치료법들을 제시하고 있다.

표 57-2 DSM-IV-TR(APA, 2000)의 '유아기, 아동기, 청소년기에 보통 처음으로 진단되는 장애들'의 DSM-5(APA, 2013)에서의 배치 현황

신경발달장애neurodevelopmental disorders
- 지적장애intellectual disabilities
- 의사소통장애communication disorders
- 자폐스펙트럼장애autism-spectrum disorder
- 주의력결핍 과잉행동장애attention-deficit/hyperactivity disorder, ADHD
- 특정학습장애specific learning disorder
- 운동장애motor disorder
- 기타신경발달장애other neurodevelopmental disorders

불안장애anxiety Disorders
- 분리불안장애separation anxiety disorder
- 선택적 함구증selective mutism

외상 및 스트레스 관련 장애trauma-& stressor-related disorders
- 반응성 애착장애reactive attachment disorder
- 탈억제성 사회적 유대감장애disinhibited social engagement disorder

급식 및 섭식 장애feeding & eating disorders
- 이식증pica
- 되새김장애rumination disorder
- 회피적/제한적 음식섭취장애avoidant/Restrictive food intake disorder

배설장애elimination disorders
- 유뇨증enuresis
- 유분증encopresis

파괴적, 충동조절 및 품행장애disruptive, impulse-control, and conduct disorders
- 적대적 반항장애oppositional defiant disorder
- 품행장애conduct disorder

대표적으로 APA 53분과인 임상아동·청소년심리분과는 '효과가 잘 정립된works well; well-established' '효과가 있는works; probably efficacious' '효과가 있을 수 있는might work, possibly efficacious' '실험적 수준의unknown/untested; experimental' '검증했으나 효과가 없는does not work; tested but did not work'의 5단계로 효과의 수준을 세분화하여 임상현장에서 시도되는 여러 치료적 접근들의 특정 장애 치료에 주는 효과 정보를 제공하고 있다. 이 외에도 치료적 접근에 대한 소개, 관련 논문/저서 출처, 매뉴얼 등 치료 관련한 다양한 자료를 제공하고 있어 근거 기반 치료의 확산에 기여하고 있다. 보다 최근에는 근거 기반 치료에 관한 정보와 더불어 근거 기반 평가에 관한 정보도 제공하고 있어 임상현장에서의 EBT 실현을 가속화시키고 있으며, 효과를 정의하는 보다 강

력한 기준을 채택하고(Tolin, McKay, Forman, Klonsky, & Thombs, 2015) 임상현장에서 활발히 논의되는 횡진단적/횡이론적 접근(trans-diagnostic trans-theoretical approach; 예: Barlow, Allen, & Choate, 2016)을 치료목록 구성에 일부 반영함으로써 임상가들의 근거 기반 치료 사용에 대한 당위성을 더욱 높이고 있다.

임상현장의 분위기가 근거 기반한 임상활동을 강조하고 있는 추세이니만큼 교육과 훈련도 이를 무시할 수 없는 분위기다. 아동임상심리 영역도 사정은 마찬가지다. 이에 국내외 아동임상심리 관련 학과와 대학원 프로그램, 학회나 전문가 양성 사설 프로그램들은 교육과 훈련에 근거 기반 치료나 개입들을 포함시키려 노력하고 있다. 아동임상심리 영역에서 경험적 근거를 가졌다 인정되는 치료적 접근들의 예는 〈표 57-3〉에 제시되어 있다. 이는 미국 APA 임상아동·청소년심리인 53분과에서 문헌 고찰에 근거하여 완성한 목록이다. 하지만 이는 아동임상심리를 다루는 국내 교육양성기관이나 학회에서도 중요하게 교육, 훈련시키는 치료들이다.

〈표 57-3〉에서 볼 수 있듯, 아동, 청소년 임상적 문제에 유용한 치료들에는 응용행동분석이나 행동치료와 같은 제1세대 인지행동치료라 불리는 행동치료 계열, 인지치료, 인지행동치료와 같은 제2세대 인지행동치료라 불리는 인지행동치료 계열, 변증법적 행동치료와 같은 제3세대 인지행동치료가 포함되어 있으며, 부족한 아동·청소년의 기술을 보강해 주기 위한 인지행동치료 계열의 기술 훈련

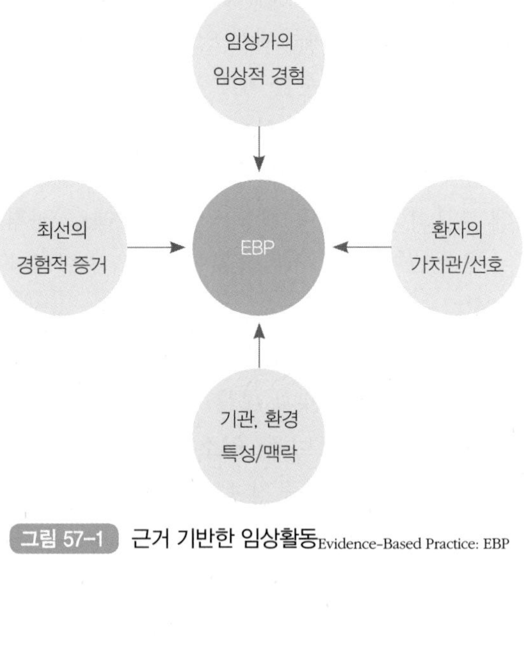

그림 57-1 근거 기반한 임상활동Evidence-Based Practice: EBP

(예: 관리 기술 훈련)도 포함되어 있다. 이 외에도 가족치료, 대인관계 심리치료, 동기강화 면담motivational interviewing도 아동, 청소년 치료에 있어 근거가 인정된 치료로 인정받고 있다. 단, 이 목록은 포괄적 목록이 아님을 명심해야 할 것이며 국내 사정을 충분히 반영한 목록 또한 아님을 명심해야 할 것이다. 또한 목록에 제시된 치료들이 아동, 청소년 문제 모두에 효과적인 것이 아니며, 행동장애와 심리장애 모두에 동등하게 효과를 발휘하는 것도 아님을 인지하길 바란다. 더욱이 국내 아동 전문 심리치료 인력이 다양한 학과, 교과, 이론적 향성을 표방한 학술 단체, 훈련프로그램들에서 배출되고 있는 상황을 고려하여(예: 임상심리, 상담심리, 발달심리, 교육심리, 학교심리, 상담학, 아동학, 아동가족학, 사회복지, 매체 관련 학과, 특수교육학 등) 정신분석이나 아동중심 놀이치료를 포함하여 보다 다양한 치료적 접근들에 대한 효과성 검증이 시도될 필요가 있으며, 이들 결과에 기초하여 아동, 청소년 EBP 목록을 완성하는 노력이 이루어져야 할 것이다.

표 57-3 APA 아동임상심리 영역인 53분과에서 작성한 근거 기반 치료 목록

- 응용 행동 분석applied behavior analysis
- 행동치료behavior therapy
- 인지행동치료cognitive behavioral therapy
- 인지치료cognitive therapy
- 가족치료family therapy
- 변증법적 행동치료dialectical behavior therapy
- 대인관계 심리치료interpersonal psychotherapy
- 동기강화 면담motivational interviewing
- 관리 기술 훈련organizational skills training

출처: https://effectivechildtherapy.org/therapies/에서 발췌(2023).

아동임상심리사의 주요 활동과 활동 윤리

1. 아동임상심리사의 주요 활동 영역

아동임상심리사는 아동 및 청소년의 심리적, 사회적, 행동적 문제를 평가하고 치료하는 일을 담당하는 임상가 혹은 전문가들이다. 앞서도 간단히 소개했지만 주요 전문성 영역은 아동과 청소년이 경험하는 다양한 문제(심리적·행동적·발달적·학업적·가족적·또래관계적·건강 및 신체

적 문제를 망라하는)의 평가, 치료, 예방이며, 아동임상심리사는 임상가로서 이러한 활동의 수행이 요구된다. 직접적인 임상활동 외에도 아동임상심리사는 교육훈련, 자문, 연구, 사회활동advocacy activity에도 참여한다. 아동임상심리사의 주요한 활동인 평가, 개입(치료적 그리고 예방적 개입), 교육 및 임상훈련, 자문, 연구, 사회활동에서의 역할을 자세히 살펴보도록 하자.

1) 평가

아동과 청소년에 대한 평가는 성인의 평가와 몇 가지 측면에서 차이가 있다. 첫째, 아동, 청소년의 경우 스스로 임상현장에 오는 경우가 드물고, 자기보고 능력에서의 한계, 의뢰 상황이나 의뢰 배경에 대한 이해 부족, 자발적 동기의 부족 등으로 때로는 보고의 신뢰성과 타당성이 의심되기도 한다. 둘째, 아동, 청소년 문제에 있어서는 맥락의 문제나 맥락의 영향을 고려하지 않을 수 없고 따라서 문제의 개선을 위해 맥락에 대한 개입이 필수적으로 요구된다는 사실이다. 셋째, 아동, 청소년의 문제는 가면을 쓴 형태로 나타나거나 표현된 증상이 성인과 다를 수 있기 때문에 보다 면밀한 평가가 필요하다는 특징이 있다.

보고의 한계, 자발성의 부족, 의뢰문제에 대한 이해 부족 등은 아동, 청소년만을 대상으로 한 평가가 한계를 드러낼 수 있음을 시사한다. 이에 다양한 보고자/관찰자를 통한 아동, 청소년의 문제 상황에 대한 이해와 의뢰 경위 파악이 필요하다. 특히 의뢰자가 어떤 이유로 의뢰를 하게 되었는지 면밀히 평가할 필요가 있는데, 이런 정보는 평가 전략을 세우고 개입의 방향성을 설정하는 데 특히 유용하다. 단, 보고의 한계나 자발성 및 이해 부족을 들어 아동이나 청소년에게 직접 질문하는 것을 피하는 형태는 아동, 청소년 평가자가 경계해야 할 행동 혹은 태도이다.

아동이나 청소년의 문제에 있어 맥락은 떼려야 뗄 수 없는 관계이다. 여러분은 특정 맥락에서만 문제를 보이고 다른 맥락에서는 문제를 보이지 않는 아동을 본 적이 있을 것이다. 이는 그 특정 맥락이 아동의 문제를 만드는 데 유의하게 기여했을 가능성을 시사한다. 이 장 서두에서 아동 행동과 더불어 맥락 파악의 중요성을 피력한 Weisz와 Weiss(1991)의 입장과 아동, 부모, 환경 사이의 상호 호혜적인/양방향적 영향 관계를 강조한 거래적 상호작용모형transactional model을 소개했던 것을 여러분은 기억할 것이다. 아동, 청소년의 문제는 아동, 청소년만으로 기인한 것이 아니다. 특히 독립성이나 자립성이 부족한 미성년자들은 자의든 타의든 여전히 주변 성인의 영향력 하에 있다. 이에 아동, 청소년 문제 파악에 있어서 주변 맥락에 대한 평가도 함께 수행되어야 하고, 아동, 청소년의 보고를 통한 맥락 평가뿐 아니라 평가자의 중립적 입장에서의 맥락 평가 또한 필요하다. 이런 평가는 아동 문제에 맥락이 정말 관여했는지 판단하는 데 중요한 근거 자료가 될 것이다.

맥락의 평가는 맥락이 변화할 수 있겠는가?와 같은 맥락의 변화 가능성을 예측하고, 맥락을 변화시키기 위한 개입 전략을 구축하는 데 유용하게 사용될 수 있다. 성인의 경우, 치료를 통해 야기된 긍정적 변화는 비교적 오랜 기간 지속될 수 있으며, 어떤 경우는 영구적으로 지속될 수도 있다. 하지만 아동, 청소년의 경우는 치료를 통해 증상이 호전되더라도 원래의 맥락, 즉 가정이나 학교로 되돌아가게 되면 문제가 재발하는 경우가 흔하다. 특히 개입 시 맥락의 변화를 함께 도모하지 않았다면 더욱 그러하다. 물론 아동, 청소년의 변화가 도미노처럼 효과를 내는 경우도 있지만 치료적 이득을 유지하기 위해서는 그리고 문제의 조속한 해결을 위해서는 맥락의 변화를 동반시킬 필요가 있다. 이에 맥락을 평가하고 긍정적 변화를 야기하려는 노력은 필수불가결하다.

부모-자녀 간 관계 맥락을 파악하기 위해 아동임상심리사는 관찰자 보고, 자기 보고, 자연적 상황에서의 행동 관찰, 구조화된 상황에서의 행동 관찰, 관찰하고자 하는 행동이 촉발될 수 있는 상황을 만들어 관련 행동을 관찰하는 유사관찰observation in analogue situation 등을 고려해 볼 필요가 있다. 가족 전체가 아동에게 영향을 미칠 가능성이 제기된다면 관찰 대상의 수는 확대된다. 한편, 부모나 교사와 같은 아동, 청소년에게 있어 특히 중요한 맥락을 개별적으로 평가할 필요가 제기되기도 한다. 아동의 문제 파악을 위해 부모의 기질, 양육 행동, 양육 스트레스, 성격을 평가하는 것이 그것인데, 이는 아동임상평가 장면에서 흔히 있는 일이다.

아동, 청소년의 문제는 가면을 쓴 형태로 나타나거나 표현된 증상이 성인의 그것과 다를 수 있기 때문에 보다 면밀한 평가가 필요하다. 아동, 청소년의 증상 표출은 성인의 그것과 다를 수 있고, 즉 장애 증상이 전형적 모습을 띠지 않을 수 있고, 신체화나 해리의 특징을 띠는, 즉 증상을 억압하는 특성을 띠는 경우도 있다. 또한 아동, 청소년의 문제는 다양한 원천으로부터 기인될 가능성이 크다. 아동의 주의집중 곤란이 ADHD를 의미하는지, 학습장애를 의미하는지, 지적장애를 의미하는지, 우울이나 불안 문제를 의미하는지 결정하기 위해서는 보다 면밀한 평가가 필요하다. 이런 이유로 아동임상심리 전문가들은 아동 문제를 평가할 때는 '종합적인 평가comprehensive evaluation or assessment'가 필요하다고 주장하기도 한다. 즉, 다양한 맥락에서 정보를 수집해야 하며, 다양한 보고자/관찰자를 활용하고, 다양한 종류의 자료 원천을 사용해야 한다고 말이다. 다양한 종류의 자료에는 면담 자료, 행동 관찰 자료, 심리검사 결과, 검진결과서, 학교생활기록부, 성적표와 같은 기존의 기록 자료, 관찰자 보고 등이 포함될 수 있으며, 심리검사도 인지, 지능, 성격, 투사적 정서/성격 상태, 수행 기반 신경심리학적 기능, 적응, 학습성취도, 발달과 같은 다양한 영역을 측정하는 검사를 활용할 수 있다. 물론 이 모두를 다 시행하라는 말은 아니다. 적어도 아동, 청소년의 의뢰 문제에 기반하여 적정한 답을 제공할 수 있는 평가 전략을 짜는 것은 중요하다는 말이다. 특히 변별 진단과 공존 진단을 위한 평가적 전략을 짜는 일은 아동임상심리사가 평가에서 중요하게 고려해야 할 사안이다.

2) 개입

아동임상심리사의 가장 중요한 활동 중 하나는 개입이다. 앞서 설명한 평가도 엄밀히 말하면 개입을 위한 과정이며, 개입을 위한 중요한 초반 작업 혹은 준비 작업이라 말할 수 있다. 적정한 개입을 위해 평가과정은 그것이 크건 작건 반드시 필요하다.

아동임상심리사의 업무 활동에서 개입은 주로 치료적 개입을 의미한다. 하지만 예방적 개입도 무시해서는 안 된다. 최근의 의료나 임상, 교육 영역의 추세는 '문제가 발생하기 전에 발생을 막아 보자'는 주의이다. 특히 자살이나 자해, 집단따돌림(왕따), 폭력과 같은 문제는 문제의 발생을 사전에 막는 일이 무엇보다 중요하다. 또한 스마트폰 중독이나 게임 중독, SNS 중독은 아동, 청소년의 심리치료 의뢰 사유에서 손꼽히는 이유로 부상하고 있으며, 학업적, 정서적, 관계적, 행동적, 신체적으로 많은 부작용을 낳고 있다. 특히 청소년 자녀와 부모 간 관계 악화에 큰 기여를 하는 것으로 보고되고 있어 이러한 문제의 사전 예방은 아동임상심리 영역에서 중요한 이슈로 떠오르고 있다.

예방적 개입에 있어 조기 탐지는 중요하다. 물론 예방도 종류가 다양하여 1차 예방, 2차 예방으로 종류가 나뉜다. 1차 예방은 보편적 예방universal prevention이라고도 불리며, 대상 선별을 위한 특별한 과정 없이 일반 대중을 대상으로 인식/태도의 변화를 꾀하고, 적응력/대처능력의 향상을 도모한다. 특정 대상을 선별하는 과정이 불필요한 관계로 1차 예방에서는 조기 탐지의 문제가 크게 부각되지 않는다. 반면, 선택적 예방selective prevention이라고 불리는 2차 예방에서는 조기 선별이 관건이 된다. 특정 문제를 발달시킬 위험이 높은 집단을 선별하여 예방 교육과 훈련을 진행하는 것이 2차 예방이기 때문에 적절한 위험 집단의 선별은 아동임상심리사에게 중요한 도전이 된다. 이 경우 아동임상심리사는 유용한 선별도구를 활용하여 위험 집단을 선별할 필요가 있으며, 선별한 대상을 중심으로 적절한 개입을 진행할 필요가 있다. 적절한 평가 도구의 선택 및 적절한 활용, 효과적 개입의 제공이 바로 아동임상심리사가 전문성을 발휘해야 하는 부분이다. 최근에는 근거 기반 평가와 개입에 대한 교육과 훈련이 강화되어 많은 아동임상심리사가 적절한 선별도구를 가지고 평가과정을 진행하고 있으며, 선별된 대상군에 대해 적절한 예방프로그램을 제공하고 있다.

아동임상심리사의 치료활동에 대해서는 앞서 '아동임상심리사의 이론적 향성theoretical orientation 및 훈련 배경'에서 상당히 많은 부분을 소개하였다. 중요하게 고려해야 할 사안은 아동임상심리사가 진행하는 치료가 근거 기반한 임상 활동 혹은 실천Evidence-Based Practice: EBP인가의 문제이다. [그림 57-2]는 EBP의 핵심 과정을 순서로 보여 주고 있다. [그림 57-2]에서 볼 수 있듯, ① 내담자의 호소문제 및 문제의 원인을 가설로 설정하고, ② 이에 대한 증거나 근거를 찾으며, ③ 얻은 자료나 증거를 평가하고, ④ 평가결과를 임상 실천에 활용하며, ⑤ 개입결과를 평가해 보는 것이 EBP 실천의 전체적 흐름도라 말할 수 있다.

근거 기반한 임상 활동 및 실천에 대한 임상계의 관심이 증가하고 있고 이러한 임상활동이 의료, 심리건강 영역에서 보편적 서비스 제공 모델로 자리하고 있어 점점 더 많은 수의 아동임상심리사들이 이러한 체계에서 교육 및 훈련을 받고 있는 실정이다. 이는 비단 국외 선진국의 이야기만은 아닌 국내에도 해당되는 내용이다. 다만 앞서 지

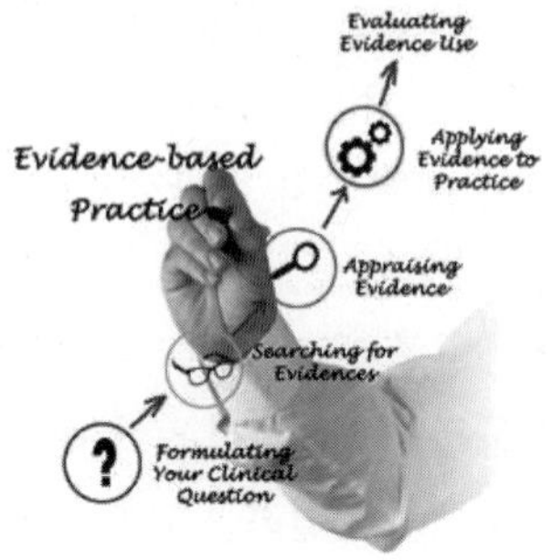

그림 57-2 근거 기반한 임상활동(Evidence-Based Practice: EBP)의 실천과정

출처: APA 54분과인 소아심리분과(https://pedpsych.org/ebp_resources/).

적한 대로 국내에서는 보다 다양한 학문적 영역에서 아동임상심리사들을 배출하고 있어 이론적 향성의 다양성 또한 크다고 말할 수 있다. 〈표 57-3〉에서 소개하고 있는 경험적 근거를 가진 치료에 대한 훈련이 부족한 아동임상심리사들도 현장에서 활약하고 있음을 발견할 수 있다. 또한 아동, 청소년의 심리 · 사회 · 행동 문제 치료에 정신분석에 기반한 놀이치료나 아동 중심 놀이치료, 다양한 형태로 진행되는 매체치료를 활용하는 경우도 빈번하다. 아동임상심리사들의 활동이 EBP의 기본 철학을 구현하는 임상개입이 되기 위해서는 국내 임상 사회의 변화가 함께 동반되어야 한다. 대표적으로 연구가 부족한 치료들에 대한 효과성 검증 연구들이 다수 진행될 필요가 있겠으며, 특히 국내 아동, 청소년 집단을 대상으로 한 치료 효과 연구가 진행될 필요가 있겠다. 또한 축적된 효과성 연구결과들을 기초로 하여 근거 기반 치료 목록을 작성하고 이를 학회원과 전문가들에게 적극 홍보 · 보급하는 학회 차원의 노력도 촉구된다.

3) 교육 및 임상 훈련

이 장 서두에서 아동임상심리사란 어떤 사람들인가를 설명했다. 그러면서 아동임상심리사는 임상가이기 때문에 평가와 치료와 같은 전문적 임상 실천에 능해야 하며, 발달 도상에 있는 사람들을 상대로 하기 때문에 인간 다방면의 발달 특성에 대한 이해와 성인과는 구별되는 정상 대비 이상abnormality에 대한 개념 정립이 필요하다고 역설하였다. 또한 병리의 발달에 있어서도 다양한 변인들의 상호작용, 특히 맥락과 개인의 상호작용을 이해하고 있어야 하며, 발달궤적을 변화시키는 중요한 개인적 요인이나 경험, 맥락의 영향을 이해하고 있어야 한다고 주장하였다. 후자를 좀 더 구체적으로 설명하면 개인을 안 좋은 발달궤적으로 가게 만드는 위험요인은 무엇인지, 그리고 역경 속에서도 개인을 적응시키고 성장시키는 탄력성요인은 무엇인지를 이해하고 있어야 한다고 주장하였다. 이에 후학을 양성하는 아동임상심리 전문가들은 이러한 영역들에 대한 이해를 높이는 학제를 구성, 교육을 실시할 필요가 있다.

Roberts와 동료들(1998)은 아동임상심리사나 소아심리사들을 위한 양성 모델training model을 제시하였는데, 이 모델에서는 아동임상심리사의 교육, 훈련을 위해 〈표 57-4〉에 제시된 주제들을 전달하는 교과목의 편성이나 프로그램의 구성을 권고한다.

〈표 57-4〉에서 볼 수 있듯, 아동임상심리사의 교육과 훈련은 ① 생애발달과 발달정신병리에 대한 기초 교육을 강조하고 있고, ② 실질적인 임상 기술인 평가(아동, 청소년 그리고 맥락인 가족에 대한 평가), 개입(예방, 개입 전략, 건강 증진, 가족 지지, 자문 능력 및 현장경험, 서비스 전달체

표 57-4 Roberts와 동료들(1998)이 제시한 아동임상심리사를 위한 교육훈련 편제

교육/훈련 영역	영문명
생애발달 심리학	life span developmental psychology
생애발달 정신병리학	life span developmental psychopathology
아동 · 청소년 · 가족 평가방법	child, adolescent, and family assessment methods
개입 전략	intervention strategies
연구방법과 체계적 평가	research methods & systems evaluation
아동 · 청소년 · 가족과 관련한 전문가적 · 윤리적 · 법적 쟁점	professional, ethical, and legal issues pertaining to children, adolescents, and families
다양성 이슈	issues of diversity
다학제 · 서비스 전달 체계의 역할	the role of multiple disciplines and service delivery systems
예방 · 가족 지지 · 건강 증진	prevention, family support, and health promotion
아동 · 청소년 · 가족에 영향을 미치는 사회적 쟁점들	social issues affecting children, adolescents, and families
평가 · 개입 · 자문의 현장 경험	specialized applied experiences in assessment, intervention, and consultation

계 및 다학제적 서비스의 이해) 능력의 향상을 도모하고 있으며, ③ 전문가 성장을 위한 다방면의 쟁점 이해(전문가적, 윤리적, 법적, 사회적, 다양성 이슈에 대한 이해) 활동을 포함하고 있다. 또한 과학자–임상가 활동 혹은 과학에 기반을 둔 임상활동의 내용을 전달하기 위해 연구 능력 강화에도 가치를 두고 있다. Roberts 등(1998)은 이러한 영역에서의 교육과 훈련이 강의 중심의 교과학습, 실제와 연구를 통한 관찰, 지도 감독하에서의 서비스 전달 등의 방법을 통해 진행되어야 한다고 주장했다. 아동임상심리사들은 이러한 경험들을 대학원 과정, 인턴십, 박사후 과정에서 습득하고 있다.

4) 자문

자문은 아동임상심리사들이나 의학세팅 등에서 일하는 소아심리사들에게 특히나 중요하게 고려되는 혹은 요구되는 활동이다. 자문consultation이란 환자나 내담자에게 치료나 개입을 직접적으로 제공하고 있지는 않으나 피자문가consultee 혹은 의뢰자referrer라는 제삼자를 통해 간접적으로 제공하는 서비스 제공 형태를 말한다. 아동임상심리 영역에서 자문은 부모, 소아과 의사, 의료진, 학교체계, 복지기관, 청소년 재판소, 그 외 건강이나 서비스 제공기관 등을 대상으로 이루어지고 있다. 자문의 주제는 보통 정신병리, 정신–신체, 발달적, 교육적, 적응적 문제와 양육, 돌봄 등 매우 다양하다. 병원이나 외래 세팅에서 일하는 소아심리사들의 경우에는 의사들에게 자문을 제공하는 경우가 많다.

자문의 방식을 설명하는 모델로 독립적 기능 모델, 간접적 자문 모델, 협력적인 팀 모델이 있다(Drotar, 1995). 독립적 기능 모델에서는 아동임상심리사는 외부 전문가(예: 소아과 의사)로부터 환자를 의뢰받아 독립적 진단 행위와 치료 행위를 해 나간다. 두 전문가는 각자 자신의 일을 하나 환자를 보기 전과 후의 정보를 교환하는 방식으로 서로가 서로에게 자문을 제공한다. 이런 방식의 자문에서는 두 전문가가 각자 영역에서 자신의 일을 할 수 있다는 장점이 있으나, 반면에 제한된 접촉으로 종합적이고 체계적인 자문이 취해지지 못한다는 단점이 있다.

반면, 간접적 자문 모델에서는 의뢰자, 예를 들면 소아과 의사가 환자 관리에 있어 총책임을 맡는다. 아동임상심리사는 환자와 제한된 접촉만을 하고 소아과 의사가 건네준 정보만을 기초로 치료에 대한 자문을 제공하는 식의 간접적 기여를 한다. 전화로 혹은 복도에서 간단한 대화를 통해 자문을 제공하는 경우, 세미나, 학술회의, 워크숍에서의 강의를 통해 혹은 질의응답을 통해 자문을 제공하는 경우가 간접적 자문 모델에 입각한 자문의 예이다. 또한 아동임상심리사가 특정한 지침을 만들어 소아과 의사에게 전달해 주고 이를 기초로 소아과 의사가 개입을 진행하는 경우도 간접적 자문의 예라 할 수 있다.

마지막으로 협력적인 팀 모델이 있다. 이 모델에서는 소아과 의사, 아동임상심리사, 간호사, 그 외 인력들이 함께 일하고 책임과 의사결정을 공유한다. '공동사례관리'라 불리는 과정이 바로 이 자문 형태에 속한다. 이 경우 전문가들은 기능적으로 동등하게 환자 치료에 참가한다. 물론 이런 모델이 현실적인 이유나 경제적인 이유로 자주 진행되고 있지는 못하나 교육적, 연구적 장면에서는 꽤나 흔하게 관찰된다. 진정한 전문가들 사이에 협력이 요구되는 상황, 특히 환자 사례가 의학적 문제와 심리적 문제 모두에 걸쳐 있는 상황에서는 우선적으로 고려되어야 할 자문 모델이라 할 수 있다. 신경성 식욕부진증이나 신경성 폭식증, 폭식장애와 같은 섭식장애로 고생하는 청소년의 치료 그리고 암으로 또래문제나 자존감문제, 우울문제를 함께 경험하고 있는 아동의 치료에서 협력적 팀 활동은 환자 치료에 크게 도움이 될 수 있다.

5) 연구

아동임상심리 영역의 대표적인 훈련 모델로는 Boulder Model이라고도 불리는 Scientist-Practitioner Model과 Vail Model이라고도 불리는 Scholar Professional Model 혹은 Scholar Practitioner Model이 있다. 차이는 전자는 과학자이면서 동시에 임상가인 전문 인력 배출에 무게를 두는 반면 후자는 임상가 배출에 좀 더 무게를 둔다. 전자가 두 역할에 동등한 강조를 두는 데 반해 후자는 과학적 지식을 활용하고 소비하는 임상가 배출이라는 목표를 표방한다. 전자의 훈련 모델을 채택하고 있는 대학원 과정들은 Ph.D. 학위를 수여하고 있다. 한편, 후자의 훈련 모델을 채택하고 있는 대학원 과정들은 Psy.D. 학위를 수여하고 있다.

두 훈련 모델이 차이를 나타내고는 있으나 두 훈련 모델 모두에서 과학적 연구를 강조한다는 공통점이 발견된다. 차이가 있다면 Boulder Model은 연구도 함께 수행하는 임상가가 목적이고, Vail Model은 주로 연구결과를 소비하고 이에 기초하여 임상활동을 펼치는 임상가가 목적이라는 차이가 있다. 그렇다고 scholar professional이 연구를 수행하지 않는다는 말은 아니다. 연구활동을 펼치는 scholar professional도 있다. 이처럼 과학적 연구는 무시할 수 없는 아동임상심리사의 활동 영역이다

아동임상심리 전문가들이 관심을 가지는 연구 주제는 너무나도 다양하다. 아동·청소년의 발달병리, 임상활동은 모두 이들의 연구 주제가 될 수 있다. 보다 기초적 정보를 제공하는 연구를 진행할 경우도 있고 응용적·임상적 가치가 큰 연구를 진행할 경우도 있다.

6) 아동의 권리와 아동의 정신건강 증진을 위한 옹호활동

아동임상심리사들이 상대적으로 활약을 적게 하는 영역이 있다면, 이는 아마도 사회 옹호나 정책적 로비를 벌이는 일일 것이다. 하지만 이 분야는 아동 건강과 복지의 증진을 위해, 사회에서 전문가 역할을 다하기 위해 그리고 전문가 집단의 사회 참여 기회를 높이기 위해 활동이 절실히 요구되는 영역이다.

최근 심리서비스를 제공하고 있는 인력들이 국가로부터 전문 자격을 인정받기 위해 다양한 활동을 펼치고 있다. 정책 수립가, 공무원, 일반 대중에게 심리서비스 제공의 필요성과 당위성을 알리고자 이들과 접촉하여 소통하는 활동을 벌이기도 하고, 임상심리사의 역할과 전문성에 대한 일반대중의 이해를 높이기 위한 다양한 홍보활동을 펼치기도 한다. 또한 국가 재난의 시기에는 심리치료 제공을 자원하거나 자문가 역할을 자원하며 전문가로서 사회에서 해야 할 역할과 책임을 다하기도 한다. 이러한 임상심리사들의 활동은 고무적이라 할 수 있다. 하지만 할 일은 아직 많이 남아 있다. 특히 아동, 청소년 그리고 이들의 가족에게 임상서비스를 제공하는 전문 임상 인력으로서의 직업 정체성을 사회에 확고히 심어야 하는 중대한 과제가 남아 있다.

2. 소아정신의학과 맥락에서의 아동임상심리사와 소아정신과 의사 간 협업

바로 앞서 아동임상심리사의 주요 활동들을 소개하였다. 특히 평가, 개입, 자문의 역할로 특징짓는 아동임상심리사의 임상 활동은 병원 세팅, 특히 소아정신의학과 세팅에서 소아정신과 의사와의 협업을 통해 아동·청소년 내담자의 최선의 이익이라는 결과물을 창출할 수 있다. 정신과 의사와 임상심리사 간의 협업collaboration은 아주 오래 전부터 그 중요성이 인지된 바 있다. 대표적으로 Butler(1967)는 내담자 정신건강의 증진이라는 목표하에 정신과학과와 임상심리학과를 포함한 여러 관련 전문 분야가 '의뢰referral'라는 방식으로 협업을 이룰 것을 강조한 바 있다. 특히 Butler는 각 직종이 다음의 책임들을 내담자(환자)에게 질 것을 요구하고 있는데, 윤리적 책임, 행정적 책임, 법적 책임이 그것이다. Butler는 주로 의사가 중심이 된 행정체계에서 윤리적·법적 행동 수칙의 준수를 기본으로 하여 내담자(환자) 치료를 진행할 것을 주장하였다.

소아정신의학과 세팅에서 정신과 의사와 임상심리사의 협업은 '자문'의 형태를 통해, 혹은 위의 Butler의 용어를 사용하면 '의뢰'의 과정을 통해 진행되곤 한다. 앞서의 '자문' 활동 설명에서 소개했듯, 두 직종 간 협업은 독립적 기능 모델, 간접적 자문 모델, 협력적인 팀 모델을 통해 진행될 수 있다. 이 중 국내 소아정신의학과 현장에서 흔하게 관찰할 수 있는 협력은 협력적 팀 모델과 독립적 기능 모델에 근거한 협력이다. 말하자면 소아정신과 의사가 아동치료의 책임자가 되어 내담 아동의 치료에 도움이 될 만한 심리적 측면의 평가와 치료를 아동임상심리사에게 의뢰를 주고 그 결과를 협력적 치료 팀 안에서 논의하고 활용하는 그런 종류의 협력이나 아니면 소아정신과 의사와 아동임상심리사가 각자 전문성 영역에서 치료를 진행하고 필요에 따라 서로에게 필요한 정보를 교류하는 그런 종류의 협력이 주를 이룬다 하겠다.

소아정신과 의사와 아동임상심리사의 협업은 아동심리치료라는 맥락에서 두 직업군 모두에게 특별한 도움이 될 수 있다. 먼저, 약물 치료는 많은 중증 심리문제를 가진 아동, 청소년의 증상이나 의학적 소인과 심리적 소인을 모두 가진 아동, 청소년의 문제 증상을 다루는 데 있어서 아동임상심리치료사에게 도움을 준다. 항우울제, 항불안제의 효능과 암페타민 계열 흥분제 약물의 효능은 우울, 불안, ADHD 문제를 가진 아동, 청소년의 증상 경감에 도움이 되며, 따라서 심리치료가 효과를 내게 되는 데 혹은 심리치료의 효과가 증폭되는 데 특별한 기여를 할 수 있다. 반대로 소아정신과 의사 또한 아동심리치료사의 임상활동으

로부터 특별한 도움을 얻을 수 있다. 대표적으로 심리, 행동, 발달, 적응 측면의 종합적인 평가결과나 아동, 청소년을 둘러싼 가족 포함 주변 맥락의 역할에 대한 평가결과는 소아정신과 의사가 아동, 청소년의 약물치료를 포함하여 다양한 치료를 기획하고 유지하는 데 도움이 될 수 있다. 또한 아동의 소아 정신과적 특성으로 파생된 문제 혹은 이의 원인이나 지속요인이 되는 문제를 다루어 주는 아동임상심리사의 심리적·행동적·발달적·맥락적 개입은 소아정신과 의사의 치료를 활성화시키고 효과를 내게 하는 데 주요한 영향을 끼칠 수 있다. 특히 부모교육과 같은 맥락적 개입은 정신과 의사의 업무에 도움을 줄 수 있다.

소아과 병원 세팅에서 소아정신과 의사와 임상심리사의 협력(collaboration 혹은 consultation-liason)이 양 직업군에 주는 이득은 여러 임상학자에 의해 지적되고 있다. Blake 등(Blake, Williams, Giust, & Lagges, 2020)은 양 직업군의 협력이 훈련 배경이 다른 두 직업군에 모두 혜택을 주고 있다고 설명하고 있다. 임상심리사들은 정신과 의사들의 약물 관리, 의학진단(diagnotics; 예: 영상 이미지 테크닉, 실험실 검사), 복잡한 증상(예: 긴장증catatonia, 섬망delirium)에 대한 지식, 의학적 전문 용어에 대한 이해로부터 이득을 얻을 수 있는 데 반해, 정신과 의사들은 임상심리사들의 심리평가에 대한 지식, 연구와 심리치료와 관련한 엄격한 훈련 배경으로부터 뭔가를 배울 수 있다고 지적하고 있다. 그리고 이러한 각각의 강점은 임상심리사와 정신과 의사가 함께 일하게 되었을 때 환자에 대한 협력적 사례개념화와 치료 계획을 만들어 결과적으로 환자에게 보다 많은 치료적 혜택으로 돌아가게 된다.

두 직업군이 아동·청소년 환자에게 시너지 효과를 내기 위해서는 효과적 협력을 가능하게 하는 환경 조성과 각 전문 영역 내 노력이 필요하다. 소아정신과 의사와 아동임상심리사 간 의사소통을 최대로 만들어 내는 환경적·전문가적 노력 그리고 각 직업군 간 역할과 책임 범위를 명확히 하는 노력 등이 필수적으로 요구된다. 이러한 노력은 앞서 열거한 이점에 더해 각 영역 수련생들(예: psychology & psychiatric interns & residents)의 직업 훈련에도 도움이 될 것으로 보이는데, 구체적으로 이러한 협력은 각 전문 영역 수련생의 훈련 영역 확장 및 미래의 상호 의뢰referral 촉진에 기여할 것으로 보인다.

3. 아동임상심리사의 활동 윤리

미국 심리학회는 Ethical Principles of Psychologists and Code of Conduct(APA, 2002, 2010, 2016, effective on 2017)를 통해 임상심리사들이 전문 활동을 수행하는 과정에서 기준으로 삼아야 할 윤리 원칙들을 제시하고 있다. 총 다섯 가지 원칙이 여기에 포함되어 있는데, 관련 정보는 〈표 57-5〉에 제시되어 있다. 임상심리사들의 전문 활동은 임상, 연구, 자문, 교육 등 다양하다. 앞서 소개한 아동임상심리사의 활동을 참고하면 된다.

미국심리학회APA에서 강조하는 심리학자들이 기준으로 삼아야 할 다섯 가지 기본 윤리원칙에는 ① 복리의 증진과 무해성의 원칙, ② 신의와 책임의 원칙, ③ 성실성의 원칙, ④ 공정성의 원칙, ⑤ 인간 권리와 존엄에 대한 존중의 원칙이 있다. 이러한 윤리 원칙들의 고수는 아동임상심리사들에게도 요구된다.

국내의 윤리적 원칙도 APA와 크게 다르지 않다. 대표적인 예로 한국임상심리학회의 윤리 규정(https://www.kcp.or.kr/user/sub01_4_2.asp)이 있는데(표 57-5 참조), 이를 자세히 살펴보면 APA 윤리 원칙들과 크게 다르지 않음을 확인할 수 있다. 이들 규정은 임상가의 전반적 활동을 지배하는 기본 원칙들이다. 세세의 직업활동(예: 평가, 치료,

표 57-5 한국임상심리학회에서 명시한 심리학자의 기본적 책무와 미국심리학회에서 명시한 기본 윤리 원칙(APA, 2016)

제9조 심리학자의 기본적 책무 1) 심리학자는 인간의 정신 및 신체건강의 향상을 위해 노력하여야 한다. (복리의 증진, beneficence) 2)심리학자는 개인과 사회의 발전을 위해 노력하여야 한다. (복리 증진, 책임의 원칙) 3) 심리학자는 학문연구, 교육, 평가 및 치료의 제 분야에서 정확하고, 정직하며, 진실되게 업무를 수행하여야 한다. (성실성의 원칙, integrity) 4)심리학자는 자신의 업무가 사회와 인류에 영향을 미칠 수 있음을 자각하여, 신뢰를 바탕으로 전문가로서의 책임을 다 한다. (신의와 책임의 원칙, fidelity & responsibility) 5) 심리학자는 심리학적 연구결과와 서비스가 필요한 모든 사람에게 공정하게 제공될 수 있도록 최선의 노력을 기울여야 한다. (공정성의 원칙, justice) 6) 심리학자는 인간의 가치와 존엄성을 존중하며, 아울러 사생활을 침해받지 않을 개인의 권리와 자기결정권을 존중한다. (인간 권리와 존엄에 대한 존중의 원칙, respect for people's rights and dignity)

출처: https://www.kcp.or.kr/user/sub01_4_2.asp에서 발췌(2023).

교육 및 훈련, 연구 및 발표, 자료 보관 및 비용 청구 등)에서 임상가가 취해야 할 구체적인 행동 강령은 APA의 Ethical Principles of Psychologists and Code of Conduct와 한국임상심리학회의 윤리 규정 본문을 참조하면 된다.

전문가 활동을 수행하는 과정에서 아동임상심리사들은 여러 윤리 원칙이 충돌하는 상황을 경험할 수 있고, 이 상황에서 어떤 행동을 취할지 크게 고민할 수 있다. 이와 같은 상황을 우리는 '윤리적 딜레마' 상황이라 부른다. 윤리적 딜레마 상황에서 서로 충돌하는 윤리적 원칙들을 찾아내는 작업은 중요하다. 그리고 상충하는 원칙들 중 어떤 원칙에 우선순위를 두어야 할지 결정하는 작업도 필요하다. '윤리적 의사 결정'이라 부르는 이 과정에서 아동임상심리사들은 여러 단계를 거친다. 임상가의 윤리문제를 연구하는 학자들은 임상 전문가나 정신건강 전문가가 윤리적 딜레마 상황에서 보다 합리적 의사결정을 할 것을 촉구하고 있으며, 그러기 위해 몇 가지 단계를 거칠 것을 권고한다. Riggin과 Lack(2018)이 제안하는 윤리적 의사결정 단계를 소개하면 〈표 57-6〉과 같다.

표 57-6 **윤리적 의사결정 단계(Riggin & Lack, 2018)**

1) 관찰하기
- 윤리적 결정이 필요한 상황이 발생하고 있는지 예의 주시하고 인지하기
- 사건의 어떤 특성이 윤리적 의사결정을 요하는지 정의하기
- 누가 의사결정의 책임이 있는지 확인하고, 나에게 책임이 있다면 그 책임 받아들이기
- 관련 강령이나 법 규정 검토하기
- 관련하여 내게 일고 있는 감정적 변화를 인정하고 그 근원 찾기

2) 확인하기
- 이 상황에서 누가 가장 크게, 그리고 누가 그 다음으로 영향을 받을 것인지 확인하기
- 이 상황에 적용 가능한 윤리적 원칙들을 구별해 내기
- 관련이 있는 문화체계(개인, 지역사회, 사회)가 무엇인지 확인하기

3) 자문받기
- 정보를 더 얻기 위해 다양한 자원 활용하기
- 가능한 한 많은 해결책(대안) 브레인스토밍 하기
- 만약 가능하다면 내담자를 의사결정 과정에 포함시키기

4) 무게 재기
- 대안/행동들을 윤리적 원칙들과 연결시키기
- 어떤 윤리적 원칙이 더 중요하게 고려되고 있는지, 법은 어느 원칙에 더 가치를 두는지, 특정 윤리 원칙을 높이기 위해 취할 수 있는 행동은 무엇인지 생각해 보기

5) 행동에 옮기기
- 선택된 해결책을 실행에 옮기기 위한 사전 계획 짜기
- 선택된 해결책 수행하기

6) 평가하고 반성하기
- 전반적 과정 되돌아보기(단점, 성공점, 예상하지 못했던 결과 등)
- 만약 다음에도 이런 상황이 발생한다면 어떻게 달리 행동해 볼 것인지, 무슨 교육이나 훈련을 더 받아 볼 것인지 생각해 보기
- 딜레마 상황 발생을 줄이기 위해 좀 더 큰 규모의 변화나 노력이 필요하다면 이를 위해 노력하기

여러 학자가 윤리적 의사결정을 위한 단계들을 논하고 제안하고 있지만, 이들 과정은 전반적으로 볼 때 유사하다. ① 상황에서 어떤 부분이 윤리적 문제를 제기하는지 혹은 딜레마 상황을 구성하는지 정의하고, ② 관련한 여러 정보나 외부 자문을 받아 다양한 대안들을 생성해 보고, ③ 이들 대안이 어떤 장점과 단점을 가졌는지 평가해 보고, ④ 그 무게 재기에서 가장 낫다고 판단되는 대안을 선택, 이를 실제 수행하고, ⑤ 그 결과를 평가해 보고 다른 가능성 또한 고려해 보는 것이 핵심으로 포함되어 있다. Riggin과 Lack(2018)의 경우는 윤리적 딜레마 상황을 개선하기 위한 다양한 노력을 사전에 혹은 의사결정 이후에 취해 볼 것을 추가적으로 제안하고 있다는 점에서 구별되나, 기술한 다섯 가지 과정을 거친다는 점에서는 다른 윤리적 의사 결정 단계들과 유사하다.

결론 및 요약

이 장에서는 아동임상심리사란 어떤 전문성을 가진 사람들인지, 역사적 · 이론적 · 훈련적 배경은 어떠한지, 다루고 있는 문제는 무엇이며 주로 어떤 활동들을 수행하고 있는지, 어떤 윤리적 원칙을 가지고 직업활동을 하고 있는지 등을 살펴보았다. 고찰을 통해 아동임상심리사가 아동, 청소년의 심리, 사회, 행동, 발달을 포함한 다방면의 문제를 다루는 고도의 훈련된 임상가 집단임을 알 수 있었고, 이들의 주 업무가 평가, 치료, 예방, 연구, 자문에 있음을 이해할 수 있었다. 또한 아동임상심리사는 소아정신의학과 맥락에서 소아정신과 의사들과 긴밀한 협업체계를 구성하여 아동, 청소년의 최선의 이익을 위해 노력하고 있음도 이해할 수 있었다. 아동임상심리는 100년이 좀 넘는 비교적 짧은 역사 속에서도 빠른 성장과 발전을 이루어 왔고, 근거에 기반한 임상활동의 실천, 연구를 통한 과학적

지식의 축적, 전문가 양성을 위한 교과 및 훈련프로그램의 마련, 아동·청소년·가족 권리의 옹호와 재능 기부를 통해 그 발전을 계속 이어 가고, 아니 가속화시키고 있다. 추후의 과제는 아마도 사회 속에서 아동임상심리사로서 고유의 직업적 정체성을 확립하는 것, 아동임상심리 전문성을 대중에서 확실히 인식시키는 것 그리고 서비스 영역을 확산하는 것일 것이다.

참고문헌

Achenbach, T. M. (1974). *Developmental psychopathology.* New York: Ronald Press.

American Psychiatric Association. (2000). *Diagnostic and statistical manual of mental disorders* (4th ed., text revision). Washington, DC: American Psychiatric Press, Inc.

American Psychiatric Association. (2013). *Diagnostic and statistical manual of mental disorders* (5th ed.). Washington, DC: American Psychiatric Press, Inc.

American Psychological Association. (2016). *Ethical principles of psychologists and code of conduct.* Washington, DC: American Psychological Association, Inc.

Barlow, D. H., Allen, L. B., & Choate, M. L. (2016). Toward a unified treatment for emotional disorders-Republished article. *Behavior Therapy, 47,* 266-273.

Blake, H. S., Williams, A. E., Giust, J., & Lagges, A. M. (2020). Collaborating with child psychiatry. In B. D. Carter & K. A. Kullgren (Eds.), *Clinical handbook of psychological consultation in pediatric medical settings* (pp. 101-111). Switzerland: Springer International Publishing.

Butler, V. J. (1967). Collaboration between psychologists and psychiatrists in psychotherapy. *Canadian Psychiatric Association Journal, 12,* 66-69.

Drotar, D. (1995). *Consulting with pediatricians: Psychological perspectives.* New York: Plenum Press.

Kanner, L. (1948). *Child psychiatry.* Springfield, IL: Charles C. Thomas.

Kazdin, A. E. (1994). *Behavior modification in applied settings* (rev. ed.). Homewood, IL: Dorsey Press.

Knopf, I. J. (1979). *Childhood psychopathology.* Englewood Cliffs, NJ: Prentice-Hall.

Morris, R. J., & Kratochwill, T. R. (1998). Historical context of child therapy. In R. J. Morris & T. R. Kratochwill (Eds.), *The practice of child therapy* (pp. 1-4). Needham Heights, MA: Allyn & Bacon.

Riggin, B. M., & Lack, C. W. (2018). Ethical decision-making models across mental health treatment: A review and expansion. *Current Psychiatric Reviews, 14,* 1-7.

Roberts, M. C., Carlson, C. I., Erickson, M. T., Friedman, R. M., La Greca, A. M., Lemanek, K. L., Russ, S. W., Schroeder, C. S., Vargas, L. A., & Wohlford, P. F. (1998). A model for training psychologists to provide services for children and adolescents. *Professional Psychology: Research and Practice, 29,* 293-299.

Sameroff, A. J., & Chandler, M. J. (1975). Reproductive risk and the continuum of caretaking casuality. In F. D. Horowitz, E. M. Hetherington, S. Scarr-Salapatek, & G. M. Siegel (Eds.), *Review of child development research* (pp. 187-244). Chicago: University of Chicago Press.

Tolin, D. F., McKay, D., Forman, E. M., Klonsky, E. D., & Thombs, B. D. (2015). Empirically supported treatment: Recommendations for a new model. *Clinical Psychology: Science and Practice, 22,* 317-338.

Weisz, J. R., & Weiss, B. (1991). Studying the "referability" of child clinical problems. *Journal of Consulting and Clinical Psychology, 59,* 266-273.

제58장

소아정신의학

아동복지

Child Welfare

김형모

개념, 정의 및 역사

1. 개념 및 정의

1) 아동

「아동복지법」[1] 제3조(정의) 제1호에서 "아동이란 18세 미만의 사람을 말한다"라고 정의되어 있다. 이는「유엔 아동의 권리에 관한 협약United Nations Convention on the Rights of the Child, UNCRC」 제1조에서 "아동이라 함은 아동에게 적용되는 법에 의하여 조기에 성인 연령에 달하지 아니하는 한 18세 미만의 모든 사람을 말한다"라고 정의되어 있는 것에 근거한 것이다.「아동의 권리에 관한 협약」은 1989년 11월 20일 유엔 총회에서 채택되었으며, 미국을 제외한 유엔 가입(옵서버 포함) 196개국이 전부 비준하였다. 1991년 9월 17일에 국제연합UN에 가입한 우리나라는 같은 해 12월 20일 이 협약을 비준하여 조약당사국이 되었다.

2) 아동복지

「아동복지법」 제3조(정의) 제2호에서 "아동복지란 아동이 행복한 삶을 누릴 수 있는 기본적인 여건을 조성하고 조화롭게 성장 · 발달할 수 있도록 하기 위한 경제적 · 사회적 · 정서적 지원을 말한다"라고 정의되어 있다.「아동복지법」 제3조(정의)에서 아동복지의 대상 중 두 가지 대상으로 아동을 정의하고 있다. 첫째, 보호대상아동이란 보호자가 없거나 보호자로부터 이탈된 아동 또는 보호자가 아동을 학대하는 등 그 보호자가 아동을 양육하기에 적당하지 아니하거나 양육할 능력이 없는 아동을 말한다. 둘째, 지원대상아동이란 아동이 조화롭고 건강하게 성장하는 데에 필요한 기초적인 조건이 갖추어지지 아니하여 사회적 · 경제적 · 정서적 지원이 필요한 아동을 말한다. 그리고 보호자란 친권자, 후견인, 아동을 보호 · 양육 · 교육하거나 그러한 의무가 있는 자 또는 업무 · 고용 등의 관계로 사실상 아동을 보호 · 감독하는 자를 말한다.

3) 책무

「아동복지법」 제4조(국가와 지방자치단체의 책무)는 아동복지에 대한 국가와 지방자치단체의 책무를 제시하고 있다. 첫째, 국가와 지방자치단체는 아동의 안전 · 건강 및 복지 증진을 위하여 아동과 그 보호자 및 가정을 지원하기 위한 정책을 수립 · 시행하여야 한다. 둘째, 국가와 지방자치단체는 보호대상아동 및 지원대상아동의 권익을 증진하기 위한 정책을 수립 · 시행하여야 한다. 셋째, 국가와 지방자치단체는 아동이 태어난 가정에서 성장할 수 있도록 지원하고, 아동이 태어난 가정에서 성장할 수 없을 때에는 가정과 유사한 환경에서 성장할 수 있도록 조치하며, 아동을 가정에서 분리하여 보호할 경우에는 신속히 가정으로 복귀할 수 있도록 지원하여야 한다. 넷째, 국가와 지방자치단체는 장애아동의 권익을 보호하기 위하여 필요한 시

1) 법률에 대해서는 법제처의 국가법령정보센터(www.law.go.kr)를 참조.

책을 강구하여야 한다. 다섯째, 국가와 지방자치단체는 아동이 자신 또는 부모의 성별, 연령, 종교, 사회적 신분, 재산, 장애유무, 출생지역 또는 인종 등에 따른 어떠한 종류의 차별도 받지 아니하도록 필요한 시책을 강구하여야 한다. 여섯째, 국가와 지방자치단체는 「아동의 권리에 관한 협약」에서 규정한 아동의 권리 및 복지 증진 등을 위하여 필요한 시책을 수립 · 시행하고, 이에 필요한 교육과 홍보를 하여야 한다. 일곱째, 국가와 지방자치단체는 아동의 보호자가 아동을 행복하고 안전하게 양육하기 위하여 필요한 교육을 지원하여야 한다.

「아동복지법」 제5조(보호자 등의 책무)는 아동복지에 대한 보호자와 모든 국민의 책무를 제시하고 있다. 첫째, 아동의 보호자는 아동을 가정에서 그의 성장 시기에 맞추어 건강하고 안전하게 양육하여야 한다. 둘째, 아동의 보호자는 아동에게 신체적 고통이나 폭언 등의 정신적 고통을 가하여서는 아니 된다. 셋째, 모든 국민은 아동의 권익과 안전을 존중하여야 하며, 아동을 건강하게 양육하여야 한다.

4) 장애아동

장애아동에 대해서는 「장애아동 복지지원법」(약칭: 「장애아동복지법」)이 제정되어 있다. 「장애아동복지법」 제2조(정의) 제1호에서 "장애아동이란 18세 미만의 사람 중 「장애인복지법」 제32조에 따라 등록한 장애인을 말한다. 다만, 6세 미만의 아동으로서 장애가 있다고 보건복지부장관이 별도로 인정한 사람을 포함한다"고 명시되어 있다. 장애인의 정의에 대해서는 「장애인복지법」 제2조(장애인의 정의 등)에서 명시하고 있다. 장애인이란 신체적 · 정신적 장애로 오랫동안 일상생활이나 사회생활에서 상당한 제약을 받는 자를 말한다. 장애의 종류는 크게 두 가지로 구분되는데, 신체적 장애란 주요 외부 신체 기능의 장애, 내부기관의 장애 등을 말하고, 정신적 장애란 발달장애 또는 정신 질환으로 발생하는 장애를 말한다(윤상용 등, 2020).

장애아동 복지지원의 목적은 국가와 지방자치단체가 장애아동의 특별한 복지적 욕구에 적합한 지원을 통합적으로 제공함으로써 장애아동이 안정된 가정생활 속에서 건강하게 성장하고 사회에 활발하게 참여할 수 있도록 하며, 장애아동 가족의 부담을 줄이는 데 이바지하는 것이다. 장애아동 복지지원이란 국가와 지방자치단체가 장애아동의 특별한 복지적 욕구에 따라 의료비지원, 보육지원, 가족지원 및 장애아동의 발달에 필요한 지원 등 다양한 인적 · 물적 자원을 제공하는 것을 말한다.

「장애아동복지법」 제6조(국가와 지방자치단체의 임무)에서 국가와 지방자치단체는 장애아동에게 적절한 복지지원을 제공하기 위하여 다음의 업무를 수행하여야 한다. 첫째, 장애아동과 그 가족을 위한 복지지원대책의 강구, 둘째, 장애아동을 위한 복지지원 사업의 연구 · 개발, 셋째, 장애의 조기발견을 위한 홍보, 넷째, 복지지원 전달체계의 구축, 다섯째, 복지지원 이용권의 수급 및 이용에 대한 관리 · 감독, 여섯째, 그 밖에 장애아동과 그 가족의 복지지원을 위하여 필요하다고 인정하는 사항을 수행하여야 한다.

2. 역사

1) 전통사회와 근대사회의 아동복지

우리나라 전통사회에서 아동복지는 삼국시대부터 고아와 자연재해로 인한 기아, 부모의 보호를 받지 못하고 떠돌아다니는 걸식아동을 대상으로 하여 이루어졌다. 고아는 홀아비, 과부, 독거노인과 함께 네 분류의 빈궁한 백성으로서 구제의 대상이었으며, 국가는 친족이 부양하지 못하는 이러한 고아에 대한 구제를 시행하였다. 조선시대 아동복지의 근거가 된 법전인 「자휼전칙」에 의하면, 10세까지의 고아에 대하여 먹을 것과 입을 것을 한시적으로 제공하는 등 국가의 구제를 규정하였다. 그리고 민간에서도 고아가 노비나 양자로 수양되는 것이 허용되었다. 민간이 고아를 자식이나 노비로 수양할 때에 관청에서는 수양증빙문서를 만들어 주거나 수양인이 가난하여 충분한 양육이 어려운 경우 식량을 보조하였다(아산사회복지재단, 1997). 그러나 전통사회에 오늘날의 시설보호와 같은 체계적인 아동복지의 형태가 존재하지 않았다.

근대적 의미의 아동복지는 조선시대 말에 서구로부터 도입되었다. 수용시설에 의한 아동복지의 방법이 서양 선교사에 의하여 전해진 것이다. 파리외방선교회가 설립한 조선영해회는 1854년에 고아원을 설립하였으며, 1988년에는 종로의 수녀원 부속건물에 고아원을 설립하여 아동을 양육하였다. 그리고 개신교 선교사들에 의한 고아원 설립은 교육사업과 관련되어 있었다. 1886년에 미국북장로교 선교사 언더우드는 고아를 모아 예수학당, 구세학당을 시작하였고, 1892년에 영국성공회 선교사 랜디스는 인천에 고아학원을 설립하였으며, 1923년에 구세군은 서대문 밖에 고아원을 설립하였다(아산사회복지재단, 1997). 서양 선교사에 의하여 처음으로 도입된 시설보호는 이후 우리나라 아동복지 역사에서 수용시설 중심의 아동복지 발전에 큰 영향을 미쳤다.

20세기 초에 일제 강점하의 시대적 상황에서 선각자를 중심으로 아동애호사상이 발전하였다. 방정환은 아동문학가로서뿐만 아니라 아동애호가, 사회운동가로서 활동하였다. 마해송과 강소천은 아동문학가로서 창작동화와 동요를 발표하고, 아동문예 육성과 1957년 대한민국 어린이 헌장을 기초하는 데 기여하였다. 윤석중은 동요 창작과 노래 보급에 기여하였다. 이와 같은 출판, 음악, 문화활동은 현대적 의미의 아동애호사상의 발전에 크게 기여하였다(오정수, 정익중, 2020).

2) 현대사회의 아동복지

1945년 해방 이후 현대사회의 아동복지 변천과정은 사회적 이념과 복지의 특성을 기준으로 사회구호 단계(1945~1960년), 선별주의 아동보호 단계(1961~1979년), 보편주의 아동복지 단계(1980년~현재)로 구분할 수 있다.

(1) 사회구호 단계(1945~1960년)

1945년 해방 이후 1950년 한국전쟁은 수많은 전쟁고아와 기아, 미아의 문제를 발생시켰고, 이러한 사회적 조건과 절대빈곤의 상황에서 아동복지는 응급구호적 차원에서 이루어졌으며, 더욱이 아동복지에 관한 국가의 개입과 입법 근거가 미비하였다. 국가책임에 의한 사회적 보호가 미비한 가운데 많은 민간 외국원조기관이 국내에 들어와 활동하였다. 기독교아동복리회, 양친회, 선명회 등은 대표적인 외원단체로서 외원에 의한 아동복지사업을 전개하였으며, 외원기관이 철수한 이후에도 한국 아동복지사업의 중심에서 전문적 아동복지 지식과 기술의 도입에 기여하였다(이순형, 2013).

한국전쟁 이후 전쟁고아를 수용하기 위해 민간의 독지가와 외국원조기관이 지원하여 설립된 수용시설 중심의 아동복지사업은 1950년대에 급속하게 증가하였고, 1960년에 아동복지시설은 472개로서 전체 사회복지시설 592개의 약 80%에 달하였으며, 최근까지 아동복지의 중심을 차지하고 있다. 따라서 1950년대까지 아동복지는 국가책임의 원칙이나 전문화된 아동복지서비스의 제공을 기할 수 없었으며, 민간자원과 해외원조에 의존하여 빈곤계층과 보호대상 아동을 중심으로 하는 사회구호적인 형태로 운영되었다. 또한 한국전쟁 직후부터 고아의 해외입양이 시작되었으며, 많은 아동이 미국과 유럽의 각국으로 입양되었다(오정수, 정익중, 2020).

(2) 선별주의 아동보호 단계(1961~1979년)

1961년에 「생활보호법」과 「아동복리법」이 제정되어 보호대상 아동복지에 대한 국가책임의 원칙이 처음으로 제도화되었다. 「생활보호법」과 「아동복리법」은 가족책임의 원칙 위에서 가족이 붕괴되거나 부양 능력이 없는 가정이나 아동에 대해서만 국가가 지원하는 선별주의 원칙을 확립하였다. 그리고 이 시기는 국가 주도 경제개발계획의 추진에 의한 산업화가 진행되었고, 선성장 후분배라는 국가 발전의 논리를 따라 아동복지에 대한 재정투자가 경제부문에 비하여 상대적으로 억제되었다. 아동복지시설의 수와 수용아동의 수는 1960년대에도 계속 증가하였지만, 1967년 568개 시설, 수용아동 65,212명을 정점으로 1970년대 이후에는 점차 감소하는 추세를 보였다. 그러나 시설수용보호사업은 여전히 아동복지의 주류를 이루고 있었다.

1970년대 이후 외원단체가 철수하면서 아동복지시설의 운영이 국가의 책임하에 이루어졌으며, 아동복지시설의 운영은 1950년대와 1960년대의 외원 중심의 운영에서 탈피하여 국가 중심의 운영체제로 전환되었다. 1970년대까지 국가개입을 최소화하는 선별주의적 복지정책이 지속되었으나, 외원기관의 철수와 사업축소로 아동복지에 대한 국가개입이 불가피하게 된 환경의 변화는 아동복지의 새로운 정책전환을 가져오는 계기가 되었다. 재정적인 측면에서 1960년대까지 외원이 여전히 아동복지시설 운영재원 구성의 50%를 넘고 있었으나, 1970년대부터 외원단체의 점진적인 철수에 따라 상대적으로 국가재정보조가 증가하기 시작하였다(임성은, 2019).

그리고 입양과 가정위탁보호, 보육서비스의 확대가 정책적으로 장려되었다. 산업화와 경제성장으로 인한 여성취업인구의 증가에 따라 보육시설과 보육서비스가 증가하였다. 국내와 해외 입양사업이 확대되었으나 국내입양의 어려움으로 국내입양 아동의 증가는 정체된 반면, 해외입양

아동은 계속 증가하였다(김유경 등, 2010). 그러나 1970년대 말까지 우리나라 아동복지는 모든 아동을 대상으로 하는 보편주의 단계로 발전하지 못하였고, 보호대상아동을 중심으로 하는 선별주의 원칙에 기초한 잔여적 형태의 아동복지이었다(오정수, 정익중, 2020).

(3) 보편주의 아동복지 단계

① 아동복지 확충기(1981~1999년)

1961년 제정된 「아동복리법」을 개정하여 1981년 제정된 「아동복지법」은 모든 아동을 대상으로 하는 보편주의에 입각한 아동복지의 전문화와 다양화를 지향하였다는 점에서 그 의의를 가지고 있다. 또한 여성경제활동 참가의 확대와 모성취업의 증가에 따른 보육수요의 확대에 의하여 1991년 제정된 「영유아보육법」은 보호대상아동뿐만 아니라 모든 아동의 보육서비스 확대에 기초한 보편주의적 아동복지의 확충을 목표로 하고 있다는 점에서 아동복지 이념의 변화를 보여 주는 입법이었다. 아울러 보호대상아동의 문제해결을 위한 개입으로 가정위탁 시범사업이 이루어지고 결연사업이 확대되어 수용시설 중심의 아동복지로부터 아동복지서비스의 다양화를 지향하였다(오정수, 정익중, 2020).

② 아동복지 발전기(2000년 이후)

아동학대와 아동안전을 중심으로 2000년 개정된 「아동복지법」은 그동안 발전되어 온 다양한 아동복지서비스와 전달체계를 하나의 입법으로 정비하고 체계화하였다(보건복지부, 2015).

21세기에 진입한 최근에는 저출산 경향이 더욱 심화되고, 여성의 노동시장 참여가 확대되어 저출산을 극복하고 일과 자녀양육을 병행할 수 있도록 아동양육을 지원하는 것이 국가적 과제로 대두하여 모든 아동을 대상으로 출산에서 양육에 이르기까지 국가적 차원의 개입과 재정지원의 필요성이 증대하고 있다.

이러한 사회적 환경의 변화와 추세는 아동복지를 더욱 보편주의 원칙에 기초한 제도로 발전시켜 나가고 있으며, 모든 아동에 대한 보편적 보육이 도입되었다. 또한 보호대상아동에 대한 다양한 서비스와 전달체계가 확립되고 있다(류정희, 2021). 2000년에 개정된 「아동복지법」 이후 2012년에 개정된 「아동복지법」까지 가정위탁지원센터, 아동보호전문기관, 실종아동전문기관, 지역아동센터, 드림스타트 등 다양한 아동복지서비스 전달체계가 제도적으로 확립되었다(강지원, 2016).

이러한 변천과정에서 우리나라 아동복지는 시설수용보호, 입양, 영유아보육, 아동결연, 가정위탁, 실종아동보호, 지역사회 아동보호 등의 서비스로 그 형태가 형성되어 왔다(김종우 등, 2015). 이와 함께 과거 아동복지의 주류를 형성하였던 시설수용보호의 중요성은 점차 퇴조하고 가정과 지역사회 중심의 가족지원서비스, 국내입양, 가정위탁, 방과후 보호 등 지역사회 내의 다양한 아동복지서비스의 중요성이 강조되어 왔다(노충래 등, 2007).

또한 사회변동과정에서 아동학대, 장애아동, 학교부적응, 학교폭력과 청소년비행, 컴퓨터와 스마트폰 중독, 미혼모와 아동의 문제, 가정해체와 결손가정의 증가 등 사회문제가 대두하였다. 이에 따라 아동학대 피해아동에 대한 강제보호서비스, 장애아동서비스, 학교사회복지서비스, 방과후 아동보호, 결식아동보호, 지역사회 아동통합서비스 등도 새롭게 부각되고 있는 아동복지의 분야가 되었다(김미숙 등, 2016; 오정수, 정익중, 2020).

아동복지정책

1. 보호대상아동을 위한 가정외보호 시스템

1) 입양

입양의 목적은 보호자가 없거나 보호자로부터 이탈된 아동에게 안정된 가정을 영구적으로 제공하여 신체적·정신적·사회적으로 건강하게 성장할 수 있도록 하는 것이다. 입양은 영구배치 목표에 따른 안정적이고 지속적인 보호가 이루어질 수 있도록 사후관리에 초점을 두는 것이 중요하다(보건복지부, 2022a; 이상정, 2018).

2) 가정위탁보호

가정위탁보호의 목적은 보호대상아동을 보호 및 양육하기를 희망하는 가정에 위탁 양육함으로써 가정적인 분위기에서 건강한 사회인으로 자랄 수 있도록 하는 것이다. 가정위탁보호는 단순한 대체보호를 제공하는 것에 그치는 것이 아니라, 위기개입과 보호, 가족과의 재결합이나 독립을 추구하는 것이 중요하다(보건복지부, 2022a; 이상정, 2018).

3) 공동생활가정(그룹홈)보호

공동생활가정(그룹홈)보호의 목적은 보호대상아동에게 가정과 같은 주거여건과 보호를 제공하는 것이다(보건복지부, 2022a; 이상정, 2018).

4) 아동시설보호

아동시설보호의 목적은 보호대상아동 중 입양, 대리양육, 가정위탁 등 가정보호를 할 수 없는 아동을 시설에 입소시켜 건강한 사회인으로 양육하는 것이다(보건복지부, 2022a).

2. 빈곤가정 아동 지원체계

1) 아동 방과후 돌봄서비스

지역아동센터 등의 운영을 통한 아동 방과후 돌봄서비스의 목적은 부모의 맞벌이, 한부모가족 등으로 방과후 나홀로 방치되어 있는 아동의 비행 · 범죄 노출 예방 및 학습부진을 해소하고, 빈곤가정 아동에게 학습 · 적성교육 · 급식 · 상담 등 종합적 돌봄서비스 제공으로 계층 간 양극화 해소 및 사회통합에 기여하는 것이다(공계순 등, 2020; 정익중 등, 2009).

2) 아동급식 지원

아동급식 지원의 목적은 빈곤, 가족해체, 보호자의 실직이나 가출 등으로 밥을 굶거나 굶을 우려가 있는 아동이 건강하고 행복하게 자라날 수 있도록 지역실정과 아동의 가정환경과 욕구에 맞는 급식을 효율적으로 제공하는 것이다. 아동급식의 법적 근거는 「아동복지법」 제35조(건강한 심신의 보존)의 제2항("국가와 지방자치단체는 아동의 건강 증진과 체력 향상을 위해 다음 각 호의 사항을 지원하여야 한다.") 및 제2항 제3호("급식지원 등을 통한 결식예방 및 영향개선에 관한 사항")이다.

아동급식 지원의 전달체계는 시군구에서 아동급식위원회를 설치 · 운영하고, 아동급식위원회는 급식지원 대상아동 조사 및 선정에 관한 사항, 급식지원방법 및 급식단체 선정에 관한 사항 등을 의결하며, 아동급식위원회 산하에 아동급식지킴이와 급식아동후원회를 운영할 수 있다(공계순 등, 2020; 허남순 등, 2005).

3) 아동결연사업

아동결연사업의 목적은 시설보호아동, 가정위탁보호아동, 지역사회의 빈곤가정 아동 등과 지역사회 이웃과의 결연으로 물질적 · 정서적 지원을 통해 이웃사랑의 사회기풍을 조성하고 불우아동의 건전 육성을 도모하는 것이다. 결연사업은 초록우산 어린이재단, 사회복지공동모금회 등 민간자원 활용을 통해 실시되고 있다(공계순 등, 2020).

3. 아동권리 보장

아동권리 보장 정책의 목적은 아동학대문제에 적극적 · 체계적으로 대처하여 아동학대에 대한 국민의식 제고와 아동의 건전 육성 및 권리증진을 하는 것이다(김미숙, 2016). 아울러 시도와 시군구 단위에서 종합적인 아동권리 보장을 위해 아동친화도시 조성을 위한 정책이 추진되고 있다. 유니세프는 아동친화도시를 18세 미만의 모든 아동이 권리를 충분히 누리면서 살아가는 도시, 아동이 살기 좋은 도시로 정의하고 있으며, 우리나라의 많은 시군구[2]에서 유니세프 아동친화도시 인증을 받았다(박세경, 2014).

아동복지 법률과 전달체계

1. 아동복지 법률

아동복지 법률은 「아동복지법」을 기본으로 하고, 아동복지와 관련된 많은 법률이 제정되고 있다.

2) 2022년 11월 기준 우리나라의 78개 도시(광주광역시, 부산광역시, 세종특별자치시 등 포함)가 아동친화도시 인증을 받았고, 37개 도시가 아동친화도시를 추진하고 있음(childfriendlycities.kr 참조).

표 58-1 아동복지 법률의 구성체계[3](오정수, 정익중, 2020)

구성체계			주요 내용
아동복지 기본법		아동복지법	아동복지에 관한 기본사항
아동복지 관련 법	직접 관련 법	영유아보육법	영유아보육
		한부모가족지원법	한부모가족복지
		입양특례법	입양절차 등
		모자보건법	모자보건
		실종아동보호지원법	실종아동보호
		장애아동복지지원법	장애아동복지
		아동학대처벌법	아동학대 방지
		저출산 · 고령사회기본법	저출산 대책
	간접 관련 법	국민기초생활보장법	빈곤가정 아동, 소년소녀가정 아동 지원
		긴급복지지원법	위기가정 아동 긴급지원
		청소년기본법	청소년복지의 기본사항
		청소년보호법	청소년보호
		사회복지사업법	사회복지사업과 시설운영
		소년원법	비행소년
		보호관찰법	비행청소년 보호관찰
		장애인복지법	장애아동의 복지에 관한 사항

2. 아동복지 전달체계

아동복지정책은 국가와 지방자치단체 그리고 민간단체의 전달체계를 통하여 집행되어 아동과 가족에게 급여와 서비스가 제공된다. 「아동복지법」 제4조(국가와 지방자치단체의 책무)에 의하면, 첫째, 국가와 지방자치단체는 아동의 안전 · 건강 및 복지 증진을 위하여 아동과 그 보호자 및 가정을 지원하기 위한 정책을 수립 · 시행하여야 한다. 둘째, 국가와 지방자치단체는 보호대상아동 및 지원대상아동의 권익을 증진하기 위한 정책을 수립 · 시행하여야 한다. 셋째, 국가와 지방자치단체는 아동이 태어난 가정에서 성장할 수 있도록 지원하고, 아동이 태어난 가정에서 성장할 수 없을 때에는 가정과 유사한 환경에서 성장할 수 있도록 조치하며, 아동을 가정에서 분리하여 보호할 경우에는 신속히 가정으로 복귀할 수 있도록 지원하여야 한다. 넷째, 국가와 지방자치단체는 장애아동의 권익을 보호하기 위하여 필요한 시책을 강구하여야 한다. 다섯째, 국가와 지방자치단체는 아동이 자신 또는 부모의 성별, 연령, 종교, 사회적 신분, 재산, 장애유무, 출생지역 또는 인종 등에 따른 어떠한 종류의 차별도 받지 아니하도록 필요한 시책을 강구하여야 한다. 여섯째, 국가와 지방자치단체는 「아동의 권리에 관한 협약」에서 규정한 아동의 권리 및 복지 증진 등을 위하여 필요한 시책을 수립 · 시행하고, 이에 필요한 교육과 홍보를 하여야 한다. 일곱째, 국가와 지방자치단체는 아동의 보호자가 아동을 행복하고 안전하게 양육하기 위하여 필요한 교육을 지원하여야 한다.

1) 공공조직

아동복지 전달체계에서 공공조직은 첫째, 「아동복지법」 제10조(아동정책조정위원회)에 근거하여 아동의 권리증진과 건강한 출생 및 성장을 위하여 종합적인 아동정책을 수립하고 관계 부처의 의견을 조정하며 그 정책의 이행을 감독하고 평가하기 위하여 국무총리 소속으로 아동정책조정위원회가 있다. 아동정책위원회는 다음의 사항을 심의 · 조정한다. 첫째, 기본계획의 수립에 관한 사항, 둘째, 아동의 권익 및 복지 증진을 위한 기본방향에 관한 사항, 셋째, 아동정책의 개선과 예산지원에 관한 사항, 넷째, 아동 관련 국제조약의 이행 및 평가 · 조정에 관한 사항, 다섯째, 아동정책에 관한 관련 부처 간 협조에 관한 사항, 여섯째, 그 밖에 위원장이 부의하는 사항이다.

아동복지 공공행정은 보건복지부를 중심으로 시도, 시군구, 읍면동의 사회복지 행정체계로 연결된다. 보건복지부에는 인구정책실의 인구아동정책관 산하에 아동복지정책과, 아동권리과, 아동학대대응과가 있다.

3) 법률에 대해서는 법제처의 국가법령정보센터(www.law.go.kr)를 참조.

표 58-2 보건복지부 아동복지 부서와 업무 내용(보건복지부 홈페이지 www.mohw.go.kr)

부서	업무 내용
아동복지정책과	1. 아동복지에 관한 정책 총괄 및 종합계획의 수립·시행 2. 아동복지 관련 법령의 제정·개정에 관한 사항 3. 아동정책조정위원회에 관한 사항 3의2. 아동정책영향평가의 실시에 관한 사항 4. 아동복지서비스 조사·연구·홍보 및 통계에 관한 사항 5. 아동복지 관련 업무의 중앙부처 및 지방자치단체 협의·조정 6. 빈곤아동종합대책의 수립 및 조정 7. 입양특례법령 제정·개정에 관한 사항 8. 국내외 입양 제도개선 및 활성화 종합대책 수립·시행에 관한 사항 8의2. 국내외 입양 실태조사·연구·홍보 및 통계에 관한 사항 8의3. 헤이그국제아동입양협약에 관한 사항 8의4. 입양 기관·단체에 관한 사항 9. 아동 관련 법인 및 단체에 관한 사항 10. 아동권리보장원의 운영 지원에 관한 사항 11. 아동보호 사각지대 발굴 및 아동보호체계(이하 '아동보호체계'라 한다)의 구축 및 운영에 관한 사항 12. 아동보호체계 관련 조직·인력의 확충과 효율적 운용에 관한 사항 13. 아동보호체계 관련 조사, 연구, 통계 및 평가에 관한 사항 14. 아동수당의 운영에 관한 사항 15. 아동의 건강·복지증진 및 인권보호에 관한 사항 16. 아동권리증진, 아동권리 등 아동정책 관련 국제협약 및 국제협력에 관한 사항 17. 어린이날, 어린이주간 등 아동행사에 관한 사항 18. 그 밖에 아동복지 제도 개선에 관한 사항
아동권리과	1. 아동권리 증진에 관한 사업의 기획·총괄 2. 결식아동 급식에 관한 사항 3. 취약계층아동에 대한 맞춤형 통합서비스 제공에 관한 사항 4. 아동복지교사 파견 및 관리에 관한 사항 5. 보호대상아동 가정형 보호 정책의 총괄 및 조정 6. 가정위탁 지원·운영 및 소년소녀가정에 관한 사항 7. 보호대상아동 면접교섭의 지원에 관한 사항 8. 보호대상아동 보호기간 연장 및 지원·관리에 관한 사항 9. 아동복지시설 정책의 총괄 및 조정 10. 아동복지시설의 개선에 관한 사항 11. 보호대상아동 그룹홈 운영·지원에 관한 사항 12. 아동복지시설의 경계선지능아동에 대한 심리지원에 관한 사항 13. 아동복지시설 아동의 치료 및 재활 지원 사업에 관한 사항 14. 아동복지시설 거주아동의 실태조사 및 인권보호 등에 관한 사항 15. 한국아동복지협회 및 한국아동청소년그룹홈협의회에 관한 사항 16. 위탁보호 종료 또는 아동복지시설 퇴소 이후 자립지원이 필요한 아동(이하 '자립준비청년'이라 한다)의 실태조사 및 자립정책 기획·총괄 17. 자립지원전담기관 운영·지원 등에 관한 사항 18. 자립수당 정책 기획 및 사업 운영에 관한 사항 19. 자립지원 프로그램 운영지원 등에 관한 사항 20. 자립준비청년 자립정착금 운영 등에 관한 사항 21. 아동발달지원계좌 지원·운영에 관한 사항

아동학대대응과	1. 아동학대 예방 및 피해아동 보호대책의 수립 · 시행 2. 아동학대 관련 제도 및 법령에 관한 사항 3. 아동학대 예방 및 대응을 위한 중앙행정기관 및 지방자치단체와의 협력에 관한 사항 4. 아동학대 관련 범죄전력자 취업제한제도 운영에 관한 사항 5. 아동보호전문기관 및 학대피해아동쉼터의 설치 · 운영에 관한 사항 5의2. 아동보호전문기관 사례관리의 지원에 관한 사항 6. 피해아동에 대한 의료 및 법률 서비스 지원에 관한 사항 7. 아동학대 예방 관련 법인 및 단체에 대한 지원 8. 아동학대 예방 및 피해아동 보호 실태에 관한 조사 · 연구에 관한 사항 9. 아동학대 연차보고서 등 아동학대 관련 통계의 생산 및 관리 10. 위기아동 조기발견시스템의 운영 및 관계기관 간 정보연계에 관한 사항 11. 아동학대 관련 시스템의 운영 및 아동학대 관련 정보제공에 관한 사항 12. 아동학대예방주간 운영 등 아동학대 예방을 위한 대국민 홍보에 관한 사항 13. 아동학대 신고의무자 교육 및 아동학대 예방교육에 관한 사항 14. 아동학대 예방교육 프로그램의 개발 · 보급 및 전문강사 양성 · 관리 15. 아동학대 현장점검 지원에 관한 사항 16. 아동학대 관련 해외 사례 조사 및 지원에 관한 사항 17. 실종아동 등의 보호 및 지원에 관한 사항 18. 실종아동 등의 보호 및 지원에 관한 법령 제정 · 개정에 관한 사항 19. 아동안전에 관한 사항

2) 민간조직

아동복지 전달체계의 민간조직으로는 아동복지시설, 어린이집, 아동보호전문기관, 가정위탁지원센터, 입양기관 등이 있고, 지역사회의 종합사회복지관에서도 아동복지서비스를 제공하고 있다.

표 58-3 아동복지 민간조직(오정수, 정익중, 2020)

아동복지 민간조직		시설의 종류
아동복지 시설	생활시설	아동양육시설, 아동일시보호시설, 아동보호치료시설, 자립지원시설, 공동생활가정
	이용시설	아동상담소, 아동전용시설, 지역아동센터
어린이집		국공립어린이집, 사회복지법인어린이집, 법인단체등어린이집, 직장어린이집, 가정어린이집, 부모협동어린이집, 민간어린이집
아동보호전문기관		아동보호전문기관
가정위탁지원센터		가정위탁지원센터
입양기관		국외입양기관, 국내입양기관
실종아동전문기관		실종아동전문기관(어린이재단 위탁운영)

경계선지능아동 맞춤형 사례관리서비스

1. 사업 개요

경계선지능아동 맞춤형 사례관리서비스의 목적은 첫째, 경계선지능아동에 특화된 자립지원서비스를 제공하여 자립능력을 향상하고, 둘째, 전문인력 양성을 통해 경계선지능아동에게 양질의 맞춤형 서비스를 제공하는 것이다. 법적 근거는 「아동복지법」 제38조(자립지원)이다.

대상자는 첫째, 경계선지능아동이고, 종합심리검사 결과 경계선지능아동으로 진단받은 아동복지시설 보호아동 중 종합심사를 거쳐 최종 선정된 자이다. 둘째, 아동복지시설 및 종사자이고, 경계선지능아동 맞춤형 사례관리서비스 대상으로 선정된 아동양육시설 · 공동생활가정 · 가정위탁 아동 및 경계선지능아동 돌봄에 참여하는 종사자 또는 위탁부모이다.

사업내용은 첫째, 선정아동 대상 맞춤형 사례관리서비스 제공이고, 둘째, 경계선지능아동지도사 양성 · 보수 교육을 통한 전문 인력 양성이다(김형모, 2019).

2. 사업 추진체계 및 역할

표 58-4 사업 추진체계 및 역할(보건복지부, 2022b)

주체			주요 역할
보건복지부	아동권리과		–경계선지능아동 맞춤형 사례관리서비스 관련 제도개선 총괄 –경계선지능아동 맞춤형 사례관리서비스 사업계획 수립 및 운영 지침 마련 –시 · 도 예산 지원 –아동권리보장원 관리 · 감독 등
	아동권리보장원	업무	–사업대상시설 및 대상아동 심사 및 선발 –사업대상시설 컨설팅(사례회의) 지원 –경계선지능아동 돌봄 종사자 대상 전문가 양성 및 보수 · 심화 교육, 돌봄종사자 교육 –경계선지능아동 맞춤형 사례관리서비스 프로그램 및 매뉴얼 개발 · 보급 –사업 홍보 및 자원개발, 네트워크 구축 –경계선지능아동 맞춤형 사례관리서비스 관련 연구 및 자료 발간 등
		보고	–보건복지부에 사업실적 관리 및 평가 등 보고(시 · 도 공유)
시 · 도	사업담당부서	업무	–예산 확보 및 교부 –사업실적 관리 등
		보고	–보건복지부에 사업 결과 보고(집행내역 등)
	시 · 군 · 구	업무	–선별검사비용, 사업비 교부 –사업진행 관리 등
		보고	–시 · 도에 사업 결과 보고(집행내역 등) 보고
사업대상 시설		업무	–입소아동 대상 1차 선별검사 실시 후, 경계선지능 의심 아동으로 2차 선별검사 진행 –돌봄 종사자의 전문 인력 양성교육 필수 이수 –경계선지능아동 맞춤형 사례관리서비스 계획 수립 및 서비스 운영 –아동권리보장원 컨설팅 및 사례회의 필수 참여 –경계선지능아동 사례관리서비스 지원 현황 DB 입력 등
		보고	–아동권리보장원에 사례관리서비스 실적 제출 –시 · 군 · 구에 사업 결과 보고(집행내역 등)

*지역 아동자립지원전담기관과 연계하여 컨설팅 및 사례회의, 사업 실적 관리 등 추진 가능

3. 서비스 제공

주요 서비스 내용은 종합심리검사 및 상담을 통해 아동의 욕구를 고려하여 사례관리서비스 계획 수립 및 맞춤형 서비스 제공이다. 주요 프로그램 내용 영역은 다음과 같다. 첫째, 공통 프로그램은 인지학습 · 사회성 · 정서 · 자립 · 사회인지 영역과 자립프로그램으로 성교육, 경제교육, 자립여행 등 자립에 필요한 프로그램이고, 경계선지능아동의 개별 수준을 고려하여 자립지원표준화프로그램 활용 가능하다. 둘째, 특화 프로그램은 학업지원, 취업지원 프로그램 등이다.

표 58-5 공통 프로그램(보건복지부, 2022b)

영역		주요 내용
인지학습		종합심리검사 소견사 영역 중 부족한 영역에 대한 인지학습 매뉴얼 활용, 보드게임 등 놀이와 병합 가능 ※(활용 매뉴얼) 아동용 워크북, 보드게임 활용 매뉴얼
사회성		아동의 일상 및 학교생활에서 발생하는 대인관계기술 향상을 위한 개별 또는 모둠 활동으로 운영 ※(활용 매뉴얼) 사회성 증진 프로그램 매뉴얼
정서		경계선지능아동의 특성을 고려한 우울, 불안, 분노, ADHD에 대한 개입을 위한 개별 또는 모둠 활동으로 운영 ※(활용 매뉴얼) 지도사용 매뉴얼(지침), 아동용 워크북, 활용도구 매뉴얼
자립 프로그램	진로 탐색	진로탐색 및 기술 습득에 오랜 시간이 소모되는 점을 고려한 진로체험 등의 프로그램을 활용한 내 · 외부 활동 ※(참고 매뉴얼) 진로탐색을 위한 준비 ※키자니아, 잡월드 등 연령을 고려한 진로 탐색 및 체험 활동
	성 교육	성에 대한 취약성이 높은 경계선지능아동에 대한 반복적인 개입을 위해 맞춤형 성교육 제공, 필요시 지역사회 내 성문화센터 및 성교육 전문가 활용 ※(참고 매뉴얼) 사춘기의 성과 사실
	돈 관리	경제관념에 대한 이해가 부족한 특성을 고려하여 실생활 적용이 필요한 내용의 서비스를 제공, 필요시 지역사회 경제전문가 및 외부 교육프로그램 활용 가능 ※(참고 매뉴얼) 돈 관리 매뉴얼

	자립 여행	자립여행은 경계선지능아동의 자기효능감과 성취감 향상을 위한 목적으로 여행 계획부터 실행, 평가에 이르기까지 모든 과정에 주체적으로 참여하도록 경계선지능아동지도사가 최소한의 역할을 담당함 ※(참고 매뉴얼) 사회성 증진 프로그램 매뉴얼
	사회 인지	경계선지능아동 중 보호종료 예정자(만 15~18세)의 전반적인 사회성을 향상시키고, 자립 이후 일상, 학교, 직장 등에서 경험할 사회적 상황에 대한 문제해결능력을 강화 ※(활용 매뉴얼) 지도사용 매뉴얼(지침), 아동용 워크북
	기타	그 밖에 기관에서 회기 운영에 필요하다고 인정되는 경우 계획서에 포함할 수 있음

결론 및 요약

1. 아동복지와 소아정신의학의 협업

소아정신의학child psychiatry은 아동의 감정적 · 정신적 장애를 다루는 정신의학의 한 분야이고, 아동복지child welfare는 아동이 행복한 삶을 누릴 수 있는 기본적인 여건을 조성하고 조화롭게 성장 · 발달할 수 있도록 하기 위한 경제적 · 사회적 · 정서적 지원을 하는 사회복지의 한 분야이다. 최근 우리 사회에서 아동의 감정적 · 정신적 장애가 급증하고 있어 아동복지와 소아정신의학의 협업의 필요성이 증대되고 있다.

첫째, 최근 아동복지의 대상인 장애아동의 수가 증가하여「아동복지법」에 추가하여「장애아동 복지지원법」을 2011년 제정하여 시행하고 있다. 그러나 장애아동이 안정된 가정생활 속에서 건강하게 성장하고 사회에 활발하게 참여할 수 있도록 하는 장애아동복지 업무를 담당하는 중앙부서가 보건복지부 인구정책실과 장애인정책국으로 분산되어 있어 업무의 효율성이 떨어지고 있는 문제가 발생하고 있다. 따라서 장애아동의 복지증진을 위한 아동복지, 장애인복지, 소아정신의학의 협업이 요구된다.

둘째, 최근 아동복지의 대상인 보호대상아동(보호자가 없거나 보호자로부터 이탈된 아동 또는 보호자가 아동을 학대하는 등 그 보호자가 아동을 양육하기에 적당하지 아니하거나 양육할 능력이 없는 아동)과 지원대상아동(아동이 조화롭고 건강하게 성장하는 데에 필요한 기초적인 조건이 갖추어지지 아니하여 사회적 · 경제적 · 정서적 지원이 필요한 아동) 중에서 경계선지능아동[4]이 증가하고 있다. 보건복지부에서는 아동권리보장원을 통해 '경계선지능아동 맞춤형 사례관리' 사업을 시행하고 있으나, 경계선지능아동에 대한 프로그램의 기획 및 진행 등은 아동복지시설 종사자 위주로 진행되고 있는 실정이다. 그러나 아동복지시설 종사자는 아동 양육에 관한 교육을 받은 전문가로서 경계선지능아동을 위한 양육에 많은 어려움을 겪고 있다. 따라서 경계선지능아동의 조기발견을 위한 시스템 구축, 그리고 경계선지능아동에 대한 개입의 다양한 영역(인지 영역, 사회성 영역, 사회재활 영역, 자립 및 취업 지원 영역 등)에서 아동복지와 소아정신의학의 협업이 요구된다.

셋째, 최근 아동복지의 대상인 아동학대 피해아동 수가 증가하고 있다.「2021년 아동학대 연차보고서」에 의하면, 2021년 아동학대로 신고되어 아동학대로 최종판단된 사례가 37,000건에 달하는 것으로 나타났고, 이는 2020년 30,905건에서 21.7% 증가한 것이다(보건복지부, 2022c). 아동학대 신고에 대해서는 시 · 군 · 구의 아동학대전담공무원이 현장조사, 아동학대 판단, 보호계획 수립을 담당하고, 아동학대로 판단된 사례에 대해서는 시군구가 설치 · 운영하고 있는 아동보호전문기관의 상담원이 사례관리를 제공하고 있다. 특히 아동학대 피해아동의 50% 이상은 신체적 피해뿐만 아니라 정신적 피해를 받아 이에 대한 개입이 필요하므로 아동학대 피해아동의 정신적 피해에 대한 심리치료 서비스 제공을 위해 아동복지와 소아정신의학의 협업이 요구된다.

끝으로, 아동복지의 대상인 보호아동을 위한 가정외보호시스템 중 아동복지시설에서 생활하는 아동의 문제행동 등 부적응 문제가 증가하고 있다. 한국아동복지협회(2018)가 아동복지시설 보호아동 중 문제행동 아동에 대한 실태를 조사한 결과, 시설 생활 아동의 69.9%가 ADHD(주의력결핍 과잉행동장애), PTSD(외상후 스트레스장애), 우울

4) 경계선지능이란 웩슬러 지능검사 기준으로 지능지수가 71~79점이거나 DSM-5 기준 71~84점으로, 지적장애인과 비지적장애인 사이의 경계선으로 분류되는 상태로 정의된다. 경계선지능아동은 통상 학습이나 적응 속도가 느리고, 자기표현에 서툴며, 사회적 관계를 맺는 데 어려움을 겪고 있다. 이에 반하여 외관상 정상인이고 의사소통이 가능하다.

증, 학습장애, 분노조절장애, 품행장애, 말더듬증(언어장애) 등 문제행동이 있는 것으로 나타났다. 특히 아동복지시설에서 생활하는 아동의 경우, 경제적 · 사회적 이유로 부모와 헤어져 시설에서 생활해야 하고, 특히 부모와의 분리 과정에서 깊은 심리적 상처를 입기 때문에 행동문제에 있어 더 많은 위험에 노출되어 있다. 따라서 아동복지시설에서 생활하는 아동의 문제행동에 대한 심리적 치료를 위한 아동복지와 소아정신의학의 협업이 요구된다.

2. 요약

아동복지란 아동이 행복한 삶을 누릴 수 있는 기본적인 여건을 조성하고 조화롭게 성장 · 발달할 수 있도록 기본적인 여건을 조성하고 조화롭게 성장 · 발달할 수 있도록 하기 위한 경제적 · 사회적 · 정서적 지원을 말한다. 여기에서 아동이란 18세 미만의 사람을 말한다.

1945년 해방 이후 현대사회의 아동복지 변천과정은 사회적 이념과 복지의 특성을 기준으로 사회구호 단계(1945~1960년), 선별주의 아동보호 단계(1961~1979년), 보편주의 아동복지 단계(1980년~현재)로 구분할 수 있다. 첫째, 1945년 해방 이후 1950년 한국전쟁은 수많은 전쟁고아와 기아, 미아의 문제를 발생시켰고, 이러한 사회적 조건과 절대빈곤의 상황에서 아동복지는 응급구호적 차원에서 이루어졌으며, 더욱이 아동복지에 관한 국가의 개입과 입법 근거가 미비하였다. 둘째, 1961년에 「생활보호법」과 「아동복리법」이 제정되어 보호대상 아동복지에 대한 국가책임의 원칙이 처음으로 제도화되었다. 「생활보호법」과 「아동복리법」은 가족책임의 원칙 위에서 가족이 붕괴되거나 부양능력이 없는 가정이나 아동에 대해서만 국가가 지원하는 선별주의 원칙을 확립하였다. 셋째, 1961년 제정된 「아동복리법」을 개정하여 1981년 제정된 「아동복지법」은 모든 아동을 대상으로 하는 보편주의에 입각한 아동복지의 전문화와 다양화를 지향하였다는 점에서 그 의의를 가지고 있다. 아울러 아동학대와 아동안전을 중심으로 2000년 개정된 「아동복지법」은 그동안 발전되어 온 다양한 아동복지서비스와 전달체계를 하나의 입법으로 정비하고 체계화하였다.

보건복지부에서는 경계선지능아동 맞춤형 사례관리서비스를 제공하고 있고, 경계선지능아동 맞춤형 사례관리 서비스의 목적은 첫째, 경계선지능아동에 특화된 자립지원서비스를 제공하여 자립능력을 향상하고, 둘째, 전문인력 양성을 통해 경계선지능아동에게 양질의 맞춤형 서비스를 제공하는 것이다.

끝으로 아동복지는 모든 아동의 삶의 질 향상을 위해 아동, 가족, 집단, 지역사회의 문제와 욕구에 대해 역량강화empowerment적인 문제해결 접근방법으로 개입하는 종합적인 전문활동이다(이재연 등, 2020). 1989년에 채택된 유엔아동권리협약은 아동의 생존, 보호, 발달, 참여의 권리 등 아동과 관련된 모든 권리를 규정하고, 아동과 관련된 모든 결정에서 아동의 최선의 이익이 일차적인 기준이 되어야 함을 강조하고 있다. 1991년 협약의 당사국이 된 우리나라의 아동복지는 지속적인 국가보고서의 제출과 아동권리위원회의 권고에 따라 아동 권리를 증진하는 방향으로 나아가고 있다. 따라서 유엔아동권리협약에 입각하여 아동의 생존, 보호, 발달, 참여의 권리 보장과 증진을 위하여 지속적인 아동복지 관련 법률의 개정과 정책의 수립 및 시행이 이루어져야 할 것이다.

참고문헌

강지원(2016). 지역 아동 돌봄 계획 수립 지원 연구. 서울: 지역아동센터 중앙지원단.

공계순, 박현선, 오승환, 이상균, 이현주(2020). 아동복지론(5판). 서울: 학지사.

김미숙, 배화옥, 정익중, 조성호, 박명숙, 김지민(2016). 아동학대 피해 아동지원 체계 구축방안 연구. 세종: 한국보건사회연구원.

김유경, 변미희, 임성은(2010). 국내입양실태와 정책방안 연구. 세종: 한국보건사회연구원.

김종우, 김성천, 박은미, 정익중, 강병권(2015). 아동 실종의 이해. 경기: 양서원.

김형모(2019). 보호종결아동의 자립증진을 위한 정책개선 연구. 서울: 국가인권위원회.

노충래, 신혜령, 박은미, 강현아(2007). 가정위탁보호 활성화 방안 연구. 세종: 보건복지부.

류정희(2021). 보호대상아동 발생경로와 원가정 지원방안 연구. 세종: 한국보건사회연구원.

박세경(2014). 아동보호체계 진단 및 개선방안 연구. 세종: 보건복지부.

보건복지부(2015). 보건복지70년사. 세종: 보건복지부.

보건복지부(2022a). 2022 아동분야 사업안내 1. 세종: 보건복지부.

보건복지부(2022b). 2022 아동분야 사업안내 2. 세종: 보건복지부.

보건복지부(2022c). 2021 아동학대 연차보고서. 세종: 보건복지부.

아동복지법(시행 2022. 7. 1).

아산사회복지재단(1997). 아동복지편람. 서울: 아산사회복지재단.

오정수, 정익중(2020). 아동복지론(3판). 서울: 학지사.
유엔 아동의 권리에 관한 협약(United Nations Convention on the Rights of the Child).
윤상용, 이승기, 서동명, 염태산(2020). 장애인복지론(2판). 서울: 도서출판 신정.
이상정(2018). 아동보호체계 강화방안 연구. 세종: 보건복지부.
이순형(2013). 아동복지: 이론과 실천. 서울: 학지사.
이재연, 박은미, 황옥경, 김형모, 이은주, 강현아(2020). 아동복지론(3판). 서울: 학지사.
임성은(2019). 아동복지시설 기능 전환을 위한 운영 모델 개발 연구. 세종: 보건복지부.
장애아동 복지지원법(시행 2022. 1. 1.).
정익중, 박현선, 오승환, 임정기(2009). 아동청소년 방과후 서비스의 현황과 과제: 지역아동센터를 중심으로. 경기: 공동체.
한국아동복지협회(2018). 아동복지시설 보호아동 중 문제행동 아동에 대한 실태조사. 서울: 한국아동복지협회.
허남순, 오정수, 홍순혜, 김혜란, 박은미, 정익중(2005). 빈곤아동과 삶의 질. 서울: 학지사.

제59장

소아정신의학

아동정신간호

Child Psychiatric Nursing

임숙빈 · 권미경

아동정신간호의 개요

1. 국내 아동정신간호

어느새 국내에서 아동정신간호 실무가 시작된 지 오랜 시간이 흘렀다. 서울대학교병원에서 발달장애 아동을 위해 1981년 개설된 주간치료센터에서 시작된 아동정신간호는 1985년 서울대학교 어린이병원에 소아청소년정신과 병동이 생기면서 입원 환아들의 간호를 통해 본격적으로 체계를 갖추게 되었다(Im et al., 2004; 조수철, 2010). 어린이 전용 입원 병동의 개설은 성인과 달리 아동 중심의 간호를 구체화하는 계기가 되었다. 이후 소아청소년 병동이 몇몇 국립기관에도 개설되었으나 양적으로 널리 확장되지는 못하였다. 점차 아동의 정신건강 관련 서비스는 병원의 외래진료를 기반으로 제공되고 있으므로 간호에서도 급성기 입원 간호뿐 아니라 외래 기반 프로그램의 개발과 운영에 함께 참여할 필요성이 더욱 커지고 있다.

오늘날 아동들은 정신장애로 고통받는 경우 외에도 가족의 해체나 가족 구조의 변화, 경쟁적인 학업 풍토 등으로 정신건강을 위협하는 환경에 노출되어 있다. 이러한 사회적 위기를 반영하여 아동과 가족의 정신건강을 지키기 위해서는 전문성을 갖춘 간호 인력이 필요하다. 특히 아동에게 최소한의 제한least restriction 속에 정신건강 서비스를 제공해야 한다는 점에서도 병원뿐 아니라, 학교와 정신건강복지센터 및 기타 아동과 가족의 정신건강 관련 시설 등 돌봄의 연속성continuum of care 관점에서 아동정신간호의 역할을 설계해야 하겠다.

Foster 등(2005)은 아동정신간호사는 학교에서 정신건강 서비스를 제공하는 학교 간호사, 즉 보건교사와 파트너가 되어 활동할 필요가 있으며, 보건교사가 스스로를 아동정신간호사라고 생각할 필요까지 주장하였다. 나아가 Bethell 등(2014)은 학교에 아동정신간호사가 있어서 다양한 정신건강 서비스를 제공해야 한다고 주장하기도 하였다. 그만큼 학교에서의 정신건강 서비스가 중요하고, 보건교사는 교육계와 의료계를 잇는 교량 역할을 할 수 있기 때문이다. 이런 필요성을 인지하고 국내에서도 정기적인 정신건강 검진시스템 등을 도입하여 시행하고 있으나 학생들의 신체적인 건강문제를 다루기에도 벅찬 수준의 업무 구조 속에서 추가 자원 투입이 없는 한 업무 부담이라는 장벽을 넘기 어렵다.

하지만 정신질환의 예방과 정신건강 증진을 위해서는 꼭 필요한 사안이기에 실무환경을 개선할 수 있는 연구들이 이루어져야 하겠다. 다시 말해 병원, 학교, 지역사회 간 아동정신간호의 실무 연계와 교육 및 연구를 위한 네트워크가 구성되어야 하겠다. 이는 간호 역할 간의 연계만이 아니라 소아청소년정신과 의사, 아동정신간호사, 사회사업가, 임상심리가, 교사 등을 포함하는 다학제적 협력 구도 속에서 간호의 역할과 책임을 다해야 함을 의미한다.

2. 아동정신간호의 초점

정신간호가 전 생애에 걸친 정신건강문제와 정신장애에 있어 인간의 반응을 파악하고 중재함으로써 정신건강을 증진하는 간호 영역이라면(American Nurses Association, 이하 ANA, 2014), 아동정신간호는 아동, 때로는 청소년까지 포함하는 대상자들의 정신건강을 증진하기 위해 돌봄을 제공한다.

일찍이 Fagin(1983)은 아동을 돌보는 정신간호사는 아동이 자기 자신이나 세상에 대해 새롭게 배우도록 하고, 아동과 가족이 그들의 역할, 관계, 기대를 다시금 인식하도록 하며, 일상의 부족함을 보완하도록 도와야 한다고 했다. 이는 긴 시간이 지난 현재까지도 아동정신간호의 기본을 이룬다고 하겠다. 즉, 아동이 자아 정체감을 키우고, 부모의 통제에서 벗어나 개별화를 성취하며, 의미 있는 인간관계를 형성하고, 적절한 정서적 표현으로 적응적인 생활양식과 기술을 습득하도록 돕는 것이 아동의 정신건강을 위한 간호 실무의 초점이라 하겠다.

또한 아동정신간호는 아동의 병리적인 부분에만 관심을 두지 말고 긍정적인 부분을 찾아 이 점을 강화하는 데 더욱 집중해야 한다. 인간이 장애를 가졌다 하여 온통 문제만 있는 게 아니라 살아가게 하는 힘과 강점 또한 가지고 있기 때문이다. 미국의 아동과 그 가족을 위한 통합서비스$_{\text{wraparound service}}$에서도 강점에 기반을 두고 있다(Goldman & Faw, 1999). 물론 아동이 발달하는 과정에 있다는 점에서도 긍정적 관점은 매우 중요하다.

이런 점에서 생각할 수 있는 개념이 회복탄력성$_{\text{resiliency}}$이다. 잘 알려져 있듯이, 회복탄력성은 어려움에도 불구하고 긍정적으로 적응하거나 정신건강을 유지하고 극복하는 능력이다. 그러므로 회복탄력성은 비참함, 상실, 상처 그리고 심한 스트레스에 직면한 사람이 이겨 내고 적응할 수 있는 데 도움이 된다(Varcarolis & Halter, 2009). 나아가 회복탄력성이 높은 아동은 때로 그 환경을 극복할 수 있을 뿐만 아니라 이를 동력으로 더 나은 상태로 발달할 수도 있다. 회복탄력성을 강화하는 요소로 특히 사회적 지지를 들 수 있는데, 이는 보호요소이기도 하므로 아동정신간호사는 아동의 회복탄력성을 높이도록 해야 한다(Halter, 2022).

그리고 아동기 정신장애는 복합적이고 아동뿐만 아니라 그 가족의 기능도 약화시키므로 가족을 포함하는 간호를 제공해야 한다. 간호 중재에 있어 아동과 가족이 좀 더 적극적으로 반응하고 기능할 수 있도록 정보도 제공하고 교육해야 한다. 이를 위해서 간호사는 의사나 사회복지사 등 전문가들과 정보를 공유하고 긴밀히 의사소통해야 할 것이다. Delaney(2020)는 아동의 정신건강을 돌보는 간호사들은 가족의 상황, 무슨 일이 벌어졌는지, 어떤 치료가 그들의 요구에 더 맞는지 우선 이해해야 한다고 하였다. 또한 아동이 긍정적 결과에 이를 수 있도록 어떻게 상호작용해야 하는지 고심해야 하며, 아동과 그 가족이 지역사회 기반의 서비스를 받을 수 있는 체계를 구축해야 한다고 하였다.

다시 말해, 질병에 대한 직접 간호만이 아니라 아동과 그 가족에게 제공되는 지역사회 기반의 포괄적 서비스에 함께 참여해야 한다는 것이다. 그러기 위해서는 간호가 담당하는 역할에 책임을 다하며 다학제 치료팀의 구성원으로 협동해야만 한다.

3. 아동정신간호의 개념틀

아동기 정신심리적 문제의 근원을 이해하고 정신장애를 설명하는 여러 이론 중에서 간호는 발달, 대인관계, 애착, 행동, 인지, 체계, 상호작용, 의사소통, 학습, 스트레스, 위기이론 등을 실무 상황과 대상자의 간호과정 각 단계에 기본적으로 적용할 수 있다. 바람직한 간호사–대상자 관계의 재경험을 돌봄의 기본 요소로 하는 Peplau의 이론이 정신간호의 기초를 이룬다. 하지만 아동과 좀 더 변화 촉진적인 관계를 형성하기 위해서는 공통적인 이해를 공유하는 상호 주관적 상호작용이 가능한 환경이 필요하다(Delaney, 2020).

한편, 아동의 문제를 파악하고 간호하는 데에는 발달학적 관점이 매우 유용한데, 아동의 행동 반응이 병적인지 아닌지 구별하려면 발달단계를 고려해야 한다. 비정상적으로 보이는 행동도 그 아동의 발달수준을 고려하면 그저 발달이 덜 된 상태를 나타내는 행동 반응일 수 있기 때문이다. 따라서 아동을 돌보는 간호사는 성장발달에 대한 지식을 바탕으로 문제를 발견하거나 부적응 행동을 평가할 수 있어야 이에 따르는 간호과정으로 진행할 수 있다.

그리고 입원 간호에서는 다른 영역의 간호와 마찬가지

로 아동의 간호문제를 사정하고, 계획 및 중재, 평가에 이르는 실무의 틀로 간호과정 모형nursing process model을 적용한다. 이때 환자 중심의 돌봄을 제공하기 위해서는 환자에게 중요한 것이 무엇인지 파악하려는 진정한 관심이 기본이 되어야 한다(Epstein et al., 2010). 그들의 내러티브에 집중하고 그 의미와 영향을 확인하도록 한다. 가장 많은 시간을 환자와 함께하는 간호사야말로 중요한 역할을 할 수 있으므로 전체 치료팀의 계획에 따라 필요한 기능을 잘 수행해야 한다.

하지만 질병 간호를 하면서도 아동과 그 가족의 위험을 조정하고 회복력을 지원하는 지역사회 기반의 실무(Pearson et al., 2015)를 위해서는 새로운 모델의 개발에 도전해야 할 것이다. 이는 Delaney 등(2017)이 언급하였듯이 가족이 자연스럽게 상호작용하는 지역사회 기관이나 학교를 포함하는 정신건강 전달시스템으로 들어가는 문이 될 수 있을 것이다.

입원 아동의 간호

아동은 정신장애 급성기 증상 또는 자해나 타해 위험으로 인해 안전한 환경에서 집중치료가 요구될 때 입원을 하게 된다. 입원은 아동과 가족 모두에게 위기의 시간이다. 아동들은 가족, 친구들과의 분리로 인한 스트레스를 경험하며, 낯선 병원환경과 가족 외 어른들, 각종 의학적 검사와 처치 등을 경험하면서 불확실성이나 조절력 상실 등으로 불안이 높아진다(Delvecchio et al., 2019).

간호사는 입원한 아동들을 가장 가까이에서 24시간 돌보면서 이들이 입원환경에서 적응해 가고, 문제를 해결하며, 또래나 어른들과 어울리는 과정에 함께한다. 발달단계나 장애와 기능의 손상 정도에 따라 아동의 식사, 배설, 위생, 수면 등의 기본적 요구뿐 아니라 사회적 · 심리적 요구는 다양하다. 아동이 어릴수록 양육적 돌봄과 놀이의 요구가 많고, 청소년으로 갈수록 의사소통, 대인관계 등과 관련된 어려움이 많아져서 이에 대한 지지와 도움이 더 필요하다. 입원치료의 최전선에 있는 간호사는 위와 같은 아동의 발달단계별 특성과 요구에 기반한 1:1 접근과 치료적 환경 관리를 통합적으로 적용함으로써 아동을 최적의 발달경로로 되돌리고, 자신의 삶에 대한 조절력을 회복하고 지역사회에 적응해 갈 수 있도록 도와야 하겠다(Delaney, 2017).

1. 치료적 환경 관리

치료적 환경이란 물리적 환경뿐만 아니라 아동이 접하는 인적 · 사회적 · 환경 요소를 모두 포함한다. 급성기 병원에서의 재원 일수 감소, 약물치료의 중요성 등으로 입원환경의 치료적 역할이 감소하기는 하였지만 아동에게는 매우 중요하다. 사회로부터 분리된 입원 아동에게는 아동의 발달수준을 고려해 일상생활을 구조화함으로써 안전과 안정을 도모하고, 치료적 공동체 경험을 통해 행동 조절을 배우고, 갈등과 문제를 해결하면서 성취감과 회복탄력성을 키울 수 있는 환경이 필요하다. 특히 급성기에는 더욱 안전하고 지지적인 환경이 필요하므로 간호사는 이러한 환경을 만들고 유지하도록 노력해야 한다. 물론 이런 치료적 환경을 유지하기 위해서는 의사와 간호사를 비롯해 치료팀 모두의 입원환경에 대한 공동체적 관심과 협조가 필요하다.

Delaney(2017)는 입원 병동에서의 간호사의 역할에 대하여 안전Safety, 구조화Structure, 지지Support, 자기관리Self-management라는 치료적 범주로 구성된 '4S model'을 제시하였다. 다음은 이 범주에 따라 아동과 청소년들의 입원 시 유의할 사항과 보다 나은 입원 경험이 될 수 있도록 하기 위한 간호 방안들이다.

1) 안전

(1) 물리적 안전

치료를 위한 입원환경은 심리적으로나 물리적으로 안전해야 한다. 기본적으로 자해나 타해에 이용될 수 있는 위험한 물건들이 없어야 한다. 병동 내 위해물품 목록을 만들어 안전한 장소에 보관하고, 입원이나 외출 후 귀원, 면회객 방문 등의 시점에 병동 반입 제한 물품을 수시로 확인하여야 한다. 학습과 관련된 물품들 또한 위해 도구로 활용될 수 있으므로 세심한 관리가 필요하다. 간호사실에서는 아동들이 활동하는 공용 거실이나 방이 잘 보이도록 시야를 확보해서 전체 병동과 아동들의 분위기를 신속히 파악할 수 있도록 해야 한다(Delaney, 2017).

표준화된 환경 점검리스트를 만들어 해당 항목에 대한 기준을 맞추는 것도 효과적이다. 병동 벽의 못이 쉽게 빠지지 않도록 했는지, 식사 시 단단한 플라스틱 포크나 나이프를 사용하지 않는지, 욕실 조명등은 천정 내로 매설하였는지, 병동 출입문은 두 개의 잠김 문 사이에 공간을 두고 동시에 열리지 않도록 하였는지 등을 체크리스트에 포함하여 안전한 환경을 수월하게 구성할 수 있다. Watts 등(2012)의 연구에서는 미국 보훈병원에서 자살 예방을 위해 개발된 정신건강관리 환경 체크리스트Mental Health Environment of Care Checklist: MHEOCC의 사용이 입원 환자의 자살률을 상당히 감소시켰음을 보고하였다. 물리적 안전의 예는 [그림 59-1]과 같다.

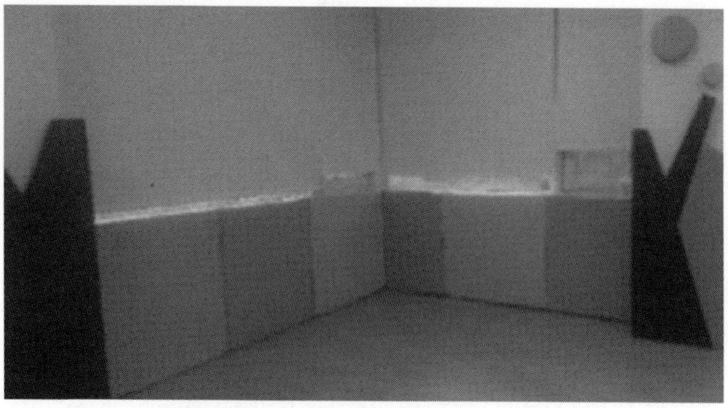

그림 59-1 아동의 안전을 고려한 놀이실

아동의 손상을 예방하기 위해 쿠션이 있는 벽과 탄성 바닥재로 구성하고, 창문은 20cm 이하 정도로만 열리도록 제한함.
출처: 서울대학교 어린이병원 소아청소년정신과 주간치료실.

(2) 심리적 안전

입원 시 안전을 위해서는 물리적 안전만이 아니라 심리적 안전도 중요한 요소이다. 특히 주치의와 담당 간호사는 아동을 공감해 주고, 보살펴 주어 신뢰를 형성하고 이해받는다고 느끼도록 함으로써 심리적 안전을 보장해 줄 수 있다. 입원 병동에서 간호사 등 치료팀의 존재 자체가 청소년들이 부정적인 정서를 다루는 데 많은 도움을 줄 수 있다. 아동과 청소년은 강렬한 감정을 조절하는 자기조절 역량이 부족하여 사소한 일에서도 좌절하고, 쉽게 흥분할 수 있다. 이때 간호사는 상황을 파악하고, 아동의 감정과 행동을 진정시키도록 돕는다. 이러한 선제적 개입이 상황에 반응하여 생기는 아동의 공격 행동을 감소시키고, 병동 구성원 모두를 안전하게 보호해 줄 수 있다. 강제적 개입을 줄이고 안전하게 돌보는 것은 아동의 권리를 보호하는 간호사의 윤리적 책임이라는 점에서도 중요하다(Delaney, 2017). 이러한 병동의 심리적 안전을 위해서는 의사와 간호사의 좋은 업무관계와 일관된 의사소통이 필수적이지만, 아동이나 청소년의 조종행동manipulative behavior으로 인해 치료팀의 일관된 태도와 중재가 깨지는 경우가 생기기도 한다. 이런 점을 예방하기 위해서는 치료팀 간의 신뢰를 바탕으로 하는 긴밀한 의사소통과 협력이 절대적이다.

(3) 강제적 개입의 최소화

입원 병동에서는 중증의 자해나 타해를 막기 위해 격리 혹은 신체 보호대의 적용 같은 강제적 개입을 사용해 왔다. 그러나 이 방법들은 부정적인 감정이나 트라우마를 발생시키고, 때로는 손상을 야기하는 등의 부작용으로 인해 오히려 병동의 안전을 위협한다. 이런 이유로 많은 병원에서는 신체 보호대 적용이나 격리를 최소화하기 위해 노력하며, 비강제적 개입의 활성화를 장려하고 있다.

Bowers(2014)는 입원 병동에서 안전을 위협하는 고위험 행동들에 대한 신체 보호대 적용 등을 감소시키기 위해 '안전한 병동 모델safe wards model'을 제시하였다. 이 모델에서는 치료팀 요인, 물리적 환경요인, 병원 외부요인, 환자 집단요인, 환자 특성 및 규제 원칙 등의 6개 영역으로 요인을 구분하고, 이에 대해 중재안을 제시하였다. 중재에는 명확한 의사소통, 부드럽고 긍정적인 언어 사용, 차분하게 대화하기, 서로를 이해하기, 비약물적 진정방법 활용하기, 상호 지지 모임하기, 흥분의 원인이 되는 부정적인 소식 완화하기, 안심시키기 등이 포함되었다. 이러한 중재를 통해 병동은 좀 더 평화롭고, 안전하며, 제한을 최소화하고, 폭력이나 손상을 예방할 수 있었다.

Nielson 등(2021)도 아동의 입원 병동에서 적용한 비강제적 중재들을 분석하였다. 이런 중재에는 트라우마 기반 중재Trauma Informed Intervention: TIA, 강점 기반 중재, 행동수정, 변증법적 행동 중재, 협력과 선제적 문제해결, 직원을 위한 마음챙김 기반 스트레스 완화훈련 등이 있었으며, 대부분의 중재가 격리와 신체 보호대 적용을 감소시켰다고 하였다. 예를 들어, '트라우마 기반 중재'는 아동이 현재 느끼는 분노에 얽혀 있는 과거의 트라우마 경험의 영향을 인식하도록 돕는 개입이고, 강점 기반 중재는 아동의 강점에 기초해서 자기조절감을 발휘하도록 돕는 접근으로, 아동이 상호작용에서 안전감을 경험하도록 지지해 준다. 이로써 아동과 직원 모두의 안전을 위협하는 강제적 개입을 줄일 수 있었으며, 병동의 간호사뿐 아니라 병원 및 간호조직 모두에서의 지속적인 지지가 필요하다고 하였다.

입원 병동에서는 급박한 정신과적 응급 상황 중재 등과 같은 꼭 필요한 경우에만 강제적 개입을 시행하도록 엄격히 제한되어 있다. 강제적 개입은 그 자체로 아동과 직원 모두에게 부작용과 트라우마를 경험하게 한다. 그러므로 간호사는 이러한 부작용을 예방하고 안전한 병동을 유지하기 위해 질병이나 발달단계별 사회기술훈련, 분노 조절 관리, 자해 예방교육, 부모와의 협력 등 다양한 활동과 지지를 통하여 강제적 중재의 적용을 감소시켜야 한다. 무엇보다 가장 기본적인 중재는 아동과의 신뢰를 형성하고 아동의 불안과 초조함 등을 발산하며 적응적 방법을 학습할 수 있도록 하는 것이다.

2) 구조화

구조는 시간, 장소, 사람에 대해 예측할 수 있는 체계라고 할 수 있다. 입원 병동에서 구조화는 치료적 환경의 중요한 요소로, 하루 일정을 계획하고 유지하는 것으로 아동에게 일상의 질서와 예측 가능성을 제공한다. 이는 질병으로 인해 현실감이 부족하거나 불안 등으로 혼란스러운 아동, 학교 입학 등 전환기 아동에게 예측 가능성을 높이고 긍정적인 적응을 돕는 데 유용하다. 가장 기본적인 수준의 구조화로는 병동활동 계획을 들 수 있다.

(1) 병동활동 계획

일일 및 주간 계획표는 집단요법, 작업요법, 학습, 미술이나 음악 요법 등의 활동으로 구성된다. 집단활동에는 동기를 부여하고 참여를 유도하는 즐겁고 조금은 도전이 필요한 활동을 포함하며, 학습과 같은 요구적인 활동과 휴식할 수 있는 자유시간을 조화롭게 구성한다. 아동의 발달 특성상 학교생활과 유사한 학습프로그램은 아동에게 어려움을 주는 시간이지만 학교생활에서의 어려움을 파악하는 좋은 기회가 되며, 아동의 퇴원 후 재적응을 위해서도 꼭 필요한 활동이다. 또한 간호사는 계획표에 치료적 활동뿐만 아니라 일상생활이 포함되도록 세심하게 구성한다. 입원한 아동은 질병과 관련된 증상이나 약물의 부작용, 자조 능력 학습의 부족 등으로 아침에 일어나기도 힘들어하고, 위생, 배설, 식사, 수면 등을 어려워할 수 있다. 한편 아동을 위해 실외활동을 꼭 포함해야 하는데, 1일 1회 이상 산책이나 운동 등으로 외부 환경을 접하도록 한다. 그리고 실외활동에서는 나가고 들어오는 절차를 일관되게 반복함으로써 예측성을 높이고, 그 과정에서 구체적인 행동을 학습시킬 수도 있다.

전체 프로그램

<table>
<tr><th></th><th>월</th><th>화</th><th>수</th><th>목</th><th>금</th><th>토/일</th></tr>
<tr><td rowspan="8">오전</td><td colspan="5">아침 체조 / 침상정리</td><td>침상정리</td></tr>
<tr><td colspan="6">아침식사</td></tr>
<tr><td>세수, 양치 투약</td><td rowspan="2">세수, 양치 머리감기, 투약</td><td>세수, 양치 투약</td><td rowspan="2">세수, 양치 머리감기, 투약</td><td>세수, 양치 투약</td><td>세수, 양치/ 목욕, 양치, 투약</td></tr>
<tr><td>워드미팅</td><td>회진</td><td>활력징후 측정</td><td>활력징후 측정</td></tr>
<tr><td>활력징후 측정</td><td>활력징후 측정</td><td>활력징후 측정</td><td>학습</td><td>학습</td><td>손, 발톱 관리</td></tr>
<tr><td>학습</td><td>학습</td><td rowspan="2">오락회</td><td rowspan="2">학교폭력예방 프로그램 / 친구야놀자</td><td rowspan="2">미술치료</td><td rowspan="2">영화감상</td></tr>
<tr><td>자치회/ 목표관리</td><td>요리실습 / 대외출</td></tr>
<tr><td colspan="5">산책</td><td>사회기술 훈련 자유놀이</td></tr>
<tr><td rowspan="9">오후</td><td colspan="6">점심식사 / 투약</td></tr>
<tr><td>물품검사</td><td colspan="5">목표관리 / 독서 / 자율학습 / 사회기술훈련 자유놀이</td></tr>
<tr><td colspan="6">행동계획표 / 간식</td></tr>
<tr><td colspan="2">사회기술훈련 자유놀이</td><td>마음이 쑥쑥</td><td colspan="3">사회기술훈련 자유놀이</td></tr>
<tr><td colspan="6">목표관리 / 독서 / 자율학습 / 사회기술훈련 자유놀이 / TV시청</td></tr>
<tr><td>노래방</td><td>운동 프로젝트</td><td>power up time</td><td>PLAY TIME</td><td>댄스타임</td><td>사회기술 훈련 자유놀이</td></tr>
<tr><td colspan="6">저녁식사 / 투약</td></tr>
<tr><td colspan="6">TV시청</td></tr>
<tr><td colspan="6">발씻기 / 행동계획표 / 투약</td></tr>
</table>

그림 59-2 일일 및 주간 계획표

출처: 서울대학교 어린이병원 소아청소년정신과 병동 안내서.

병동에서의 생활 계획은 아동에게 성취 경험을 제공하고, 해낼 수 있다는 자기효능감을 느낄 수 있도록 하는 것이 목표이다. 이러한 활동들을 통해 아동은 자신의 수준에 맞춘 도전적 과제의 성공을 반복 학습할 수 있다. 아동이 어려워할 때는 도움을 요청할 수 있도록 지지해 주고, 아동의 요구를 반영하여 지루함을 느끼지 않고 신나게 참여할 수 있도록 진행한다. 일일 및 주간 계획표의 예시는 다음과 같다(그림 59-2).

(2) 병동 규칙

구조화의 또 다른 구성요소는 병동에서의 규칙과 기대되는 행동이다. 규칙은 아동의 자율성이나 개인적 통제감을 침해하지 않으면서도 병동의 질서 유지 사이에서 균형을 이루어야 한다. 이러한 균형을 유지하기 위해 간호사는 규칙을 위반하는 행동의 제한보다는 규칙의 근거를 설명하고, 기대되는 행동을 알려줌으로써 아동의 협력을 유도

하는 것이 필요하다.

병동 규칙을 변경할 때는 아동의 요구를 반영해 주도록 한다. 아동의 모든 행동은 의미가 있으므로 간호사는 아동이 보이는 부정적 행동의 의미를 이해하려고 노력해야 한다. 또한 입원하고 있는 중에도 발달을 위한 학습이 일어날 수 있어야 한다. 이를 위해 Delaney(2017)도 언급하였듯이 병동에서는 규칙 준수 우선의 행동 관리보다는 유연한 적용으로 아동이 자기조절 같은 대처 기술을 습득해 나가도록 도와주어야 한다.

3) 지지

치료적 병동환경이 되려면 무엇보다도 아동에 대한 지지적 접근이 필요하다. 아동에게는 주변 환경에 대해 안정감을 갖는 것이 매우 중요한 욕구인데, 자기 생각, 태도, 지각에 대해 간호사가 진솔한 관심을 보일 때 지지를 받는다고 느끼므로 이 점에 유의해야 한다. 이를 위해서는 공감뿐 아니라 아동을 독립적인 인격체로 대함으로써 존중과 이해를 받고 있다는 경험을 하도록 한다.

특히 긍정적인 행동의 원천이자 정신건강에 영향을 미치는 자아존중감을 높일 수 있도록 간호사가 지지해야 한다. 자아존중감을 높이는 효과적인 방법은 성취 경험을 늘리는 것이므로 아동의 수준에 맞추어 적절한 기대를 함으로써 성취 빈도를 늘리도록 한다. 이때 목표 설정이 중요한데, 기대하는 결과는 환경과 아동의 상호작용에 따라 달라질 수 있으므로 매우 구체적이고 적절한 목표로 간호사와 부모의 지지를 얻어 성취하도록 돕는다.

정신간호에서의 지지는 환자와 간호사 관계에서 이해되고 있다. 아동과 지지적 관계를 형성하기 위해서는 병동생활에서의 문제, 현재 경험하고 있는 불안, 가정과 학교생활로 어떻게 돌아가야 하는지 같은 실제적인 문제들을 도와주어야 한다. 아동이 이러한 문제를 잘 표현하기는 어렵다. 그러므로 간호사는 치료적 환경 속에서의 아동의 행동을 세밀히 관찰하고, 고통을 촉발하는 요인들을 해석해야 한다. 그러나 아동들은 과거 경험으로 자신의 고통을 줄이는 데 어른들이 도움이 되지 않는다고 학습이 되어 있어서 지지적 접근을 쉽게 받아들이지 않을 수도 있다. 그러므로 간호사는 아동의 행동과 감정에 일관된 공감을 해주고, 인내심을 가지고 행동 이면에 있는 의미를 파악하려고 계속 노력해야 한다.

이를 위해서는 아동과 교류할 시간이 충분해야 한다. 입퇴원 관리 업무, 투약, 간호 기록, 기타 행정 업무 등으로 아동과 상호작용이 부족해질 수 있으므로 간호 업무 관리 차원에서 간호사에 대한 지지도 중요하다(Delaney, 2017). 한편, 간호사가 아동에게 지지적인 도움을 주려면 간호사 자신을 정서적으로 활용함으로써 아동의 내적 세계에 대한 감수성을 발달시킬 필요가 있고, 이런 역량을 향상하기 위해서는 동료 슈퍼비전peer supervision이 도움이 될 수 있다.

치료팀과 아동의 상호작용 못지않게 아동과 아동의 상호작용이 지지적일 수 있도록 유도하는 것이 바람직하다. 성인에 비해 주위 환경에 호기심이 많고 새로운 것을 좋아하는 아동의 특성이 이를 가능하게 하며, 또래의 영향력이 크다는 점에서 아동 간의 상호작용을 잘 조절하면 치료적 효과를 거둘 수 있다. 이는 입원한 아동의 건강한 측면을 최대한 강화한다는 점에서도 의미가 있고, 또한 다른 아동에게 도움을 줄 수 있다는 점에서도 아동들의 자존감이 높아질 수 있다.

4) 자기관리

자기관리란 건강을 유지하거나 질병과 관련된 증상을 관리하기 위해 일상생활을 조정하는 방식이다. 대부분의 아동은 생애 초기에 어른들의 보살핌을 받으며 분노나 좌절과 같은 부정적인 감정을 줄이고 스스로 진정시키는 방법을 배운다. 그러나 입원한 아동과 청소년들은 다양한 정서장애를 가지고 있으며, 감정이나 행동을 통제하는 데 어려움을 겪는다. 게다가 아동은 감정을 인식하고, 사건에 연결하고, 분명하게 표현하는 능력이 부족할 수 있다. 이 경우 아동들은 말이 아닌 행동으로 그들의 고통을 표현할 수 있으며, 시끄럽고 부정적인 행동으로 좌절감을 나타낸다고 할 수 있다. 찡그리고 있는 아이는 짜증을 잘 내는 아이일 수도 있고, 외롭거나 우울감을 느끼는 아이일 수도 있다(Maughan et al., 2013).

간호사는 병동에서 아동의 특성에 따라 다양한 자기관리 방법들을 활용할 수 있다. 어린 아동들이 문제행동을 보이는 경우 간호사는 아동이 또래들의 피드백을 받고 자신의 문제를 점검하도록 하는 협동적 문제해결 접근법을 이용할 수 있다. 모델을 관찰함으로써 행동의 변화를 가져오는 사회적 학습social learning도 간호에서 활용하기 좋은 방법이다. 자기 감정을 말로 표현하거나 자기 행동에 연결되어 있는 감정을 설명하는 등의 행동을 키우기 위해 간호사가 모델링할 수 있다.

또한 자기관리 능력이 현저히 낮고 스스로 행동을 조절해 본 경험도 없는 아동에게는 행동수정을 사용해 우선 작은 행동의 변화라도 경험하게 할 수 있다. 아동에게 필요한 적응적 행동을 확인하고 단계적으로 변화의 수준을 정한 뒤 세부적인 성취를 이룰 때마다 긍정적 강화를 함으로써 최종 목표 행동에 이르게 돕는다. 이때 변화의 단계나 강화물을 정하는 행동 계획에 아동이 적극적으로 참여하게 함으로써 자기관리 역량을 증진할 수 있다.

물론 특정 행동에 대한 계획적 접근이 아니더라도 일반적으로 아동의 긍정적인 행동에 따뜻하게 반응하고, 피드백을 주며, 언어적이거나 비언어적으로 아동의 성취를 기뻐하고, 부정적 행동에는 소리치지 말고 차분하게 대하며, 가능한 한 불필요한 명령이나 비현실적인 요구는 하지 않는 것이 행동 관리의 기본적인 태도이다. 잠들기 전 그날의 긍정적 행동에 대해 다시 언급하는 것도 스스로 행동을 관리하는 데 유용한 전략이 될 수 있다.

위와 같이 아동은 안전하고 구조화된 치료적 환경 속에서 신뢰와 지지적 관계를 경험하고, 자기조절력과 자존감을 회복하도록 도움을 받는다. 이는 타인과의 관계 증진이나 일상생활과 지역사회로의 재적응을 위해 필수적이다. 24시간 입원 아동을 돌보는 간호사는 개별 아동의 1:1 간호뿐만 아니라 이러한 치료적 환경의 중요성을 인식하고 최적의 환경 유지를 위해 노력하여야 한다.

2. 정신과적 응급 상황 중재

정신과적 응급 상황이란 자해나 타해 또는 이에 준하는 상황 위험이 있거나 감정 조절이나 사고 능력, 행동에 문제가 있는 상태를 말한다. 아동이 이런 상태를 보이는 경우에는 정신건강의학과 전문의가 입원이 필요하다는 진단을 내리면 보호자의 동의하에 입원하게 된다. 이렇게 입원했을 때 고위험 행동을 관리하는 방법으로는 감정을 진정시키고 행동을 완화하는 정신심리적 방법들을 쓸 수도 있고, 급박한 상황에서는 격리나 강박(신체 보호대)을 적용하거나 투약을 할 수 있는데, 가능한 한 아동과 주변 사람들의 안전을 위해 최소한으로 사용해야 한다.

정신과적 응급 상황은 정신의료기관 평가의 필수 인증항목에도 반영되어 환자와 직원의 안전을 위해 규정을 마련하고, 응급 상황 발생 시 즉시 대처하도록 하고 있다. 규정에 포함되어야 하는 내용을 좀 더 자세히 살펴보면 입원이나 환자의 상태가 변화할 때 환자 상태를 평가하고, 고위험 환자의 정보를 의사를 비롯하여 치료팀 간에 공유해야 한다. 또한 고위험 환자를 모니터링하여 기록해야 하고, 응급 상황 발생 시에는 격리나 강박(신체 보호대) 적용 상황 발생 시 직원 간 협력체계, 응급 처치와 주치의에게 보고하는 치료 절차 대처 방안을 방법과 기록까지 포함하여 수립하여야 한다.

1) 공격 행동

비효율적인 대처 능력과 충동 조절이 어렵거나 자존감이 낮은 경우 공격 행동을 보이기 쉬우며, 주로 급성기 증상이 있을 때 발생한다. 간호사는 공격 행동을 하기 전 아동의 태도, 행동, 자율신경계 증상을 파악하고 도움을 줄 수 있어야 한다. 이때 빠른 진정을 위해서는 경구 또는 비경구로 증상 완화와 진정을 위한 약물을 투여할 수 있다. 폭력의 위험인자는 폭력의 과거력이 있거나, 망상, 불안, 부모의 폭력, 청소년인 경우이다. 폭력을 예방하기 위해서는 사전 원인을 파악하고, 물리적 · 심리적 안전을 위한 다양한 중재를 수행해야 한다(Delaney, 2017).

2) 자해 및 자살 시도

자해란 자신을 때리고 몸에 난 상처를 방치하거나 날카로운 물건으로 상처를 내는 등의 행동을 말한다. 이러한 자해 행동은 주로 초등학교 고학년부터 시작되는 청소년기에 나타나며 가족과의 관계의 어려움 등 고통스러운 사건을 경험하였을 때 좀 더 위험군이 될 수 있다. 자해나 자살 시도를 예방하기 위해서 간호사는 갑작스러운 기분 변화가 있는지 주의 깊게 아동을 관찰하고, 표준화된 평가 도구들을 활용하여 위험도를 사정할 수 있다. 위험 물품이나 시설이 없도록 주의해야 하며, 아동을 안전하게 시야에 두도록 하고, 수시로 순회하며 긍정적인 관심과 지지를 제공한다. 특히 자살 시도는 이른 새벽이나 간호사의 교대 근무시간 등 관심이 적어질 때 발생하기 쉬우므로 더욱 관심을 기울이도록 한다.

3) 격리 · 강박의 적용

격리란 심한 망상이나 공격적인 행동으로 자신이나 타인, 치료자에게 외상을 입힐 우려가 있을 때 심리적으로 안정시키고 자아 경계를 명확히 해 주기 위해 수행한다. 강박(신체 보호대 적용)은 감정과 행동의 조절이 되지 않거나, 지나친 공격 행동으로 타인을 해칠 위험이 있을 때 적용한다. 이러한 격리와 강박은 최소한 적용하도록 엄격히 제한되며, 정신건강의학과 전문의의 지시에 따라야 하고, 사유 및 내용, 병명 및 증상, 개시 및 종료 시간, 지시자 및 수행자를 기록해 두어야 한다.

보건복지부의 격리 · 강박 지침에 의하면 격리 · 강박의 1회 최대 허용 시간은 성인 기준 격리 12시간, 강박 4시간 이하이다. 19세 미만 환자의 경우 성인 기준 시간의 50% 이내에서(격리 6시간, 강박 2시간) 보호자의 동의와 정신의학과 전문의 지시하에 처방될 수 있다. 또한 연장할 필요가 있을 때는 최대 허용 시간의 2배 시간을 넘기지 않도록 한다. 즉, 아동의 격리 시간 기준은 연속 12시간, 강박은 연속 4시간을 초과하지 않도록 한다.

간호사는 아동에게 격리나 강박이 시행되면 목적을 설명하고 환자의 인권을 존중하는 태도를 지킨다. 치료진은 직간접적 요구사항을 주기적으로 확인하고, 임상적으로 적절한 관찰과 주의를 기울여야 한다. 격리 시에는 최소 1시간마다, 강박 시에는 최소 30분마다 관찰 및 평가해야 하고, 억제대를 적용할 때는 최소 1시간마다 간호사정을 실시하며, 2시간마다 적절한 사지 운동을 시켜 주어야 한다. 혈액 순환 상태, 활력 징후, 자세, 활동, 외상, 분노 표현, 흥분, 폭력 등 위험 행동 여부 등을 확인하고 환자 상태에 이상이 있는 경우 즉시 담당의 또는 당직 의사에게 보고하여 대처해야 하며, 치료진 간 효율적인 의사소통으로 지속 시간이 최소화될 수 있도록 한다.

격리 · 강박을 시행 시에는 응급 상황에 대비해서 응급카트를 갖추어 놓는다. 비치물품에는 제세동기, 앰부백, 산소, 캐뉼라, 수액, 흡인기, 응급처치용 약물 등이 포함된다. 간호사는 이러한 장비 및 응급 약물들을 주기적으로 확인하고 관리하며, 응급 상황에서 능숙하고 빠르게 적용할 수 있도록 아동을 위한 심폐소생술 교육을 이수하도록 한다.

격리와 강박의 적용 경험을 가진 아일랜드 간호사들을 대상으로 한 연구에서는 이러한 중재를 공격 행동과 폭력을 중재하는 마지막 방법으로 인식하고 있었다. 그러나 이와 동시에 중재하는 동안 심한 정서적 스트레스를 경험했다고 하였다. 이들은 격리나 강박의 적용이 간호사의 돌봄 역할과 맞지 않아 갈등을 겪고 원하지 않지만, 병동에서 안전을 위해 꼭 필요하다고 보고 있었다. 또한 덜 강제적인 중재의 적용으로 강제적 중재를 줄여야 한다는 점에 공감하였다(Perers et al., 2021).

4) 진정관리

정신장애 증상과 관련된 아동의 폭력과 공격성은 가족뿐만 아니라 의료인이나 돌보는 사람들 모두에게 고통스러운 문제이다. 게다가 공격 행동은 병동 전체에 영향을 주기 때문에 치료 목표는 행동이 발생한 응급 상황을 효과적으로 관리하면서 안전을 보장하는 것이다. 진정은 이런 행동을 관리하기 위해 약물을 투여하는 것으로, 향정신성 약물을 포함하는 진정용 약물을 근육 또는 정맥으로 투약하여 신속한 진정을 유도한다. 이와 같은 투약과정에서는 처방하는 의사와 간호사의 정확한 의사소통이 중요하다. 또한 투약 시에는 처방과 조제가 일치하는지를 확인하고, 환자명, 약물명, 투여 경로, 투여 시간이 지켜지도록 한다. 무엇보다 아동이 불안하지 않고 안심할 수 있도록 지지하며, 약물의 효과와 부작용 여부를 관찰하고 기록한다.

3. 발달 간호

1) 아동기의 특성

간호사는 아동이 성장발달 과정 중에 있음을 이해해야 한다. 아동은 개별적 발달수준에 따른 고유의 요구가 있으며, 이러한 요구에는 생리적 요구와 사회심리적 요구가 포함된다. 아동을 돌보는 간호사의 목표는 건강한 성장과 발달이라고 할 수 있으므로 정신과에 입원했다 하더라도 이를 간과할 수 없다. 간호사는 성장하는 아동의 신체 구조 변화에 관심을 가져야 한다. 예를 들어 아동의 뼈는 성인과 달리 연골 비중이 높고, 면역체계가 완전하지 않아 감염이나 질병에 취약하다는 등의 지식을 가지고 있어야 안전이나 감염 관리 같은 부분에 더욱 유의하며 간호를 할 수 있다. 또한 인지적인 면에서도 사고 능력이나 과거 경험에 대한 반응이 성인과 달라 입원 시의 불쾌감이 트라우마로 기억될 수도 있음을 이해해야 한다. 간호사는 입원 중인 아동의 성장발달에 관심을 기울임으로써 아동과 그 가족의 삶의 질을 향상시키도록 한다.

발달을 고려하는 정신건강 서비스가 제공되어야 한다는 점은 돌봄체계Systems Of Care: SOC의 가이드 지침(Stroul, 2003)에서도 강조하는 바이다. 이런 점에서 아동이라 할지라도 발달단계가 각기 다르므로 병동에서는 학령전기, 학령기, 청소년기로 그룹을 나누어 각 그룹을 담당하는 간호사를 두는 것이 바람직하다. 발달단계에 따른 소집단에서 함께 모여 활동을 계획하고 피드백을 나누는 경험도 하며 소속감도 키우고, 강점을 격려함으로써 퇴원 후 학교생활 재적응에도 도움이 될 수 있다.

2) 개별화된 접근

간호사는 아동이 보이는 행동의 의미를 세심하게 파악함으로써 아동에게 개별화된 간호 계획과 중재를 제공해야 한다. 다시 말해 환경과 치료적 관계 속에서 드러나는 아동의 문제를 중심으로 타당한 중재 목표를 설정하는 것이다. 예를 들어, 사회적 기술이 부족한 아동이라면 상호작용을 위한 구조화를 치료 계획으로 적용해야 할 것이다. 무엇이든 부정하는 것으로 대처하는 아동을 위해서라면 느낌과 정서의 발달을 강조하는 간호 계획을 세울 수 있고, 우울한 청소년기 아동에게는 인지치료 전략을 구상할 수 있다. 이처럼 간호사는 개별화된 간호 전략 수립에 익숙해야 한다.

하지만 개별화된 중재라도 치료적 환경의 큰 틀을 벗어날 수는 없다. 병동에서 실시하는 다양한 활동 치료를 아동의 개별화된 간호 중재로 활용한다. 개별화된 계획과 중재는 아동의 적응과 발달단계에 적절해야 하고, 병동의 규칙에도 맞아야 한다. 이런 경우 어려운 문제는 아동의 개별적 요구를 입원환경에 얼마나 맞추느냐는 것이다. 정신증적 증상이 심한 아동에게 활동요법 등이 너무 많은 자극을 준다고 판단되면 활동 치료를 거부하는 아동의 행동을 수용해 준다. 반대로 입원환경의 자극이 아동에게 너무 적지 않는지 판단하는 것도 중요하다.

3) 놀이

놀이는 아동의 건강과 발달에 매우 중요한 역할을 한다. 놀이는 부정적 정서와 스트레스를 감소시키고, 어려운 상황에 대처할 수 있도록 해 주며, 새로운 행동을 실험하는 안전한 방법이고, 창의력을 길러 준다. 아동은 놀이를 통하여 운동 능력을 키우고, 안전하고 상호 교류적인 환경에서 사회적 행동과 대안을 시도해 보고, 실패와 성공을 경험해 볼 수 있다.

그러나 입원 아동들은 질병 증상과 관련된 어려움과 함께 입원에 따르는 환경 변화 등으로 놀이 발달의 어려움에 놓인다. 그러므로 입원 병동에서 아동에게 발달에 적절한 놀이를 제공하는 것은 중요한 치료적 도구일 뿐만 아니라 스트레스 상황에 대한 적응력을 키우고, 건강한 발달을 도모할 수 있다. 구조화되지 않은 자유놀이가 입원 아동의 스트레스를 감소시키기에 좋고, 게임은 참여도와 동기화를 증진시킬 수 있으므로 다양한 놀이를 중재로 활용해야 한다고 하였다(Nijhof et al., 2018).

치료적 놀이도 아동과의 상호작용 개선에 도움이 된다. 애착증진놀이는 Jernberg가 제안한 치료적 놀이theraplay의 구조화, 참여, 양육, 도전이라는 원칙에 기반하여 개발된 놀이이다. 서울대학교 어린이병원 발달장애아 주간치료센터에서 1993년부터 시작된 애착 증진프로그램도 치료적 놀이를 기반으로 어머니와 유아기 아동의 상호작용을 통해 눈맞춤이나 신체 접촉의 증진, 타인과 일치성synchrony 키우기, 사회적 감각social sense 향상을 목표로 구조화되어 있다. 비눗방울 테니스, 공 주고받기 등 아이와 함께 즐길 수 있는 상호작용을 기반으로 하는 감각운동놀이로 자극을 제공하는데, 아동의 참여를 지나치게 강요하지 않으면서 흥미를 유발하고 발달을 촉진하는 다양한 놀이를 개발하여 접근하도록 하였다. 그 결과 이 프로그램은 자폐스펙트럼장애 아동들의 애착 행동을 증가시켰고, 애착 안전성을 높여 안정적인 애착 유형으로 향상되었다. 또한 사회성 발달에도 긍정적 영향을 미쳤으며, 자폐적 행동 특성을 감소시켰다. 부모들도 아이의 문제를 이해하고 상호작용하는 방법을 배우게 되었으며, 다른 부모들과 서로 지지하고 격려를 나누는 효과를 보고하였다(임숙빈 등, 2006).

입원 병동이나 주간치료센터 등에서 아동을 돌보는 간호사는 이러한 애착증진놀이를 활용한 다양한 개별 또는 집단 프로그램들을 제공함으로써 아동의 사회성을 개선하고 발달을 도모할 수 있다. 간호사는 위와 같은 놀이의 중요성과 기능을 이해하고, 연령이나 발달수준에 적절한 장난감과 도서, 게임 도구들을 배치하며(그림 59-3), 애착증진놀이, 운동놀이, 인지놀이, 감각놀이, 상상놀이 등에 대

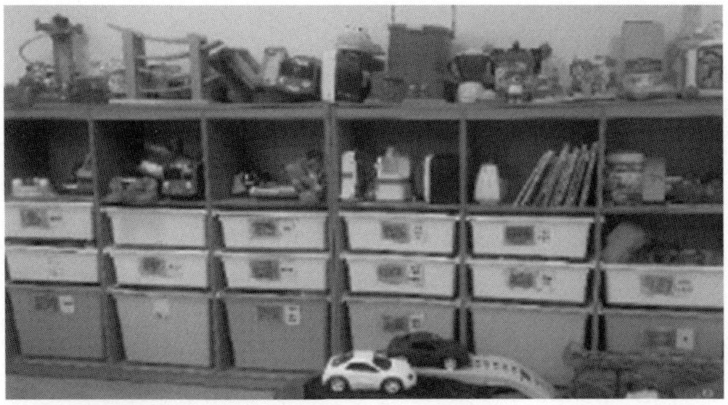

그림 59-3 학령전기 아동의 자유놀이를 위한 장난감 배치

아동에게 흥미가 있는 장난감을 선택하여 놀도록 하고 끝난 후에는 분류된 바구니에 스스로 정리하도록 함.
출처: 서울대학교 어린이병원 소아청소년정신과 주간치료실.

한 기술을 습득하고 간호 시 적용하여야 하겠다.

4. 가족 중심 간호

가정은 아동이 성장하고 잠재 능력을 개발시키는 곳이며, 아동의 건강과 안녕에 중요한 역할을 한다. 돌봄체계 가이드지침(SOC)의 핵심 가치에 언급되었듯이(Stroul, 2003), 아동기 정신장애는 아동뿐만 아니라 가족의 기능에도 큰 영향을 미치므로 간호사는 통합적인 관점에서 아동과 가족 중심의 돌봄을 제공해야 한다. 아동 중심으로 간호를 하다 보면 부모의 요구를 간과하기 쉬운데, 가족이야말로 끝까지 아동을 지키고 돌볼 핵심 자원이므로 이들의 요구와 어려움도 중시해야 한다.

아동을 돌보는 간호사는 아픈 아동만이 아니라 가족 구성원 모두를 간호 대상자로 보며, 가족의 강점과 자원을 활용하여 건강을 증진하는 가족 중심 간호를 하게 된다(Kurnia et al., 2022). 가족 중심 간호에서 간호사는 아동과 가족의 지식, 가치, 믿음, 문화적 배경이 중요한 고려요소임을 인식하고 그들의 견해와 선호도를 존중해야 한다. 또한 간호사는 아동과 가족에게 정확하고 유용한 정보를 전달할 수 있어야 하고, 아동과 가족은 이를 통해 치료와 의사결정에 참여하게 된다.

정신장애를 가진 아동의 입원치료는 주로 자해나 타해 위험, 환각과 사고과정 장애로 인한 현실감의 저하, 공격적이고 파괴적인 행동, 조증 행동, 수면장애 등 일상생활을 유지하기 어려운 상황일 때 결정된다. 아직 어린 아동인데 가족과 떨어져 입원하게 되었다는 점에 가족, 특히 부모는 죄책감, 수치심, 분노 등으로 두렵고 속상하고 견디기 어려울 수 있다. 반대로 아동이 위험한 상황을 벗어나 안전한 환경에서 도움을 받고 있다는 안도감을 느낄 수도 있다.

간호사는 입원한 아동을 치료적으로 돌볼 뿐 아니라 가족의 이러한 감정을 이해하고 가족도 보살핌을 받아야 하는 대상자임을 인식할 필요가 있다(임숙빈, 김주희, 2014). 입원 결정이 자녀를 안전하게 보호하고 심각한 증상을 안정시키는 최상의 선택이었음을 인지하도록 도와주어야 한다. 또한 부모가 자녀에 대해 가장 잘 아는 전문가임을 인정해 주고, 아동을 돌보는 데 가족을 참여시켜 부모의 눈높이에서 아동의 입원생활을 설명하고 협조하도록 격려한다.

1) 입원 안내

입원환경은 부모에게 구조화된 환경의 모델이 될 수 있고, 부모가 아동의 행동을 효과적으로 관리하는 방법을 배울 수 있는 곳이다. 입원하는 아동의 가족에게는 치료 목적과 약물치료, 병동 시설, 치료팀, 병동 계획표, 가족 미팅과 참여, 입퇴원 절차, 도움을 받을 수 있는 자원 등을 안내한다.

가족이 치료에 참여하는 방식은 다양하다. 가장 중요한 것은 아동의 증상, 치료력과 아동의 장점, 좋아하는 활동 또는 어려운 상황에 대한 반응 등의 정보를 치료팀에 제공하는 것이다. 이는 입원의 주 목적인 아동의 정신장애에 대한 신속한 진단과 치료를 가능하게 하는 중요한 요인이다. 또한 병원에서 부모나 부모의 양육방식에 대해 비판하지 않는다는 것을 믿고 자녀를 맡기는 것도 중요한 협력이라고 알려 준다. 치료팀에게 부모 의견을 잘 전달하기, 자녀와의 갈등과 상처 주는 행동 이해하기, 입원한 자녀 지지해 주기 등이 가족이 치료에 긍정적으로 참여하는 중요한 항목들이다.

2) 부모교육

(1) 질병 및 약물치료 교육

아동이 태어나고 자라는 가정은 질병으로부터의 회복과 적응에 절대적인 영향을 준다. 가족의 이해와 신뢰를 바탕으로 하는 지지적 관계는 아동의 질병 극복과 회복의 기초가 된다. 부모는 질병의 재발과 예후 그리고 학교나 사회 생활이 가능할지에 대해 걱정한다. 이러한 부모의 부담감을 가족 전체가 치료에 참여함으로써 이해와 공감으로 전환하여 재발을 방지하고, 사회에 적응할 수 있도록 돕는 가족 역량으로 강화해 주어야 한다. 교육에는 질병에 대한 이해, 약물 및 증상 관리, 부적응적 행동 관리, 의사소통 기술, 놀이 기술 등이 포함된다.

(2) 양육기술훈련 및 스트레스 관리

아동의 생존과 최적의 발달을 위해서는 음식이나 위생적인 환경, 의료 제공과 더불어 정서적 돌봄이 필요하다. 아이를 돌보는 양육자가 부드럽고, 애정이 가득한 태도로 아동과 즉각적이고 적절한 상호작용을 하는 반응성responsiveness은 인지 및 사회심리적 발달부터 질병을 예방하고 사망률을 낮추는 데 이르기까지 매우 유용한 양육 수단이다. 세계보건기구WHO의 모아 상호작용 개선 매뉴얼에도 모든 성인은 자녀를 사랑으로 돌볼 수 있는 능력이 있지만 가난, 질병, 스트레스 또는 돌봄이 필요하다는 인식 부족 등의 이유로 어려움을 겪는다고 하였다. 이러한 어려움을 극복하고 자녀를 돌보도록 반응성을 포함한 양육기술들을 교육함으로써 모아 상호작용이 증진될 수 있다고 하였다(Eshel et al., 2006).

일반적으로 부모는 자녀의 주 양육자이며, 가정과 학교 환경 사이의 필수적인 연결 고리이다. 따라서 양육 기술의 향상은 아동이 다양한 상황과 환경에서 의사소통, 감정조절, 행동조절 등의 긍정적 대처기술을 학습할 수 있는 지속적인 기회를 제공해 준다.

이처럼 아동이 지속적으로 발달하고 질병을 회복하는 데에는 부모를 포함해 가족의 역할이 매우 중요하다. 간호사는 가족 중심 간호의 원리들을 이해하고 병동의 치료적 환경에 가족의 참여를 격려하며, 이를 통하여 가족 전체의 기능과 삶의 질이 높아질 수 있도록 도와주어야 한다. 그런데 가족을 적절히 도우려면 간호사가 가족도 간호가 꼭 필요한 대상자라는 점을 인식해야만 된다.

지역사회 기반의 아동정신간호

우리나라 정부는 2002년부터 국민건강증진기금을 재원으로 아동 청소년 정신보건사업을 수행해 오고 있다. 하지만 정신질환을 겪는 아동 청소년의 수는 지속적인 증가 추세이고, 최근에는 코로나19 사태로 인해 우울증을 겪는 경우가 급격히 증가하였다. 뿐만 아니라 주의력결핍 과잉행동장애 같은 경우는 학교 내에 학습권 침해와 장애학생 인권 보호 등 갈등 상황을 초래하기도 한다(김은진 등, 2017).

국내 아동과 청소년 정신건강 관련 부처는 교육부, 보건복지부, 여성가족부인데, 각 부처마다 사업 대상 및 목표가 다르다. 교육부는 초중고 학생을 대상으로 학교 안전망 구축 및 학생 정신건강 관리사업에 중점을 두고, 학교–교육청–지역사회가 연계하여 위기 학생을 대상으로 상담프로그램 및 치료서비스를 제공한다. 보건복지부는 정신과적 치료가 필요한 아동 청소년을 대상으로 정신건강 증진에 초점을 두는데, 정신건강복지센터를 통해 사업을 하고 있다. 지역 내 만 18세 이하 아동 청소년을 대상으로 정신건강 증진 및 정신질환 예방교육, 진단검사, 치료프로그램 지원, 정신건강문제의 조기 발견 및 사후 관리 서비스를 제공하고, 5년 주기로 소아청소년의 정신건강 실태를 조사하고 있다. 여성가족부는 지역 내 청소년을 대상으로 상담복지 서비스 제공을 주로 하고 있다. 그런데 부처별 사업이 유기적으로 구축되어 있지 않아 불필요한 중복, 예산 및 인적 자원의 비효율성, 분절된 사업체계로 인한 지속성의 문제가 발생하고 있다(조유선 등, 2022).

여하간 지역사회 기반의 정신간호를 하는 간호사들은 주로 정신건강복지센터에서 일하고 있는데, 최정원 등(2021)에 따르면 2019년 말 기준으로 241개의 기초정신건강복지센터 중 아동 청소년을 위해 특화된 센터는 4개소이고 정신재활시설도 현저히 부족해 아동이나 청소년의 정신건강관리에 있어 전문성을 말하기 어려운 수준이다. 하지만 조유선 등(2022)이 말하였듯이, 아동과 청소년의 정신건강 관리체계 컨트롤 타워가 구축되고 정부 부처별로 운영되는 서비스 체계 정비를 통해 대상자 중심의 통합서비스가 이루어진다면 아동 청소년 맞춤 정신건강 관리체계도 마련되고, 이 시스템 내에서 조금 더 적극적이고 협력적인 간호 역할을 해낼 수 있을 것이다.

가족이나 지역사회 주민이나 기관의 요구에 따른 방문 상담 등으로 아동의 정신적인 문제를 파악하고, 고위험 집단의 아동에게 일차적인 조기 중재를 적용하여 아동의 자기효능감과 사회적 역량을 증진시킴으로써(Im & Heo, 2021) 더 심각한 장애를 예방해야 한다. 현재 사용하고 있는 사례관리 방법을 통해 지역사회 네트워크를 구성하고 그 속에서 아동을 돕는데, 간호사들은 아동에게 관심을 가지는 이웃, 종교 단체, 학교, 전문가 협회 등 모든 계층의 사람들과 접촉하게 된다. 이때 아동의 관리와 정신건강 전문가로서 필요한 정보도 제공하고, 또한 그들이 아동에게 주요 자원으로 기능할 수 있도록 조정하는 역할을 해야 한다.

사례관리를 통해 간호사들은 지역사회 요구에 부응하는 독창적인 프로그램을 개발할 수도 있는데, 이를 성공으로 이끄는 주요 열쇠는 부모나 관련 단체와의 연계성을 유지하는 것이다. 이때 중요한 것은 함께 일하는 사람들과의 의사소통과 네트워킹으로 새로운 시대 아동정신간호사의 핵심 실무 역량이라고 볼 수 있다. 또한 웹 기반 정신건강 서비스 프로그램들이 개발되어 확산되고 있는데, 특히 예방적 측면에서 시행하는 웹 기반 온라인 교육방법은 투자 대비 대상자의 접근성, 비용 효과 면에서 효율적이라고 보고되고 있다(Breitenstein & Gross, 2013). 이런 서비스에 아동정신간호사의 참여가 더 활발해져야 하겠다.

결론

하루가 다르게 급속히 변화하는 이 시대, 변하지 않는 것도 없고 확실한 것도 없는 불확실성의 소용돌이에 우리 모두 놓여 있다. 이런 환경적 변화는 아동이나 청소년만이 아니라 간호사들에게도 영향을 미치고, 그들이 직면하는 문제에도 영향을 미치며, 또한 이에 대한 접근방법에도 변화를 요구하고 있다. 과거에 비할 수 없이 복잡해진 업무 환경에서 과연 간호사들은 어떻게 간호의 정체성을 확립하며 발전해 나갈 것인지 고민이 깊어진다.

아동정신간호 실무를 시작하던 초기에는 병원 서비스를 찾는 환자들에게 어떤 간호를 제공하여 최대 효과를 거둘 것인지에 집중하는 좁은 범주의 간호 역할이었다면, 이제는 간호를 펼칠 수 있는 영역을 찾아 병원 간호를 넘어서야 하고, 그곳에서 간호가 꼭 필요한 핵심적 기능을 발휘함으로써 간호의 입지를 다지는 능동적인 간호 역할을 해야 한다. 그러기 위해서는 가족을 포함하는 아동 청소년들의 건강간호 요구가 무엇인지 파악하고, 대상자들이 이해하기 쉽도록 근거 기반의 실무적 접근을 개발하여 학교나 지역사회와도 공유해 그 성과를 평가할 수 있어야 하겠다.

급속한 환경 변화에 따라 과거와는 매우 달라진 이 시대에 아동정신간호사는 무엇을 지키고 무엇을 변화, 발전시킬 것인가? 어쨌든 지켜야 할 것은 인격체로서의 존중에 바탕을 둔 인간 이해와 법적 · 윤리적 책임을 다하는 간호일 것이다. 또한 간호 대상자의 변화를 적극적으로 수용하고 이에 적합한 간호에 도전함으로써 자기 성장도 이룰 수 있어야 할 것이다. 협업의 시대, 복합적인 보건의료 시스템에서 어떻게 간호를 알리며, 다른 전문직들과 소통하고 협력해 나갈 것인지 부단히 노력하도록 해야 하겠다.

참고문헌

김은진 등(2017). 주의력결핍 과잉행동장애 한국형 치료 권고안 개정안(I). **소아청소년정신의학, 28**(2).

임숙빈, 김주희(2014). 아동정신간호. in. 홍강의(편) **소아정신의학, 2판** (pp746-756), 서울: 학지사.

임숙빈, 주세진, 홍강의(2006). 자폐장애 아동을 위한 애착증진 프로그램의 효과. **소아청소년정신의학, 17**(2), 91-97.

조수철(2010). **서울대학교병원 소아정신과 30년사**. 서울: 중앙문화사.

조유선 등(2022). 아동 · 청소년 정신건강 관리체계 개선방안. **한국행정연구원 이슈페이퍼 114호**.

최정원 등(2021). 10대 청소년의 정신건강 실태조사. **한국청소년정책연구원**, 21-R03.

American Nurses Association, American Psychiatric Nurses Association, & International Society of Psychiatric-Mental Health Nurses. (2014). *Psychiatric-mental health nursing: Scope and standards of practice*. Spring, MD: NursesBooks.

Bethell, C. D., Newacheck, P., Hawes, E., & Halfon, N. (2014). Adverse childhood experiences: Assessing the impact on health and school engagement and the mitigating role of resilience. *Health affairs, 33*(12), 2106-2115.

Bowers, L. (2014). Safewards: A new model of conflict and containment on psychiatric wards. *J Psychiatr Ment Health Nurs, 21*(6), 499-508.

Breitenstein, S. M., & Gross, D. (2013). Web-based delivery of a preventive parent training intervention: A feasibility study. *Journal of Child and Adolescent Psychiatric Nursing, 26*(2), 149-157.

Delaney, K. R. (2017). Nursing in child psychiatric milieus:

What nurses do: An update. *Journal of Child and Adolescent Psychiatric Nursing, 30*(4), 201-208.

Delaney, K. R. (2020). Child psychiatric nursing: Shaping a future vision of our work with children. *Journal of Child and Adolescent Psychiatric Nursing: Official Publication of the Association of Child and Adolescent Psychiatric Nurses, Inc, 33*(1), 5-6.

Delvecchio, E., Salcuni, S., Lis, A., Germani, A., & Di Riso, D. (2019). Hospitalized Children: Anxiety, coping strategies, and pretend play. *Front Public Health, 7*, 250. doi:10.3389/fpubh.2019.00250

Epstein, R. M., Fiscella, K., Lesser, C. S., & Stange, K. C. (2010). Why the nation needs a policy push on patient-centered health care. *Health affairs, 29*(8), 1489-1495.

Eshel, N., Daelmans, B., Mello, M. C. d., & Martines, J. (2006). Responsive parenting: Interventions and outcomes. *Bulletin of the World Health Organization, 84*, 991-998.

Fagin, C. M. (1983). Concepts for the future: Competition and substitution. In (Vol. 21, pp. 36-40): SLACK Incorporated Thorofare, NJ.

Foster, S., Rollefson, M., Doksum, T., Noonan, D., Robinson, G., & Teich, J. (2005). School mental health services in the United States, 2002-2003. *Substance Abuse and Mental Health Services Administration*.

Goldman, S. K., & Faw, L. (1999). Three wraparound models as promising approaches, in promising practices in wraparound for children with severe emotional disorders and their families(Systems of Care: Promising Practices in Children's Mental Health, Vol.9). Edited by Burns BK, Goldman SK. Washington, DC, Center for Effective Collaboration and Practice, 35-78.

Halter, M. J.(2022). Varcarolis' foundations of psychiatric-mental health nursing: A clinical approach, 9th ed. Elsevier.

Im, S., & Heo, M. L. (2021). Children in the blind spot of social medical concerns: Supporting children with mentally ill parents in Korea. *Community mental health journal, 57*(8), 1525-1536.

Im, S. B., Kim, J. L., Ju, S. J., Kwon, M. K., Kim, J. H., Kwon, J. H., & Lee, S. W. (2004). Development of child and adolescent psychiatric nursing practice in Korea, 1980-2000. *Journal of Child and Adolescent Psychiatric Nursing, 17*(2), 56-65.

Kurnia, I. D., Arief, Y. S., & Pandin, M. G. R. (2022). *Philosophy of Family Center Care (FCC) in child nursing*.

Maughan, B., Collishaw, S., & Stringaris, A. (2013). Depression in childhood and adolescence. *Journal of the Canadian Academy of Child and Adolescent Psychiatry, 22*(1), 35.

Nielson, S., Bray, L., Carter, B., & Kiernan, J. (2021). Physical restraint of children and adolescents in mental health inpatient services: A systematic review and narrative synthesis. *Journal of Child Health Care, 25*(3), 342-367. doi:10.1177/1367493520937152

Nijhof, S. L., Vinkers, C. H., van Geelen, S. M., Duijff, S. N., Achterberg, E. M., Van Der Net, J. & Hillegers, M. H. (2018). Healthy play, better coping: The importance of play for the development of children in health and disease. *Neuroscience & Biobehavioral Reviews, 95*, 421-429.

Pearson, G. S., Hines-Martin, V. P., Evans, L. K., York, J. A., Kane, C. F., & Yearwood, E. L. (2015). Addressing gaps in mental health needs of diverse, at-risk, underserved, and disenfranchised populations: A call for nursing action. *Archives of Psychiatric Nursing, 29*(1), 14-18.

Perers, C., Bäckström, B., Johansson, B. A., & Rask, O. (2021). Methods and strategies for reducing seclusion and restraint in child and adolescent psychiatric inpatient care. *Psychiatric quarterly*, 1-30.

Stroul, B. A. (2003). Systems of care: A framework for children's mental health care, in the handbook of child and adolescent systems of care. *The New Community Psychiatry*. Edited by Pumariega AJ, Winters NC. San Francisco, CA, Jossy-Bass, 17-34.

Varcarolis, E. M., & Halter, M. J. (2009). Essentials of psychiatric mental health nursing. *A communication approach to evidence based care. Missouri: Saunders Elsevier*, 399-410.

Watts, B. V., Young-Xu, Y., Mills, P. D., DeRosier, J. M., Kemp, J., Shiner, B., & Duncan, W. E. (2012). Examination of the effectiveness of the mental health environment of care checklist in reducing suicide on inpatient mental health units. *Archives of general psychiatry, 69*(6), 588-592.

제60장

소아정신의학

특수교육

Special Education

이소현 · 윤선아

서론

병원 내 특수교사는 서울대병원에서 1980년대 초반 소아청소년 정신과가 시작될 때부터 소아정신과 내의 다학제적 팀 접근 구성원으로의 역할을 담당하는 것으로 시작하게 되었다(조수철, 2010). 서울대병원에서 시작된 특수교사의 역할은 주간치료실의 환아들을 대상으로 발달을 지원하기 위한 계획 및 실행이었으며, 이후 소아정신과 내의 다양한 역할로 확장되어 왔다.

현재는 몇몇 종합병원, 아동 시립병원뿐 아니라 여러 개인병원에서 특수교사는 의학적 치료 환경 내의 전문가 간 협력을 통한 역할을 담당하고 있다.

본래 특수교육의 목적은 일반교육과 같이 '교육대상자의 잠재력 실현'에 있으며, 교육의 궁극적 목적을 달성하기 위해 대상이 되는 아동 및 청소년의 독특한 교육적 요구에 적절하게 부응하여 교육내용, 교육방법, 교육환경을 조정하는 실천적 실행과정을 지니게 된다. 따라서 대상자들이 배치되어 있는 일반학교 혹은 특수학교에서 특수교육적 지원을 받게 되는 것이 일반적이지만, 특수교육은 학교라는 교육 환경 외에 병원, 복지관, 평생교육원, 직장 등 대상자가 생애주기별로 만나게 되는 다양한 지역사회의 치료 교육기관 내에서 서비스를 제공하게 된다.

이 장에서는 특수교육이 소아청소년 정신과와 어떤 내용의 협력이 필요하고, 특수교육을 실행하는 특수교사는 어떤 역할을 하게 되며, 어떤 협력의 과정을 갖게 되는지에 대해 살펴보고자 한다.

소아청소년 정신과 진단과 학교교육

1. 특수교육 대상자 분류

소아청소년 정신과 내에서의 종합적인 평가를 통해 진단이 명확해진다 하더라도 학교교육에서 장애 특성에 적합한 특수교육을 받기 위해서는 '적절성$_{\text{eligibility}}$판별'의 절차를 거치게 된다. 즉, 이것은 「장애인복지법」을 통한 바우처 등의 복지혜택을 받기 위해 장애인등록 절차가 필요한 것처럼 학교교육에서 특수교육이 필요한가를 판별하기 위한 절차이다. 이러한 적절성 판별은 교육청 산하의 특수교육지원센터에서 실행한다. 특수교육지원센터는 특수교육대상자의 생애주기에 적합한 특수교육, 관련 서비스 정보 제공 등 지역사회 내에서 전반적인 특수교육을 지원하는 전문기관으로 시교육청과 지역교육청 산하에 설치되어 있다.

학교교육 내에서 특수교육 대상이 되려면 「장애인 등에 대한 특수교육법」에서 명시하고 있는 장애 분류 〈표 60-1 참조〉에 해당되면서, 학업이나 학교적응에서의 어려움으로 인한 교육적 조치가 필요하다는 근거가 필요하다. 이때 병원에서 정확한 진단을 받은 진단서와 다양한 발달평가 자료는 결정적인 도움이 되며, 소아청소년 정신과에서의 진단이 선행되지 않은 경우 특수교육지원센터의 의뢰로

표 60-1 「장애인 복지법」상의 장애 분류와 특수교육에서의 장애 분류

장애인 등에 대한 특수교육법(2007)	장애인복지법(2007)
시각장애, 청각장애, 지적장애, 지체장애, 정서행동장애, 자폐성장애, 의사소통장애, 학습장애, 건강장애, 발달지체, 그 밖에 대통령령으로 정하는 장애	외부신체기관장애: 지체장애, 뇌병변장애, 시각장애, 청각장애, 언어장애, 안면장애 발달장애: 지적장애, 자폐성장애, 정신장애

지역사회 내 소아청소년 정신과에서의 진단 과정을 필요로 할 수도 있다.

매년 국립특수교육원 연차보고서에 의하면, 특수교육대상이 되는 학생들은 수년째, 지적장애, 자폐성장애, 의사소통장애, 정서행동장애 순으로 많은 것으로 나타나고 있다.

발달지체는 만 9세 이전 유아시기의 대상자에게 장애명 표찰에 의한 부정적 영향을 최소화하기 위해 마련된 법적 근거로 '또래에 비해 발달이 현저하게 지체된 아동'이라는 기준으로 영유아의 특수교육 적격성을 인정하고 있다. 따라서 발달지체로 과거 진단받았던 아동은 만 9세 이후 특수교육대상이 되는 분류 체계 내의 장애영역으로 재판별을 받아야 하므로, 소아청소년 정신과를 통한 명확한 진단을 필요로 하게 되기도 한다.

2. 특수교육서비스의 형태

소아정신과 환아들을 위한 학교교육 내에서의 특수교육서비스는 특수학교 혹은 특수학급에서 이루어지는 것이 보편적이지만 병원(병원학교) 혹은 가정(순회교육)을 통해서도 가능하다. 아직 병원학교의 경우 건강 장애군에 한해서 교육서비스의 도움을 받을 수 있으며, 순회교육은 가정, 시설, 병원, 특수학급 미설치 학교에 특수교육지원센터에서 파견된 순회교사의 방문을 통해 실행된다.

일반학교 특수학급에 소속된다 하더라도 실제 수업은 완전히 일반학급에서 받을 수도 있으며, 교육적 필요에 따라 부분적으로 특수학급에서 받을 수도 있다. 이러한 수업 형태의 결정은 특수교육 대상자의 교육적 요구에 따라 판단하게 되며 대체로 매 학기 초 부모가 포함된 개별화교육지원팀 회의에서 결정을 하게 된다. 최근에는 고기능 자폐성장애, 주의력결핍 과잉행동장애 등 학업성취도에 어려움이 없는 대상학생들이라 하더라도 학교적응의 어려움으로 인해, 특수교육 대상자 판별 절차를 거쳐서 특별한 교육적 지원을 받거나 특수교사의 자문서비스만 받게 되는 경우가 증가하고 있다.

3. 특수교육서비스의 절차

소아정신과 내원 환아들에게 학교교육 내에서의 특수교육서비스의 요구가 확실시될 때 다음과 같은 절차를 통해 공교육 서비스에 한해 무상의 특수교육적 도움을 받을 수 있다. 일반적으로 보호자 혹은 각급 학교장이 보호자의 동의를 얻은 후 특수교육지원센터에 신청하는 절차가 있어야 하며, 특수교육지원센터에서는 특수교육서비스가 필요한 대상인지를 평가하는 적격성판별 절차를 가지게 된다.

4. 학교교육 내에서의 특수교사 역할

학교교육 내에서 특수교사의 역할은 특수학교와 일반학교 내의 특수학급에 따라 다소 차이는 있지만 기본적 역할은 동일하다. 특수교육 대상자로 판별이 되면 특수교사는 매 학년의 시작일부터 2주 내에 대상자에 대한 '개별화교육지원팀'을 구성한 후 교육목표, 교육내용, 평가 계획 등이 명시된 교육적 지원에 관한 개별화 교육계획안을 작성한다. 또한 특수교사는 작성된 개별화교육계획안을 실행하고 주기적인 평가를 하며, 매 학기 계획안을 수정 보완한다.

5. 소아정신과와 학교와의 협력을 위한 방안

현재 소아정신과 환아들을 위해 학교와 병원이 협력할 수 있는 방안이 공식적으로 마련되어 있지는 않다. 그러나 소아정신과 진단 및 처방에 도움이 될 수 있는 학교 장면에서 관찰된 정보는 부모 혹은 교사로부터 제공되는 자료를 통해 수집이 가능하며, 행동지원팀이 있는 특수학교의 경우 행동지원팀과의 협력으로 학생의 발달 수준 및 학교 적응에 대한 정보 교환이 가능하다.

정서행동 문제가 있는 소아정신과 환아의 경우 의사의 처방 후 투약 경과에 대한 정보, 특히 학교 생활에서의 정보가 환아의 약물효과를 판단하기 위해 필요하다. 따라서 이러한 정보를 제공할 수 있도록 학교에서의 투약일지 서식 혹은 경과기록지를 마련하기도 하므로(박지연 등,

2017), 부모를 통해 협력을 의뢰할 수 있다.

6. 학교와의 연계를 위한 소아정신과 내 특수교사 역할

소아정신과 내 특수교사는 소아정신과 환아들의 적절한 학교적응을 위해 다음과 같은 노력을 하게 된다.

- 진단적 특성 및 발달수준에 대한 파악 후 학교적응에 대한 어려움과 교육적 요구educational needs 파악
- 성공적 학교적응을 위한 대상자 및 가족지원

소아청소년 정신과 내에서의 특수교육 및 특수교사의 역할

소아청소년 정신과 내 특수교사는 특수교육적 요구가 있는 대상자들에게 적합한 교육적 서비스를 제공하는 역할을 하는데 다음과 같은 전문적 특성을 지니고 있다.

- 특수교육대상이 되는 아동 및 청소년의 개별화된 평가를 통한 현행수준 파악
- 현행수준을 기반으로 한 개별화된 발달지원 계획
- 가정과의 연계서비스를 위한 가족평가 및 지원
- 학교적응을 위한 평가 및 지원
- 지역사회 내 치료 및 교육 서비스 연계를 위한 지원

앞의 역할을 감당하기 위해 특수교사는 다음과 같은 지원을 하게 된다.

1. 개별화된 접근

특수교육적 접근이 지니고 있는 가장 명료한 특성은 대상자에 대한 '개별화된 접근'이라고 할 수 있다. 이러한 접근은 1974년 미국의 「전장애아교육법」에서 장애 아동의 교육을 위해 규정한 개별화교육프로그램Individualized Educational Program: IEP을 소개하면서 시작되었다. 국내에서도 「장애인 등에 대한 특수교육법」에서 모든 특수교육대상자는 개별화교육계획에 의거해서 교육을 받도록 규정하고 있다. 즉 특수교육대상이라 판별되면, 매 학년의 시작일부터 2주 내에 각 특수교육대상자에 대한 개별화교육지원팀을 구성하여야 하며, 개별화교육지원팀은 매 학기의 시작일부터 30일 이내에 개별화교육계획을 작성해야 하는 것으로 명시하고 있다(교육부, 2007).

개별화교육프로그램이란 진단평가를 통해 현행수준 파악을 한 후 적절한 교육방법과 전략을 결정하고 체계적인 교육이 가능하게 만들어 준다. 특히 '개별화'가 중요한 이유는 소아정신과에 내원하는 아동 및 청소년은 첫째, 동일한 진단이라 하더라도 그 장애 정도나 진단적 특성으로 인해 다양한 특성을 가지고 있는 경우가 많으며, 둘째, 특정 장애진단 후에도 ADHD나 지적장애 등 하나 이상의 장애를 동반하는 경우가 많기 때문에 좀 더 세밀하고 정확한 개별적 차이를 검토하고 발달을 지원하기 위한 계획을 세우는 것이 타당하기 때문이다.

특수교육장면에서 필수적으로 사용되는 개별화교육프로그램은 연령에 따른 발달과업에 따라 IEP 외에도 개별화된 가족서비스 계획Individualized Family Service Plan: IFSP 혹은 개별화된 전환계획Individualized Transition Plan: ITP으로 적용된다. IFSP는 만 2세까지의 장애 영유아를 대상으로 하며 대상자 및 부모를 포함한 다학문적 팀에 의해 구성된 계획안이다. 따라서 IEP와의 차이점은 이 시기 발달에서 가족의 역할을 중요하게 생각하므로 자연적 환경에서 가족의 대상 영아를 중재하도록 지원하는 데 중점을 둔다는 것이다. 연령에 따른 개별화교육계획은 성인기를 위한 준비에서도 차이를 보인다. 소아정신과에서 진단받는 특수교육 대상이 되는 청소년들은 성인기를 위한 준비를 해야 하며, 이를 위한 지원이 필요하다. 따라서 개별적 진단 특성이나 발달수준에 근거하여 성인기를 위한 준비로서 자립적인 일상생활을 위한 준비가 어느 정도 되었는지를 파악하고, 성인기의 독립적인 생활을 위한 교육의 내용을 점검하고 교육계획을 세우고 실행하는 것이 필요하다. 이러한 계획이 개별화된 전환교육계획ITP이며, 전환교육계획은 개별화교육프로그램과는 달리 직업, 추후 교육이나 훈련, 거주계획, 여가의 내용을 중심으로 성인기에 필요한 기술들을 교육의 목표로 구성한다.

'개별화'된 계획인 IFSP, IEP, ITP는 학교장면이 아닌 소아정신과에서도 환아가 지니는 개별적 차이와 연령별 발달과업을 고려할 때 강조되어야 하는 부분이다. 실제로 소아

정신과 내의 대상자들의 발달지원을 위한 많은 특수교육 프로그램들은 '개별화'된 접근을 기본으로 하고 있다.

2. 대상자의 현행수준 파악

소아정신과 내의 다양한 프로그램에 참여하는 아동 및 청소년의 현행수준을 파악하기 위해서 특수교육적 접근은 교육진단을 필요로 하며, 이는 개별화된 진단 및 교수계획을 위한 과정 전반을 일컫는다(이소현 등, 2009). 교육진단은 다음과 같은 목표를 장단기 목표로 결정하게 된다(Bailey & Wolery, 2003).

- 아동의 발달에 적절한 기능적 목표 설정하기
- 아동의 독특한 행동양식, 강점, 문제 해결 전략 알아내기
- 부모가 원하는 자녀를 위한 목표와 부모 자신을 위한 필요를 알아내기
- 부모가 자신의 능력과 가치를 느끼도록 강화하기
- 아동 및 그 가족의 필요와 자원에 대하여 진단에 참여한 사람 간에 공통된 의견 수립하기

이러한 목표를 수립하기 위해서는 다음과 같은 다각적인 면에서의 정보 습득이 필요하다.

1) 표준화된 규준참조검사 결과를 통한 연령에 따른 규준집단에서의 발달정도

표준화된 검사는 정보를 수집하는 과정이 표준화된 절차를 따른다는 특성을 지닌 진단방법이며, 국내 타당화 연구를 통해 규준집단의 수행정도가 마련된 경우 대상 아동 및 청소년의 규준집단에서 지연되거나 일탈된 정도를 파악할 수 있다는 장점이 있다. 따라서 대상 아동의 발달이나 성취를 동일 연령의 다른 아동과 비교할 수 있으므로 전반적 기능 수준에 대한 양적인 정보를 제공해 준다. 표준화된 규준참조검사를 통해 발달정도를 파악한 후 발달프로파일에서 나타나는 인지적 특성을 반영하여 개별화된 교육계획안 작성을 하게 된다.

때로는 규준참조검사가 발달의 예측 가능성을 제시하기도 하여, 향후 발달을 지원하기 위한 목표를 세울 때 중요한 참조가 된다. 예를 들어, 교육진단검사(PEP-R; 39장 발달평가 참조)는 [그림 60-1]과 같이 발달프로파일 결과에 싹트기 점수$_{\text{emerging score}}$를 두어 합격하지는 못했으나 발달의 향상이 예상되는 정도를 보여 주고 있다. 이처럼 발달영역별 싹트기 반응은 발달과업을 성취하기 위한 준비, 발달성취에 이르는 시간 등 교육적 목표 설정과 방법을 계획하는 데 도움이 된다.

2) 소아정신과 진료 및 특정 장애 진단검사를 통한 장애 특성의 발현 수준과 정도

소아정신과 내원 환아들은 진단적 특성이 다양하므로 진단에 따른 주요 어려움들을 파악하는 것이 중요하다. 즉, 진단적 특성과 관련해서 다양한 내용들을 확인하는 과정을 가진다.

먼저 동일한 진단을 받은 아동 및 청소년이라 하더라도 다양한 특성을 보이므로 실제 교육적 중재를 계획할 때는 개별적으로 드러나는 혹은 이슈가 되는 특성을 파악하는 것이 필요하다.

뿐만 아니라 단일 장애 진단이 아닌 공존하는 장애를 지닐 경우, 정신건강의 장애가 드러나는 양상은 달라질 수밖에 없다. 예를 들어, 자폐 범주성 장애의 경우, 2013년 DSM-5에서의 진단적 변화 이후에도 지적장애를 동반할 확률이 22.9%, ADHD는 26.2%, 불안장애는 11.1% 등으로 보고되고 있다(Mutluer, 2022). 따라서 진단이 지니는 특성에 대한 평가와 함께 공존 장애를 면밀하게 검토하여 교육 및 치료 지원의 방향을 결정하여야 한다.

소아정신과 진료 후의 기록 및 진단검사 결과는 이러한 장애 특성에 대한 세부적인 정보들을 제공하므로 발달의 일탈정도나 양상을 포함하여 개인의 삶에 미치는 영향 등 다음과 같은 내용을 고려한 현행수준을 파악할 수 있다.

- 발달의 일탈정도
- 일탈의 양상
- 개인의 삶의 질에 미치는 영향
- 가정에 미치는 영향
- 학교 및 지역사회에 미치는 영향

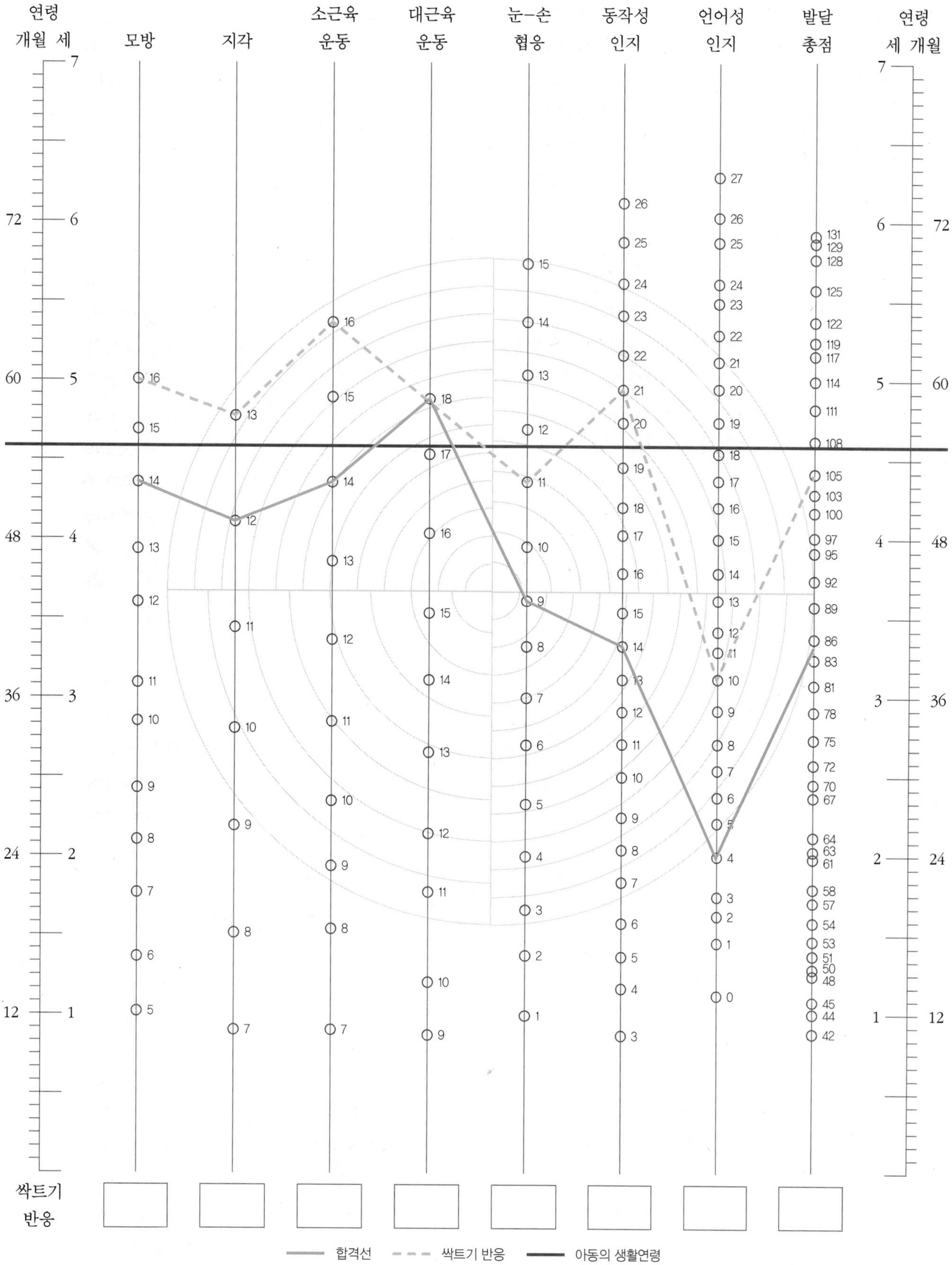

그림 60-1 교육진단검사 발달프로파일의 싹트기 반응

3) 발달 수행 수준 파악

소아정신과 내에서 치료 및 교육을 위해 사용되는 교육진단이란 대상자의 현행수준을 파악하고 그에 따른 지원목표를 결정하며 교수실시과정에서 대상자의 성취를 점검하는 일련의 연속적인 진단적 과정이라 할 수 있다.

특수교육에서는 교육목표를 세우기 위해 일반적으로 교육과정상의 목표를 준거로 사용하는 준거참조검사를 사용한다. 영유아기를 대상으로 사용되는 교육과정 중심진단으로서의 준거참조검사는 영유아기의 주요 발달과업인 인지, 언어 및 의사소통, 사회-정서, 대근육 및 소근

캐롤라이나 교육과정

아동명:

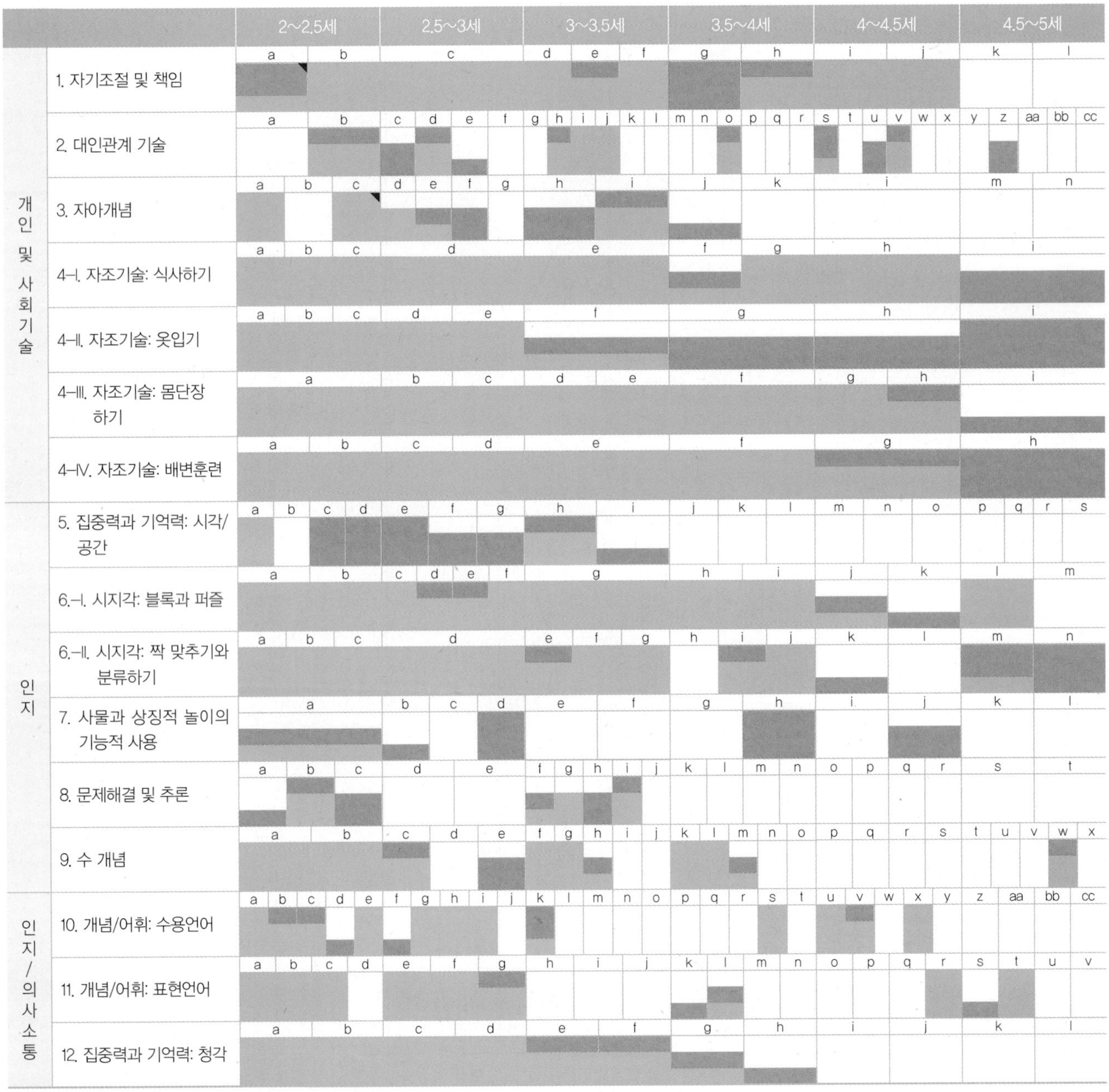

- 발달영역별 박스 컬러링의 의미: (연한 회색) 합격, (진한 회색) 싹트기
- 위 검사결과는 3회(초기, 중기, 종료시기)에 걸쳐 실시된 것임.
- 해석의 예: 자기 조절 및 책임 2~2.5세에 발달되어야 하는 a 영역은 초기와 중기에는 싹트기 반응이었다가 종료시기 평가에 합격됨.

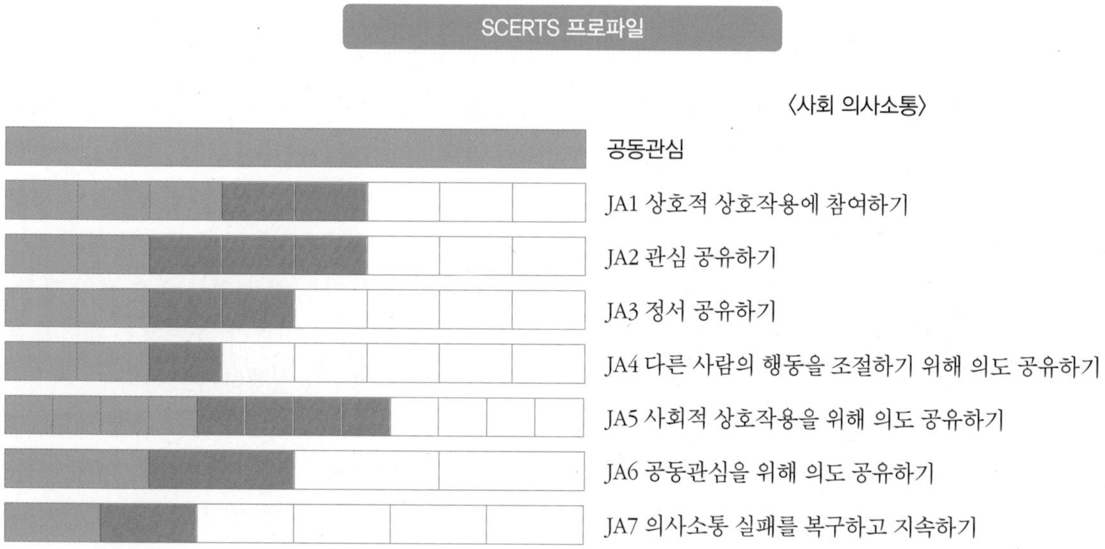

• 박스 컬러링의 의미: 1분기 합격, 2분기 합격

• 해석의 예: SCERTS의 공동관심 영역의 JA1은 1분기에서는 3개 항목에서 합격을 하였으며, 2분기에서는 2개 항목에서 합격을 추가하는 발달의 향상을 보임.

그림 60-2 캐롤라이나 교육과정 진단 및 SCERTS 모델 결과에 나타난 분기별 차이

육 운동, 적응기술 등 영유아기의 주요 발달 영역을 중심으로 구성된다(이소현 등, 2009). 또한 대상 연령에 따라 발달과업은 직업기술, 성교육, 자기 관리 기술 등이 추가되기도 하고, 주의집중, 기억, 지각능력, 상징놀이, 협력, 수용언어, 표현언어, 모방, 대화기술, 또래상호작용으로 세분화되기도 한다. 궁극적으로 교육과정 중심 진단은 진단을 실시한 특정 시점의 점수를 제공하는 의미보다는 아동 및 청소년을 위한 중재프로그램을 계획하고 진행할 때 자료에 근거한 결정을 할 수 있도록 도와주는 역할을 한다고 할 수 있다(Grisham-Brown, Hemmeter, & Pretti-Frontczak, 2005).

영유아 캐롤라이나 교육과정(김호연 등, 2017; 한경근 등, 2003), 포테이지 아동발달지침서(강순구, 2008)는 대표적으로 사용하고 있는 교육과정 진단도구이다. 영유아 캐롤라이나 교육과정은 개인-사회기술, 의사소통, 인지, 소근육, 대근육으로 발달의 범주를 나누고 있으며, 포테이지 아동발달지침서도 신변처리, 운동성, 사회성, 인지, 언어라는 다섯 가지 발달범주로 교육진단 영역을 구분하고 있다. 개별화교육계획안이 정기적으로 발달의 진전도를 재평가한 후 수정되는 것처럼 교육과정 중심 진단 역시 정기적인 재평가를 통해 그 교육과정 내의 향상을 점검할 수 있다.

SCERTS 모델(이소현 등, 2019)은 자폐 범주성 장애 및 관련 장애라는 진단적 특성을 지니는 대상자들의 치료교육적 요구를 지원하기 위해 개발된 모델이다. 이 모델에서는 사회의사소통social communication, 정서조절emotional regulation, 교류지원transactional support이라는 주요 영역을 중심으로 대상자의 수준을 진단하여 세 가지 영역의 목표를 세우도록 되어 있으며, 교육적 중재에 따른 변화를 분기별로 평가하여 발달수준의 진보를 파악하게 되어 있다. [그림 60-2]는 캐롤라이나 교육과정과 SCERTS 모델에서의 분기별 진전을 확인할 수 있는 진단 결과이다.

4) 가정 및 교육장면에서의 발달평가 정보

자연적 관찰은 장애유아의 현행수준을 파악하기 위해 반드시 필요한 과정이다. 영유아의 경우 구조화된 장면에서 검사를 실시할 때 보여 줄 수 없는 발달의 양상이 많기 때문에 가정 혹은 유치원이나 어린이집에서의 관찰 정보는 자연스러운 일과 내에서의 능력을 파악할 수 있다는 기능성을 지닌다. 특히 연령이 어릴수록 영유아 현행 발달수준 진단에 가정에서의 관찰을 포함시키는 것은 자연스러운 환경에서의 발달능력 파악과 부모가 진단 과정에 진단의 파트너로서 참여한다는 의미가 있을 뿐 아니라 발달적 지연이나 일탈을 직면하고 지원의 요소들을 파악하게 하

는 부모교육으로서의 효과를 기대할 수 있다는 점에서 의미가 있는 과정이다.

또래관계를 통해 사회적 발달을 시작하게 되는 3세 이후부터는 유치원이나 어린이집에서의 관찰이 또래집단 안에서 보여지는 사회적응 발달의 어려움을 파악할 수 있다는 장점이 있다. 따라서 직접 관찰하거나 유치원이나 어린이집 교사와의 협력의뢰서, 일화기록지 등의 자료는 사회적응의 어려운 점을 파악하는 데 참조가 된다.

5) 가족진단

소아정신과 내에서의 특수교육적 접근의 대상은 진단받은 아동 및 청소년뿐 아니라 그 가족을 포함하여야 하며, 이는 가족의 자원을 파악하고, 요구와 우선순위를 파악하여 중재의 효과를 극대화시키기 위해서이다. 가족진단이라는 가족의 강점, 우선순위, 자원을 파악하는 과정을 갖게 되며, 이러한 절차가 필요한 이유는 가족을 통해 얻어야 하는 정보가 다수 있기 때문일 뿐 아니라(Crais, 1993), 전문가와 협력하는 과정을 통해 가족이 중재를 위한 의사결정과정에 참여함으로써 보다 동등한 위치에서 가족의 적극적인 중재지원 동기를 촉진할 수 있기 때문이다. 유아 특수교육 전문가 Bailey(2004)는 다음과 같은 세 가지 측면에서 가족진단을 할 것을 제안하고 있다(이소현, 2020 재인용; Bailey, 2004). ① 유아와 관련된 결정을 내리고 교육 서비스를 제공하는 과정에 있어서 가족이 참여하기를 원하는 역할은 무엇인가? ② 교육 서비스로부터 가족이 원하는 것은 무엇인가? ③ 가족구성원은 교육서비스에 대해서, 그리고 부모-교사 간 관계형성에 대해서 어떻게 생각하는 가이다.

소아정신과에서 특수교육 프로그램을 실행하는 과정에서는 치료 계획 목표를 세우기 전 평가하고 진단하는 과정에서 가족진단이 포함되며, 대상 아동 진단처럼 가족진단 역시 진행적인$_{\text{ongoing}}$ 진단과정으로서 프로그램 실행 중 수정과 보완을 하게 된다.

3. 프로그램 계획 및 실행

소아정신과 내에서 실행되는 다양한 프로그램은 의료기관에 내원하는 환아 및 가족의 요구에 따라 다양한 내용과 구성을 가진다. 형태에 있어서도 중재 기간이나 강도에 따라 낮병동, 외래 등 차이를 두고 있다. 따라서 좀 더 집중적인 시간 동안 치료 및 교육적 지원 프로그램을 제공해야 하는지, 정기적인 외래 프로그램으로 필요한 교육적 요구를 충족시킬지를 판단하여 선정 · 배치하게 된다.

또한 발달의 영역별 지원을 개별적으로 제공하게 되는 경우도 있어서 특수교사는 의뢰된 대상 아동의 발달성취, 특히 인지적 및 학업 능력 성취를 위한 동기 형성, 기억 전략, 문제해결 기술, 자기 관리 전략 등을 개별적 특성에 맞게 일대일 직접 교수를 실행하기도 한다.

개별 치료 교육 프로그램과 달리 집단 프로그램을 제공하는 이유는 집단구성원으로 인해 형성되는 역동적인 상황 연출이 가능하고, 문제 해결 이슈들이 집단 내에서 즉각적으로 발생되기도 하여, 맥락에 맞는 적절한 모델링, 시연, 역할극 등의 방법을 적용하여 치료효과를 극대화하기 쉽기 때문이다. 연령이나 진단적 특성, 교수전략을 포함한 프로그램 특성에 따라 구성원 수, 프로그램 시간, 회기 수는 차이가 있다. 집단이라는 특성의 장점을 극대화시킬 수 있는 프로그램으로는 '사회성 훈련' '학교준비 프로그램' '전반적인 발달지원을 위한 활동중심 프로그램' 등이 있다. 따라서 이때 특수교사는 프로그램의 특성을 결정하고, 소아정신과 대상자에 맞게 프로그램을 계획하고 실행하는 역할을 하게 된다.

1) 발달지원 프로그램

프로그램은 대체로 유아 특수교육의 특성을 지니고 있으며, 특수교육 대상아동이 가진 장애 및 발달특성을 고려한 개별화된 교육 계획을 중심으로 발달 영역별 기능지원, 통합지원 및 가족지원을 실행하는 것을 원칙으로 한다. 유아기가 대상이 되는 경우 주요 발달 영역인 사회성, 언어, 인지, 일상생활 기술, 운동능력을 지원하는 데 중점을 두고 있다(이소현, 2003).

발달지원 특수교육서비스의 세 가지 중요한 특징은 첫째, 집단 프로그램이라 하더라도 개별 아동의 발달 및 교육적 필요에 따라 교육의 목표를 계획하고 실행하는 개별화된 접근이다. 설정된 목표는 다양한 활동 내에 기술을 삽입하여 교수하게 된다. 둘째, 프로그램의 평가, 계획 및 실행이 지속적이고 진행적인 형태로 이루어진다. 즉, 캐롤라이나 교육과정 등 준거 기반의 평가$_{\text{criterion based assessment}}$를 정기적으로 실행하면서 발달지원 목표를 설정하고 실

표 60-2 **발달지원 프로그램의 일일활동 일과표**

시간	활동	목표
2:00~2:20	자유놀이 및 놀이 지도	개별 아동의 일상생활 기술, 소-대근육 운동, 사회적 기술, 의사소통 기술, 인지 능력 발달을 위한 목표가 각 활동에 삽입되어 실행
2:20~2:30	출석놀이	
2:30~2:45	율동놀이	
2:45~3:00	동화놀이	
3:00~3:20	신변처리 및 간식	
3:20~3:45	소근육-대근육 활동	
3:45~4:00	놀이 지도-부모 상담	놀이 기술 지도-가족지원

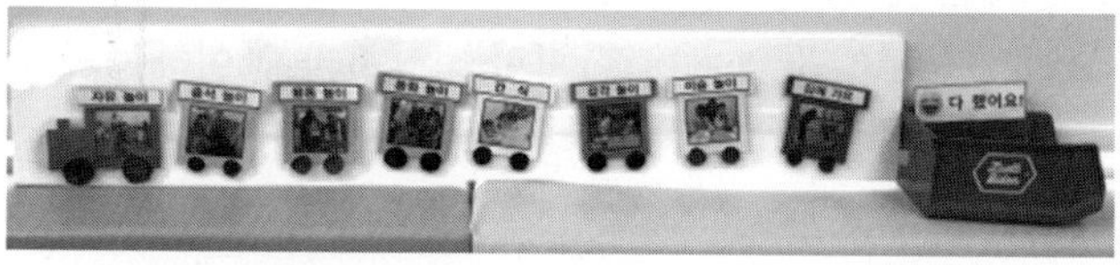

그림 60-3 일과 활동을 알려 주는 시각적 스케쥴

행, 수정하게 된다. 셋째, 지역사회 중심의 활동을 실행함으로써 자연스러운 환경 내에서의 다양한 경험을 통해 기술 일반화를 촉진하고, 문제해결력 및 자기결정력 향상을 발달시키려 한다.

발달지원 프로그램은 집단교육의 형태로 이루어지지만 필요한 경우 일대일 교육의 형태로 집중적인 교육지원을 하기도 한다. 〈표 60-2〉는 발달지원 프로그램 일일활동의 예시이고 [그림 60-3]은 일일활동을 발달수준에 맞게 시각적 스케쥴을 제작하여 일과가 끝났음을 예측할 수 있게 만든 시각적 지원visual support 자료이다.

2) 특정 장애군의 지원 요구를 고려한 특성화된 프로그램

자폐스펙트럼장애 아동 및 청소년을 위한 사회성 훈련 프로그램 혹은 학습장애 아동을 위한 학습지원 프로그램은 특정 장애군의 지원 요구를 고려한 특성화된 프로그램이라 할 수 있다. 이러한 프로그램은 특정 장애군의 강점과 약점을 프로그램 안에 충분히 반영하여 특정 장애를 가진 아동이나 청소년이 배워야 할 기술을 집중적으로 교수함으로써 집중력 및 학업성취도 향상, 또래관계를 포함한 사회성 개선 등에 긍정적 결과를 가져온다.

몇몇 종합병원 소아정신과에서는 특수교육 서비스 요구 정도에 따라 특성화된 프로그램을 기획하고 실행하고 있다. 〈표 60-3〉은 고기능 자폐 범주성 장애 아동의 사회성 증진을 향상시키기 위한 병원 특수교육 프로그램이 중점을 두고 있는 목표기술의 예시이다.

최근에는 사회의사소통 및 정서조절 발달의 향상을 필요로 하는 소아정신과 아동 및 청소년의 증가에 따라 현장 전문가들이 팀을 이루어 개발하여 긍정적 성과를 보고하고 있는 종합 프로그램을 도입하여 실행하고 있다. 이러한 흐름의 일환으로 서울시 어린이병원과 서울대병원은 SCERTS 모델의 교육적 진단을 활용함과 동시에 사회의사소통, 정서조절, 교류지원의 목표를 세우고, 의미 있고 목적 있는 활동을 계획하고 실행하기 시작하였다. 특히 사회의사소통 및 상호작용의 어려움을 지니는 아동 및 청소년에게는 영역별 세부 목표가 필요한데 SCERTS 모델에서는 사회의사소통 영역의 공동관심, 상징사용, 정서조절 영역의 자기조절과 상호조절, 교류지원 영역의 학습지원과 대인관계 지원으로 나누어서 목표 설정과 지원계획을 할 것

표 60-3 **고기능 자폐스펙트럼장애 유아를 위한 사회성 증진 프로그램의 목표기술 예시**

사회성 기술	의사소통 기술	놀이 기술
1) 타인에게 긍정적으로 사회적 상호작용 시작하기 2) 타인의 사회적 상호작용 시작에 긍정적으로 반응하기 3) 자신의 감정인식 및 감정 표현하기 4) 상황을 고려하여 타인의 감정 인식하기 5) 의사결정하기 6) 자기 옹호하기 7) 분노 조절을 포함한 위기 관리하기 8) 갈등이나 문제 해결하기	1) 청자로서의 역할 실행하기 2) 화자로서의 역할 실행하기 3) 화제를 시작, 유지, 종결하기 4) 의사소통 상황 인식하기 5) 다양한 의사소통 기능 사용하기 6) 의사소통을 할 때 비구어적 의사소통 행동(몸짓, 표정) 이해하기 및 사용하기 7) 의사소통 좌절 복구하기	1) 다양한 놀잇감 사용하기 2) 연령에 맞는 놀잇감 사용하기 3) 놀잇감을 기능적으로 사용하기 4) 놀잇감을 타인과 공유하기 5) 상징놀이 및 가상놀이 참여하기 6) 연령에 적합한 사회적 놀이 참여하기

을 제안하고 있다. 무엇보다 교류지원이라는 영역을 통해 주변 전문가들과 부모의 지원방향이나 방법을 제시하고 있어서 부모역량 강화뿐 아니라 일관된 지원의 효과를 기대할 수 있다.

3) 개별적 인지학습 지원

소아정신과의 유아 및 아동을 대상으로 한 개별적 인지학습 지원은 연령에 따른 인지발달의 어려움을 지원하며, 특히 3R, 즉 읽기, 쓰기, 셈하기에서의 학업성취도에 어려움을 지니는 경우 제공할 수 있다. 인지학습 발달지원은 첫째, 장애 특성을 고려한 학업성취도 분석, 둘째, 학습 동기 형성을 위한 전략 개발, 셋째, 독립적인 학업 수행이 가능하게 할 수 있는 다양한 학습 전략을 제공하고 연습하는 데 중점을 둔다. 지능, 주의력 평가 등 전반적인 발달특성 진단과 관련된 평가와 함께 학업성취도 평가를 사전평가로 실행한 후 목표를 설정하여 일대일 직접 교수를 하게 된다. 인지학습지원은 개별 아동의 장애 특성에 따른 초인지 능력, 기억능력, 학습 패턴, 주의력, 동기와 통제원 등을 고려하여 실행하므로 개별화되고 집중적인 지원이 가능하다.

4) 전이적응을 위한 프로그램

대부분의 장애 아동 및 청소년은 유아기에서 벗어나 초등학교에 입학할 때, 초등학교에서 중등학교로 진학할 때 등 전환기 적응을 상당히 어려워한다. 따라서 이러한 변화를 준비시킴으로써 정서 및 행동 문제 발생을 예방하고 보다 성공적인 학교적응이 이루어질 수 있도록 지원하는 것은 중요하다. 초등학교적응을 준비시키는 '학교 준비 프로그램', 중등기에 맞이할 청소년기의 어려움을 예방하기 위한 '청소년기 사회성 프로그램'은 전이적응을 위한 대표적인 특수교육프로그램이라 할 수 있다. 서울대병원의 학교준비반, 시립병원의 초록학교 등은 이러한 학교 준비를 위한 프로그램의 예이다.

특수교육과 행동지원

행동지원은 특수교육접근에서 대상이 되는 모든 진단적 특성을 가지는 아동 및 청소년을 위해 필요한 지원이다. 특수교육 지원에서 소아정신과 환아의 문제행동을 지원하는 접근은 기본적으로 응용행동분석applied behavior analysis의 원리와 유사하다. 즉, 모든 문제행동에는 문제행동의 기능function이라고 하는 원인이 있으며, 그 원인은 체계적인 접근을 통한 분석을 통해 추정하여야 하며, 이러한 과정이 있어야 적절한 문제행동지원 계획을 세울 수 있다는 것이다. 또한 문제행동 중재에 있어서의 대원칙은 행동 발생 후에 주어지는 교정적인 대처보다는 예방적인 측면에서의 접근이 필요하다는 점이다. 이것은 장애 특성 그 자체보다는 장애로 인해 발생될 수밖에 없는 주변 환경과의 상호작용에서 나타나는 어려움에 중점을 두고 환경을 조정하는 생태학적 접근을 우선 강조하는 것을 의미한다(Bambara & Kern, 2008). 이처럼 대상자가 참여하는 모든 환경에 초점을 두어서 문제행동 발생을 예방하고자 하는 개념으로 긍정적 행동지원positive behavior support이라는 접근이 등장했다.

긍정적 행동지원은 장애 유아가 보이는 문제행동을 감소시키고 예방할 뿐 아니라 사회적이고 학업적인 성취를 이루도록 지원하는 체계적이고 종합적인 개별화 전략이다. 문제행동을 대체할 수 있는 새로운 바람직한 행동을 교수함으로써 유아의 기능을 확장시키는 교육적 측면을 강조하며, 동시에 그 유아가 속한 다양한 환경을 재구성하여 문제행동 발생 확률을 감소시키는 전략적 측면을 포함하고 있다(Carr et al., 2000; Turnbull et al., 2002). 무엇보다 긍정적 행동지원은 과거에 신체적인 고통을 주어서 자아 존중감을 손상시키는 혐오적 방법을 사용하는 것을 제한한다(Scotti & Meyer, 1999). 개별차원의 긍정적 행동지원이 개별적인 문제행동의 원인을 평가하고 분석하여 행동지원계획을 예방중심으로 환경을 수정하고, 필요한 대체 행동 기술들을 교수하는 것이라면, 긍정적 행동지원의 포괄적 접근은 학교차원의 긍정적 행동지원schoolwide PBS이며, 이 접근은 학교 전체의 학생을 대상으로 한다. 심각한 문제행동을 지니는 학생들을 포함하여 모든 학생의 바람직한 행동 형성에 유익한 방향으로 지원을 하는 것을 의미한다.

현재 긍정적 행동지원 관련 정책을 살펴보면 소아정신과 내원 아동이나 청소년 중 공교육하에서 교육서비스를 받는 경우 심각한 문제행동에 대한 지원이 필요할 때, 학교 측에서 부모의 동의를 얻어 해당 교육청 산하의 긍정적 행동지원단에 의뢰할 경우 긍정적 행동지원을 실행하게 되어 있다.

소아정신과 내의 프로그램에 참여하는 경우, 긍정적 행동지원은 기능적 행동분석을 통해 원인을 파악한 후 행동지원계획behavioral intervention plan을 세우고 가정과 연계해서 일관된 행동지원과 지속적인 점검을 하는 방식으로 실행한다.

일반화의 문제

소아정신과 특수교육 프로그램에 참여하는 아동 및 청소년이 습득한 발달영역별 기술들이 자연스러운 일과 내 다양한 장면에서 적용할 수 없다면 치료 교육적 가치는 상실된다. 따라서 학습된 여러 가지 능력들이 일반화generalization되는가를 점검할 필요가 있으며, 이러한 일반화 가능성까지 치료교육계획에 포함시키는 것이 적절하다. 특히 다양한 환경에서 다양한 사람들과 다양한 도구나 자료가 제시되었을 때에도 습득된 기술을 보여 줄 수 있는가의 여부는 장애 특성에 따라 많은 차이를 보인다. 즉, 특별히 일반화가 어려운 진단적 특성을 지니는 아동 및 청소년이 있기도 하고, 발달 수준이나 연령에 따라 일반화에 어려움의 차이를 보이기도 한다.

일반화를 촉진하기 위한 전략은 자연스러운 환경에서 연습할 수 있는 기회를 제공하는 것이다. 습득된 기술이 가정이나 지역사회에서 실제로 기능할 수 있도록 가정에서의 목표 실행을 격려하고 교수전략들을 지도하여야 하며, 또래집단에서의 지원이 가능할 수 있도록 유치원이나 학교와의 연계를 위한 노력이 필요하다.

특수교사가 일반화를 촉진하는 첫 번째 방법은 자연스러운 환경에서 직접교수를 하는 방법으로, 지역사회중심의 실제community-centered practice를 통해 성취된 목표기술이 실제 생활에서 적용되고 있는지를 점검하거나 지역사회 내에서 직접 교수할 수 있는 기회를 가지는 것이다. 특별히 적응행동척도Vineland adaptive scale에서 다루고 있는 사회적응기술은 지역사회 내 다양한 경험을 통해 학습할 수 있는 기술들이 대부분이다.

두 번째로 특정 기술의 일반화를 촉진시키기 위해서는 자연스러운 기능적 또래를 활용할 수 있다. 예를 들어, 사회적 기술이나 의사소통의 기술은 파트너에 따라 달라지는 유연한 반응을 배워야 할 뿐 아니라, 파트너에게 직접 실행해 보는 실질적 연습은 기술 습득과 일반화에 상당한 도움이 된다. 또한 비장애 또래아동과 함께할 때 사회적 능력의 향상도 보고되고 있는 바, 전형적 발달을 하는 또래를 포함시키는 프로그램이 장애 유아의 사회성 발달과 문제행동 감소에 미치는 긍정적 효과(Sanaito, Jung, Axe, & Nixon, 2015; Stanton-Chapman & Brown, 2015)를 감안하여 '함께하는 사회성 지원 프로그램'을 모색해 볼 수 있다.

학교 배치 및 학교적응 상담

소아정신과 진단을 받은 아동 및 청소년은 학교에서의 적응이 어려워 좀 더 적합한 학교에로의 전학 혹은 상급학교로의 진학이 중요한 당면과제가 된다. 가족들은 이와 관련한 정보의 부족으로 자신의 자녀가 잘 적응하고 행복한 학교생활을 할 수 있으면서, 현재보다 발달적 향상을 보일 수 있는 학교는 어떤 곳일지 판단하기 어려워한다.

1. 학교 배치 상담

유아기에 특수교육대상으로서 학교의 지원을 기대할 때는 학교의 배치 유형을 고려해야 하므로 부모와의 상담

표 60-4 일반학교 배치 유형

구분	일반학교(특수학급 미설치교)	일반학교(특수학급 설치교)		
		일반학급	시간제 특수학급	전일제 특수학급
특수교사 배치	미배치	배치	배치	배치
수업장소	일반학급	일반학급	일반학급 특수학급	특수교사
개별화교육계획IEP 운영 담당	담임교사	특수교사	특수교사	특수교사
학교생활지원	담임교사	담임교사	담임교사 특수교사	특수교사
출결 및 학적 관리	담임교사	담임교사	담임교사	담임교사

*시간제 특수학급과 전일제 특수학급은 장애 학생에게 요구되는 지원의 정도에 따라 특수학급에서 보내는 시간의 차이를 둔 것을 의미한다.

*일반학교(특수학급 미설치교)의 경우 특수교육지원센터에서 근무하는 특수교육 교원에게 그 학교를 방문하여 학습을 지원하도록 요구할 수 있다.

시에 이를 토대로 정보를 제공할 필요가 있다. 현재 일반 학교의 배치 유형은 〈표 60-4〉와 같다(이소현 외, 2017).

특수학교는 장애학생으로만 이루어진 학교를 의미하며, 지체장애 학교, 정서장애학교, 지적장애 학교 등 특별한 교육적 배려가 필요한 교육대상자를 위한 학교이다. 특수학교가 아닌 일반학교에 배치되는 유형을 통합교육이라 하는데, 장애 유아의 통합교육의 효과와 당위성은 이미 많은 문헌을 통해 제시되고 있다(Gargiulo & Kilgo, 2020).

법적인 측면에서는 1975년 미국의 「전장애아교육법」이 최소제한환경least restrictive environment에서 적절한 교육을 받아야 한다고 명시함으로써 통합교육의 법적 근거로 주장하기 시작하였다. 현재 국내에서는 이러한 이유로 특수교육은 모든 예비교사의 교직이수를 위한 필수과목이 되었다. 그러나 현재 일반학교에서의 통합교육은 특수교육적 지원을 하는 학급 수의 부족, 협력의 어려움, 관련 전문가의 역량 및 책임의식 부족 등으로 성공적 통합을 방해하는 요인이 산재해 있다. 그럼에도 불구하고 일반학교 현장에서는 통합교육이 장애 및 일반유아에게 미치는 긍정적 성과들을 근간으로 당면한 과제들을 해결해 가면서 통합의 성과를 극대화시키려는 노력을 하고 있다.

2. 학교적응 상담

정신과 병동에서 일상과 다른 시간을 오래 보낸 아동이나 청소년들은 심각한 증상의 완화 후에 퇴원을 앞두고 학교로의 복귀에 대한 두려움으로 인해 심한 스트레스를 받곤 한다(Clements et al., 2010). 이러한 심리적 부담은 실제로 학교 복귀 후의 학업성취도나 정서적 안정에 영향을 주기도 한다(Becker & Luthar, 2002). 따라서 부모는 성공적 학교 복귀에 대한 우려와 함께 향후 학교 내에서의 교육적 지원에 대한 다양한 정보를 알고 싶어 하게 된다. 소아정신과 내 특수교사는 대상자의 교육적 요구에 적합한 적절한 정보 및 정서적 지원을 통해 학교적응을 위한 준비를 돕게 된다. 필요한 경우 학교 배치가 달라지는 것이 필요할 수 있으며, 이때 학교 결정을 도울 수 있도록 학교배치에 따른 교육적 지원의 차이를 부모에게 명확하게 알릴 필요가 있다. 또한 학교 복귀 후의 학교생활을 어떻게 모니터링하고, 학교와 어떤 방식으로 소통할 것인지를 포함한 학교적응을 위한 관련 전문가들과의 협력적 방안에 대해서도 설명하게 된다.

소아정신과 특수교사는 병동 외에도 외래로 내원하는 아동이나 청소년이 학교적응에서 생기는 이슈들을 어떻게 해결해야 할지, 특히 학교와 어떻게 소통해야 할지 등 학교 관련 고민들을 함께 의논하고 차근차근 해결안을 찾아가는 과정을 대상자 및 가족과 함께하게 된다.

소아청소년 정신과 내에서의 협력

병원 내 특수교사의 역할은 지금까지 살펴본 바처럼 검사, 행동 및 발달에 관한 관찰 및 평가, 학교적응 관련 부모상담, 교육 프로그램 계획 및 실행을 책임진다고 볼 수 있다. 이때 의료적 장면에서의 전문가 간 협력은 필수적이며, 소통과 협력의 기반 위에서 소아정신의학의 서비스는 극대화된 효과를 얻을 수 있게 된다.

1. 진단평가 장면에서의 협력

진단과 평가 장면에서 특수교사는 장애 진단에 필요한 평가를 수행하여 소아정신의학 전문가와 협력하게 된다. 이때 특수교사는 발달검사 혹은 특정 장애 진단을 위한 검사를 실행한다. 특수교사가 실행하는 진단 및 평가는 1차적으로는 장애 진단을 위한 자료를 제공하지만, 이와 동시에 장애 아동이 지닌 발달상의 강점과 약점, 진단 후 필요한 교육에 관한 정보를 제공하게 된다. 학령기의 경우 학교장면에서 특수교육서비스를 받고 있는 장애아동의 학교적응 관찰 내용은 장애아동의 명확한 진단을 위한 중요한 근거자료가 되기도 한다. 즉, 대상학생이 소속된 학교의 정신의학 전문가와의 협력을 위해 학교장면에서 장애아동의 학교적응 정도를 파악한 후 관찰 및 부모면담 정보를 의료진에게 제공하여 초기 진단의 참조자료로 활용할 수 있도록 지원할 수 있다. 또한 병원 내 특수교사와 학교 소속 특수교사는 해당 학생이 받게 될 양질의 특수교육 서비스를 위해 진단 및 진보평가와 관련된 정보를 협력하며 공유할 수 있다.

2. 의학적 치료 및 교육장면에서의 협력

진단 후 의학적 치료가 시작되었을 때 특수교사와의 협력은 다음과 같은 형태로 이루어진다. 먼저 아동 · 청소년 정신의학 전문의의 약물처방이 이루어진 경우 학교 측 특수교사에게 전문의가 특별히 관찰할 필요가 있는 행동에 대한 정보를 제공하고, 특수교사는 학교적응 행동에서 긍정적 변화가 있는가를 관찰하여 그 정보를 제공해 줄 수 있다. 이는 자연스러운 장면에서의 관찰정보를 제공함으로써 정신의학 전문의가 정확한 변화를 파악한 후 추후관리를 할 수 있다는 점에서 장애아동을 위한 의료 전문가와 특수교육 전문가의 필수적인 협력적 접근이라 할 수 있다.

두 번째로, 소아정신의학적 진단으로 병원 내 프로그램에서 서비스를 받게 되었을 때, 서비스 대상아동을 결정하는 것에서부터 프로그램이 진행되는 동안 발달 및 병리적 특성의 변화에 관하여 논의하는 과정에 이르기까지 특수교육 전문가와 정신의학 전문가 간의 지속적인 협력과정이 필요하다.

중재 장면에서 특수교사의 역할로서 중요한 또 하나의 부분은 치료지원팀 구성원의 일원인 부모와의 상담 및 교육을 통한 협력적 작업이다. 즉, 특수교사는 주요 영역의 발달지원, 학교적응 및 행동 지도, 진로상담과 관련하여 장애아동 부모를 대상으로 집단 혹은 개별 형태로 상담이나 교육을 할 수 있다. 이러한 부모 교육 및 상담은 가정, 학교, 지역사회에서의 적절한 적응을 목표로 하고 있으며 실현 가능한 세부적이고 구체적인 정보나 지식을 제공함으로써 실질적인 지원을 한다. 특히 가족지원의 일환으로 학교적응, 행동 지도, 일상생활 지도, 사회성 지도와 같은 주요 발달 영역의 기술 향상을 위한 교육 등 특정 주제의 교육이 진단적 특성에 대한 이해교육과 병행된다면, 대상 가족의 역량을 높이는 데 기여할 수 있다.

결론: 병원기반 특수교육의 기본 방향

병원기반 특수교육 프로그램이 점차 다양화되어 가고 있지만 기본 방향은 다음과 같다.

첫째는 대상자 중심 교육이다. 이는 대상이 되는 아동 및 청소년의 개인적 동기와 요구를 바탕으로 사회에서 요구하는 가치를 교육과정에 반영하는 것을 의미한다. 특히 자연스러운 환경조성을 통하여 대상자의 자발적 동기와 흥미를 바탕으로 전반적 발달의 향상을 지원해야 한다. 특히 특수교육에서 강조하는 주요 발달 영역의 기술과 독립적인 일상생활 기능을 형성하도록 도와야 한다.

둘째는 가족중심 교육이다. 가족중심 교육은 가족의 심리적 단계에 따른 어려움을 지원하고, 개별 가족의 요구에 맞는 지원을 실행하는 것과 함께 특수교육 프로그램의 계획, 실행, 평가, 수정 등 교육 전반에 부모가 함께 참여하거나 의사결정하는 것을 의미하며, 궁극적으로는 가족의 역량이 향상하도록 돕는 것을 의미한다.

셋째, 최적의 교육적 배치를 고민하고 학교적응을 돕는다. 무엇보다 최소제한환경의 원리에 따라 통합 학교에 배치된 진정한 의미의 통합이 이루어지도록 노력하고 지원하는 통합지원 프로그램이어야 한다. 즉, 장애아동이 동일 연령의 또래와 어울리고 교육받는 통합교육 환경에서 최대한 참여하고 최선의 교육적 혜택을 받을 수 있게 하여야 한다.

마지막으로는 최근 검증된 연구결과를 반영하는 프로그램이어야 한다. 교육 프로그램 구성에서 교수 방법 및 전략의 결정에 이르기까지, 반복된 연구를 통해 효과가 검증된 research-based, evidence-based 전략과 접근을 프로그램 계획과 실행에 반영한다. 예를 들어, '구조화' '시각적 지원' '비디오 모델링' '우발교수' '자연교수법' '긍정적 행동지원' '사회적 스크립트social script' '상황 이야기social story' 등의 다양한 근거 중심의 교수전략 및 교수방법을 프로그램에 맞게 적용하여 프로그램 효과를 극대화해야 한다.

참고문헌

강순구 외(2008). 포테이지 아동발달 지침서. 서울: 굿에듀북.

교육부(2022). 2022 특수교육 연차보고서.

김호연 외(2017). 영유아 캐롤라이나 교육과정(0~3세). 서울: 굿에듀북.

박지연, 윤선아, 손유니, 김남희, 최승숙, 김영란, 김예리, 심은정, 김지수, 백예은(2017). 정서행동장애 학생을 위한 협력 체제 지원 가이드북. 인천: 인천광역시 교육청.

이소현(2020). 유아특수교육. 서울: 학지사.

이소현, 김수진, 박현옥, 부인앵, 원종례, 윤선아, 이수정, 이은정, 조윤경, 최윤희(2009). 교육진단 및 교수계획을 위한 장애 유아 진단 및 평가. 서울: 학지사.

이소현, 박은혜(2016). 특수아동교육. 서울: 학지사.

이소현, 윤선아, 이명희, 김미영, 허수연, 박병숙(2017). 유치원 통합교육 가이드북. 인천: 인천광역시 교육청.

이소현, 윤선아, 박현옥, 이수정, 이은정, 박혜성, 서민경, 정민영(2019). SCERTS 모델 1: 진단. 서울: 학지사.

이소현, 윤선아, 이은정, 이수정, 서민경, 박현옥, 박혜성(2019). SCERTS 모델 2: 프로그램 계획 및 중재. 서울: 학지사.

조수철(2010). 서울대학교병원 소아정신과 30년사.

한경근 외(2003). 영유아 캐롤라이나 교육과정(3~6세). 서울: 굿에듀북.

Baker, S. K., Chard, D. J., Ketterlin-Geller, L. R., Apichatabutra, C., & Doabler, C. (2009). Teaching writing to at-risk students: The quality of evidence for self-regulated strategy development. *Exceptional Children, 75*(3), 303-318.

Bambara, L., & Kern, L. (2008). 장애 학생을 위한 개별화 행동지원: 긍정적 행동지원의 계획 및 실행(이소현, 박지연, 박현옥, 윤선아 공역). 서울: 학지사. (원저는 2005년에 출판).

Carr, J. E., Coriaty, S., Wilder, D., Gaunt, B., Dozier, C., et al. (2000). A review of "noncontingent" reinforcement as treatment for the aberrant behavior of individuals with developmental disabilities. *Research in Developmental Disabilities, 21*, 377-391.

Crais, E. (1993). Families and professionals as collaborators in assessment. *Topics in Language Disorders, 14*(1), 29-40. (Gargiulo & Kilgo, 2020).

Grisham-Brown, J. L., Hemmeter, M. L., & Pretti-Frontczak, K. L. (2005). *Blended practice for teaching young children in inclusive settings*. Baltimore: Paul H. Brokks.

Sanaito, D., Jung, S., Axe, J., & Nixon, P. (2015). A comprehensive inclusion program for kindergarten children with autism spectrum disorder. *Journal of Early Intervention, 37*, 208-225.

Scotti, J., & Meyer, L. (Eds.). (1999). *Behavioral intervention: Principles, models, and practices*. Baltimore, MD: Brookes.

Stanton-Chapman, T., & Brown, T. (2015). A strategy to increase the social interactions of 3-year-old children with disabilities in an inclusive classroom. *Topics in Early Childhood Special Education, 35*, 4-14.

Turnbull, A., Edmonson, H., Griggs, P., Wickham, D., Sailor, W., Freeman, R., et al. (2002). A blueprint for schoolwide positive behavior support: Implementation of three components. *Exceptional Children, 68*(3), 377-403. (Sanaito, Jung, Axe, & Nixon, 2015; Stanton-Chapman & Brown, 2015)

제61장

소아정신의학

아동교육심리

Child Educational Psychology

황매향 · 김계현

서론: 교육심리학과 소아청소년정신의학

교육심리학은 무엇인가? 그리고 그것은 소아청소년정신의학과 어떤 관계를 가지고 있을까? 이 장의 내용은 할애된 지면의 제한 때문에 교육심리학 전반을 상세하게 서술할 수는 없을 것이므로 교육심리학과 소아청소년정신의학의 관련성을 중심으로 논의할 것이다.

먼저 교육심리학이 관여하는 주제는 무엇인지 살펴보는 것이 도움이 될 듯하다. 교육심리학은 교육 현상에 내재해 있는 심리적 요인을 체계적으로 연구하고 교육 실제를 개선하는 방법을 연구하는 학문 분야라고 할 수 있다(신종호, 2008). 이에 교육심리학은, 첫째, 아동기 및 청소년기의 발달을 연구한다. 여기서 발달은 인지기능의 발달, 정서와 행동의 발달, 사회성을 비롯한 성격의 발달 등 인간의 다양한 측면을 포괄한다. 이 영역은 심리학 중 발달심리학의 내용과 상당 부분 중복된다. 둘째, 교육심리학은 학교학습과 관련한 심리학적 탐구를 담당한다. 여기서 학습은 교육과정을 학습하는 데에 필요한 인지적 기능뿐만 아니라 그 배경이 되는 동기motivation와 흥미interest가 그 중요한 탐구 주제다. 그리고 효율적으로 가르치고 배우는, 즉 교수 및 학습의 방법과 전략에 관한 주제도 학습 분야의 주요 탐구 주제이다. 셋째, 교육심리학은 전통적으로 교육평가, 즉 배우는 과정 및 결과에 대한 계량적 측정을 다루어 왔다. 대학에 교육심리학과 혹은 교육학과를 설치한 경우에 대부분 '교육 측정과 평가'라는 전공 영역을 별도로 운영하며, 이 영역의 전공자들은 특히 통계학에 대한 훈련을 철저하게 받는 편이다. 이 외에도 교육심리학이 관여하는 주제가 더 많이 있지만 여기서는 가장 대표적인 주제 세 가지만 소개하였다.

교육심리학은 정신의학과 어떤 관계를 가질까? 그리고 앞으로 두 학문은 어떤 관계를 형성하는 것이 바람직할까? 교육학에서 다루는 '교육'의 개념이 비단 학교교육에만 국한되지는 않지만 학교교육은 교육(넓은 의미)의 핵심적인 부분으로 간주되고 있다. 따라서 교육심리학에서 다루는 학습 및 발달의 주제는 상당 부분 학교와 관련되어 있다. 소아정신의학에서 아동의 학습장애 문제를 다루고 있고 그것이 구체적으로는 언어(말하기, 읽기, 쓰기) 혹은 수학(계산, 수학적 조작) 등 학교에서 다루는 교육 내용과 깊은 관련이 있는 것도 학교교육이 개인의 발달과 생활에서 큰 부분을 차지하기 때문이다. 즉, 아동과 청소년이 겪는 학업의 어려움과 실패는 교육심리학자들이 오래 전부터 중요하게 여겨 온 탐구 주제인데, 이것은 정신의학에서도 공유하고 있는 주제인 것이다.

학교교육은 다른 측면에서도 교육심리학과 정신의학 모두에서 관심을 공유하는데, 그것은 학교생활 적응의 영역이다. 예를 들면, 이 두 학문은 모두 등교거부, 교실에서의 산만함 및 학업에 집중하지 못하는 문제, 다른 아동 혹은 교사와 적절한 관계를 맺지 못함, 타인에게 폭력을 가하거나 폭력을 당함, 학교의 규칙을 자주 어김 등의 현상에 대하여 공통된 관심을 가지고 있다. 요약해서 말하면,

교육심리학과 소아청소년정신의학은 학교학습 및 학교생활 적응에서 나타날 수 있는 다양한 장애 및 문제행동 등에 대한 관심을 공유한다는 점에서 상호 간의 관련성을 살펴볼 수 있다(김계현, 1997). 이 내용은 교육심리학 중에서 특히 '상담학' 분야가 담당하는 부분인데, 이 장의 다른 곳에서 더 상세한 논의가 있을 것이다. 교육심리학에서 오늘날 상담학이라고 말하는 이 분야는 과거에는 주로 생활지도guidance라는 용어로 불려지곤 했었는데, 경우에 따라서는 학교정신위생mental hygiene이라고 불리기도 했었다(한국카운슬러협회, 1993).

교육심리학은 정신의학, 특히 소아정신의학의 예방학적 측면에서 깊은 관련성을 가지고 있다. 아동 · 청소년의 주 생활공간은 학교, 가정, 학원 등인데 이 생활공간을 통해서 예방학적 주제가 두 학문 간에 공유되기 때문이다. 이것은 1차 예방, 2차 예방, 3차 예방 모두에 해당된다. 정신의학자들은 1차 예방의 내용과 전략을 선택함에 있어서 교육심리학적 지식을 원용할 필요가 있을 것이다. 1차 예방이 수행되는 장소는 주로 아동 · 청소년의 생활공간이 될 것이기 때문이다. 또한 2차 예방과 3차 예방을 도모함에 있어서는 아동과 청소년을 가까이에서 관찰할 수 있는 교사와의 협업을 추구해야 하는데(이 책의 제54장 학교자문 참조), 이 경우에는 정신의학적 지식을 교육심리학에 제공해 줄 필요가 있을 것이다. 이런 지식 제공은 학교현장뿐만 아니라 교사교육을 통해서 이루어질 수 있다. 교육심리학에 이런 예방학적 내용을 포함함으로써 교원양성체제에서 그것을 배운 교사가 예방학적 관점과 지식을 보유하게 되고, 현직에서 보다 효과적으로 예방사업에 동참할 수 있게 될 것으로 예상된다(Kim, 2011). 이 장에서는 이런 기본적인 입장을 가지고 교육심리학의 내용을 소개함과 동시에 교육심리학과 소아청소년정신의학의 관련성에 대하여 좀 더 상세한 논의를 할 것이다.

학교학습과 교육심리학

1. 지능과 학교학습

지능은 그동안 여러 학자에 의해 다양하게 정의되고 있는데, 인간이 갖는 고유한 사고능력으로 환경에 적응하기 위해 새로운 것을 배우고 익히고 적용하는 능력에서의 개인차라고 할 수 있다. 이러한 지능은 아동 및 청소년의 모든 일상의 적응과 밀접히 관련될 뿐 아니라 새로운 지식의 습득이 주요 활동으로 구성되는 학교학습에서 중요한 역할을 하고 있다. 지능의 지표인 지능지수는 학업성취도와 밀접히 관련되므로 여러 가지 교육적 결정에 적용되어 오고 있고, 지능지수를 산출하는 지능검사가 학교를 비롯한 다양한 장면에서 활용되고 있다. 최근에는 학생들 개인의 지능지수에 대한 정보보다는 지능의 변화에 대한 개인의 신념이 교육과정에 주는 시사점이 더 주목받고 있다.

1) 지능지수와 학업성취도

학교에서 학습한 내용을 얼마나 습득했는가를 나타내는 학업성취도와 가장 밀접히 관련되는 예언변인 중 하나는 지적 능력의 지표인 지능지수이다. 우리나라에서 거의 최초로 실시된 성장과 발달에 관한 종단연구에서도 지능지수와 학업성취의 상관이 검증되었다. 이 연구에서는 만 13세의 절대학력평가 점수(국어, 수학, 총점)와 3세부터 17세까지의 지능지수와의 상관계수를 계산한 결과 12세 때의 지능지수와 가장 높은 정적 상관관계를 확인했다. 그리고 상관계수는 국어와 .588, 수학과 .616, 총점과 .684로 매우 높았다(이성진, 2005, p. 152). 지능지수가 학업성취도와 높은 상관관계를 보이는 것은 지능검사가 탄생한 역사에서 출발한다. 지능 측정에 대한 시도는 Galton에서 출발했고, 현재 우리가 사용하고 있는 지능의 개념을 반영한 최초의 지능검사는 프랑스에서 개발된 비네검사이다. 프랑스는 1882년 개정된 「교육법」으로 처음 의무교육을 실시하고 공립 의무 무상의 보통교육제도를 확립하는데, 학습자의 개인차가 학교운영에 차질을 빚게 되었다. 이 문제를 해결하기 위해 프랑스 교육위원회는 교사의 주관적이고 편향된 평가를 피하면서 정신능력이 아주 낮아서 특수교육이 필요한 아동을 선별할 수 있는 방법을 찾아 달라고 Binet에게 요청하였다. Binet는 조교인 Simon과 함께 1905년에 처음으로 일반 정신능력검사를 개발했고, 1905년 당시에는 아동의 초등학교 입학 여부를 결정하기 위한 검사로 지적장애를 식별해 내는 것에 주안점을 두고 있었다. 지적 능력을 지능지수IQ라는 지표로 나타내는 방식은 비네검사를 근거로 하여 미국에서 지능검사를 표준화한 스탠퍼드 대학의 Terman 교수가 고안해 지금까지 사용되고 있다.

즉, 최초의 지능검사는 아동의 학업수행을 예언하기 위해 고안되었기 때문에 학업수행을 잘 예언할 수 있었고, 지금까지도 지능지수는 학업성취수준을 예언해 주는 중요한 요인이라고 할 수 있다.

지능이 다른 개인적 특성에 비해 비교적 변화하기 어려운 것으로 알려져 있어 교육심리학자들은 지능이 설명하지 못하는 부분에 영향을 미치는 요인에 더 많은 관심을 기울이고 있다. 지능이 단일 요인으로 학업성취도를 가장 크게 예언하는 요인이라는 주장도 있지만, 학습동기나 부모의 사회경제적 지위Social Economic Status: SES가 오히려 더 큰 설명력을 갖는다는 주장도 있다. 최근에는 자기통제감self-control이 학교 성적을 지능보다 더 크게 예언한다고 밝혀져(Duckworth, Quinn, & Tsukayama, 2012), 학업에서 중요하게 다루어야 할 요소로 포함되었다. 최근 펜실베니아 대학에서는 오랫동안 논쟁이 되어 온 타고난 능력과 후천적 노력이 성취에 미치는 영향력을 예언하는 함수식 도출을 시도하기도 했다(Duckworth, Eichstaedt, & Ungar, 2015). 이들은 성취에는 습득한 기능과 누적된 노력이 모두 영향을 미치기 때문에 시간이 갈수록 노력의 기여도가 높아진다는 성취의 함수식(성취=1/2×재능×노력2(achievement=1/2* talent * effort2, p. 361)을 제안하고 있다. 이 함수식은 기능skill은 재능talent과 노력drill=effort의 결과로 점차 향상되고, 성취achievement는 기능과 노력의 결과로 점차 향상되어 결국 성취에 더 큰 영향을 미치는 것은 노력이고, 능력도 정체되어 있는 것이 아니라 훈련과 노력에 의해 증가되는 것을 나타낸다.

2) 지능검사

지능을 평가하기 위한 측정도구인 지능검사는 현재 교육심리학 이외에도 일반심리학의 지능 영역과 지능검사의 임상적 활용과 관련한 임상심리학 부문에서 상세히 다루고 있다. 앞서 살펴본 바와 같이 지능검사는 학교에서의 학업실패를 미리 예측하고자 하는 것이 당초의 측정 목표였고, 그 예측타당도는 상당히 높은 편에 속한다. 개인검사로 출발한 지능검사는 보다 효율적으로 학생들을 평가할 수 있는 집단검사로 개발되면서 그 사용이 확대된 시절이 있었다. 학교에 오는 모든 학생에게 학습에 대한 출발점 개념으로 지능검사를 실시했는데, 학생들의 지적 수준에 맞는 적절한 교육의 제공에 도움을 주기도 했지만 지능지수로 학생들을 낙인하는 부작용이 발생되기도 했다. 이에 따라 현재 우리나라에서는 학교에서 집단지능검사를 실시하는 사례는 거의 없는 상태이고, 특수교육 대상자 선정을 위한 진단 목적(예: 지적장애, 학습장애)으로 개인지능검사가 주로 사용되고 있다.

한편, 성인을 대상으로 한 지능검사가 개발되면서 지능검사는 새로운 국면을 맞이하게 된다. 뉴욕의 벨레뷰 병원에서 근무하던 David Wechsler는 성인에게 보다 적합한 지능검사의 필요성을 느끼고 1939년에 웩슬러 벨레뷰 지능검사Wechsler-Bellevue Scale of Intelligence를 개발하였다. 웩슬러는 지능을 "한 개인이 합목적적으로 행동하고, 합리적으로 사고하고, 환경에 효과적으로 대처하는 능력"으로 정의하여 지능의 기능적인 측면에 초점을 맞춘 지능검사를 개발했다(김재환 등, 2014). 나아가 기존의 지능검사들이 언어와 언어적 기술에 치중한 것에 비해 비언어적 지능을 측정하기 위한 새로운 수행검사를 개발했다. 이에 따라 웩슬러 지능검사는 학교학습을 예측하는 기능을 넘어 개인의 인지기능에 대한 전반적인 평가 그리고 인지기능과 다른 측면, 즉 성격 및 행동적인 측면 그리고 신경학적인 측면과의 연관성에 이르기까지 탐구의 폭이 아주 넓어졌다. 특히 웩슬러 지능검사 시리즈는 정신의학자 및 의사에게 가장 빈번히 활용되는 측정도구 중의 하나이다.

3) 지능에 대한 신념

지능은 생애 초기에 결정되는 것으로 변화하지 않는 개인의 역량이라는 가설이 일반인들 사이에 자리 잡고 있지만 이런 생각은 지능에 대한 미신 중 하나이다. 지능의 유전론과 환경론 논쟁에 따르면, 지능은 타고나는 부분도 있지만 후천적으로 발달하는 부분이 많고 성장기 이후 노년기가 될 때까지 지속적으로 변화한다(Sternberg, 2000). 오랫동안 학습동기를 연구해 온 미국 스탠퍼드 대학의 Dweck 교수는 지능이 변화할 수 있는지에 대한 개인적 신념이 학습동기와 밀접히 관련된다는 점을 발견하고 마인드셋mindset이라는 개념을 제안하였다(Dweck, 2006).

Dweck은 사람들이 각자 가지고 있는 지능에 대한 생각을 '지능에 관한 암묵적 이론implicit theory of intelligence'이라고 명명하고, 개인이 가진 지능에 대한 암묵적 이론에 따라 학습을 할 때 어떤 목표를 추구하는가에서 차이를 보인다고 보았다. 이후 지능을 포함한 자신의 능력에 대해 변화

가능하다고 생각하는지 고정되어 변화하기 어렵다고 생각하는지에 관한 개인의 신념을 마인드셋으로 명명하였다. 마인드셋은 지능과 능력이 노력을 해도 변하기 힘들 것이라고 믿는 고정마인드셋$_{\text{fixed mindset}}$과 지능과 능력이 시간과 노력을 통해 변화시키고 신장시킬 수 있다고 믿는 성장마인드셋$_{\text{growth mindset}}$으로 나뉜다. 고정마인드셋을 가지고 있으면 동기가 낮아져 성취가 낮아지는 반면, 지능과 능력이 시간과 노력에 따라 변할 것이라고 믿는 성장마인드셋을 가지고 있는 사람은 실제 자신의 능력이 얼마나 높은가에 큰 관심을 갖지 않는다. 성장마인드셋을 가진 학생들은 자신이 지능이 높다고 생각하든 낮다고 생각하든 그와 무관하게 더 나아지기 위한 목표(학습목표 또는 숙달목표)를 추구한다. 그리고 자신이 실패를 하거나 잘하지 못하는 과제에 대해서도 도전감을 가지고 끈기 있게 학습을 지속하는 긍정적 동기를 형성하게 된다. 마인드셋의 실제 학업성취도와의 관련성과 성장마인드셋 증진을 위한 처치가 학업성취도에 미치는 효과에 대한 메타분석에 의하면, 약하지만 그 관련성이 검증되었고 낮은 SES 배경의 학생이나 학업적 위기 학생들에게 마인드셋 개입이 보다 효과적이라는 점이 밝혀졌다(Sisk et al., 2018).

2. 기초학력

1) 기초학력의 의미

학교학습을 위한 준비도 부족으로 학령기 초기부터 어려움을 보이는 현상인 기초학력미달 문제는 교육심리학에서 계속 주목해 오고 있다. 우리나라 국가교육과정에서 공식적으로 사용하는 용어로서 기초학력은 법률에 제시되어 있다. 2021년에 제정된 「기초학력 보장법」 제2조에서 "기초학력"이란 「초·중등교육법」 제2조에 따른 학교(이하 "학교"라 한다)의 학생이 대통령령으로 정하는 바에 따라 학교 교육과정을 통하여 갖추어야 하는 최소한의 성취기준을 충족하는 학력을 말한다.'라고 정의하고 있다. '최소한의 성취기준'이라는 용어 내에는 다양한 역량이 포함되고, 이에 대해 그간 많은 논의들이 있었다. 한국교육과정평가원에서는 기초학력이 무엇을 의미하는가, 그리고 나아가 학교교육을 통해 습득시키고자 하는 학력과 기초학력에는 어떠한 차이가 있는가에 대한 포괄적인 검토와 의견 수렴을 통해 문해력, 기초수리력, 자기인식 및 관계능력을 포함하는 기초학력 개념을 도출하였다(김태은 등, 2019). 문해력과 기초수리력은 학력(핵심 역량)을 갖추어 나가는 기반이 되는 최소한의 역량으로 '필수학습 역량'에 해당하고, 자기인식 및 관계능력은 학습을 지속해 나가는 모든 학습 역량의 저변에 있는 학습력$_{\text{learning power}}$으로 '학습지원 역량'에 해당한다.

2) 기초학력미달 문제

학교교육을 통해 학생들이 기초학력을 습득할 수 있어야 하는데, 이 과정에서 기초학력미달 문제가 발생하고 있다. 기초학력미달은 학령기 초기에 습득해야 하는 읽기, 쓰기, 셈하기 등의 기초학력을 제대로 갖추지 못한 상태로, 그로 인한 부작용은 초등학교 시기부터 나타나는 것이 일반적이다. 그러나 그 영향이 상당히 오랫동안 지속될 수도 있는데, 초등학교를 지나 중학교와 고등학교를 진학해서도 계속 문제가 될 수 있다. 한글 읽기와 쓰기를 습득하지 못한 상태로 초등학교에 입학한 아동은 초등학교 입학과 동시에 기초학력미달이라는 학업실패에 이르면서 마음에 깊은 상처를 경험한다. 일시적 사건이 아니라 학생들의 학교생활을 포함한 일상 속에서 지속되고 반복되는 실패 경험이라고 할 수 있다. 초등학교 저학년 시기에는 기초학력미달의 문제가 학교부적응 문제를 야기하지 않고 지나가기도 한다. 수업내용을 알아들을 수 없고 학교가 재미없지만 뚜렷하게 문제를 일으키지 않으면서 학교를 다니는 경우가 더 많기 때문이다. 외현화 문제를 불러일으키지 않을 경우 기초학력미달은 보이지 않는 문제로 남아 오랫동안 방치되기도 한다. 그러나 기초학력미달 상태에서는 수업을 따라갈 수 없고 스스로 공부를 할 수도 없기 때문에 저절로 해결되기 어려워 이 상태가 계속 유지된다. 뿐만 아니라 이후 학습내용을 계속 익히지 못해 전반적으로 교육과정을 따라가지 못하는 학습부진으로 발전하게 된다. 기초학력미달 학생들은 '공부를 못하는 사람'이라고 스스로를 명명하고 주어진 과제를 수행하지 못할 때마다 실패감을 경험하면서 학교를 다니게 된다. 학교교육에 대한 혐오, 분노, 거부감, 괴리감, 수치심이 내면에 차곡차곡 쌓여가고 어디에서부터 실패였고 어디까지 실패했는지도 알 수 없는 실패의 웅덩이 속에서 하루하루를 살아가게 된다. 궁극적으로 학교라는 시스템에 적응하기 어렵기 때문에 초등학교 시기에는 잘 적응하는 것처럼 보이지만, 중학교로 진학하고 학년이 높아질수록 여러 문제를 보이게 된다. 따라서 중 · 고등학생의 학교부적응 문제를 다룰 때도 기초학력미달에 대한 점검이 필요하고, 그로 인한 부정적 경험을 먼저 다루어야 한다.

3) 기초학력미달에 대한 조치

기초학력미달을 해결하기 위해서는 기초학력미달 상태의 학생들을 발견하고 진단하는 것이 중요하다. 지금까지 우리나라에서는 초등학교 3학년 학습준비도(2학년까지의 교육과정 습득)로서 읽기, 쓰기, 셈하기를 기초학력으로 정의하고 '초3 진단평가'를 통해 기초학력미달 여부를 확인해 왔다. 그리고 이를 위해 초3 진단평가지를 한국교육과정평가원에서 운영하는 '기초학력향상지원사이트(꾸꾸)'와 시도교육청에서 제공해 왔다. 그러나 학생들의 기초학력 습득은 학교교육이 가장 먼저 수행해야 할 과제지만, 실제 기초학력에조차 도달하지 못하는 기초학력미달 학생들이 학령기 초기부터 발생하고 있어 학교교육이 그 책무성을 다하지 못하고 있다는 비판의 목소리가 높았다. 학생들의 기초학력미달을 해결하고 사전에 예방하는 것이 교육의 책무성이라는 의미에서 2021년「기초학력 보장법」이 제정되었고, 2022년 시행에 따라 각 교육청을 중심으로 '기초학력지원센터' 운영을 비롯해 학습지원 서비스가 본격적으로 제공되고 있다. 현재는 한국교육과정평가원에서 기초학력에 대한 재개념화를 출발로 여러 가지 연구와 시도들이 진행되고 있고,「기초학력 보장법」의 제정과 시행으로 학교 및 학교 밖 학습지원 시스템의 지형에도 많은 변화가 일어나고 있다. 이에 따라 기초학력 보장 및 기초학력미달에 대한 지금까지의 접근이 상당히 달라질 것으로 기대된다.

학교학습 관련 정신건강 위험요인

학교학습을 잘 수행해 내기 위해서는 앞서 살펴본 바와 같이 지적 능력을 갖추어야 하고 학교학습의 과정에는 흥미, 태도, 가치 등을 비롯한 비지적인 영역(교육학에서는 전통적으로 정의적 영역이라고 명명되어 옴, Bloom, 1954/1981, p. 7)도 많은 영향을 미치고 있다. 또한 학교학습의 결과(예: 성취 또는 성취실패)는 긍정적 또는 부정적 학업정서를 비롯해 다양한 정서적 · 행동적 변화를 유발하고, 그러한 변화가 다음 단계 학교학습의 과정에 영향을 미치는 순환적 관계를 보인다. 이 과정에서 '성취실패-부정적 학업정서-낮은 학업몰두-성취실패'의 악순환이 이어질 때 아동 · 청소년들의 정신건강에도 부정적 영향을 미친다. 그 가운데 시험불안, 학업소진, 학업지연행동은 우리나라 아동 및 청소년들이 학교학습을 해 나가는 가운데 경험하게 되는 대표적 위기들이다.

1. 시험불안

시험불안은 학습자가 가장 빈번하게 경험하는 학업정서 경험이다. 학습을 해 나가는 과정에서 학습자는 새로운 사실을 발견하고 기뻐하기도 하고 문제가 잘 풀리지 않아 짜증을 내기도 하는 등 다양한 정서적 경험을 하게 된다. 학습과정에서 학생들이 경험하는 다양한 정서에 대한 질적 · 양적 연구를 수행해 학업정서 이론의 기초를 마련한 Pekrun 등(2002)은 '학습, 수업, 성취와 직접적으로 관련된 정서'로 학습에 대한 즐거움, 성공에 대한 자부심, 시험 관련 불안으로 대표되는 학업정서academic emotion 개념을 제안했다. 그리고 서구에서도 학업상황과 관련된 정서 중 가장 많은 경험적 연구가 이루어진 영역이 시험불안인 것으로 확인되었고(Pekrun et al., 2002), 우리나라 학생들이 학업정서의 영향을 가장 많이 받는 영역 역시 시험상황인 것으로 확인되었다(김영숙, 조한익, 2015).

시험불안이란 시험이라는 평가를 받게 되는 상황에서 자기 자신의 수행에 대해 갖게 되는 불안으로, 시험에 대한 불안으로 인해 시험 공부에 지장을 받거나 시험을 칠 때 자기 실력을 충분히 발휘하지 못하는 상태를 의미한다. 교육심리학에서는 '시험상황에서 경험하게 되는 상태불안으로 개인이 중요하다고 느끼는 평가 상황에서 일반적으로 느끼는 불안 경향성'으로 정의하고 있다(한국교육심리학회, 2000). 시험불안은 시험준비와 시험수행에서 모두 경험하게 되는 불안으로, 시험불안으로 공부에 집중하지 못하거나 시험불안으로 인해 시험에서 실패를 경험한 경우 조력이 필요하다. 이미 실패를 경험한 학생들은 또다시 시험불안 때문에 실패할 것에 대한 불안이 높다. 시험을 볼 때 가슴이 뛰고, 땀이 나고, 손이 떨려 글씨를 제대로 못 쓰고, 문제를 잘못 읽거나 중요한 것을 빠뜨리고 보고, 시간에 쫓기고, 화장실이 급해서 온통 거기에 신경이 곤두서는 등으로 공부한 만큼 실력발휘를 못 했다는 신체적 반응에 대한 보고도 많다.

시험불안 연구가 수행되어 온 만큼 시험불안 관련 요인으로 밝혀진 변인도 다양하다. 19개국에서 수행된 시험불안 관련 연구에 대한 메타분석에서 인지적 요인으로 성취와 지능, 정의적 요인에서 동기, 신념, 정서, 성격, 환경적 요인으로 가정환경과 학습환경의 다양한 변인들이 영향을 주고받는 것으로 나타났고, 시험불안과 가장 높은 효과크기를 보이는 변인이 '부정적 평가의 두려움'인 것으로 나타났다(임신일, 박병기, 2013). 이런 결과는 경쟁이 치열한 우리나라 교육 상황이 많은 학생이 시험불안을 겪게 되는 이유이고 이런 배경에는 타인과의 비교와 부모의 지나친 기대라는 맥락이 밀접히 관련되고 있음을 시사한다. 또한 시험불안을 겪는 학생들은 시험불안만이 아니라 다른 장면에서도 불안이 높아져 중복되는 심리적 어려움을 겪을 수 있으므로 이 부분도 고려되어야 한다.

무엇보다 중요한 것은 학생들의 시험불안을 다루는 접근 방법일 것이다. 최초의 시험불안척도(Test Anxiety Questionnaire: TAQ, Mandler & Sarason, 1952)는 지속적인 정교화 과정을 거치면서 요인분석을 통해 걱정$_{\text{worry}}$ 요인과 감정$_{\text{emotionality}}$ 요인으로 확립된 것이 개입의 출발점이 되었다. 걱정 요인이란 시험의 실패 가능성, 타인과의 비교, 자신의 능력에 대한 낮은 자신감, 과제와 관련 없는 부적절한 생각 등으로 자신의 수행에 대한 염려와 걱정을 나타내는 인지적 상태를 의미하고, 감정 요인이란 땀이 난다거나 가슴이 두근거리거나, 소화가 잘 안 되고 괜히 안절부절하는 등 시험 상황에 대한 긴장, 초조와 같은 자신도 모르게 나타나는 신체 반응을 의미한다. 따라서 학교 장면에서 학생들의 시험불안의 극복을 돕는 방법은 걱정 요인과 감정 요인에 개입하는 것으로 발전해 왔다. 지금까지 학생들의 시험불안은 걱정 요인에 개입하는 인지적 재구조화를 비롯한 인지적 접근(예: Putwain & von der Embse, 2021)으로 다루어 왔고, 불안의 신체적 반응(감정 요인)을 경감시키기 위한 이완훈련, 약물치료, 체계적 둔감화가 적용되어 오고 있다.

2. 학업소진

우리나라 학생들은 학습과정에서 부정적 학업정서를 빈번하게 경험한다. 과도한 학업스트레스 상황으로 인해 '압박감' '부담감' '조바심' 등을 경험하고, '짜증' '귀찮음' '답답함' '막막함' 등의 정서적 고갈 상태에 이르기도 한다. 어느 나라 학생보다 학습량이 많고 학업스트레스가 높은 우리나라 학생들은 이런 정서적 고갈 상태인 학업소진 상태에 빠지는 경우가 흔하다. 소진$_{\text{burnout, 消盡}}$이란 단어의 뜻은 '모두 타서 없어진다'는 것으로, 심리적 소진을 줄여 소진으로 명명한다. 심리적 소진은 업무 관련 스트레스가 지속되고 과도해지면서 자신의 일을 제대로 수행하지 못하는 상태로 정서적 고갈(탈진$_{\text{emotional exhaustion}}$), 냉담(비인간화$_{\text{depersonalization}}$), 무능감(성취감의 결여$_{\text{lack of personal accomplishment}}$)을 주된 증상으로 수반하는 심리적 증후군이다(Maslach & Jackson, 1981). 이러한 소진은 직업을 가진 성인만이 아니라 학업(공부라는 일)을 하는 학생에게도 나타나는데, 서구에서는 주로 대학생들을 대상으로 학업소진이 연구되고 있는 반면, 우리나라에서는 청소년 시기 더 빠르게는 초등학교 시기부터 학업소진을 경험하는 것으로 밝혀지고 있다.

학업소진은 학습해야 할 것이 너무 많아지면서 학업에서 스트레스가 높아져 심리적 소진에서와 같은 정서적 고갈, 학업에 대한 냉소적 태도, 학업에 대한 무능감의 증상이 나타날 때이다. 학업소진은 학업적 요구가 많으나 학생이 통제할 수 없거나$_{\text{Demand Control Model: DCM}}$, 학업적 요구는 많지만 그에 상응하는 보상이 불균형 할 때(노력-보상 불균형 모델$_{\text{Effort-Reward Imbalance Model: ERI}}$), 학생이 가진 자원이 만성화된 스트레스로 인해 손실되기만 하고 새로운 자원이 보충되지 않아 자원부족과 결핍으로(자원보존 모델$_{\text{Conservation Resources Model: CRM}}$) 인해 나타날 수 있으며, 우울, 불안, 신체화 증상과 같은 심각한 심리적 · 정서적 부적응을 초래할 수 있다(조수현, 정지현, 신효정, 2017). 우리나라 중 · 고등학생들의 경우 '정서적 고갈에서 냉담'으로 가는 인과적 관계와 '학업무능감에서 냉담'으로 가는 인과적 관계가 확인되었다(이상민, 2012). 그리고 심리적 소진 모형인 요구-통제 모델, 자원보존 모델, 노력-보상 모델 중 노력-보상 불균형이 일어날 때 학업소진이 더 악화됨도 증명되었다(이상민, 안성희, 2014). 노력-보상 불균형 모델이 많은 노력을 투입한 것에 비해 보상이 적을 때 소진과 같은 심리적 증상이 나타난다는 것을 가정한다는 점으로 볼 때, 우리나라 학생들은 자신이 노력한 만큼 성과나 보상을 받지 못하는 상황으로 인해 지쳐 있음을 알 수 있다. 공부가 잘되고 실력이 느는 것이 느껴진다면 학업이 힘들지 않을 테지만, 대부분 많은 시간을 투자하지만 좀처럼 진전이 없는 것 같다고 느끼면서 걱정이 많아지고 이 걱정은 공부에 집중하지 못하게 하면서 시간 대비 공부량은 다시 줄어드는 악순환이 지속되는 경우가 적지 않아 학업소진이 나타나게 되는 것이다. 즉, 우리나라에서 수행된 학업소진 연구결과는 정서적인 탈진과 낮은 효능감이 우리나라 학생들이 경험하는 학업소진의 초기 증상일 수 있고, 학습과제를 얼마나 통제할 것인가도 중요하지만 학업에 대한 노력을 기울인 만큼 얼마나 보상받았는지가 학업소진 발생을 결정할 가능성이 높음을 시사하고 있다.

3. 학업지연행동

'학업지연행동academic procrastination'은 학업꾸물거림, 학업미루기 등의 번역어로도 사용되는데 학업에서의 미루는 행동을 일반적 미루는 행동(지연행동procrastination)과 구분 짓기 위해 제안된 개념이다. 일반적으로 지연행동은 완벽주의의 한 증상으로 알려져 있기도 한데, 나는 완벽해야 하고 '완벽하게 해내지 못할 거면 아예 안 하는 것이 낫다'라고 생각하면서 해야 할 일을 미룬다. 학습 장면에서는 열심히 했는데도 'B'밖에 못 받으면 한심하지만 아예 안 해서 'F'를 받으면 하지 않았으니까 당연한 결과라고 생각해 열심히 해서 'B'라도 받기보다는 아예 과제를 제출하지 않는 것으로 나타난다. 학업지연행동을 보이는 아동이나 청소년들은 자칫 해야 할 일(과제)을 하지 않고 있어 게으른 것처럼 보이지만, 단순히 게으름을 피우는 것과는 구분되는 행동이다. 해야 할 과제를 해내지 못하는 학업지연행동에는 여러 가지 심리적인 걸림돌이 존재하고 있다.

1) 학업지연행동과 완벽주의

학업지연행동 연구의 초기에는 학업지연행동을 과제의 특성이나 상황적 문제로 보기보다 개인의 기질적 문제로 보면서 성실성, 신경증, 완벽주의 등과 같은 일련의 성격특성이 자리잡고 있다는 가설이 제안되었고, 이 가운데 완벽주의는 학업지연행동과 밀접히 관련된 성격특성으로 꾸준히 논의되고 있다. 학업지연행동과 완벽주의에 관한 연구에 대해서는 서구와 우리나라에서 모두 메타분석이 수행될 정도로 많은 연구가 수행되었다. 이 가운데 비교적 최근에 수행된 전경남과 이정민의 연구(2018)는 완벽주의의 차원을 세분화해 학업지연행동과의 관련성을 분석했다는 점에서 의의를 갖는데, 긍정적 성취추구 중 자기지향 완벽주의와 조직화가 학업지연행동과 부적으로 큰 효과크기를 보였고, 부적응적 평가염려 중 수행에 대한 의심, 부모의 비난, 실수에 대한 염려가 학업지연행동과 정적으로 큰 효과크기를 보였다. 즉, 완벽주의 성격 중에서도 수행에 대한 의심, 실수에 대한 염려, 부모의 비난 등이 작용할 경우 학업지연행동을 촉진하지만, 완벽주의 성격을 가지고 있어도 자기지향적으로 조직화를 하고자 하는 경우에는 오히려 학업지연행동을 하지 않을 수 있다는 것이다. 따라서 학업지연행동을 보이는 완벽주의적 성격 자체를 살펴볼 것이 아니라 학업지연행동을 촉발하는 수행에 대한 의심 등 하위요인에 초점을 두어 문제를 파악하고 개입을 계획해야 할 것이다.

2) 학업지연행동과 실패공포

실패를 할 것에 대한 두려움인 실패공포fear of failure는 학업지연행동의 원인으로 가장 빈번하게 언급된다. 실패공포 논의는 성공을 추구하는 것만이 아니라 실패를 하지 않으려고 하는 것이 어떤 행동의 동기가 되는 '실패회피동기'를 밝힌 성취동기이론이 그 출발점이라고 할 수 있다. 실패를 두려워하는 것은 실패를 했을 때 그 실패로 인해 주요타인의 관심을 상실하는 것, 주요타인을 실망시키는 것, 자신이 평가절하되는 것, 수치심을 경험하는 것, 미래가 불확실해지는 것 등이 초래될 것이라고 생각하기 때문이다. 이런 실패공포가 학업지연행동의 배경에 자리 잡고 있을 수 있다. Solomon과 Rothblum(1984)은 대학생과 교수에게 학업지연행동의 이유를 질문해 평가불안, 완벽주의, 의사결정 어려움, 의존성 및 도움추구 경향, 과제혐오감 및 낮은 좌절 인내성, 낮은 자존감, 게으름, 자기확신 부족, 성공공포, 시간관리 능력 부족, 통제에 대한 반항, 위험감수, 동료의 영향 등 13가지를 추출하고, 이 가운데 전체 변량의 49.4%를 설명하는 평가불안, 완벽주의, 낮은 자존감의 세 가지 요인을 함께 '실패공포'로 명명했다. 즉, 학업지연행동을 일으키는 실패공포란 평가에 대한 불안, 완벽해야 한다는 생각, 낮은 자존감이 복합되어 실패를 두려워하는 상태라고 할 수 있다. 이를 토대로 실패공포를 학업지연행동의 출발점이라고 보는 회피모델이 제안되었고, 과제의 수행결과에 따라 자신의 능력과 가치가 평가된다고 생각하는 정도가 부적응적으로 심한 상태인 실패공포는 수행결과에 대한 평가를 피하기 위한 학업지연행동을 촉발하는 것으로 설명한다.

3) 과제혐오감과 자기효능감

과제를 하지 않고 미루는 것은 과제 자체에 대한 정서 때문일 수 있다. 과제에 대해 지니는 불유쾌하고 즐겁지 못한 감정인 '과제혐오감task aversiveness'이 학업지연행동의 원인이 될 수 있다. 과제혐오감은 우울, 비합리적 사고, 낮은 자존감과 밀접히 관련되면서 학업지연행동을 일으킨다는 점이 확인되었다(Solomon & Rothblum, 1984). 과제를 싫어하게 되는 이유가 그 과제에서 실패한 경험이 있거나 실패할 가능성이 높게 지각되기 때문에 실패공포 또는 자기효능감과 관련되어 있다고 보는 관점도 있다. 그 과제를 수행할 능력을 얼마나 가지고 있는가에 대한 개인적 지각에 해당하는 자기효능감이 낮을 경우 학업지연행동의 원인이 되고 과제를 싫어하게 된다. 잘할 수 없다고 생각(낮은 자기효능감)되기 때문에 실패가 예상되는 과제가 싫어지고(과제혐오감) 그래서 과제를 미루는 회피행동(학업지연행동)으로 이어지는 것이다. 자기효능감은 같은 수준에 계속 머무는 것이 아니라 학업지연행동으로 인한 수행실패(또는 낮은 학업성취)로 인해 다시 더 낮아지기 때문에 '낮은 자기효능감→학업지연행동→낮은 성취→낮은 자기효능감'의 악순환이 지속되면서 자기효능감은 점점 떨어지게 된다.

또한 임상적으로는 과제 자체를 싫어하는 정서가 실패가능성과 관련 없이 나타날 수 있다는 점에 주목해야 한다. 대체적으로 잘되거나 성공가능성이 높은 과제를 좋아하고 잘 안 되고 실패가능성이 높은 과제를 싫어하지만, 하면 잘할 수도 있지만 그 과제 자체를 싫어하는 상태도 있을 수 있기 때문이다. 이렇게 좋아하지 않는 과제가 유발하는 혐오감을 비롯한 부정적 정서 자체가 학업지연행동의 직접적인 원인이 되고, 나아가 긍정적 정서가 상실되는 것도 학업지연행동에 영향을 줄 수 있다. 또한 이러한 정서를 제대로 조절하지 못하고 계속 부정적 정서 상태에서 벗어나지 못하게 되는 것이 학업지연행동의 결과를 초래할 수 있기 때문에 정서조절의 실패를 학업지연행동의 원인으로 보기도 한다. 실제 지연행동을 보이는 사람들은 부정적인 인지적 정서조절전략을 더 많이 사용하는 것으로 확인되었다(Rebetez, Rochat, & Van der Linden, 2015).

학교생활 적응 문제와 정신건강

교육심리학이 관여하는 내용 중에는 개인의 성격과 행동 특성 그리고 환경에 대한 적응(혹은 부적응) 등의 주제가 있다. 교육심리학은 그러한 주제 중에서 특히 아동기 혹은 청소년기에 집중하여 연구한다는 점에서 소아청소년 정신의학과 연계될 수 있다. 교육심리학은 개인의 학교생활에 관심을 두기 때문에 교육심리학에서 다루는 '환경에의 적응'은 주로 학교생활 적응의 문제를 다룬다. 앞서 정신건강의 위기를 초래하는 학교학습 관련 경험을 살펴보았는데 이 절에서는 학교생활 부적응이 초래하는 학생들의 정신건강 문제를 알아보고자 한다. 아동이나 청소년들이 경험하는 정신건강 문제 자체는 이미 다른 장에서 다루고 있는 내용으로 여기에서는 교육심리학자와 정신의학자들이 협력해 이런 문제들을 다루어 나가는 데 필요한 정보를 중심으로 살펴볼 것이다. 즉, 이와 같은 문제들이 발생하는 학교부적응의 맥락, 여기에 기여하는 학생의 개인차, 나아가 문제해결의 목표와 적응적 발달의 촉진의 추구가 주요 내용이다. 학교에서는 거의 모든 소아정신건강 문제가 발생한다고 할 수 있다. 이 중에서도 학교라는 맥락 자체가 정신건강 문제 발현의 촉발 요인이 될 수 있고, 정신건강 문제를 악화시키는 대표적 문제는 집단따돌림, 스마트폰 과의존, 등교거부의 문제라고 할 수 있다. 먼저 집단따돌림은 학교폭력 문제의 출발점으로 가해자와 피해자의 정신건강 문제가 존재하기도 하고 집단따돌림이 진행되는 동안 그리고 사건이 해결된 이후 심각한 정신건강 문제가 발생한다. 또한 집단따돌림을 비롯한 학교부적응이 심해지면 잦은 결석에서 출발해 등교거부로 이어지는 문제가 발생한다. 장기간 동안의 결석이 이어지면서 대부분의 등교거부 학생들은 우울, 과도한 불안, 물질 남용, 조력에 대한 거부 등의 증상들을 보인다. 마지막으로 인터넷 중독

문제 중 하나인 스마트폰 과의존이 날로 심각해지고 있다. 코로나 19 감염병 사태로 비대면 수업이 늘었고 스크린 타임이 급증해 그 문제의 심각성이 가중되고 있는 실정이다. 앞으로 학교교육의 디지털화는 더 가속화될 것으로 전망되기 때문에 학생들의 스마트폰 과의존 문제는 특히 학교가 관심을 가지고 있는 정신건강 문제이다.

1. 집단따돌림

집단따돌림은 학교폭력의 한 유형으로 가장 빈번하게 일어나는 사안이다. 학교폭력은 일반적으로 한 학생 혹은 여러 학생이 지속적으로 장기간 언어적 공격이나 위협, 위해를 가하는 행위, 혹은 실제적으로 위협은 없더라도 피해 학생의 의지와 관계없이 불편함을 일으키는 행위가 지속적으로 유지되는 것(Olweus, 1993)으로 정의된다. 우리나라의 경우 2004년 제정된 「학교폭력예방 및 대책에 관한 법률」(「학교폭력예방법」으로 명명)에서 "학교폭력이란 학교 내외에서 학생을 대상으로 발생한 상해, 폭행, 감금, 협박, 약취 · 유인, 명예훼손 · 모욕, 공갈, 강요 · 강제적인 심부름 및 성폭력, 따돌림, 사이버 따돌림, 정보통신망을 이용한 음란 · 폭력 정보 등에 의하여 신체 · 정신 또는 재산상의 피해를 수반하는 행위를 말한다."라고 정의하고 있다. 그리고 학교폭력의 대표적 유형으로 신체폭력, 언어폭력, 금품갈취(공갈), 강요, 따돌림, 성폭력, 사이버폭력 등이 포함된다(교육부, 이화여자대학교 학교폭력예방연구소, 2022).

이런 학교폭력은 한 학생이 교실 내에서 고립되면서 폭력을 당하는 집단따돌림의 형태로 나타나기 때문에 집단 내에서 고립되는 따돌림이 거의 모든 폭력 유형에 동반되는 경우가 많다. 「학교폭력예방 및 대책에 관한 법률」에서 "따돌림이란 학교 내외에서 2명 이상의 학생들이 특정인이나 특정집단의 학생들을 대상으로 지속적이거나 반복적으로 신체적 또는 심리적 공격을 가하여 상대방이 고통을 느끼도록 하는 모든 행위를 말한다."라고 정의하고 있다. 여기에서 제시된 신체적 또는 심리적 공격이 다양한 형태의 폭력으로 나타나기 때문에 상당히 많은 학교폭력이 집단따돌림 문제의 양상을 띠게 되어 '집단괴롭힘'으로 명명되기고 한다. 학교라는 환경의 특성상, 한 학생이 한 학생을 대상으로 가해지는 경우보다는 폭력을 가하는 무리가 존재하는 경우가 많기 때문이다. 특정 학생이 한 학생을 지목해 폭력을 개시하거나 주도하면 이에 동조해 함께 무리를 지어 폭력을 가하게 된다. 뿐만 아니라 이런 폭력을 목격하면서도 아무런 조치 없이 방관하는 학생들이 교실 내 또는 학교 내에 함께 존재하는 방식으로 학교폭력의 많은 사안은 집단따돌림의 형태를 띠게 된다. 따라서 집단따돌림의 문제는 폭력의 가해자와 피해자라는 두 학생의 개인적 차원의 문제로만 이해하기 어렵다. 피해자, 가해자, 동조집단, 방관집단이 함께 생활하는 교실 내에서 발생하는 일상생활의 문제로 그 접근에서도 학급단위 또는 학교단위 개입이 강조된다. 건강한 교실 속에서 학생들 개개인이 정상적 발달을 이루어 나갈 수 있도록 돕는 것이 개입이 지향점이라고 할 수 있다.

1) 피해자

집단따돌림에서 우선적으로 교육심리학의 관심을 받는 대상은 피해자이다. 연구 영역에서는 집단따돌림의 피해자의 특성에 대한 내용을 학교 현장에서는 학교폭력 피해자에 대한 조치에 대한 내용을 주로 다루고 있다. 학술적으로는 피해학생의 심리적, 행동적 특성과 피해학생을 위한 상담 방법 등에 관심을 갖고 있다. 예를 들면, 피해자에 대한 연구에서 밝힌 피해 학생의 특성으로는 부정적 정서조절의 어려움, 냉담-무정서 특성, 부정적 스트레스 대처전략 사용(부정적 문제해결, 내면화 전략) 등이 대표적이고, 피해자를 양산하는 학교환경에 대한 연구에 따르면 피해자들이 다니는 학교는 안전감, 소속감, 교사의 공평성과 지지 등의 학교유대감이 낮고 피해자는 학생, 교사, 학교 등 누구와도 연결되어 있지 못하다고 느낀다고 한다(오승연 등, 2014). 피해자의 경우 내면화 문제를 가지고 있는 경우가 많고 집단따돌림의 문제는 피해자의 내면화 문제로 자리 잡아 서로 순환적 관계를 보인다는 것이 메타분석 결과에서 확인되었다(Reijntjes et al., 2010). 또한 피해자의 내면화 문제는 당시에 해결하지 못할 경우 이후 시기의 심리사회적 문제로 나타날 수 있다는 점에도 주목해야 한다. 한 종단연구 결과에서 청소년기 이전의 집단따돌림 피해 경험이 성인 초기의 정신건강 문제 유병률을 높이는 것으로 확인되었다(Copeland et al., 2013). 무엇보다 학급에서 집단적으로 지속해서 소외당하고 괴롭힘과 폭력을 당하는 학생의 경우 그 정신적 · 신체적 피해가 매우 심각한 수준일 수 있다. 그 가운데 피해자의 자살은 극심한 사례의 일부로서 사회적으로는 가장 관심이 집중되고 있다. 그리고 집단괴롭힘으로 인한 자살사망 사고는 여러 번에 걸쳐 국가적 차원의 학교폭력 대처 및 예방을 위한 정책 입안의 계기가 되어 왔다.

자살까지 이르게 하는 집단따돌림 피해 학생들의 고통을 덜어 주기 위해서는 피해를 조기에 발견하고 필요한 조치를 취하는 일이 중요하다. 학교폭력 신고의 절차를 간소화하여 그 방법을 홍보하고, 교사 및 부모로 하여금 폭력의 피해를 조기에 발견할 수 있도록 하는 교육이 실시되고 있지만 조기에 발견하지 못하는 경우가 더 많다. 이를 예방하기 위해 학교 현장의 경우 「학교폭력예방법」에서 정하고 있는 피해학생에 대한 보호조치, 장애학생의 보호, 피해학생의 지원범위 등의 관련 법률과 시행령에 따라 피해학생을 조기에 발견하고 조력하기 위한 노력을 기울이고 있다. 이와 같은 노력에 소아정신의학의 적극적인 협조도 요청된다. 집단따돌림 피해 학생 또는 잠재적 피해 학생들의 정신건강 문제를 조기에 발견하고 학교와 의료체제가 유기적으로 협력할 수 있는 시스템 마련이 필요하다고 할 수 있다.

2) 가해자, 동조자, 그리고 방관자

집단따돌림을 주도하는 가해학생 역시 발달적으로 어려움을 겪고 있기 때문에 교육심리학에서 관심을 가지고 연구하고 있고 학교 현장에서도 이들을 조력하기 위해 다방면의 노력을 기울이고 있다. 무엇보다 왜 가해자가 되는가 또는 가해자에게 어떤 특성이 있는가에 대한 관심이 일차적인데, 가해자는 자신의 사회적 지위를 높이거나 유지하기 위해 공격성을 도구로 사용하며, 가해자의 이러한 동기가 주변인들의 반응을 통해 만족되기 때문에 괴롭힘 행위가 지속된다(이승연, 2013). 개인의 특성과 학교 환경이라는 맥락이 함께 기여하면 가해자가 등장하게 된다고 할 수 있다. 가해자들은 일반적으로 또래집단을 지배하고자 하는 욕구가 크고 자신을 과다하게 부풀려 지각하는 경우가 많은데, 이러한 사회적 힘이나 인기가 폭력 행사를 통해 획득된다고 생각하는 왜곡된 사고가 중심에 자리 잡고 있다. 그러나 가해자들 역시 여러 가지 심리적 어려움을 겪고 있다. 흔히 가해자들은 학급이나 학교 내에서 '대장노릇'을 하게 되는데, 이렇게 또래들 위에 군림할 뿐 제대로 된 또래관계를 형성하지 못한 상태일 때가 많다. 나아가 피해학생들만이 아니라 가해학생들의 자살사고와 자살시도도 상당히 높은 것으로 나타나고 있다.

실제 현장의 집단따돌림 현상을 살펴보면, 가해자와 피해자가 뚜렷하게 구분되는 서로 다른 특성의 학생으로 보기 어렵다. 첫째, 따돌림 가해자 중에는 과거에 따돌림 피해자였던 경우가 종종 있다. 자기보다 더 취약한 개인을 찾아 적극적으로 괴롭히고 폭행함으로써 자기를 보호할 수 있기 때문이다. 그래서 각국의 학교폭력 실태조사에서는 피해 경험, 가해 경험, 피해 및 가해 경험을 함께 가진 경우를 모두 조사한다. 특히 피해와 가해 경험을 함께 가진 집단이 심리사회적 부적응 문제를 더 많이 겪는 것으로 나타나고 있다. 둘째, 집단따돌림 현장에는 가해자를 도와 폭력에 함께 가담하는 동조집단이 존재한다. 가해학생의 인기가 높고 학급에서의 사회적 지위가 높은 경우가 많아 가해자를 좋아하고 그 무리에 소속되고 싶어 하는 집단이다. 셋째, 무엇보다 집단따돌림 현장에는 이른바 방관자들이 반드시 존재한다는 점이다. 직접 폭력을 행사하지 않고 어떤 행동도 하지 않지만 집단따돌림이 지속되도록 지켜보는 구성원들이다. 피해학생과 상호작용을 하지 않는다는 면에서 집단따돌림에 동조한다고 할 수 있지만 실제로 괴롭힘은 가하지 않는 학생들로 적극적 폭력을 행사하는 동조집단과는 구분된다. 서구의 한 연구결과에 따르면 또래괴롭힘 사안에서 이를 지켜보는 방관자가 존재하는 경우가 85% 이상이었다(Atlas & Pepler, 1998). 피해자를 옹호하거나 가해자를 저지하는 행동이 나타날 경우 57%의 사례에서 10초 안에 괴롭힘 행동이 중지된다는 것이 관찰되었지만(Hawkins, Pepler, & Craig, 2001), 또래들의 방어행동은 좀처럼 일어나지 않는다. 많은 방관자는 피해자에게 동정을 느끼고 폭력을 제지하고자 하는 동기가 있음에도 이를 행동으로 옮기지 못하는 경우가 많다. 그러나 집단따돌림을 목격하는 것만으로 상당한 트라우마를 경험하게 되고 이후 적응에도 어려움을 초래한다. 특히 정신건강 문제에 취약한 학생들은 이러한 부정적 영향을 더 크게 받게 된다. 따라서 집단따돌림의 문제를 다룰 때는 가해자에 대한 조치만이 아니라 동조자와 방관자의 어려움도 함께 살펴야 하고, 동조자와 방관자도 조력서비스의 대상이 되어야 한다.

3) 학교의 대응

우리나라에서는 집단따돌림을 비롯한 학교폭력의 대처와 예방을 위해 많은 노력을 기울이고 있다. 매년 '학교폭력 실태조사'가 실시되고 있고, 「학교폭력예방법」이라는 법률과 시행령을 통해 학교폭력을 다룰 법적 근거를 마련하고 있다. 또한 '학교폭력 예방 및 대책 기본계획'이 5년 단위로 진행되어 현재 '제4차(2020~2024년) 학교폭력 예방 및 대책 기본계획'이 수립·시행되고 있다. 학교 현장에서는 이러한 정책 아래 마련된 '학교폭력 사안처리 가이드북'(교육부, 이화여자대학교 학교폭력예방연구소, 2022)에 따라 집단따돌림을 비롯한 학교폭력 문제에 대응하고 있다. 이 가이드북은 학교폭력의 사안 조사에서부터 피해 및 가해학생 조치와 조치에 대한 불복절차까지 상세하게 안내하고 있다.

이와 같이 학교 현장이 그간의 노력을 통해 대응 전략을 잘 세우고 있지만, 이러한 대응에 대한 한 가지 비판에 관심을 가져야 한다. 지금까지 학교 현장이 집단따돌림을 비롯한 학교폭력 사안에 대해 대응하는 방식은 상당히 응보적 사법 정신에 입각해 가해자와 피해자의 합의를 돕거나 가해자를 처벌하는 조치가 주를 이루는 것이 사실이다. 그러나 아동 및 청소년의 집단따돌림에 대해서는 응보적 사법보다는 회복적 사법으로 접근해야 한다는 비판의 소리가 높다. 집단따돌림 문제가 있는 학급은 겉으로는 평화로워 보이지만 누구도 교실에서 행복하지 않은 상태를 유지하고 있다. 이러한 역기능적 관계를 회복하는 것에 집중하는 접근이 바로 응보적 정의에 대비되는 회복적 정의이다. 회복적 정의는 누가 더 잘못했으니 더 책임을 지고 벌을 받아야 한다는 것이 아니라, 깨진 관계를 회복하고 바로잡아 구성원 하나하나의 행복을 증진시키는 것이 정의라고 본다. 즉, 회복적 정의를 적용한 학급관리에서는 학급공동체와 학생들이 갈등 상황을 자발적으로 극복하고 성장과 변화의 기회를 가지도록 하며, 스스로 바른 행동을 선택할 수 있는 힘을 키워 주는 것을 목적으로 한다. 즉, 피해학생과 가해학생을 포함한 학급 전체 학생들의 관계를 회복해 건전한 커뮤니티로서의 학급을 만들어 주는 것이 주된 접근이 되어야 한다는 것이다. 이런 주장이 학교폭력 관계회복 프로그램(초등용, 중등용)의 개발과 보급으로 이어지고 있다[1]는 것은 반가운 일이다. 한편, 최근 개정된 '학교폭력 사안처리 가이드북'은 '관계회복과 분쟁조정'이라는 장을 두어 이 부분에 대한 설명을 추가하고 있으나, 전체적인 사안처리 가이드는 처벌의 절차로 기울어져 있다. 앞으로 회복적 정의의 접근을 통해 집단따돌림의 문제를 해결하고 회복적 정의를 적용한 학급운영인 회복적 생활교육이 초·중·고 학교 현장에서 자리 잡아 가기를 기대한다.

2. 등교거부

등교거부는 학교를 가지 않는 것을 말하는데 일반적으로 등교거부 행동은 학교에 아예 나오지 않는 결석과 함께 등교를 하지만 수업을 빠진다거나(잦은 결과와 조퇴) 등교하기 전에 공격행동이나 지연행동으로 심각한 문제행동을 보이는 것(잦은 지각)까지 포괄한다. 또한 많은 사례는 아니지만 부모나 보호자가 자녀를 학교에 보내지 않기도 한다. 등교저지라는 다른 용어로 명명되기도 하지만 학생이 등교를 하지 않는 이유를 파악할 때까지는 등교거부와 구분하기 어렵다. 이와 같은 등교거부는 다양한 원인에서 비롯되는데, 집단따돌림 피해자가 보이는 전형적인 초기 행동이기도 하다. 최근에는 방과 후에도 스마트폰을 이용한 사이버 폭력이 이루어지기 때문에, 피해자는 스마트폰 벨에 놀라는 반응을 보이거나 전화를 전혀 받지 않으려 할 수 있다. 과거에는 등교거부에 대해서 주로 분리불안 separation anxiety으로 진단하는 경향이 있었으나, 최근의 등교거부는 폭력과 연관된 경우가 늘어나고 있다. 따라서 등교거부라는 문제에 대해 정신건강 문제를 비롯한 개인적 어려움에 개입할 뿐만 아니라 학교를 보다 안전한 곳이 되도록 나아가 건강한 발달을 촉진할 수 있도록 그 환경을 조성하는 노력도 함께 기울여야 한다. 이것이 교육심리학자와 정신의학자들이 함께 노력을 기울여야 할 후속 과제라고 할 수 있다.

1) 등교거부 행동의 원인

학생이 등교거부 행동을 보이는 이유는 개인적 특성에서부터 부모, 또래, 학교 등 환경적 특성까지 다양하다. 등교거부와 밀접히 관련된 개인적 특성으로는 내향성, 우울, 품행장애, 두려움, 불안, 낮은 자존감 등이 제시되어 정신

1) https://www.moe.go.kr/boardCnts/viewRenew.do?boardID=316&lev=0&statusYN=W&s=moe&m=0302&opType=N&boardSeq=83052

건강 문제와도 밀접히 관련된다. 이러한 특성은 등교거부의 원인이 되기도 하지만 등교거부가 초래한 개인적 어려움일 수도 있다. 무엇보다 등교거부는 학교라는 맥락에 가장 크게 원인이 있을 수 있다는 점에 주목해야 한다. 또래 관계에서 소외감이나 고립감을 느끼고 스스로 인기가 없다고 느끼면 학교에 가기 싫은 것은 당연하다. 나아가 학급에서 집단따돌림을 당하거나 교사로부터 마음의 상처를 받는 경험을 할 경우 교실에 들어간다는 것 자체가 너무 큰 고통이 되어 등교를 하지 않게 된다. 등교거부에서 출발하는 학업중단 관련 질적연구에서도 이러한 부분이 확인되었는데, 친구들과의 관계, 괴롭힘, 따돌림을 받음, 학교선생님에게 오는 불편함, 학업스트레스, 학교 교육시스템, 학교가 필요하지 않다는 인식 등이 학업중단의 이유로 도출되었다(백승호, 2017).

2) 학업중단으로 이어지는 교육기회의 상실

등교거부는 교육기회 상실의 중요한 원인이다. 등교거부가 지속되는 동안 교육을 받지 못하게 되고, 장기화된 등교거부는 많은 경우 학교 다니기를 아예 중단하는 것으로 이어진다. 뿐만 아니라 앞서 살펴본 등교거부의 원인이 되는 소외나 갈등이 없어도 등교거부가 나타날 수 있는데, 학업에 대한 포기가 학업중단으로 이어지는 경우이다. 처음에는 성적이 낮은 과목을 포기하는 것에서 출발해 점점 학업에 대한 포기의 범위가 확대된다. 학습포기 상태의 학생들은 공부가 잘 안 되고 자신은 공부를 해서 사회로 진출하지 못한다고 생각하기 때문에 학교에 다녀야 할 당위성에 의문을 품는다. 학교라는 울타리 속에서 형편없는 사람으로 낙인찍히기보다 학교를 떠나고 싶어 한다.

등교거부로 인해 발생한 교육기회의 상실은 이후 진로에 방해요인이 되는 경우가 많다. 교육을 받지 못했기 때문에 실력이라는 측면에서 준비를 갖추지 못한다. 그리고 제도적으로 학력이 일정 수준에 도달하지 못할 경우 유급으로 같은 학년을 다시 다녀야 할 수 있고, 유급은 상급학교 진학의 걸림돌이 된다. 우수한 성적이 요구되지 않는 진로를 선택하더라도 여러 선발 과정에서 학력이나 학교생활을 중요한 지표로 삼고 있기 때문에 역시 방해가 된다. 뿐만 아니라 등교거부가 학업중단으로 이어질 경우 학업중단 자체가 부적응자라는 낙인으로 작용할 수 있다. 예컨대 '편안하게 학교 다니는 것도 못 한 친구가 일을 제대로 할 수 있을까? 조금 힘들다고 그만둬 버리면 곤란한데' 라는 의구심에서 아르바이트 일자리도 선뜻 내주지 않는 것이 현실이다.

이러한 미래의 일을 제대로 예측할 심리적 힘이 없다는 것이 등교거부 행동을 보이는 학생들의 또 다른 어려움이다. 등교거부 학생들에게 앞으로 자신의 미래에 대해 어떻게 생각하는지 질문하면 대부분 "미래에 대해 생각하기 싫어요."라고 답한다. 학교적응을 놓아 버린 현실을 직면하는 것은 무척 고통스러운 일이고, 이것이 앞으로 어떤 결과를 초래할 것인지를 생각하는 것은 더 고통스러운 일이다. 그래서 많은 등교거부 학생들은 미래에 대해 아예 생각하지 않는 회피반응을 통해 자신의 아픔을 외면하려고 한다. 이러한 회피는 학교학습에서만이 아니라 생활 전반에까지 확대되어 미래시간조망 능력조차 잃어버리게 되고, 인지적으로 미래시간조망을 하더라도 미래에 대해 비관적이기 때문에 미래를 더 외면하게 된다.

3) 등교거부에 대한 조력

우리나라는 다른 나라에 비해 등교거부나 학업중단의 비율이 낮은 편이라 이들을 조력할 수 있는 시스템이 잘 마련되어 있지 않은 것이 현실이다. 교육부에서는 2012년부터 '학업중단 숙려제'를 통해 가능한 학생들이 학교를 계속 다닐 수 있도록 독려하고 있다. 이 제도는 학업중단의 위기에 있거나 학업중단을 원하는 학생이 있을 때 상담을 통해 계속 학교를 다닐 수 있도록 돕는 것을 목적으로 한다. 또한 학교를 다니지 않는 이른바 학업중단 청소년이 교육기회를 완전히 상실하지 않도록 하기 위한 대안적인 교육방식을 제공하기 위하여 다양한 방안을 실시하고 있다.

교육심리학에서는 등교거부의 위험요인에 대한 연구 이외에 보호요인에 대한 연구에 많은 관심을 가지고 있다. 특히 회복탄력성resilience 개념을 도입함에 따라 보호요인 연구가 더욱 주목받게 되었다. 당초의 회복탄력성 개념은 여러 위험요인이 복합적으로 심화된 환경에 장기간 노출되어 생활하였음에도 가출 등 비행에 빠지지 않고 오히려 매우 건강한 발달을 하는 사례를 기반으로 제안된 개념이다(Garmezy & Rutter, 1983; Masten, 2001). 다만 한 가지 문제점은 회복탄력성 개념을 사용할 때 그것을 마치 '동의어 반복tautology'과 유사한 방식으로 잘못 사용하는 경우가 빈번하다는 점이다. 즉, '이 개인은 회복탄력성이 높기 때문에 비행에 빠지지 않았다'는 식으로 말하는 것은 과학적 설명으로 부적합한 것인데 마치 그것이 충분한 설명이 되는 것으로 잘못 해석하는 경우이다. 최근 회복탄력성 개념은 교육학과 심리학 등에 광범위하게 도입되어 연구 및 예방 실제에 활용되고 있다. 예방 차원에서 정신의학에서도 중요하게 다루는 개념일 것이다. 이러한 노력이 등교거부를 다루는 지향점으로 자리매김할 수 있도록 여러 학문분야가 협력해 나가기를 기대한다.

3. 스마트폰 과의존

스마트폰 과의존은 인터넷 중독의 한 영역이라고 할 수 있다. 인터넷 중독이라고 불리던 문제는 도구와 매체의 발전과 변화에 따라서 조금씩 변화했는데, 예컨대 오락 중독, 컴퓨터 중독, 사이버 중독, 인터넷 중독, 병리적 인터넷 사용, 인터넷 게임중독, 미디어 중독, 디지털 중독 등으로 변천했고 최근에는 스마트폰 과의존을 포함하게 되었다. 2020년에 시작된 감염병 사태로 인해 비대면 수업이 확대되면서 스마트폰 사용자의 스크린 타임이 급격하게 늘어났으며, 이에 따라 아동 및 청소년의 스마트폰 의존 문제가 급증해 스마트폰 과의존이 심각성을 더해 가고 있다. 인터넷 중독 문제는 정신의학에서도 관심을 가지는 문제로 DSM-5에서 인터넷 게임 장애internet gaming disorder라는 새로운 진단명을 제안하고 있고 ICD-11에서도 게임 장애game disorder를 포함시키고 있다. 스마트폰 과의존을 포함하는 인터넷 중독에 대한 의학적 논의와 함께, 이 문제는 아동 및 청소년의 학업적응, 가족관계, 개인적 생활의 적응 등에 미치는 부정적 영향이 심대하다는 점에서 교육심리학적 관심은 지대할 수밖에 없다. 이 문제에 대한 교육심리학적 연구는 몇 가지 주제로 대별되는데, 이들은 위험요인 및 보호요인 연구, 인터넷 중독으로 인한 부적응 문제, 예방 프로그램의 개발 및 효과성 평가 연구, 자가진단척도 개발 및 측정학적 연구, 고위험군에 대한 인구통계학적 연구 등이 대표적이다. 이러한 연구의 내용을 모두 다루는 것은 이 교재의 범위를 넘어서는 상당히 방대한 일이어서 여기에서는 스마트폰 과의존에 대한 최근 논의와 접근을 간략하게 소개하고자 한다.

1) 스마트폰 과의존이란?

스마트폰 과의존은 스마트폰 사용이 일상생활 수행에 지장을 초래해 개인의 건강한 삶을 해치고 있는 상태를 의미하는데 스마트폰 사용이 증가하면서 거의 모든 연령대에서 겪고 있는 문제이다. 스마트폰 과의존에 관한 공식적 정의를 살펴보면, '스마트폰 과의존이란 과도한 스마트폰 이용으로 스마트폰의 현저성이 증가하고, 이용 조절력이 감소하여 문제적 결과를 경험하는 상태'라고 정의되고 있다(과학기술정보통신부, 한국지능정보사회진흥원, 2020). 여기에서 현저성이란 개인의 삶에서 스마트폰을 이용하는 생활패턴이 다른 행태보다 두드러지고 가장 중요한 활동이 되는 것을, 조절 실패란 이용자의 주관적 목표 대비 스마트폰 이용에 대한 자율적 조절 능력이 떨어지는 것을, 문제적 결과란 스마트폰 이용으로 인해 신체적 · 심리적 · 사회적으로 부정적인 결과를 경험함에도 불구하고 스마트폰을 지속적으로 이용하는 것을 뜻한다.

2) 측정과 자가진단 도구

스마트폰 과의존을 비롯한 인터넷 중독에 대한 측정은 주로 Young(1996)의 초기 논문에 근거를 두고 있다. 우리나라에서 사용되는 인터넷 중독 척도 중 가장 빈번히 활용되고 측정학적 연구물이 자주 나오는 것으로는 K-척도(김청택 등, 2002) 및 그 간략형인 KS-척도를 들 수 있다. 이 K-척도 역시 Young의 척도와 마찬가지로 인터넷 중독을 내성, 금단, 일상생활 장애, 현실구분 장애, 일탈 행동, 가상적 대인관계 지향, 인터넷 사용에 대한 긍정적 기대의 일곱 가지 개념으로 정의하고 있고 인터넷 사용을 줄이고 조절하려는 시도를 했으나 실패한 경험도 중요한 기준이 되고 있다(박승민, 조영미, 김동민, 2011). 측정의 결과는 고위험, 잠재위험, 기타(안전, 정상, 일반 등으로 표현)로 구분되는데, 각 소척도의 점수에 따라서 고위험과 잠재위험을 판별하는 기준이 요강에 제시되어 있다. 단순하게 총점을 사용하지는 않으며 고위험과 잠재위험을 판별함에서 더 비중이 큰 소검사와 비중이 적은 소검사가 구분되어 있으므로 사용할 때 이를 정확하게 숙지하여야 한다.

인터넷 중독을 전반적으로 파악하는 K-척도의 사용은 점점 어떤 미디어 또는 콘텐츠에 과다하게 의존되는가를 밝히는 좀 더 세분화된 진단도구로 대체되어 가고 있다. '스마트폰 과의존 자가진단척도'가 그 대표적인 예이다. 한국정보화진흥원이 운영하는 포털사이트인 '스마트쉼센터'를 통해 유아, 아동, 청소년, 성인을 대상으로 스마트폰 과의존 자가진단척도가 온라인으로 실시되고 있다. 스마트폰 과의존 척도의 규준에 따라 고위험 사용군, 잠재적 위험 사용군, 일반 사용자군으로 분류하여 프로그램을 제공하는 근거로 삼고 있고, 동일한 척도로 스마트폰 과의존 실태조사를 실시하고 있다. 그러나 실제 어려움을 겪는 학생 개인에게 어떤 조력서비스를 제공해야 하는가에 대한 논의는 아직 부족한 상황이다. 따라서 이러한 도구를 통해 학교현장에서 스마트폰 과의존을 조기에 발견하고, 정신건강 문제가 동반되는 경우 적절한 치료를 받을 수 있도록 소아정신의학 전문가와 협력하는 노력이 필요한 실정이다.

3) 위험요인 및 예방에 관한 연구

인터넷 중독 관련 연구가 거의 모든 미디어 관련 과의존 연구를 이끌어 온 만큼 스마트폰 과의존 자체에 대한 연구보다는 인터넷 중독이라는 보다 포괄적 문제에 대한 연구가 다수이다. 인터넷 중독의 위험요인은 게임을 비롯한 매체 자체의 매력적 요소, 이용자의 개인 특성, 그리고 환경요인과 관련해 연구되고 있다. 첫째, 매체의 매력적 요소는 접속의 편리성, 게임 과정 내에 있는 강화적 요소, 익명성 등이 있다. 이 중에서 게임의 과정 내에 있는 강화요소로서는 성취감, 사회적 인정, 우월감(다른 사람보다 잘한다는), 지위와 파워 향상(강력한 사이버 무기를 취득함으로써) 등이 작용한다. 익명성은 게임이라는 내용이나 스마트폰이라는 기기를 떠나 인터넷 사용 자체에서 보장된다. 연령, 성별, 직업을 비롯하여 본인의 모든 특성과 개인정보를 감추거나 변경할 수 있는 특성으로, 인터넷 오남용을 더 부추길 수 있는 요소이다. 둘째, 이용자의 개인적 특성에 대해서는 다양한 연구결과가 나와 있는데, 특히 우울 등 정서적인 문제, 충동성이나 비사교성 등 성격문제, 자존감의 부족을 보완하려는 동기 등이 관련이 있는 것으로 알려져 있다(박승민, 조영미, 김동민, 2011). 그리고 인터넷 게임 중독은 여자보다는 남자가 훨씬 더 많지만 스마트폰의 중독적 사용에 있어서는 남녀 성별 구분이 거의 없는 것으로 나타난다(황재원, 김계현, 2012).

예방과 치료에 대해서는 중독 전 단계와 심각한 중독단계를 구분해서 다루는데, 교육심리학에서는 주로 예방에 관심을 더 가지며, 따라서 중독 전 단계에 대한 자기진단과 자기조절 프로그램의 개발 및 효과성 평가 연구가 이루어지고 있다(황재원, 김계현, 2012). 특히 스마트폰 과의존의 경우 심각한 상태로 빠지지 않게 예방하기 위해 스마트폰 과의존의 위험성에 대한 정보를 제공해야 함이 제안되고 있다. 스마트폰 과의존 위험군 청소년의 자기 인식 연구에 따르면, 스마트폰 과의존 위험군의 32.5%만이 자신이 다른 사람보다 스마트폰에 의존하고 있다고 인식하고 있었고, 잠재적 위험군이 의존을 인식할 확률은 고위험군보다 약 6.36배 낮았다(박정혜, 2019). 또한 국가적 차원에서는 한국정보화진흥원과 과학기술정보통신부가 협력해 영유아부터 성인까지 인터넷·스마트폰 의존 완화 교육을 실시하고 있다. 또한 스마트쉼센터, 위센터, 한국청소년상담복지개발원 등에서도 청소년의 인터넷, 스마트폰 의존을 예방하고 해결하기 위하여 다양한 프로그램들을 운영해 그 효과를 보이고 있다. 그러나 중독 전 단계에서 중독단계로 이르는 과정, 즉 병리 발달에 관한 연구는 아직 매우 부족한 상태로서, 이 부분은 교육심리학과 정신의학이 협력하여 연구해야 할 중요한 탐구 주제이다.

결론 및 요약: 교육심리학과 상담학(상담심리학) 그리고 소아청소년정신의학

교육학의 하위 분야가 세분화됨에 따라서 현대의 교육학에서는 교육심리학과 상담학(혹은 상담심리학)을 구분해서 보고 있다. 따라서 인터넷 중독을 비롯한 다양한 정서·행동 문제는 교육학 내에서는 교육심리학자의 관심사보다는 상담학자의 주요 관심사로 여겨지고 있다(김계현 등, 2011). 다시 말해서 전통적인 교육심리학은 학습 부문에 더 많은 관심을 기울이고 있으며, 상대적으로 상담학은 학교폭력을 비롯한 다양한 부적응 문제에 관심을 기울이고 있다. 정신의학자는 교육학 내부의 이러한 변화를 인지할 필요가 있는데, 특히 소아정신의학자는 교육학의 이런 변화에 더욱 익숙해져야 할 것이다.

상담학은 다양한 상담의 방법론 중에 '심리치료' 부분에서 정신의학과의 중복성이 존재한다. 그리고 상담학자들이 다루는 문제들 중에는 정신의학자들이 다루는 문제들과 공유되는 것들이 있다. 다만, 학문 간의 이런 중복은 비단 여기서뿐만 아니라 수많은 학문에서 존재하는 것이므로 이것을 굳이 문제시할 필요는 없을 것이다. 오히려 이 장에서 강조되어야 하는 것은 상담학의 차별적인 특징은 개인들의 '생애 발달' 영어로는 'career development'을 중요시한다는 점일 것이다. 여기서 career, 즉 생애는 직업 혹은 일의 부분을 포함하여 흥미(관심), 적성(잘하는 것과 못하는 것), 성격, 인성人性 등을 폭넓게 포괄하는 개념으로 상담학에서는 보고 있다. 교육학의 일부로서 발달해 온 교육심리학 그리고 교육심리학에서 분리된 상담학은 그 태생인 교육학의 기본 철학을 공유하며, 그 철학의 핵심은 인간의 성장과 발달 과정에 관심을 집중한다는 것이다.

그리고 상담학의 뿌리에는 교육학뿐만 아니라 심리학도 있다는 사실도 알아야 할 것이다. 이 장의 주제인 교육심리학은 교육학과 심리학이 중간에서 만나서 발전하게 된 학문 영역이라는 점 그리고 상담학은 교육심리학에서 분리되어 '독립된' 학문 영역임을 인지한다면 이 장에서 언급되는 여러 인접 학문들 간의 중복성은 쉽게 이해되고 수용될 수 있을 것이라 생각된다. 단, 상담에 대한 두 기초 학문의 학술적 관점과 접근 방식에는 차이점도 있고 유사점도 있는데, 여기서 그것을 상세하게 논의하는 것은 본 장의 취지를 벗어난다고 판단된다. 다만 정신의학자가 인접 분야에서 필요한 정보를 활용함에 있어서 교육심리학적 접근과 상담학적 접근을 모두 활용할 수 있을 때 더욱 효과적인 연구와 임상 활동을 할 수 있을 것임은 분명해 보인다.

소아청소년정신의학자들은 의학의 전반적인 발달 과정이 그러했듯이 진단, 예방, 치료 활동에서 개별 환자에 대한 접근뿐만 아니라 시스템적인 접근을 발전시키고 익혀 왔다고 여겨진다(홍강의 외, 2014). 이 점은 소아청소년정신의학자들이 상담학자들(특히 개별 상담사들)과 협업을 하는 데 있어서 반드시 참고해야 할 부분이라고 여겨진다. 상담학자(카운슬러)는 시스템적인 관점, 시스템을 다루는 기술 등에 있어서는 덜 훈련되어 있는 반면에 상대적으로 개별 문제, 환자 개인에 대한(상담학에서는 내담자라는 용어를 사용) 업무의 집중도는 그 어떤 전문가 집단보다 철저하고 강하다는 것을 알 수 있다. 상담학자(카운슬러)의 이런 강점은 국가적인 수준의 재난을 다루거나, 국민 정신건강 증진을 위한 사업 등을 진행할 시에 고려되어야 할 사항으로 사료된다. 즉, 국가적인 규모의 사업을 진행할 때는 분야 간 경쟁보다는 각 분야의 강점을 활용하는 진정한 의미의 협업을 배워 나갈 필요가 있어 보인다.

참고문헌

과학기술정보통신부, 한국지능정보사회진흥원(2020). 2020 스마트폰 과의존 실태조사.

교육부, 이화여자대학교 학교폭력예방연구소(2022). 학교폭력사안처리 가이드북 2022년 개정판.

김계현(1997). 상담심리학(제2판). 서울: 학지사.

김계현, 김창대, 권경인, 황매향, 이상민, 최한나, 서영석, 이윤주, 손은령, 김용태, 김봉환, 김인규, 김동민, 임은미(2011). 상담학개론. 서울: 학지사.

김영숙, 조한익(2015). 학교생활적응, 학업성취도 및 주관적 안녕감의 종단적 인과관계와 성별에 따른 차이 분석. 교육심리연구, 29(4), 845-871.

김재환, 오상우, 홍창희, 김지혜, 황순택, 문혜신, 정승아, 이장한, 정은경(2014). 임상심리검사의 이해 2판. 서울: 학지사.

김청택, 김동일, 박중규, 이수진(2002). 인터넷 중독 척도 개발연구. 서울: 한국정보문화진흥원.

김태은, 박준홍, 이재진, 권서경, 고정화(2019). 학습부진학생의 성장 과정에 대한 연구(Ⅲ). 충북: 한국교육과정평가원.

박승민, 조영미, 김동민(2011). 청소년 인터넷 중독의 이해와 상담. 서울: 학지사.

박정혜(2019). 스마트폰 과의존 위험군 청소년의 스마트폰 사용행태와 의존에 대한 자기인식. 한국자료분석학회논문지, 21(4), 2095-2105.

백승호(2017). 학교밖청소년지원센터로부터 통합적 지원을 받은 학업중단 청소년의 경험에 대한 현상학적 연구. 강남대학교 석사학위논문.

신종호(2008). 연구로 본 교육심리학. 서울: 학지사.

이상민(2012). 초·중·고등학생의 학업소진 진행과정 및 경로분석(아산재단 연구총서 제331집). 서울: 집문당.

이상민, 안성희(2014). 교육에서의 소진에 관한 이론적 고찰. 의학교육논단, 16(2), 57-66.

이성진(2005). 한국인의 성장·발달: 30년 종단연구. 서울: 교육과학사.

이승연(2013). 또래괴롭힘: 주변인 개입과 사회적 맥락 변화의 필요성. 한국심리학회지: 학교, 10(1), 59-82.

임신일, 박병기(2013). 국내·외 시험불안 연구의 메타분석. 교육심리연구, 27(3), 529-553.

조수현, 정지현, 신효정(2017). 다차원적 완벽주의와 학업소진 관계에 관한 메타연구. 한국심리학회지: 학교, 14(3), 349-379.

한국교육심리학회(2000). 교육심리학용어사전. 서울: 학지사.

한국카운슬러협회(1993). 한국카운슬링 30년. 서울: 한국카운슬러협회.

홍강의 편(2014). 소아정신의학. 서울: 학지사.

황재원, 김계현(2012). 자기조절을 통한 청소년의 인터넷 사용시간 단축 과정과 영향요인. 상담학연구, 13, 2159-2174.

Atlas, R. S., & Pepler, D. J. (1998). Observations of bullying in the classroom. *Journal of Educational Research, 92*, 86-99.

Bloom, B. S. (1976). *Human characteristics and school learning*. New York: McGraw-Hill.

Copeland, W. E., Wolke, D., Angold, A., & Costello, E. J. (2013).

Adult psychiatric outcomes of bullying and being bullied by peers in childhood and adolescence. *JAMA Psychiatry, 70*(4), 419-426.

Duckworth, A. L., Eichstaedt, J. C., & Ungar, L. H. (2015). The mechanics of human achievement. *Social and Personality Psychology Compass, 9*(7), 359-369.

Duckworth, A. L., Quinn, P. D., & Tsukayama, E. (2012). What no child left behind leaves behind: The roles of IQ and self-control in predicting standardized achievement test scores and report card grades. *Journal of Educational Psychology, 104*(2), 439-451.

Dweck, C. S. (2006). *Mindset: The new psychology of success*. New York: Random House.

Garmezy, N., & Rutter, M. (1983). *Stress, coping and development in children*. New York: McGraw-Hill.

Hawkins, D., Pepler, D. J., & Craig, W. M. (2001). Naturalistic observations of peer interventions in bullying. *Social Development, 10*, 512-527.

Kim, K.-H. (2011). Toward a science of preventive counseling. *Journal of Asia Pacific Counseling, 1*, 13-28.

Mandler, G., & Sarason, S. (1952). A study of anxiety and learning. *Journal of Abnormal and Social Psychology, 47*, 166-173.

Maslach, C., & Jackson, S. E. (1981). The measurement of experienced burnout. *Journal of Occupational Behaviour, 2*, 99-113.

Masten, A. S. (2001). Ordinary magic: Resilience process in development. *American Psychologist, 56*, 227-238.

Pekrun, R., Goetz, T., Titz, W., & Perry, R. P. (2002). Academic emotions in students' self-regulated learning and achievement: A program of qualitative and quantitative research. *Educational Psychologist, 37*(2), 91-105.

Putwain, D. W., & von der Embse, N. P. (2021). Cognitive-behavioral intervention for test anxiety in adolescent students: Do benefits extend to school-related wellbeing and clinical anxiety. *Anxiety, Stress, & Coping, 34*(1), 22-36.

Rebetez, M. M. L., Rochat, L., & Van der Linden, M. (2015). Cognitive, emotional, and motivational factors related to procrastination: A cluster analytic approach. *Personality and Individual Differences, 76*, 1-6.

Reijntjes, A., Kamphuis J.H., Prinzie, P., & Telch, M. J. (2010). Peer victimization and internalizing problems in children: A meta-analysis of longitudinal studies. *Child Abuse & Neglect, 34*(4), 244-252.

Sisk, V. F., Burgoyne, A. P., Sun, J., Butler, J. L., & Macnamara, B. N. (2018). To what extent and under which circumstances are growth mind-sets important to academic achievement? Two meta-analyses. *Psychological Science, 29*(4), 549-571.

Solomon, L. J., & Rothblum, E. D. (1984). Academic procrastination: Frequency and cognitive-behaviroal correlates. *Journal of Counseling Psychology, 31*(4), 503-509.

Sternberg, R. J. (Ed.). (2000). *Handbook of intelligence*. New York: Cambridge University Press.

Young, K. S. (1996). Internet addiction: The emergence of a new clinical disorder. *Cyber Psychology and Behavior, 1*, 237-244.

제62장

소아정신의학

소아 법정신의학

Legal Issues in Child Psychiatry

황준원

서론

아동의 지위는 역사상 크게 세 차례의 변화를 겪으며 현재에 이르렀다. 첫째는 유럽 계몽사상 등의 영향으로 일어난 소위 '아동의 발견', 둘째는 제1차 세계대전 후 극심한 혼란 속에서 1924년의 「아동의 권리에 관한 제네바 선언」 및 1979년 '국제아동의 해' 설정 등 아동의 권리에 대한 관심과 각성 촉구, 마지막은 1989년 UN 총회에서 만장일치로 채택된 「UN 아동권리협약Convention on the Rights of the Child: CRC」에 의한 실질적 권리보장의 규정 등을 들 수 있다(안동현, 1997). CRC는 아동의 권리에 관한 커다란 획을 긋는 매우 중대한 사건으로, 이를 통해 전 세계적으로 아동이 성인과 동등한 수준의 시민적 · 정치적 권리도 누릴 수 있게 보장받았으며 교육과 정기적인 감시를 통해 실천적 이행에 주력하게 되었다. CRC가 이전의 것과 다른 점은 협약을 비준한 국가에서는 국제법으로서 이를 준수해야 하는데, CRC에 저촉되는 법령의 경우 개정을 해서라도 이를 준수해야 하는 강제의무를 갖는다. 예를 들어, CRC의 무차별의 원칙에 관한 조항에 대해 국내에서는 「민법」을 개정하여 혼외자녀(소위 '서자, 첩의 자식')도 차별받지 않고 동등한 권리와 의무를 갖도록 하였다. 또, 국내에서 「입양특례법」의 개정으로 신고제였던 입양을 허가제로 바꾸면서 미혼모가 반드시 자신의 호적에 자녀의 출생신고를 올린 후에야 입양이 가능하도록 하였는데, 결국 이를 기피하는 방법으로 '베이비박스baby box'에 신생아를 유기하는 현상이 나타나게 되었다. 소아청소년정신과 의사는 말할 것도 없고 관련 직종에 종사하는 모든 전문가는 이같이 아동의 삶에 중대한 영향을 미치는 CRC에 대해 깊은 이해를 가져야 한다. 앞으로 논의할 여러 사항에서는 반드시 CRC의 기본 원리를 이해한 다음 이에 부합하는지를 고려하여야 한다. 이 장에서는 소아청소년정신과 의사가 임상 진료현장은 물론 연구, 자문 등의 시행에서 염두에 두거나 이해하고 있어야 할 사항을 논의하고자 한다.

형사적 문제

1. 「소년법」

소아청소년의 비행 등과 연관된 법률로는 일반 「형법」 외에도 「소년법」과 「학교폭력 예방 및 대책에 관한 법률(이하 학교폭력법)」과 같은 특별법이 있다. 범법 유형 및 정도, 연령 등을 고려하여 일반 「형법」을 적용하는 경우도 있지만 보통 소아청소년의 범법에 대해서는 일반 「형법」을 적용하기보다는 「소년법」 혹은 「학교폭력법」과 같은 다른 법률을 우선적으로 적용한다. 「소년법」은 일종의 형사법이지만, 일반 성인과 달리 소년경찰, 소년검찰 및 소년법원을 거치는 별도의 사법체계 절차에 따라 처리된다. 하지만 학생이 학교폭력 범주에 속하는 비행을 저지르는 경우는 「소년법」이 아닌 「학교폭력법」에 따라 학교가 책임지고 처리하도록 한다. 이러한 형사법적 측면에서의 처리와는 별도로 부모를 포함한 보호자와의 민사상 문제는 「민법」을 비롯한 여러 관련법을 적용한다.

국내의 아동 · 청소년의 범죄와 관련된 형사적 조치는 주로 「소년법」에 법적 근거를 두고 있다. 「소년법」에서 소년은 19세 미만인 자를 말하며, 「소년법」은 「형법」이 처벌을 우선하는 것과 달리 반사회성이 있는 소년의 환경 조정과 품행 교정을 위한 보호처분 등의 필요한 조치를 하고, 형사처분에 관한 특별조치를 함으로써 소년이 건전하게 성장하도록 돕는 것을 목적으로 한다.

「소년법」에서는 소년범을 다음과 같이 구분한다. 우선 범죄소년은 14세 이상 19세 미만의 죄를 범한 소년 중 벌금형 이하 또는 보호처분 대상 소년으로 정의되며, 촉법소년은 10세 이상 14세 미만의 형벌법령에 저촉되는 행위를 한 소년, 우범소년은 형벌법령에 저촉되는 행위를 할 우려가 있는 10세 이상 19세 미만의 소년 중 집단으로 몰려다니며 주위에 불안감을 조성하는 송벽이 있거나, 정당한 이유 없이 가출하거나, 술을 마시고 소란을 피우거나, 유해환경에 접하는 성벽이 있는 소년을 지칭한다. 최근 들어 촉범소년의 상한 연령을 14세에서 13세로 하향하려는 움직임이 있다.

이러한 구분이 성인과 다른 점은 비록 법령에 저촉되는 행위를 하지 않았더라도 할 우려가 있는 소아청소년도 대상으로 한다는 점이다. 즉, 범법을 하지 않았지만 할 가능성이 높은 아동 · 청소년을 선도하기 위해 사법체계가 개입할 수 있는 근거를 지닌다. 아동 · 청소년의 범법 혹은 우범 행위에 대해 경찰은 훈방제도를 통해 촉범소년과 우범소년을 선도하거나, 검찰은 범죄예방자원봉사위원의 선도 및 소년의 선도 · 교육과 관련된 단체 · 시설에서의 상담 · 교육 · 활동 등을 받는 조건을 전제로 조건부 기소유예 조치를 내려 법원으로 넘어가지 않게 할 수 있다. 가정법원 또는 지방법원의 소년부 판사는 사안에 따라 심리를 개시하지 않고 훈계조치로 종결할 수 있다.

또, 일단 법원의 심리가 개시되어도 소년의 품행을 교정하고 피해자를 보호하기 위해 필요하다고 인정되면 피해변상 등 피해자의 화해를 권고하거나, 보호처분을 할 수 없거나 할 필요가 없다고 인정되면 불처분 결정이 내려질 수 있다. 소년부 판사가 심리 결과 보호처분을 할 필요가 있다고 인정할 경우 되면 〈표 62-1〉과 같은 보호처분을 해야 한다.

표 62-1 보호처분의 종류 및 내용

1. 보호자 또는 보호자를 대신하여 소년을 보호할 수 있는 자에게 감호 위탁(최대 6개월)
2. 수강명령(12세 이상만 가능, 최대 100시간)
3. 사회봉사명령(14세 이상만 가능, 최대 200시간)
4. 보호관찰관의 단기 보호관찰(1년)
5. 보호관찰관의 장기 보호관찰(2년)
6. 「아동복지법」에 따른 아동복지시설이나 그 밖의 소년보호시설에 감호 위탁(최대 6개월)
7. 병원, 요양소 또는 「보호소년 등의 처우에 관한 법률」에 따른 소년의료보호시설에 위탁(최대 6개월)
8. 1개월 이내의 소년원 송치
9. 단기 소년원 송치(최대 6개월)
10. 장기 소년원 송치(12세 이상만 가능, 최대 2년)

하지만 조사 또는 심리 결과 금고 이상의 형에 해당하는 범죄 사실이 발견된 경우 그 동기와 죄질이 형사처분이 필요하다고 인정되면 「소년법」의 적용을 받지 않고 일반 성인과 마찬가지로 「형법」의 적용을 받는 형사사건으로서 검사에게 송치되어 일반 형사법정에서 재판을 받게 된다.

범법 아동 · 청소년을 조사 또는 심리를 위해 소년분류심사원(최대 1개월), 기타 시설, 병원, 요양소(최대 3개월) 등에 임시조치로 위탁할 수 있다. 이때 소아청소년정신과 의사가 참여할 수 있다. 그 외에 특별한 상황일 경우 재판심리에 참여하거나, 선도조건부기소유예, 보호처분 중 일부에서 정신건강의학과 의사가 선도 또는 치료에 참여할 수 있다.

2. 재판능력

재판능력competency to stand trial은 형사피고인이 자신에 대한 소송의 내용과 결과를 이해하고, 자기 자신을 논리적으로 변호할 수 있는 현재의 능력을 말한다. 이를 위해서는 상당한 수준의 사회 성숙도와 심리적 · 인지적 기능이 필요한데, 아동 · 청소년의 경우 성인보다 그들의 행동에 대한 책임성 및 재판능력이 부족하다는 법적 가정에 따라 보통 범죄에 대한 유책성의 평가에 선행하여 재판능력에 대한 평가가 필요한 경우가 있다. 미국의 경우 절반 정도의 주에서만 소년법원에서 재판능력을 인정하며, 나머지는 재판능력을 인정하지 않는데, 이는 아동 · 청소년의 발달상 미성숙에서 기인하는 것이다(Simon & Gold, 2013)

3. 유책성

독일, 일본 등 대륙법계 국가의 「형법」이론에 따르면, 사안이 범죄로 성립되려면 구성요건의 해당성, 위법성 외에도 유책성criminal responsibility 등 3단계 성립요건이 이루어져야 한다(김창준, 2009). 유책성은 범죄를 저지르는 사람이 자신이 무엇을 하는지, 그것이 옳고 그른지를 이해할 수 있음을 의미한다. 과실행위 또는 범죄행위 당시의 정신장애에 의한 심신상실 또는 미약 등은 유책성을 낮추는 대표적인 요인이 된다.

연령이 어린 아동・청소년의 경우 옳고 그름을 판별할 능력을 갖추기에는 아직 미성숙하다는 전제하에 대부분의 국가에서는 10세 미만에게는 유책성을 인정하지 않는 경향이지만 그 기준은 〈표 62-2〉와 같이 국가에 따라 다양하다. 이러한 관점은 진료현장의 임상의가 의료사고로 인한 민사소송에서 다른 성인 환자보다 미성년자에 대해 더 많은 보호의 의무를 지니며, 의학적 시술 또는 연구를 시행할 때 부모나 보호자 동의 없이 아동・청소년이 어느 정도까지 동의를 제공할 수 있는지 고민하게 한다(Simon & Gold, 2013).

표 62-2 유책성 연령의 기준(Cipriani, 2009: van der Sloot & Vermeiren, 2013 재인용)

연령(세)	국가
7	라이베리아, 나이지리아, 뉴욕(미국), 남아프리카
8	스코틀랜드, 스리랑카, 잠비아
10	오스트레일리아, 잉글랜드, 북아일랜드, 스위스, 텍사스(미국), 웨일스
11	일본
12	캐나다, 네덜란드, 튀르키예(구, 터키)
13	알제리, 그리스, 과테말라
14	불가리아, 중국, 독일, 이탈리아, 루마니아
15	체코, 덴마크, 핀란드, 노르웨이, 스웨덴
16	아르헨티나, 케이프베르데

4. 법정 증언

「형사소송법」 제159조에 따르면, ① 16세 미만의 자, ② 선서의 취지를 이해하지 못하는 자는 선서무능력자로 간주하여 선서하지 못하고 신문하도록 하여 대부분의 아동・청소년은 선서 없이 증인으로 신문을 받게 되는 경우가 많다. 동법 제163조의 2에는 범죄로 인한 피해자로서 현저하게 불안 또는 긴장을 느낄 우려가 있다고 인정되는 경우, 13세 미만이거나 신체적 또는 정신적 장애로 사물을 변별하거나 의사를 결정할 능력이 미약한 경우에 신뢰관계가 있는 자(예: 부모 혹은 치료자 등)를 동석할 수 있게 하고 있다. 또한 동법 제165조의 2에서는 대면하여 진술 시 심리적인 부담으로 정신의 평온을 현저하게 잃을 우려가 있다고 인정될 경우 비디오 등 중계시설을 통해 신문하거나 가림 시설 등을 설치하고 신문할 수 있다고 하여 성폭력 피해아동은 이러한 증인 방식을 취하는 경우가 많다. 과거에는 「성폭력범죄의 처벌 등에 관한 특례법」 제30조 6항에 의거하여 미성년 성폭력 범죄피해자의 수사과정에서의 영상녹화진술을 증거로 인정하였으나, 2021년 헌법재판소가 피고인의 방어권을 침해한다며 위헌 결정을 하여 대안으로 수사과정 중 증거보전절차를 진행하여 법정에 출석하지 않고 실시간으로 영상진술을 진행하면서 필요할 경우 피고인 쪽 반대신문을 진행하는 방식을 채택하고 있다.

이러한 무선서 증언, 신뢰관계인의 동석, 비디오 중계장치를 통한 신문, 타인의 진술을 증거로 채택 등의 보완책은 아동의 증언testimony능력이 성인에 비해 부족하다는 전제에서 기인한 것이다. 아동은 특히 그 자신이 피해자일 경우 법정에 출석하여 진술하는 과정이 보호 측면에서 바람직하지 않은 경우가 많다. 또 아동 진술의 특성상 언어 표현능력이 부족하고, 기억능력이 쉽게 저하되며, 암시와 유도에 쉽게 노출되고, 반복된 진술 시 일관성이 떨어지기 쉽다. 자신이 체험한 것을 법관 앞에서 표현하는 아동은 체험 사실에 대한 분별능력 및 기억능력과 재현능력이 있다고 전제한다. 즉, 기억능력이나 표현능력이 전혀 없는 아동의 경우 증언능력을 갖고 있지 않다고 간주한다. 증언능력의 여부를 일률적으로 획일화하는 것은 적절하지 않으며, 연령과 경험한 과거의 사실이 진술자의 이해능력과 판단능력 등에 의하여 변식될 수 있는 범위 내에 속하는지 여부와 진술의 태도 및 내용 등을 아동의 지적 수준에 따라 개별적, 구체적으로 검토하고 판단하여 아동이 능력을 갖추고 있는지를 확인하여야 한다(박종선, 2009).

민사적 문제

1. 부모의 이혼

1) 친권 및 양육권

친권親權, parental authority이란 부모가 미성년인 자녀에 대해 갖는 신분·재산상의 권리와 의무를 지칭한다. 「민법」에서는 친권을 ① 자녀를 보호·교양할 권리의무, ② 자녀가 거주하는 장소를 지정할 수 있는 거소지정권, ③ 자녀의 보호·교양을 위해 필요한 징계를 하고 법원의 허가를 받아 감화 또는 교정기관에 위탁할 수 있는 징계권, ④ 자녀가 자기명의로 취득한 특유재산에 관한 관리권, ⑤ 자녀의 재산에 관한 법률행위의 대리권 등으로 구분하고 있다.

양육권은 미성년 자녀를 부모의 보호하에서 양육custody care하고 교양할 권리이고, 친권은 자녀의 신분과 재산에 관한 사항을 결정할 수 있는 권리이므로 양육권에 비해 좀 더 포괄적인 개념이다. 아동·청소년이 미성년자일 때 부모는 당연히 친권자가 되지만, 부모가 이혼하는 경우에는 친권자와 양육자를 부모 중 일방 또는 쌍방으로 지정할 수 있고, 친권자와 양육자를 각각 달리 지정할 수도 있다. 친권자와 양육자가 달리 지정된 경우에는 친권의 효력은 양육권을 제외한 부분에만 미치게 된다.

협의이혼을 하는 경우에는 부부 합의나 가정법원의 직권 또는 당사자의 청구에 따라 친권자를 지정한다. 재판상 이혼의 경우에는 가정법원이 직권으로 친권자를 지정한다. 친권자가 일단 지정된 후에도 자녀의 복리를 위해 필요한 경우에는 자녀의 4촌 이내 친족의 청구에 따라 가정법원이 친권자를 변경할 수 있다.

양육자 지정과 관련된 평가를 맡은 정신건강의학과 의사는 '아동 최선의 이익the best interests of the child'을 원칙으로 평가를 해야 한다. 이 때 고려해야 할 주요 사항으로는 자녀의 연령과 성별, 부모의 적합성, 양육자에 대한 자녀와 부모의 희망, 현재의 양육 상태, 자녀에 대한 친밀도, 형제자매와의 유대관계 등이 있다(이영애, 1983; 이화숙, 1996). 아동 양육권 평가 상황에서 정신건강의학과 의사는 부부 분쟁으로 인해 아동 최선의 이익을 추론할 겨를이 없는 부모에게 상황에 대한 이해와 지지를 제공하여 문제를 해결하도록 도울 수 있다(Simon & Gold, 2013).

2) 면접교섭권

이혼 후 자녀를 직접 양육하지 않는 부모는 자녀와 직접적인 만남, 서신교환, 전화통화, 선물교환, 일정 기간의 체재(예: 주말 동안의 숙박) 등 다양한 방법으로 상호 면접교섭을 할 수 있는 권리를 갖는다(「민법」 제837조). 이러한 면접교섭권visitation의 행사는 자녀의 복리를 우선으로 고려하여 부부 합의하에 이루어져야 하는데, 자녀가 부모를 만나기 싫어하거나 부모가 친권상실 사유에 해당하는 등 자녀의 복리를 위해 필요한 경우에는 당사자의 청구 또는 가정법원의 직권에 의해 면접교섭을 제한하거나 배제할 수 있다. 직접 양육하지 않는 부모가 자녀와의 면접교섭을 부당하게 방해받는 경우에는 면접교섭의무를 이행하도록 가정법원에 이행명령을 신청할 수 있으며, 면접교섭 허용명령을 받고도 이행하지 않으면 상대방에게 과태료부과 처분을 가정법원에 신청하는 방법으로 간접 강제할 수 있다. 이혼한 부모가 재혼해서 자녀를 친양자로 입양한 경우에는 입양 전의 친족관계가 종료되어 친생부모의 면접교섭권이 더 이상 인정되지 않는다.

3) 부양비 지급의무(양육비) 및 상속권

자녀가 성년(20세)이 되기 전까지 양육에 소요되는 비용은 공동으로 부담하는 것이 원칙이다. 양육비는 이혼할 때 부부가 합의해서 정할 수 있으며, 합의가 이루어지지 않으면 법원에 청구해서 정할 수 있다(「민법」 제837조, 제843조 및 「가사소송법」 제2조). 이혼한 경우 양육자가 아닌 다른 일방에게 상대방의 부담 몫만큼의 양육비를 청구할 수 있고, 양육자가 제3자일 때에는 부모 쌍방에 대해 양육비를 청구할 수 있다. 구체적인 양육비는 부모의 재산 상황이나 그 밖의 사정을 고려해서 정하게 된다.

가정법원은 양육비청구 사건을 위해 특히 필요하다고 인정하는 때에는 직권 또는 당사자의 신청에 의해 당사자에게 재산 상태를 명시한 재산목록을 제출하도록 명하거나 개인의 재산 및 신용에 관한 전산망을 관리하는 공공기관·금융기관·단체 등에 당사자 명의의 재산에 관해 조회할 수 있다(「가사소송법」 제48조, 제67조).

2. 입양

입양入養, adoption은 보호가 필요한 아동에게 새로운 가정을 찾아 주고, 그 가정에서 정상적으로 성장할 수 있도록 도와주어 아동의 정신적 · 사회적 욕구를 충족해 주는 제도로 「민법」「입양촉진 및 절차에 관한 특례법(입양특례법)」에 의거해 양친과 양자 사이에 합의가 있거나 가정법원의 허가를 받은 때에 입양신고를 함으로써 효력이 발생한다.

입양에는 혈연적으로 친자관계가 없는 사이에 맺는 일반양자 입양과 자녀의 복리를 위해 가정법원의 허락, 결정하에 양자를 법률상 완전한 친생자로 인정하려는 친양자 입양이 있다. 일반양자는 원칙적으로 성과 본이 변경되지 않으나, 친양자의 성과 본은 양친의 성과 본을 따르게 된다. 양자가 될 사람이 15세 미만인 경우에는 법정대리인이 대신하여 입양의 승낙을 하여 일반입양이 되며(「민법」 제869조), 15세 이상인 경우에는 부모의 동의를 얻어야 한다(「민법」 제870조 제1항).

친양자는 친생부모가 친양자 입양에 동의해야 하며(「민법」 제908조의2), 친권상실 · 사망 · 그 밖의 사유로 동의할 수 없는 경우에는 법정대리인의 입양승낙으로 할 수 있다. 입양 상황 이전 친권 박탈이 아동 최선의 이익이 되는지 또는 어머니가 미성년자라면 입양을 위해 아동을 포기할 법적 권한이 있는지가 소송에서 관심사가 될 수 있다(Simon & Gold, 2013).

과거 국내에서 입양은 오랫동안 신고제를 유지하여 출생신고를 하지 않은 채 출산모, 특히 미혼모가 친권을 포기하면서 자신의 호적에 올리지 않고 바로 입양하는 사례가 적지 않았다. 이에 입양을 허가제로 변경하고 미혼모도 자신이 출생한 신생아를 일단 자신의 호적에 올린 후에 입양을 하도록 하고 입양되고 나면 자신의 호적에서 삭제되도록 하였는데, 이러한 절차에 대한 거부감으로 인해 소위 베이비박스에 신생아를 유기하는 사례가 최근 빈번하게 발생하고 있다.

3. 학대 피해아동의 양육

아동의 친권자가 그 친권을 남용하거나 현저한 비행이나 아동학대, 그 밖에 친권을 행사할 수 없는 중대한 사유가 있는 것을 발견한 경우, 아동복지시설의 장 및 「초 · 중등교육법」에 따른 학교의 장은 시 · 도지사, 시장 · 군수 · 구청장 또는 검사가 법원에 친권행사의 제한 또는 친권상실의 선고를 청구하도록 요청할 수 있으며, 아동 본인 또는 친족, 시 · 도지사, 시장 · 군수 · 구청장, 검사는 아동의 복지를 위하여 필요하다고 인정할 때에 법원에 친권행사의 제한 또는 친권상실의 선고를 청구하여야 한다. 친권행사의 제한 또는 친권상실의 선고 청구 시 보장원 또는 아동보호전문기관 등 아동복지시설의 장, 아동을 상담 · 치료한 의사 및 해당 아동의 의견을 존중해야 한다. 친권의 일시 정지 선고 시 기간은 2년을 넘을 수 없는데, 청구에 의해 2년 이내의 한 차례만의 연장은 가능하다(「민법」 제924조, 「아동복지법」 제18조). 이에 따라 가정법원은 학대에 가담하지 않은 부모를 친권자로 지정하거나 아동의 후견인을 선임할 수 있다.

학대나 방임 이후에 부 또는 모가 아동을 키우는 것이 적합한가를 결정하기 위해 정신과 의사는 종종 양육능력 평가에 관여한다. 이때 점검해야 할 사항은 다음과 같다(Simon & Gold, 2013). ① 이 재판 또는 소송에 도입해야 할 특정 법적 검사가 있는가? 만일 그렇다면 어떤 검사가 있는가? ② 학대 또는 방임을 야기하는 정신건강 문제 및 다른 요인으로는 무엇이 있는가? ③ 이러한 문제에 대해 어느 정도 치료를 받았는가? ④ 재발의 가능성은 어떠한가? ⑤ 학대 또는 방임이 재발할 가능성은 어떠한가? ⑥ 이 특정 아동의 양육요구도는 어떠한가? ⑦ 이 부모가 아동의 요구도를 충족할 수 있는가? 어떻게 이 부모가 아동의 안전, 기본 요구, 의학적 돌봄, 훈육 원칙, 교육, 정서적 요구 등 필수적인 양육 기능을 수행할 수 있는가? ⑧ 이 부모와 아동 관계의 본질은 어떠한가? ⑨ 어떤 치료 또는 개입이 이 부모의 기능을 향상하거나 유지하는 데 필요한가?이다.

의학적 처치와 관련된 문제

1. 의학적 처치 및 입원

국내에는 아직 이에 대한 분명한 명문화된 법적 규정은 없다. 그러나 미국의 경우 최근 점점 많은 주에서 특정 질환의 경우에 한하여 미성년자 단독으로는 동의를 할 수 없다는 원칙의 예외, 즉 특정 상황에서 미성년자 본인만의 동의로 치료시술을 받거나(예: 외래치료, 성병sexually transmitted diseases: STD 치료, 피임) 거부(예: 정신과 입원)할 수 있는 법이나 조례를 주법으로 규정하고 있다. 또한 일부 주에서는 '성숙한 미성년자'가 동의를 할 수 있게 하였다.

2. 연구

1) 아동 대상 연구에서 보호 규정의 발전

제2차 세계대전이 끝난 후 1949년에 독일의 의사 및 과학자들의 인체실험 관련 전범재판 중 나온「뉘른베르크 강령Nuremberg Code」은 국제적으로 받아들여진 최초의 연구윤리 강령으로서 그 의의가 크다. 사람에 대하여 행하는 의료 실험은 합리적으로 적절히 한정된 범위 안에서 실시할 때에만 시행되어야 하며, 특히 실험 대상이 되는 사람의 자발적인 동의voluntary consent는 필수임을 강조하였다. 즉, 관련 당사자는 동의할 수 있는 법적 능력이 있어야 하고, 강압, 사기, 강박, 기만, 기타 이면의 강제나 강압의 개입 없이 자유로이 선택권을 행사할 수 있는 상황에서 관련 사안의 주된 요소를 충분히 숙지하고 이해하여 이에 근거한 사리에 합당한 결정을 할 수 있어야 하는 점은 아동 대상 연구에서 시사하는 점이 크다. 이후 1964년 세계의사협회World Medical Association 총회에서 채택된「헬싱키 선언Declaration of Helsinki」에서는 아동의 경우 스스로 동의하거나 거부할 수 없는 사람과 강요나 부당한 영향을 받을 수 있는 사람, 즉 취약하여 특별한 보호가 필요한 일부 연구 대상 집단으로 분류하여 특별한 보호가 필요함을 강조하였다. 미국 의회의「벨몽트 보고서Belmont Report」(Department of Health, Education, and Welfare, 1979)는 인간 대상 연구에서 윤리적 원칙과 지침을 제시한 것으로 진료와 연구 간의 경계를 정의하고, 인간존중respect for person, 선행beneficence, 정의justice 등 세 가지 원칙을 천명하였다. 벨몽트 보고서를 기초로 2009년까지 수정되어 온 45 CFR 46의 인간 대상 보호는 미국 보건복지부Department of Health and Human Service에서 규정한 것으로 IRB 관련 사항, 임산부·태아·신생아, 수감자, 아동에 대한 부가적 보호사항이 기술되어 있다. 그 외에 중요한 발전으로 국제의학기구협회The Council for International Organization of Medical Science: CIOMS에서는「역학연구 및 인간 대상의 생의학 연구와 관련된 국제적 윤리 가이드라인the international guidelines for ethical review of epidemiological studies」(CIOMS, 1991)과「인체 관련 바이오 메디컬 연구에 대한 국제윤리 지침the international ethical guidelines for biomedical research involving human subjects」(CIOMS, 1993)을 각각 발간해 왔다. 여기에서는 아동은 학생, 노인, 피고용인과 더불어 취약 계층으로 간주되고, 위원회에서는 이들의 법적 대리인 또는 옹호자의 관점을 수용해야 하며, 사전동의 및 자발적으로 동의를 철회할 권리를 강조하였다. 또 일반적으로 임상 연구에서 아동은 1단계 약물시험 연구 또는 1, 2단계 백신시험 연구에 적합하지 않지만, 성인 연구에서 일부 치료적 또는 예방적 효과가 밝혀진 후에 허가가 가능함을 명시하였다.

2) 주요 개념

(1) 최소한의 위험

위험이 없거나 거의 없는 연구 외에 일상생활에서 부딪히게 되는 위험과 같은 정도의 위험에 노출되는 연구를 최소위험minimal risk 연구라고 지칭한다. 미국의 45 CFR 46에서는 최소위험을 "건강한 아동이 일상적인 삶이나 일반적인 의학 또는 심리검사에서 직면할 수 있는 물리적 또는 심리적 위해와 같은 정도 및 가능성을 가진 위험"으로 정의한다.

현재 국내의「생명윤리 및 안전에 관한 법률 시행규칙」제13조 제1항에서는 일반 대중에게 공개된 정보를 이용하는 연구 또는 개인식별정보(이름, 생년월일, 사진, 주소, 전화번호, 팩스번호, 주민등록번호, 운전면허증번호, 각종 자격증번호, 은행계좌번호, 환자번호, 전자메일주소, URLs, IP 번호, 의무기록번호 또는 환자등록번호, 각종 자격증번호, 학번, 차량번호, 기타 특정 개인을 식별할 수 있는 가능한 모든 기호들)를 수집·기록하지 않는 연구로 약물투여·혈액채취 등 침습적 행위를 하지 않는 연구, 신체적 변화가 따르지 않는 단순 접촉 측정장비 또는 관찰장비만을 사용하는 연구, 식품 또는 식품첨가물을 이용하여 맛이나 질을 평가하는 연구, 화장품의 사용감 또는 만족도를 조사하는 연구, 연구대상자 등을 직접 대면하더라도 연구대상자 등이 특정되지 않고「개인정보 보호법」제23조에서의 민감 정보(사상·신념, 노동조합·정당의 가입 및 탈퇴, 정치적 견해, 건강, 성생활 등에 관한 정보, 그 밖에 정보주체의 사생활을 현저히 침해할 우려가 있는 개인정보 등)를 수집하거나 기록하지 않는 연구, 연구대상자 등에 대한 기존의 자료나 문서를 이용하는 연구 등의 경우 기관위원회의 심의를 면제할 수 있음을 명시하고 있다. 그러나 제2항에서는 취약한 환경에 있는 시험대상자 또는 피험자 연구는 제1항에도 불구하고 기관위원회의 심의를 받아야 함을 명시하고 있어 아동 대상의 연구에서는 사실상 기관위원회의 심의 면제 규정이 존재하지 않는다.

(2) 아동의 동의/승낙

국내에서는「약사법 시행규칙」제32조에 따라 피험자의 이해능력 · 의사표현능력의 결여로 동의를 받을 수 없는 경우에는 친권자 또는 후견인 등의 동의를 받아 임상시험을 실시할 수 있도록 하고 있다. 비록 국내 법률에서는 연령에 따라 책임능력 유무를 판단하는 방법 대신 행위자 개인의 구체적인 정신능력을 감안하여 책임능력 유무를 판단하지만, 미성년자의 책임능력을 판단함에 있어 연령은 무시할 수 없다는 점에서 학설과 판례에 기초해 일반적으로 12세 미만자를 책임무능력자로 판단한다.

현재 국내 실정법에 따르면, 피험자가 될 자가 동의능력이 없는 경우에도 법정대리인의 동의에 의해 '치료적 임상시험'뿐만 아니라, '비치료적 임상시험'이 가능하다. 소아는 법적으로 동의를 제공할 수 없으므로, 소아나 미성년자가 연구에 참여할 때는 연구대상자로서 본인의 동의 대신에 소아의 승낙과 부모(또는 연구대상자의 대리인)의 허가가 필요한데, 그럼에도 불구하고 소아가 연구의 참여에 대한 동의나 이의를 제기할 능력이 있을 수 있으므로, 연구대상자가 이해할 수 있는 수준으로 연구에 관한 정보를 제공하여야 하며, 가능하다면 소아 연구대상자는 동의서 서식에 서명하고 자필로 날짜를 기재하는 등의 승낙을 기록으로 반드시 남기도록 해야 한다. 승낙assent이란 적극적인 동의의 표현으로서, 반대의 의사를 밝혔거나 반대의사를 밝히지 않았더라도 확실히 동의하지 않은 경우에는 승낙하지 않은 것으로 간주된다. 연구윤리상 아동의 연령이나 발달 상태를 고려하여 6세 이하의 소아의 경우, 이해할 수 있는 수준으로 구두로 승낙을 얻도록 노력해야 하며 문서화된 승낙은 면제가 가능하다. 7세부터 12세 소아의 경우, 쉬운 언어로 기술된 승낙을 문서로 받도록 하며, 13세 이상 소아의 경우, 연구자는 문서화된 동의 양식을 제공하여 승낙을 구해야 한다.

(3) 사전동의

사전동의informed consent는 의료현장에서 인간존엄성 사상에 근거하여 환자의 자기 결정권과 알 권리를 존중하는 환자의 권리이며, 3대 주요 구성요건은 진실의 제시, 충분한 이해, 자발성 등이다. 사전동의는 환자에게 문장화하여 충분히 이해하도록 설명을 하고, 자발적 의지에 따른 동의를 얻은 후 다음 의료행위 또는 연구를 하는 것을 의미한다. 즉, 충분히 설명을 들은 후 아동이나 보호자가 동의한 것으로 통고가 아닌 서로 합의하였다는 의미를 강조하는 것이다(서종희, 2012).

(4) 연구 유형

인간 대상 연구는 ① 피험자의 행동 등을 관찰 · 기록 · 분석하는 관찰연구, ② 피험자 또는 피험자 집단에 대해서 설문조사나 면담 등을 통하여 특정한 정보를 이끌어 내는 조사연구, ③ 특정한 가설을 증명하거나 새로운 정보를 얻기 위하여 피험자에게 실험적 처치를 하거나, 환경 조건을 의도적으로 변화시킨 후 그 결과를 관찰하는 실험연구 등으로 구분할 수 있다. 의학적 목적으로 이용되는 실험연구에는 새로운 치료법을 발명하여 환자에게 적용해 보는 치료적 연구와 치료의 성격 없이 학술적 목적을 위해 수행하는 비치료적 연구가 있다. 이 외에도 인간에게서 조직, 세포, 혈액 등을 획득하여 이를 이용하는 인체유래물을 대상으로 하는 연구가 있다.

(5) 연구심의위원회와 독립윤리위원회

연구심의위원회Institutional Review Board: IRB는 피험자의 권리와 복지 보호의 보증을 위해 인간 피험자가 참여하는 생물의학 연구에 대해 검토하고, 시작을 승인하고 주기적으로 확인하기 위해 시험기관이 공식적으로 지정한 심사위원회나 단체를 지칭한다. 독립윤리위원회Independent Ethics Committee: IEC는 IRB와 역할은 같으나 독립적인 조직이며 승인 대신에 찬성 의견을 제시하는데, IEC의 찬성 의견 역시 IRB의 승인과 같은 중요성을 가지며 구속력이 있다. 유럽의 경우 IRB 대신 IEC라는 명칭을 사용하는 경향이 있다(Colt & Mulnard, 2006).

(6) 임상시험관리기준

임상시험관리기준Good Clinical Practice: GCP은 사람을 대상으로 하는 임상시험을 설계, 수행, 기록 및 보고하는 데 관한 국제적으로 통용되는 윤리적 · 과학적 기준이다. 1990년

4월 미국, 유럽, 일본의 정부 및 기업의 대표가 각 지역의 의약품 시판허가 관련 규정을 표준화할 목적으로 시작한 회의인 허가 · 심사관리 국제조화 가이드라인 마련을 위한 미국, 일본, EU의 의약품 규제당국 및 제약단체 협의체International Conference on Harmonization of technical requirements for registration of pharmaceuticals for human use: ICH의 GCP 가이드라인은 미국, 유럽, 일본 등에서의 신약개발 및 개발된 의약품의 승인에서 의약품의 품질, 안전성 및 효능을 시험하는 통일된 기준의 마련을 위해 1996년에 제정되었다. ICH-GCP 가이드라인은 총 4개의 범주로 구성되어 있으며 이 중 E6가 GCP 관련 사항을 담고 있다. 이 외에 의약품 및 화학물질 등을 대상으로 하는 시험분야에서 생물학적 안전성시험에 관한 평가 · 실시 · 기록 · 보고 등 결과의 신뢰성을 확보하기 위한 모든 체계를 우수실험실 운영기준Good Laboratory Practice: GLP이라고 한다.

3) 의료 사고 및 과실

미성년자는 성인보다 책임성이 낮으므로 임상의는 타 환자나 자살 수행 등으로부터 이들을 보호할 의무가 더 크다.

학대 관련 사안

현행 「아동복지법」 제3조 제7항에 따르면, 아동학대는 보호자를 포함한 성인이 아동의 건강 또는 복지를 해치거나 정상 발달을 저해할 수 있는 신체적 · 정신적 · 성적 폭력이나 가혹행위를 하는 것과 아동의 보호자가 아동을 유기하거나 방임하는 것을 말한다. 또 「아동학대범죄의 처벌 등에 관한 특례법」에서 아동학대범죄는 형법 상의 상해 · 유기 · 체포 · 협박 · 약취, 유인, 인신매매 · 강간 및 추행 · 명예훼손 · 주거침입 · 강요 · 공갈 · 재물손괴 · 아동학대살해, 치사, 중상해 등과 더불어 「아동복지법」상 제71조 제1항 각 호의 죄(「아동복지법」 제17조 금지행위에 해당하는 것 중 제1-9호에 해당) 등의 죄를 예시하고 있다. 여기에서는 아동학대와 관련한 법적 부분에 한정하여 논의한다.

1. 신고의무

누구든지 아동학대를 알게 된 경우에는 아동보호전문기관 또는 수사기관에 신고할 수 있다. 「아동학대범죄의 처벌 등에 관한 특례법」 제10조는 의사를 포함하는 의료인과 함께 총 25개 직종에 대해 직무상 아동학대범죄를 알게 된 경우 즉시 아동보호전문기관 또는 수사기관에 신고해야 한다고 명시하고 있다. 이러한 신고의무자가 정당한 사유 없이 신고를 하지 않을 경우 1천만 원 이하의 과태료를 부과하게 되어 있다.

이러한 즉시 신고의무에 대한 강제적 법 조항으로 인해 일선에서 아동학대 관련 업무를 수행할 때 때때로 윤리적 딜레마에 봉착할 수 있다. 일부 경우 학대범죄를 보고하는 것이 상황을 더 악화하여 오히려 아동을 더 해롭게 하는 결과를 초래할 위험성이 있으며, 학대 피해아동 조사과정에서 이차적인 심리적 외상을 받게 되는 경우가 있다. 또한 격리보호 여부를 판단할 때, 학대자가 있는 가정에서의 양육 대 기관보호 중 어느 것이 아동의 최선의 이익을 구현할지 또는 여러 서비스 및 지원을 고려 시 아동의 자기결정권을 어느 정도까지 인정하고 수용할지 판단이 어려운 경우가 많다.

2. 평가

1) 사법적 평가

아동학대에 대한 사법적 평가는 학대 또는 방임 소송 단계에 따라 상이할 수 있다. Simon과 Gold(2013)는 아동 학대 또는 방임 소송에서 ① 아동이 학대받거나 방임되었는가? ② 부모는 아동을 키우기 적당한가? ③ 보호 서비스가 재결합을 추구하는가? ④ 친권 박탈이 아동 최선의 이익이 되는가? 등의 사항을 고려할 것을 제시하였다. 소아청소년 정신과 의사는 아동학대와 관련한 평가에서 이를 참조하고, 자세한 것은 아동학대 편을 참조한다.

2) 면담 절차

아동학대를 포함한 사법적 면담 절차는 아동의 피암시성 등 여러 요인으로 인해 엄격한 절차를 준수할 것을 요구한다. 따라서 진료 현장에서 행해지는 일반적인 임상 면담과는 달리 여러 측면에서 주의가 필요하고, 이 가운데 가장 널리 알려진 것으로 다음의 단계별 면접법을 소개한다.

(1) 단계별 면접법

아동학대 평가과정에서 단계별 면접법step-wise interview (Yuille et al., 1993)은 다음 세 가지 목표, 즉 아동이 면담 도중 경험할 수 있는 외상을 최소화하고 정보의 오염을 최소화함과 동시에 아동에게서 얻는 정보의 질을 극대화하며 조사과정의 통합성을 유지하기 위해 고안되었다.

단계적 면담법은 조사과정에서 아동의 사건에 대한 회상을 격려하고 활성화하기 위해 초기에는 개방적 면담으로 시작하다가 필요할 경우에만 국한된 질문을 하는 방식으로 진행한다. 면담은 도입-라포 수립-(경우에 따라) 면담규칙 설정-진실을 이야기할 필요성 수립-관심주제 도입-자유 내러티브-열린 질문-(경우에 따라) 특정 질문-면담 종결 등의 단계로 구성된다. 특정 질문 단계 후 필요시 해부학적 인형을 사용할 수 있다.

면담자는 인내심을 보여 주어야 하며 아동에게서 최대한 많은 면담 내용을 이끌어 내야 한다. 아동의 언어 및 기억상의 발달적 차이에 주의해야 하며 의미가 불분명할 때에는 항상 질문하고, 또 아동이 이해할 만한 단어와 개념을 사용하고 있는지 확인해야 한다. 아동이 부적절한 용어를 사용할 때에는 어디에서 그 말을 배웠는지 물어볼 수 있다. 면담과정은 녹화하고 면담 중에는 부모, 치료자, 신뢰자 등은 동석시키지 말아야 한다.

(2) 기타 보조적 면담기법

영유아나 학령전기 아동에 대한 평가에는 더욱 특수화된 기법이 필요하다(Bernet, 1997). 아동과 가족 내에서 아동의 역할에 대한 부모의 지각과 태도 등을 포함하여 부모 또는 다른 양육자에게서 발달력을 수집하는 것이 중요하다. 평가자는 아동을 단독으로 면담하거나 한 명 이상의 부모와 함께 만나 연령에 적합한 정신상태검사를 수행하고 부모의 양육방식 및 부모-자녀 관계에 대해 평가해야 한다.

아동의 그림은 외상 기억에 대해 평가하거나 접근할 때 연상 도구로 유용하다. 그림은 자발적으로 그리게 할 수도 있고, 남녀묘사·동적 가족화·자아상·무엇이 어디에서 일어났는지·가해자 모습 등을 그리도록 구체적으로 요청할 수 있다. 그림에서 나타나는 정서와 정보, 국부에 대한 묘사 또는 성적 특성에 대한 회피 등 성학대를 시사하는 특정 소견 등은 평가에 유용하게 사용될 수 있으므로 그림은 전반적인 임상양상의 맥락에서 해석하여야 한다. 해부학적 인형의 사용은 어떤 종류의 학대가 일어났는지 또 아동이 신체 부위와 관련하여 사용하는 용어가 어떤 부위를 지칭하는지 정확히 이해하는 데 도움이 된다. 해부학적 인형은 아동의 성적 사건에 대한 기억을 자극할 수 있으므로 아동을 가르치거나 이끄는 데 이러한 인형을 사용하지 않도록 주의한다. 또한 아동과 아동의 가족에 대한 포괄적 평가를 대치하여 사용하지 않는다.

장애진단 관련 사안

「장애인복지법」 제32조 및 「장애인복지법 시행규칙」 제2조, 보건복지부 고시 장애정도 판정기준에 의해 소아청소년 정신건강의학과 의사는 현재 언어장애, 뇌전증장애, 지적장애, 자폐성장애, 정신장애에 대해 장애유형별 판정기준에 따라 장애진단을 내릴 수 있다. 2014년에 「발달장애인 권리보장 및 지원에 관한 법률」이 제정되면서 지적장애와 자폐성장애를 통칭하여 '발달장애'로 지칭하면서 두 장애에 대해 통합적인 지원을 수행할 근거가 마련되게 되었다. 아직까지 장애진단에는 DSM-5 또는 ICD-11 대신 ICD-10을 사용하고 있다.

두 종류 이상의 장애가 한 개인에게 있는 경우 중복장애의 합산기준에 따라 판정하는데, 지적장애와 자폐성장애, 지적장애·자폐성장애·정신장애와 그에 따른 증상의 일환으로 나타나는 언어장애 등은 각각을 개별적인 장애로 판단하지 않는다.

장애진단은 상태의 고착이 명확할 때 내리게 되는데, 예를 들어 언어장애와 지적장애의 경우 장애의 원인 질환 등에 관해 발생 후 6개월 또는 2년의 규정기간 이상 지속적으로 치료(선천성 지적장애 등 장애상태의 고착이 명백한 경우는 예외), 정신장애의 경우 규정기간(1년 또는 2년)의 규정기간 이상 성실하고 지속적인 치료, 뇌전증 장애는 최초 진단 이후 성인의 경우 2년 이상, 소아청소년의 경우 규정기간(1년 내지 2년) 이상의 지속적인 치료, 자폐성장애는 전반성발달장애(자폐증)가 확실해진 시점 등 이후에 진단할 수 있다. 정신장애의 경우 과거 조현병, 양극성정동장애, 재발성우울장애, 조현행동장애에 해당할 경우에만 장애진단을 내릴 수 있었지만, 최근 들어 달리 분류된 기타 명시된 질환에서의 치매·뇌손상, 뇌기능이상 및 신체질환에 의한 기타 정신장애·뇌질환, 뇌손상 및 기능이상에 의한 인격 및 행동장애 등 뇌의 신경학적 손상으로 인한 기질성 정신장애, 강박장애, 투렛장애Tourette's disorder, 기면증 등에 대해 장애진단이 가능하다.

2019년 7월 장애등급제가 폐지되면서 기존의 1~6급까지 구분된 장애등급 대신 '장애의 정도가 심한 장애인' '장애의 정도가 심하지 않은 장애인' 등 2단계의 장애정도를 사용하고 있으며, 보행상 장애인 판정기준이 신설되어 ① 다리(또는 팔) 척추부위의 장애로 인해 보행에 제한이 있는 사람, ② 시각 및 평행기능에 장애가 있어 보행에 제한이 있는 사람, ③ 정신 및 인지행동 장애로 도로 교통을 이용할 때 타인의 지속적인 보호 관찰이 필요한 사람, ④ 내부기관의 장애로 인해 보행에 현저한 제한이 있는 사람 등 도로 교통을 이용하는 데 있어 걷기 및 이동능력이 저하된 사람에게 편의를 지원하는 근거가 마련되었다. 소아청소년 정신건강의학과 의사가 진단하는 장애 중 현재 언어장애, 뇌전증장애는 보행상 장애에 해당되지 않으며, 지적장애는 지능지수가 35 미만이며 일상생활과 사회생활에 적응이 현저하게 곤란해 일생 동안 타인의 보호가 필요한 경우, 자폐성장애는 ICD-10의 진단기준에 의한 전반성발달장애(자폐증)로 정상발달의 단계가 나타나지 아니하고 지능지수가 70 이하이며 기능 및 능력장애로 인하여 GAS척도 점수가 40 이하인 경우, 정신장애는 조현병, 양극성정동장애, 재발성우울장애, 조현행동장애 등으로서 망상, 환청, 사고장애, 기괴한 행동 등의 양성증상 또는 사회적 위축과 같은 음성증상이 심하고 현저한 인격변화가 있으며, 기능 및 능력장애로 인해 능력장애 판정기준의 6항목 중 3항목 이상에서 전적인 도움이 필요한 사람 등이 보행상 장애에 해당된다.

결론: 전문가로서의 역할

소아청소년 정신의학 분야에서 사법 문제와 관련하여 가장 중요한 것은 '아동 최선의 이익'이라는 원칙을 우선으로 해야 한다는 것이다. 이해당사자가 있고, 첨예한 법적 공방이 있을 때 전문가로서 엄격하고 명확한 평가와 판단이 가장 중요하겠지만, 최종 판단을 할 때는 이를 가장 중요한 원칙으로 적용해야 한다. 그런 의미에서 UN CRC의 원리를 이해하는 것이 필요하다.

소아청소년정신의학과 관련한 사법 분야는 형사 문제와 함께 민사 문제도 많고, 때로는 성인과는 아주 다른 문제를 다루게 될 수도 있다. 이때 전문가로서 지켜야 할 몇 가지를 논의하면서 이 장을 정리한다.

첫째, 법적 평가는 종종 일부 사람 또는 기관을 대리하여 이루어지므로 부모와 아동에게 비밀유지confidentiality의 한계, 즉 평가 시 비밀유지를 완전히 보장할 수 없음을 알리는 것이 필요하다.

둘째, 소아청소년정신과 의사는 성인 정신과 의사와 달리 법적 소송에서 한쪽 당사자 측이 아니라 전문가로서 아동의 안녕을 위해 평가와 옹호를 담당하는 경향이 있다. 이혼, 아동 학대 또는 방임 등에서의 양육권 또는 양육자 선정에 독립적인 평가를 담당하게 되며, 미성년자 관련 형사소송 대부분에서 이들의 재활 및 최선의 이익을 돕는 활동에 관여하게 된다. 이때 이미 논의한 아동 최선의 이익을 최우선으로 적용하여야 한다.

셋째, 소아청소년정신과 의사는 「장애인복지법」에 따라 장애인 중 특히 자폐스펙트럼장애, 지적장애, 언어장애 및 정신장애 등에 대해 필요한 평가를 시행하고 장애진단서를 작성하여 최종판정에 필요한 자료에 대해 책임을 지게 된다. 또한 각종 사고 및 재해 등과 관련하여 평가 후 후유장애진단서, 신체 및 정신감정서 등을 작성하게 된다. 이때도 최선을 다해 공정하고 엄격하게 평가·판단하여야 한다.

마지막으로 소아청소년정신과 의사는 전문성을 기반으로 하여 아동과 청소년의 최선의 이익을 위해 아동·청소년, 나아가 그 가족에 대한 옹호자advocate로서의 역할을 해야 한다.

참고문헌

김병수(2022). 증거보전절차에 의한 아동 성폭력범죄 피해자 보호와 피고인의 반대신문권의 조화방안. **형사법의 신동향**, 74, 139-168.

김승태(2012). 청소년법정신의학. 대한소아청소년정신의학(편), **청소년정신의학**(pp. 683-697). 서울: 시그마프레스.

김창준(2009). 중·일 범죄고의론의 비교법적 고찰. **형사법연구**, 21,

245-278.
박종선(2009). 형사재판에 있어서 아동증언의 증거능력. 경희법학, 44, 101-128.
법무부(2021a). 소년법.
법무부(2021b). 가사소송법.
법무부(2021c). 민법.
법무부(2021d). 성폭력범죄의 처벌 등에 관한 특례법.
법무부(2021e). 아동학대범죄의 처벌 등에 관한 특례법.
법무부(2022a). 형사소송법.
법원행정처(2016). 소년심판규칙.
보건복지부(2020). 아동복지법.
보건복지부(2021f). 생명윤리 및 안전에 관한 법률.
보건복지부(2021g). 발달장애인 권리보장 및 지원에 관한 법률.
보건복지부(2022b). 약사법 시행규칙.
보건복지부(2022c). 장애인복지법.
보건복지부(2022d). 장애인복지법 시행규칙.
보건복지부(2022e). 장애정도 판정기준.
서종희(2012). 동의능력 없는 미성년자를 대상으로 한 임상시험의 법적한계: 법정대리인의 동의권을 중심으로. 경북대학교 법학연구원 법학논고, 40, 471-504.
세계의사회(2010). 세계의사회 헬싱키 선언: 서울 개정본 인간 대상 의학연구 윤리 원칙. Journal of the Korean Medical Association, 53, 739-742.
신희영(2008). 피험자 동의의 개선방안. 임상약리학회지, 16, 13-20.
아동권리학회 아동지표개발팀(1999). 한국의 아동권리지표개발 연구. 아동권리연구, 3(1), 5-19.
안동현(1996). 이혼 시 아동의 복리에 관한 정신의학적 관점. 정신건강연구, 15, 55-65.
안동현(1997). 아동의 권리: 필요성, 역사성 및 과제. 아동권리연구, 1(1), 9-21.
안동현(1999). 유엔 아동권리협약의 의의와 과제. 아동권리연구, 3(2), 27-42.
안동현(2002). 소아와 청소년의 두뇌손상 후유장애 평가. 정신건강연구, 21, 86-114.
안동현(2003). 실험연구의 아동권리 보호. 아동권리연구, 7(3), 415-434.
안전행정부(2011). 개인정보보호법.
이영애(1983). 이혼과 자녀양육, 가정법원사건의 제문제. 판례자료, 18, 419.
이화숙(1996). 현행 친권법상 자녀의 이익과 부모의 책임. 정신건강연구, 15, 1-27.

Bernet, W. (1997). Practice parameters for the forensic evaluation of children and adolescents who may have been physically or sexually abused. *American Academy of Child and Adolescent Psychiatry, 36*, 37S-56S.
CIOMS. (1991). *International guidelines for ethical review of epidemiological studies*. Geneva: CIOMS.
CIOMS. (1993). *International ethical guidelines for biomedical research involving human subjects*. Geneva: CIOMS.
Department of Health, Education, and Welfare. (1979). *The Belmont report: Ethical principles and guidelines for the protection of human subjects of research*. Washington, DC: OPRR Reports.
European Medicines Agency. (2002). *ICH harmonised tripartite guideline E6: Note for guidance on good clinical practice* (PMP/ICH/135/95). London: European Medicines Agency.
Korean Ministry of Health and Welfare. (1994). *Korean good clinical practice guidelines*. Seoul: KMHW.
Loewenberg, F. M., & Dolgoff, R. (1988). *Ethical decisions for social work practice*. Itasca, IL: F. E. Peacock.
Schetky, D. H. (2005). Ethical issues in forensic child and adolescent psychiatry. *Journal of the American Academy of Child & Adolescent Psychiatry, 33z*(4), 539-546.
Simon, R. I., & Gold, L. H. (Eds.). (2013). 법정신의학(안동현 외 공역, pp. 419-436). 서울: 시그마프레스. (원저는 2010년에 2판 출간)
The Committee on the Rights of the Child. (1991). *Reporting guidelines to governments*. Available from http://www.unicef.org/crc/repgline.htm
The Nuremberg Code Directives for Human Experimentation. (1949). *Trials of war criminals before the nuremberg military tribunals under control council Law*. No. 10. Vol. 2. Washington, DC: U.S. Government Printing Office. Available from http://ohsr.od.nih.gov/guidelines/nuremberg.html
Van der Sloot, E., & Vermeiren, R. (2012). Forensic child and adolescent psychiatry. In J. M. Rey (Ed.), *IACAPAP e-textbook of child and adolescent mental health*. Geneva: IACAPAP.
Yuille, J. C., Hunter, R., Joffe, R., & Zaparniuk, J. (1993). Interviewing children in sexual abuse cases. In G. S. Goodman & B. L. Bottoms (Eds.), *Child victims, child witnesses: Understanding and improving testimony* (pp. 47-70). New York: Guilford.

국가법령정보센터. http://www.law.go.kr

제63장

소아정신의학

아동정신장애와 관련한 정책

Child and Adolescent Mental Health Policy

안동현

소아·청소년 정신건강 전문의사를 포함하여 관련 종사자(이후, 종사자)들은 아동의 정신건강 분야와 관련하여 영향을 미치는 여러 요소들에 대한 폭넓은 이해를 필요로 한다. 여기에는 아동 개인에 대한 유전적이고 기질적인 요소들뿐 아니라, 부모-자녀 관계를 포함한 많은 가정적 요인, 더 나아가 지역사회 혹은 국가적 요인들도 아동들의 정신건강에 직간접적으로 영향을 미친다. 종사자들은 이에 대한 이해뿐 아니라, 때로는 빈곤, 가족 내 갈등, 폭력 혹은 학대, 교육 및 사법체계 등 다양한 사회적 혹은 국가적 요인들과 관련한 결정 과정이나 실행에 참여하기도 한다. 대개의 종사자들은 임상적 혹은 학술적 경험이나 연구 성과를 토대로 참여하게 되는데 이들이 실제 정책적으로 채택·결정되고, 실행되기 위해서는 또 다른 과정이 필요하다.

정책

정책policy은 흔히 국가, 공공기관 등이 목표를 가지고, 이를 달성하기 위한 수단을 확보하고, 구체적 대상에 대해 적용하기 위해 수립하는 기본 방침으로 이해한다. 따라서 정책은 목표, 수단, 대상, 수행 주체, 의사결정 및 기본 방침 등의 구성 요소를 갖는다(안동현, 2021).

예로서 아동 정신건강을 증진하고, 정신장애를 효율적으로 관리한다는 목표가 우선 수립될 수 있다. 다음으로 이 목표를 달성하기 위한 수단으로 담당할 인력, 비용 등을 우선적으로 고려해야 한다. 대상을 선정해야 하는데, 전 국민을 대상으로 할 것인지, 특정 계층을 대상으로 할 것인지 설정해야 할 것이다. 그러고 나면 수행 주체를 정해야 하는데, 예를 들어 보건복지부의 정신보건을 담당하는 부서인지, 아니면 학생을 주 대상으로 하여 교육부의 건강 관련 부서가 담당할 것인지 등의 논의가 필요하다. 이를 위한 의사결정은 가장 높은 단계가 법률에 의한 것으로 예를 들면 「정신보건법」 「학교보건법」 「아동복지법」 등이 있지만, 때로는 정책담당자의 직무범위 내에서 필요한 범위와 절차에 따라 수립, 결정, 집행하기도 한다. 대개 이런 경우는 시범 사업 형태로 시작하는 2007년 시작된 〈학생정서행동특성검사〉의 경우, 초기에는 〈학생정신건강관리사업〉으로 시범적으로 시작하였고, 서울시에서 수행해 오고 있는 〈아이존 사업〉의 경우도 비슷하게 시작하였다. 마지막으로 정책은 모두 완벽하고, 구체적으로 결정하기 어려울 수가 있기 때문에 기본 방침이 설정되고, 많은 경우 집행 과정에서 구체적인 사항이 결정되거나 보완되기도 한다. 법률의 경우, 법에서 규정된 것을 정부령(대통령령 혹은 부처령)으로 위임하고, 또 시행세칙에 구체적인 사항을 위임하기도 한다.

적절한 정책이 시행되기 위해서는 입법부인 국회 혹은 정부의 입법 활동을 통한 법률 제정 혹은 개정이 일차적이고, 가장 확실하다. 이를 위해 많은 관련 기관이나 단체, 국책 연구소, 이익집단 및 당사자, 로비스트lobbyist, 심지어 정부의 관련 정책담당기관이나 담당자 혹은 입법 주체인 국회의원들이 활동한다. 이 단계에서 정책의 목표, 대상, 수단 및 수행 주체 등이 관련 주체들 사이에서 논의되고, 흔히 공청회라는 공개적인 논의과정을 거쳐 최종적으로 입법부에서 결정된다. 아동정신장애와 관련한 전문가들이 이 과정에 정책과 관련한 분석뿐 아니라, 다양한 영역이나 과정에서 자문 등에 참여하게 되고, 때로는 로비스트나 이해당사자로 활동하기도 한다. 따라서 아동 정신건강 전문가들은 자신들의 연구, 진료 혹은 임상 경험 등을 통해 습득한 사항들을 정책 수립과 결정 과정의 기제mechanism를 잘 이해하여 이러한 것들이 적절하게 활용될 수 있도록 할 수 있어야 한다.

아동 정신건강 관련 정책

1. 역사적 발전 및 현황

국가 정책으로서 1995년 제정된「정신보건법」이후 보건복지부가 1998년 전국에 4개소의 〈정신보건센터〉를 설치하고, 2003년 지역정신보건센터에서 〈아동 · 청소년정신보건사업〉을 시작한 것을 아동 정신건강 관련 정책의 시초라고 할 수 있을 것이다. 당시 16개소를 시발로 하여 점차 확대 · 발전시켜 왔으나, 현재도 약 150개소에서만 시행하고, 담당 인원도 센터당 1~2명 정도로 여전히 지지부진한 상태이다. 최근 발표된 〈제2차 정신건강복지기본계획(2021~2025)(이하 정신건강기본계획)〉에도 아동 · 청소년 정신건강에 대해서는 매우 미미한 실정이다. 그 가운데 몇 가지를 살펴보면 ① 정신건강복지센터를 중심으로 혹은 협력하여 보육 · 유치원 교사 대상 심층 교육 제공, 교육자료 개발 · 보급, 영 · 유아 부모 대상 양육스트레스 관리 등 제공, ② 위기가구에 대한 1차 대응기관(아동보호전문기관, 주민센터 등)에서 정신건강 위험요인에 대한 사전 스크리닝 및 심리지원 연계 방안 마련 등에 그치고 있다. 그 외에 ③ 교육부가 주도하는 위Wee 클래스와 전문상담교사와 함께 위기 상황 시 개입 및 〈학생정서행동특성검사〉를 통한 학생들에 대한 협력 사업, 위기학생을 지원하기 위해 '정신건강전문가 학교방문' 추진에 협력, ④ 여성가족부에서 수행하는 〈학교 밖 청소년 지원센터〉에 대한 지원, 여러 부처에서 수행하는 인터넷, 스마트폰, 그 외 디지털기기 사용과 관련한 사업에 대한 협력 사업 등을 수행하는 것이다. 구체적인 추진전략의 성과지표도 '스마트폰 과의존 위험군 비율' '청소년 게임 과몰입 현황' 비율을 낮추는 것에 국한되어 있다. 그 외에 직접적인 아동 정신건강 정책이라고는 할 수 없지만, 1980년대 후반에 학계를 중심으로 아동학대에 대한 보고와 연구가 시작하면서 〈한국아동학대예방협회〉가 설립되고, 2000년「아동복지법」의 전면개정으로 아동학대에 관련한 국가정책 수립이 되고 전국에 〈아동학대예방센터〉가 설치되었다.

다른 방향에서의 아동 · 청소년 정신건강과 관련한 국가정책으로 1990년대 후반부터 학교폭력과 관련한 사회적 중요성이 부각됨에 따라 2004년「학교폭력 예방 및 대책에 관한 법률(약칭: 학교폭력예방법)」이 제정되었다. 뒤이어 2006년「학교보건법」이 개정되어 "이 법에서 '신체검사'라 함은 체격검사 · 체질검사 및 체력검사를 말한다."에서 "'건강검사'라 함은 신체의 발달상황 및 능력, 생활습관, 질병의 유무 등에 대하여 조사 또는 검사하는 것을 말한다."로 변경됨에 따라 이듬해인 2007년 〈학생정신건강관리사업〉이 시작되고, 이후 〈학생정서행동특성검사〉로 확대, 발전되어 지금에 이르고 있다. 이 정책은 초등학생부터 고등학생에 이르기까지 매년 약 200만 명 가까운 학생들을 대상으로 정신건강 선별검사를 시행하여 정신건강복지센터 등과 협력하는 아동 · 청소년 정신건강에 있어 가장 주목할 정책이라고 할 수 있다. 이와 연관된 정책으로 앞에서 언급한 위Wee 클래스 등의 학교 내 상담기능, '정신건강전문가 학교방문' 사업 등이 주목되는 정책들이라고 할 수 있다.

청소년과 관련한 정책은 1980년대 들어 체육청소년부가 신설되면서 본격적으로 시작하였다고 할 수 있지만, 정신건강과 관련해서는 1990년대 들어 중독 및 물질 오 · 남용이 청소년들에게서 심각해지자 국무총리실 산하에 〈청소년보호위원회〉가 설치되면서 본격화되었다. 이후 우여곡절을 거쳐 여성가족부 청소년실이 이들 정책을 총괄하기 시작하였고, 2000년대 들면서 그동안 문제가 심각하였던 본드 등 물질중독을 대체하여 인터넷게임중독 문제가 심각해지자, 2006년 〈인터넷중독 청소년 치료/재활 연구사업〉에서 'Rescue Camp 치료모형'이 제안되었다. 물질(알코올 포함)중독 문제는 전통적으로 교육부, 여성가족부, 보건복지부 등이 주관되어 정책을 수립 · 수행해 왔으나,

최근 들어 행위중독(디지털 기기, 도박 등) 문제가 청소년에게도 커다란 문제가 되면서 전통적인 부처들 외에도 과학기술정보통신부, 문화체육관광부, 사행성감독위원회 등 다양한 부처에서 여러 정책들이 수립되어 시행되고 있다. 최근에는 대마초 흡연을 포함한 신종 마약이 성인은 물론 청소년들에게까지 확산되어 가는 추세로 경찰 및 검찰도 적극 개입하고 있다.

아동·청소년 정신건강 관련 정책은 총괄적인 접근보다는 사안별로 개별적으로 시행되고 있는 경향인데, 이미 앞선 논의 외에 아동학대 및 방임과 관련해서는 보건복지부의 〈아동보호전문기관〉을 중심으로, 성폭력 및 성학대는 여성가족부 혹은 경찰청을 중심으로 〈I Will Center〉, 〈해바라기 아동센터〉, 〈해바라기 여성아동센터〉 등을 중심으로 정책을 수행해 오고 있다.

재난 및 위기와 관련하여 안산시 우성유치원 집단 성학대 개입(1997년)을 필두로 서울시 원묵초등학교 소방훈련 중 발생한 부모 추락 목격 사건(2007년)을 계기로 대한소아청소년정신의학회에서는『학교위기개입 지침서(2007)』, 『학교위기개입』(2010) 책자 발간 등을 하였고, 이후 2013년 발생한 '공주사대부속 학생 사망 사건', '마우나 리조트 붕괴 사건' 그리고 2014년 '세월호 침몰 참사' 등으로 인한 재난 및 위기 관리에 대한 아동·청소년 관련 정책 개발 및 시행이 주목을 받게 되었고, 〈국가트라우마센터〉 설립을 이끌어 내게 되었다. 이 센터는 2022년 현재도 진행되고 있는 코로나19 팬데믹과 관련하여 일반국민들은 물론 아동·청소년 정신건강과 관련한 여러 정책들을 수행해 오고 있다.

장애인과 관련한 정책이 확대되면서 2015년「발달장애인지원법」이 제정되면서 보건복지부 장애서비스과에서 시행하는 〈발달장애인 지원센터〉, 〈발달장애 거점병원〉, 및 〈행동발달증진센터〉 사업이 정신건강 정책보다는 장애인 관련 정책으로 수립·시행되고 있어 다소 혼란스러운 면도 없지 않지만, 그동안 정신건강 관점에서 주목받지 못해 왔던 자폐스펙트럼장애 및 지적장애에 대한 의료적인 지원은 물론 정신건강 정책과의 협력도 기대되고 있다. 또한 그 외에 주목할 정책으로 보건복지부 산하기관인 국민건강보험공단에서 수행하는 〈영유아발달선별검사〉는 6세 미만 영·유아를 대상으로 시행하는 검사로서 매우 중요한 정책이라고 할 수 있다. 특히 여러 신경발달장애가 발달시기 초기에 발생 혹은 발견되고 있어 이를 1차의료기관에서 담당하여 부모 상담이나 교육을 하고, 필요시 전문기관에 의뢰할 수 있는 역할을 수행할 수 있다.

이와 같은 중앙정부에서 국가적 차원에서의 정책 수립 및 수행도 중요하지만, 지방정부도 많은 정책을 수행한다. 주목할 사항으로 2005년 서울지역 소아청소년 정신건강문제 역학조사를 통해 약 25%가 정신건강문제를 갖고 있는 것으로 보고되었고, 이를 계기로 2006년 서울시에서 아동청소년 정신보건시설로서 〈송파아이존〉 개소, 이후 2009년 〈노원, 양천, 동작아이존〉 개소 후 현재 8개소로 확대되어 운영되고 있다. 이것은 아직 다른 지방정부 혹은 자치제까지 확산되지는 못하였지만, 주목할 만한 정책이다. 또한 서울시 등의 〈경계선 지능인 평생교육 지원〉 조례를 중심으로 소위 '느린 학습자' 지원센터 설립 등이 확대되고 있는데, 이 또한 아동·청소년 정신건강과 관련한 정책으로 앞으로 주목할 만한 중요한 정책이다.

2. 아동 정신건강 관련 정책의 논의점들

논의한 바와 같이, 아동·청소년 정신건강 관련 정책은 각 방면에서 다각도로 많은 관련 정책들이 논의, 수립, 시행되고 있다. 이들 가운데 주목할 정책들을 논의하면서 가장 문제가 되는 것이 많은 정책이 다양한 부처 혹은 기관에서 수행되어 오고 있지만 정책 이슈, 대상, 법적 근거, 수행 부처 등에 따라 대부분이 분절적으로 수행되어 오고 있다는 점이다.

국가적 차원에서 정신건강의 주무 부처는 보건복지부 〈정신건강정책관실〉인데, 앞선 논의와 같이 정신건강기본계획에서 아동·청소년 정신건강과 관련한 성과지표에서 단 2개(스마트폰 과의존 위험군 비율, 청소년 게임 과몰입 현황)만이 제시되고 있을 뿐이다. 그리고 실제 추진할 세부 항목에서도 매우 제한적이고, 대부분 정책 사업들도 타부처(교육부, 여성가족부 등)의 사업에 협력하는 정도로 그치고 있다.

물론 아동·청소년 정신건강의 범위를 구체적으로 명확하게 확정하기 어려운 점이 있는 것은 사실이다. DSM 체계 혹은 ICD 체계의 질병 중심으로 정책을 수립할 것인지, 임신 및 출산부터 영유아 시기의 발달 및 발달 저해요인(학대 및 방임 등)을 포함할 것인지, 지적장애 및 자폐스펙트럼장애와 같이 장애 정책에서 접근할 것인지, 품행장애 및 물질 오·남용을 비행의 선도 혹은 처벌적 차원에서 다룰 것인지, 발달·정서·행동 문제를 갖는 아동·청소년을 교육 혹은 복지 차원에서 접근할 것인지 등에 따라 정책 이슈, 대상 등이 달라질 수밖에 없다. 따라서 보건과 복지 혹은 교육, 신체건강과 정신건강 등 다양한 영역에서 긴밀한 협력과 연계가 필수적이지만, 때로는 경계의 불확실성 등으로 인한 갈등이 야기되기도 한다.

그런 점에서 정신건강기본계획에 「정신건강복지법」 제10조를 근거로 '정신건강 실태조사에서 현행 만 18세 이상 성인을 조사대상으로 해 왔던 것에서 소아·청소년을 추가하여 2년 주기로 실시하기로 한 것'은 매우 의미 있는 정책적 변화이다. 지금까지 국가 차원에서 아동·청소년 정신건강 현황에 대한 실태조사가 단 한 번도 이루어져 본 적이 없었던 현실에서 앞으로 매 2년마다 실태조사가 이루어진다면 국가차원의 아동·청소년 정신건강 정책 수립의 기초적인 자료를 제공할 수 있을 것이다. 이렇게 되면 보건복지부 〈정신건강정책관실〉이 실질적으로 아동·청소년 정신건강 정책 수립의 컨트롤 타워가 되어 타 부처 및 부서, 혹은 타 기관들의 관련한 정책 수립과 수행에 있어 보다 실질적이고 적극적인 역할을 할 수 있을 것으로 기대할 수 있다.

아동·청소년 정신건강 정책과 관련한 전문가의 역할

이미 여러 소아·청소년 정신의학 전문의들은 앞에서 논의한 많은 정책 수립 및 수행에 참여해 왔고, 현재도 상당한 정도로 참여하고 있다. 이를 보다 효율적이고, 적극적이기 위해서 이들 전문의사들은 물론 관련 전문가들은 어떻게 해야 할 것인가 하는 점을 논의한다.

1. 전문가의 역할

정책 수립 및 수행은 입법 활동을 통해 관련 법령의 제정 혹은 개정을 기본으로 한다. 입법기관인 국회에서 법률이 제·개정되는데, 국회의원, 보좌관 및 비서관 등이 관여하며, 법안이 마련되면 대부분 입법조사관 등의 검토를 거쳐 상임위원회에 제출되고, 법제사법위원회의 심사를 거쳐 본 회의에 상정되어 통과된다. 물론 법률은 국회의원뿐 아니라, 정부에서도 법안 제출이 가능하기 때문에 담당부처와의 논의를 통해 법제처, 국무회의를 거쳐 정부법안으로 국회에 제출되기도 한다. 법률 제·개정은 국회의 권한이지만, 시행령 및 시행규칙은 정부의 담당부처가 법률의 위임 범위 내에서 제·개정하기 때문에 이 또한 중요하다. 때로는 지방정부가 법령에 기반하여 독자적으로 조례를 제·개정하여 정책 수행을 하기 때문에 이 또한 주목할 필요가 있다. 최근 여러 자치단체에서 시행하는 '느린 학습자 지원 조례' 제정이 그 예이다. 드물지만 법령에 기반하지 않은 상태에서 정부의 담당 부처 혹은 부서에서 독자적으로 정책이 수립되고 추진되는 경우도 있다. 이런 경우는 흔히 '시범사업' 이라는 형태로 수행되는데, 이런 사업의 경우 대개 한시적으로 수행되어 근거가 되는 법령이 마련되지 못하는 경우 지속하지 못하는 수가 적지 않다. 아동·청소년 정신건강 정책에서 그 예로 1995년 「정신보건법」이 제정되어, 1998년 4개 지역에서 〈정신보건센터〉가 처음 설치되어 지역정신보건사업을 수행하였지만, 구체적으로 정신보건센터가 법률에 등장한 것은 2009년이 되어서야 이루어졌다. 또한 서울시 〈아이존 사업〉 또한 정책이 수행된 지 20여 년 가까이 된 아주 최근에서야 구체적인 근거 법률 조항이 마련되었다. 이와 같이 직간접 입법과정에 참여하는 것의 한 가지로 몇 년 전 소아청소년정신건강의학과 전문의로서 국회의원 활동 가운데 구체적인 법률 제·개정은 아니지만 관련 정책을 수립했던 사례가 있다. 다음에는 전문가로서 직접 정책 수행을 담당하는 경우도 있다. 담당부처 혹은 부서에 근무하거나, 위임 혹은 위탁을 받아 특정 정책을 담당하여 수행하는 경우이다. 요사이 많은 전문가들이 직접 그러한 역할을 하는 수가 있는데, 그 예로 제주특별자치도 교육청에 〈학생건강증진추진단〉 단장을 소아청소년정신건강의학과 전문의가 맡아 제주특별자치도의 학생정신건강을 포함한 전반적 학생건강정책을 직접 수행하고 있다.

이러한 직접적인 정책 수립 및 수행의 담당자 혹은 정책의 직접적인 이해당사자 역할 이외에 대부분의 경우 Gilliam 등(2018)은 정책과 관련한 전문가의 역할을 정책분석가, 로비스트, 옹호자, 정책 자문가로 구분하고 있다. 먼저 정책분석가policy analysts는 대개 국책연구소 등의 두뇌

집단think tank의 일원으로서 아동 정신건강과 관련한 연구 주제 설정 및 수행, 자료의 수집 및 분석, 과학적 연구 결과를 정책적 논의로 표현하는 것 등을 담당한다. 국내의 경우 〈한국보건사회연구원〉, 〈아동권리보장원〉, 〈한국청소년정책개발원〉, 〈학생자살예방정책연구소〉 등이 있다. 두 번째는 직접적으로 입법 과정에 영향력을 행사하기 위한 조직을 위해 활동하는 로비스트lobbysts인데 사실상 국내에서는 공식적으로 인정되고 있지 않기 때문에 대개는 음성적이고 부정적인 의미로 사용된다. 미국의 경우는 주정부 혹은 연방정부에 공식적으로 등록하여야 한다. 세 번째는 옹호자advocates로서 때로는 로비스트와 겹칠 수도 있지만, 로비스트는 특정한 법률에 직접적으로 영향을 미치기 위해 대개는 보수를 받고 활동하는 데 비해, 옹호자는 대개 시민단체 등에서 무보수로 특정 주제나 이슈에 대해 정보를 제공하거나 지지하는 역할을 하고, 공식적인 교육이나 등록이 필요하지 않다. 국내의 경우 공식적인 로비스트가 없기 때문에 옹호자들이 유사한 역할을 한다고 볼 수 있다. 네 번째로 정책 자문가policy consultants로서 특정 이슈에 대해 정책 입안자 및 수행자, 혹은 앞서 언급한 다양한 집단을 포함한 언론, 관련 기관, 대중들에게 전문가로서의 과학적 사실, 임상적 경험, 정책적 견해 등을 제공하는 역할을 할 수 있다. 흔히 국회, 정부기관으로 보건복지부, 교육부, 여성가족부, 때로는 서울시 등 지방정부, 국책연구소, 민간기관 등에서 아동 정신건강과 관련한 위원회, 간담회, 공청회 등에 참여하는 경우가 가장 흔한 형태라고 할 수 있다.

2. 아동 정신건강 정책 수립

Shatkin과 Belfer(2004)에 의해 세계적으로 아동·청소년 정신건강 정책이 부족하다는 조사 보고가 발표되었다. 그들 보고에 의하면 아동·청소년 정신건강 정책이 단독으로 수립되어 있는 국가는 단 하나도 없었고, 35개국(전 세계 약 18%)에서만 확인 가능한 관련 정책이 있었다고 하였다. 이러한 문제를 인식하여 세계보건기구(World Health Organization, 이하 WHO)가 아동·청소년 정신건강 정책과 관련하여 많은 노력을 하고 있는데, 이러한 정책의 필요성에 대해 ① 아동·청소년의 특정 발달시기에 특정 정신장애가 발생하기 때문에 그 시기에 맞춰 특정 장애에 대한 선별 프로그램 및 개입이 필요하고, ② 아동·청소년기 장애와 성인기 장애의 높기 때문에 장기적인 폐해를 예방하거나 감소시키기 위해 조기 개입 및 치료가 필요하며, ③ 효과적인 개입으로 인해 개인 및 가족에 대한 정신장애의 부담은 물론 보건체계 및 국가가 감당해야 할 비용도 감소시킨다고 하였다(WHO, 2005).

1단계: 정책 개발을 위한 정보 및 자료의 수집

2단계: 효과적인 전략을 위한 근거 수집

3단계: 자문 및 협의에 착수

4단계: 해외 및 국제적 자문 및 협력 요청

5단계: 정책의 전망, 가치, 원칙, 및 목표 개발

6단계: 수행 영역의 수립
- 재정
- 서비스를 담당할 조직
- 증진, 예방, 치료 및 재활
- 분야 간 협력
- 옹호
- 법령 및 아동권리
- 인적 자원 및 훈련
- 질적 수준의 향상
- 정보 체계
- 정책 및 서비스에 대한 연구 및 평가

7단계: 여러 이해당사자 및 분야의 역할 및 책임의 명료화

그림 63-1 아동·청소년 정신건강 정책 수립 7단계(WHO, 2005, pp. 2-7)

그리고 구체적으로 WHO(2005)는 이러한 아동·청소년 정신건강 정책을 개발하기 위해 다음의 7단계를 제안하였다(그림 63-1).

WHO(2005)는 동 보고서에서 아동·청소년 정신건강 계획을 개발하기 위한 전략으로 ① 전략 및 시간 계획의 결정, ② 지표 및 목표 설정, ③ 주요 활동 수립, ④ 비용, 가용 자원 및 예산 수립을 제시하고 있다. 그리고 다음으로 아동·청소년 정신건강 정책 및 계획의 실질적 실행implementation을 위해 ① 정책의 보급 및 확산, ② 정치적 지원 및 자금 조달, ③ 지지 체계의 구축, ④ 시범 지역에서 예비 사업의 수행, ⑤ 서비스 공급자의 역량 강화 및 최대한의 협력 도출의 4단계를 제시하였다.

하지만 이후 WHO는 〈Adolescent Mental Health(2012)〉, 〈Comprehensive Mental Health Action Plan(2013~2030)〉, 〈World Mental Health Report: Transforming Mental Health for All(2022)〉 등 정신건강 전반에 관한 정책 제안 및 보고서 등을 제시하고 있지만, 아동·청소년 정신건강 정책 및 계획 등과 관련한 보고서는 더 이상 발간하지 않았다. 하지만, Harper(2012) 등 몇몇 학자들을 중심으로 활발한 연구와 논의가 진행 중이다. 최근 들어 국제질병분류(International Classification of Diseases, 이하 ICD) 11차 개정과 관련하여 제안된 게임장애Gaming Disorder의 논의와 관련한 정책적 결정이 주목을 받았으며, 특히 국내에서 많은 논란이 벌어졌다. 또한 최근 발생한 코로나19의 세계적 유행pandemic과 관련하여 특히 아동·청소년 정신건강에 중대한 영향을 미치고 있는 것으로 확인됨에 따라(Berger et al., 2021) 국내는 물론 전 세계적으로 이에 대한 정책적 논의가 활발하다.

3. 아동·청소년 정신건강 정책 수행

아동 및 가족들을 대표하여 정책 변화가 효과를 가져오기 위해서는 임상 지식 및 경험, 연구 및 정책 개발의 상호 연관성에 경험을 가진 잘 훈련된 전문가 핵심 그룹의 존재와 연구에 기반한 정책 결정에 따라오는 장단점에 대한 이해가 필요하다(Gilliam et al., 2018). 예를 들어, 필자는 대한신경정신의학회 정책연구소에서 2009~2011년 사이에 몇몇 전문학회와 공동으로 정책연구를 수행하였고, 또한 수차례 정책포럼을 개최하여 학회 임원진들을 중심으로 정책과 관련한 이해 증진 및 관련한 정책 입안자 및 수행자, 정책 분석가들과의 네트워크를 추진한 적이 있었다. 이를 통해 정신건강과 관련한 정책을 이해하고, 구체적 정책연구과제를 수행해 보고, 인적 네트워크를 구축·참여함으로써 전문가 핵심 그룹을 양성하려는 시도였다. 이후 이러한 시도가 더 이상 체계적으로 지속하지 못하였지만, 관련 학회 조직 내에서 정책에 대한 이해를 높인 계기는 되었다고 생각한다. 이러한 시도와 연관하여 여러 소아청소년 정신건강 전문의사들이 아동·청소년 정신건강과 관련한 정책, 특히 교육부의 학생정신건강 정책 수립과 시행에서 많은 역할을 해 오고 있다. 2007년 〈학생정신건강 관리사업〉으로 시작하여 〈학생정서행동특성검사〉로 확대, 발전되어 오고 있는 정책을 비롯하여 병원 위Wee 센터 설립과 운영, '정신건강전문가 학교방문' 사업 등 주목되는 정책들에서 소아청소년정신의학 전문의들의 역할은 거의 절대적이라고 할 수 있다. 그 외에도 앞선 논의에서 많은 아동·청소년 정신건강과 관련한 정책들이 다양한 영역에서 여러 가지 형태로 수립·실행되고 있고, 많은 관련 전문가가 다양하게 관여하고 있다.

여기에서 전문가들이 관련한 정책에서 역할을 하기 위해서는 정책에 의해 변화하여 그 효과를 가져올 수 있는 관련 요인을 고려해야만 한다. 즉, 아동·청소년 정신건강에 주요한 사회적·환경적 위해 요인 및 보호 요인들로서 빈곤, 가정 불화, 부모의 부적절한 양육, 아동학대 및 방임, 교육 환경 등 다양한 것이 있을 수 있다. 이러한 다양한 주제 및 이슈 가운데 앞에서 논의한 정책을 개발, 수립하고 계획을 세우고, 실질적 실행을 하여 구체적인 성과를 내고, 실행이 가능한 것을 열거하고 우선순위를 정한 후에 접근해야 한다. 이런 점에서 미국 버지니아주 등에서 구체적으로 수년간 아동 정신건강 정책을 실제 현장에서 실현한 사례의 경험은 유용할 수 있다. 이들은 보고서(Cohen & Venture, 2016)에서 어떻게 정책을 수립하고, 실행하고, 확산시킬 수 있었는가에 대해 자세히 논의하였고, 특히 돌봄체계system of care의 개념을 다양한 상황적 요인을 고려하여 추진해 나갔는지에 대해 논의했다. 그들이 제안하고 있는 서비스 체계의 변화를 이끌어 내기 위한 지침을 소개하면 ① 공유하는 신념 체계belief system를 갖는 것이 필요하다, ② 공통의 가치와 원칙만으로는 효과적인 개혁을 실현하기에는 충분하지 않다, ③ 성공적인 개혁을 유지하기 위해서는 지속적으로 경계를 늦추지 말아야 한다, ④ 일이 항상 빠르게 진행되는 것은 아니라고 제언하고 있다. 그리고 효과적인 돌봄체계의 수립과 유지를 위해 ① 다양한 수준에서 문화적인 특성에 민감할 것, ② 목표가 분명한 장려책incentive이 원하는 변화를 이끌어 내는 지렛대가 될 수 있다는 점, ③ 훌륭한 의사결정을 위해 좋은 자료가 필요하다는 점, ④ 학계와 주민 간의 동반자관계가 중요하다는 점, ⑤ 효과적인 프로그램은 순간의 기회를 잘 포착해야 한다는 점, ⑥ 돌봄체계는 융통성 이상을 가져 역동적인 평형을 주지해야 한다는 점을 강조하였다. 이들의 경험과 조언은 결국 핵심 전문가 집단이 다양한 협력체계를 구축하여 지속적으로 활동할 수 있어야 변화를 이끌고 성공적인 결과를 낼 수 있음을 보여 주고 있다.

결론

논의한 바와 같이 아동·청소년 정신건강과 관련한 정책들은 다양하게 추진되고 있다. 개별적인 정책들을 살펴보면 매우 훌륭하게 효과적인 성과를 내고 지속적으로 확대·발전하는 하는 경우도 있지만, 그렇지 못한 경우도 있다. 그렇다면 앞으로 전문가들이 정책 수립 및 수행에 관여할 때 어떠한 점들을 고려해야 할 것인가?

우선적으로 이러한 정책과 관련한 다양한 측면과 상호연관성에 대한 이해와 경험을 갖으며, 이 분야에 전념할 수 있거나 적어도 지속적으로 활동할 핵심 그룹을 양성하는 것이다. 미국의 경우 1978년 미네소타에서 부시Bush재단의 후원으로 예일대학을 포함하여 4개 대학에 아동·청소년 정신건강과 관련한 정책 훈련센터를 설립하였다(Gilliam et al., 2018). 국내에서는 현실적으로 이러한 인적자원을 양성 및 확보하고, 지속적으로 활동할 수 있도록 하는 것은 쉽지 않다. 왜냐하면 대개 전문가들이 임상 현장이나 아니면 학계에 위치하기 때문에 시간적 할애가 어려울 뿐 아니라, 재정적 혹은 경력 개발에 크게 도움이 되지 못하기 때문이다. 따라서 앞으로 이러한 인력의 양성과 활동을 지원하거나 보장할 수 있는 전문가 그룹 내에서의 이해와 노력이 필요하다.

논의한 바와 같이 다양한 영역에서 여러 가지 관련 정책이 수립·실행되고 있지만 각 분야에서는 물론 전문가 그룹 내에서조차 연관을 갖지 못한 채 파편적으로 이루어지고 있는 형편이다. 아동·청소년과 관련한 정책들이 다양한 측면에서 이루어지기 때문에 중앙 정부 내에서조차 「아동복지법」에 근거하여 〈아동정책조정위원회〉가 설치·운영되고 있지만 그 실효성에 대해서는 여러 의견이 있어 왔다. 하지만 아동·청소년 정신건강과 관련한 정책과 관련해서는 전문가 그룹 내에서라도 공식, 비공식으로라도 정기적인 정보 교환 및 논의의 장이 마련될 필요가 있다고 판단한다. 예를 들어, 〈대한소아청소년정신의학회〉를 중심으로 아동·청소년 정신건강과 관련한 정책에 관심이 있고, 참여하는 전문가들이 정기적으로 정보와 의견을 나누는 체계를 갖추는 것도 방법이 될 수 있다. 현재 대부분의 경우는 전문가의 역할 가운데 대부분이 정책 자문가 역할 수행인데, 앞으로 보다 적극적으로 옹호자 겸 로비스트, 정책 분석가 역할도 할 수 있을 것이고, 더 나아가 직접적으로 정책을 입안하거나 수행하는 당사자도 가능할 수 있을 것이다.

그리고 더 나아가 보다 적극적으로 정책 개발과 수립, 실행을 위한 관련 연구가 필요하다. 그런 면에서 앞으로 '소아·청소년 정신건강 실태조사'가 2년 주기로 실시되어 유병률을 포함한 현황 파악이 이루어지고, 관련한 연구 결과들이 발표되어 정책 개발과 수립의 기초 자료로 활용될 것으로 기대한다. 하지만 지금도 질병관리본부에서 시행하고 있는 〈청소년건강행태조사〉 자료를 활용한 연구자료, 그 외에 여러 자료를 이용한 연구들이 활발하지 못한 점은 앞으로 개선될 것으로 기대한다. 예를 들어, 『한국 공공 아동청소년정신건강서비스의 변천』(배은경, 2015), 『정신보건법 및 아동청소년복지법상 정신건강 관련 규정의 개선과 관련 '통합법' 제정 필요성에 대한 고찰』(이호근, 2012), 『아동청소년의 정신건강 정책 네트워크 분석』(임성은, 2019), 『아동청소년 정신건강의 정책분석을 통한 활성화 방안』(정민정, 한성심, 2008), 『아동의 정신건강 현황과 정책과제』(전진아, 2020), 『한국 아동 정신건강 현황과 정책과제』(강은전, 2007), 『10대 청소년의 정신건강 실태조사』(최정원 등, 2021) 등 다양한 분야(법학, 사회복지 및 아동복지, 청소년 등)에서 발표되었지만, 막상 소아·청소년 정신의학 전문의들을 중심으로 『19세 미만 인구의 정신장애 진단 분포: 국민건강보험 자료를 중심으로』(황보람 등, 2016), 『영국의 영유아 보육정책 및 한국의 유사정책 현황』(이연정 등, 2015), 『영유아보육이 아동의 정신건강에 미치는 영향: 국내 영유아보육정책의 실태와 전망』(반건호 등, 2013), 『북한의 보육정책 및 현황』(이소희 등, 2014), 『한국에서의 학교기반 정신건강사업의 효과적 요인에 대한 연구』(홍현주 등, 2016) 등 몇 편이 되지 못한다. 그리고 『대한소아청소년정신의학회 Vision 2033 보고서』(김봉석 등, 2014)에도 학회 내부의 사항에 대한 조사와 보고가 있을 뿐, 대외 활동, 특히 정책 개발 혹은 실행과 관련한 학회의 전망에 대해서는 논의하고 있지 않다.

이러한 여러 어려움과 여건 속에서도 아동·청소년 정신건강과 관련한 정책의 개발, 수립 및 실행에서 전문가들의 역할은 훌륭히 전개되어 왔고, 많은 성과를 가져온 것은 사실이다. 앞으로 더욱 효과적이고 내실 있게 확대 및 발전하기 위해서는 보다 전문적인 경험과 훈련을 마친 핵심 전문가가 활동할 수 있는 여건을 마련하고, 적극적으로 연구 결과를 생산하여 활용할 수 있도록 하고, 다양한 협의 및 협력체계를 전문가 그룹 내는 물론 외부와도 갖추도록 해야 할 것이다. 그리고 이를 바탕으로 국제적으로도 협력하고, 선도적 역할을 해야 할 것이다.

참고문헌

김봉석, 문덕수, 곽영숙, 홍민하, 반건호(2014). 대한소아청소년정신의학회 Vision 2033 보고서. *Journal of Korean Academy of Child and Adolescent Psychiatry, 25*(3), 113-120

강은정(2007). 한국 아동 정신건강 현황과 정책과제. **보건복지포럼.** 2007년 6월, 60-72.

반건호, 홍민하, 이연정, 곽영숙, 정유숙, 이소영, 김봉석, 손석한, 정운선, 양재원, 방수영, 황준원, 오소영, 한재현, 이종원(2013). 영유아보육이 아동의 정신건강에 미치는 영향: 국내 영유아보육정책의 실태와 전망. *Journal of Korean Academy of Child and Adolescent Psychiatry, 24*(1), 3-12.

배은경(2015). 한국 공공 아동청소년정신건강서비스의 변천. **정신보건과 사회사업,** *43*(2), 283-312.

보건복지부(2022). 제2차 정신건강복지기본계획(2021~2025). http://www.mohw.go.kr

안동현(2021). 청소년과 관련한 국가정책. 대한소아청소년정신의학회(편), **청소년 발달과 정신의학, 제2판** (pp. 806-820), 경기: 군자출판사(주)

이소희, 곽영숙, 정유숙, 이소영, 김봉석, 손석한, 정운선, 양재원, 방수영, 황준원, 홍민하, 이연정, 반건호(2014). 북한의 보육정책 및 현황. *Journal of Korean Academy of Child and Adolescent Psychiatry, 25*(1), 1-5.

이연정, 반건호, 이소영, 김봉석, 방수영, 손석한, 양재원, 이소희, 정운선, 정유숙, 홍민하, 황준원(2015). 영국의 영유아 보육정책 및 한국의 유사정책 현황. *Journal of Korean Academy of Child and Adolescent Psychiatry, 26*(1), 12-21.

이호근(2012). 정신보건법 및 아동청소년복지법 상 정신건강 관련 규정의 개선과 관련 '통합법' 제정 필요성에 대한 고찰. **전북대학교 법학연구.** 36, 497-546.

임성은(2019). 아동청소년의 정신건강 정책 네트워크 분석. **서울도시연구.** 20(1), 97-116.

전진아(2020). 아동의 정신건강 현황과 정책과제. **보건복지포럼.** 2020년 5월, 32-42.

정민정, 한성심(2008). 아동청소년 정신건강의 정책분석을 통한 활성화 방안. **아동복지연구.** 6(3), 71-98.

최정원, 문호영, 전진아, 박용천(2021). **10대 청소년의 정신건강 실태조사(연구보고 21-R03).** 세종: 한국청소년정책연구원.

홍현주, 하경희, 김진아, 김우식, 오운지(2016). 한국에서의 학교기반 정신건강사업의 효과적 요인에 대한 연구. **정신보건과 사회사업.** 44(2), 140-166.

황보람, 장혜정, 홍민하, 조성우, 반건호(2016). 19세 미만 인구의 정신장애 진단 분포: 국민건강보험 자료를 중심으로. *Journal of Korean Academy of Child and Adolescent Psychiatry, 27*(2), 139-145.

Berger, E., Jamshidi, N., Reupert, A., Jobson, L., & Miko, A. (2021). Review: The mental health implications for children and adolescents impacted by infectious outbreaks-a systematic review. *Child and Adolescent Mental Health, 26*(2), 157-166.

Cohen, R., & Venture, A. B. (2016). *Transforming children's mental health policy into practice: lessons from virginia and other states' experiences creating and sustaining comprehensive system of care*. Lexington Books.

Gilliam, W. S., Finn-Stevenson, M., Taylor, L., & Zigler, E. F. (2018). Child and family policy: A role for child psychiatry and allied disciplines. In A. Martin, M. H. Bloch, F. R. Volkmar(Eds.), *Lewis's child and adolescent psychiatry: a comprehensive textbook, 5th edition*(pp. 53-59). Philadelphia: Wolters Kluwer.

Harper, G. (2012). Child and adolescent mental health policy. In J. M. Rey(Ed.), *IACAPAP e-textbook of child and adolescent mental health*. Geneva: International Association for Child and Adolescent Psychiatry and Allied Professions.

Harper, G., & Centin, F. C. (2008). Child and adolescent mental health policy: Promise to provision. *International Review of Psychiatry, 20*(3), 217-224.

Lester, H., & Glasby, J. (2006). *mental health policy and practice*. New York: Palgrave MacMillan.

Shatkin, J. P., & Belfer, M. L. (2004). The global absence of child and adolescent mental health policy. *Child and Adolescent Mental Health, 9*(3), 104-108.

World Health Organization. (2005). *Mental health policy and service guideline package: Child and adolescent mental health policies and plans*. Geneva: WHO

제7부

소아정신의학의 과거 · 현재 · 미래

개요

본 교과서의 마지막 부Part인 '제7부 소아정신의학의 과거 · 현재 · 미래'는 현재의 소아정신의학의 상황을 충분히 이해하기 위해서 과거의 발전 역사를 살펴보고 미래도 전망해 보는 것이 필요하다고 판단되어 이번 3판에서는 새롭게 구성하였다.

우리나라 소아정신의학의 현재에 관한 상황을 살펴보는 장Chapter을 따로 구성하지는 않았는데, 교과서 제1부에서부터 제6부까지의 내용 전체가 우리나라 소아정신의학의 현재 상황the state of art을 웅변해 주고 있다고 보았기 때문이다. 대신 제64장 소아정신의학의 수련과 교육에서는 국내 소아정신과분과 전임의 양성을 위해 지금까지 어떤 노력을 해 왔는가와 현재 수련체계를 기술하였다. 그리고 제65장 소아정신의학 의료윤리에서는 대한청소년정신의학회에서 4년에 걸쳐 개발한 의료윤리헌장을 바탕으로 최근 의료계 전역에 이슈화되고 있는 의료윤리가 소아정신의학 분야에서 어떻게 지켜지고 적용되어야 하는가에 대해 기술하였다.

마지막으로, 제66장 소아정신의학의 역사와 미래에서는 본 교과서의 마지막 장으로 우리나라 전통사회에서부터 일제 강점기와 근대의 아동정신문제에 관련된 기록들을 살피고 해방 이후 본격적으로 수입된 서구 소아정신의학의 기원과 역사를 살핌으로써 현재 우리나라 소아정신의학의 뿌리와 정체성을 가늠하려고 노력하였다. 그리고 앞으로 우리가 좀 더 연구 개발하여야 할 과제를 제시하며 마무리하였다.

제7부 책임편집 홍강의

제64장

소아정신의학

소아정신의학의 수련과 교육

Training and Education in Child Psychiatry

송동호

2017년 국제연합의 보고에 의하면, 소아와 청소년의 인구가 세계 인구의 1/3을 점하고 있다. 전체 정신질환의 절반 정도는 14세 이전, 그리고 75%가 25세 이전에 발병한다. 소아와 청소년에서 정신질환의 유병률과 각종 사회심리적 문제들의 발생률이 점차 증가함에 따라 소아와 청소년의 정신건강을 평가하고 개입할 수 있는 전문가의 수요가 날로 증가하고 있다. 소아청소년의 정신건강을 위하여 정신과 의사, 임상심리학자, 정신보건사회복지사, 학생 상담사, 청소년 상담사 등, 다양한 전문가들이 활동하고 있으나 소아청소년정신과 전문의들이 가장 핵심적으로 활동하는 전문가이다. 소아청소년정신과 전문의는 체계적인 수련을 통하여 양성되므로 우리나라는 물론 미국과 유럽 등 세계적으로 소아청소년정신과 수련 프로그램이 매우 활발하게 발전하고 있다. 우리나라 수련교육제도는 미국의 소아청소년정신의학 수련교육제도를 바탕으로 정착되었다.

소아청소년정신의학 수련과 제도

1. 소아청소년정신의학 수련의 기본 체계

유능한 소아청소년정신과 전문의를 양성하기 위하여 수련교육제도를 체계화하는 일이 우선적이다. 수련교육제도는 소아청소년정신과 전문의가 되려는 지원자들을 어떻게 선발하여 수련을 시키며, 어떻게 멘토링하고, 전문의 자격을 어떻게 인증할 것인지 등 전임의fellow를 선발하여 전문의 자격의 인증을 받기까지 수련 과정의 전반적인 요소들을 포함한다. 소아청소년정신과 전문의 자격을 갖고자 하는 자들은 소아청소년정신의학 수련교육제도를 통하여 임상적 진료, 연구, 학문적 성취에 대한 많은 과정을 이수해야 하므로 이 과정들을 수료할 능력에 상응하도록 일정 수준의 능력과 자격을 갖추어야 한다. 따라서 정신과general psychiatry 전공의 수련을 마치고 정신과 전문의를 취득한 자들이 소아청소년정신과 수련 프로그램에 지원할 수 있다.

소아청소년정신의학 수련 프로그램을 갖춘 수련기관은 정신과 전공의 수련기관과 유기적으로 연결되어 있으며, 소아청소년정신의학 수련 프로그램은 정신과 수련 프로그램을 시행하는 수련기관 안에 설치되는 게 보편적이다. 따라서 소아청소년정신의학 수련기관의 수련의 질은 정신과 전공의 수련프로그램의 질과 밀접하게 관련되어 있다.

2. 소아청소년정신의학 수련제도의 발전

소아정신의학은 제1차, 제2차 세계대전을 거치면서 유럽의 정신분석가들이 미국으로 이주하면서 미국 소아정신의학의 주류를 형성하였다. 미국에 정착한 소아정신분석가들이 미국의 소아정신의학을 발전시키고 수련교육제도를 정착하는 동력이 되었다.

미국에서 1949년에 국립정신보건연구원National Institute of Mental Health: NIMH이 창설되면서 정신과와 소아정신과, 임상심리 분야의 교육과 수련을 위한 노력들이 시도되었다. 1953년 미국소아정신의학회American Academy of Child Psychiatry: AACP가 창립되었고, 소아정신과의 진료와 임상 수련의 기틀을 마련하면서 소아정신과가 의료의 전문 분야가 될 수 있도록 수련인증제를 도입하였다. 당시에는 소아정신과가 소아과와 정신과 중 어느 진료 분야에 속하는 세부 전공과가 될지 논란이 있었으나, 결국 정신과의 세부 전문과로 자리 잡게 되었다. 1959년 미국에 11개의 소아정신의학 수련 프로그램이 인증된 이후 꾸준히 확대되어 2000년대 초에는 120개 이상의 수련기관과 800명 이상의 전임의가 수련교육을 받게 되었다.

의학교육 인증위원회Accreditation Council for Graduate Medical Education: ACGME는 소아정신의학 전문의 인증에 필요한 수련과정의 표준화 기준을 마련하였는데, 소아정신과 수련 프로그램은 반드시 일반정신과 수련과 연결되어야 하고, ACGME가 인증하는 정신과 수련 프로그램을 가진 병원이 수련기관으로 허가되었다. 이어서 미국 정신의학회와 AACP는 소아정신과 전문의 자격제도를 마련하였는데, 4년의 정신과 전문의 수련을 수료한 후 2년의 소아정신과 추가 수련을 수료하고, 소정의 전문의 시험을 거쳐서 소아정신의학 전문의certified board로 인증을 받는 수련과정이 되도록 하였다. 1989년에는 소아정신과 수련 프로그램에 청소년의 정신과 진료가 추가되면서, AACP가 미국소아청소년정신의학회American Academy of Child and Adolescent Psychiatry: AACAP로 학회 명칭이 변경되었다. 현재 AACAP와 미국정신과수련책임자협회American Association of Directors of Psychiatric Residency Training, 정신의학원Association of Academic Psychiatry이 소아정신과 전임의의 수련 및 교육과 관련한 모든 제도를 관장하고 있다.

3. 소아청소년정신의학 수련기관과 수련제도

소아청소년정신의학의 교육과 수련에서 소아와 청소년 그리고 가족을 포괄적으로 진료하고, 수련과정을 통하여 유능한 전문가가 되도록 하기 위하여 수련기관의 기준을 설정하는 일이 우선적이다. 수련기관은 균형 있고 체계화된 수련 프로그램을 제공하여야 하는데, 이를 위하여 수련책임자는 소아청소년정신과장, 정신과장, 병원장, 의과대학장과 유기적인 협조체계를 수립하는 게 필수적이다.

대부분의 수련기관에서 소아청소년정신과는 진료와 인력 및 재정 면에서 충분한 지원을 받지 못함에도 불구하고 수련프로그램의 지원자가 꾸준히 증가하고 있다. 이는 소아청소년정신의학자들이 진료와 임상 연구 외에도 신경과학과 유전학 등의 분야에서 활발하게 연구를 진행하고, 공중정신보건과 정신보건정책 분야에서 소아청소년정신의학 진료의 수요가 점차 증가하고 있기 때문이다. 소아청소년정신의학 수련에 지원하는 인재를 확보하려면 질이 높고 훌륭한 수련 프로그램을 수립하는 일이 중요하다. 좋은 수련 프로그램을 거친 전임의들이 수련 과정을 긍정적으로 체험하고 소아청소년정신과 진료의 역량을 충분하게 습득함으로써 질이 좋은 취업의 기회를 제공받을 것이다.

우리나라와 마찬가지로 미국은 4년의 일반정신과 수련과 2년의 소아청소년정신과 수련을 기본의 틀로 삼고 있다. 일반 정신과에서 정신과 진료에 필요한 임상적인 수련을 충분하게 마쳤다 하더라도 소아청소년정신과 환자를 진료하기 위하여 새로운 임상술기들을 익혀야 한다. 소아 환자를 진료하기 위하여 비언어적인 의사소통 기술을 보다 다양하게 익혀야 하고, 미성숙한 정신기능을 다룰 수 있어야 하며, 성인에 비하여 미숙한 인지기능과 행동 등에 대처하는 술기를 익히는 데 2년의 추가 수련이 필요하다. 따라서 소아청소년정신의학 수련 프로그램은 의과대학 졸업, 인턴(수련의) 과정, 일반정신과 전공의 수련을 마치고, 2년의 추가 수련을 거쳐야 하므로 긴 기간의 수련 기간이 필요하다.

13~14년의 긴 교육 기간은 소아청소년정신과 지원을 꺼리는 요인이 되기도 한다. 미국의 상당수 수련기관에서는 정신과 수련 4년과 소아청소년정신과 2년, 모두 6년의 수련을 5년으로 단축한 조기 수련과정fast-track 제도를 운영한다. 정신과 전공의 4년째 과정을 소아청소년정신과 수련의 1년차 과정으로 설정하여 수련하는 제도이다. 조기 수련과정은 소아청소년정신의학 외에도 법정신의학, 중독정신의학, 연구 전임의 과정 등에서 시행되는데, 정신과 전공의 4년차의 수련을 선택과정으로 정하여 조기 수련과정의 1년차 과정으로 활용하는 제도이다. 또한 소아과, 정신과, 소아청소년정신과 세 분야를 모두 7~8년 안에 수련받는 triple board 제도를 운영하는 수련 프로그램이 있으며, 그 외에도 소아과와 소아청소년정신과를 통합하는 수

련 등 다양한 수련 프로그램이 시행되고 있다. 이는 전문 인력을 충분하게 양산하는 효과 외에 수련에 드는 비용을 절감하는 효과를 가지고 있다.

4. 소아청소년정신의학 교육수련 프로그램

교육수련은 핵심적인 교육 목표와 핵심 역량을 설정하고 시행하며 정기적으로 평가하는 과정으로 진행된다.

1) 교육수련의 역량

임상의학교육의 기본 목표는 의학적 전문지식과 함께 의학적 임상술기 및 전문가로서의 태도를 함양하는 것이다. AACAP가 제시하는 교육수련의 목표 역량은 다음 여섯 가지 영역이다. 환자 진료patient care, 의학 지식medical knowledge, 체계-기반 실습systems-based practice, 진료-기반 학습과 증진practice-based learning and improvement, 전문성professionalism, 대인 의사소통 기술interpersonal and communication skills이다.

(1) 환자 진료

환자의 진료는 환자의 건강과 회복 그리고 이에 필요한 동정심을 발휘하는 적절하고 효과적인 치료를 포함한다. 정신의학적 평가, 진단 설정과 감별진단, 치료 계획의 수립과 관리, 정신치료, 약물치료 및 생물학적 치료를 수행할 수 있어야 한다.

(2) 의학 지식

의학 지식은 환자 진료에 필요한 생명의학과 임상의학 및 그에 기반을 둔 과학적 전문 지식들, 그 지식들의 활용을 포함한다. 정상 및 비정상 발달, 정신 병리와 건강, 임상 신경과학과 유전학, 정신치료, 약물치료 및 생물학적 치료, 정신과 진료를 수행할 수 있어야 한다.

(3) 체계-기반 실습

체계에 기반을 둔 실습은 건강요양에 대한 인식과 책임을 갖추는 행동 그리고 환자의 건강요양 체계에 필요한 자원의 요구에 부응하는 능력을 포함한다. 환자의 안전과 건강 진료 팀, 자원 관리, 지역사회 중심의 진료, 정신과 외의 전문가와의 협진과 통합이 요구된다.

(4) 진료-기반 학습과 증진

진료-기반 학습과 증진은 환자를 진료하고 평가하며, 과학적 증거를 판단하고 받아들여서 진료를 증진하기 위한 치료적 근거에 접근하는 것을 포함한다. 이를 위하여 평생교육을 개발하고 실행하며, 가르칠 수 있는 능력을 요구한다.

(5) 전문성

전문성은 전문가로서의 책임감과 윤리적 수칙을 준수해야 하고, 다양한 배경을 가진 환자들을 모두 민감하게 배려함을 지칭한다. 이를 위하여 연민과 존경, 윤리적 수칙을 준수하고, 의사 자신과 환자 및 동료 그리고 전문성에 대한 책임을 질 수 있어야 한다.

(6) 대인 의사소통 기술

대인 의사소통 기술은 환자와 가족 그리고 동료 전문가들과의 정보 교환과 협업을 포함한다. 관계 형성의 발달과 갈등의 해결, 정보 공유와 기록 관리를 수행할 수 있어야 한다.

2) 교육역량의 평가

소아청소년정신의학에서 정신의학적 전문지식과 임상술기 및 전문가로서의 태도 함양을 목표로 하는 교육역량의 평가는 시험summative 평가와 형성formative 평가를 이용한다. 시험 평가는 진단적 면담과 진단과정의 수립, 치료계획의 수립과 치료에 대한 역량을 일정한 시기마다 시험으로 평가한다. 형성 평가는 수련지도자와 수련을 받는 전임의가 서로 의사소통하며 피드백을 나누면서 진행한다. 형성평가는 일반적으로 특정한 술기에 대하여 수행하는 바로 그 때에 비판적이지 않은 방식으로 피드백을 주면서 평가하는 방식이다.

미국의 경우, 임상기술의 인증평가에서는 전임의의 의사-환자 관계에 대한 기술, 정신과적 면담 기술, 임상 사례를 발표하는 능력을 시험 평가와 피드백 방식을 모두 사용하여 매년 평가한다. 평가에 쓰이는 대상 환자의 연령은 학령전기 아동, 학령기 아동, 청소년의 세 연령대 환자를 대상으로 하며, 적어도 두 연령대의 환자를 대상으로 평가를 받는다. 평가자는 적어도 두 명 이상의 소아청소년정신과 전문의로 구성된다.

한국의 소아청소년정신의학 교육과 수련제도

1. 한국의 소아청소년정신의학 교육수련제도의 발달

한국에서 소아정신과의 진료체제를 갖추게 된 것은 1967년, 노동두가 미국 미네소타대학병원에서 1년간 수련을 받은 후에 귀국하여 가톨릭성모병원에서 진료를 시작한 것으로 비롯되었다. 정신과 전공의와 의과대학 학생들을 대상으로 소아정신의학을 교육하고 임상적 진료를 지도하였다. 1969년, 한국인 최초로 미국에서 소아정신과 정규수련을 마친 이규원이 가톨릭성모병원과 서울대학교병원에서 소아정신과 진료와 소아과 자문 진료 등 소아정신과 진료 활동에 기여하였다.

미국에서 소아정신과 정규수련을 마친 홍강의가 미네소타대학병원의 소아정신과 교수를 거쳐서 1979년에 귀국하여 서울대학교병원에 교수로 부임하였다. 홍강의가 1980년에 서울대학교병원의 어린이병원 소아정신과 분과를 설립하고, 소아정신과 전임의 수련 프로그램을 개설한 것이 한국의 소아정신의학 전임의 수련제도의 효시이다. 1983년에 대한소아청소년정신의학회Korean Academy of Child and Adolescent Psychiatry: KACAP가 창립되었고, 서울대학교병원 소아정신과 전임의 수련을 거친 후학들을 중심으로 소아정신과 진료와 학술 및 교육활동을 활발하게 펼쳐 나갔다. 1990년에 학회지『소아정신의학』이 발간되기 시작하면서 학술활동과 교육활동이 진일보하였다. 미국 뉴욕과 시카고에서 소아정신의학 교수로 활동하던 김승태, 노경선, 홍성도 등이 1990년대 중반에 귀국하여 미국에서의 소아정신의학 교육과 수련을 한 경험을 토대로 수련프로그램을 새로이 시작함으로써 우리나라에 여러 소아정신과 수련기관이 자리를 잡았다.

우리나라 소아청소년정신의학 수련제도의 기틀은 김승태와 홍강의에 의하여 비롯되었다. 대한소아청소년정신의학회는 1997년에 수련심사위원회를 설치하여 소아청소년정신의학 수련과 교육에 대한 기본 규정과 제도를 마련하였다. 우선적으로 수련기관에 대한 자격과 기준을 정하였는데, 정신과 전공의 수련 프로그램을 시행하는 종합병원 또는 대학병원에 소아청소년정신의학 프로그램을 설치하도록 규정하였다. 또한 수련교육을 담당할 지도감독자의 자격을 정하였고, 수련기관의 전임지도감독자 인원을 기준으로 수련할 수 있는 전임의 정원을 배정하였다. 1999년에 이르러서는 우리나라에 7개 수련기관이 설치되었으며, 이들은 모두 서울에 위치한 병원들이었다. 대한소아청소년정신의학회는 2년 과정의 수련을 기본으로 하였으나, 당시에는 1년 과정의 교육 과정이었기에 부족한 수련교육을 교육위원회가 담당하여 부가 수련교육으로 보강하였다. 이후 10년 동안 교육수련에서 2년 과정과 1년 과정이 공존하는 수련제도가 진행되는 셈이었다. 2년의 수련을 이수한 수료자들은 수련심사위원회의 심의를 거쳐서 소아청소년정신과 전문의가 되었으나, 1년 과정을 이수한 자들은 이후 2년 이상 동안 교육위원회가 제공하는 부가 수련교육 과정을 거친 후에 수료자로 인정되고, 역시 수련심사위원회의 심의를 거쳐서 소아청소년정신과 전문의가 되었다.

2001년 이후에는 교육위원회의 활동이 보다 체계화되어 전임의 수련과정에서 1년차와 2년차의 수련 내용을 구체적으로 세분화하고 각 연차에 맞는 고유한 교육 내용을 개발하였다. 2년차 전임의의 수련교육은 1년차 과정의 기본 수련 외에, 지역사회에서의 소아청소년정신과 의사의 역할을 증대하고, 양질의 진료와 특화된 전문적 진료를 교육하는 한편, 연구에 대한 활동과 성과를 추가한 수련 프로그램으로 개발되었다.

2005년부터는 교육위원회를 중심으로 수련기관들의 교육협의체를 구성하여 전체 수련기관들의 수련 전임의들을 대상으로 합동교육세미나(일명 '금요세미나') 프로그램이 시행되었다. 당시 교육위원장인 노경선이 주도하여 연 120시간 규모로 정상발달, 주요 정신병리, 주요 치료를 수련기관의 교수들이 전문분야별로 맡았으며, 강의와 세미나, 워크숍, 사례발표 및 토론회의 형태로 구축한 국내에서는 전무후무한 프로그램으로 발전시켰다.

2009년에 이르러 소아청소년정신의학 전문의 고시를 위한 특별기획팀을 가동하여 전문의 자격시험 제도를 시도하였다. 2010년부터는 소아청소년정신의학 수련에서 2년 수련이 필수과정으로 확정되면서 2012년 초에 전문의 고시가 처음 실시되었다. 첫해에는 1년차를 이수한 전임의 12명이 시험 평가로서 필기고사를 치렀고, 2년차 10명이 시험 평가와 형성 평가를 조합한 실기 위주의 구술 고사를 치렀다. 현재 한국 정신의학 분야의 분과 학회 중에서 대한소아청소년정신의학회가 유일하게 전임의 수련교육제도를 운영하고, 체계화된 수련프로그램과 고시 평가를 거쳐서 분과 전문의 인증제도certified board track를 성공적으로 운영하고 있다.

2. 한국의 소아청소년정신의학 전임의 수련교육의 정착

한국의 소아청소년정신의학 수련기관으로 28개 병원이 등록되어 있으며, 현재 수련교육을 시행하는 병원은 24개이다. 수련기관이 1999년에 서울에 국한되어 7개에 불과했던 것과 비교하면, 20여 년 사이에 전국적으로 분포되었고 수련병원도 3배 이상 증가하였다. 수련 중인 전임의는 30~40명으로 매년 15~20명의 분과 전문의가 배출되고 있다.

대한소아청소년정신의학회가 지향하는 소아청소년정신의학 수련교육의 목표는 '소아청소년정신건강의학과 전문의로서 필수적으로 갖추어야 할 기본적인 태도, 지식, 진료능력을 습득하는 것'이다. 아울러 전임의 수련교육의 미션은 '역량중심의 수련 프로그램을 통하여 소아청소년 정신의학 영역의 전문적인 지식과 태도 및 임상 기술을 갖춘 양질의 전문가를 양성하는 것'이다. 이를 위하여 ① 근거기반의 지식과 숙련된 임상기술 및 공감적인 태도를 바탕으로 소아청소년의 정신건강문제를 해결할 수 있는 전문가를 양성하고, ② 학교와 지역사회를 비롯한 다양한 정신의학 영역에서 지도자로서 활동할 수 있는 전문가를 양성하며, ③ 연구와 교육을 통해 정신의학 발전에 기여하고 우리나라 소아청소년의 정신건강을 증진시키는 전문가를 양성함을 전임의 수련교육의 비전으로 삼았다.

전임의 교육수련의 역량으로 미국 소아청소년정신의학회가 제시한 교육수련의 역량을 기초로 하여, 〈표 64-1〉에 제시하였다. 환자 진료patient care, 의학 지식medical knowledge, 체계-기반 실습systems-based practice, 진료-기반 학습과 증진practice-based learning and improvement, 전문성professionalism, 대인 의사소통 기술interpersonal and communication skills이 기본적인 교육역량의 영역이었다.

기본 교육역량에 기반을 두고 임상술기 역량들을 설정하였다. 〈표 64-2〉에 제시된 임상술기 역량을 보면, 정신병리와 발달, 응급상황과 자문 진료에서 환자와 가족을 평가하고 진단하며 치료할 수 있는 지식과 술기 및 태도를 습득함이 포함되었으며, 임상술기 역량들을 2년의 수련교육 과정 내내 익혀야 한다. 2년차 과정에서는 몇 가지 영역의 역량들을 추가하여 요구한다. 〈표 64-3〉에 제시하였듯이, 연구에 대한 역량과 의과대학생, 정신과 전공의, 정신건강 관련 종사자들을 교육할 수 있는 역량들이 포함되었다. 진료에 있어서는 환자와 가족에 대한 보다 포괄적인

표 64-1 소아청소년정신의학 수련교육의 기본 역량과 영역(Stubbe & Beresin, 2017: Table 1.4.1.)

교육역량	교육역량의 영역
환자 진료patient care	정신의학평가 진단 설정과 감별진단 치료 계획의 수립과 관리 정신치료 약물치료 및 생물학적 치료
의학 지식medical knowledge	발달 정신병리와 건강 임상 신경과학과 유전학 정신치료 약물치료 및 생물학적 치료 정신과 진료
체계-기반 실습 systems-based practice	환자의 안전과 건강 진료팀 자원 관리 지역사회 중심의 진료 정신과가 아닌 전문가와의 협진과 통합
진료-기반 학습과 증진 practice-based learning and improvement	평생교육을 개발하고 실행 가르칠 수 있는 능력
전문성professionalism	연민과 존경, 윤리적 원칙을 준수 의사 자신, 환자, 동료와 전문성에 대한 책임
대인 의사소통 기술 interpersonal and communication skills	관계 형성의 발달과 갈등의 해결 정보 공유와 기록 관리

표 64-2 소아청소년정신의학 임상술기 역량: 1년차 과정의 기본 역량

1. 입원 및 외래 환자와 가족의 평가
2. 포괄적인 감별진단 및 치료계획의 수립
3. 자해, 타해의 가능성을 평가하고 토론하여 종합적으로 판단하여 기록
4. 환자 및 가족에 대한 치료적 면담의 시행
5. 정신치료와 약물치료를 포함한 여러 가지의 치료를 수행
6. 병원, 학교와 지역사회 및 법원의 효과적인 자문 및 협진
7. 응급 상황의 평가와 개입
8. 지속적인 치료 여부의 평가와 계획 및 수행

출처: 대한소아청소년정신의학회 수련교육위원회 제공.

표 64-3 소아청소년정신의학 임상술기 역량: 2년차 과정에서 요구되는 추가 역량

1. 진료 영역의 역량
   1) 포괄적인 임상적 평가와 치료계획 수립
   2) 입원병동 다학제팀의 구성원과의 협력
   3) 지역사회에서의 정신의학적 개입과 자문
   4) 외래와 입원 체계에서 행정적인administrative 역할
2. 교육 영역: 정상과 비정상 발달, 정신병리, 예방 등에 대하여 의과대학생, 정신과 전공의, 정신건강 관련 종사자들을 교육하는 역량
3. 연구 영역: 연구를 계획하고 수행하여, 연구결과를 통하여 발표하는 역량

출처: 대한소아청소년정신의학회 수련교육위원회 제공.

평가 및 치료계획의 수립, 입원 병동에서 다학제 팀의 구성원과 협력하는 경험, 지역사회와 학교에서의 정신의학적 개입과 자문, 외래와 입원 등 여러 진료 체계에서 관리자로서 역할을 수행할 수 있는 역량을 2년차 수련과정에서 요구하였다.

한국 소아청소년정신의학의 수련교육제도는 4년간 정신과 전공의 수련을 마치고, 2년 동안 소아청소년정신과 임상 수련을 수료한 이후, 전문의 인증시험을 통과하여야 소아청소년정신과 세부 전문의가 될 수 있도록 수립되어 있다. 의과대학 교육을 마친 이후, 적어도 7년의 교육수련 과정을 거치기에 경제적으로 소모가 심하며, 정신적으로나 육체적으로 소진될 가능성이 높다. 이러한 소진 현상은 의사 자신의 건강에 영향을 끼치며, 진료에 있어서 공감과 소홀함이 나타날 수 있고, 도덕적 해이함을 주의하여야 한다. 따라서 수련기관은 물론 학회와 사회에서 전임의들의 교육과 복지를 위한 사회경제적인 지원과 심신 건강의 돌봄이 필요하다. 2015년에 한국에서 전공의들을 위한 '전공의 법'이 제정됨으로써 전공의의 권리가 보호되고, 환자의 안전을 도모하고, 우수한 의료 인력을 양성할 수 있는 발판이 마련되었다는 점을 깊이 참고해야 할 것이다.

수련교육 프로그램에서 수련의 내용과 수련환경의 질을 결정하는 가장 중요한 요소는 수련책임자의 역할이다. 수련기관 안에서 전임의의 요구와 수련기관의 요구가 다를 수 있는데, 상이한 두 입장을 조절하고, 수련교육 관리를 위한 행정 조직과 연계하여 수련 환경과 분위기를 개선하는 역할을 하기 때문이며, 또한 역할에 상응하는 충분한 권한도 가져야 한다. 수련교육 책임자는 전임의들 및 여러 지도감독자들과의 정례적인 모임을 통하여 교육의 내용을 개선하고 발전시키는 역할을 맡는다. 또한 지도감독자들의 멘토링mentoring 기능을 강화하여 교육경력 개발career development과 전임의를 위한 심리적 지원 능력을 함양시키는 역할을 맡는다.

소아청소년정신과 전문의는 환자와 가족을 진료하고, 지역사회와 학교와의 협조 체계를 유지하면서 지도력을 함양하고, 인력관리와 교육 능력을 발휘하여야 한다. 전임의 수련교육을 통하여 지도력을 증진시키고, 지도자로서 가치관과 정체성을 확립하고, 전문적인 지식과 술기를 충분히 갖춘 숙련가가 되며, 의사소통 능력을 증진하면서 통합적인 관리 능력을 갖추도록 함을 지향해야 한다. 성공적인 수련 프로그램은 교육수련제도의 꾸준한 개선을 통하여 가능하다.

3. 한국 소아정신의학 수련교육의 나아갈 길

21세기 초 미국 Health and Human Service 자료에 의하면 6~17%의 젊은이들이 심각한 정서적 혼란에 처해 있다고 하면서, 이를 해결하기 위하여 3만 명 정도의 소아청소년정신과 의사가 필요하다고 평가하였다. 그러나 당시 미국의 소아청소년정신과 의사는 7천 명 정도에 불과하였고, 그나마 소아청소년정신과 서비스에 전담하지 않아 인력 부족은 더욱 심각하였다. 그 해결 방법으로 제안된 것 중 하나가 조기 수련 및 단축 수련제도이다. 일반 정신과 수련과정에 소아정신과 전임의 과정을 흡수하였을 뿐 아니라, 심지어 소아과, 정신과, 소아청소년정신과 세 분야를 모두 7~8년 안에 단축하여 수련받는 triple board 제도를 도입하였다.

한국의 사정도 유사하다. 국내의 소아청소년 정신건강에 대한 전국적인 역학 조사도 이루어지지 않았을 뿐 아니라 국내에서 필요한 소아청소년정신과 의사의 수요에 대한 자료가 없다. 이혼 가정과 다문화 가정이 점차 증가하고, 학교폭력과 성폭력, 아동 학대 피해가 증가하고 있다고 판단이 되지만, 국가와 사회는 이러한 정신건강 위기에 충분한 관심을 두지 않는다. 병원에서 환자를 돌보는 서비스 모델만으로는 정신건강의 위기를 해결하기 어려울 것이다. 행위중독과 물질중독, 가정과 학교 및 사회에서의 다양한 트라우마, 다문화 사회문제로 인한 정체성의 문제,

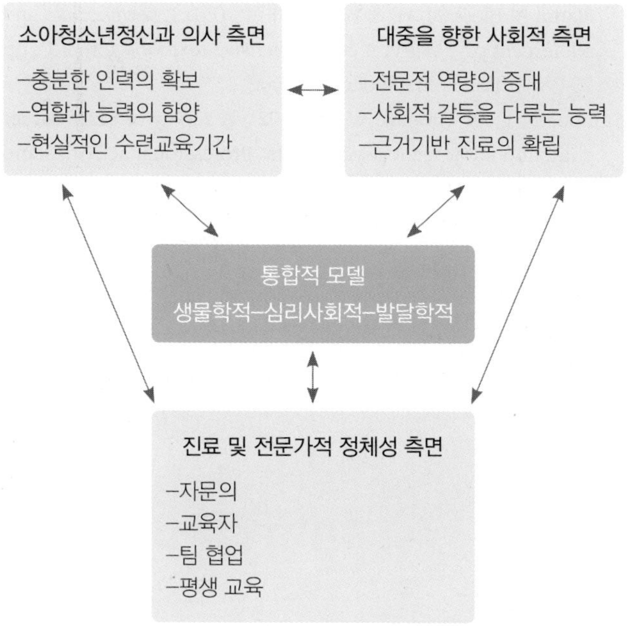

그림 64-1 소아정신의학 수련교육의 방향(McCarthy et al., 2009: Fig.1.)

가족의 해체, 아동학대와 폭력의 피해 문제들은 임상적 영역 안의 정신병리를 넘어서 사회정신병리로 확대되기에 보다 폭넓은 안목과 전문적인 해결 방안들이 수련과정에 녹아들어야 한다.

소아청소년 정신건강 서비스의 수요가 증가하면서 소아청소년정신과 수련 프로그램에서 요구하는 임상술기들은 생물학적(뇌과학과 약물학)–심리학적–사회과학적 모델을 넘어서서 공중정신보건에 기반을 둔 통합적인 모델로 발전하여야 한다(그림 64–1). 정신건강서비스의 대상을 지역사회와 가족 및 다문화 사회로 확대하여 다른 아동 전문가들과 자문하고 협업하는 체계 안에서 수련과 교육의 역량을 성취하도록 교육의 새로운 패러다임을 설정하여야 한다. 진료, 의학 지식, 체계–기반 실습, 진료–기반 학습과 증진, 전문성, 대인 의사소통 기술의 기본적인 교육역량을 학교와 청소년, 사법기관, 공중정신보건 영역에 적용할 수 있도록 수련 체계가 발전하여야 한다.

현재 우리 사회에 학교정신보건에 대한 체계가 어느 정도 마련되어 가고 있고, 대한소아청소년정신의학회를 중심으로 학교정신보건 사업 모델이 개발되고 있으나, 전임의들이 충분하게 수련받도록 교육체계가 구축되었다고 판단하기에는 부족함이 많다. 더욱이 사법정신의학을 위한 수련교육 체계는 더욱 부족하다. 대한소아청소년정신의학회가 사법기관들과 긴밀하게 협업하여 전임의들이 법원에서 자문조정과 전문적인 심리를 할 수 있도록 노력해야 할 것이다.

수련에 있어 연구적 역량을 병행하여 보다 높은 수준의 연구들을 수행할 연구자를 양성하여야 한다. Rutter(2010)는 지난 수십 년간 진단과 정신병리, 역학, 유전과 환경 간의 상호작용, 다양한 심리치료와 약물치료들이 발전하였으나, 근거 중심의 치료들을 통한 치료적 성과를 얻기에는 제한점이 상당하다고 평하였다. 여러 체계적인 치료들의 직접적인 또는 간접적인 치료효과들이 확인되었고, 특히 약물치료가 그 효과와 제한점 측면에서 괄목할 정도로 진전되었다고는 하지만, 과학적 연구로서의 수준에 아쉬움이 있다고도 하였다. 앞으로 소아정신의학은 과학적 근거의 필요성을 추구하는 쪽으로 지향해야 하며, 다양한 정신병리와 사회적 문제들을 엮어서 치료하는 통합치료적 접근을 연구하여야 한다. 수련과 교육에서 다문화적인 접근과 함께 우리의 고유한 사회문화적인 요인들을 접목할 연구자를 양성하고자 새로운 교육–연구 패러다임을 구축하여야 한다.

참고문헌

임태식, 홍강의(2014). 소아정신의학의 역사. 홍강의(편), DSM–5에 준하여 새롭게 쓴 소아정신의학. 서울: 학지사.

Beresin, E. V. (1997). Child and adolescent psychiatry residency training: Current issues and controversies. *Journal of American Academy of Child and Adolescent Psychiatry, 36*, 1339–1348.

Beresin, E. V. (2002). The administration of residency training programs. *Child and Adolescent Psychiatric Clinics of North America, 11*, 67–89.

Martin, A. (2005). Ignition sequence: On mentorship. *Journal of American Academy of Child and Adolescent Psychiatry, 44*, 1225–1229.

McCarthy, M., Abenojar, J., & Anders, T. F. (2009). Child and adolescent psychiatry for the future: Challenges and opportunities. *Psychiatric Clinics of North America, 32*, 213–226.

Rutter, M. (2010). Child and adolescent psychiatry: Past scientific achievements and challenges for the future. *European Child and Adolescent Psychiatry, 19*, 689–703.

Sarvet, B. D., & Wegner, L. (2010). Developing effective child psychiatry collaboration with primary care: Leadership and management strategies. *Child and Adolescent Psychiatric Clinic of North America, 19*, 139–148.

Skokauskas, N., Fung, D., Flaherty, L. T. et al. (2019). Shaping the future of child and adolescent psychiatry. *Child and Adolescent Psychiatry and Mental Health, 13*, 19-25.

Stubbe, D. E. (2002). Preparation for practice: Child and adolescent psychiatry graduate's assessment of training experiences. *Journal of American Academy of Child and Adolescent Psychiatry, 41*, 131-139.

Stubbe, D. E., & Beresin, E. V. (2017). Education and training. In Martin A, Bloch M. H. & Volkmar F. R. (Eds.), *Lewis's child and adolescent psychiatry, A comprehensive textbook* (5th ed., pp 26-38). Philadelphia: Wolters Kluwer.

Stubbe, D. E., & Thomas, W. J. (2002). A survey of early-career child and adolescent psychiatrists: Professional activities and perceptions. *Journal of American Academy of Child and Adolescent Psychiatry, 41*, 123-130.

제65장

소아정신의학

소아정신의학 의료윤리

Medical Ethics in Child Psychiatry

구영진 · 황준원

서론: 소아정신의학 윤리규정의 배경과 역사

윤리학ethics은 인간의 올바른 행동과 선한 삶을 연구하고 규명하는 철학의 한 분야로 도덕 철학moral philosophy이라고도 한다. 의미론적으로 도덕과 윤리는 동일하지만, 도덕은 개인 차원의 선과 악을 구분 짓는 내적 가치체계를, 윤리는 사회 구성원의 집단적 또는 사회적 가치 특성을 내포한다. 현대 윤리학은 도덕 현상을 조사, 연구하는 기술 윤리학, 선악의 기준, 도덕적 가치의 본질과 기원 및 발달을 연구하는 이론 규범윤리학, 윤리적 추론의 타당성을 연구하는 메타윤리학, 도덕적 가치의 실천적 방법으로서 인간 행위 규범을 연구하는 응용(규범) 윤리학으로 구분되며, 의료윤리medical ethics와 생명과학 연구윤리가 포함된 생명의료윤리biomedical ethics는 법조윤리와 더불어 대표적인 전문직 윤리로 응용윤리학에 속한다(김민경 등, 2017).

2001년 출범한 WTO 도하개발 아젠다에 서비스 분야(환경, 디지털, 금융, 자유여행, 지식재산, 교육, 전문직 자격 상호인정 등) 무역 협상General Agreement on Trade in Services: GATS이 주요 의제에 포함되면서, 21세기 세계화는 국경을 초월한 서비스 분야 품질의 국제 표준화와 비차별non-discrimination, 비착취non-exploitation, 환경 보호를 실천하는 세계시민 의식global citizenship을 요구하고 있다.

전문직종 서비스의 국제기준은 전문직업성professionalism이란 용어로 대표되며, 전문직업성을 구성하는 세 가지 기본 요소는 ① 전문분야 지식과 술기의 수월성academic competence, ② 전문직 윤리강령과 지침의 명문화와 자율적 실천, ③ 전문직 단체 주도 자기규제profession led self-regulation로 정의된다(김민경 등, 2017).

세계화로 국제규범global standards의 중요성이 강조되면서 국제기준의 의료윤리는 의료전문직에 종사하는 모든 임상의와 연구자가 전문분야의 지식과 술기와 더불어 교육받고 수련되어야 하는 의학 전문직업성medical professionalism의 근간이 된다(Williams, 2015). 전문직종을 대표하는 단체가 구성원의 자격과 면허를 관리감독하는 체계를 갖추고 윤리적 직무수행을 돕는 명문화된 윤리강령과 지침을 통해 자정능력을 갖는 자기규제self-regulation는 사회와 국가가 부여하는 사회적 계약으로 정의할 수 있다(신의철, 2012; 안덕선, 2011; 최보문, 2011; World Medical Association, 2022). 이에 따라 국제기준의 의료전문직 윤리규정과 면허 및 자격증 관리 체계의 재정비는 대한의사협회뿐만 아니라 국내 전문의학회의 중요한 과제가 되었다(김옥주, 2017; 박석건 등, 2020; 한희진 등, 2016).

대한소아청소년정신의학회도 2012년 3월 학회윤리규정 준비위원회를 구성하고 자료 수집과 초안 마련을 진행하면서, 2013년 11월 학회 추계학술대회에서 심포지엄을 통해 학회 회원들과 논의하는 기회를 가졌다. 2015년 학회 이사회 승인과 법무법인의 자문 과정을 거쳐 수정 보완된 학회 의료윤리규정은 2015년 11월 학회 추계학술대회 및 총회에서 채택되어 공포되었고, 2019년에 의료윤리규정 실행규정을 수립하였다(구영진 등, 2016; 대한소아청소년정신의학회, 2019).

2015년 채택된 대한소아청소년정신의학회 의료윤리규정의 토대가 된 대표적인 소아정신의학 분야의 의료윤리 강령과 지침으로는 2006년에 개정된 국제 소아청소년 정신의학 및 협력전문가 협회the International Association for Child and Adolescent Psychiatry and Allied Professions: IACAPAP의 윤리원칙 및 지침과 1982년에 제정되고 2014년 개정된 미국 소아청소년 정신의학 정신의학회the American Academy of Child and Adolescent Psychiatry: AACAP의 윤리강령code of ethics이 있다. 2020년 개정된 세계정신의학협회World Psychiatric Association: WPA의 정신과의사를 위한 윤리강령과 세계의사협회World Medical Association: WMA의 2017년 개정된 제네바 선언문 및 2022년 개정된 국제의사윤리강령 모두 의학 전문직업성을 공표하고 있다.

의료윤리의 기본 원칙

의료윤리는 의료인의 자율적 준수를 목표로 한다. 법률의 국가 공권력에 의한 강제성과는 차이가 있어 필연적으로 그 실효성 문제가 자주 논의되어 왔으나, 세계화에 따라 국가 간 전문직 자격 기준에서 명문화된 의료전문직의 윤리규정과 그 실천은 전문분야의 학술적 전문성만큼 중요하다. 의료윤리규정의 기본 정신은 자율적 준수이고, 그 본래 목표에 도달하기 위해 의과대학 교육과정 및 임상수련 과정에서 의료윤리학의 비중이 강화되고 있다(Williams, 2015; WMA, 2022; 대한소아청소년정신의학회, 2019).

진료하는 의사나 연구하는 의사는 직무수행 중 비윤리적이어도 되는 순간은 없다. 그럼에도 매 순간 윤리적 갈등이나 판단의 어려움을 겪지 않는 이유는 의과대학과 전문분야 수련과정에서 훈습되어 자연스럽게 내재화된 윤리적 기준이 있기 때문이다. 그러나 인구와 가족관계 구조의 변화, 환자-의사 관계의 온정적 간섭주의에서 환자 중심의 상호 동등한 계약 관계로의 변화, 의료보험 및 복지 제도 변화, 의료비 통제를 위한 제3자 기관의 개입, 인공지능 등 정보통신기술의 발달과 개인정보 보안 문제, 유전 연구와 생명과학기술의 비약적 발달에 따른 영향력, 새로운 치료법의 발견 그리고 보건의료 분야의 상업화 등으로 의학계는 지속적으로 새롭게 부각되는 윤리적 과제와 위기를 경험하고 있다.

임상에서 특정 상황에 대한 윤리강령과 지침이 합의를 이루어 채택되기까지는 시간이 필요하다. 정해진 원칙이 있다 하더라도 의료 현장에서 판단의 준거로 활용되는 데 역시 시간이 소요된다. WMA 의료윤리 매뉴얼(Williams, 2015)과 2022년 개정된 WMA 국제의사윤리강령 그리고 2014년 개정된 AACAP 의료윤리강령과 지침에 따르면, 아직 학계의 보편적 합의에 이르지 못한 의료윤리적 갈등 상황에 놓일 경우, 의료 전문직은 스스로 직무적 판단의 책임을 져야 하므로 보다 합리적인 접근방식을 통해 보다 윤리적인 결정에 이르는 훈련을 권고하고 있다.

이성적이고 합리적인 윤리적인 판단을 내리기 위해서 다음의 접근방법을 참조하기를 권한다.

① **원칙주의**: 이미 학계에서 채택된 생명의료윤리 강령과 지침 및 관련 법규에 근거하여 판단하는 가장 보편적인 접근 방식이다. 2017년에 개정된 대한의사협회 의료윤리강령 및 지침과 더불어 WMA 국제의사윤리강령, 헬싱키선언문Declaration of Helsinki, 벨몬트 보고서, 뉘른베르크강령 등이 대표적이다. 소아정신의학 분야에서는 대한소아청소년정신의학회 의료윤리규정 및 실행규정과 더불어 IACAPAP의 윤리지침 및 원칙, AACAP의 윤리강령이 대표적이다. 국제협약으로는 UN 아동권리에 관한 국제협약과 세계인권선언문 등이 대표적이다(박석건 등, 2020; Williams, 2015; WMA 2022). 국가 실정법으로서 「의료법」「약사법」「생명윤리 및 안전에 관한 법률」 빅데이터 활용과 관련된 법령 등이 포함된다.

② **현대 생명의료윤리학을 뒷받침하는 철학이론에 근거한 접근방식**: 어떤 행동이 윤리적인가를 판단하는 대표적인 4대 학파에는 Immanuel Kant의 의무론적 윤리학, John Rawls의 정의론, John Gregory와 Thomas Percival의 덕성윤리virtue-based ethics, Jeremy Bentham과 John Steward Mill의 공리주의utilitarianism가 대표적이다(Williams, 2015; Roberts, 2017).

③ **의료인 스스로의 '의학적 결정이 누구를 위한 결정인가?'라는 자문**: 의료윤리적 감수성을 높이기 위해 아동(환자)의 이익을 최우선으로 고려하였는지 질문해 보는 것이다(Williams, 2015).

아동권리에 관한 국제협약International Convention on the Rights of the Child: CRC

소아정신의학 윤리에서 추구하는 보편적인 도덕적 가치와 의무는 기본적으로 1989년 UN 총회에서 만장일치로 채택된 아동권리에 관한 국제협약의 기준에서 출발한다(Sondheimer & Rey, 2012). UN 아동권리에 관한 국제협약(1989년)에 따르면, 아동은 "성인과 동일하게" UN 세계인권선언(1948)과 규약(1976)에 명시된 기본적 인권과 인간의 존엄성을 갖는다. 그러나 아동은 "신체적, 정신적으로 미성숙하므로 출생 전과 후 모두 법적 보호를 받으며, 특별한 보호와 돌봄이 필요하다"라는 전문preamble과 함께 실질적 규정 제1조에 아동은 만 18세 미만으로 정의하고, 제2조에 아동과 그 부모 및 법정 대리인이 국적과 인종, 피부색, 연령과 성별, 질병과 장애, 종교와 문화, 사회경제적 신분과 정치성향 그리고 성적 지향 등에 의해 차별받지 않을 권리, 제3조에 아동의 권익best interest을 최우선하여 고려하며, 아동의 4대 기본권으로 생존권, 보호권, 발달권, 참여권을 규정하고 있다(표 65-1). 또한 아동의 발달하는 역량evolving capacity에 맞는 적절한 지도와 감독의 책임과 권리가 보호자에게 있다고 명시하고 있다.

소아정신의학은 아직 충분히 성숙되지 않은 소아청소년을 진료하고 연구하는 분야라는 점 때문에 다른 분야보다 더 엄격한 윤리적, 법적, 임상적 사명감을 요구한다(McGee et al., 2016). 아동이 단순히 어른의 축소판이 아님은 15세기 말부터 16세기 초 르네상스 시대에 이미 인식이 이루어졌는데, 이는 이 시기 화가들의 작품에서 아동의 성인과는 다른 신체비율이 사실적으로 묘사되었음을 통해 알 수 있다. 아동이 성인과 동일한 인권과 존엄성을 가지며 생존과 발달에 필요한 보호와 보살핌을 제공받을 권리를 갖는 주체라는 아동권리사상은 20세기부터 발전하기 시작하였다. 제1차 세계대전 후 기아와 질병으로 고통받는 아동들의 보호를 위해 1919년 세계 어린이 구호활동 국제기구인 Save the Children Fund를 설립한 Eglantyne Jabb은 패전국의 아동들도 차별 없이 도움받을 권리가 있음을 알리기 위해 1922년 '아동권리선언Declaration of the Rights of the Child'을 제정하였고, 국제연맹League of Nations이 1924년 9월 26일에 이 아동권리선언을 토대로 전문 및 아동의 심신발달 보장 · 요보호아동에 대한 원조 · 위험에 처한 아동의 최우선적 구제 · 생활보장 및 착취로부터의 보호 · 인류 동포에 봉사하는 아동 육성 등 5개 조항으로 구성된 세계 최초의 아동권리선언인 '아동권리에 관한 제네바 선언Declaration of Geneva'을 채택하였다. UN은 1959년 11월 20일에 아동에게 최선의 이익을 보장하기 위한 전문과 10개 조항으로 구성된 'UN 아동권리 선언UN Declaration on the Rights of the Child'을 채택하고, 20주년이 되는 1979년은 UN이 정한 '세계아동의 해'로 선포하였다. 1989년 11월 20일 UN은 전문 및 54개조로 된 '아동권리에 관한 국제협약'을 만장일치로 채택하고 1991년 9월 2일 국제법으로 공포하였다. UN 아동권리에 관한 국제협약은 대한소아청소년정신의학회 의료윤리규정(2015년 채택)의 토대가 된 소아정신의학 분야의 대표적인 전문의학회인 IACAPAP과 AACAP의 의료윤리강령 및 지침에 보편적 가치 기준으로 명시되어 있다.

표 65-1 UN 아동권리에 관한 국제협약에 따른 아동의 4대 기본권(1989)

생존권	생존을 위한 안전한 주거지, 충분한 영양섭취, 적절한 의료서비스와 같은 기본적인 삶에 필요한 권리
보호권	모든 형태의 착취와 학대, 폭력, 가족과의 인위적인 분리로부터 보호받을 권리
발달권	교육, 놀이, 여가, 유익한 정보와 문화 활동, 사상과 종교의 자유 등 잠재능력을 발휘하는 데 필요한 권리
참여권	자신의 의사를 표현할 자유와 자기 생활에 영향을 주는 일에 대하여 말할 수 있는 권리 등 적극적으로 참여할 기회를 가질 권리

진료와 관련된 윤리적 쟁점

소아정신의학 분야에서 추구하는 가장 중요한 전문직 윤리 덕목에는 소아청소년과 그 가족의 정신건강mental health과 복리welfare의 증진을 위한 진료practice와 연구research 그리고 사회활동advocate을 들 수 있다. 소아정신과 의사의 전문직업성professionalism은 아동을 발달학적으로 이해하고 아동의 발달을 가능한 한 최적optimal의 단계에 도달할 수 있도록 돕는 학문적 전문성을 갖추고, 아동의 권익이 최우선으로 최대한 보장되도록 결정하는 윤리적 의무를 준수함으로써 결과적으로 아동이 건강하게 발달하도록 돕는 데에 있다.

AACAP 진료 원칙principles of practice에서는 소아청소년과 그 가족이 소아청소년 정신건강의학과 의사에게 다음과 같은 사항을 기대함을 명시한 바 있다(American Academy of Child and Adolescent Psychiatry, 1982).

① 과학적 지식과 집단적 및 개인적 경험을 바탕으로 가족, 학교 및 지역 사회라는 맥락에서 평가되는 소아청소년의 복지 및 최적의 발달을 주요 관심사로 삼는다.
② 소아청소년과 부모/보호자 및 가족 간의 고유하고 양육적인 관계를 조성한다.
③ 성인의 지원이 필요한 소아청소년의 필요도를 인식한다.
④ 아동의 최적의 발달에 해로운 영향을 미칠 수 있는 모든 활동을 피한다.
⑤ 소아청소년과 가족의 복지와 최적의 발달을 촉진하기 위해 그들과의 고유한 관계를 이용한다.
⑥ 모든 적절한 수단을 통해 개별 아동의 고유성을 증진시킨다.
⑦ 소아청소년과 소아청소년의 돌봄 및 치료와 관련된 사람들이 소아청소년 정신건강의학과 의사의 역할, 견해, 결론 및 권고 등에 대해 가능한 한 철저히 이해할 수 있도록 방법을 모색한다.
⑧ 견딜 수 없는 위험을 수반하거나 양육과 관련된 책임성을 위협하지 않는 한 소아청소년, 부모, 보호자, 기타 관련자들의 특정 비밀을 보호한다.
⑨ 소아청소년이 부모와의 관계가 가족 구성원에게 주는 영향과 본인의 결정의 결과를 인식하도록 돕는다.
⑩ 가족 구성원이 전문가의 판단이나 권고에 대한 관점의 차이를 해소하도록 돕는다.
⑪ 부모, 보호자 또는 기관의 대리인으로만 행동하지 않는다.
⑫ 비용 보상을 어디에서 해 줄 것인가에 구애받지 않고 전문가적 판단 및 행동의 무결성을 유지한다.

대한소아청소년정신의학회의 의료윤리규정 서문에서는 진료 직무상 다음과 같은 사항에 대해 윤리적으로 숙고할 것을 권고하고 있다(대한소아청소년정신의학회, 2016).

① 소아청소년 환자는 발달상의 미성숙과 능력의 한계로 개인의 자율성과 의사결정, 권익수호에서 취약하다.
② 소아청소년 환자를 진료할 때에는 환자뿐 아니라 그 가족 및 보호자를 함께 도와야 하는 경우가 자주 있다.
③ 소아청소년 환자는 그 가족 및 법적 보호자, 혹은 관련 기관(교육 및 복지 등)과의 사이에서 이해상충 또는 갈등 상황에 놓이기 쉽다.
④ 소아청소년 환자는 가족뿐 아니라 교육 및 복지 기관, 후원 단체 등으로부터 다양한 지원과 보살핌을 받기 때문에 진료 내용의 비밀유지 및 공유에서 법적-윤리적 문제가 발생할 소지가 많다.

소아정신의학 분야에서 진료와 관련된 대표적인 윤리적 쟁점 영역은 다음과 같다.

1. 환자-의사 관계

일반적으로 임상 현장에서 경계boundary란 치료자가 취할 수 있는 적절한 행동의 범위, 의사와 환자 간의 준수되어야 할 선, 치료자 내적으로 전문적인 역할을 수행하는 자아와 개인적 사생활을 하는 자아 간의 구분 등을 의미한다. 흔히 알려진 경계의 원칙으로는 환자와 신체접촉을 하지 않기, 미리 정해진 일정한 상담 시간, 비밀 유지, 과도한 선물 거절, 환자와(의사-환자 관계에 영향을 끼칠 수도 있는) 개인적 관계나 경제적 관계를 갖지 않기, 자기 개방의 상대적 비대칭성(특히 치료자의 개인적 문제를 환자에게 공개하지 않기), 특정한 치료 장소(병원이나 상담소 등)가 있다(장형윤, 임기영, 2018).

소아청소년 정신건강의학과 의사는 치료자라는 지위를 이용하여 부당한 이득을 추구하거나, 환자-의사 관계에서 지켜야 하는 경계를 넘거나 훼손하는 행위를 삼가야 한다. 소아청소년 환자는 장기간의 의학적 도움을 필요로 할 가능성이 있으므로 장래의 치료에 부정적인 영향을 주거나 방해가 될 가능성을 숙고하여 진료와 무관한 환자 또는 그 보호자와의 접촉 또는 거래는 신중을 기해야 한다. 환자-의사 관계, 보호자-의사 관계는 치료 종결 이후에도 지속되므로, 소아청소년 정신건강의학과 의사는 환자-의사 관계에서 준수해야 하는 경계선을 치료의 종결 여부와 관계없이 계속 준수하도록 노력해야 한다(대한소아청소년

정신의학회, 2016). 특히 환자와 보호자를 비물질적, 재정적, 다른 물질적 방식으로 착취하거나 성적인 접촉을 피해야 한다(International Association for Child and Adolescent Psychiatry and Allied Professions, 2006).

2. 비밀보장confidentiality

직무 수행 중 알게 된 환자의 비밀을 지키는 비밀보장의 의무는 히포크라테스 시대부터 있어 왔던 의료윤리의 원칙 중 하나로 생명의료윤리의 선행의 원칙과 악행 금지의 원칙의 중요한 토대가 된다. 소아청소년 정신건강의학과 의사는 환자-의사 관계에서 알게 된 환자와 그 보호자의 개인 정보를 안전하게 보호하고, 오직 환자의 생명 보호와 정신건강 증진 목적으로만 사용해야 한다. 소아청소년 진료에서 환자에 대한 비밀보장의 원칙은 성인 환자와 동일하므로 소아청소년 정신건강의학과 의사는 환자-의사 관계가 시작되는 시점부터 소아청소년에게 비밀을 보장받을 권리와 그 권리의 예외 규정에 관하여 발달 단계에 맞게 설명해 주고 이해할 수 있게 도와야 한다. 환자가 의사에게 알려 준 정보는 윤리적으로 합당한 예외 상황(자살, 타살, 학대, 방임, 착취 등)이 아니라면 비밀로 안전하게 보호되어야 하며 이를 환자에게 알려야 한다. 소아청소년 진료에서 이러한 비밀보장의 원칙은 간혹 환자뿐만 아니라 부모·법적 대리인·학교·복지기관·행정당국·보험회사 등에게도 이해시켜야 하는 과정이 필요하다. 환자의 비밀 정보를 법원의 명령에 의해 요구될 경우, 의사는 환자에게 이를 알리고, 법이 요구하는 최소한의 정보만 공개하는 것이 원칙이다. 최근의 전자 의료정보의 경우, 보안을 위한 충분한 주의가 필요하다. 보안이 뚫렸을 때 환자의 신체적, 정신적, 사회적, 경제적 손상이 매우 클 가능성이 있으므로 환자의 정보가 부적절하게 공개되는 것을 예방하는 조치와 노력이 항상 요구된다.

미성년 환자가 진료 중 부모를 배제시키고, 부모의 반대와 오해를 불러오는 적대적 관계를 유지하며, 의료적 결정에 부모와 정반대의 의견으로 충돌할 때, 미성년 환자의 이런 방식에 대한 이유를 탐색해 나가는 것은 치료과정에서 중요하다. 법에 저촉되지 않는 한 의사는 동의 능력이 있는 미성년자가 의료에 동의하는 것을 허락해야 하며, 환자의 동의 없이 부모에게 알려서는 안 된다. 부모에게 알리는 것을 반대하는 미성년 환자가 심각한 건강상의 문제(예: 임신 관련 검사 및 출산, 성병, 물질 의존 등)가 있고 부모의 개입 없이는 미성년 환자의 건강이 심각하게 위협받고 있다고 판단될 경우, 또 부모가 협조적이고 이해심이 있다고 믿을 만한 이유가 있는 경우에는 미성년 환자의 문제를 부모에게 알리는 것은 윤리적으로 정당하다. 의사가 부모에게 환자의 상태를 알리기 전에 미성년 환자와 비밀보장 원칙을 어긴 이유를 논의하는 것이 중요하다(대한소아청소년정신의학회, 2016).

3. 해로운 효과 최소화 원칙악행금지non-maleficence

소아청소년 정신건강의학과 의사는 소아청소년 개인은 물론 가정과 사회에서 소아청소년의 발달에 부정적인 영향을 초래하는 다양한 위해요인을 최소화하는 데 노력을 기울여야 한다. 소아청소년은 성장과정에서 성인의 보살핌과 정서적 지지가 필수적이다. 그러므로 소아청소년은 부모, 보호자, 그 밖의 어른들과의 관계에서 정서적으로 취약하며, 타인의 정서적, 신체적 침해를 거절하지 못하고 받아들이거나 착취당하기 쉬우므로 특히 학대와 방임, 착취로부터 보호받을 수 있도록 도와야 한다.

도움을 받고자 하는 소아청소년과 그 가족은 소아청소년의 정신의학적 상태와 다양한 스트레스 요인들로 인하여 심리적으로 취약한 상황에 놓여 있으므로 주변의 비합리적인 권유에도 수용적인 반응을 보일 가능성이 높다. 소아청소년과 그 가족의 정서적 취약성 및 필요를 인식하여 적합한 도움을 받을 수 있도록 도와야 한다. 아울러 과학적 근거가 없고 비효과적이거나 환자에게 해로울 것으로 판단되는 의료행위, 경제적 이득을 목적으로 하는 비윤리적인 의료행위, 자격 또는 면허가 없거나 제한된 자격을 가진 사람의 자격 범위를 넘어서는 의료 행위 등을 알게 될 때에는 이를 관계 기관에 신고하거나 기타 그러한 행위를 중지시키기 위한 적절한 조치를 취해야 한다(대한소아청소년정신의학회, 2016). 2019년에 제정되어 공표된 대한소아청소년 정신의학회 윤리규정 실행규정에서는 위와 같은 비윤리적 행위에 대한 절차가 상세히 기술되어 있다(대한소아청소년 정신의학회, 2019).

환자의 치료에서 입증된 치료법이 없거나 기존의 치료 방법이 효과적이지 않은 경우, 소아청소년 정신건강의학과 의사는 아직 검증되지 않은 시술이나 치료법이 환자에게 도움이 된다고 판단되면 환자와 그 가족 및 법적 대리인으로부터 동의를 받은 후 그 치료법 또는 시술을 적용해 볼 수 있는데, 이때 적용에 따르는 임상경과를 진료기록으로 남겨야 하고, 적법한 절차에 따라 공개해야 하며 그러한 치료법 또는 시술은 차후 안전성과 효능을 평가하는 임상연구의 대상이 되어야 한다.

소아정신의학 분야는 소아청소년 환자 본인 및 가족이 충분한 정보에 따른 자발적인 의사결정을 하는 것은 현실적으로 실현하기 쉽지 않다. 의사가 아무리 노력해도 제공하는 의학 정보의 양과 시간적 제약, 환자와 환자의 법적 보호자가 이를 충분히 숙지하여 대등한 위치에서 동의하라는 것이 어렵고, 진단과 치료법의 선택 후 모든 결과를 예측하는 것도 가능하지 않기 때문이다. 처방되는 최신의 약물은 아직 장기간의 투여로 인한 부작용이 충분히 알려지지 않은 경우가 많고, 사춘기가 시작되는 연령이 빨라져 주요 정신증상이 보다 어린 연령에 발병하면서 승인된 약물의 용량으로는 충분한 효과가 나타나지 않고, 신체성장에 따라 단계적으로 증량해 나가면서 아직 안정성 연구가 충분히 진행되지 않은 약물을 추가하는 방식으로 약물치료가 진행되는 경우가 많다.

IACAPAP의 윤리지침 및 원칙(2006)에서는 비자발적 치료를 위해서는 다음과 같은 네 가지 전제조건을 강조한 바 있다.

① 장애가 소아청소년 환자의 의사결정 능력을 저해할 때
② 치료 없이는 환자가 자타해 위험성이 있을 때
③ 부모 또는 법정 대리인이 법에 따라 비자발적 치료에 동의할 때
④ 제안된 비자발적 치료가 적절한 법에 따를 때

환자와 환자의 부모, 또는 법적 대리인에게 이런 점을 설명하고, 환자와 환자의 부모 및 법적 대리인이 선택의 결정을 하면서 효과와 부작용 및 위험부담을 주의 깊게 평가하며, 의사와 환자, 환자의 법적 보호자가 모두 의사결정과정에 참여하고 선택의 책임을 지며, 보다 나쁜 결과를 피하기 위해 함께 노력하는 공유의사결정shared decision-making 방식이 있다(Slade, 2017).

공유의사결정의 대표적인 모형으로 다섯 단계의 의사결정법SHARE approach은 다음과 같은 단계를 예시하고 있다.

① 환자의 참여를 구한다Seek.
② 환자가 치료 선택지를 살피고 비교하는 것을 돕는다Help.
③ 환자의 가치와 선호를 가늠한다Assess.
④ 환자와 함께 결정한다Reach.
⑤ 그 결정을 평가한다Evaluate.

4. 동의와 승낙 원칙(자율성의 원칙)

소아청소년은 스스로 이해하고 합리적으로 판단할 수 있는 범위 내에서 자신이 받을 의료서비스를 결정하고 참여하는 주체이므로 진료 시 소아청소년 정신건강의학과 의사는 가능하다면 언제나 적법한 보호자에게는 물론 소아청소년 본인에게 의학적 소견 및 판단에 관하여 발달학적 수준에 따라 충분한 이해를 돕는 정보를 제공하고, 직접 설명하며, 자발적 동의를 얻는 것이 좋다. 응급의료서비스는 동의와 승낙의 원칙에서 예외이며 긴급을 요하는 의료의 제공은 충분한 설명에 의한 동의와 승낙보다 우선할 수 있다. 소아청소년 환자 본인의 치료 거부 상황 및 부모 또는 기타 보호자들과의 이해 충돌 상황에서는 개인의 의사에 반하여 치료할 때 파생되는 심리적 결과와 환자의 의학적 상태를 모두 고려하여 신중하게 접근하고 판단해야 한다(대한소아청소년정신의학회, 2016).

5. 제3자 영향력 관련 원칙(이해상충의 원칙)

소아청소년의 진료 시 소아청소년의 가족 또는 기타 법적 보호자, 의료보험기관, 학교 관계자 외에도 제약회사, 정부기관, 다른 보건전문가 등에 의해 외적인 영향을 받을 수 있다. 이해상충conflict of interest은 신뢰받는 위치에 있는 사람의 개인적 이익이 직무에 따르는 책임성과 상충되는 지점에서 주로 발생하는데(Martin et al., 2008), 재정적인 이득 외에도 학문적 · 정치적 또는 종교적 신념, 소속기관, 개인 간의 이해관계에 의해 소아청소년 환자의 권익이 침해받지 않도록 최선을 다해야 한다(Hwang, 2018). 또한 소아청소년 정신건강의학과 의사는 제3자와 그들로부터 받는 잠재적 또는 실질적 보상이 진료와 교육, 연구활동의 진실성과 개방성, 투명성을 훼손할 가능성이 있음에

항상 유념하여 주의를 기울여야 한다(대한소아청소년정신의학회, 2016).

6. 이중 임무dual responsibility 원칙

소아청소년 정신건강의학과 의사는 때때로 학교와 복지기관, 법원 등의 공공 기관으로부터 치료적 개입이 배제된 평가와 진단에 국한하는 자문을 의뢰받을 수 있는데, 이 경우 의사는 평가 전에 소아청소년 당사자와 그 가족 및 법적 대리인에게 자문의 성격과 목적, 그리고 비밀을 보장받을 권리의 한계성에 관하여 즉시 설명해야 한다. 일반적인 진료에서의 환자–의사 관계와 다른 평가와 자문(예: 제3자가 의뢰한 치료적 개입이 배제된 의학적 진단 또는 평가)에서 소아청소년 정신건강의학과 의사는 의사로서의 의학적 평가 결과가 해당 소아청소년과 그 가족 또는 기타 보호자가 원하는 내용과 상충될 수 있고, 평가받는 개인의 이익에 부정적인 영향을 주거나 손해가 될 가능성이 있음에도 결과를 의뢰한 기관(제3자)에 전달할 의무가 있음을 평가 시점부터 해당 소아청소년과 그 가족 및 법적대리인에게 제3자 관계의 특성과 함께 알려야 하는 이중의 책임과 의무가 있다. 이후 소아청소년과 그 가족 및 법적 대리인이 그 평가를 받을지를 선택하게 하며, 진료기록과 평가 및 자문결과를 서로 구분함으로써 의학적 소견을 공개해야 하는 기관이 필요로 하는 정보만 제한적으로 공개되도록 하는 한계선을 구축해야 한다(대한소아청소년정신의학회, 2016).

7. 대중매체와의 접촉에 관한 원칙

모든 대중매체와의 접촉에서, 소아청소년 정신건강의학과 의사는 정신장애로 고통받는 소아청소년과 그 가족을 옹호하는 의무를 사회로부터 부여받았음을 항상 인식해야 한다. 환자의 존엄성과 자긍심을 보호하고 정신의학적 전문성을 품격 있게 전달하며, 소아청소년 정신장애에 대한 사회적 낙인과 차별을 최소화하고자 노력해야 한다.

대한소아청소년 정신의학회 윤리규정에서는 소아청소년 정신건강의학과 의사가 대중매체와 접촉 시 특정 개인의 추정되는 정신병리에 관해 발표해서는 안 되는 점을 명시하고 있다(대한소아청소년정신의학회, 2016). 이는 1964년 미국 대통령 선거에서 Barry Goldwater에 대해 Fact Magazine이 대통령이 되기에는 심리적으로 부적합하다는 1,189명의 정신건강의학과 의사들의 제안을 게재한 것에 대해 소송이 제기되면서부터이다. 이에 미국정신의학회는 개별적으로 평가하지 않거나 정신건강에 대한 공적 견해를 밝히는 것에 동의하지 않은 공인에 대한 전문적 견해를 내놓는 것이 윤리적이지 않음을 밝힌 바, 이를 소위 골드워터 규칙Goldwater rule이라고 지칭한다.

이에 비해 미국정신분석학회는 지극히 주의해야 함을 단서로 정신분석가가 광범위한 정치적, 예술적, 문화적, 역사적, 경제학적, 기타 현상에 대해 대중의 이해를 돕는 정신분석적 통찰을 부분적으로 허용하고 있다. 최근 들어 역사적 관심을 모으는 사망한 공인에 대해서는 이러한 골드워터 규칙의 예외 사항으로 보고 있으며, 미국의 전 대통령인 도널드 트럼프의 정신건강에 대한 『도널드 트럼프라는 위험한 사례』라는 책을 통해서는 수십억 명의 생사를 좌우하는 권력자가 명백하게 위험한 정신장애의 징후를 보이므로 이에 따르는 경고할 의무duty to warn가 골드워터 규칙보다 더 앞선다고 지적한 바도 있다(Park, 2018).

연구와 관련된 윤리적 쟁점

대한소아청소년정신의학회의 의료윤리규정에서는 윤리적인 연구 수행을 위해 「생명윤리 및 안전에 관한 법률」 「개인정보 보호법」 「약사법」 등 국내의 관련 법률을 준수하면서 다음과 같은 사항에 따라 연구를 진행해야 함을 명시하고 있다.

① 사람을 대상으로 하는 임상연구는 과학적으로 윤리적으로 타당해야 하며, 인간존중의 원칙, 선행의 원칙, 정의의 원칙을 준수한다.
② 사람을 대상으로 하는 임상연구는 피험자의 신체와 정신의 안녕을 최우선으로 둔다. 피험자의 권리, 안전, 복지는 연구의 과학적–사회적 이익보다 중요하다.
③ 임상연구자는 세계의사회의 헬싱키 선언과 국제 의약품 임상시험 기준을 준수하며, 관련 국내 기준과 지침, 법규정(예: 국내 임상시험 관리기준Guideline for Korean Good Clinical Practice, 소아를 대상으로 하는 임상시험 평가지

침,「생명윤리 및 안전에 관한 법률」 등)을 준수한다.

④ 임상연구의 피험자 참여 동의는 반드시 충분한 설명에 근거한 자발적 동의informed consent 원칙을 따른다.

⑤ 임상연구자는 피험자의 생명, 건강, 사생활, 존엄성을 보호할 책임과 의무를 가진다.

⑥ 모든 임상연구는 관련 규정에 따라 연구 설계와 수행 과정이 명백하게 문서화된 임상연구 피험자 동의에 사용할 피험자 설명서와 동의서를 피험자 모집 전에 임상연구 기관윤리심의위원회Institutional Review Board: IRB에 제출하여 심의를 거쳐 승인받아야 한다.

⑦ 임상연구 수행 과정 동안 표준작업지침서를 준수하며, 정기적으로 안정성 및 자료 관리 모니터링을 받아야 한다.

⑧ 모든 임상연구는 관련 규정에 따라 정확한 보고와 해석 및 확인이 가능하도록 기록, 처리, 보존되어야 한다.

⑨ 모든 임상연구 결과는 특정 결과 여부에 상관없이 연구 종료 후 적법하게 공개되어야 한다.

소아정신의학 분야에서 연구와 관련된 대표적인 윤리적 쟁점 영역은 다음과 같다.

1. 임상연구에서 피험자 보호 최우선의 원칙

사람을 대상으로 하는 임상연구는 피험자의 복지를 최우선으로 둔다. 피험자의 권리, 안전, 복지는 과학과 사회의 이익보다 중요하다. 사람을 대상으로 한 임상연구는 피험자에게 발생할 가능한 모든 위험과 이득을 충분히 평가 검토 후에 수행되어야 한다. 임상연구자는 피험자에게 노출되는 위험성이 잠재적 이익보다 크다고 판단되면 그 연구는 중단되어야 한다. 임상연구 수행에 참여하는 모든 임상연구자는 피험자의 생명, 건강, 사생활, 존엄성을 보호할 책임과 의무를 가진다. 임상연구자는 피험자의 연구 참여로 인한 신체적-정신적 위해를 최소화하기 위해 모든 주의와 노력을 기울인다. 임상연구는 연구 수행 과정에서 발생하는 피험자의 피해에 대한 합당한 보상 규정을 임상연구 계획서와 피험자 설명서에 명시한다(대한소아청소년정신의학회, 2016).

과거 해외 연구에서 1996년부터 2002년까지 7년간 739건의 소아 임상시험을 검토한 결과, 523건(71%)에서 약물이상반응이 보고되었으나 안전성 모니터링 위원회가 있는 임상시험은 13건(2%)에 불과했다는 보고가 있었다(Sammons et al., 2009). 이후 각국 정부에서는 소아청소년 약물학에 전문지식을 갖추고 이들의 약물이상반응의 독특함과 예측 불가능성을 평가할 수 있는 위원으로 구성된 독립적인 안전 모니터링 위원회를 구성할 것을 요구하고 있다. 특히 소아청소년은 연구 이후에도 많은 부작용이 나타날 수 있으므로 장기 추적 관찰이 특히 중요하다(Joseph et al., 2015).

2. 자율성 원칙: 충분한 정보 제공에 의한 동의 원칙

임상연구의 피험자 참여 동의는 반드시 충분한 설명에 근거한 자발적 동의 원칙을 따른다. 충분한 설명에 근거한 자발적인 피험자 동의는 임상연구에 관한 충분한 정보가 예비 피험자에게 이해할 수 있는 언어로 제공되고 예비 피험자가 이를 이해하여 개인의 자유의사에 따라 피험자 참여에 동의하고 서면 승낙하는 과정이다. 피험자 참여 동의는 연구 책임자principal investigator · 연구 담당자subinvestigator · 연구 조정자coordinating investigator 등 임상연구자의 이해하기 쉬운 설명과 함께 기관윤리심의위원회의 심의를 거쳐 승인받은 피험자 설명서와 동의서가 예비 피험자 및 적격한 대리인에게 제공되고, 설명서 내용을 검토할 충분한 시간도 보장해야 한다(대한소아청소년정신의학회, 2016). 한 연구에 따르면, 개별 부모의 아동 질환 및 임상 시험의 위험에 대한 이해는 개인적인 가치관 및 경험, 아동의 질환, 임상 시험의 종류에 따라 좌우된다고 한다(Schilling et al., 2013).

소아는 임상연구에 참여하도록 강요받아서는 안 된다. 소아를 대상으로 하는 임상연구는 소아와 그 가족, 법적 대리인에게 피험자 참여 동의의 대가로 과도한 혹은 부적절한 경제적 지원을 제공해서는 안 된다. 이는 부당한 영향력을 미치려는 시도를 포함하기 때문이며, 궁극적으로 자발적인 동의와 승낙을 훼손시키기 때문이다. 임상연구자와의 인간관계로 인하여 자율성 발휘에 취약해진 예비 피험자(예: 소속 대학의 학생, 연구원, 동료의 자녀 등)는 완전히 중립적이고 독립적인 위치의 적격한 다른 연구자(공정한 입회자impartial witness)가 피험자 동의 절차를 진행해야 한다. 소아청소년 대상 임상연구에서 피험자 참여 동의는 피험자에게 위험성이 전혀 없고 익명성을 완전하게 보장하는 연구라 하더라도 소아청소년 본인과 법적 대리인 모두로부터 자발적인 피험자 동의 절차를 따른다. 임상연구자는 피험자 참여 동의를 알린 환자 및 친권자 · 배우자 · 후견인 · 기타 이에 준하는 사람으로「민법」에 규정한 법적 대리인 등에게 언제든지 불이익 없이 피험자 참여 동의를 거절하거나 철회할 권리가 있음을 알려야 한다. 소아 대상 임상연구에서 적법한 대리인이 동의했더라도 소아청소년이 피험자 참여를 거절하면 그를 연구 피험자로 등록할 수 없다. 소아 대상 임상시험 평가지침에 따르면 지적 발달이 만 7세 수준 이상인 소아는 자필 서명을 동의서에 하도록 명시하고 있다(식약청 권고 기준, 2007). 예비 피험자가 미성년이거나, 문맹이거나, 지적 장애가 있거나, 혼수상태일 경우에는 예비 피험자의 이익을 가장 잘 대변할 수 있는 적격한 대리인의 서면 동의가 필요하다(대한소아청소년정신의학회, 2016).

3. 임상연구자의 자격과 연구 수행 관리 원칙

사람을 대상으로 한 임상연구는 임상연구를 적정하게 수행하기 위한 교육과 훈련을 받고 충분한 경험을 쌓은 적격한 의사의 감독하에 시행되어야 한다. 모든 임상연구자는 ICH-GCP 권고에 따른 임상연구 관련 윤리규정 교육을 이수해야 한다. 모든 임상연구는 연구 설계와 수행과정이 명백하게 문서화된 임상연구계획서와 피험자 동의에 사용할 피험자 설명서와 동의서를 피험자 모집 전에 임상연구 윤리심의위원회에 제출하여 심의를 거쳐 승인받아야 하며, 임상연구 수행 과정 동안 표준작업지침서를 준수하며, 관련 규정에 따라 정기적으로 안정성 및 자료 관리 모니터링을 받아야 한다. 사람을 대상으로 한 모든 임상연구 결과는 특정 결과 여부에 상관없이 연구 종료 후에 적법하게 공개되어야 한다. 연구 결과에 관한 출판물은 출판 윤리 규정을 준수하며, 자료 수집과 분석과정, 피험자의 신원이 노출되지 않도록 하는 익명성 유지, 참여 환자와 그 가족들로부터 동의 승낙 여부, 편향되지 않은 자료 분석에 기초한 적절한 저자의 결론 등이 기술되어야 한다(대한소아청소년정신의학회, 2016).

4. 약물학적 연구에 참여하는 임상연구자의 원칙

소아청소년에게 향정신성 약품 처방의 상당수는 오프라벨off-label로 이루어지므로 이들을 대상으로 조속히 약물학적 연구가 이루어질 필요가 있다. 널리 사용되기 전에 약제에 대해 적절히 연구하고 경험적으로 효과를 입증하는 것은 윤리적으로 필수적이며, 임상시험의 결과는 경험적으로 효과성을 입증하지 못할 때에도 대중에게 알려져야 한다(International Association of Child and Adolescent Psychiatry and Allied Professions, 2006).

5. 유전 연구에 참여하는 임상연구자의 원칙

일반적으로 유전 연구와 자문에 참여하는 임상연구자는 생명윤리 및 안전에 관한 법규정을 준수해야 한다. 최근 염색체 마이크로어레이 분석 등 분석 방법이 발달하면서 연구 영역에서 활발히 사용되고 있는데, 유전자 검사가 대중화되고 다수의 유전자 변이를 식별할 수 있는 능력이 발달하는 반면 유전 연구와 자문에 참여하는 임상연구자는 유전 정보에 담긴 의미가 그것을 제공한 개인에게 적용할 수 있는 것에 한계가 있고, 현재까지의 유전학 지식은 불완전하며, 미래의 연구 결과로 바뀔 수 있음을 명확하고 진지하게 전달하며 환자 및 그 가족과 소통해야 한다. 유전 연구에 참여하는 임상연구자는 어떤 유전 연구는 공개되었을 때 불필요하게 환자와 그 가족 그리고 지역사회에 부정적이고 파괴적인 영향을 줄 수 있음을 항상 염두에 두어야 한다. 유전 연구에 참여하는 임상연구자는 연구 결과로 얻은 어떤 유전학적 정보가 승인되지 않은 경로로 유출되거나, 잘못 해석되거나, 악용되는 것을 적절하게 예방하고 차단해야 한다(대한소아청소년정신의학회, 2016).

1) 고위험 가족에 대한 유전자 예측 검사

아동기에 적절한 임상적 개입 방법이 없는 한 부모에게 성인기 발병질환에 대한 유전자 예측 검사를 아동이 성인이 될 무렵이나 적어도 의사결정에 상대적으로 성숙된 방식으로 참여가 가능한 후기 청소년기에 이르기 전까지 연기할 것을 권고해야 한다. 유전자 검사를 희망하는 부모 또는 청소년에게는 왜 이러한 예측 검사에 흥미를 보이게 되었는지에 대해 탐색해야 하며, 일부에게 검사가 타당한 결정일 수 있지만 이러한 결정에는 심사숙고가 필요함을 설명해야 한다. 청소년에게는 부모가 없는 상태에서 이러한 주제에 대해 토론할 기회를 제공해야 하며 타과 의사 및 가족이 의사 결정에 부가적인 지지를 필요로 하거나 정신사회적 역동을 평가해야 할 때 소아청소년 정신건강의학과 의사에게 의뢰할 수 있다(Botkin et al., 2015).

2) 아동에서의 전장 유전체 검사whole-genome sequencing

전장 유전체 검사가 진단적 검사, 아동기 발병 질환에 대한 예측 검사, 약물유전학적 검사, 암 환자에 대한 진단 또는 치료적 정보를 얻기 위한 검사로 일부 사용되고 있으나, 이렇게 얻게 된 유전학적 정보에 대해 아직 임상적 유용성이 부족한 상황에서 미국 인간 유전학회American Society of Human Genetics는 다음과 같이 권고하고 있다. 임상적으로 적응증이 될 때 수행하는 유전자 검사는 환자의 임상적 양상에 기초한 단일 유전자 분석 또는 목표 유전자 패널 검사로 제한해야 한다. 전장 유전체 검사가 수행되었지만 분석이 일부 목표 유전자 조합으로 제한될 경우 임상적 관심이 되는 유전자 이외의 분석은 제한하는 것이 윤리적으로 수용 가능하다. 과거보다 제한적인 유전자 검사에서 원인이 되는 돌연변이를 식별하지 못한 경우 유전적 질환을 가질 확률이 높은 아동에게는 진단적 검사라는 맥락에서 전장 유전체 검사를 하는 것은 적절한 것으로 권고되지만, 현재 건강한 아동에게는 선별검사 목적으로 권고하지 않는다(Botkin et al., 2015).

3) 아동에서의 염색체 마이크로어레이chromosomal microarray

최근 고전적인 핵형분석karyotyping을 대체하여 널리 사용되고 있는 염색체 마이크로어레이 검사의 경우에도 전장 유전체 검사와 마찬가지로 유전자의 중복 또는 결실이 임상적으로 중요한 질병과 관련된 항목에만 실시할 것이 현재 권고된다(Botkin et al., 2015).

4) 청소년에 대한 보인자carrier 검사

편견, 차별, 질병 상태와 보인자 상태에 대한 혼동 등으로 성인기와는 달리 청소년에게 일반적으로 검사는 권고되지 않는다. 그러나 성염색체 연관 질환(듀센 근육이형성증, 혈우병, 취약 X 염색체 증후군) 및 상염색체 열성 질환의 가족력이 있는 소아청소년을 대상으로 실시한 소규모 연구에서는 비보인자 판정을 받는 경우 또는 불확실성에 대한 걱정으로부터 벗어나는 경우 안심하게 되며 자존감과 자아상에 긍정적 재평가 효과가 있다. 보인자 청소년의 경우 현 상황을 가족과 공유하고, 이성 친구에게 어떻게 얘기할지 등 미래를 계획할 때 유용할 수 있다(Botkin et al., 2015).

6. 연구 중 이해상충에 대한 임상연구자의 원칙

AACAP에서는 소아청소년 정신건강의학과 의사가 외부적인 재정적 이득을 보고하는 데 재정적 역치의 최저한계 없음, 즉, 사례금, 자문비, 법적 수당, 선물, 여흥, 여행, 교육, 연구, 기부, 저작권 사용료 또는 판권, 소유권, 투자 등 모든 재정적 또는 기타 관계는 공개해야 함을 밝히고 있다.

또한 연구에서 이해상충을 처리하기 위한 네 가지 원칙the 4A's of managing conflicts of interest을 제시하였다. 여기에는 다음이 포함된다(Martin et al., 2008).

① 이해상충에 대한 인지awareness
② 이해상충 평가assessment
③ 이해상충 사사acknowledgement 또는 공개disclosure
④ 이해상충을 처리하거나 없애기 위한 활동action

7. 옹호와 평등

연구 중 대상자에 가해지는 위험성이 취약한 인구(예: 가난한 사람, 아동, 소수인종, 장애인 등)에 과도하게 부과되어서는 안 된다. 따라서 이러한 대상자에 대한 보호 방침이 마련되고 준수 여부를 모니터링해야 한다. 또한 그간 문화적으로 가해져 온 취약한 인구집단에 대한 불공정 문제에 대해 이들을 옹호할 방법을 모색해야 한다.

소아청소년 정신건강의학과 의사의 사회 참여: 사회적 현상에 대한 전문가 의견 표명

AACAP는 1975년에 아메리칸 인디언 아동의 주거 배치와 관련된 정책 성명을 시작으로 소아청소년 정신의학과 관련된 주제에 대해 다수의 사회적, 정책적 의견을 제시하고 있다. 최근 발표된 정책 성명의 예로는 2017년의 마리화나 법제화, 임상심리학자에 의한 처방, 원격 정신과 진료를 통한 소아청소년 정신건강의학과 서비스 제공, 2018년의 이민한 아동을 원가족으로부터의 분리, 오프라벨 처방, 청소년 임신 예방, 위탁 양육을 받는 소아청소년에게 적절한 정신과적 약물 사용, 2019년의 임신 및 양육을 하는 청소년에 대한 지지, 자폐스펙트럼장애 소아청소년에게 핵심증상에 대한 의학적 마리화나 사용, 정신약물학적 치료에 대한 사전 승인, 우울증 선별, 자살 예방, 1차 의료에서의 정신건강 선별, 2020년의 소아청소년에서 오피오이드 사용 장애, 소아청소년에 대한 정신과적 처방에서 약물유전학적 검사의 임상적 유용성, 2022년의 생식의학적 건강교육의 접근성에 대한 정책 성명, 생식의학적 건강 서비스의 접근성에 대한 정책 성명, 자폐증과 백신, 아동과 총포, 미국 흑인 소아청소년에서 증가하는 자살에 대한 정책 성명 등을 들 수 있다.

IACAPAP은 1992년에 아동에서 정신건강 보장과 관련된 성명을 비롯, 소아청소년을 위한 정신건강 체계 구성 원칙, 자폐증 및 전반적인 발달장애, 자폐증의 유전학, 아동의 권리, 학대 · 전쟁 · 테러 · 재해로 피해를 입은 아동 돌봄, 소아청소년 정신건강 보장, 소아청소년 정신건강의 윤리 원칙, 자연재해 대응, 다양성 육성, ASD를 가진 사람을 돌보기 위한 권리 기반, 증거 기반 접근 방식, 전 세계적 영유아 및 청소년 정신건강 컨소시엄, 생명, 건강 및 정신건강, 정신건강 및 복지에 대한 원주민 소아청소년 및 가족의 권리 등에 대한 성명을 내놓고 있다.

대한소아청소년정신의학회도 2012년 학교폭력관련 대국민 성명서를 시작으로, 2014년 세월호 침몰사고 이후 학교정상화를 촉구하는 성명서, 2015년 세월호 참사 1주기 성명서, 2016년 정부의 정신건강 종합대책 발표에 대한 성명서 및 아동학대 사건 관련 성명서, 강남역 살인사건 관련 성명서, 'ADHD의 날' 제정 성명서, 2021년 아동학대 사건 관련 성명서, 2022년 발달장애 가정 사망사건 관련 성명서 등 한국의 사회적 현상에 대해 전문가적 의견을 성명서 형식을 통해 제시해 왔다. 향후 소아청소년 정신건강의학과 의사 개인으로서의 윤리적 의식 고취와 임상, 연구 현장에서의 윤리적 활동 외에도 소아청소년 정신건강과 관련된 윤리적 주제에 대해 보다 활발하게 집단적으로 전문가 의견을 표명하는 기회가 제공될 것을 기대한다.

결론: 소아청소년 정신건강의학과 의사의 역할 수행과 윤리

소아정신의학 분야에서 전문직업성은 학문적 전문성을 갖추고, 윤리적 의무를 준수함으로써 결과적으로 아동이 건강하게 발달하도록 돕는 것에 있다. 윤리지침 또는 윤리규정은 직무적 독립성과 의료를 제공하는 전문성을 유지하기 위해 내규로서 진료 및 연구 과정에서 인도주의에 따라 인간의 존엄성과 생명 보호를 최우선하는 가치로 둔다. 소아정신의학 분야의 윤리지침 또는 윤리규정은 지난 세기 동안 아동의 권익에 대한 가치관의 정립 및 새롭게 부각되는 윤리적 위기와 과제에 따라 변화하는 의료윤리의 원칙에 맞추어 발전해 왔다.

소아청소년 정신건강의학과 의사는 성인과 비교하여 인지, 정서, 행위 및 판단력이 상대적으로 취약하고 법적 지위도 약자인 미성년 환자를 진료하는 직무적 특성을 지니고 있다. 직업적 전문성으로 소아청소년과 그 가족을 돕는 궁극적인 목적을 이루기 위해 소아청소년 정신건강의학과 의사는 의료윤리의 기본 원칙에 대해 숙지해야 하며, 진료, 연구 상황에서 나타날 수 있는 윤리적 쟁점에 따른 갈등 상황에서는 어떠한 결정이 아동의 권익을 최우선으로 보장할 것인가에 집중해야 한다.

참고문헌

구영진, 황준원, 이문수, 양영희, 방수영, 강제욱, 이대환, 이주현, 곽영숙, 김승태, 노경선, 박성숙, 반건호, 송동호, 안동현, 이영식, 이정섭, 조수철, 홍강의(2016). 대한소아청소년정신의학회 의료윤리규정: 왜 필요한가. *J Korean Acad Child Adolesc Psychiatry*, *27(1)*, 2–30.

김민경, 이평수, 이얼(2017). 해외 주요국 의사 면허 취득 및 유지 조건에 대한 동향과 시사점. 대한의사협회 의료정책연구소.

김옥주, 박윤형, 현병기(2017). 한국 의사윤리지침 및 강령의 연혁과 개정내용. *J Korean Med Assoc, 60(1)*, 8-17.

대한소아청소년정신의학회(2016). 대한소아청소년정신의학회 의료윤리규정. *J Korean Acad Child Adolesc Psychiatry, 27(1)*, 8-13.

대한소아청소년정신의학회(2019). 대한소아청소년정신의학회 의료윤리규정 실행규정. 대한소아청소년정신의학회.

박석건, 유상호, 권복규, 김도경, 김옥주, 김장한, 문재영, 박형욱, 이명진, 이일학, 정유석, 조백현, 최숙희(2020). 의사윤리강령 및 지침 해설과 활용방안 연구. 대한의사협회 의료정책연구소 연구보고서 2020-10.

식품의약품안전청(2007). 소아를 대상으로 하는 임상시험 평가지침.

신의철(2012). 자유무역협정 하에서 의료인 면허 상호 인정 정책방향. 대한의사협회지, 55(4), 316-318.

안덕선(2011). 한국 의료에서 의학전문직업성의 발전과정. 대한의사협회지, 54(11), 1137-1145.

안덕선, 김기영, 김정아, 이명진, 이진남, 한재진, 허윤정(2016). 바람직한 Medical Regulation에 관한 연구. 대한의사협회 의료정책연구소.

장형윤, 임기영(2018). 정신과 의사-환자 간의 성적인 경계위반. *J Korean Neuropsychiatr Assoc, 57(4)*, 317-322.

최보문(2011). 현대 의학전문직업성: 역사적 배경, 개념변화, 선언문 비판. 대한의사협회지, 54(11), 1124-1136.

한희진, 임기영, 안덕선, 허윤정, 전대석, 김용성(2016). 의료전문직업성의 역사와 철학: 자율성과 자율규제의 의미. 대한의사협회 의료정책연구소.

American Academy of Child and Adolescent Psychiatry. (1982). *Principles of practice*. American Academy of Child and Adolescent Psychiatry.

American Academy of Child and Adolescent Psychiatry. (2014). *The AACAP code of ethics*. American Academy of Child and Adolescent Psychiatry.

Botkin, J. R., Belmont, J. W., Berg, J. S., Berkman, B. E., Bombard, Y., Holm, I. A., Levy, H. P., Ormond, K. E., Saal, H. M., Spinner, N. B., Wilfond, B. S., & McInerney, J. D. (2015). Points to consider: Ethical, legal, and psychosocial implications of genetic testing in children and adolescents. *Am J Hum Genet, 97*(1), 6-21.

Constello, C. R., Sikorski, J. B., & Kuo, A. D. (2022). Legal and ethical issues. In M. K. Dulcan (Ed.). *Dulcan's textbook of child and adolescent psychiatry* (3rd ed.)(pp. 638-652).

Hwang, J. W. (2018). What should we concern in reporting conflict of interest for submission of manuscript in the psychiatry Investigation? *Psychiatry Investig, 15*(3), 231.

International Association for Child and Adolescent Psychiatry and Allied Professions. (2006). *IACAPAP ethics*. International Association for Child and Adolescent Psychiatry and Allied Professions.

Joseph, P. D., Craig, J. C., & Caldwell, P. H. (2015). Clinical trials in children. *Br J Clin Pharmacol, 79*(3), 357-369.

Martin, A., Faraone, S. V., Henderson, S. W., Hudziak, J. J., Leibenluft, E., Piacentini, J., Stein, B., Todd, R. D., & Walkup, J. (2008). *J Am Acad Child Adolesc Psychiatry, 47*(2), 119-120.

McGee, M., Dingle, A., & Edelsohn, G. (2016). Review of the revised 2014 American academy of child and adolescent psychiatry code of ethics. *J Am Acad Child Adolesc Psychiatry, 55*(4), 257-261.

Park, S. C. (2018). The goldwater rule from the perspective of phenomenological psychopathology. *Psychiatry Investig, 15*(2), 102-103.

Roberts, L. W. (2017). Ethics in psychiatry. In B. J. Sadock, V. A. Sadock, & P. Ruiz (Eds.), *Kaplan & Sadock's comprehansive textbook of psychiatry* (10th ed.)(pp.11295-11315). Wokters Kluwer.

Sammons, H. (2009). Ethical issues of clinical trials in children: a European perspective. *Arch Dis Child, 94*(6), 474-477.

Slade, M. (2017). Implementing shared decision making in routine mental health care. *World Psychiatry, 16*(2), 146-153.

Sondheimer, A. (2018). Ethics. In A. Martin, M. H. Bloch & F. R. Volkmar (Eds.), *Lewis's child and adolescent psychiatry* (5th ed.) (pp. 74-97). Wolters Kluwer.

Sondheimer, A. N., & Dingle, A. D. (2017). Ethical issues in child and adolescent psychiatry. In B. J. Sadock, V. A. Sadock, & P. Ruiz (Eds.), *Kaplan & Sadock's comprehansive textbook of psychiatry* (10th ed.)(pp. 9848-9878). Wokters Kluwer.

Sondheimer, A., & Rey J. M. (2012). Ethics and international child and adolescent psychiatry. In J. M. Rey (Ed.), *IACAPAP e-textbook of child and adolescent mental health*.

Williams, J. R. (2015) *The WMA medical ethics manual* (3rd ed.). The World Medical Association.

제66장

소아정신의학

소아정신의학의 역사와 미래

History and Future of Child Psychiatry

임태식 · 홍강의

서론

소아정신의학의 역사란 소아기 정신질환, 임상소아정신의학, 그리고 소아기 정신건강에 대한 보건의료체계와 관련한 인류의 경험 전체를 시간의 틀에서 조직화하고 기술記述 분석分析하여 체계적으로 연구하는 것이다. 하지만 이 장에서는 통사적 입장에서 요약하였음을 밝힌다. 또한 한국의 다른 의학 분야가 모두 그러하듯이 소아정신의학도 서구의 소아정신의학을 도입한 것이기 때문에 그 발전과 역사를 논함에 있어서 우선 서구의 소아정신의학의 역사를 간략히 기술하고, 우리나라의 소아정신의학의 역사는 비교적 자세히 논하였다. 독자의 양해를 구하는 것은 서구 정신의학의 역사를 약술함에 있어서 자세한 역사적 사건과 내용 대신 소아정신의학의 뿌리와 배경을 살펴보고, 소아정신의학 발전에 영향을 미친 열 가지 임상 및 연구분야를 택하여 분야별 발전 내용을 간략히 서술하였다는 것이다. 이러한 방법을 택한 목적은 독자들이 서구 소아정신의학과 우리나라 소아정신의학의 역사를 읽음으로써 우리나라 소아정신의학의 뿌리가 어떤 것이고 우리 소아정신의학 분야의 내용이 어떠하여야 할 것인가에 대한 개념을 세우고 방향을 설정하는 데 도움을 주기 위한 것이다. 다른 말로 소아정신과 의사로서의 정체성 확립에 도움이 되고자 한다. 또한 이 장에서 인용된 문헌의 대부분은 각각 출처를 밝히지 못하고 역사를 다룬 몇몇 책(Alexander & Selesnick, 1966; Stone, 1997)과 권위 있는 소아정신과 교과서(Lewis, 2007; Wiener & Dulcan, 2004; Martin, 2017)에서 재인용하였음을 양해하여 주기를 바란다.

서구 소아정신의학의 역사

1. 소아정신의학 영역의 19세기 초기 문헌

소아정신과 영역 최초의 문헌은 19세기 초 프랑스의 J. E. D. Esquirol이 정신지체와 정신병 아동을 구별한 『정신질환Maladies Mentales』(1838)과 독일계 W. Griesinger가 아동의 정신과적 문제를 다룬 『정신병의 병리와 치료Pathologie und Therapie der Psychischen Krankheiten』(1845)였다. 영국의 H. Maudsley는 저서 『마음의 병태생리와 병리Pathophysiolology and Pathology of Mind』(1867)에서 30여 쪽을 '생애 초기의 정신이상Insanity of Early Life'이란 장에 할애하였다. 세계 최초의 소아정신의학 교과서로는 1887년 H. Emminghaus가 펴낸 『아동기 정신장해Psychic Disturbances of Childhood』가 있다. 프랑스의 M. Manheiner-Gommes는 1899년 『유아 정신문제Les Troubles Mentaux de L'Enfance』를 출판하며 유아정신과psychiatrie infantile라는 용어를 처음 사용하였다. 19세기 말에는 정신과 의사가 아닌 학자들도 아동의 행동과 심리를 설명하려는 연구를 시도하였다. J. Scully는 『아동기 연구The Studies in Childhood』(1895)를 출간하였는데, 이 책에서 그는 놀이가 아동의 정신과정을 나타낸다고 주장하였다. 1891년 S.

Hall은 아동에 관한 연구논문잡지『교수법 학원Pedagogical Seminary』을 창간하였는데 아동을 제대로 이해하기 위해서는 정상행동을 먼저 알아야 한다는 것을 강조하였다. 정상발달에 관한 연구는 Hall의 심리학 제자였다가 후에 예일대학에서 의사가 된 A. Gesell(1880~1961)에 의해 미국에서 크게 발전하였고 아동발달 연구는 물론 소아정신의학 탄생의 밑거름이 되었다.

2. 서구 소아정신의학 발생의 큰 뿌리

소아정신의학의 첫 번째 뿌리는 18세기 후반 프랑스 대혁명기에 밀림에서 자라 말을 하지 못하는 야생 청소년을 5년간 교육한 J. M. G. Itrard(1798)와 사회학자 E. O. Seguin(1846)이 열성적으로 이끈 **정신지체운동**mental retardation movement이라 볼 수 있다. J. J. Rousseau(1762)의『에밀Émile』로 대표되는 계몽주의적 교육사상과 스위스의 교육자 J. H. Pestalozzi(1746~1817)의 인본주의적 교육철학에 영향을 받은 의사 사이에서 지능발달에 문제가 있는 아동의 호전 가능성에 대한 학술적인 모색이 시작되었다. 이후 정신지체에 대한 관심으로 L. Witmer가 임상심리clinical psychology란 용어를 만들었고 정신지체 아동을 위한 재활교육Remedial education을 사용하는 첫 임상심리 클리닉을 개설하였다(1896년 펜실베이니아 대학). 프랑스의 A. Binet 등은 지능의 정확한 측정도구를 개발하였고 교육, 발달심리, 임상심리, 소아정신의학의 발전을 촉진하였다.

두 번째 뿌리는 S. Freud가 창시한 **정신분석**으로 역동정신의학을 소아정신의학의 이론 기반으로 제시하였다. Freud는 꼬마 한스little hans라는 말 공포증을 가진 아동을 그 아버지를 통해 분석하고 치료하였다. 이후 H. von Hug-Hellmuth, A. Freud, M. Klein, D. Winnicott 등의 영향하에 아동의 놀이에서 드러나는 무의식적 갈등을 발견하여 이를 역동정신의학적으로 치유하려는 노력이 유럽에서 시작되었다. 그러나 1930년 이후 나치의 박해를 피하여 여러 저명한 정신분석가와 소아분석가가 영국을 거쳐 미국으로 이주하면서 소아정신분석의 전성기를 맞게 된다. 이후 여러 형태의 놀이치료play therapy를 통하여 이론적 정교화와 임상적 유용성을 입증하였으며 가족치료, 집단치료, 행동치료 등으로 분화되면서 서로의 부족한 점을 보완하며 발전하여 왔다.

세 번째 중요한 뿌리로 20세기 초에 시작된 비행행동에 대한 **아동상담운동**child guidance movement을 들 수 있다. 아동상담은 1899년 시카고에서 미국 최초의 소년법정이 개설되고, 1909년 미국에 국립정신건강위원회National Committee for Mental Health: NCMH가 발족된 후 같은 해 W. Healy에 의해 정신병질적 소아 연구소Juvenile Psychopathic Institute가 창설됨으로써 시작되었다. Healy는 6년간의 연구 끝에『개별 비행자: 진단과 예후The Individual Delinquent』를 출간하였다. 1924년 미국교정정신의학회American Orthopsychiatric Association: AOA가 창립되어(초대회장 K. Menninger) 정신과 의사뿐 아니라 사회학자, 범죄학자, 심리학자, 사회사업가 등도 함께 참가하였다. 제1, 2차 세계대전으로 인하여 정신문제로 징집에서 제외되는 다수의 사람이 확인되었고, 정신의학적 부상병들이 귀환함으로써 미국 사회 내에 아동 · 청소년 정신건강에 대한 관심이 증대됨에 따라 상담은 계속 확대되었다. 아동상담은 소아저인의학의 중심이 1950~1960년대 의과대학과 대학병원으로 옮겨 갈 때까지 매우 중요한 역사적 역할을 하였다.

네 번째 뿌리는 **아동의 정상발달 및 이상발달 관찰 추적연구**에서 얻은 경험이다. 앞서 언급한 바와 같이, S. Hall과 A. Gesell은 아동의 행동을 이해하기 위해서는 정상발달애 대한 지식이 전제되어야 한다고 강력히 주장한 주창자로서 이 분야의 발달에 기여한 바가 매우 크다. Gesell은 1925년『학령전기 아동의 정신발달The Mental Growth of the Pre-School Child』을 간행하였다. 그는 아동정상발달의 포괄적이고 체계적인 단계를 밝히려고 노력하였다. 그는 아동발달에서 생물학적 기초를 강조한 학자로서 예일아동발달연구소Yale Clinic Child Development를 설립하였다. Gesell은 정상에서 벗어난 발달을 이해하기 위하여 정상발달을 충분히 이해해야 한다는 것과 성숙의 각 단계는 뛰어넘을 수 없으며 한 단계의 성숙은 그 선행 단계에서 비롯한다는 사실을 밝힘으로써 발달이론의 강력한 주창자가 되었다.

다섯 번째 뿌리는 성인 정신과나 소아과 등 아동의 이상발달이나 행동문제에 관심 있는 임상가가 오랫동안 축적한 아동의 정서 · 행동 이상에 대한 관찰 데이터이다. 소아정신의학 개척자 중에는 성인 정신과나 소아과 의사로서 아동의 행동문제를 관찰하고 보고하여 역사적인 인물이 된 경우가 몇몇 있다. 1943년 조기 유아자폐증early infantile autism을 최초로 보고하였고 처음으로 소아정신의학 교과서를 쓴 미국의 L. Kanner, 자폐증과 비슷하나 정상 수준의 지능과 좋은 언어능력을 가진, 이후에 아스퍼거Asperger 증후군으로 명명된 아동에 관한 자세한 관찰을 기술한 비엔나의 소아과 의사 H. Asperger(1944)가 대표적 인물들이다. 영국의 소아과 의사 D. Winnicott은 이행기 대상transitional object이 자아발달에 중요한 역할을 한다는 것을 보고하였고 소아정신분석의 발전에 큰 공헌을 하였다. 미국의 소아과 의사 B. Spock은 1946년 유명한 『유아 및 아동양육Baby and Child Care』를 저술하여 정신역동적 원리를 어떻게 실제 아동양육에 적용하는지를 일반 대중에게 소개하는 데 크게 기여하였다.

3. 소아정신의학의 발전에 기여한 다양한 치료방법의 개발과 연구

1) 소아정신치료

정신분석은 오래도록 소아정신의학의 이론적 기초를 제공하였다. A. Freud와 M. Klein의 영향을 받아 놀이치료를 통하여 아동의 놀이에서 드러나는 무의식적 갈등을 발견하려고 노력하였다. 이와 대조적으로 Levy, Allen 등은 치료자와의 새롭고 건강한 관계를 경험함으로써 치료효과가 생긴다고 주장하였다. C. Rogers의 제자인 V. Axline은 저서 『놀이치료Play Therapy』(1947)를 출간하여 아동치료에서는 해석interpretation을 많이 하는 것보다 아동의 문제에 관한 공감적 이해empathic understanding를 하고 아동에게 관심을 갖고 소통하는 것이 더 우선임을 주장하였다. E. Erikson은 『아동기와 사회Childhood and Society』(1950)를 출간하였고, A. Freud가 소개한 자아심리학ego psychology이 아동·청소년의 발달과 정신병리를 이해하는 데 중요함을 강조하였다. Solomon(1948)은 구조화된 놀이기법structured play therapy을 소개하였고, Levy(1939, 1959)는 해소요법release therapy을 소개하였다.

2) 가족치료

1960년대 Ackerman과 Satir 등은 가족치료를 정신과와 소아정신과에 임상적으로 도입하였다. 아동 문제는 아동만의 문제로 볼 수 없고 아동이 속한 가족체계의 역기능과 밀접히 관계가 있으며, 가족치료는 소아정신과 임상에 없어서는 안 될 치료방법 중 하나가 되었다. 이 분야에서는 Bateson, Bowen, Jackson, Laing, Lidz, Wynne 등이 가족치료의 이론과 임상 적용을 크게 발전시켰다.

3) 집단치료

초기의 임상가들은 개인치료만으로는 효과가 제한적이라는 것을 경험하였고, 아동 문제의 특성상 집단치료의 필요성과 역할이 대두되었다. Slavson(1943)은 초등학생 연령의 아동 집단활동치료를 개발하였고, Bender와 Waltman(1936)은 정신병 아동을 위한 집단치료를 처음으로 시도하였다. 그리고 사회사업학 교수인 Konopka(1954)는 사춘기 소녀 집단치료에 대한 책인 『기관에서의 집단치료Group Work in Institutions』를 출간하여 소아정신과 아동 및 청소년 집단치료의 개척자가 되었다.

4) 행동치료

정신분석이 '과학적' 효과를 보여 주지 못한 데 대한 불만으로 심리학자들에 의하여 행동치료가 대두하게 되었다. Pavlov의 조건반사이론, Watson과 Thorndike의 학습이론, Skinner의 조작적 조건화operant conditioning와 조건강화reinforcement 이론은 아동행동 패턴의 형성과 변화의 기제를 이해하는 데 새로운 안목을 제공하였고 행동심리학을 발전시키는 데 크게 기여하였다. Wolpe, Ferster와 Zigler의 사회학습이론social learning theory, Luria와 Lazarus의 인지학습이론cognitive learning theory, Bandura와 Walters의 모방학습imitatine learning through modeling 이론은 행동발달과 정서·행동문제에 대한 새로운 설명을 가능하게 하였고 행동치료 개발의 기초가 되었다.

5) 정신보건 자문과 위기개입

초기 소아정신과 의사들, 즉 소아정신분석가들은 정신보건자문mental health consultation과 위기개입crisis intervention의 이론과 그 응용에 공헌하였다. 그 선구자인 Lindemann은 1947년 보스턴 Coconut Grove 화재사건의 비극적 희생자들을 심리적으로 치유하기 위한 정신의학적 자문과 위기개입 방법을 도입하였다. 그 후 아동과 가족이 겪은 비극적 사건에 대해 정신역동적, 행동치료적, 정신약리학적 치료와 위기개입이 현장에서 함께 이루어지도록 개발되었다. 이 방면의 공헌자로는 J. Coleman, G. Caplan, I. Berlin 등이 있다.

6) 비행 연구와 그 치료전략

20세기 초 아동 · 청소년의 비행delinquency은 심각한 문제이면서도 충분히 이해되거나 치료되지 못하였다. A. Meyer의 영향을 받은 W. Healy는 시카고에 아동연구협회Institute for Juvenile Research를 설립하였고(1906) 미국의 첫 번째 아동상담소child guidance center를 운영하였다. A. Bronner는 보스턴에 Judge Baker 상담센터를 세웠다. 이들은 비행의 원인으로 사회적 · 발달적 요인의 역할에 주목하여, 다학제팀의 중요성(정신과의사, 심리학자, 사회사업가)을 강조하였고 팀 구성원이 협동하여 정보를 수집하고 진단과정과 아동치료에서 가족에 대한 개입을 적극 권장하였다.

비행에 대한 이해와 치료는 소아정신과 의사, 소아 분석가에게도 중요한 관심 주제였다. 그중 일부만 소개하겠다. 비행 청소년이 선천적으로 잘못된 사람이 아니고 반사회적 행동은 잠재한 신경증의 행동적 표현이므로 징벌적 방법으로 개선되기는 어렵다고 주장한 사람 중에 오스트리아의 Aichhorn(1925)이 있는데, 그는『다루기 힘든 아이들The wayward youth』에서 비행 청소년의 정신분석적 역동을 제시한 바 있다. Johnson과 Szurek은 반사회적 행동은 부모의 무의식적 허용으로 인하여 발생한다고 주장하였다. F. Redl과 D. Wineman은 남자 비행 청소년에 관한 광범위한 연구와 치료경험을『분노에 찬 아이들Children Who Hate』(1951),『내부로부터의 통제Controls From Within』(1952) 등의 책에 담았다. 유명한 개척자의 집pioneer house이라는 장기 기숙치료소를 운영하면서 행동관리 기법으로『생활공간 면담법Life Space Interview』(1959)을 기술한 바 있다. 1960년대에 많은 임상연구가가 비행의 원인에 대한 중요한 관찰을 했는데, Glueck(1959, 1970)은 빈곤을, Noshpitz(1962)는 아동의 폭력성을, Kempe(1962)는 신체적 학대 과거력을 비행의 주요 원인으로 꼽았다.

7) 아동기 '정신증' Psychosis 연구와 개념 변천

1933년 Potter와 1941년 Bradley가 입원치료를 받은 '아동 조현병'의 특징을 기술한 바 있다.

1942년 Bender는 뉴욕대학 Bellevue 병원에 첫 번째 소아정신과 병동을 개설하였고 아동 조현병의 원인으로 유전적 요인과 환경적 요인이 조합되었다고 생각하였다. 1943년 Kanner가 유아 자폐증을 기술할 당시에 그는 이 질환을 일종의 유아기 정신증이라 생각하였다. 1952년 M. Mahler는 영아가 어머니에게서 분리-개별화하는 과정에 실패했을 때 생기는 영아 공생 정신증symbiotic infantile psychoses을 기술하였다. 이후 연구를 통하여 DSM-5에서는 뇌신경 발달의 이상에서 기인하는 신경발달장애neurodevelopmental disorder로 진단명이 바뀌었다. 이러한 개념 변천과 임상연구는 영유아기의 정상 및 비정상 발달, 심각한 정신병리에 관한 지식 발전에 상당한 기여를 하였다.

8) 아동 발달과 문제행동 생성에 관한 종단적 연구

종단적 연구는 아동의 정상 및 이상 발달에 관한 중요한 자료를 제공하였다. 1926년 Piaget는 자신의 세 자녀에 대한 인지발달 연구가 이후 인지발달 연구의 초석이 된 것은 잘 알려진 사실이다. 1941년 예일아동발달연구소의 A. Gesell과 Amatruda의 아동 성숙의 장기추적 연구에서는 아동발달은 생물학적 기초가 있기에 가능하며 Piaget의 인지발달에서처럼 일정한 단계를 뛰어넘을 수 없음을 주장하였다. 1963년과 1968년의 Chess와 Thomas의 전향적 연구는 아동의 기질적 개인차temperament가 문제행동 발생에 어떻게 기여하는가에 대한 통찰과 아울러 '모아 간 일치도mother-child fit'란 개념과 용어를 창안한 바 있다. 1971년 Werner 등은 하와이의 카우아이Kauai 섬 영아를 대상으로 30년간 코호트 연구를 수행하면서 영아기의 신경학적 기능 부전이 이후 발달에 미치는 영향을 조사하였다. 그 결과 같은 코호트 안에서도 발달적, 학습적, 사회적 조기 징후를 가지고 열악한 가정환경에서 자라났음에도 매우 건강하게 성장하는 아동도 있음이 관찰되었다. 후자를 '끄떡없는 어린이들invulnerable children'이라고 명명하였다. 1990년 버클리 대학 Caspi 등의 장기 추적연구는 아동기의 대인상호관계 형태는 나이와 상황과 관계없이 생활적응에 지대한 영향을 미치는 것을 발견하여 아동발달 연구가들에게 유익한 정보를 제공하였다.

소아정신장애의 장기 추적연구로는 대표적으로 1966년 Robins의 품행장애 연구를 들 수 있는데, 아동기 품행장애는 다른 어떤 장애보다도 성인기 반사회적 성격장애로 될 가능성이 매우 높으며 이들은 또한 광범위한 정서문제가 증가함을 관찰하였다. 1990년 Farrington 등은 과잉운동, 충동성, 그리고 집중 곤란을 보이는 아동을 장기 추적하여 어렸을 때 이러한 문제성을 가진 아동이 청소년기에 범법행위를 할 가능성이 높았음을 발견하였다. 1984년과 1985년

Wallerstein의 연구는 이혼가정 아동의 장기 추적연구로 부모의 이혼이 일생에 걸쳐 아동의 대인관계, 정서 · 행동 문제에 영향을 끼친다고 보고한 바 있다. 이상 언급한 장기 추적연구 외에 많은 추적연구가 있으며 이들이 소아정신의학 발전에 직간접적으로 영향을 미쳤음은 말할 필요가 없다.

9) 애착이론과 동물행태학적 접근의 등장

동물행태학ethlolgy은 동물의 행동을 자연환경에서 진화론적인 맥락에서 관찰 연구하는 학문이다. 현대에 와서 Darwin의 진화론에 기본을 두고 동물의 행동을 연구하여 이를 인간행동 이해에 적용하려 한 학자들이 Lorenz와 Tinbergen이다. 원래 정신분석가였던 Bowlby는 동물행태학적 이론에 관심을 두고 이를 인간행동, 특히 모자관계에 적용하여 그동안 정신분석이론의 대상관계object relation와 행동수정이론의 의존성dependence 개념에 한계를 느껴 1969년에 **애착이론**attachment theory을 제시하였다.

애착이론의 아동의 발달과 행동의 기저에는 본능적 · 생물학적 요인이 작용한다고 보며, 궁극적으로 개채의 생존과 적응행동을 기르는 데 목적이 있다. 대상관계나 의존관계 이론은 모아관계를 이차적 현상으로 보지만, 애착이론은 모아관계를 일차적인, 즉 진화론적으로, 생물학적으로, 유전적으로 인간발달에 프로그램화된 행동체계로 본다. 애착은 어머니와 최소 이상의 접촉만 있으면 생겨나며 생존과 발달에 절대적으로 필요하다. 애착이론은 어머니한테 달라붙음, 낯가림, 분리불안 등 아동 행동발달 현상을 잘 설명해 준다. 영아기에 형성된 모아 간 애착은 그 후 이루어질 언어, 정서, 행동 발달의 기초를 이룬다. 애착이 안정되게 이루어지면 유아는 더 잘 놀고 탐색을 많이 하며, 따라서 적응 능력이 생기고 더 잘 발달한다. 1940년대 고아원 시설에서 자란 아동에 관한 R. Spitz의 관찰이나 1958년 H. Harlow의 새끼 원숭이의 격리실험, Rutter의 모성박탈 개념은 애착의 중요성에 대한 후향적 증거로도 볼 수 있다. 애착은 그 질에 따라 안정 애착과 불안정 애착으로 나눌 수 있고, 애착의 유형은 아동기와 청소년기는 물론 성인기까지의 발달에 지속적으로 영향을 끼친다. 불안정 애착은 대인관계와 사회성 문제, 다양한 정신병리 현상을 일으킨다는 것이 증명되고 있다.

동물행동학적 접근은 애착과 함께 인간의 **공격성**aggression과 **성**sexuality도 유전적, 생물학적으로 주어진 인간의 사회적 본능으로서 인간의 의존/독립, 공격성/통제, 쾌락의 적절한 충족/포기라는 기본적 갈등을 이해하는 데 큰 통찰력을 제공한다.

10) 정치사회적 영향

역사적으로 미국 사회는 아동의 정신건강에 무관심하였으나, 제1차 세계대전에 참전한 미군 병사 중에 정신과적 사고psychiatric casualty를 일으킨 경우가 상당히 많자 군대 징집 시 정신건강에 문제가 있는 지원자를 선별하여 배제하는 과정에서 아동기 정신건강에 대한 관심이 증가하였다. 결과적으로 정신질환을 예방하고 정신적으로 문제가 있는 아동을 치료하다 보면 건강한 성인 사회가 성립될 것이라는 기대를 갖고, 연합재단Common Wealth Fund, Rockefeller 재단 등 여러 재단이 미국 내 아동상담소를 적극적으로 지원하게 된 것이다. 또한 John F. Kennedy 대통령 암살사건도 중요한 계기가 되었는데, 심각한 아동기 정신질환이 있었지만 치료받은 적이 없었던 L. H. Oswald가 암살범이라는 것이 알려지자 미 의회에서는 1965년 아동정신건강 합동위원회를 발족하였다(위원장 Reginald Lourie, 부위원장 Julius Richmond), 이후 5년간 다양한 특별소위원회 활동 후에 1970년 보고서를 채택하였는데, 인생의 첫 3년이 아동 정신질환의 예방과 조기치료에 가장 결정적이며 이 시기에 문제가 생기면 정신건강에 큰 위협이 된다고 결론지었고, 후속연구 보고서에서도 동일한 내용을 계속 강조하였다.

4. 서구 소아정신의학의 세부전문 분야로의 발전 과정

1) 유럽 소아정신의학의 시작과 세계 소아정신의학

앞서 소개한 19세기 소아정신의학 관련 초기 문헌을 살펴보면 알 수 있듯이 소아정신의학은 유럽에서 시작하였고 프랑스, 오스트리아, 독일, 영국 등에서 각각 발전하였다. 초기 유럽 소아정신의학은 역시 정신분석운동의 영향을 많이 받아 분석가들의 이동에 민감하였는데, 제1차 세계대전 후 분석가들이 영국, 남미, 미국으로 이민하여 세계 여러 나라에서 정신분석이론에 입각한 소아정신과가 발전하였다. 특히 영국에는 S. Freud의 딸 A. Freud가 정착하여 소아정신분석의 큰 주류를 이루었고 영국 전통적 경험주의Empericism와 Tinbergen의 이주로 활성화된 동물행태학과 함께 다양한 학문적 토양을 이루었다. 유럽에서 시작된 정신분석운동은 제1차 세계대전을 전후하여 분석가들이 대거 미국에 이주함으로써 미국의 정신분석과 소아정신의학이 유럽보다 더 발전하는 계기가 되었다.

1935년에 G. Heuyer(프랑스), M. Tramer(스위스), H. Stutte(독일), C. de Sanctis(이탈리아), N. Waal(노르웨이), E. Miller(영국) 등 뜻있는 유럽의 소아정신과 의사들은 상호 접촉을 시도하고 협력하기에 이르렀다. 이들은 1937년에 소아정신의학 국제위원회The International Committee for Child Psychiatry를 결성하고 제1회 국제회의를 파리에서 개최하였는데, 주로 26개국 유럽 대표들이 참석하였으며 초대회장으로는 당시 파리 소아신정신과 클리닉 주임인 G. Heuyer가 선임되었다. 이것이 현재 국제 소아청소년정신의학 및 인접 전문가협회International Association of Child and Adolescent and Allied Professions: IACAPAP로 발전하였고, 현재까지 25회의 국제회의가 다양한 지역에서 개최되었다. 이후 제2차 세계대전을 전후하여 미국이 IACAPAP에 참여하기 시작하였고, 1970년대에는 남미, 아프리카, 아시아, 중동, 오세아니아 세계정신의학회World Psychiatric Association와 함께 세계 소아정신의학회의 면모를 갖추게 되었다.

소아정신의학과 관련하여 또 다른 국제기구로는 국제청소년정신의학회International Society of Adolescent Psychiatry: ISAP가 1984년에, 세계영아정신건강협회World Association of Infant Mental Health: WAIMH가 1992년에 창립되어 2~3년에 한 번씩 국제회의를 열고 있다.

2) 미국 소아정신의학의 시작과 발전

우리나라와 더 밀접히 관련된 미국 소아정신의학의 발전사를 살펴보면 다음과 같다. 제1차 세계대전 이후 정신의학적 부상자들이 급증하자 군 입대 전 아동기와 청소년기의 중요성이 인지되었고, 연방재단Commonwealth Fund과 록펠러 재단은 1920년대 말과 1930년대 초부터 아동상담소의 설립을 후원하기 시작하였다. 1930년대 중반 독일의 히틀러가 집권하여 오스트리아를 침입하자, 많은 정신분석가가 독일과 오스트리아를 탈출하여 미국으로 건너왔다. 마침 세계 경제의 대공황 시기였고, 이들 정신분석가가 일할 수 있는 곳은 아동상담소와 몇몇 대학뿐이었다. 그 결과 아동상담소에서 발전되어 오던 소아정신치료 이론에 정신분석학적 이념이 녹아들기 시작하였다.

F. Allen과 필라델피아 아동상담소의 진료 양상은 초창기 소아정신과 서비스의 좋은 본보기였다. 1940년대에 아동상담소에서는 정신과 의사가 아동을 치료하고, 사회사업가가 어머니 또는 양친을 상담하고, 심리학자가 검사를 담당하였다. 가족을 함께 고려해야만 아동을 전체로서 이해할 수 있다는 A. Meyer의 확신은 비행 아동에 대한 Healy와 Bronner의 성과와 더불어 아동상담소 활동에서 가족을 포함하는 것을 발전시켜 왔다.

1930년 A. Meyer는 L. Kanner에게 첫 번째 Henry Phipps 정신과클리닉을 개설하도록 하였고, Johns Hopkins의 Harriet Lane 소아클리닉의 소아정신과가 대학병원 소아정신과의 시작이 되었다. 1935년 L. Kanner는 미국 내에서는 첫 번째로 소아정신과 교과서『소아정신과Child Psychiatry』를 출간하였는데, '소아정신의학child psychiatry'이라는 용어가 공식적으로 사용된 것은 이 교과서가 처음이다. 1942년 Allen의 첫 번째 저서『아동 정신치료Psychotherapy with Children』가 출간되었다. 1949년 미국 국립정신보건연구원NIMH의 창설은 소아정신과 분과로서의 독립에 또 하나의 계기가 되었는데, NIMH의 수련부에서 정신과, 심리학, 사회사업 분야의 교육수련을 위한 자금이 따로 지급되기 시작되었기 때문이다.

3) 미국소아정신의학학술원의 창립

공식 세부전문 분야subspecialty로서의 소아정신과는 미국소아정신의학학술원American Academy of Child Psychiatry: AACP이 1953년에 창립되면서 시작되었다. 그 창립자들은 모두 미국교정정신의학회American Orthopsychiatric Association(종종 'Ortho'라고 불림)의 회원들이었다. Ortho는 1942년 K. Menninger, D. Levy, S. Glueck 등을 중심으로 한 정신과 의사들이 아동 · 청소년과 관련된 임상 주제를 토의하기 위하여 만들었다. 10년 뒤 Ortho는 정신과 의사뿐 아니라 인접 분야 전문가도 참여하여 다학제적 기구가 되었다. 1951년 보스턴의 저지 베이커 아동상담소 원장이자 하버드 의대 정신의학 교수인 G. Gardner가 Ortho의 회장이 되었고, 같은 해 미국소아정신클리닉협회American Association of Psychiatric Clinics for Children: AAPCC의 회장으로 J. Cunningham이 취임하였다. AAPCC는 소아정신과의 임상 진료와 수련 표준을 제시하는 기구로서 역할을 맡게 되었다.

1951년 G. Gardner와 M. Ross는 아동상담 클리닉의 책임자 그리고 의과대학과 부속병원의 교원 등 지도적 위치에 있는 소아정신과 의사로 구성된 모임을 개최하였다. 이 모임은 F. Allen, L. Bender, L. Kanner 등 17명의 당시 저명한 정신과 의사로 구성되었고, 소아정신과 학술원을 만들기 위하여 다음 해 미국의 모든 소아정신과 의사를 소집하기로 결의하였다. 1952년 소집된 96명의 소아정신과와 분석가들은 초대회장에 G. Gardner, 차기회장에 F. Allen을 선임하였고, 1953년 2월 AACP의 첫 번째 학술대회가 개최되었다.

미국소아정신의학학술원은 의학단체로서 의학 및 정신의학의 한 분야로 인정받기 위하여 수련과 임상 진료의 표준을 수립하고 많은 의사가 소아정신의학을 지망하도록 노력하였으며 소아정신의학 분야의 예방, 치료 연구 및 교육의 발전을 목표로 하였다. 당시 회원은 선임회원fellow과 정회원associate member의 두 등급으로 나누었는데, 선임회원의 자격은 위촉에 의해서만 부여되었다. 선임회원이 되려면 정신의학 수련을 마친 의사 중에 미국정신의학회 회원 자격이 있어야 했고, 미국 정신과 및 신경과 위원회American Board of Psychiatry and Neurology: ABPN의 인증 또는 동등한 자격을 받은 자에 한하였다. 반드시 정신과 전문의 자격을 받아야 하고 일반정신과 수련을 마친 후 2년간 소아정신과의 부가 수련을 받아야 했다. 이러한 변화는 AACP가 미국 내에서 소아정신의학을 보다 더 잘 대표할 수 있게 하였고, 아동과 관련하여 더욱 영향력 있는 기구가 되었다.

미국정신의학회 차원에서도 소아정신의학을 세부 전문분야로 만들기 위한 활동이 있었다. 1943년 미국정신의학회는 소아정신병리위원회를 발족하였다. 이는 1949년 소아정신의학위원회로 개편되었고, 1952년 미국정신의학회 집행부에 소아정신과 세부 분과전문의 인증을 승인하도록 청원하였다. 1960년부터 소아정신과 수련과정 검토 소위원회가 구성되어 인증업무를 담당하고 소아정신과 전문의 자격제도가 실시되기에 이르렀다. 2013년 미국소아정신의학학술원은 설립 60주년을 맞이하였고 세계 소아정신의학계에 막강한 영향력을 행사하고 있다.

한국의 소아정신의학 발달사

1. 전통 의학 시대의 소아정신의학

한국 역사에서 소아정신과 질환과 관련이 될 수 있는 최초의 기록은 약 2000년 전 중국 한漢나라 때의 문헌에서 찾을 수 있다. 전한 말의 학자이며 궁정문인이었던 양웅楊雄이 각 지방의 언어를 집성한 『방언方言』에서 훤咺이라는 글자를 주석하여 「훤, 연지외비 조선열수지간 소아읍이부지, 왈훤咺, 燕之外鄙 朝鮮冽水之間 小兒泣而不止, 曰咺」라고 하였는데, 이를 자성字聖으로 불리는 후한의 허신許愼이 한자의 조자造字 원리와 자형字形의 발전과정을 기술한 현존 가장 오래된 자전字典인 『설문해자說文解字』에서 인용하여 남아 있다. 이는 "연나라의 변방 조선(즉, 고조선)의 열수 지방에서 어린아이가 울며 그치지 않는 것을 일러 훤이라 한다"는 뜻이며, 의사학자 김두종은 '제읍증啼泣症과 같은 것으로 추정'하고 있다.

우리나라의 전통 의학에도 고대문명이 발달하기 시작한 중국과 마찬가지로 경험적인 의술이 축적되었으며, 이에 관련된 문헌이 남아 있어 자연철학적인 질병관으로 해석하여 어린이의 정신적 질환에 대처하였음을 알 수 있으나 그 기록이 매우 단편적이다. 고려 중기 고종 때 초간된 『향약구급방鄉藥救急方』에 「소아방小兒方」이 독립되어 있고, 조선조의 1433년(세종 15) 간행된 활자본 의학서적인 『향약집성방鄉藥集成方』도 권67부터 권75까지의 아홉 권이 「소아문小兒門」으로 되어 있으며, 세종 27년 왕명으로 편찬(1445년)된 당대 동양 최대의 의학사전인 『의방유취醫方類聚』에는 어린이의 질병을 「소아문」이라는 이름의 독립된 장으로 일괄적으로 기술하고, 다시 52개의 자목子目으로 세분되어 있는 것 등으로 미루어 고려와 조선의 의자醫者들은 소아의 질병에 매우 관심을 기울였음을 알 수 있으나 많은 부분이 두창痘瘡과 같은 전염성 질환에 할애되어 있으며, 소아의 정신의학적 문제에 대하여도 인식하고 있었겠지만 그 비중은 매우 작다.

『향약집성방』에서는 어린이의 경풍驚風을 급경풍急驚風과 만경풍慢驚風 으로 구분하였는데, 만경풍이 경련성소질spasmophilia, tetania, 야경증pavor nocturnus, 무도병chorea minor, 틱증tic , 분노경련wuktkrampf 등에 해당하는 것이라고 일본의 의사학자 미키 사카에三木榮는 그의 저서 『조선의학사 및 질병사』에서 설명하고 있다. 『조선왕조실록』과 『승정원일기』

등을 통해서도 조선 왕가의 자녀들이 경기, 경풍驚風 등 경련 발작을 일으키는 병으로 진료받았음을 알 수 있다.

1610년(광해군 2년) 허준許浚(1546~1615)이 저술한 『동의보감』은 「잡병편」雜病篇 권11의 제목이 「소아」이며, 소아의 질병을 특화하여 매우 상세히 다루고 있다. 소아의 질병에만 관심을 국한시키지 않고 성장, 육아, 건강관리법 등에도 많은 지면을 할애하고 있다. 오늘날의 언어발달 지연으로 추정되는 어지語遲에 대하여 창포菖蒲라는 약제를 사용할 수 있다는 내용도 있다. 특기할 만한 내용으로 아우 타는 병에 대한 언급이 있는데, 아이가 젖을 떼기 전에 어머니가 다시 임신된 상태에서 계속 젖을 먹일 때 먼저 난 아이가 정신이 똑똑하지 못하고 몸이 시들고 여위어 이를 기병魃病 또는 소아귀병小兒鬼病이라고 하였다.

고려와 조선 왕조는 중앙 기관 또는 지방 행정 기능의 일환으로 어린이들을 구호하였다. 고려시대의 중앙정부 의료 복지기관으로 동서대비원東西大悲院, 제위보濟危寶, 구제도감救濟都監, 구위도감救危都監 등과 더불어 충목왕 3년(1347년)에 해아도감孩兒都監이 설치되어 관영 고아원의 역할을 하였다. 조선시대의 기본법전인 『경국대전』에도 혜휼惠恤에 관한 내용으로 "유실遺失된 소아에 대하여는 한성부, 해당 읍이 양육을 원하는 사람에게 보수保授하여 의복과 식료품을 관급官給한다"라고 규정되어 있다.

유학 사상의 수입과 발전은 인간관에도 큰 영향을 주어 어린이의 인격발달에 환경적 조건이 매우 중요하며, 특히 부모의 훈육이 절대적임을 강조하였다. 특히 태교胎敎는 임신 기간 중 임부가 태아에게 주는 교육을 의미하며, 임부의 몸과 마음가짐이 태아에게 직접 영향을 주게 되므로 태중 기간에 바람직한 교육환경을 조성하여 태아의 발육과 출생 후의 성장에 이상적인 결과를 획득하게 하는 전반적인 출생 전 교육활동이라고 할 수 있다.

2. 일제 강점기의 한국 소아정신의학

능동적으로 서구 문명과 대면하여 직접 서양의학을 수용한 일본과 달리, 자율적인 근대화에 실패한 조선은 조선조 후기에는 청나라를 통하여 간접적으로 서양의학을 받아들였고, 서양의학이 본격적으로 도입되기 시작한 20세기 벽두에 결국 일본에 강제 합병되어 일본화된 독일식 근대의학의 영향 아래에 놓이게 되었으며, 정신의학도 진료 교육 연구 모두 일본에 의하여 좌우되었다. 조선총독부가 1911년 6월 부령府令 제77호를 근거로 설립한 제생원濟生院은 고아의 교양敎養, 시각 또는 청각 장애인의 교육 및 정신병자 구료 등의 사업을 시행한 것으로, 서울의 이필화라는 사람이 운영하던 경성고아원을 인수한 것인데 정신병 치료를 이에 덧붙여 새로 시작하였다. 아마도 소아정신의학적 문제에 대한 진료도 있었으리라 예상되나, 문헌상 확인할 길은 없다. 제생원 사업요람(1938)에 의하면 "(제생원은) 명치 45년(1912년) 2월 당초의 사업의 하나인 정신병자 구료 사업을 총독부의원 구내에 개시하여 의료부라 칭하였다."고 한다. 제생원에서의 정신과 환자의 구료가 실제로 어떻게 수행되었는지 확실히 알 수는 없지만, 정신병 구료 분야가 1912년 2월에 고아 및 맹아자盲啞者 교육과 분리되어 총독부의원의 기구로 정하여졌으며, 정신과 환자에 대한 시설도 총독부의원 구내에 건립되어, 진료 또한 조선 총독부의원의 교수진에 의하여 실시되었을 것으로 추정된다.

한일합방 직전인 1910년(융희 4년)에 발표된 대한의원 부속 의학교 규칙과 의학과 학과표에는 4학년에 정신병과精神病科의 교과 항목이 있으며, 합방 후인 1911년 2월 20일자의 총독부 관보의 조선총독부 의학강습소에 대한 기사에도 제4학년 후학기에 정신병학과 임상강의가 포함되어 있다. 1913년 조선총독부의원에 창설된 정신병과의 교수진은 초대과장 의학사 스이츠 신지水津信治, 조수 심호섭으로 구성되어 있다. 이는 경성의학전문학교(1916년 개교)로 이어져서 1924년 개교한 경성제국대학 의학부와 해방 이후 합해져, 오늘날 서울대학교 의과대학과 서울대학교병원의 신경정신과학교실의 전신에 해당한다. 세브란스병원 의학교가 사립세브란스연합의학전문학교로 정식 허가받은 1917년 처음으로 정신과가 개설되고, 초대과장으로 오스트레일리아 의사 C. I. McLaren이 부임하여 진료와 교육을 담당하였으며 현재의 연세대학교 의과대학 정신과학교실의 전신이다. 이들 의학교와 병원에서의 정신의학 진료와 교육의 한 부분으로 소아정신의학이 포함되었으리라는 것은 짐작할 수 있으나 아직까지 발굴된 자료는 매우 부족하다. 1938년부터 1939년 사이 총 2년간 경성제국대학 의학부 부속병원 신경정신과 신규 외래환자의 진단별 분포를 보면 총 1,390명 중에서 정신박약 33명(2.3%), 틱 3명(0.2%)만이 눈에 띄어 소아 진료가 매우 적었거나 아니면 다른 진단명에 포함되어 기재되어 있을 것이다.

1924년 3월에 총독부의원 내에 '유아보건상담소'가 설치되어 유럽 유학을 마치고 귀국한 소아과 과장 토바시 미쓰타로土橋光太郎가 초대소장으로 부임하였다는 기사(매일신보 1924년 3월 8일자)도 있으며, 일왕과 왕비가 아동의 심리에 대한 강론을 들었다는 신문기사가 여러 차례(경성일보 1927년 6월 28일자, 부산일보 1928년 1월 28일자) 있는 것으로 보아 일제 지배층의 소아정신건강에 대한 단편적인 관심은 존재하였다.

일제 강점기의 정신의학 교과서는 주로 일본인의 저서였고, 후기에 들어서 독일어 또는 영어로 된 구미원서 기타 간행물을 참고도서로 이용하였으리라 추정된다. 1909년 진보 사부로榊保三郎가 도쿄에서 출판한『이상아의 병리 및 교육법』과 1924년 간행된 후지카와 유富士川游의『이상아동』은 일본어로 쓰여진 소아정신의학의 개설서들로 일제 강점하의 한국에서도 참고 도서로 활용되었을 가능성이 매우 높다. 이 중 도쿄의 타이요오도오太陽堂서점에서 출판된『이상아동』의 내용을 살펴보면 당시 일본과 그 영향하의 한국 소아정신의학의 질병관을 유추할 수 있게 한다. 우선 제론으로는 오모와씨와 쇼르츠식 이상아동 분류법이 소개되어 있고 정신 기능의 정상과 이상, 인격의 변이 등이 소개된다. 원인으로는 선천성 소질, 유전소인 변질, 변성세포 내의 장애, 독작용, 태내 획득의 소질, 외부의 원인 소질 환경 등이 들어 있다. 신체 징후로는 변성징후, 신체적 변성징후, 정신적 변성징후, 이상아동 신체의 이상, 운동장애, 유뇨遺尿, 선병腺病, 비인강선 식생鼻咽腔腺 殖生, 감각기관의 장애, 언어의 장애를 들었다. 정신박약에 대하여 상당히 많은 지면을 할애, 상세히 기술하여 몽고리즘과 크레틴병에 대하여 설명하고, 정신박약을 구분하고, 주의력결핍에 대하여 따로 설명해 놓았다. 각론으로는 백치白痴, 치우癡愚, 노둔魯鈍, 정신저격精神低格, 신경질, 히스테리성 신경저격, 전간성癲癎性 정신저격, 변질성 정신저격 등을 구분하여 서술하였다. 치료법으로는 가정요법, 특별치료교육원, 의학과 교육학의 공동작업 등을 열거하였다.

일제 강점하의 소아정신의학 관련의 연구 또는 학술활동은 매우 빈약하여 전무하다고 보아도 무방하다. 1911년 강병옥이『조선의학회잡지』에「소아결핵성 뇌막염의 12증상」을 보고하였으며, 정신과 의사는 아니지만 김교창이 1913년 9월 신문계新文界에「학생 뇌의 위생에 취就하야」라는 글을 발표하여 일반인들에게 서양정신의학의 담론을 소개하였고, 만주와 조선의 의사들을 주 독자로 하던 월간 임상학술정보지 성격의『만선지의계滿鮮之醫界』제177호(1935년)에 마시마 타카시眞島隆 이름으로 발표된「소아의 신경성 질환」이라는 단 한 편의 종설이 남아 있다. 그리고 1929년에 일본 제국학사원에서 '일본본토와 조선 아동의 정신발육에 관한 연구內鮮兒童の精神發育に關する硏究'의 연구비로 600엔을 경성제국대학 예과 교육심리학 교수 후쿠토미 이치로우福富一郎에게 지급하였다는 기록이 있다.

경성제국대학 의학부 부속병원의 토요카와 하루카게豊川晴景가 유전적 요인 없이 급성으로 환각, 극도의 불안, 공포 상태를 보인 9세 남아의 증례를 1942년 일본정신신경학회 총회에서 구연 보고하였다. 소아과적 이상소견 없이 고도의 쇠약과 발병 6개월 후에는 무언, 불결증, 욕창이 생겼으며, 예후는 좋지 않았다. 기질적 증상성 정신병의 일종으로 추정하였으며, 정신분열병이라고는 생각하지 않았다. 고찰에서 dementia precocissima, dementia infantilis 같은 장애와 비교하였으며, 추후에 부검소견을 보고하고 싶다고 하였다.

1942년 조선소년령이 제정되었으며, 이 규정에 의하여 1942년 3월 경성소년심판소가 설치되었으며, 1942년 5월부터는 아동 시설들이 차례대로 설립되었다. 선감학원仙甘學園은 경성부 내외의 부랑아浮浪兒들을 강제로 격리하기 위하여 경기도 안산의 선감도仙甘島라는 외딴 섬에 설립된 집단 수용시설이었다. 1943년 경성제국대학 의학부 신경정신과학교실의 주임교수 와타나베 미치오우渡邊道雄는 선감학원에 강제 수용된 조선 아동과 청소년 250명(8~18세)의 정신질환을 조사 보고하였다. 그중 정신박약자는 20% 였고, 그 외는 보통 수준의 지능을 가지고 있었으며, 전간癲癎(지금의 뇌전증, 3명), 병적 인격(9명)이 소수 있었고, 정신병 환자는 없었다. 즉, 불량소년, 부랑아의 다수가 보통의 지능을 가지고 있고, 그들의 불우한 환경이 문제라고 주장하였다.

3. 소아정신의학의 싹틈: 광복과 한국동란 그리고 1970년대까지

일제가 태평양전쟁에서 패한 후 우리나라는 해방되었으며, 곧 미군정이 시작되었고, 일본화된 독일식 정신의학이 미국식 정신의학으로 전환되기 시작하였다. 즉, 역동정신의학, 정신신체의학, penicillin(신경매독에 대한 발열요법을 대치)과 barbiturate 제제 등이 계속 도입되었다. 미국에서와 마찬가지로 우리나라에서도 소아정신의학의 싹은 소년범죄자 비행자를 위한 정신과 의사들의 참여에서 트기 시작하였다. 1945년 서울소년심판소에서 촉탁제도를 채택, 당시의 경성대학 의학부 신경정신과학교실에서 출장하여 소년범죄자들은 반드시 정신과 의사의 소견서를 첨부하게 되었는데, 해방 전부터 지속적으로 이를 위해 노력하신 분이 유석진이었다. 소년원이 대구, 부산, 광주 등 전국으로 확대됨에 따라 미군 법률 고문관 Lyman의 노력으로 소년범죄자에 대한 올바른 사상이 제도적으로 정착되었으며, 남산소년구호상담소가 발족되어 정신과 의사들과 심리학자(성백선), 사회사업가(권기주)들이 아동 문제에 대하여 논의하였다.

1950년 북한의 남침으로 한국동란이 발발하여 태동기의 소아정신의학은 시련을 맞이하였으나, 참전한 미국의 군진정신의학을 통하여 새로운 계기를 맞이하게 된다. 젊은 정신과 의사들이 한국과 미국의 군병원 정신과에서 역동정신의학에 역점을 둔 미국 정신의학을 비록 단기간이지만 교육받았으며, 발달이론 등이 포함된 소아정신의학에 대한 내용도 소개받았다. 이들 젊은 정신과 의사들은 곧 우리나라 정신의학계의 지도적 위치를 점하였고, 비록 임상적으로 체계적인 소아정신과 진료나 연구활동이 이루어지지는 않았지만, 소아정신의학에 대한 올바른 이해와 균형 잡힌 시각만은 갖게 되어 후일 소아정신과의 필요성에 대하여 일반 대중은 물론 의학계 내에 교육되는 데 기초가 되었다고 볼 수 있다.

1958년 3월 1일 사단법인 한국아동상담소Seoul Child Guidance Center가 서울 을지로에 문을 열었다. 당시 서울지방법원 소년부 지원장인 판사 권순영(한국아동복리연구회 회장)이 소장으로 취임하였고, 유석진(대한신경정신의학회장)과 진성기(국립정신병원장) 등이 정신의학 전문위원으로, 그리고 사회사업가 하상락(서울대학교 사회사업학과 교수), 심리학자 성백선(고려대학교 교육심리학과 교수), 교육학 카운슬러 정희경(숙명여대 교육학과 강사) 등이 각 분야의 전문위원으로 참여하여 매주 1회의 증례 토론 등 집담회를 통해 아동 문제에 대해 심도 있는 논의가 이루어졌으며 실제 운영에 있어서 선진적 팀 접근team approach을 추구하였다. 이 아동상담운동child guidance movement에는 오석환, 이병윤, 노동두 등 정신과 의사들이 의욕적으로 참여하였고 대중의 인식도 현저히 높아졌다. 23평의 비교적 작은 규모이지만 3개의 면접실과 1개의 유희실을 갖추었으며, 만 20세까지를 대상으로 하여 청소년 연령대까지 포함시켰다. 업무내용으로는 아동의 지능 및 정서 발육 상태에 대한 상담, 비정상적인 행동(극도의 반항, 부끄러움, 이유 없는 공포와 불안, 무단가출, 우울, 심한 의사표시의 곤란, 다른 아동들 또는 가족들과 같이 지내는 데 대한 곤란 등)의 지도 상담, 반사회적 행위(절도, 물품파괴, 비정상적인 성행위, 공갈, 협박, 폭력행위, 상해, 부랑, 방종, 허위 등)의 지도 상담, 학력증진과 진학문제, 일반의사가 발견할 수 없는 신체적 징후의 상담 등을 포괄하였다.

의과대학과 대학병원에서의 소아정신과의 걸음마는 1960년대 초반부터 시작되었는데 1960년 오석환이 우리나라 사람으로는 처음으로 미국 Colorado대학교에서 일반 및 소아정신과 수련을 받은 바 있으며 당시 유명한 Rene Spitz의 가르침도 전수한 바 있다. 노동두가 소아정신과의 도입을 위해 미국 Minnesota 대학에서 1년간 수련받고 1967년 귀국하여 가톨릭의대 성모병원에 소아정신과를 설치, 놀이요법실을 만들었으며, 정신과뿐 아니라 소아과 전공의에게도 소아정신의학을 지도하였다. 한국인으로는 처음으로 소아정신과 정규수련을 마친 이규원이 미국에서 1969년 귀국하여 성모병원과 그리고 서울대학교 병원에서 근무하면서 소아정신과의 정립과 소아과와의 자문 등에 기여한 바가 크다. 이후 이규원에게 수련받은 바 있는 김행숙과 박성숙이 각각 가톨릭의과대학과 국립의료원에서 소아 환자를 중점적으로 진료하였고, 미국에서 소아정신과 수련을 마친 진성태가 국립정신병원에서 활약하였다. 소아과 의사로는 미국에서 소아정신과 수련을 받은 바 있는 이화여자대학교의 이근이 대중 계몽과 소아과 의사들에게 정신의학적 식견을 제고하는 데 이바지하였다. 청소년 문제와 청소년 정신질환은 일반 정신과 의사들이 지속적으로 관심을 가져왔으며, 특히 가톨릭의과대학의 한상엽이 청소년 비행에 대하여, 중앙대학교의 민병근과 이길홍이 정상 청소년에 대한 비교적 큰 규모의 연구를 하였다.

1970년대 말까지 대한신경정신의학회 학회지인『신경정신의학』등에 발표된 약 1000편의 신경정신과 논문 중 소아 및 청소년에 관한 논문은 99편으로 이를 세분하면 소아정신과 39편, 청소년 정신과 50편, 소아신경과 10편이다. 소아정신과의 첫 논문은 1962년『신경정신의학』제1권 1호에 발표된 오석환의「정신박약에서 보는 정신분열증상」과 노동두의「School phobia의 정신요법 1례 보고」이다. 1963년 신경정신의학 제2권 2호의 전 지면을 소아 및 청소년 정신건강에 관한 특집으로 구성하였음이 특기할 만하며, 이는 당시 활발하게 진행되던 아동상담운동과 관련이 깊다.

4. 한국 소아정신의학의 발전: 1980년대부터 2022년까지

미국 Washington 대학Seattle에서 일반정신과와 소아정신과의 정규수련을 마치고 Minnesota 대학에서 소아정신과 교수로 재직하던 홍강의가 1979년 귀국하여 서울대학교병원에 소아정신과 외래를 개설하였고, 이듬해 봄에 서울대학교 병원 내에 정식으로 소아청소년정신과 분과division가 발족되어 소아정신과 전임의fellowship 수련이 시작되었다. 이는 우리나라의 소아정신의학이 유아기를 벗어나 그 모태인 일반 정신과로부터 분리하여 하나의 의학 분과로서 정체성을 확립하는 단계에 들어섰다는 것을 의미하는 매우 역사적인 사건이다. 1985년 서울대학교 어린이병원이 개원하면서 독립된 소아정신과 병동이 개설되어 입원환자들을 체계적으로 진료할 수 있게 되었고, 정신과 전공의 그리고 소아정신과 전임의의 수련과 임상 연구에 초석이 되었다. 홍강의는「한국 소아정신의학의 현황과 전망」(1979),「Developing Child Psychiatry in Korea」(1982),「한국 소아청소년정신의학—과거, 현재, 미래—」(2003) 등의 종설에서 우리나라의 소아정신의학이 헤쳐 나아가야 할 과제들을 매우 구체적으로 의학계에 제시한 바 있다. 1983년 대한소아청소년정신의학학술원Koean Academy of Child and Adolescent Psychiatry이 발족하여, 전문가 정체성professional identity에 기초를 둔 학술활동의 장이 마련되었으며, 1990년 학회 공식 학술지인『소아청소년정신의학』이 창간되었다. 청소년의 문제 및 정신장애는 일반정신과 전문의도 참여할 수 있도록 하기 위하여 대한청소년정신의학회가 1997년에 따로 설립(초대회장 이시형)되었다.

우리나라 소아청소년정신의학이 급속히 발전할 수 있었던 원동력은 1990년 중반에 김승태, 노경선, 홍성도 등 미국에서 정식수련을 받고 대학교수 경험이 있는 분들이 귀국하여 삼성서울병원, 강북삼성병원에서 소아정신과를 개설하고, 전임의 수련을 시작하여 현재로는 연세대학교 세브란스병원, 한양대학교병원, 중앙대학교병원 등 28개 대학병원 내지 대학병원급 병원에서 소아정신과 수련프로그램을 운영하고 있고, 수련 중인 전임의는 30~40명, 매년 15~20명의 분과 전문의가 배출되고 있다(이 책의 제64장 참조).

이들 기관의 교육과 수련의 내용 및 질적 통제는 소아청소년정신 분과전문의 제도가 1997년 시작됨으로써 그 수월성을 유지하고 있고, 현재 이들을 중심으로 우리나라의 소아정신의학은 교육, 연구, 진료 각 방면에 있어서 내실있는 발전을 거듭하고 있다.

1) 인접 전문분야 발전에 기여

우리나라에 소아정신의학이 본격적으로 수립되고 발전을 시작할 당시(1980년대) 아동의 정서, 행동문제나 발달장애와 관련 있는 대부분의 인접 분야는 발전이 늦은 상태였다. 소아정신의학 서비스는 근본적으로 다학제적 협력이 필요한 분야로서 서울대학교병원에 소아정신과 진료가 시작할 때부터 간호사, 심리학자, 사회사업가, 언어치료사 등을 직원으로 채용하여 함께 일함으로써 소아정신간호, 아동임상심리, 정신의료사회사업, 소아언어치료의 발전의 장을 제공하였고 1980년대 초 여러 인접 분야와 함께하는 증례토론회를 개최하였다. 당시 때를 같이하여 해외에서 교육받은 인접 분야 전문가들이 귀국하여 인접 분야가 급격히 발전하였다. 소아정신의학 서비스가 이들 발전의 기폭제 역할을 하였다고 할 수 있다. 1989년에는 당시 사회문제로 부각되기 시작한 아동학대 문제 대책을 위하여 한국아동학대예방협회Korean Association for Prevention of Child Abuse and Neglect, KAPCAPN(초대회장 홍강의), 1903년에는 한국자폐학회Korean Association for the Persons with Autism, KAPA(초대회장 홍강의)가 창립되었는데 두 학회 모두 여러 소아정신과, 심리학자, 사회복지, 특수교육 전문가들이 뜻을 같이하여 설립되었다.

소아정신의학의 발전은 어린이의 안전과 정신건강을 위한 제도적·법률적 기초에도 공헌하여, 1961년 제정된「아동복리법」이 1981년 4월「아동복지법」으로 전면 개정되었고,「아동학대범죄의 처벌 등에 관한 특례법」도 2014년 1월 공포되었다.「아동복지법」규정에 의하여 2019년 아동권리보장원이 설립되어 아동정책에 대한 종합적인 수행과 아동복지 관련 사업의 효과적인 추진을 위하여 필요한 정책의 수립을 지원하고 사업평가 등의 업무를 수행하기 시작하였다. 구체적으로 아동정책의 수립과 분석, 아동학대 예방사업, 가정위탁사업, 국내 입양의 활성화, 입양 사후관리 등을 담당하고 있다. 아동권리보장원은 2022년 5월 어린이날 명명 100주년을 기념하여『대한민국 아동권리 100년사』를 출간하였는데, 우리 학회의 안동현 등이 편찬위원 및 집필자로 참여하였다.

2) 국제무대로의 신장

우리나라 소아정신의학은 동양권에서 가장 체계적이고 앞서 나갔다고 할 수 있는데 국내 발전에만 머무르지 않고 1996년에는 일본, 대만, 필리핀과 함께 아시아소아청소년정신의학회Asian Society of Child & Adolescent Psychiatry and Allied Professions: ASCAPAP를 창립하는 데 주도적 역할을 담당하였다. 1999년에는 대한소아청소년정신의학회 주관으로 아시아소아청소년 정신의학회 제2차 학술대회를 서울에서 성공리에 개최하였다. 지금까지 10여 차례 아시아 지역 10여국에서 개최되었다.

뿐만 아니라, 국제소아청소년정신의학회IACAPAP에도 적극 참여하여 홍강의가 이사 및 부회장을 역임하는 등 우리나라 소아정신의학의 위상이 국제 무대에서 명실상부하게 인정받는 계기가 되었다. 한국소아청소년정신의학회는 2004년부터 국제소아청소년학회에 국제적으로 소아정신의학의 설립과 발전에 공헌한 분을 기리는 국제공헌상international contribution award 창설을 건의하여 기금까지 매 학회마다 시상을 후원하고 있다. 2012년에는 제1차 아시아지역 ADHD 국제회의를 우리학회(학술대회장 조수철)가 주동이 되어 성공리에 개최하였다. 현재 김붕년 대한소아청소년학회장이 국제소아청소년정신의학회 부회장으로 활약 중이다.

소아정신의학의 미래와 과제

이상에서 소아정신의학의 뿌리로서 유럽과 미국 소아정신의학 발달과 주요 역사적 변곡과 성취를 알아보았고, 이 세계소아정신의학의 주요 지식과 임상술기가 어떻게 한국에 도입되고 발전하였나를 살펴보았다. 이제 도입 후 반세기가 된 한국의 소아정신의학은 양적으로나 질적으로 서구의 소아정신의학과 비견할 정도의 수준에 달했다고 할 수 있을 것이다.

그러나 객관적으로 냉정하게 평가한다면 한국소아정신의학은 서구의 소아정신의학이 한국에로의 이식을 겨우 마쳤을 뿐이라 하겠다. 따라서 우리는 현재에 안주하지 않고 한국소아정신의학의 현재의 문제점을 반성하고 미래에 어떤 도전과 과제가 우리를 기다리고 있는지 예측해 보아야 할 것이다.

세계 소아정신의학이 제시하는 미래 소아정신의학의 역할 변화와 과제

먼저 문헌상이라도 세계소아정신의학계가 소아정신의학의 미래에 어떤 변화와 도전을 예측하고 있는지 간략하게 살펴본다.

21세기에 들어오자, McCarthy 등(2009) 미국 내 소아정신의학 지도자들은 소아정신과 전문의 역할이 아동중심 개인치료에 국한하지 말고 지역사회와 가족을 파트너로 생각하고 좀 더 자문이나 타아동전문가와의 협업을 해야 할 것이라고 강조하였다. 이러한 추이는 인력확보, 대중의 기대, 직업정체성에 중요하며, 발달적, 생물적–심리적–사회적 접근은 견지할 것을 권장하였다.

세계 소아정신의학 분야에서 최고의 석학이라고 인정하는 Michael Rutter경(2010)은 '**소아청소년정신의학: 과거의 과학적 성취와 미래의 도전**'이라는 제목의 평론review에서 20세기 중반부터 60여 년간의 수준급 이상의 연구논문을 평가하였다. 그동안 소아정신의학에서는 진단, 정신병리, 장기역학조사, 발달적 정신병리, 환경적 위험, 원인요소 규명의 '자연 실험'natural experiments, 유전–환경 상호작용, 다양한 형태의 심리치료가 비슷한 결과를 초래하여 약물치료의 효과와 한계 등에서 어느 정도 발전이 있었다. 그러나 수행된 연구의 수와 과학적 수준에 아쉬움이 있었고 앞으로 적극적으로 수준 높은 연구자를 양성해야 할 필요가 있음을 강조하였다. 앞으로 소아정신의학 분야가 과학적 근거의 필요성을 피하려는 성향은 지양해야 하고, 모든 문제를 치료할 수 있는 한 가지 치료방법은 없으므로, 임상수련과정에서 다양한 치료접근을 제시하여야 한다는 결론이다.

가장 최근 세계정신의학회 아동청소년부WPA CAP, 국제소아청소년학회IACAPAP, 세계영아정신건강협회WAIMH, 국제청소년학회ISAPP, UN, WHO 등 아동정신건강 관련 단체에서 차출된 16명의 필자들이 '향후 10년간 소아청소년정신의학의 미래 발전을 위하여 어떤 일을 우선적으로 해야 하나'에 관한 의견을 종합하여 만든 보고서를 출간하였다(Skokauskas et al., 2019). 이 보고서에서 앞으로 10년간 아동청소년 정신건강 전문분야에서 해야 할 가장 중요한 우선 과제로서 다음과 같이 권고하였다.

① 정신장애를 가진 아동, 청소년과 가정을 돌보는 데 필요한 인력의 증대
② 아동, 청소년 정신건강서비스가 좀 더 광범위한 공중보건 요구에 맞는 방향으로 재설정
③ 연구진착과 연구자양성의 확대 및 새로운 연구결과를 임상현장에 신속, 효율적으로 반영
④ 아동, 청소년의 대변/옹호advocacy에 노력 증대

이상 최근 세계 소아정신의학 분야에서의 미래 발전을 위한 과제와 방향을 살펴보았는데, 한국의 소아정신의학과 아동정신건강 전문가들도 이러한 움직임을 알고 연구와 임상에서는 물론 교육수련 프로그램에도 반영되어야 할 것이다.

한국 소아정신의학이 미래를 위하여 실행하여야 할 과제

1. 범지구적 가치관과 시민의식 기르기

우리는 지금 급속한 세계화, 지구화의 와중에 있다. 인간의 행동반경이 무한 확대되고 있고 IT, BT, AI, IoT 등 첨단과학의 발전은 우리의 전통과 고유문화의 실종 및 가치관의 공존 내지 혼돈을 일으키고 있다. 우리는 우리가 원하든 원하지 않든, 의식적으로 무의식적으로 서구화 내지 세계화되고 있다. 이로 인하여 문화와 문화의 충돌이 있을 뿐만 아니라 이에 대한 해결책으로 문화의 융합 내지 공존이 모색되고 있는 상황인데, 이제 더 이상 무엇이 한국적이고 무엇이 아시아적이며 무엇이 서구적인 가치인지 구별이 어려운 시대에 와 있다. 아마도 이러한 다양한 문화적 가치관이 공존하는 데에서 오는 혼란은 한동안 계속될 것이다. 이러한 상황에서 우리는 무엇을 선택하고 무엇을 버리며, 어떻게 공존하고 어떤 것을 새롭게 추구해야 될 것이냐를 결정해야 하는 기로에 서 있다. 앞으로 범지구적, 범세계적 문화가 탄생되어야 할 것이다. 내 가족, 내 나라, 내 민족만을 찾는 폐쇄적인 사고에서 벗어나 지구 전체를 생각하고 언제 어디서나 적응할 수 있는 **범지구적 시민의식**global citizenship과 **적응능력**을 갖추는 것이 한국적 자아건강성의 큰 덕목이 될 것이다. 아동의 정신건강을 다루는 전문가라면 이러한 범지구적 시민의식의 함양과 임상적 함의를 숙지하여야 할 것이다.

2. 다문화화의 수용과 정신건강서비스 개발

우리나라는 이미 **다문화사회**에 진입하였다. 국제결혼으로 인한 다문화가정의 급등과 중국교포의 빈번한 왕래, 이주 노동인구의 대거 유입은 일시적이라기보다는 지속되는 추이로 보아야 할 것이다. 이는 '단일 민족' '단일 문화'를 자랑스럽게 여기던 우리에게 큰 도전이 아닐 수 없다. **다문화가정**의 한국 사회 적응과 자녀의 교육문제는 심각한 문제다. 과거 외국에서만 일어난다고 믿었던 인종차별과 사회갈등 문제가 이제는 우리나라 이주노동자의 차별과 적응문제로 현실화되고 있다. 문제해결의 실마리는 온 국민이 다문화화를 우리 사회에 필요한, 우리 문화를 풍요롭게 만드는 긍정적인 변화로 받아들이고 생산적 다문화 가치관을 수립하는 데 있다. 정신의학전문가 특히 소아정신의학전문가는 이들 다문화가정과 자녀, 소외받는 이주민에게 적절한 정신건강서비스를 제공할 수 있는 능력을 갖추고 이들의 정신건강 증진과 문제의 예방에 앞장서야 한다. 그러기 위해서는 이들을 도우려는 전문가들이 솔선하여 국제결혼 외국인과 이주민의 사회문화적 배경과 가치관을 공부하고 그들의 갈등과 어려움을 이해하려는 전문가적 자세가 필수적이다.

3. 통일한국시대 소아정신건강 문제와 준비

남북통일은 과연 이루어질 것인가라는 비관적 시각이

있기는 하나, 앞으로 통일은 경제, 사회 · 문화, 정치 등 모든 분야에서 서서히, 또는 갑자기 일어날 것이다. 따라서 그 준비도 공식/비공식, 민/관, 국내/국제 통로를 총망라하여 서서히 추진하여야 한다.

통일 준비의 일환으로 빼놓을 수 없는 것이 정신건강문제의 서비스체계의 준비다. 그간 새터민의 적응을 돕는 과정에서 그들의 정신건강문제에 대한 정보와 경험이 모아졌지만 실제 북한 사람들의 정신건강 실태 파악은 매우 미진하다(민성길, 2000; 전우택, 2000). 특히 통일한국의 주역이 될 북한 아동과 청소년의 발달과 정신건강 상태에 대해서는 열악한 의료서비스, 극심한 식량부족, 편향된 정신교육과 관련하여 초래되는 각종 신체 · 지능 · 심리 발달 문제가 있을 것으로 추정할 뿐이다. 앞으로 북한 사람들의 정신건강 실태 파악과 통일 전 예방 차원에서의 소아정신의학적 활동 그리고 통일 후 예상되는 정신건강문제의 치료적 개입에 대한 연구와 서비스 개발은 피할 수 없는 우리의 과제이다.

4. 동서문화와 가치관의 통합을 통한 한국적 소아정신의학의 정립

소아정신의학의 국내 도입과 발전은 시대적 소명이었다. 20세기에 들어선 한국은 근대화, 현대화, 정보화의 미명하에 급속히 서구화되었고, 그 일환으로 서구 의학이 직수입되고 잘 받아들여서 우리나라 의학, 특히 임상의학은 소위 선진국과 비견할 수 있다. 소아정신의학이라는 분과 전문분야도 좀 늦게 들어왔지만 많이 발전하였다. 신체를 다루는 대부분의 전문과는 서구의학을 배우고 임상현장에서 실행하는 데 서구와 크게 다르지 않을 것이다. 인간의 정서, 행동, 발달과 그 문제도 지역, 종족, 문화가 다르다고 해도 차이점보다는 공통점이 더 많을 것이다. 따라서 소아정신의학이 서구 문명에서 개발되고 발전되었다 해도 대부분의 원칙과 진단, 치료기법은 우리 문화에도 무리 없이 적용될 것으로 보인다.

그러나 문제는 지금까지의 서구의 정신의학이 아무런 여과나 검증 없이 그대로 우리나라 임상에서 실행되고 있다는 점이다. 이제 우리는 임상적인 활동에서뿐 아니라 좀 더 체계적이고 과학적인 연구를 통해 서구에서 개발된, 서구문화에서 수입된 일반 및 소아정신의학이 2000년 이상 유교, 불교, 도교에 뿌리를 둔 우리 문화와 실정에 맞는지 검증하여야 한다. 개인주의, 독립성, 성취, 자아실현을 큰 가치로 보는 서구문화적 가치관을 자기보다 가족, 이웃, 사회 등 '우리성'과 대인관계를 우선시하는 집합주의적 동양적 가치관이 바탕을 이루는 한국인의 정신, 심리문제를 이해하고 도와주는 데 그대로 적용해도 좋은가? 전통 동양사상은 총체적인 상호관계 속에서 조화를 추구하는 상호의존, 상호보호, 상호수용의 역동성을 강조한다. 개별자로서가 아니라 총체적으로 인식하고, 상호연관된 관계망 속에서 조화를 유지할 것을 요구한다(조긍호, 2019). 유교, 불교, 도교는 "모두 조화와 총체주의holism 및 모든 것이 모든 다른 것들에 미치는 상호영향에 대한 관심을 공유하고 있다(Nisbett, 2003)." 일부 선각 동양심리학자(최상진, 윤호균, 한덕웅, 조긍호, 이수원, 1999)들은 이미 서구심리학에 대한 대안 모색을 시작하였고 상당한 연구가 진척되었다. 특히 최상진(1999, 2011)은 정情, 한恨, 체면, 눈치, 심정, 우리 등 한국인들의 일상 대화에서 사용되는 심리적 표현을 분석하여 한국인의 마음, 심리체계를 이해하는 데 공헌하였다. 최봉영(2013, 2002)은 아름다움, 어울림, 덕德, 본보기와 같은 순수한 우리말 연구를 통해 한국인의 고유한 심성과 문화 정체성을 밝히는 데 공헌하였다.

우리 문화의 근간을 이루고 한국인 심리의 주류라 할 수 있는 유학사상을 체계적으로 연구한 조긍호(2019)는 한국의 심리학과 상담활동이 미국보다 더 개인주의적이고 더 서구문화 중심적이라 진단하고 탈서구중심을 주창하고 있다. 소아정신의학 분야에서도 같은 맥락의 반성이 필요하다. 필자가 주장하고 싶은 것은 '대안모색' '탈서구' '반서구'라기보다는 우리가 이미 의식, 무의식 속에 간직한 전통적, 동양적 사고와 가치관을 재발견하고, 이들의 사회–심리학적 장단점을 고려하여, 우리가 배우고 수입한 서구적 정신의학과 정신병리관과 통합하여 좀 더 균형 잡힌 진정한 인간의 모습과 정신–심리문제를 이해하려는 노력이 절실하다. 우리 문화의 특성과 가치관, 전통적 인간관 · 아동관에 부합하는 **토착화된 소아정신병리 모델과 치료 예방법**을 개발하여야 한다.

이러한 노력은 개개인 차원 이전에 대학과 학회, 뜻있는 연구자들이 솔선하여 시행하고 그 결과를 소아정신과 교육과 수련에 반영하여야 한다. 동서 문화의 차이점도 알지 못하고 서구적 정신의학을 실행하려는 소아청소년정신과

의사가 가뜩이나 동서 문화 가치관의 혼재로 혼란스럽고 불분명한 인생관으로 헤매는 아동청소년을 과연 어떻게 도와줄 것인가 의문이 아닐 수 없다.

우리나라에서 우리가 연구하고 개발한 가장 한국적이고 동양적인 치료방법이 범세계적 치료기법으로 각광받고 전 세계 아동의 정신건강 증진과 정신장애 치료에 기여하는 날이 올 것이라 기대해 본다.

참고문헌

강민석(2001. 2. 22.). [삶과 추억] 한국 사회사업분야 이끈 '지팡이'. 중앙일보.

김두종(1993). **韓國醫學史 全**. 서울: 탐구당.

김행숙(1975). 소아 및 청소년 정신 질환의 임상적 고찰. **가톨릭대학의 학부논문집, 28**: 277-291.

노동두(1962). School Phobia의 정신요법. **신경정신의학, 1**(1), 63-66.

대한신경정신의학회(1991). **원로와의 대화**. 서울: 하나의학사.

대한신경정신의학회(1992). **학회 활동을 돌아보며**. 서울: 우신문화사.

매일신보(1924. 3. 8.). 유아보건상담소, 총독부의원 내에 신설, 어린이의 건강상태에 관하여 질문하면 그 방법을 지시한다. 京城.

민성길(2000). **통일과 남북 청소년**. 서울: 연세대학교 출판부.

서울대학교병원(1989). 서울대학교병원 개원 10주년기념 심포지움: 한국근대정신의학의 역사적 조명, 일제에서 한국동란 이전까지. **서울의대 정신의학, 14**(1), 1-35.

서울아동상담소(1962). 아동상담소는 어떠한 일을 하나?. **신경정신의학, 1**(2), 148-149.

아동권리보장원(2022). **대한민국 아동권리 100년사 1923-2022**. 서울: 아동권리보장원.

오석환(1962). 정신박약에서 보는 정신분열 증상. **신경정신의학, 1**(1), 41-43.

이규원(1971). 소아정신과 외래 환자에 대한 고찰. **신경정신의학, 10**(1), 33-38.

이나미(1994). 서양정신의학의 도입과 그 변천과정, 17세기부터 일제강점 초기까지. 서울대학교 대학원 의학박사학위 논문.

전우택(2000). **사람의 통일을 위하여**. 서울: 오름.

정선이(2002). **경성제국대학연구**. 서울: 문음사.

정원용(1997). 근대서양정신의학의 전개와 변천과정, 1920년대 초부터 8·15 광복 이전까지. 서울대학교 대학원 의학박사학위논문.

조긍호(2019). **문화, 유학사상 그리고 심리학**. 서울: 학지사.

최봉영(2002). **본과 보기 문화이론**. 서울: 지식산업사.

최봉영(2013). **말과 바탕공부**. 고마누리.

최상진, 윤호균, 한덕웅, 조긍호, 이수원(1999). **동양심리학-지구심리학에 대한 대안 모색-** 서울: 지식산업사.

최상진(2011). **한국인의 심리학**. 서울: 학지사.

홍강의(1979). 한국 소아정신의학의 현황과 전망. **서울의대학술지, 20**(4), 323-332.

홍강의(1982). Developing Child Psychiatry in Korea. **신경정신의학, 21**(2), 183-193.

홍강의(2003). 한국소아청소년정신의학-과거, 현재, 미래-. **소아청소년정신의학, 14**, 139-149.

金川 英雄(Kanekawa Hideo, 2012). 日本の精神医療史. 東京: 青弓社.

渡邊道雄(Watanabe Mitsiou, 1943). 朝鮮に於ける精神病. 精神神經學雜誌(47), 747-748.

山崎 晃資(Kousuke Yamazaki, 2012). 現代児童青年精神医学 (改訂第2版) 大阪: 永井書店.

三木 榮(Miki Sakae, 1963). 補正朝鮮醫學史 及 疾病史. 京都: 思文閣出版.

小野善郎(Ono Yoshiro, 2005). アメリカの児童相談の歴史-児童福祉から児童精神医学へ の展開.[日譯本] 明石書店 東京 日本 [C. Wayne Jones: History of Child Counseling in the United States-Development from Child Welfare to Child Psychiatry].

阿部惠一郎(Abe Keichiro, 2013). 児童精神医学-歴史と特徵. [日譯本] 白水社 東京 日本 [Guy Benoit and Jean-Pierre Klein; Child and adolescent psychiatry: History and Features].

清水將之(Shimizu Masayuki, 2018). 私說 児童精神医学史-子どもの未来に希望はあるか. 金剛出版 東京 日本.

豊川晴景(Toyokawa Harukage, 1942). 1例の少年期精神病に就いて.(日本精神神経学会総会 口演要旨) 精神神經學雜誌, 46; 386-387.

Alexander, F. G., & Selesnick, S. T.(1966). *The history of psychiatry: An evolution of psychiatric thought and practices from prehistoric times to the present*. New York : Harper & Row.

Doroshow, D. B. (2019). *Emotionally disturbed: A history of caring for America's troubled children*. Chicago: University of Chicago Press.

Geissmann, C., & Geissmann, P. (1998). *A history of child psychoanalysis* (English version). London: Routledge.

Lewis, M. (2007). *Child and adolescent psychiatry: A comprehensive textbook*. 4th Ed. Baltimore: Williams & Wilkins.

Martin, A. (Ed.). (2017). *Lewis's child and adolescent psychiatry: A comprehensive textbook*. 5th Ed. Philadelphia: Lippincott Williams & Wilkins.

McCarthy, M., Abenojar, J., & Anders, T. F. (2009). Child and adolescent psychiatry for the future: Challenges and opportunities. *Psychiatr Clin North Am, 32*(1), 213-226.

Nisbett, R. E. (2003). *The geography of thought: How asians and westerners think differently and why*-Free Press New York.

Remschmidt, H., & Engeland, H. (1999). *Child and adolescent psychiatry in europe: Historical development, current situation, future perspectives*. 1st Ed. Dresden, Germany: Steinkopff.

Rutter, M. (2010). Child and adolescent psychiatry: Past scientific achievements and challenges for the future. *European Child & Adolescent Psychiatry, volume 19*, 689-703.

Skokauskas, N., Fung, D., & 14 others. (2019). Shaping the future of child and adolescent psychiatry. *Child and Adolescent Psychiatry and Mental Health, volume 13*, Article number 19.

Slavson, S. R. (1943). *An introduction to group therapy*. The Common wealth Fund. New york.

Stone, M. H. (1997). *Healing the mind: A history of psychiatry from antiquity to the present*. New York: W.W. Norton & Co.

Walk, A. (1964). The prehistory of child psychiatry. *British Journal of Psychiatry, 110*, 754-767.

Wiener, J. M., & Dulkan, M. K. (Eds.). (2004). *Textbook of child and adolescent psychiatry* (3rd ed.). Arlington, VA: American Psychiatric Association.

소아정신의학(3판)

Korean Textbook of Child Psychiatry(3rd ed.)

2023년 11월 5일 3판 1쇄 인쇄
2023년 11월 15일 3판 1쇄 발행

총괄편집인 · 대표저자 • 홍강의
펴낸이 • 김진환
펴낸곳 • ㈜ 학지사
04031 서울특별시 마포구 양화로 15길 20 마인드월드빌딩
대표전화 • 02-330-5114 팩스 • 02-324-2345
등록번호 • 제313-2006-000265호

홈페이지 • http://www.hakjisa.co.kr
인스타그램 • https://www.instagram.com/hakjisabook

ISBN 978-89-997-3005-4 93510

정가 58,000원

저자와의 협약으로 인지는 생략합니다.
파본은 구입처에서 교환해 드립니다.